现代**牙医助理**

Modern Dental Assisting

第 11 版

原　著　Doni L. Bird　Debbie S. Robinson

主　审　郭传瑸

主　译　李秀娥　王春丽

人民卫生出版社
·北京·

图书在版编目（CIP）数据

现代牙医助理/（美）多尼·L. 伯德
（Doni L. Bird）原著；李秀娥，王春丽主译. —北京：
人民卫生出版社，2020. 12
ISBN 978-7-117-30786-4

Ⅰ.①现… Ⅱ.①多…②李…③王… Ⅲ.①口腔科
学-护理学 Ⅳ.①R473.78

中国版本图书馆 CIP 数据核字（2020）第 208813 号

人卫智网	www.ipmph.com	医学教育、学术、考试、健康， 购书智慧智能综合服务平台
人卫官网	www.pmph.com	人卫官方资讯发布平台

图字：01-2017-0415 号

现代牙医助理
Xiandai Yayi Zhuli

主　　译：李秀娥　　王春丽
出版发行：人民卫生出版社（中继线 010-59780011）
地　　址：北京市朝阳区潘家园南里 19 号
邮　　编：100021
E - mail：pmph @ pmph. com
购书热线：010-59787592　010-59787584　010-65264830
印　　刷：北京盛通印刷股份有限公司
经　　销：新华书店
开　　本：889×1194　1/16　　印张：64
字　　数：2025 千字
版　　次：2020 年 12 月第 1 版
印　　次：2021 年 1 月第 1 次印刷
标准书号：ISBN 978-7-117-30786-4
定　　价：698.00 元

现代**牙医助理**

Modern Dental Assisting

第11版

原　著　Doni L. Bird　Debbie S. Robinson

主　审　郭传瑸

主　译　李秀娥　王春丽

副主译　李　华　甘　露　曾惠文　党　芸

人民卫生出版社
·北京·

ELSEVIER

Elsevier (Singapore) Pte Ltd.

3 Killiney Road

#08-01 Winsland House I

Singapore 239519

Tel：(65) 6349-0200

Fax：(65) 6733-1817

This translation of Modern Dental Assisting, 11th edition by Doni L. Bird and Debbie S. Robinson was undertaken by People's Medical Publishing House and is published by arrangement with Elsevier (Singapore) Pte Ltd.

Modern Dental Assisting, 11th edition by Doni L. Bird and Debbie S. Robinson 由人民卫生出版社进行翻译,并根据人民卫生出版社与爱思唯尔(新加坡)私人有限公司的协议约定出版。

《现代牙医助理》(李秀娥　王春丽 主译)

ISBN：978-7-117-30786-4

译者名单

主　审
郭传瑸　北京大学口腔医院

主　译
李秀娥　北京大学口腔医院　　　　　　王春丽　北京大学口腔医院

副主译
李　华　北京大学口腔医院　　　　　　曾惠文　北京大学口腔医院
甘　露　北京大学口腔医院　　　　　　党　芸　北京大学口腔医院

译　者（按姓氏笔画排序）

马桂娟　北京大学口腔医院　　　　　　李培君　北京大学口腔医院
马晓雯　北京大学口腔医院　　　　　　李雅瑾　北京大学口腔医院
王　洪　北京大学口腔医院　　　　　　李翠云　北京大学口腔医院
王　倩　北京大学口腔医院　　　　　　杨　悦　北京大学口腔医院
王秀丽　吉林大学口腔医院　　　　　　杨文艳　北京大学口腔医院
王春丽　北京大学口腔医院　　　　　　杨国勇　北京大学口腔医院
牛玉婷　北京大学口腔医院　　　　　　杨静文　北京大学口腔医院
尹丽娜　北京大学口腔医院　　　　　　吴　迪　北京大学口腔医院
尹翔燕　北京大学口腔医院（原）　　　吴洪芸　北京大学口腔医院
甘　露　北京大学口腔医院　　　　　　沈婷婷　北京大学口腔医院
帅　婷　北京大学口腔医院　　　　　　张　琳　北京大学口腔医院
代　丽　北京大学口腔医院　　　　　　陈　华　美国华盛顿大学
刘　洋　北京大学口腔医院　　　　　　陈　杰　北京大学口腔医院
刘东玲　吉林大学口腔医院　　　　　　陈　郁　北京大学口腔医院
刘亚涛　卡瓦公司　　　　　　　　　　陈云涛　北京大学口腔医院
刘晓燕　空军军医大学口腔医院　　　　邵晓丹　卡瓦公司
刘海凤　北京大学口腔医院　　　　　　林　洁　四川大学华西口腔医院
严　红　北京大学口腔医院　　　　　　周倩妹　北京大学口腔医院
杜书芳　四川大学华西口腔医院　　　　项娴静　上海交通大学医学院附属第九人民医院
李　丹　空军军医大学口腔医院　　　　赵佛容　四川大学华西口腔医院
李　刚　北京大学口腔医院　　　　　　胡祥莹　上海交通大学医学院附属第九人民医院
李　峥　北京大学口腔医院　　　　　　胡菁颖　北京大学口腔医院
李　硕　北京大学口腔医院　　　　　　姜　莹　北京大学口腔医院
李　淋　空军军医大学口腔医院　　　　贺　娇　空军军医大学口腔医院
李　婷　南京市口腔医院　　　　　　　原露露　中国医科大学附属口腔医院
李秀娥　北京大学口腔医院　　　　　　党　芸　北京大学口腔医院
李晓光　北京大学口腔医院　　　　　　党维婧　北京大学口腔医院

徐佑兰　武汉大学口腔医院　　　　　　　　葛翠翠　吉林大学口腔医院
徐啸翔　北京大学口腔医院　　　　　　　　董宝玲　南京市口腔医院
黄　茜　南京市口腔医院　　　　　　　　　韩　梦　北京大学口腔医院
黄慧萍　北京大学口腔医院　　　　　　　　韩欣欣　北京大学口腔医院
常　婧　北京大学口腔医院　　　　　　　　韩建民　北京大学口腔医院
常文娟　吉林大学口腔医院　　　　　　　　曾惠文　北京大学口腔医院

校审者（按姓氏笔画排序）
王贵燕　北京大学口腔医院　　　　　　　　陈　华　美国华盛顿大学
尹丽娜　北京大学口腔医院　　　　　　　　陈云涛　北京大学口腔医院
代　丽　北京大学口腔医院　　　　　　　　邵晓丹　卡瓦公司
白　洁　北京大学口腔医院　　　　　　　　周　毅　武汉大学口腔医院
任静怡　吉林大学口腔医院　　　　　　　　赵佛容　四川大学华西口腔医院
刘　玺　空军军医大学口腔医院　　　　　　胡　月　吉林大学口腔医院
刘　蕊　空军军医大学口腔医院　　　　　　胡菁颖　北京大学口腔医院
江　泳　北京大学口腔医院　　　　　　　　姜　莹　北京大学口腔医院
许向亮　北京大学口腔医院　　　　　　　　姜玺军　北京大学口腔医院
阮　洪　上海交通大学医学院附属第九人民医院　姚志清　南京市口腔医院
严　红　北京大学口腔医院　　　　　　　　徐啸翔　北京大学口腔医院
李　峥　北京大学口腔医院　　　　　　　　高玉琴　中国医科大学附属口腔医院
李秀娥　北京大学口腔医院　　　　　　　　黄慧萍　北京大学口腔医院
杨静文　北京大学口腔医院　　　　　　　　韩建民　北京大学口腔医院
吴　悠　吉林大学口腔医院　　　　　　　　曾惠文　北京大学口腔医院

秘　书
刘海凤　北京大学口腔医院　　　　　　　　王　静　北京大学口腔医院

序一

口腔卫生士(本书中的牙科卫生士)和牙医助理是口腔医学专业人员的重要组成部分,在口腔疾病的预防和治疗过程中发挥重要作用。由于各种原因,我国长期以来没有建立口腔/牙科卫生士制度,阻碍了我国口腔卫生事业的发展。中华口腔医学会就建立我国口腔卫生士制度问题进行了系统调研,向国家卫生健康委员会提出了建立我国口腔卫生士在职培训制度的可行性方案,将经过培训的口腔护士作为我国现阶段的口腔卫生士执业,优化我国口腔医学专业人员的结构,逐步适应口腔卫生保健快速增长的需求。可行性方案得到国家卫生健康委认可,现已开始进行口腔卫生士在职培训的试点工作。

培训工作的首要任务是制定教育大纲和编写教材。美国实行牙科卫生士和牙医助理制度已有百年历史,积累了成熟的经验。Hazel O. Torres 和 Ann Ehrlich 是长期从事牙医助理培训的教育家,编写的《现代牙医助理》是美国牙科卫生士和牙医助理培训的主要教材。本书为其第 11 版中文版,内容涵盖口腔医学基础、病人信息获取与评估、常见口腔疾病的预防和感染的防控、口腔疾病常用诊疗技术及其护理配合、常用口腔材料、口腔疾病诊疗职业健康与安全、口腔疾病病人管理与医患沟通等,既针对性强,又系统全面。

借鉴发达国家的成熟经验,参考优秀的国外教材,有利于我国口腔卫生士在职培训试点工作的顺利开展。有鉴于此,中华口腔医学会口腔护理专业委员会前主任委员李秀娥主任组织翻译了《现代牙医助理》这本教材,作为口腔卫生士在职培训教学的重要参考书。在此,谨向李秀娥主任及其团队的辛勤劳动和为口腔卫生士在职培训工作做出的积极贡献表示由衷的感谢!

参考发达国家的教材,这只是口腔卫生士在职培训试点阶段的一种过渡模式,我们将结合我国国情,编写自己的口腔卫生士在职培训教材,期望本书尽快问世!

俞光岩

中华口腔医学会会长

2020 年 2 月

口腔健康是全身健康的重要组成部分。近年来,随着人民群众对口腔健康问题的日益重视,口腔疾病的预防和治疗技术迅速发展。口腔专业护士在口腔疾患的诊疗和健康宣教中发挥着至关重要的作用,其业务能力和水平直接影响医疗质量和患者就医感受。由于我国口腔护理专业起步相对较晚,作为一门专业性较强的新兴亚专科,我国口腔专业护士的教育体系目前尚未完全搭建成熟,相关专业书籍也尚显不足。

中华护理学会口腔科护理专业委员会主任委员、中华口腔医学会口腔护理专业委员会前任主任委员、北京护理学会口腔科专业委员会主任委员、北京大学口腔医学院护理部李秀娥主任带领全国口腔护理专业领域专家对美国《现代牙医助理》(第11版)一书进行了翻译。此书涵盖了患者预约-接诊-治疗-结束-复查的全过程,体现了"整体护理"理念;同时,向广大读者较为详细地介绍了美国以口腔全科诊疗护理为基础的工作模式,并具体阐述了在各项口腔治疗中牙医助理的职责和基本技能。

我国口腔专业护士与美国牙医助理的工作内容虽然存在一定差别,但我们在以患者为中心的服务理念上和不断提升诊疗水平的发展目标上有着共通之处。同时,美国牙医助理专业相对成熟的工作流程、职责范畴及知识系统值得我国口腔护理专业借鉴和参考。《现代牙医助理》的翻译出版为我国口腔护理专业教学提供了一本实用的参考书,相信本书一定能够成为口腔专业护理人员的良师益友!最后,衷心感谢《现代牙医助理》(第11版)所有译者做出的贡献!

吴欣娟

中华护理学会理事长

2020年2月

译者前言

在美国，牙医助理是牙科治疗团队的重要成员之一，也是临床上重要的牙科辅助人员，在我国，口腔护士承担着类似美国"牙医助理"的角色和部分岗位职责，但在教育教学方面培养口腔护士的系统教材较少，本书的翻译出版将有助于我国口腔护理方向的护生、口腔专业临床护理工作者及教育者了解美国牙医助理职业现状及执业范畴，促进我国口腔专业护理服务水平的提升，更科学、精准、专业地配合医生治疗与护理病人。

美国牙医助理有着较为明确的执业范畴，主要是在椅旁配合牙科医生完成口腔治疗操作，同时能在符合法律规定的前提下完成诸如涂氟、窝沟封闭等较为简单的口腔治疗。我国近年来引入并推广了护士与医生协作完成的"四手操作"技术，为提高治疗效率发挥了重要作用。但与美国牙医助理相比，我国口腔专业护士执业范畴较为局限，但相信随着我国口腔护理专业的不断发展，口腔护士的职责也会出现新的扩展和划分。

本书首版作者是曾担任美国牙医助理协会（American Dental Assistants Association，ADAA）主席的 Hazel O. Torres 及曾在北卡罗来纳大学牙科学院任教并热衷于教科书编写的 Ann Ehrlich，全书详细介绍了口腔护理学相关基础知识、专业知识、感染控制、职业安全及美国各专业牙科辅助人员特别是牙医助理的职责，专业性及实用性突出，图表丰富，各类口腔治疗的护理配合附带详细的操作步骤，有助于实际操作的掌握；每章节结尾设有"健康教育""法律和伦理问题""展望""评判性思维"四大板块，有助于提升读者的教育能力、职业素养和评判性思维能力。

本书翻译过程中，在"专有名词"的中文界定方面，咨询了大量国内外口腔领域专家，并出于尊重美国本土文化的原因，更多去使用"牙科""牙医助理""牙科医生"等名词，但同时又结合中国国情，在部分章节中使用"口腔"等名词借以代表比"牙科"更广更全的治疗领域，希望读者们阅读的时候能够合理区分不同点，并学习借鉴相似点加以拓展。

另外，翻译团队一起辛苦付出，历时两年半，才将本书最终翻译校审完毕，过程十分不易，但仍可能还存在一些不完善和不尽合理的地方，热诚希望广大师生和口腔医务工作者批评指正。

本书的顺利出版得到了各位领导和老师们的大力支持。感谢中华口腔医学会俞光岩会长、中华护理学会吴欣娟理事长为本书撰写序言，感谢北京大学口腔医院郭传瑸院长精心的审稿及美国华盛顿大学陈华教授对本书给予的专业且详细的指导。

李秀娥　王春丽

2020 年 2 月

Teresa A. Bailey, CDA, EFDA, MS
Professor
Dental Assisting Program Chair
Dental Assisting Program
School of Health Science
Ivy Tech Community College
Indianapolis, Indiana
Revision of Test Bank (Evolve)

Sherry Castle Boyer, RDH, BSDH, MS
President, Castle Media Consultants
Jackson, Mississippi
*Revision of Test Bank; Interactive Dental Office; Quiz Show;
    Chapter Practice Quizzes (Evolve), Critical Thinking
    Questions (TEACH)*

Jamie Collins, RDH, CDA
Dental Assisting Instructor
College of Western Idaho
Business Partnership
Workforce Development
Eagle, Idaho
*Revision of Video Review Questions and Answers; Dental Board
    of California (DBC) Permitted Duties Mapping Guide;
    American Dental Association (ADA) Accreditation Mapping
    Guide (Evolve)*

Sharron J. Cook, BS, CDA
Dental Assisting
Program Director
School of Health Sciences
Columbus Technical College
Columbus, Georgia

Margaret Dennett, CDA, BEd, MCE
Instructor
Certified Dental Assisting and Reception Department
Vancouver Community College
Vancouver, British Columbia, Canada
Revision of Canadian Content Corner (Evolve)

Liz Eccles, CDA, PID
Instructor
Dental Assistant Program
Vancouver Island University
Nanaimo, British Columbia, Canada

Patricia Frank, CDA, EFDA, MA
Department Chair
Dental Assisting
Missouri College
Brentwood, Missouri

Danielle Furgeson, MS, RDH, EFDA
Assistant Professor of Dental Health
University of Maine at Augusta
Dental Health Programs
Bangor, Maine

Aimee Marie Gaspari, ED, CDA, EFDA
Dental Assisting Instructor
YTI Career Institute
Lancaster, Pennsylvania

Heidi Gottfried-Arvold, CDA, MS
Program Director/Instructor
Dental Assistant Program
Gateway Technical College
Kenosha, Wisconsin

Jack M. Jackson, DDS
Retired Oral and Maxillofacial Surgeon
Santa Fe, New Mexico

Joy W. Little RPN, CDAII, CDTC
Instructor
Everest College
Hamilton, Ontario, Canada

Danica Luedtke, CDA, BAS
Instructor
Dental Assisting Technology
Salish Kootenai College
Pablo, Montana

Glenda L. Miller, CDA, EFDA, BS
Professor, Dental Programs
Florida State College at Jacksonville
Jacksonville, Florida
Revision of Mock Certification Examination (Evolve)

Aamna Nayyar, BSc (PK), BDS (PK), 2 yrs GPR (PK), DDS (California)
Director Dental Program
School of Health, Math, and Sciences–Department of
    Dental Health
Santa Fe Community College
Santa Fe, New Mexico

Rina A. Nowka, RDH, MA
Curriculum Development and Dental Radiology
    Instructor
New Jersey Health Professionals Development Institute
River Edge, New Jersey;
Adjunct Dental Hygiene Instructor
Bergen Community College
Paramus, New Jersey

Raeleen B. Roberts, DA, EFDA
Dental Assisting Coordinator
Department of Health Professions
Eastern Idaho Technical College
Idaho Falls, Idaho

Joseph W. Robertson, DDS
Dentist in Private Practice
Troy, Michigan;
Co-Director and Instructor
Dental Hygiene Program
Oakland Community College
Waterford, Michigan
Revision of Test Bank (Evolve)

Denise Romero, CDA, RDA, OA, MA
Dental Assisting Faculty
Pasadena City College
Pasadena, California

Cheryl Russell-Julien, CDA, PDA, DHE, CDA Level II, ATEC Consultant
Consultant Director of Health Care
Everest College of Business, Technology, and Health Care
Ottawa, Ontario, Canada

Sheri Lynn Sauer, CODA, CDA
Instructor
Department of Dental Assisting (Secondary)
Eastland-Fairfield Career and Technical Schools
Groveport, Ohio;
Instructor
Radiography, OSHA Compliance, and Nitrous Oxide
    Sedation Monitoring
Columbus Dental Society
Columbus, Ohio

Lisa Skelton-Childers, CDA, RDA
Program Director/Instructor
Dental Assisting Technology
Arkansas Northeastern College
Blytheville, Arkansas

Roxane Terranova, MSM, CDA, RDA
Dental Assisting Coordinator
Camden County College
Blackwood, New Jersey

Laura J. Webb, CDA, RDH, MS
Dental Hygiene/Assisting Education Consultant
LJW Education Services
Fallon, Nevada

Kathy Zwieg LDA, CDA
Associate Publisher and Editor-in-Chief
Inside Dental Assisting
AEGIS Publications;
Principal, KZ Consulting
Lino Lakes, Minnesota

原著致谢

在修订第 11 版《现代牙医助理》的过程中，我们的家人、学生和同事提供了无私的帮助，在此对他们表示感谢。从整体设计上看，本书使用便捷，能为牙医助理提供最全面综合的学习体系。欢迎广大即将步入牙医助理事业的同仁们批评指正，并真诚希望您对自己的专业和职业感到骄傲、自豪。

Doni L. Bird

Debbie S. Robinson

（曾惠文　党芸　译）

HAZEL O. TORRES, CDA, RDAEF, MA

Hazel O. Torres 一直倡导牙医助理的正规教育。Hazel 在美国堪萨斯州以"在职培训的牙医助理"身份开始了职业生涯，她用"像海绵一样吸收知识"来形容当时的自己。经过 8 年的全职及夜校的教学工作，Hazel 在 40 岁的时候获得旧金山州立大学的学士和硕士学位。在加利福尼亚州 Reedley 学院和 Marin 学院开设了正规的牙医助理教育项目，并担任院长直至 1982 年退休。此外，Hazel 还是加利福尼亚大学旧金山牙科学院 RDAEF 项目成员。

Hazel 是加利福尼亚牙科学会的第一位牙医助理。她曾就职于许多州及当地的牙科诊所，并曾担任美国牙医助理协会（American Dental Assistants Association，ADAA）主席及美国牙医协会（American Dental Association，ADA）牙科认证委员会委员。ADAA 授予 Hazel"终身成就奖"。多年来，Hazel 的奉献精神和卓越的领导力有效地促进了牙医助理专业的不断发展。

曾经有人询问 Hazel，对牙医助理专业新生的寄语是什么，她回答："每个人都有独特的天赋，你需要做的是，相信自己并不断挖掘自己的天赋。"Hazel 也说过："任何事物都无法换取我的生命与牙医助理的经历。"

Hazel O. Torres 于 2008 年 3 月 28 日在加利福尼亚州逝世，享年 92 岁。

ANN EHRLICH, CDA, MA

Ann Ehrlich 是一位有成就的作家，同时热衷于研究技术问题。Ann 最早在新泽西州以认证牙医助理身份开始工作，她对牙科诊所管理有浓厚的兴趣并具备一定的专业知识。而后，Ann 继续攻读本科学位并获得艺术学硕士学位。接着她在北卡罗来纳大学牙科学院担任牙医助理教师，最后 Ann 决定集中精力于教学资料及教科书的研发与出版。WB 桑德斯出版社推荐 Ann 与 Hazel 合作，合两者之力出版了第一本由牙医助理编写的教科书。Ann 还编写了其他有关语言矫治、牙科时间管理、牙医助理、计算机技术、医学术语的书籍及最近参与编写的有关淋巴水肿的书籍。

Ann 现在仍像 30 年前坚持写作。她具备所有专业人员应具备的素质，并且是各行各业中许多人的榜样和良师益友，还是最好的母亲和祖母。

（党芸　王倩　译）

原著本版作者简介

DONI L. BIRD

Doni 在美国加利福尼亚州圣罗莎专科学校担任牙科教育项目的负责人,于 2012 年退休。退休后仍在圣罗莎专科学校兼职教学。在成为牙医助理教师之前,Doni 在旧金山 Mount Zion 医院及一家私人诊所做牙医助理。她在旧金山州立大学获教育学学士和硕士学位,并在位于阿尔布开克市的新墨西哥大学获口腔卫生学位。曾担任"安全、无菌和预防组织"(Organization for Safety, Asepsis and Prevention, OSAP)理事会理事长、ADAA 会员、北加利福尼亚牙医助理协会主席、国家牙医助理委员会(Dental Assisting National Board, DANB)主任委员、加利福尼亚牙科卫生教育工作者协会主席、加利福尼亚牙医协会基金会成员。曾就职于加利福尼亚牙医助理教育工作者协会理事会,并担任牙科认证委员会牙医助理教育顾问。发表多篇文章,并在州及国家级学术会议上进行了大量的继续教育培训。

DEBBIE S. ROBINSON

Debbie 是北加利福尼亚大学公共卫生学院与牙科学院的研究助理教授。她在 Broward 社区学院获大专文凭、佛罗里达州大西洋大学获健康管理学士学位、北加利福尼亚大学获牙医助理教育硕士学位。先后在儿童牙科诊所、牙科研究中心及特殊病人治疗诊所做了 7 年临床牙医助理。在随后 20 多年的教学工作中,Debbie 曾担任北加利福尼亚大学牙科学院牙医助理专业临床助理教授及主任,同时也在佛罗里达和北加利福尼亚设立的社区学院进行教学。还在当地、州及国际会议上为参会的牙医助理进行继续教育培训。曾在 DANB 考试管理专委会工作两个学期,并为《牙医助理》撰写或合作撰写文章及科研论文。另外也担任全国各社区学院及专科学校牙医助理教育项目的顾问。

(党芸 王倩 译)

首先,祝贺你选择成为一名牙医助理。在 1976 年,Hazel O. Torres 和 Ann Ehrlich 编写了第 1 版《现代牙医助理》,目的是在牙医助理培养过程中为牙医助理学生及教育者提供相对全面的教材。该书讲述了成为教育与能力合格的牙医助理所需的背景、原则和必备的操作技术。

从此,牙医助理行业发生了不可思议的变化。人们开始意识到口腔健康与全身健康密不可分,缺少健康的口腔则不能称为真正的健康。科学研究的发展、口腔疾病的预防、新兴技术的出现以及监管政策的变化均显著影响了现今牙医助理的角色和责任。

在《现代牙医助理》(第 11 版)中,我们延续了 Hazel Torres 和 Ann Ehrlich 想要灌输的核心教育价值观和教学目标,并大幅度拓展了新技术和操作所需的知识与技能。

基于循证研究、数字成像技术应用的增加和美国部分州授予牙医助理不同职能等因素,对部分章节进行了广泛修订。也有部分章节只进行了少量修改。在保留基础知识的前提下,尽可能结合最新的原则和操作,以保证本书内容属于现今牙医助理实践的最前沿。

本书作者和编辑团队听取了来自美国及加拿大各州牙医助理学生与教育者的意见,并对他们的要求做出了回应。本书评审专家均为北美牙医助理教育者,且具有广泛代表性,他们帮助确认书本已涵盖全新知识。

受众人群

不论你是牙医助理专业的新生还是进修生,《现代牙医助理》这本书都可以为你提供相应资源与工具。

基本框架

本书共分十一篇,涵盖了牙科学历史、牙科学概论、全科牙科学和各专科牙科学等内容。每篇都有一段篇前介绍,并列出了组成该篇的章节。

阅读完每一章节及补充材料,可以让学生收获颇丰。编写此套学习资料是为了培养出合格的牙医助理。而以此目标为基础的学习资料符合并已超过牙医助理的认证标准与认证要求。

新版特色

- **新内容**。增加了电子病历的书写、新医疗法的影响、预防技术和新危害通识标准等内容。
- **新彩色照片**。展示了最新技术、器械与操作。
- **改进了章节和操作演示的布局**。将"操作"部分作为一个单独的整体调整到每章的最后,便于查找和参考。

Doni L. Bird
Debbie S. Robinson
(曾惠文　刘海凤　译)

本书使用指导

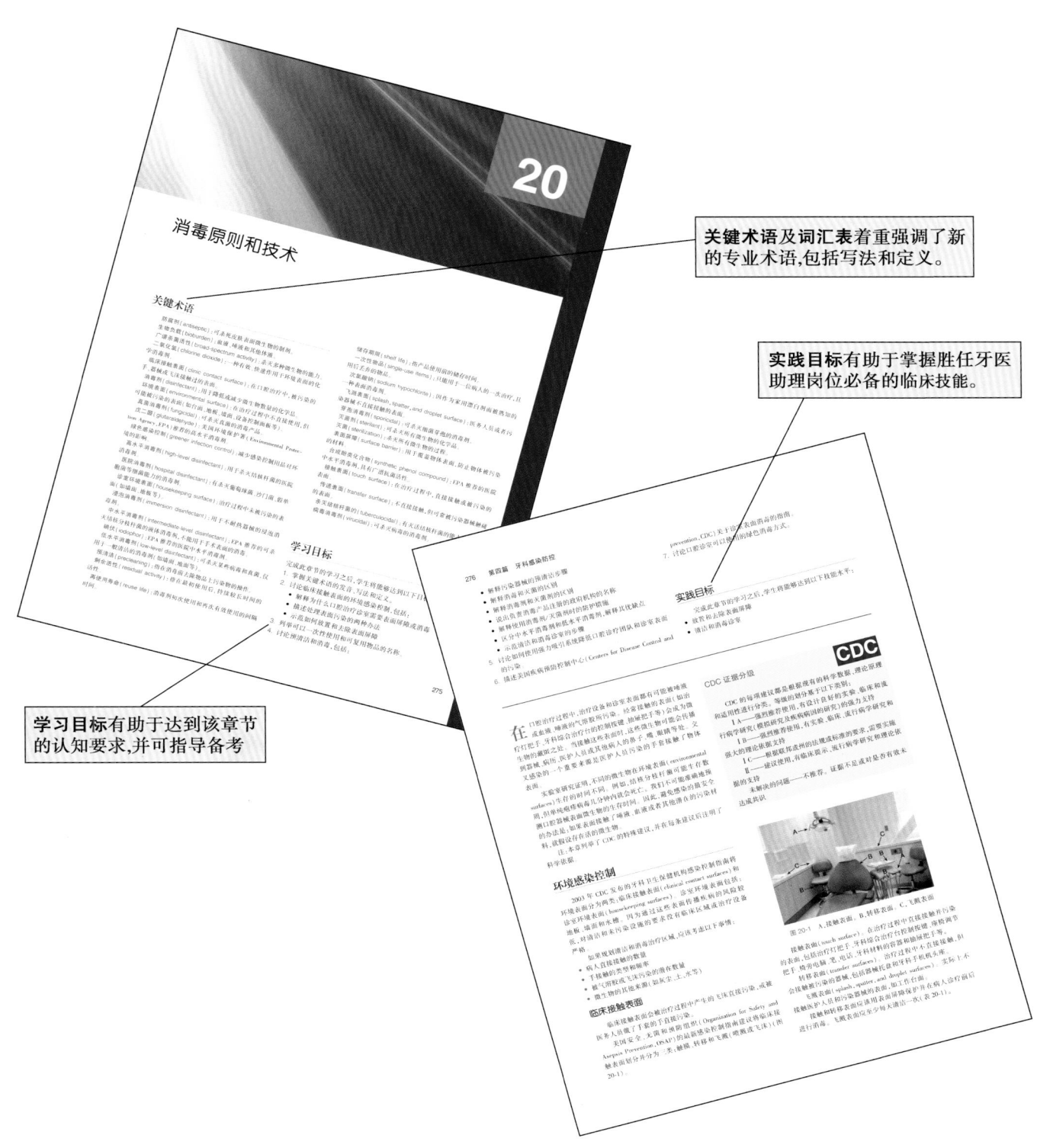

关键术语及**词汇表**着重强调了新的专业术语，包括写法和定义。

实践目标有助于掌握胜任牙医助理岗位必备的临床技能。

学习目标有助于达到该章节的认知要求，并可指导备考

17

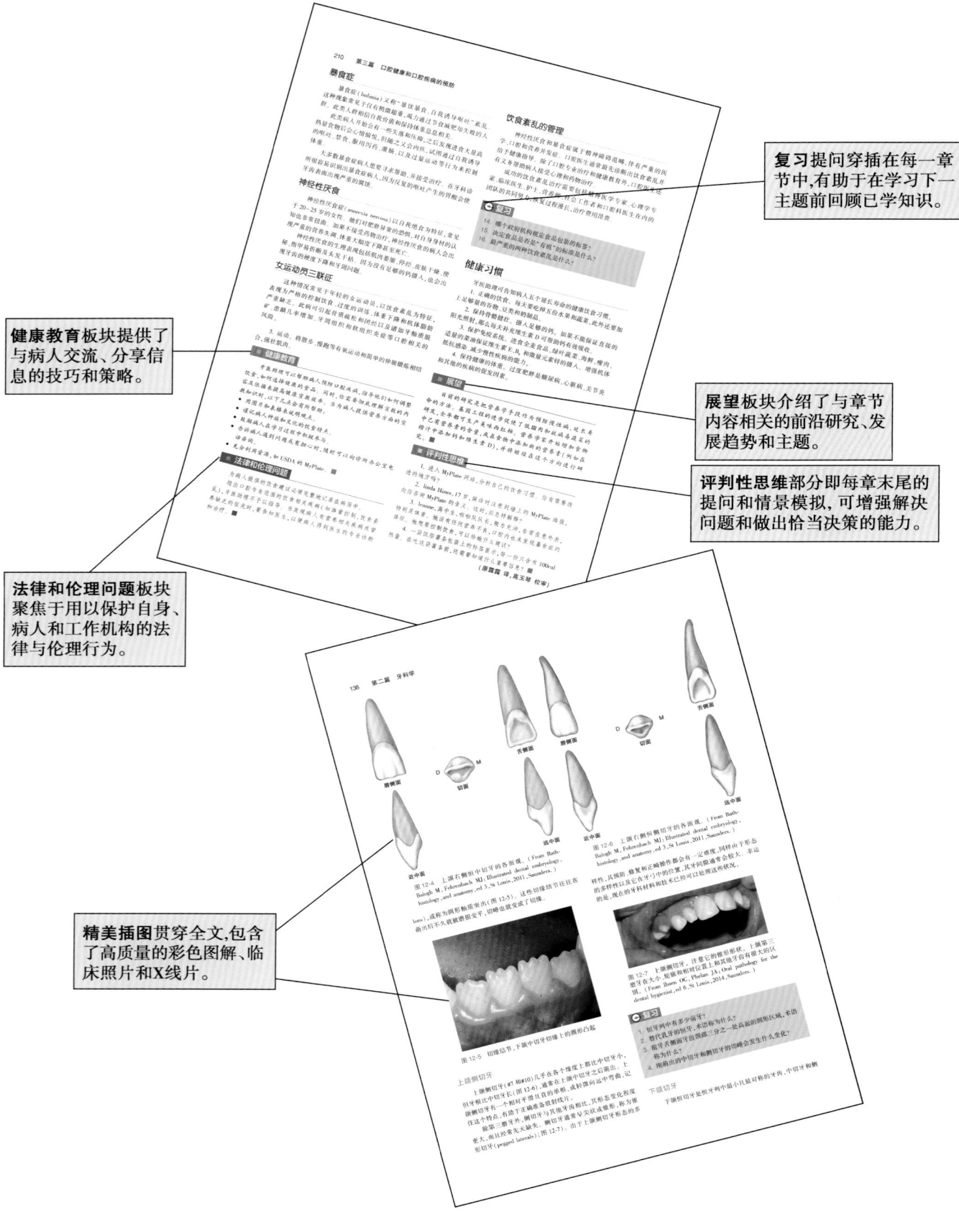

复习提问穿插在每一章节中,有助于在学习下一主题前回顾已学知识。

健康教育板块提供了与病人交流、分享信息的技巧和策略。

展望板块介绍了与章节内容相关的前沿研究、发展趋势和主题。

评判性思维部分即每章末尾的提问和情景模拟,可增强解决问题和做出恰当决策的能力。

法律和伦理问题板块聚焦于用以保护自身、病人和工作机构的法律与伦理行为。

精美插图贯穿全文,包含了高质量的彩色图解、临床照片和X线片。

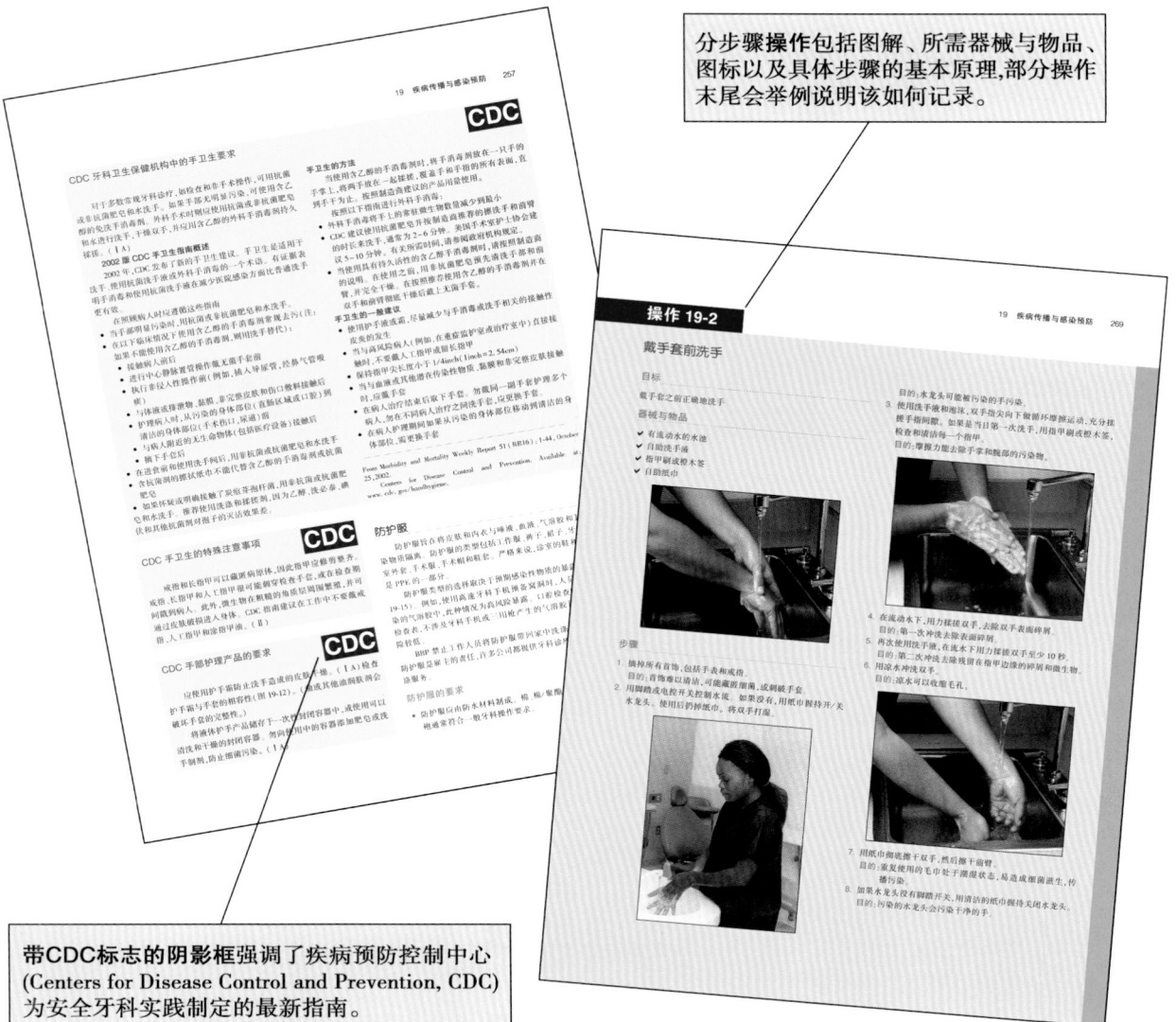

分步骤**操作**包括图解、所需器械与物品、图标以及具体步骤的基本原理,部分操作末尾会举例说明该如何记录。

带CDC标志的阴影框强调了疾病预防控制中心(Centers for Disease Control and Prevention, CDC)为安全牙科实践制定的最新指南。

操作旁标注的**图标**用于提醒操作过程中需要注意的重要预防措施。

拓展职能操作列出了职能拓展的牙医助理所需的技能清单。

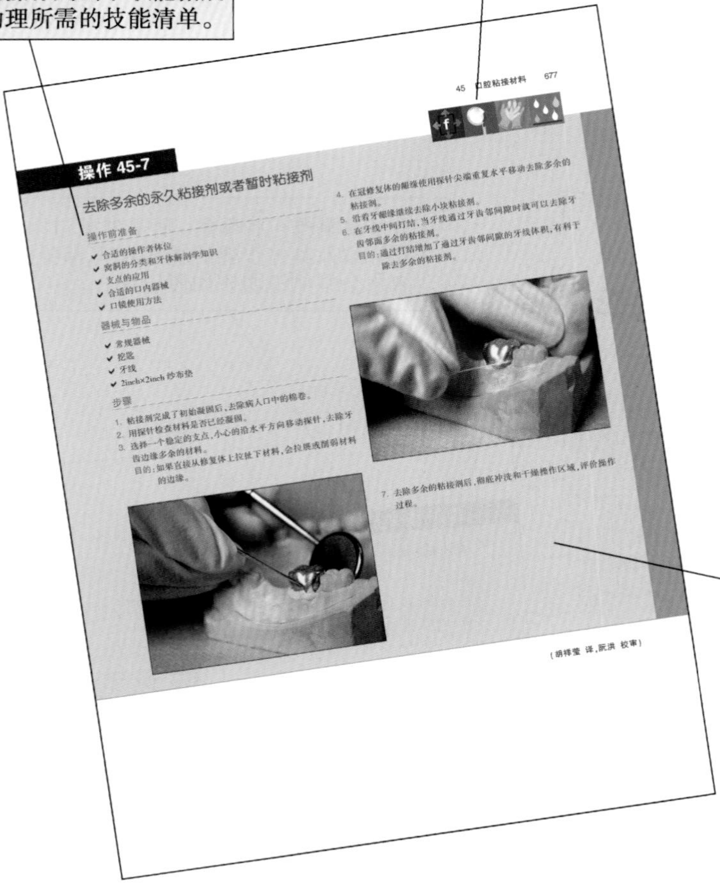

拓展职能操作使用了不同的背景色以便于和基础操作内容区分。

图标含义

操作应记录在病人病历中。

操作为拓展职能，某些州授权牙医助理执行该操作，应经常查阅所在州《牙科执业条例》中的规章制度。

操作涉及接触危险性材料，需要特殊的操作或处理技术。

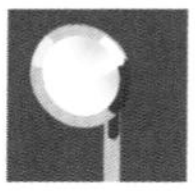

学生应有能力识别并记录操作所需的器械和仪器。

该操作对湿度敏感，应使用棉卷、口腔吸引器、橡皮障等特殊措施进行隔湿。

该操作涉及接触潜在感染性物质，应使用适当的个人防护用品，例如口罩、护目镜和手套。

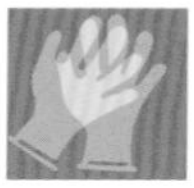

（曾惠文　党芸　译）

谨以《现代牙医助理》（第 11 版）缅怀 William F. Bird 博士，他不仅是牙科专业领域深受同行尊重和敬佩的代表，也向每个他所接触过的人展示了真正意义上的人性，我们敬重并想念他。

（曾惠文　党芸 译）

目录

第八篇　X 线成像

第九篇　口　腔　材　料

第十篇　牙科治疗的护理配合

第十一篇　牙科管理和沟通技巧

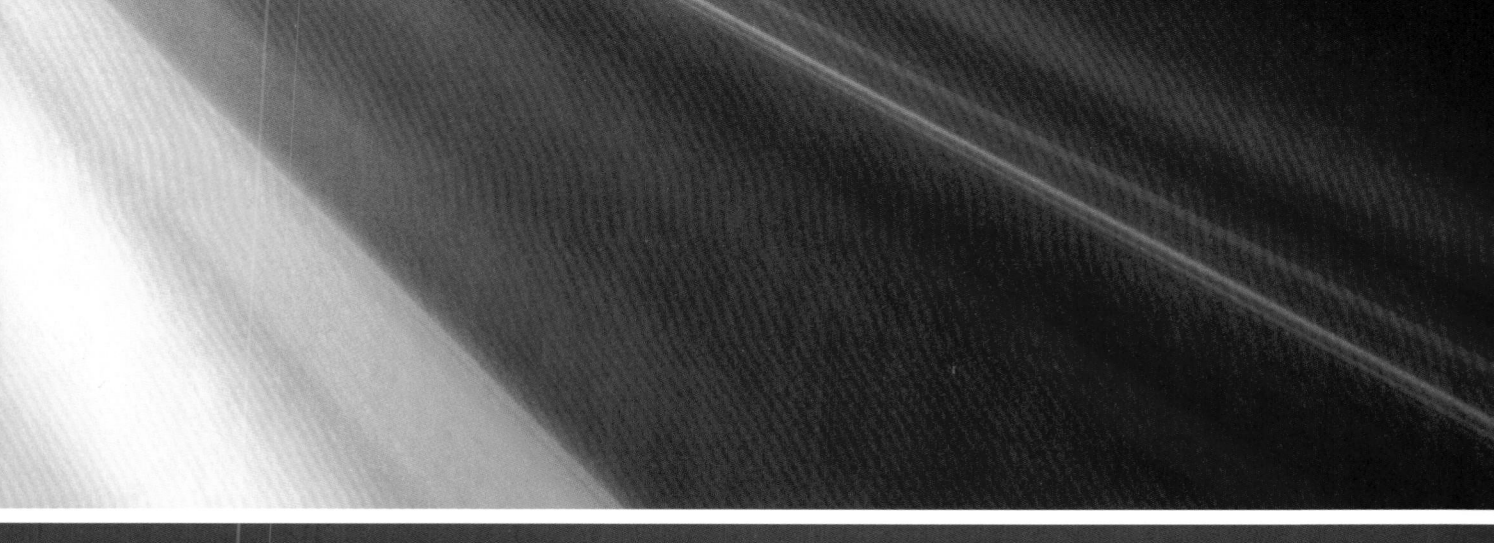

第一篇
牙医助理专业

牙医助理是牙科保健团队的重要成员。牙医助理是一项非常有意义且具有挑战性的职业。受过教育的牙医助理期待获得工作上的满足感。该职业为高校应届毕业生和往届择业生提供了就业机会。

职业精神很难定义,它是一个人无论工作与否,其言语行为所表现出来的态度。职业精神将"追求事业者"同"有工作者"区分开来,牙医助理以其始终如一的专业行为赢得了尊重,是重要的口腔保健专业人士。

本篇旨在提供牙科专业概况,以牙科历史发展为开端,介绍牙科保健团队中的其他成员,并说明了牙科专业人员要具备的伦理和道德责任。

1　牙科学发展史
2　专业牙医助理
3　牙科保健团队
4　牙科伦理学
5　牙科学与相关法律

牙科学发展史

关键术语

美国牙医协会牙医认证委员会（Commission on Dental Accreditation of the American Dental Association）：对有关牙科医生、牙医助理、牙科卫生士、牙科技师等教育项目进行认证的机构。

牙科专著（dental treatise）：基于循证的正式文章和著作。

法医牙科学（forensic dentistry）：基于牙科记录、印模、咬合记录等牙科证据而建立个人身份的牙科领域。

牙周疾病（periodontal disease）：牙周支持组织（牙龈、骨）的感染及其他疾病。

导师制（preceptorship）：在口腔科医生和其他专业人员指导下的学习的模式。

银汞合金胶囊（silver amalgampaste）：汞、银和锡的混合物。

信息牙科学（teledentistry）：在牙科学领域，通过电信技术传输图像和其他信息以便于咨询和/或获取保险赔偿的过程。

学习目标

完成此章节的学习之后，学生将能够达到以下目标：

1. 掌握关键术语的发音、写法和定义。
2. 比较埃及、希腊、中国和罗马的古老文化在牙科学方面的早期贡献，包括：
   - 希波克拉底在历史上的角色。
   - 希波克拉底誓言（Hippocratic Oath）的基本前提。
   - 首先运用银汞合金充填的文化。
3. 明确文艺复兴在牙科学史上的重要贡献，包括 Leonard da Vinci 对牙科学的贡献。
4. 明确早期美国在牙科学史上的重要贡献，包括促使法医牙科学创建的人。
5. 列举牙科教育和专业发展上的重要贡献，包括：
   - Horace H. Hayden 和 Chapin A. Harris 的贡献。
   - G. V. Black 的两项主要贡献。
   - 发现 X 射线的科学家。
   - 首位应用笑气麻醉进行拔牙的医生。
6. 明确在牙科学史上的关键女性人物，包括：
   - 发现口腔"毛状"黏膜白斑病的女性牙科医生。
   - 首位毕业于牙科学院的女性。
   - 首位在美国从事牙科专业的女性。
7. 明确在牙科学史上关键的非裔美国人，包括：
   - 首位在美国获得牙科学位的非裔美国人。
   - 首位获得哈佛大学医学牙科学博士学位（Doctor of Medical Dentistry，DMD）的非裔美国人。
8. 明确牙医助理和口腔卫生领域中的重要历史贡献，包括：
   - 首位雇佣牙医助理的牙科医生。
   - Ann Ehrlich 和 Hazel Torres 对牙医助理教育的贡献。
   - Alfred C. Fones 医生对牙科专业的贡献。
9. 解释牙科教育专业认证过程及其重要性。
10. 讨论国家牙科学博物馆（National Museum of Dentistry.）的目的和活动。

牙 科学历史悠久且富有魅力。很久以前，人类就遭受牙科病痛的折磨，并寻求着各种缓解方法。随着工具的发明，人类也开始清洁、护理牙齿和口腔。从用来刮擦舌头的磨削木棍的早期牙刷逐渐发展到用动物毛发清洁牙齿的象牙柄牙刷。

人们普遍认为当今口腔医学所运用的理念和技术是近些年发展起来的，但事实上，现代口腔医学中的许多卓越技术可以追溯到每种文化的早期。人们认为"美容牙医学"是一个相对崭新的领域，但早在公元前 9 世纪，在玛雅人的颅骨中就发现有翡翠装饰的嵌体和用绿松石做的前牙。在厄瓜多尔发现的印加人颅骨中，发现用黄金充填牙齿窝洞，与现代黄金嵌体修复相似。早在公元前 6 世纪，伊楚利亚人就能用黄金和牛牙制作假牙（图 1-1）。两千二百多年前在中国就有儿童腭裂修复的记载。公元前 7 世纪，穆罕默德（Muhammad）将基础口腔卫生引入伊斯兰教的仪式当中，他意识到 Siwak（译者注：产于非洲的一种植物的枝条，可用来刷牙）的价值，即富含天然矿物质的树枝可作为口腔保健器具。

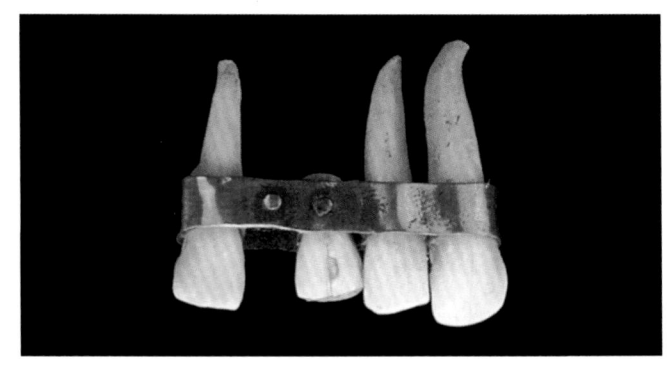

图 1-1　古代伊特鲁里亚人用嵌入的小牛牙制作的黄金连接桥（Courtesy Musée de I'Ecole Dentaire de Paris. ）

正如 B. W. Weinberger 在《牙科学简史》中提到："一个专业若忽视其过去的经验就失去了宝贵的遗产，因为其已经失去了走向未来的最好导向"。表 1-1 列出了牙科学史上的重大事件。

表 1-1　牙科学史荟萃集锦

年代	团体/个人	事件
公元前 3000—2151	埃及人	Hesi-Re 是最早有姓名记载的口腔科医生
公元前 2700	中国人	中国《黄帝内经》中引用牙科学内容
公元前 900—300	玛雅人	牙齿因宗教原因或自我装饰而受到关注
公元前 460—322	希腊人	希波克拉底（Hippocrates）和亚里士多德（Aristotle）描述了关于牙齿龋坏的内容
公元 166—201	罗马人	用黄金牙冠修复龋齿
579—950	伊斯兰教信徒	使用 Siwak 作为原始的牙刷
1510—1590	Ambroise Pare	广泛撰写了牙科学的内容，包括拔牙
1678—1761	Pierre Fauchard	成为现代"牙科学之父"
1728—1793	John Hunter	第一个从事有关牙齿的科学研究
1826	M. Taveau	尝试银汞合金
1844	Horace Wells	应用笑气缓解牙痛
1859		美国牙医协会（American Dental Association）成立
1885	C. Edmund Kells	雇用第一个牙医助理
1895	G. V. Black	成为"牙科学元老"，并完善银汞合金
1895	W. C. Roentgen	发现 X 射线
1908	Frederick McKay	发现氟化物与龋齿的预防有关
1913	Alfred C. Fones	在康涅狄格州的布里奇波特（Bridgeport, Connecticut）建立了第一所牙科卫生保健学校
1923		美国牙科卫生士协会成立（American Dental Hygiene Association）
1924		美国牙医助理协会成立（American Dental Assistants Association）
1948		美国牙医助理委员会成立（Dental Assisting National Board）
1970	美国国会	创建职业安全与保健管理局（Occupational Safety and Health Administration）
1978	美国牙医协会杂志（Journal of the American Dental Association）	发表了一篇关于牙科机构感染控制的报告

续表

年代	团体/个人	事　件
1980		报道了首个获得性免疫缺陷综合征(acquired immune deficiency syndrome, AIDS)案例
1982		首批乙肝疫苗问世
1983		确认人类免疫缺陷病毒(human immunodeficiency virus, HIV)是导致艾滋病的原因
2000		《美国口腔健康：卫生局局长的报告》发布
2003	美国疾病预防控制中心(Centers for Disease Control and Prevention)	发布2003年牙科医疗设施感染控制指南

早期

埃及人

在4600年前的埃及,医生在治疗躯体不同部位疾病时开始展现专业化。Hesi-Re医生是最早有姓名记载的口腔科医生,他早在公元前3000年就开始行医,被称为"首席口腔科医生和内科医生"。在公元前3100年的埃及人颅骨中发现了用金线固定在一起的3颗牙齿,即早期的固定桥。

在阿蒙霍特普三世(Pharaoh Amenhotep Ⅲ)的岳母Thuya颅骨X线片中发现了下颌骨缺损,表明她患有牙周病(periodontal disease)。埃及人的素食饮食习惯可引起牙科问题,他们用石杵研磨谷物,导致沙砾混入食物,造成牙齿咬合面磨耗严重和牙髓暴露。

↩复习

1. Hesi-Re是什么人?
2. 牙科疾病存在多长时间了?

希腊人

在公元前5世纪的希腊,临床医学和牙科医学行为是在祭祀活动的基础上开展的,牧师给病人一瓶安眠药后进行诊疗。在此期间,希波克拉底(公元前460—377)概述了一种治疗病人的合理方法,他提出人体内有4种主要的液体——血液、黑胆汁、黄胆汁和痰,必须与冷、热、干燥、湿润的空气保持平衡,否则就会发生疾病,他的医治方法为他赢得了"医学之父"的称号。

希波克拉底强调了保持牙齿健康的重要性,他的手稿里描述了牙齿构造、萌出以及牙齿疾病及其治疗方法,还发明了牙膏和漱口液。著名的希波克拉底誓言,将"避免错误、治疗病人、保护隐私、竭尽所能"视为神圣职责,至今仍然作为医学及口腔职业道德规范的基础。

著名哲学家亚里士多德(公元前384—322)在他许多的著作中都提到了牙齿,但是他错误地提出牙龈会影响牙齿形成这一观点,并且认为男人有32颗牙齿,女人有30颗牙齿,他的许多错误观点直到文艺复兴时期才得到纠正。

Diocles of Carystus是亚里士多德时期的一位雅典医生,他建议用自己手指按摩牙龈和牙齿,并且用"薄荷细粉"去除牙齿上面附着的食物残渣,也用其他一些材料清洁牙齿,包括浮石、滑石粉、金刚砂、碎石膏、珊瑚粉和铁锈。

中国人

公元前2000年,中国已经有人开始从事牙科学。随后,中国率先采用砷剂来治疗龋齿,缓解牙痛。大约在公元2世纪,中国人开始应用银汞合金糊剂(sliver amalgam paste)充填龋齿,而西方医生至少在1000年后才应用相似的物质充填。11世纪,T'ing To-t'ung和Yu Shu正确描述了咀嚼和吞咽的全过程,但对食物进入胃内后消化过程的描述是错误的,他们认为消化是水汽从脾脏上升的过程。

罗马人

在罗马刚有临床专业时,牙科学早已进入实践。尽管许多人仍相信"牙虫"是牙痛的罪魁祸首,还是有一些罗马医生书写了大量关于牙齿治疗的内容。除拔牙外,罗马人非常擅长于用黄金牙冠修复龋齿,用固定桥修复缺失牙。

罗马人非常关注口腔卫生保健,他们发明了一种由蛋壳、骨头、牡蛎壳与蜂蜜混合而成的牙齿清洁粉末,上流社会人士在晚餐菜肴的间歇会用装饰精致的黄金牙签剔牙,并且会把黄金牙签作为礼物带回家。

Cornelius Celsus(公元前25—公元50)撰写了《德医学》(De Medicina),一本涵盖早期到恺撒大帝(Augustus Caesar)时期关于内科及外科医学的文摘,文中包含了关于正畸治疗的最早记录。

Claudius Galen(公元130—200)是继希波克拉底之后最著名的医生,他在著作中把牙齿列为身体骨骼的一部分,是第一个提到牙齿神经的作者,他说:"牙齿有神经,一是因为裸露的骨骼需要能感觉到机械或者物理因素伤害,二是因为牙齿、舌头及口腔内其他部分需要一起感受不同的味道。"

↩复习

3. "医学之父"是谁?
4. 希波克拉底誓言指的是什么?
5. 罗马人开展了哪些牙科治疗?
6. 西方牙科医生是第一个使用银汞合金作为充填物的吗?

文艺复兴时期

文艺复兴时期最重要的成就之一就是将科学与宗教、迷信相分离。在 15 世纪和 16 世纪，艺术家们对人体解剖研究呈现出浓厚的兴趣，以此提高他们的艺术作品水平。Leonard da Vinci(1452—1519)对身体内外部结构进行了素描，并详尽地研究了颅骨，他是第一个描述磨牙与前磨牙区别的解剖学家。

大约 1525 年，Ambroise Pare(1510—1590)在巴黎以一名外科理发师(译者注：从前能施行外科治疗的理发师)学徒的身份开始了自己的职业生涯，他的大量著作描述了拔牙的方法及牙齿的再植，他描述牙痛为"不能折磨致死却最残暴的疼痛"。在当时，用煮沸的油来清创治疗枪伤士兵的伤口，给士兵带来了极大的痛苦，在某场战役之后，油的供应中断了，Pare 不得不用蛋白、玫瑰油和松节油的混合物来治疗士兵的伤口，减轻了疼痛，Pare 发誓"再也不会灼伤可怜的伤员"。他也因率先使用义眼、义手、义肢而闻名，被认为是"现代外科学之父"。

Pierre Fauchard(1678—1761)，一位毕生都极有名望且备受尊敬的医生，当时很多医生都不愿向外人传授自己的经验和技术，他却无私地与他人分享自己的知识(图 1-2)。Fauchard 将牙科学发展成一门独立的专业，并提出了"外科牙科医生"这一法国人沿用至今的职业名称。如今，在美国，牙科医生被授予牙科外科学博士学位(Doctor of Dental Surgery，DDS)。

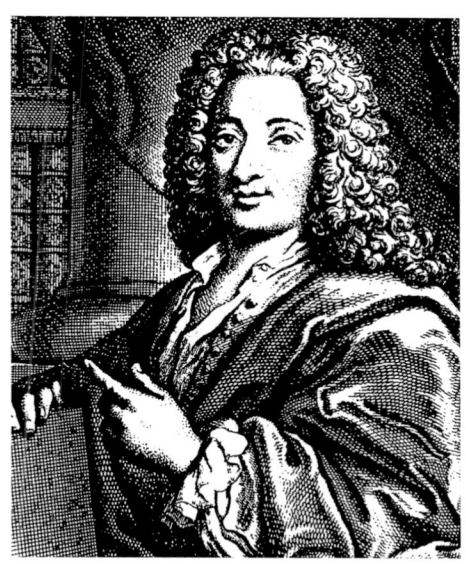

图 1-2　Pierre Fauchard，"现代牙科学之父"。(From Fauchard P：Le Chirurgien dentiste ou traité des dents，Paris，1746，Pierre-Jean Mariette.)

Fauchard 破除了"牙虫"导致龋齿的理论，他在牙周疾病方面的认知领先于同时代人，并发现刮治牙齿可以预防牙龈疾病。他的著作《医学手术》(Le ChirurgienDentiste)，描述了牙科学的范畴，并介绍了去除龋齿及用锡或铅充填牙齿的方法，他还建议使用人牙、雕刻的河马牙齿、乳白色象牙来修复牙齿。虽然他的想法超前，但 Fauchard 却坚信为了保持健康，人们每天清晨都要用几汤匙自己的新鲜尿液来漱口。

一名杰出的美国牙科医生 Chapin A. Harris 评价 Fauchard 时提到，"考虑到他当时的生活环境，Fauchard 值得被当作高尚的先锋者和牙科学的创始人。他当时的治疗方法在现代看起来有些不完善，但这些方法是科学的、较先进的及成功的。"Fauchard 被称为"现代牙科学之父"。

← 复习

7. 第一次区分磨牙和前磨牙的艺术家是谁？
8. "现代外科学之父"是谁？
9. "现代牙科学之父"是谁？

早期的美国

1766 年，Robert Woofendale 是第一批旅行穿越全美殖民地的牙科医生之一，他在《纽约水星》(The New York Mercury)中声明"我可以开展牙、窝(sockets)、牙龈及腭部的所有诊疗，也可以修复义齿，以假乱真"。不久之后，John Baker 从他学习牙科学的爱尔兰科特郡(Cork County，Ireland)来到美国。尽管他是一名内科医生，但他在波士顿(Boston)、纽约(New York)、费城(Philadelphia)及其他的殖民城市从事牙科学，他是乔治·华盛顿(George Washington)的牙科医生之一(图 1-3)。

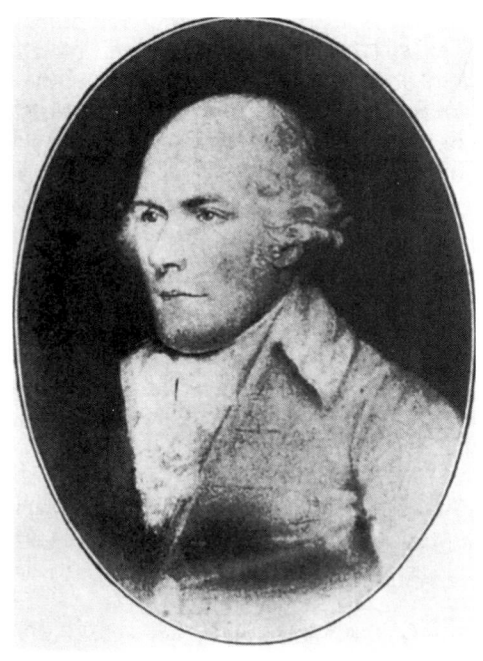

图 1-3　乔治·华盛顿的牙科医生 John Greenwood，是 Isaac Greenwood 的第二个儿子，是美国本土出生的首位牙科医生。14 岁时在美国独立战争期间服役于殖民军队，之后成为一名牙科医生。(From Kock CRD：History of dental surgery，vol 3，Fort Wayne，Indiana，1910，National Art Publishing.)

Paul Revere(1735—1818)，著名的殖民地爱国人士，银器商人，但他在波士顿的 Baker 医生门下学习牙科学。1768 年 Baker 移居纽约，Revere 接管了他的事务。然而 Revere 主要对运用银匠手技来制作假牙和外科器具感兴趣，在兼职工作 6 年后，他放弃了牙科医生身份。

Paul Revere 创建了法医牙科学(forensic dentistry),首次运用牙科记录来辨别尸体身份。Joseph Warren 教授在 1775 年的邦克山战役(Battle of Bunker Hill)中被害,被英国人乱埋在集体墓穴里,1 年后他的尸体被挖出来但却无法识别。Revere 仔细研究了他的颅骨,并通过自己做的两颗牙的连接桥辨认出 Joseph Warren 的尸体。

➡️ 复习

10. John Baker 最有名的病人是谁?
11. 首位使用法医学证据的殖民地爱国人士是谁?
12. Robert Woofendale 是什么人?

美国教育和专业的发展

早些时候,美国没有牙科医学院,牙科医生通过导师制(preceptorship)学习专业知识,即在有技术的专业人员指导下研究和学习。在 1839 和 1840 年期间,Horace H. Hayden 和 Chapin A. Harris 创建了牙科学专业。

Horace H. Hayden(1769—1844)受到自己的牙科医生 John Greenwood 的启发,成为一位有名望的牙科医生。他以牙科学为主题向医学生授课,并且为许多专业期刊撰稿。Hayden 的学生 Chapin A. Harris(1806—1860)在创立美国第一个全国范围内的牙医协会方面起了推动作用,他的著作《牙科的艺术:牙外科实践专著》(Te Dental Art:A Practical Treatise on Dental Surgery),在 74 年间发行了 13 个版本,没有任何一本牙科专著(dental treatise)能超越这个记录。同时,在 1840 年,Hayden 和 Harris 创立了全世界第一所牙科学院即巴尔的摩牙外科学院(Baltimore College of Dental Surgery),现在的马里兰大学牙科学院(the University of Maryland,School of Dentistry)。

Green Vardiman Black 医生(1836~1915),因其在专业领域无与伦比的贡献赢得了"牙科学元老"的称号(图 1-4 和图 1-5)。

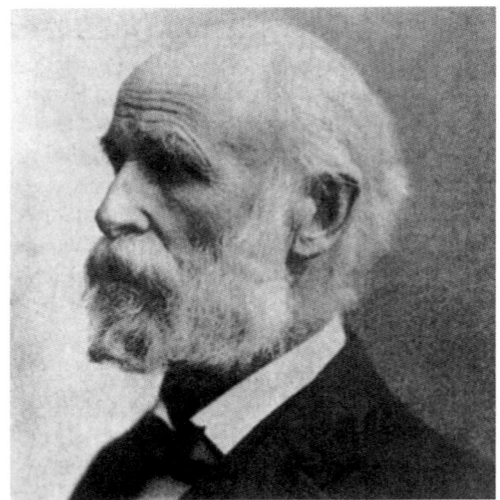

图 1-4　G. V. Black,"牙科学元老"。(From Kock CRD:History of dental surgery,vol 1,Chicago,1909,National Art Publishing.)

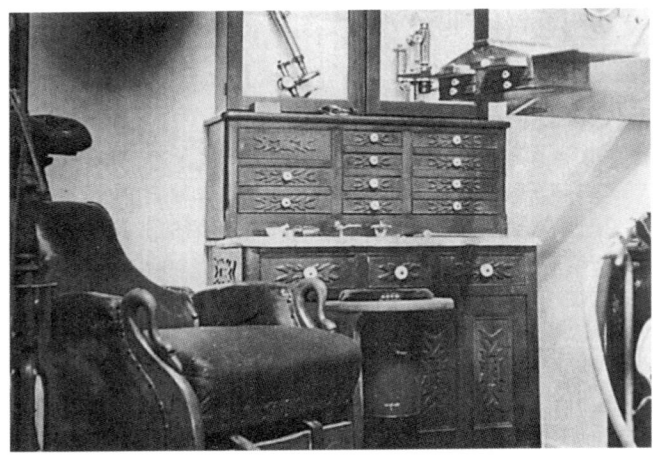

图 1-5　在史密森尼展览会重建的 Black 的口腔诊疗室

Black 医生认为牙科学应该从临床医学中独立,并与之等同并列。他发明了许多机器来检测金属合金和牙科器械。同时,他还在牙科学院教书并成为院长,写了 500 多篇文章和书籍。Black 医生对牙科医学的两项主要贡献是:预防性扩展原则,即充填物的边缘要扩展到利于牙刷清洁的范围;窝洞预备与充填的标准。

作为一个有远见的人,Black 告诉他在西北大学(Northwestern University)的口腔医学生们:"你们年轻一代的未来,一定是从事牙科预防而不是牙科修复。"

Wilhelm Conrad Roentgen(1845—1923)是巴伐利亚(Bavarian)的一个物理学家,1895 年他发现了 X 射线(图 1-6)。他的发现使诊断能力发生彻底变革,并永远地改变了医学和牙科学的实践(见第 38 章)。

牙科医生 Horace Wells(1815—1848),1844 年发现了最重要的医学发现之一——吸入麻醉。此前,解决疼痛的唯一方法

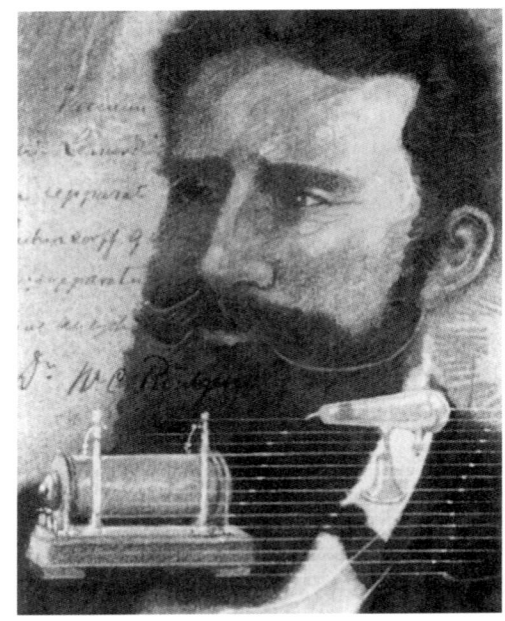

图 1-6　W. C. Roentgen 在 1895 年发现了最早的、潜在的射线。(Courtesy Carestream Health,Rochester,NY.)

是暴力、酒精(白兰地、朗姆酒、威士忌)和鸦片。因口服药物剂量不准确，容易导致病人出现用药不足或用药过度的现象。如果手术持续时间超过 20 分钟，病人就可能因衰竭或休克而死。笑气的应用实现了无痛牙外科手术，Wells 说："让我们像呼吸空气一样自由呼吸笑气。"(见第 3 章)

牙科历史上的女性

在 18 世纪和 19 世纪初，世界各地的牙科学院都不接收女性。然而，Nellie E. Pooler Chapman 和 Lucy B. Hobbs-Taylor 等人打破了这些障碍，并为其他女性引领了成为牙科专业人员的方向(图 1-7 和图 1-8)。今天，女性在一些牙科学院中几乎占

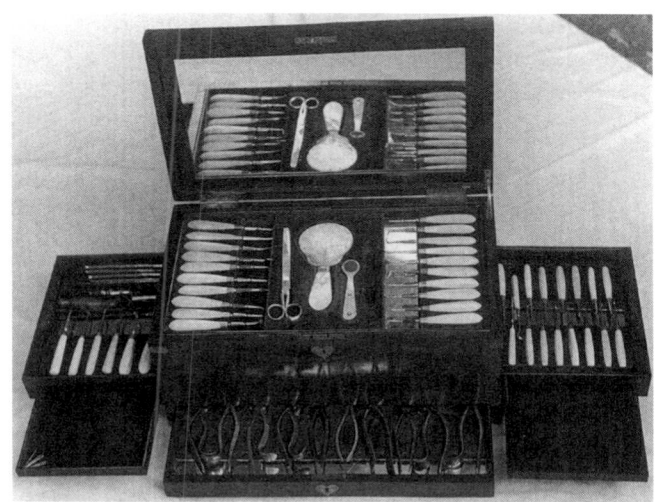

图 1-7　Nellie E. Pooler Chapman 的口腔器械箱。她在美国加州内华达城(Nevada City, California)从事牙科医学，1906 年逝世。(Courtesy School of Dentistry, University of California San Francisco.)

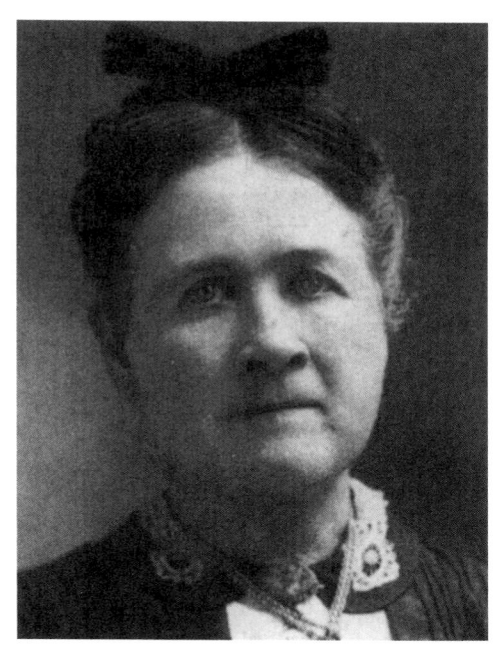

图 1-8　Lucy B. Hobbs-Taylor, 牙科学院毕业的第一位女性。(Courtesy Kansas State Historical Society, Topeka, KS.)

50%，并且积极参与到牙科协会、专业组织、公共卫生和军队等领域(表 1-2)。

Deborah Greenspan 博士因研究了与 HIV 和 AIDS 相关的口腔问题而赢得了全球的认可。她发现口腔"毛状"黏膜白斑病(见第 17 章)，并为 AIDS 和 EB(Epstein-Barr)病毒开辟了一个新的研究领域，进而影响了全世界口腔医疗保健。她还是加州大学旧金山牙科学院口腔面部科学系(the Oral Facial Sciences Department at the University of California San Francisco School of Dentistry)的教授和主任。

表 1-2　牙科医学史杰出女性集锦

年代	团体/个人	事　件
1859	Emeline Robert Jones	首位在美国建立正规牙科诊所的女性
1866	Lucy B. Hobbs-Taylor	首位毕业于美国公认牙科学院的女性，因定期在她丈夫的诊所做指导老师而受到称赞
1869	Henriette Hirschfeld	首位在美国牙科学校学完全部课程的女性
1870	Nellie E. Pooler Chapman	首位在加利福尼亚州从事牙科医生职业的女性
1873	Emilie Foeking	首位毕业于 Baltimore 牙外科学院的女性。撰写了题为《女性适合牙科职业吗?》的论文
1876	Jennie D. Spurrier	首位伊利诺伊州牙科医生。她的第一位病人需要拔牙，付费 50 美分，她在硬币上刻下日期和"我的第一次治疗"
1885	Malvina Cueria	首位女性牙医助理
1890	Ida Gray-Rollins	首位毕业于美国牙科学院的非裔美国女性
1892	Mary Stillwell-Kuedsel	与 12 位发起人共同创立了美国妇女牙科协会(Women's Dental Association of the United States)
1906	Irene Newman	首位牙科卫生士
1927	M. Evangeline Jordan	首位儿科牙科学教科书的编者
1951	Helen E. Myers	首位美国军队女性牙科医生
1984	Deborah Greenspan	发现口腔"毛状"黏膜白斑病并发表了首篇论文
1991	Geraldine T. Morrow	首位美国牙科协会(American Dental Association, ADA)女主席

Faith Sai So Leong 博士 1894 年移民到美国,当时她只有 13 岁,不会说英语。1904 年她 24 岁时,成为首位毕业于内外科医学院(现为太平洋大学 Arthur A. Dugoni 牙科学院)的女性。之后在旧金山从事牙科工作(图 1-9)。

Robert Tanner Freeman 作为该校第一个非裔美国学生(图 1-10)。1870 年,另一位非裔美国人 George Franklin Grant 从哈佛大学毕业后,担任学院的牙科教师。

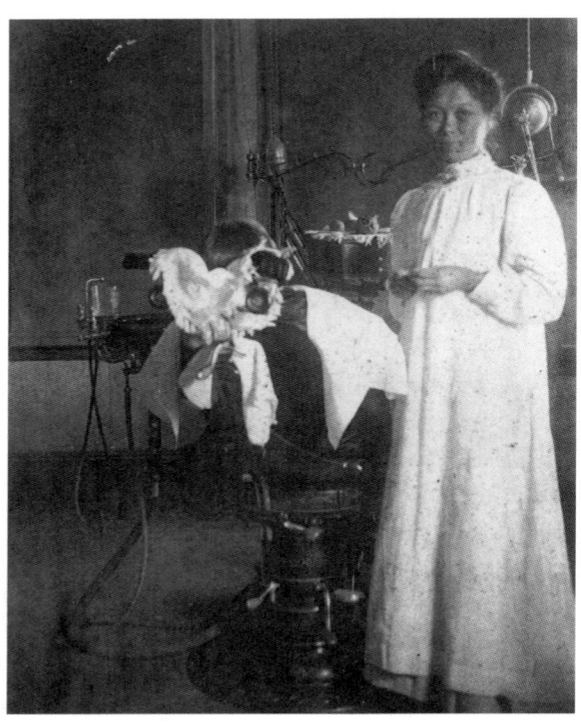

图 1-9   Dr. Faith Sai So Leong,首位毕业于内外科医学院(现为太平洋大学 Arthr A. Dugoni 牙学院)的女性

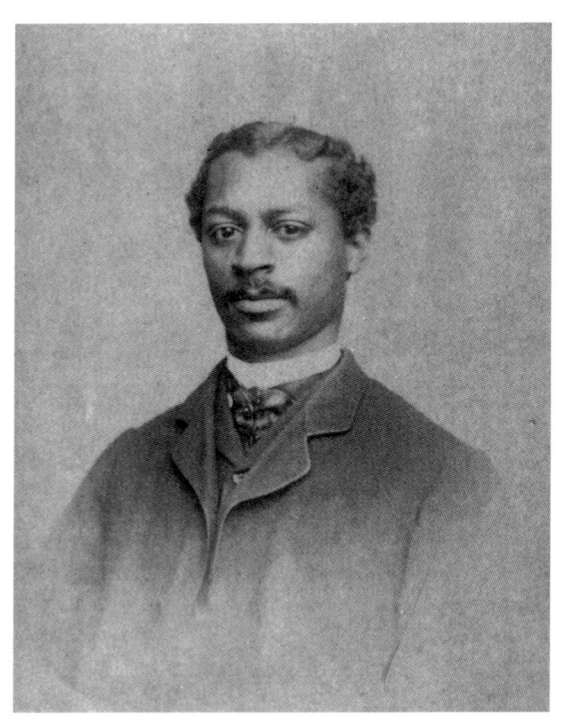

图 1-10   Robert Tanner Freeman,首位毕业于哈佛牙科学院的非裔美国学生。(Courtesy Harvard Medical Library in the Francis A. Countway Library of Medicine, Boston, MA.)

⟵复习

13. 首次发现口腔"毛状"黏膜白斑病并发表首篇论文的人是谁?

牙科历史上的非裔美国人

非裔美国人在 1867 年之前不能参加牙科学院培训。1867 年哈佛大学(Harvard University)第一次开设牙科课程,并接收

Ida Gray-Rollins(1867—1953)是美国首位正式获得 DDS 学位的非裔美国女性,也是首位在芝加哥从事牙科医生行业的非裔美国女性。她毕业于密歇根大学牙科医学院(University of Michigan School of Dentistry),随后在芝加哥当牙科医生,直到 1928 年退休。在 1929 年,她与 William Rollins 结婚,此后一直使用 Ida Gray-Rollins 作为她的名字(见表 1-2)。

还有许多非裔美国人担任牙科学院的院长和教师等,见表 1-3。

表 1-3   牙科医学史杰出非裔美国人集锦

年代	团体/个人	事件
1765	Peter Hawkins	本土人,在里士满、弗吉尼亚(Richmond, Virginia)做巡回牧师,为教区居民拔牙
1851	John S. Rock	因为制作义齿被授予银质奖章。他的作品在 Benjamin Franklin 科技馆展览
1869	Robert Tanner Freeman	首位获得哈佛牙科学院 DMD 学位的非裔美国牙科医生
1963	Andrew Z. Kellar	在《美国公共健康杂志》发表了《唇、口、咽癌流行病学》一文
1967	Van E. Collins	首位在正规兵役期间晋升为上校军衔的非裔美国牙科医生
1973	Konneta Putman	美国牙科卫生士协会(American Dental Hygienists Association, ADHA)主席
1975	Jeanne C. Sinkford	首位美国牙科学校的非裔美国女院长

续表

年代	团体/个人	事　件
1989	Raymond J. Fonseca	宾夕法尼亚大学牙科学院院长
1994	Juliann Bluitt	首位当选美国牙医学院院长的女牙科医生
1994	Caswell A. Evans	首位当选美国公共卫生协会（American Public Health Association，APHA）主席的非裔美国牙科医生
	Eugenia Mobley	首位获得公共卫生学位并成为美国某牙科学院第二位女院长的非裔美国女牙科医生
	Clifton O. Dummett	美国南加州大学牙医学院荣誉教授、国家牙医协会（National Dental Association）的发起人和元老

牙医助理史

C. Edmund Kells（1856—1928），新奥尔良牙科医生，首位雇佣牙医助理的人（图1-11）。1885年，第一位"女助理"实际上为"女陪护人员"，对无人陪伴的女病人进行照护，并由该助理承担一部分办公室职责，直到1900年，Kells雇佣了牙医助理和秘书助理。不久后，其他牙科医生看到牙医助理的重要性，也开始在自己的诊疗机构培训牙医助理。

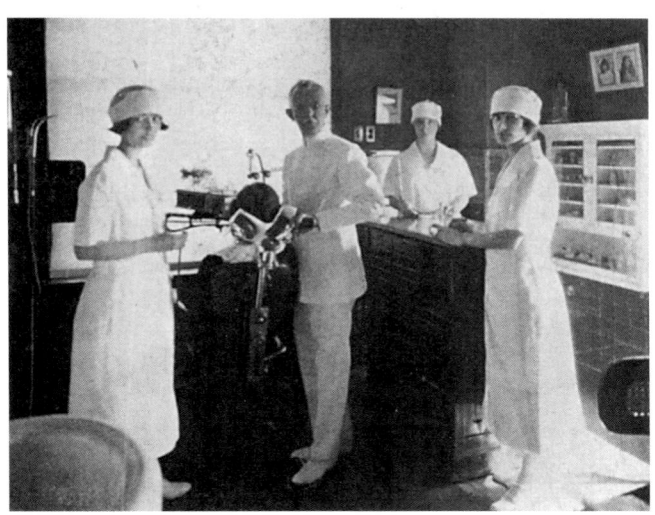

图1-11　1900年，C. Edmund Kells和他的"工作团队"。左侧的助理吹干窝洞；右侧的助理调拌材料；"秘书"记录细节。（From Kells CE：The dentist's own book，St Louis，1925，Mosby.）

1930年，课程委员会成立并草拟教育培训课程。1948年，美国牙医助理协会认证委员会成立（Certifying Board of the American Dental Assistants Association）即现在的国家牙医助理委员会（Dental Assisting National Board，DANB）。到1950年，DANB可以实施一年或两年的牙医助理教育项目。

1976年，Hazel O. Torres和Ann Ehrlich不断地设定牙医助理教材的标准，同时他们合著的《现代牙医助理》（Modern Dental Assisting）成为由牙医助理为本专业编写的第一部专业教材。现在已出版第11版，《现代牙医助理》一书为牙医助理教育构建了国际一流的知识体系。

Hazel Torres（图1-12）描述自己就像海绵一样吸收知识。她以在职培训牙医助理的身份开始她的职业生涯，随后通过继续接受教育，她在加利福尼亚社区学院创建并讲授两门牙医助理课程。她为牙医助理专业做出了重大贡献，她是首位成为加利福尼亚牙医考试委员会（California Board of Dental Examiners）成员的牙医助理，并担任美国牙医协会牙医认证委员会（Commission of Dental Accreditation of the American Dental Association）专员。她还担任了美国牙医助理协会（American Dental Assistants Association，ADAA）主席，被授予终身成就奖。

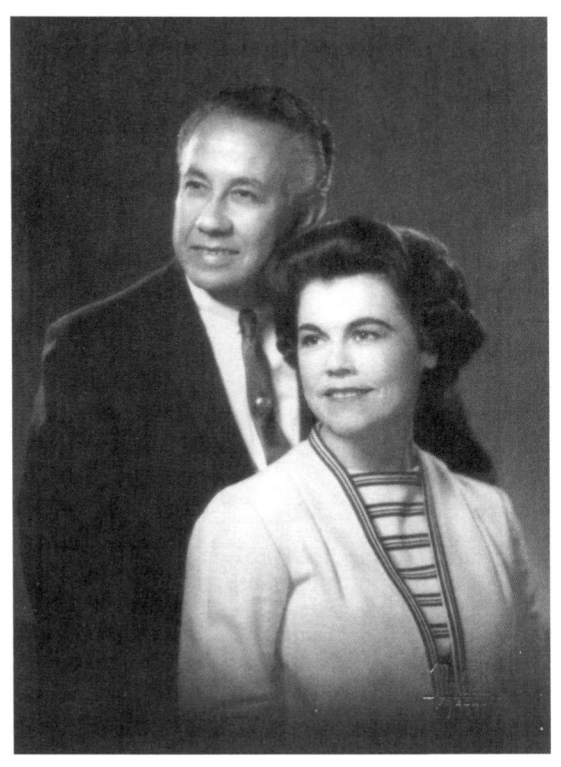

图1-12　Hazel O. Torres，CDA，RDAEF，MA，《现代牙医助理》的合著者之一，此为她与她丈夫Carl的照片

Ann Ehrlich（图1-13）在就业之初是新泽西州的牙医助理。她对牙医助理职业充满了热情，获得硕士学位后成为一名教育家，并在北卡罗莱娜大学专职教授牙医助理课

程。作为 ADAA 会员，多年来，她在美国牙医助理协会杂志（*Journal of the American Dental Assistants Association*）的组稿与出版中承担了重要角色。她还担任国家牙医助理委员会顾问。

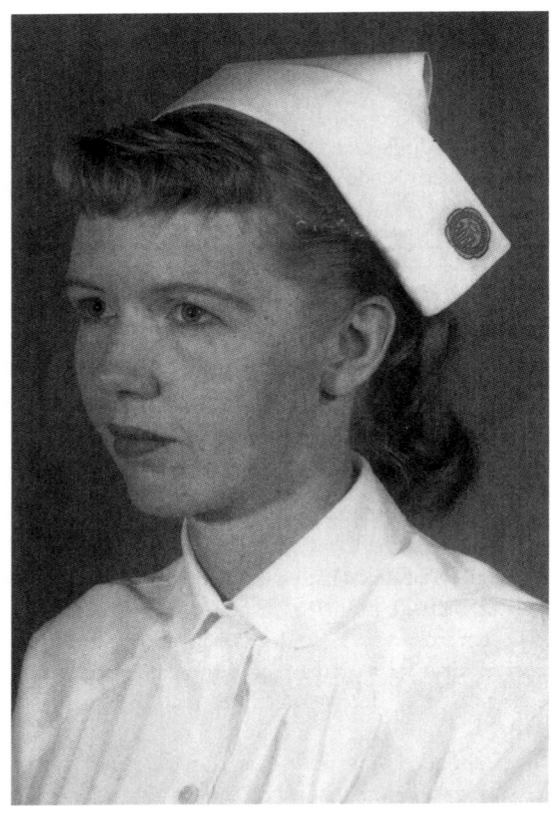

图 1-13　Ann Ehrlich，CDA，MA，《现代牙医助理》教材的合著者之一

→ 复习

14. 创办美国第一所牙科学校的是谁？
15. 赢得"牙科学元老"称号的是谁？
16. 第一位应用笑气的牙科医生是谁？

牙科卫生士史

第一位牙科卫生士是 Irene Newman——19 世纪初 Connecticut 州 Bridgeport 市的一位牙医助理。当时，牙医助理 Alfred C. Fones 认为，经过培训的女性可以为病人提供预防性口腔治疗，这样可以节省时间让牙科医生进行更复杂的操作。Fones 博士培训了 Irene Newman 有关牙科保健的知识，并在 1913 年建立了牙科卫生士学校（图 1-14），即现在的 Connecticut 州 Bridgeport 大学 Fones 牙科卫生学院（Fones School of Dental Hygiene）。

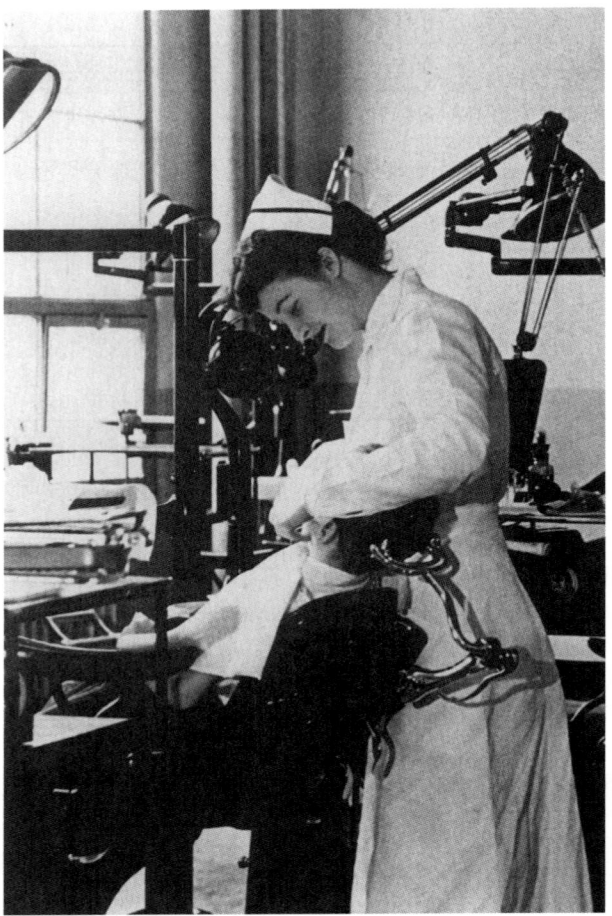

图 1-14　20 世纪 60 年代牙科卫生士站立工作。（Courtesy Fr. Edward J. Dowling, S. J. Marine Historical Collection, University of Detroit, Mercy, Detroit, MI.）

牙科认证

到 1900 年，牙科专业的建立已经颇具规模，牙科学校正遍布全国（图 1-15）。牙科医生、牙科卫生士和牙医助理的教育需

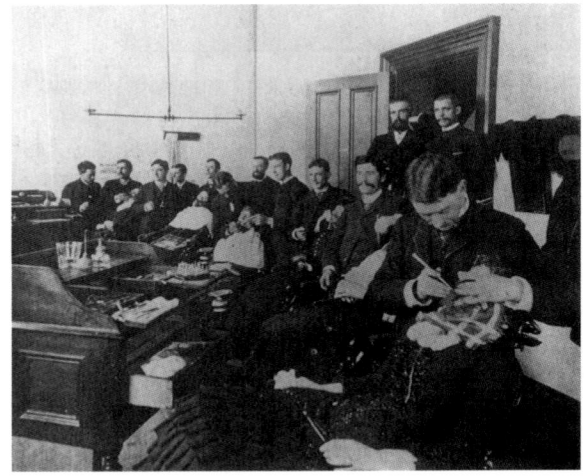

图 1-15　20 世纪初，在 California 大学 San Francisco 牙科学院的牙科学生在口腔诊所治疗病人。（Courtesy School of Dentistry, University of California San Francisco.）

求显著增长。

现今,美国牙医协会牙科认证委员会(Commission on Dental Accreditation of the American Dental Association)负责评估和认证美国的牙科教育项目。具体包括研究生牙科教育项目、研究生专业教育项目和牙科医生的住院医师教育项目。委员会还制定了牙医助理、牙科卫生士和牙科技师等教育项目的标准。

为了维护认证资格,学校每7年进行一次全面的自我评估和认证小组成员的实地评审。认证过程为学生和公众提供了保障,保证课程设置继续符合牙科专业高标准要求(图1-16)。

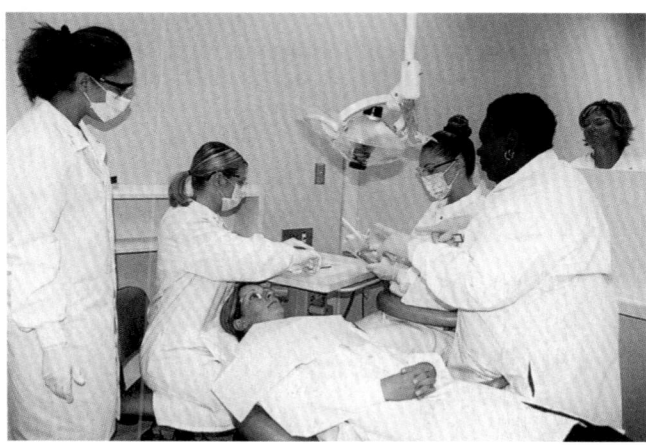

图1-16 在已认证的牙科项目中,牙医助理学生在教师的指导下从事诊疗技术

国家牙科学博物馆

Samuel D. Harris博士国家牙科学博物馆是Smithsonian学会的分支机构,是世界上最大、最全面的牙科学博物馆。2003年,通过美国国会联合决议,它成为国家的官方牙科博物馆。该博物馆位于Maryland州的Baltimore牙科学院,此学院是世界上第一个牙科学院。博物馆的命名是为了表彰退休儿童牙科医生Samuel D. Harris博士,他在1992年帮助建立了此博物馆(图1-17)。

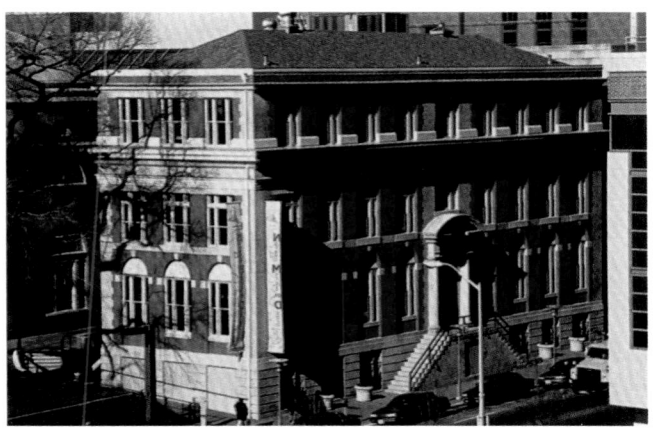

图1-17 Samuel D. Harris博士国家牙科学博物馆。(Courtesy National Museum of Dentistry, Baltimore, Maryland.)

博物馆提供了许多互动式展品、历史文物和吸引人的教育项目。参观者可以获悉牙科学的传统和未来、牙科专业人士的成就和口腔健康在健康生活中的重要性。

← 复习

17. 第一个雇用牙医助理的牙科医生是谁?
18. 在美国建立牙科卫生士教育的是谁?
19. 美国首位从牙科学校毕业的女性是谁?
20. 首位非裔美国女牙科医生是谁?
21. Samuel D. Harris博士国家牙科学博物馆位于哪里?
22. 首位从哈佛大学牙科学院毕业的非裔美国人是谁?

■ 法律和伦理问题

公众对牙科专业充满尊重和信任。作为口腔医疗行业的重要成员,牙医助理应该牢记这些年来的经验、努力和贡献,以推动牙科专业发展。

牢记:为了学习,我们必须站在前人的肩膀上。■

■ 展望

信息牙科学(teledentistry)是指牙科医生与其他领域专家合作,使用信息技术与电信服务,共同为偏远、医疗资源匮乏地区的病人提供口腔保健与口腔健康教育。

信息牙科学的发展不仅让全科牙科医生也能向世界上其他国家或地区的专家进行咨询,还可以为医疗资源缺乏的人群(如农村或欠发达地区的人群)提供医疗服务。

牙科医生、牙科卫生士和牙医助理配备了便携式成像设备和电子病历系统,用来收集放射线片、照片、一般病史和牙科病史,然后将这些信息上传到一个安全的网站上,另一个地区的牙科医生或专家通过网站对这些信息进行审阅。信息牙科学为缺少医疗资源地区(例如偏远地区、疗养院、学校和残疾人工厂)提供了重要的口腔保健服务。

信息牙科学的应用使牙科保健专业进入新时代。■

■ 评判性思维

1. 面对儿时有过负面看牙经历而拒绝就诊的50岁病人,应该如何解释?
2. 一位母亲认为饮料和糖果会导致孩子牙齿龋坏,应该如何解释?
3. 现在的年轻女性在职业选择中面临歧视时,谁可以成为她们的历史楷模?
4. 对于不理解为什么要研究牙科史的人,你会说什么?
5. 当今,希波克拉底誓言重要吗?为什么?■

(刘东玲 王秀丽 译,胡月 校审)

2

专业牙医助理

关键术语

美国牙医助理协会(American Dental Assistants Association,ADAA):
代表全美牙医助理的专业组织。

注册牙医助理(Certified Dental Assistant,CDA):有国家认可证书的牙
医助理,需要通过国家牙医助理委员会的认证考试并通过继续教育
以保障当前实践水平。

国家牙医助理委员会(Dental Assisting National Board,DANB):国家
机构,负责管理注册牙医助理的认证考试以及证书发放等事宜。

健康流通保险与责任法案(Health Insurance Portability and Accounta-
bility Act,HIPAA):1996 年颁布,此法案明确了保障病人健康保健信
息隐私权的联邦法规。

专业人员(professional):符合职业标准的人员。

学习目标

完成此章节的学习之后,学生将能够达到以下目标:

1. 掌握关键术语的发音、写法和定义。
2. 描述并展示专业牙医助理的特点,包括:
   - 解释在牙科诊所中保密性的重要性。
   - 明确 1996 年颁布的健康保险流通与责任法案(Health In-
surance Portability and Accountability Act,HIPAA)的目的。
3. 说出合格的牙医助理的教育要求和就业机会。
4. 描述美国牙医助理协会(American Dental Assistants Associa-
tion,ADAA)的宗旨和会员身份的益处及国家牙医助理委员会
(Dental Assisting National Board,DANB)的职责和认证的益处。

技 艺精湛的牙医助理是牙科保健团队的重要一员。减少病
人的焦虑、做决策、简化治疗流程、采取合理的感染控制
措施及提高病人服务质量都是牙医助理的日常工作(图 2-1)。

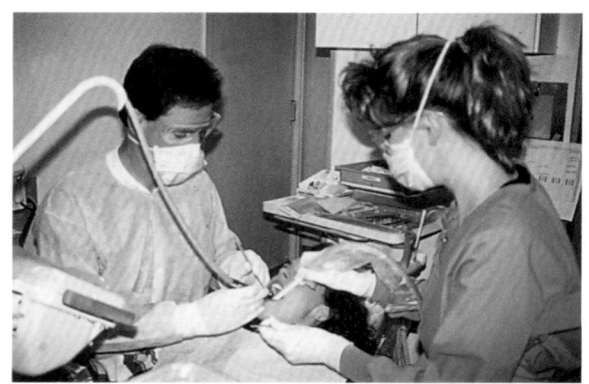

图 2-1 牙医助理是牙科保健团队的重要一员

牙医助理是一项非常有意义且具有挑战性的职业。从事
该职业的人会得到多样感、工作满足感、为他人服务的机会及
薪酬奖励。这项事业需要献身精神、个人责任感、诚实的品格
以及持续的职业教育。

专业牙医助理的特点

成为牙医助理不仅是学习相关知识、掌握所需技能以完成
岗位职责,更重要的是成为一名专业人员(professional)。

职业精神很难定义,它是一个人无论工作与否,其言语行
为所表现出来的态度。职业精神将"追求事业者"同"有工作
者"区分开来。公众对卫生保健人员的期待往往高于对其他行
业人员的期待。在和病人以及其他团队成员交流的过程中,牙
医助理必须展示出耐心和同情心。当你展现出作为牙科保健
团队重要成员的职业精神,就会赢得同事和病人的尊敬与
认可。

专业形象

牙医助理的专业形象可以提升病人对整个诊所的信心与就诊感受。健康的身体、良好的仪容和得体的着装必不可少。

牙医助理是一个需要体力的职业。为了保持健康，必须充分休息、均衡饮食、经常锻炼。

良好的仪容需要注意个人形象的细节。个人卫生包括每天洗澡或淋浴，使用除味剂，并保持良好的口腔卫生。不要使用香水或者古龙香水，由于工作时会离同事和病人很近，他们可能会对某些香味过敏或者感到不舒服。避免吸烟，因为头发和衣服上的烟味会令人不快。

得体的着装是指着装要适合牙医助理的工作定位（见第3章），不管什么样的职业着装，都要干净、无褶皱并穿上合适的内衣（图2-2）。无论处于哪种牙科职位，浓妆艳抹和戴过多的首饰都是不合理的专业形象。选择临床着装时也必须考虑到感染控制的要求（见第19章）。

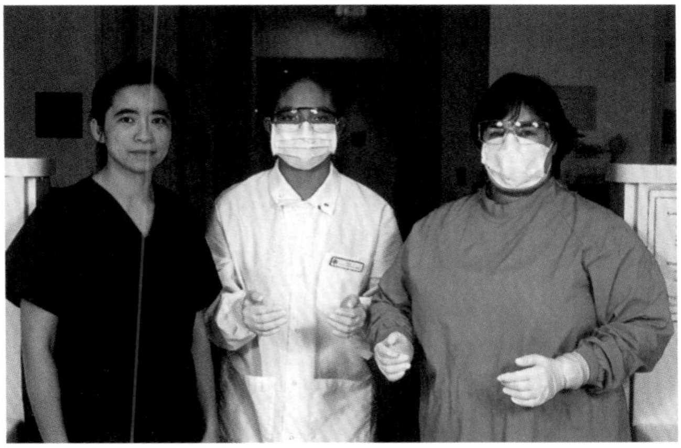

图2-2 专业牙医助理的着装可能根据所执行的职责而有所不同。左侧，有时可以穿刷手服。中间，椅旁操作时着装注意个人防护。右侧，手术衣是为手术时准备的

复习

1. 牙医助理该怎样展现职业精神？
2. 说出专业形象必不可少的3个方面。

知识和技能

根据牙科诊所的种类，牙医助理的职责会有所区别。理论上，牙医助理应该具有前台和椅旁（临床）操作两项技能，这样便可以同时胜任两个职位。总的来说，牙医助理可以待在自己喜欢的地方。无论是什么类型的牙科诊所，牙医助理的每一天都不会枯燥。

团队协作

团队协作在牙科医生诊所至关重要。“团队（team）”这个词里的每个字母的意思是“在一起（together）工作，每个人（everyone）会成就（accomplishes）更多（more）”。在某位团队成员不在岗的情况下，牙医助理要主动承担他的工作职责，并且在其他工作完成时为同事提供帮助。当几位助理在一起工作，紧急情况下，每个人都能够并且愿意替代别人的工作。

专业形象指南

- 制服或者刷手服应该干净、熨平并且修补好。*
- 鞋和鞋带应该干净并且保存完好。*
- 头发应该设计好，避免挡到面部。*
- 避免戴首饰。*
- 指甲应该保持干净并且剪短。*
- 不应戴假指甲，可能藏有细菌。*
- 不应喷香水和体香剂。
- 不应使用烟草产品。
- 化妆应该自然。
- 避免文身、身体穿环、明亮的指甲油和极端的发型。
- 每天洗澡并使用除味剂。
- 保持良好的口腔卫生。

注：带*为用于感染控制和预防疾病传播的特殊建议。

态度

病人、同事和雇主都欣赏态度良好的牙医助理。牙医助理要避免批评他人，应感谢他人的工作并愿意提供帮助，与同事和睦相处。由于牙科诊所对病人和员工来说都是让人精神紧张的场所，所以保持积极的态度很重要。

奉献精神

专业的牙医助理要乐于为牙科诊所、病人和牙医助理事业付出。只有当牙医助理真正关心病人、理解病人的需求并保持积极的态度才能做到奉献。

责任和主动性

牙医助理可通过以下方式展现出对工作的责任心：①按时到岗；②不擅离职守；③做一名具有合作精神的团队成员；④不早退。需理解日常工作的要求，如果时间允许的话，应主动帮助工作量大的同事。

可以通过提问或者观察他人的方式来表现学习其他技能的意愿。通过自己主动发现并完成任务来显示主动性。当生病或不得已迟到时应电话通知牙科诊所。切莫在牙科诊所中向病人或其他同事谈论自己的私事。

复习

3. 如何向别人展示你是一个有责任感的人？

保密性

在牙科诊所中说和做的每件事都要保密。牙医助理可以接触到病人大量的个人和财务信息。这些信息需进行严格保密，切不可与别人讨论。违背保密性可能会导致针对所有相关

方的法律诉讼。

在没有病人书面同意的情况下,不能泄露病人的身份或者病历中的任何信息。绝不要在牙科诊所外和任何人讨论病人。

1996 年颁布的健康保险流通与责任法案(Health Insurance Portability and Accountability Act,HIPAA)是一套关于隐私权的联邦法律。这些法律适用于所有类型的卫生保健人员,内容是关于在卫生保健人员之间交流疾病信息时必须用到的确保病人隐私权受到保护的方法。

个人品质

很多人不喜欢看牙科医生,因为感觉紧张或者恐惧。牙医助理应该:①体察病人的需求;②具有同情心;③在适当的时间说适当的话;④真诚。

避免和病人谈论个人生活,学着做一名好的听众,体察他人的观点和关心的问题。如果病人不信任你,你就很难在牙科诊所和他们建立融洽的关系。

教育要求

教育项目种类

牙医助理可以通过各种项目获得正规教育。这些项目包括在社区大学、职业学校、职业学院、技术学院、大学和牙科学校的课程计划。大多数课程计划需要 8~11 个月完成。一些学校还提供速成教育、兼修教育或者远程教育。这些教育项目的毕业生通常会取得证书。

就业机会

就职场所

如今,许多牙科医生会雇佣两名或多名牙医助理。牙医助理的职业前景非常好。可供牙医助理选择的实践场所包括如下种类:
- 单人诊所(只有一名牙科医生的诊所)
- 集体诊所(有两名或者多名牙科医生的诊所)
- 专科诊所(例如正畸科、口腔外科、牙体牙髓科、牙周科和儿童口腔科)
- 公共卫生牙科行业(如学校和门诊部)
- 医院里的牙科门诊
- 牙科学校门诊

其他就业机会

除了协助进行牙科保健,牙医助理还有其他很多非常好的职业机会。这些机会包括:
- 作为保险公司职员,处理牙科保险索赔
- 教师,在职业学校、技术学校、社区大学、牙科学校和大学(一些学校可能要求具有大专或者本科学历)教授牙医助理
- 牙科产品销售代表

薪酬

牙医助理的薪酬主要取决于个人的技能和能力以及特定

职位的相关职责,也可能会受到就业场所地理位置的影响。总的来说,牙医助理的薪酬和那些有类似培训和工作经验的卫生专业人员,如医学助理、理疗助理、兽医技术员和助理药剂师等的薪酬基本相同。

专业组织

ADAA

美国牙医助理协会(American Dental Assistants Association,ADAA)是代表牙医助理的专业组织。ADAA 由 Juliette A Southard 在 1924 年成立(图 2-3),她的愿望是成为一个"在牙科专业有一定地位的受过教育的、高效的牙医助理。"

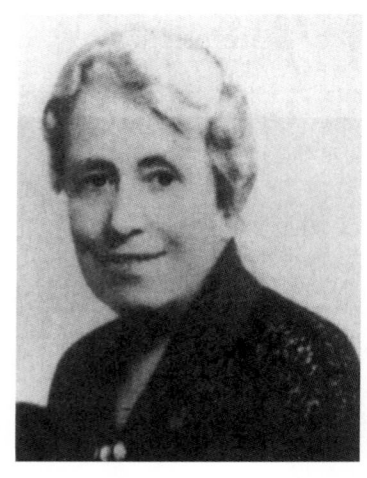

图 2-3 Juliette A Southard,ADAA 创建者。(Courtesy ADAA,Chicago,IL.)

ADAA 位于芝加哥,属于国家级非营利性组织。会员身份是三重的,这意味着一旦你加入了 ADAA,就成为州部门、当地部门和国家组织的成员(图 2-4)。通过成为 ADAA 的会员,牙医助理可以在牙科及卫生保健行业内具有主动性并占据领导地位。

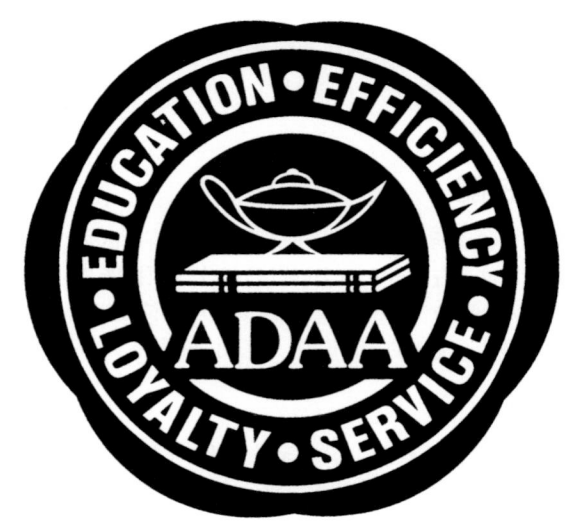

图 2-4 ADAA 徽章。(Courtesy ADAA,Chicago,IL.)

会员身份的益处

加入 ADAA,你在个人和专业方面都会有所成长,并且能了解最新的立法问题和当前信息。ADAA 会员有机会参加当地、州以及全国会议、参加研讨会、获取继续教育学分、听到著名演讲者的讲话,并且和其他牙医助理建立终生的友谊。

牙医助理的多项职责

椅旁牙医助理

在治疗区直接和牙科医生一起工作,此角色的主要责任包括但不限于:

- 让病人就座并做好准备
- 记录
- 制定并执行感染控制制度
- 调拌并传递牙科材料
- 在治疗中协助牙科医生
- 确保病人舒适
- 曝光、处理 X 线片
- 灌注并修整模型,同时完成其他牙科技工室工作
- 健康宣教
- 为病人提供术后指导
- 监管库存并订购牙科用品
- 确保符合职业安全与保健管理局(Occupational Safety and Health Administration,OSHA)的规定

职能拓展的牙医助理:

根据各州或各省牙科实践法案的不同,以下职能的授权也会有所不同:

- 放置牙科封闭剂
- 取印模
- 制作临时冠和桥
- 放置排龈线
- 涂氟化物
- 涂布表面麻醉剂
- 放置并移除橡皮障
- 放置并移除成形系统
- 使用洞衬、洞漆和垫底
- 放置、雕刻并修整银汞合金或复合树脂
- 拆线
- 放置并去除牙周塞治剂
- 执行所在州牙科实践法案中规定的牙医助理的其他职能(知晓所在州或省的相关法律)

行政助理

也称秘书助理、业务助理或前台接待员。行政助理负责办公室的高效运行并完成以下职责:

- 迎接病人并接听电话
- 为病人就诊安排日程
- 管理病历
- 管理应收账款和应付账款
- 管理复诊系统
- 维护病人信息的隐私权
- 监督并监测诊所的市场营销活动

检查你的个人品质是否符合牙医助理的要求:

- 我怎样和病人进行互动交流?
- 我友善吗? 我的态度令人愉悦吗?
- 我善于倾听吗?
- 我有礼貌吗?
- 我体谅、尊重他人吗? 对人和善吗?
- 我控制自己的脾气了吗?
- 我看到他人的观点了吗?
- 我负责任吗?
- 我值得信赖吗?
- 我关注细节吗?
- 遇到突发事件,我是否沉着冷静?
- 我可以对自己的行为负责任吗?
- 我会常常责备或者抱怨他人吗?
- 我会主动帮助他人吗?
- 我会避免在办公室说闲话吗?

ADAA 的宗旨

促进牙医助理事业的发展,并在教育、立法、认证和加强公众牙科保健服务质量的专业活动方面提升牙医助理专业。

从哪里获得更多 ADAA 相关的信息

ADAA
威克大道东 35 号,1730 房间
芝加哥,伊利诺伊州
电话:312-541-1550
免费电话:877-874-3785
传真:312-541-1496
www. dentalassistanting. org

参加 ADAA 的各项活动能提高人际沟通技巧与领导能力。你可以影响专业的未来,彰显对事业的认真态度。

⊖复习

4. ADAA 的宗旨是什么?
5. 成为 ADAA 的会员后有哪些福利?

DANB

国家牙医助理委员会(Dental Assisting National Board,DANB)是负责考核牙医助理并发放注册牙医助理(Certified Dental Assistant,CDA)证书的机构。DANB 作为牙医助理国家认证机构得到了美国牙医协会的认可。尽管一些州要求牙医助理必须成为 CDA 才能在本州内依法完成某些"拓展职能",但是在所有州,认证工作都是自愿的。

通过 DANB 认证,更能显示牙医助理追求卓越的决心。也

帮助牙科诊所里的注册牙医助理提升了专业形象。

对那些想要在 ADA 认证的牙医助理培训项目中任教的牙医助理,他们也必须通过当前 DANB 的认证。

DANB 还可提供具体各州的牙医助理拓展职能考试。

注册牙医助理

要成为 CDA,牙医助理必须参加并通过由 DANB 监管的国家书面考试。顺利通过 DANB 考试的牙医助理就有权使用 CDA 文凭,佩戴官方认证胸针(图 2-5),并出示 CDA 证书(图 2-6)。

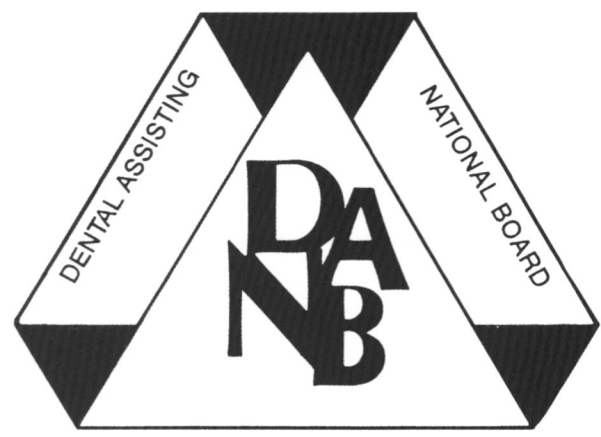

图 2-5   DANB 的官方徽标。(Courtesy DANB,Chicago,IL.)

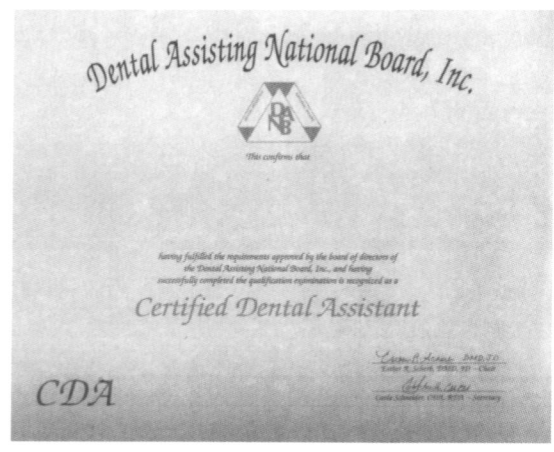

图 2-6   CDA 官方证书。(Courtesy DANB,Chicago,IL.)

DANB 可以提供以下 3 种国家资格认证:CDA、注册正畸助理(Certified Orthodontic Assistant,COA)和注册预防牙医助理(Certified Preventive Functions Dental Assistant,CPFDA)。

CDA 考试

CDA 作为 DANB 认证的主要方面,其考试内容主要为一般椅旁辅助。包括 3 个独立组成部分,即一般椅旁(General Chairside,GS)、放射学健康与安全(Radiation Health and Safety,RHS)和感染控制(Infection Control,ICE)。

COA 考试

COA 考试包括两个独立组成部分,即正畸辅助(Orthodon-tic Assisting,OA)和感染控制(Infection Control,ICE)。DANB 为考生提供了选择的机会,其可以在全年参加任何一门计算机模式的考试。

CPFDA 考试

CPFDA 考试包括 4 个部分:牙冠抛光(Coronal Polishing,CP)、窝沟封闭(Sealants,S)、局部麻醉(Topical Anesthetic,TA)和局部涂氟(Topical Fluoride,TF)。

从哪里获得更多 DANB 相关的信息

国家牙医助理委员会
密歇根大道 444 号,900 房间
芝加哥,伊利诺伊州
电话:312-FOR-DANB 或 312-642-3368
传真:312-642-8507
www. danb.org

DANB 认证的益处

对于病人
- 确保了牙医助理具备必要的知识和技能
- 增强了病人对牙科团队的信心
- 提高了牙医助理在提供优质服务方面的声望

对于牙科医生雇主
- 提高了诊所的专业水平
- CDA 在该领域内学习的时间是非注册牙医助理的 3 倍
- 一些州允许 CDA 执行拓展职能

对于牙医助理
- 认证提供了个人成就感
- 提升了牙医助理的专业自豪感
- 显示出追求卓越和终身学习的决心

← 复习

6. 哪种证书是由 DANB 发放的?
7. 在哪里可以获取有关 DANB 的其他信息?

■ 展望

日益增长的牙科保健需求及牙科专业人员的不足都为合格的牙医助理提供了很多机会。当前对于受过教育的合格牙医助理的需求达到了前所未有的最高水平。其就业机会十分充裕而且多样,未来也充满希望和挑战。

可以浏览 ADAA 和 DANB 的网页,有利于提高自己的知识水平和职业自豪感。■

■ 评判性思维

1. 如果你去牙科诊所拔除智齿,心里非常紧张。但接待的牙医助理留着红色长指甲,戴着大耳环,长发披肩,胳膊上还有个文身。请问你对诊所和牙科医生的第一印象是什么样的?

2. Wong 医生正在面试两名牙医助理。两人都是当地一个牙医助理培训项目的应届毕业生。两人看起来都很能干，但其中一人不仅是 CDA 还是 ADAA 的会员。Wong 医生会雇用谁？为什么？

3. 和朋友正在一家饭馆吃午饭时，你突然记起了一件发生在牙科诊所里病人身上的尴尬但有趣的事。你想和朋友分享这个故事，可以吗？为什么？

4. 你更喜欢做行政工作还是临床工作？为什么？

5. 牙科诊所里牙医助理 Sylvia 总是一到下班时间就立刻离开，而你选择留下来把诊所收拾干净再下班。你对 Sylvia 不负责任的行为感到非常厌烦。请问该怎么处理这种情况？ ▮

（姜莹 曾惠文 译，姜莹 校审）

3

牙科保健团队

关键术语

注册牙科技师(certified dental technician,CDT):通过国家笔试考试的牙科技师,根据牙科医生的处方制作牙冠、桥及义齿。

牙医助理(dental assistant):口腔卫生保健人员,为牙科医生及病人提供支持。

牙科设备技师(dental equipment technician):安装并维护牙科设备的专业人员。

牙科卫生士(dental hygienist):注册口腔卫生保健人员,提供口腔预防、治疗和健康教育服务。

牙科技师(dental laboratory technician):根据牙科医生的处方制作牙冠、桥及义齿的专业人员。通常在工作中作为学徒进行培训。

牙科公共卫生(dental public health):一门通过有组织的团体活动促进口腔健康的专业。

牙科水疗(dental spa):在诊疗过程中为病人提供按摩、草药面膜等服务,是一项新兴的牙科诊疗方法。

牙科供应商(dental supply person):是牙科供应公司的代表,提供牙科用品、产品信息、服务和维修。

牙科医生(dentist):许可进行牙科执业的口腔医疗服务提供者。

产品负责人(detail person):某公司的代表,负责提供公司产品的相关信息。

牙髓病学(endodontics):诊断和治疗牙髓病的牙科专业。

口腔颌面放射学(oral and maxillofacial radiology):通过不同的影像(包括X线)诊断口腔疾病的学科。

口腔颌面外科学(oral and maxillofacial surgery):诊断和治疗口腔、颜面、上颌及相关区域疾病的口腔外科专业。

口腔病理学(oral pathology):诊断和治疗口腔组织结构疾病的口腔专科。

口腔正畸学(orthodontics):致力于骨骼和牙齿问题的预防、干预和矫正的口腔专科。

儿童口腔医学(pediatric dentistry):为口腔专科之一,其诊疗范围从新生儿时期至青少年,也包括在此年龄阶段内有特殊需求的病人。

牙周病学(periodontics):诊断和治疗牙周支持组织疾病的口腔专科。

口腔修复学(prosthodontics):提供修复和替代天然牙齿的牙科专业。

学习目标

完成此章节的学习之后,学生将能够达到以下目标:

1. 掌握关键术语的发音、写法和定义。
2. 列举牙科保健团队的成员并描述他们的角色职能,包括:
   - 明确牙科保健团队中每个成员的最低学历要求。
   - 描述由美国牙医协会(American Dental Association,ADA)认证的9种牙科专业。
   - 描述一个合格的牙医助理可获得的不同工作机会与相应的职责。

牙 科保健团队旨在为牙科诊所中的病人提供高质量的口腔医疗保健。牙科医生(dentist)在法律上要对病人的治疗负责并对团队中其他所有成员进行监管。通常牙科医生是整个团队的领导者。牙科保健团队包括如下人员:

- 牙科医生(全科牙科医生或专科牙科医生)
- 牙医助理(临床助理、职能拓展的牙医助理、业务助理)
- 牙科卫生士
- 牙科技师

牙科保健团队成员的角色与职责

牙科医生或牙科专科医生
- 在法律上,负责病人的治疗
- 评估病人的与身体和精神健康相关的口腔健康需求
- 使用最新的诊断技术
- 在病人诊疗中使用现代技术
- 依法对牙科辅助人员进行监管

临床牙医助理(椅旁助理、巡回助理)
- 安排病人就座并指导病人做好诊疗准备
- 维护诊室环境整洁,准备治疗所需设备仪器
- 病人诊疗过程中在椅旁协助牙科医生
- 准备并传递牙科材料
- 为病人提供术后指导
- 监督感染控制执行情况
- 完成影像学操作
- 完成基本的牙科技工室操作(如灌注印模制作诊断模型)
- 为病人提供保障和支持
- 保护病人隐私

职能拓展的牙医助理(expanded-functions dental assistant, EFDA)
- 进行 EFDA 执业所在地合法的口内操作

- 和所在州牙科委员会联系并了解最新牙医助理职责列表

牙科卫生士
- 评估病人的牙周状况,包括测量牙周袋深度和评估口腔组织状况
- 进行牙齿预防(如去除牙冠和根面上的牙菌斑)
- 进行刮治和根面平整操作
- 照射、处理 X 线片并评价其质量
- 如果所在州许可,还可进行其他操作,如局麻和笑气麻醉

业务助理(行政助理、秘书和前台接待)
- 迎接病人并接听电话
- 预约并确认就诊时间
- 管理病历、工资、保险账单和财务安排
- 确保有保护病人隐私的保密措施并予以遵守
- 维护与病人的关系

牙科技师
- 仅依照注册牙科医生的处方进行牙科技工室工作
- 制作并修补义齿(如全口义齿和局部义齿)
- 制作修复体(如冠、桥体、嵌体、贴面)

牙科医生

美国的牙科医生须毕业于 ADA 牙科认证委员会认可的大学。大部分牙科医生进入大学前就已经获得了学士学位。牙科培训项目通常包括 4 学年。毕业后,牙科医生必须通过书面的全国牙科考试(National Board Dental Examination, NBDE)和所执业州的临床考试,从而获得所执业州的牙科执业许可证。

牙科大学的培训包括牙科学的学习,以及对大学医务室的病人进行诊疗以强化临床实践。牙科医生毕业时会获得牙科外科学博士学位(Doctor of Dental Surgery, DDS)或者医学牙科学博士学位(Doctor of Medical Dentistry, DMD),取决于其就读的牙科学校。从业前,所有的牙科医生必须通过国家的书面考试以及所执业州的临床考试。

牙科医生有很多可选择的执业机会,例如独立开诊所,与同伴合伙开诊,也可加入大团队一起开诊,还可去军队、公共卫生系统、社区诊所、研究机构、教育机构等领域执业,或者去学校继续深造,接受更为专业的培训。

牙科专科医生

ADA 认可 9 项牙科专业。根据专业的种类,要成为一个专科医生需要完成 2~6 年的继续教育。大部分牙科专科医生属于其所从事专业的专业组织,同时也保留着 ADA 的会员身份。

ADA 认可的牙科专业

牙科公共卫生(dental public health)。旨在控制和预防疾病,制定县、州及国家水平的政策。例如,牙科公共卫生人员负责:社区涂氟、社区口腔卫生教育及儿童口腔保健启蒙计划(Head Start Program)等,以及社区内进行的评估社区需求的牙科筛查。从牙科公共卫生上讲,整个社区才是病人,而不是单个个体。联系美国公共卫生牙科学会以获取更多的信息(www. aaphd. org)。

牙髓病学(endodontics)。旨在研究牙髓以及相关组织疾病或损伤的病因、诊断、预防及治疗。常用术语如根管治疗。该专业的医生称为牙髓病医师(见第 54 章)。联系美国牙髓病学会以获取更多的信息(www. aae. org)。

口腔颌面放射学(oral and maxillofacial radiology)。于 1999 年获得 ADA 的认可,成为近几十年来第一个新兴牙科专业。口腔颌面放射学医师使用新的高端影像技术对颌骨、头部及颈部的肿物和感染性疾病进行定位,并协助对创伤病人及有颞下颌关节疾病的病人进行诊断(见第 42 章)。联系美国口腔颌面放射学会以获取更多的信息(www. aaomr. org)。

口腔颌面外科学(oral and maxillofacial surgery)。旨在研究口腔颌面区疾病、损伤以及缺陷的诊断和外科治疗。专科医生称为口腔颌面外科医师(见第 56 章)。联系美国口腔颌面外科医师协会以获取更多的信息(www. aaoms. org)。

ADA 认可的牙科专业(续)

口腔病理学(oral pathology)。旨在探究影响口腔及邻近结构的疾病性质。口腔病理学的一个主要功能就是进行组织活检并与口腔外科医生密切合作以做出诊断。专科医生称为口腔病理医师(见第 17 章)。联系美国口腔颌面病理学会以获取更多的信息(www. aaomp@ b-online. org)。

口腔正畸学(orthodontics)。研究牙齿及相关结构错𬌗畸形的诊断、治疗和预防。该专业包括的内容远不止佩戴矫治器。专科医生称为正畸医师(见第 60 章)。联系美国正畸医师协会以获取更多的信息(www. aaortho. org)。

儿童口腔医学(pediatric dentistry)。研究儿童从出生到青春期阶段的口腔保健。儿童口腔医生所诊治的儿童通常伴有情绪和行为方面的问题(见第 57 章)。联系美国儿童口腔医学会以获取更多的信息(www. aapd. org)。

牙周病学(periodontics)。研究支持并包绕牙齿的口腔组织疾病的诊断和治疗。专科医生称为牙周病医师(见第 55 章)。联系美国牙周病学会以获取更多的信息(www. perio. org)。

口腔修复学(prosthodontics)。研究用人工制品如冠、桥体及义齿对天然牙进行修复和替代。专科医生称为修复学医师(见第 50、52 和 53 章)。联系美国修复医师协会以获取更多的信息(www. prosthodontists. org)。

◀ 复习

1. 牙科保健团队的成员有哪些?
2. 9 项牙科专业分别是什么?

注册牙科卫生士

注册牙科卫生士(registered dental hygienist, RDH)的工作内容包括去除牙齿上的沉积物、照射 X 线片、涂氟和窝沟封闭,并为病人提供家庭保健指导(图 3-1)。牙科卫生士(dental hygienist)的职责在各州之间有所不同。在某些州牙科卫生士可以实施局部麻醉,而其他州则不可以,因此牙科卫生士需要充分了解其执业所在州的法律。牙科卫生士可以就职于私人和专科诊所、公共卫生部门、教育机构以及牙科产品的市场营销单位。

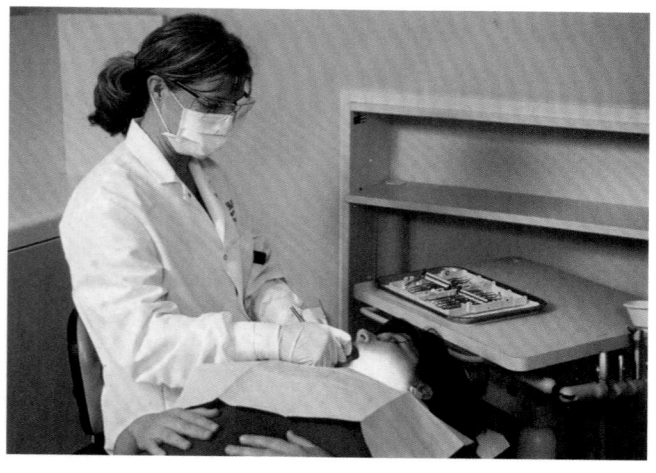

图 3-1   牙科卫生士在进行口腔预防治疗

RDH 的最低教育要求是两年的大学教育和 ADA 认证牙科卫生培训项目的大专学位。牙科卫生也有学士和硕士学位培训项目。

RDH 必须通过全国或者地区的书面考试以及所在州的临床考试才能注册执业。大多数州的 RDH 要在注册牙科医生的监管下进行工作。

牙科卫生士可以成为美国牙科卫生士协会(American Dental Hygienists Association, ADHA)的会员。访问网址 www. adha. org 以获取更多关于牙科卫生的信息。

◀ 复习

3. 牙科卫生士注册的最低受教育时长是多久?

牙医助理

合格的牙医助理(dental assistant)能够从事很多工作,这些工作不需要牙科医生的技能指导和专业判断。但是,牙医助理的职责受到诊所所在州的牙科执业条例相关规定的限制(见第 5 章)。

牙医助理接受教育的最低标准是在牙科认证委员会认定的学校进行 1 年左右的专业培训,该培训要在高中后的教育机构中完成。课程必须包括理论授课、实验课以及临床实践。也可以在州牙科委员会认证的职业学校或私立学校接受培训。

随着现代牙科学的发展及流程和技术的日益复杂,牙医助理的职责将继续发生演变。牙医助理将要承担很多重要而且多样化的职责。每个牙科诊所都有独特的需求,而合格的牙医助理应随着需求的出现迅速适应新的环境。

临床牙医助理

临床牙医助理要直接参与病人诊疗。临床牙医助理按角色功能也称为椅旁或者巡回助理:

椅旁助理

椅旁助理与牙科医生应用四手操作进行诊疗。术语"四手操作"指的是就座的牙科医生和椅旁助理作为高效的团队一起合作(图 3-2)。椅旁助理要调拌牙科材料、交换器械并在牙科操作中吸唾,同时要使病人保持舒适、放松。

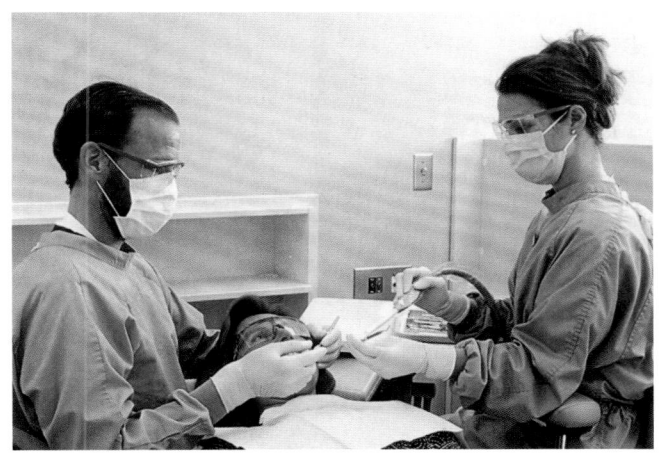

图 3-2　牙科医生和椅旁助理一起工作

巡回助理

　　巡回助理会在诊室中需要帮助的地方提供帮助,这种工作形式称为六手操作(图 3-3)。

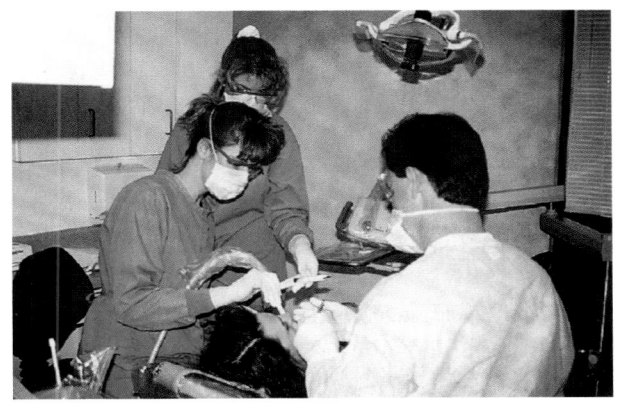

图 3-3　巡回助理协助下的椅旁助理

　　在很多诊所,巡回助理会负责安排病人就座、送走病人以及准备并维护器械和诊室。

社区工作

　　大部分牙医助理认为参与活动做志愿者很有收获,例如"让儿童灿烂微笑"项目(Give Kids A Smile)、社区健康日、学龄前探访以及其他口腔卫生教育活动(图 3-4)。

移动牙科设备

　　一些社区和非营利机构拥有特殊的"诊疗车",这些诊疗车里配备有牙科手术室、消毒灭菌装置和 X 线机(图 3-5)。牙科医生和牙医助理利用这些"诊疗车"到不发达地区提供必要的牙科服务。

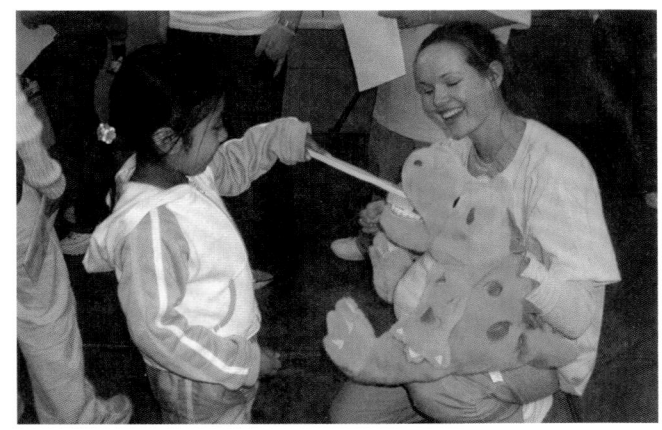

图 3-4　牙医助理觉得在社区牙齿健康活动中做志愿者非常有意义

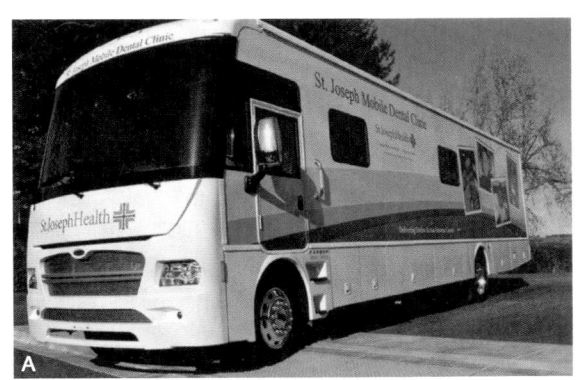

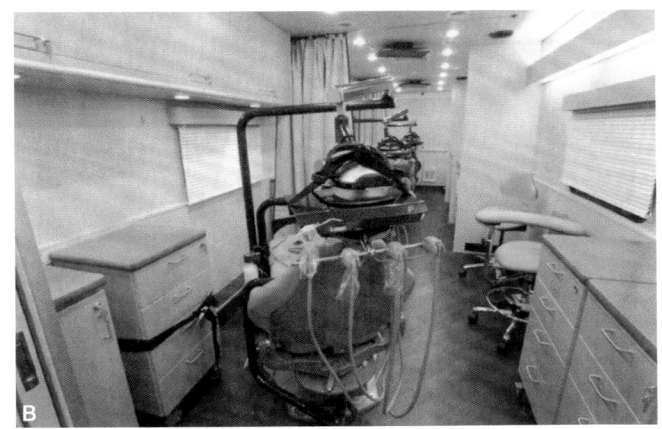

图 3-5　A,移动牙科设备。B,移动牙科设备内部的治疗区域。(Courtesy St. Joseph Health,Sonoma County,CA.)

灭菌助理

　　部分诊所,由专人负责灭菌流程。也有由所有的牙医助理共同完成的诊所。灭菌助理能高效并安全地对所有器械进行处理并管理医疗废弃物,同时应每周定期检测灭菌剂、更新灭菌监控报告(图 3-6)。灭菌助理还负责选择感染控制的产品并进行质量监测(见第 20 和 21 章)。

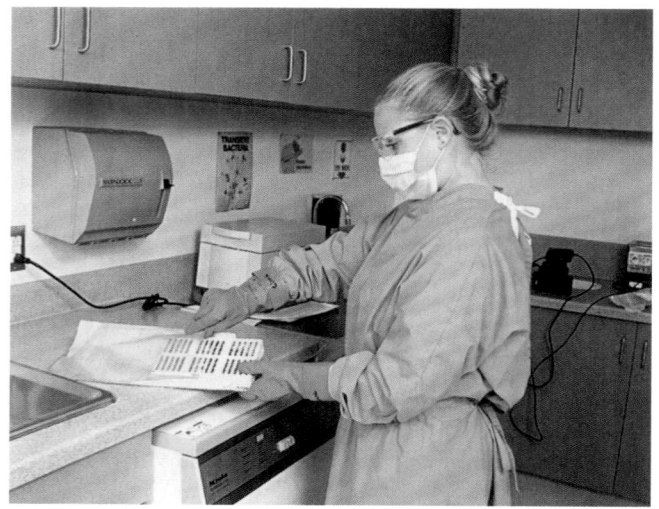

图 3-6　灭菌助理是团队中重要的成员之一

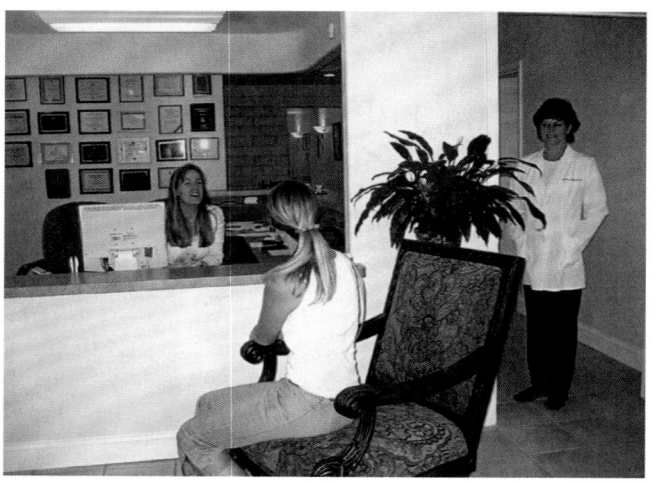

图 3-8　病人在见到牙科卫生士之前先由业务助理负责接待。（Courtesy Dr. Peter Pang，Sonoma，CA.）

职能拓展的牙医助理

职能拓展的牙医助理（expanded-functions dental assistant，EFDA）要完成额外培训，并且在法律上允许为病人提供一些口内治疗操作，因为这超过了传统的牙医助理承担的职责范围（图 3-7）。EFDA 的职责范围根据各州或各省的牙科执业条例的不同而有所差异，牙医助理必须依照条例行使规定的职能（见第 5 章）。

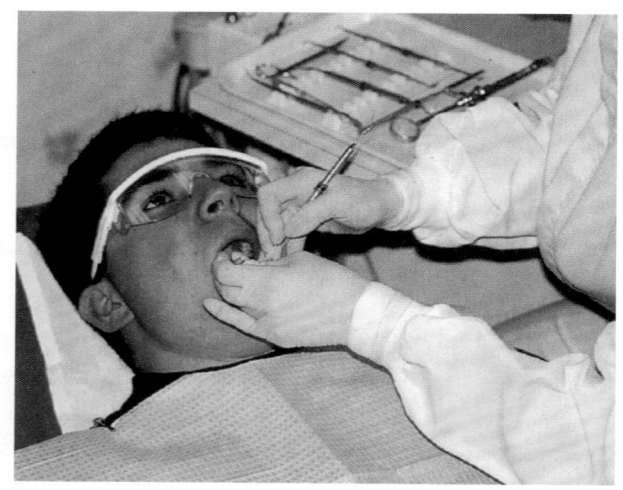

图 3-7　EFDA 正在去除多余的粘接剂。（Courtesy Pamela Landry，RDA.）

业务助理

业务助理，也被称作行政助理、秘书助理和前台接待，主要负责诊所的平稳和高效运行（图 3-8）。一个牙科诊所可能需要 2~3 名助理。其职责包括：控制预约、电话沟通、和病人协调相关财务安排以及处理保险索赔。有时，椅旁助理也会被调到前台，因为办公人员需要十分了解临床诊所的运行。

牙科技师

尽管一些牙科诊所有内部牙科技工室，但牙科技师（dental laboratory technician）通常不和牙科团队的其他成员一起工作。很多牙科技师受雇于私人牙科技工室，还有一些拥有自己的牙科技工室（图 3-9）。无论是哪种情况，牙科技师在法律上仅能按照牙科医生的书面处方完成某些工作（图 3-10）。牙科医生取完印模并送到牙科技工室之后，牙科技师要根据印模制作冠、桥以及义齿。牙医助理经常要和牙科技师联系修复体返回的时间，或者将牙科医生对于修复体的特殊要求告知技师，因此与牙科技工室建立良好的工作关系很重要。

在大多数州，牙科技师不需要接受正规教育。他们通过学徒身份、商业学校或者 ADA 认证的培训项目接受培训。很多人已经接受了时长为 2 年的 ADA 认证的培训。牙科技师具有广泛的牙体解剖和牙科材料知识以及出色的动手能力。

要成为一名注册牙科技师（certified dental technician，CDT），必须通过一项书面考试。牙科技师也可以是美国牙科技师协会（American dental laboratory technician association，ADLTA）的会员。

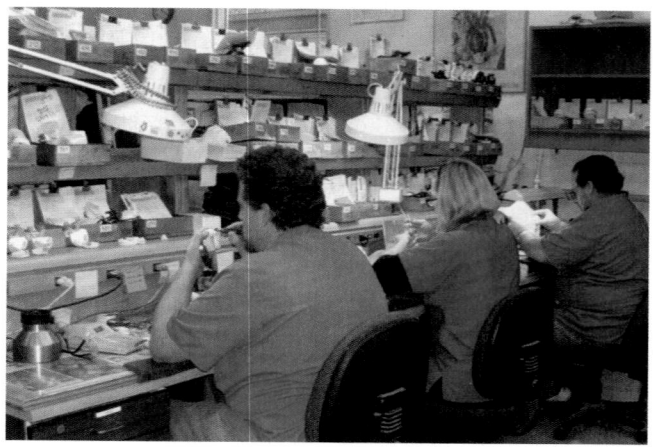

图 3-9　在大的商业牙科技工室内工作的牙科技师。（Courtesy Dental Masters Laboratory，Santa Rosa，CA.）

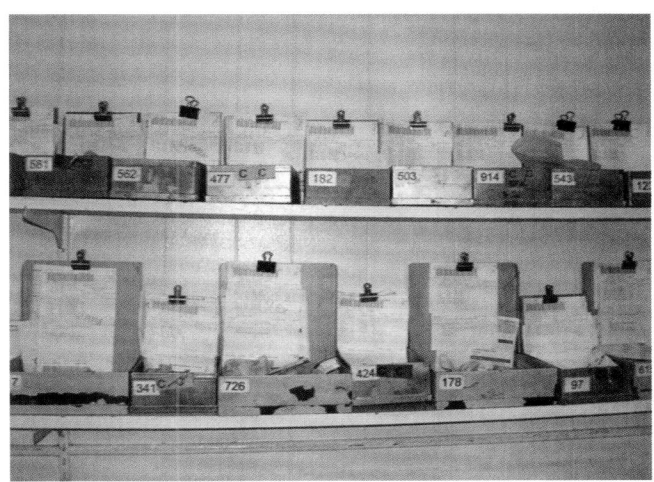

图 3-10 存放在工作盘中的印模和修复体。牙科医生的书面处方放在每个工作盘上面

←复习

4. ADA 认证的牙医助理培训项目最低教育时长是多久?
5. ADA 认证的牙科技师培训项目最低教育时长是多久?
6. 牙科技师工作之前需要达到什么要求?

辅助服务

通常情况下,从事辅助服务的工作人员以前都是牙医助理、牙科卫生士或者牙科技师。尽管他们并不是牙科保健团队的正式成员,但同样很重要,并为牙科诊所提供了必要的服务和支持。牙科供应商(dental supply person)是牙科供应公司的代表,他们会常规地到访牙科诊所。牙科供应商提供的服务包括接收物品订单、提供新产品信息以及协助安排服务和维修。

产品负责人(detail person)是具体某公司的代表,通常是一种药品或牙科产品的制造商,他们来牙科诊所为牙科医生提供公司产品的相关信息。

牙科设备技师(dental equipment technician)是负责安装和维修牙科设备的专家。该服务通常根据维修合同或在需要时提供。有时,牙科供应商以及设备技师在同一家公司工作,只需打一个电话就够了。

■ 法律和伦理问题

当牙科医生要求你做一些超过培训水平或在所在州不合法的工作时,不要为了迎合他人而牺牲自己的道德准则,牙科领域里的很多工作需要受训合格的人员才能胜任。

真正成功的牙科保健专业人员都对自己的专业充满热情,并对所提供的服务质量感到自豪。你可以通过成为美国牙医助理协会(American Dental Assistants Association, ADAA)的一员来展现职业自豪感。在牙科学内经常引用这样一句格言:"病人看重的不是你知道多少,而是你有多在乎这份职业。"■

■ 展望

因为很多人害怕看牙,牙科业内出现一种新的诊疗模式,并风靡全美,即牙科水疗(dental spas)(图 3-11)。牙科水疗在牙齿美容诊所中最流行。为了缓解病人的焦虑情绪,减轻传统牙科诊所的消毒水气味,牙科水疗提供了舒适安宁的环境,诊所各处都放有芳香的蜡烛,还提供了手部石蜡浴、按摩毯、各色茶及温暖芳香的颈部枕。每个房间都有独立电视和很多可以选择的视频。治疗结束后,会为病人提供温暖的带有柠檬香味的毛巾和一杯清凉提神的水。牙科水疗使病人在治疗过程中能够放松。牙科水疗中的许多方法可以用在牙科诊所中,以降低病人的焦虑并改善诊所环境。■

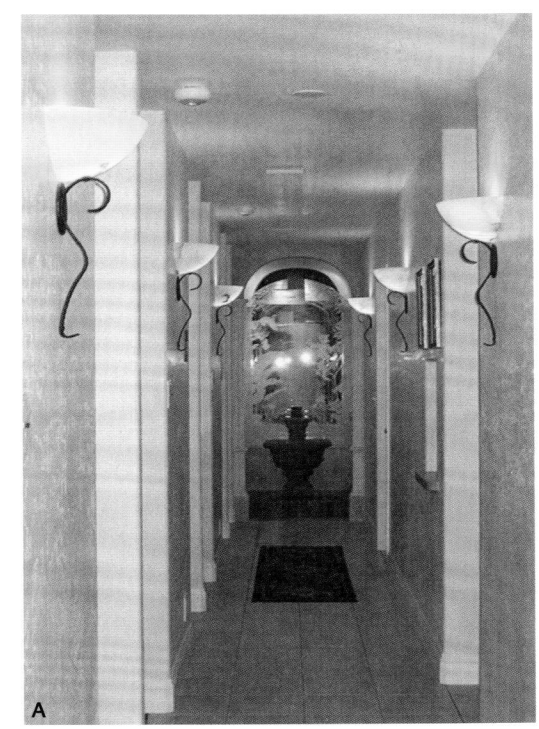

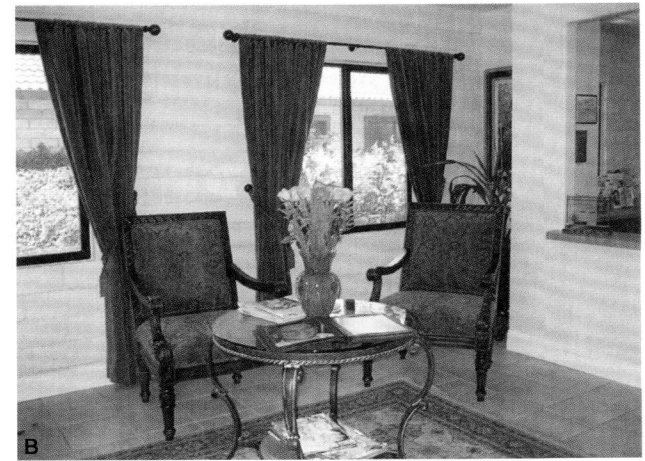

图 3-11 A,一家现代牙科水疗诊所的诊疗区入口。B,一家现代牙科水疗诊所的接待区。(Courtesy Dr. Peter Pang, Sonoma, CA.)

■ 评判性思维

1. 应该如何融入牙科专业团队？
2. 你更倾向于做业务助理还是椅旁助理？为什么？
3. 你想为某专科医生工作吗？如果是,想去哪个专科？为什么？
4. 在本章节的学习中是否有让你感到惊讶的内容？如果

有,是什么？
5. 你希望10年后能做到哪种程度？
6. 你所在地区有没有牙科水疗？

对于那些愿意成为牙科保健团队中的一员并承担相应责任且对自己要求很高的人来说,牙科学是一个充满各种机会的专业。■

(曾惠文　姜莹 译,曾惠文 校审)

牙科伦理学

关键术语

自主权（autonomy）：自己决定的权利。

有益（beneficence）：对病人有益。

道德规范（code of ethics）：专业人员设立的自觉遵守的行为标准。

保密（confidentiality）：严格保守病人任何个人信息。

伦理学（ethics）：行为的道德标准，指导合理行为的规则和原则。

健康保险流通与责任法案（Health Insurance Portability and Accountability Act，HIPAA）：1996 年颁布，此法案明确了保障病人健康保健信息隐私权的联邦法规。

公正（justice）：公平地对待病人。

法规（laws）：一个群体或一个专业的人员的最低行为标准。

不伤害（nonmaleficence）：对病人不造成伤害。

诚信（veracity）：诚实，不对病人说谎。

学习目标

完成此章节的学习之后，学生将能够达到以下目标：

1. 掌握关键术语的发音、写法和定义。
2. 解释伦理学，包括伦理学起源、伦理学的基本原则，以及为什么继续教育对牙医助理来说是一项重要的道德义务。
3. 讨论"美国牙医助理协会职业道德规范"。
4. 关于伦理原则的应用应做到：
   - 说出道德困境的意义。
   - 举例说明每一条伦理原则。
   - 举例说明个人的道德和不道德行为。
   - 开展涉及道德困境的案例分析。
   - 描述做出伦理决策的步骤。

牙医助理是口腔卫生保健专业人员。作为专业人员，必须依据道德和法律标准进行实践，以达到公众对医务人员的期望。法律和道德的联系是非常密切的。第 5 章将讨论牙科实践中的法律问题。

伦理针对是道德行为（对和错的行为，"正义"和"邪恶"）。伦理学包括价值观、高行为标准以及个人义务，这些都反映在我们与其他专业人员和病人的交流互动中。伦理很少涉及绝对性的问题，大多是灰色区域。伦理问题会受到个体对于特定情况对与错认知的影响。牙科卫生保健专业人员在为病人提供牙科保健时应遵守道德行为规范。

道德标准作为通则，比法律规定的最低标准要更高一级。某种行为可能不符合道德标准，但仍是合法行为，但是如果某种行为是不合法的，也就一定是不符合道德标准。伦理研究是要寻求以下两个基本问题的答案：

1. 我应该做什么？
2. 我为什么要这么做？

伦理指的是你应该做什么，而不是必须做什么。但是法律是要求你必须做什么（见第 5 章）。

↻ 复习

1. 伦理与法律的区别是什么？

伦理学的起源

伦理性决策存在于生活的各个方面。伦理是我们对待他人、动物以及环境的方式。人的一生，一直在通过各种方式从下面所列举的来源中学习个人伦理：

- 本能（让你分辨对错）
- 父母（"如果别人也这样对你，你会作何感受？"）
- 老师（"努力学习，不能撒谎。"）
- 信仰（"己所不欲，勿施于人。"）
- 观察他人的行为

伦理的基本原则

伦理原则指导医务人员的行为和决定。以下 6 个基本伦理原则已发展得十分成熟。能够帮助医务人员确定、阐明和判断符合道德标准的行为（表 4-1）。

表 4-1　基本伦理原则

原则	说明
自主原则	自我决定、自由选择权和自我负责
不伤害原则	不伤害
有益原则	做有利于他人的事
公正原则	公平
诚信原则	讲实话
保密原则	绝不泄露病人的任何个人信息

自主原则

自我决定包括隐私权、自由选择权以及为个人行为承担责任。自主原则（autonomy）指的是一个人在不受不当影响的情况下，独立思考、判断以及行动的自由。只要不违反法律或不对他人造成伤害，人们可以随意做喜欢做的事情。例如，病人有权参与牙科保健计划的制定，并且有权拒绝医生建议的治疗。

不伤害原则

不伤害（nonmaleficence）原则来源于希波克拉底所奉行的"do no harm（不伤害）"。它是道德里最基本的要素，涉及人际和专业行为的所有层面。例如，如果一种行为可能会对他人造成伤害（身体上或者精神上），那么它一定是不合乎道德标准的。举例说明：病人希望牙科医生为其提供某项治疗，但在医生看来这并不是最符合病人利益的，此时牙科医生就不能违背"不伤害"原则去提供这项治疗。

有益原则

有益（beneficence）原则认为：只要对个体或群体有利，该行为就是合乎道德标准的。有时，单单不伤害是不够的，我们还需要帮助他人。志愿参加口腔卫生教育项目就是践行这种原则的一个典范。

公正原则

公正（justice）原则要求公平地对待他人，并给予他们应得

的和有权获得的。在哲学中，这个概念被解释为，无论他人的社会经济地位、民族、教育水平或者支付能力如何，所有病人均应接受相同质量的牙科保健。

诚信原则

诚信（veracity）原则指的是讲实话。让病人知道其真实病情是最符合病人利益的。不完整的信息，例如省略更为便宜的治疗选项，会影响病人对牙科医生的信任。再比如，告诉一个孩子牙科治疗是不疼的，这种行为也违背了诚信原则。

保密原则

保密（confidentiality）原则在医疗卫生行业非常重要。病人有权要求医务人员对其医疗保健信息和治疗选择进行保密（图 4-1）。医务人员要谨防病人个人信息的泄露。尊重病人的隐私权是法律和道德上的义务。泄露病人的个人信息是不道德的行为。然而，围绕保密原则也出现了一些冲突。法律文件要求，为了保护个体免受伤害，医务人员要对可疑的虐待儿童和老人的病例进行报告。但在处理青少年相关病例时，可能会出现问题，因为青少年是否是成年人要看当地的法律规定。有时，病人的保密权必须与他人的权益相平衡。在任何情况下，医务人员都必须向病人解释清楚，自己十分明确泄露信息后将面临的法律和专业责任，并承诺会尽一切可能帮助病人。

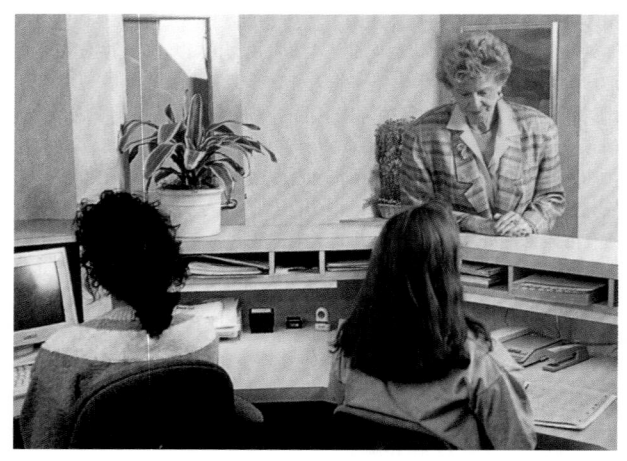

图 4-1　病人有权要求对其在牙科诊所的对话进行保密

隐私权

除了关于病人保密性的道德和伦理原则，HIPAA（Health Insurance Portability and Accountability Act）即 1996 年颁布的"健康保险流通与责任法案"，已经公布了非常明确的关于病人卫生信息保密性的法律条款（详见第 5 章和第 63 章）。

继续教育

牙医助理有义务维持并更新自身的知识和技能。继续教育是牙医助理生活中非常重要且具有激励作用的一部分。因其重要性，国家牙医助理委员会（Dental Assisting National Board，DANB）要求注册牙医助理（Certified Dental Assistant，CDA）提供参加继续教育的凭证才能维持认证，而且很多开展

牙医助理认证和注册工作的州都要求将继续教育作为执照续签的一部分。继续教育的种类和数量在各州之间也有所不同。继续教育课程可以在专业协会的会议中以及通过批准的自学课程中获取,目前已经可以在网上获取到越来越多的课程资源。

⊖复习

2. 伦理的六个基本原则是什么?

职业道德规范

美国牙医助理协会(American Dental Assistants Association, ADAA)和其他所有专业(例如牙科、医学、法律)协会类似,都有一份书面的道德规范(code of ethics)。这些规范都是专业人员设定的自愿性标准。它们不是法规(laws),而是一种专业内的自我规范,这里的规范指的是"理想的行为"。大多数职业道德规范要定期进行修订,以保证与时俱进,但是道德意图或整体的理念是不会改变的。

专业协会鉴于以下原因设立了道德规范:
- 表明公众期待组织会员能达到的服务标准
- 提升会员的道德意识和道德责任感
- 指导会员做出明智的符合道德规范的决定
- 制定专业判断和行为标准

⊖复习

3. 指导专业行为的标准是什么?

应用伦理原则

在我们个人生活和职业生活中,每天都要面临伦理问题。如:
- 因为担心受到辐射伤害,某女士拒绝拍牙片。她有权接受或者拒绝拍牙片,也有权知晓其口腔卫生健康情况。但是,牙科医生需要向患者解释,在不拍牙片的情况下很可能就无法探查到疾病风险。此时,这位牙科医生面临着与自主原则有关的道德困境。
- 办公室的几个牙医助理很喜欢说前台的闲话。如果遵循不伤害原则,就应该拒绝参与办公室八卦。
- 牙医助理班里的一个学生正为学习苦恼,但你自己也有很多事情要做,你可以选择忽略她的问题,也可以遵照有益原则,为她提供帮助。
- 你发现一个钱包,内有大量现金及失主身份证。归还钱包和现金,就是应用了公正原则。
- 遵循了诚信原则告知病人局麻药药效过去后会感到一些不适。
- 诊所里来了一位非常受欢迎的名人,她要美白牙齿,你很想将该消息告诉朋友,但是你并没有说出来,就是遵守了保密原则。

ADAA:伦理原则(2011)

前言:职业伦理原则是根据管理委员会要求,列举了病人、雇主和受雇人员在多个领域应遵循的法律和道德准则。
- 不造成任何伤害
- 拥护整个联邦、州和当地法律法规
- 言语、财务和治疗措施真实可靠
- 识别并报告滥用职权的迹象
- 协助告知治疗方案以供选择,同时尊重病人从所提供治疗方案中选出最终方案的权利
- 不歧视他人
- 通过教育、专业活动和各种项目支持、推动并参与照护工作
- 利用专业知识、专业判断和法律范围内的技能提供最佳服务
- 尊重雇主、同事和病人,对他们仁慈、公平并富有同情心
- 任何时候都不要使用语言、书面或电子通信等诋毁雇主、工作环境及同事
- 创造并维护一个安全的工作环境
- 协助进行冲突管理以维持工作环境内的和谐
- 通过继续教育不停地自我提高
- 保持健康的生活方式,避免疾病带来生理和心理损害
- 避免滥用药物
- 不要伪造职业资格证书或教育经历

ADAA:会员行为守则(2011)

前言:作为负责牙科实践行业的组织,ADAA 为其会员、工作人员及理事划定了行为守则。这些守则是每一个成员都应追求的目标,而不是强制执行的行为准则。

ADAA 会员行为守则

作为 ADAA 的一员,我承诺:
- 遵守协会的规章制度。
- 对协会保持忠诚。
- 认可协会的目标。
- 对协会托付的信息保密。
- 用公正的态度服务协会的所有会员。
- 尊重协会的会员和员工。
- 在处理协会事务时运用并坚持合理的商业原则。
- 运用法律和伦理的方法改变影响协会会员的法规或制度。
- 不对其他会员或者公众发布错误的或误导性的声明。
- 避免散布与协会或者任何协会会员/员工有关的恶意信息。
- 保持高标准的个人行为,并一直正直诚实。
- 以合理恰当的方式与同事和其他会员合作。
- 未经协会批准,不接受其他会员的个人报酬。
- 确保公众对于协会的完整性和服务有信心。
- 提升并维持协会质量服务的高标准。

道德困境

道德困境与日常生活中可以用伦理学原则来解决的问题不同。道德困境通常发生在一个或者多个伦理原则相冲突时,例如,在特定的情况下,当不伤害原则与自主原则相互冲突的时候。

案例分析

病人不久前突发心脏病,但她3周后还要外出旅游所以希望马上做前牙贴面修复。牙科医生建议等到病情稳定后再行贴面修复,但病人十分坚持。这时,牙科医生就遇到了道德困境。

该案例中,冲突发生在病人的自主权和牙医生"不伤害"的道德义务之间。

牙科医生故意向保险公司收取并未执行的操作费用这类不合乎道德及法律的行为不属于道德困境。

再比如,牙科医生认为某项治疗最符合病人的利益,而病人却选择了另一种治疗,这种情形下也会产生伦理原则间的冲突(自主原则和不伤害原则)。这时,只要这项治疗在病人的治疗标准范围之内,牙科医生可以选择为病人进行他想要的治疗。如果牙科医生仅根据病人的意愿就为病人提供了不符合治疗标准的治疗,按照不伤害原则这就是不道德的。例如,病人希望医生拔除他所有的健康牙齿,这样他就不用刷牙和使用牙线了(自主原则)。这种情况下,如果牙科医生遵从了病人的意愿就是不道德的。

解决道德困境的步骤

许多道德困境并没有简单快速的解决办法。当道德困境特别复杂时,可参照以下步骤,评估所有可供选择的方案,并记下备选方案。

1. 确定备选方案。回答以下几个问题:有什么备选方案?每一种备选方案对应什么结果?

2. 决定专业涵义。对于每一个备选方案,判定在行业中哪些可以做哪些不可以做,且需认真考虑与方案相关的所有特定的专业义务。

3. 将所有备选方案排序。选择最好的方案。即使有两个方案一样好,你也必须从中选出一个。表明在这种情形下,你已经尽力做到了最好。

4. 选择行动方案。当你遵循上述步骤并从伦理和专业的角度出发做出了判断和决定,最后你也会对哪些应该做哪些不该做的决定相对满意。

■ 法律和伦理问题

如果牙科医生兼雇主的行为违反道德标准,在你做出评价之前,首先要非常明确所有信息和环境。如果违反伦理的行为确实发生了,就必须要思考以下几个问题:

- 现在这种情形下,你希望继续你的工作吗?
- 你应该和雇主讨论这种情况吗?
- 你应该寻找其他就业机会吗?
- 如果你留下来,会影响将来你与雇主的往来吗?
- 你还有哪些选择?

但是,如果你很喜欢这份工作,并且很尊敬雇主,就会很难做出决定。并且在法律上,牙医助理没有义务报告牙科医生有问题的行为或者尝试改变环境。然而,作为具有职业道德的牙医助理,应为所做出的决定负责。不应该参与那些有可能对病人造成伤害的不符合标准的治疗或者不符合法律的行为。■

■ 展望

在牙科诊所工作时,也许每天都会遇到道德困境。有时可以直接做出判断。如果遇到更复杂的问题,要记住解决道德困境的步骤。还要记住,正确的选择通常不是最容易的,但却是最好的。■

■ 评判性思维

1. Susan 是牙科诊所的业务经理,她总喜欢和其他员工分享牙科医生和他妻子的个人信息。虽然你对她的行为很不满意,但是她负责你的工作评价,因此你不愿意说出内心的不满。应该怎么做?

2. 成为 Wong 医生的牙医助理后,你知道不能随意暴露机密文件、病历以及预约本信息,是为了保护病人也是保护牙科医生和诊所员工。但前台人员总是不遵守这些要求,并且坚称这不会涉及病人的任何伦理问题。你能做些什么来保护病人的隐私?

3. 当地牙医助理学会主席邀请你周六在一所城市学校举办的牙科普查活动中担任志愿者。但是,你之前已经计划好和许久未见的朋友们共度周末。你知道志愿者不容易找到,并且志愿者工作很有意义,但是和朋友们已经好几周没见面了。你会选择怎么做? 为什么? ■

(代丽　曾惠文 译,代丽 校审)

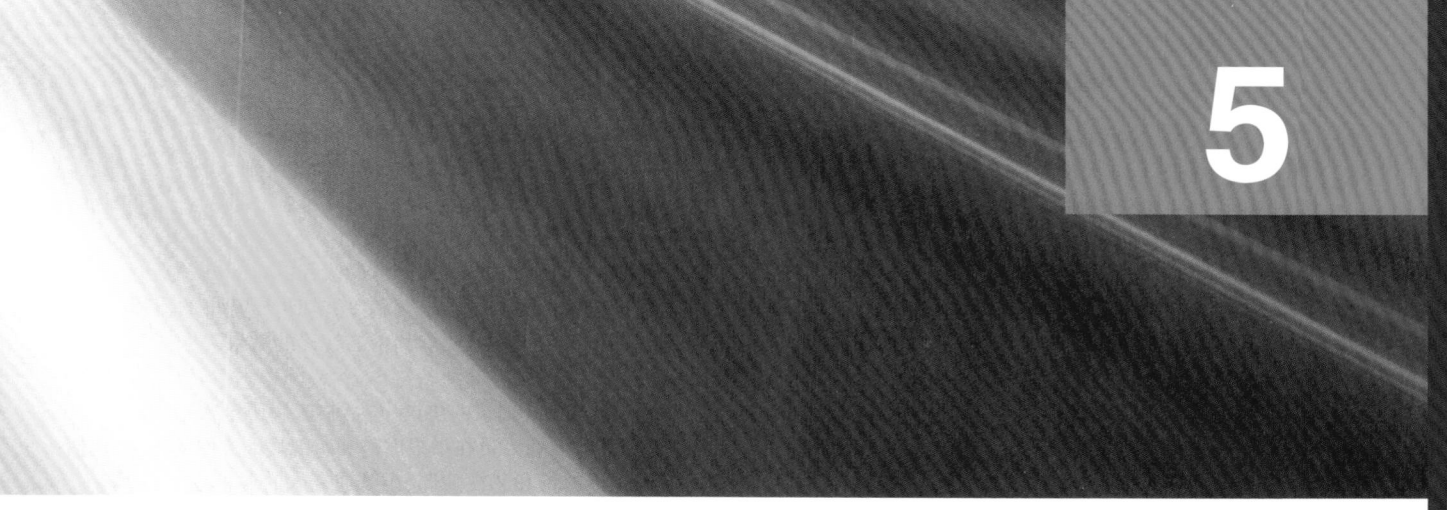

牙科学与相关法律

关键术语

中止治疗(abandonment):未给予病人合理的告知或更换合适的替代方法就停止治疗。

行政法(administrative law):法律的一种,政府机构制定的规章制度。

牙科委员会(board of dentistry):采纳规章制度并施行特定州牙科执业条例的州立机构。

虐待儿童(child abuse):任何危及或损坏儿童身心健康及发育的行为。

民法(civil law):法律的一种,用以处理个人、团体或其他组织的关系。

合同法(contract law):法律的一种,涉及服务与付费交换的协议。

刑法(criminal law):法律的一种,处理有损国家和政府的违法行为。

牙科辅助人员(dental auxiliary):牙医助理、牙科卫生士和牙科技师。

直接监督(direct supervision):一种监督级别,当牙医助理在执行所授权的职能时,牙科医生要在现场。

应有关注(due care):应得的、合理的和足够的关注,或指没有忽视。

虐待老人(elder abuse):包括躯体虐待和性虐待、经济剥削、情感约束、被忽略或者故意剥夺老人的权利。

拓展职能(expanded functions):授权给辅助人员的特定的口内操作职能,有更高的技能和培训要求。

明示契约(expressed contract):通过口头或书面形式建立的契约。

重罪(felony):指重大犯罪,如诈骗或者药物滥用。定罪后判处一年及以上有期徒刑。

一般监督(general supervision):一种监督级别,牙科辅助人员根据牙科医生的指示执行所授权的职能,而牙科医生没有必要必须在场。

健康流通保险与责任法案(Health Insurance Portability and Accountability,HIPAA):1996 年颁布,此法案明确了保障病人健康保健信息隐私权的联邦法规。

默示同意(implied consent):一种同意方式,病人的行为表明同意治疗。

默认契约(implied contract):通过行为而不是语言建立的契约。

知情同意(informed consent):病人在对治疗操作的风险、益处及替代手段知晓的情况下做出的同意选择。

违反规章制度(infraction):通常指轻微的过错,惩罚措施为罚款。

发放执照(licensure):准许在特定的州进行实践。

玩忽职守(malpractice):职业疏忽。

指定报告员(mandated reporters):由法律指定的对已知或可疑的虐待儿童进行汇报的专业人士。

轻罪(misdemeanor):可能被判处 6 个月到 1 年有期徒刑的过错。

存档病人(patient of record):牙科医生已经进行检查诊断并制定治疗计划的病人。

互惠(reciprocity):允许在一个州有执照的个人不必再通过考试就可获得另一个州的执照的协议。

确切事实(res gestae):拉丁语,指"既成事实",即在场人员在受指控的违法行为发生时的陈述,在法庭上可作为证据。

不言自明(res ipsa loquitur):拉丁语,指"不言而喻"。

雇主责任原则(respondeat superior):拉丁语,指"让雇主负责",是一种法律术语,认为雇主应对雇员的行为负责。

虐待配偶(spousal abuse):由一个或多个家庭成员故意造成的家庭暴力。

医疗标准(standard of care):牙科医生在相同条件下治疗类似病人应具备的知识、技能和医疗水平。

州牙科执业条例(State Dental Practice Act):阐述在特定州内进行牙科执业的法律要求的文件。

成文法(statutory law):通过美国国会、州立法机构、当地立法组织颁布的法律。

侵权行为法(tort law):涉及给别人带来伤害或财产损失的法案。

书面同意(written consent):印有诊断结果解释、诊疗方案、对治疗结果合理预期的同意书。

学习目标

完成此章节的学习之后,学生将能够达到以下目标:
1. 掌握关键术语的发音、写法和定义。
2. 解释成文法的类型及刑法与民法的区别。

3. 解释州级牙科执业条例的目的和牙科委员会的作用,包括:
   - 陈述为牙科卫生专业人员发放证书的目的。
   - 举例说明"雇主责任原则"。
   - 解释一般监督和直接监督的区别。
   - 解释无执照牙科执业的法律后果。
4. 解释牙科医患关系,包括医疗标准的概念、中止治疗的条件及应有关注责任。
5. 解释牙科学中的玩忽职守,包括:
   - 列出玩忽职守诉讼需要的"4 个 d"。
   - 解释"作为"和"不作为"的区别。
   - 定义"不言自明"原则。
6. 描述牙科学中的风险管理策略,包括:
   - 描述避免玩忽职守诉讼的方法。

- 举例说明"确切事实"。
- 描述"书面同意"和"默示同意"的区别。
- 解释什么时候需要获得知情拒绝。
- 描述不属于信息泄露的情况。
- 描述获得未成年病人同意的流程。
- 描述知情同意书的内容和签署知情同意书的流程。
- 说出病人转诊的要求和未能转诊的后果。
- 解释共同过失原则。
7. 讨论有关病人记录的协议,包括临床病历录入指南。
8. 解释牙科专业人员在举报虐待和忽视病人方面的作用,包括:
   - 讨论虐待和忽视配偶、小孩或老人的各种迹象。
   - 描述牙科忽视的迹象。
   - 解释 HIPAA 的目的。

在美国,每个州政府都有责任保证公民的健康、幸福和安全。为达到这个目的,相关机构编写了法规并立法。当美国国会、州立法机构或者当地立法机关通过了某项法规,它就是成文法(statutory law)。作为牙医助理,你必须理解法律并用此来保护自己、医生及病人。

成文法

　　成文法包括刑法和民法两类。刑法(criminal law)主要涉及危害社会的犯罪行为。在刑法中,由政府机关,如执法部门或者牙科委员会提起诉讼。民法(civil law)是涉及危害个人的犯罪行为,由个人提起诉讼(图 5-1)。

刑法

　　刑法力图惩罚犯罪分子,而民法则力图补偿受害者。例如,牙医助理为病人进行了不合法的治疗,这就触犯了刑法。保险诈骗也是可能发生在牙科诊所中的犯罪行为。

　　刑事犯罪分为如下几类:
- 重罪(felony):重大犯罪,如牙科场所的保险诈骗或者药物滥用。定罪后可能会判处 1 年及以上有期徒刑。
- 轻罪(misdemeanor):较轻的犯罪,此类犯罪可能被判处不同的处罚方式,包括罚款、吊销或暂停牙科执业执照、强制性继续教育、咨询或社区服务。例如,牙科医生在行医过程中没有遵守感染控制规定,这就触犯了牙科执业条例。
- 违反规章制度(infraction):最轻的犯罪(如违反了交通规则),通常以罚款的方式进行处罚。例如,如果牙科医生没有及时为行医执照续费,则需在他原始执照续费费用的基础上再交罚款。

民法

　　民法主要涉及个体间、团体间或其他组织间的关系。影响到牙科诊疗实践的民法主要有以下几种:
- 合同法(contract law):指两个或多个人之间签署的具有约束力的协议。可能涉及雇佣合同或者病人的治疗协议。

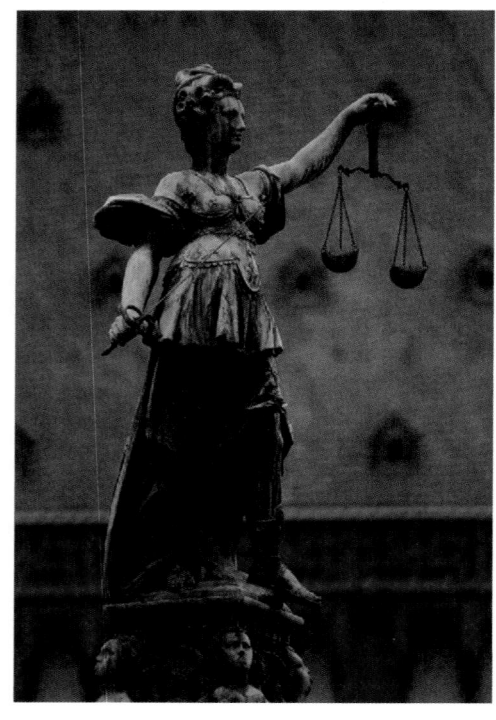

图 5-1 "正义女神"Justitia 是罗马的正义女神,也是一座雕像,因手里拿着天平和剑而闻名世界。天平表示裁量公平,蒙眼代表司法公正。(From Adams AP, Proctor DB: Kinn's The Medical Assistant, ed 11, St Louis, Saunders, 2011)

- 侵权行为法(tort law):主要涉及给个人带来伤害或财产损失的行为(故意的和无意的)。例如在一例玩忽职守的诉讼中,病人声称牙科医生对他或她造成了伤害或损害。
- 行政法(administrative law):指由政府机构设立的法规,如职业安全与保健管理局(occupational safety and health administration, OSHA)的相关法规。牙科执业条例的法规也是行政法规。

合同法

　　为了使合同或协议具有约束力,必须由两个具有行为能力的人制定,排除有精神疾病的、受酒精和药物控制的及未成年人。协议必须包括服务和报酬的交换。当牙科医生接诊了病人,并且病人也前来就诊,那么根据合同法,牙科医生就有责任向病人提供牙科治疗。合同分为明示契约和默认契约,具体如下:

- 明示契约(expressed contracts):是通过书面文字或者口头协议制定的。明示契约常用于大型的或者需要长期进行的治疗(如牙齿正畸、全口重建)。
- 默认契约(implied contracts):是通过行为而不是语言建立的。多数牙科契约都是默认契约。例如,当一位病人由于牙痛来看牙科医生,并让牙科医生进行检查,那么就默认为这位病人希望接受治疗。

侵权法

侵权行为是民事不法行为,包括故意和非故意行为。例如,违背了保密原则就属于故意侵权行为。如果牙医助理在安放 X 线片时放错了方向,但是牙科医生发现并且更正了错误,没有对病人造成损害,也就没有发生侵权行为。但是,如果牙科医生没有发现错误,结果拔错了牙,这就构成了侵权行为。

此外,侵权行为可能是一种不作为(没有完成本该完成的事情)也可能是一种作为(做了本不该去做的事情)。例如,没有识别出牙周疾病,或不给病人拍摄 X 线片,这些都是不作为。拔错了牙齿或者在拔牙过程中造成了神经损伤就是一种作为。

→复习

1. 成文法分为哪两类?
2. 不作为与作为的区别是什么?
3. 明示契约和默认契约的区别是什么?

州牙科执业条例

为了保护公众免受无资质牙科医务人员的伤害,每个州都设立了州牙科执业条例(State Dental Practice Act)。州牙科执业条例详细说明了在各州进行牙科执业的法律要求。它是单独的法律或者很多法律的合集,用来规范牙科执业行为。但各州之间与牙医助理相关的牙科执业条例也有很大区别,因此你需要对所在州的法律有清晰的认识。现在,各州的牙科执业条例都可以在网上找到。登陆 www.ada.org,可以找到各州牙科执业条例的相关链接。

典型的牙科执业条例的内容

- 发放执照的要求
- 执照续签的要求
- 暂停或者撤销执照的原因
- 牙科继续教育的要求
- 授权给牙医助理和牙科卫生士的职能
- 感染控制规定
- 辐射的使用要求及拍摄 X 线片的卫生专业人员的资质要求

牙科委员会

特指行政管理委员会,通常称之为牙科委员会(Board of Dentistry),某些州也称为"Dental Board",负责对州法规进行解释和实施。由州长对州牙科委员会的成员进行任命。除了注册牙科医生外,部分州牙科委员会成员还包括牙科卫生士、牙医助理及消费者。

委员会负责采用对牙科执业条例进行定义、说明及实施的规章制度。委员会也负责在州内实施规范牙科执业行为的规章制度。

发放执照(licensure)(拥有在特定州执业的执照)是对州内执业人员进行监管的一项措施。发放执照的目的是保护公众不受到不合格或者能力不足的从业人员的伤害。发放执照的要求在各州有所不同,但是牙科医生或牙科卫生士必须获得其执业所在州发放的执照。

越来越多的州要求在本州执业的牙医助理取得执照或进行注册,因此必须知晓所在州的执业要求。在每个州,任何人无照行医都是违法的。

有些州之间有互惠协议或者有凭证执照相关计划。互惠(reciprocity)是指两个或更多州之间的协议,该协议允许在一个州取得执照的牙科医生或牙科卫生士,在不需要其他考试或要求的情况下,就可以取得其他任何一个州的执业执照。互惠协议通常是在两个彼此相邻并且有类似考试要求的州之间制定的。没有互惠协议的州,则要求在另一个州取得执照的牙科医生和牙科卫生士通过本州的考核。

当满足某些特定条件时,在一个州取得执照者可通过**凭证执照相关计划**在另一个州取得执照。例如,执业证书从未被暂停或吊销过的;达到了一定数量的执业时间;在牙科学校担任教师;或是完成了一定数量的继续教育内容。这些条件在各州有所不同。

州牙科委员会不仅有发放执照的权力,还有吊销、暂停执照或拒绝执照续签的权力。如果注册牙科医生犯了重罪、有类似药物成瘾和道德堕落等品行不端的行为、能力不足或是存在精神或身体上的疾病而有可能会对病人造成伤害时,那么大多数州都将采取相关措施。

→复习

4. 发放执照的目的是什么?
5. 州牙科委员会有什么权力?
6. 互惠协议及凭证执照指的是什么?

拓展职能和监督

拓展职能(expanded functions)是授权给具有高级技术并经过培训的合格牙科辅助人员执行特定的口内操作任务。当这些职能被纳入牙科执业条例中时,牙科医生就可以把这些职能授权给牙医助理。有些州要求牙医助理需要完成额外的课程教育,并通过认证、注册才能执行这些职能。

正如牙医助理所行使的所有职能一样,拓展职能也包含在了雇主责任原则(responeat superior)中("让雇主回答")。当雇员在为雇主工作的过程中受到了伤害,雇主要为此行为负责。在牙科诊所,病人可能会由于牙医助理所犯的错误而控告牙科医生。

然而,雇员也要为自己的行为负责,受害病人也可能会对牙医助理提出诉讼。牙科医生的责任保险不能为牙医助理提供全部保障。许多为病人提供直接治疗的牙医助理会选择购买自己的责任保险。

在那些允许牙科医生将拓展职能授权给牙科辅助人员

（dental auxiliary）（牙医助理或者牙科卫生士）的州,牙科执业条例中,会特别规定牙科医生必须对辅助人员进行监督的方式。以下是在牙科执业条例中经常用到的术语:

存档病人（patient of record）是经注册牙科医生检查和诊断后,为其制定出相应诊疗计划的病人。

直接监督（direct supervision）一般是指牙科医生授权具有法定资格的牙科辅助人员（符合州牙科委员会要求）为存档病人进行某项操作。在授权此操作之前牙科医生必须检查该病人。在进行操作时,牙科医生必须在场。

一般监督（general supervision）,也称间接监督,是指牙科医生批准或者授权某些操作由具有法定资格的牙科辅助人员为存档病人进行。例如,进行 X 线片拍摄和重新粘接临时冠等操作都在一般监督下执行。

⊖复习

7. 雇主责任原则是什么?
8. 直接监督和一般监督的区别是什么?

无照牙科实践

作为牙医助理,你只能依法执行所在州的牙科执业条例中授权的职能。进行不合法的操作和进行无照牙科实践一样都属于犯罪行为。不了解牙科实践条例不能成为非法进行牙科实践的借口。如果牙科医生让你去执行一项拓展职能,但是该职能在你所在州是不合法的,而你仍然选择这么做,这就是违法行为。

授权给有资质的牙医助理的拓展职能

- 用口镜进行口腔检查
- 使用表面麻醉剂
- 抛光牙冠表面
- 协助为病人进行笑气麻醉
- 使用局部抗癌药
- 试根管锉的尖端
- 测量牙根长度和根管锉长度
- 为戴口内矫治器的患者取印模
- 为研究模型取印模
- 拆线
- 进行初步口内检查
- 放置或去除成形系统
- 放置或去除临时充填体
- 放置和去除临时冠和桥体
- 酸蚀前的牙体预备
- 放置和去除橡皮障
- 放置和去除牙周塞治剂
- 放置、充填和修整银汞合金充填体
- 复合树脂充填体的放置与刻形
- 使用垫底材料
- 使用窝沟封闭剂
- 放置和去除正畸用弓丝、托槽和带环

牙科的医患关系

医疗责任/医疗标准

医疗责任,也称医疗标准（standard of care）,其概念通常为牙科专业人员所误解。许多人都误认为它规定了牙科医生必须遵守的步骤,是一种法律或规章。事实上,它并不是白纸黑字的规则,而是一个法律概念,规定了在某种特定的情境下牙科医生执业的一般边缘性问题。

牙科医生必须达到的医疗标准通常是指某些卓越牙科医生的一贯做法,他们接受过类似的训练或拥有相似经验,在同一专业执业或在同一地区和相近的地方（如城市、偏远的农村）执业。当牙科医生没有遵守医疗标准导致病人受到伤害,那么他就要为自己不当的治疗承担责任。此时,通常会传召有资格和经验丰富的牙科医生出庭作证（图 5-2）。

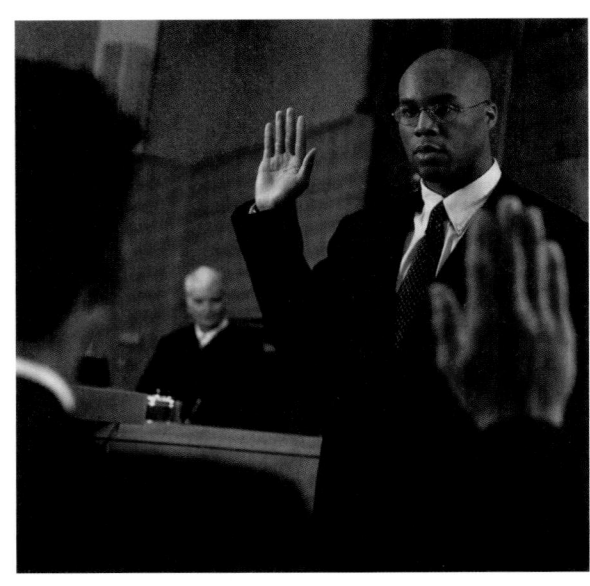

图 5-2　证人在法庭的时候必须是可信的、实事求是的,避免作伪证指控。（From Adams AP,Proctor DB:Kinn's The Medical Assistant,ed 11,St Louis,Saunders,2011）

牙科医生应尽的医疗责任包括:①持有证书;②应用合理的技术、治疗和判断;③使用符合标准的药品、材料和技术。在美国,牙科医生可以拒绝为某位病人进行治疗,但是拒绝的原因不能是病人的种族、肤色和信仰。

牙科医生对病人的医疗责任

- 持有证书
- 应用合理的技术、治疗和判断
- 使用符合标准的药品、材料和技术
- 对所有病人提供治疗时都使用"标准防护"
- 对所有信息保密
- 获取并更新病人的一般病史及口腔诊疗病史
- 合理转诊,并根据指征申请会诊

牙科医生对病人的医疗责任(续)

- 保持高水平的知识和能力,紧跟牙科学专业新进展
- 不逾越实践范围,或者让牙医助理在一般监督下完成不合法的操作
- 及时完成病人的治疗
- 不要对病人进行实验性的治疗
- 在一项检查或治疗开始之前,获得病人本人或其监护人的知情同意
- 在临时离开时要安排好病人的治疗
- 为病人提供详细的指导
- 达到合理的治疗效果

此外,患有传染性疾病如感染人类免疫缺陷病毒(human immunodeficiency virus,HIV)的病人受美国残疾人法保护。医生不能单纯因为病人感染了 HIV 而拒绝对其进行治疗。除非这位 HIV 感染病人有特殊情况(如患有非常严重的牙周病),需要专家进行治疗,而且牙科医生也会将有类似问题的其他病人转诊给专家,不论其是否患有艾滋病。换言之,医生不能仅仅因为病人感染 HIV 而拒绝为其诊治。

中止治疗

中止治疗(abandonment)是指在开始治疗之后,完成治疗之前中止治疗。如果医生没有给予病人合理的解释就中止了医患关系,那么医生要为中止治疗负责。即使病人拒绝了医生的建议或者没有按时就诊,医生因此拒绝为病人安排预约也是不合法的。在没有为病人提供中止治疗的书面通知的情况下,牙科医生不能让存档病人离开或拒绝继续为病人治疗。在发出通知后,牙科医生要继续为病人进行约 30 天的治疗,以便病人有时间去寻求其他牙科医生。如果牙科医生离开当地 1 周,但是没有安排其他牙科医生接诊,或者没有留下电话号码以供病人打电话咨询治疗,那么这也可以认为是中止治疗。

病人的义务

病人对于牙科医生也负有法律责任。法律上要求病人对医生给予的治疗支付合理的已经商定的费用。同时,病人也应配合医生遵守治疗及家庭护理的相关指导。

应有关注

应有关注(due care)是一个法律术语,指的是合理和充足的治疗或不忽视病人。牙科医生有法律责任在为病人提供治疗时给予应有关注。该责任适用于所有的治疗操作。

当医生给病人开处方和使用某种药物时,"应有关注"意味着牙科医生要熟悉这种药物及其属性,且对病人的健康情况有足够的了解,以确定这种药物是否适合该病人,或者病人是否有用药禁忌证。因此,完整的、及时更新的病史是至关重要的。

玩忽职守

病人对医生提起诉讼,并不意味着病人就一定能赢得诉讼。病人想要赢得玩忽职守的诉讼,案件必须同时满足以下 4

个条件,通常被人们称之为"4 个 d"。

1. 责任(duty):责任建立的基础是医患关系的建立。
2. 工作疏忽(derelict)(缺乏责任感):工作疏忽就是医生没有依照医疗标准实施治疗。
3. 直接原因(direct cause):医生的玩忽职守是导致病人被伤害的直接原因。
4. 伤害(damages):带来了疼痛和痛苦、经济损失及医药费等伤害。

如果一位牙科医生错误地将局麻药注射到了病人口腔的另一侧,由于并未对病人造成"伤害",因此不构成玩忽职守。虽然存在玩忽职守的行为,但是并没有全部具备四个条件。

不作为与作为

玩忽职守(malpractice)指的是职业上的疏忽,没有对病人提供应有的关注或是缺乏应有的关注。在牙科学,玩忽职守的两种行为是不作为与作为。

不作为是指没有为病人提供理性、专业的治疗。例如,牙科医生由于没有为病人拍摄牙片或做牙周探诊检查,从而导致了病人牙周病的漏诊。

作为是指为病人提供了理性、专业的治疗。例如,牙科医生为儿童病人注射了 15 支卡式安瓿局麻药,而导致了用药过量危及生命。

不言自明准则

有时,在玩忽职守诉讼中,没有必要请专家作证。根据不言自明(res ipsa loquitur)准则("事实不言而喻"),证据是很清楚的。例如,牙科医生拔错了牙,或是在根管治疗的过程中将折断的器械遗留在了牙齿中。

→复习

9. 中止治疗的含义是什么?
10. 医生可以单纯地因为病人感染了 HIV 而拒绝为其进行治疗吗?
11. 想要赢得玩忽职守的诉讼,案件必须具备的"四个 D"是什么?
12. "不言自明"准则是什么?
13. 避免玩忽职守诉讼的最好措施是什么?

风险管理

在这个诉讼越来越多发的年代,牙科小组必须要时刻意识到规避玩忽职守风险的必要性。风险管理指的是用来避免法律诉讼的程序和做法。风险管理主要包括以下几个方面:①与病人进行很好的沟通;②维护准确完整的记录;③获取知情同意;④尽可能维持医疗实践的最高标准。

法律权威人士认为避免与病人发生法律问题的最有效办法就是营造和谐的医患关系并且能与所有病人进行坦诚的交流。当病人非常生气或者失望,认为医生没有认真听自己所说

的话,就很容易提出法律诉讼。

避免玩忽职守诉讼

　　做好预防工作及保持医务人员与病人之间良好的沟通是避免玩忽职守最好的措施。当病人对以下几点很明确的时候,是不太可能提出法律诉讼的,包括:

- 治疗计划
- 合理的疗效
- 治疗的潜在并发症
- 所要承担的费用

　　牙医助理在预防玩忽职守诉讼中发挥着重要作用,因为他/她可以发现病人流露出的不满意并告知医生(图5-3)。

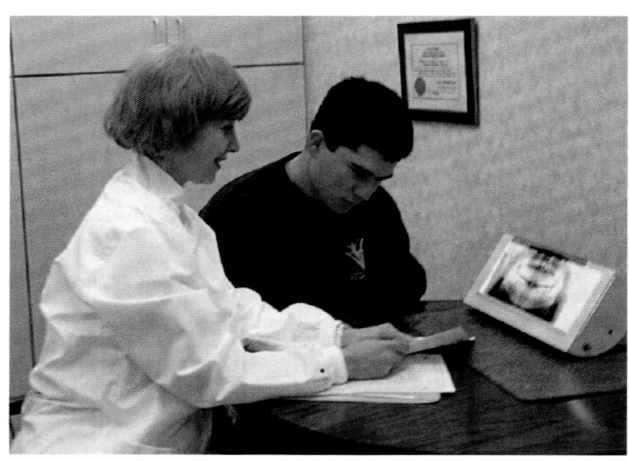

图5-3　牙医助理的一个重要职责是维护与病人的良好沟通(Courtesy Pamela Landry, RDA.)

沉默是金

　　牙医助理不应对员工或其他牙科医生所提供的治疗提出评判性的意见,也不应讨论其他病人,需避免谈论牙科医生的职业责任保险。

　　根据确切事实(res gestae)的概念("既成事实"),任何人(包括牙医助理)在发生所谓的医疗过失时不由自主所说出的话都会被用作证据并且可能在法庭上对牙科医生或者牙医助理不利。应避免使用像"哎呀"或者"糟了"这样的感叹词以免惊吓到病人。

⊙复习

14. "确切事实"指的是什么?

知情同意的原则

　　知情同意(informed consent)的概念是基于这样一个观点:需要支付费用并且承受治疗可能导致的疼痛和不适的是病人,因此,病人有权知道所推荐的治疗的所有重要事实。

病人知情同意

　　牙科治疗的知情同意是基于牙科医生所提供的信息。即牙科医生必须向病人提供其自身情况及所有可供选择的足够的治疗信息。然后,医生与病人共同讨论这些可供选择的治疗,帮助病人从中选择最合适的治疗方法。

　　当病人来到牙科诊所,就给予了默示同意(implied consent),至少默示同意医生对其进行检查。倘若病人是具有行为能力的人,当病人同意医生对其进行治疗,起码没有拒绝治疗时,就表示默示同意。在法庭上,默示同意在玩忽职守诉讼中是不太可靠的一种证据形式。书面同意(written consent)则是获取并记录病人对治疗表示同意和理解的优先方式。

> ### 知情同意的原则
>
> 需要告知病人以下几点:
> - 推荐治疗的性质,包括它的费用和恢复所需的时间
> - 推荐治疗的益处,以及不做此项治疗的后果
> - 与所推荐治疗相关的常见的严重风险
> - 所推荐治疗的合理替代治疗,包括每一项替代治疗的风险和益处

知情拒绝

　　如果病人拒绝了医生所建议的治疗,医生必须向病人告知可能导致的后果,并且获得病人的知情拒绝。但是,获取病人知情拒绝并不能解除牙科医生提供标准医疗的责任。病人不会同意接受不合标准的治疗,而且牙科医生从法律和道德上也不会为病人提供这样的治疗。例如,如果一位病人拒绝拍摄X线片,但是医生认为拍摄X线片很有必要,那么医生可以将该病人转诊给另一位即使没有X线片也愿意诊治的牙科医生,同时要求病人签一份拒绝拍摄X线片的带有日期的书面知情拒绝书,并将这份声明放入病人的病历中。

告知信息的例外情况

　　在下面几种情况下,牙科医生没有责任告知病人所建议的治疗的相关信息:

- 病人要求不必告知
- 治疗非常简单直接,没有威胁生命安全的风险(例如,很少有人因为牙体充填而死亡)
- 治疗风险很小,很少产生严重副作用(例如,拍摄牙片时向下咬合所产生的不适)
- 信息会让人很不安以至于病人不能理性地权衡治疗的风险与益处,这属于治疗的例外情况

未成年人的知情同意

　　对于未成年人,必须取得其父母、监护父母或合法监护人的同意。如果父母离异,未成年人的个人信息表中应该指明谁是监护方。当离异父母共同承担监护权时,孩子病历中应该包括父母双方签署的同意治疗的同意书。最好是让父母或监护父母提前签署一份用于急救治疗的全面知情同意书,以免当孩子需要急救时,父母或监护父母不在场而造成的延误。

以下临床情况需要签署书面知情同意书

- 新药物的应用
- 涉及实验或临床试验
- 使用了能识别病人身份的照片
- 给予全身麻醉
- 在公共培训项目中为未成年人进行治疗
- 治疗要持续 1 年以上的时间

记录知情同意

大多数州并不会要求用特定的方式来记录讨论内容和知情同意。病人的病历中应至少注明病人已经获知了关于治疗的风险、益处及所有治疗的选择，并且对所提议的治疗表示同意或拒绝。

当治疗涉及范围广、具有侵入性或者存在风险时，推荐使用书面知情同意书。病人、医生和证明人需要共同在知情同意书上签字。病人需要收到一份知情同意书的复印件，原件保存在病人的病历中。

知情同意书的内容

知情同意是一个过程而不单单是一个表格。它涉及牙科医生和病人之间进行的面对面的讨论，需要留出足够的时间来解答病人提出的所有疑问和担心。

可以从专业组织和保险公司处获得多种类型的商业化的知情同意书。然而，牙科医生通常会选择自己设计的表格。不管哪种类型的知情同意书都必须包含以下内容：

- 所建议治疗的性质
- 益处及可供选择的治疗
- 不接受这项治疗将带来的风险及潜在的后果
- 在特殊病例中需要提供的其他信息

病人、牙科医生和证明人需要共同在知情同意书上签字。病人得到一份知情同意书的复印件，原件保存在病人的病历中。

签字的知情同意书及记录的讨论内容并不能使牙科医生完全免于病人的诉讼，病人也可能会坚持认为牙科医生并没有完全告知有关治疗的所有信息。尽管如此，详细的记录仍能够大大增加牙科医生抵御此类诉讼的可能性。

↩复习

15. 默示同意和书面同意的区别是什么？

病人转诊

对于病情特别或者病情超出自己能力范围的病人，牙科医生通常会将病人转诊治疗。牙科医生必须告知病人在该诊所不能很好地完成其所需要的治疗，需要寻求专家的治疗。牙科医生应该帮助病人找到合适的专家。

未对病人进行转诊

许多玩忽职守诉讼的原因都是当病人的口腔问题需要专

家治疗时，全科牙科医生没能将病人转诊给专家。

由于没有诊断出病人的牙周疾病，而没有将病人转诊给牙周病专家进行诊治，这是此类玩忽职守诉讼中最常见的原因。牙周疾病是一种症状很隐蔽的疾病，病人很少感觉到疼痛，甚至感觉不到牙周问题的存在。因此，作为全科牙科医生，设定病人口腔状况的基线水平，并随时记录病人的牙周健康变化是非常重要的。并且，每次都要记录病人已经知晓病情及是否需要治疗或转诊。

当病人转诊给专家诊治时，应该在病人的病历里详细记录此次转诊。记录的内容包括对病人病情的描述、转诊的原因、接收转诊的牙科医生名字及专业方向和病人是否已经同意接受转诊。

承诺

由于不可能完全预计到牙科治疗的最终结果，因此无论是牙科医生还是其他工作人员都不应该对治疗效果进行许诺或声明，因为这会被病人理解为是"承诺"。做出承诺是不符合职业道德的，在某些州甚至是违法的。

共同过失

病人的病历中应该包括病人爽约或者最后取消预约的记录。这些行为可以解释为病人一方的"共同过失"。当病人的行为对治疗效果产生了消极影响时，就发生了共同过失。如果病人控告牙科医生玩忽职守，病人爽约及取消预约的记录就能帮助牙科医生免于法律诉讼。

例如，牙科医生或者牙科卫生士向病人解释了加强家庭护理的必要性，并且将这些指导记录在病历中。然而，在每次就诊时，尽管医生一再对其进行警告，病人也没有加强家庭护理。病人的牙周情况每况愈下。这位病人没有进行家庭护理的行为就构成了导致牙周疾病加重的共同过失。

↩复习

16. 为什么要将病人的爽约情况记录在病历中？

病历

关于病人治疗的记录叫做牙科病历或病历。这些记录是非常重要的法律文件，因此必须妥善保管和处理（见第 26 章）。所有的检查记录、诊断、放射线片、知情同意书、更新的病史、医学和牙科技工室处方的复印件、病人的联系方式都要存入病人的档案内。财务信息不用记录在病历中（图 5-4）。

病历是法庭上承认的证据，它可以清楚地显示出对每个病人实施治疗的具体时间和细节。不能依靠记忆作为证据。在玩忽职守案件中，不清楚或不完整的记录不能作为证据。每一次在病历中记录时，都应将该病历视为可在法庭上成为证据的文件。病历是绝不允许随意更改的。如果病历中出现错误，必须用正确的方式修改（见第 26 章）。牙医助理不应使用白色修正液尝试掩盖原始的记录。

牙科病历和放射线片的所有权

从技术上来说，牙科医生"拥有"所有病人病历和放射线

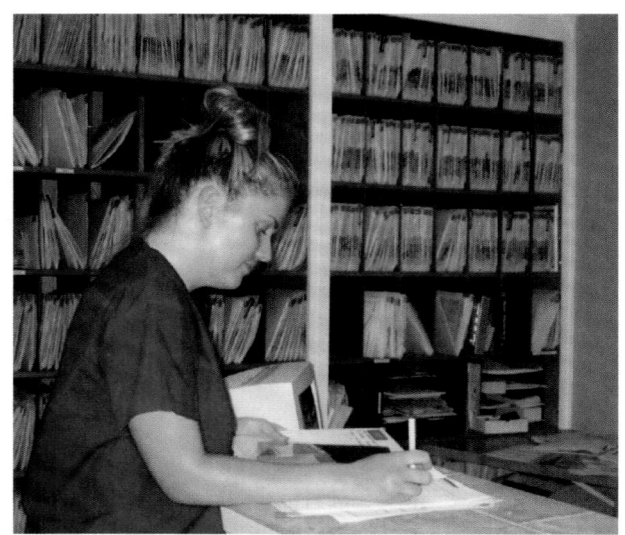

图 5-4 必须妥善处理病人的病历

片。然而,根据某些州的法律规定,病人有权使用(浏览)或者取回(带走)他们的病历和放射线片。

未经牙科医生的允许,不能从诊所取走原始病历和放射线片。在大多数情况下,放射线片和病历的复印件就能满足病人的要求。如果病人不同意诊所这方面的规定,牙医助理不要尝试做决定,而是应当马上把这个事情交给医生来解决。

临床病历的录入指南

- 保证每位病人都有自己独立的病历。不要为家庭使用"小组"病历。
- 业务和财务信息不是病历的组成部分,病历中不包含这些记录。
- 宁愿过多记录也不要过少记录。
- 在检查或者病人就诊的同时就进行记录。实施治疗和进行记录的时间间隔越长,记录出现差错的概率就越大。
- 书写清晰,准确地用墨水笔记录。注明记录的日期并写上姓名的首字母。
- 病历记录应该足够完整以表明没有忽略任何内容。记录要包括就诊原因、所提供治疗的详细内容、对病人的所有指导、处方和转诊。
- 出现问题后绝不要修改病历。如果出现了记录错误,应按照正确的方式进行修改(见第 26 章)。

上报虐待和忽视事件

牙科医生、牙科卫生士和牙医助理可能会最先发现虐待迹象,这有助于受害者获得帮助。虐待可能发生在家里或者外面,例如,在日托中心或者老人院。因为很多损伤都出现在口周、颈部、面部及头部,因此牙科保健团队的成员发现虐待迹象,需要将可疑虐待案例上报权威部门。在美国,许多州将牙

科专业人员认定为指定报告员(mandated reporters)。在这些州,如果牙科专业人员发现了虐待痕迹,或者他们有合理的理由怀疑这是虐待行为,就必须上报这些可疑的虐待事件。上报的对象包括社会工作机构、郡县福利机构、缓刑部门或者警察局。虐待的基本类型有虐待儿童(child abuse)、虐待配偶(spousal abuse)、虐待老人(elder abuse)及牙科忽视。

虐待儿童

在美国,越来越多的虐待和忽视儿童案例得到上报。虐待儿童造成的伤害 75% 位于头部、颈部或者口周(图 5-5)。儿童病人是指所有 18 周岁及以下的任何病人。

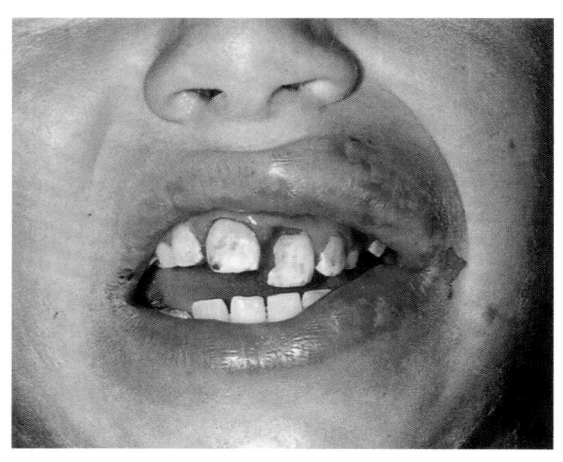

图 5-5 这个男孩就是被虐待的受害者

上报虐待事件的主要目的是保护儿童。给父母提供帮助也同等重要。父母可能不能直接寻求帮助,因此上报虐待儿童可能成为暴露家庭问题的一个途径。上报虐待儿童事件可能会引起家庭的改变,而这些改变可以减少虐待发生的风险。

虐待儿童在法律上的定义是任何危及或损害儿童的身心健康和发育的作为和不作为行为。这些行为包括:①导致损伤的躯体虐待和体罚;②情感虐待;③情感剥夺;④忽视或监管不够;⑤性虐待或性剥削。

被虐待儿童的警示性标志包括:重复的受伤(多处青肿)、发生在不常发生的位置如颈部和颊部的意外受伤、病人被忽视的表现、父母严格和过度批评指责及彼此极其孤立的家庭。记录异常的和频繁发生的伤害非常重要,如果存在以上情况,就可以对其定性。

虐待和忽视儿童的指征

行为指征
孩子害怕成年人的接触;
当别的孩子哭的时候,孩子会感觉到不安;
孩子非常害怕回家;
孩子惧怕父母;
孩子表现出过于顺从、被动和要求不高的行为以避免与施虐者的对峙;

虐待和忽视儿童的指征（续）

孩子在运动技能、如厕训练、社会化及语言上发育落后（发育落后还可能是由躯体虐待、医疗疏忽及营养不良所造成）。

牙科忽视和虐待

非专业人员也很容易发现的未经过治疗的猖獗龋；

影响口面部的未经治疗的疼痛、感染、出血或者创伤；

由于强迫喂养所致的唇系带受伤或撕裂。

其他指征

孩子身上有烟烫伤或者咬痕；

孩子身上有切口、出血，或者耳朵上有指印，或者"开花耳朵"（译者注：因耳部多次受到打击而受损变形）；

孩子头皮上有秃的或者头发稀少的地方，说明营养缺失或者有被抓头发的行为；

孩子很脏很蓬乱，或者口内卫生非常差；

为了掩盖青肿或者损伤，孩子穿着很不合时宜的衣服（如在非常热的天气穿着长袖衣服）；

孩子有监管不足的表现，如反复从楼梯跌落，反复摄取有毒物质，或者被一个人留在车里或者大街上；

智力上或身体上有残疾的儿童尤其容易受伤害并经常成为被虐待的对象，因为照顾者在满足这些孩子的需求时面临着很多困难。

家庭暴力

家庭暴力是用来描述在同一个家庭中对一个亲密的个体施以重创、虐待或者控制的行为。多发生于女性。尽管有些州要求必须上报虐待配偶事件，但是这个命令却很难遵从，因为受害者可能会否认虐待的事实或者声称上报未经本人允许。虐待配偶事件的上报应该得到被虐待配偶的同意。虐待行为通常是从施虐者的控制行为开始的，之后该行为变得更为频繁和更具伤害性。牙科专业人员一定要非常敏感并愿意提供帮助，必须记录下来所有可能表明虐待的证据。

虐待老人

当亲属（如子女、配偶或其他家庭成员）或者健康保健师对老年病人实施虐待时，就称为虐待老人。老年人是指年龄在65岁及以上的人。虐待老人包括躯体虐待、性虐待及精神虐待；它包括被动忽视、故意剥夺权利及最常见的经济剥削。像对待虐待儿童和虐待配偶事件一样，牙科专业人员需要查找躯体虐待的迹象及暗示虐待的行为，如沉默寡言。其他指征包括个人卫生非常差、没有合适的衣服及出现异常的损伤。确认虐待老人事件的困难之一在于很多老年人都不愿意上报其子女的虐待行为，且老年受害者担心上报虐待事件后，将来没有人照顾他们。可以将虐待事件上报到能够为老年人提供帮助的当地社会机构。

随着老年人口的日益增长，并越来越依赖初级保健提供者，作为牙科专业人员，注意并记录潜在的虐待老人迹象也变得更为重要。

牙科忽视

牙科忽视是指个人或者儿童的监护人故意不寻求龋齿和口腔感染的合理治疗。牙科忽视包括以下方面：

- 非专业人员也很容易发现的未经治疗的猖獗龋
- 慢性疼痛
- 孩子生长和发育的延迟和阻滞
- 孩子有困难或者不能进行玩耍或上学等日常行为

豁免权

在美国某些州，法律要求必须对虐待儿童、配偶和老人的事件进行上报，并免除上报者的刑事和民事责任。这就意味着牙科专业人员不会因保护受害者，在上报可疑的虐待事件后遭到控告。

HIPAA

1996年，美国国会颁布并实施了健康保险流通与责任法案（Health Insurance Portability and Accountability Act，HIPAA）。HIPAA的主旨是为病人提供更多的获取医疗保险的途径、保障病人健康保健信息的隐私权、促进医疗产业的标准化和提高医疗产业的效率。牙科医生及所有的牙科保健专业人员都必须遵守HIPAA的相关规定（见第63章）。

HIPAA的主旨

- 保障更换工作的员工健康福利的可转移性，以及健康状况发生改变时依旧可以享受相应福利
- 为雇主提供税收优惠以支持员工的医疗储蓄账户
- 减少欺诈和滥用（主要是指医疗保险和医疗补助方面）
- 鼓励医疗卫生的行政简化，保护病人隐私

HIPAA：1996年颁布的健康保险流通与责任法案的总结

HIPAA于1996年8月21日由克林顿总统签署成为法律。最终法案于2000年8月17日颁布，2002年10月16日开始实施。HIPAA要求建立所有病人的电子健康保障信息交换体系。除了要保障病人信息的隐私和安全，HIPAA还包括了关于医疗储蓄账户的建立、欺诈和滥用控制项目的授权、医疗保险覆盖面的变化及行政条款简化等方面的立法。

HIPAA围绕着保护隐私的要求可以分解为3个方面：隐私标准、病人的权利及行政要求。

隐私标准

HIPAA最关注的一个问题就是小心使用和公开受保护的健康信息（protected health information，PHI），这些信息通常是电子版信息，并且能够识别出个人。受保护的健康信息也包括口头交流，尽管HIPAA隐私规则并不是要阻碍必要的口头交流。美国卫生与公众服务部（U.S. Department of Health and Human Services，USDHHS）要求在进行口头交流时采取一些必要措施以防止信息泄露，但并不要求进行诸如隔音、建筑改造等重建。

HIPAA:1996 年颁布的健康保险流通与责任法案的总结(续)

应该获取每位病人对于隐私权条例须知确认单的回执,这份回执允许使用和透露病人信息以用于治疗、付费或者医疗运营工作(treatment, payment, or healthcare operations, TPO)。可以发放一份详细且具有时效性的授权,允许牙科医生在 TPO 以外的其他特殊情况下公开信息,也可选择书面同意书。只有在非常特殊的情况下,牙科医生可以在没有回执、同意书或者授权的情况下公开信息,如察觉到虐待儿童的事件、公共卫生监督、欺诈调查或者获得有效许可(如委任状)的执法行为。在透露 PHI 时,牙科医生应透露最少的必要信息以尽可能保护病人。

牙科专业人员一定要遵守 HIPAA 的标准,因为医疗保障提供者(还包括医疗保险票据交易所和医疗计划)通过外部的账单结算服务或者商家传递电子医疗信息,他们被称为"覆盖实体"(译者注:HIPAA 中定义的专有名词,可以理解为个人隐私规则所涵盖的权利和义务客体)。当覆盖实体违反 HIPAA 法规时将可能处以严重的民事和刑事处罚。一次违反 HIPAA 的隐私要求可能会被处以高达 100 美元的民事处罚,如果重复违反同一规定,可能会导致每年最多 25 000 美元的处罚。非法不当处理个人健康信息的行为可能会被处以 50 000 美元罚款和/或入狱 1 年到 250 000 美元罚款和/或入狱 10 年不等的刑事处罚。

病人的权利

HIPAA 让病人、授权代表、未成年人父母及未成年人更能意识到自己被赋予的健康信息隐私权。这些权利包括但又不局限于以下几点:浏览并复印健康信息的权利;驳斥所谓的违反政策和规定的权利;要求与牙科医生更换交流方式的权利。如果发生了任何除 TPO 以外的健康信息泄露,病人有资格获取一份关于此次泄露的报告。因此,牙科医生应对此类信息准确记录并在必要时提供该信息。

HIPAA 隐私规则规定未成年人的父母可以获取孩子的健康信息。但特殊情况下也可否决这项特权,例如,如果怀疑有虐待儿童事件,或者父母同意了牙科医生和未成年人之间的保密条款。当一个法律实体,如法庭加以干预而且法律不需要获得父母的同意时,父母对于孩子的 PHI 的使用权也可能受到限制。想要获取所有由 HIPAA 规定的父母的权利列表,一定要仔细阅读法律文件。

行政要求

遵守 HIPAA 的规定看起来会比较繁琐。建议适当熟悉法律,将法律要求视作简单的任务,早期开始遵守,并将遵守的进展记录下来。第一步是注意评估诊所里现用的信息和实践。

牙科医生要写一份本诊所的隐私权规定及一份诊所对 PHI 的做法详细说明交给病人。美国牙医协会(American dental association,ADA)的 HIPAA 隐私组套中包含一些表格,牙科医生可以使用这些表格制作自己的隐私政策。尽量理解医疗保健信息对于病人的作用及当病人来就诊时他们处理这些信息的方式。培训诊所员工,确保他们熟知 HIPAA 的条款及诊所的隐私政策和相关表格。HIPAA 要求牙科医生指定一名隐私专员,在诊所负责实施新的政策、应对投诉并在涉及最少要求的情况下做出选择。除此之外,指定另一个人作为联系人来处理投诉。

必须起草一份隐私权条例须知,详细说明病人的权利和诊所对于 PHI 的义务。对任何使用 PHI 的第三方都必须要明确记录。该第三方被称为商业伙伴(business associate,BA),其定义为任何代表牙科医生参与暴露 PHI 活动的实体。HIPAA 隐私组套提供了 USDHHS 的"商业伙伴协议条款",该条款详细说明了 BA 交易的具体形式。

尽管许多实体在 2002 年 10 月 12 日前提交了要求和合规计划,并获得了 1 年的延期,但最初的 HIPAA 隐私合规日期(包括所有员工培训)是 2003 年 4 月 14 日。可与当地的 ADA 分支机构联系获取更多的细节。建议牙科医生提前准备好隐私政策和表格、商业伙伴协议及员工培训课程计划。

若想了解有关这些条款和要求的全面讨论、HIPAA 政策和流程的完整列表及 HIPAA 隐私权相关的全部表格,请联系美国牙医协会获取 HIPAA 隐私组套。ADA 相关网址为 www.ada.org/goto/hipaa,其他可能提供 HIPAA 相关有用信息的网址如下:

USDHHS 民事权利办公室:www.hhs.gov/ocr/hipaa
电子数据交换工作组:www.wedi.org/SNIP
凤凰健康:www.hipaadvisory.com
USDHHS 计划和评估助理秘书办公室:http://aspe.os.dhhs.gov/admnsimp/

⟵复习

17. 上报虐待儿童可疑案例的主要目的是什么?
18. "指定报告员"是指谁?

■ 法律和伦理问题

为了保障公众利益,牙科学实践要遵守许多法律条款和法规。牙医助理是需要很强专业技能的职业,在许多操作中都要求接受过相应教育并具备相应能力。

作为一名牙医助理,需要了解法律是如何影响牙科实践的,以及如何做才能将玩忽职守的责任风险降到最低。从法律上和伦理上讲,必须充分了解所在州管理牙科学实践的法律,而且必须在法律规定范围内进行实践。■

■ 展望

近几年,牙科诉讼的数量逐年增加。即使牙医助理已不在这个行业工作,也可能会卷入诉讼纠纷中,或被要求出庭作证。■

■ 评判性思维

Jensen 女士是一位来诊所就诊超过 10 年的老病人。她不怎么随和且要求很苛刻,失约过几次并且经常迟到。当 Jensen 女士打电话到诊所想要预约看病,前台告诉她 Klein 医生不能再为她看病了。Jensen 女士非常生气,并且威胁说要让她的律师提出诉讼。

1. Jensen 女士有理由提出法律诉讼吗? 如果有,基于什么理由?

2. 尽管前台告诉 Jensen 女士她不能再来诊所看病了,但 Klein 医生对于 Jensen 女士是否还有责任? 为什么?

3. 让 Jensen 女士离开诊所的更好方式是什么? 应该如何做才能将玩忽职守的责任风险降到最低? ■

(曾惠文　代丽 译,曾惠文 校审)

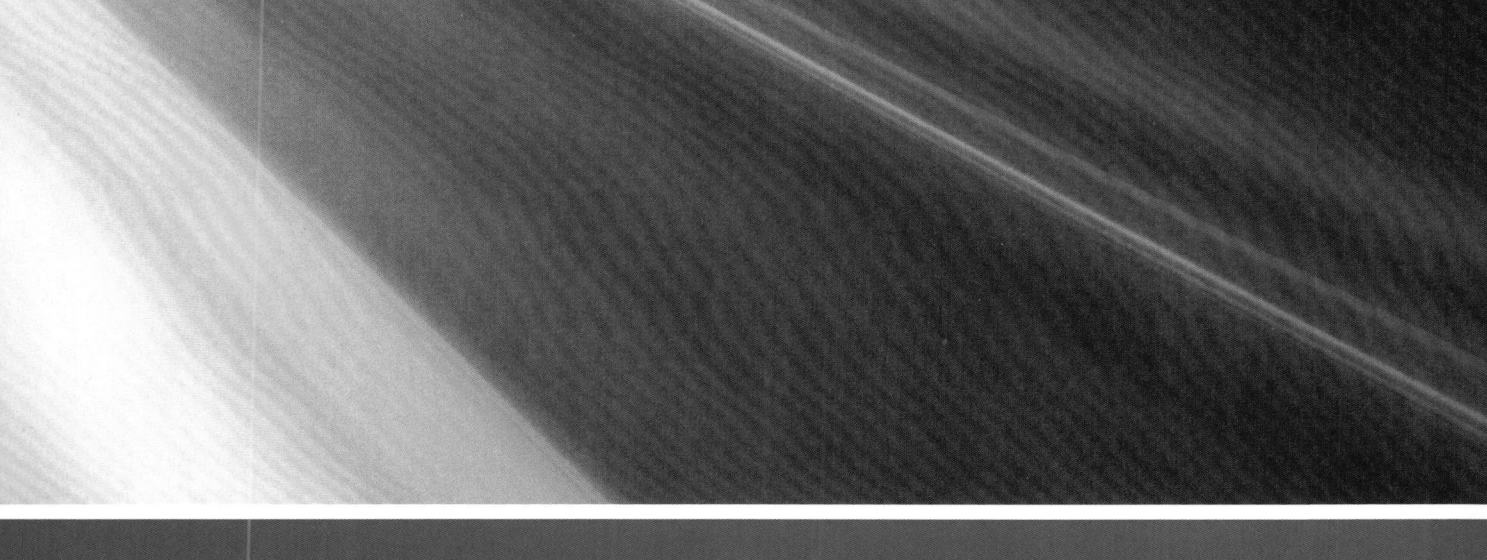

第二篇
牙科学

牙 牙科学是牙医助理的基础课程。人体复杂而神奇,学习这部分内容时可以想象自己的身体,便会发现这些知识与我们密切相关。

本篇概括了人体的基本解剖和生理知识,并通过干细胞的研究进展让大家看到了再生医学的曙光。通过学习,你可详细了解口腔的结构、牙齿萌出前的发育过程和牙列相关内容,并将这些知识应用于未来的口腔护理工作中。

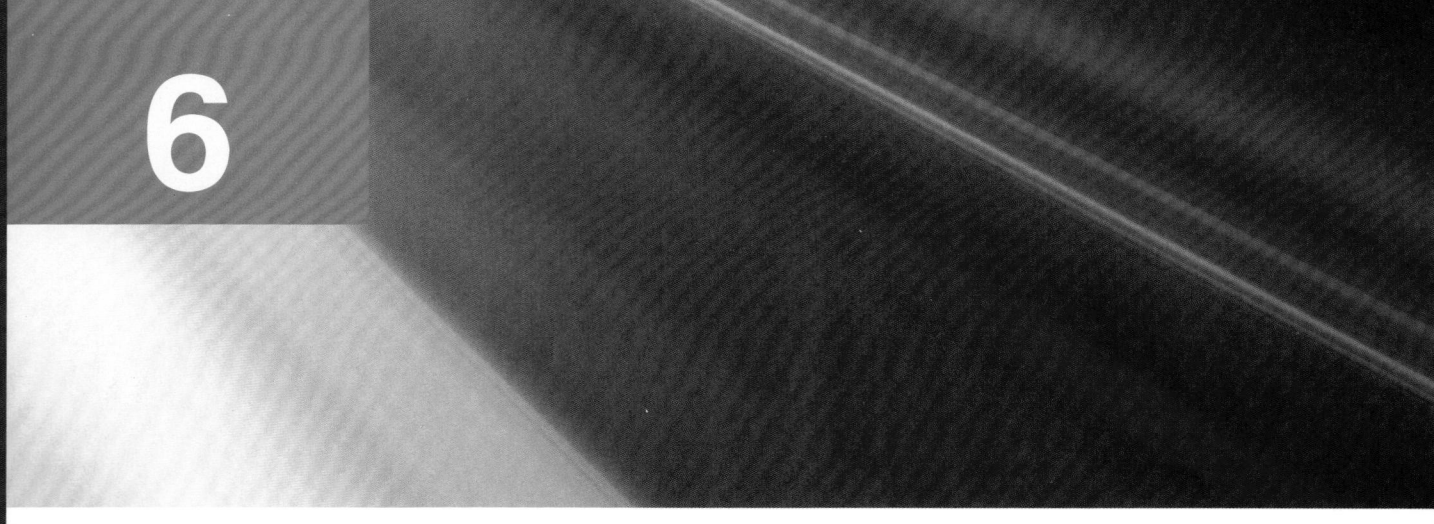

6

解剖学总论

关键术语

腹腔（abdominal cavity）：可容纳胃、肝、胆囊、脾脏和大部分小肠的腔。

腹盆腔（abdominopelvic cavity）：腹侧腔的一部分，包括腹腔和盆腔。

解剖姿势（anatomical/anatomic position）：身体直立，面部向前，双脚并拢，手臂放于身体两侧，手掌向前。

解剖学（anatomy）：研究人体形态和结构的学科。

前（anterior）：朝向前方。

四肢（appendicular）：由手臂和腿组成的人体区域。

轴向（axial）：由头、颈、躯干组成的人体区域。

结缔组织（connective tissue）：人体主要的支持组织。

颅腔（cranial cavity）：容纳大脑的腔。

细胞质（cytoplasm）：细胞内的胶状液体。

分化（differentiation）：是描述细胞特殊功能的术语。

远（distal）：远离人体躯干，"近"的反义词。

背侧腔（dorsal cavity）：位于人体背部的腔隙。

上皮组织（epithelial tissue）：覆盖所有人体表层的一种组织类型。

额状面（frontal plane）：将人体分成前部和后部的垂直面。

水平面（horizontal plane）：将人体分成上部和下部的平面。

正中矢状面（midsagittal plane）：一条假想的线，将病人的面部分成左右均等的两部分。

中间（medial）：朝向或靠近身体的中线。

肌肉组织（muscle tissue）：可伸长或缩短的组织，能够使身体部位移动。

国立牙科和颅面研究院（National Institute of Dental and Craniofacial Research，NIDCR）：美国联邦政府牵头的科研机构，主要研究口腔、牙和颅面疾病。

神经组织（nerve tissue）：协调和控制人体活动的组织。

细胞核（nucleus）：细胞的控制中心。

细胞器（organelle）：细胞内可行使特殊功能的特定结构。

腔壁（parietal）：体腔的侧壁。

盆腔（pelvic cavity）：容纳部分大肠、小肠、直肠、膀胱和生殖器的腔。

生理学（physiology）：研究人体功能的学科。

平面（planes）：将人体分成几部分的3个假想的面。

后（posterior）：朝向背部。

近（proximal）：靠近躯干，其反义词是"远"。

再生医学（regenerative medicine）：通过应用干细胞创造生命及功能性组织的过程，修复或替代组织或器官功能。

矢状面（sagittal plane）：任何与中线平行的垂直平面，可将人体分成各种不等的左右部分。

脊髓腔（spinal cavity）：容纳脊髓的体腔。

干细胞（stem cell）：不成熟的未分化细胞，可以复制或分化成其他类型的细胞或组织。

上（superior）：在另一个部位上面或靠近头部。

胸腔（thoracic cavity）：容纳心、肺、食管和气管的腔。

腹侧腔（ventral cavity）：位于身体前部的腔。

内脏的（visceral）：与内部的器官或这些器官的覆盖物有关的结构。

学习目标

完成此章节的学习之后，学生将能够达到以下目标：

1. 掌握关键术语的发音、写法和定义。
2. 识别划分人体的平面和相关的体向。
3. 识别并描述人体的四种组织，包括：
   - 描述细胞的组成，包括干细胞的不同类型。
   - 识别并描述人体的四种组织类型。
   - 解释器官和人体系统的区别。
4. 识别人体的两大体腔和组成。
5. 命名和定位人体的两个参照体区。

为什么牙医助理需要理解人体的基本结构和解剖？举例说明，你虽然不知道发动机、散热器、轮胎、燃油、电池、油压等汽车部件的知识，也可以学习开车。但是当你理解汽车的基本部件和操作系统，并了解它们的作用原理，就会更好地进行汽车的日常维护，处理无法预料的汽车故障。学习汽车的基本知识后，就可以成为一名更加优秀和安全的道路驾驶人员。

解剖学（anatomy）是研究人体形态和结构的科学。生理学（physiology）是研究人体功能的科学（见第 7 章）。解剖学和生理学的学习相互影响，密切联系。功能影响结构，结构影响功能。

作为一名医务工作者，为了更有效地进行沟通，必须学习与人体解剖相关的基础术语。本章节阐述了描述人体方向和分区的术语。随着学习的不断深入，这些术语会逐渐增加。基本的解剖参照系统有平面和体向、结构单位和体腔。

平面和体向

术语"anatomy"来源于希腊语 *ana* 和 *tome-*，意思是"切割"。在学习解剖学时，会对人体进行分部位描述。将描述人体方向的术语看作成组的相反方向来理解会相对容易一些，例如上和下、左和右或前和后（表 6-1）。

表 6-1　人体的方位术语

词汇	定义	举例
上（superior）	在任一部位的上面或靠近头部	鼻在口上面
下（inferior）	在任一部位的下面或靠近脚	心脏在颈部的下面
近（proximal）	靠近连接点或靠近人体躯干	肘比手腕距离躯干近
远（distal）	远离连接点或远离人体躯干	手指比手腕距离躯干远
侧面（lateral）	侧边或远离中线	耳在眼睛的侧边
中间（medial）	面向或靠近中线	鼻子在眼睛的中间
背侧（dorsal）	在背部	脊髓在人体的背侧
腹侧（ventral）	在前面	面部在人体的腹侧
前（anterior）	面向前方	心脏在脊髓的前面
后（posterior）	面向后方	耳在鼻的后面

描述人体时，假定人体处于解剖姿势。解剖姿势（anatomical/anatomic position）指的是身体直立，面部向前，双足并拢，手臂放于身体两侧，手掌向前（图 6-1）。

为了直观看到人体内部各部分的关系，我们可假想一些将人体分成不同部分的面，这些假想面称为平面（planes）。

正中矢状面（midsagittal plane），也称正中面或中线平面，是一个垂直的平面，将人体分为左右均等的两半。

矢状面（sagittal plane）是与中线平行的任一垂直平面，它将人体自上而下分成不均等的左右部分。

水平面（horizontal plane），又称横断面，它将人体分成上和下两部分。

额状面（frontal plane），又称冠状面，是任何与正中矢状面呈 90°的垂直平面，它将人体分为前（anterior）和后（posterior）两部分。

⟳复习

1. 解剖学与生理学的区别是什么？
2. 用来划分人体的三个假想平面是什么？

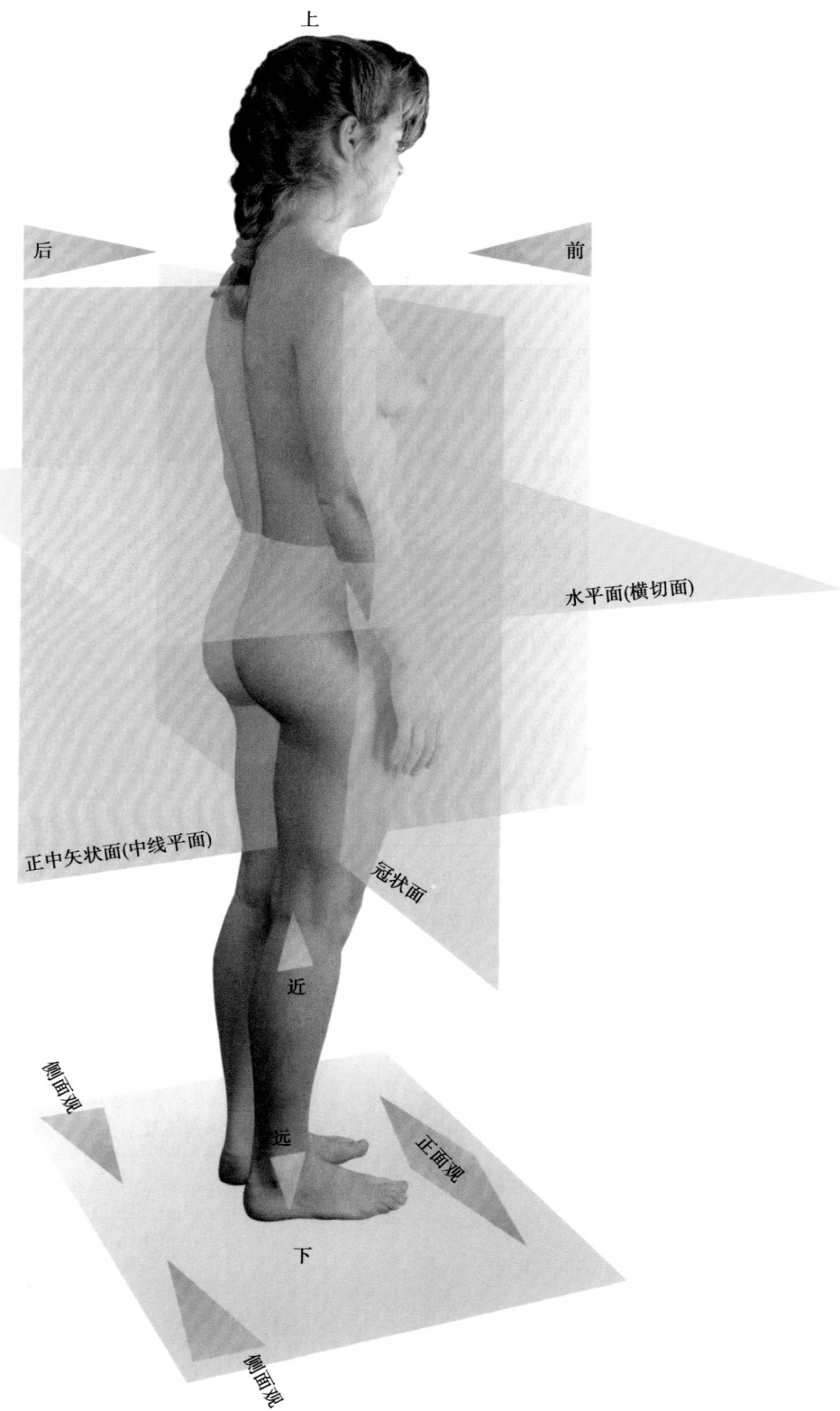

上

后 前

水平面(横切面)

正中矢状面(中线平面)

冠状面

近

侧面观

远

正面观

下

侧面观

图 6-1 人体解剖姿势。(Modified from Abrahams PH, Marks SC Jr, Hutchins RT: McMinn's color atlas of human anatomy, St Louis, Mosby, 2003.)

结构单位

人体非常复杂,将其分解成小的单位来研究会更加容易。

对人体的研究始于最小的单位,逐渐组成更大的单位,最终形成完整的人体。人体有四种结构层次,从简单到复杂依次为细胞、组织、器官和人体系统(图6-2)。

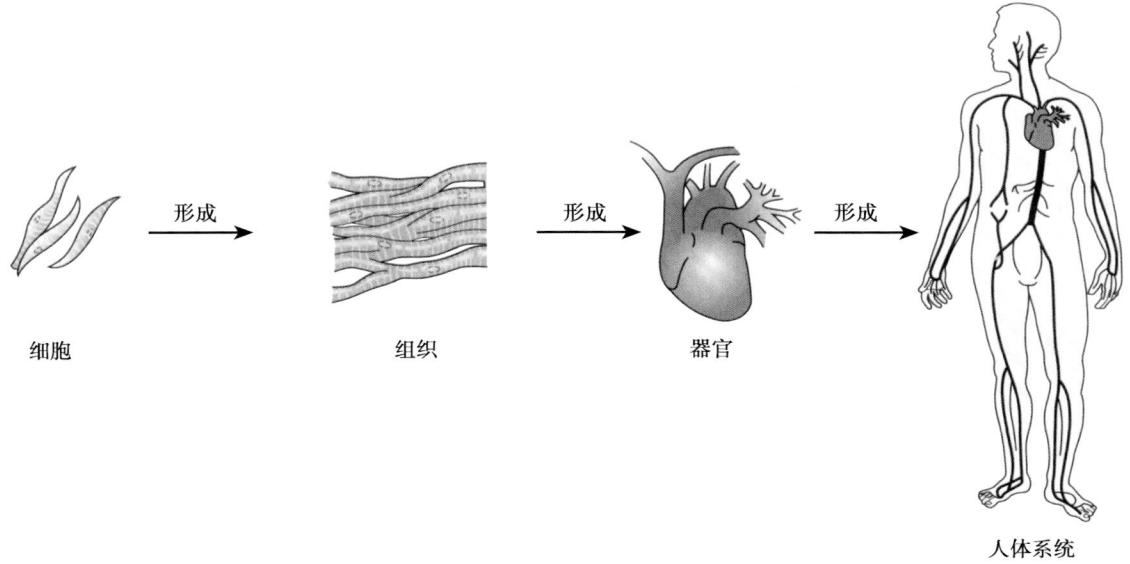

图6-2　人体的结构层次。人体是从最简单向最复杂的形式发展的。

细胞

细胞是人体的基本结构单位。每个生命都始于一个独立的细胞——受精卵,并分化成2个细胞,4个、8个、16个…,以此类推,直至发育成约75万亿个细胞构成的成人人体。每个微小的细胞都有如下不同的功能:①对刺激产生反应,将营养物质转化成能量;②生长;③复制(图6-3)。

细胞具有不同的形状。有些细胞为柱形,有些像立方体或球形。例如红细胞像中空的碟子。神经细胞像线形,面颊细胞像平铺的石头。细胞的生命周期取决于细胞的类型。排列在小肠内表面的细胞通常1.5天后凋亡,红细胞120天后凋亡,神经细胞可存活100年。

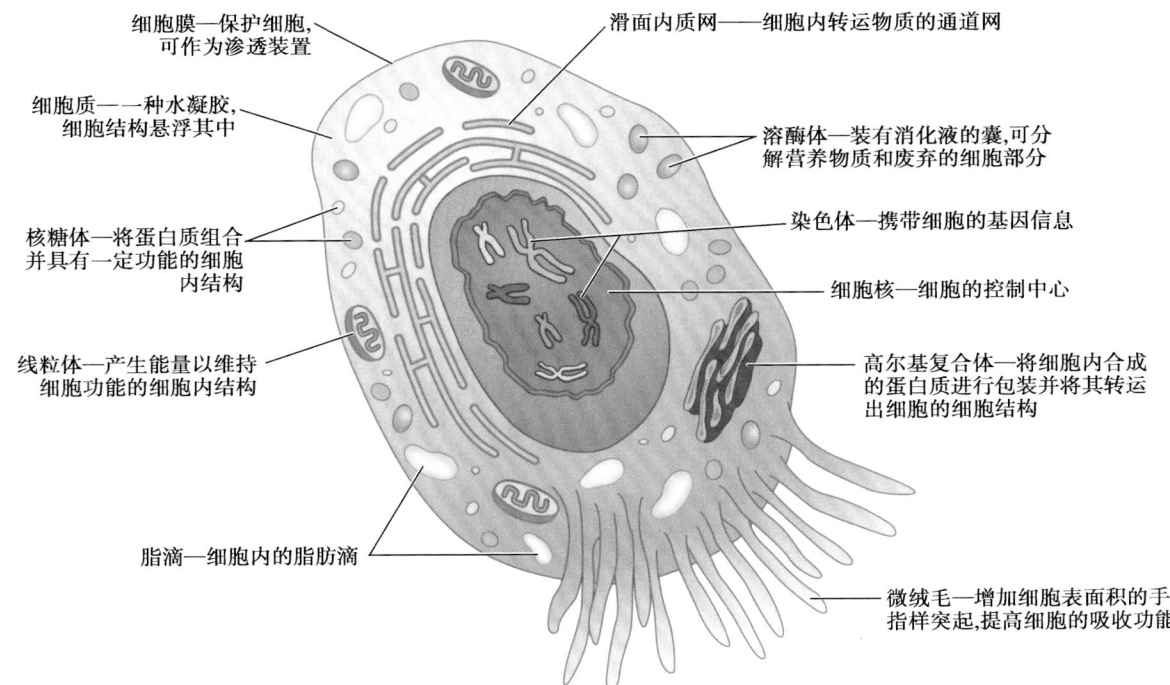

图6-3　人体细胞的基本结构

不同类型的细胞具有不同的功能,如脑细胞具有与红细胞不同的功能。细胞这种特殊的功能称为分化(differentiation)。人体包含很多类型的细胞,每种细胞都具有特定的功能。

干细胞

干细胞(stem cells)是人体内一种不成熟、未分化的细胞。干细胞经诱导可成为人体其他类型的细胞(图 6-4)。干细胞可分裂、迅速生长并分化成其他的组织类型,如肌肉、神经和血液成分。在人体生命的不同阶段,干细胞可见于人体不同的组织器官。干细胞主要来源于胚胎干细胞和成体干细胞两类。

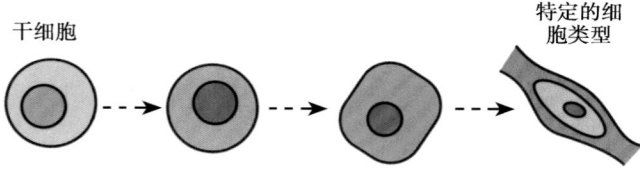

干细胞　　　　　　　　　　　　　　　　特定的细胞类型

图 6-4　干细胞的进化

胚胎干细胞来源于试管培育的受精卵发育成的胚胎,通常为 4~5 天处于胚囊期的胚胎(见第 8 章),而不是从体内的受精卵提取的,主要用于科研。目前美国尚禁止应用胚胎干细胞进行治疗或人体实验。很多国家对使用人类的胚胎干细胞进行研究和实验设置了伦理限制。

成体干细胞见于成人和儿童的组织中。成体干细胞可在骨髓中找到,且容易获取。将骨髓干细胞应用于骨髓移植已有很多年。此外,它还存在于血液、皮肤、牙髓、视网膜、骨骼肌和大脑中。

> ## 医学中的干细胞
>
> 通过干细胞的应用,医学的新领域"再生医学"(regenerative medicine)为帕金森病、糖尿病和自体免疫性疾病、肝和心血管疾病的病人、脑或脊髓损伤后需要修复的病人带来希望。美国食品药品管理局已经批准了一些新的治疗方法,目前还有一些方法正在验证。科学家们正致力于研发未来能够获批应用的新技术和新疗法。

细胞膜

每个细胞周围都有一层薄膜,即细胞膜,它有两个功能:

1. 细胞膜有助于维持细胞形态,并将细胞内的成分与周围环境分隔开。细胞膜就好比蛋壳内侧的白色薄膜,将鸡蛋其余部分维持在固定的位置。

2. 细胞膜具有特殊的物理和化学特性,可以识别其他细胞并与之相互联系。通常情况下,细胞膜能调控物质进入和排出细胞,如细胞膜允许营养物质进入、代谢废物排出,从而维持细胞存活环境的平衡。

细胞质

细胞结构与鸡蛋非常相似。细胞的主要部分(就像鸡蛋清)为细胞质(cytoplasm)。细胞质是细胞内凝胶状的液体,其主要成分是水。人体 2/3 的水存于细胞质内。在普通光线下观察,细胞质呈均匀状态,无其他结构。但通过电镜观察,可看到细胞质内悬浮着大量的微小结构,即细胞器(organelles)。每个细胞器都有特定的结构并行使特定功能。细胞器能够制造、转化、储存和运输蛋白质并排出细胞内的代谢废物。

细胞核

细胞的控制中心叫细胞核(nucleus),就像鸡蛋黄。细胞核调控细胞的代谢活动。在细胞的某个阶段,所有的细胞都会有至少一个细胞核。一些细胞(如红细胞)成熟的时候,细胞核就消失了。其他细胞(如骨骼肌细胞)会有一个以上的细胞核。

每个细胞的细胞核含有一套完整的染色体,包含两种携带基因信息的化学物质:DNA(脱氧核糖核酸)和 RNA(核糖核酸)。

人类的生命始于细胞分裂,因此,人体除卵细胞或精细胞外的所有细胞都包含与受精卵相同的基因信息。

> ## 观察细胞的半渗透功能
>
> 观察水杯中的茶袋。茶袋纸就好像一个半渗透膜,可以阻挡茶叶从茶袋里出来,但允许水进入袋子内,与细小的茶颗粒进行混合。水将细小的茶颗粒从茶袋中带出来,进入水杯中,使水的颜色和味道发生明显改变。

◑复习

3. 细胞的哪个组成部分携带基因信息?

组织

组织由数百万同种类型的细胞聚集在一起,可使人体行使特定的功能。人体有 4 大组织类型:上皮组织、结缔组织、肌肉组织和神经组织(表 6-2)。

上皮组织(epithelial tissue)形成了人体内侧和外侧的覆盖面(如体外皮肤、口腔和小肠的表面)。上皮细胞具有提供保护、产生分泌物和调节穿过上皮组织的物质通道的功能。一些上皮细胞是特殊分化细胞,具有特殊的功能,这些功能与皮肤的颜色、头发、指甲、黏液分泌和汗液调节有关。

结缔组织(connective tissue)是人体主要的支持组织,为人体提供支持并连接器官和组织。包括:脂肪、肌腱、韧带、骨、软骨、血液和淋巴。特殊类型的结缔组织可以储存脂肪、杀灭细菌、生成血细胞和形成抗体来抵御感染和疾病。

肌肉组织(muscle tissue)具有伸长和缩短的能力,因此可以使身体移动。骨骼肌分为自主和非自主两种类型。例如,移动胳膊或腿时的肌肉运动为自主运动。而心脏跳动、胃蠕动和瞳孔的调节都是由非自主肌肉运动控制的。

神经组织(nerve tissue)存在于大脑、脊髓和神经中,功能是调节和控制机体的活动。它可刺激肌肉产生收缩,并在情感、记忆和推理中发挥重要作用。神经组织也有应对外界环境变化的能力,如热、冷、光或压力。神经组织可将人体各部位的信号传至大脑,并从大脑传至身体各部位。为了发挥这项功能,神经组织中的细胞必须通过电神经冲动的方式与彼此进行联系。

表 6-2 人体的组织类型和功能

组织类型	功 能	外 观
被覆和线状排列的上皮组织	• 皮肤可以保护人体避免暴露于致病微生物 • 该类上皮组织主要排列于器官和体腔内(如鼻、口腔、肺、胃)	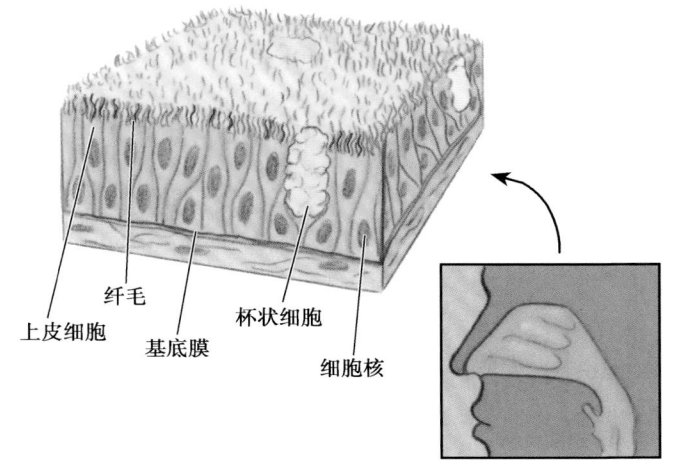
腺体的或分泌的上皮组织	• 该类上皮组织主要分泌消化液、激素、乳汁、汗液和黏液等物质	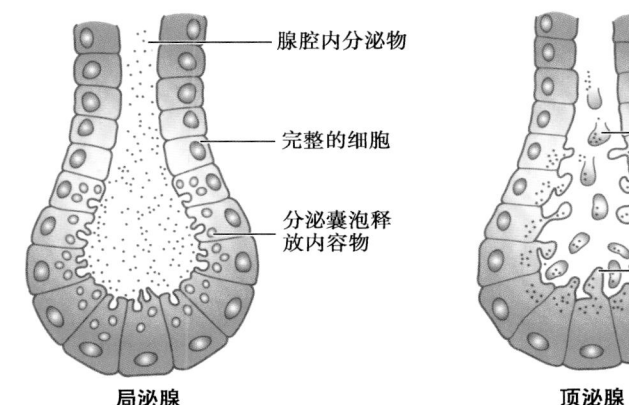 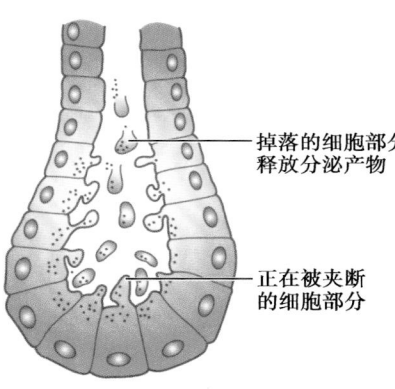 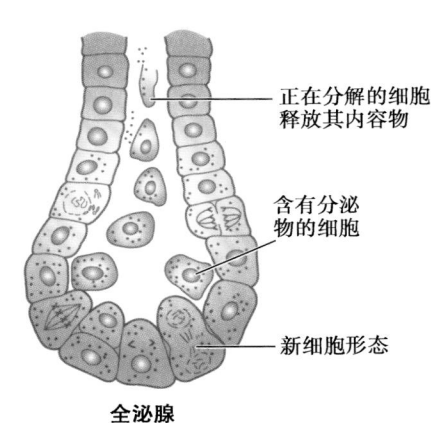
肌肉组织 横纹肌	• 也称为骨骼肌和自主肌,附着在骨、韧带或其他肌肉上 • 横纹肌主要支配人体的自主运动	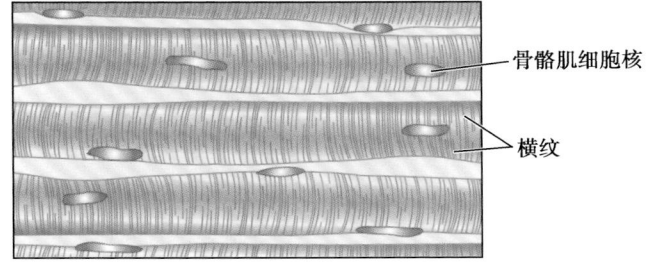
肌肉组织 平滑肌	• 也称为内脏的(visceral)、非横纹状的和非自主的肌肉组织,主要支配非自主运动(如消化) • 平滑肌主要存在于内脏器官,也存在于中空的体腔	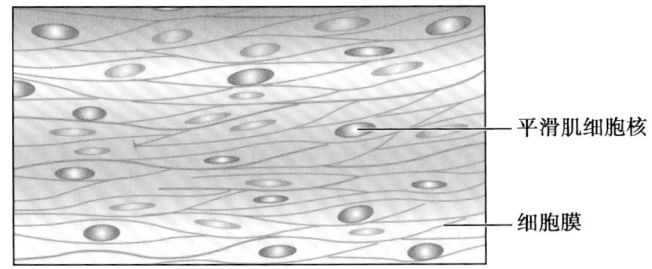

续表

组织类型	功 能	外 观
肌肉组织 心肌	• 心肌组织组成心脏的壁 • 心肌有助于心脏泵血 • 虽然心肌也有条纹,但运动是非自主的	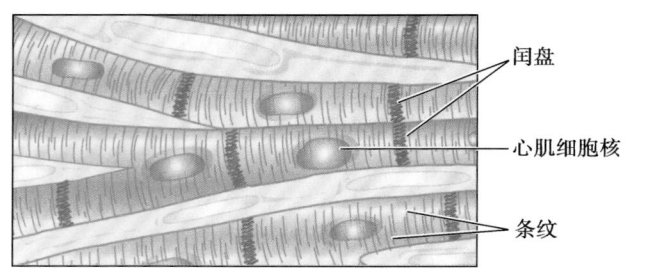 闰盘 心肌细胞核 条纹
神经组织 神经元	• 神经组织能对环境的刺激做出反应 • 神经将信号(冲动)传到大脑,并从大脑传出 • 神经组织主要存在于大脑、脊髓和感受器内	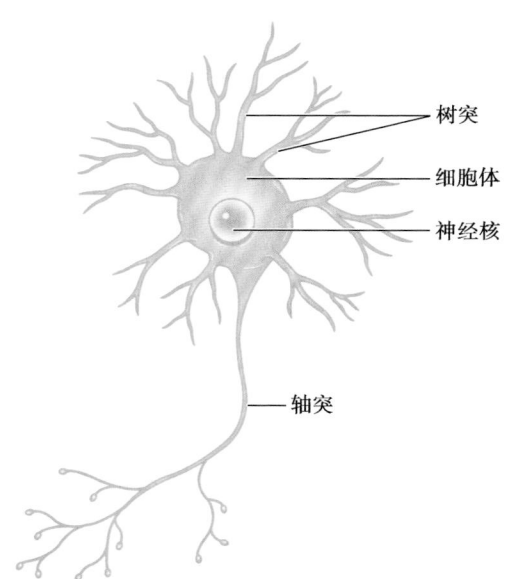 树突 细胞体 神经核 轴突
结缔组织 脂肪	• 储存脂肪 • 当人体需要时,可提供能量来源 • 起缓冲、支持和隔离作用	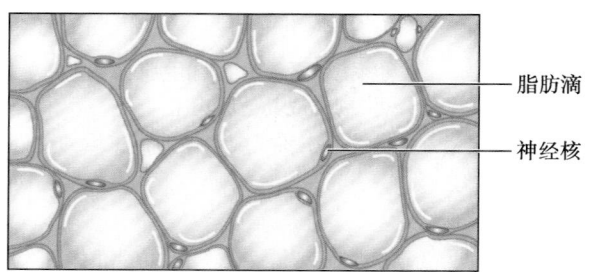 脂肪滴 神经核
支持结缔组织	• 骨组织保护和支持其他器官(如髓腔和心肺周围的肋骨)	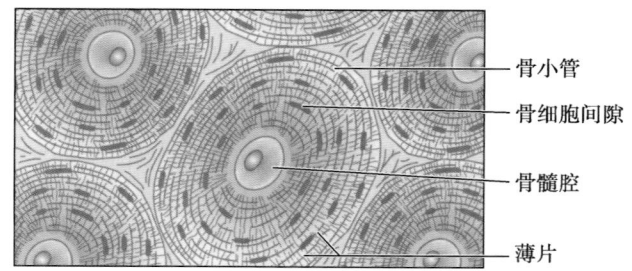 骨小管 骨细胞间隙 骨髓腔 薄片

续表

组织类型	功 能	外 观
	• 软骨提供了牢固的弹性支持(如鼻),可作为关节处的缓冲器	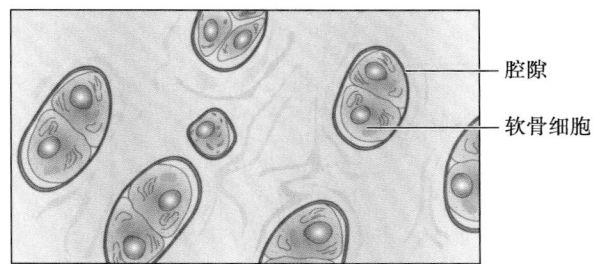 腔隙 软骨细胞
致密纤维结缔组织	• 韧带是结实、有弹性的带状结构,将关节处的骨固定在一起 • 肌腱是将骨骼肌与骨相连的白色、光滑的带状结构	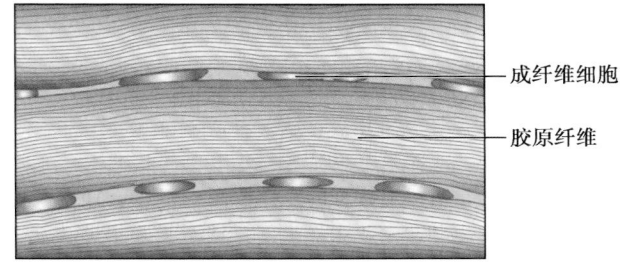 成纤维细胞 胶原纤维
结缔组织 血管	• 血液将营养物质和氧气转运到细胞,并将废物转运出去 • 淋巴将组织、体液、蛋白、脂肪和其他物质转运到毛细血管	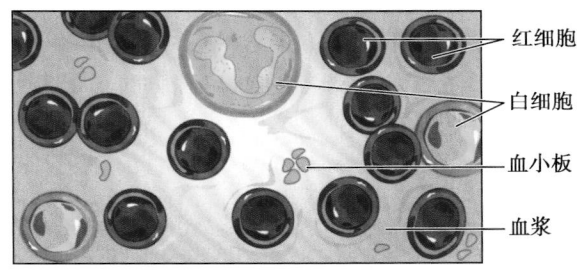 红细胞 白细胞 血小板 血浆

Images from Applegate EJ：The anatomy and physiology learning system，ed 4，St Louis Saunders，2011.

↩复习

4. 人体四大组织类型是什么?

↩复习

5. 人体从简单到复杂的四大结构层次是什么?

器官

　　器官是由组织组成的结构,用来行使某一特定功能。例如,胃是一个包含4种组织(神经组织、结缔组织、肌肉组织和上皮组织)的器官,行使人体的消化功能。心脏和肺是另外含有四种主要组织类型的器官。

人体系统

　　人体系统是由共同行使某一主要功能以维持人体健康的器官群组成。如消化系统主要负责食物的摄取、消化和营养物质的吸收。消化器官包括食管、胃、小肠和大肠。每个器官都有特定的功能。当每个消化器官都发挥功能时,就形成了食物的消化、吸收和排泄的过程。人体共包括10大系统(见第7章)。

体腔

　　人体的器官位于体腔内。目前已经确定有两大主要体腔(图6-5)。

　　1. 位于人体背侧的体腔称为背侧腔(dorsal cavity)。位于人体前部的体腔称为腹侧腔(ventral cavity)。两大体腔又进一步分为更小的腔。腔壁(parietal)是体腔的壁。背侧腔分为容纳大脑的颅腔(cranial cavity)和容纳脊髓的脊髓腔(spinal cavity),颅腔和脊髓腔融合在一起形成一个连续的腔隙。

　　2. 腹侧腔比背侧腔更大,它进一步分为胸腔(thoracic cavity)和腹盆腔(abdominopelvic cavity)(腹腔和盆腔)。胸腔里有心脏、肺、食管和气管。腹腔(abdominal cavity)容纳了胃、肝、胆囊、脾和大部分小肠。盆腔(pelvic cavity)包含部分小肠、大肠、直肠、膀胱和内生殖器官。

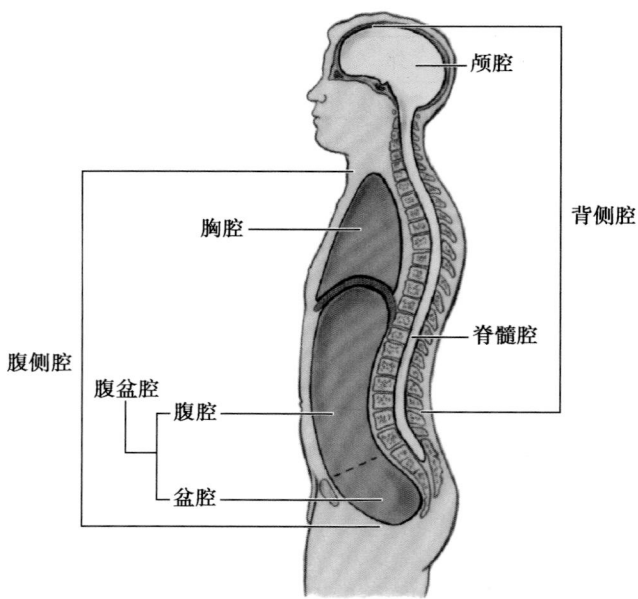

图 6-5　体腔是容纳特定器官的人体腔隙。(From Applegate EJ：The anatomy and physiology learning system，ed 4，St Louis，Saunders，2011.)

体区

为了便于参照，将人体分成两大主要区域。轴向(axial)分区包括头、颈、躯干；四肢(appendicular)分区包括手臂和腿。

← 复习

6. 两大主要的体腔是什么？
7. 人体的轴向区和四肢区各由哪些部分组成？

■ 法律和伦理问题

一位智者曾说："病人并不关心你的知识有多少，而在意你给予他们的关注有多少。病人不仅仅是细胞、器官和人体系统，他们是牙科诊室最重要的角色。牙医助理应该用自己在医院希望接受照顾的方式来认真护理病人。■

■ 展望

国立牙科和颅面研究院(National Institute of Dental and Craniofacial Research，NIDCR)作为联邦政府负责口腔、牙和颅面疾病科学研究的主要部门，走在了时代的前沿。NIDCR 的科学家们应用最新的分子和基因工具，开展了与口腔、牙和颅面健康与疾病相关的所有研究。NIDCR 与公众、医务人员和政策决策者分享了他们的研究成果，也为消费者、医生和其他医务工作者提供了健康教育材料。通过 NIDCR 网页很容易检索到最新的科学信息、NIDCR 的研究成果及临床试验。NIDCR 还提供了从高中生到独立科学家的培训和职业发展项目。作为一名牙医助理学生，应当知道 NIDCR 的网址：www. nidcr. nih. gov/Research/。■

■ 评判性思维

1. 为什么牙医助理学习解剖学总论很重要？
2. 如何解释细胞形成器官的过程？
3. 未来应用干细胞疗法的益处有哪些？■

(甘露　李秀娥 译，李秀娥 校审)

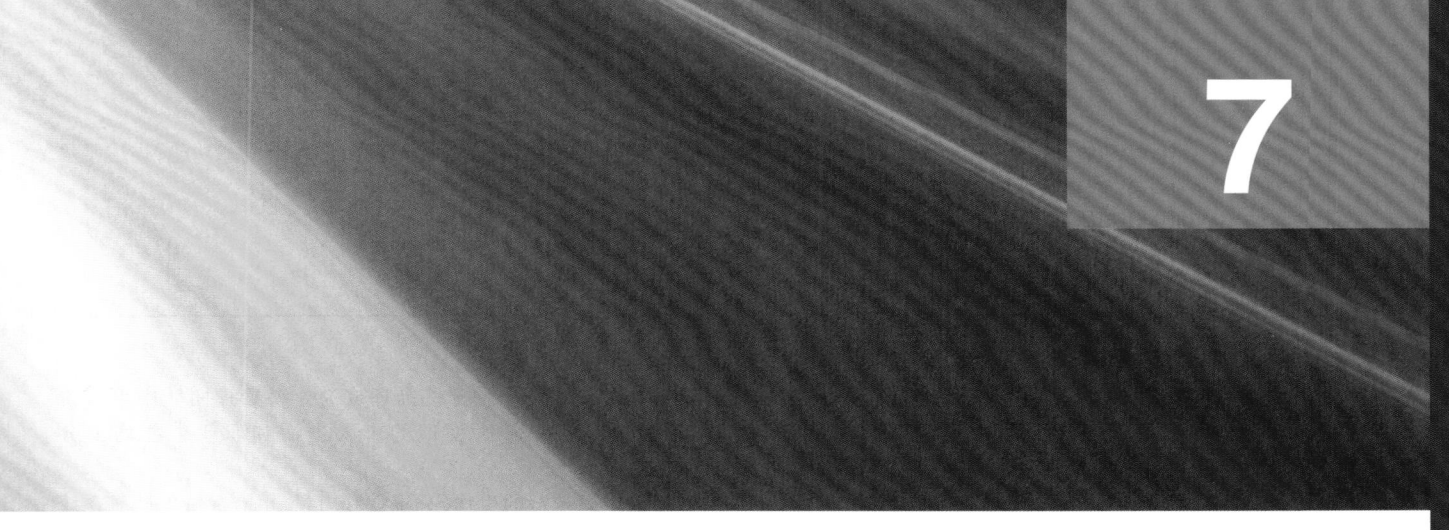

生理学总论

关键术语

大汗腺(apocrine sweat glands):位于腋窝下、乳头周围和生殖器区域的大汗腺。

四肢骨(appendicular skeleton):人体骨骼组成部分,由上臂骨、肩胛骨、下肢骨及盆骨组成。

动脉(arteries):将血液从心脏输出的大血管。

关节(articulation):也称为"joint"。

躯干骨(axial skeleton):由颅骨、脊椎骨、肋骨和胸骨组成的骨骼部分。

骨髓(bone marrow):生成白细胞、红细胞或血小板的胶状物质。

骨松质(cancellous bone):骨内的轻质骨,也称为海绵骨。

毛细血管(capillaries):连接动脉系统和静脉系统的微血管系统。

软骨(cartilage):坚韧、有弹性、无血管的结缔组织。

中枢神经系统(central nervous system,CNS):脑和脊髓。

骨密质(compact bone):位于骨的外层,需要承受力量,也称为皮质骨。

钉状关节(gomphosis):是一种纤维连接类型,例如将牙齿固定到牙槽骨上的纤维连接。

皮肤系统(integumentary system):也称为"skin system"。

非自主肌(involuntary muscles):不需要意识控制就可自动行使功能的肌肉。

关节(joints):两个或多个骨连接在一起形成的结构。

肌附着(muscle insertion):肌肉的终止处,远离身体的中线。

肌起始部(muscle origin):肌肉的起始部位,接近身体中线。

神经元(neurons):可直接发出神经冲动的结构。

成骨细胞(osteoblasts):形成骨组织的细胞。

心包膜(pericardium):包裹心脏的双层囊。

骨膜(periosteum):覆盖人体所有骨表面的特殊分化的结缔组织。

外周神经系统(peripheral nervous system,PNS):脑神经和脊神经。

蠕动(peristalsis):使食物通过消化道的节律性运动。

血浆(plasma):可转运营养、激素及废物的淡黄色液体。

红细胞(red blood cells):含有血红蛋白的细胞,在氧气的运输中起重要作用,也称为"erythrocyte"。

皮脂腺(sebaceous glands):与性激素有关的,使皮肤与毛发保持柔软的脂质腺体。

Sharpey's 纤维(sharpey's fiber):将牙周膜固定到骨上的结缔组织。

汗腺(sudoriferous glands):在身体广泛分布并能调节体温的腺体。

静脉(veins):将血液运回心脏的血管。

白细胞(white blood cells):人体具有初级疾病防御功能的细胞,也称为"leukocytes"。

学习目标

完成此章节的学习之后,学生将能够达到以下目标:

1. 掌握关键术语的发音、写法和定义。
2. 解释理解生理学知识对牙医助理的重要性。
3. 定位骨骼系统的位置,解释其目的、组成和功能;描述常见骨骼系统疾病的症状和体征。
4. 定位肌肉系统的位置,解释其目的、组成和功能;描述常见肌肉系统疾病的症状和体征。
5. 定位心血管系统的位置,解释其目的、组成和功能;描述常见心血管系统疾病的症状和体征。
6. 定位神经系统的位置,解释其目的、组成和功能;描述常见神经系统疾病的症状和体征。
7. 定位呼吸系统的位置,解释其目的、组成和功能;描述常见呼吸系统疾病的症状和体征。
8. 定位消化系统的位置,解释其目的、组成和功能;描述常见消化系统疾病的症状和体征。
9. 定位内分泌系统的位置,解释其目的、组成和功能;描述常见内分泌系统疾病的症状和体征。
10. 定位泌尿系统的位置,解释其目的、组成和功能;描述常见泌尿系统疾病的症状和体征。

11. 定位皮肤系统的位置,解释其目的、组成和功能;描述常见皮肤系统疾病的症状和体征。

12. 定位生殖系统的位置,解释其目的、组成和功能;描述常见生殖系统疾病的症状和体征。

13. 列出人体系统之间相互联系的示例。

生理学和牙医助理

为什么牙医助理培训项目包含生理学的学习? 因为生理学基础知识有助于使牙医助理成为牙科诊疗团队中更有价值的成员,且对牙医助理的个人生活和职业生涯均十分重要。

人是最神奇的生物,有感觉和力量,也有灵敏的防御系统和丰富的精神活动,是比科幻更神奇的杰作。

人类自出现起就开始了对人体的研究,他们始终对人体的组成、功能的发挥和生老病死非常痴迷。

生理学是研究活的生物体如何行使功能的一门学科。与解剖学不同,生理学主要研究人体的运行机制、功能和机理(见第6章)。

> **生理学和牙医助理**
>
> - 病人健康史
> - 常见药物的效果
> - 识别有健康风险的病人
> - 理解牙科影像图片
> - 疾病传播的感染控制和预防
> - 实施救命的操作,如急救
> - 识别牙科诊所潜在的医疗紧急事件
> - 理解各类疾病过程
> - 运用人体工程学原理保持健康的身体
> - 均衡的营养和牙齿健康
> - 有害化学物质的暴露
> - 使用恰当的词汇进行沟通
> - 美国心脏协会的建议

人体系统

人体有十大系统:①骨骼;②肌肉;③心血管(包括淋巴系统和免疫系统);④神经系统;⑤呼吸系统;⑥消化系统;⑦内分泌系统;⑧泌尿系统;⑨皮肤系统;⑩生殖系统。每个系统都由特定的器官组成并行使一定的功能。当十大系统正常行使功能时,人才会健康(表7-1)。本节总结了每个系统的组成、功能及影响这些系统的疾病。

表7-1　人体系统

人体系统	组成	主要功能
骨骼系统	206块骨	保护、支持、塑形;造血功能;储存特定的矿物质
肌肉系统	横纹肌、平滑肌和心肌	使人体能直立和运动;体液的运动;产热;沟通
心血管系统	心脏、动脉、静脉、血液	呼吸、营养和排泄
淋巴和免疫系统	白细胞、淋巴液、血管和淋巴结;脾和扁桃体	抵御疾病;保持血浆蛋白和体液的平衡;脂质的吸收
神经系统	中枢神经系统和外周神经系统,特定的感觉器官	接收刺激;传递信息;协调机制
呼吸系统	鼻、鼻旁窦、咽、会厌、喉、气管、支气管、肺	将氧气运送到细胞内,并将二氧化碳、水和代谢废物排出
消化系统	口腔、咽、食管、胃、小肠和附属器官	食物的消化;营养物质的吸收;固体废物的排泄
泌尿系统	肾、输尿管、膀胱和尿道	形成和排出尿液,保持体液平衡
皮肤系统	皮肤、头发、指甲、汗腺、皮脂腺	保护人体,调节体温
内分泌系统	肾上腺、性腺、胰腺、甲状旁腺、松果体、垂体、胸腺、甲状腺	整合人体各项功能,控制生长发育,保持体内平衡
生殖系统	男:睾丸,阴茎	创造新生命
	女:卵巢、输卵管、子宫、阴道	创造新生命

骨骼系统

颅骨、脊椎骨和胸骨组成了躯干骨(axial skeleton)。它是由人体206块骨中的80块骨组成。肩胛骨、上肢骨、手骨、髋骨、下肢骨和足骨组成了四肢骨(appendicular skeleton)。颅骨由28块骨组成,详见第9章(图7-1)。

躯干骨(80块骨)由颅骨、脊椎骨、肋骨和胸骨组成。它的功能是保护神经系统、呼吸系统和循环系统的重要脏器。

四肢骨(126块骨)由上肢末端、肩胛周围、下肢末端和骨盆周围的骨组成。它保护消化系统和生殖系统的器官。

很多疾病可以影响骨骼系统(表7-2)。

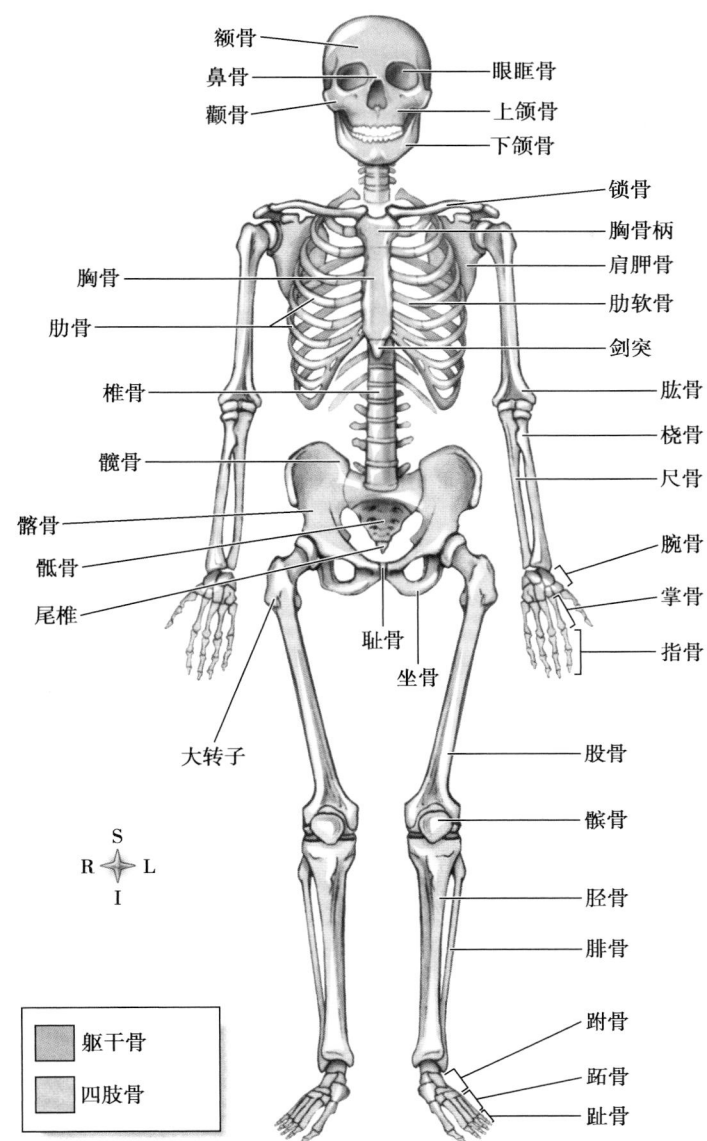

图 7-1　骨骼系统。(From Patton KT, Thibodeau GA：Anatomy and physiology, ed 8, St Louis, Mosby, 2013.)

表 7-2　骨骼系统疾病

疾病	描　述	症状和体征
关节炎	关节的炎症，已知有 100 多种，发病原因各异	肿胀、疼痛，通常伴有结构的改变。运动功能缺陷，完成日常工作较困难
骨折	在外力作用下引起的骨的损坏，可发生于人体的任何骨，根据骨折类型进行分类	严重的疼痛、肿胀和外形损伤，表现的差异主要取决于骨折类型
痛风	因尿酸结晶的聚集引起的关节处的炎症反应，经常受累的部位是大足趾关节	关节处变红、热、光亮、肿胀，对触觉敏感
骨髓炎	由细菌、真菌或污染的植入物如人工关节引起的骨的感染	突发高热、活动受限，病变部位剧烈疼痛
骨质疏松	年龄相关的疾病，表现为骨的脱矿，导致骨密度降低和骨折	频繁骨折，尤其是椎骨、腕骨或髋骨。背部疼痛，身高变低
扭伤	关节损伤，关节的伸拉超过其正常的运动范围	疼痛，肿胀，挫伤，异常运动，关节脆弱（取决于损伤程度）

骨

人体的骨重约 20 磅(1 磅 = 0.45kg)。骨支持我们站立和行走,同时保护内脏器官。颅骨保护脑,胸廓保护心脏和肺。骨是一种活的结缔组织,受到损伤时,具有自我修复的能力。骨由有机成分(细胞和基质)和无机成分(矿物质)组成,具有一定的硬度。骨内的矿物质主要为钙和磷,这些矿物质可作为储备库,当人体矿物质摄入不足时,它可以维持血液中必需的矿物质浓度。骨由 3 层组成:①骨膜;②骨密质;③骨松质和骨髓(图 7-2)。

骨膜(periosteum)(拉丁语为"*surrounding the bone*")是位于骨最外层,薄层白色的纤维结缔组织,包含神经和血管。它为骨细胞提供营养物质,使其发育成骨膜下的硬骨组织。骨膜是骨生长、修复、获取营养和转运废物必需的结构。骨膜关乎骨的生长周期,它具有修复能力。内层是疏松结缔组织,含有成骨细胞(osteoblasts)或与骨的形成有关的细胞。骨膜通过嵌入到骨髓的 Sharpey 纤维(sharpey's fibers)附着到骨上。与骨膜相邻的是致密坚硬的骨密质。

骨密质(compact bone)坚硬、致密、强度大(图 7-3A 或图 7-

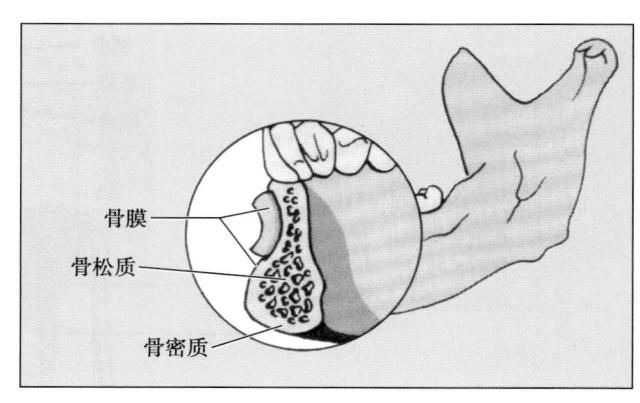

图 7-2　骨的结构

2),组成了具有一定强度的骨的外层。这层骨很致密,外科医生手术时需要用锯或骨钻来切断,而非使用手术刀。

骨松质(cancellous bone)分布在骨的内层。它的重量更轻,硬度不如骨密质大。骨小梁是骨松质中的针状结构,形成了蜂窝状、容纳骨髓的空隙。在影像片中,骨小梁看起来像网状结构(图 7-3B)。

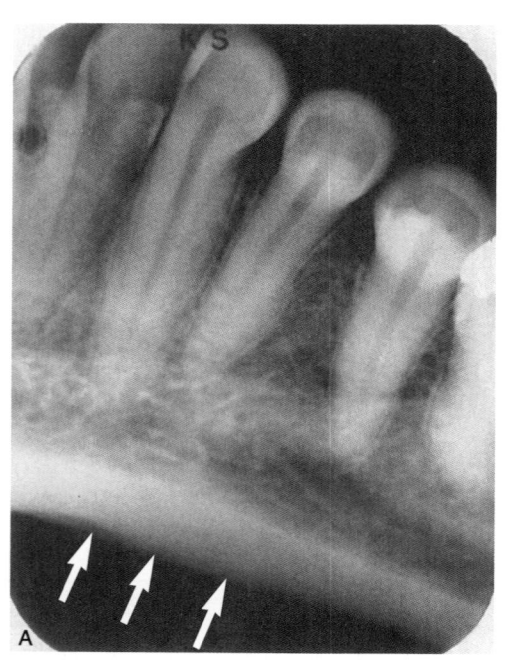
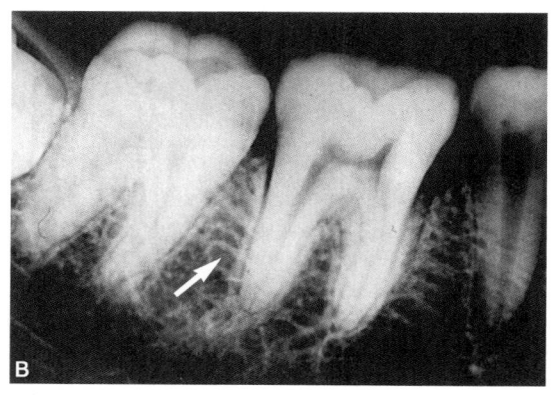

图 7-3　A,骨密质看起来坚硬、致密。B,骨松质中的骨小梁。(From Haring JI,Lind LJ:Radiographic interpretation for the dental hygienist,Philadelphia,Saunders,1993.)

骨髓(bone marrow)是一种胶状物质,它可产生白细胞(抵御感染)、红细胞(携带氧气)或血小板(辅助止血)。

软骨

软骨(cartilage)很坚固,但比骨更有弹性。它主要位于骨连接处。软骨是坚韧不含血管的结缔组织。除了位于骨的末端外,软骨还形成了鼻和耳。

⟳复习

1. 骨骼系统分为哪两大类?
2. 覆盖所有骨表面的结缔组织是什么?
3. 骨骼分为哪两种类型?它们的特点分别是什么?
4. 软骨分布的位置有哪些?

关节

关节（joints/articulations）是指两块骨的连接处（图7-4）。关节分为如下3种基本类型：

1. 纤维关节。不可移动，如颅骨缝。缝是锯齿状的线，在骨缝处骨与骨之间连接形成不能移动的关节。

2. 软骨关节。由结缔组织和软骨组成，仅可以轻微移动。如椎骨之间的骨连接。

3. 滑膜关节。是可移动的关节，人体大部分的关节是滑膜关节。一些滑膜关节有滑膜囊。滑膜囊内充满滑液，作为运动时的缓冲液。例如：铰链关节（膝和肘）；球-窝关节（髋和肩）；滑行关节（腕）；旋转关节（颅底）；鞍状关节（拇指）和钉状关节（gomphoses）（牙齿与牙槽窝的连接）。

球-窝关节可以进行弯曲、伸展和有限的旋转。铰链关节仅可进行单向运动，与门上安装的铰链相似。滑行关节可以使骨滑动。颅底的旋转关节可使头部转动。鞍状关节可进行诸如用拇指接触其他手指的运动。钉状关节是特殊的关节，仅允许做轻微的移动，如将牙齿附着在牙槽窝内。

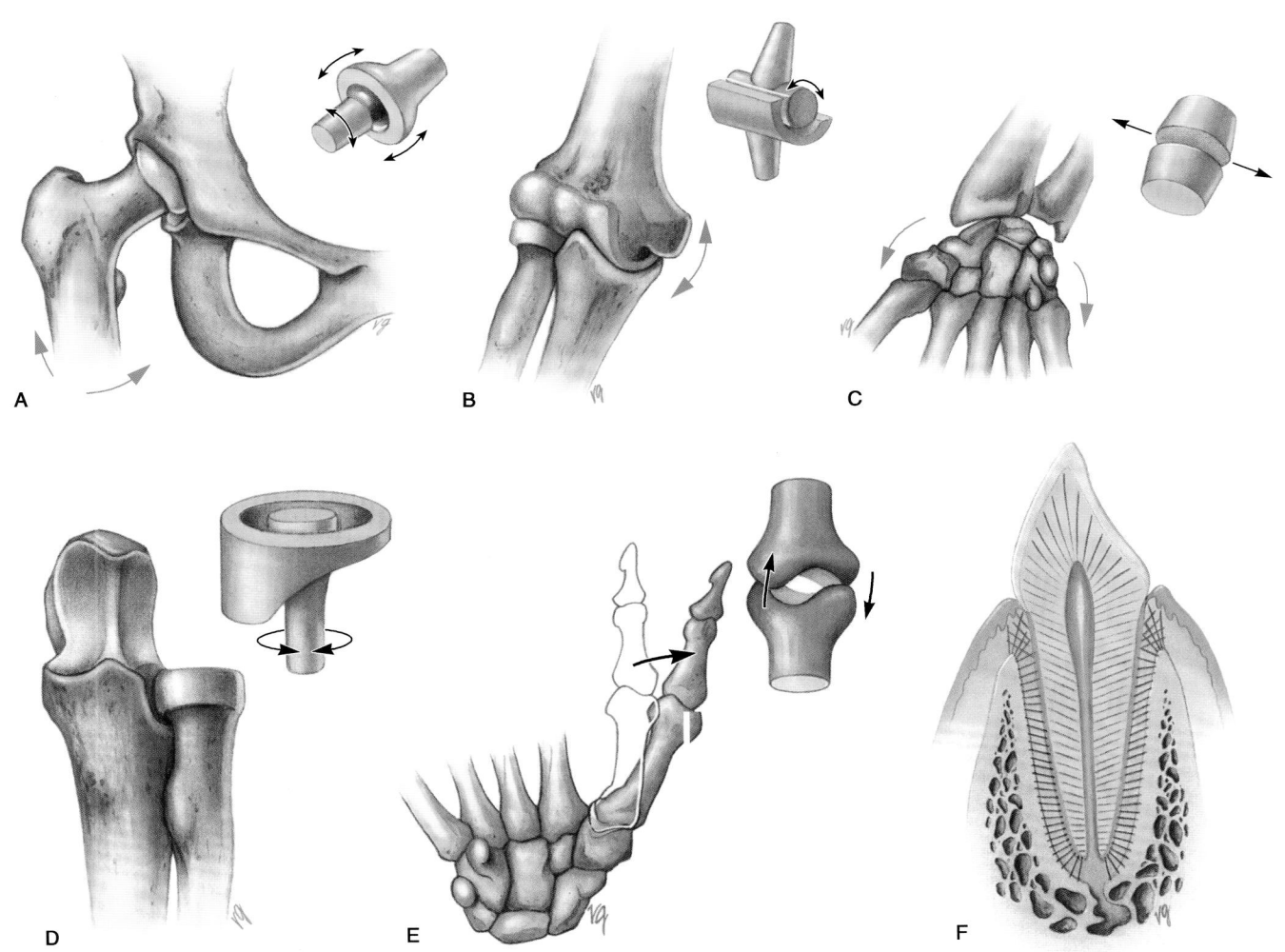

图7-4 关节的类型。A，球窝关节；B，铰链关节；C，滑行关节；D，旋转关节；E，鞍状关节；F，钉状关节。（From Gerdin J: Health careers today，ed 5，St Louis，Mosby，2012.）

⟳复习

5. "Articulation"指的是什么部位？还可以用哪个单词来表示？

肌肉系统

肌肉系统使我们能够站立、行走、跑、跳、转动眼球、微笑和皱眉（图7-5和图7-6）。肌肉必须协同作用才能使人体移动。每块肌肉由肌肉组织、结缔组织、神经组织和血液组织组成。很多疾病会影响肌肉系统的功能（表7-3）。

肌肉系统由600多块独立的肌肉组成。目前仅确定了3种类型的肌肉：横纹肌、平滑肌和心肌。

横纹肌

横纹肌因肌肉纤维内明暗带相间的条纹状外观而得名，也称为骨骼肌或自主肌。这些肌肉附着在骨上，产生身体的自主运动。因主观意识可以控制这些肌肉，也称为自主肌。例如，你可以决定什么时候移动自己的胳膊或腿。

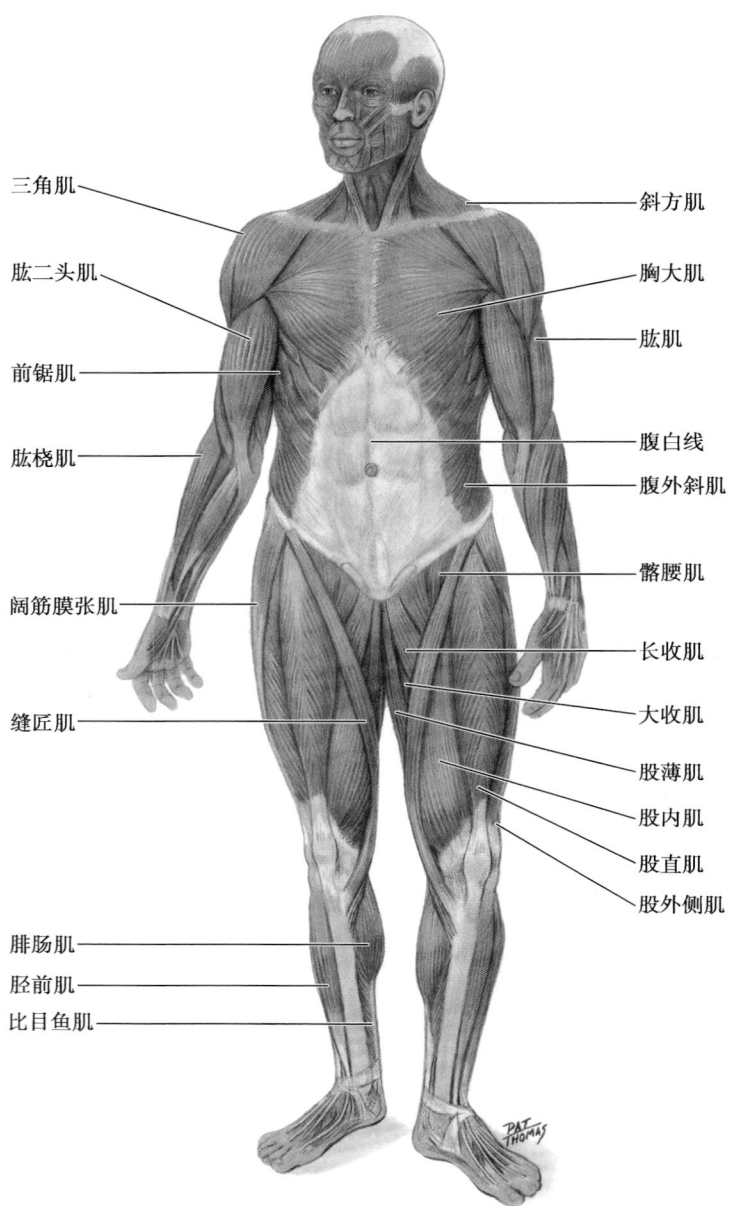

三角肌

肱二头肌

前锯肌

肱桡肌

阔筋膜张肌

缝匠肌

腓肠肌

胫前肌

比目鱼肌

斜方肌

胸大肌

肱肌

腹白线

腹外斜肌

髂腰肌

长收肌

大收肌

股薄肌

股内肌

股直肌

股外侧肌

图 7-5 人体的肌肉（前面观）。（From Applegate EJ：The anatomy and physiology learning system，ed 4，St Louis，2011，Sauders.）

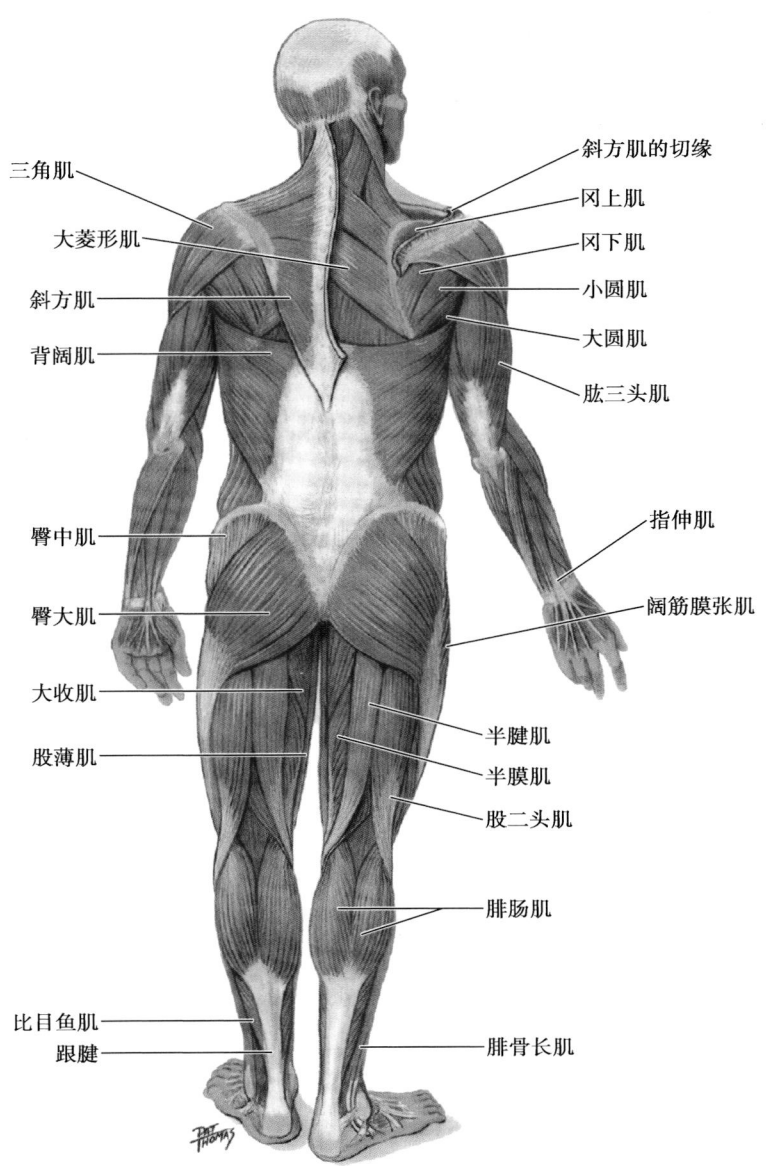

图 7-6　人体肌肉(后面观)。(From Applegate EJ:The anatomy and physiology learning system,ed 4,St Louis,2011,Saunders.)

表 7-3　肌肉系统疾病

疾病	疾病描述	症状和体征
挫伤	软组织创伤	肿胀、触痛、局限性出血和挫伤,可限制运动范围,但不会引起关节稳定性的丧失
拉伤	因拉伸超过肌肉的承受范围而引起的肌肉损伤	受伤区域小血管破裂,局部肿胀、触痛,可发生肌肉痉挛
进行性肌肉萎缩	包括 9 种类型,病因不明	进行性肌萎缩伴器官受累和无力
扭伤	因拉伸超过关节的运动范围而引起的关节损伤,可导致撕裂伤	取决于损伤的程度,可表现为受损区域的疼痛、肿胀、挫伤、异常运动和关节无力

平滑肌

平滑肌纤维控制着内脏器官的运动,如消化道、血管、腺体的分泌导管。与横纹肌明显的收缩和舒张相比,平滑肌的收缩相对缓慢。

平滑肌也称为非横纹肌,非自主肌或内脏肌。非横纹肌没有横纹肌外观可见的明暗带。因这些肌肉受自主神经支配,不能主观控制,所以称为非自主肌(involuntary muscles)。例如,你不能决定什么时候开始消化午餐。因平滑肌存在于除心脏以外的所有内脏器官,也称内脏肌。它们存在于中空的结构,如消化道和尿道。

心肌

心肌具有条纹状外观,但其运动与平滑肌相似。心肌构成了大部分心脏壁,其收缩产生了心跳。在人的一生中,心脏要跳动40亿次,泵出60万吨血液。生理学家认为心肌能持久运动是因为它具备条纹肌的力量和平滑肌非自主、稳定持久的特性。同时,心肌纤维相互连接,形成了相互支持的兴奋传递网络。

⟵复习

6. 肌肉组织分为哪3种类型?
7. 每种肌肉类型外观上如何区分?

肌肉的功能

肌肉是唯一具有收缩和舒张功能的人体组织。收缩是肌肉变紧,在收缩的过程中,肌肉变得短、粗。舒张是肌肉恢复到最初的形状或外形的过程。人体的肌肉是成对排列的,因此当一块肌肉收缩时,其他肌肉舒张。这些相反的动作产生了运动。

肌起始部(muscle origin)是肌肉起始的位置。它指的是更牢固的附着处或朝向人体中线的肌肉部分。

肌附着(muscle insertion)是肌肉终止的位置。它指的是更灵活的附着处或远离人体中线的肌肉部分。

⟵复习

8. 肌肉系统的四大疾病有哪些?

心血管系统

心血管系统包括循环系统、心脏和淋巴系统。这些系统为人体细胞和组织提供生命支持功能。心脏和淋巴系统的疾病有特定的症状和体征(表7-4和表7-5)。

循环系统

循环系统的两大主要功能如下:

1. 运输。将氧气和营养物质输送到人体细胞;将人体细胞产生的二氧化碳和代谢废物运出;输送激素和抗体。

表7-4　心脏疾病

疾病	疾病描述	症状和体征
心肌病	心肌疾病。病因不明,通常会导致心衰	疲劳、无力、心衰、胸痛和呼吸短促
冠心病	冠状动脉粥样斑块引起的,可减少心脏血流	胸痛,呼吸短促。疼痛可放射到颈、下颌、手臂或后背。脸色灰白,常伴有焦虑症状
心内膜炎	心脏内膜的炎症,可由细菌、病毒、肺结核或癌症引起	高热、心脏杂音、血栓、关节疼痛、疲劳、呼吸短促和胸痛
心衰	心脏不能泵出足量的血液。可由疾病、先天疾病、高血压、肺疾病或瓣膜病引起	呼吸无力、虚弱、疲乏、头晕、意识混乱、低血压或死亡
心包炎	心包膜的炎症。可由细菌、病毒、肺结核或癌症引起	高热、心脏杂音、血栓、脾大、疲劳、关节疼痛、体重下降或呼吸短促

表7-5　淋巴系统疾病

疾病	疾病描述	症状和体征
淋巴管炎	外周淋巴管的炎症,通常由感染引起	沿手臂或腿部延伸的红色条索,伴有淋巴结肿大、触痛
淋巴结病	一个或多个淋巴结肿胀或变大;可由感染、炎症或肿瘤转移引起	淋巴结疼痛,肿胀
淋巴水肿	因增多的淋巴引起的软组织肿胀	肢体肿痛

2. 调节体温,并保持化学物质平衡。

心脏

每天心脏以40英里/小时(1英里/小时=1.61km/h)的速

度将4 000加仑(1加仑=3.79L)的血液泵到70 000英里(1英里=1.61km)的血管中(图7-7)。心脏是由4个腔组成的中空的肌肉器官。心脏的大小因人而异,与握紧的拳头大小相当。心脏受胸腔的保护,位于两肺之间,膈的上部。心脏外包绕着

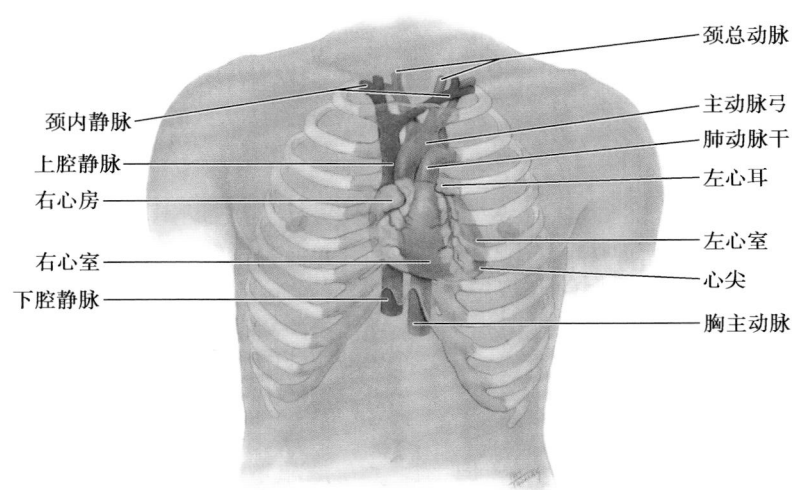

图 7-7　心脏和大血管

双层的膜囊,称为心包膜(percardium)。两层膜之间的浆液,可以预防心脏跳动时产生的摩擦。

心腔

心脏就像一个双泵,右侧的泵将血液泵到肺,左侧的泵将血液泵到身体其他部位。冠状血管为心肌供血(图 7-8)。每侧心脏分为上下两个腔,共 4 个腔。上腔是心房,接收血液,下腔是心室,泵出血液。

心脏瓣膜

单向瓣膜分隔心腔,可防止血液反流,它随着心脏的跳动打开和关闭。三尖瓣(有 3 个尖或三角形的部分)位于右心房和右心室之间。二尖瓣有两个尖,位于左心房和左心室之间。

动脉瓣由 3 个新月形的瓣叶组成。肺动脉瓣允许血液从右心室流向肺动脉。主动脉瓣允许血液从左心室流向主动脉弓。

心脏的血流

右心房接收来自上腔静脉和下腔静脉的血液,它们是进入心脏最大的静脉。这些血液来自除肺以外的所有组织,含有代谢废物,含氧量低。血液从右心房流入右心室。

右心室接收右心房的血液,并将其泵到肺动脉,将血液输送到肺内。

左心房接收来自 4 条肺静脉的氧合血液(肺静脉是体内唯一含氧丰富的静脉),血液从左心房流入左心室。

左心室接收左心房的血液。然后将血液泵入人体最大的动脉——主动脉弓,再泵到除肺以外的全身各处。

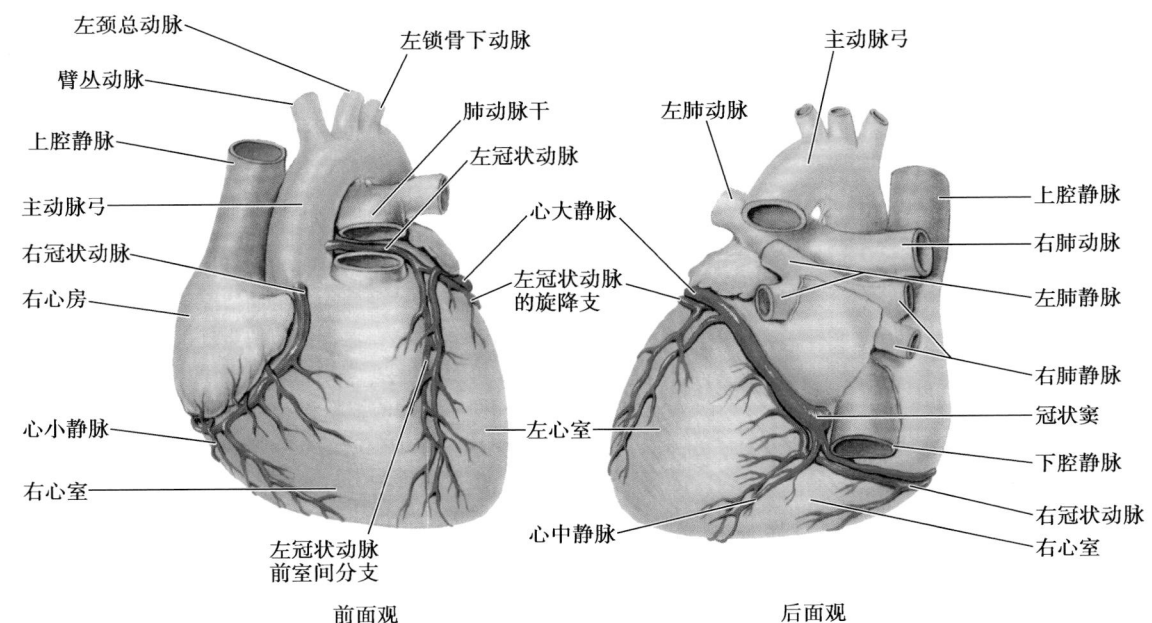

图 7-8　冠状血管。(From Applegate EJ:The anatomy and physiology learning system,ed 4,St Louis,2011,Saunders.)

9. 循环系统的两大主要功能是什么?
10. 心脏的上腔和下腔分别叫什么?

血管

人体主要包含 3 种类型的血管:动脉、静脉和毛细血管。

动脉(arteries)是将血液从心脏运送到全身各处的大血管(图7-9)。动脉壁由 3 层组成,这个结构使动脉具有肌收缩性和弹性,因此它们可以随着心脏的跳动收缩和舒张。

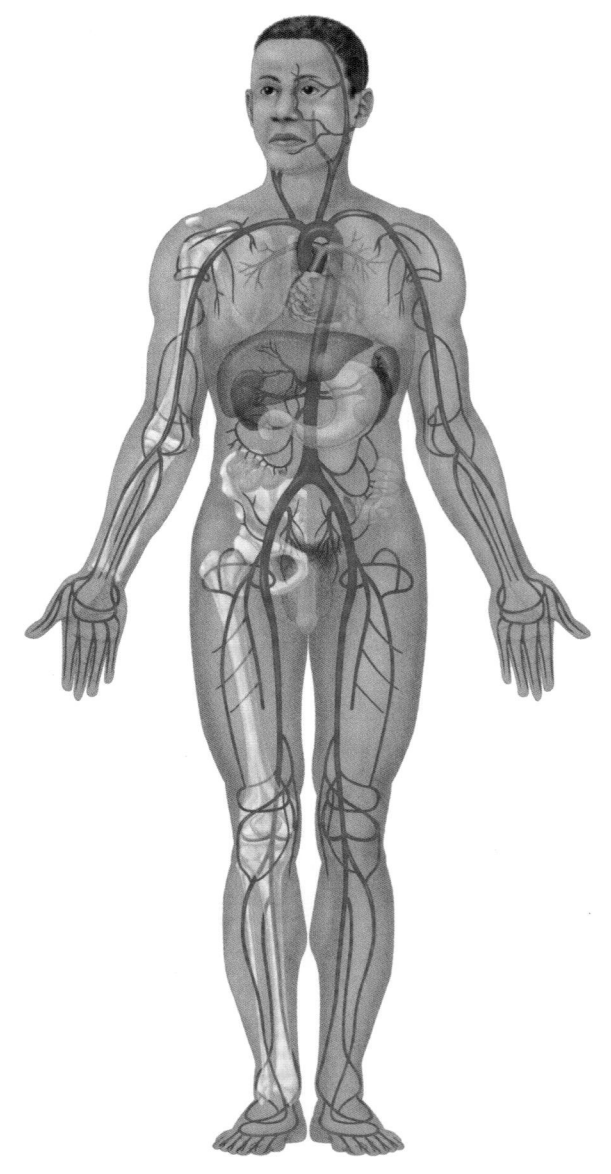

图 7-9　动脉将血液从心脏运送到人体各处。(From Patton KT, Thibodeau GA: Anatomy and physiology, ed 8, St Louis, Mosby, 2013.)

静脉(veins)将充满代谢废物的血液运回心脏。与动脉相比,静脉壁更薄,弹性也更差。静脉含有静脉瓣,允许血液流向心脏并防止其反流。

毛细血管(capillaries)形成了连接动脉系统和静脉系统的微血管系统。血液在经过动脉和静脉时流的很快,但在经过毛细血管组成的扩大区域时流的很慢。缓慢的血流为组织液和周围细胞之间进行氧气、营养物质和代谢废物的交换提供了时间。

血液和血细胞

血液学是研究血液的学科。人体含有约 4~5L 的血液,占体重的 8%。当放入离心机进行旋转时,血液可分成固体部分和液体部分(图 7-10)。固体部分也称为血液的有形成分,包括红细胞、白细胞和血浆。一滴血液含有 500 万个红细胞,7 500个白细胞和 30 万个血小板。

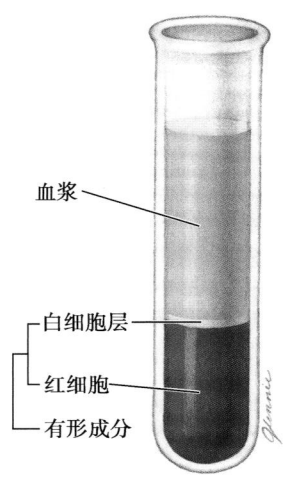

血浆
白细胞层
红细胞
有形成分

图 7-10　分血器。(From Gerdin J: Health careers today, ed 5, St Louis, Mosby, 2012.)

血浆(plasma)是淡黄色的液体,负责转运营养物质、激素和代谢废物。血浆含有 91% 的水分,剩下的 9% 主要是血浆蛋白,包括白蛋白和球蛋白。

红细胞(red blood cells)也称“erythrocytes”,它含有对氧气转运至关重要的血红蛋白。红细胞由红骨髓生成。当红细胞丧失转运功能时,它会被脾脏、肝脏和骨髓中的巨噬细胞破坏。

白细胞(white blood cells)也称为“leukocytes”,具有初级防御疾病的功能。5 大类白细胞分别如下:

1. 嗜碱性粒细胞没有明确具体的功能。
2. 嗜酸性粒细胞在过敏的情况下会增多。
3. 淋巴细胞在保护人体的免疫过程中很重要。
4. 单核细胞通常以巨噬细胞的形式发挥作用,它可去除凋亡和即将凋亡的细胞和其他碎片。
5. 中性粒细胞通过吞噬细菌来抵御疾病。

血小板也称为“platelets”,是血液中最小的有形成分。它们在骨髓里生成,并在凝血过程中发挥重要作用。血小板通常由红骨髓生成,可存活 5~9 天。

11. 血管分为哪 3 种主要类型,其名称和功能是什么?

血型和 Rh 因子

输血安全管理中要求测定血型和交叉配血。血型主要取决于血液中存在的抗原和抗体。血型主要分为 A 型、AB 型、B 型和 O 型。病人输入与其自身血型不匹配的血液可引起严重甚至致命的反应。

Rh 因子是在研究恒河猴时发现并命名的,存在于一些个体红细胞表面的其他抗原。为了匹配这类人的血型,Rh 因子必须根据其为阴性或阳性进行匹配。血液中含有这种因子的病人为 Rh 阳性病人,不含有这种因子的病人为 Rh 阴性病人。抗 Rh 抗体通常不存在于血浆中,但当病人暴露在 Rh 因子中时,会形成抗 Rh 抗体。例如,一个 Rh 阴性的妈妈初次分娩一个 Rh 阳性的宝宝不会引起血液反应,但分娩过程中,孩子的血液与母体血液混合后,母体的血清中会形成抗 Rh 抗体。今后,如再生出的 Rh 阳性的胎儿的 Rh 抗原与母体抗 Rh 抗体发生反应会形成骨髓成红细胞增多症,可导致胎儿死亡。分娩出 Rh 阳性的宝宝时,Rh 阴性的母亲需立刻注射抗 Rh 丙种球蛋白来防止抗 Rh 抗体的形成。

淋巴系统

淋巴系统由淋巴管、淋巴结、淋巴液和淋巴器官组成(图 7-11)。淋巴管从组织中吸收多余的蛋白质,将其送回血液中。淋巴器官和淋巴系统一起杀灭有害的病原微生物(见第 19 节)。从毛细血管中渗出的液体能够滋润组织和细胞,使其保持湿润。这种清亮、淡黄色的液体称为淋巴液,它被淋巴系统重新吸收,并通过静脉返回血液中。这种单向的流动系统推动液体流向心脏。

淋巴管

毛细淋巴管是一个薄壁的管路,它将淋巴液从组织间隙运到更大的淋巴管。与静脉相似,淋巴管也有防止反流的瓣膜。淋巴液通常流向胸腔,并在此处注入上腔静脉。特殊分化的淋巴管叫乳糜管。乳糜管分布于小肠,可促进脂肪从小肠吸收入血。

淋巴结

淋巴结是位于淋巴管中的小圆形或卵圆形的结构,通过产

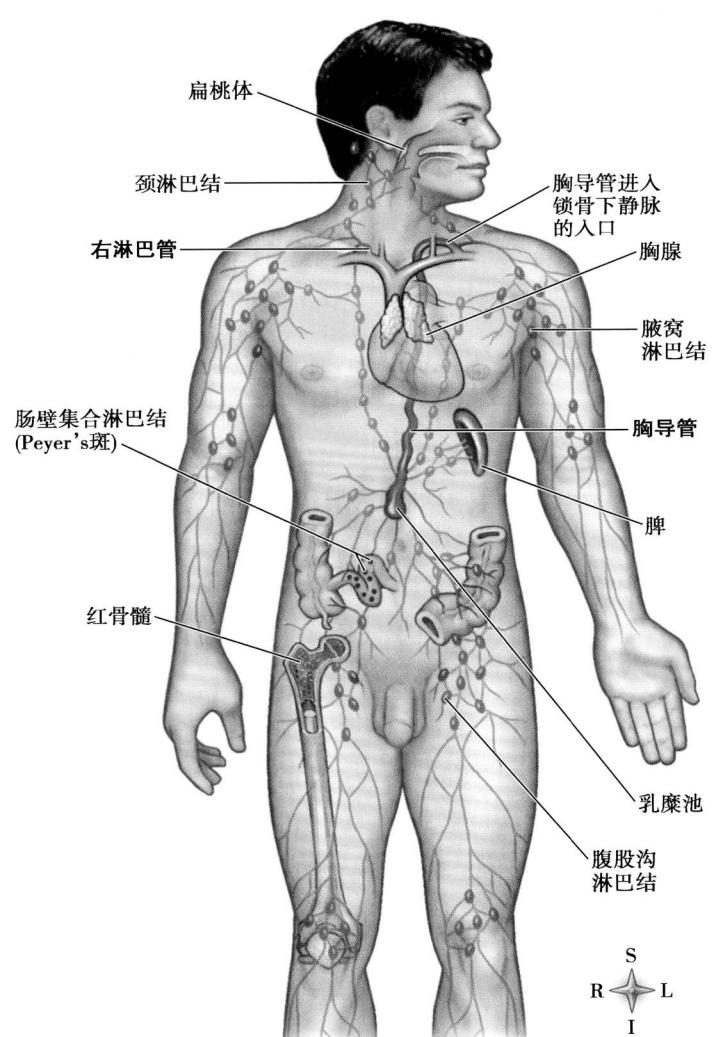

图 7-11 淋巴系统。(From Patton KT, Thibodeau GA: Anatomy and physiology, ed 8, St Louis, Mosby, 2013.)

生抗体来抵御疾病。急性感染时,淋巴细胞聚集以摧毁外来物质,淋巴结会变得肿胀、有触痛(见表7-5)。

人体主要的淋巴结部位包括:颈淋巴结(颈部)、腋窝淋巴结(腋下)和腹股沟淋巴结(下腹)。

淋巴液

淋巴液也称为组织液,是一种清亮、无色的液体。淋巴液在细胞和组织间隙流动,可将物质从这些组织运回血液。

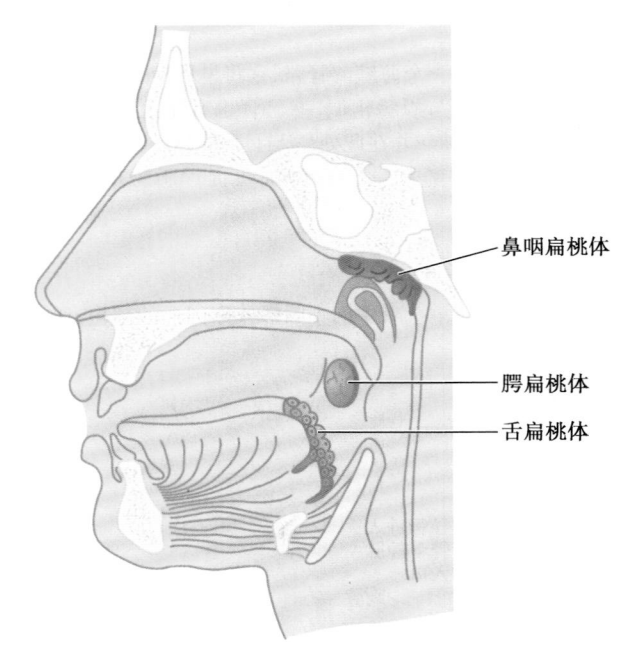

鼻咽扁桃体

腭扁桃体

舌扁桃体

图 7-12　扁桃体

淋巴器官

扁桃体是位于鼻和咽喉上部的淋巴组织团,它们形成了淋巴组织的保护环(图7-12)。

鼻咽扁桃体,也称为扁桃腺,位于鼻咽部。腭扁桃体位于咽喉的前后柱之间的口咽处,通过口腔可以直接看到。舌扁桃体位于舌背部。

在扁桃体切除术中,所有的扁桃体均被摘除。扁桃体能够将淋巴细胞释放到淋巴液中杀死入侵的病原微生物,在该过程中可能会出现扁桃体感染。

脾是人体最大的淋巴器官,与握紧的拳头大小相当,位于腹部左上象限,腹膜下,胃的后面。脾脏生成淋巴细胞和单核细胞,它们是免疫系统的重要成分。它还滤过未被淋巴系统破坏的病原微生物和其他碎片。脾还有储存红细胞的功能,以保持血液中细胞和血浆之间的平衡,去除和破坏不能存活的红细胞。

← 复习

12. 淋巴系统的基本功能是什么?
13. 淋巴系统由哪些部分组成?

神经系统

神经系统是人体的信息传递系统,将指令和方向传至人体不同的器官,可与电脑的信息传输相媲美,大脑和脊髓就像电脑主机,神经如同电缆,可将信息传至这个中心,也可将信息传出。很多疾病会影响神经系统(表7-6和图7-13)。

表 7-6　神经系统疾病

疾病	描述	症状和体征
头部损伤	由头部钝伤或颅骨的破裂引起	症状差异较大,主要与受损的大脑区域有关,但均包括出血、肿胀或颅内压升高
脑部肿瘤	良性或恶性	取决于肿瘤的位置,肿瘤会对周围组织施压
偏头痛	血管舒张,头部血流增加	感觉跳痛,严重的头痛、恶心、呕吐和视力模糊
脑血管疾病	脑部血流受阻;可由出血或血栓引起,通常称为卒中	麻木、精神状态改变、眩晕、肌肉协调性丧失等
癫痫	痉挛发作	癫痫大发作:肌肉抽搐、痉挛 癫痫小发作:凝视,短时记忆丧失
多发性硬化	渐进性的中枢神经系统脱髓鞘和瘢痕化病变	可出现视觉障碍,感觉、运动和精神问题
阿尔茨海默病	慢性进行性退化性疾病,无法治愈	对事件、人物和地点的近期记忆丧失。随着时间的推移,茫然与定向障碍增加,导致体力衰退和死亡
贝尔面神经麻痹	面神经(第七对脑神经)的麻痹,会引起患侧面部的功能障碍	病人不能睁眼或闭嘴。可发生于单侧或双侧面部
三叉神经痛	三叉神经的病变	也称为痉挛性疼痛。三叉神经(第五对脑神经)的炎症引起的严重疼痛。疼痛为剧烈刺痛和灼热痛,可持续几秒;常由其他事件诱发,进行性加重。疼痛部位取决于受累的神经分支,可发生在眼周和前额上部;上唇、鼻和颊;舌和下唇
帕金森病	慢性进行性退化性神经系统疾病	手间歇性颤抖,运动僵硬,曳行步态,面具样面容,弓腰

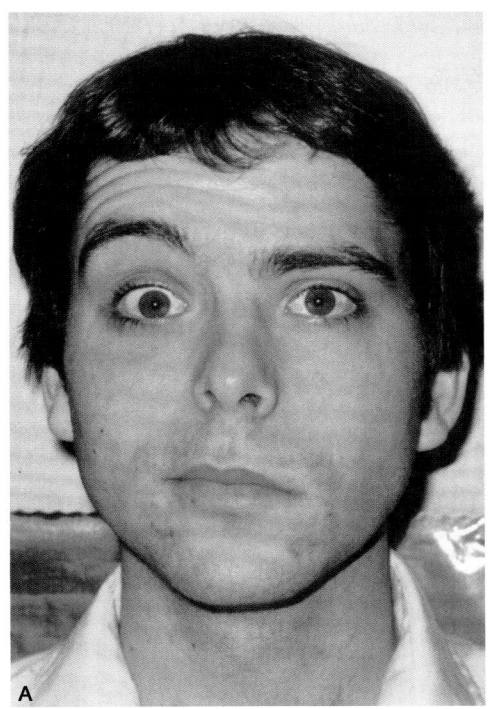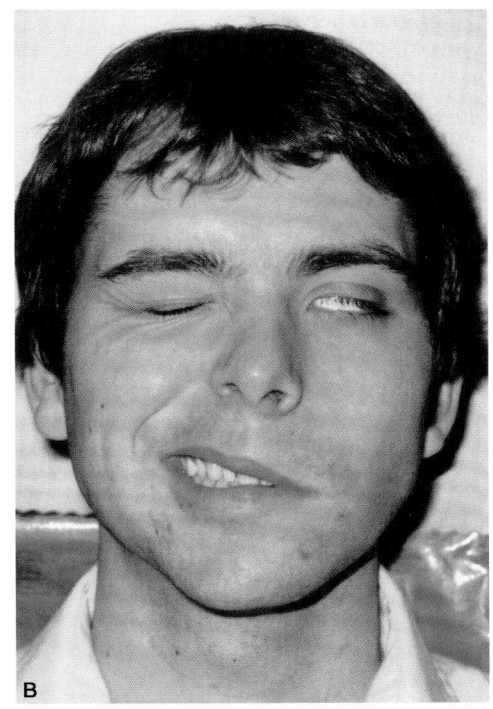

图 7-13　贝尔面神经麻痹。病人左侧面部肌肉麻痹。**A,**病人尝试抬起眉毛。**B,**病人尝试闭眼和微笑。(Courtesy Dr. Bruce B. Brehm；from Neville B，Damm D，Allen C et al：Oral and maxillofacial pathology，ed 3，St Louis，Saunders，2009.)

神经系统由中枢神经系统和外周神经系统组成。中枢神经系统(central nervous system，CNS)包括脑和脊髓(图 7-14)。外周神经系统(peripheral nervous system，PNS)包括脑神经和脊神经。PNS 还包括自主神经系统,又分为交感神经系统和副交感神经系统。

复习

14. 神经系统由哪两大系统组成?
15. 自主神经系统可分为哪两类?

神经元

神经元(neurons)的基本功能是传递信息或神经冲动。神经元具有兴奋性,可对刺激做出反应,并具有传导性,可传导神经冲动。

根据功能,神经元可分为如下 3 种类型:

1. 感觉神经元,存在皮肤或感觉器官中,可向大脑和脊髓传导神经冲动。

2. 运动神经元,将大脑和脊髓的神经冲动传至肌肉和腺体。

3. 联络神经元,将神经冲动从一个神经元传至另一个神经元。

突触是两个神经元之间或神经元和接收器之间的结构。神经递质是将神经冲动穿过突触,从一个神经元传导至另一个神经元的化学物质。

部分神经的表面包绕 1 层白色保护性膜,称为髓鞘。表面覆盖髓鞘的神经称为白质,不含有保护性髓鞘的神经是灰色的,组成了大脑和脊髓的灰质。

复习

16. 神经元按功能可分成哪 3 种类型?

中枢神经系统

颅骨保护脑,椎骨则保护脊髓。

脑

脑是调节人体活动的主要中心;脑的不同部位控制人体功能的不同方面。最大的部分是大脑,它可分为左脑半球和右脑半球。脑功能分区明确,左侧大脑控制右侧肢体的活动,右侧大脑控制左侧肢体的活动。

脊髓

脊髓含有控制肢体和人体下部分的所有神经,脊髓是神经冲动传到大脑并从大脑传出的通路。脑脊液在脑和脊髓周围流动,主要功能是缓冲,使大脑和脊髓免于休克和损伤。

外周神经系统

外周神经系统包括脑神经和脊神经的分支神经。外周神经系统有两类。自主神经系统(autonomic nervous system，ANS)控制无意识的活动,如呼吸、心率、体温、血压和瞳孔大小。交感神经系统(somatic nervous system，SNS)控制有意识的活动。

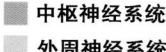
■ 中枢神经系统
■ 外周神经系统

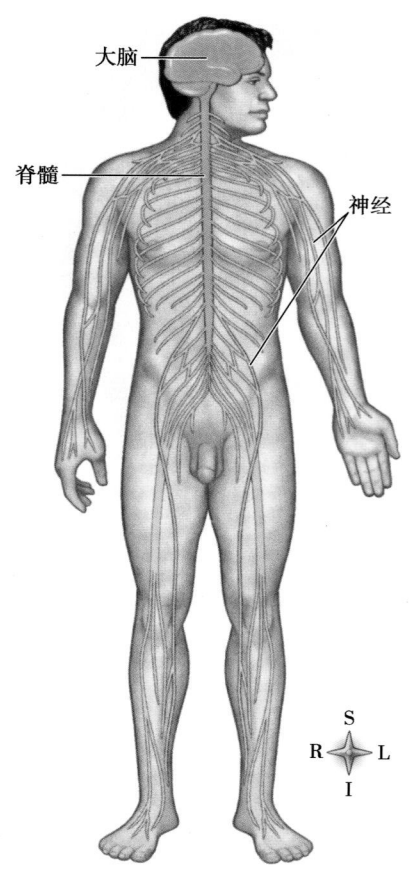

大脑

脊髓

神经

S
R ✦ L
I

图 7-14 中枢神经系统。（From Patton KT, Thibodeau GA: Anatomy and physiology, ed 8, St Louis, Mosby, 2013.）

呼吸系统

呼吸系统将氧气输送到人体数百万的细胞中，并将代谢废物二氧化碳排出体外。呼吸系统由鼻、鼻旁窦、咽、会厌、喉、气管、肺泡和肺组成。呼吸系统疾病有特定的症状和体征（表7-7）。

结构

鼻

空气通过鼻孔进入人体，并通过鼻腔（图7-15）。鼻中隔是软骨组成的壁，将鼻分隔开。

鼻和呼吸系统的内表面覆盖着黏膜，为特殊类型的上皮组织。进入的气体经过薄层鼻毛过滤后进入体内。

黏膜分泌黏液，可帮助湿润和温暖进入鼻内的空气。

咽

气体通过鼻腔后到达咽部，通常也称咽喉。咽分为鼻咽、口咽和喉咽三类。

鼻咽位于鼻的后部，软腭上方。咽鼓管是从中耳通向鼻咽的狭窄通路。

口咽是从软腭延伸到下方的会厌水平。口咽是直视口腔时可见的咽喉部分，同时通向胃和肺。如果病人在治疗中吸入某物，如锋利的牙齿碎片，则可能通过口咽进入肺或消化系统。

喉咽从会厌延伸到下方的气管。鼻咽包含扁桃腺，口咽包括腭扁桃体。

会厌

口咽和喉咽是食物进入口腔，空气进入鼻腔的共同通路。在吞咽过程中，会厌像个盖子一样盖住气管，防止食物进入肺内。

喉

喉也称为声音盒，包含可以发音的声带，由一系列的软骨结构保护和支撑。最大的软骨在颈前形成了明显的凸起，通常称为"喉结"。

气管

空气通过喉进入气管。气管位于食管前方，由一系列C形的软骨环保护和支撑，自颈部延伸至胸部。

表 7-7 呼吸系统疾病

疾病	描述	症状和体征
扁桃体炎	扁桃体的炎症。可累及腺体	严重的喉咙干燥、沙哑。可伴有发热、寒战、头痛、肌肉疼痛和全身疼痛
鼻窦炎	鼻窦的急性炎症	发热、寒战、鼻塞、疼痛和受累鼻窦触痛
肺炎	肺的急性炎症。可为病毒性、细菌性或非细菌性	发热、寒战、进行性咳嗽、全身无力
喉炎	病毒、细菌或刺激物引起的喉部炎症	喉咙发红、寒战、高热、头痛、吞咽困难
肺结核	由含有结核分枝杆菌的液滴感染引起的传染性疾病	早期症状包括低热、寒战、盗汗、无力和疲乏。随后会出现咳血痰、胸痛
肺癌	确切病因包括吸烟和大气污染	咳嗽、疼痛、呼吸短促、体重下降、全身无力

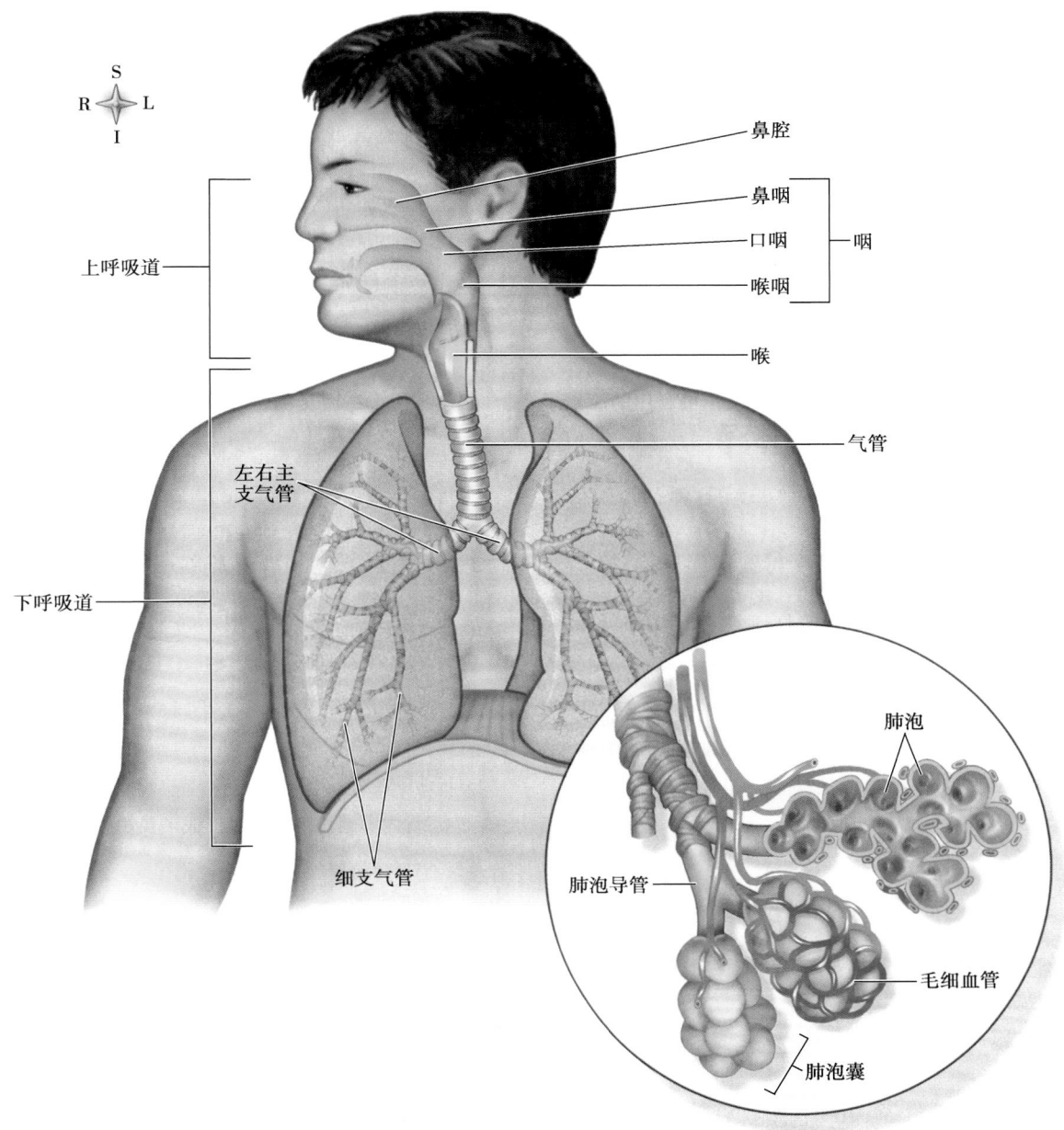

图 7-15　呼吸系统的结构。（From Patton KT,Thibodeau GA：Anatomy and physiology，ed 8，St Louis，Mosby，2013.）

肺

气管分成两个分支称为支气管。每个支气管通向一侧肺，并在肺内分成更小的分支。细支气管是分支中最小的支气管。肺泡是位于每个细支气管末端的葡萄串样的结构。肺泡壁很薄，外面包绕着毛细血管网。呼吸过程中，肺和血液之间在肺泡处进行气体交换。氧气从气道壁透过肺泡壁进入血液，二氧化碳从血液进入肺泡再排到空气中。

复习

17.　呼吸系统的功能是什么？

消化系统

消化系统的工作就像组装商品的流水线一样，但其过程是相反的。它将摄入的食物通过消化液分解成小的、可吸收的营养成分，从而产生能量并提供人体必需的营养物质、水和电解质。消化功能不受意识控制。我们可以决定吃什么，什么时候吃，但食物一旦摄入，消化系统在没有我们意愿的情况下就开始行使功能。消化系统疾病有很多种，从常见疾病（如胃食管反流）到威胁生命的疾病（如腹膜炎）（表 7-8）。

消化过程

消化系统通过以下 5 个过程为人体提供营养物质：

表 7-8　消化系统疾病

疾病	描述	症状和体征
胃食管反流	胃液反流进入食管	胃灼热、吞咽困难
胃溃疡	暴露在胃液和胃蛋白酶中的胃黏膜糜烂	胃胀、烧灼、消化不良、食欲改变和体重减轻
溃疡性结肠炎和克罗恩病	肠道的慢性炎症过程,可导致营养吸收不良	腹痛、痉挛或伴随体重减轻的腹泻,可出现贫血、疲乏、肠出血、疼痛和痉挛
痔疮	肛管静脉曲张或扩张	排便时痒、痛、烧灼感
腹膜炎	腹腔内膜的炎症,可危及生命	发热、急性疼痛痉挛、休克症状、触痛、腹部僵硬或腹胀

1. 摄取。食物进入口腔。

2. 消化。消化过程从咀嚼开始,包括食物与唾液混合和吞咽食物。唾液淀粉酶将碳水化合物降解成人体可利用的简单形式。食物吞咽后,胃蠕动使胃液与食物充分混合,进一步消化碳水化合物并开始消化蛋白质。

3. 运动。吞咽后,蠕动(peristalsis)开始;这种有节奏的、波浪性的收缩使食物通过消化道。

4. 吸收。胃和食管内的营养物质穿过胃肠黏膜进入血液。营养物质的吸收主要在小肠。

5. 排泄。多余的水分在大肠被吸收,消化后的固体产物以大便的形式排出体外。

结构

消化系统的主要结构有:口腔、咽、食管、胃、小肠、大肠、肝、胆囊和胰腺(图 7-16)。

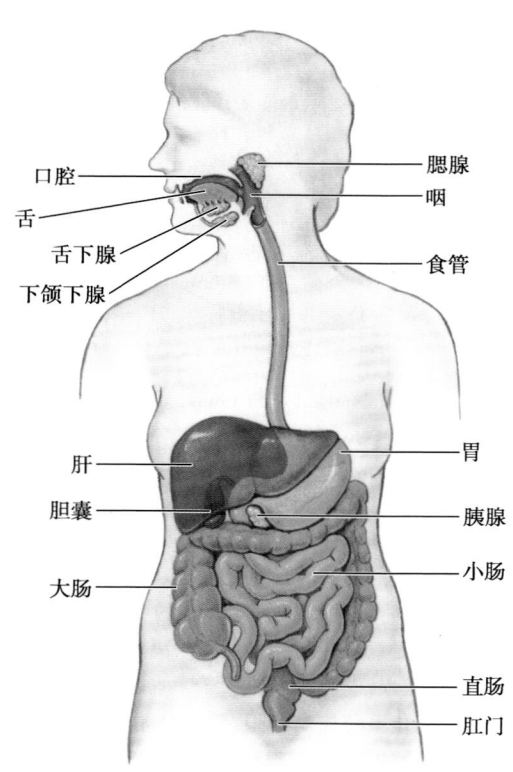

图 7-16　消化系统的主要结构。(From Applegate EJ: The anatomy and physiology learning system, ed 4, St Louis, Saunders, 2011.)

口腔

很多结构与口腔相关,通常称为头部的口腔区。详见第 10 章。

咽

咽是把鼻和口腔连接到喉和食管的纤维肌性管道,是空气和水进入的通路。

食管

食管是约 10inch(1inch=2.54cm)长的管状结构,将食物从咽运送到胃内。

胃

胃是位于膈下腹腔内的囊状器官。胃内腺体产生辅助消化的胃液,胃内连续排列的黏膜形成了保护膜。

小肠

小肠是胃延伸到大肠的开始部分,包括十二指肠、空肠和回肠三部分。

大肠

大肠从小肠末端延伸到直肠,包括盲肠、结肠、乙状结肠、直肠和肛门五部分。

肝、胆囊和胰腺

肝脏位于腹部的右上象限。它将血液中多余的糖转化成糖苷储存起来。当血糖水平降低时,肝脏将糖苷转化成葡萄糖并将其释放到血液中供人体使用。

肝脏清除衰老的红细胞,去除血液中的有毒物质,生成一些血蛋白和胆汁。

胆囊是一个梨形的囊状结构,位于肝脏下方,可以储存和浓缩胆汁。当需要时,胆汁被排到小肠的十二指肠处。

胰腺可以生成含消化酶的胰液。胰液也被排到小肠的十二指肠。

→复习

18. 消化系统的功能是什么?

19. 消化系统的 5 个过程是什么?

内分泌系统

内分泌系统通过化学递质——激素发挥作用,它们经血液循环到达人体每个细胞。

激素可以维持人体内环境的稳定,调节组织内盐和水的含量、血糖和汗液中的盐含量来适应特定的环境。激素可使人体不断发生变化,如儿童的生长、性成熟和周期活动(月经周期)。

当生病、外伤或大脑意识到危险时,激素可激发快速明显的反应。激素与恐惧、愤怒、高兴和绝望等情绪有很大关系。

激素直接分泌到血液中(不通过导管)。内分泌腺包括甲状腺、甲状旁腺、卵巢、睾丸、垂体、胰腺和肾上腺髓质。内分泌腺分布在人体各处,但作为一个整体系统来行使功能(图7-17)。

系统各个组成部分相互联系,一个腺体的分泌物影响其他腺体的活动。很多疾病可对内分泌系统产生影响(表7-9)。

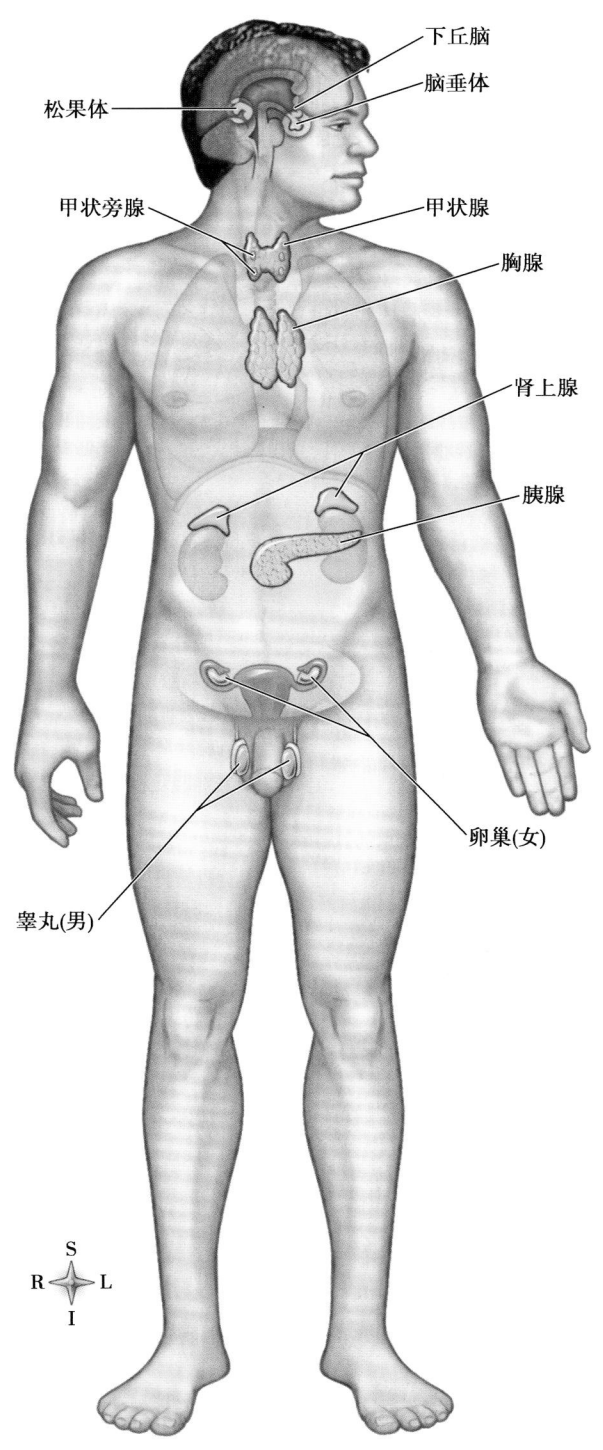

图7-17　内分泌腺。(From Patton KT,Thibodeau GA:Anatomy and physiology,ed 8,St Louis,Mosby,2013.)

表 7-9　内分泌系统疾病

疾病	描述	症状和体征
甲状腺功能减退	甲状腺活动水平减低	代谢减慢,对冷敏感、体重增加或毛发浓密
甲状腺功能亢进	甲状腺活动水平过高	紧张、情绪激动、易怒、注意力分散、怕热、食欲增加同时体重减轻
糖尿病	细胞利用葡萄糖缺陷	1 型糖尿病:胰岛素依赖、体重减轻、疲劳、多尿 2 型糖尿病:不依赖胰岛素、症状不如 1 型严重,可伴有视力模糊

⊙复习

20. 内分泌系统的主要功能是什么?

泌尿系统

泌尿系统也称为排泄系统(图 7-18)。它的主要功能是通过肾小管将大量的液体从血液中过滤出来,以维持体液量和体液成分的平衡。代谢废物以尿液的形式排出体外,有用的物质重吸收进入血液。泌尿系统疾病包括小便失禁、肾衰等(表 7-10)。

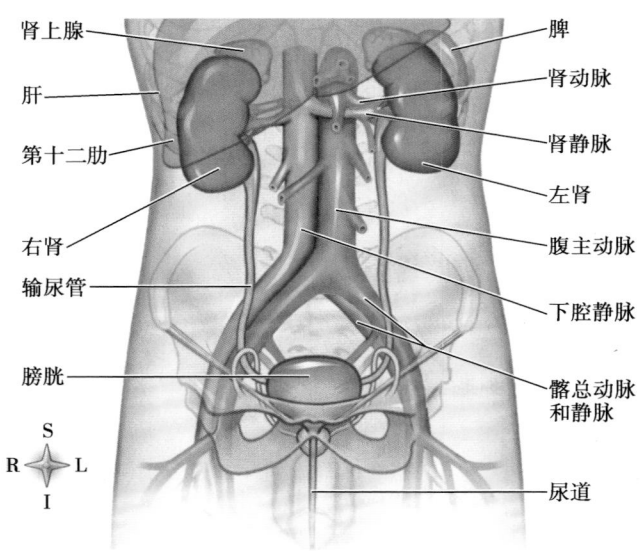

图 7-18　泌尿系统。(From Patton KT,Thibodeau GA:Anatomy and physiology,ed 8,St Louis,Mosby,2013.)

表 7-10　泌尿系统疾病

疾病	描述	症状和体征
肾衰竭	肾功能丧失	液体和代谢废物快速滞留
尿失禁	不能控制排尿;膀胱压力增加	咳嗽、喷嚏或笑的时候尿失禁。尿路感染和其他疾病如帕金森病和多发性硬化病可伴有该症状
膀胱炎	膀胱的炎症	尿痛、尿急、下背疼痛、发热

泌尿系统包括:①肾脏,形成尿液,将代谢废物从血液带走;②输尿管,将尿液从肾脏运出;③膀胱,尿液排出前储存的地方;④尿道,通过排尿,将膀胱排空。肾脏与人体主动脉相连,血供丰富,每分钟有大于 2 品脱(1 品脱 = 0.57L)的血液通过肾脏。

⊙复习

21. 泌尿系统的基本功能是什么?

皮肤系统

皮肤是人体抵御疾病的第一道防线。皮肤系统(integumentary system)有很多重要的功能,具体如下:

* 调节体温。
* 提供保护屏障,防止细菌侵入人体。
* 排出体液和盐。
* 产生触觉。
* 利用太阳中的紫外线将化学物质转化成维生素 D 来促进钙的吸收。

皮肤系统疾病包括皮肤脓肿、皮肤癌等(表 7-11 和图 7-19)。

表 7-11　皮肤系统疾病

疾病	描述	症状和体征
脓肿	通常是由伤口引起的,可使细菌侵入到真皮	伤口当它变大时,红痛的结节会变大,且越来越疼
粉刺	非常常见的一种皮肤病。皮脂腺感染后会引起丘疹或黑头	常见于面部和身体上部。感染性的损伤包括丘疹、脓疱和囊肿
湿疹	非特异性真皮炎;可为急性或慢性	严重瘙痒;症状可包括渗出性水疱和陈旧性斑块
基底细胞癌	常见癌症之一,主要病因是太阳辐射	珍珠样、结节样的边界。随着肿物增大,中央凹陷,并出现反复坏死、结痂、出血、愈合的循环过程

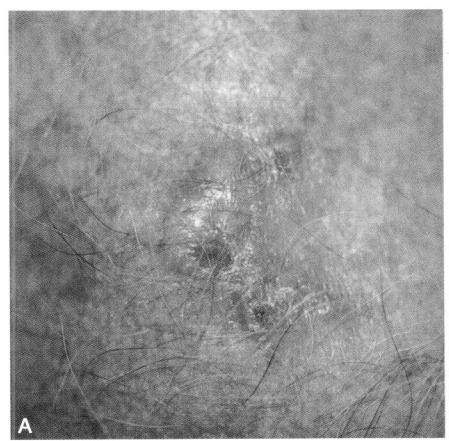
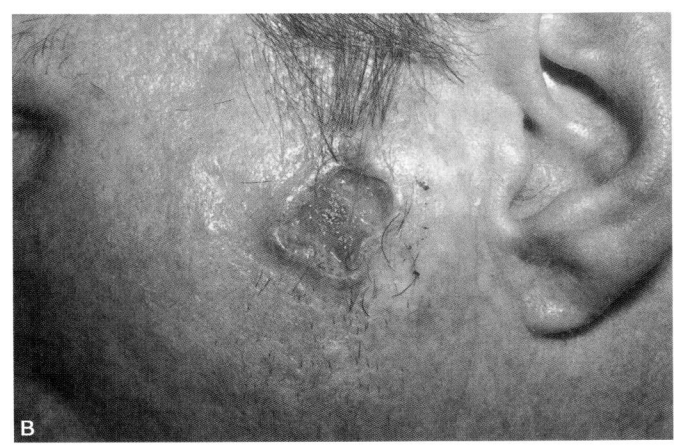
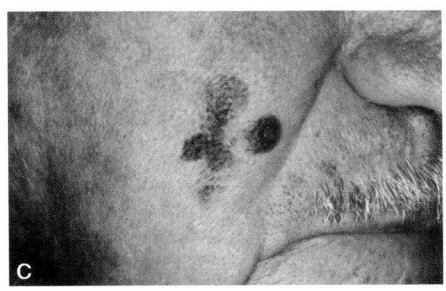

图 7-19 3 种最常见的皮肤癌。A,鳞状细胞癌;B,基底细胞癌;C,恶性黑色素瘤。(From James WD,Berger TG, Elston DM:Andrews' diseases of the skin:clinical dermatology,ed 11,St Louis,Saunders,2012.)

皮肤结构

皮肤由表皮、真皮和皮下脂肪组成。

表皮

表皮是皮肤的最外层,表皮本身无血液供应。表皮细胞从皮下组织的血管获取营养物质。当新生细胞生长到表面时,衰老的细胞死亡并脱落。

真皮

真皮是一层厚的结缔组织层。大部分皮肤由真皮组成。真皮层包含很多游离的神经末梢和感受器,产生了触觉、温度感觉和痛觉。随着年龄的增长,结缔组织的弹性变差,皮肤形成了皱纹。

皮下脂肪

皮下脂肪是一层疏松的结缔组织,将皮肤与皮下器官紧密联系在一起。它具有隔热、避免热量散失和缓冲皮下器官的作用。皮下脂肪的分布与男女体型差异有关。

皮肤附属器官

皮肤有很多附属器官,包括毛发、指甲和腺体。

毛发

毛发可见于几乎所有的皮肤表面。毛发包裹在毛囊里,由毛根和毛干组成。毛干主要由死细胞和蛋白质组成。毛发和皮肤的颜色由表皮产生的黑色素决定。

指甲

像头发一样,指甲主要由无活性的角质蛋白组成。指甲包括根部和体部。指甲体部是可见的部分,根部是被皮肤覆盖的部分,也称为角质层。指甲下方真皮内丰富的血液供应使指甲呈现淡粉色。

腺体

皮肤的腺体包括皮脂腺、汗腺和大汗腺三种类型。

皮脂腺(sebaceous glands)位于除手掌和脚底以外的所有区域,是保持毛发和皮肤柔软的脂肪腺。皮脂腺与性激素密切相关。在青春期时,其功能会变得活跃。随着年龄的增长,皮脂活动减退,头发和皮肤变得干燥。

汗腺(sudoriferous glands)分布在人体各处,通过分泌汗液调整体温。在应对压力源时也可分泌汗液。

大汗腺(apocrine sweat glands)是最大的腺体,主要位于手臂下、乳头周围和生殖器区域。分泌物经细菌降解会产生体味。

→ 复习

22. 皮肤的四大功能是什么?
23. 皮肤的附属器官有哪些?

生殖系统

女性

女性生殖系统由外生殖器和内生殖器组成。外生殖器包括阴阜、大阴唇、小阴唇、阴道口和阴蒂。内生殖器包括卵巢、输卵管、子宫和阴道。生殖系统的功能是生育,从青春期(月经初潮)开始,绝经时终止。很多疾病可影响女性的生殖系统(表7-12)。

男性

男性生殖系统由睾丸、分泌导管和附属器官组成,可形成和输送精子。附属器官包括前列腺和精囊。一些器官同时是输尿管路和生殖系统的组成部分。部分疾病可影响两个系统中任一系统的功能或同时影响两个系统功能(表7-13)。

表7-12　女性生殖系统疾病

疾病	描述	症状和体征
阴道炎	阴道炎症	异常流液、瘙痒、灼痛,排尿时疼痛
卵巢肿瘤	正常的卵巢结构变大	盆腔受压感、尿频、便秘和腰痛
中毒性休克综合征	与月经和使用卫生棉条有关的感染	开始24小时表现为流感样症状,高热、头痛、喉咙痛、呕吐、全身丘疹和低血压
盆腔感染性疾病	多个生殖器官的炎症	白带有恶臭味,腹痛。全身感染症状
乳腺癌	乳腺内无法控制的癌细胞生长,这些细胞能扩散到人体的其他部位	乳腺内异常的肿物组织;酒窝征,乳头回缩或乳腺外观变大

表7-13　男性生殖系统疾病

疾病	描述	症状和体征
睾丸癌	罕见,通常发生在40岁以下男性	最初表现为睾丸处有无痛的肿物,最常发生在20~35岁可通过淋巴系统扩散到腹部、胸部、颈部或肺部的淋巴结
睾丸炎	单侧或双侧睾丸的炎症或感染	患侧睾丸疼痛,高热伴红肿、触痛
附睾炎	附睾的感染或炎症	腹股沟区域和阴囊触痛。有可能出现高热和尿路感染的表现
前列腺癌	病因不明,在导致男性死亡的癌症中位列第3,多见于40岁以上的男性	尿频、排尿困难、尿潴留

人体十大系统相互作用

人体系统不是独立运行的,它们彼此之间相互影响。当剧烈运动时,肌肉系统需要更多的氧,呼吸系统会努力提供充足的氧气。卵巢和睾丸属于生殖系统,但因它们可分泌激素,也是内分泌系统的重要组成部分。肌肉系统依附于骨骼系统。如果循环系统出现问题,健康的呼吸系统也将无法发挥作用。当一个系统出现问题,通常会影响其他系统。例如,当你在进食时,神经系统接受突如其来的信息,消化系统可能会受到影响。

■ 法律和伦理问题

口腔健康是全身健康的重要组成部分。慢性口腔感染与心肺疾病、卒中、低出生体重和早产的关系研究正在开展。牙周病和糖尿病之间的关系已得到证实。如果没有健康的口腔,则不能称为全身健康。口腔健康和全身健康相互影响。影响全身健康的危险因素如吸烟、营养不良等,也影响口腔健康。

目前在美国,个体之间的差异会导致难以实现理想的口腔健康状态。其他影响口腔健康的因素还包括:收入低、无保险、交通不便及没有时间看牙科医生导致的护理不到位。残疾人和伴有复杂健康问题的个体可能面临其他口腔护理的障碍。在减少社会、政治和经济对口腔健康的阻碍上,我们仍面临很多挑战。■

■ 展望

作为牙医助理,应具备扎实的解剖和生理基础知识。这些知识对个人和专业都有帮助。例如理解肌肉系统的作用机制,有助于在长时间的辅助治疗中正确保护自己颈部和背部的肌肉,使其免受疲劳和扭伤。同时,牙医助理也可能会照护伴有肌肉问题的病人,了解肌肉系统有助于帮助这类病人。

理解循环系统和呼吸系统,能更好地协助医生处理牙科诊所的紧急情况。处方药物也可能对病人的口腔治疗产生不利影响。我们应当及时觉察自己、家庭成员和病人所表现出来的各系统疾病的症状和体征。■

■ 评判性思维

1. 呼吸系统暴露在空气中,对经空气传播的感染源、污染物和刺激物易感。应如何保护自己的呼吸系统?

2. 如果一位手部患有严重关节炎的病人来诊所就诊,其可能面临哪些口腔治疗相关的困难?

3. McBride,女性,80 岁。进入诊室时接诊人员说她的头发看起来非常漂亮,McBride 对接诊人员表达了感谢并指出她年轻的时候,头发比现在更柔软、光亮。McBride 女士的头发真的变化了么?为什么?

4. Cardono 先生是诊所多年的一位老病人。在更新他的健康史时,提到自己的免疫力降低了,因为最近有好几次严重的喉咙疼痛和感冒。人体哪个系统与免疫力下降有关?■

(甘露　李秀娥 译,李秀娥 校审)

8

口腔组织学与胚胎学

关键术语

牙槽嵴(alveolar crest):牙槽边缘的最高点。

牙槽窝(alveolar socket):牙槽突内包绕牙根的腔隙。

成釉细胞(ameloblasts):形成牙釉质的细胞。

解剖牙冠(anatomical crown):牙釉质覆盖的牙齿部分。

根尖(apex):每个牙根的末端。

根尖孔(apical foramen):牙根天然的开口。

成牙骨质细胞(cementoblasts):形成牙骨质的细胞。

破牙骨质细胞(cementoclasts):吸收牙骨质的细胞。

牙骨质(cementum):覆盖解剖牙根的特殊分化的、钙化的结缔组织。

临床牙冠(clinical crown):口腔中可看见的牙齿部分。

受精(conception):男性精子和女性卵细胞的融合。

冠髓(coronal pulp):位于牙冠内的牙髓。

外板(cortical plate):组成牙槽突中央部分的骨松质外的致密层。

牙板(dental lamina):沿着发育中的颌弓曲线排列,增厚的口腔上皮带状组织。

牙乳头(dental papilla):牙齿之间的牙龈。

牙囊(dental sac):包绕发育中的牙齿的结缔组织。

牙本质(dentin):牙根部硬组织,包绕牙髓。牙冠部分由牙釉质覆盖,牙根部分由牙骨质覆盖。

牙本质纤维(dentinal fiber):牙本质小管内的纤维。

牙本质小管(dentinal tubules):牙本质内的微管路。

沉积(deposition):人体增加新骨的过程。

胚胎(embryo):机体发育最早的阶段。

胚胎学(embryology):研究胚胎发育的学科。

胚胎期(embryonic period):是人体发育的阶段,从第2周开始到第8周结束。

釉板(enamel lamellae):从釉质表面延伸至釉牙本质界的薄层叶状结构,由含少量矿物质的有机物组成。

成釉器(enamel organ):发育中的牙齿的一部分,生成牙釉质。

釉梭(enamel spindles):成牙本质细胞的末端,即始于釉牙本质界,伸向釉质的一小段。

釉丛(enamel tufts):始于釉牙本质界,钙化不全或低钙化的釉柱群边界区,可延伸至釉质内1/3处。

脱落(exfoliation):乳牙脱落的正常过程。

胎儿期(fetal period):人发育的一个阶段,始于妊娠第9周,止于出生。

成纤维细胞(fibroblast):结缔组织的细胞成分,可形成牙髓细胞间质。

妊娠期(gestation):从受精到出生的发育阶段。

组织学(histology):从显微水平研究人体组织结构和功能的学科。

施雷格釉柱带(hunter-schreger bands):当釉柱交错排列或方向改变时釉质内产生的黑白相间带。

羟磷灰石(hydroxyapatite):构成骨和牙齿的主要无机化合物。

舌弓(hyoid arch):第二鳃弓,形成茎突、耳部镫骨、茎突舌骨韧带和部分舌骨。

硬骨板(lamina dura):沿牙槽窝排列的薄的密质骨,也称为筛状板。

被覆黏膜(lining mucosa):覆盖颊内侧、口底、唇、软腭和舌下的黏膜,可对其下面的结构产生缓冲作用。

下颌弓(mandibular arch):下颌。

咀嚼黏膜(masticatory mucosa):覆盖硬腭、舌背和牙龈的口腔黏膜。

减数分裂(meiosis):生殖细胞形成过程中的一种特殊分裂方式,能确保染色体数目稳定。

改建(modeling):骨的改变,包含骨沉积和骨吸收两部分。在骨的大小和形态增大时,骨的沉积和吸收活动会沿着关节发生,以适应周围组织生长的需要。也称骨移位。

成牙本质细胞(odontoblasts):形成牙本质的细胞。

牙生成(odontogenesis):新牙的形成。

成骨细胞(osteoblasts):形成骨的细胞。

破骨细胞(osteoclasts):吸收骨的细胞。

牙周膜(periodontium):包绕、支持、附着牙齿的结构。

胚胎植入前期(preimplantation period):受精后第一周的发育阶段。

出生前发育(prenatal development):妊娠开始至婴儿出生的发育阶段。

原发性牙骨质(primary cementum):自牙本质牙骨质界向外形成的牙骨质,覆盖全部牙根。

原发性牙本质(primary dentin):萌出前形成的牙本质,占牙齿的大部分。

初发腭(primary palate):分隔鼻腔和口腔的组织。

柱(prism):钙化的圆柱或棒。

髓室(pulp chamber):牙髓占据的空腔。

根髓(radicular pulp):(除冠髓外)牙髓的其余部分。

重建(remodeling):骨在形态上的增长和变化,包含骨沉积和骨吸收两个过程。

吸收(resorption):人体去除现存骨或硬组织的过程。

继发性牙骨质(secondary cementum):根尖1/2处形成的牙骨质,也成为细胞牙骨质。

继发性牙本质(secondary dentin):萌出后形成的牙本质,在牙齿的整个生命周期以非常缓慢的速度不断形成。

续发腭(secondary palate):胚胎发育期最终形成的腭。

特殊分化黏膜(specialized mucusa):以舌乳头形式存在于舌部的黏膜,与味觉有关。

口凹(stomodeum):原始口腔。

复层鳞状上皮(stratified squamous epithelium):扁平、成形的上皮细胞层。

芮氏线(striae of retzius):牙齿形成期间,代表釉质复合物沉积变化的生长环。

继承恒牙(succedaneous teeth):即恒牙,替换乳牙的永久性牙齿。

第三牙本质(tertiary dentin):外界刺激后形成的牙本质,表现为髓腔壁上的局部沉积。也称修复性牙本质。

牙蕾(tooth buds):牙板增生时所形成的膨隆。

受精卵(zygote):指受精卵。

学习目标

完成此章节的学习之后,学生将能够达到以下目标:

1. 掌握关键术语的发音、写法和定义。
2. 掌握胚胎学的定义,讨论这个重要的发育阶段,包括:
   - 描述胎儿发育的3个阶段。
   - 讨论胎儿期对牙齿发育的影响。
   - 描述硬腭和软腭的发育阶段。
   - 描述牙齿发育的阶段。
   - 说出可影响牙齿发育的遗传因素和环境因素。
   - 描述破骨细胞和成骨细胞的功能。
3. 描述牙齿的生命周期。
4. 掌握组织学的定义,讨论其重要性,包括:
   - 解释临床牙冠和解剖牙冠的区别。
   - 说出并描述牙齿组织。
   - 说出并描述3种类型的牙本质。
   - 描述牙髓的结构和位置。
   - 说出并描述牙周组织的组成,包括牙周韧带的功能。
   - 描述不同类型的口腔黏膜并分别举例。

胚胎学(embryology)是研究胚胎发育全过程的一门学科。本章第一部分重点讨论牙齿的形成和口腔的结构。学习口腔结构的发育能够为我们今后理解这些结构可能出现的发育问题奠定基础。

组织学(histology)是在显微水平研究组织结构和功能的学科。本章第二部分涉及牙齿、牙齿支持结构、包绕牙齿和覆盖口腔的黏膜组织学。通过学习口腔组织学,牙医助理可以更好地理解口腔疾病的发病过程。

口腔胚胎学

怀孕始于受精(conception)。妊娠期(gestation)是指从受精到出生的阶段,平均持续9个月或距离末次月经(last menstrual period,LMP)40周的时间。预产期通常根据经验公式算出;从末次月经日往回推3个月,再加1年零1周。预产期仅仅提供一个参考,孩子可能会提前2周或延迟2周出生。孩子的性别在受精时就已确定并在几周后显现出来。1inch(1inch=2.54cm)的受精卵仅重1g左右,大小类似于一只大汤匙。

医生通常根据末次月经的周数来描述胚胎的发育阶段。在胚胎学上,胎龄是根据末次月经后2周的受精日期为基础进行计算。本节中的胎龄计算方法与上述相同。

出生前发育过程

出生前发育(prenatal development)包括3个不同的时期:

①胚胎植入前期;②胚胎期;③胎儿期(图8-1)。

胚胎植入前期(preimplantation period)发生在第1周。这周初期,精子在受精时穿过卵细胞并与之融合(图8-2)。精子细胞穿过后,卵细胞的表面立刻发生变化:卵细胞的外膜改变以阻止其他精子进入。卵细胞和精子融合并形成受精卵。在受精卵中,精子的23条染色体与卵细胞的23条染色体融合,为新生命提供了完整的46条染色体。这些染色体将决定受精卵的遗传特性,引导其生长和发育。父母双方染色体融合的过程叫减数分裂(meiosis)。减数分裂的过程将确保胚胎(embryo)拥有正确数量的染色体。

胚胎期(embryonic period)是从第2周至第8周末,这个时期的"新个体"通常称为胚胎。这个阶段最为关键,因为人体主要的组织结构在这几周开始发育。细胞开始分裂(数量增加)、分化(变成组织和器官)、融合(形成系统)。很多关键的发育甚至在母亲知道自己怀孕之前就发生了。在怀孕第8周末,宝宝从胚胎发育成胎儿。这个名称的改变表明宝宝发育水平的改变。在胚胎期,宝宝看起来像蝌蚪,但成为胎儿后,他已明显具备人的样子。

胎儿期从第9周持续到出生。在胎儿期,人体系统继续发育并成熟。胎儿有可识别的耳、胳膊、手、腿、足,还有与其他个体相区别的指纹和足纹。因为所有的器官系统均在胚胎期已经形成,所以此阶段胎儿因辐射、病毒和药物诱发畸形的风险比胚胎期要低(表8-1)。胎儿期是发育和成熟的时期(图8-3)。

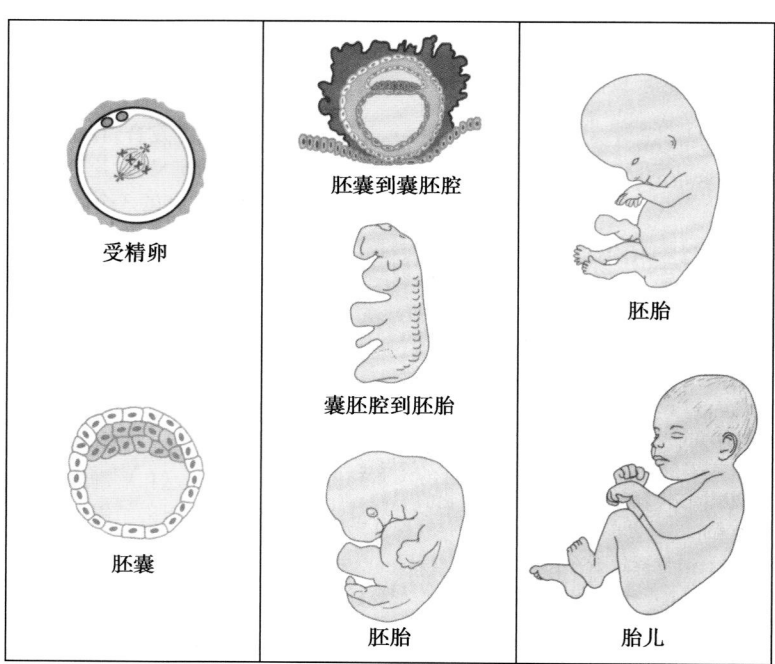

图 8-1　胎儿发育的阶段和结构。(Modified from Bath-Balogh MB, Fehrenbach MJ: Illustrated dental embryology, histology, and anatomy, ed 3, St Louis, 2011, Saunders.)

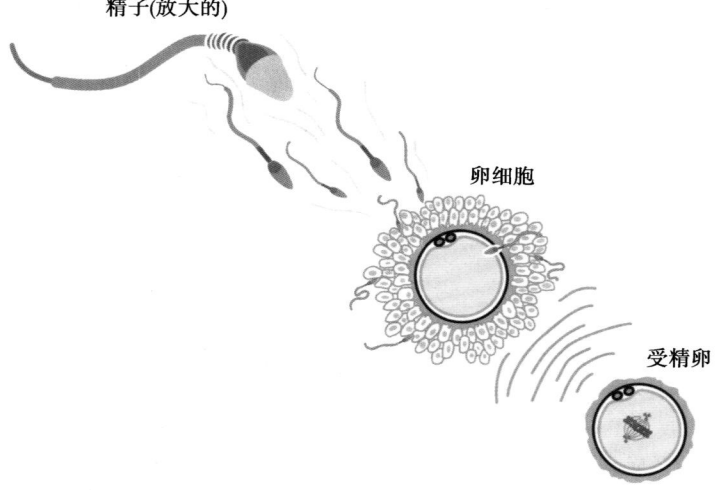

图 8-2　在胎儿发育的第 1 周,减数分裂后,精子与卵细胞受精形成受精卵。来自卵细胞和精子的染色体形成了新的个体——受精卵。(From Bath-Balogh MB, Fehrenbach MJ: Illustrated dental embryology, histology, and anatomy, ed 3, St Louis, 2011, Saunders.)

第11周到足月

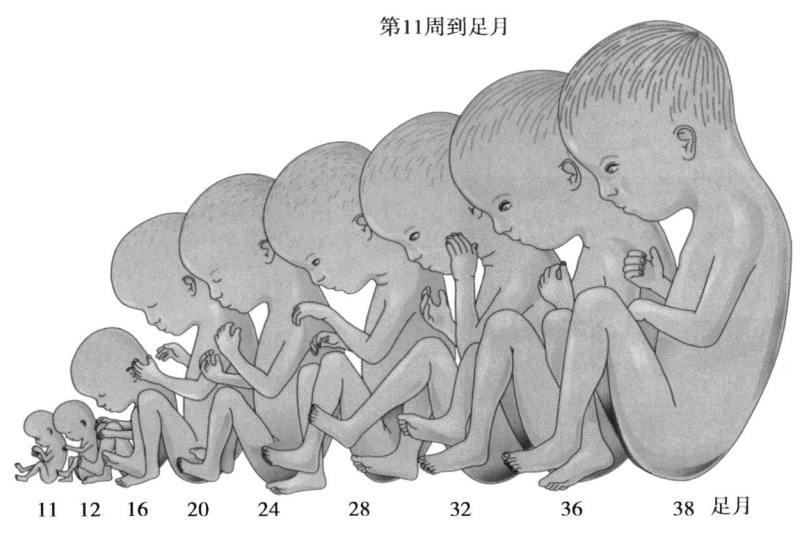

11　12　16　20　24　28　32　36　38　足月

图 8-3　不同周数的胎儿的发育情况

表 8-1　发育紊乱

发育期	图片	举例
胚胎植入前期	唐氏综合征患儿 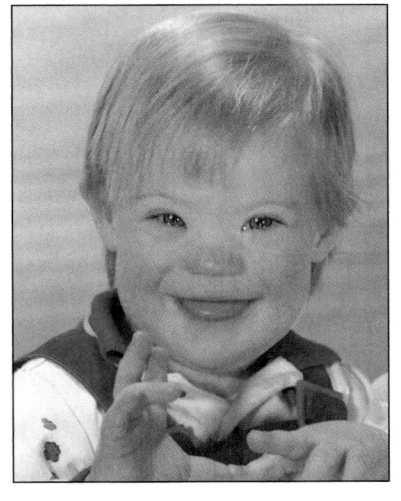	如果在受精时,减数分裂过程发生异常,可发生先天性畸形。唐氏综合征源于多了一条染色体。患有该综合征的患儿出现面部扁宽,眦距宽,鼻梁扁平,睑裂歪斜等缺陷。患儿有不同程度的智力缺陷。唐氏综合征患儿易患牙周疾病和牙齿形态异常。 受精卵植入可发生在子宫外,称为异位妊娠。大部分异位妊娠发生在输卵管。输卵管妊娠通常会出现破裂,引起流产,威胁孕妇的生命
胚胎期	胎儿酒精综合征 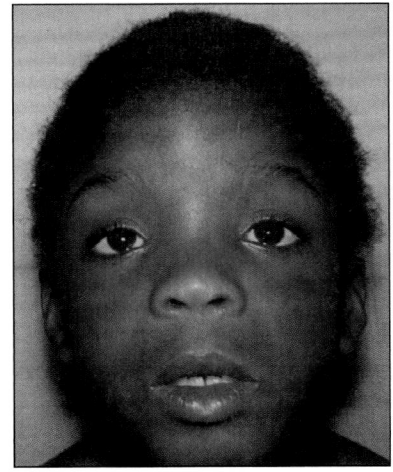	这个时期的发育紊乱也可引起先天性畸形。 母体内的风疹和"德国麻疹病毒"可引起心脏缺陷和儿童耳聋。暴露在高剂量的辐射中可导致细胞死亡、智力和身体发育迟缓。孕妇嗜酒可导致胎儿酒精综合征

续表

发育期	图片	举例
胎儿期	内源性色素沉着:四环素牙 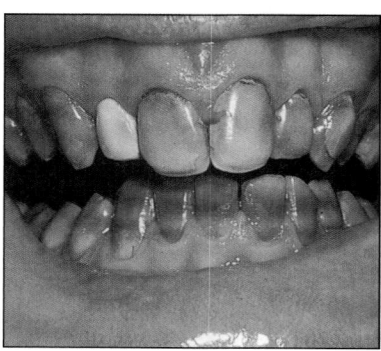	普通的产前诊断——羊膜穿刺术,即在第14周到16周时采集羊水样本来检测胎儿是否存在出生缺陷。 当孕妇在胎儿期口服广谱抗生素四环素,可能会导致患儿乳牙出现永久色素沉着

Figures from Zitelli BJ, McIntire SC, Nowalk AJ: Zitelli and Davis' atlas of pediatric physical diagnosis, ed 6, St Louis, Saunders, 2013; and Daniel SJ, Harfst SA, Wilder R: Mosby's dental hygiene: Concepts, cases, and competencies, ed 2, St Louis, Mosby, 2008. Courtesy Dr. George Taybos, Jackson, MS.

↺ 复习

1. 胚胎发育的3个阶段是什么?
2. 胎儿发育最关键的阶段是哪个阶段? 为什么?

面部和口腔的胚胎发育

在胚胎期,面部及其相关组织在胚胎发育的第4周开始形成。在这个时期,口咽膜、跳动的心脏和口凹(stomodeum)上方的脑胚突迅速发育(图8-4)。

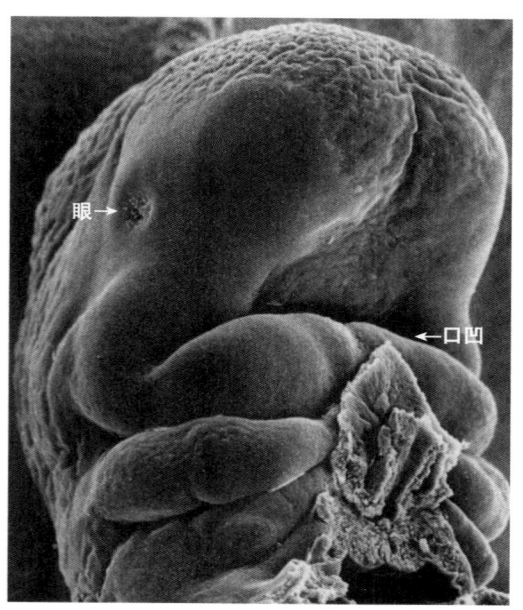

图8-4　四周龄胚胎的头颈部电镜扫描照片可见到大脑、面部和心脏的发育。图示为口凹(或原始口腔)和发育中的眼睛

原胚层

在胚胎发育的第3周,胚细胞形成3个原胚层:外胚层,中胚层,内胚层。每层细胞增殖分化成特殊分化细胞以形成人体组织和器官。

↺ 复习

3. 3个原胚层分别是什么?

原胚层特殊分化细胞形成的结构

外胚层
皮肤、脑、脊髓
头发、指甲
牙釉质
口腔黏膜
中胚层
骨、肌肉
循环系统
肾脏、导管
生殖系统
腹腔黏膜
牙本质、牙髓和牙骨质
内胚层
消化系统黏膜
肺黏膜
部分泌尿生殖系统

口腔的早期发育

在第四周,口凹(原始口腔)和原始咽出现,口凹延伸形成

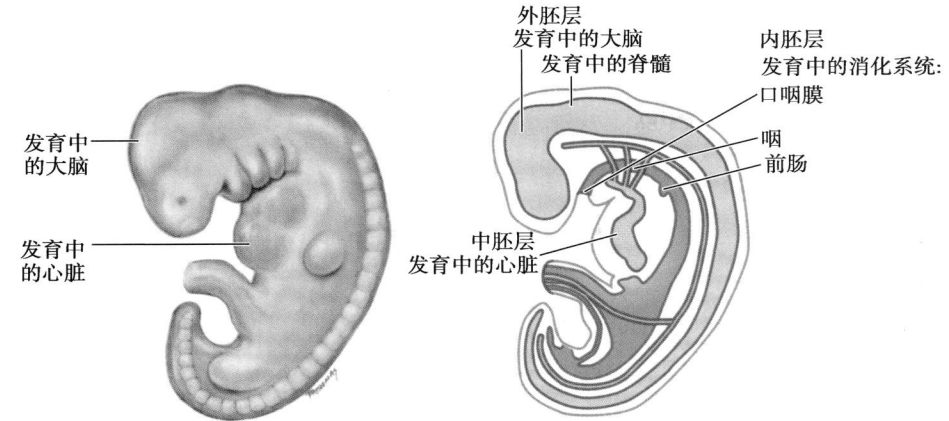

图 8-5 第 5 周人体胚胎的发育。（From Bath-Balogh MB, Fehrenbach MJ: Illustrated dental embryology, histology, and anatomy, ed 3, St Louis, 2011, Saunders.）

口腔的部分。在第 5 周初，胚胎约 5mm。心脏开始出现并突起（图 8-5）。

面部位于前脑突起（将来的前额）的前部区域的上方，第 1 对鳃弓（将来的颊部）下方。

鳃弓

第 4 周末，6 对鳃弓已经形成。前两对鳃弓形成头和颈的结构（见第 9 章）。

第一鳃弓，通常称为下颌弓（mandibular arch），形成面部的骨、肌肉和神经。第一鳃弓还形成下唇、咀嚼肌和下颌骨牙槽突的前部。

第二鳃弓，通常称为舌弓（hyoid arch），形成茎突、耳的镫骨、茎突舌骨韧带和部分舌骨。它还形成颈部侧面和前面以及一些面部表情肌。

第三鳃弓形成舌骨体和舌的后部。第四、五、六鳃弓形成喉咙下部的结构，包括喉软骨、咽和喉的肌肉和神经。

> **复习**
>
> 4. 哪个鳃弓形成了面部的骨、肌肉、神经和下唇？
> 5. 哪个鳃弓形成了颈部的侧面和前面？

硬腭和软腭

腭的形成需要数周时间。它来源于两个独立的胚胎结构：初发腭（primary palate）和续发腭（secondary palate）。这个过程开始于胚胎发育的第 5 周。初发腭和续发腭融合形成硬腭和软腭。这种融合在口腔顶部形成一个 Y 形，在婴儿硬腭的骨性结构中仍可看见。然而，这些骨会继续融合，到成人时，这些融合线就消失了。

融合通常始于第九周初。腭在胎儿期的第 12 周完成发育。因此腭的形成包括 3 个连续阶段：①初发腭的形成；②续发腭的形成；③腭的融合（图 8-6）。这个过程如受到干扰，可导致唇裂或腭裂（图 8-7）（见第 10 章）。

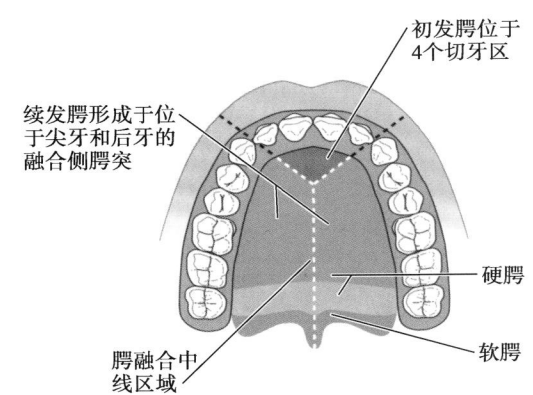

图 8-6 成人腭和发育分界线。（From Bath-Balogh MB, Fehrenbach MJ: Illustrated dental embryology, histology, and anatomy, ed 3, St Louis, 2011, Saunders.）

> **复习**
>
> 6. 腭发育的 3 个阶段是什么？

面部发育

人类面部的发育主要发生在第 5 周和第 8 周之间。面部由额鼻突发育而成，包括前脑和第一鳃弓。口腔结构的进一步发育会在头部的轮廓上形成明显的与年龄相关的变化，如下：

- 在胚胎的第 1 个月，悬突出的前额是主要特征。
- 在第 2 个月，鼻和上颌迅速发育，下颌的发育看起来要滞后一些。
- 在第 3 个月，胎儿已具备人形，尽管头部仍相对较大。
- 在第 4 个月，面部看起来像人，硬腭和软腭开始分化，乳牙列开始形成（牙齿的排列和数量）。
- 在最后 3 个月，脸颊开始堆积脂肪，这些颊脂垫让健康的足月胎儿的面部轮廓更加圆润。

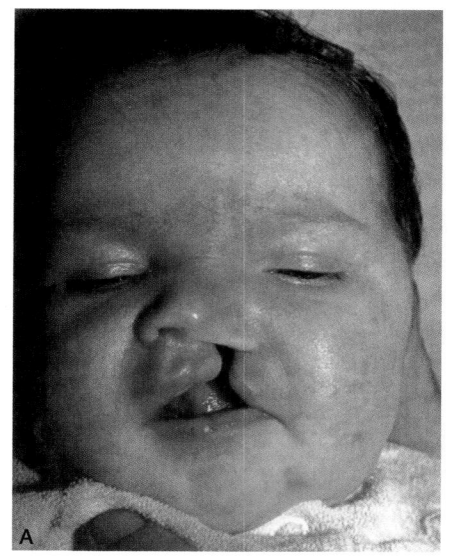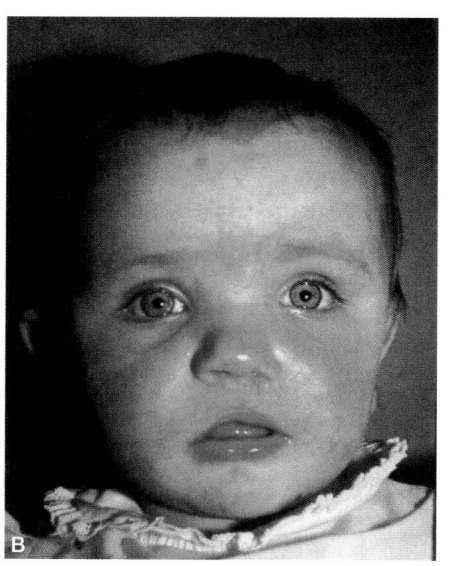

图 8-7　**A**,患有左侧完全性唇腭裂的婴儿。**B**,矫正手术后的婴儿。(From Kaban L,Troulis M:Pediatric oral and maxillofacial surgery,St Louis,2004,Saunders.)

↩ 复习

7. 人类面部发育的时间是什么时候？

↩ 复习

8. 牙齿发育的第一个特征出现在胚胎第几周？

牙齿发育

在胚胎发育的第 5 周或第 6 周时,下颌前部区域出现牙齿发育的第一个特征(表 8-2)。下颌前部发育不久后,上颌前部的牙齿也开始发育,上下颌牙齿的发育过程均从前向后发育。

到第 17 周时,所有的乳牙列发育完成,恒牙开始发育。

发育异常

牙齿发育任何阶段的异常可引起多种畸形。发育异常可由遗传和环境因素引起(表 8-1;表 8-3)。这些发育异常的图片详见第 17 章。

表 8-2　牙齿发育的阶段

阶段/胎龄*	显微镜下表现	主要过程	描述
初始阶段/6~7 周		诱导期	外胚层口凹开始形成口腔上皮细胞,接着出现牙板,牙板与深部的间质和神经嵴细胞相连,并被基底膜分隔开
蕾状期/8 周		增殖	牙板发育成蕾状,突入外胚间充质

阶段/胎龄*	显微镜下表现	主要过程	描述
帽状期/9~10 周		增殖、分化、形态形成	成釉器发育成帽状,沿着间质将牙乳头和牙囊包裹起来,形成牙胚
钟状期/11~12 周		增殖、分化、形态形成	成釉器分化成钟状,由 4 种细胞组成。牙乳头分化成 2 种细胞类型
排列期/每颗牙不同		诱导、增殖	牙齿组织分化成连续的几层
成熟期/每颗牙不同		成熟	牙齿组织矿化至成熟水平

From Bath-Balogh MB, Fehrenbach MJ:Illustrated dental embryology, histology, and anatomy, ed3, St Louis, 2011, Saunders.
* 指的是乳牙列发育的大致胎龄。

表 8-3　牙齿发育异常

异常	时期	描述	致病因素	临床影响(结果)
无牙	初期	单颗或多颗牙缺失	遗传因素,内分泌功能失调,系统性疾病,辐射暴露过量	可出现咬合紊乱和美观问题。需要局部或全口义齿,桥或种植体来替代牙齿
多生牙	初期	一颗或多颗多余牙发育	遗传因素	通常发生在恒牙的上颌中切牙,第三磨牙远中和前磨牙区。可引起牙列拥挤,阻生和咬合紊乱
巨牙/小牙	蕾状期	异常大牙或小牙	发育或遗传	主要见于恒牙上颌侧切牙和第三磨牙

续表

异常	时期	描述	致病因素	临床影响（结果）
牙中牙	帽状期	成釉器凹入牙乳头内	遗传因素	主要影响恒牙上颌侧切牙。牙齿会有较深的舌侧窝，需要进行牙体治疗
双生牙	帽状期	牙胚出现分裂	遗传	大的单根牙，有一个髓腔，冠部表现为双冠。牙列中牙齿的数目是正常的。可导致牙齿外观和间距问题
融合牙	帽状期	两个相邻牙的牙胚融合	局部压力因素	有两个髓腔的巨大牙。牙列中多余的牙。可导致牙的外观和间距问题
结节	帽状期	成釉器受到影响而出现的多余的尖	创伤、压力或代谢疾病	多见于恒磨牙或前牙的舌面隆凸
釉珠	排列期和成熟期	牙根上包绕的釉质	成釉细胞异位到牙根表面	易与根面的钙沉积混淆
釉质发育不良	排列期和成熟期	成釉细胞受到干扰而引起的釉质发育缺陷	局部因素、系统因素或遗传因素	釉质出现点状和固有颜色改变
牙本质发育不良	排列期和成熟期	成牙本质细胞受到干扰而引起的牙本质发育缺陷	局部因素、系统因素或遗传因素	牙本质固有颜色和厚度的改变
结合牙	排列期和成熟期	两颗或多颗牙经牙骨质发生牙根结构的融合	创伤或牙齿拥挤	多见于上颌恒磨牙

遗传因素

在胚胎期的牙齿发育过程中，遗传因素主要影响牙齿和颌骨大小。孩子可能从父母的一方遗传大的牙齿，从另一方遗传小的颌骨，或者小的牙齿和大的颌骨。在孩子发育的过程中，牙齿和颌骨大小关系的矛盾可引起咬合紊乱（牙齿位置不正确或接触异常）。引起牙列异常的遗传因素较少。

环境因素

有害的环境因素通常称为致畸因素，包括感染、药物和射线暴露。怀孕期间服用药物可导致出生缺陷。这些药物包括处方药，非处方制剂如阿司匹林和感冒药片，滥用药物，如酒精等。在怀孕期间服用抗生素，特别是四环素，可导致乳牙出现黄灰色的色素沉着。育龄期妇女应自首次例假停止时避免服用四环素。

母亲的牙齿健康也是影响因素。感染的牙齿产生的毒素对母亲和孩子都是危险的（如母亲牙周病产生的毒素与婴儿的低出生体重相关）。母亲怀孕期间的发热将在胎儿的牙齿发育过程中留下印迹。

孕前好的营养状况有助于使母亲和孩子顺利度过前几周，这几周对孩子的发育至关重要。这个阶段，晨吐反应会困扰很多孕妇，一些女性甚至出现进食困难。

引起先天性畸形的已知的致畸因素

药物：酒精、四环素、苯妥英、锂、氨甲蝶呤、氨蝶呤、己烯雌酚、华法林、萨力多胺、异维甲酸、雄激素、黄体酮

化学物质：甲基水银、多氯联苯

感染因素：风疹病毒、单纯疱疹病毒、人类免疫缺陷病毒（HIV）、梅毒

辐射因素：高水平的射线类型（应避免达到诊断水平的辐射，但还未证明与先天性畸形有关）

Modified from Bath-Balogh MB, Fehrenbach MJ: Illustrated dental embryology, histology, and anatomy, ed3, St Louis, 2011, Saunders.

⭯复习

9. 对牙齿发育有害的两大主要因素是什么？

出生后面部发育

从出生到长大成人,脸型会发生明显的变化(图 8-8)。在青春期和青年初期特定的快速生长期,大部分的面部发育开始。面部骨骼生长、重建,达到正常的生长和发育。这个过程包括特定区域新骨的沉积(deposition)和其他区域骨骼的再吸收(resorption)。

沉积是增加新骨的过程。成骨细胞(osteoblasts)是新骨形成的细胞。新骨的形成有以下例子:骨折后的愈合和拔牙后形成新骨来填补牙槽窝。

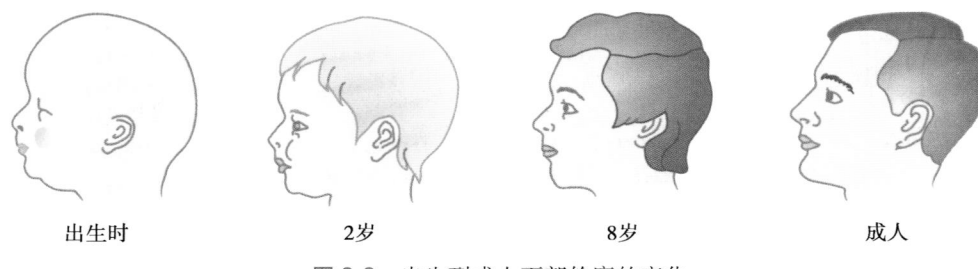

图 8-8　出生到成人面部轮廓的变化

人体骨量减少时,会发生骨的吸收。破骨细胞(osteoclasts)介导了该过程的发生,骨细胞被吸收。例如,乳牙脱落前,乳牙根吸收。牙周病也存在骨的吸收,表现为牙槽嵴骨量的减少。

改建(modeling),也称移位。即在骨的大小和形态增大时,骨的沉积和吸收活动会沿着关节发生,以适应周围组织生长的需要。

重建(remodeling)指是现存骨的发育和外形的变化。改建和重建同时包含骨的沉积和吸收(图 8-9)。

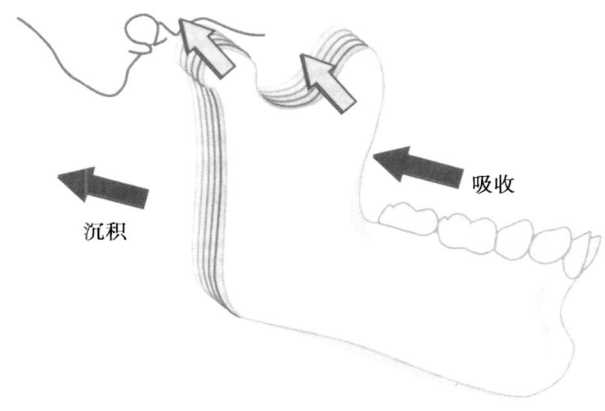

图 8-9　下颌骨通过移位、吸收和沉积而生长。慢慢地为第三磨牙创造了萌出空间。

牙齿的移动

当牙槽窝内的牙齿受到外力作用时,会发生重建。想象你站在游泳池内的情形,当往前走时,水会从前面往后流动来填补身后的空间。同理,当力量作用在牙上时,牙齿会发生移动,牙齿前面的骨会被吸收并在牙齿后面沉积,以填补移动后产生的空隙(图 8-10)。

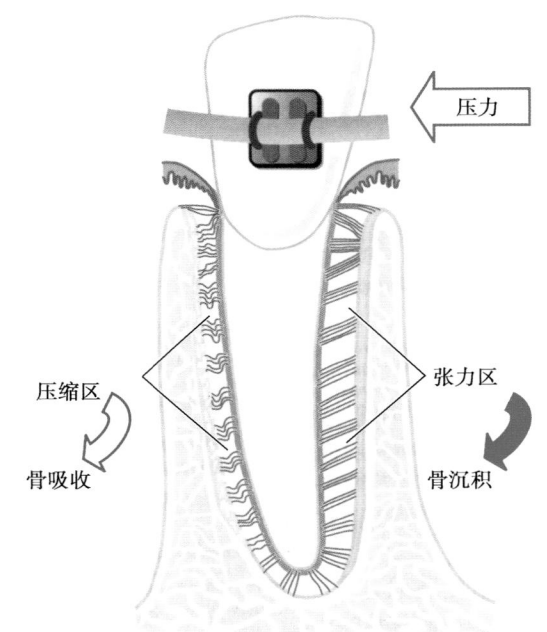

图 8-10　正畸牙齿移动的过程。(From Bath-Balogh MB, Fehrenbach MJ: Illustrated dental embryology, histology, and anatomy, ed 3, St Louis, 2011, Saunders.)

⊙复习

10. 增加新骨的过程是什么?
11. 骨量减少的过程是什么?

牙齿的生命周期

牙齿的形成过程,称为牙生成(odontogenesis),分为生长期、钙化期和萌出 3 个阶段(表 8-2)。

生长期

生长期分为 3 个阶段:蕾状期、帽状期和钟状期。

蕾状期,也称初期,是牙齿发育的开始阶段,这个阶段形成一个特定的形状。每种类型的牙齿的蕾状期的发育时间不同。

最初先形成沿发育的牙弓曲线排列的厚的口腔上皮细胞带——牙板(dental lamina)。牙板一旦形成后,它会在每个牙弓上形成 10 个膨大的结构,它们就是乳牙的牙蕾(tooth buds)。

恒牙的发育与乳牙类似。牙板继续在后方发育形成 3 个恒磨牙的牙蕾。它会在每个象限乳牙的远中侧发育。第一恒磨牙的牙蕾在胎儿第 17 周形成;第二恒磨牙的牙蕾在出生后 6 个月形成;第三恒磨牙的牙蕾在 5 年后形成。

继承恒牙(succedaneous teeth)是继承乳牙的恒牙。由乳牙舌侧的牙板深部的牙蕾发育而成。在第 24 周开始形成。

帽状期,也称增殖期,包括牙齿细胞的生长和数量的增加。这种生长使牙的大小和组成不断变化,看起来坚实的牙蕾逐渐形成一个中空的帽子状。

原始外胚层分化成口腔上皮,形成成釉器(enamel organ),最终发育成牙釉质。原始中胚层分化成结缔组织,通常称为间质,发育成牙乳头(dental papilla),最终形成牙髓和牙本质(dentin)。当釉质器官和牙乳头形成后,间质会围绕它们聚集并形成囊状结构,称为牙囊(dental sac),这个囊会发育成牙骨质(cementum)和牙周韧带。

钟状期,细胞分化,这个时期称为组织分化期,具体如下:

- 表皮细胞形成成釉细胞(ameloblasts),即形成牙釉质的细胞。
- 牙乳头的外周细胞分化成成牙本质细胞(odontoblasts),即形成牙本质的细胞。
- 牙囊的内细胞分化成牙骨质细胞(cementoblasts),即形成牙骨质的细胞。
- 随着发育不断进展,成釉器继续发生变化,形成"钟"状。此时,连接成釉器和口腔上皮的牙板断裂。

在多形态分化的过程中,每颗牙的基本形态和相对大小就已确定。釉牙本质界(dentinoenamel junction,DEJ)和牙本质牙骨质界形成,并作为牙齿发育的重要标志。

为了适应这种形态,成釉细胞沉积成牙釉质,成牙本质细胞沉积成牙本质,使发育完成的牙齿具备其独特的外形和大小。这个过程从牙的上部开始,向下移动至未来牙根的位置。当牙釉质和牙本质发育至釉牙骨质界(cementoenamel junction,CEJ)后,牙根开始发育。

在这个过程中,牙囊的内细胞分化成牙骨质细胞(cementoblasts),形成牙骨质,覆盖发育中的牙根。

⟲复习

12. 牙齿形成包括哪 3 个主要时期?
13. 生长期的 3 个阶段是什么?

钙化期

钙化是发育期形成的结构外形通过钙和其他矿物盐的沉积不断加固的过程。牙釉质是由成釉细胞从釉牙本质界向外一层一层形成的,从牙冠上方开始,向下延伸至两侧。

沟和裂

如果牙有多个牙尖,每个牙尖表面都会形成牙釉质帽。随着发育的继续进行,牙尖最后融合并形成牙齿咬合面的固体釉质层。

在这个过程中可能形成沟和裂。裂是沿着咬合面的发育沟形成的一种缺陷,是牙齿发育过程中,裂片之间不完整或不完美的连接。沟是两个发育沟相互交叉形成的一个深的区域,这个区域非常窄,不易被牙刷的刷毛清洁干净。沟和裂处的釉质可能会特别薄;由于这些区域通常不易清洁,因此是易患龋的位置(见第 59 章)。

乳牙萌出

经过前面阶段的发育后,牙齿就能够达到正常位置。萌出是牙齿移动到其口腔功能位的过程。

乳牙和恒牙一样,按照时间顺序先后萌出(图 8-11)。这个过程包括牙齿的连续萌出,实际上就是牙垂直向的移动。我们知道牙齿是如何萌出的,但至今仍无法确定它发生的原因。尚无人能明确推动牙齿突破软组织的力究竟是什么。

乳牙的连续萌出由牙齿移动的多个阶段组成(图 8-12)。组织分解的阶段,通常称为"出牙期"。它会引起炎症反应,可伴有局部组织的疼痛和肿胀。

乳牙脱落

当恒牙形成时,乳牙脱落(exfoliation),这是一个正常的过程。

当乳牙开始脱落时,破骨细胞使牙根从根尖(apex)向牙冠方向吸收延续。最终,牙冠因为缺少支撑而脱落。

脱落的过程是不连续的,因为在成骨细胞替代吸收骨的同时,成牙本质细胞和成牙骨质细胞正在取代牙根吸收的部分。因此,乳牙松动后可能会再次变得牢固。最终,乳牙会脱落(图 8-13)。

恒牙萌出

恒牙的萌出过程与乳牙相同。恒牙在口腔内萌出的位置是在脱落的乳前牙牙根的舌侧或在两个脱落的乳后牙的牙根之间(图 8-14)。

当恒牙在乳牙完全脱落之前萌出时,就会存在牙齿萌出空间的问题。因此,乳牙滞留的患儿及早进行牙科咨询非常重要。

⟲复习

14. 当一颗牙有多个牙尖,这些尖融合时会形成什么结构?
15. 牙齿移动到口腔的过程叫什么?

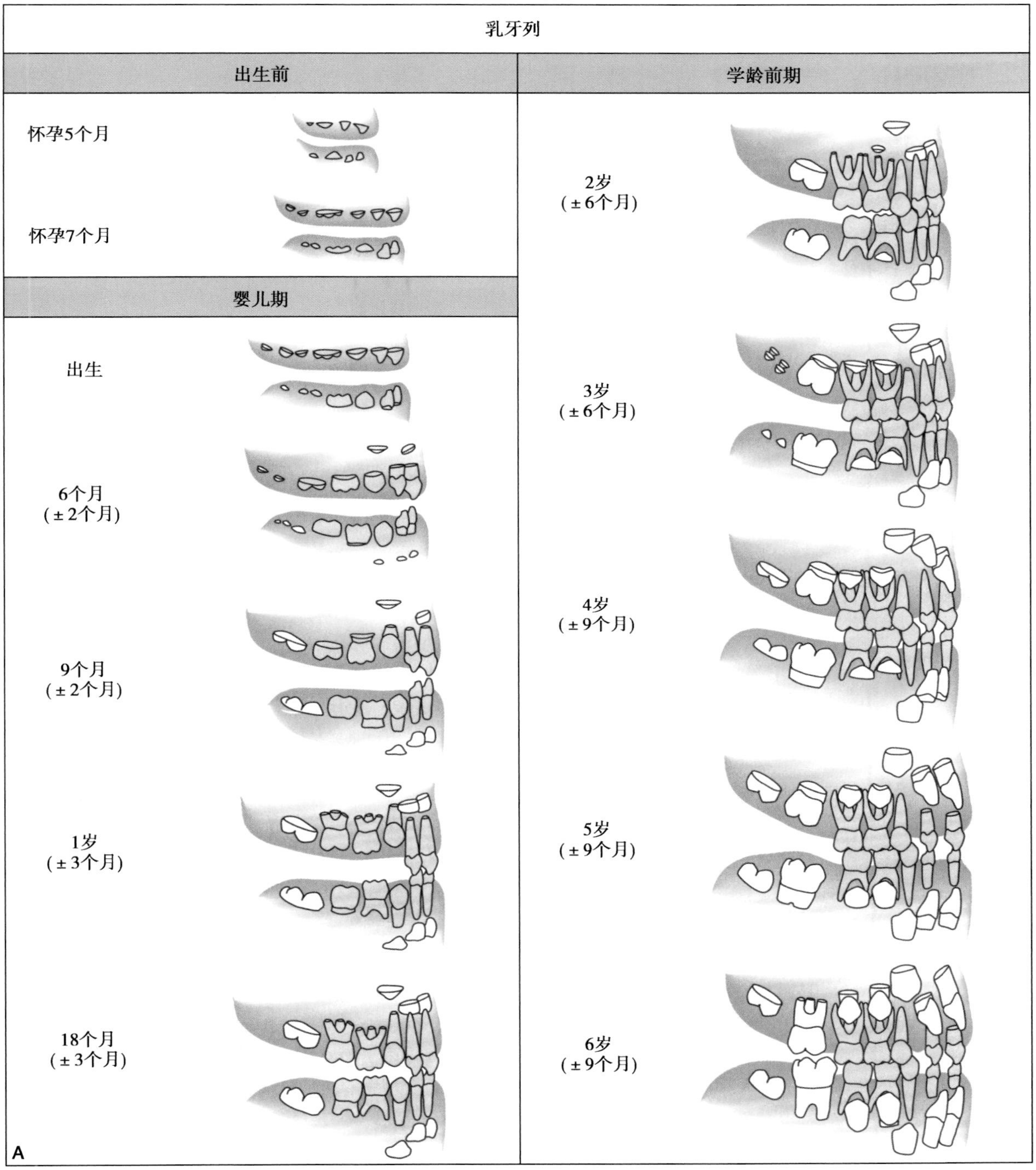

乳牙列	
出生前	学龄前期
怀孕5个月	2岁 (±6个月)
怀孕7个月	
婴儿期	
出生	3岁 (±6个月)
6个月 (±2个月)	
9个月 (±2个月)	4岁 (±9个月)
1岁 (±3个月)	5岁 (±9个月)
18个月 (±3个月)	6岁 (±9个月)

A

图 8-11　A,乳牙列萌出的时间顺序

恒牙列	
混合牙列 学龄期	恒牙列 青春期和成人期
7岁 (±9个月)	11岁 (±9个月)
8岁 (±9个月)	12岁 (±6个月)
9岁 (±9个月)	15岁 (±6个月)
	21岁
10岁 (±9个月)	35岁

B

图 8-11（续）　B,恒牙列。（From Bath-Balogh MB,Fehrenbach MJ:Illustrated dental embryology,histology,and anatomy,ed 3,St Louis,2011,Saunders.）

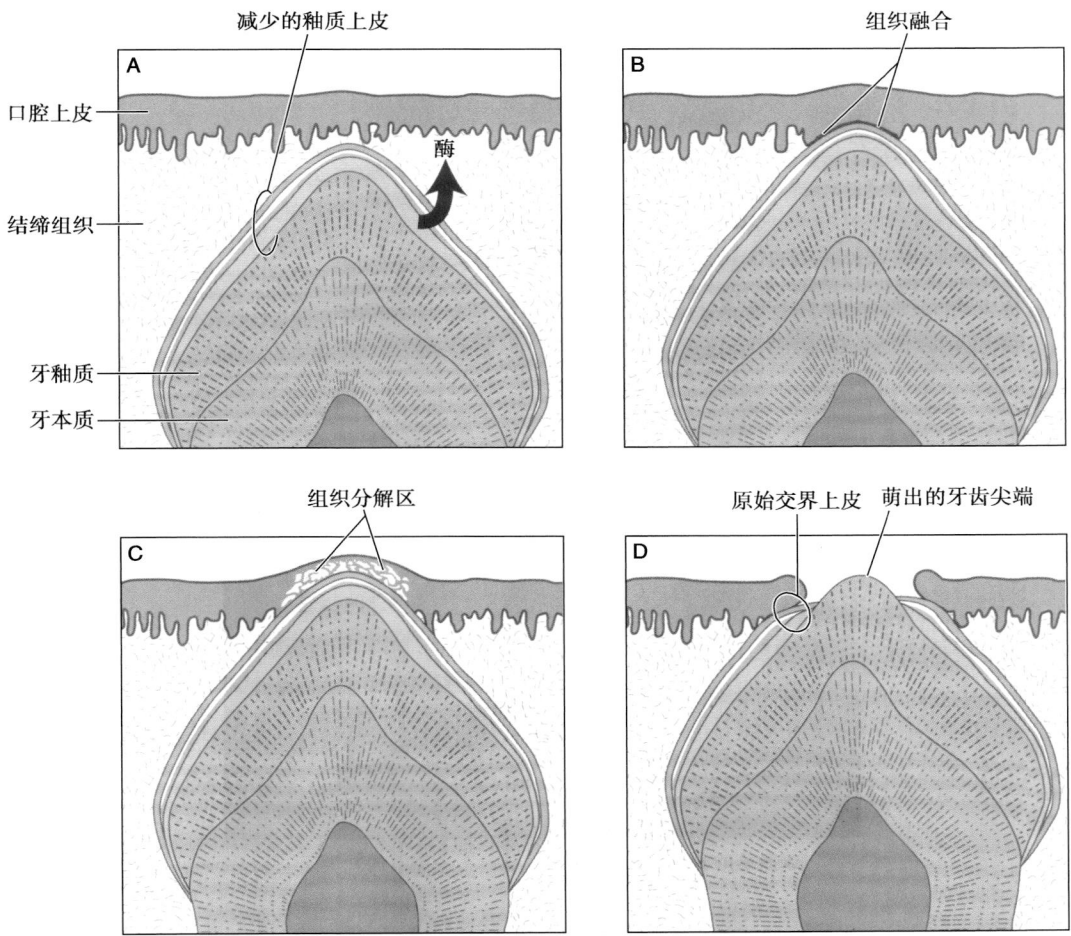

图 8-12 牙齿萌出过程不同阶段。**A,** 萌出开始前, 减少的釉质上皮覆盖新形成的牙釉质。**B,** 减少的釉质上皮细胞与口腔上皮细胞融合。**C,** 中央融合组织分解, 为牙齿的移动预留通道。**D,** 在牙冠萌出的过程中, 牙冠融合组织脱落, 原始交界上皮仍在釉牙骨质界附近 (From Bath-Balogh MB, Fehrenbach MJ: Illustrated dental embryology, histology, and anatomy, ed 3, St Louis, 2011, Saunders.)

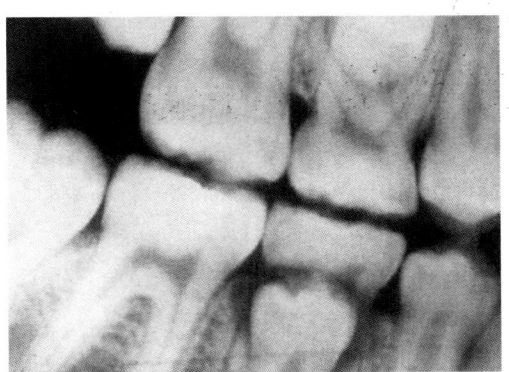

图 8-13 下颌乳磨牙脱落前牙根正常吸收的影像图

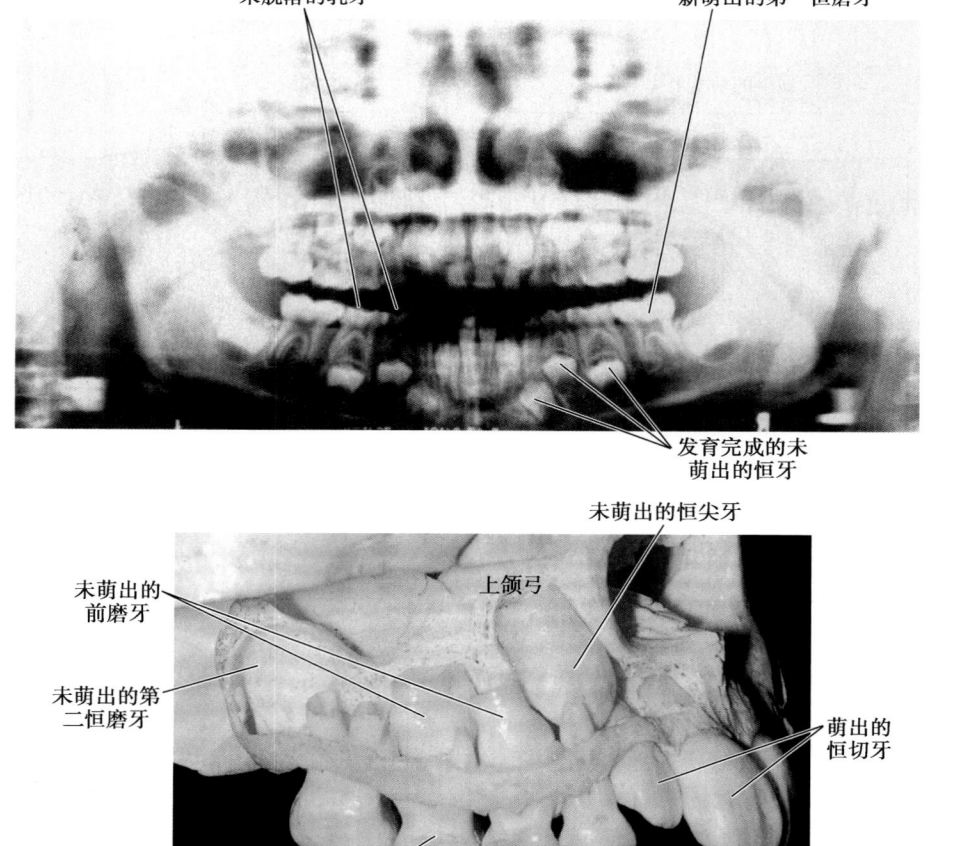

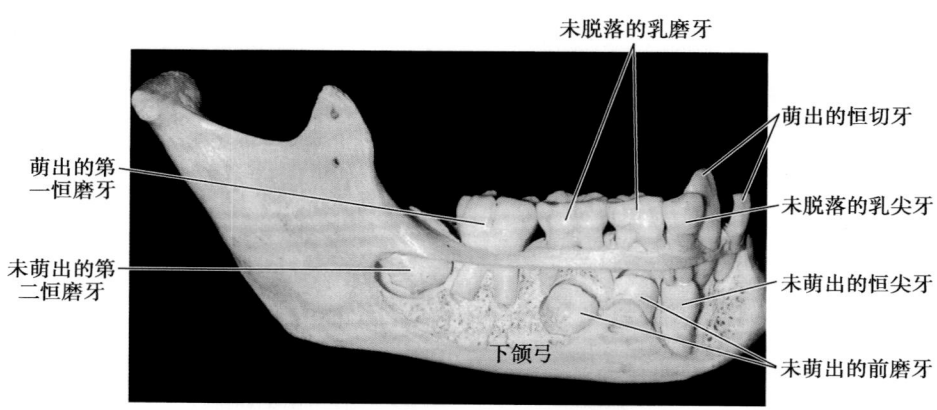

图 8-14　有乳牙和恒牙萌出的混合牙列。(From Bath-Balogh MB, Fehrenbach MJ: Illustrated dental embryology, histology, and anatomy, ed 3, St Louis, 2011, Saunders.)

口腔组织学

口腔组织学是研究牙和口腔组织结构和功能的学科。这部分主要讨论牙齿的解剖组成和组织学、支持组织、包绕牙齿和口腔内的黏膜。

牙由牙冠和牙根组成。不同类型的牙齿,其牙冠的大小和形状、牙根的大小和数目不尽相同(见第 11 章)。

牙冠

牙冠处的牙本质由牙釉质覆盖,而牙根处的牙本质由牙骨质覆盖。牙冠和牙根内部分的牙本质也包绕着釉牙骨质界附近的牙髓腔。在牙颈部的牙骨质与釉质交界处即釉牙骨质界(图 8-15)。

牙冠的定义更加具体。解剖牙冠(anatomical crown)是

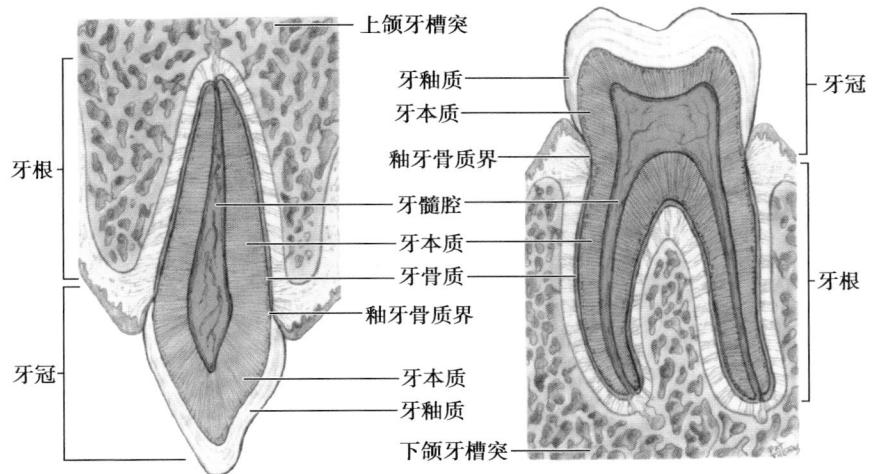

图 8-15　前牙和后牙的牙组织结构图。(From Bath-Balogh MB, Fehrenbach MJ: Illustrated dental embryology, histology, and anatomy, ed 3, St Louis, 2011, Saunders.)

牙釉质包绕的牙齿部分(图 8-16)。解剖牙冠的长度在牙齿的生长周期中是固定不变的,与牙龈的位置无关。临床牙冠(clinical crown)是在口腔内可见的牙齿部分。临床牙冠的长度在牙齿的生长周期中是不断变化的,主要取决于牙龈的水平。牙齿刚萌出时,其临床牙冠较短,随着周围牙龈组织的退缩,临床牙冠变长。短语"long in the tooth"意思是"年迈的",也指年老以后牙龈退缩时临床牙冠变长的过程。

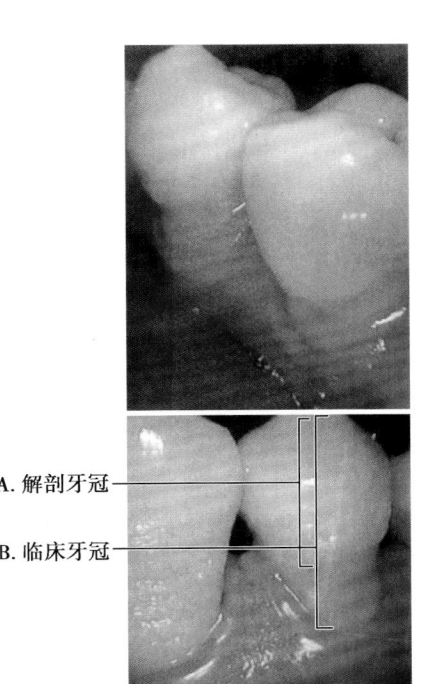

A. 解剖牙冠
B. 临床牙冠

图 8-16　A,解剖牙冠是被牙釉质覆盖的牙齿部分,是保持不变的。B,临床牙冠是口腔内可见的牙齿部分,可随着牙龈位置的变化而不同

> ⟳ 复习
>
> 16. 解剖牙冠和临床牙冠的区别是什么?
> 17. 釉牙骨质界的位置在哪里?

牙根

通常,牙根是埋于牙槽骨内由牙骨质覆盖的牙齿部分。根据牙齿的类型,牙根可能有 1~3 个。

牙根的尖端称为根尖,其周围的组织称为根尖周组织。

牙釉质

牙釉质组成了牙齿的解剖牙冠,是人体最坚硬的组织。坚硬的牙釉质对保护内部牙本质十分重要。牙釉质也提供了用来咬碎、研磨和咀嚼食物的坚固表层。

牙釉质能承受约 100 000 磅力/平方英寸(1 磅力/平方英寸=6.89kPa)的挤压力。即便如此坚硬,牙釉质仍然有一定的脆性,这种脆性可导致牙釉质的折断或碎裂。除了牙釉质自身的优势外,牙本质的缓冲力和牙周膜(periodontium)的弹性也使牙釉质能承受大部分的压力。

牙釉质是半透明的(允许一些光线穿透),颜色介于黄色和乳白色之间。牙釉质的厚度和透明程度及内部的牙本质颜色导致颜色差异的出现。

牙釉质由成釉细胞形成,由 96%~99% 的无机物(译者注:主要为羟磷灰石)和 1%~4% 的有机复合物组成。羟磷灰石(hydroxyapatite)主要由钙组成,龋齿会造成羟磷灰石的减少流失(见第 13 章)。

牙釉质的硬度和矿物质组成与骨类似。但与骨不同的是,成熟的牙釉质没有再修复的细胞。某些情况下,牙釉质还是能够再矿化(见第 15 章)。

牙釉质由成千上万钙化的釉柱组成。釉柱从牙齿表面延伸至釉牙本质界。釉柱通常分成多行,沿牙齿长轴表面排列。每行釉柱都垂直于牙齿表层。这种成排的组合方式具有非常重要的临床意义,因为牙釉质容易沿着相邻釉柱组间的内侧平面发生折断。

釉柱的直径取决于釉柱的位置,约5~8μm。在横断面上,釉柱看起来像是一个由头和尾组成的钥匙孔样的结构(图8-17)。如果将一把稻草放在一起,它的末端就类似于釉柱的结构。

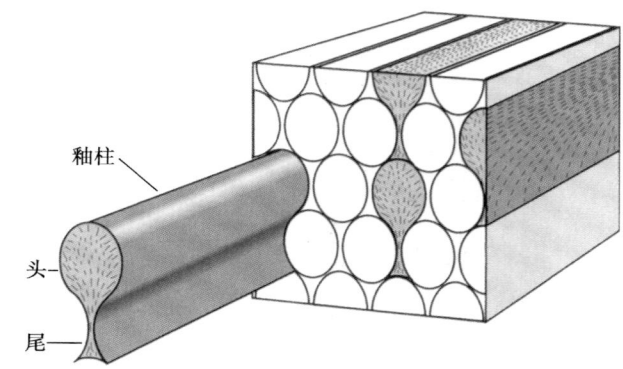

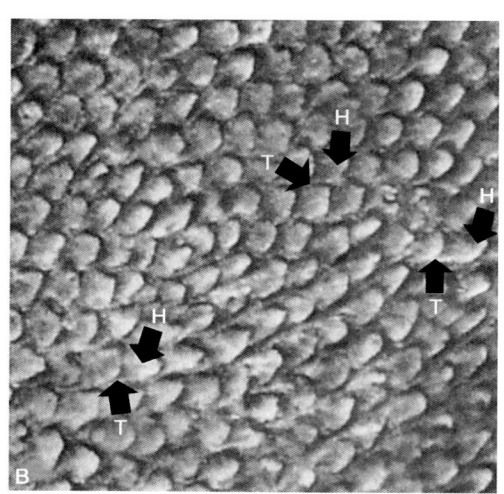

图8-17　釉柱,牙釉质的基本单位。**A**,釉柱的关系。**B**,扫描电镜下显示的釉柱的头端和尾端。(From Bath-Balogh MB, Fehrenbach MJ: Illustrated dental embryology, histology, and anatomy, ed 3, St Louis, 2011, Saunders.)

每个釉柱都由釉柱鞘包住,柱间质又将釉柱鞘连在一起。在所有这些坚硬的组织中,釉柱是最坚硬的,柱间质是最脆弱的。这种差异使通过釉质表面酸蚀进行充填修复成为可能(见第43章)。

Hunter-Schreger釉柱带(Hunter-Schreger bands),显微镜下表现为牙釉质内明暗相间的带,是釉柱交织缠绕或排列方向变化造成的。

Retzius线(striae of Retzius),也称为生长线,类似于树木的年轮。它代表牙齿发育过程中釉基质沉积的变化。出生前所形成的牙釉质仅包含一些这样的生长线。但出生时就形成一个圈,称为新生线。

釉丛(enamel tufts),始于釉牙本质界,可延伸至牙釉质的内1/3处。显微镜下的釉丛像是一丛草。釉丛由低钙化或未钙化的釉柱尾端集合而成。

釉板(enamel lamellae)是从牙釉质表面伸向釉牙本质界的薄叶状结构。主要由有机物和少量矿物质组成。

釉梭(enamel spindles)是成牙本质细胞的末端,穿过釉牙本质界伸向釉质。

牙本质

牙本质组成了牙齿结构的主要部分,覆盖了几乎牙齿的全长,它由牙冠表面的牙釉质和牙根表面的牙骨质覆盖。

乳牙的牙本质呈非常淡的黄色。恒牙牙本质呈淡黄色,可以透光。牙本质的颜色可随着年龄的增长而加深。

牙本质是一种矿化的组织,其硬度比骨和牙骨质大,但不如牙釉质。虽然比较坚硬,但牙本质所具有的弹性特点对支持牙釉质具有重要作用。

牙本质由70%的无机物、30%有机物和水组成。由于牙本质含有大量的有机物,使得龋坏的扩散和发展十分迅速。

牙本质由成牙本质细胞形成,从釉牙本质界的生长中心开始,向即将成为髓室(pulp chamber)的内侧推进。牙本质的内表面形成了髓腔壁。成牙本质细胞沿髓室壁排列,不断形成和修复牙本质。

牙本质小管(dentin tubules)贯穿了牙本质全层(图8-18)。每个牙本质小管包含一个牙本质纤维(dentin fiber)。位于牙釉质或牙骨质结合处的纤维,可以传递疼痛刺激,使牙本质成为一个良好的温度传导体。

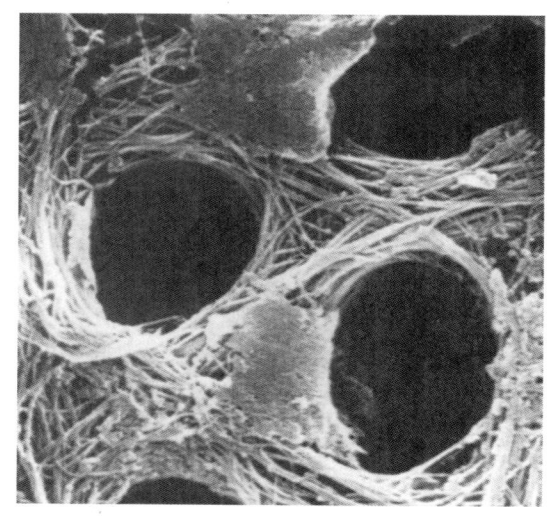

图8-18　扫描电镜下的牙本质小管

因为牙本质内牙本质纤维的存在,一般认为牙本质是有生命力的组织。在手术过程中,必须保护好牙本质,使其避免脱水和温度刺激。每暴露1mm的牙本质,大约会暴露30 000个牙本质纤维,因此30 000个活细胞可能遭到损伤。

因为牙本质可以持续生长和修复,据此可将其分为以下3种主要类型:

- 原发性牙本质(primary dentin),牙齿萌出前形成,组成牙齿大部分。
- 继发性牙本质(secondary dentin),牙齿萌出后开始形成,并在牙的整个生长周期内,以很慢的速度持续形成。随着年龄的增长,它可使牙髓腔逐渐变窄。

- 第三期牙本质(tertiary dentin),又称修复性牙本质,是在受到刺激时形成的,表现为髓腔壁的局部沉积。修复性牙本质可在受到磨耗(牙齿正常使用时的磨损)、腐蚀、龋病、牙科治疗或有其他刺激物时形成。

牙骨质

牙骨质是覆盖牙根表面的骨样的、坚硬的结缔组织。位于牙本质外侧,在釉牙骨质界与牙釉质相连。牙骨质的基本功能是和牙周组织内的附着纤维一起将牙固定在牙槽窝内。

牙骨质呈浅黄色,比牙本质颜色稍浅。因其无光泽,颜色暗,易与牙釉质区分。

牙骨质由成牙骨质细胞生成,硬度低于牙本质或骨。与骨相比,牙骨质不能吸收和重建,这种差异使正畸治疗成为可能。但是,牙骨质能通过表面沉积来进行一些修复。

随着牙根的发育,原发性牙骨质(primary cementum),通常称为非细胞牙骨质,从牙本质牙骨质界向外生成,直至牙根全长。当牙齿产生功能咬合后,继发性牙骨质(secondary cementum),又称为细胞性牙骨质,继续在根尖下1/2处形成。

因此,牙根颈上1/2表面包绕着薄层的原发性牙骨质,根中1/2表面覆盖着厚的牙骨质。根尖区的持续生长弥补了因磨耗引起的釉质丢失,因此能够维持牙齿的长度不变。

牙髓

牙本质的内侧面形成了髓腔的边界(图8-19)。因为牙本质包绕髓室,所以髓室的轮廓与牙齿的外形相同。

牙齿萌出时,髓腔很大。随着年龄的增长,牙本质不断沉积,髓腔会不断变小。

位于牙冠部分的牙髓称为冠髓(coronal pulp)。髓角是冠髓的一部分,它是牙髓向牙的尖端和切缘突出形成的。

其余位于根管内的牙髓是根髓(radicular pulp)。在牙根发育过程中,牙本质持续沉积,使根髓变得越来越长,越来越窄。

每个牙根的根髓经过根尖孔(apical foramen)与根尖周组织联系在一起。年轻牙齿的根尖孔未发育完全,根尖口是开敞的。随着年龄的增长和牙齿不断受到外界刺激,继发性牙本质逐渐形成,导致髓腔和根尖孔缩窄。

牙髓是由经根尖孔进入髓腔的血管和神经组成。其血液供应来自牙动脉的分支和牙周韧带。

牙髓还包含由细胞、细胞间质和组织液组成的结缔组织。成纤维细胞是结缔组织中的一种细胞类型,主要形成牙髓的细胞间质。

牙髓和牙本质间组织液的交换有利于为组织提供水分和营养物质。丰富的血液供应发挥了重要的防御功能,能够应对细菌入侵。

牙髓的神经可以接收和传递痛觉刺激。当刺激很微弱的时候,牙髓的反应也很微弱,这种反应就容易被忽视。当刺激强烈时,反应也强烈,疼痛快速唤起个体对牙齿紧急状况的关注。

牙周组织

牙周组织是将牙齿固定于牙槽窝的组织,由牙骨质、牙槽骨和牙周韧带组成。这些组织还具有保护和营养牙齿的功能。牙周组织主要分为附着结构和牙龈单元两部分。

附着结构

附着结构包括牙骨质(见前面讨论)、牙槽突和牙周韧带(图8-20)。这些组织共同发挥作用,支持和保持牙齿位于颌骨

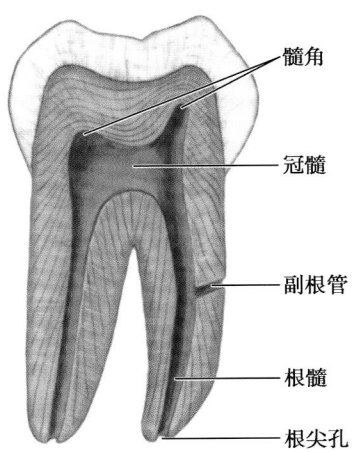

髓角
冠髓
副根管
根髓
根尖孔

图8-19 牙髓。(From Bath-Balogh MB,Fehrenbach MJ:Illustrated dental embryology,histology,and anatomy,ed 3,St Louis,2011,Saunders.)

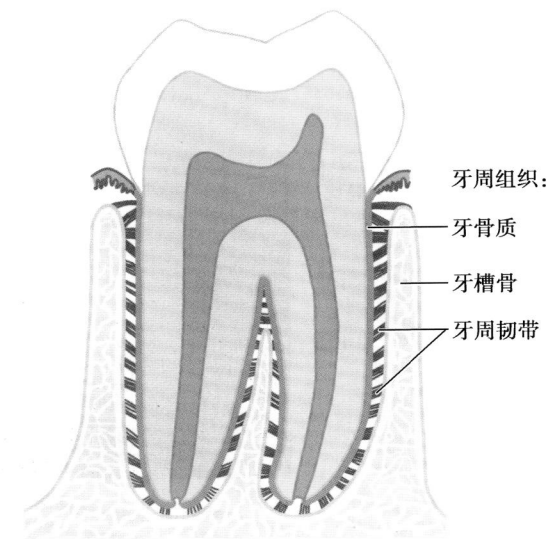

牙周组织:
牙骨质
牙槽骨
牙周韧带

图8-20 牙周组织。(From Bath-Balogh MB,Fehrenbach MJ:Illustrated dental embryology,histology,and anatomy,ed 3,St Louis,2011,Saunders.)

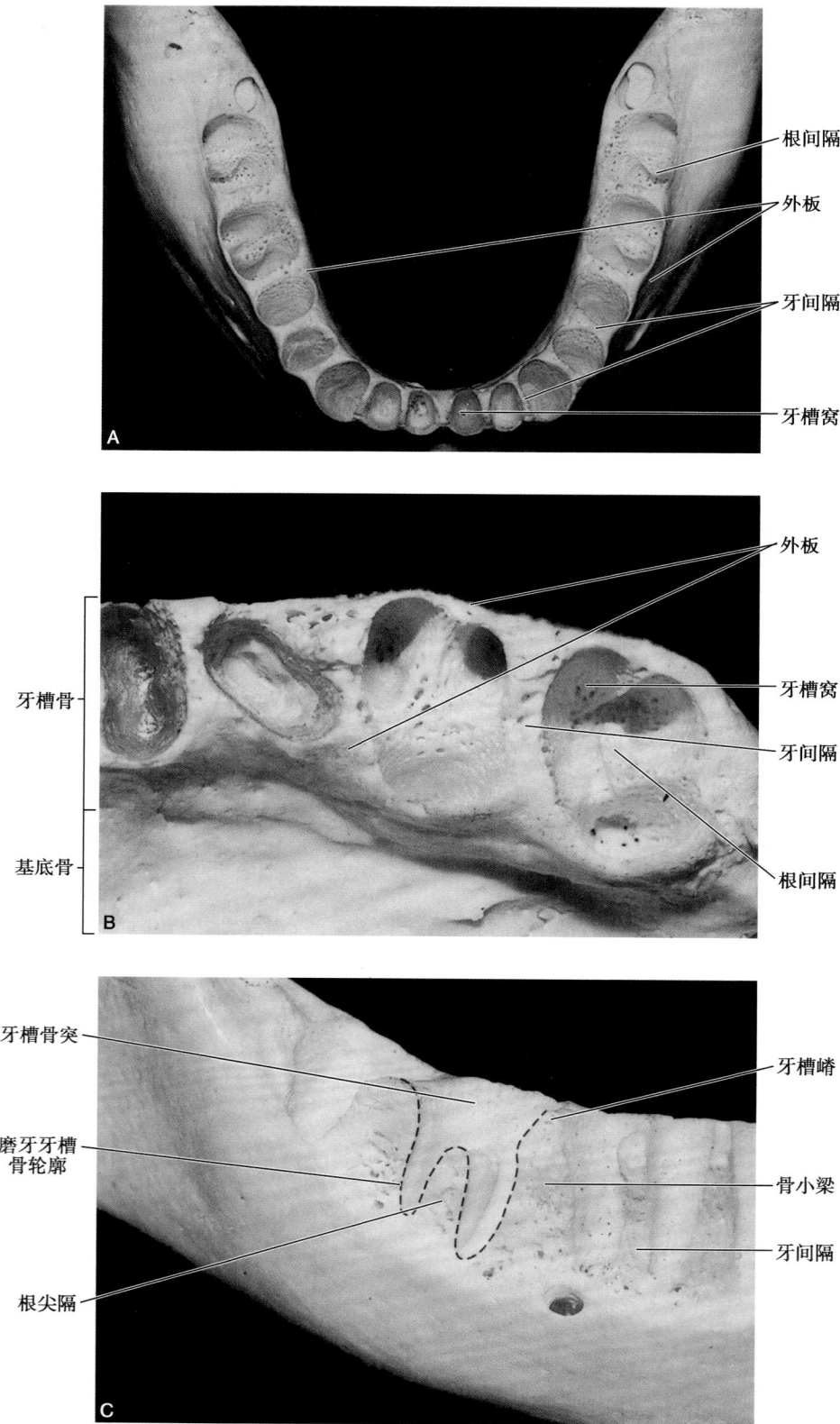

图 8-21   牙槽骨解剖图。A，去除牙齿的下颌牙弓。B，去除牙齿的部分上颌骨。C，去除牙齿的下颌的横断面。（From Bath-Balogh MB，Fehrenbach MJ：Illustrated dental embryology，histology，and anatomy，ed 3，St Louis，2011，Saunders.）

的功能位置。

牙槽突

牙槽突是上颌和下颌体延伸出来的骨,它支持牙齿位于颌骨的功能位(图8-21)。牙槽突主要由成骨细胞形成,破骨细胞负责骨的吸收和改建。

牙槽突是随着牙齿的生长而形成的。牙齿脱落后,牙槽突的骨会吸收,牙槽嵴萎缩,形状发生变化。

外板(cortical plate)为覆盖在构成牙槽突中央部分的松质骨外层的致密表面。外板提供了力量和保护层,是骨骼肌附着的地方。下颌骨的外板比上颌骨的外板更致密,且神经和血管通路的开口较少。这种结构上的差异会影响局部麻醉技术和拔牙术。

牙槽嵴(alveolar crest)是牙槽骨的最高点。牙槽骨在此位置与牙槽突嵴面侧和舌侧的外板融合。在健康的口腔中,釉牙骨质界与牙槽嵴的距离相对固定(图8-22)。早期的牙周病会使牙槽嵴变得低平。

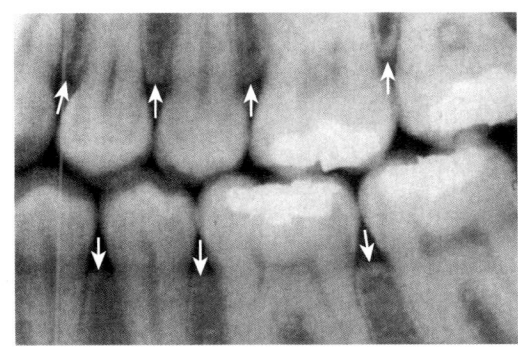

图8-22　牙槽嵴的影像学表现。(From Haring JI, Lind LJ: Radiographic interpretation for the dental hygienist, Philadelphia,1993,Saunders.)

牙槽窝(alveolar socket)是包绕牙根的牙槽突内的腔。牙齿并不与牙槽窝的骨直接接触,而是依靠牙周韧带悬吊在牙槽窝内。将一个牙槽窝与另一个牙槽窝分隔的骨束称为牙间隔。分隔多根牙牙根的骨称为根间隔。

硬骨板(lamina dura)通常称为筛状板,由沿着牙槽窝排列的薄层密质骨组成。硬骨板内有很多细小的开口,它允许骨内的血管和神经纤维与牙周韧带内的血管和神经纤维相互交通。在牙齿影像中,硬骨板看起来像包绕牙根的一条薄的白线(见第41章)。

🔄 复习

25. 成骨细胞和破骨细胞的功能是什么?

牙周韧带

牙周韧带是由致密的结缔组织组成的纤维群,将覆盖在牙根表面的牙骨质与牙槽窝的内壁连接在一起。韧带一端的纤维埋入到牙骨质,另一端则埋入骨内。这些埋入的部分经过矿化,通常称为"Sharpey纤维"。

牙周韧带的宽度介于0.1mm到0.38mm之间;最薄的

部分位于牙根中1/3处。随着年龄的增长,韧带的宽度会变窄。

支持和保护功能。纤维群的目的是将牙齿固定在牙槽窝内,使其与周围的软硬组织保持正常的位置关系。这种排列使牙齿能够耐受压力和咀嚼力。

感觉功能。支配牙周韧带的神经由进入根尖孔前的一些神经分支而来。因此,牙槽骨周围的神经纤维使牙齿具有保护性的触觉。当啃咬食物时,这些神经可以记录其对食物的感觉。

神经纤维还可作为颌骨行使正常功能时的位置感觉接收器。

营养功能。韧带从血管中获取营养物质。这些血管也营养牙齿和牙槽骨。血管通过根尖孔进入牙髓,进入根尖孔的血管由营养周围牙槽骨的血管分支而来。

形成和吸收功能。牙周韧带的成纤维细胞使韧带纤维群具有连续快速的重建功能。正如成骨细胞和破骨细胞一样,成牙骨质细胞和破牙骨质细胞(cementoclasts)(牙骨质吸收细胞)也参与重建功能。

牙周韧带纤维群。牙周韧带包含3种不同类型的纤维群(图8-23)。牙周纤维群将牙齿固定在牙槽窝内;越隔纤维群将牙齿与邻牙相连;牙龈纤维群支撑牙齿周围的牙龈。

牙周纤维群。牙槽嵴纤维始于牙槽嵴,止于釉牙骨质界区域的牙骨质。其主要功能是将牙齿固定在牙槽窝内,并对抗侧向力。

水平纤维的方向与牙长轴呈90°,始于牙骨质,止于骨。它们的主要功能是限制牙齿的侧向移动。

斜向纤维从牙骨质向上延伸至骨。这些由很多纤维组成的纤维束是牙齿的主要连接结构。它们的主要功能是对抗作用在牙齿长轴的力。

根尖纤维从根尖牙骨质向外辐射至周围的骨。它们的主要功能有:防止牙齿偏斜、避免扭动和保护血液、淋巴和神经供应。

根间纤维仅存在于多牙根的牙中。这些纤维始于牙根的牙骨质,嵌入到根尖隔。它们的主要功能是增加阻力,防止牙齿偏斜和扭动。

越隔纤维群。越隔纤维,也称为牙间纤维,主要位于牙齿之间的牙槽骨嵴的上方相邻处。这些纤维始于牙骨质的颈部,嵌入到邻牙牙骨质的颈部。它们的主要功能是支持牙龈,辅助固定邻牙的位置。

牙龈纤维群。牙龈纤维虽然不支持牙齿与颌骨相连,但是牙周韧带的一部分。它们的功能是支持牙龈组织边缘,使其与牙齿相连(图8-24)。它的功能就像是将钱袋拉合在一块的力量一样。

牙龈纤维位于韧带固有层(牙龈的纤维结缔组织),不嵌入到牙槽骨。牙龈纤维可分为如下4组:

- 龈牙纤维从牙骨质的颈部向外上延伸至韧带固有层。
- 牙槽龈纤维从牙骨质的颈部向上延伸至韧带固有层。
- 环行纤维形成一个环绕牙颈部的带,并在未附着的牙龈处与其他纤维群交织在一起。
- 牙骨膜纤维从牙骨质向面侧和舌侧延伸,穿过牙槽嵴,嵌入到牙槽突的骨膜。它们的主要功能是支持牙齿和牙龈。

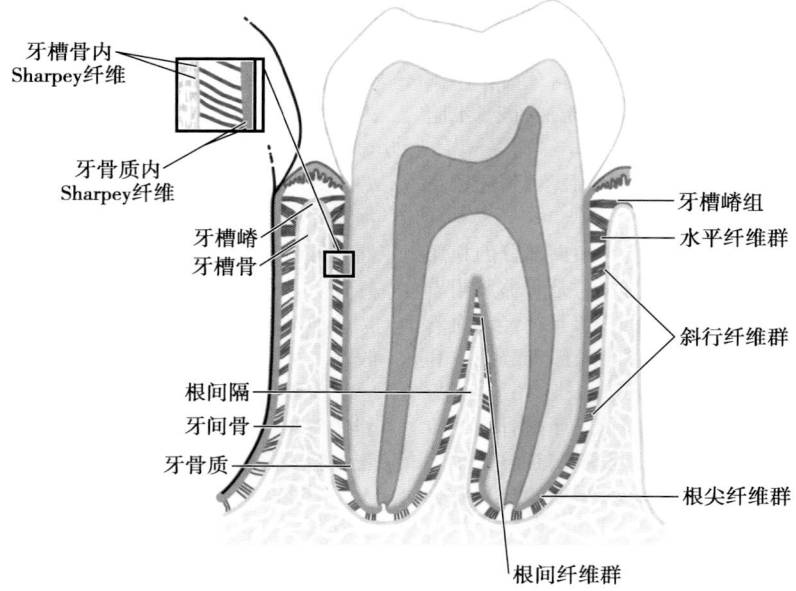

图 8-23 牙周纤维群。(From Bath-Balogh MB,Fehrenbach MJ:Illustrated dental embryology,histology,and anatomy,ed 3,St Louis,2011,Saunders.)

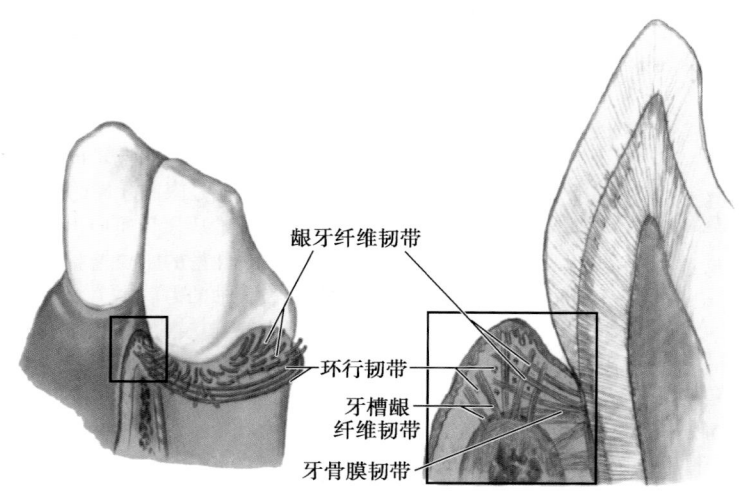

图 8-24 牙龈纤维群的一些纤维亚群:环行、龈牙、牙槽龈和牙骨膜韧带。(From Bath-Balogh MB,Fehrenbach MJ:Illustrated dental embryology,histology,and anatomy,ed 3,St Louis,2011,Saunders.)

复习

26. 牙周韧带的基本功能是什么?
27. 牙周韧带与什么结构相连?

牙龈单位

口腔黏膜在口腔内连续排列,由位于结缔组织上方的复层鳞状上皮(stratified squamous epithelium)组成。口腔黏膜包含口腔不同区域的唾液腺导管。虽然口腔黏膜存在于全部口腔,但不同口腔区域的黏膜的组织类型不同。口腔内存在的 3 大类型黏膜:被覆黏膜、咀嚼黏膜和特殊分化黏膜(specialized mucosa)(图 8-25)。

被覆黏膜

被覆黏膜(lining mucosa)主要特点是质地柔软、表面湿润,能够伸拉和压缩,因此为其下面的结构起到缓冲作用。被覆黏膜分布于颊的内侧、前庭、唇、软腭和舌腹表面。用舌舔一下这些区域,可以感觉这些组织十分柔软光滑。紧邻着被覆黏膜的是亚黏膜,富含血管和神经。

因被覆黏膜不与骨相连,故可以自由移动。丰富的血液供应和薄的组织厚度使被覆黏膜比咀嚼黏膜呈现更鲜亮的红色。

咀嚼黏膜

咀嚼黏膜的特点是其表面质地富有弹性。咀嚼黏膜包括附着的牙龈,硬腭和舌背(见第 10 章)。

咀嚼黏膜呈淡粉色,且角质化,这意味着咀嚼黏膜有一个粗糙的保护性外层。被覆黏膜则缺少这些保护外层。

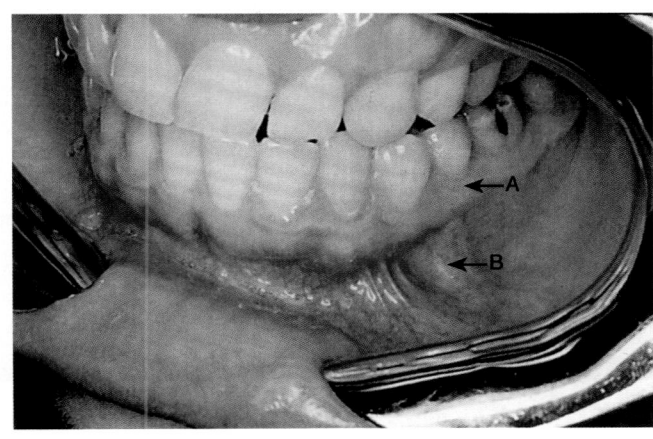

图 8-25　A，组成牙龈的致密的咀嚼类型的黏膜。B，前庭覆盖的复杂的内层上皮

亚黏膜与咀嚼黏膜毗邻。咀嚼黏膜牢牢固定在骨上，不能移动。用舌在你的口腔顶部移动，对比一下腭部黏膜和颊内侧黏膜的质地。这个组织是个致密层，可耐受咀嚼和吞咽食物的有力运动。

特殊分化黏膜

在舌的上表面或背面，咀嚼黏膜和特殊分化黏膜同时以舌乳头的形式存在。这些乳头与味觉有关（见第 10 章）。

复习

28. 列举口腔黏膜的 3 种类型并举例。

法律和伦理问题

人体发育最关键的时期是在胚胎期，因为这个时期是主要器官形成的时期。通常情况下，女性不一定能意识到自己已经怀孕了，因此她们应当时刻保持好的营养和健康的生活方式，以备怀孕。

作为一个医务工作者，你认为你有责任向怀孕患者提供牙齿发育的相关信息么？ ■

展望

现代医学技术可以检测到儿童发育早期致命的发育异常，并在孩子出生前对其进行治疗，从而开启了一个新的医学领域。患有多种疾病的婴儿经过治疗后可避免出现严重疾病、发育迟缓甚至死亡。目前，胎盘是唯一可以到达胎儿的通路，一项新技术通过穿刺将药物放入羊水让胎儿吞服，可纠正一些缺陷。医生在计算机和超声图像引导下，可以通过敏感器械对宫内的胎儿进行输血治疗。在其他病例中，医生还可以抽取胎儿大脑中多余的体液，并成功实施胎儿手术。 ■

评判性思维

1. 一个 9 岁的孩子因为急症来到诊室，他在自行车事故中，劈裂了两颗前牙。孩子的妈妈问牙齿劈裂的部分能否自行修复，应该如何跟她解释？

2. Leanne Morris 是诊所的一个患者。更新健康史时，她很高兴地告诉你她怀孕了。她询问关于宝宝的牙齿发育问题时，牙科医生应该给她提供哪些信息？

3. Karen Kelleher 为儿子 Willy 预约治疗，Willy 乳牙松动了，Karen 认为牙科医生可能需要拔除牙齿。当就诊时，却发现孩子的牙不松动，Karen 很尴尬，并坚持说在这周早些时候曾经松动过，应该如何回答她？ ■

（甘露　帅婷 译，李秀娥 校审）

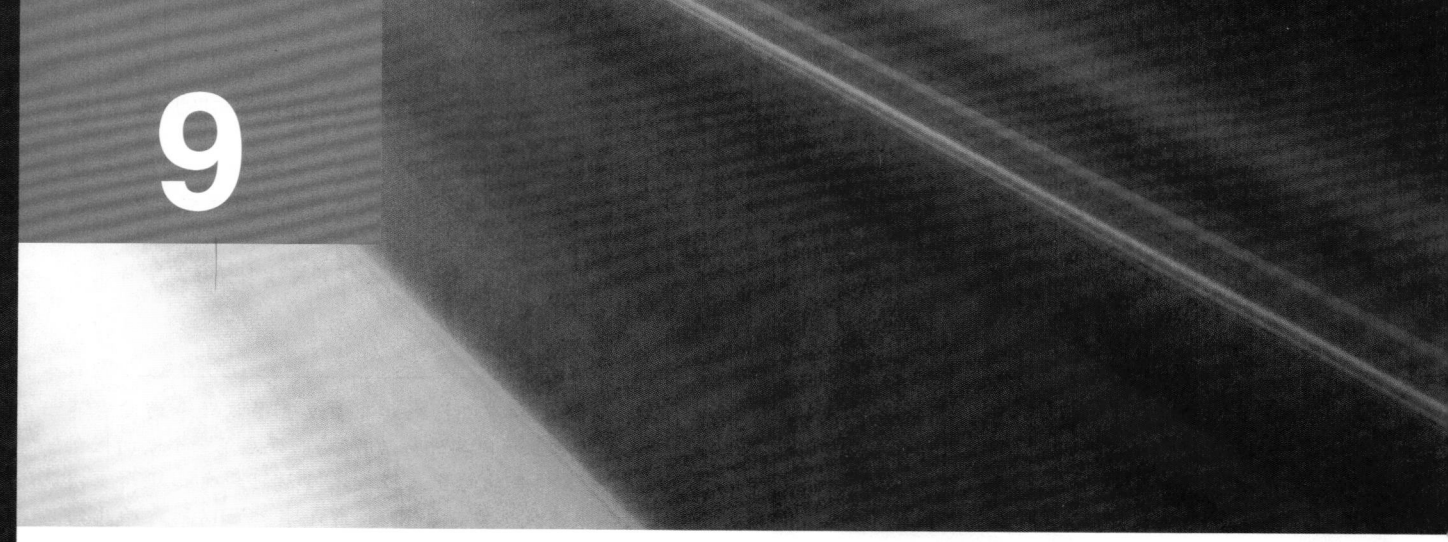

头颈部解剖

关键术语

牙槽突（alveolar process）：位于上颌骨，为上颌弓牙齿提供支撑的部位。

关节盘（articular disc）：类似缓冲垫的致密的连接结构，将关节腔分为上下两个部分，又称半月板。

关节结节（articular eminence）：在关节窝前，颞骨的突起部分。

关节腔（articular space）：关节窝表面和髁突之间的囊间韧带间隙。

颊部（buccal）：指最靠近脸颊内部结构的头部区域。

轮廓舌乳头（circumvallate lingualpapillae）：舌头上较大的凸起组织。

髁突（condyloid process）：下颌分支的后部，与颞骨上的关节窝连接以形成颞下颌关节，又称下颌突。

冠状缝（coronal suture）：额骨和顶骨之间的关节线。

脑颅骨（cranium）：八块用来覆盖和保护大脑的骨头。

外耳道（external auditory meatus）：指外耳骨通道。

（骨）孔（foramen）：骨通道中小圆形开口，能够使血管、神经和韧带通过。

枕骨大孔（foramen magnum）：枕骨上较大开口，连接颅腔和椎管。

（骨）窝（fossa）：骨结构里空余、凹槽或是下陷区域。

额部（frontal）：属于前额的头部区域。

额突（frontal process）：颧骨突起向上延伸与额骨在眼眶外缘相连的部分。

关节窝（glenoid fossa）：下颌骨髁突与颅骨连接的部位。

腭大神经（greater palatine nerve）：支配硬腭后部和舌侧牙龈的神经。

钩状突（hamulus）：一个钩形的结构。

眶下（infraobital）：眼眶下的区域。

泪骨（lacrimal bones）：形成眶内侧壁的一对面部骨骼。

人字缝（lambdoid suture）：枕骨和顶骨之间的连接线。

翼突外侧板（lateral pterygoid plate）：内部和外部翼内肌的起点。

淋巴结病（lymphadenopathy）：指淋巴结的肿大或其他相关疾病。

咬肌（masseter）：最强壮的咀嚼肌。

乳突（mastoid process）：耳后颞骨处的突起。

上颌结节（maxillary tuberosity）：位于后牙区，上颌骨外表面巨大的圆形区域。

道（meatus）：一个管路的外部出口（如鼻道，耳道）。

翼突内侧板（medial pterygoid plate）：终止于钩状突的板状物。

颏部（mental）：附属于或位于颏旁的头部区域。

颏部隆突（mental protuberance）：下颌骨的一部分，形成颏部。

鼻部（nasal）：附属于或位于鼻旁的头部区域。

鼻甲（nasal conchae）：在鼻腔内侧壁及上颌骨向上延伸部位的突起结构。

枕部（occipital）：由头皮包裹并覆盖在枕骨上的头部区域。

口腔（oral）：附属于或位于口附近的头部区域。

眼窝（orbital）：附属或位于眼周的头部区域。

听小骨（ossicles）：位于中耳内的骨。

顶部（parietal）：顶骨区域。

腮腺导管（parotid duct）：与腮腺相关联的导管，开口于口腔内的腮腺管乳头处。

骨突（process）：骨头上突起或突出物。

翼突（pterygoid process）：由两块骨板组成的蝶骨上的突起结构。

矢状缝（sagittal suture）：位于颅骨中线的缝隙，两块顶骨的连接处。

蝶窦（sphenoid sinuses）：指位于蝶骨上的窦道。

胸锁乳突肌（sternocleidomastoid）：主要的颈部肌肉。

茎突（styloid process）：从颞骨底面延伸出的突起。

颏正中联合（symphsis menti）：出生时位于下颌骨颏部的间隔。

颞部（temporal）：颧弓上方的头部区域。

颞突（temporal process）：与颞骨上的颧突相连构成颧弓，形成颊部突起。

颞下颌关节（temporomandibular joint，TMJ）：位于头部两侧的关节，提供下颌运动。

斜方肌（trapezius）：颈部的主要肌肉。

三叉神经（trigeminal nerve）：是口腔神经分布的主要来源神经。

颧部（zygomatic）：附属或位于颧骨的头部区域。

颧弓（zygomatic arch）：颧骨颞突与颞骨颧突连接形成的弓状结构。

颧突（zygomatic process）：上颌骨的突起，向上延伸与颧骨联合。

学习目标

完成此章节的学习之后,学生将能够达到以下目标:

1. 掌握关键术语的发音、写法和定义。
2. 识别头部区域。
3. 识别并指出头部的骨骼,包括:
   - 说出并指出头部、舌部和面部骨骼;
   - 讨论颅骨的后天发育;
   - 区别男性和女性的颅骨特征。
4. 讨论颞下颌关节,包括:
   - 识别颞下颌关节的组成部分;
   - 描述颞下颌关节的动作;
   - 描述颞下颌关节功能失调时的症状。
5. 识别并指出头部和颈部的肌肉。
6. 识别大唾液腺和小唾液腺的位置及其相关导管,并为 3 对大唾液腺命名。
7. 识别并熟悉头部和颈部的血管走形。
8. 识别并指出头颈部的神经分布,包括:
   - 说出 12 条脑神经;
   - 说出三叉神经的上下颌分支。
9. 讨论淋巴结的重要性,包括:
   - 解释淋巴结的结构和功能;
   - 识别并指出头颈部淋巴结组织的位置;
   - 识别重要的淋巴结组织在身体的位置。
10. 识别鼻旁窦并且解释其功能。

本 节将讲述牙医助理在临床实践中常用的解剖学基础知识,包括头和面部骨骼、神经、淋巴结以及唾液腺的名称和位置。也会涉及头颈部肌肉,其中面部肌肉可形成面部表情,帮助张口、闭口和吞咽食物。

同时,牙医助理也将了解到拍摄 X 线片时,解剖标志知识的重要性。

头部分区

头部可分为 11 个区:额部(frontal)、顶部(parietal)、枕部(occipital)、颞部(temporal)、眼窝(orbital)、鼻部(nasal)、眶下(infraorbigal)、颧部(zygomatic)、颊部(buccal)、口腔(oral)和颏部(mental)。后文将详细讲述(图 9-1)。

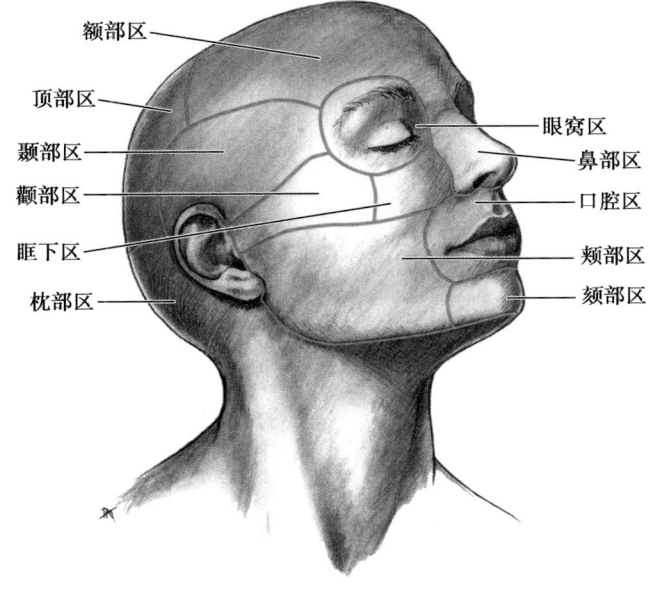

图 9-1 头部区域:额部、顶部、枕部、颞部、眼窝、鼻部、眶下、颧部、颊部、口腔和颏部。(From Frehrenbach MJ,Herring SW:Illustrated anatomy of the head and neck,ed 4,St Louis,2012,Sauders.)

⟳ 复习

1. 头部的 11 个分区是什么?

颅骨

人类颅骨分为两个部分:脑颅骨和面颅骨。脑颅骨(cranium)由 8 块骨头构成,覆盖和保护大脑;面颅骨包括 14 块骨头(表 9-1)。这些骨的解剖标志都有具体的术语来描述(表 9-2)。

表 9-1 颅骨

骨头	数量	位置
8 块脑颅骨		
额骨	1	组成额头,大部分的眶顶,颅前底部
顶骨	2	组成颅骨的顶部和上部
枕骨	1	组成颅骨的后面和底部
颞骨	2	组成颅骨的侧面和底部
蝶骨	1	组成颅骨前基底和部分的眶壁
筛骨	1	组成部分的眶和颅骨的底部
14 块面颅骨		
颧骨	2	形成突出的脸颊和眶的一部分
上颌骨	2	形成上颌
腭骨	2	形成硬腭的后部和鼻的垂直板
鼻骨	2	形成鼻梁
泪骨	2	形成部分的眶和内眼角
犁骨	1	形成鼻中隔
下鼻甲	2	形成鼻的内部
下颌骨	1	形成下颌
听小骨		
锤骨,砧骨,镫骨	6	中耳内的骨结构

表 9-2　骨的解剖标志术语

术语	定义
孔	可以通过血管,神经和韧带的骨上的自然开口
窝	骨上的空余、凹陷或者下陷区域
道	有外在开口的管道
突	骨上明显的突起
缝	骨结合处的不再移动的锯齿线
联合	骨和骨由软骨结合在一起
小结节	骨上的小的,粗糙的突起
大结节	骨上的大的,粗糙的突起

脑颅骨

由额骨、枕骨、蝶骨、筛骨和成对的顶骨及颞骨组成。

顶骨

两块顶骨形成了颅骨的顶部和上部。两块顶骨由头骨的矢状缝(sagittal suture)结合在一起。额骨和顶骨之间的结合线称为冠状缝(coronal suture)(图 9-2)。新生儿的前囟门区域是软的,因为额骨和顶骨之间的缝还没有闭合。随着孩子的成长和矢状缝的闭合,这个区域会消失。

额骨

额骨形成前额、颅骨的颅底部分和大部分的眼眶顶部。(眼眶为保护眼睛的骨性腔隙,)。额骨包含两个额窦。额窦位于眼睛上方(图 9-3)。

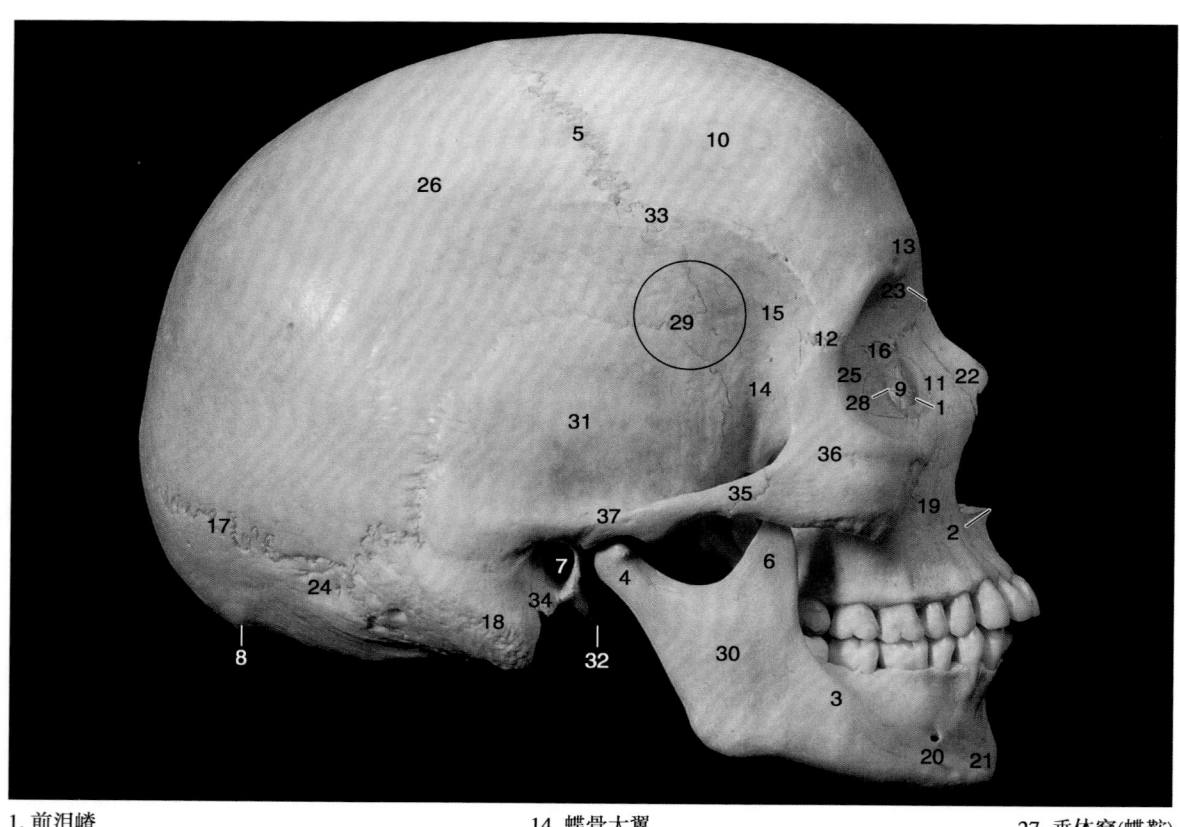

1. 前泪嵴	14. 蝶骨大翼	27. 垂体窝(蝶鞍)
2. 前鼻脊	15. 下颞线	28. 泪后嵴
3. 下颌骨	16. 泪骨	29. 翼区(环绕的)
4. 下颌髁突	17. 人字缝	30. 下颌升支
5. 冠状缝	18. 颞骨乳突	31. 颞骨鳞部
6. 下颌骨喙突	19. 上颌骨	32. 颞骨茎突
7. 颞骨外耳道	20. 颏小孔	33. 上颞线
8. 枕外隆凸点	21. 颏隆突	34. 颞骨鼓室部
9. 泪囊窝	22. 鼻骨	35. 颧弓
10. 额骨	23. 鼻根	36. 颧骨
11. 上颌前突	24. 枕骨	37. 颞骨颧突
12. 额颧缝	25. 筛骨眶部	
13. 眉间	26. 顶骨	

图 9-2　颅骨侧面观。(From Abranhams PH,Spratt JD,Loukas M,et al:McMinn and Abrahams' color atlas of human anatomy,ed 7,St Louis,2014,Mosby.)

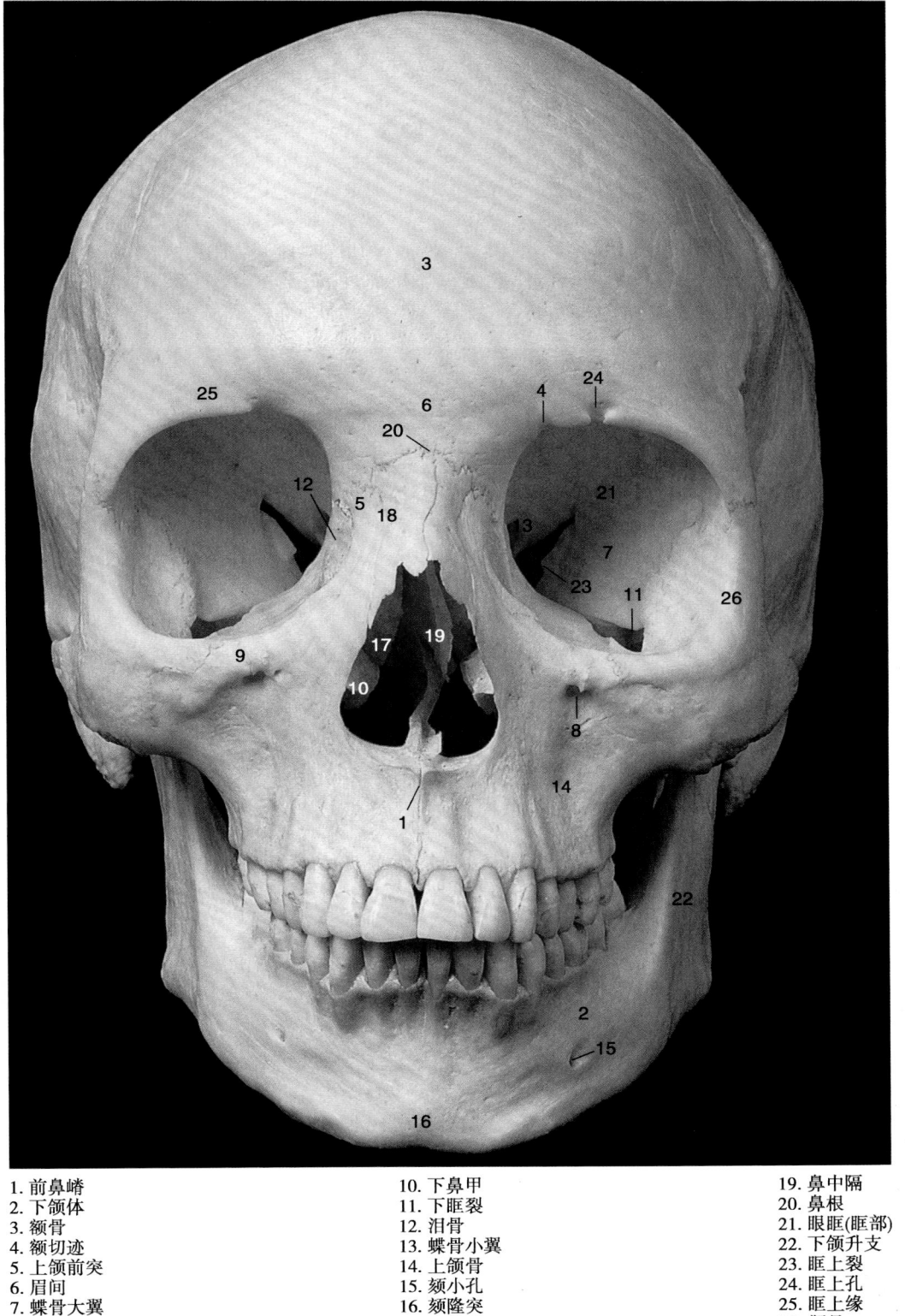

图 9-3　颅骨前面观。(From Abranhams PH,Spratt JD,Loukas M,et al:McMinn and Abrahams' color atlas of human anatomy,ed 7,St Louis,2014,Mosby.)

1. 前鼻嵴
2. 下颌体
3. 额骨
4. 额切迹
5. 上颌前突
6. 眉间
7. 蝶骨大翼
8. 眶下孔
9. 眶下缘

10. 下鼻甲
11. 下眶裂
12. 泪骨
13. 蝶骨小翼
14. 上颌骨
15. 颏小孔
16. 颏隆突
17. 中鼻甲
18. 鼻骨

19. 鼻中隔
20. 鼻根
21. 眼眶(眶部)
22. 下颌升支
23. 眶上裂
24. 眶上孔
25. 眶上缘
26. 颧骨

枕骨

枕骨形成了脑颅骨的背面和底部(图 9-4)。在人字缝(lambdoid suture)处与顶骨相连接。脊髓可通过枕骨的大孔(foramen magnum)。

颞骨

成对的颞骨形成了颅骨的侧面及底部(见图 9-2)。每个颞骨都围绕着耳朵并包含外耳道(external auditory meatus),即外耳的骨性通路。

乳突(mastoid process)是位于耳后颞骨的一个突起。乳突有很多的气房,用来与中耳腔相通。

每个颞骨下部的关节窝(glenoid fossa)可与下颌骨相连接。茎突(styloid process)可从颞骨的底面延伸。

蝶骨

蝶骨由体和成对的大翼和小翼组成,形成了颅底的前部(见图 9-2)。

每个大翼与同侧的颞骨和前方的额骨、颧骨组成一部分的眶。每个小翼与筛骨和额骨也组成了部分的眶。

蝶窦(sphenoid sinuses)位于眼睛后的蝶骨上。翼突(pterygoid process)由蝶骨向下延伸,由两块骨板组成。翼突外侧板(lateral pterygoid plate)是内部和外部的翼状肌的起点。翼突内侧板(medial pterygoid plate)下端有弯向外侧的钩状突(hamulus)(图 9-5),

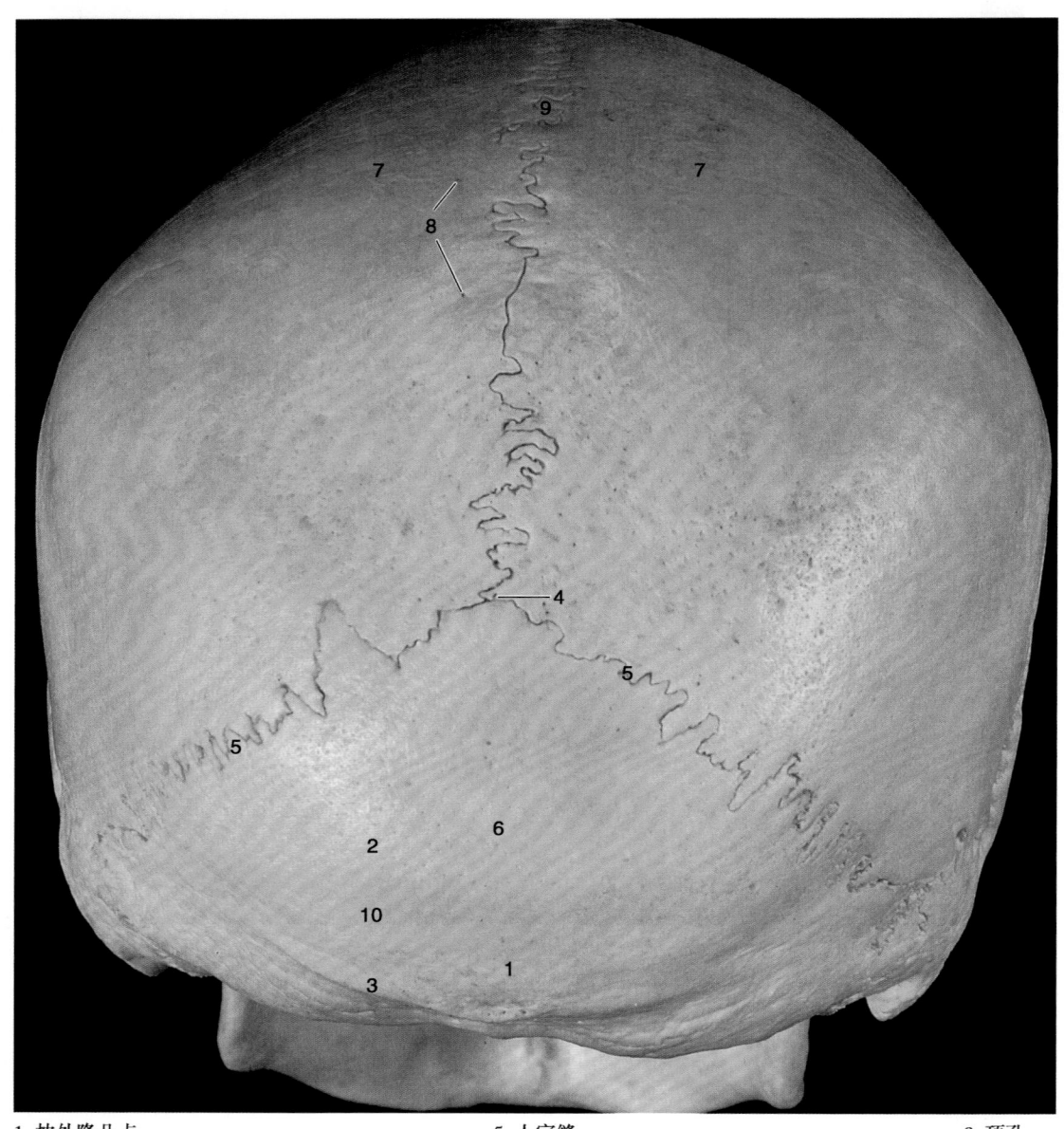

1. 枕外隆凸点	5. 人字缝	8. 顶孔
2. 最上项线	6. 枕骨	9. 矢状缝
3. 下项线	7. 顶骨	10. 上项线
4. 人字点		

图 9-4 颅骨后面观。(From Abranhams PH, Spratt JD, Loukas M, et al: McMinn and Abrahams' color atlas of human anatomy, ed 7, St Louis, 2014, Mosby.)

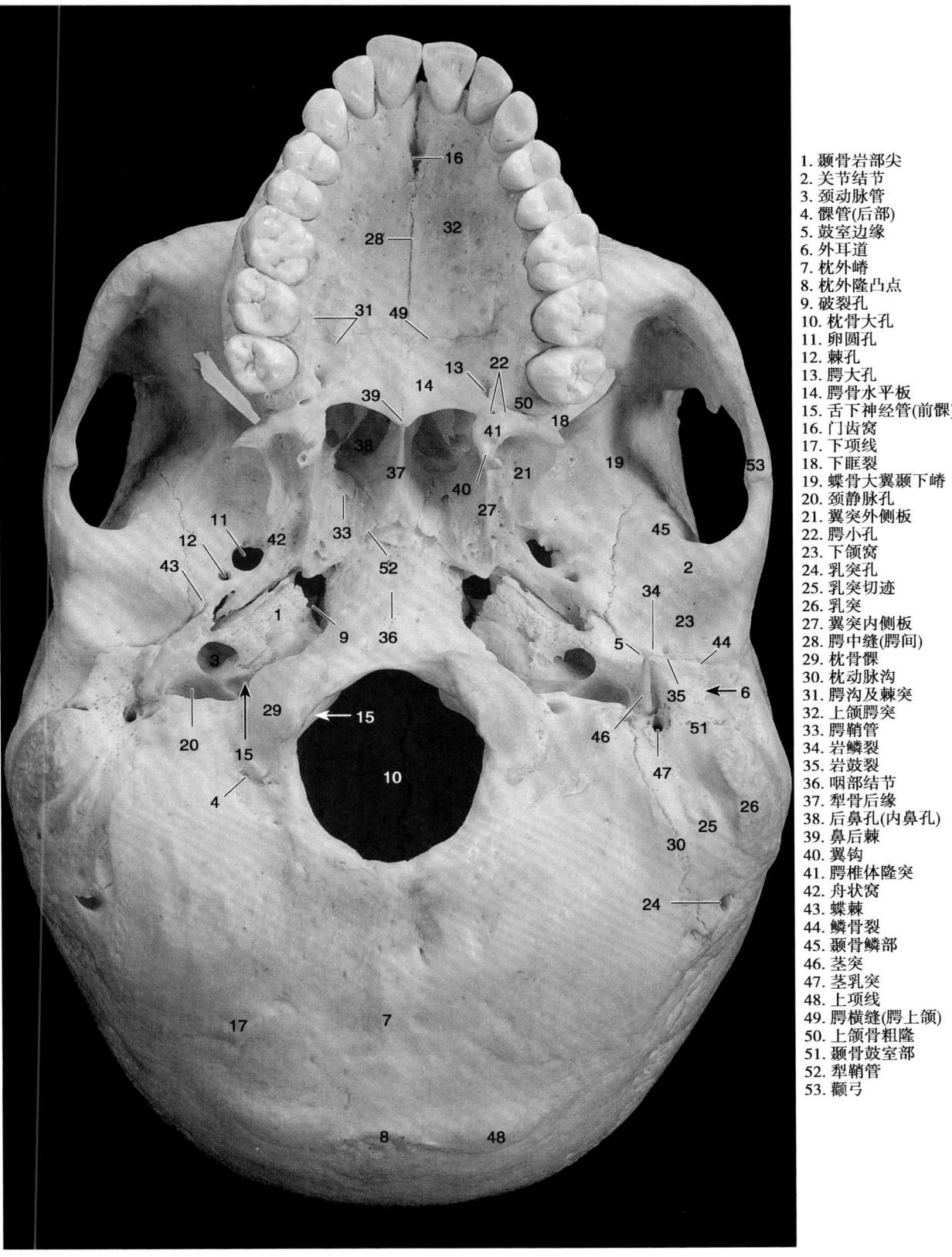

1. 颞骨岩部尖
2. 关节结节
3. 颈动脉管
4. 髁管(后部)
5. 鼓室边缘
6. 外耳道
7. 枕外嵴
8. 枕外隆凸点
9. 破裂孔
10. 枕骨大孔
11. 卵圆孔
12. 棘孔
13. 腭大孔
14. 腭骨水平板
15. 舌下神经管(前髁)
16. 门齿窝
17. 下项线
18. 下眶裂
19. 蝶骨大翼颞下嵴
20. 颈静脉孔
21. 翼突外侧板
22. 腭小孔
23. 下颌窝
24. 乳突孔
25. 乳突切迹
26. 乳突
27. 翼突内侧板
28. 腭中缝(腭间)
29. 枕骨髁
30. 枕动脉沟
31. 腭沟及棘突
32. 上颌腭突
33. 腭鞘管
34. 岩鳞裂
35. 岩鼓裂
36. 咽部结节
37. 犁骨后缘
38. 后鼻孔(内鼻孔)
39. 鼻后棘
40. 翼钩
41. 腭椎体隆突
42. 舟状窝
43. 蝶棘
44. 鳞骨裂
45. 颞骨鳞部
46. 茎突
47. 茎乳突
48. 上项线
49. 腭横缝(腭上颌)
50. 上颌骨粗隆
51. 颞骨鼓室部
52. 犁鞘管
53. 颧弓

图 9-5　颅骨外部基础观。(From Abranhams PH,Spratt JD,Loukas M,et al:McMinn and Abrahams' color atlas of human anatomy,ed 7,St Louis,2014,Mosby.)

在某些牙科 X 线片上可见。

筛骨

筛骨组成了部分颅骨的底部、眼眶和鼻腔。筛骨结构复杂,包含了蜂巢状的空泡和筛窦。从筛骨延伸而出,具有卷轴状结构的为中鼻甲和上鼻甲。

听小骨

6 个听小骨(ossicles)是中耳的结构。每只耳都有锤骨、砧骨和镫骨。

> ← 复习
>
> 2. 哪些骨头组成了额头?
> 3. 哪些骨头组成了颅骨的背面和底面?

面颅骨

从颅骨的前面观,人们看到的骨骼是泪骨、下鼻甲、犁骨、鼻骨、颧骨、上颌骨和下颌骨(图 9-6)。

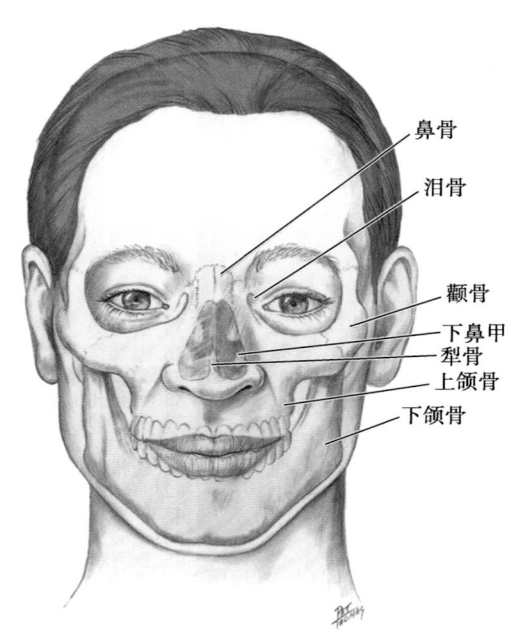

图 9-6　面骨及覆盖于面骨组织的前面观。(From Frehrenbach MJ,Herring SW:Illustrated anatomy of the head and neck,ed 4,St Louis,2012,Sauders.)

颧骨

颧骨形成了突出的脸颊和眶的侧壁和底部。颧骨的额突(frontal process)向上延伸,并和额骨在眶的外侧边缘相连接(见图 9-3)。

左右两侧的颧骨通过颧突与上颌骨连接,颧骨的颞突(temporal process)和颞骨的颧突连接形成颧弓(zygomatic arch),也就形成了脸颊的凸出部分。颧骨在 X 线片上识别上颌骨时较有意义。

上颌骨

上颌骨形成上颌和部分硬腭。上颌骨在中线处连接成上颌骨缝。上颌骨的颧突(zygomatic process)向上延伸和颧骨连接。

上颌骨有上颌窦。上颌骨的牙槽突(alveolar process)对上颌的牙齿起到支持作用。上颌结节(maxillary tuberosity)是一个大的,椭圆形区域,在上颌骨后牙区的外表面。上颌结节在拍摄 X 线片时也是一个有意义的标志。

腭骨

按严格的划分腭骨不属于面颅骨,但为了便于学习,在这里我们也将进行讨论。每个腭骨有两个骨板,即:水平板和垂直骨板(图 9-7)。

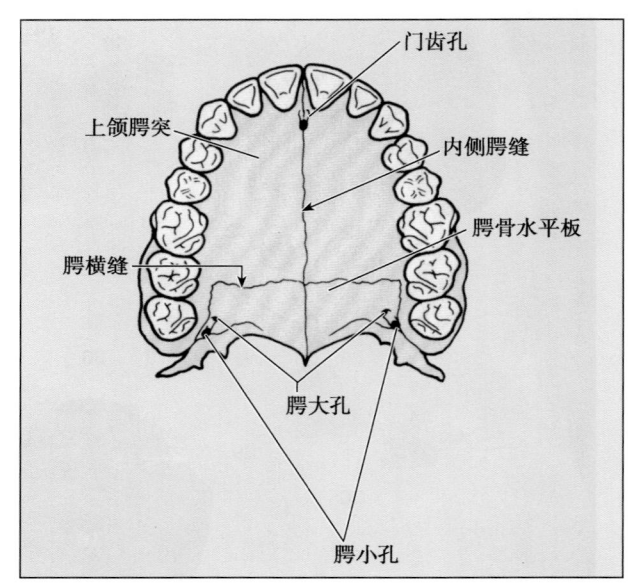

图 9-7　硬腭的骨骼及标志

腭骨的水平骨板组成了硬腭的后部和鼻底。垂直骨板组成了鼻腔的侧壁。两个骨板向前,都与上颌骨连接。

鼻骨

鼻骨形成鼻梁,向上和额骨连接,组成鼻中隔的一小部分(见图 9-3)。

泪骨

泪骨(lacrimal bones)在内眼角组成部分的眶。这两个小且薄的骨位于上颌骨额突的后面(见图 9-3)。

犁骨

犁骨是单一的扁骨,组成鼻中隔的底部(图 9-6)。

鼻甲

每个鼻腔侧壁有 3 个从上颌骨内面延伸出来的突起,称为鼻甲(nasal conchae)。每个鼻甲成卷轴状,延伸到鼻腔形成上、中和下鼻甲(图 9-6)。

4. 哪些骨头形成的脸颊?
5. 哪些骨头形成的上颌和硬腭?

下颌骨

下颌骨形成下颌,是颅骨中可以移动的骨。下颌骨的牙槽突支持下颌牙齿(图9-8)。

U 形的下颌骨是面部最坚硬最长的骨。出生前下颌骨发育为两部分,在儿童早期发生骨化,联合成一块骨。这个联合位于中线,形成颏部隆突(mental protuberance),俗称下巴。

左右颏孔(foramen)位于下颌骨外表面,在第一和第二的下颌前磨牙根尖下之间。下颌骨其他结构包括:

- 颏结节——小的、圆润的凸起,位于下颌骨内靠近耻骨联合面。
- 颌舌骨嵴——位于下颌骨后的舌面。

- 下颌角——下颌骨的下颌支和下颌体组成。
- 下颌切迹——位于下颌骨的边界,下颌角的前面。
- 下颌支——下颌骨直立部分,位于下颌骨两端。
- 冠突——下颌支的前部。
- 髁突——下颌支的后部。

   与颞骨上的窝(fossa)连接形成颞下颌关节,也被称作下颌髁突。

- 乙状切迹——分离冠突及髁突的结构。
- 下颌孔——下颌支的舌面。
- 斜嵴——位于下颌支表面靠近下颌支的底部。
- 磨后区——位于下颌骨两侧的最后一颗磨牙后面的区域。

舌骨

单一的舌骨是中轴骨中较独特的部位,不与其他任何骨形成关节,而以韧带及肌肉悬挂在颞骨的茎突。舌骨位于颈部,在下颌骨与喉之间支持舌头,并作某些舌肌的附着处。

舌骨的形状像马蹄,由一个舌骨体与两个外向突起组成。

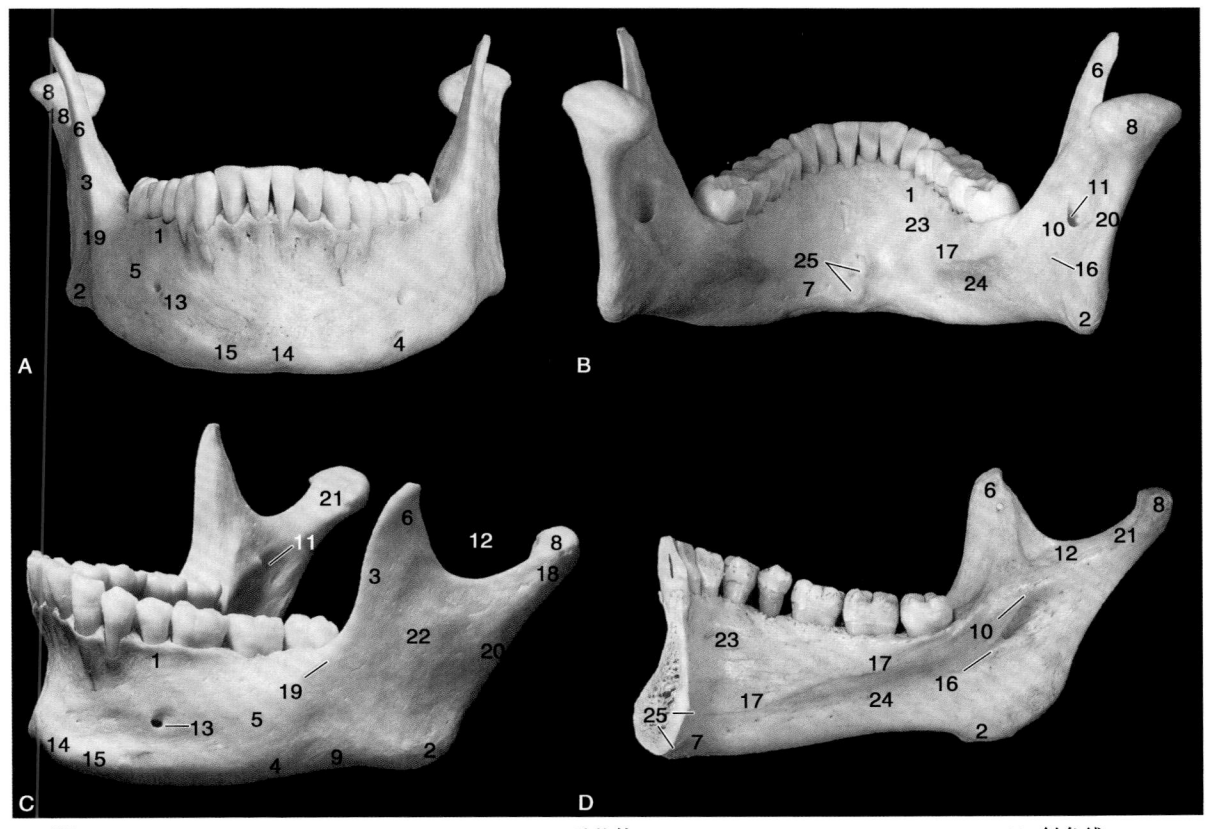

1. 牙槽
2. 下颌角
3. 下颌升支前缘
4. 基底部
5. 颌体
6. 冠状突
7. 二腹肌窝
8. 髁头
9. 下颌升支下缘
10. 舌状体
11. 下颌孔
12. 下颌切迹
13. 颏孔
14. 颏隆突
15. 颏结节
16. 下颌舌骨沟
17. 颌舌线
18. 髁颈
19. 斜角线
20. 下颌升支后缘
21. 翼肌凹
22. 侧支
23. 舌下腺窝
24. 颌下腺窝
25. 上下棘突(颏结节)

图 9-8　下颌骨。**A**,前面观;**B**,后面及上面观;**C**,左前侧观;**D**,左内侧观。(From Malamed S:Handbook of local anesthesia,ed 6,St Louis,2013,Mosby. 数据资源:Abranhams PH,Spratt JD,Loukas M,et al:McMinn and Abrahams' color atlas of human anatomy,ed 7,St Louis,2014,Mosby.)

体表位置在颈部的下颌骨和喉之间。舌骨不与其他任何骨形成关节,而是通过两条颈舌韧带悬挂在颞骨茎突处。

⊖复习

6. 颅骨中唯一可以移动的骨头是什么?
7. 颏孔的位置在哪里?

出生后发育

出生时,头颅大,而颅底和面颅骨都较小。因为牙齿还没有长出,脸部缺乏垂直径(图 9-9 和图 9-10)。

骨融合

出生时,颅骨有几块骨头是独立的,还没有融合。例如,额骨被中囟分离,还有各个组成部分的颞部、枕部、蝶窦和筛窦,

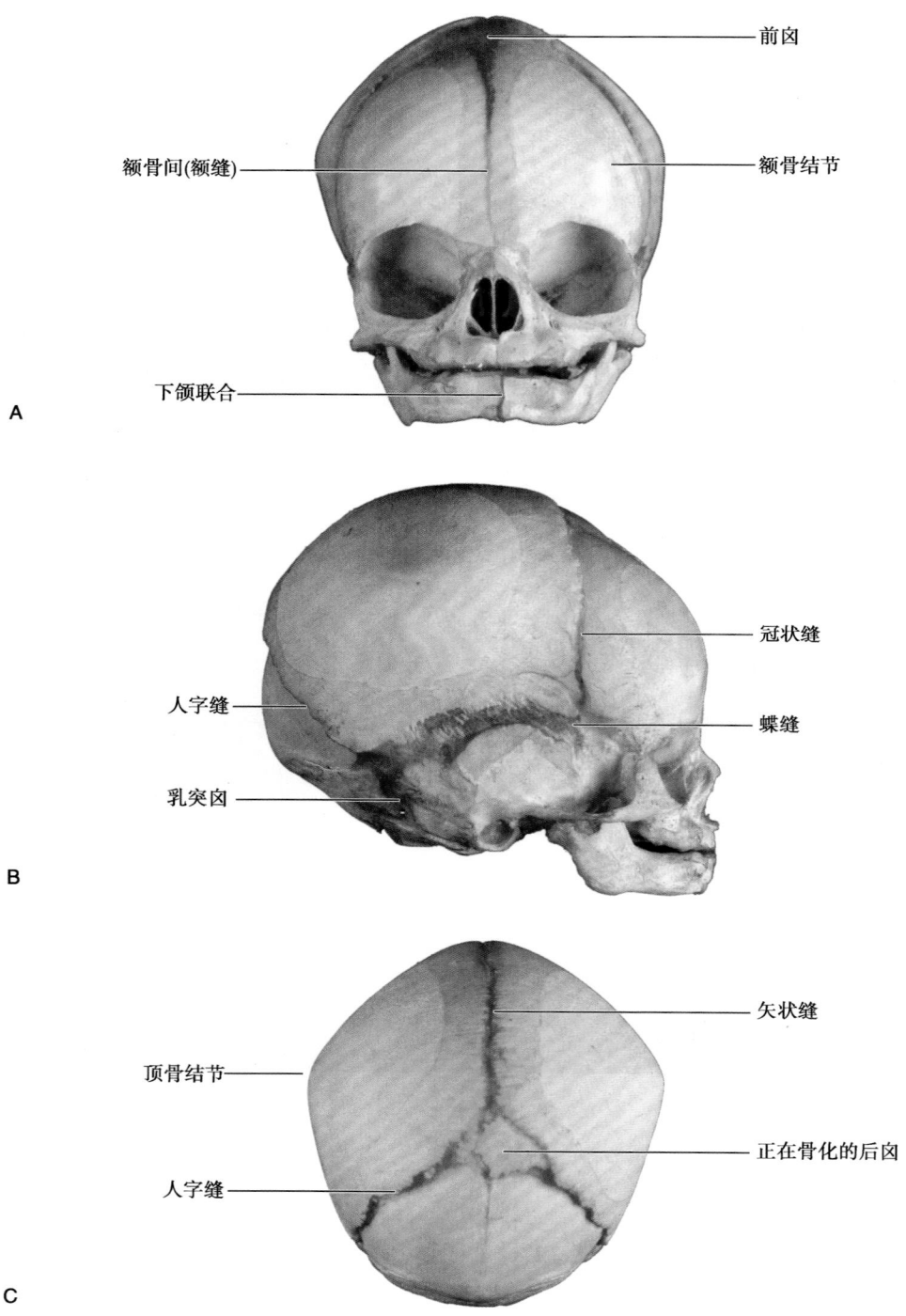

图 9-9 婴儿期颅骨。A,前面观;B,侧面观;C,后面观。(From Liebgott B:The anatomical basis of dentistry,ed 3,St Louis,2010,Mosby.)

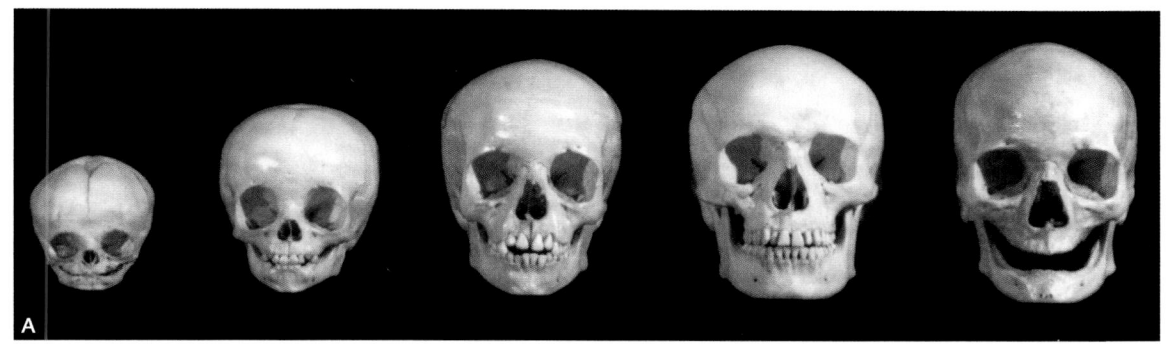

出生时   3岁时   6岁时   成年时   老年时

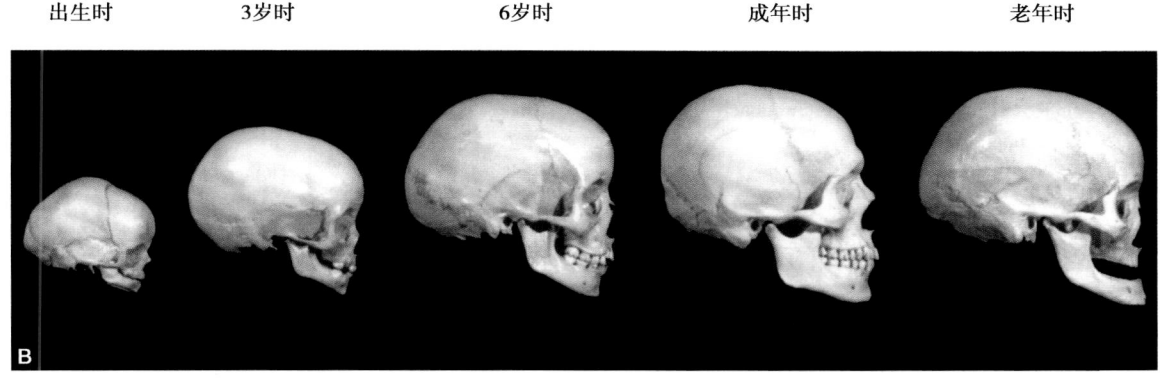

图9-10　人类颅骨在出生后发育的各个阶段。A，前面观；B，侧面观。（From Liebgott B：The anatomical basis of dentistry，ed 3，St Louis，2010，Mosby.）

要到婴儿期和儿童早期融合。

面骨骼的生长

下颌骨。出生时下颌骨被颏正中联合（symphysis menti）分隔成两部分。在出生后的一年，颏联合融合之后，髁突延长。下巴（颏隆突）在青春期发育完成。男性的下巴比女性的发育更明显。

上颌骨。出生时，上颌骨中充满发育中的牙蕾（见第11章）。上颌部的垂直生长很大程度上是因为牙槽骨的生长和上颌窦的形成。

男性和女性头骨之间的差异

一般而言，女性的头骨往往更小、更轻，骨壁更薄。女性额头通常会保留一个圆形的向前的轮廓，女性牙齿较小，具有圆形切端边缘。男性头骨更大、更重且有更坚固的肌肉标记和突起。男性牙齿较大，具有方形切迹边缘。由于男性的囟门更大，所以发育后导致男性的前额更平坦。

▶复习

8. 男性和女性牙齿有哪些不同？

颞下颌关节

颞下颌关节（temporomandibular joint，TMJ）在头的两侧，是

左右双侧联动关节，和下颌一起完成发音和咀嚼。它的名称来源于组成它的颞骨和下颌骨。下颌骨依靠TMJ韧带连接到颅骨。下颌骨依靠下颌的肌肉（图9-11）保持稳定。TMJ是由以下3部分组成：

1. 关节窝。关节窝内衬有纤维结缔组织，是位于外耳道（meatus）前的颞骨上的一个椭圆形的凹陷。

2. 关节结节（articular eminence）。是位于关节窝前的颞骨上的隆起。

3. 髁突（condyloid process）。位于关节窝。

下颌关节囊韧带

纤维关节囊完全包绕TMJ。向上，其环绕颞骨关节结节边缘和关节窝。向下，关节囊环绕下颌髁突的外周，包括髁颈的外周。

关节腔

关节腔（articular space）是关节囊韧带和关节窝及下颌髁表面之间的区域。

关节盘（articular disc），又称半月板，是致密、特殊的结缔组织，将关节腔分割成上腔和下腔。关节腔充满滑液，润滑关节和填充滑膜腔。

下颌运动

TMJ有两种运动方式：铰动和滑动（图9-12）。依靠这两种类型的运动，下颌可以开闭，并从一边移动到另一边。

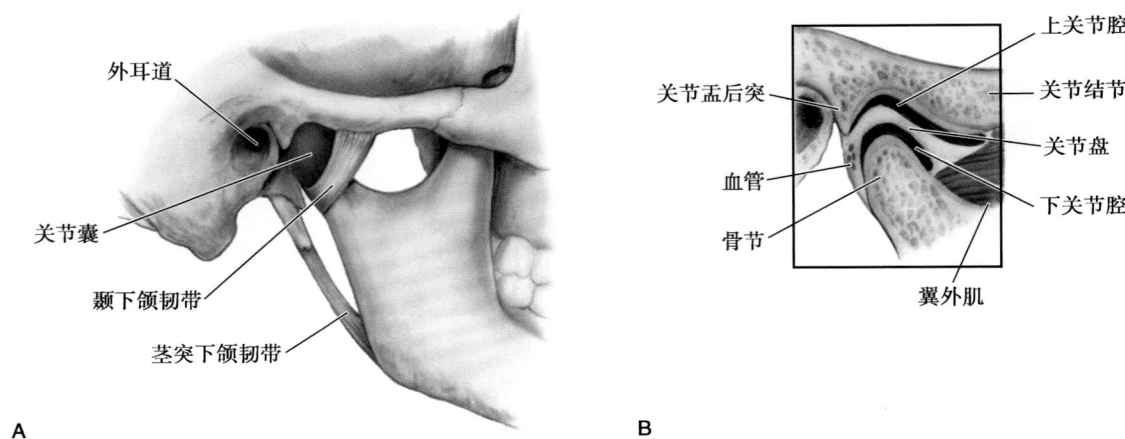

图 9-11　TMJ 囊及其外侧的颞下颌韧带侧面观。插图中,由于要展示上下关节腔及其与关节盘的关系,囊腔部分在此处暂被移除。(From Frehrenbach MJ,Herring SW:Illustrated anatomy of the head and neck,ed 4,St Louis,2012,Sauders.)

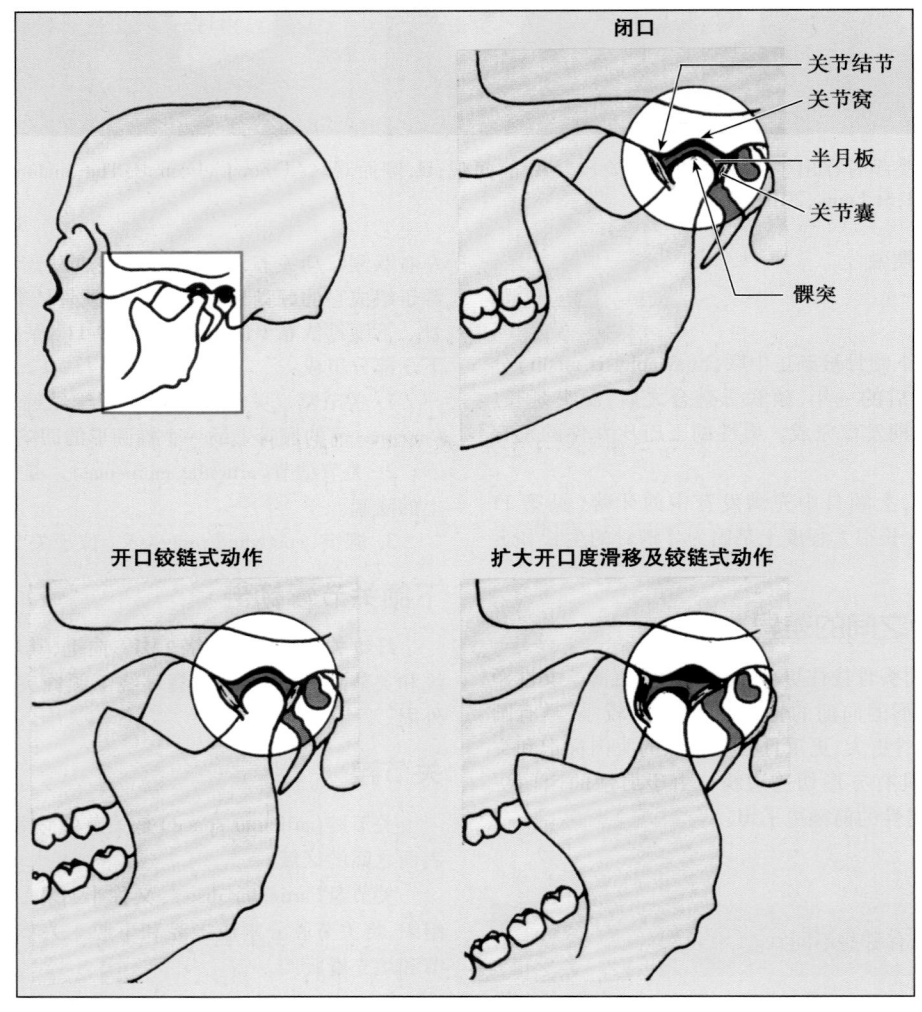

图 9-12　TMJ 的滑移及铰链式动作

铰动

铰动是张口的第一阶段,只有关节的下部参与。在铰动过程中,下颌髁头部绕关节盘底面上的一个点旋转,下颌骨的体部被动的下降、向下和向后。

张口是通过翼外肌、二腹肌和下颌舌肌的联合运动。闭口是通过颞肌、咬肌和翼内肌联合运动。

滑动

滑动使下颌向前或向后移动。关节的上腔和下腔均参与。

髁突和关节盘向前,向下沿关节结节"滑翔"。这种运动只发生在下颌骨突起和横向运动时,以及张大口需要与铰动相结合的时候。

突起是下颌骨的向前运动,即当两侧的翼内肌和翼外肌同时收缩时。与这项运动相反的就是下颌骨向后移动,即所谓的后缩。

下颌骨的横向运动,发生在同侧的翼内肌和翼外肌同时收缩时。

下颌骨从一侧到另一侧的研磨运动是翼内肌和翼外肌的交替收缩,先是一侧,然后是另一侧。

颞下颌关节紊乱病

此类病人可能是骨突(process)疾病导致的一侧或双侧 TMJ 受累,而发生颞下颌关节紊乱(temporomandibular disorder, TMD)。TMD 是一种复杂的疾病,涉及许多因素,如压力、紧咬和磨牙症。紧咬是牙齿长时间紧紧地咬在一起。磨牙症是习惯性磨牙,尤其是在夜间。TMD 也可以由下颌外伤或全身性疾病引起,如骨关节炎或老龄造成的磨损(表 9-3)。

表 9-3　TMD 的分类

分类	描述
急性咀嚼肌痉挛	特点是肌肉发炎、痉挛和保护性的肌肉分离
关节盘紊乱	使关节平滑移动的关节盘被取代或破坏,导致关节弹响、张口受限以及其他 TMD 症状
外在创伤	外在的创伤包括关节的移位、骨折和内在的关节紊乱
关节疾病	关节的退化和炎症会严重破坏关节
慢性下颌骨活动受限	原因可能是关节囊骨性部分被破坏,下颌肌肉的收缩或者关节盘的损伤

TMD 的诊断和治疗很困难(图 9-13)。通常情况下,TMD 的诊断需要多学科的方法。某些情况下,为了对病人的病情进行全面分析,需要牙科医生、内科医生、精神科医生、心理学家、神经内科医生、神经外科医生和其他人的参与。

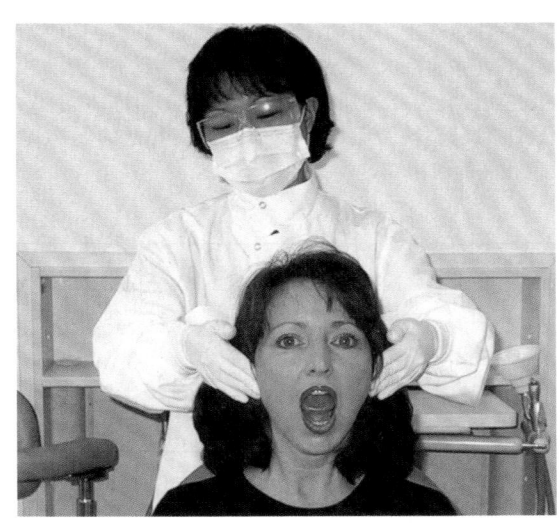

图 9-13　触诊病人移动双侧 TMJ

症状

TMD 难以诊断的原因之一是症状多样。常见症状包括疼痛、弹响和运动受限。

疼痛。很多 TMD 病人都有不同程度的疼痛,包括头痛、耳痛和无感染存在时的耳周疼痛、咀嚼疼痛、面/头/颈部和周围疼痛。咀嚼肌痉挛可以是一个周期性的发作,最终导致组织损伤、疼痛加重、肌肉触痛和痉挛多发。

弹响。当张口时可能会听到咔哒、砰或捻发音。捻发音是关节的开裂音。牙科医生可能会用听诊器听这些声音。病人自述会听到破裂或粉碎的声音。关节弹响的原因和下颌是否有关仍然是未知的。

运动受限。运动受限导致咀嚼、打哈欠或张大口的困难和痛苦。牙关紧闭和咀嚼肌痉挛是下颌运动受限最常见的原因。牙关紧闭可严重限制病人的张口能力。病人主诉下颌被"卡住"或"锁住"。

病因

TMD 与压力有关,通常认为,诸如紧咬牙齿或磨牙之类的口腔习惯是重要的影响因素。其他引起 TMD 的原因包括:①累及下巴、头部或颈部的意外受伤;②关节疾病,包括多种的关节炎症;③错𬌗畸形的牙齿,因为其排列异常,对关节及周围组织产生异常的压力。

⟳复习

9. TMJ 的两种基本运动方式是什么?
10. TMD 的症状是什么?

头和颈部的肌肉

通过对病人进行全面的检查来确定头部和颈部肌肉的位置和运动很有必要。功能异常的肌肉可能与错𬌗畸形和 TMD 相关,甚至可能造成牙齿感染。

肌肉的扩张和收缩产生运动。每块肌肉有一个原始点是静止的（不可移动）和一个点是嵌入的（可移动）。头部和颈部的肌肉分为七个主要的肌肉群：颈部肌肉、面部表情肌、咀嚼肌、口底肌肉、舌、软腭肌肉和咽部肌肉。其他的肌肉比如耳朵、眼睛和鼻的肌肉在这本书中不予涉及。

颈部的主要肌肉

本章节讨论两个颈部肌肉：胸锁乳突肌（sternocleidomastoid）和斜方肌（trapezius）。这两个肌肉比较表浅，容易摸到。当牙医助理使用不正确的姿势工作时，这些肌肉会很痛（表9-4和图9-14）。

表 9-4   颈部主要肌肉

名称	起	止	功能
胸锁乳突肌	锁骨和胸骨侧面	外耳道的后面和下面	将颈部分为颈前和颈后三角；在口外检查作为颈部标记
斜方肌	枕骨外表面	锁骨外侧三分之一和肩胛骨的部位	当耸肩时上提锁骨和肩胛骨（肩胛骨）

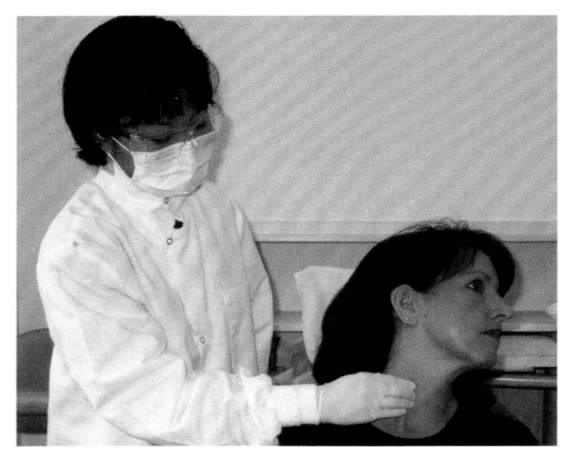

图 9-14   将病人头部转向另一侧触诊病人胸锁乳突肌

面部主要表情肌

面部表情肌是成对的肌肉（左和右），源于骨，止于皮肤组织。这些肌肉产生的皱纹与肌肉的作用线成直角。面神经支配所有的面部表情肌（表9-5）。

表 9-5   主要的面部表情肌

名称	起	止	功能
口轮匝肌	口周的肌肉纤维，没有骨骼附着	自身和口周皮肤	闭嘴和皱唇，协助咀嚼和发音
颊肌	上下颌牙槽突后部	嘴角口轮匝肌纤维	使颊部紧贴牙齿，回缩口角
颏肌	下颌切牙窝	下巴的皮肤	抬起和皱折下巴的皮肤，推起下唇
颧肌	颧骨	口周肌纤维	笑的时候牵动嘴角向上向下

主要咀嚼肌

咀嚼肌有4对，它们附在下颌骨上，包括颞肌、咬肌（masseter）、翼内肌和翼外肌（图9-15）。

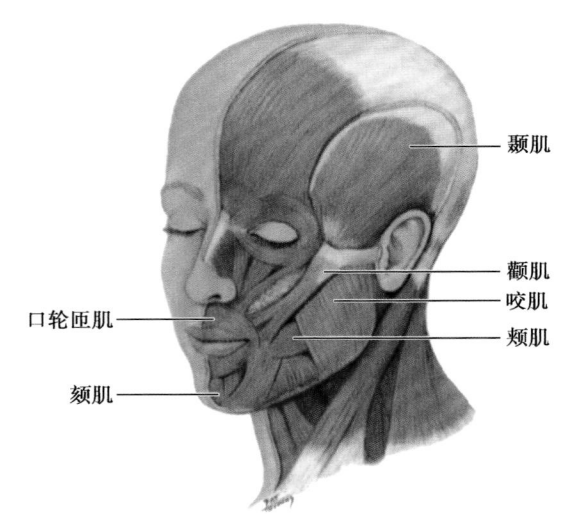

图 9-15   如图所示主要咀嚼肌包括颞肌和咬肌。（From Applegate EJ：The anatomy and physiology learning system，ed 4，St Louis，2011，Saunders.）

这些肌肉与下颌骨一同作用，参与下颌的运动。下颌骨的三叉神经支配咀嚼肌（表9-6）。

口底肌肉

口底肌包含二腹肌、下颌舌骨肌、茎突舌骨肌和颏舌骨肌（图9-16）。这些肌肉位于下颌骨和舌骨（表9-7）。不同的神经分支支配这些口底肌肉。

舌的肌肉

舌有两组肌肉：内在的和外在的。内在肌肉负责塑造舌头在说话、咀嚼和吞咽时的形状。外在肌肉（表9-8）协助舌头的运动和发挥功能，包括颏舌肌、舌骨舌肌、茎突舌肌和舌腭肌（图9-17）。舌头的所有肌肉，除了舌腭肌，均由舌下神经支配。舌腭肌和腭联系在一起。舌和口底肌连接到舌骨。

软腭的肌肉

软腭有两个主要的肌肉即：舌腭肌和咽腭肌（表9-9）。咽丛神经支配这些肌肉。

表 9-6 主要的咀嚼肌

名称	起	止	功能
颞肌	颞骨的颞窝	经颧弓的深面止于下颌骨冠突	提起下颌，闭口
咬肌	**浅层**：颧弓下缘	**浅层**：下颌角和下颌支的下部侧边	提起下颌，闭口
	深层：颧弓后部和内侧	**深层**：下颌支的上部侧边和下颌喙突	
翼内肌	蝶骨翼外板的内面下颌支及板骨和上颌骨结节	下颌角内侧面	下颌骨的侧方运动和提起下颌
翼外肌	起点有两个头，上头起于蝶骨大翼	下颌喙突颈、关节盘和下颌关节囊	压低下颌用于张口*

* 如双侧翼状肌收缩，可前拉下颌骨；如单侧翼状肌收缩，可牵拉下颌骨向对侧。

表 9-7 口底肌

名称	起	止	功能	支配神经
下颌舌骨肌	左部和右部交于中线。每一部分起于下颌舌骨线	舌骨体	形成口底；抬高舌头和压低下巴	**前腹**：面神经
				后腹：三叉神经下颌支
二腹肌	**前腹**：下颌下缘	舌骨体和舌骨大角	每个腹肌划分出颈部三角的浅层；和下颌一起形成下颌三角	**前腹**：面神经
	后腹：颞骨乳突			**后腹**：面神经（第七脑神经）
茎突舌骨肌	颞骨茎突	舌骨体	在吞咽时协助抬高舌头	面神经
颏舌骨肌	下颌内面，靠近耻骨	舌骨体	压低舌头使舌骨向前	舌下神经

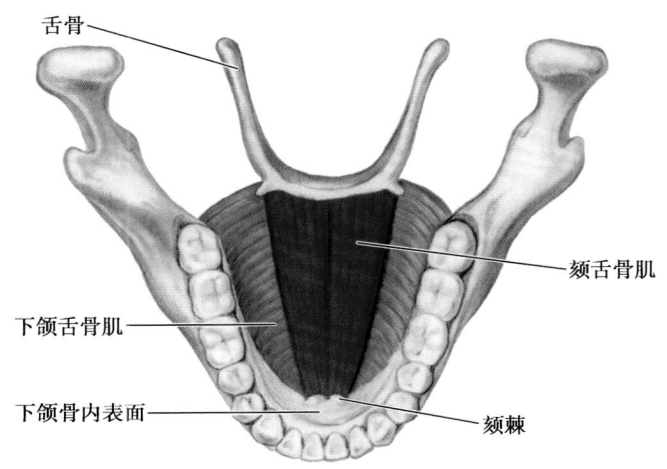

图 9-16 口腔中呈现出来颏舌骨肌的来源和附着点。
(From Fehrenbach MJ, Herring SW: Illustrated anatomy of the head and neck, ed 4, St Louis, 2012, Saunders.)

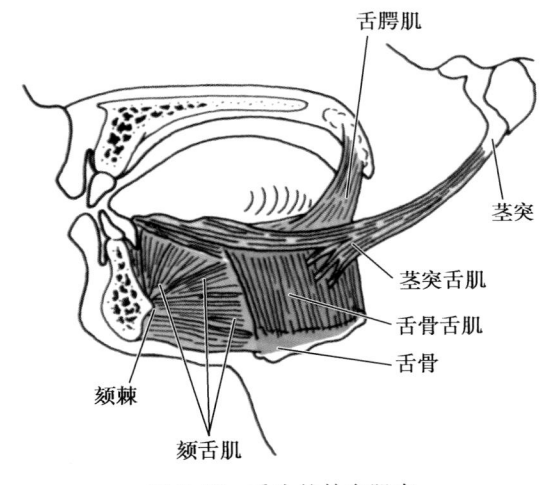

图 9-17 舌头的外在肌肉

表 9-8 舌头的外在肌肉

名称	起	止	功能
颏舌肌	下颌内面近耻骨	舌骨和舌下面	压低和伸出舌头
舌骨舌肌	舌骨体	舌的侧面	收回舌头和压低一边的舌头
茎突舌肌	颞骨茎突	舌的侧面和底面	收回舌头

表 9-9 软腭的肌肉

名称	起	止	功能
舌腭肌	前弓位于喉两侧，起于软腭	沿舌的后侧	抬高舌头的底部，使舌头顶住软腭，压低软腭
咽腭肌	甲状腺后缘，咽部结缔组织	甲状腺和咽壁	组成咽部的后柱，缩窄咽后柱关闭鼻咽通道*

* 表示：鼻咽是咽的位置，在软腭之上。

⊙复习

11. 哪些脑神经支配咀嚼肌?
12. 位于舌和口底的形状像马蹄的是什么骨?

唾液腺

唾液腺产生的唾液有润滑和清洁口腔的作用,并且通过酶解作用消化食物。唾液还可使牙齿通过再矿化过程保持表面的完整性。此外,唾液参与牙菌斑的形成,供给龈上牙石形成所需的矿物。这些过程在第 13 和 15 章中详细讨论。

唾液腺产生两种类型的唾液。浆液性唾液含水较多,主要是蛋白质液。黏液性唾液很稠,主要是液态碳水化合物。唾液腺按照大小进行分类,分为大唾液腺和小唾液腺(图 9-18)。

小唾液腺

小唾液腺比大唾液腺小且数目多,散在分布于颊、唇和舌黏膜、软腭、硬腭侧边和口底。Von Ebner 唾液腺,位于轮廓舌乳头(circumvallate lingualpapillae)下方的舌上。

大唾液腺

三大成对的唾液腺:腮腺、颌下腺和舌下腺。

腮腺是唾液腺中最大的,但它只提供唾液总量的 25%,位于外耳的前下方。唾液通过腮腺导管(parotid duct)进入口中,又称 Stensen 导管。

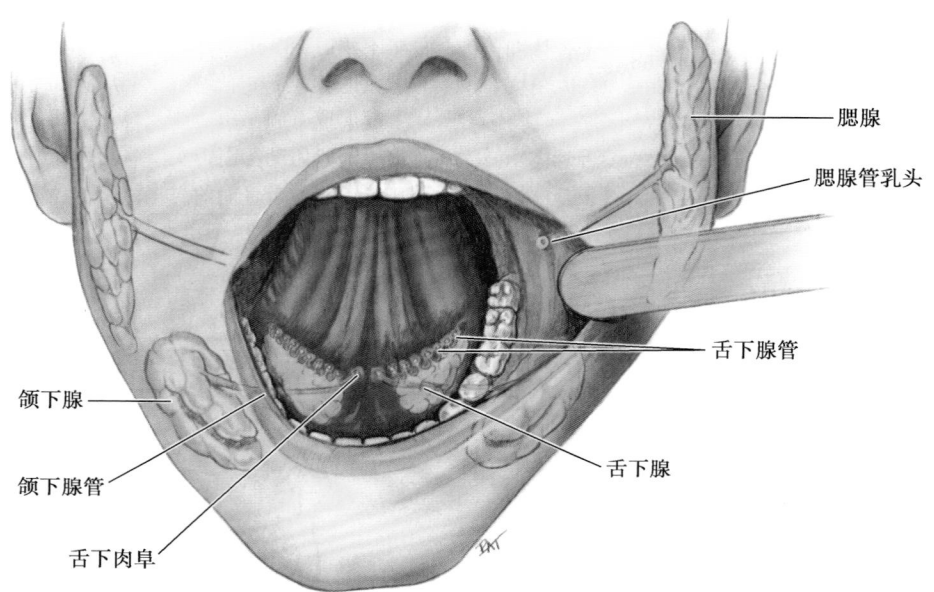

图 9-18   唾液腺。(From Frehrenbach MJ, Herring SW: Illustrated anatomy of the head and neck, ed 4, St Louis, 2012, Sauders.)

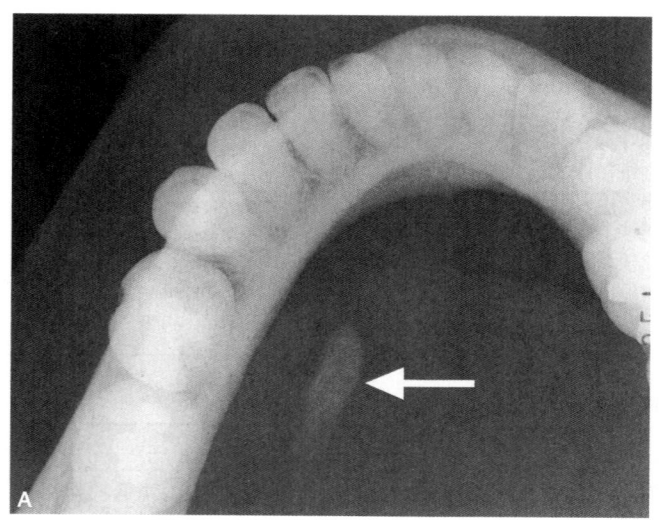
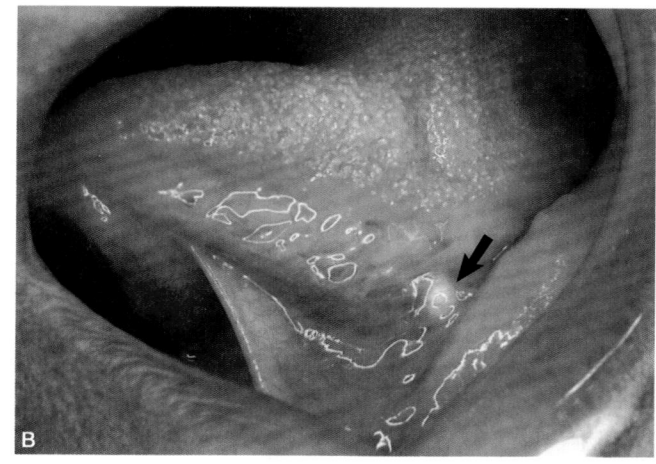

图 9-19   涎石。A,咬合摄影像片显示涎石(箭头)在 Wharton 导管中。B,涎石(箭头)在口底小唾液腺中。(From Ibsen O, Phelan J: Oral pathology for the dental hygienist, ed 6, St Louis, 2014, Saunders; A courtesy Dr. Barry Wolinsky.)

颌下腺,大约有一个核桃的大小,是第二大唾液腺。它分泌大约 60%～65% 的唾液。位于下颌骨下方的颌下窝,舌下腺后面。颌下腺分泌的唾液通过颌下腺导管进入口腔,也被称为 Wharton 导管,末端开口在舌下肉阜,口腔中的可见的导管在第 10 节中讲解。

舌下腺是三大唾液腺中是最小的。它产生总唾液量的 10%。它分泌的唾液通过舌下导管,也被称为 Bartbolin 导管进入口腔。其他较小的舌下腺导管开口沿舌下襞。结石或涎石,可能会阻塞唾液腺导管开口,阻碍唾液进入嘴里。唾液腺结石可手术切除(图 9-19)。

复习

13. 三大唾液腺中哪个是最大的?
14. 腮腺导管又称为什么?

头颈部血供

能够定位头颈部较大的血管很重要,因为这些血管可能成为疾病的根源,或在手术,如局部麻醉剂的注射中受到损害。血管也可能在头部和颈部传播扩散感染。

颌面部主要的动脉

主动脉起于心脏的左心室。颈总动脉起自主动脉,分为颈内动脉和颈外动脉。颈内动脉提供脑和眼所需血液。颈外动脉提供脸和口腔所需血液(表 9-10 和图 9-20)。

颈外动脉

颈外动脉的分支名称取决于血供的区域。这些分支供给的是舌、面、眼和颅壁。

表 9-10　面部和口腔的主要动脉

结构	血供
颜面肌	上颌、面部及眼部的小动脉及分支
上颌骨	前、中、后牙槽动脉
上颌牙	前、中、后牙槽动脉
下颌骨	牙槽下动脉
下颌牙	牙槽下动脉
舌	舌动脉
咀嚼肌	面动脉

面动脉

面动脉是颈外动脉的一个分支,进入面部的下颌骨下缘,可在下颌切迹处触及。

面动脉向前和向上穿过脸颊到达口角。然后沿鼻继续向上到眼内眦。面动脉有 6 个分支,供给咽肌、软腭、扁桃体、后舌、颌下腺、面部肌肉、鼻中隔、鼻和眼睑。

舌动脉

舌动脉是颈外动脉的一个分支。它包括多个分支,供给整个舌部、口底、舌侧牙龈、部分软腭和扁桃体。

颌内动脉

颌内动脉是颈外动脉的两个末端分支中较大的一个。它起于下颌角,提供面部深层的血供。上颌动脉分为 3 个部分:下颌段、翼肌段和翼腭段。

翼肌段供给颞肌、咬肌、翼状肌和颊肌血液。翼肌段动脉分为以下 5 个分支:

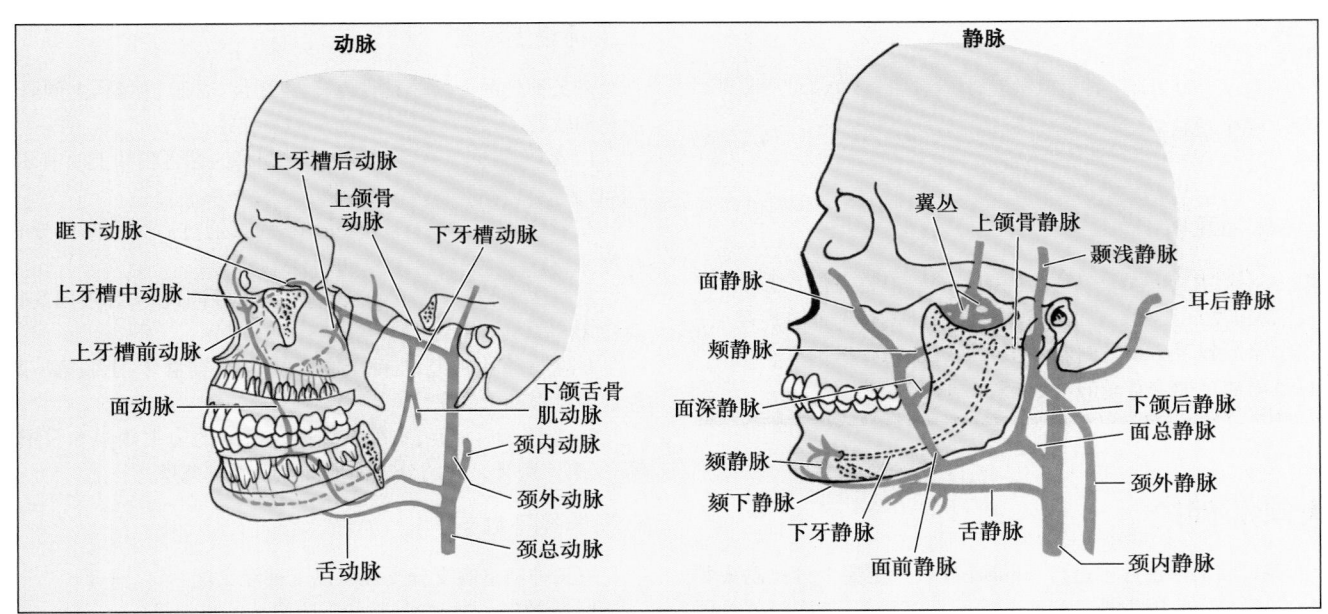

图 9-20　面部和口腔的主要动脉和静脉

1. 牙槽前、中动脉，分布到上颌切牙、尖牙和上颌窦。

2. 上牙槽后动脉，分布到上颌磨牙、前磨牙和牙龈。

3. 眶下动脉，分布在面部。

4. 大腭动脉，分布到硬腭和舌侧牙龈。

5. 前部牙槽动脉，分布到前牙。

下牙槽动脉也来自上颌动脉。它与下牙槽神经一起进入下颌管。它分为以下 5 个动脉：

1. 舌动脉分布沿舌面。

2. 下牙槽动脉下行接近下颌升支的下颌孔内侧表面，然后继续沿着下颌管。在第一前磨牙的对面，它分为切牙支和下颌支。

3. 舌骨动脉分支起于下牙槽动脉，然后再进入下颌管。它营养下颌舌骨肌。

4. 下牙槽动脉的切牙分支在骨内继续向前，营养前牙。

5. 下牙槽动脉的下颌分支，向外穿过颏孔，向前营养下巴和下唇。

颌面部的主要静脉

颌内动脉的分支经过翼丛形成对应的上颌静脉分支。上颌静脉主干向后走行于下颌骨颈部后。

颞浅静脉和上颌静脉汇合成下颌后静脉。在腮腺内下行分为两个分支。前支向内走行加入面静脉。后支和耳后静脉交会，形成颈外静脉。

颈外静脉注入锁骨下静脉。面静脉起于鼻侧附近，它向下走行越过下颌骨体与面动脉。然后，它通过向外、向后和下颌后动脉形成面总静脉，进入颈内静脉。

面部深静脉经过翼丛进入面静脉。舌静脉起于舌面（上面）、侧面和底面。向后，伴随舌动脉及其分支，进入颈内静脉。

颈内静脉起于颈总动脉，注入上腔静脉，它回流身体上部的血液进入到心脏的右心房。

◆复习

15. 哪个动脉在下颌骨升支后面，并且有 5 个分支？

16. 哪个动脉营养磨牙、前磨牙和牙龈？

临床注意事项：面瘫

拔除阻生智齿可能受牙齿区域中神经的位置影响而变得很复杂。例如，如果牙科医生拔除牙齿而使神经受损，会导致舌头或唇的麻痹。根据损伤的程度和受损的神经，麻痹可能是暂时的，也可能是永久的。

头颈部神经

在口腔治疗过程中进行局部麻醉时，一定要十分熟悉头颈部的神经分布。因为神经和面部状况直接相关，如面瘫就是因为面神经下运动神经元受损所致（图 9-21）。此外，某些神经系统功能紊乱也会影响头颈部区域。

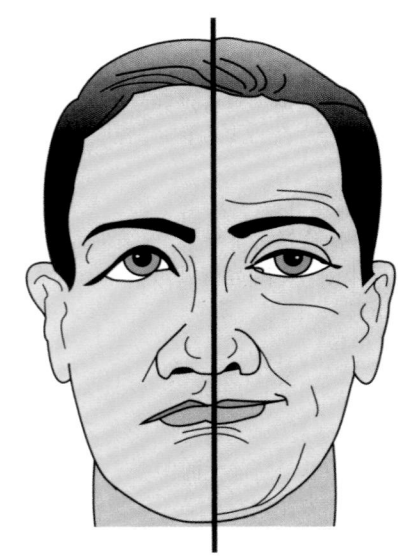

图 9-21　面神经（脑神经Ⅶ）下运动神经元损伤所致的面瘫。（Redrawn from Liebgott B：The anatomical basis of dentistry，ed 3，St Louis，2010，Mosby；and Wlison-Pauwels L，Akesson EJ，Stewart PA：Cranial nerves：anatomy and clinical comments，Toronto，1998，BC Decker.）

脑神经

人体有 12 对脑神经，可以分为感觉神经和运动神经。脑神经是根据所处的位置或者其功能而命名的，用罗马数字 Ⅰ 至 Ⅻ 标记（图 9-22）。

口腔内神经分布

口腔主要由三叉神经（trigeminal nerve）支配（图 9-23 和图 9-24）。三叉神经有 3 个主要的分支：眼支、上颌支和下颌支。眼支不在本节中讨论。

三叉神经上颌支

三叉神经的上颌支分布于上颌牙齿、骨膜、黏膜、上颌骨、鼻窦和软腭。上颌支继续细分为以下神经：

1. 鼻腭神经，从切牙孔穿过，支配腭的黏骨膜和上颌前牙。（黏骨膜是指表面有黏液的骨膜）

2. 腭大神经（greater palatine nerve），通过后腭孔向前分布在腭部，与鼻腭神经共同支配黏骨膜。

3. 上牙槽前神经，支配上颌中部、上颌侧边、尖牙连同其骨膜和牙龈以及上颌窦。

4. 上牙槽中神经，支配上颌第一、第二前磨牙、上颌第一磨牙近中颊根和上颌窦。

5. 上牙槽后神经，支配上颌第一磨牙的远中颊根和舌根、第二、第三磨牙。它的分支向前支配上颌窦侧壁。

三叉神经下颌支

三叉神经下颌支分支提供以下神经支配：

1. 颊神经，支配颊黏膜和下颌磨牙的黏骨膜。

2. 舌神经，支配舌头的前三分之二，其分支支配舌黏膜和黏骨膜。

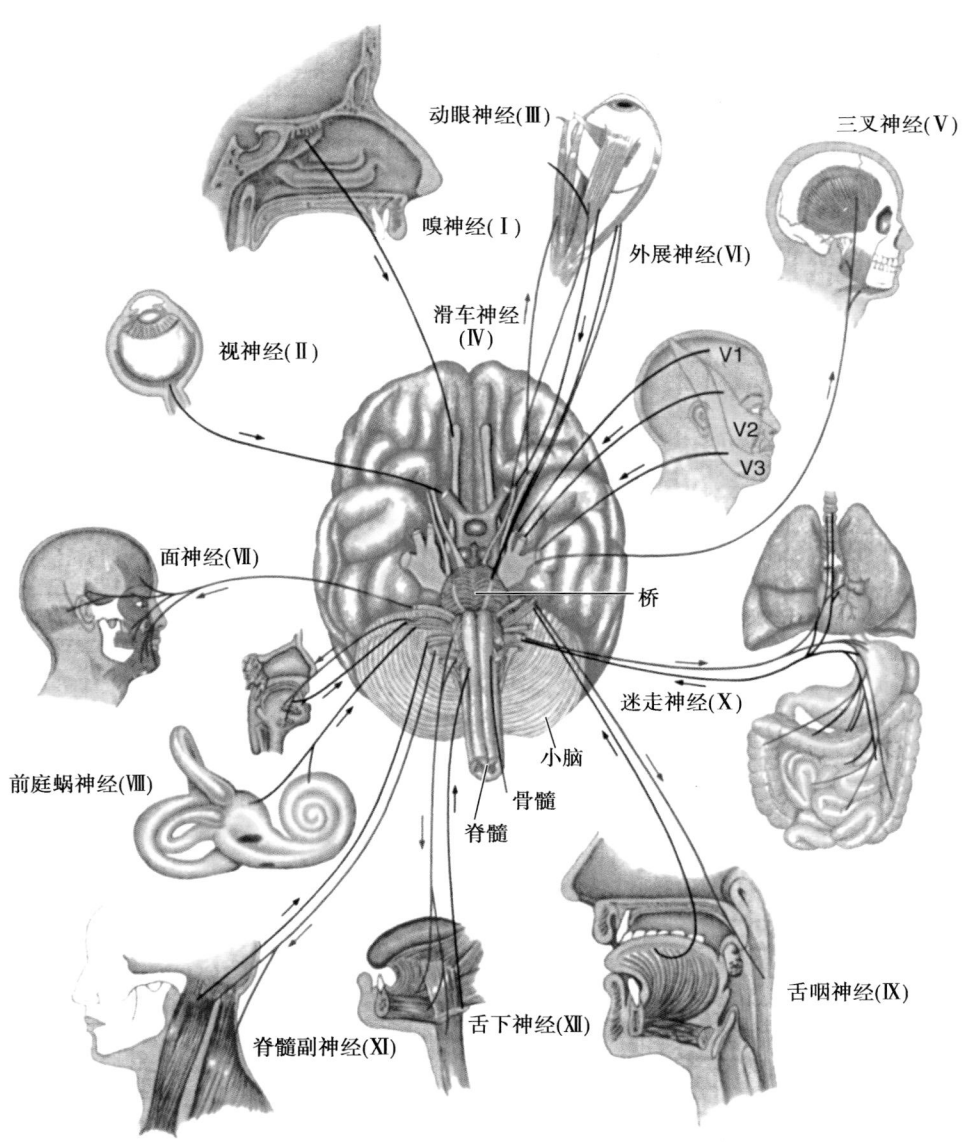

神经	类型	功能
Ⅰ 嗅神经	感觉神经	嗅觉
Ⅱ 视神经	感觉神经	视觉
Ⅲ 动眼神经	运动神经	眼部肌肉的运动
Ⅳ 滑车神经	运动神经	眼部肌肉的运动
Ⅴ 三叉神经	运动神经 感觉神经	咀嚼肌和其他颅肌的运动 面部、头部、皮肤、牙齿、口腔和舌头的一般感觉
Ⅵ 外展神经	运动神经	眼部肌肉的运动
Ⅶ 面神经	运动神经 感觉神经	面部表情,腺体和肌肉功能 舌头的味觉
Ⅷ 前庭蜗神经	感觉神经	声音和平衡的感觉
Ⅸ 舌咽神经	运动神经 感觉神经	腮腺功能 耳周围皮肤感觉
Ⅹ 迷走神经	运动神经 感觉神经	软腭、咽和喉部肌肉的运动 耳周围皮肤感觉及味觉
Ⅺ 脊髓副神经	运动神经	颈部肌肉、软腭和咽的运动
Ⅻ 舌下神经	运动神经	舌肌运动

图 9-22 12 对脑神经

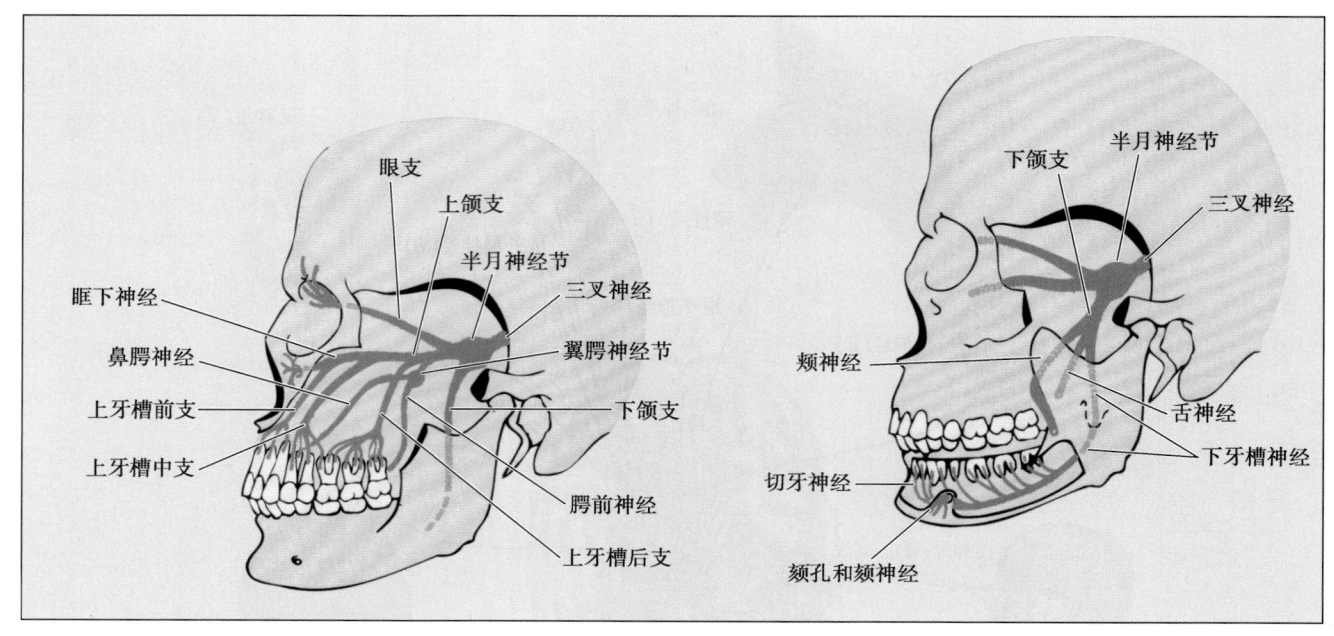

图 9-23　上下颌支神经支配

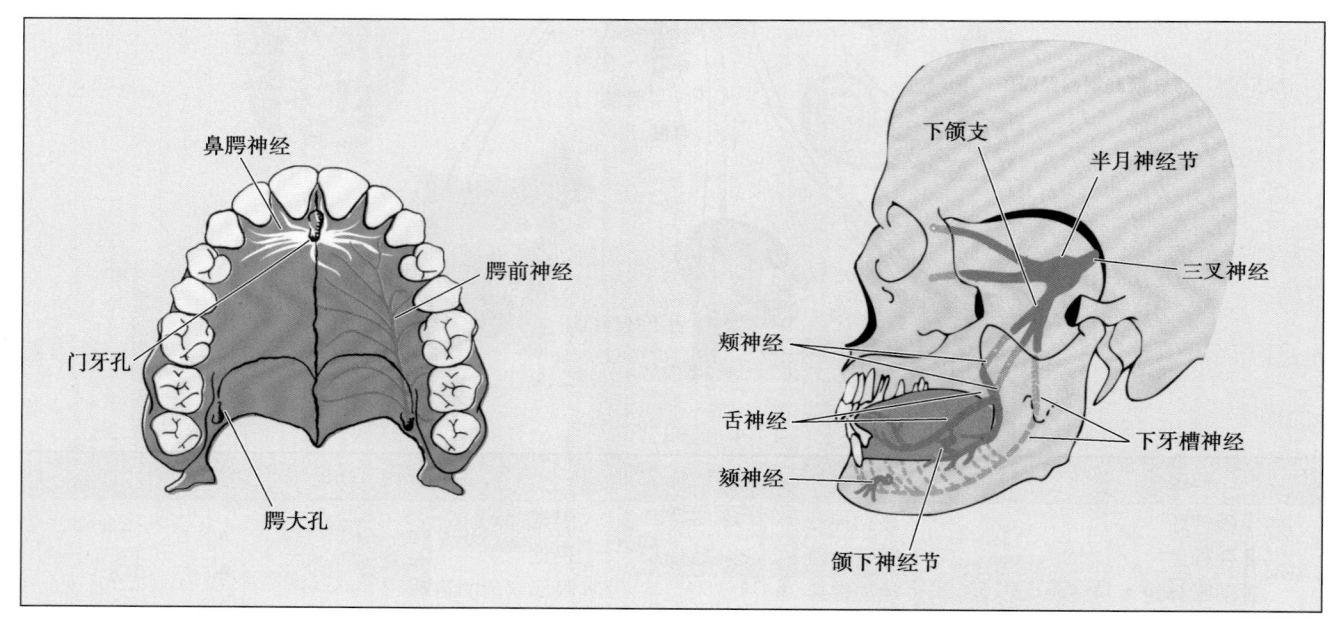

图 9-24　腭、舌和颊神经支配

3. 下牙槽神经细分为以下分支：
- 下颌舌骨神经，支配下颌舌骨肌和二腹肌前腹。
- 小牙神经，支配磨牙、前磨牙、牙槽突和骨膜。
- 颏神经通过颏孔向外和向前行，支配下巴和下唇黏膜。
- 切牙神经在骨内前行，其小的分支支配切牙。

←复习

17. 人体有多少对脑神经？
18. 三叉神经的哪一个分支又细分为颊神经、舌神经和下牙槽神经？

头颈部淋巴

牙科专业人员进行口腔外部组织检查时应仔细检查和触诊头颈部淋巴结。淋巴结肿大提示可能存在感染或癌症。病变沿口腔淋巴结蔓延，可造成口内组织，如牙齿、眼睛、耳朵、鼻腔和喉咙深部的炎症。触诊发现淋巴结肿大通常提示存在某些病变，病人需要去内科医生处就诊。

结构和功能

淋巴结是位于淋巴管的、小的、圆形或椭圆形的结构。他们通过产生抗体对抗疾病，是免疫反应的一部分。在急性感染

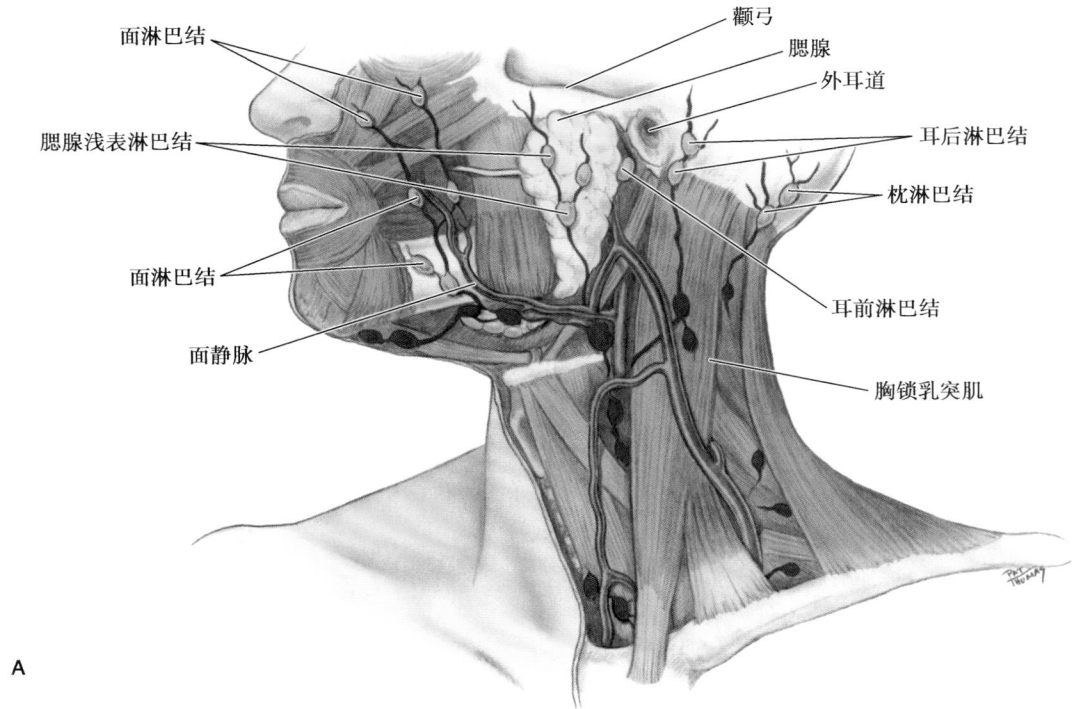

面淋巴结

颧弓
腮腺
外耳道
耳后淋巴结
枕淋巴结

腮腺浅表淋巴结

面淋巴结

面静脉

耳前淋巴结

胸锁乳突肌

A

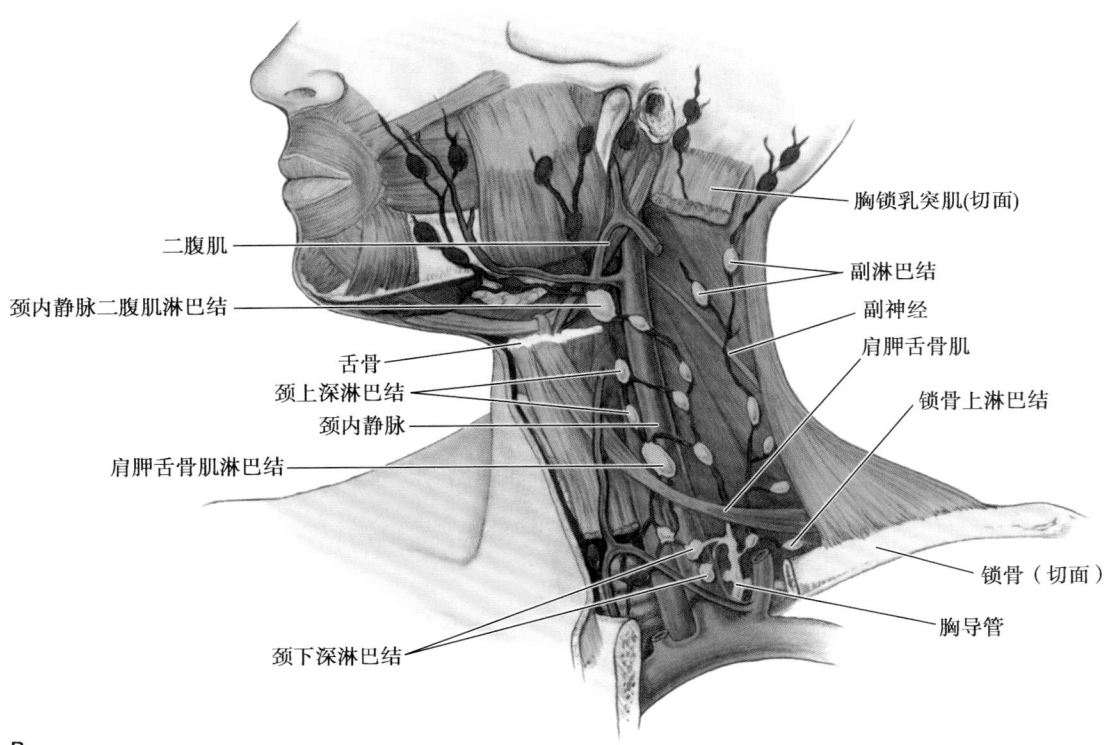

二腹肌

颈内静脉二腹肌淋巴结

舌骨
颈上深淋巴结
颈内静脉
肩胛舌骨肌淋巴结

颈下深淋巴结

胸锁乳突肌(切面)

副淋巴结

副神经
肩胛舌骨肌

锁骨上淋巴结

锁骨（切面）

胸导管

B

图 9-25　A,头部浅表淋巴结及其相关结构。B,颈深淋巴结及其相关结构。(From Frehrenbach MJ,Herring SW:Illustrated anatomy of the head and neck,ed 4,St Louis,2012,Sauders.)

时,淋巴细胞聚集消灭入侵物质,导致淋巴结肿大,有压痛。

身体的主要淋巴结包括颈部淋巴结(颈部)、腋窝淋巴结(腋下)和腹股沟淋巴结(下腹部)。头部的淋巴结分为浅表淋巴结和深部淋巴结。根据周围组织的不同位置,淋巴结可分布于组织的左侧或右侧。

头部浅表淋巴结

头部有五个浅表淋巴结群:耳后、枕部、耳前、腮腺表面和面部(图9-25A)。

颈深淋巴结

颈深淋巴结沿两侧颈内静脉分布,位于胸锁乳突肌深部(图9-25B)。

淋巴结病

当病人有感染或癌症时,该区域的淋巴结会肿大或发硬。淋巴结大小和硬度的改变被称为淋巴结病(lymphadenopathy)。可由淋巴细胞尺寸的增大(淋巴细胞是人体的主要防御细胞)和淋巴组织中整体的细胞计数增加引起。随着淋巴细胞尺寸和数量的增大或增多,身体也能够更好地对抗疾病。

牙科医生在为病人进行体检时,一旦发现肿大的淋巴结,应该建议病人去相应的内科医生处就诊(见图9-13)。

临床注意事项:牙痛和鼻窦痛

上颌牙齿疼痛的病人,可能鼻窦也有炎症。由于上颌牙根接近窦底,并且上颌牙齿和鼻窦由相同的神经支配,因此,鼻窦炎也可能导致病人感觉上颌牙齿疼痛。

⊖ 复习

19. 哪种口腔检查可能触及肿大的淋巴结?
20. 如何用专业术语描述"肿大的或可触及的淋巴结"?

鼻窦

鼻窦是颅骨的含气空腔,与鼻腔相通(图9-26)。鼻窦的功能包括:①产生黏液;②减轻颅骨重量;③产生共振,共振有助于声音的产生。

鼻窦的命名来自于所在的骨的位置,如下:

- 上颌窦——最大的鼻旁窦。
- 额窦——位于前额内,左右眼的正上方。
- 筛窦——由眶腔一层很薄的骨分离出的不规则的气腔。
- 蝶窦——靠近视神经,感染后可能损害视力。

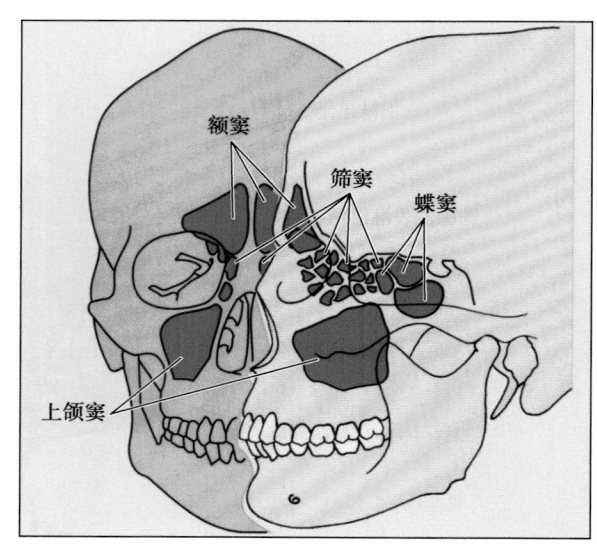

图9-26　鼻窦

■ 展望

人们早已认识到唾液的保护作用和润滑性能。如今,人们公认唾液是口腔和全身健康之间最强的联系。唾液量和功能的变化能够敏锐反映全身状况的微妙改变。

最近研究发现,唾液可作为一种有效的实验室工具。唾液廉价,获取方式为非侵入性,故成为易于使用的辅助诊断口腔和全身性疾病的工具。例如,人类免疫缺陷病毒(human immunodeficiency virus,HIV)抗体存在唾液中,促使检测试剂盒的研发。这些检测试剂盒具有血液测试的敏感性,不需要穿刺。在实验室测试中,唾液也是诊断甲肝、乙肝、丙肝的可靠方法。唾液已用来辅助诊断阿尔茨海默病、囊性纤维化、糖尿病和肾上腺皮质的疾病。唾液还是有效的监测激素、药物和非法药物水平的工具。

据美国癌症协会称,胰腺癌是癌症死亡的第四大疾病。最近的研究发现利用唾液中的标记物,可以区分是否是胰腺癌病人。试想,一个在过去没有检测方法的致命癌症,现在竟可以利用唾液在疾病早期就被发现。■

■ 评判性思维

1. 阅读报纸时,发现汽车客运版块有"枕骨枕"的广告。这可能是什么类型的枕头?为什么?

2. 当上牙科辅助课程时,课上使用了一个或多个头骨,尝试比较头骨的大小和牙齿的形状,并辨别出它是男性还是女性的头骨。■

(董宝玲　李婷 译,姚志清 校审)

面部及口腔标志

关键术语

鼻翼（ala）：鼻孔外侧的翼状部分。

下颌角（angle of the mandible）：下颌升支后下部。

口角炎（angular cheilosis）：由于维生素 B 缺乏引起的口角炎症，大部分由真菌感染引起。

腭舌弓（anterior faucial pillar）：软腭靠前部的弓形结构。

前鼻孔（anterior naris）：鼻孔。

口腔前庭（buccal vestibule）：闭口时位于唇、颊与牙列、牙龈之间的潜在间隙。

眦（canthus）：眼角，即上下眼睑的接合处。

丝状乳头（filiform papillae）：舌体上的丝状突起。

福代斯斑点（fordyce's spots）：单纯存在于口腔表面的小突起，是口腔黏膜上的正常变异。

系带（frenum）：位于牙弓中央的上下唇内侧黏膜中线上的扇形或线状小皱襞。

菌状乳头（fungiform papillae）：舌体上的球状突起。

牙龈（gingiva）：覆盖颌骨牙槽突和牙颈周围的咀嚼黏膜。

眉间（glabella）：在两侧眉中间，解剖部位在鼻根正上方。

切牙乳头（incisive papilla）：覆盖切牙孔的组织。

咽峡（isthmus of fauces）：由腭帆后缘，两侧腭舌弓和舌根共同围成。

唇（labia）：通向口腔的开口，常称嘴唇。

口角（labial commissure）：指上下唇连接处。

唇系带（labial frenum）：位于牙弓中央的上下唇内侧黏膜中线上的扇形或线状小皱襞，也可称为"系带"。

颊白线（linea alba）：颊部黏膜上的正常变异。

舌系带（lingual frenum）：口底到舌腹之间细小的口腔黏膜襞。

颏隆突（mental protuberance）：下颌骨最前端的三角状隆起。

颊黏膜皱襞（mucobuccal fold）：颊黏膜和牙槽黏膜结合处形成的褶皱组织。

膜龈联合（mucogingival junction）：附着龈的根方为牙槽黏膜，二者之间有明显的界限，可通过颜色辨认。

Nasion 点（nasion）：两眼之间的中点。

鼻唇沟（nasolabial sulcus）：口角和鼻翼底部之间向上延伸的沟。

固有口腔（oral cavity proper）：闭口时，上下颌牙列和牙槽突的舌侧部分。

腮腺乳头（parotid papilla）：颊部内侧面的小突起。

人中（philtrum）：鼻底至上唇正中的矩形区域。

腭咽弓（posterior faucial pillar）：软腭靠后部的弓形结构。

鼻根（root）：面部标志点，常称作"鼻梁"。

隔（septum）：①在橡皮障上相应牙位打洞之间的橡皮障材料；②把鼻腔分成两个鼻孔的结构，即鼻中隔。

耳屏（tragus）：外耳道前部突出的软骨。

悬雍垂（uvula）：软腭末端向下突出的部分。

轮廓乳头（vallate papillae）：舌体上呈 V 形排列的圆盘状凸起。

唇红（vermilion）：围绕上下唇的深色区域。

口腔前庭（vestibule）：同 buccal vestibule，闭口时位于唇、颊与牙列、牙龈之间的潜在间隙。

颧弓（zygomatic arch）：颧骨颞突和颞骨颧突结合处形成的弓形结构。

学习目标

完成此章节的学习之后，学生能够达到以下目标：

1. 掌握关键术语的发音、写法和定义。
2. 说出和识别面部的标志点。
3. 说出和识别口腔标志点，包括：
   - 描述口腔前庭的组织结构。
   - 描述正常牙龈组织的特征。
   - 指出并识别舌的结构。
   - 指出并描述味蕾的功能。

牙医助理必须完全掌握面部和口腔的标志点。面部特征不仅为拍摄 X 线片及其他检查提供有用的参考,还为面部组织结构提供基本标志点。任何异于面部正常特征的偏差都有可能存在临床意义。

在检查面部和口腔时,牙椅和灯是理想的设施。条件不具备时,有灯和压舌板也可以进行口腔内检查。

面部标志

面部的定义,正面观面部位于头部,双侧耳屏前,上至发际,下达颏部。

面部区域

面部可分成 9 个区域,如下(图 10-1):

1. 前额,从眉毛至发际
2. 颞区,眼睛后面的区域
3. 眶区,包含眼睛和眼睑覆盖的区域
4. 鼻
5. 颧区,脸颊突起的区域
6. 口唇

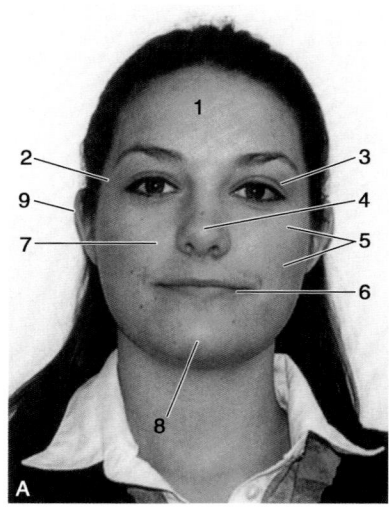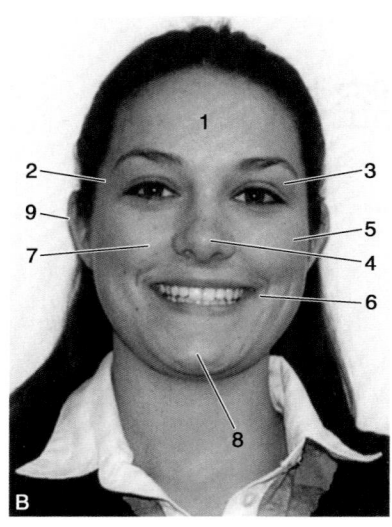

图 10-1　面部区域。A,静止状态。B,微笑状态。数字编号同正文描述的面部区域数字序号相对应

7. 颊部
8. 颏部
9. 外耳

面部特征

牙医助理应该能识别以下 13 个重要面部特征(图 10-2):
1. 眼外眦(canthus):眼睑外侧角的褶皱组织。

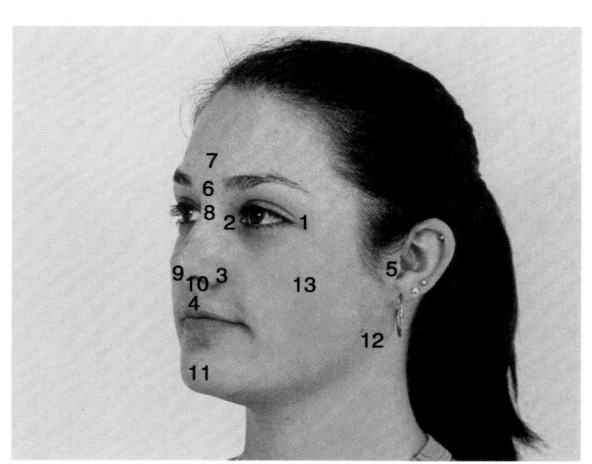

图 10-2　面部特征

2. 眼内眦:眼睑内侧角的褶皱组织。
3. 鼻翼(ala):鼻孔外侧的翼状部分。
4. 人中(philtrum):鼻底至上唇正中的矩形区域。
5. 耳屏(tragus):外耳道前部突出的软骨。
6. Nasion 点(nasion):两眼之间中点,在颅骨结构上是两块鼻骨和额骨的交界点。
7. 眉间(glabella):在两侧眉中间,解剖部位在鼻根正上方。
8. 鼻根(root):面部标志点,常称作"鼻梁"。
9. 鼻中隔(septum):把鼻腔分成两个鼻孔的结构。
10. 前鼻孔(anterior naris):鼻孔。
11. 下颌骨的颏部隆突(mental protuberance):指的是下颌骨形成颏部的隆起。
12. 下颌角(angle of the mandible):是下颌升支的后下部。
13. 颧弓(zygomatic arch):颊部突出的部位。

🔁 复习

1. 面部的 9 个区域包含哪些?

皮肤

面部的皮肤属于薄至中等厚度,是覆盖在疏松结缔组织之上柔软、可移动的组织。外耳和鼻翼的皮肤都固定在其下方的软骨上。面部皮肤含有大量汗腺和皮脂腺,皮下结缔组织含有不同数量的脂肪,使得面部轮廓平滑,尤其在面部表情肌之间(见第9章)。支配面部表情的感觉和运动神经位于结缔组织之间。

唇

双唇(labia)构成了口腔的开口,由外面的皮肤和内侧的黏膜组成(图10-3)。唇以比周围颜色较深的唇红(vermilion)缘为外界,用拇指和示指抓住你的上唇或下唇可以感觉到面动脉唇支的搏动。

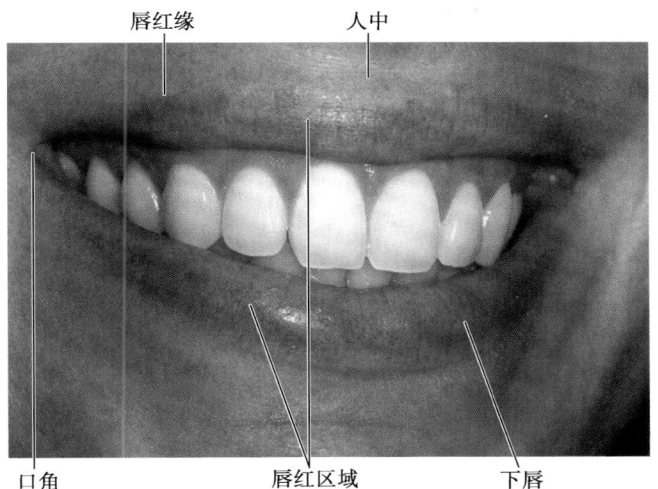

图 10-3 唇的前侧观

口角(labial commissure)是上下唇的连接部位。上下唇在口角处连续,与颊部相融。

鼻唇沟(nasolabial sulcus)是口角和鼻翼之间向上延伸的沟。

临床注意事项:唇

牙科医生在进行口腔检查前,首先检查唇部,因为唇部可发生各种各样的损害和疾病。

在双唇和周围的面部皮肤之间可以看到一条明显的边界,称为唇红缘。在临床检查中,牙科医生要检查唇红缘是否消失。当唇红缘消失时,可能为损伤后的瘢痕组织或因阳光照射导致。然而,唇红缘的改变也可能与口腔癌有关。活体组织检查是确诊癌症的唯一方法。

口角的炎症或裂开称为口角炎(angular cheilosis),该病与缺乏维生素B有关。唇疱疹或溃疡可发生在双唇上,病人感觉非常疼痛。

⊖复习

2. 双唇边缘颜色改变的区域叫什么?

口腔

整个口腔由黏膜组织覆盖,为了适应它所覆盖的区域,黏膜始终处于湿润状态。

口腔包含如下两个部位:

1. 口腔前庭(vestibule):是牙齿和唇颊侧黏膜内侧缘之间的间隙。

2. 固有口腔(oral cavity proper):是上下牙弓舌侧的区域。

口腔前庭

口腔前庭位于双唇的内侧,并从双唇沿上下牙弓的牙槽突延伸。前庭由黏膜覆盖(图10-4)。前庭黏膜是附着在牙槽骨上薄的、红色的疏松组织。颊黏膜和牙槽黏膜在口腔前庭底部交汇形成的褶皱组织称为颊黏膜皱襞(mucobuccal fold)(图10-5)。

在牙槽黏膜和附着龈交汇处可以见到明显的颜色变化界限,这条线称为膜龈联合(mucogingival junction)(图10-6)。附着龈的颜色较浅,并且上面有点状突起。

颊部的内侧面是口腔的侧壁。口腔前庭是颊部和牙齿或牙槽嵴之间的区域。在颊部内侧面的黏膜上有小的突起组织,称作腮腺乳头(parotid papilla),其解剖位置与上颌第二磨牙相对,可以保护腮腺管的开口(见图10-5)。

福代斯斑点(fordyce's spots)是出现在颊部黏膜上正常的、小的淡黄色突起。颊白线表现为在上下牙齿咬合的水平线上有白色的突起组织,是黏膜上一种正常的变异(图10-7)。

唇和其他系带

系带(frenum)是连接两个结构的细小带状组织。上唇系带(labial frenum)是从上颌牙弓中线至上唇内侧面中线的黏膜。下唇系带是从下颌牙弓中线至下唇内侧面中线的黏膜。

颊系带是从上颌第一磨牙的部位开始,从上颌牙弓外侧面至颊部内侧面的黏膜皱襞。舌系带(lingual frenum)是从口底至舌腹中线的连接(见图10-5)。

⊖复习

3. 覆盖口腔的组织是什么类型?
4. 口腔分为哪两部分?
5. 从口腔黏膜至下颌弓中线的组织结构称为什么?

牙龈

牙龈(gingiva),通常称作牙床,是覆盖在颌骨牙槽突的咀嚼黏膜,包绕着牙颈部。正常的牙龈组织具有如下特征:

- 牙龈像领圈一样围绕着牙齿,具有自洁能力。
- 牙龈是坚固且抗压的,紧密附着在牙齿和牙槽骨上。
- 附着龈和牙龈间乳头表面有点状标志,类似橘子的表面。
- 牙龈表面颜色因个人的色素沉着情况而异(图10-8)。

非附着龈

非附着龈,又称为边缘龈或游离龈,是围绕在牙颈部的牙龈边界,形状像领圈(图10-9)。

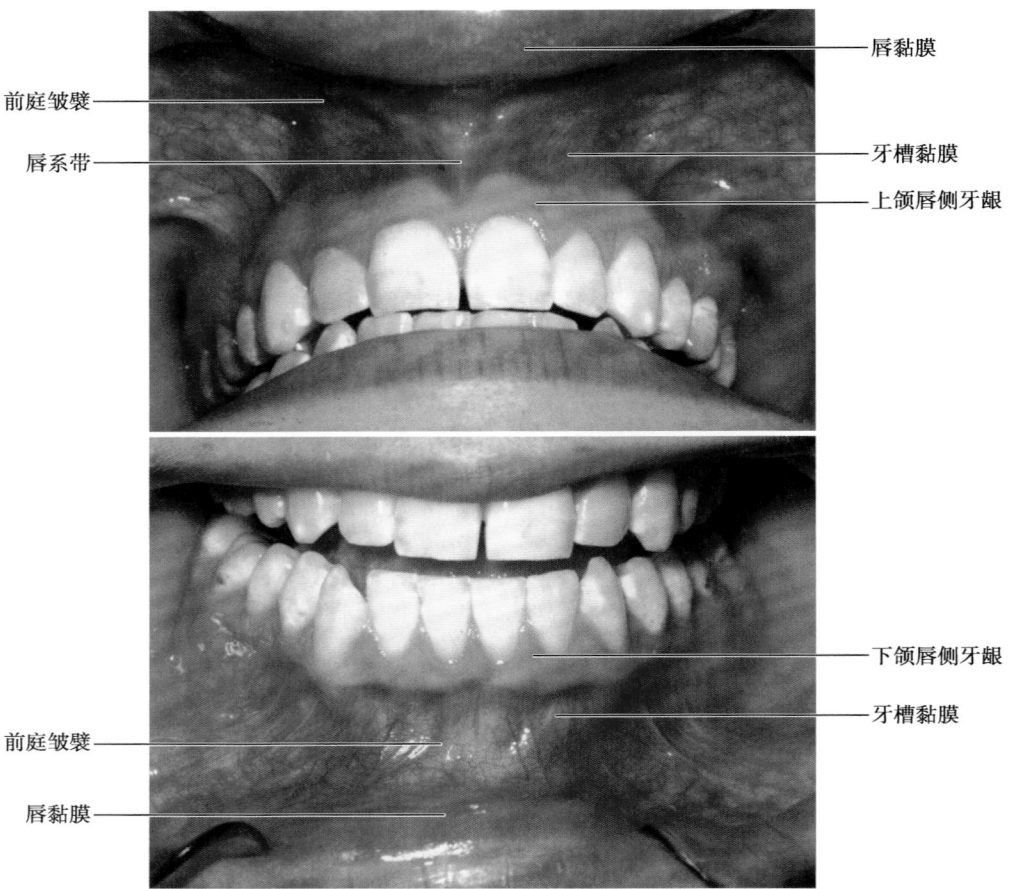

前庭皱襞

唇系带

唇黏膜

牙槽黏膜

上颌唇侧牙龈

下颌唇侧牙龈

牙槽黏膜

前庭皱襞

唇黏膜

图 10-4　口腔前庭和前庭组织。（From Liebgott B：the anatomical basis of dentistry，ed 3，St Louis，2010，Mosby.）

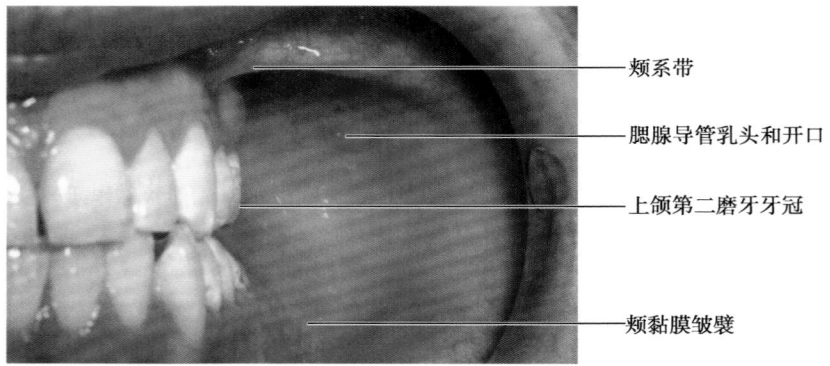

颊系带

腮腺导管乳头和开口

上颌第二磨牙牙冠

颊黏膜皱襞

图 10-5　口腔前庭和颊部颊黏膜。腮腺管开口与上颌第二磨牙牙冠颊面相对。（From Liebgott B：the anatomical basis of dentistry，ed 3，St Louis，2010，Mosby.）

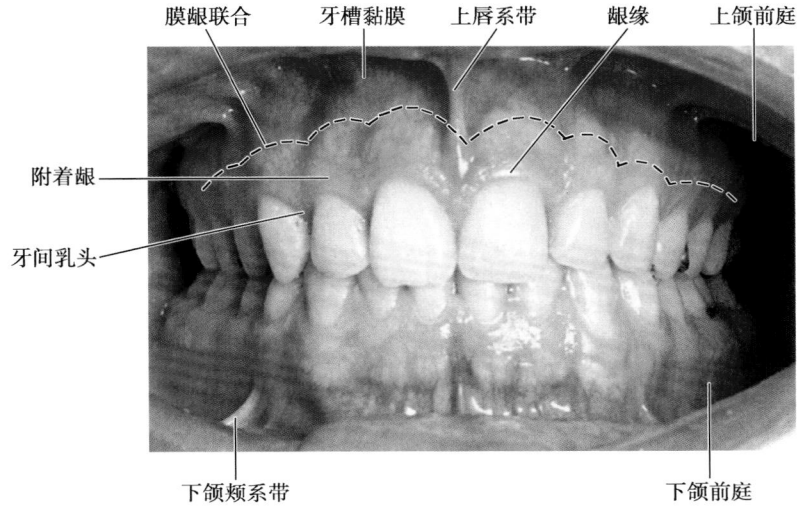

膜龈联合　牙槽黏膜　上唇系带　龈缘　上颌前庭

附着龈

牙间乳头

下颌颊系带　　　　　　　　　　　　下颌前庭

图 10-6　牙龈和与之相关的解剖标志

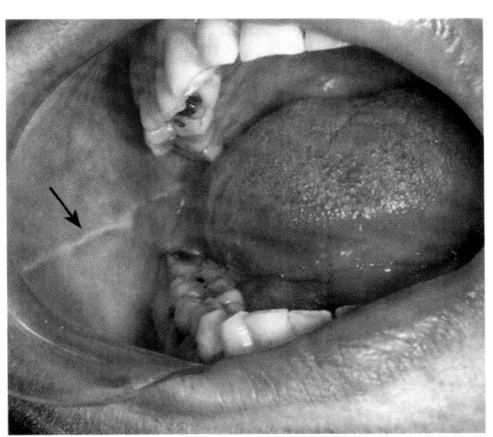

图 10-7　颊白线（箭头）。（From Ibsen O，Phelan J：Oral pathology for the dental hygienist，ed 6，St Louis，2014，Saunders.）

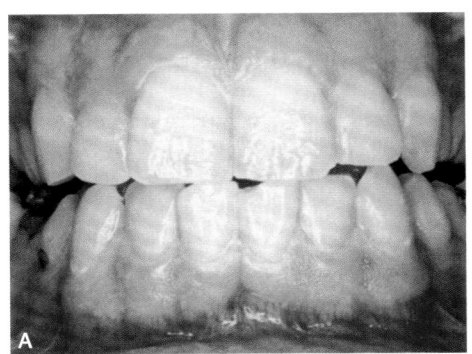
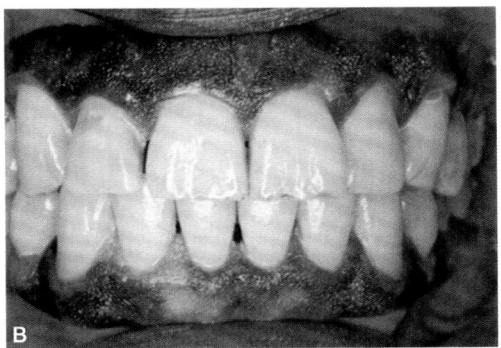

图 10-8　A，浅肤色人正常牙龈的临床表现。B，深肤色人正常的色素沉着牙龈的临床表现。（From Glickman I，Smulow JB：Periodontal disease：clinical，radiographic，and histopathologic features，Philadelphia，1974，Saunders.）

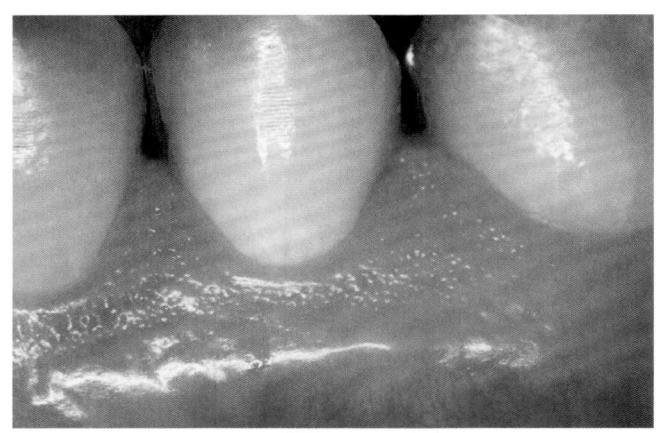

图 10-9 牙龈和与之相关解剖标志的近视图

非附着龈,通常是淡粉色或珊瑚色,并没有固定在下方的牙上。其范围上至牙龈边缘,下至牙龈沟的底部。通常是 1mm 宽,组成牙龈沟的柔软内壁。非附着龈是对抗炎症反应的第一道防线。

牙间乳头

牙间乳头,又称龈乳头,是非附着龈的延续,充填在两颗邻牙间隙。

牙龈沟

龈沟,也称作游离龈沟,与非附着龈边界平行走向的浅沟,是附着龈的起点。

附着龈

附着龈为具有弹性的致密组织,从牙龈沟底部延伸至膜龈联合,有自我保护能力。

↩ 复习

6. 牙床的解剖术语是什么?
7. 非附着龈又称为什么?
8. 牙间乳头又称为什么?

固有口腔

闭上牙齿,用舌头感受固有口腔的空间。固有口腔是上下牙弓之间的内部区域。口腔前庭和固有口腔通过最后一颗磨牙的后方相通。

硬腭

用舌头感受你的硬腭,或是说口腔的顶部。上面的鼻腔和下面的口腔通过硬腭分隔(图 10-10A)。鼻腔面覆盖着呼吸道黏膜,口腔面覆盖着口腔黏膜。黏膜紧紧附着在下面的骨上,所以在硬腭处进行黏膜下注射非常疼痛。

在上颌中切牙的后方是切牙乳头(incisive papilla),是覆

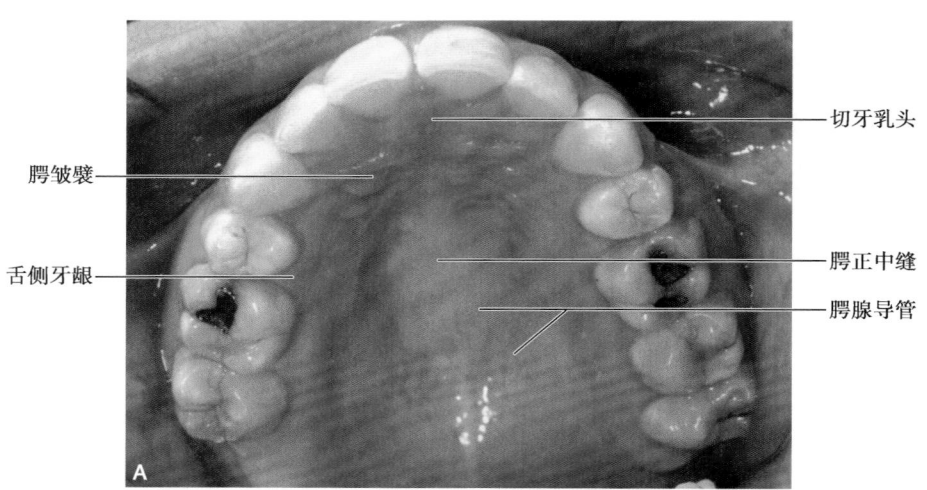

腭皱襞

舌侧牙龈

切牙乳头

腭正中缝

腭腺导管

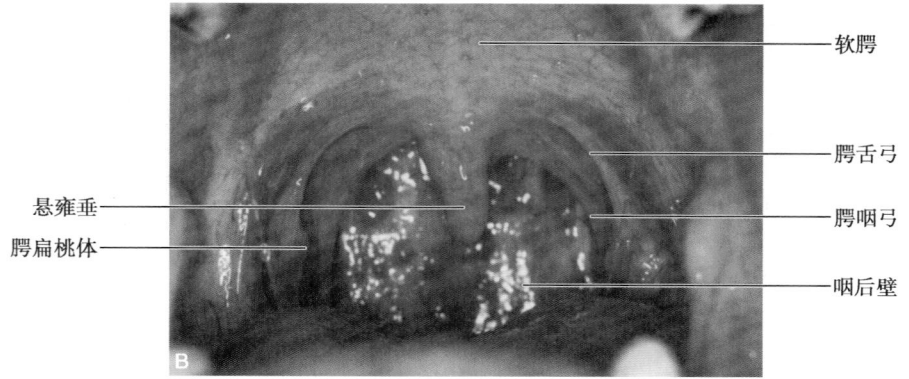

悬雍垂

腭扁桃体

软腭

腭舌弓

腭咽弓

咽后壁

图 10-10 A,硬腭的表面特征。B,软腭的表面特征。(From Liebgott B: the anatomical basis of dentistry, ed 3, St Louis, 2010, Mosby.)

盖切牙孔的组织,是鼻腭神经麻醉的注射部位。从切牙乳头向外侧延伸是不规则的嵴或皱襞样咀嚼黏膜,称为腭皱襞,向后延伸是腭中缝。众多的小腭腺通过小凹陷开口于腭黏膜上。

软腭

将舌头向硬腭后面移动,然后感受软腭的前端。软腭可以活动,构成腭部的后三分之一(图10-10B),其没有骨性支持,向后悬挂于咽部。软腭后端游离缘向下突出的部位,称为悬雍垂(uvula)(图10-10B)。

软腭后部靠两个拱状的咽门支撑。前咽门弓从软腭向下到达舌体侧方,即腭舌弓(anterior faucial pillar)的位置。后咽门弓,即游离的软腭后边缘,被称为腭咽弓(posterior faucial pillar)(图10-10B)。两腭弓之间的开口称为咽峡(isthmus of fauces),内有扁桃体。

↩复习

9. 上切牙后面的组织是什么?
10. 软腭后游离的结构是什么?

舌

舌主要由肌肉组成,表面由厚厚的黏膜层和数以千计的细小乳头覆盖,在乳头里有味觉和触觉的感觉器官和神经。健康的舌体呈粉白色,乳头通常是光滑的。

舌是身体中功能最多的器官之一,包括:语言、咀嚼、味觉、触觉、吞咽以及清理口腔。进食后,注意你的舌是如何在牙颈部移动来清洁口腔内食物残渣的。

舌的前三分之二位于口腔内,称为舌体。后三分之一是舌根,垂直向下至咽部。舌背包含舌的前部和后部较粗糙的部分,上面有不同形状和颜色的小乳头(图10-11)。

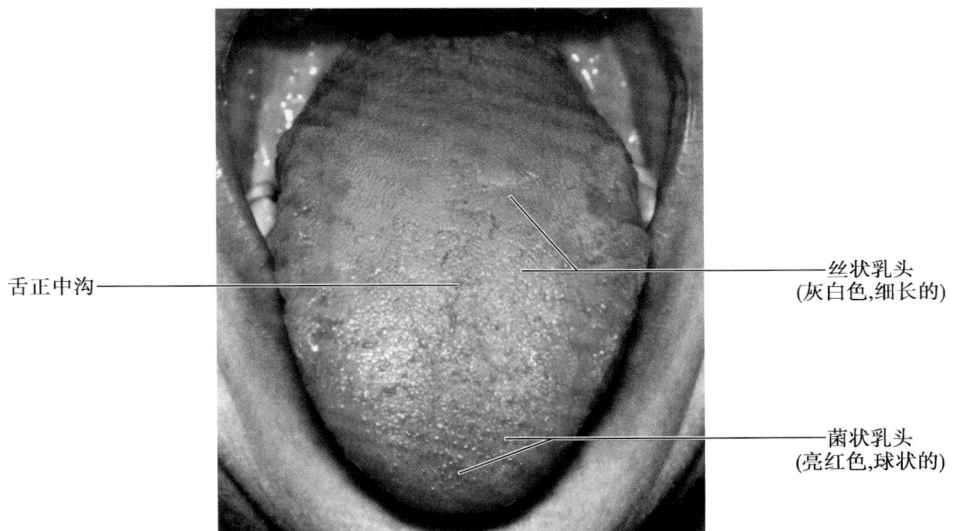

舌正中沟

丝状乳头
(灰白色,细长的)

菌状乳头
(亮红色,球状的)

图 10-11　舌背。(From Liebgott B:the anatomical basis of dentistry,ed 3,St Louis,2010,Mosby.)

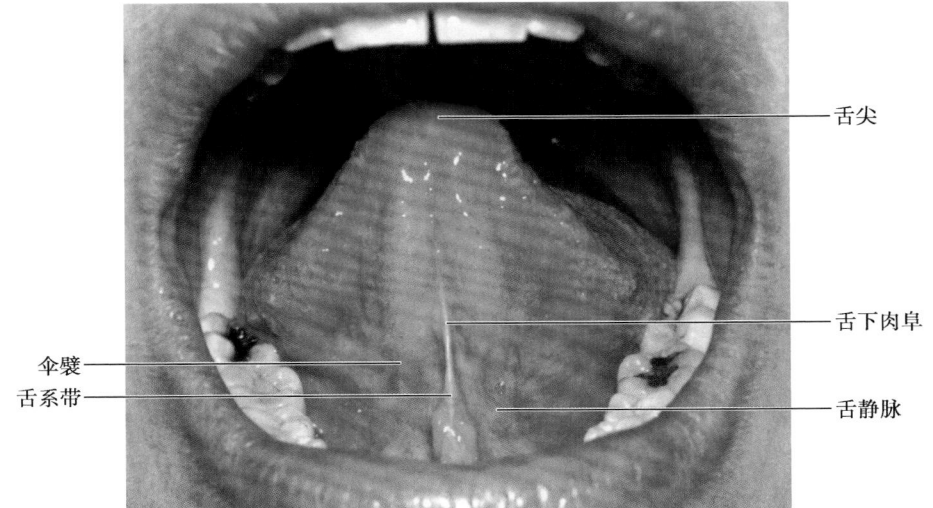

舌尖

舌下肉阜

舌静脉

伞襞

舌系带

图 10-12　舌下部分。(From Liebgott B:the anatomical basis of dentistry,ed 3,St Louis,2010,Mosby.)

舌体下方覆盖着光滑的透明黏膜,黏膜下可以看到潜在的血管(图10-12)。在中切牙后面的舌系带两侧可以看到各有两个小乳头,舌下腺导管的开口就在这些乳头内。唾液顺着这些导管进入口腔,唾液腺将在第9章详细论述。

舌腹两侧有两个较小的伞襞。舌系带是从口底向上延伸到舌体下侧的细小黏膜褶皱。

临床注意事项:呃逆

牙医助理在病人口腔内操作时,小心不要引发病人的咽反射。接触软腭的黏膜、咽喉和舌体后侧都会引起咽反射,可能引起呕吐。

临床注意事项:舌系带

舌系带过短时会严重影响舌体的运动。此时病人会出现言语困难。同时,口腔检查如放射检查和表达能力都会困难。这种情况称为"舌打结",可以通过舌系带延长术得到纠正,手术过程就是切断舌系带。

⟵复习

11. 舌上面的解剖结构有什么?
12. 从口底向舌体下侧延伸的细小黏膜褶皱称为什么?

味蕾

味蕾位于舌的上表面,让人们可以享受食物的美味,并在食物过热时给出提示。唾液刺激味蕾产生味觉,所以口干时是尝不到味道的。

味蕾存在于菌状乳头(fungiform papillae)和轮廓乳头(vallate papillae)的沟槽里,轮廓乳头在舌头后部排列成 V 形。而舌表面上数量众多的丝状乳头(filiform papillae)因为缺乏味觉接收器,只提供触觉。

味蕾主要感受 4 种基本味道——酸、甜、苦和咸,它们的混合搭配产生了数以千计的味道。

你可能有过这种感觉,有些东西刚开始的时候是甜的,但后来就变苦了,糖精就是这类物质。在这 4 种基本味道中,最容易辨认的就是苦,这种明显的味道通常担任保护作用。很多致命的毒药是苦的,在产生危害之前人就会把它们吐出来。

牙齿

人的一生中有两副牙齿。牙齿在上下颌骨的骨性牙槽窝里。牙齿在口腔内可见的部分称为牙冠,周围围绕着袖口状的牙龈组织。牙体解剖将在第 11 和 12 章详细论述。

■ 展望

保护双唇和面部皮肤,使其远离干燥和皲裂,可以延缓衰老。肥皂和清洁剂、干燥的室内空气和把皮肤暴露在阳光或大风天气都会导致皮肤干燥,甚至在牙科办公室戴的口罩都会刺激面部皮肤。所以洗完脸后擦干皮肤时应该轻柔恰当,不要使劲摩擦,并使用滋润霜和护肤液来滋润皮肤。■

■ 评判性思维

1. 牙科医生要求你为王先生取一副上下牙弓的藻酸盐模型,但是你在移动病人舌头放置印模托盘时遇到了困难,王先生说他"舌打结",这是什么意思?

2. Letecia Williams,16 岁,就诊时主诉上前牙后面的部位有撞击痛。她解释说是因为吃了很烫的比萨,被比萨烫到的这个部位,该部位正常口腔解剖标志名称是什么?

3. Ronnie,13 岁,对味觉非常好奇。他想知道舌头如何分辨甜和酸,应该如何回答?■

（杨悦　吴洪芸 译,许向亮 校审）

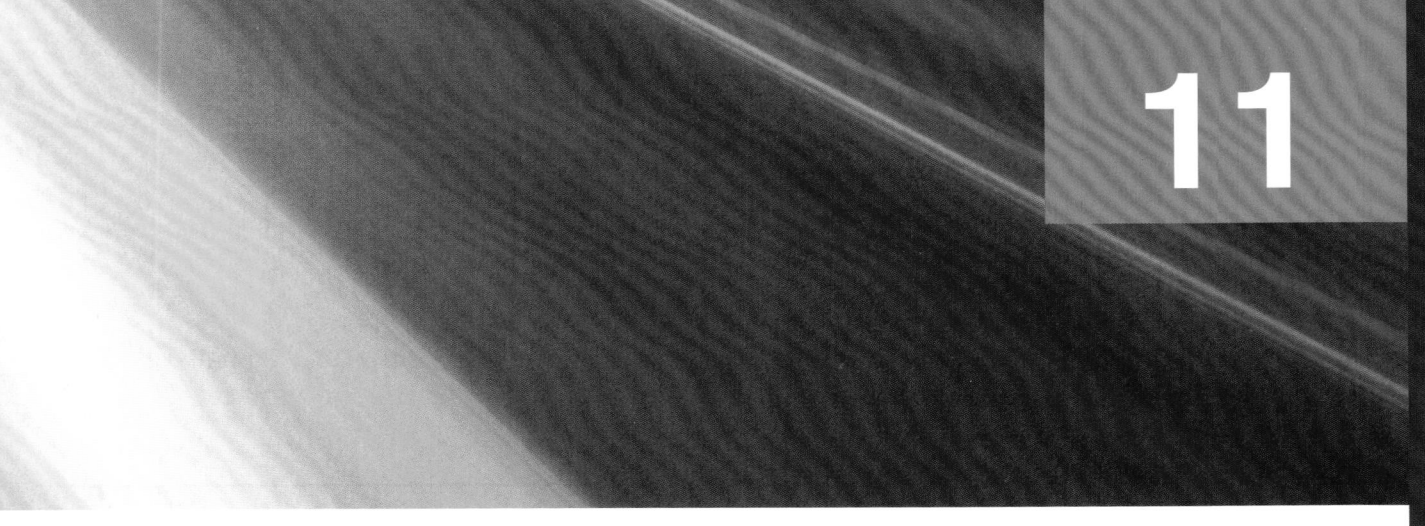

牙列概论

关键术语

安氏分类(angle's classification):Edward H. Angle 医师创立的一种咬合与错殆畸形的分类方法。

前牙(anterior):靠近前面的牙齿。

根尖三分之一(apical third):紧邻根尖的部分。

颊面(buccal surface):后牙的牙冠紧靠颊部内侧的一面。

颊舌分区(buccolingual division):牙冠按唇/舌侧或颊/舌侧方向的一个纵向分区,包括颊/唇三分之一,中三分之一及舌侧三分之一。

正中咬合(centric occlusion):上下颌牙齿殆面的最大接触。

颈三分之一(cervical third):靠近牙颈的牙根部分。

凹面(concave):向内弯曲的面。

接触区(contact area):在同一牙列中,相邻牙齿的近中或远中面。

凸面(convex):向外弯曲的面。

Spee 曲线(curve of Spee):上下牙列在咬合状态时形成的曲线。

Wilson 曲线(curve of Wilson):殆平面的跨牙弓曲线。

乳牙(deciduous):属于第一副牙列的 20 颗牙齿;常称为"baby teeth"或初生牙(primary teeth)。

牙列(dentition):牙弓上的天然牙。

远中面(distal surface):远离中线的牙面。

远中错殆(distoclusion):上颌第一磨牙近中颊侧的牙尖与下颌第一磨牙近中颊侧的牙沟形成的近中咬合,如果超过一颗前磨牙的宽度,称为 II 类错殆畸形。

楔状隙(外展隙)(embrasure):两颗邻牙的接触面与邻近牙龈形成的三角形区域。

唇/颊面(facial surface):靠近面部的牙面。靠近唇的一面为唇面,靠近颊部内侧的一面为颊面。

功能咬合(functional occlusion):在咬合咀嚼运动时的牙齿接触。

切牙面(incisal surface):前牙的咀嚼面。

邻间隙(interproximal space):相邻两个牙面之间的区域。

唇面(labial surface):前牙的牙冠靠近唇部的一面。

唇向错位(labioversion):牙齿向唇侧倾斜的程度超过了上颌中切牙切缘覆盖下颌中切牙切缘的正常范围。

线角(line angle):在窝洞预备中,两个洞壁相交形成的夹角。

舌面(lingual surface):靠近舌的上下颌牙面;又称为腭侧面。

舌向错位(linguoversion):上颌中切牙位于下颌中切牙后面。

错殆(malocclusion):偏离 I 类正常殆的咬合关系。

下颌弓(mandibular arch):下颌骨形成的牙弓。

咀嚼面(masticatory surface):牙齿咀嚼时的接触面。

上颌弓(maxillary arch):上颌骨形成的牙弓。

近中面(mesial surface):靠近面部正中线的牙面。

近中错殆(mesioclusion):III 类错殆畸形的术语。

近远中分区(mesiodistal division):从近远中(前-后)方向对牙冠进行纵向分区,包括近中三分之一、中三分之一和远中三分之一。

中三分之一(middle third):牙根的中间部分。

混合牙列(mixed dentition):乳牙全部脱落之前,恒牙和乳牙并存的混合状态,一般在 6~12 岁期间。

Nasmyth's 膜(Nasmyth's membrane):新萌出牙齿牙冠上的上皮组织残余,可能会形成外源性染色。

中性殆(neutroclusion):颌骨和牙弓之间理想的近远中关系。

殆面(occlusal surface):后牙的咀嚼面。

咬合(occlusion):上下颌牙齿的自然接触。

咬合颈分区(occlusocervical division):平行于殆面或牙切面的牙冠横向分区,包括咬合 1/3,中 1/3,和颈部 1/3。

腭面(palatal surface):上颌牙的舌面。

恒牙列(permanent dentition):32 颗恒牙组成的牙列。

点角(point angle):三面相交形成的角。

后牙(posterior):靠近后面的牙齿。

乳牙列(primary dentition):20 颗乳牙组成的第一副牙列。

邻面(proximal surfaces):同一牙弓上相邻牙齿之间的面。

象限(quadrant):牙弓的其中四分之一。

区段(sextant):牙弓的其中六分之一。

继承恒牙(succedaneous teeth):代替乳牙的恒牙。

学习目标

完成此章节的学习之后,学生将能够达到以下目标:
1. 掌握关键术语的发音、写法和定义。
2. 描述 3 种牙列分期,并解释他们之间的不同。
3. 描述两种牙弓,并解释区分牙弓的两种方法。
4. 描述牙齿的类型和功能。
5. 描述和识别牙齿的各个面。
6. 描述牙齿的解剖特征。
7. 解释各个角的概念和牙齿分区。
8. 能区分牙齿的正常咬合与错牙合畸形,包括:
   - 解释以下术语:咬合、正中咬合和错牙合畸形。
   - 解释错牙合畸形的安氏分类。
9. 解释维持牙弓稳定的 3 个因素。
10. 描述 3 种主要的牙齿编号系统,并能使用每个系统识别牙齿。

本节将学习牙列中不同形态牙齿的名称、位置和功能,以及在同一牙列和对侧牙列中牙齿之间的关系。在准备学习牙科图表时,将会学到常用的牙齿编号系统,以及牙齿萌出的模式。

牙列分期

人的一生有两副牙齿:乳牙列和恒牙列。牙列(dentition)描述了牙齿在牙弓中的自然位置。尽管只有两副牙齿发育,但是有 3 个牙列分期,分别为乳牙列期、混合牙列期及恒牙列期。

20 颗乳牙组成第一副牙齿,称为乳牙列(primary dentition),也常称为"baby teeth"。

恒牙列(permanent dentition)指的是 32 颗继承牙,或"adult teeth"。替代初生牙的恒牙称为继承恒牙(succedaneous teeth),即这些牙齿"替换"了乳牙。因为原有的初生牙是 20 颗,所以继承恒牙也有 20 颗。前磨牙替换了乳磨牙,而磨牙是新生牙,不是继承恒牙。

混合牙列(mixed dentition)期一般在 6~12 岁之间。到 6 岁时,乳牙列已经萌出完成。同时,第一颗恒牙开始在口内萌出,之后就是含有恒牙和乳牙的混合牙列,直到 12 岁,乳牙全部脱落(表 11-1)。

表 11-1　牙列分期以及临床注意事项

牙列分期	大约时间跨度	分期开始的标志牙	存在的牙列	颌骨生长
乳牙期	6 个月~6 岁	下颌乳中切牙萌出	乳牙	开始生长
混合牙列期	6 岁~12 岁	下颌第一恒磨牙萌出	乳牙和恒牙	最快且最明显
恒牙期	12 岁之后	上颌第二乳磨牙脱落	通常是恒牙	最慢且最不明显

From Bath-Balogh M, Fehrenbach MJ: Illustrated dental embryology, histology, and anatomy, ed 3, St Louis, 2011, Saunders; and Nelson SJ, Ash MM: Wheeler's dental anatomy, physiology, and occlusion, ed 9, St Louis, 2010, Saunders.

乳牙列

在乳牙列期,口内只有乳牙。这个时期约在 6 个月~6 岁之间(表 11-2)。乳牙列期开始于下颌乳中切牙萌出,终止于下颌第一恒磨牙萌出(图 11-1)。

表 11-2　乳牙列萌出顺序

牙列	萌出时间	脱落时间
上颌牙		
乳中切牙	6~10 个月	6~7 岁
乳侧切牙	9~12 个月	7~8 岁
第一乳磨牙	12~18 个月	9~11 岁
乳尖牙	16~22 个月	10~12 岁
第二乳磨牙	24~32 个月	10~12 岁
下颌牙		
乳中切牙	6~10 个月	6~7 岁
乳侧切牙	7~10 个月	7~8 岁
第一乳磨牙	12~18 个月	9~11 岁
乳尖牙	16~22 个月	9~12 岁
第二乳磨牙	20~32 个月	10~12 岁

临床注意事项:Nasmyth 膜

在乳牙列和恒牙列中所有牙齿开始萌出时,一种薄薄的被称作 Nasmyth 膜(Nasmyth's membrane)的上皮组织碎屑,会在牙冠上形成。这种碎屑可能是食物残渣留下的。通过轻微的冠状面磨光就可以将其清除(见第 58 章)。

混合牙列

在混合牙列期间,孩子的乳牙脱落,恒牙开始萌出。在此期间,孩子的口内既有乳牙又有恒牙(图 11-2)。混合牙列期始于第一颗恒牙萌出,终止于最后一颗乳牙脱落。

混合牙列期对于孩子来说是一个比较困难的时期,因为乳牙与恒牙的颜色差异比较明显(乳牙要比恒牙更白),而且他们还会注意到牙冠大小的差异,恒牙的牙冠较大,而乳牙的较小。牙齿在萌出期会移动位置,这时,一些孩子可能会出现牙齿拥挤的问题。

牙科治疗的方案取决于所处的牙列期。例如,根据预期的颌骨生长和扩张以及牙齿的运动,正畸治疗的方案就会有所不同。为了容纳较大的恒牙,颌骨发育期孩子的面部轮廓会发生

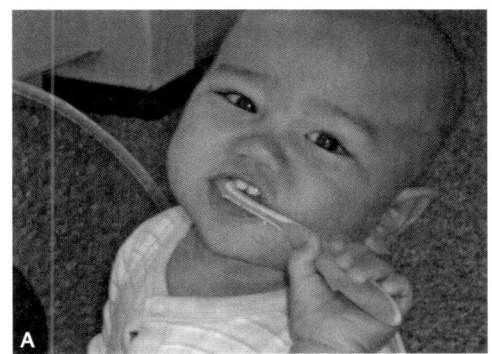

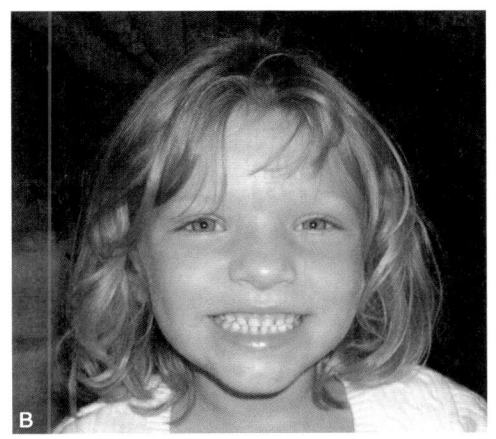

图 11-1 A,9 月龄婴儿的牙列。B,完整乳牙列

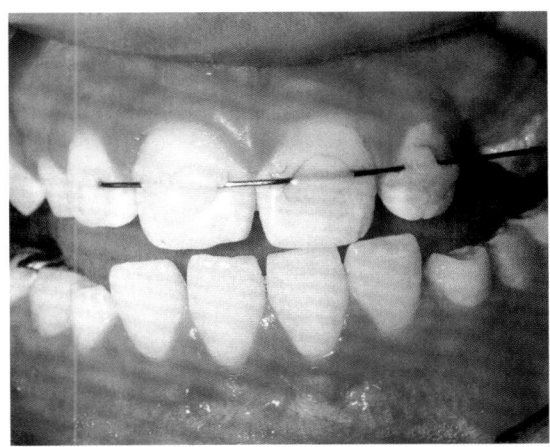

图 11-2 混合牙列期的口腔。(Adapted from Bath-Balogh M, Fehrenbach MJ: Illustrated dental embryology, histology, and anatomy, ed 3, St Louis, 2011, Saunders.)

显著的变化。

恒牙列

恒牙列是成人牙列(图 11-3),大约始于 12 岁,此时最后一颗乳牙脱落(表 11-3)。

在恒尖牙和前磨牙萌出之后,继而第二恒磨牙萌出,大约 14~15 岁时,除了第三磨牙(直到 18~25 岁才完全萌出)以外的整个恒牙列就完全萌出了。这个时期全部恒牙萌出,先天缺

失牙以及不能萌出或阻生牙(包括第三磨牙)除外。此时颌骨生长缓慢并最终停止。在整个恒牙列时期,因为青春期已过,颌骨的生长发育程度最小。

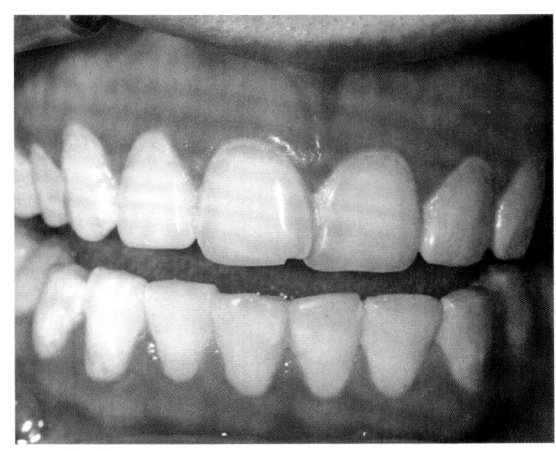

图 11-3 恒牙列的面颊部视图

表 11-3 恒牙列萌出顺序

牙列	萌出时间	牙列	萌出时间
上颌牙		下颌牙	
第一磨牙	6~7 岁	第一磨牙	6~7 岁
中切牙	7~8 岁	中切牙	6~7 岁
侧切牙	8~9 岁	侧切牙	7~8 岁
第一前磨牙	10~11 岁	尖牙	9~10 岁
第二前磨牙	10~12 岁	第一前磨牙	10~11 岁
尖牙	11~12 岁	第二前磨牙	12~13 岁
第二磨牙	12~13 岁	第二磨牙	11~13 岁
第三磨牙	17~21 岁	第三磨牙	17~21 岁

牙弓

在人的口内有两列牙弓:上颌牙弓和下颌牙弓。一般把上颌牙弓叫做上颌骨,把下颌牙弓叫做下颌骨。

上颌牙弓(maxillary arch),是颅骨的一部分,不能活动。上颌牙弓内的牙齿嵌入上颌骨(maxilla)内。

下颌牙弓(mandibular arch)随着颞下颌关节活动而运动,并施力对抗固定不动的上颌牙弓(见第 9 章)。

当上下牙弓的牙齿接触时,牙齿发生咬合(occlusion)。

象限

把上、下颌牙弓各分成两半,形成的四个部分就叫做象限(quadrants),如下:
* 右上颌象限
* 左上颌象限
* 左下颌象限
* 右下颌象限

恒牙列的每一个象限包括 8 颗恒牙(4×8=32),而乳牙列的每一个象限包括 5 颗乳牙(4×5=20)(图 11-4)。

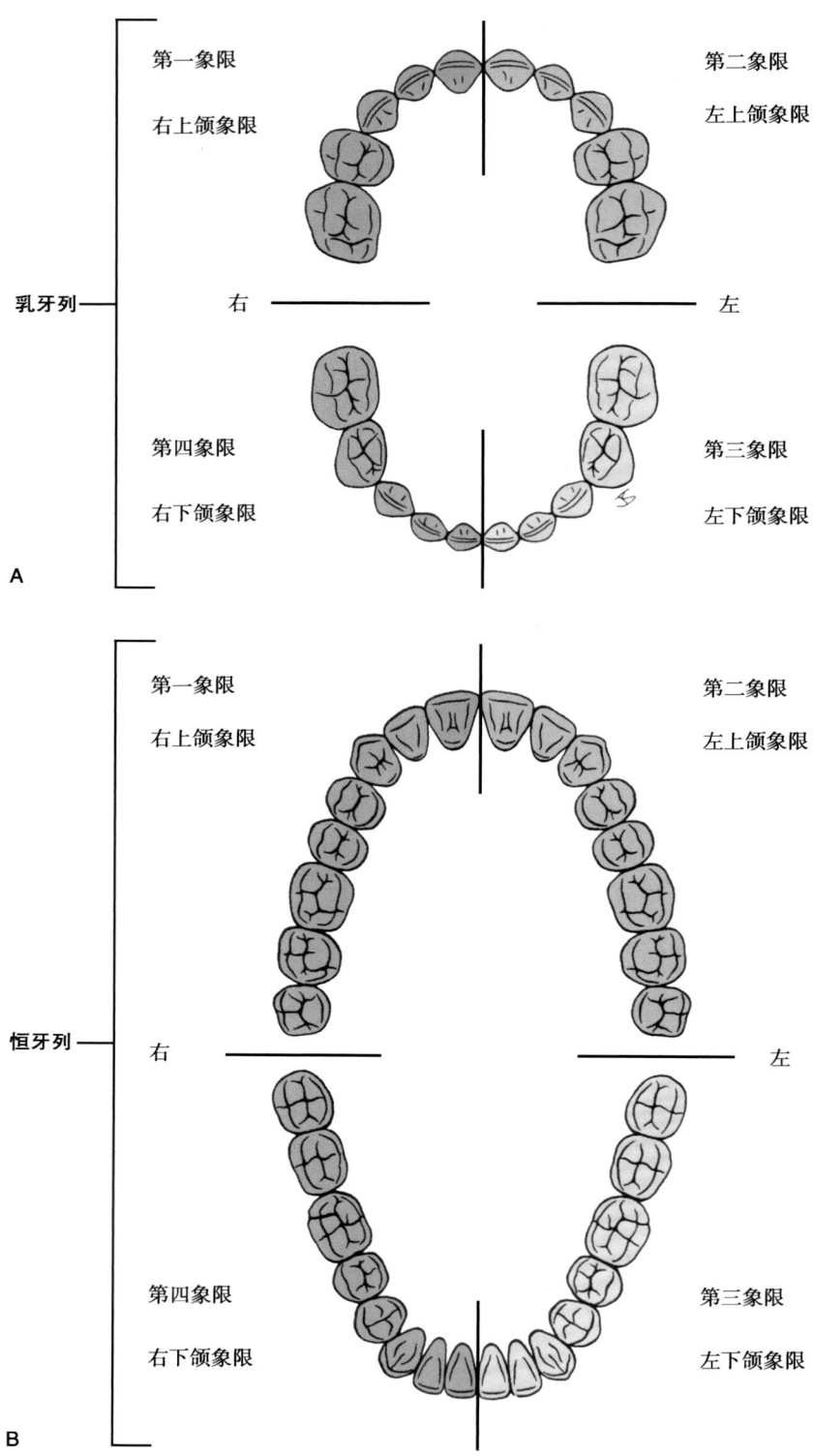

图 11-4　A,乳牙列的 4 个象限。B,恒牙列的 4 个象限。(From Finkbeiner B, Johnson C:Comprehensive dental assisting,St Louis,1995,Mosby.)

当牙医助理观察病人的口腔时方向是相反的。这和两个人面对面握手是一个道理。

区段

牙弓除了以象限区分还可以分成区段。将上、下颌牙弓分

为6个区段(sextant),每一个牙弓有3个区段,具体分区如下(图11-5):

- 右后上颌区段(maxillary right posterior sextant)
- 前上颌区段(maxillary anterior sextant)
- 左后上颌区段(maxillary left posterior sextant)

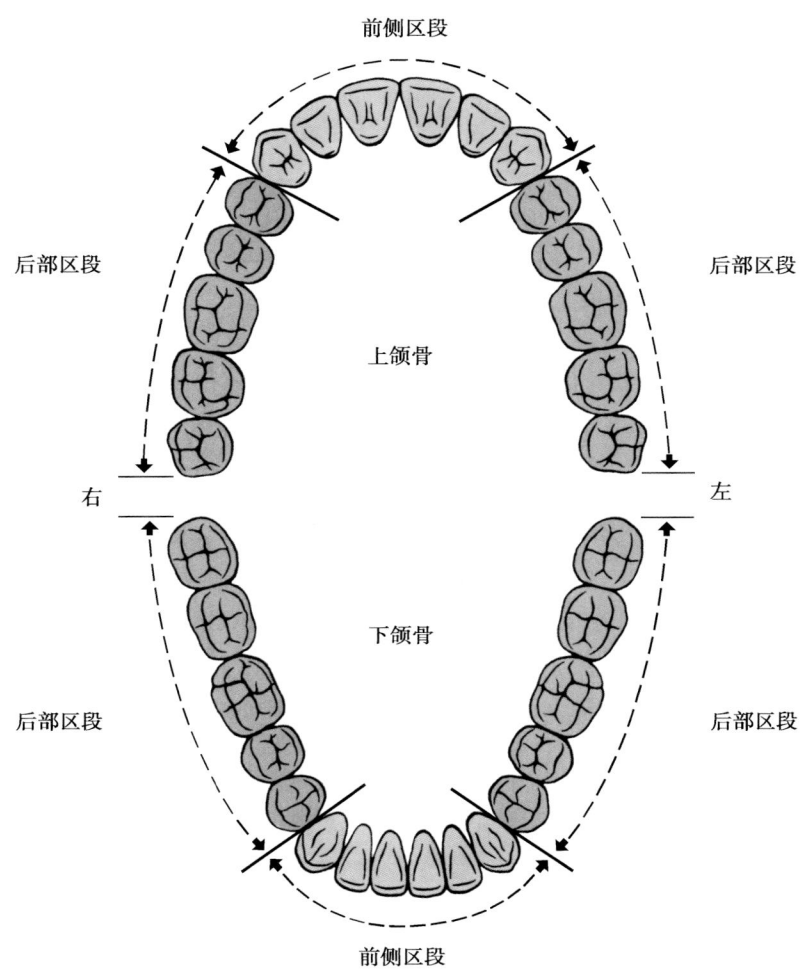

图11-5 恒牙列的各个区段。(From Finkbeiner B,Johnson C:Comprehensive dental assisting,St Louis,1995,Mosby.)

- 右后下颌区段(mandibular right posterior sextant)
- 前下颌区段(mandibularanterior sextant)
- 左后下颌区段(mandibular left posterior sextant)

前牙和后牙

为了方便描述牙齿的位置和功能,牙齿分为前牙(anterior)(靠近前面的牙齿)和后牙(posterior)(靠近后面的牙齿)。

前牙包括切牙和尖牙,人在微笑时,通常可以看到这些牙齿,前牙以轻微的弧度排列。后牙包括前磨牙和磨牙,这些牙齿以很小甚至零弧度排列,看起来几乎呈一条直线。在给病人拍摄X线片时,需要记住牙齿在牙弓内的排列。

🔄 复习

1. 在人的一生中有哪两副牙齿?
2. 每个牙列中各有多少颗牙齿?
3. 牙弓划分成4个部分的术语是什么?
4. 前面牙齿和后面牙齿各称为什么?

牙齿的种类和功能

人是杂食动物,既吃肉类也吃素食。为了适应饮食的多样性,人类的牙齿可用来切割、撕咬及研磨不同类型的食物。

恒牙列中牙齿可分为四种类型:切牙、尖牙、前磨牙和磨牙。乳牙列只包括乳切牙、乳尖牙和乳磨牙,没有前磨牙(图11-6)。

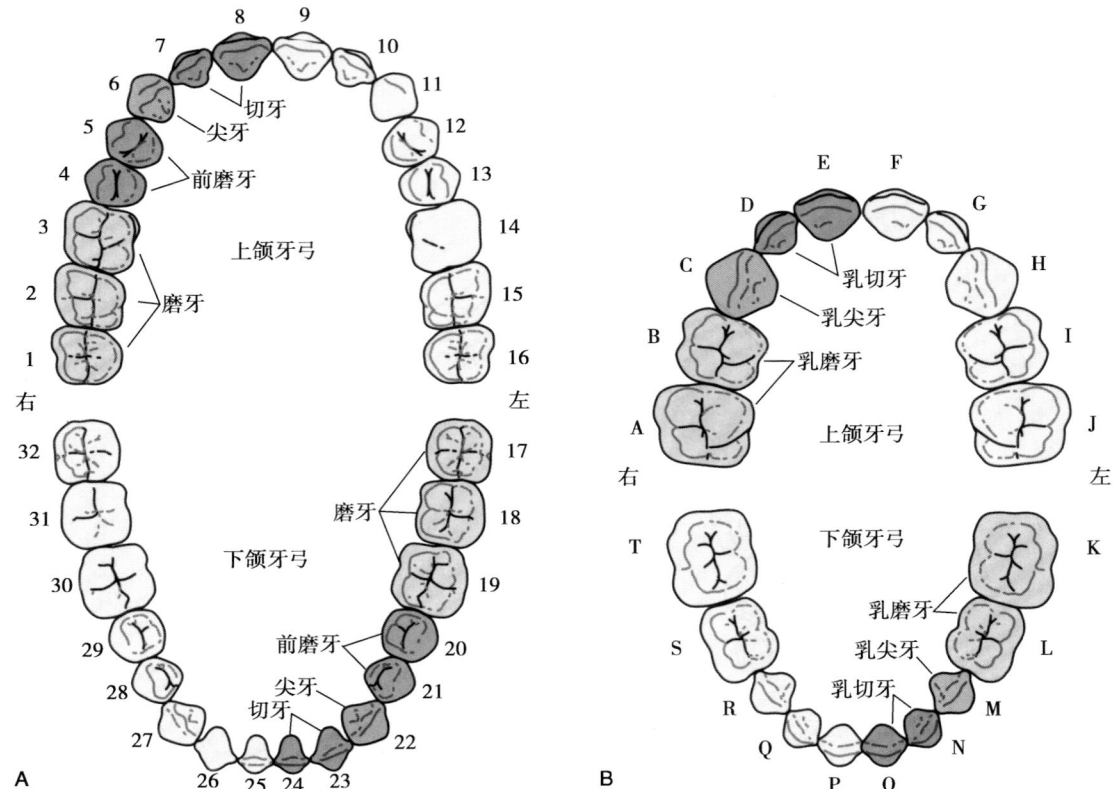

图 11-6 A,恒牙列的殆面观,使用通用/国家系统确定的牙齿分类。B,乳牙列的殆面观。(From Bath-Balogh M,Fehrenbach MJ:Illustrated dental embryology,histology,and anatomy,ed 3,St Louis,2011,Saunders.)

切牙

切牙是单根牙,有一个相对锋利且薄的切缘。切牙位于口腔的前端,不需要很大的力量就能切割食物。切牙的舌面形状类似铁锹,有助于把食物导入口腔内。

尖牙

尖牙,也叫做犬牙,位于牙弓的"拐角"(corner)处,用来切割和撕咬食物。因为尖牙与狗的牙齿相像,所以称为犬牙。

尖牙是人类牙列中最长的牙齿。因为它们的根是最长的,所以尖牙也是最稳固的牙齿,通常最后脱落。鉴于它坚固的牙冠、长长的牙根以及在牙弓内的位置,尖牙被称为牙弓的"基柱"。

前磨牙

口腔内有 4 颗上颌前磨牙和 4 颗下颌前磨牙。前磨牙是尖牙和磨牙之间的过渡。前磨牙以前叫作双尖牙(bicuspids),但这个术语并不准确,因为它提到 2 个牙尖,而有些前磨牙有 3 个牙尖。因此,才有了前磨牙(premolar)这个新的术语。点状的颊侧尖用于固定食物,而舌侧尖用于研磨食物。前磨牙不如尖牙长,而它们有较宽的牙面,可以用来咀嚼食物(乳牙列中没有前磨牙)。

磨牙

磨牙比前磨牙大,通常有四个甚至更多牙尖。12 颗磨牙的

功能是咀嚼和研磨食物。根据位置的不同,每颗磨牙殆面上有 4~5 个牙尖。

上颌磨牙与下颌磨牙在形状、大小、牙尖与牙根数目上有很大区别。每颗牙齿的特征将在第 12 章进行阐述。

> **← 复习**
>
> 5. 四种类型的牙齿分别是什么?
> 6. 哪颗牙齿被认为是牙弓的"基柱"?

牙面

牙齿类似一个多面的盒子,每颗牙齿有 5 个牙面:唇/颊面、舌面、殆面、近中面及远中面。其中一些牙面是通过它们与其他口腔颌面解剖结构的关系而确定的(图 11-7)。

唇/颊面(facial surface)是最靠近面部的牙面。最靠近唇部的牙面也叫做唇面(labial surfaces),靠近颊部内侧的面也叫做颊面(buccal surfaces)。

舌面(lingual surface)是上颌与下颌牙齿最靠近舌头的牙面。由于上颌牙的舌面靠近腭部,因此也被称作腭面(palatal surface)。

咀嚼面(masticatory surface)。前牙的咀嚼面指切牙面(incisal surface)(或者切缘),后牙则指殆面(occlusal surface)。

近中面(mesial surface)是牙齿靠近中线的牙面;远中面(distal surface)则是牙齿远离中线的牙面。

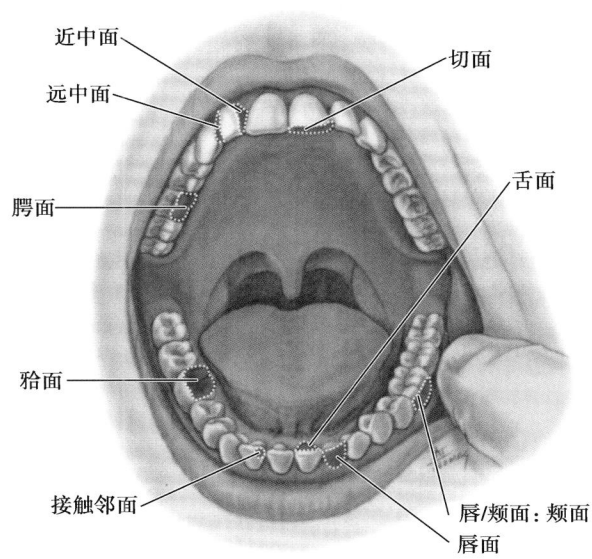

图 11-7   牙面以及它们与其他口腔解剖结构、中线及其他牙齿的关系。(From Bath-Balogh M, Fehrencach MJ: Illustrated dental embryology, histology, and anatomy, ed3, St Louis, 2011, Saunders.)

（标注：近中面、远中面、腭面、𬌗面、接触邻面、切面、舌面、唇/颊面：颊面、唇面）

牙弓内彼此相邻的牙齿,两者相邻的牙面叫做邻面(proximal surfaces)。例如,第一磨牙的远中面和第二磨牙的近中面就是邻面。相邻两牙面之间的区域叫做邻间隙(interproximal space)。

牙齿的解剖特点

所有的牙齿都有外形、接触区和楔状隙。牙齿的这些解剖特点有助于维持他们在牙弓内的位置,并在咀嚼时保护软组织。

外形

所有的牙齿都有一个弯曲的表面,牙齿骨折或者磨损时除外。一些表面是凸面(convex);一些是凹面(concave)。尽管各类牙齿轮廓各不相同,但总体来说都是从牙冠到牙颈部逐渐变窄。

唇/颊面和舌面外形

唇/颊面和舌面的弧度为食物提供了自然通道,在咀嚼食物时能保护牙龈免受食物的挤压。牙齿的正常外形既为牙龈提供了足够的刺激以保持健康,同时也保护牙龈免受食物引起的损伤(图 11-8A)。

当修复牙齿时,让牙齿恢复正常外形是很重要的。如果外形修复不足,当食物挤压牙龈时,牙龈可能会受损(图 11-8B)。如果外形修复过度,牙龈就会缺乏足够的刺激,而且会难以清洁(图 11-8C)。

近中面和远中面外形

近中面和远中面的外形为牙齿提供了正常的接触和楔状隙,使牙齿易于自洁,且有助于牙齿的自我保护。

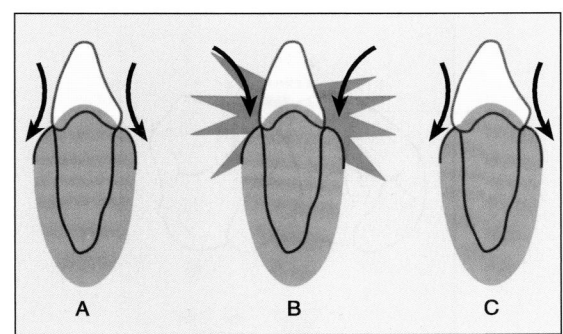

图 11-8   牙齿外形。A,正常外形。B,外形不足。C,过度外形

接触区

接触区(contact area)是牙齿的近中或远中面和同牙弓内相邻牙齿接触的区域。接触点是牙齿彼此接触的精确点。

牙弓内每颗牙齿的牙冠都会和邻近的一颗或两颗牙彼此接触。邻牙间适当的接触关系有以下 3 个作用:

1. 防止食物嵌塞;
2. 同一牙弓内牙齿保持良好的接触关系,以保证牙弓的稳定。
3. 保护邻间牙龈组织免受咀嚼所致的损伤。

外形凸度

外形凸度就是牙冠特定牙面上的膨隆,或者最宽的点。通常认为近中面和远中面的接触区是邻面的外形凸度。唇/颊面和舌面也有外形凸度(图 11-9)。

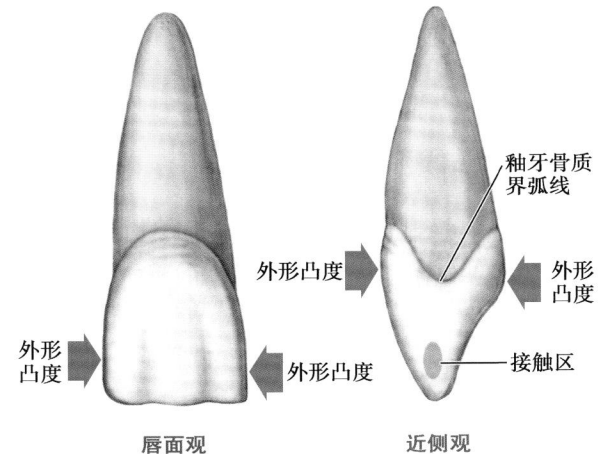

（标注：外形凸度、外形凸度、釉牙骨质界弧线、外形凸度、接触区、唇面观、近侧观）

图 11-9   有明确接触区和外形凸度的前恒牙图例。(From Bath-Balogh M, Fehrenbach MJ: Illustrated dental embryology, histology, and anatomy, ed3, St Louis, 2011, Saunders.)

楔状隙

楔状隙(embrasure)是两颗相邻牙邻面之间靠近牙龈的三角形间隙,与邻间隙相连。包括接触区和楔状隙在内的所有牙齿外形,对于口腔内组织的功能和健康都很重要(图 11-10)。

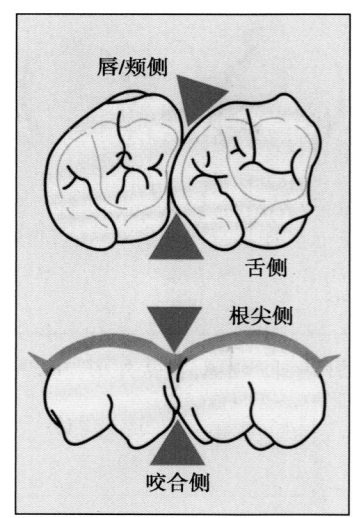

图 11-10　楔状隙可能偏向唇/颊侧、舌侧、咬合侧或者根尖侧

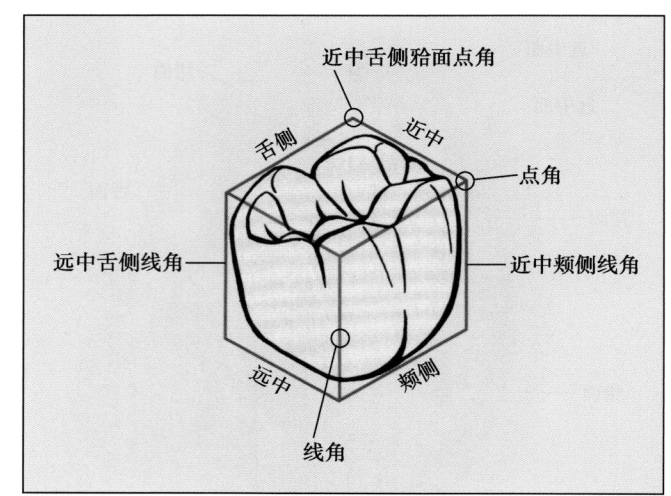

图 11-11　线角和点角

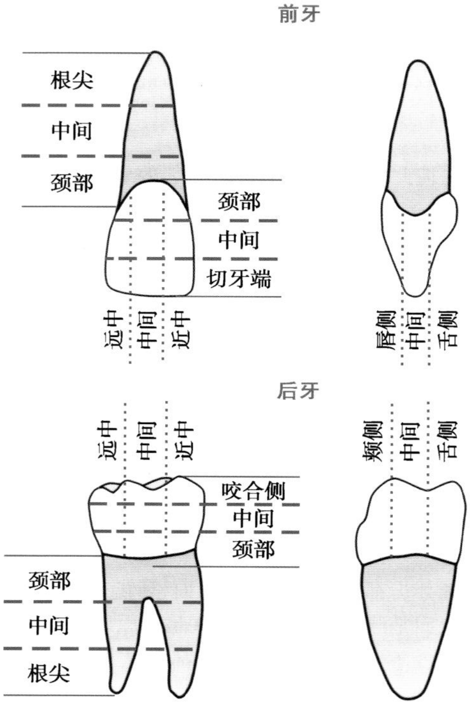

临床注意事项：牙齿的解剖特征

临时冠、桥及修复体必须有适当的外形、接触区和楔状隙，从而保证口腔内组织的健康和病人的舒适。牙医助理必须对牙齿的解剖特征有充分的理解，才能制作和安装临时修复体。

↩️**复习**

7. 牙的 5 个牙面分别是什么？
8. 邻牙之间的缝隙叫什么？
9. 邻牙生理上相接触的区域叫什么？
10. 邻牙之间靠近牙龈的三角形间隙叫什么？

牙齿的角和分区

为了更好地描述牙齿，牙冠和牙根分别分成 3 个区域，牙冠表面的交界用线角（line angles）和点角（point angles）来描述。事实上，牙齿上是没有角和点的，线角和点角仅作为描述性术语来表示特定的位置。

线角和点角

线角由两个牙面相交形成，它的名字也源自这两个相交牙面的组合。比如，在前牙上，近中面和唇面的交界就叫做近中唇面线角（图 11-11）。

点角是三个牙面相交于一点时所形成的角。这些角的名字也是源于形成该角牙面名字的组合。比如，磨牙的近中面、颊面和殆面的交汇处就叫做近中颊侧殆面点角。

三分区

为了帮助确定牙齿的特定部位，每一个牙面被分成假想的三区（图 11-12），并根据它们邻近的部位来命名。

图 11-12　前牙和后牙的牙冠、牙根三分区。（From Bath-Balogh M，Fehrenbach MJ：Illustrated dental embryology，histology，and anatomy，ed 3，St Louis，2011，Saunders.）

牙根横向分成三区：根尖三分之一（apical third）（靠近根尖）、中三分之一（middle third）和颈三分之一（cervical third）（靠近牙颈部）。

牙冠分成三区的方式有 3 种：

咬合颈分区（occlusocervical division）：平行于殆面或牙切面的横向分区，包括咬合三分之一、中三分之一和颈三分之一。

近远中分区（mesiodistal division）：从近中到远中（从前到后）方向的纵向分区，包括近中三分之一、中间三分之一和远中三分之一。

颊舌分区(buccolingual division):从唇侧或颊侧到舌侧方向的纵向分区,包括颊/唇三分之一、中三分之一及舌侧三分之一。

咬合与错𬌗

咬合指的是当上下颌骨处于完全闭合状态时,上颌牙与下颌牙之间的关系,还有同一牙弓内牙齿之间的关系。咬合相关问题可能影响到牙齿、关节甚至头颈部的肌肉,还可引起牙周损伤。

咬合随着孩子乳牙的萌出而发育,诸如吮吸大拇指或不良的吞咽习惯都会影响咬合关系。

乳牙脱落时的咬合关系决定了恒牙萌出时的咬合关系。不良咬合的矫正将在第 60 章进行阐述。

正中咬合(centric occlusion)指上下颌牙齿𬌗面之间产生最稳固接触时颌骨闭合的位置。此时,髁突正好落在颞下颌关节窝最后面且稳定的位置上。

正中咬合是标准的咬合关系。在正常咬合中,上颌后牙的舌侧牙尖刚好落在下颌后牙𬌗面的中央窝内。这种位置关系可以有效地研磨食物。正中𬌗位能最大限度地分布咬合力并且提供最大的舒适度和稳定度(图 11-13)。

功能咬合(functional occlusion),也称生理性咬合,是描述在切割和咀嚼运动中牙齿接触的术语。

错𬌗(malocclusion)是在正中咬合时,上颌牙齿相对于下颌牙齿的不正常或错位关系。错𬌗治疗将在第 60 章进行阐述。

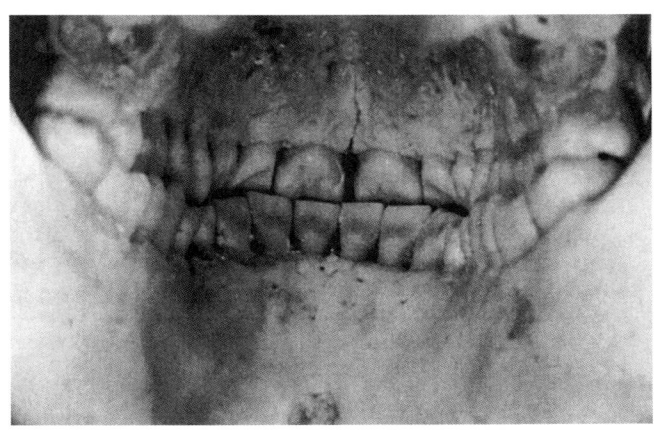

图 11-13　正中咬合牙齿的舌侧观。(From Nelson SJ, Ash MM:Wheeler's dental anatomy,physiology,and occlusion,ed 9,St,Louis,2010,Saunders.)

安氏分类

安氏分类(Angle's classification)系统是由 Edward H. Angle 发展起来的,用来描述咬合和错𬌗并将其分类,是建立在上颌第一恒磨牙为关键咬合的基础之上。安氏分类系统假定病人呈正中咬合(表 11-4)。

表 11-4　错𬌗的安氏分类

分类	模型	牙弓关系	描述
Ⅰ类		磨牙:上颌第一恒磨牙的近中颊侧尖咬合于下颌第一磨牙的近中颊侧沟 尖牙:上颌尖牙咬合于下颌尖牙的半个远中面以及第一前磨牙的半个近中面	牙齿排列不齐,比如牙列拥挤或间隙、露齿(见正文) 中颌型轮廓
Ⅱ类	1组	磨牙:上颌第一磨牙的近中颊侧尖向近中偏移(超过一颗前磨牙的宽度)咬合于下颌第一磨牙的近中颊侧沟 尖牙:下颌尖牙的远中面相对于上颌尖牙的近中面向远中偏移至少一颗前磨牙的宽度	1 组:上颌前牙相对于下颌前牙向唇侧突出,呈深覆合。缩颌型轮廓
	2组		2 组:上颌中切牙直立或者后移,侧切牙唇倾或者深覆盖于下颌中切牙上。中颌型轮廓

续表

分类	模型	牙弓关系	描述
Ⅲ类	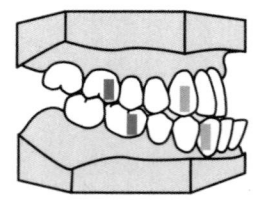	**磨牙**：上颌第一磨牙的近中颊侧尖向远中偏移（超过一颗前磨牙的宽度）咬合于下颌第一磨牙的近中颊侧沟 **尖牙**：下颌牙的远中面相对于上颌牙的近中面向近中偏移至少一颗前磨牙的宽度	下颌切牙完全呈反咬合。突颌型轮廓

From Bath-Balogh M, Fehrenbach MJ: Illustrated dental embryology, histology, and anatomy, ed 3, St Louis, 2011, Saunders. MB, Mesiobuccal.
注意：此分类系统适用于恒牙列的分类。

Ⅰ类

在Ⅰ类咬合或中性𬌗（neutroclusion）中，颌骨和牙弓呈现出理想的近远中关系。上颌第一恒磨牙的近中颊侧尖与下颌第一磨牙的近中颊侧沟正位咬合。

因为分类是建立在上颌第一恒磨牙为关键咬合的基础之上，所以Ⅰ类咬合也包括牙弓中前牙或个别牙排列不齐的情况。

Ⅱ类

在Ⅱ类咬合或远中错𬌗（distoclusion）中，上颌第一磨牙的近中颊侧尖向近中偏移（超过一颗前磨牙的宽度）咬合于下颌第一磨牙的近中颊侧沟。下颌牙弓相对于上颌牙弓呈远中关系，看起来上颌前牙突出于下颌前牙。

Ⅱ类错𬌗有两个亚组——1组和2组，根据前牙的位置、上腭的形状以及最终的外形而定。

1组。双唇通常看起来是平的、分离的，下唇位于上颌前牙的后面。上唇看起来较短，悬在上颌突出的前牙上面。

同样，在Ⅱ类1组咬合中，上颌切牙呈唇向错位（labioversion）。唇向错位指的是牙齿向唇侧倾斜的程度超过了上颌切牙的切缘与下颌切牙的正常覆合，即上颌前牙唇向倾斜。

2组。Ⅱ类2组，包括上颌切牙不呈唇向错位的Ⅱ类错𬌗。上颌中切牙的前后方向几乎正常，或可能呈轻微的舌向错位。上颌侧切牙可能向唇侧和近中方向倾斜。

舌向错位（linguoversion）指的是上颌切牙位于下颌切牙之后。正常的情况下，上颌切牙轻微覆盖于下颌切牙的前面。

Ⅲ类

在Ⅲ类错𬌗或近中错𬌗（mesioclusion）中，下颌骨相对于上颌骨呈一种异常的近中咬合关系，从而下颌骨呈突出状态。

下颌第一磨牙远中尖与下颌第二磨牙近中尖之间的牙间隙和上颌第一磨牙的近中颊侧尖形成咬合。

→复习

15. Ⅲ类错𬌗的专业术语是什么？
16. 中性咬合是哪一类咬合？

牙弓的稳定

健康口腔内牙列维护良好，牙弓形态和功能保持稳定。然而，错𬌗畸形或者一颗或多颗牙的缺失，会极大地减弱牙列的功能和稳定（图11-14）。

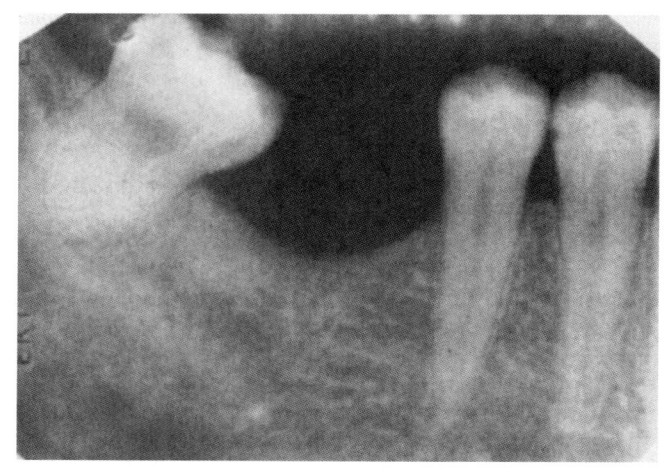

图11-14　X线片显示下颌第一磨牙缺失后第二磨牙发生的近中移位

闭合

前牙没有独自承担整个牙弓上的咬合力，因此，当颌骨闭合时，较强壮的后牙首先闭合，在后牙承担了大部分的负荷之后，较纤弱的前牙才闭合。

Spee曲线

后牙的𬌗面并不是一个平面，下颌牙弓的牙齿𬌗面形成了一个微微弯曲的平面，看似凹面（向内弯曲，类似碗的内面）。上颌牙弓的牙齿𬌗面形成了看似凸面（向外弯曲，类似碗的外面）的弯曲面。这种由上颌牙弓和下颌牙弓在咬合时所形成的弧度就是Spee曲线（curve of Spee）（图11-15A）。在放射片上，牙齿的咬合线就像在微笑。

Wilson曲线

Wilson曲线（curve of Wilson）是𬌗平面后方横跨牙弓的曲线。这是一条向下弯曲的弧线，从左下颌第一磨牙𬌗面，沿着

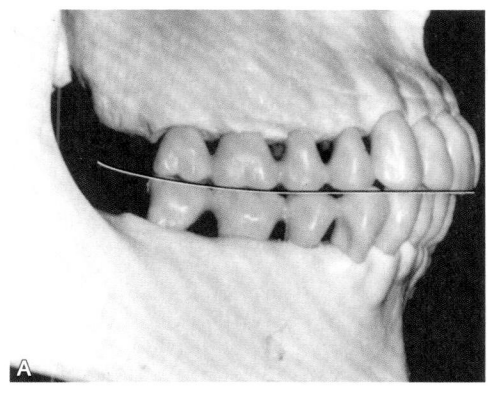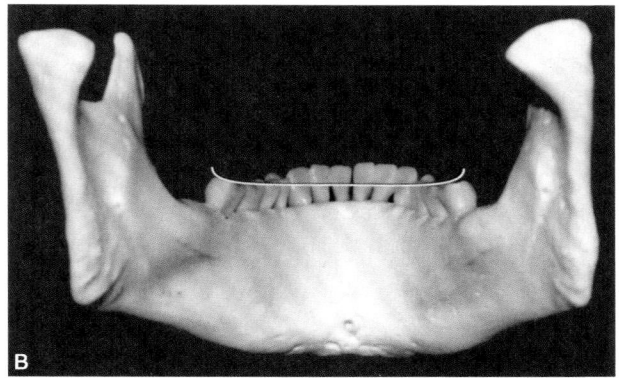

图 11-15　牙弓内标注的曲线。**A**,Spee 曲线。**B**,Wilson 曲线。(From Bath-Balogh M,Fehrenbach MJ:Illustrated dental embryology,histology,and anatomy,ed 3,St Louis,2011,Saunders.)

牙弓穿过右下颌第一磨牙的殆面(图 11-15B)。

复习

17. 殆平面曲线的名字是什么?

牙齿编号系统

牙齿编号系统是用图表来识别牙齿和描述功能的一种简化方法。使用的基本编号系统有三个,牙医助理必须都掌握(表 11-5)。

通用/国家编号系统

在美国最常用的编号系统是通用/国家编号系统,1968年由美国牙医协会(American Dental Association,ADA)批准使用。在通用/国家编号系统中,恒牙从 1 至 32 编号。从右上第三磨牙(#1)开始编号,逐渐到左上第三磨牙(#16),下来到左下第三磨牙(#17),再逐渐到右下第三磨牙(#32)(见图 11-16A)。

乳牙用大写字母从 A 到 T 表示。编号从右上第二乳磨牙(A)开始,逐渐到左上第二乳磨牙(J),下来到左下第二乳磨牙(K),再逐渐到右下第二乳磨牙(T)(见图 11-6B)。

国际标准化组织系统

为了满足编号系统既能国际通用又能进行电子数据传输的需求,世界卫生组织接受了国际标准化组织(International Standards Organization,ISO)的牙齿编号系统。1996 年,除通用/国家系统外,ADA 也接受了 ISO 系统。ISO 系统是建立在世界牙科联盟(Fédération Dentaire Internationale,FDI)(译者注:此处的 FDI 为法文缩写,英文名称为 World Dental Federation)系统之上,并在大多数国家应用。

ISO/FDI 系统使用的是两位数的牙齿记录系统。第一位数代表象限,第二位数代表象限内的牙齿,从中线开始向后进行编号。恒牙编号如下:

- 右上颌象限是数字 1,包括#11 到#18

- 左上颌象限是数字 2,包括#21 到#28
- 左下颌象限是数字 3,包括#31 到#38
- 右下颌象限是数字 4,包括#41 到#48

  乳牙编号如下:
- 右上颌象限是数字 5,包括#51 到#55
- 左上颌象限是数字 6,包括#61 到#65
- 左下颌象限是数字 7,包括#71 到#75
- 右下颌象限是数字 8,包括#81 到#85

两位数字应分开读。比如,恒尖牙是#13(1 象限 3 号)、#23(2 象限 3 号)、#33(3 象限 3 号)和#43(4 象限 3 号)。

为了防止国际上交流有误,ISO/FDI 系统还命名了口腔内的区域。这些区域用两位数字命名,而且至少一位数字是 0。例如,00 代表整个口腔,01 仅代表上颌区。

Palmer(帕默)记录系统

在 Palmer 记录系统里,四个象限的每个象限都有自己的支架,该支架由一条竖线和一条横线组成(图 11-16)。Palmer 方法是一种牙齿速记图表,牙齿呈现的方式就像就诊时医护人员面对面查看病人牙齿。右侧象限的牙齿,就像面对着病人,其编号(恒牙)或字母(乳牙)在垂直中线支架的右侧。

同理,一颗上颌牙,牙齿的编号或字母应该写在支架水平线以上。相反,一颗下颌牙的编号或字母应该写在线下。

每一颗牙所分配的编号或者字母取决于它相对于中线的位置。例如,最靠近中线的中切牙拥有最小的编号,恒牙是数字 1,乳牙是字母 A。所有中切牙,无论上颌还是下颌,编号都是 1。所有侧切牙的编号是 2,所有尖牙的编号是 3,前磨牙的编号是 4 和 5,磨牙的编号是 6 和 7,第三磨牙的编号是 8。

Palmer 记录系统举例	
Maxillary right lateral incisor,右上侧切牙	2
Maxillary left first premolar,左上第一前磨牙	4
Mandibular right third molar,右下第三磨牙	8
Mandibular left central incisor,左下中切牙	1

表 11-5   牙齿命名系统

牙齿的名字	通用系统	ISO/FDI系统	Palmer 法	牙齿的名字	通用系统	ISO/FDI系统	Palmer 法
恒牙列				乳牙列			
上颌牙				上颌牙			
右上第三磨牙	1	18	8	右上第二乳磨牙	A	55	E
右上第二磨牙	2	17	7	右上第一乳磨牙	B	54	D
右上第一磨牙	3	16	6	右上乳尖牙	C	53	C
右上第二前磨牙	4	15	5	右上乳侧切牙	D	52	B
右上第一前磨牙	5	14	4	右上乳中切牙	E	51	A
右上尖牙	6	13	3	左上乳中切牙	F	61	A
右上侧切牙	7	12	2	左上乳侧切牙	G	62	B
右上中切牙	8	11	1	左上乳尖牙	H	63	C
左上中切牙	9	21	1	左上第一乳磨牙	I	64	D
左上侧切牙	10	22	2	左上第二乳磨牙	J	65	E
左上尖牙	11	23	3	下颌牙			
左上第一前磨牙	12	24	4	左下第二乳磨牙	K	75	E
左上第二前磨牙	13	25	5	左下第一乳磨牙	L	74	D
左上第一磨牙	14	26	6	左下乳尖牙	M	73	C
左上第二磨牙	15	27	7	左下乳侧切牙	N	72	B
左上第三磨牙	16	28	8	左下乳中切牙	O	71	A
下颌牙				右下乳中切牙	P	81	A
左下第三磨牙	17	38	8	右下乳侧切牙	Q	82	B
左下第二磨牙	18	37	7	右下乳尖牙	R	83	C
左下第一磨牙	19	36	6	右下第一乳磨牙	S	84	D
左下第二前磨牙	20	35	5	右下第二乳磨牙	T	85	E
左下第一前磨牙	21	34	4				
左下尖牙	22	33	3				
左下侧切牙	23	32	2				
左下中切牙	24	31	1				
右下中切牙	25	41	1				
右下侧切牙	26	42	2				
右下尖牙	27	43	3				
右下第一前磨牙	28	44	4				
右下第二前磨牙	29	45	5				
右下第一磨牙	30	46	6				
右下第二磨牙	31	47	7				
右下第三磨牙	32	48	8				

From Bath-Balogh M MJ：Illustrated dental embryology，histology，and anatomy，ed 3，St Louis，2011，Saunders.

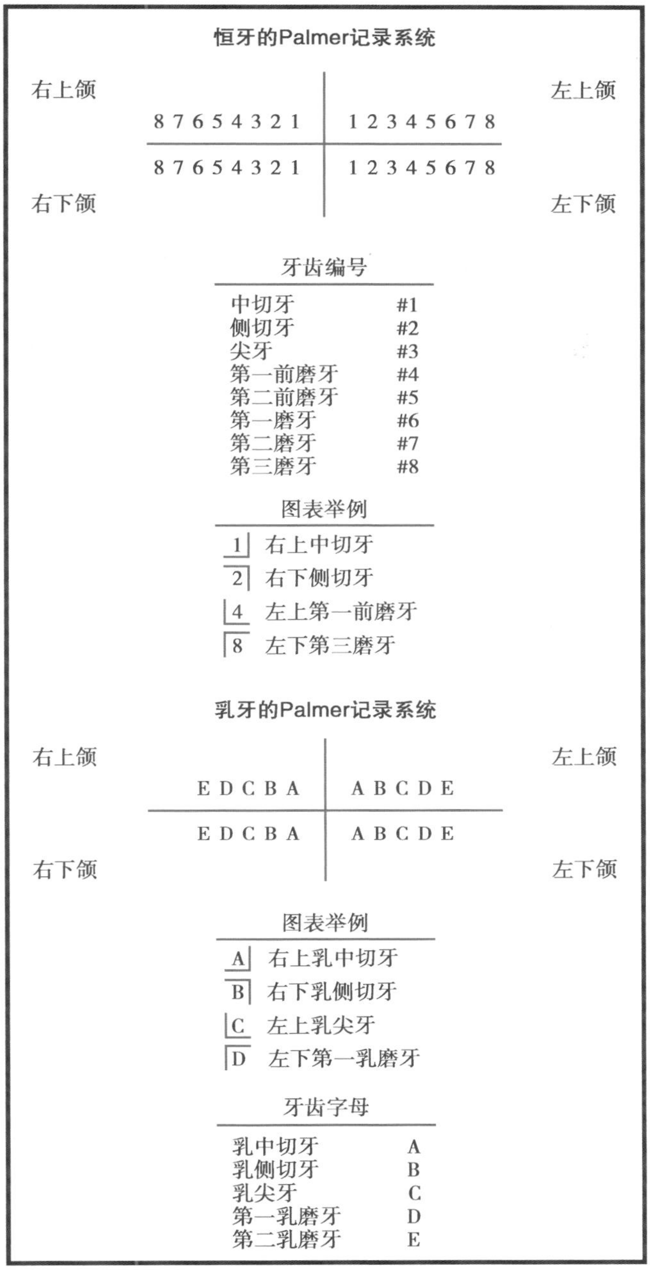

恒牙的Palmer记录系统

右上颌   左上颌

8 7 6 5 4 3 2 1	1 2 3 4 5 6 7 8
8 7 6 5 4 3 2 1	1 2 3 4 5 6 7 8

右下颌   左下颌

牙齿编号

中切牙	#1
侧切牙	#2
尖牙	#3
第一前磨牙	#4
第二前磨牙	#5
第一磨牙	#6
第二磨牙	#7
第三磨牙	#8

图表举例

1⎦	右上中切牙
2⎦	右下侧切牙
⎣4	左上第一前磨牙
⎣8	左下第三磨牙

乳牙的Palmer记录系统

右上颌   左上颌

E D C B A	A B C D E
E D C B A	A B C D E

右下颌   左下颌

图表举例

A⎦	右上乳中切牙
B⎦	右下乳侧切牙
⎣C	左上乳尖牙
⎣D	左下第一乳磨牙

牙齿字母

乳中切牙	A
乳侧切牙	B
乳尖牙	C
第一乳磨牙	D
第二乳磨牙	E

图 11-16 Palmer 记录系统

■ 法律和伦理问题

在病历上记录牙齿编号或者执行对特定牙齿的口头医嘱时,一定要极其小心。你的错误可能导致牙齿被错误拔除。

谨记所有的牙科记录都是法律文件。牙医助理须学会并准确记录牙科资料,必要时会将其作为证据在法庭上使用。■

■ 展望

乳牙的髓腔内保存有大量的干细胞。美国国立牙科和颅面研究院的科学家们发现,在乳牙脱离口腔后的短时间内,牙内的干细胞仍能存活,可以收集这些细胞进行研究。

干细胞能帮助修复重要器官的损伤,促进骨组织再生,以及形成特定牙本质。该研究发表在网络版美国国家科学院院刊上。■

■ 评判性思维

1. Melissa,6 岁,拍摄牙齿 X 线片时,Melissa 的妈妈担心地说,Melissa 正在萌出的恒牙比她漂亮雪白的乳牙看起来要黄。应该如何向她解释这一现象?

2. 你和另一位牙医助理打算为几位年轻妈妈普及关于牙齿健康以及乳牙重要性的知识,其中应提到哪些关于乳牙的信息?

3. Ortega 医生要求照一张 K 牙和 T 牙的 X 线片,这是指哪两颗牙?

4. Lane 医生刚刚拔除了左上第三磨牙和左下第三磨牙,应如何使用通用编号系统表示这两颗牙齿?■

(杨悦 李培君 译,许向亮 校审)

12

牙齿形态学

关键术语

双尖牙(bicanineate):具有两个牙尖的下颌第二前磨牙。

双分叉的(bifurcated):牙根有两个分叉的。

双分叉区(bifurcation):两个牙根分叉的区域。

尖牙隆突(canine eminence):尖牙唇侧外面垂直的骨隆突。

中央沟(central groove):后牙上最突出的发育沟。

舌隆突(cingulum):舌面牙齿颈部三分之一处隆起的圆形区域。

牙尖(cusp):尖牙和后牙咀嚼面上较大的突起。

Carabelli尖(cusp of Carabelli):近中舌侧尖舌侧的第五副尖。

牙间隙(diastema):两个牙之间的空隙。

牙窝(fossa):前牙舌侧面上较宽且浅的凹陷。

分叉(furcation):两个或多个牙根分叉的地方。

叠盖线(imbrication lines):牙齿颈部三分之一处近远中方向上轻微的隆起。

切缘(incisal edge):恒切牙萌出后从唇面、舌面或切面上看到的扁平状隆起。

牙尖斜面(inclined cuspal planes):牙尖嵴之间的倾斜区域。

切缘结节(mamelon):切牙切缘上的圆形釉质突出。

边缘沟(marginal groove):穿过边缘嵴的一条发育沟,在咀嚼时作为食物排溢道。

边缘嵴(marginal ridge):在前牙舌侧面及后牙船面的近远中部位圆形凸起的边缘。

磨牙(molars):位于上下颌后部的牙齿。

形态学(morphology):研究牙齿类型和形状的一门学科。

非继承恒牙(nonsuccedaneous):没有替换乳牙的恒牙。

锥形切牙(pegged laterals):呈尖的或锥形的切牙。

继承恒牙(succedaneous):替换乳牙的恒牙。

三角沟(triangular groove):将边缘嵴从牙尖三角嵴分开来的发育沟。

三尖牙(tricanineate):有3个牙尖的下颌第二前磨牙。

三分叉的(trifurcated):牙根有3个分叉的。

三分叉区(trifurcation):3个牙根分叉的地方。

学习目标

完成此章节的学习之后,学生将能够达到以下目标:

1. 掌握关键术语的发音、写法和定义。
2. 能识别恒前牙列,包括:
   - 识别每颗恒前牙的位置。
   - 在描述恒前牙列的特征时,使用正确的术语。
   - 描述恒前牙列中每颗牙齿的一般和特殊特征。
   - 能说出恒前牙列中每颗牙齿的临床注意事项。
3. 能识别恒后牙列,包括:
   - 识别每颗恒后牙的位置。
   - 在描述恒后牙列的特征时,使用正确的术语。
   - 描述恒后牙列中每颗牙齿的一般和特殊特征。
   - 能说出恒后牙列中每颗牙齿的临床注意事项。
4. 能识别乳牙列,包括:
   - 比较乳牙列和恒牙列的特征。
   - 描述乳牙的一般和特殊特征。
   - 说出乳牙列的临床注意事项。

作为一名牙医助理,在以下临床情景中需要熟知牙齿形态学(morphology):

- 准备牙科 X 线片(见第 41 章)
- 用图表表示口腔内缺失牙和"偏离位置"的牙齿
- 从装有各种形状牙冠的盒子中选择临时牙冠(图 12-1)
- 选择成形片(见第 48 章)
- 选择橡皮障夹钳(见第 36 章)
- 制作临时冠和桥(见第 51 章)

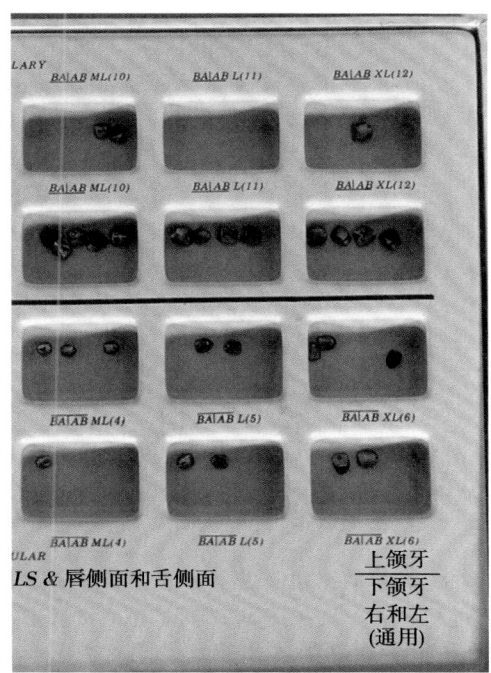

图 12-1 适用于不同牙齿的不锈钢冠

学习牙齿形态学时,应明确就像个体之间存在差异一样,牙齿也会有不同程度的正常变异,不可能完全符合识别的标准。当了解了牙齿的特征后,就能区分不同的牙齿,并区分任意一组的左侧牙和右侧牙。

恒前牙列

恒前牙列包括两颗中切牙、两颗侧切牙和两颗尖牙。中切牙最接近中线,侧切牙是靠近中线的第二颗牙,尖牙是靠近中线的第三颗牙。所有的前牙都是继承恒牙(succedaneous teeth),即它们替换了同类乳牙。

前牙在外貌中发挥着重要作用(图 12-2),前牙的大小、形状、颜色和位置直接关系到一个人的相貌。所以,人们非常在意前牙的形象。前牙在发音中也有重要作用,尤其发 t 和 s 音时不可或缺。

所有的前牙都有舌隆突(cingulum),即舌侧面牙齿颈部三分之一处隆起的圆形区域。舌侧面中部和远端的圆形隆起边缘叫做边缘嵴(marginal ridges)。有些前牙有牙窝(fossa),为舌侧面上宽且浅的凹陷(图 12-3)。

用舌头上下摩擦前牙的舌侧面,在近牙龈处感觉到的隆起就是舌隆突,凹陷的地方就是牙窝。

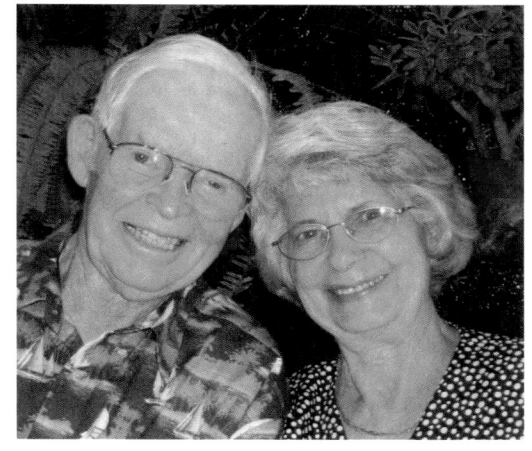

图 12-2 任何年龄要想拥有迷人的微笑,漂亮的牙齿很重要

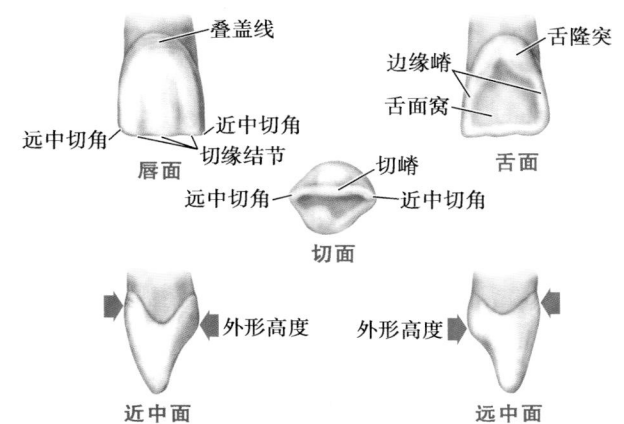

图 12-3 新萌出上颌恒切牙的各面观特征。(From Bath-Balogh M,Fehrenbach MJ:Illustrated dental embryology,histology,and anatomy,ed 3,St Louis,2011,Saunders.)

恒切牙

口腔内共有 8 颗恒切牙——上下颌各 4 颗,分别包括 2 颗中切牙和 2 颗侧切牙。这些牙齿在形态和功能上互补。中切牙比侧切牙提前 1 年左右萌出。

上颌中切牙

上颌中切牙(#8 和#9)具有明显的解剖特征(图 12-4),在所有维度上都大于下颌中切牙,尤其是宽度(近远中长度);从切面看,唇侧面更圆;牙根比其他上颌恒牙的牙根都短;边缘嵴、舌面窝和舌隆突都比下颌中切牙的明显。

切牙刚萌出时,切端呈圆形,称为切嵴。缘是指两个平面融合时所形成的角度,因此,直到切牙面咬合磨损形成一个平面,切牙的切缘(incisal edge)才形成,也称为切面。上颌切牙的切缘向舌侧倾斜,而下颌切牙的切缘向唇侧倾斜,两者呈平行关系,相互作用完成切割动作,类似于剪刀上两个刀片的动作。

中切牙和侧切牙刚萌出时,切嵴上有 3 个切缘结节(mame-

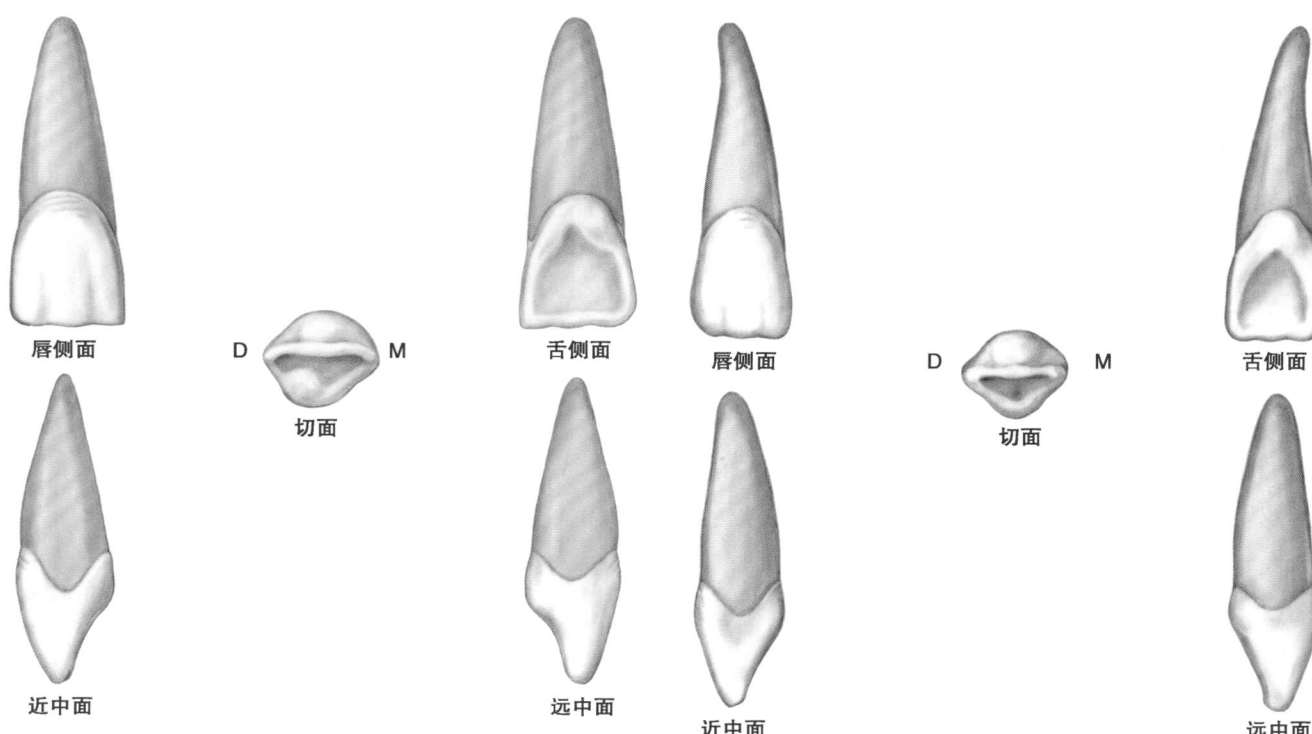

图 12-4 上颌右侧恒中切牙的各面观。（From Bath-Balogh M，Fehrenbach MJ：Illustrated dental embryology，histology，and anatomy，ed 3，St Louis，2011，Saunders.）

图 12-6 上颌右侧恒侧切牙的各面观。（From Bath-Balogh M，Fehrenbach MJ：Illustrated dental embryology，histology，and anatomy，ed 3，St Louis，2011，Saunders.）

lons)，或称为圆形釉质突出（图 12-5）。这些切缘结节往往在萌出后不久就被磨损变平，切嵴也就变成了切缘。

样性，其预防、修复和正畸操作都会有一定难度，同样由于形态的多样性以及它在牙弓中的位置，其牙间隙通常会较大。幸运的是，现在的牙科材料和技术已经可以处理这些状况。

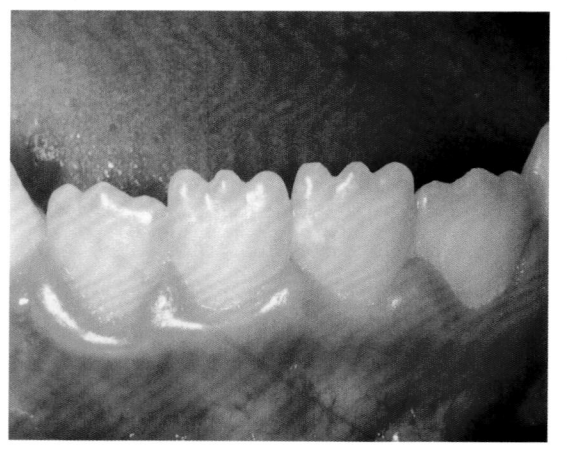

图 12-5 切缘结节，下颌中切牙切缘上的圆形凸起

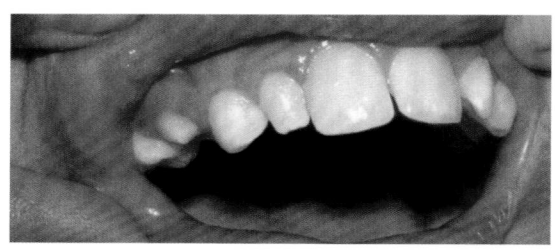

图 12-7 上颌侧切牙。注意它的锥形形状。上颌第三磨牙在大小、轮廓和相对位置上和其他牙齿有很大的区别。（From Ibsen OC，Phelan JA：Oral pathology for the dental hygienist，ed 6，St Louis，2014，Saunders.）

上颌侧切牙

上颌侧切牙（#7 和#10）几乎在各个维度上都比中切牙小，但牙根比中切牙长（图 12-6），通常在上颌中切牙之后萌出。上颌侧切牙有一个相对平滑且直的单根，或轻微向远中弯曲，记住这个特点，有助于正确准备放射线片。

除第三磨牙外，侧切牙与其他牙齿相比，其形态变化程度更大，而且经常先天缺失。侧切牙通常呈尖状或锥形，称为锥形切牙（pegged laterals）（图 12-7）。由于上颌侧切牙形态的多

◆复习

1. 恒牙列中有多少前牙？
2. 替代乳牙的恒牙，术语称为什么？
3. 前牙舌侧面牙齿颈部三分之一处高起的圆形区域，术语称为什么？
4. 刚萌出的中切牙和侧切牙的切嵴会发生什么变化？

下颌切牙

下颌恒切牙是恒牙列中最小且最对称的牙齿，中切牙和侧

切牙非常相似。

与上颌中切牙和侧切牙相比,下颌切牙通常比上颌切牙萌出早,下颌侧切牙大于下颌中切牙,而且下颌切牙很少有发育障碍。

口底的舌下腺和下颌下腺分泌唾液,其中的矿物质成分在龈沟积累形成牙齿沉积物如牙菌斑、结石和污渍,容易在下颌切牙的舌凹面聚集。

下颌中切牙

下颌中切牙(#24 和#25)是牙弓中最小的牙齿,牙冠上有一个很小的中央舌隆突,一个很浅的舌面窝和同样较浅的边缘嵴。

下颌中切牙牙冠的舌侧面比唇侧面更窄(图 12-8)。前牙上的发育水平线,或者叫叠盖线(imbrication lines),以及发育凹陷通常不明显。

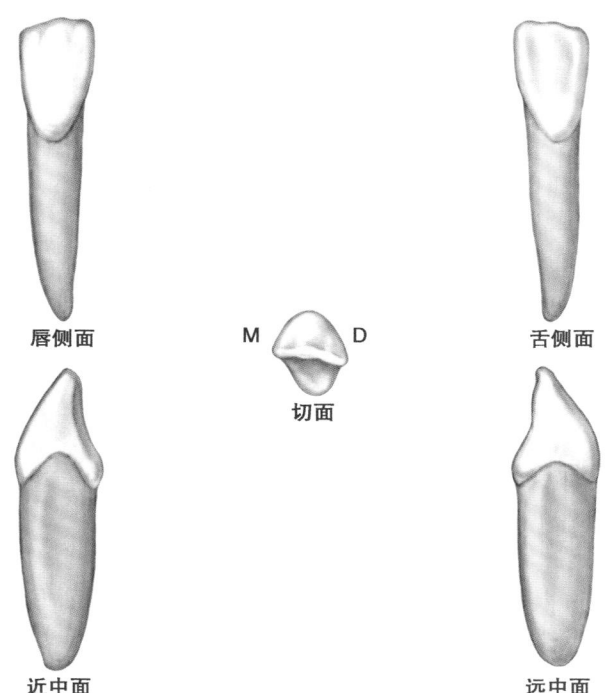

图 12-9　下颌右侧恒侧切牙的各面观。(From Bath-Balogh M, Fehrenbach MJ: Illustrated dental embryology, histology, and anatomy, ed 3, St Louis, 2011, Saunders.)

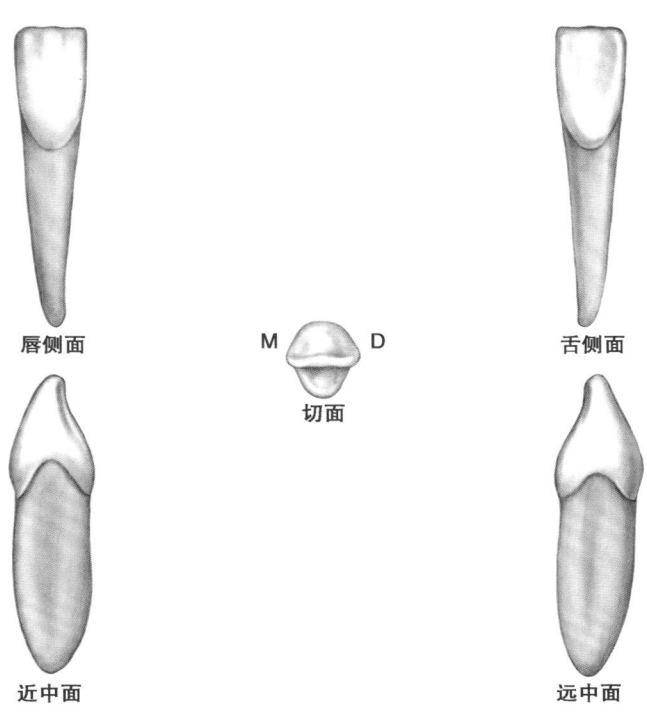

图 12-8　下颌右侧恒中切牙的各面观。(From Bath-Balogh M, Fehrenbach MJ: Illustrated dental embryology, histology, and anatomy, ed 3, St Louis, 2011, Saunders.)

下颌侧切牙(mandibular lateral incisors)

下颌侧切牙(#23 和#26)比下颌中切牙稍稍大一点,但在其他方面差不多。侧切牙通常在下颌中切牙之后萌出。牙冠的近中面比远中面要长,以致切嵴直行或向远中方向斜行,这个特点有助于区分左右下颌侧切牙(图 12-9)。

临床注意事项:切牙

上颌和下颌切牙共同作用完成类似剪刀的动作。人在微笑时最容易注意到前牙,所以在制作临时冠或桥,或者制作、抛光现存修复体时,要了解牙齿上沟和嵴的位置,并理解它们各自的特征,这一点对牙医助理很重要。

恒尖牙

恒尖牙共有 4 颗,是位于每个牙弓象限拐角处的前牙(图 12-10A),被称为牙弓的"基石",是口腔内最稳固的牙齿。因为尖牙与狗的牙齿相像,所以名字源于拉丁词语"canus"(canus 在拉丁语中指"狗")。恒尖牙是牙列中最长的牙齿,有一个特别长且粗壮的牙根,牙根和牙冠等长甚至是牙冠长度的两倍。尖牙的牙冠形态有助于提高自洁能力,正是由于这一特点以及其在颌骨中结实的锚固关系,所以尖牙通常是最后脱落的牙齿。

尖牙的另一个重要特征是尖牙隆突(canine eminence)的美学价值。这个位于尖牙牙根唇侧面上的骨性隆突形成了面部的轮廓。病人通常称尖牙为"虎牙",并且能注意到尖牙颜色要比切牙稍微黄一些。牙尖(cusp)是尖牙和后牙咀嚼面上较大的突起。尖牙是恒牙列中唯一只有一个牙尖的牙齿。

上颌尖牙

上颌尖牙(#6 和#11)通常在下颌尖牙、上颌切牙,甚至可能在上颌前磨牙之后才萌出。与下颌尖牙相比,上颌尖牙的牙尖较大且发育更好(图 12-10B 和图 12-11)。

和其他的前牙一样,每个尖牙都只有一个切缘。和切牙不同的是,尖牙尖端和牙根长轴一致,而且上颌尖牙的尖端更锐利。尖牙的切缘分为两个牙尖斜面或嵴,不像切牙一样几乎是平直的。上下颌尖牙刚萌出时,近中牙尖斜面短于远中牙尖斜面,牙尖斜面的长度以及牙尖尖端会随着磨损而发生变化。

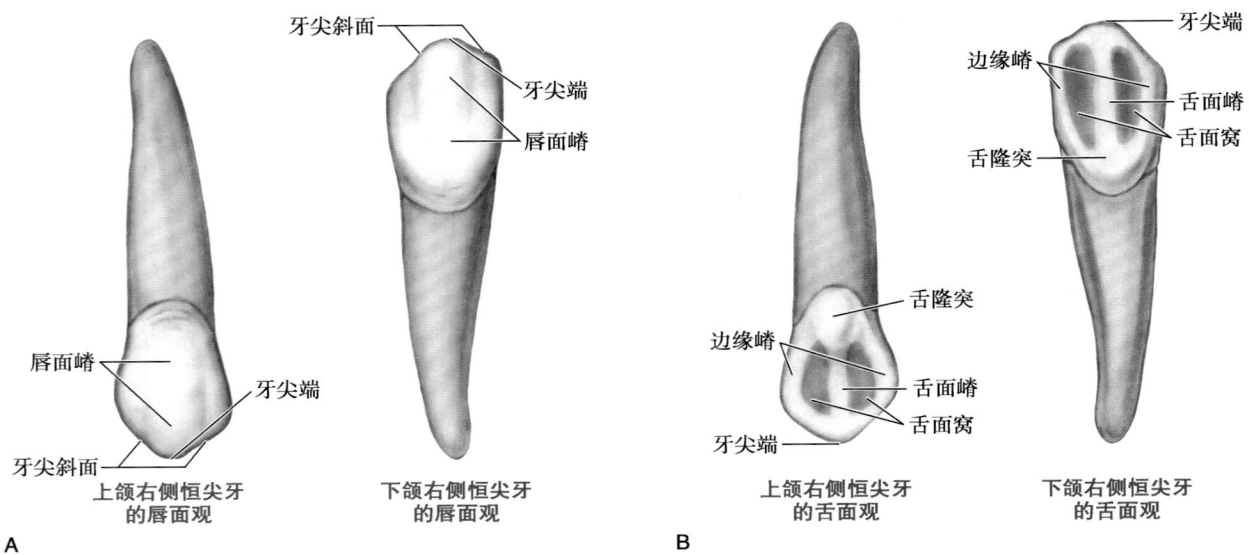

图 12-10　上下颌尖牙的外观。**A**,唇面观。**B**,舌面观。(From Bath-Balogh M,Fehrenbach MJ:Illustrated dental embryology,histology,and anatomy,ed 3,St Louis,2011,Saunders.)

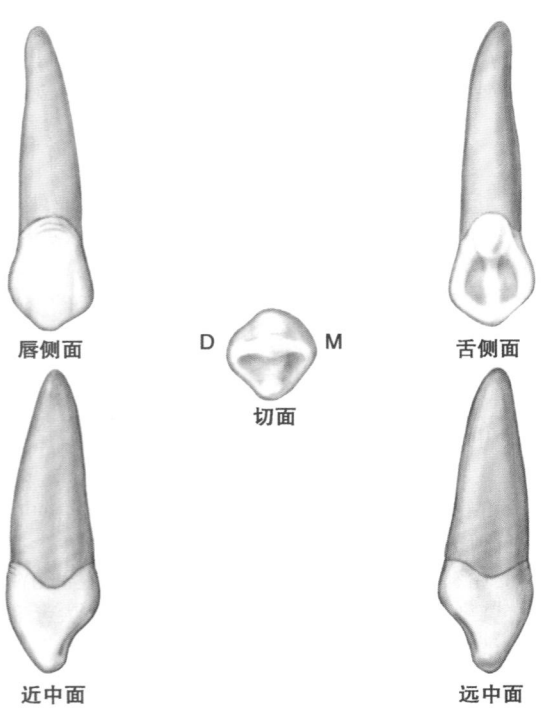

图 12-11　上颌右侧恒尖牙的各面观。(From Bath-Balogh M,Fehrenbach MJ:Illustrated dental embryology,histology,and anatomy,ed 3,St Louis,2011,Saunders.)

下颌尖牙

下颌尖牙(#22 和#27)通常在上颌尖牙之前、大多数切牙之后萌出。

下颌尖牙和上颌尖牙极其相似,两者长度通常一样,但是下颌尖牙的唇舌向和近远中向的宽度都窄于上颌尖牙。下颌尖牙的牙冠和上颌尖牙等长或者更长,牙冠的舌侧面要比上颌

尖牙的更光滑,且有一个发育较小的舌隆突和两个边缘嵴(图 12-12)。

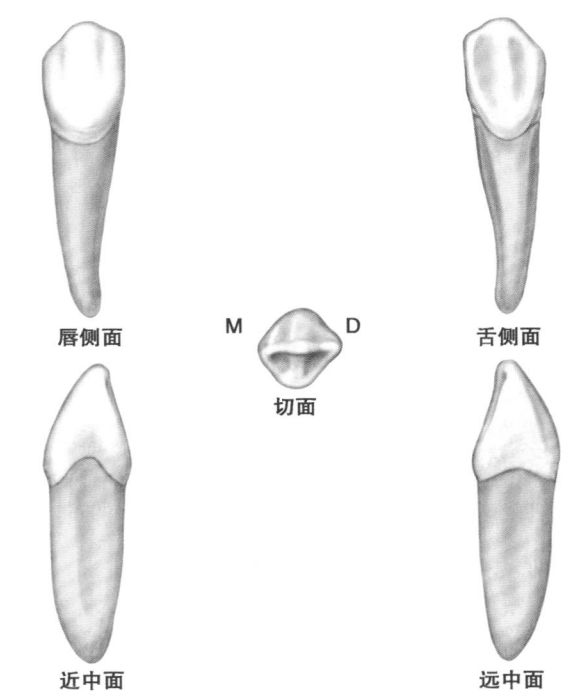

图 12-12　下颌右侧恒尖牙的各面观。(From Bath-Balogh M,Fehrenbach MJ:Illustrated dental embryology,histology,and anatomy,ed 3,St Louis,2011,Saunders.)

⊖复习

5. 哪些牙齿是恒牙列中保留最长的牙齿?
6. 哪些牙齿是恒牙列中最小的牙齿?
7. 前牙上发育水平线的名字是什么?

恒后牙列

恒后牙包括前磨牙和磨牙（molars）。后牙牙冠由𬌗面及近中面、远中面上的边缘嵴组成（图12-13）。

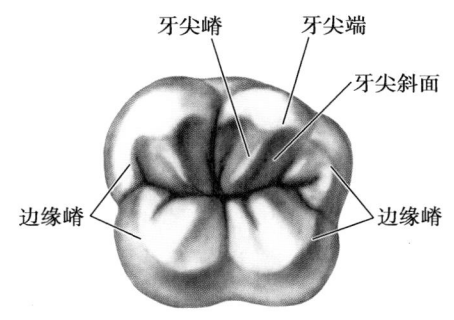

图12-13 恒后牙的𬌗面及特征。（From Bath-Balogh M, Fehrenbach MJ: Illustrated dental embryology, histology, and anatomy, ed 3, St Louis, 2011, Saunders.）

𬌗面上有两个或多个牙尖。假想每个牙尖是一座山，斜面或者尖嵴从山顶延伸下来；嵴与嵴之间的斜面，叫做牙尖斜面（inclined cuspal planes）。每个牙尖通常有4个牙尖斜面，有些斜面在咬合中很重要。

边缘嵴作为𬌗面的边界，形成一个内部咬合面。𬌗面上的浅且宽的凹陷称为牙窝。一种是中央窝，位于后牙牙尖嵴聚集的中心点，牙沟也在此汇合。另一种称为三角窝，是牙尖嵴汇集点形成的三角形状，三角沟在此汇合。

有时牙窝最深处会有点隙。点隙为两个或多个发育沟相交所形成的点状凹陷。𬌗面上还有发育沟（图12-14）。不同的

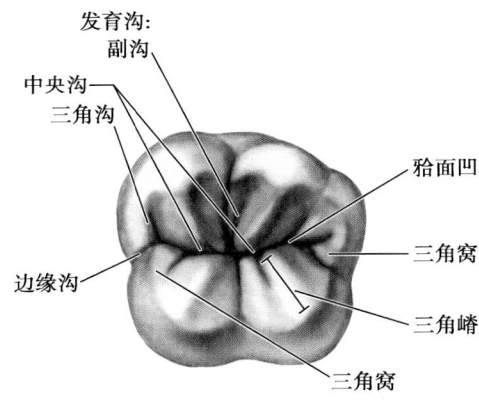

图12-14 有中央沟的恒后牙𬌗面的其他特征。（From Bath-Balogh M, Fehrenbach MJ: Illustrated dental embryology, histology, and anatomy, ed 3, St Louis, 2011, Saunders.）

后牙其发育沟都位于同一位置，由生长叶相融合所形成，呈V形直线型凹陷，锐利且深。后牙上最突出的发育沟称为中央沟（central groove），此沟通常近中贯穿𬌗面，并将𬌗面一分为二。

其他的发育沟包括：①穿过边缘嵴的边缘沟（marginal groove），可作为排溢道在咀嚼时排出食物；②三角沟（triangular groove），是边缘嵴和三角嵴的分界。

恒前磨牙

牙弓每一象限有第一前磨牙和第二前磨牙各一颗，第一前磨牙在尖牙的远中位，第二前磨牙紧跟其后。当上下颌闭合时，这些牙齿就会和对侧颌骨的牙齿咬合在一起。前磨牙的研磨功能很好，能发挥和磨牙相似的功能。恒前磨牙是继承恒牙，替换第一乳磨牙和第二乳磨牙。前磨牙的牙冠要比前牙的短小，颊面呈圆形，中央有一个突出的垂直颊侧嵴，两边分别有一个颊侧沟。

上颌第一前磨牙

上颌第一前磨牙有两个牙尖（颊侧和舌侧）和两个牙根（颊侧和舌侧）（图12-15）。上颌第一前磨牙（#5和#12）比上颌第二前磨牙大（#4和#13），萌出比下颌前磨牙早。

上颌第一前磨牙的颊侧牙尖又长又尖锐，比舌侧牙尖大，协助尖牙完成撕裂动作。第一前磨牙颊侧和尖牙相似，甚至更长更宽。中央沟延伸在近中沟和远中沟之间，而近中边缘嵴环绕近中沟，远中边缘嵴环绕远中沟。

上颌第一前磨牙有一个双分叉的（bifurcated）根，即牙根有两个分支——颊侧根和舌侧根。牙根开始分叉的地方称为分叉（furcation）。一些前磨牙的牙根也会融合在一起，与磨牙的牙根相似，甚至更短。

上颌第二前磨牙

上颌第二前磨牙（#4和#13）有两个牙尖（颊侧和舌侧）和

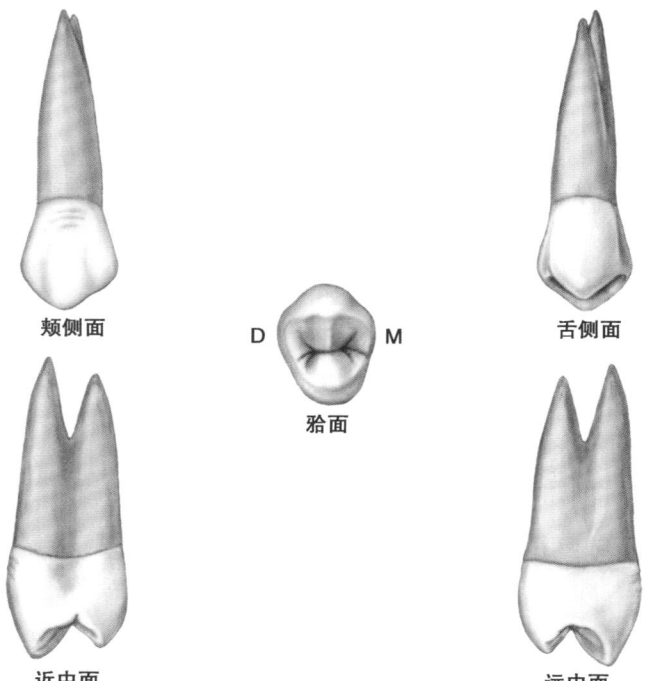

颊侧面　　D　M　　舌侧面

殆面

近中面　　　　　远中面

图 12-15　上颌第一恒前磨牙的各面观。（From Bath-Balogh M，Fehrenbach MJ：Illustrated dental embryology，histology，and anatomy，ed 3，St Louis，2011，Saunders.）

一个牙根。

　　上颌第二前磨牙（图 12-16）和第一前磨牙的主要区别：

- 上颌第二前磨牙的两个牙尖，颊侧尖和舌侧尖在长度上更加一致
- 上颌第二前磨牙的舌侧尖更大，而且几乎和颊侧尖等高
- 上颌第二前磨牙的近中颊侧尖的斜面要短于远中颊侧尖的

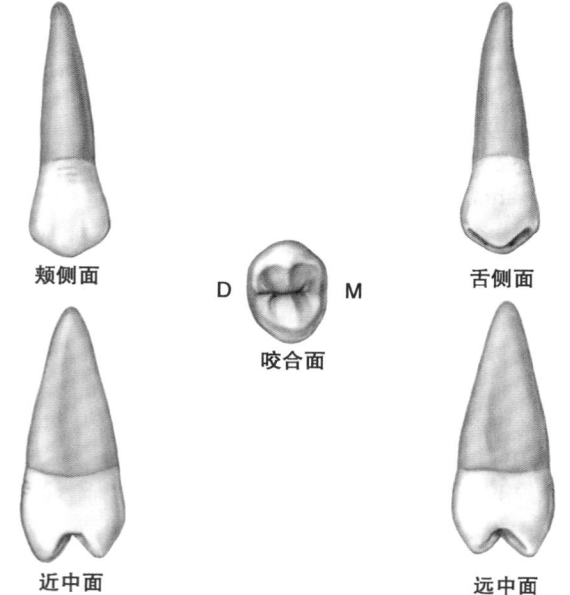

颊侧面　　D　M　　舌侧面

咬合面

近中面　　　　　远中面

图 12-16　上颌右侧第二恒前磨牙的各面观。（From Bath-Balogh M，Fehrenbach MJ：Illustrated dental embryology，histology，and anatomy，ed 3，St Louis，2011，Saunders.）

斜面

- 上颌第二前磨牙的牙尖不如第一前磨牙的牙尖锐利
- 上颌第二前磨牙只有一个牙根，因此也只有一个根管
- 上颌第二前磨牙的近中牙根上有一个非常浅的凹陷
- 上颌第二前磨牙的颊舌径要宽于近远中径

下颌第一前磨牙

　　下颌第一前磨牙（#21 和#28）有一个非常长而且结构良好的颊侧尖，以及一个较小且没有功能的舌侧尖。

　　下颌第一前磨牙相对于下颌第二前磨牙更小、更短（图 12-17）。下颌前磨牙之间不像上颌前磨牙之间那样形态相似。一般来讲，两颗下颌前磨牙在口腔内萌出的时间都晚于上颌前磨牙。

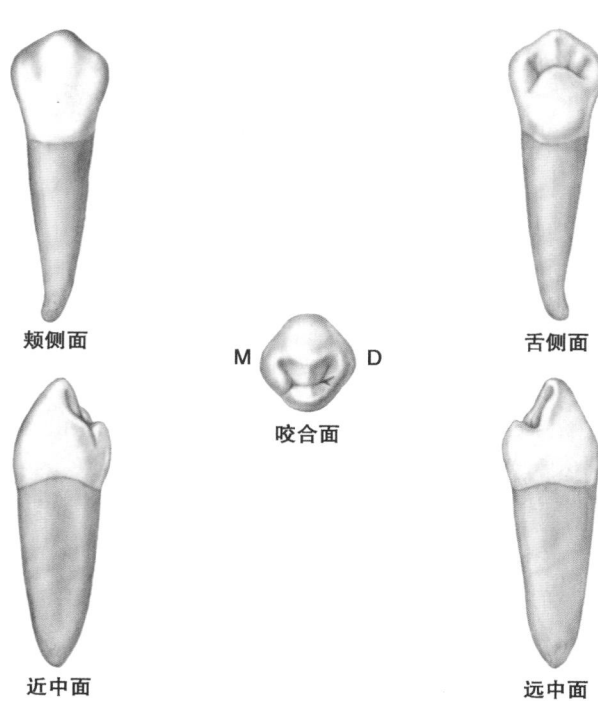

颊侧面　　M　D　　舌侧面

咬合面

近中面　　　　　远中面

图 12-17　下颌右侧第一恒前磨牙的各面观。（From Bath-Balogh M，Fehrenbach MJ：Illustrated dental embryology，histology，and anatomy，ed 3，St Louis，2011，Saunders.）

　　从殆面看，下颌前磨牙的颊舌径和近远中径的宽度相等，使得整体轮廓几乎成圆形。另外，下颌前磨牙牙冠和牙根的颊侧轮廓很相似。

　　下颌前磨牙近远中接触区几乎处于同一水平线上。牙冠向舌侧倾斜，使牙尖和对侧牙弓上的牙齿能建立良好的咬合。

下颌第二前磨牙

　　下颌第二前磨牙（#20 和#29）在下颌第一前磨牙的远中侧萌出，是下颌第二乳磨牙的继承恒牙（图 12-18）。

　　下颌第二前磨牙已确认有两种类型：三尖牙（tricanineate）和双尖牙（bicanineate）型，其中三尖型更常见，其包括一个较大的颊侧尖和两个较小的舌侧尖，而极少数情况下，包括一个较

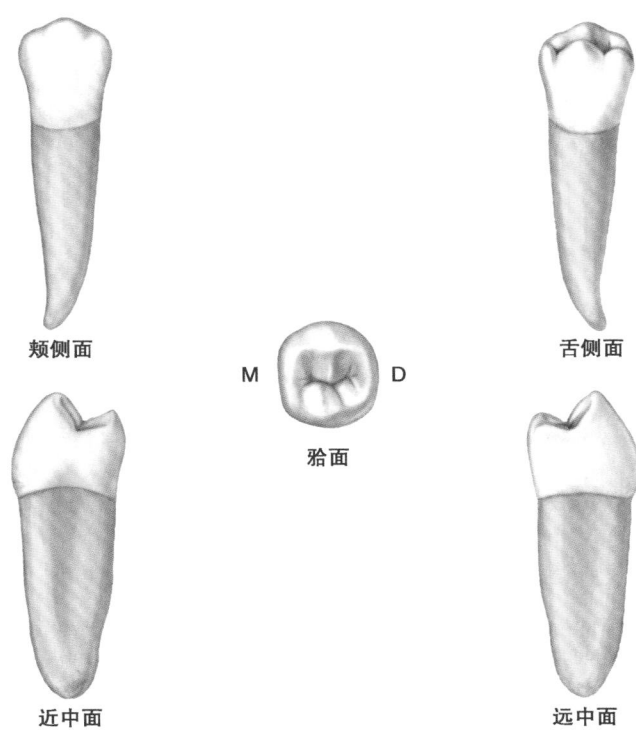

颊侧面   舌侧面

M   D

𬌗面

近中面   远中面

图 12-18   下颌第二恒前磨牙的各面观。(From Bath-Balogh M, Fehrenbach MJ: Illustrated dental embryology, histology, and anatomy, ed 3, St Louis, 2011, Saunders.)

大的颊侧尖和一个单独较小的舌侧尖。从𬌗面观三尖型牙齿显得更有棱角,而双尖型则显得圆钝一些。

三尖型前磨牙牙沟形状是典型的 Y 形,而双尖型的牙沟形状可能是 U 形(也叫 C 形)或者 H 形,主要取决于中央发育沟末端是近远中方向直行还是在颊侧弯曲(图 12-19)。

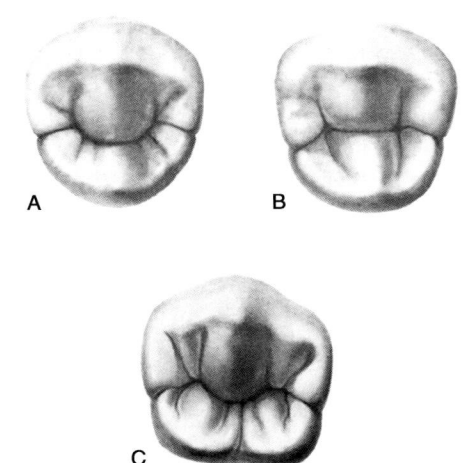

图 12-19   下颌第二恒前磨牙的𬌗面观。A,U 形。B,H 形。C,Y 形。(From Zeiz RD, Nuckolls J: Dental anatomy, St Louis, 1949, Mosby.)

两种类型的下颌第二前磨牙与下颌第一前磨牙相比,其副沟更多,而且牙根也更大更长,但是比上颌前磨牙的牙根短。

复习

8. 后牙𬌗面的边缘有什么特征结构?
9. 两个或多个牙沟汇合的点状凹陷是什么?
10. 在正畸治疗中经常要拔除的牙齿是哪颗?
11. 下颌前磨牙的两种类型是什么?

恒磨牙

恒牙列共有 12 颗磨牙,每个象限各 3 颗。恒磨牙是牙列中最大的牙齿。磨牙这一名词来自拉丁词语"*grinding*(研磨)"——磨牙的一项功能。3 种磨牙分别是:第一磨牙、第二磨牙和第三磨牙。根据牙齿萌出的接近时间,第一和第二磨牙分别叫六龄齿和十二龄齿。磨牙的牙冠包括 4 或 5 个短且钝的牙尖,而每颗磨牙有 2 或 3 个牙根,帮助支持较大的牙冠(图 12-20)。

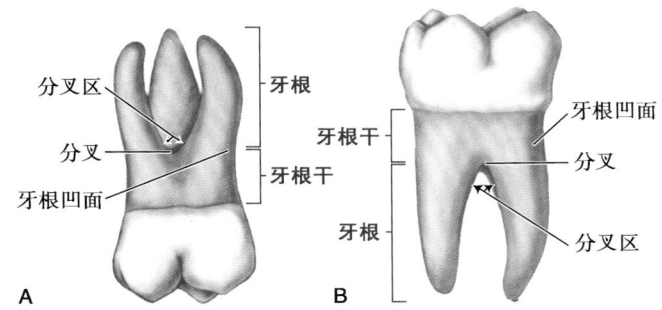

分叉区   牙根   牙根凹面

分叉   牙根干   分叉

牙根凹面   牙根干   牙根   分叉区

A   B

图 12-20   A,上颌第一磨牙。B,下颌第一磨牙。(From Bath-Balogh M, Fehrenbach MJ: Illustrated dental embryology, histology, and anatomy, ed 3, St Louis, 2011, Saunders.)

上颌磨牙

上颌磨牙协助下颌磨牙一起完成大部分的咀嚼工作。上颌磨牙通常是上颌牙弓第一颗萌出的恒牙。由于它们的尺寸以及它们与颌骨的锚固关系,所以磨牙是最大、最结实的上颌牙。每颗上颌磨牙包括 4 个大牙尖,两个位于𬌗面颊侧,另两个在舌侧。

每颗上颌磨牙都有 3 个分支完善、发育良好的牙根。有 3 个牙根的牙齿称为三分叉的(trifurcated)牙齿,3 个牙根分叉的地方称为三分叉区(trifurcation)。所以上颌磨牙是三分叉的牙,这三个分叉分别位于近中面、颊侧面和远中面,为牙齿提供对抗咬合力的最大锚固力。所有上颌磨牙的颊舌径都比近远中径宽。

临床注意事项:上颌磨牙

上颌磨牙牙根的位置距离上颌窦壁和底非常近,所以在手术拔除上颌磨牙时,上颌窦可能会被器械刺穿。

因为上颌磨牙牙根离上颌窦很近,一些病人会将上颌窦感染所致的疼痛和上颌牙齿疼痛相混淆,所以有必要做一些诊断检查以明确病因。

　　上颌第一磨牙。 上颌第一磨牙（#3 和#14）是上颌弓萌出的第一颗恒牙（图 12-21），在上颌第二乳磨牙的远中侧萌出，属于非继承恒牙（nonsuccedaneous）。

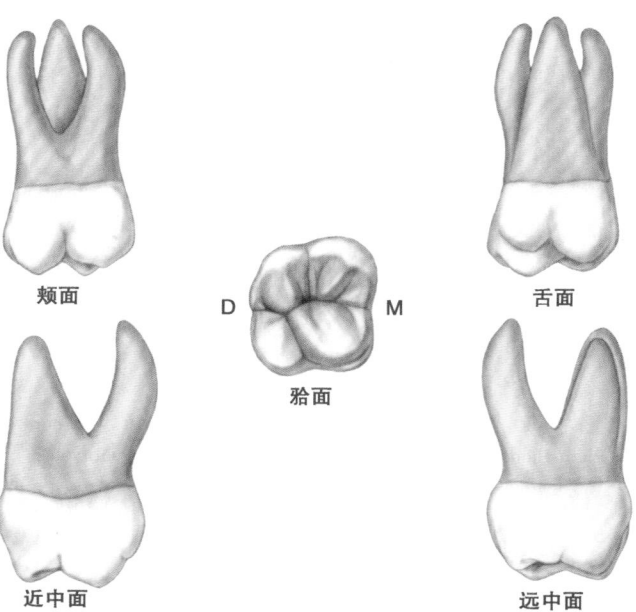

图 12-21　上颌右侧第一恒磨牙的各面观。（From Bath-Balogh M，Fehrenbach MJ：Illustrated dental embryology，histology，and anatomy，ed 3，St Louis，2011，Saunders.）

　　上颌第一磨牙是上颌弓最大的牙齿，也有恒牙列中最大的牙冠，由 5 个发育叶组成：3 个颊侧叶和 4 个舌侧叶。

　　上颌第一磨牙的 4 个牙尖（近中舌侧、远中舌侧、近中颊侧和远中颊侧）是发育良好的功能尖，而第 5 个副牙尖 Carabelli 尖（cusp of Carabelli）很少用到。第 5 个副牙尖通常发育很差以至于难以辨认，常位于近中舌侧尖的舌侧。

　　上颌第二磨牙。 上颌第二磨牙（#2 和#15）在上颌第一恒磨牙（图 12-22）的远中侧萌出，也是非继承恒牙，其功能是辅助第一磨牙。

　　上颌第二磨牙牙冠比第一磨牙短，通常有 4 个牙尖（近中颊侧、远中颊侧、近中舌侧和远中舌侧），没有第 5 个牙尖；有 3 个牙根（近中颊侧、远中颊侧和舌侧），比第一磨牙的牙根小，其中舌侧牙根最大最结实。

　　上颌第二磨牙近中颊侧的牙尖比远中颊侧牙尖长，尖端相对不锐利。

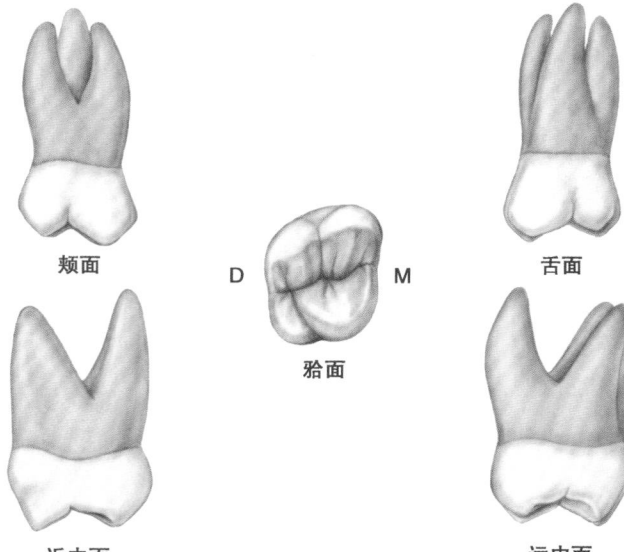

图 12-22　上颌右侧第二恒磨牙的各面观。（From Bath-Balogh M，Fehrenbach MJ：Illustrated dental embryology，histology，and anatomy，ed 3，St Louis，2011，Saunders.）

　　上颌第三磨牙。 上颌第三磨牙（#1 和#16）发育往往不正常，在大小、轮廓及和其他牙齿的相对位置上都有显著差异，与其他牙齿相比更容易错位。上颌第三磨牙和上颌第二磨牙有一些相似，但比它发育差。

　　上颌第三磨牙补充了第二磨牙的功能，基本结构和第二磨牙很相似，但是牙冠更小，牙根通常也更短。此牙牙根往往融合在一起，形成单一的锥形牙根（图 12-23 和图 12-24）。此牙最后萌出，通常在 17 岁左右萌出，所以有时被称为"智齿"。

↩ 复习

12. 有三个牙根的牙齿，术语称为什么？
13. 非替换乳牙的牙齿，术语称为什么？
14. 上颌第一磨牙的第五个牙尖名字是什么？

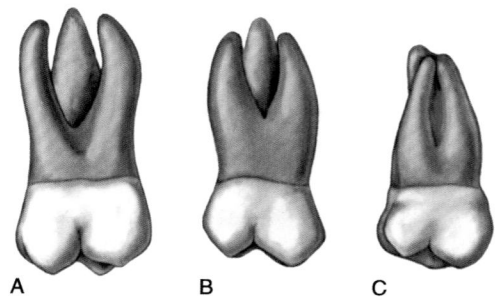

图 12-23　上颌右侧恒磨牙的颊侧观。A，第一磨牙。B，第二磨牙。C，第三磨牙。注意当磨牙越向远中时，牙根是如何更靠近的。第三磨牙的牙根常会融合。（Modified from Brand RW，Isselhard DE：Anatomy of orofacial structures，ed 7，St Louis，2003，Mosby.）

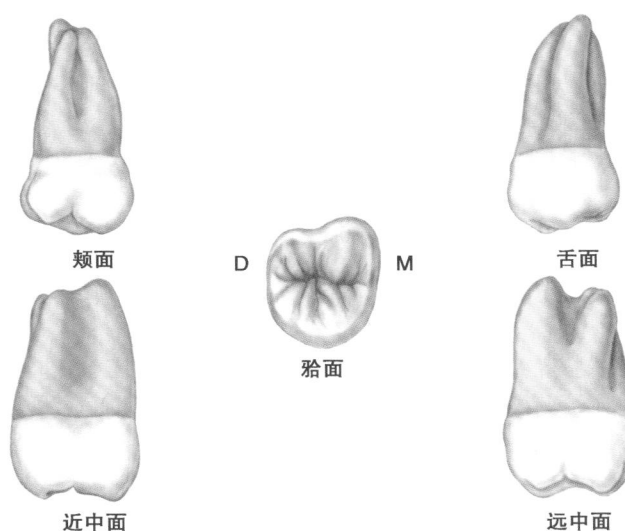

图 12-24 上颌右侧第三恒磨牙的各面观。(From Bath-Balogh M，Fehrenbach MJ：Illustrated dental embryology，histology，and anatomy，ed 3，St Louis，2011，Saunders.)

下颌磨牙

下颌磨牙比相应的上颌恒磨牙早萌出 6 个月到 1 年。下颌磨牙牙冠包括 4 或 5 个主牙尖，其中两个舌侧尖的宽度相等。所有下颌磨牙的近远中径都宽于颊舌径。

每颗下颌磨牙都有两个发育良好的牙根：一个近中根、一个远中根。正如之前提到的，有两个牙根的牙齿是双分叉的牙齿，即牙根分成了两叉，且每个牙根都有自己的根管。两个牙根分叉的地方称为双分叉区(bifurcation)。

> **临床注意事项：下颌磨牙**
>
> 由于下颌磨牙牙冠向舌侧倾斜，所以很难放置口腔吸引器。同样，牙刷不容易清洁舌侧牙龈，所以病人的这个区域经常出现口腔卫生问题。

下颌第一磨牙。下颌第一恒磨牙(#19 和#30)在 6 到 7 岁之间萌出，通常是第一批萌出口腔的恒牙(图 12-25)，在下颌第二乳磨牙的远中侧萌出，也是非继承恒牙。

下颌第一磨牙有两个牙根：近中根和远中根，要比第二磨牙的这两个根更大、更分散，使得牙根在颊侧分得很开。一般这两个牙根等长，如果一根较长，必是近中根，而且比远中根更宽更结实。下颌第一磨牙的髓腔可能有 3 个根管：远中侧、近中颊侧和近中舌侧。

近中颊侧尖是颊侧最大、最宽且最高的牙尖，远中颊侧尖相对近中颊侧尖略短小但更锐利，远中尖是最低的牙尖，比近中颊侧尖和远中颊侧尖稍微锐利些。

下颌第二磨牙。下颌第二磨牙(#18 和#31)在 11 和 12 岁之间萌出(图 12-26)，位于第一恒磨牙的远中侧，也是非继承恒牙。

下颌第二磨牙的牙冠在各个方面都比第一磨牙的稍微小一些，包括 4 个发育良好的牙尖(近中舌侧、远中舌侧、近中颊侧和远中颊侧)及两个牙根(近中和远中)。

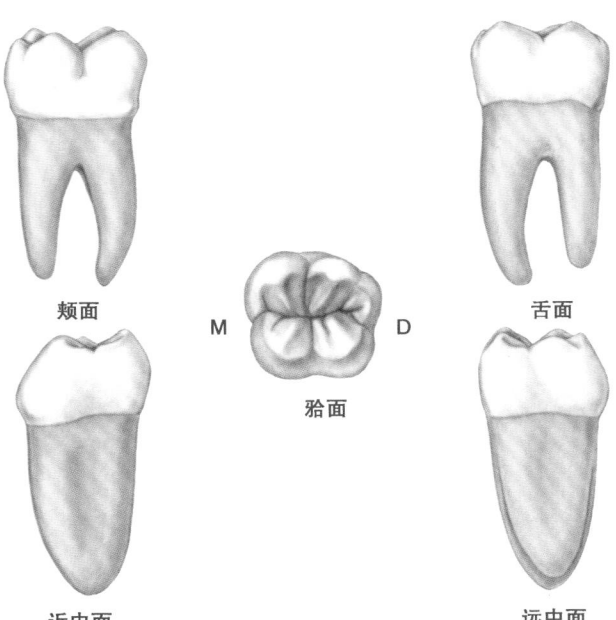

图 12-25 下颌右侧第一恒磨牙的各面观。(From Bath-Balogh M，Fehrenbach MJ：Illustrated dental embryology，histology，and anatomy，ed 3，St Louis，2011，Saunders.)

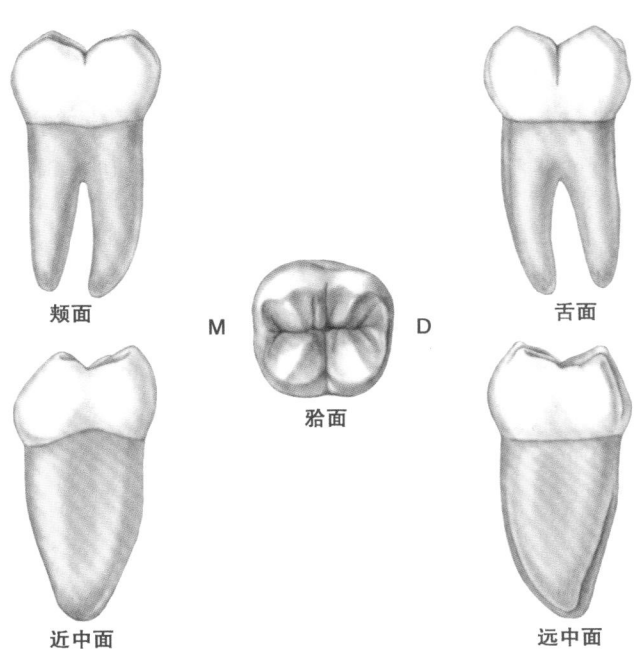

图 12-26 下颌右侧第二恒磨牙的各面观。(From Bath-Balogh M，Fehrenbach MJ：Illustrated dental embryology，histology，and anatomy，ed 3，St Louis，2011，Saunders.)

下颌第二磨牙的两个牙根相对于第一磨牙的更小、更短、分散度较小且彼此更接近，不像第一磨牙牙根的颊侧那么宽且分开那么大。

近中舌侧尖、远中舌侧尖与颊侧尖的大小、形状一样。

下颌第三磨牙。下颌第三磨牙(#17 和#32)和上颌第三磨牙类似，形状变化较大且没有标准的形态，其各个维度通常都要比第二磨牙小,通常包括 4 个发育叶。

从近中面看,下颌第三磨牙的牙冠逐渐向远中变细。尽管牙冠常常和第二磨牙牙冠很相像,但牙冠的殆面轮廓更像椭圆形而不是正方形,两个近中尖比两个远中尖更大,而且殆面上显示纹理较多(图 12-27)。

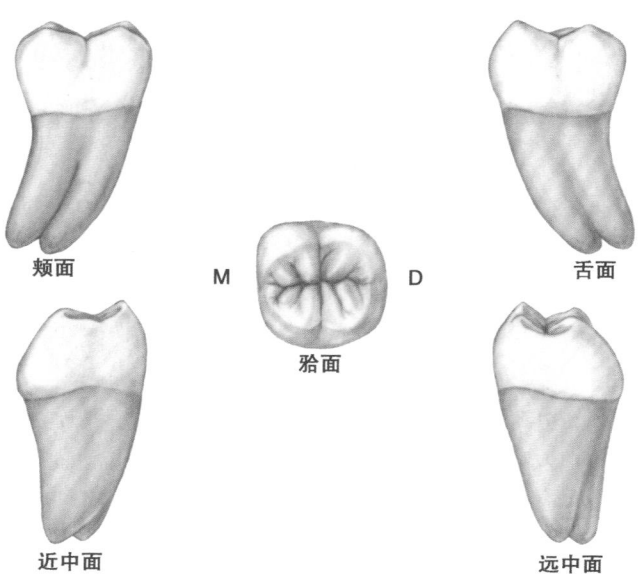

颊面 M D **舌面**

殆面

近中面 **远中面**

图 12-27 下颌右侧第三恒磨牙的各面观。(From Bath-Balogh M,Fehrenbach MJ:Illustrated dental embryology,histology,and anatomy,ed 3,St Louis,2011,Saunders.)

下颌第三磨牙通常有两个融合的、不规则弯曲的牙根,比下颌第二磨牙的牙根短。第三磨牙经常被挤压,出现形状和位置上的不规则。常见的不规则现象就是多个牙根融合形成单根(图 12-28)。

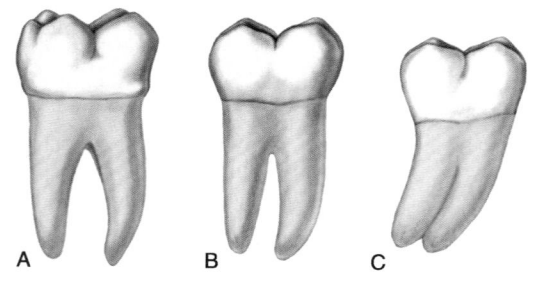

A B C

图 12-28 下颌右侧磨牙的颊面观。A,第一磨牙。B,第二磨牙。C,第三磨牙。注意从第一磨牙到第三磨牙,牙根越来越近而且越来越短,第三磨牙的牙根经常融合。(Modified from Brand RW,Isselhard DE:Anatomy of orofacial structures,ed 7,St Louis,2003,Mosby.)

⟵ 复习

15. 下颌磨牙有多少牙根?
16. 哪颗牙齿被称作"智齿"?

乳牙列

乳牙列共有 20 颗乳牙:上、下颌牙列各有 10 颗,包括切牙、尖牙和磨牙。乳牙按照国际牙齿编号系统进行编号,用大写字母 A 到 T 表示。

乳牙列相对恒牙列总体偏小。因为牙釉质包裹潜在的牙本质,而乳牙的牙釉质不透明度更高,所以乳牙牙釉质比恒牙更白。因乳牙整体都比较短,所以乳牙牙冠也都较短。在釉牙骨质界(cementoenamel junction,CEJ)处牙冠会变窄。乳牙的牙根比牙冠窄长。

乳牙的髓室和髓角在比例上比恒牙要大。乳牙髓室和牙釉质之间有一层较厚的牙本质,尤其是在下颌第二乳磨牙,但牙釉质则相对较薄(图 12-29)。

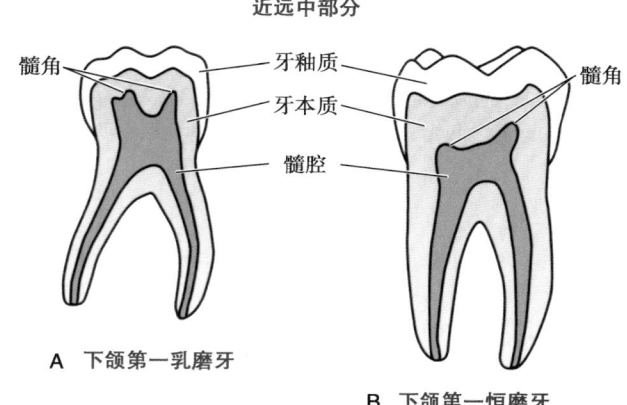

近远中部分

髓角 牙釉质 髓角
牙本质
髓腔

A 下颌第一乳磨牙

B 下颌第一恒磨牙

图 12-29 A,下颌乳磨牙。B,下颌恒磨牙。(From Bath-Balogh M,Fehrenbach MJ:Illustrated dental embryology,histology,and anatomy,ed 3,St Louis,2011,Saunders.)

临床注意事项:乳牙

有些病人认为"乳牙"只是临时的牙齿,最终会被恒牙替代,所以并不重要。因为乳牙在为恒牙"保存"生长空间方面发挥着重要的作用,所以如果乳牙过早缺失,可能带来后期恒牙牙齿排列、牙间隙和咬合方面的问题。

从 5 岁到 11 岁,乳牙除了协助咀嚼、增强外形以及协助语言等功能外,还支撑脸颊和唇部,帮助形成正常的面部外形。因为乳牙的牙釉质和牙本质比较薄弱,所以龋坏能以较快速度从牙釉质到达髓腔,导致牙齿的缺失。

早期的牙齿健康教育和牙齿保健对于保持乳牙列的健康至关重要,而且乳牙对于清晰的发音也很重要。

Modified from Bath-Balogh M,Fehrenbach MJ:Illustrated dental embryology,histology,and anatomy,ed 3,St Louis,2011,Saunders.

乳切牙

乳切牙的牙冠和牙根都要小于它们的替换恒牙,乳切牙的牙根是牙冠的两倍长,而且向尖端逐渐变细。

上颌中切牙

上颌乳中切牙(E 和 F)的牙冠近远中径宽于切颈径——其替换恒牙则是切颈径宽于近远中径,这是乳、恒牙列中唯一具有此牙冠特征的牙齿。

上颌乳中切牙没有切缘结节,也几乎没有发育凹陷或叠盖线。舌隆突和边缘嵴要比替换恒牙更明显,而且舌面窝也更深(图 12-30)。

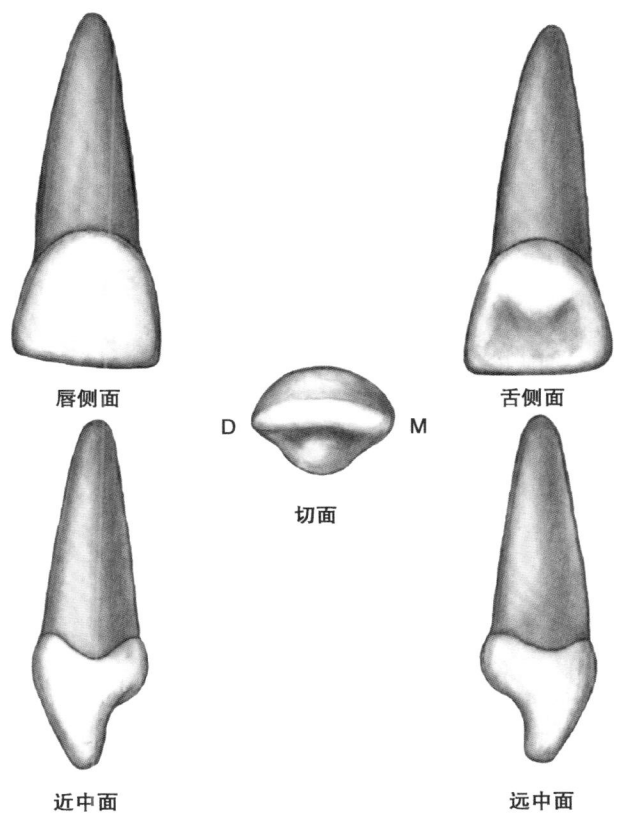

图 12-30 上颌右侧乳中切牙的各面观。(From Bath-Balogh M, Fehrenbach MJ:Illustrated dental embryology, histology, and anatomy, ed 3, St Louis, 2011, Saunders.)

上颌侧切牙

上颌乳侧切牙(D 和 G)的牙冠与中切牙相似,但各个维度都小得多(图 12-31)。

侧切牙的切角也要比中切牙的切角更圆钝。侧切牙的牙根在比例上要比牙冠更长,而且尖端更锐利。

下颌中切牙

与相应的替换恒中切牙相比,下颌乳中切牙(O 和 P)的牙冠和下颌乳侧切牙的牙冠更相似(图 12-32)。

两颗下颌中切牙极其对称。与上颌乳切牙一样,下颌中切牙也没有在釉牙骨质界处收缩,从唇侧面看,近远中轮廓也显示牙冠从接触区开始均匀变小。

下颌中切牙的舌侧面很光滑,向舌隆突处明显变窄,与上颌乳切牙相比,边缘嵴并不明显。

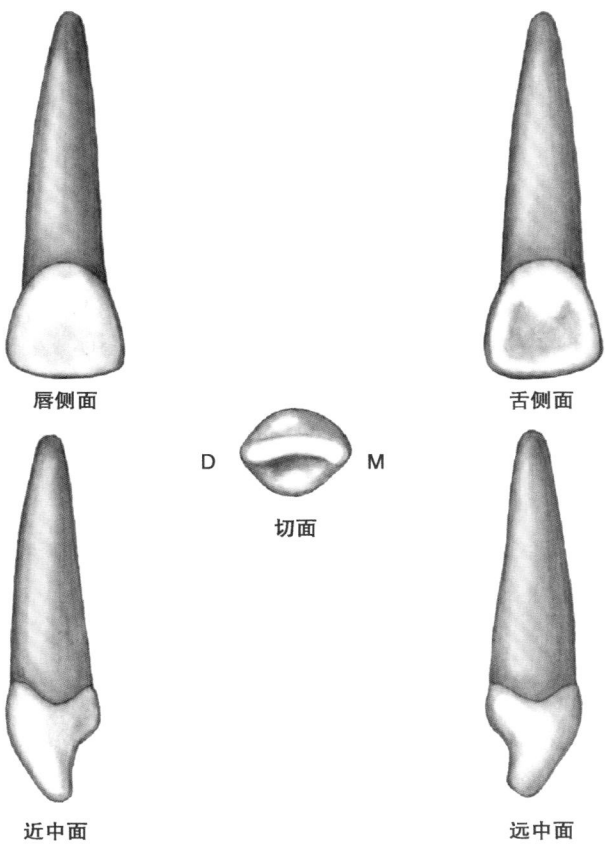

图 12-31 上颌乳侧切牙的各面观。(From Bath-Balogh M, Fehrenbach MJ:Illustrated dental embryology, histology, and anatomy, ed 3, St Louis, 2011, Saunders.)

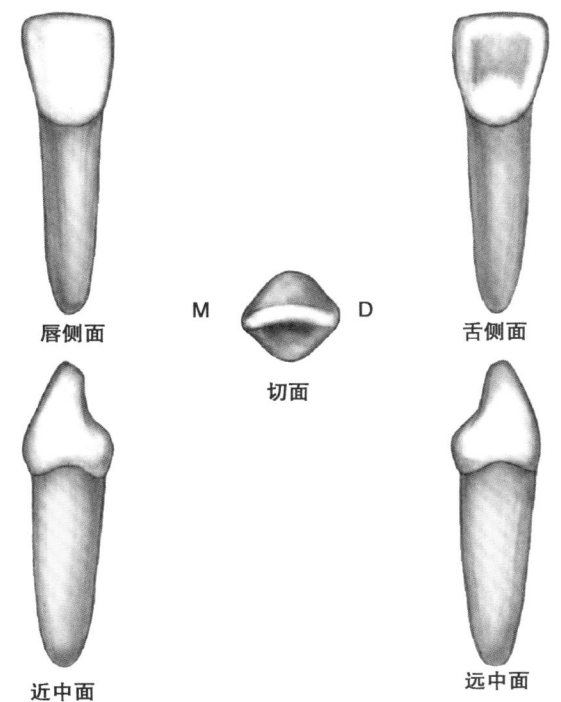

图 12-32 下颌乳中切牙的各面观。(From Bath-Balogh M, Fehrenbach MJ:Illustrated dental embryology, histology, and anatomy, ed 3, St Louis, 2011, Saunders.)

下颌侧切牙

乳侧切牙(Q 和 N)的牙冠和同牙弓上的中切牙在形状上相似,但要更宽、更长(图 12-33)。

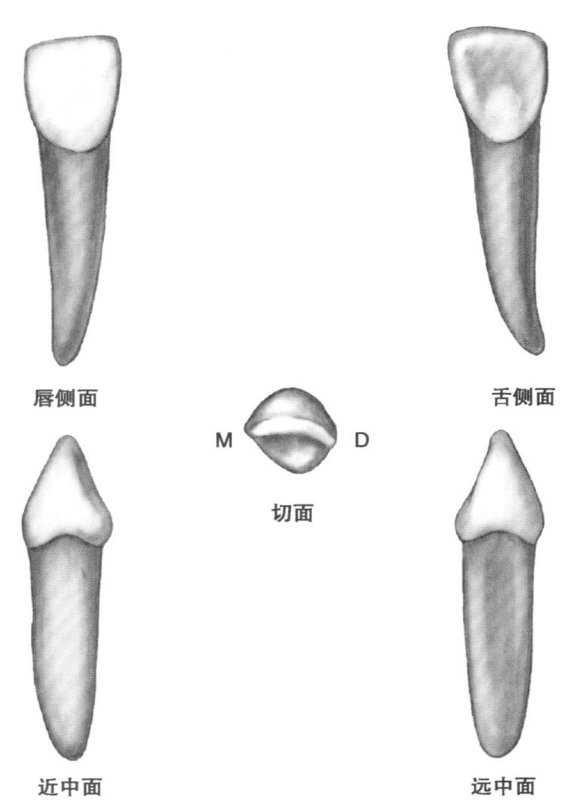

唇侧面　　　　**舌侧面**

M　　　D

切面

近中面　　　　**远中面**

图 12-33　下颌乳侧切牙的各面观。(From Bath-Balogh M,Fehrenbach MJ:Illustrated dental embryology,histology,and anatomy,ed 3,St Louis,2011,Saunders.)

下颌乳侧切牙的切缘向远中倾斜,且远中切角更圆钝。牙根在尖端三分之一处向远中弯曲,一般会有一个远中垂直沟。

乳尖牙

共有四颗乳尖牙,每个牙列内两颗,乳尖牙和它们的替换恒牙有所不同,下面将分别进行阐述。

上颌尖牙

刚萌出时,上颌乳尖牙牙冠上(C 和 H)的牙尖比相对应替换恒牙的牙尖更长、更税利(图 12-34),且近中和远中轮廓更圆钝。

舌侧面上的舌隆突、舌缘嵴和边缘嵴都发育得很好。近中舌面窝和远中舌面窝较浅,牙根向远中倾斜,长度是牙冠的两倍,而且比替换它的恒牙牙根更细长。

下颌尖牙

下颌乳尖牙(M 和 R)和上颌乳尖牙很相似,此牙的唇舌径非常小(图 12-35)。

远中尖斜面要比近中尖斜面长。下颌乳尖牙的舌面有一个较浅的舌面窝标志,切缘呈直线,位于牙冠唇舌径中心。牙根长而窄,虽然它比上颌乳尖牙的牙根细短,但长度也几乎是其牙冠的两倍。

↩ 复习

17. 覆盖乳牙的牙釉质有多厚?
18. 用于标记乳牙列的国际牙齿编码系统是什么?

乳磨牙

乳牙列共包括 8 颗乳磨牙,每个象限包括第一乳磨牙和第二乳磨牙各一颗。每颗磨牙牙冠宽度大于它的高度。乳磨牙脱落后,恒前磨牙就会替代乳磨牙。

上颌第一乳磨牙

上颌第一乳磨牙(B 和 I)的牙冠和其他任何牙列的牙冠都

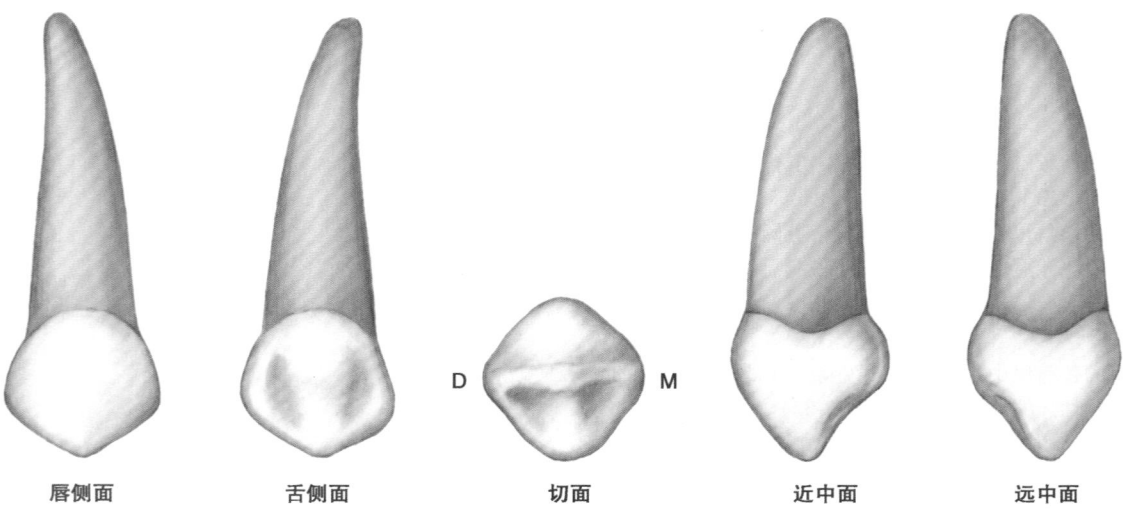

唇侧面　　　　**舌侧面**　　　D　　　M　　　**近中面**　　　　**远中面**

切面

图 12-34　上颌乳尖牙的各面观。(From Bath-Balogh M,Fehrenbach MJ:Illustrated dental embryology,histology,and anatomy,ed 3,St Louis,2011,Saunders.)

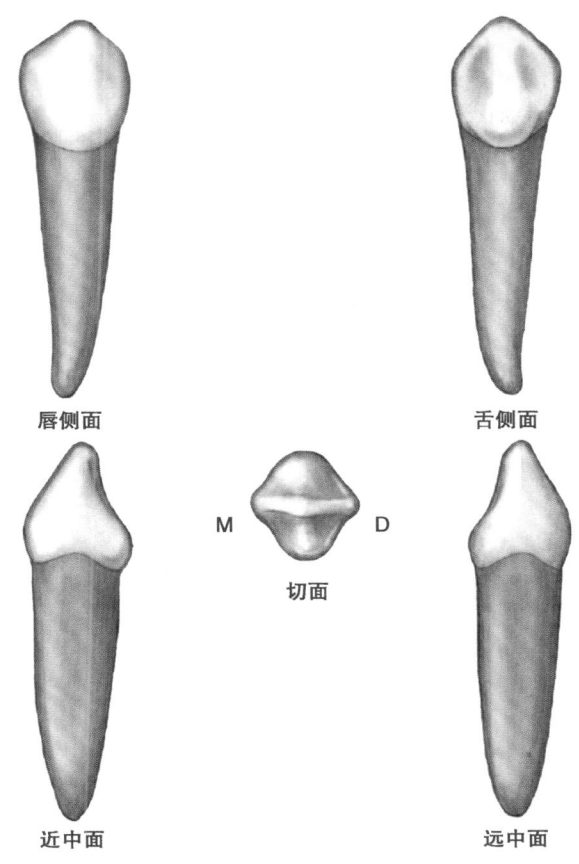

唇侧面   舌侧面

M D

切面

近中面   远中面

图 12-35　下颌乳尖牙的各面观。(From Bath-Balogh M, Fehrenbach MJ: Illustrated dental embryology, histology, and anatomy, ed 3, St Louis, 2011, Saunders.)

不相同(图 12-36),其颊侧面的外形高点在牙齿颈部三分之一处,而舌侧面则在中三分之一处。

　　殆面有 4 个牙尖(近中颊侧、近中舌侧、远中颊侧和远中舌侧);两个近中尖是最大的牙尖,两个远中尖很小。上颌第一乳

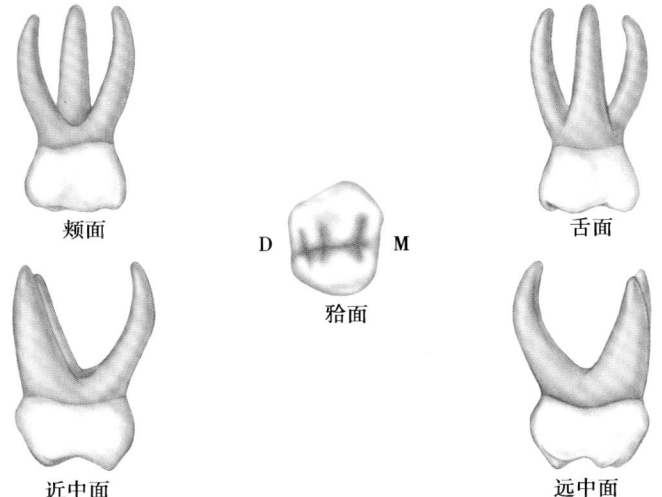

颊面   舌面

D M

殆面

近中面   远中面

图 12-36　上颌第一乳磨牙的各面观。(From Bath-Balogh M, Fehrenbach MJ: Illustrated dental embryology, histology, and anatomy, ed 3, St Louis, 2011, Saunders.)

磨牙因为远中舌侧尖可能缺失,常常只有 3 个牙尖。殆面也有一个明显的横向嵴。

　　在殆面的两端,上颌第一乳磨牙有一个 H 型的中央沟连接 3 个牙窝:中央窝、近中三角窝和远中三角窝。

　　上颌第一乳磨牙有 3 个牙根,与上颌第一恒磨牙相比,其牙根更细而且更分散,其中舌侧根最长、分叉也最大。

上颌第二乳磨牙

　　上颌第二乳磨牙(A 和 J)要大于上颌第一乳磨牙(图 12-37)。此牙和上颌第一恒磨牙在形状上很相似,但是各维度都较小。第二乳磨牙通常会有一个 Carabelli 尖,即最小的第五牙尖。

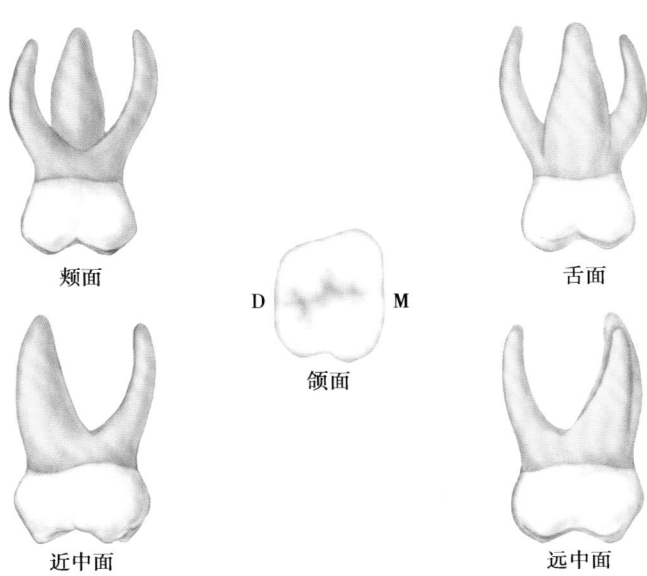

颊面   舌面

D M

颌面

近中面   远中面

图 12-37　上颌第二乳磨牙的各面观。(From Bath-Balogh M, Fehrenbach MJ: Illustrated dental embryology, histology, and anatomy, ed 3, St Louis, 2011, Saunders.)

下颌第一乳磨牙

　　下颌第一乳磨牙(L 和 S)的牙冠和其他牙齿都不相同(图 12-38)。和其他乳磨牙一样,在颊侧面中央近中侧,下颌第一乳磨牙也有一个明显的颊颈嵴。其颊侧面的外形高点在牙齿颈部三分之一处,而舌侧面则在中三分之一处。牙冠的近中舌侧线角要比它的其他线角更圆钝。

　　下颌第一乳磨牙有 4 个牙尖;其中近中尖较大,近中舌侧尖又长又尖锐,并向殆面弯曲,横向嵴从近中颊侧和近中舌侧尖之间穿过。此牙有两个牙根,其位置和其他下颌乳、恒磨牙的牙根位置类似。

下颌第二乳磨牙

　　下颌第二乳磨牙(K 和 T)要大于下颌第一乳磨牙(图 12-39)。因为它有 5 个牙尖,所以第二乳磨牙在形状上和下颌第一恒磨牙最相似,后者在第二乳磨牙远中侧萌出。第二乳磨牙的 3 个颊侧尖在大小上相同,所以在咬合状态下颊侧观整体呈椭圆形。

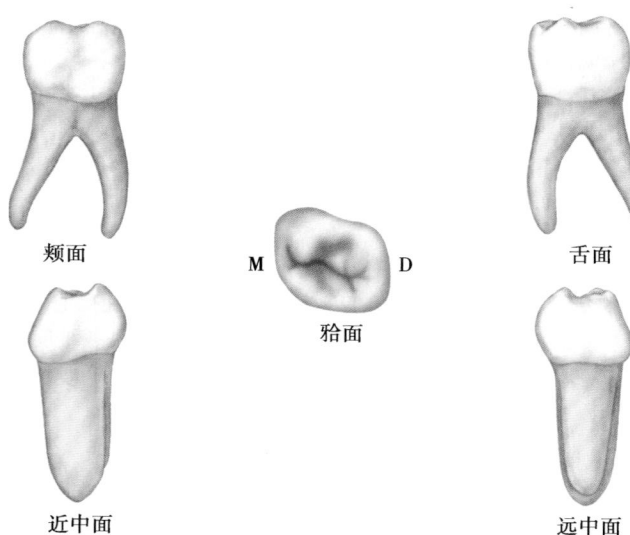

颊面

M D

𬌗面

舌面

近中面

远中面

图 12-38　下颌第一乳磨牙的各面观。(From Bath-Balogh M, Fehrenbach MJ: Illustrated dental embryology, histology, and anatomy, ed 3, St Louis, 2011, Saunders.)

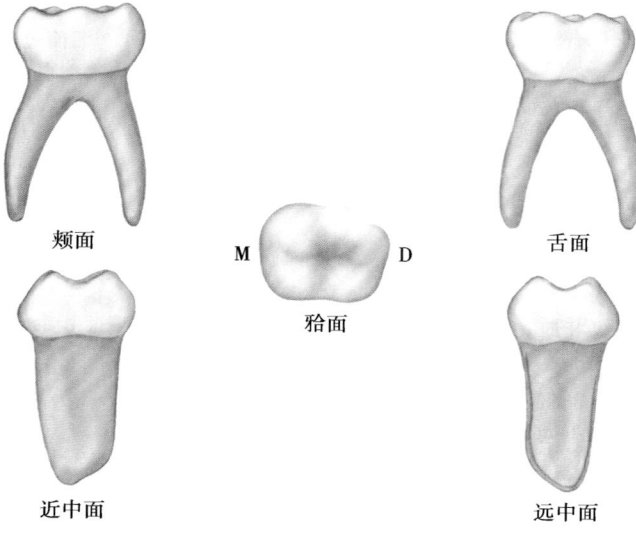

颊面

M D

𬌗面

舌面

近中面

远中面

图 12-39　下颌第二乳磨牙的各面观。(From Bath-Balogh M, Fehrenbach MJ: Illustrated dental embryology, histology, and anatomy, ed 3, St Louis, 2011, Saunders.)

复习

19. 乳前牙有切缘结节吗?
20. 哪颗乳磨牙𬌗面上有 H 型的牙沟形态?
21. 下颌乳磨牙哪颗最大?

■ 展望

　　作为实习牙医助理,我们会发现牙齿形态学及其他牙科学知识与病人的健康息息相关,还会影响对牙科诊疗计划的理解。

　　例如,在拍摄 X 线片或者制作印模时,有时会注意到病人的上颌前牙舌侧面均匀腐蚀,表现为外形异常平坦、透亮,几乎看不到着色或线条结构,而后牙𬌗面有轻微的缺失。这类口腔表现通常和暴食症有关。腐蚀是由于慢性呕吐产生的胃酸以及舌头运动所致。■

■ 评判性思维

　　1. Lucinda Alvarez,8 岁,来诊所进行 6 个月复查。在等候 Miller 医生来诊室时,Lucinda 问为什么你的前牙切缘是平的,而她的却是"波形切缘"。应该如何解释?

　　2. Sharon Jackson 带 10 岁的儿子来诊室看急诊,她认为儿子的一颗恒磨牙"掉出来"了。当 Jackson 夫人展示这颗牙时,你立即认出这是一颗自然脱落的乳磨牙。应该如何向她解释乳磨牙和恒磨牙的区别?

　　3. Michael Hughes,男孩,14 岁,对自己牙齿很感兴趣。他很好奇自己成年后有多少颗牙齿,以及会有多少种不同类型的牙齿。应该如何向他讲解?

　　4. 一位年轻母亲带着 4 岁大的儿子因牙痛来到诊所。当牙科医生告诉她孩子龋齿已经深达髓室时,母亲很震惊也很气愤,因为 1 年前另一位牙科医生曾为这个孩子检查过牙齿。分析可能是什么原因导致龋齿进展如此之快。■

(李培君　杨悦 译,许向亮 校审)

第三篇
口腔健康和口腔疾病的预防

"口腔是人体的大门,反映了全身的健康状况。"

Harold C. Slavkin,DDS
国立牙科和颅面研究院原院长
南加州大学牙科学院原院长

美国卫生部在关于"美国口腔健康"的报告中提出:人民应重视口腔健康的全面性及其对个体健康和幸福的重要性。该报告的主题是"口腔健康绝不仅仅意味着健康的牙齿",还包括没有慢性口腔颌面部疼痛、口咽部肿瘤、口腔软组织病损、唇腭裂等先天畸形及其他疾病和缺陷。若无口腔健康,则不能称之为全身健康。口腔健康是全身健康不可分割的重要组成部分。

在美国,每天有上百万的儿童、工薪阶层和老人都承受着由口腔疾病或颌面部外伤引起的持续性疼痛。本章节主要讨论两个重要的牙齿感染性疾病——龋病和牙周疾病,并阐述预防口腔疾病、保持口腔健康的有效方法。此外,本章还讨论了营养在全身健康特别是在口腔健康中的作用。

13

龋病

关键术语

龋病风险评估管理（caries management by risk assessment, CAM-BRA）：通过风险评估进行龋病管理。

龋病（caries）：细菌感染导致的龋洞。

龋病风险测试（Caries Risk Test, CRT）：致龋菌检测。

龋病学（cariology）：研究龋病的学科。

龋损（carious lesions）：牙齿表面白色或褐色斑状腐坏。

龋洞形成（cavitation）：形成窝洞或洞形。

脱矿（demineralization）：牙齿失去矿物质。

早期儿童龋（early childhood caries, ECC）：低龄儿童发生的龋坏。

循证（evidence based）：从严格筛选的综述研究中提取的证据信息。

可发酵的碳水化合物（fermentable carbohydrates）：单一的碳水化合物，比如蔗糖、果糖、乳糖、葡萄糖等。

氟化物（fluoride）：能提高牙齿抗龋能力的矿物质。

初期龋（incipient caries）：刚刚形成或开始显现的龋齿。

乳酸杆菌（lactobacilli）：一类将碳水化合物转化成乳酸的细菌，与龋病的形成相关。

变形链球菌（mutans streptococci）：龋病的主要致病菌之一。

获得性膜（pellicle）：唾液中的成分沉积于牙齿表面形成的薄膜。

牙菌斑（plaque）：细菌及其产物沉积于牙齿表面形成的软质斑块。

猖獗龋（rampant caries）：迅速发展并波及整个口腔的龋齿。

再矿化（remineralization）：牙齿内已脱矿部分再矿化的过程。

根面龋（root caries）：发生在牙齿根面的龋，伴牙龈退缩。

唾液流速测试（saliva flow rate test）：测定唾液每分钟毫升流量。

口干症（xerostomia）：唾液减少引起的口腔干燥。

木糖醇（xylitol）：口香糖中会添加的一种成分，对致龋菌有抗菌作用。

学习目标

完成此章节的学习后，学生将能够达到以下目标：

1. 掌握关键术语的发音、写法和定义。
2. 掌握龋病这一感染性疾病的分类及龋病的两种致病菌。
3. 解释龋病的进展，包括：
   - 列出龋病的危险因素。
   - 描述龋病的传播模式。
   - 说出发生在牙齿4个不同部位的龋病。
   - 解释龋病的进展。
   - 解释为什么继发龋（再发龋）不易诊断。
   - 鉴别根面龋的危险因素。
4. 讨论早期儿童龋，包括：
   - 列举儿童常见的慢性疾病。
   - 解释儿童早期龋的危险因素。
   - 解释儿童早期龋的传播方式。
   - 解释儿童早期龋的后果。
5. 解释唾液对龋洞形成的重要性。
6. 描述各种龋病检测方法的优缺点。
7. 解释龋病风险评估管理的目的。
8. 列出龋病干预的方式。
9. 描述当前的龋病风险评估测试。

实践目标

完成此章节的学习后，学生将能够达到以下技能水平：

- 使用一种电子龋病探测仪演示龋病探测过程。
- 演示一次龋病风险测试，将细菌菌落的密度与评估图片进行比较。

龋病(caries)是一种与感染相关的可传染疾病。作为一个世界性的健康问题,龋病这一慢性疾病可影响各个年龄段的人群,尤其是儿童。事实上,在美国,患有牙齿疾病且未经治疗的儿童数量是哮喘患儿的5倍,每年因此而导致的旷课课时超过5 000万小时。龋病不仅仅是儿童疾病,许多老年人也会由于牙龈组织的退缩而患上根面龋。本章节主要讨论龋病学(cariology),其包括龋病的病因、发生过程以及龋病管理和预防。

有史以来龋病一直困扰着人类。19世纪末,牙科医生就开始采用去除龋坏牙体组织后填充修复材料的方法治疗龋病。这种方法虽然可以消除已发生的龋坏,但不能降低口腔内的致龋菌水平。如今,控制龋病的重点已从传统的修复(充填)技术转移到新的龋病管理策略,即通过确定个体的患龋风险,采取适当方法控制龋病的发生。科学技术的进步让人们开始注意到预防及早期干预的重要性。

细菌感染

龋病是一种可转移/传染的细菌感染。口腔内导致龋病的两种特定菌群分别是变形链球菌(mutans streptococci)及乳酸菌(lactobacilli)。

目前认为,变形链球菌是主要致病菌,大量存在于菌斑中。而患者口腔内出现乳酸菌则意味着糖摄入量较高。变形链球菌和乳酸菌无论是单独作用还是协同作用,都是龋病的主要致病因素。

值得注意的是,新生儿口腔内并不含有变形链球菌。但是这种细菌会通过唾液(主要是母亲的唾液)传播给新生儿。在婴儿出生的前几年,母亲与婴儿会有频繁而亲密的接触,比如,母亲亲吻孩子或可能在用勺喂食前先尝一下食物。因此,母亲是致病性变形链球菌的最常见的来源。科学研究证明,当母亲口内含有大量变形链球菌时,婴儿口内也会有大量的同种细菌。此外,儿童也可能被其看护者甚至其兄弟姐妹所传染。

龋病是一种感染性疾病。当口内致龋菌数量增加时,患龋的风险也会增加。

菌斑

菌斑(plaque)是一种附着在牙齿表面的无色、柔软的黏性膜(图13-1)。变形链球菌及乳酸菌在其中生存繁殖。如果刷牙和用牙线清洁牙齿不够充分,菌斑就会一直黏附在牙齿上。即使通过舌头的自洁运动,或用清水或漱口水进行口腔清洗和喷刷也不能清除菌斑。

若在显微镜下观察菌斑,会看到细菌菌落嵌入到一种被称为获得性膜(pellicle)的黏性物质中。牙齿表面菌斑的形成集中了上百万的微生物,一毫克的菌斑中的微生物可能多达2亿~5亿,而口腔中同等重量的唾液中含有的微生物数量不足其1%。由此可见,黏附在牙齿菌斑中的细菌是主要问题。

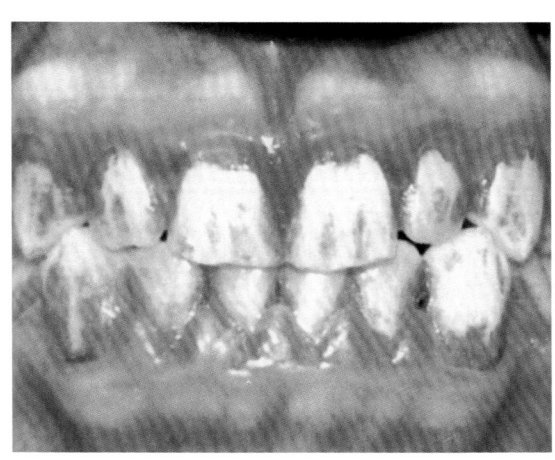

图13-1 使用菌斑染色剂后的可见菌斑

牙釉质结构

了解牙釉质的结构对于理解细菌感染致龋病发生发展非常重要。牙釉质是身体矿化程度最高的组织,比骨头还坚硬。关于牙釉质结构的深入探讨请参考第8章。

牙釉质由排列成层状或柱状的羟基磷灰石微晶体组成,这种结构又被称为釉柱。这些晶体被水分包围,乳牙中含水量稍高于恒牙。牙釉质中的水分便于酸渗透至牙齿中,使矿物质流失。而牙釉质中含有的另一种矿物质——碳酸磷灰石,也使牙齿结构更易溶解。

龋病的发生发展

龋病是一种由多因素引起的疾病(图13-2),以下3个要素必须同时出现才会致龋:

1. 易感的牙齿。
2. 饮食中富含可发酵的碳水化合物(fermentable carbohydrates)。
3. 特定的细菌(不管是否有其他因素,如果没有细菌,龋病就不会发生)。

菌斑中的细菌以日常饮食中可发酵的碳水化合物为食,如糖(包括果糖)和加工过的淀粉(如面包、土豆、米饭和意大利面)。正如人类进食后会产生排泄物,这些细菌代谢后产酸。进食后5分钟之内,细菌开始消化食物产酸。这些酸能够渗透入坚固的牙体组织中并溶解部分矿物质(钙和磷酸盐)。如果酸的侵蚀频次少且持续时间短,唾液可通过中和酸以及补充牙齿失去的矿物质和氟化物(fluoride)来修复牙齿所受损害。当碳水化合物摄入频繁,产酸就会增加,患龋风险也随之增加。长此以往就会产生龋齿。

龋损(carious lesions)常见于牙齿的以下4个部位:

1. 窝沟龋主要发生在殆面,后牙的颊侧沟或舌侧沟,以及

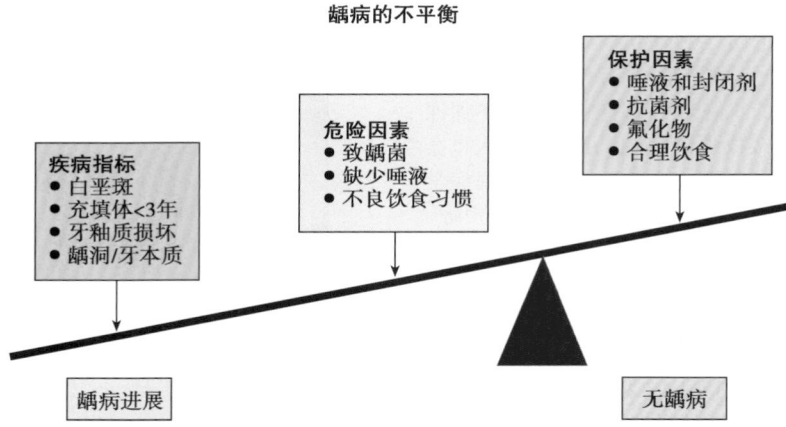

龋病的不平衡

图 13-2　龋坏形成的相关因素。（Courtesy Dr. John D. B. Featherstone, School of Dentistry, University of California San Francisco）

上颌切牙的舌侧窝。

2. 平滑面龋发生于牙釉质表面，包括近中面、远中面、唇（颊）侧面和舌侧面。

3. 根面龋发生于暴露的牙根表面。

4. 继发龋或再发龋可见于充填过的牙齿上。

→复习

5. 龋病形成的 3 个必要因素是什么？

龋病的发展阶段

龋损的发展可能需要数月甚至数年的时间。当牙釉质的矿物质丢失（脱矿）多于沉积（再矿化）时，龋损即发生。脱矿（demineralization）时牙釉质中的羟基磷灰石溶解成钙和磷酸盐，而再矿化（remineralization）时，钙和磷酸盐又沉积到之前脱矿的区域。脱矿和再矿化的过程中并无牙体结构的丧失。

龋病不是简单的连续累积性的牙齿矿物质丢失，而是一个动态的、持续的、以脱矿和再矿化交替进行为特征的过程（图 13-3）。

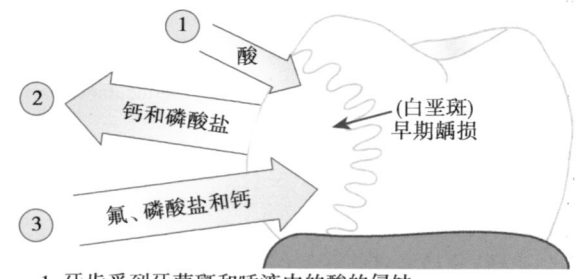

1. 牙齿受到牙菌斑和唾液中的酸的侵蚀。
2. 在脱矿的过程中，牙釉质溶解成钙和磷酸盐。
3. 在再矿化的过程中，氟、磷酸盐和钙再次进入牙釉质。

图 13-3　牙齿的脱矿和再矿化

龋损的发展有两个独立的阶段，如下：

1. 第一个阶段，早期龋（incipient caries）或早期龋损，指牙釉质开始脱矿时，早期龋发生（图 13-4A）。

2. 第二个阶段，明显的龋损或者白垩色病变，主要表现为龋洞形成（cavitation）（图 13-4B）。

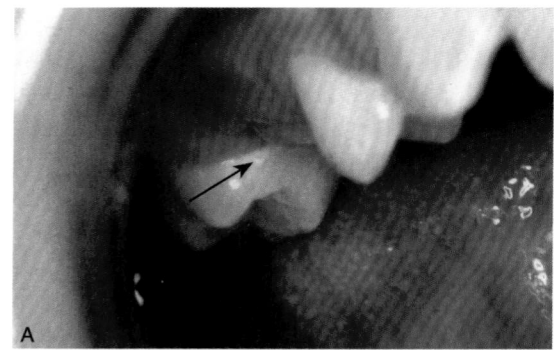
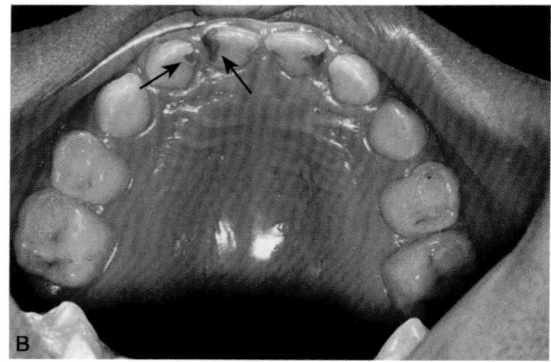
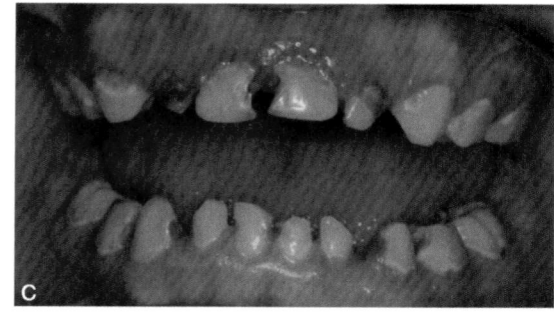

图 13-4　A，早期龋损，或者脱矿产生的白垩斑。B，明显龋坏。C，猖獗龋。（A，Courtesy Dr. John D. B. Featherstone, School of Dentistry, University of California San Francisco. B and C，Courtesy Dr. Frank Hodges, Santa Rosa, CA.）

有时,早期龋损会很快发展成为龋洞,且龋坏多发,这种情况称为猖獗龋(rampant caries)(图 13-5、图 13-6 和图 13-4C)。猖獗龋易发于过量且频繁摄入蔗糖者或口干症(xerostomia)病人(口腔干燥)。

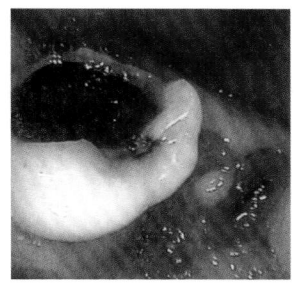

图 13-5　一个孩子的严重龋坏的磨牙

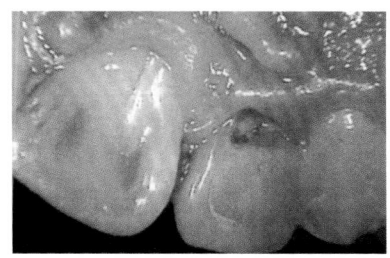

图 13-6　一颗上颌侧切牙的舌侧面龋坏

如何控制龋齿

饮食:限制糖和淀粉类食物、零食和饮料的摄入量(限制一天不超过 3 次零食)。

氟化物:氟化物可以帮助牙齿抵抗酸的溶解。

去除菌斑:通过彻底刷牙,使用牙线去除所有牙面上的菌斑。

唾液:唾液能中和酸并提供矿物质和蛋白质来保护牙齿。在吃完零食之后,嚼一些无糖口香糖来增加唾液流量来中和酸。宜选择含有木糖醇或小苏打的口香糖。

抗菌类漱口液:牙科医生可以给高患龋风险的病人应用这类漱口液,以减少致龋菌的数量

窝沟封闭剂:对于有高患龋风险的儿童和年轻人,封闭是非常好的预防手段。

⊙ 复习

6. 描述"钙和磷酸盐从牙齿溶解出来"的术语是什么?
7. 描述"形成迅速且多发龋齿"的术语是什么?

继发(再发)龋

继发龋,或再发龋,形成于牙齿和充填体边缘之间的狭小间隙内。细菌能够在这些区域大量繁殖。此类龋肉眼不易发现,探针很难探测,故诊断困难,需要用放射影像来探查。

牙齿的充填体必须更换的常见原因即现存充填体下发生继发龋坏,牙齿和充填材料间存在可发生微渗漏的狭小空隙,传统的充填体无法消除,但新型的修复材料粘接于牙齿结构上,减小或去除了那些狭小空隙,有助于预防继发龋。部分修复材料还能缓慢释氟,也可预防继发龋(图 13-7)。

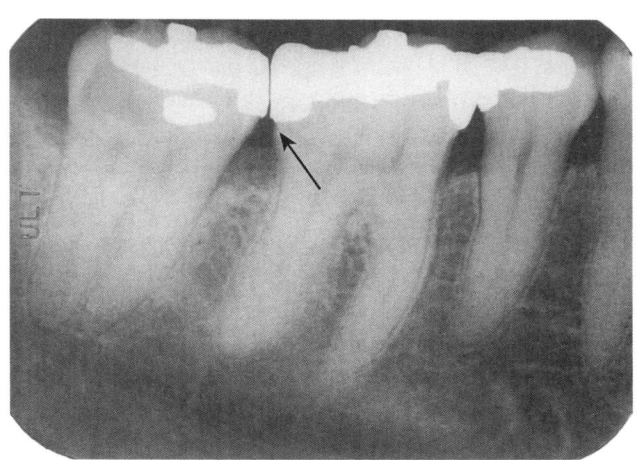

图 13-7　放射影像显示银汞合金充填体下的继发龋(箭头处)

根面龋

龋病可以发生在任何年龄,但老年人是根面龋(root caries)的高危人群。根面龋常伴随牙龈退缩,可发生在暴露牙根的各个面。牙根部的牙骨质比牙釉质的矿物质含量少,更易溶解发展成龋洞,因此根面龋的发生率也更高。

随着人们寿命的增长,牙齿存留于口腔的时间也延长,老年人经常因服用药物而唾液流量减少,导致龋齿高发。患有头颈部癌症的病人由于放射治疗导致唾液流量减少,也是根面龋的高发人群。无论何种原因,唾液流量的下降是各型龋病发生的危险因素。

根面龋的临床表现有所不同,与冠部龋坏类似的是,根面龋也经历脱矿和再矿化的过程(图 13-8)。

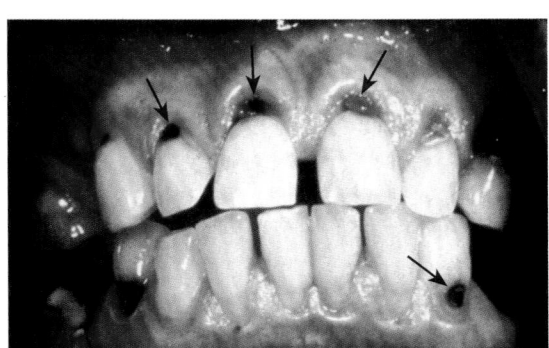

图 13-8　根面龋。(Courtesy Dr. John D. B. Featherstone, School of Dentistry, University of California San Francisco.)

根面龋的预防

- 使用牙刷和牙线彻底清除牙菌斑。
- 营养咨询。
- 病人教育。
- 专业用氟和/或者处方类氟化物产品(浓度为0.5%)。
- 含磷酸钙的再矿化产品。
- 患有口干症的病人,使用无糖口香糖或者无糖糖果刺激唾液分泌,或提供唾液替代产品,如凝胶、喷雾、液体。

没有一种方法适用于所有病人,所以应根据病人个体需求及龋病风险评估提供建议。

➔复习

8. 发生在现存牙齿充填体下面或者相邻部位的龋病的术语是什么?
9. 为什么暴露的牙根表面比牙釉质更容易发生龋病?

儿童早期龋

儿童早期龋(early childhood caries, ECC)是一种可发生在任何家庭的感染性疾病,许多患儿承受着龋齿和牙龈肿胀所带来的持续疼痛(图13-9)。在某些州,ECC影响了1/3的学龄前儿童。

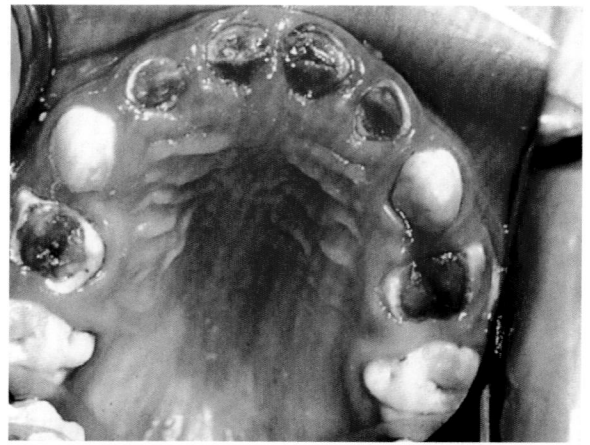

图13-9 儿童早期猖獗龋。(Courtesy Dr. Frank Hodges, Santa Rosa, CA.)

龋病是儿童时期最普遍的一种疾病。如未经治疗,常常导致疼痛和感染。罹患ECC的儿童经常缺课,或者不能专心上课。ECC还会影响孩子的睡眠和全身健康。许多患有重度ECC的儿童需要住院治疗,费用高昂(图13-10)。为家长提供合理的口腔宣教及为孩子提供口腔保健服务可以预防ECC的发生。

危险因素

ECC常见于社会经济地位较低的家庭,在2~5岁的儿童中,低收入家庭中患牙科疾病后的未治疗概率几乎是高收入家

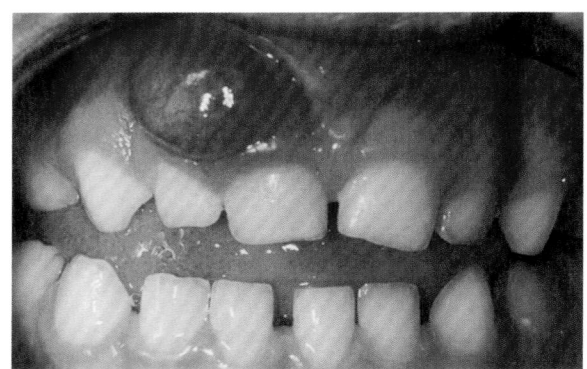

图13-10 罹患脓肿的儿童(Courtesy Dr. Frank Hodges, Santa Rosa, CA.)

庭的5倍。ECC在特殊种族(图13-11)中更常见,因为这些家庭获取口腔保健的途径有限,而且ECC在那些饮水中氟化物不足的地区以及有特殊需求的儿童中也更常见。

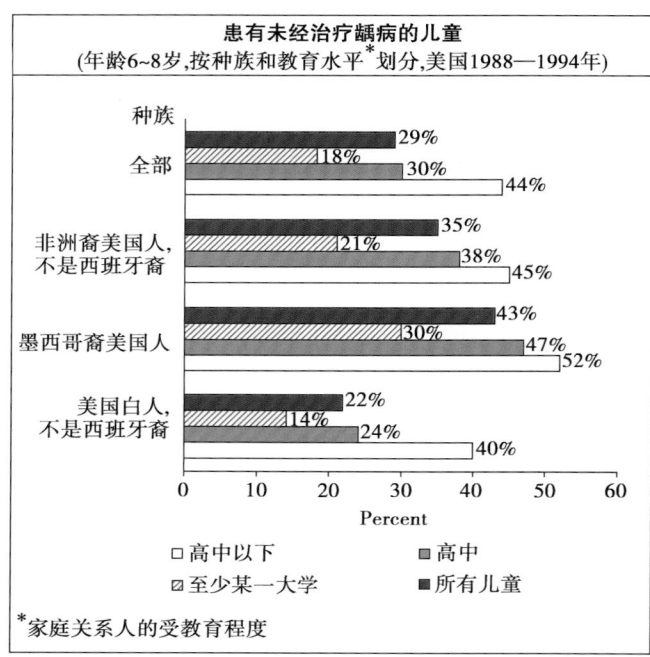

患有未经治疗龋病的儿童
(年龄6~8岁,按种族和教育水平[*]划分,美国1988—1994年)

- □ 高中以下
- ▨ 至少某一大学
- ▥ 高中
- ■ 所有儿童

[*]家庭关系人的受教育程度

图13-11 患有未经治疗龋病的儿童。(From National Center for Health Statistics: National Health and Nutrition Examination Survey, 1988-1994. Hyattaville, MD: Centers for Disease Control and Prevention, unpublished data. In U. S Department of Health and Human Services: Healthy People 2010: Objectives for improving health, Rockville, MD, 1999, USDHHS. Available at http://www. healthypeople. gov/document/HTML/Volume2/210ral. htm.)

ECC的危险因素

- 低收入家庭
- 特殊种族
- 口腔保健的途径有限
- 缺乏饮水加氟

更多的饮水加氟的信息请参考第15章。

儿童如何罹患 ECC

ECC 是一种可传染疾病。父母或者监护人口腔里的细菌会传播给儿童。对于家长来说,通过保持自身的牙齿健康来维护孩子的牙齿健康非常重要。家长应该用健康的食物和零食替代甜的淀粉类黏性食物。如果儿童含着奶瓶入睡,患龋率会更高(图 13-12)。奶瓶龋是 ECC 的另一个术语。更多有关预防 ECC 的信息请参考第 15 章。

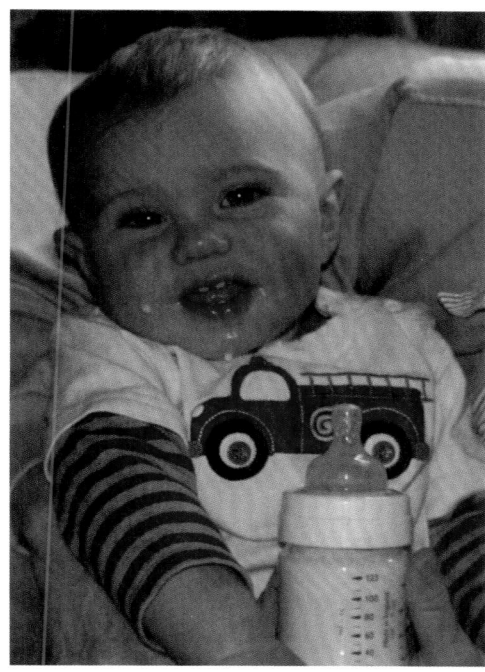

图 13-12　如果孩子含着奶瓶入睡,牛奶或者配方奶粉就会残留在孩子的牙齿上

唾液的重要性

唾液能够为牙齿提供物理、化学和抗菌性保护,功能强大。

物理保护取决于唾液总量或流量以及含水量。如果唾液量充足,它就可以起到清洁的作用。唾液可以稀释并去除菌斑的酸性成分。在清除碳水化合物方面,稀薄或水样的唾液比浓稠的唾液更为有效。

唾液所提供的化学保护特别重要,因为唾液中含有钙、磷酸盐、氟,唾液能把钙保存在口腔内,用于再矿化。唾液中还含有缓冲剂、碳酸氢盐、磷酸盐和小分子蛋白,这些物质都可以中和可发酵的碳水化合物被分解后产生的酸。

唾液所提供的抗菌保护取决于唾液中的物质,如抗菌的免疫球蛋白。但如果口内的细菌含量非常高,这些抗菌物质可能不足以提供充分的保护。

足够的唾液流量对于控制龋病很有必要。如果因疾病、用药或放疗等原因,唾液分泌量降低,牙齿的患龋风险就会增加。

↩ 复习

10. 唾液所产生的 3 种保护机制是什么?

唾液的作用

- 提供钙和磷酸盐进行再矿化
- 运送再矿化所需的局部氟化物
- 中和菌斑生物膜中产生的有机酸
- 抑制细菌的生长,防止感染
- 让口腔重吸收摄入的氟化物
- 防止硬组织和软组织太干燥
- 辅助咀嚼和吞咽
- 加快口腔对食物的清洁速度

龋病的诊断

对牙科医生来说,准确诊断早期龋是一项挑战。下列方法可以用来探查龋病,但每种方法都有一定的局限性(龋病的探查在第 28 章也进行了讨论。)

牙科探针

当锋利的探针尖端进入可疑的患龋部位后,取出探针时会有"被勾住"的感觉,新的研究表明这项技术在探查殆面龋时有局限性。

放射影像

尽管能有效探查邻面龋,但是早期殆面龋在放射影像上却不易发现。另外,龋坏的程度也容易误判,因为实际龋坏常常可达放射影像显示的两倍深度,且范围更广。

肉眼观察

牙齿上着色较深的窝沟可能提示龋坏,也可能是单纯地由茶或咖啡着色造成的。牙釉质下的灰色阴影也能提示龋坏。

指示剂染色

临床操作过程中可以使用特殊的染色剂。把这些产品涂在预备后的窝洞里面时,可以通过其颜色的改变来判断是否仍有龋坏(图 13-13)。

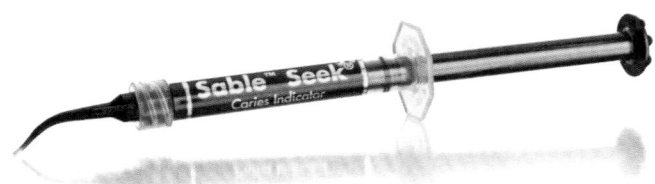

图 13-13　特殊种类的染色剂,当涂在预备后的窝洞里面时,可以通过颜色指示龋坏区域并有助于早期探查龋病。(Courtesy Ultradent,South Jordan,UT.)

龋病探测仪

随着科技的更新,人们研制出一些可以更精准鉴别诊断龋病的仪器。例如,有的仪器可以通过探测细菌的代谢产物、量化声音信号的方式协助龋病探查;有的可以探查到牙齿结构的差异并将信息显示在屏幕上(图 13-14);有一些软件可以分析数字影像上的密度变化进而勾画出潜在的病损部位;还有一些设备有助于诊断后牙的𬌗面龋和邻面龋。然而,没有任何一种仪器可以单独确定合理的治疗计划。最终的龋病诊断要由牙科医生做出,没有任何一种工具或技术适用于所有情况。

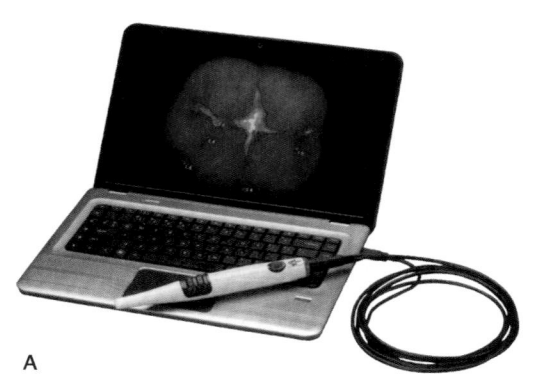
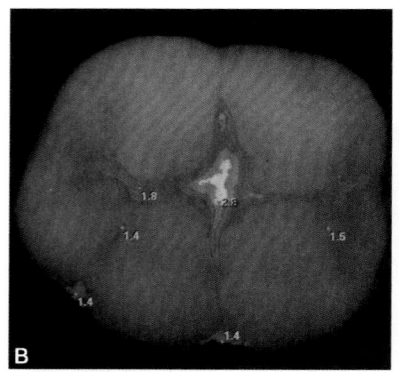

图 13-14   荧光光谱龋病检测辅助系统。A,轻型手柄,高分辨率,可以通过自动曝光的 CCD(Charge-coupled Device)传感器连接到电脑上。B,多普勒雷达样影像可以提供颜色和数字指示;在 active 模式下龋坏区域显示红色,健康牙釉质显示绿色。(Courtesy Air Techniques, Inc., Melville, NY.)

激光龋病探测仪

激光龋病探测仪是一种新型仪器,可以用来诊断龋病,并显示牙釉质下细菌的活性(图 13-15)。激光龋病探测仪不能检测邻面龋、龈下龋及冠、嵌体或其他充填体下方的继发龋。但是,激光龋病探测仪能通过比较病人每次就诊的读数协助监测龋坏的进展和静止情况。

当激光束穿过的牙齿密度发生变化时,就会发射出不同波

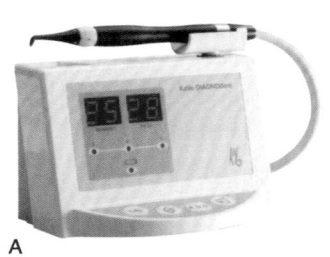
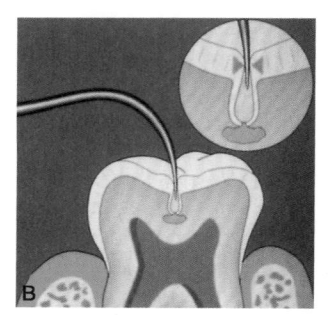

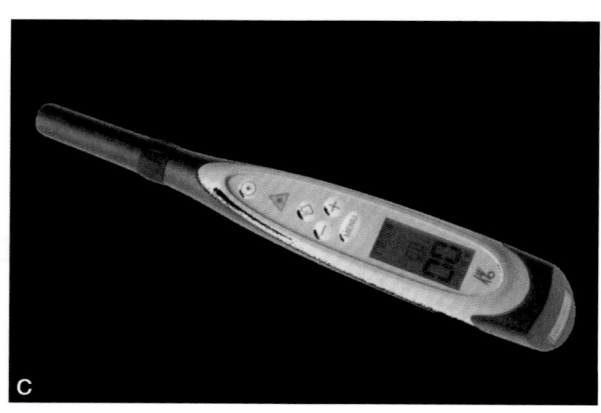
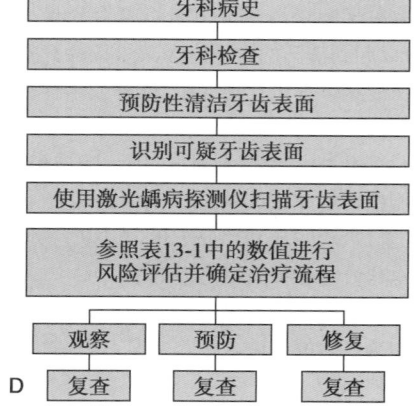

图 13-15   A 和 B,激光龋病探测仪将一束激光导入𬌗面。C,激光龋病探测笔是一种更为新颖的仪器,它是使用一个更便携的手持仪器进行早期龋探查。D,牙科治疗顺序。(Courtesy Kavo Dental, Charlottte, NC.)

长的荧光。清洁健康的牙齿极少显示或不显示荧光,因而读数非常低(图 13-16 和图 13-17)。荧光波长可转换成从 0 到 99 之间的一个数字,显示在装置上。详见操作 13-1。

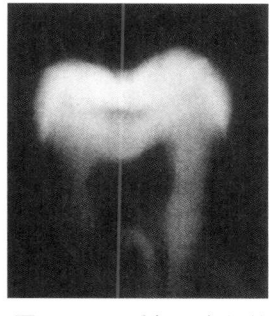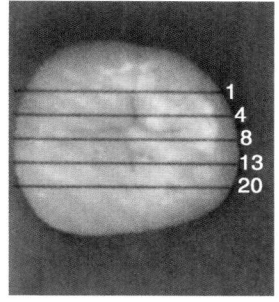

图 13-16　看似不完整的磨牙的外观以及影像学表现。(Courtesy Kavo Dental,Charlottte,NC.)

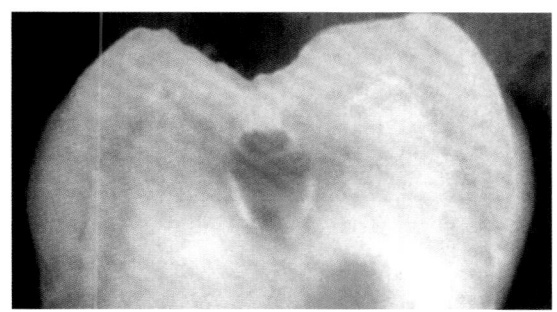

图 13-17　磨牙的横断面显示龋坏。(Courtesy Kavo Dental,Charlottte,NC.)

该仪器在探测龋坏的牙齿结构时会显示出较高的荧光读数。随着龋坏的进展,荧光读数也越来越高。但缝隙里的菌斑、牙石、食物残渣及牙齿变色均可产生荧光而导致假阳性,因此不能完全依赖读数。激光龋病探测仪不是一个独立的诊断工具(表 13-1)。

表 13-1　龋病探测仪数值与可能采取的措施的关系

龋病探测仪数值	无措施	预防性治疗	记录并监测	封闭剂	窝洞预备
0~5	●				
5~10	●	●			
10~15	●	●		●	
15~20		●		●	
20~25		●*		●	●+
25~30		●*		●	●+
30+		●*			●

Courtesy Kavo Dental,Charlottte,NC;From Lussi:Research supporting DIAGNOdent Scale Readings.

*除了对特定部位采取一系列治疗措施外,可能还要基于口腔内患龋风险采取一定的预防性措施。

+在不常见的病情进展迅速的病例中,当数值在 20 到 30 之间时可能需要进行窝洞预备。

激光龋病探测仪也有其局限性。例如,激光不能用来诊断邻面龋,因为激光到达这些牙齿结构表面的能力有限。尽管它可以检测充填体殆面边缘的龋病,但不能检测窝沟封闭剂或银汞合金充填体下方的龋病。

(探测仪) 尖端校准

因为人与人健康牙齿结构的荧光反应会有轻微的自然差异,因此建议对每个病人都要设定一个零基线。

龋病风险评估管理

龋病风险评估管理(caries management by risk assessment, CAMBRA)是一个循证(evidence-based)策略,适用于任何牙科诊所中早期龋的预防和治疗。

CAMBRA 的目标是评估个体的患龋风险。牙科专业人员首先要评估个体的危险因素和防护因素,然后确定患龋的风险水平(低、中、高、极高)。根据确定的患龋风险水平,牙科专业人员要对每个病人制定个性化的预防计划,提供有针对性的产品和预防龋齿的建议。

CAMBRA 技术

- 风险评估
- 氟化物的应用
- 膳食指导
- 窝沟封闭剂的应用
- 饮水、牙膏和漱口水加氟
- 木糖醇口香糖
- 磷酸钙产品
- 专业的氟泡沫和氟涂料

更多信息请参考第 15 节。

龋病的干预方法

尽管牙科医生能修复(充填)龋齿,但是这颗牙齿仍存在患龋风险。因为充填不能消除口腔内继续存活的细菌。当口腔内的致病因素(如细菌、可发酵的碳水化合物)多于保护因素(如唾液、氟)时,就会发生龋病。以下方法可阻止或者预防龋病的进展(图 13-18):

- 氟化物:多种形式的氟化物都可用于强化牙齿的抗溶和抗酸能力。
- 抗菌漱口液:对于有高患龋风险的病人,氯己定漱口液等产品可以减少口内的致龋菌数量。病人每月至少有 1 周做到每天睡前含漱 1 分钟。
- 减少可发酵碳水化合物的摄入:快餐、频繁的零食以及规律的高糖饮食的摄入等因素都会增加牙齿的患龋风险。减少饮食中可发酵碳水化合物的摄入量和频率很重要。
- 增加唾液量:唾液可中和导致牙齿脱矿的酸从而改变龋坏平衡,并有助于牙面的再矿化。咀嚼无糖口香糖(含甜味剂如阿斯巴甜或山梨醇)以及含非致龋甜味剂木糖醇(xylitol)的新型口香糖可以增加唾液流量,进而减少酸对于牙齿的损害。建议每天嚼 3 次口香糖,每次 1 条,最好餐后嚼,有助

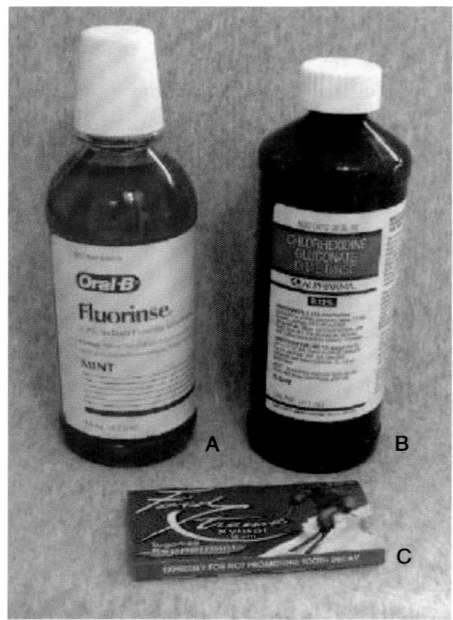

图 13-18　对抗龋病的预防措施。A,含氟漱口液。B,洗必泰(氯己定)漱口液。C,木糖醇口香糖

于中和酸,并促进再矿化。

将在第 15 章详细介绍龋病的预防方法。

龋病风险评估测试

龋病风险评估测试用于确定增加患龋风险的因素。唾液流速测试(saliva flow rate test)是龋病风险测试的一种方法,即测量一分钟口内唾液分泌的毫升数。方法是让病人嚼石蜡 3~5 分钟,然后把所有产生的唾液吐到纸杯里。用移液管测量唾液量(ml),再除以时间,得出刺激产生的唾液流量的每分钟毫升数。流速 ≥1ml/min 为正常,0.7ml/min 为偏低,≤0.5ml/min 则为较干,提示患龋风险高。明确唾液低流速的原因是龋病治疗的重要步骤。

商业化的龋病风险测试(Caries Risk Test,CRT)用于检验唾液内变形链球菌和乳酸菌的数量,高细菌计数提示高患龋风险,而低细菌计数则提示低患龋风险。操作 13-2 描述了细菌性龋病风险评估的步骤。

医务工作者通过明确病人的患龋风险,以及开展合理的预防性治疗,可以防止龋病发生。如果不采取预防性措施,口内细菌量高的病人则很容易发生龋病。

牙医助理在龋病风险评估中的角色:

- 能简单进行龋坏评估
- 可以为诊所创收
- 能进行操作
- 能为病人制定个体化的预防计划
- 鼓励病人积极接受治疗

患龋的风险因素:

- 有龋病史
- 有白垩斑病损
- 口腔卫生差
- 变形链球菌计数高(检查结果)
- 社会经济地位低
- 每日蔗糖摄入高

龋病风险评估的适应人群:

- 有龋病活动迹象的新病人
- 孕期病人
- 患龋率突然增加的病人
- 正在服用可能影响唾液流量的药物的病人
- 口干症病人
- 即将进行化疗的病人
- 经常吃可发酵的碳水化合物的病人
- 有免疫系统疾病的病人

■ 法律和伦理问题

应该什么时候观察/预防性治疗/实际修补龋损?这个问题的答案并不唯一。这是牙科医生基于合理的专业判断,必须为每位病人做的个性化决策。

牙科医生需要分析病人的饮食、牙科病史、口腔卫生习惯来决定用什么方法进行牙齿修补。患龋率高的病人需要立即修补病损。另一方面,对于静止多年的病损,牙科医生可能选择继续观察一段时间而不进行牙科干预。

对于小的初期龋损是否需要修补,专业观点也有所不同。保守的观点倾向于再矿化龋损,而较激进的方法是修补所有龋坏。每个牙科医生必须在考虑病人的病史和需求的基础上做出决定。■

■ 展望

随着疾病知识的改变,龋病的诊断也变得更具挑战性。人们确认了更多龋病进展相关因素,对龋病危险因素的理解更为全面,而且也在研发更优良的龋病检测方法——我们需要一些能够检测到船面牙釉质浅龋的方法,这样就能通过再矿化阻止龋坏的发展。此外,继续规划预防龋病的策略也很重要。

我们期望未来分子生物学的发展能为牙科专业人员提供一种方法,能在病人离开牙椅前快速评估出病人的患龋风险。在未来的某一天,可能会研发出一种疫苗来阻止龋病的发生。■

■ 评判性思维

1. Johnstone 先生来到诊所,主诉右下第一磨牙疼痛。这颗牙 10 年前做过大面积的银汞充填修复。而在放射影像中,没有看到任何可见的龋坏,那么导致他疼痛的原因可能是什么?

2. William 双胞胎来到诊所进行例行体检,他们的妈妈提出她们吃甜食的量一样,但是 Jeanne William 是一次性全吃完,而 Carol William 是一整天都在吃甜食。双胞胎中哪一个更有可能患龋,为什么?

3. 作为牙医助理,你受邀为一群孕妇讲解关于牙齿健康的知识。在孩子出生之前,为什么孕妇的牙齿健康很重要?■

操作 13-1

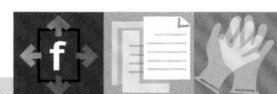

使用卡瓦龋病探测仪完成龋病的检测(拓展职能)

操作前准备

- ✔ 感染控制方案
- ✔ 病人沟通技巧
- ✔ 口腔解剖学知识
- ✔ 操作者体位
- ✔ 支点位置

器械与物品

- ✔ 卡瓦龋病探测仪
- ✔ 一次性套管
- ✔ 抛光机头,毛刷
- ✔ 小苏打粉
- ✔ 笔和病人病历

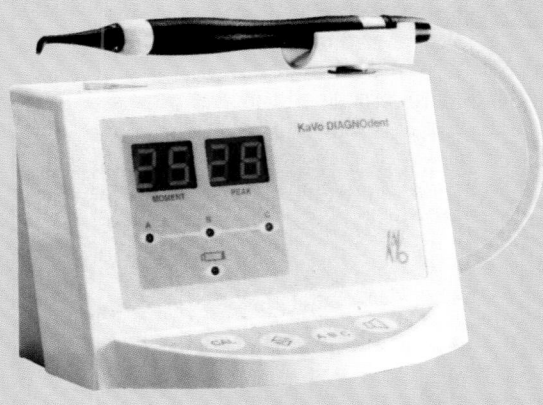

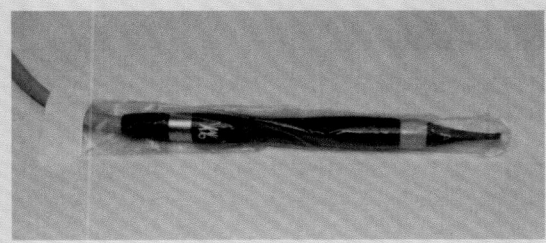

步骤

设定 0 基线

1. 扫描前,在一颗健康的未经修补的牙齿上选一个解剖参考点。颊面中三分之一比较理想。
2. 将探头尖端垂直抵在牙面上。
3. 轻触手机的灰色环状开关。
4. "设 0"将出现在显示屏上,并听到"哔哔"的确认音。这提示零基线已经设定好。

5. 将设定零基线的解剖位置记录在病人的牙科病历中,以备将来参考。
   例如:龋病探测仪零基线:面中部 #8

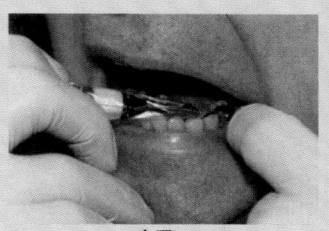
步骤 1

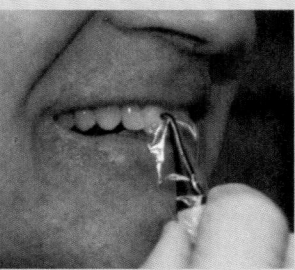
步骤 2

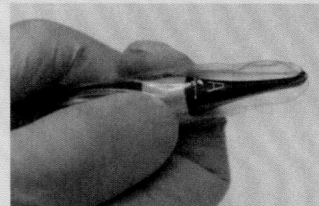
步骤 3

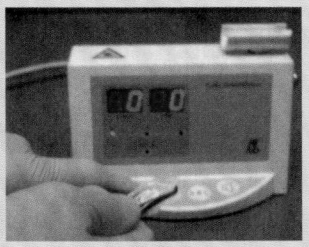
步骤 4

扫描操作

6. 用抛光刷或其他可接受的方法清洁并干燥牙齿。
   目的:如果有软垢存留,就会出现假阳性读数。如果出现了假阳性,有必要进行深度清洁。
7. 确认要检测的牙齿表面。
8. 在检查可疑部位时,手机的尖端应该和牙面轻轻接触。
9. 将探头尖端轻轻地放在窝沟上,确保尖端与牙齿的长轴接触。
10. 当尖端和沟相接触时,轻轻地像钟摆一样地转动或摇动手机。
    注:牙齿变色的区域和牙釉质龋损的区域可能产生声音信号的急剧变化。
11. 记录读数。
    注:非常高的读数(如高于80)可能提示牙齿没有彻底清洁干净或者仍有软垢残留。在这种情况下,牙齿需要再次清洁、干燥并检查。
12. 扫描完成后,尖端悬空并握住灰色环开关直到"设 0"出现在显示屏上。
    目的:这样就能从装置中清除以前特定病人的零基线。

记录

13. 将操作及结果记录在病历里。

操作 13-2

完成龋病风险评估（拓展职能）

操作前准备

- ✔ 感染控制方案
- ✔ 病人沟通技巧

器械与物品

- ✔ 龋病风险测试组件
- ✔ 毛刷
- ✔ NaHCO$_3$ 片（钠、氢、碳酸盐）
- ✔ 移液管
- ✔ 琼脂培养基
- ✔ 检测瓶
- ✔ 评价表
- ✔ 纸杯
- ✔ 防水墨水笔
- ✔ 培养箱

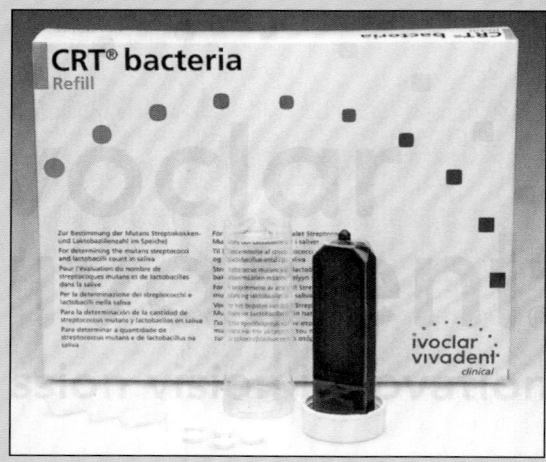

步骤

1. 向病人解释此操作。
   目的：对病人进行关于龋病风险评估的宣教。

2. 让病人嚼固体石蜡球。
   目的：刺激唾液分泌。

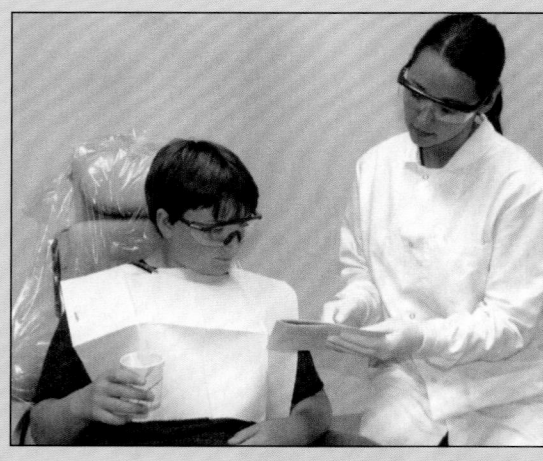

3. 让病人把唾液吐到纸杯里。
   目的：收集唾液样本。

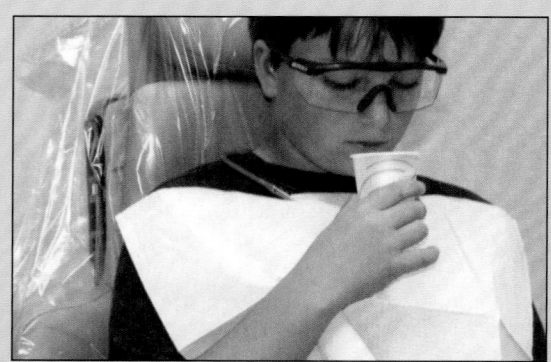

4. 去除检测瓶里的琼脂培养基，放一片 NaHCO$_3$ 在瓶底。
   目的：NaHCO$_3$ 片将测定唾液的缓冲能力。

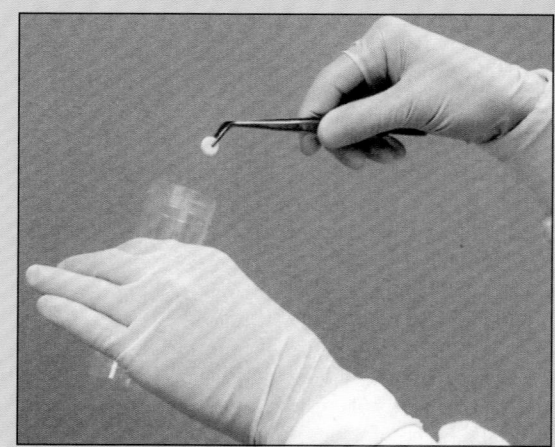

操作 13-2（续）

5. 从琼脂的两个表面上小心地去除保护膜，不要接触琼脂。
   目的：防止污染琼脂表面。

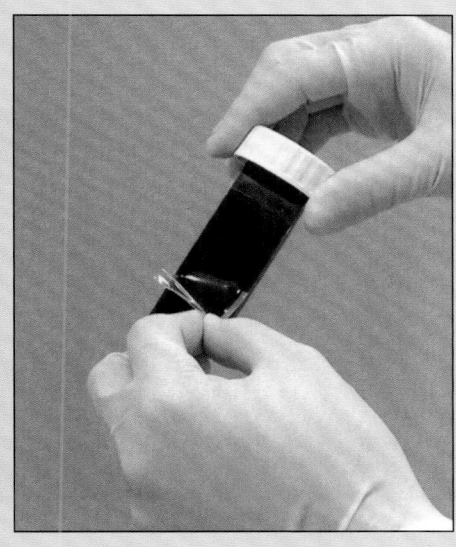

6. 用移液管彻底湿化琼脂的两个表面，避免刮擦。在湿化时保持琼脂培养基呈一定角度。
   目的：一侧是对变形链球菌敏感，另一侧是对乳酸菌敏感。

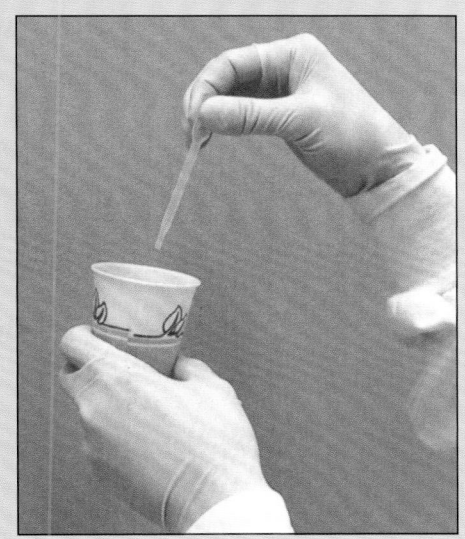

7. 将琼脂培养基滑入检测瓶，并关紧瓶子。
   目的：避免样本的交叉污染。

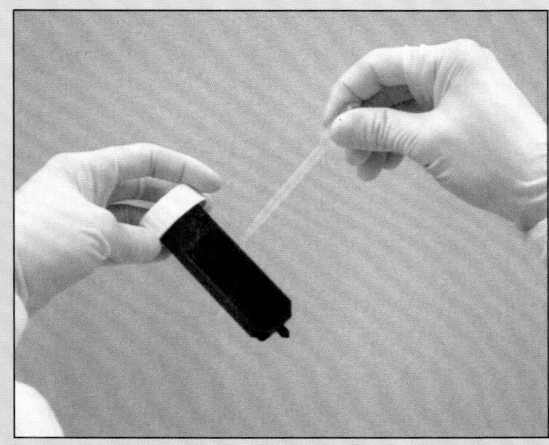

8. 用防水笔在瓶盖上注明病人的姓名和日期。

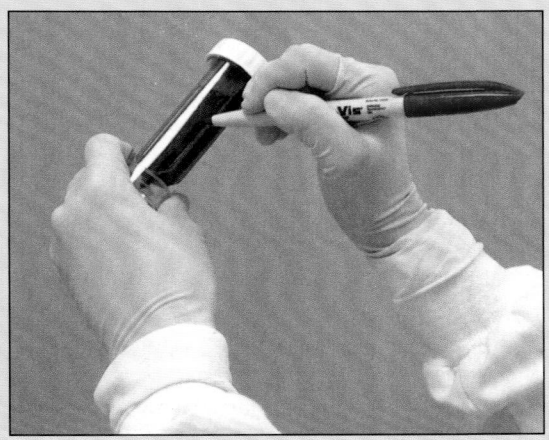

9. 将检测瓶竖直放入培养箱。在 37℃ 下培养 49 小时。
   目的：让细菌在琼脂条上生长。

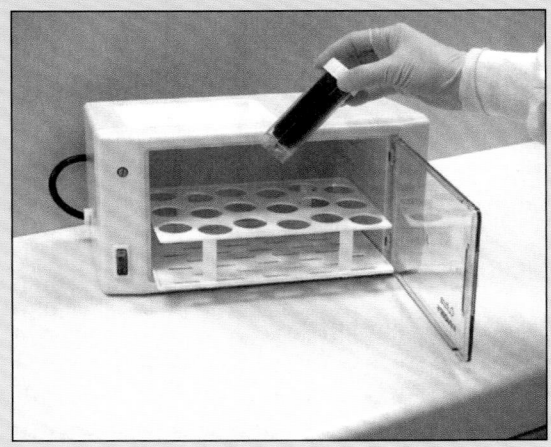

10. 将检测瓶从培养箱里拿出。

操作 13-2(续)

11. 将菌落密度与龋病风险测试组件图表上的相应评价图形
    进行对比。

建议:在光源下将琼脂培养基倾斜一定角度,这样就能看
清菌落。

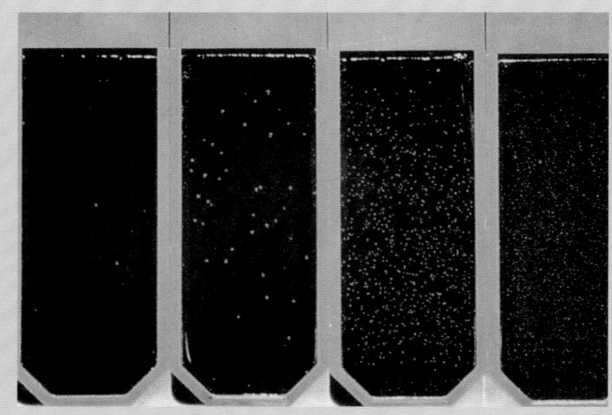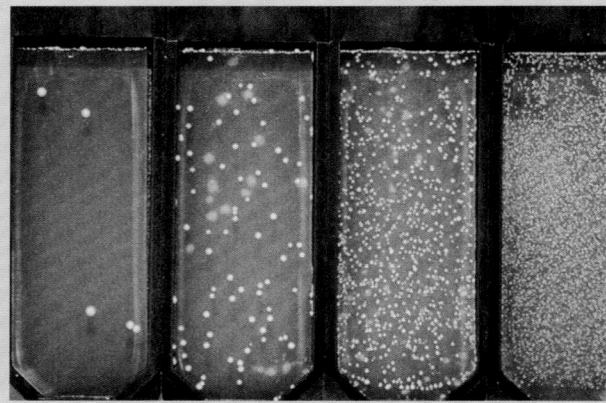

A,对比变形链球菌的菌落浓度。B,对比乳酸菌的菌落浓度

记录

日期	牙面	图表笔记	签名
7/18/15		龋病风险评估测试	P. Landry CDA
		培养瓶	
		49 小时内评估	
7/20/15		龋病风险评估测试表明低菌落数的变形链球菌和乳酸菌,提示低患龋风险	P. Landry CDA

(马桂娟   尹翔燕 译,严红 校审)

牙周疾病

关键术语

结石（calculus）：唾液中钙与磷酸盐矿化附着在牙齿表面形成的物质。

牙龈炎（gingivitis）：牙龈组织的炎症。

牙周（periodontal）：即牙周组织。

牙周炎（periodontitis）：牙周支持组织的炎症性疾病。

牙周组织（periodontium）：牙齿周围的支持、附着结构。

牙周内窥镜（perioscopy）：使用牙科内镜对龈下组织进行检查。

牙菌斑（plaque）：细菌及其产物沉积于牙齿表面形成的软斑块。

龈下（subgingival）：指牙龈下的区域。

龈上（supragingival）：指牙龈上的区域。

学习目标

完成此章节的学习之后，学生将能够达到以下目标：

1. 掌握关键术语的发音、写法和定义。
2. 解释牙周组织的相关内容：
   - 掌握定义并能描述牙周组织和结构。
   - 描述牙周病的发病率。
3. 明确影响牙周病的全身性因素。
4. 解释牙周病的病因及危险因素。
5. 掌握定义并能描述两种常见的牙周病，解释牙菌斑及结石对牙周病的重要影响。
6. 列出 7 种常见牙周病的临床症状和表现。

牙周病定义及发病率

本节介绍了牙周疾病的科学依据，内容包括：
- 牙周病与其他几种全身性疾病的关系；
- 牙周病病因；
- 牙周病的危险因素；
- 牙周病分型；
- 牙周病的症状和表现。

第 55 章（牙周病学）将介绍牙医助理在牙周病临床治疗方面的角色任务，包括牙周检查、记录牙周检查表、器械使用、手术及非手术配合、激光治疗配合等。

牙周（periodontal）病是一个炎症性感染过程，是累及牙周组织（periodontium）的疾病（表 14-1）。牙周组织由牙齿周围结构、支持组织和附着组织构成（图 14-1）。牙周病可引起牙周组织的破坏从而导致附着组织的丧失及牙槽骨的破坏。

表 14-1　牙周结构

名称	描述
牙龈	覆盖在颌骨的牙槽突及牙颈部周围的黏膜
上皮性附着	牙龈与牙齿附着处的龈沟基底部组织
龈沟	牙齿与游离龈之间的空间
牙周韧带	连接覆盖于根面上的牙骨质与牙槽骨壁间的致密结缔组织纤维
牙骨质	牙骨质覆盖于牙根表面，主要功能是将牙及牙周韧带固定于牙槽窝内
牙槽骨	颌骨内、支持牙齿固定在位的骨，牙槽窝即牙齿周围的骨腔

From Robinson D，Bird D：Essentials of dental assisting，ed 4，St Louis，2007，Saunders.

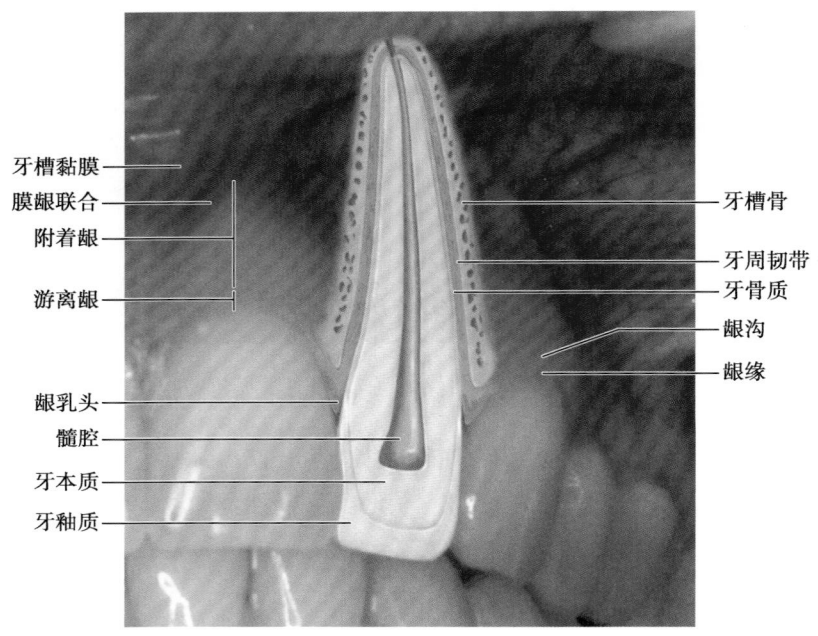

图 14-1　正常牙龈的解剖关系。牙龈组织包括牙槽黏膜、膜龈联合、附着龈、游离龈和龈乳头。（Darby ML，Walsh MM：Dental hygiene：theory and practice，ed 3，St Louis，2010，Saunders.）

牙周病是成人牙齿缺失的主要原因，美国近 75% 的成年人患有牙周病，而且大多数人并不清楚自己患有牙周病。几乎所有成年人及多数儿童有牙结石。幸运的是，随着早期发现及治疗，牙周病病人能较长时间保持牙齿不脱落。

牙周病与全身健康

已经证实牙周病与一些全身性疾病相关，如冠状动脉疾病、糖尿病、卒中及早产。这种相关性可影响多数病人。在这些患有冠心病、糖尿病、卒中或者有早产史的病人中，牙周炎是某些全身性疾病的危险因素，如高脂血症、冠心病（框 14-1）。慢性炎症能损害全身。

心血管疾病

在牙周病病人中冠心病的发生率大，这增加了卒中和心脏病发作的风险。患有严重牙周病的病人发生卒中的风险是没有牙周病病人的 3 倍，而前者发生冠心病的风险是后者的 3.6 倍。研究表明口腔内的细菌很容易传播至血液中，附着于冠状动脉的粥样斑块上，形成血栓并引起心脏病发作。

早产/低出生体重

早产是妊娠不足 37 周分娩，低出生体重是指出生时体重不足 2 500g（5.5 磅）。早产和低出生体重是婴儿健康和存活情况最重要的预测因素。其他危险因素如吸烟、酗酒、吸毒也可导致早产及低出生体重儿的发生。患有严重牙周病的妇女与轻微或无牙周病妇女相比，前者发生早产和低出生体重儿的风险是后者的 7 倍。这与导致发生牙周病的特殊生物化学因素

有关，如前列腺素 E_2，是一种导致提前宫缩甚至分娩的激素。

框 14-1

牙周感染与全身性疾病间的关系

心脏病
- 感染性心内膜炎
- 冠心病（动脉粥样硬化）

关节炎及人工关节功能障碍

神经系统疾病
- 非出血性（缺血性）卒中
- 脑脓肿
- 阿尔茨海默病
- 脑膜炎

妊娠并发症及结局
- 早产
- 低出生体重
- 先兆子痫
- 胎儿生长迟缓

糖尿病

肺部疾病
- 吸入性肺炎及呼吸机相关肺炎
- 慢性阻塞性肺疾病

消化系统疾病（含肿瘤）
- 胃溃疡
- 胃癌
- 胰腺癌

呼吸系统疾病

患有牙周病的病人发生呼吸道感染的风险更大,定植在口腔的细菌会改变呼吸道上皮,使病人更容易发生肺炎。细菌可从口腔吸入肺内,在呼吸道繁殖并引发感染,并可导致慢性支气管炎、肺气肿或慢性阻塞性肺疾病(chronic obstructive pulmonary disease,COPD)病人原有症状恶化。

牙周病的病因

牙菌斑

牙菌斑(plaque)是沉积并覆盖于牙齿表面的软的菌群。当菌斑层较薄时不易看到,但用菌斑染色剂(赤藓红染色)涂抹后可发现粉红色的染色(将在第15章讨论菌斑的染色)。若牙菌斑未去除且继续增加,可形成白粘的软垢(图14-2)。

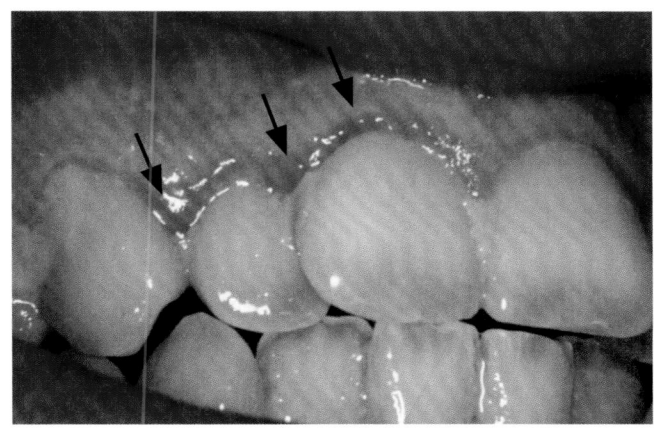

图 14-2 10天时间形成的龈上牙菌斑的图片。可见到牙龈炎最早期的临床表现(箭头所指)。(Newman M,Takei T,Klokkevold P,Carranza's clinical periodontology,ed11,St Louis,2012,Saunders.)

尽管牙菌斑是造成牙周病最重要的因素,但是细菌类型、牙齿表面菌群存在的时长以及病人对菌群的反应也是发生牙周病重要的危险因素。简单的漱口不能去除牙菌斑,牙菌斑中的细菌能通过产生酶和毒素而引发炎症,其中毒素能破坏牙周组织并降低宿主的抵抗力。

结石

唾液中的钙和磷酸盐可结合形成结石(calculus),通常称为牙石。牙结石为坚硬、粗糙、石头样物质,附着于牙齿表面,具有渗透性,是菌斑附着生长的良好基底。结石可渗透于根面的牙骨质,病人自己很难去除,必须由牙科医生或牙科卫生士使用洁治器械才能去除。一般来说,有效的菌斑控制措施能减少或防止结石的产生。将在第15章讨论菌斑控制的方法。

结石通常可分为龈上(supragingival)结石和龈下(subgingival)结石两类,这两类结石经常同时发生。

龈上结石

龈上结石通常发生在牙齿的临床牙冠上,高于牙龈缘,为黄白色沉积物,肉眼可以直接看到,经过一段时间后颜色会加深(图14-3)。

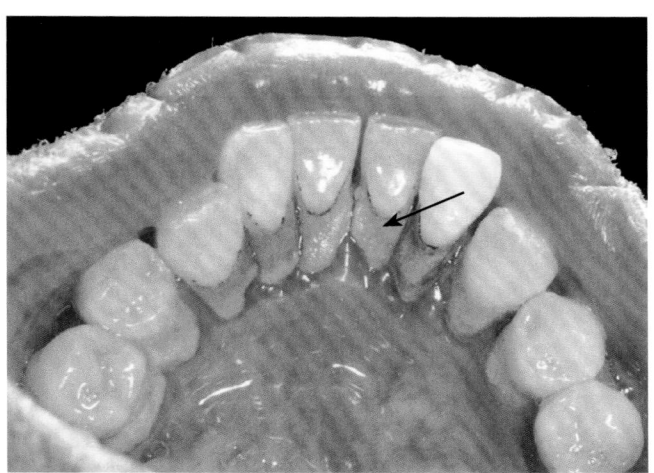

图 14-3 下前牙舌面大量的结石沉积。(Courtesy Dr. Edward J. Taggart,San Francisco,CA)

龈上结石通常发生在下颌下腺导管(下前牙舌面)和腮腺导管(上颌磨牙颊面)的开口处。

龈下结石

龈下结石发生在牙龈缘下的根面,能延伸至牙周袋内,结石颜色可为深绿色或黑色。龈下出血可导致结石颜色变化。

与龈上结石不同的是,龈下结石不具有位点特异性,全口任何位置都可发生。龈下结石为细菌和内毒素提供了营养。有菌斑覆盖的龈下结石引起的疾病较单独菌斑引起的疾病更严重。

牙齿沉积物

获得性膜——牙齿表面快速形成的薄蛋白质膜,可通过使用粗糙抛光膏进行牙齿抛光去除。

牙垢——混有细菌和唾液蛋白的软垢,也称为白垢,无需使用菌斑染色剂即可肉眼观察到,通常见于口腔卫生差者。

食物残渣——进食后嵌塞于牙齿间的食物碎屑,食物残渣不会变成菌斑,但是若存在可发酵的碳水化合物,食物残渣可导致龋齿。

其他危险因素

绝大多数的牙周病都始于牙菌斑累积引起的炎症,但是,牙周病也可能由其他因素引发,如错殆、使用某些药物(控制血压的药物)及严重的营养不足。

牙周病的发生少不了致病细菌,但牙周组织的破坏并不全是由细菌导致的。其他危险因素的存在改变了机体对口腔内细菌的反应,决定了牙周病的发生、发展及严重性,也是不同病人对牙周病的易感性不同及治疗结果有巨大差异的原因。

牙周病是细菌感染与危险因素间复杂的相互作用造成的。随着相关危险因素的增加,病人对牙周病的易感性也在增加(表14-2)。

表 14-2　牙周病的危险因素

危险因素	阐述
吸烟	吸烟者的附着丧失及骨吸收增加,牙周袋加深,结石形成及牙齿缺失,牙周治疗的效果较不吸烟者差
糖尿病	糖尿病是发生牙周病的重要危险因素,糖尿病病人的附着丧失和骨吸收情况是非糖尿病病人的 3 倍,血糖控制较好的病人附着丧失及骨吸收较血糖控制欠佳者少
口腔卫生差	口腔卫生差会增加发生牙周病的风险,这在所有年龄组中均无差异。良好的口腔卫生能显著降低严重牙周病的发生风险
骨质疏松	有研究报道了牙槽骨吸收与骨质疏松症的关系。与无骨质疏松症女性相比,患有骨质疏松症女性发生牙槽骨吸收、附着丧失及牙齿缺失的情况多
HIV 感染/艾滋病	病人所有牙齿边缘的牙龈炎症都较重,HIV 感染或艾滋病病人通常会发生坏死性溃疡性牙周炎
压力	心理压力与免疫系统功能降低有关,多项研究发现了压力与牙周附着丧失的关系。确认心理压力与牙周病之间相关性的研究正在进行中
服用药物	某些药物如四环素和非甾体抗炎药对牙周组织有利,但是其他药物则不然,目前有 400 多种药物可引起唾液分泌减少(口干症),如利尿剂、抗组胺类药、抗精神病药、抗高血压药及镇痛药、抗癫痫药及激素类药,如:雌激素和黄体酮能引起牙龈增生
局部因素	修复体悬突、修复体冠边缘置于龈下、正畸矫治器以及可摘局部义齿都可导致牙周病的发生

牙周病的分型

牙周病包括牙龈炎和牙周炎。

牙龈炎和牙周炎是最基本的两种牙周疾病,但两种疾病有不同的表现。明确健康牙周组织的特点对临床医生来说非常重要,这是鉴别疾病症状的基础。可复习第 10 章中的健康口腔组织的相关内容。

症状和体征

牙周病病人最常见的症状和体征为:
- 牙龈发红、肿胀或疼痛
- 刷牙或使用牙线时有牙龈出血
- 牙齿松动或牙间隙增宽
- 咀嚼时疼痛或紧压感
- 牙周或牙龈组织溢脓

牙龈炎

牙龈炎(gingivitis)是牙龈组织的炎症,是人类所患疾病中最常见、最容易治疗和控制的疾病之一。其特点是牙龈红肿,且易出血。此外,牙龈边缘轮廓也有改变,且丧失了对牙齿的紧贴状态(表14-3)。

表 14-3　健康牙龈与患病牙龈的特点

特点	健康牙龈	患病牙龈
颜色	均呈浅粉色,伴或不伴有深棕色的色素沉着	呈鲜红、暗红、紫色、纤维化的粉色
致密性	坚实有弹性	软,松软,用力探诊时易凹陷,探诊易出血
质地	游离龈光滑,附着龈有点彩	点彩消失,发亮,或点彩纤维化,呈结节状,过度角化
边缘	在完全萌出的牙齿上,龈缘高于釉牙骨质界 1～2mm,龈缘整齐扁平;包绕牙齿形成曲线紧贴牙齿。龈乳头锐利呈锥形,填满牙间隙	水肿、纤维化、裂开,导致龈缘边缘不规则,为圆形、椭圆或球形;冠端接近釉牙骨质界。可因为龈退缩导致解剖牙根的暴露。龈乳头可呈球形,扁平,圆钝,或火山口样
位置	游离龈接近釉牙骨质界并紧密贴合于牙齿	组织水肿可造成牙龈肥大或胶原纤维过剩可导致牙龈纤维化
探诊深度	0～4mm(译者注:我国健康牙龈龈沟探诊深度不超过 2～3mm),结合上皮无根向移位	大于 4mm(译者注:我国牙龈炎时的龈沟探诊深度为大于 3mm),伴或不伴有结合上皮的根向移位

From Darby ML,Walsh MM:Dental hygiene:ed 3,St Louis,2010,Saunders.

牙龈炎只发生在上皮细胞及牙龈的结缔组织内,牙龈炎不会发生牙龈退缩、附着丧失或骨吸收(图14-4)。也有其他类型的牙龈炎,如与青春期、妊娠和使用避孕药物相关的牙龈炎(图14-5及框14-2)。正畸科使用的矫治器会造成牙菌斑和食物残渣的滞留而引发牙龈炎(图14-6)。正确的家庭口腔护理指导是正畸治疗中的重要内容(见第60章)。

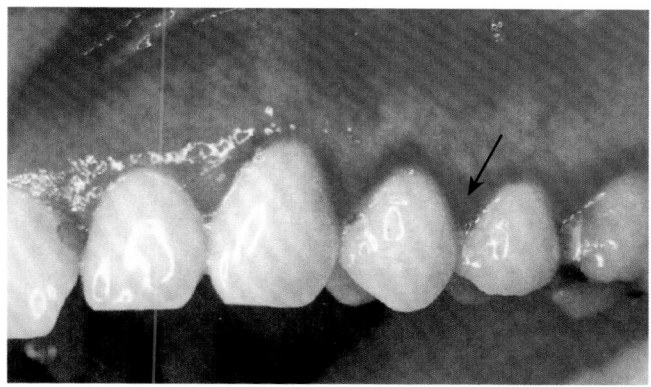

图14-4　Ⅰ类牙龈炎

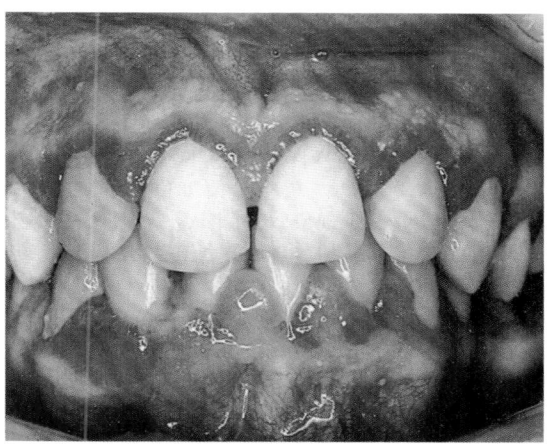

图14-5　药物性牙龈炎。(From Perry D,Beemsterboer P:Periodontology for the dental hygienist,ed 4St Louis,2014,Saunders.)

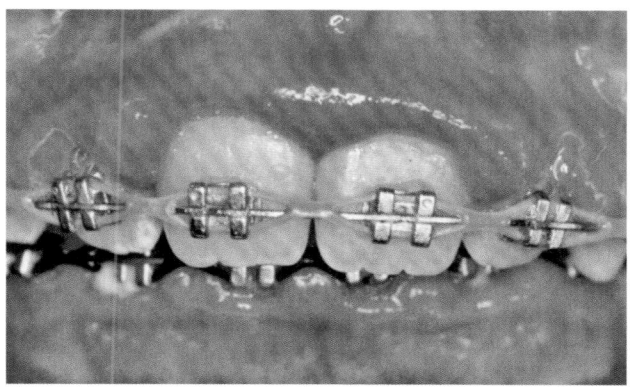

图14-6　与正畸矫治器和口腔卫生状况差相关的牙龈炎症和增生。(From Newman M,Takei T,Klokkevold P,editors:Carranza's clinical periodontalogy,ed 11,St Louis,2012,Saunders)

牙龈炎无痛,在专科诊断之前不易被发现。每日进行良好的口腔清洁能逆转牙龈炎。

框 14-2

菌斑性龈炎的特点

Ⅰ.**菌斑性龈炎**

　是指有菌斑的牙龈边缘的炎症,其特点是牙龈发红,刺激后出血,无附着丧失,边缘形状及颜色和致密性改变。影像检查无牙槽骨吸收,局部因素可增加其易感性。

Ⅱ.**全身性因素可改变菌斑性龈炎**

　激素性牙龈炎

　包括青春期龈炎,妊娠期龈炎及月经周期性龈炎,其特点是对菌斑过度反应,以发红,水肿为表现的炎症,可进展为骨吸收和附着丧失。在孕期可进展为化脓性肉芽肿(妊娠瘤)。

　糖尿病相关性龈炎

　血糖控制欠佳的1型糖尿病儿童可发生糖尿病相关性龈炎,其特点类似于菌斑性龈炎,但是其严重程度与血糖控制水平相关,而与菌斑的控制无关。

　白血病的牙龈病损

　牙龈肿胀、表面光亮、组织松软,颜色发红或发绀,牙邻间乳头肥大是首发症状,菌斑会使牙龈炎的情况恶化,但并非都会出现菌斑。

　药物性牙龈肥大

　服用苯妥英钠、环孢素和钙通道抑制剂(如硝苯地平和维拉帕米)等药物会导致药物性牙龈肥大,通常开始于用药后的3个月内,常见于年轻病人。其特点是牙龈对菌斑的反应增强,导致牙龈过度增生(常发生于前牙区,始于牙龈乳头),伴或不伴有骨吸收,药物性牙龈增生与附着丧失两者之间并无关联。

　营养相关的牙龈病损

　疾病与严重的维生素C缺乏病有关,牙龈发红,呈球形,松软易出血。

Data from Papapanou PN:Periodontal diseases:epidemiology,Ann Periodontal1:1,1996.

Williams R:Periodontal diseases:the emergence of a new paradigm,compendium 19(suppl):4,1999.

⊖复习

1. 什么是牙菌斑?
2. 什么是牙结石?
3. 牙周疾病包括什么?

牙周炎

牙周炎(periodontitis)是牙齿支持组织的炎症,炎症进展从牙龈到牙齿结缔组织及牙槽骨等牙齿的支持组织(图14-7)。随着疾病的进展,附着于牙周袋基底部的结缔组织遭到破坏。

之前人们认为牙周炎进展缓慢,且进展速度是恒定的,所

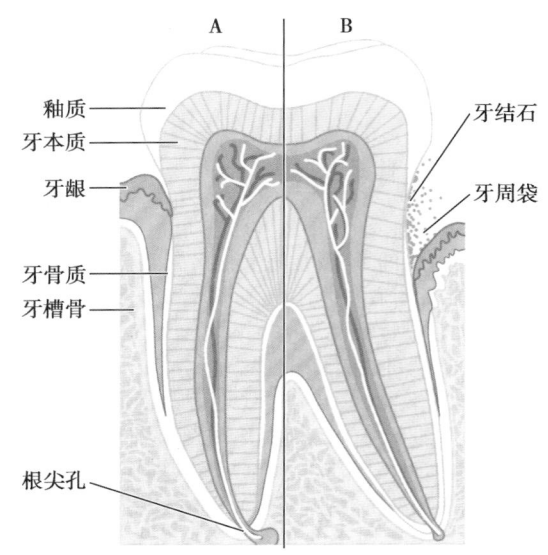

釉质
牙本质
牙龈
牙骨质
牙槽骨
根尖孔
牙结石
牙周袋

图 14-7　牙齿横切面图及相关解剖结构。A,正常龈沟深度。B,牙周袋

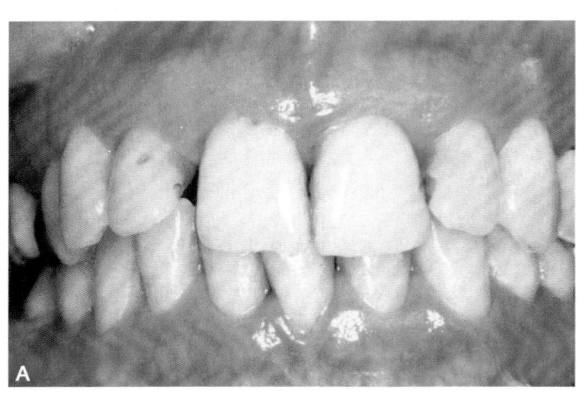

有人对牙周炎的易感性一致。现在看来,这些理念是不正确的。目前的观点认为牙周炎是由口腔内多种微生物群引起的感染,且有多种表现形式。但不论哪种牙周病的表现形式,都与口腔内细菌种类的改变有关。

牙周病的分型

按照疾病的严重程度和侵犯口腔内牙齿的范围将牙周病分为:

- 局限性牙周病:全口牙中,受炎症侵犯的位点小于 30%。
- 广泛性牙周病:全口牙中,受炎症侵犯的位点大于 30%(图 14-8)。

根据附着丧失的评估结果确定疾病严重程度如下:

- 轻度或疾病早期
- 中度
- 重度或晚期

美国牙周病学会根据疾病的严重程度和检查时(框 14-3)测得的组织破坏情况,明确了 7 种基本的牙周病类型。

图 14-8　一名 38 岁女性病人的慢性牙周炎,该病人有 20 年吸烟史,每日至少 1 包。A,临床可见极少量菌斑和炎症,探诊几乎无出血,这在吸烟者中是常见现象,病人主诉右上切牙间有缝隙,与进展的骨吸收有关。B,放射影像显示有广泛的、严重的水平骨吸收。上下颌磨牙已因疾病晚期和根分叉病变而缺失。(From Newman M,Takei T,Klokkevold P,editors:Carranza's clinical periodontology,ed 11,St Louis,2012,Saunders.)

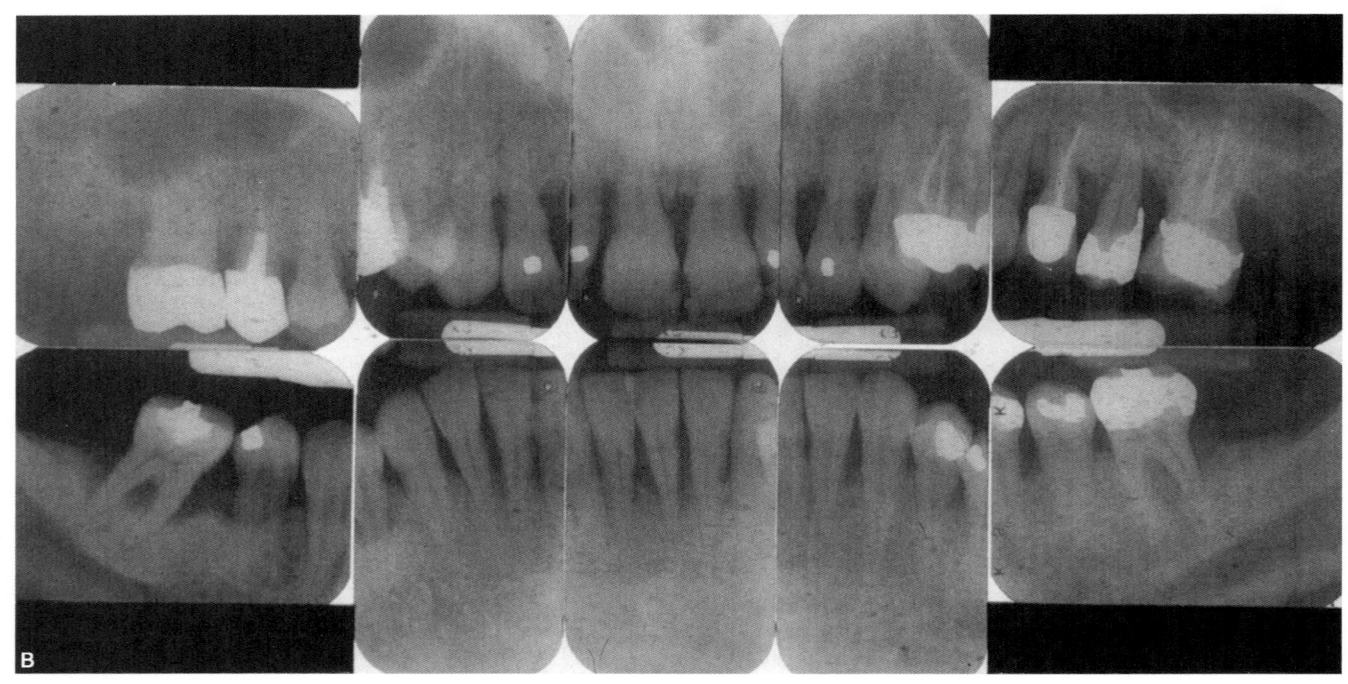

框 14-3

牙周炎的疾病特点

Ⅰ.慢性牙周炎[*]

任何年龄都可发病,但常见于成人。疾病特点是牙周支持组织炎症,牙周组织破坏导致临床附着丧失及邻近骨的吸收。随着年龄的增加,发病率及疾病严重程度也增加,慢性牙周病的程度分级如下:

- 轻微或早期牙周炎:牙龈炎症进展至牙槽脊,初期的骨吸收导致轻微的1~2mm的附着丧失,探诊深度为3~4mm
- 中度牙周炎:轻度牙周炎进一步发展,牙周结构破坏增加,临床附着丧失达4mm,中等程度牙周袋(5~7mm),中度骨吸收,牙齿松动,磨牙根分叉病变Ⅰ度
- 重度或晚期牙周炎:牙周炎继续进展,发生严重的牙周组织破坏,附着丧失超过5mm,骨吸收增加,牙周袋更深(通常≥7mm),牙齿松动度增加,磨牙根分叉病变大于Ⅰ度

Ⅱ.侵袭性牙周炎[+]

发生于35岁以下,组织破坏的进展速度快,宿主防御缺陷,龈下菌群形成,侵袭性牙周炎有以下类型:

- 青春前期牙周炎:乳牙萌出后至青春期之间发病,局限型青春前期牙周炎常与全身性疾病无关,广泛型的青春前期牙周炎常伴有中性粒细胞功能的改变,临床表现为乳牙和/或恒牙周围的附着丧失
- 青少年牙周炎:有局限型和广泛型牙周炎两种形式,广泛型青少年牙周炎发生于青少年阶段的稍晚期,可影响多数牙齿,疾病有不同的微生物来源,如伴放线杆菌和牙龈卟啉单胞菌
- 局限性牙周炎与亚急性的炎症症状有关,而与预计的破坏程度无关。局限性青少年牙周炎与附着丧失和骨吸收有关,这种情况通常仅限于第一恒磨牙和/或切牙。在青春期前后发病,与伴放线杆菌和中性粒细胞功能障碍有关

Ⅲ.坏死性牙周病[#]

- 坏死性溃疡性牙龈炎:为多种疾病因素导致的以突发牙龈疼痛、龈乳头尖端(突出部位)坏死和出血为特点的牙龈感染(感染因素有菌斑、一过性中性粒细胞功能降低、压力、食欲差等)。其他特点有口臭、假膜覆盖,牙龈的破损与梭形杆菌、中间普氏菌和螺旋体有关
- 坏死性溃疡性牙周炎:以牙龈组织、牙周膜及牙槽骨坏死为特点,疾病的发生与免疫功能紊乱有关,如HIV感染、免疫抑制剂治疗等。疾病表现为严重的快速的牙周破坏。广泛的软组织坏死与牙槽骨吸收同时出现,因此牙周袋不深

From Darby ML,Walsh MM:Dental hygiene theory and practice,ed 3, St Louis,2010,Saunders.

[*] Slavkin HC:Building a better mousetrap:toward an understanding of osteoporosis,J Am Dent Assoc 150:1632,1999.

[+] Fedi P,Vernino A,Gray J:The periodontic syllabus,Philadelphia, 2000,Lippincott Williams and Wilkins.

[#] Armitage G:Development of a classification system for periodontal diseases and conditions,Ann Periodontal 4:1,1999.

↩复习

4. 牙周炎的定义是什么?
5. 美国牙周病学会将牙周病分为几类?
6. 如何确定牙周病的严重程度?

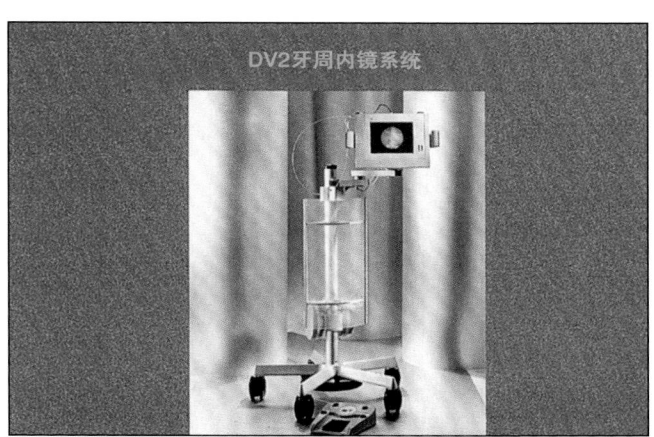

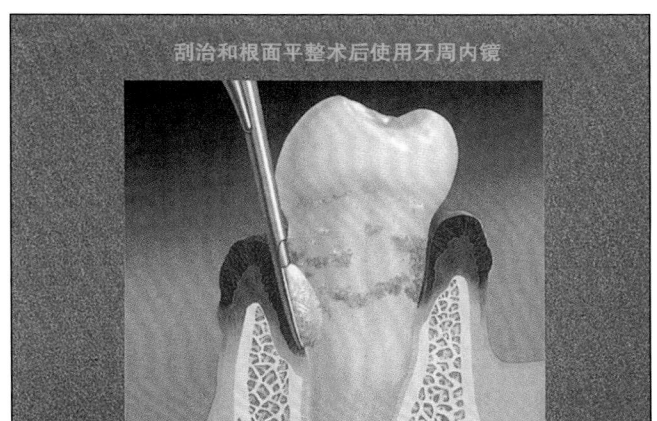

牙周内镜检查:先进技术。(Courtesy DentalView,Inc.,Irvine,CA.)

■ 法律和伦理问题

医生没有诊断并告知病人患有牙周疾病是玩忽职守诉讼案件中最常见的一类。

常见的案例是,每次复诊时医生都与病人讨论做好口腔卫生的必要性,但是这些谈话内容并没有记录在案。多年后当这些牙周疾病发展成严重的问题时,病人可能不记得这些指导,并否认医生曾告诉其牙周病病因的相关知识。检查并记录病人的口腔卫生情况非常重要,并且要切实记录为病人所做的健康指导的内容。此外,要清楚记录已经告知病人若无良好的口腔卫生习惯则会有发生牙周病的可能,这一点非常重要。■

■ 展望

目前已经很少使用传统的牙周探针及放射影像进行龈沟检查。牙周内窥镜(perioscopy)检查是一种新的方法,它将微型的牙科内窥镜与影像、光源及放大技术整合在一起。这种技

术能使操作者看到龈下牙周袋，探查龈沟并确定根面沉积物、肉芽组织、龋坏及根折的准确位置。它还能进行牙周治疗，尽可能地将根面清理干净，使组织愈合。现在，随着牙周内窥镜的使用，操作者能准确地发现遗漏的牙结石，而且牙周内窥镜能使操作者和病人看到釉质及牙骨质上的缺损（放大 46 倍），并能辨别初期的龋坏和/或裂隙，而这些在之前是看不出来的。

将一个带有微型相机的细小探针轻轻地放进龈沟，椅旁的电视屏幕上会立即出现图像，操作者及病人均可看见。

为保持无菌，每次使用前，应将一次性的无菌保护套套于牙周内窥镜的外面。一般情况下，使用牙周内窥镜检查时病人可能有轻微的不适感，但无需局部麻醉。这种新仪器可能会成为诊断和治疗牙周病的新标准。■

■ 评判性思维

1. Laura Sinclair 是牙科诊所的病人，24 岁，在常规检查中，医生发现 Laura 的磨牙周围有轻微出血，而且其他牙齿的牙龈边缘轻微发红。Laura 坚持说自己没有改变口腔卫生习惯。还有什么其他因素会引起这样的轻微牙龈炎？

2. Roger Fernandez，男性，63 岁，来诊所初次就诊，病史显示他目前正服用治疗 1 型糖尿病的药物，基于这些信息，能在他口腔内发现什么不正常的表现？若能发现，会是什么样的表现？为什么？

3. 诊所接待了一位孕妇的急诊，接待员告诉你和医生这位孕妇有牙龈疼痛和出血，这种情况之前从未出现。对于这位孕妇的问题，可能的原因是什么？

4. Karyn Mentr，28 岁，第一次怀孕，有中度牙周病的早期症状，这是她第一次来诊所就诊，医生希望马上开始牙周治疗，但是 Mentr 希望等孩子出生后开始治疗。为什么医生要立即开始牙周治疗？■

（李晓光 译，李秀娥 校审）

预防口腔医学

关键术语

窝沟封闭剂(dental sealant):涂布在牙齿咬合面窝沟点隙的涂层。

菌斑染色剂(disclosing agent):涂布在牙齿表面使菌斑可见的染色剂。

氟保护漆(fluoride varnish):一种局部用氟的方法(译者注:含氟涂料包括氟凝胶、氟泡沫和氟保护漆等)。

义齿(pontic):替代缺失天然牙的人造牙。

预防口腔医学(preventive dentistry):针对病人开展健康教育、应用氟化物及窝沟封闭剂、促进其合理的营养和菌斑控制的项目(译者注:也可理解为口腔医学分支学科)。

全身用氟化物(systemic fluoride):摄入氟化物并在体内循环。

局部用氟化物(topical fluoride):直接将氟化物应用到牙齿。

学习目标

完成此章节的学习之后,学生将能够达到以下目标:

1. 掌握关键术语的发音、写法和定义。
2. 详述预防口腔医学,包括:
   - 解释牙齿预防保健的目标。
   - 描述牙齿预防保健项目的组成。
   - 列出病人预防性健康宣教的指导原则。
3. 讨论早期口腔保健的益处,包括:
   - 描述孕妇口腔保健的重要性。

- 描述婴儿口腔卫生保健方法。
- 描述儿童初次接受口腔检查的时间。
- 解释窝沟封闭的目的。
4. 描述与年龄相关的口腔健康变化。
5. 描述水中的氟化物对牙齿的影响:
   - 解释氟化物的作用原理。
   - 讨论氟化物的安全和毒性水平。
   - 描述摄入过量氟产生的影响。
   - 描述氟化物需求评估的目的。
   - 识别全身和局部氟化物的来源。
6. 描述营养和龋齿的关系以及饮食日志分析的步骤。
7. 列出能帮助控制菌斑的口腔卫生产品:
   - 比较和对比不同的刷牙方法。
   - 描述义齿清洁的步骤。

实践目标

完成此章节的学习之后,学生将能够达到以下技能水平:

- 正确应用局部氟凝胶或氟泡沫。
- 正确应用氟保护漆。
- 教会病人正确使用牙线。

预 防口腔医学(preventive dentistry)的目的是帮助各年龄段人群达到一生最佳的口腔健康。为了实现这个目标,牙科医务人员需要和病人一起努力来预防新的和复发的口腔疾病。第13和14章中已经提到,牙菌斑中不同类型的细菌是导致两大常见口腔疾病——龋病和牙周疾病的原因。

本章节的内容将帮助你指导病人如何达到并保持口腔健康。

预防团队

口腔疾病的预防需要病人和口腔护理团队之间建立良好的合作关系。牙医助理首先应帮助病人理解口腔疾病的发病原因和预防措施,鼓励病人改变他们的行为,成为识别和预防自身及家庭成员口腔疾病的参与者。例如,可以教会母亲掀起孩子的嘴唇,寻找牙齿上有没有菌斑、白点或变黑的地方(图 15-1)。

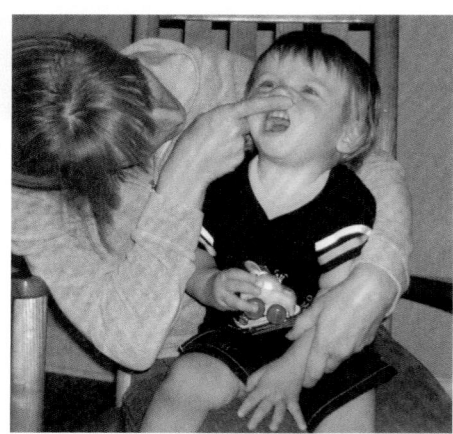

图 15-1　母亲掀起孩子的嘴唇查找龋齿的早期症状

团队成员共同参与如下的综合预防方案,有助于帮助病人维护最佳的口腔健康状况(表 15-1):

表 15-1　综合牙科预防项目

组成	描述
营养	膳食咨询的内容不仅包括限制糖的摄入,还包括从口腔健康和全身健康角度讨论营养问题
病人健康宣教	教育并鼓励病人,给他们提供信息,帮助他们养成良好的口腔卫生习惯
菌斑控制	每天清除牙齿和邻近口腔组织的菌斑
氟化物疗法	包括专业应用氟化物、家庭氟化疗法和饮用社区含氟的水
窝沟封闭剂	窝沟封闭剂通常用于不易清洁的牙齿咬合面,以阻止致龋菌进入牙齿窝沟点隙

- 病人健康宣教
- 氟化物的应用
- 窝沟封闭剂的应用
- 合理的营养
- 菌斑控制

⏴复习

1. 预防口腔医学的目标是什么?
2. 最常见的两种口腔疾病是什么?

⏴复习

3. 病人健康教育项目的目标是什么?
4. 病人健康教育的第一步是什么?

早期口腔保健

孕期口腔保健

美国儿童口腔医学会(American Academy of Pediatric Dentistry,AAPD)指南建议所有孕妇在孕期应接受口腔保健咨询和口腔护理,并建议新生儿在出生第 1 天就进行口腔健康评估。许多女性不知道这些指南,认为自己没有任何口腔问题,在孕期未进行口腔保健。然而,口腔护理是整个产前护理中非常重要的方面。母亲拥有健康的口腔和牙齿对未出生的宝宝是一种保护。未治疗的牙齿和牙周疾病可增加分娩早产儿和低体重儿的风险。孕妇应当咨询牙科医生,使用抑菌漱口水、嚼口香糖、吃含木糖醇的薄荷糖来减少口内的致龋菌。有研究表明,母亲口内的致龋菌可以传播给孩子。

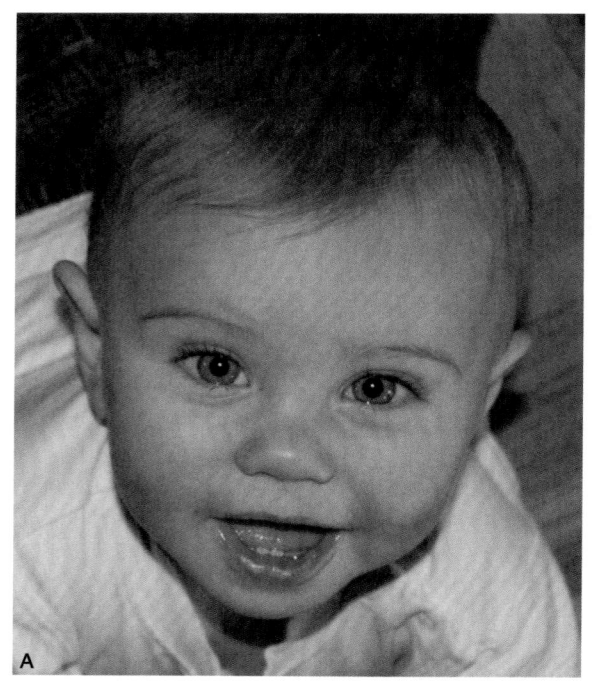

A

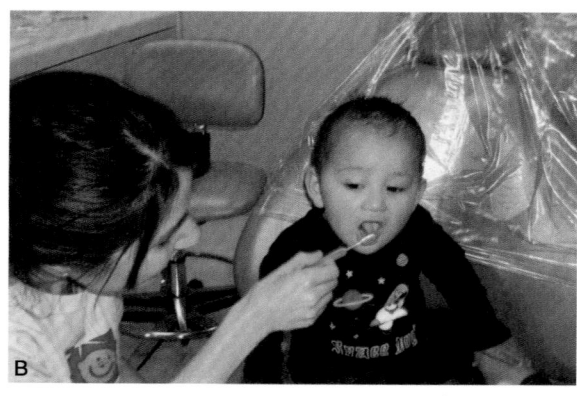

B

图 15-2　A,第一颗牙萌出后开始刷牙。B,15 个月大的婴儿第一次接受牙科检查。牙医助理正在给一位母亲演示如何给她的儿子刷牙

0~5岁儿童的口腔保健

孩子从出生时就应进行口腔保健。在牙齿萌出前,父母就应在婴儿每餐后用一块干净的湿布轻轻为其擦拭牙龈。为避免致龋菌的传播,父母不应把他/她用过的或吃的东西放到孩子嘴里,例如共用勺子、杯子等。

第一颗牙萌出后,父母应在早上和睡前给婴儿刷牙(图15-2A)。刷牙时,将豌豆粒大小的牙膏挤到小头软毛牙刷上。孩子绝对不能含着奶瓶或吸管杯在床上打盹或睡觉,除非里面装的是白水,因为牛奶和果汁会引起儿童早期的龋齿,也就是我们通常所说的"婴儿奶瓶龋"。

婴儿应在1周岁时看牙科医生,之后遵照医生的建议定期检查(图15-2B)。

窝沟封闭剂

窝沟封闭剂(dental sealant)是一种像塑料一样应用于牙齿咬合面窝沟点隙的涂层。它可以防止致龋菌侵蚀牙齿上不易清洁的窝沟点隙(图15-3)。

窝沟封闭是预防口腔医学重要的组成部分。在美国一些州,实施窝沟封闭是牙医助理的拓展职能(见第59章)。

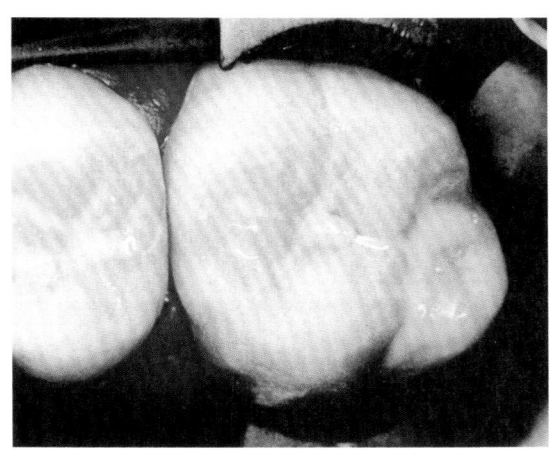

图15-3 应用窝沟封闭剂预防磨牙龋坏。(Courtesy 3M Espe Co, St Paul, MN.)

⟲复习

5. 什么是窝沟封闭剂?

病人健康教育指南

仔细倾听了解病人对自身牙齿健康的需求。每个病人的需求不同,你的观念里保持良好口腔健康很重要,但是病人对自身牙齿需求的认知和你的认知情况可能存在很大差异。

指导病人如何去除菌斑。对大多数病人来说,首先告诉他如何去除菌斑。菌斑在大多数牙齿上是不可见的,必须使用菌斑染色剂(disclosing agent)。这是一种非常有效的帮助病人直观地看见牙菌斑的方法。菌斑染色剂可为片剂型和液剂型。告诉病人菌斑和口腔疾病的关系(龋病和牙周病)。对每个病人的健康宣教内容必须是个性化的。

评估病人的动机和需求。结合其动机因素和需求制定口腔保健的建议。比如,如果病人目前关注的是前牙着色,跟他们强调磨牙舌侧的菌斑是没有效果的。

选择家庭口腔保健辅助用具。根据病人需求,为其选择牙刷、刷牙方法、邻牙辅助清洁用具(如牙线)和牙膏。

指导用语应简单明确。选择与病人单独沟通的方式,更能达到预期的效果。帮助病人改进口腔保健的方法,并对他们的努力给予积极鼓励。

在病人复诊时指导家庭口腔保健方法。人们在家庭口腔保健上容易忽视,动力不足。当病人出现动力不足时,牙医助理应当采用积极、辅助的方式来帮助他们达到保健目标。

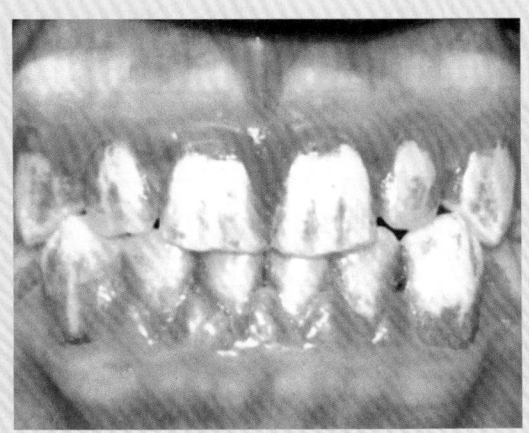

菌斑染色显示口腔内大量的牙菌斑

口腔健康与老龄化

由于寿命的延长,年龄在65岁以上的人口增长速度比其他人群更快。无牙人口的数量也在显著减少,越来越多的成年人开始重视牙齿健康,并去牙科诊所进行日常的牙齿护理。

与年龄相关的牙齿变化

随着年龄的增长,牙齿的牙釉质、牙本质、牙骨质及牙髓通常会发生一些变化。很多老年人可能由于过去曾使用硬毛牙刷或具有磨损性的牙膏而导致了牙齿的磨耗。牙医助理应帮助病人学习正确维护口腔卫生的方法。

与年龄相关的牙齿变化

- 牙釉质颜色变暗
- 牙釉质表面出现微裂
- 牙本质活力大大减少
- 牙骨质成分出现变化
- 牙髓血供逐渐下降
- 牙冠的磨损与磨耗

与年龄相关的病理状态

老年人比青年人更容易发生冠根龋。此外,老年人口腔中牙龈萎缩、口干等状况也比较常见。

年龄相关的病理状态

- 冠根龋
- 牙槽骨变得更加疏松
- 牙龈萎缩增加
- 全身性疾病或药物引起的口干
- 唾液腺的改变导致唾液流量减少
- 老年人常有的缺铁性贫血所导致的红舌和舌灼痛

氟化物

从 20 世纪 50 年代开始,氟化物就已经成为防治龋齿的主要“武器”。目前认为氟化物通过“延缓牙齿表面脱矿,促进再矿化”的途径控制龋坏进展(详见第 13 章)。

氟化物是“天然的防龋物质”,它是存在于食物和水中的一种矿物质。我们需要持续不断的补充全身和局部用氟化物以产生最佳的防龋效果。根据病人的需求,氟化治疗的方法包括如下几种:

- 在牙科诊所应用的处方强化氟化物。
- 家庭使用非处方氟化物产品。
- 饮用氟化的瓶装矿泉水或家庭饮用水。

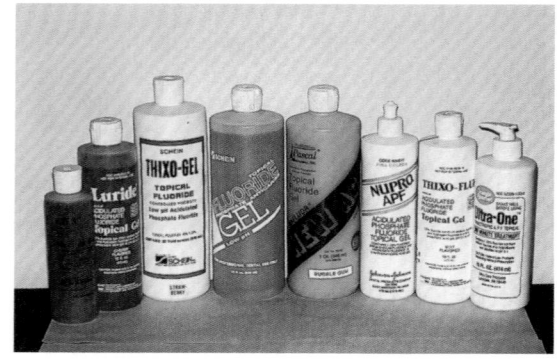

图 15-4　专业的局部用氟凝胶。(From Darby ML, Dental hygiene: theory and practice, ed 3, St Louis, 2010, Saunders)

全身用氟化物(systemic fluoride)是从水、食物、饮料或营养素中摄取的氟。氟化物通过小肠吸收入血,然后被转运到需要的组织中。多余的氟化物通过皮肤,肾脏和粪便排出。

局部用氟化物(topical fluoride)是对牙齿直接应用氟化牙膏、含氟漱口水和含氟冲洗液、凝胶、泡沫和氟保护漆(图 15-4)。

⊙复习

6. 氟化物预防龋齿的过程是什么?
7. 人体摄取氟化物的两种途径或方法是什么?

氟化物的作用原理

萌出前发育

牙齿萌出前包绕在一个充满液体的囊中,液体内的氟化物使发育中的牙釉质更加坚硬,更耐酸。

出生前,全身用氟化物来源于母亲的饮食。出生后和牙齿萌出前,婴儿自己摄入氟化物。

萌出后发育

牙齿萌出后,氟化物继续进入牙釉质,使釉质晶体的结构更加坚硬。与原来的釉质结构相比,这些富含氟化物的釉质不容易被酸溶解。

萌出后,全身和局部用氟化物的持续供给对牙齿的再矿化至关重要。

安全和毒性水平

目前已证实在牙科诊所按照医生推荐量使用的氟化物是安全有效的。长期过多地暴露于氟化物中,即使是较低的浓度,也可导致 6 岁以下的儿童正在发育的牙齿形成氟斑牙(图 15-5)。滥用高浓度的氟凝胶或含氟溶液或误服浓缩的氟制剂都能导致氟化物毒性反应。急性氟中毒是罕见的。

预防措施

为了避免病人摄入过多的氟化物,需要评估其目前氟化物的摄入情况。例如,一个儿童如果生活在饮用水加氟的社区,参加了入学前氟化物冲洗项目,并在家中使用了含氟牙膏。牙科医生在为这个患儿开额外的氟化物补充剂处方或进行临床治疗前需考虑其摄入的氟化物的多种来源。

当儿童因吞食含氟牙膏而摄入过多的氟时,会形成氟斑牙。儿童刷牙时,成人的监督非常必要,告知儿童不要吞食牙膏。饮用水的氟化物、含氟牙膏、含氟漱口水和专业的氟化治疗可产生氟的累积效应,因此应对摄入氟的含量进行监管。

⊙复习

8. 摄入过多氟化物可导致的牙齿疾病是什么?
9. 对应用含氟牙膏的儿童,应采取哪些必要的预防措施?

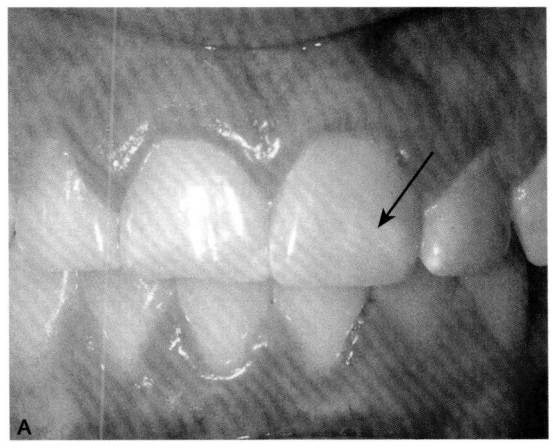

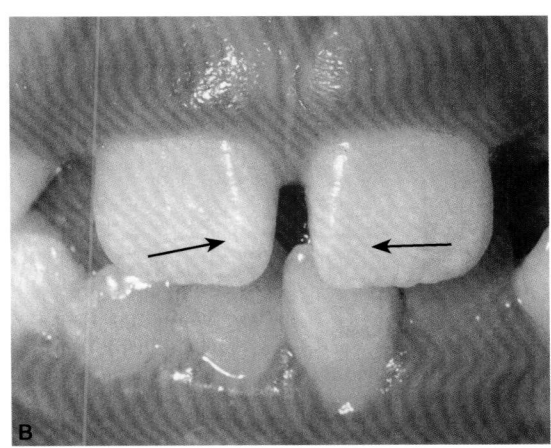

图 15-5 A，轻度氟斑牙。B，中度氟斑牙

氟化物需求评估

这项评估有助于我们确定病人在氟化疗法项目中的个性化需求，从而帮助其保持一生的牙齿健康。

请在适合的条目前做出标记：

__ 儿童时期饮用水中不含氟

__ 现在饮用水中不含氟

__ 饮用过滤水或瓶装水

__ 患有牙龈萎缩或牙龈病史

__ 有多个充填体或冠修复体

__ 有龋病的家族史

__ 正在佩戴正畸矫治器

__ 对冷、热接触敏感

__ 使用家庭美白产品

__ 手灵敏度受限

__ 三餐之间食用薄荷糖或含糖的口香糖、润喉糖或硬砂糖

__ 定期到牙科诊所检查

__ 目前正在接受化疗或有化疗病史

__ 患有胃酸反流

__ 牙齿不够清洁或有食物嵌塞

__ 过去曾治疗过牙齿

__ 三餐之间频繁吃零食

__ 每天饮用饮料（而不是水）

__ 使用任何类型的烟草产品

__ 经常磨牙

__ 每天刷牙次数少于 2 次

__ 每天使用牙线次数少于 1 次

(Modified from Oral-B Laboratories，Boston，MA)

氟化物需求评估

氟化物需求评估用于帮助病人参与到龋齿预防中。进行评估的临床工作人员可通过向病人收集相关信息，帮助他们理解氟化物的重要意义和氟化物在将来患龋风险中所发挥的作用，巩固牙科医患合作关系。进行氟化物需求评估有如下优点：

* 通过识别危险因素减少治疗时间
* 促进牙科医务人员与病人之间的沟通
* 有助于进行个性化的氟化治疗
* 有助于医生准确选择合适的氟化物疗法

氟化物的来源

含氟饮用水

很长一段时间，人们认为通过饮用含氟用水，待全身吸收氟化物后，可作用于正在发育的牙齿的釉质而有效地预防龋齿。目前已证实氟化水的主要效应是局部的而非全身的。局部摄取是指氟化物渗入到萌出牙齿的釉质表面而不是仅在发育过程中进入未萌出的牙齿。

家庭饮用水中安全添加氟化物的做法已经超过 50 年。美国大部分大城市都在使用氟化水，政府也正在努力将未使用氟化水的社区变成氟化水社区。从公共健康角度而言，在公共用水中添加氟化物是一种为社会经济水平低的人群提供氟的好方法，因为该人群未必有条件使用局部用氟化物产品，如含氟牙膏和含氟漱口水。

目前已证实饮用水中含大约百万分之一的氟是安全的，且这一推荐的浓度有助于控制龋齿。2011 年 1 月，美国卫生与公众服务部（Department of Health and Human Services，HHS）建议将推荐的氟化物的浓度从每升 0.7～1.2mg 的范围降为每升 0.7mg，该浓度将为牙齿提供最佳保护，同时降低了患氟斑牙的风险。这是近 50 年来 HHS 首次调整氟化物水平。

由于控制后的氟化水所提供的氟水平很低，故个体不会通过饮水摄入而引起急性氟中毒。但是，一些州的天然饮用水中含有超过正常水平两倍的氟，生活在这个地区的病人易患氟斑牙（见第 17 章）。

瓶装水

很多人饮用瓶装水，他们可能没有意识到，由于瓶装水中氟化物的水平不同，其在牙齿健康方面产生的影响与自来水不同。部分瓶装水中可能含有氟，但大多数瓶装水中氟化物低于最佳水平（0.7/100 万～1.2/100 万）。瓶装水氟化物的含量取决于其水源的氟含量、装瓶前水源经过的处理（如反渗透或净化）、是否添加氟化物。目前美国食品药品管理局（Food and Drug Administration，FDA）没有要求生产企业在瓶装水上列出氟化物的含量。

全身氟化物的来源

食物和饮料

很多食品和饮料用氟化水加工而成,因此对经常饮用这些饮料的儿童而言,这也是饮食中氟化物的来源之一。此外,很多品牌的瓶装水含有氟化物。需要用氟化物防龋的消费者应在购买前查看商品成分表。

处方饮食营养素

对居住在饮用水中不含氟地区的 6~16 岁的儿童,牙科医生可能会为其开片剂型、滴剂型或含片类的氟化物营养素(图 15-6)。在开这些营养素之前,牙科医生应考虑如下因素:

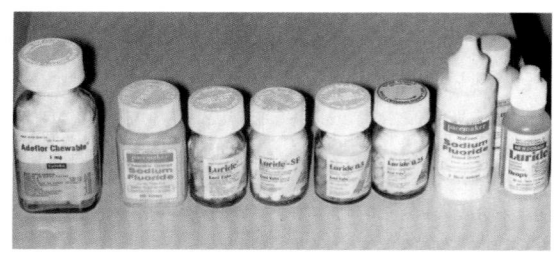

图 15-6 牙科医生可分配片剂型的氟化物

- 儿童饮用水中氟化物水平。
- 孩子接触的多个水源情况(如一个家庭饮用水不含氟的儿童,但他的幼儿园或学校位于使用氟化水的地区)。

- 所有可能的氟化物来源,因为很多儿童食用的果汁和加工食品都含氟。
- 家长和病人是否愿意配合,因为氟补充剂通常建议用到 16 岁。

局部用氟化物的来源

局部用氟化物可从家庭护理用品中获得,如含氟牙膏和漱口水,也可从牙科诊室应用的局部含氟产品中获得(图 15-7;表 15-2 和表 15-3)。

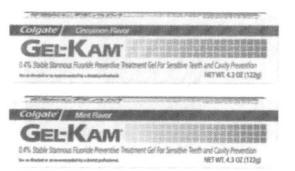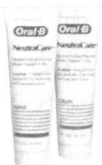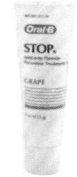
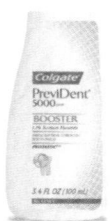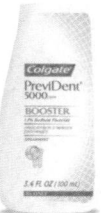

图 15-7 含 0.4% 的氟化锡凝胶、牙膏和含 1.1% 氟化钠的处方牙膏。(From Darby ML, Walsh MM: Dental hygiene: theory and practice, ed 3, St Louis, 2010, Saunders; Colgate products courtesy Colgate Oral Pharmaceuticals, New York; Oral-B products courtesy Procter&Gamble, Cincinnati, OH)

表 15-2 专业人员使用的氟化物种类

类型	剂型	使用方法	注意事项
氟化钠(NaF) pH 中性	2% 溶液	涂抹	使用棉卷吸收多余的溶液
氟化钠(NaF) pH 中性	2% 凝胶	托盘	禁止病人吞咽凝胶
氟化钠(NaF) pH 中性	2% 泡沫	托盘	因其较黏稠,病人不易吞咽。使用时放入托盘的量应少于氟凝胶的量
酸性氟磷酸盐(APF) pH 3.0~3.5	1.23% 溶液	涂抹	避免应用于有烤瓷和复合树脂修复体的病人。用棉卷吸收多余的溶液
酸性氟磷酸盐(APF) pH 3.0~3.5	1.23% 凝胶	涂抹或托盘	避免应用在口内含有烤瓷和复合树脂修复体的病人。注意托盘内不要放太多
酸性氟磷酸盐(APF) pH 3.0~3.5	泡沫	托盘	避免应用在口内含有烤瓷和复合树脂修复体的病人。托盘内只需放入少量的泡沫

表 15-3 家庭氟化物疗法

病人问题	治疗类型	活性成分	优点
成人龋齿			
病人的依从性	牙膏	1.1% 中性氟化钠	防龋
牙根暴露	处方治疗,涂抹氟凝胶	1.1% 中性氟化钠	对修复体和烤瓷冠安全,阻止 91% 的早期根面龋

病人问题	治疗类型	活性成分	优点
根面龋	处方治疗,涂抹氟凝胶	1.1%中性氟化钠	刷牙时应用氟化物,有助于预防龋齿
口干症	处方治疗		对修复体和烤瓷冠安全,不含酒精
龋齿			
需要高浓度的氟化物	漱口	0.2%中性氟化钠	每周使用可减少高达55%的龋齿
刷牙困难	处方治疗		最高浓度的家庭含氟漱口水
病人的依从性			对修复体是安全的
			每周1次
牙本质过敏和龋坏			
牙本质暴露	家庭护理用氟凝胶	0.4%氟化锡	减轻过敏症
患龋风险			预防龋齿
			非处方用品
牙根暴露			
刮治术后	家庭护理用漱口水	0.63%氟化锡(稀释到0.1%)	阻止暴露牙根的脱矿
根面平整术后		处方药	预防菌斑堆积
牙周手术后			减少唾液中的变型链球菌的量
			减少龋齿
			不含酒精
过敏症			
牙齿美白中暂时的敏感	牙本质脱敏剂	1.09%中性氟化钠	在家快速暂时缓解敏感
缺失临时冠后敏感			
在家一过性敏感	处方治疗	0.4%氟化亚锡	应用1分钟
		0.14%氟化氢	
正畸钙化			
儿童龋齿	漱口水	0.044%氟化钠和局部用酸性氟磷酸盐溶液	预防脱矿
			提高再矿化
	凝胶	1.1%氟化钠和酸性氟磷酸盐	不含酒精
			可在药店买到
			对牙面的白斑安全、有效
	处方治疗		有助于减少脱钙
			促进再矿化
			对正畸装置安全
龋齿预防			
儿童	防龋含氟漱口水	0.05%中性氟化钠	成人根面龋减少达71%
青少年			儿童龋坏降低40%
成人			口气清新
			非处方

牙膏

含氟牙膏是局部用氟化物的主要来源。应用含氟牙膏的主要好处是通过刷牙使氟化物与牙齿表面紧密接触。

每天使用含氟牙膏刷牙对各年龄段病人均有益。6~7 岁以下儿童应在成人的监督下使用含氟牙膏,因为吞食含氟牙膏可引起氟斑牙。现在已有适合幼儿使用的不含氟的训练牙膏(图 15-8)。

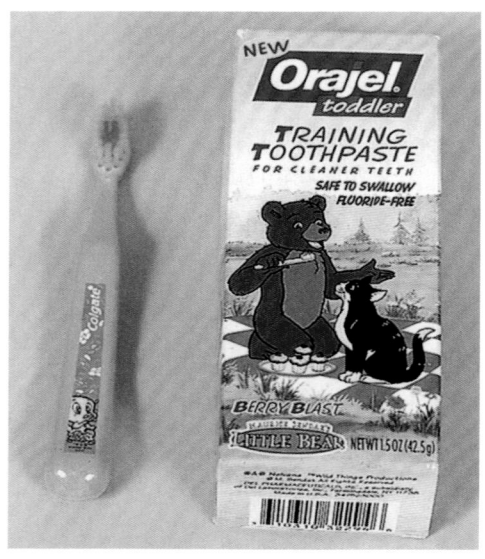

图 15-8　幼儿使用的训练牙膏

市场上还有其他类型的牙膏,包括一些含美白和脱敏制剂的牙膏。

漱口水

对龋齿高危病人,推荐使用含氟漱口水。非处方漱口水通常含有 0.05% 氟化钠,主要用于日常使用。处方漱口水通常含有 0.63% 的氟化锡或 0.2% 的氟化钠。含氟漱口水具有很好的抑菌特性。氟化锡对降低牙齿的敏感性(牙齿对冷、热过度敏感)也非常有效。

在刷牙和使用牙线后使用含氟漱口水更有效。应指导病人使用约 10ml 的漱口水,鼓漱 1 分钟后吐出;在漱口半小时内勿进食或饮水,因为多余的氟可被吸收。提醒成人病人不要吞食漱口水,儿童病人在使用漱口水时应密切监督。

市场上还有抗菌特性的漱口水,用于预防和控制牙周疾病(图 15-9)。

凝胶

市面上有不同浓度的氟化钠凝胶适用于家庭使用。较高浓度(2%)氟凝胶则须医生开具处方,那些低浓度(1.1%)的产品可以从药店购买。

高危病人可在家通过刷牙或可复用的托盘模具来应用这些凝胶产品。指导病人在睡前将少量的凝胶放于托盘上,放置于牙齿上保持 5 分钟。

注意:如果这个地区的水是氟化水,应指导病人用清水漱

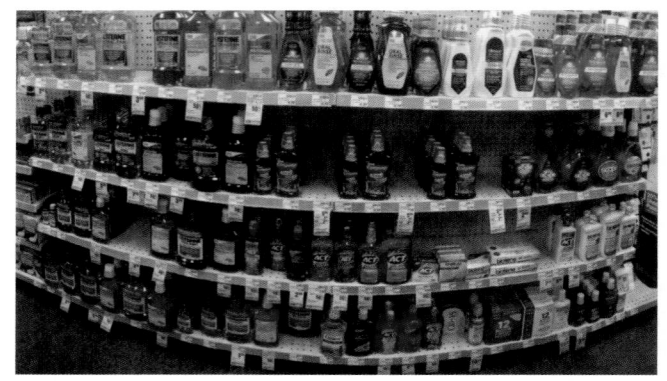

图 15-9　多种化学治疗的产品可供消费者选择。(Courtesy Procter & Gamble Company, Cincinnati, OH.)

口,避免吞服剩余的氟凝胶。如果这个地区的水不是氟化水,告知病人使用后将多余的氟凝胶吐出即可,不用再使用清水漱口。吞服极少量的氟也提供了额外饮食摄入的氟化物。这不是漱口水中氟化物的问题,而是病人在已经应用了全身氟化物的情况下,又吞食了剩余的氟凝胶。

氟保护漆

氟保护漆(fluoride varnish)是一种浓缩局部用氟化物产品,由树脂或合成基质组成,涂于牙齿上延长氟化物暴露时间。它可以替代氟凝胶使用,一年应用 2~3 次可有效预防龋齿。

氟保护漆在预防龋齿的有效性方面与专业的凝胶产品相似,其优点是应用方便且病人容易接受。同时,与其他方法相比,氟化物吸收较少。氟保护漆可用于治疗过敏症和预防龋齿,适合各个年龄段的病人。目前,虽然氟保护漆可应用于龋齿的预防,但 FDA 证实它仅为一种抗敏感的制剂。氟保护漆含有 5% 的氟化钠,可有小剂量单独包装(图 15-10)。

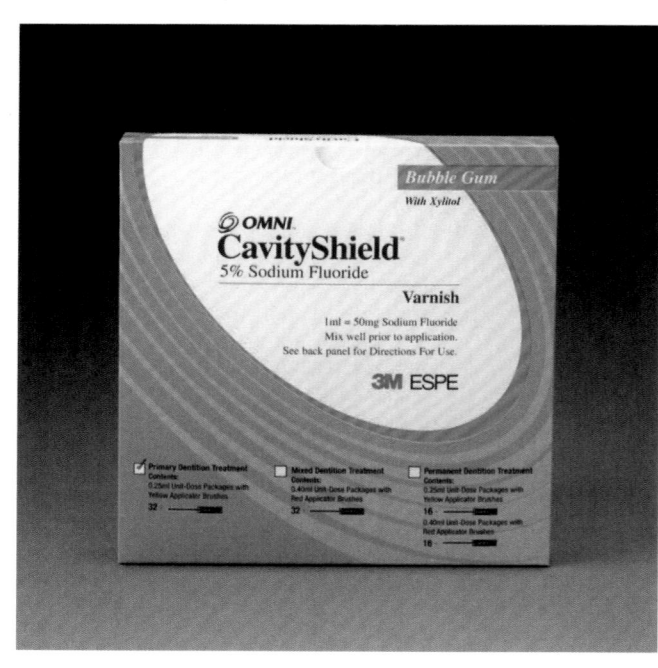

图 15-10　各个年龄高危病人适用的氟保护漆产品举例。(Courtesy 3M ESPE Dental Products, St Paul, MN)

专业用品

对于刚萌出恒牙的儿童和一些龋齿高危病人,可推荐应用专业的氟凝胶或氟保护漆产品。这些治疗由牙科医生、牙科卫生士或认证的牙医助理进行(操作 15-1 和操作 15-2)。

营养和龋齿

不食用糖就不会发生龋齿。虽然麦芽糖、乳糖、葡萄糖、果糖也有较高的致龋能力,但蔗糖比其他类型的糖更容易致龋。面粉和淀粉本身不具有很高的致龋性,但当把淀粉和糖混合时(如曲奇饼干),牙齿龋坏的概率就会明显增加。

糖替代品

最初,人造甜味剂主要用于美国一千万的糖尿病和肥胖病人。近年来,甜味剂的使用明显增多。目前主要的糖替代品有糖精、阿斯巴甜、山梨糖醇、木糖醇和甘露醇。

其中糖精、阿斯巴甜、山梨糖醇、甘露醇不具有致龋性,不会使牙齿发生龋坏。而木糖醇是唯一一种可以预防龋齿的人造甜味剂。

木糖醇

木糖醇预防龋齿的机制尚在研究中,但人们普遍认为细菌不能使木糖醇产酸,且木糖醇可抑制链球菌群的生长。木糖醇从桦树、玉米棒、燕麦、香蕉和一些蘑菇中提取出来,价格是蔗糖的 10 倍。因此,虽然含木糖醇的产品非常好,但其价格比其他人造甜味剂贵很多(图 15-11)。

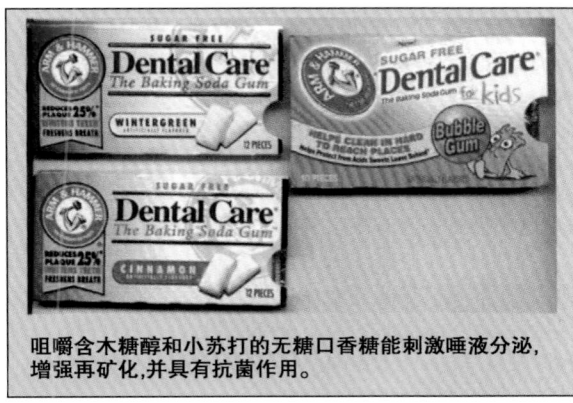

咀嚼含木糖醇和小苏打的无糖口香糖能刺激唾液分泌,增强再矿化,并具有抗菌作用。

图 15-11 含木糖醇的无糖口香糖。(From Darby ML, Walsh MM: Dental hygiene: theory and practice, ed 3, St Louis,2010,Saunders.)

膳食分析

膳食分析是一种快速简便确定病人目前摄入的食物是否影响其牙齿健康的方法。病人需要记录一份饮食日志,包括一周内摄入的任何食物,涵盖所有正餐、营养素、口香糖、零食和氟化水,此外还需记录进食时间,自制食物的量,添加到食物或饮料中糖的量(见第 16 章)。

如果病人的饮食日志反映出任何与饮食相关的口腔问题,如高糖摄入或频繁吃零食等,提示我们需要对其进行饮食指导。

饮食日志分析的步骤

1. 记录正餐和零食时间。

2. 记录额外加糖的食物,包括软饮料、加糖的咖啡或茶、点心、糕点、止咳糖浆和水果。记录所有碳水化合物饮料,包括软饮料和啤酒(甚至饮食饮料)。

3. 记录所有的干果,如浆果、海枣、西梅干、葡萄干,因为这些干果含有高度浓缩的糖。而新鲜的水果如苹果或橘子水份含量高,没有高度浓缩的糖。

4. 将余下的食物分为合适的食物组合。

5. 将膳食指南推荐的食物类型与摄入的食物组合类型相比,评估饮食摄入是否充分。

6. 评估未加糖食物的摄入频次和时间,分析这些食物与病人口腔健康问题的相关性。

7. 从饮食日志提供的信息分析病人饮食指导的需求。例如,一位患有猖獗龋且是高糖饮食的病人就需要综合的饮食指导。相反,一位患龋较轻且蔗糖摄入较少的病人只需稍加饮食指导。

软饮料的副作用

大包装饮料中含有更多的热量、糖和酸。一个 64 盎司(1 盎司=29.27ml)大杯的含有量多于 5 个 12 盎司的小杯。

饮料没有任何营养价值。在平常的苏打水中,所有的能量均来自糖。

苏打水中的糖易与口内的细菌结合形成酸。

饮食或无糖苏打水含酸。这种酸腐蚀牙齿,腐蚀时间为 20 分钟。

除龋齿之外,糖尿病、肥胖和骨质疏松的发生也与摄入大量苏打水有关。

与 20 年前相比,现在的年轻人饮用 3 倍的苏打水,通常拿苏打水作为牛奶的替代品。

一岁和两岁儿童中五分之一饮用苏打水。

窝沟封闭剂仅保护牙齿的咀嚼面。苏打引起的龋齿易发生在窝沟封闭剂不能到达的光滑的牙齿表面。

⟳复习

10. 与龋齿相关的关键饮食因素是什么?

11. 在饮食日志中,病人必须记录什么信息?

12. 无糖苏打水为什么与龋病相关?

菌斑控制

病人无法每天去除牙齿上所有的菌斑,但他们可通过刷牙、使用牙线、牙间隙清洁辅助用具、抗菌溶液来控制菌斑。牙医助理可与病人共同制定家庭日常口腔卫生保健策略。

目标是每日至少彻底去除菌斑 1 次。彻底去除菌斑后,24 小时可再次形成。根据病人的需求和能力选择去除菌斑的方法。8 岁以下的儿童没有手动去除牙齿所有面菌斑的能力,通常需要大人的帮助(图 15-12)。

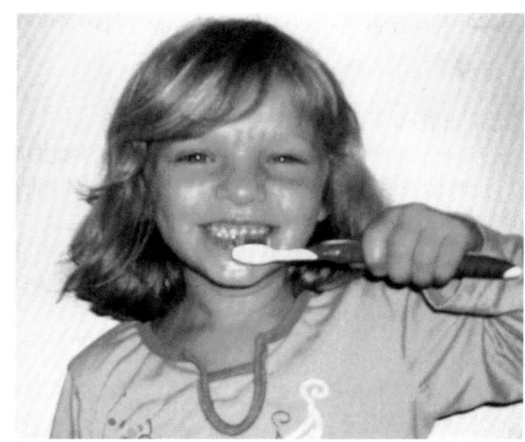

图 15-12   应监督 8 岁以下儿童刷牙,保证彻底清洁所有牙面

目前市场上可选择多种口腔卫生产品,牙医助理必须熟悉最新的产品,以便为病人提供建议和答疑。

牙刷和刷牙

选择合适尺寸和类型的牙刷。手动牙刷和电动牙刷是两种最基本的牙刷类型。如果能正确使用均可有效去除牙菌斑。

儿童牙刷

儿童和婴幼儿的牙刷小而柔软,应在第一颗牙齿萌出时就开始使用。指套牙刷是另一种清洁婴幼儿牙齿的方法(图 15-13)。刷牙是婴幼儿牙齿保健的好方法。

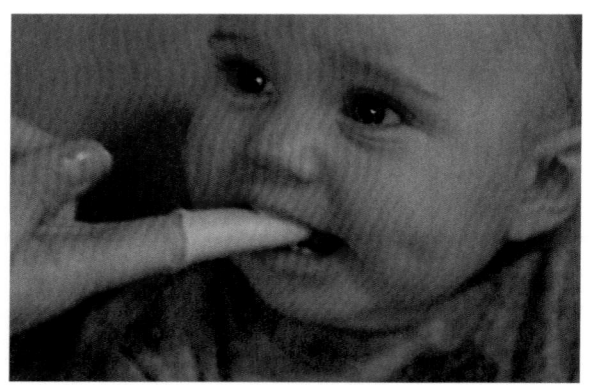

图 15-13   指套牙刷应在婴幼儿牙齿萌出后使用

手动牙刷

牙刷有很多类型,包括刷头的大小,刷毛排列的形状,以及牙刷手柄的角度和形状(图 15-14)。没有一款"理想"牙刷适合每个人。

通常牙科医务人员都会推荐软毛牙刷,因为这些刷毛对于柔软的组织和暴露的牙本质或牙骨质十分温和。与硬毛牙刷相比,软毛牙刷更能适应牙齿的轮廓。

刷毛可以是尼龙的或天然的。尼龙更适合做刷毛,因为这种材质的末端圆滑,制作的牙刷更安全。

选择牙刷时应明确牙刷可以去除菌斑但不会造成组织损

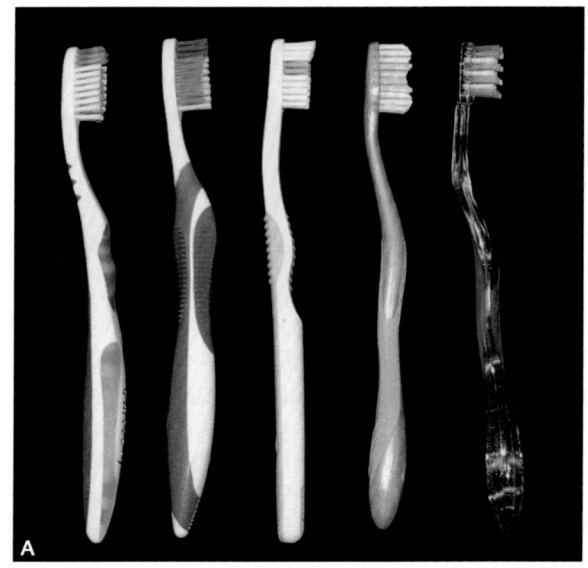

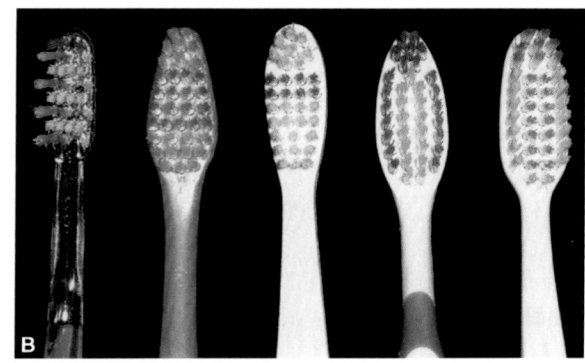

图 15-14   手动牙刷举例。(From Newman M,Takei T,Klokkevold P et al,editors:Carranza's clinical periodontology,ed 11,St Louis,2012,Saunders)

伤。通常在使用牙刷 8~12 周之后,刷毛出现磨耗或向外倾斜时,应立即更换(图 15-15)。个别人认为生病后应更换牙刷,然而目前这个做法并没有科学依据。

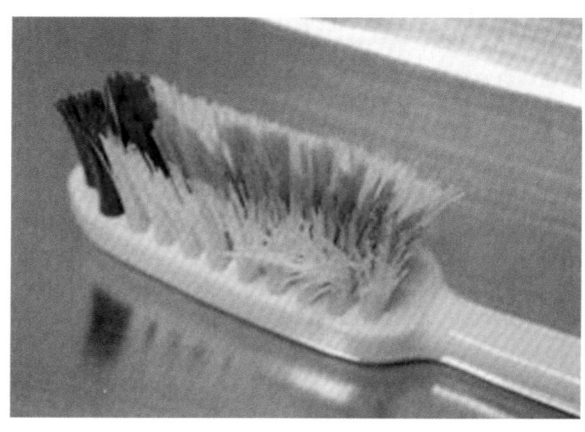

图 15-15   磨耗的牙刷。(From Darby ML,Walsh MM:Dental hygiene:theory and practice,ed 3,St Louis,2010,Saunders.)

电动牙刷

电动牙刷越来越流行。和手动牙刷一样，市面上有不同类型的电动牙刷。

电动牙刷手柄较大，含有一个可充电电池。较大手柄的电动牙刷对身体有残疾的病人非常实用。此外，电动牙刷对于儿童也有着激励作用。

电动牙刷刷毛运动，可后退和前进，向上、向下或绕圈。有的电动牙刷有震动和超声的性能（图15-16）。有的配有定时装置，每30秒就提醒使用者改变牙刷在口内的位置（表15-4和表15-5）。

刷牙

不论病人选择哪种类型的牙刷，正确使用就可彻底清除菌斑。牙科医务人员需要进行个性化的刷牙指导。指导一个病人如何有效刷牙时，应考虑其年龄、灵活性和个人的喜好。应指导病人应用系统的方法彻底清洁口腔和舌，并理解菌斑和炎症控制的重要性。Bass刷牙法是常推荐使用的刷牙方法（图15-17）。

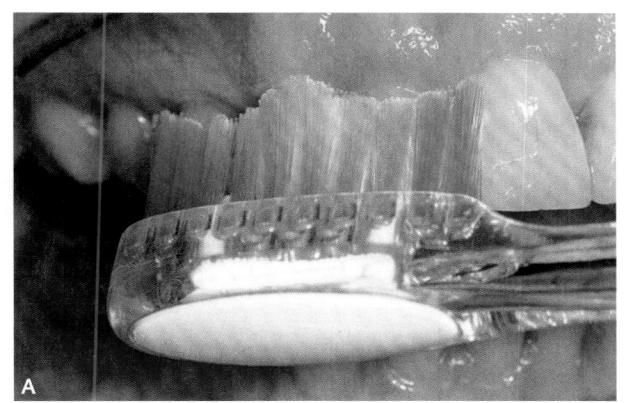
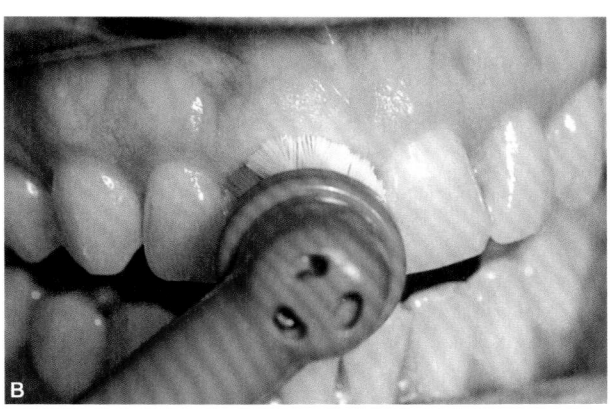

图15-16　正确放置牙刷头和刷毛尖端，使其能到达牙龈边缘以达到最佳的清洁效果。A，垂直刷头的放置。B，圆形刷头的放置（From Newman M，Takei T，Klokkevold P et al，editors：Carranza's clinical periodontology，ed 11，St Louis，2012，Saunders.）

表15-4　电动牙刷举例

产品和公司	描述	产品和公司	描述
欧乐-B 布劳恩		Interplak	
3-D 菌斑去除器 欧乐比实验室 艾奥瓦，艾奥瓦州	震荡；小型旋转刷头；一些产品包括双向震荡和前后运动	电动牙刷 Bausch 和 lomb 塔克，佐治亚州	独立旋转的刷毛和反向旋转；有大刷头和小刷头供选择
Bulter GUM		Rotadent	
脉冲菌斑去除器 John O. Bulter CO. Sunstar 公司 芝加哥，伊利诺伊州	刷头可以上下运动，使用一次性5号电池而不是充电电池	Prodentec 贝茨维尔，阿拉斯加州	小型旋转牙刷；可选择平刷头或点状刷头
		Synchrosonic	
高露洁 Actibrush		洁碧技术 柯林斯堡，科罗拉多州	声震刷头
Colgate-Palmolive Co. 纽约，纽约州	小头、圆形、软毛牙刷头，可以做震荡运动	Sonicare	
佳洁士 Spin Brush		Philips oral Healthcare 斯诺夸尔米，华盛顿州	声震刷头
Procter 和 Gamble 辛辛那提，俄亥俄州	牙刷头由后2/3处的固定刷头和前1/3处的震荡刷头组成；使用一次性5号电池		

From Daniel SJ，Harfst SA：Mosby's dental hygiene：concepts，cases，and competencies—2004 update，St Louis，2004，Mosby.

表 15-5　电动牙刷:常见的运动模式

运动	描述	举例	图示
一边到一边 反向震动	刷头沿一侧运动 相邻的刷毛朝一个方向转动,然后其他刷毛独立运动。每簇刷毛与相邻刷毛的转动方向相反	早期的电动牙刷模型 Interplak	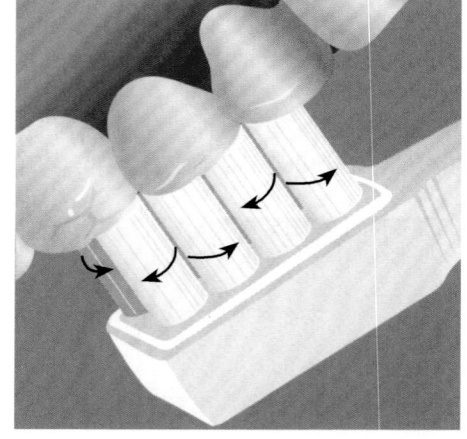
旋转震动	整个刷头朝一个方向转动,也会有脉冲进出	Braun 欧乐-B	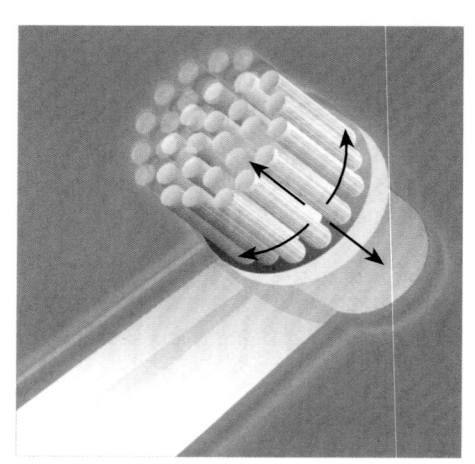
环转	整个刷头朝一个方向转动	Rota-Dent	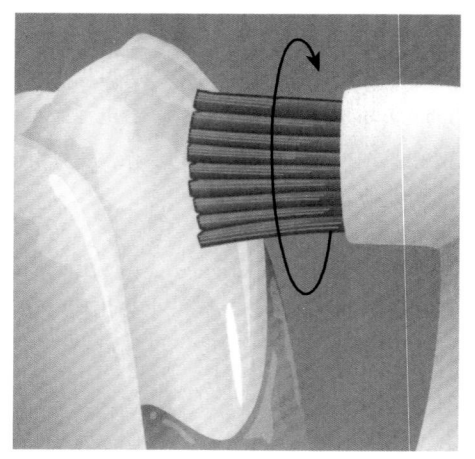

运动	描述	举例	图示
声波	刷毛做高振幅和高频率移动,声波带动液体运动	Philips Sonicare	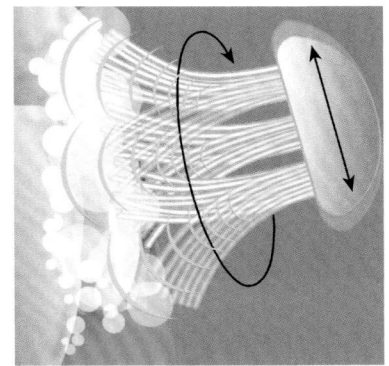
超声	刷毛按照超声的频率震动	Ultreo	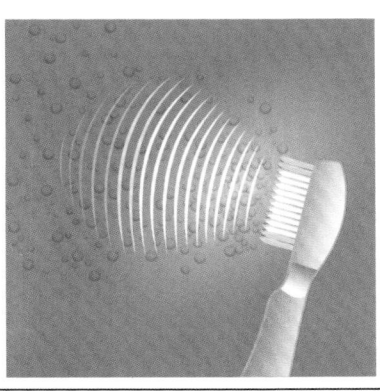

Data from Darby ML,Walsh MM:Dental hygiene:theory and practice,ed 4,St Louis,2015,Saunders.

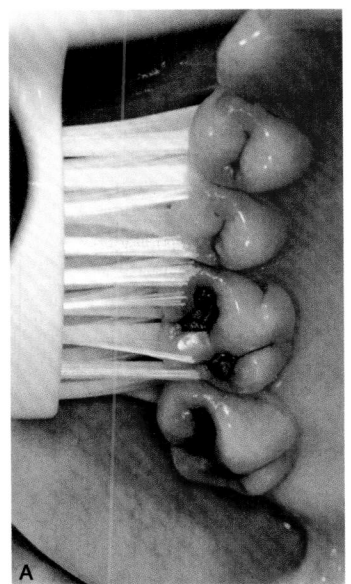
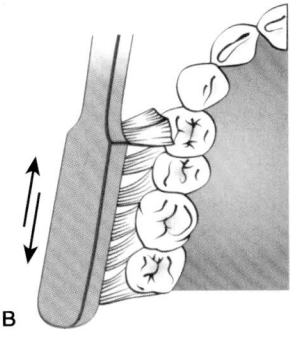

图 15-17　Bass 刷牙法。**A**,放置牙刷,使牙刷的刷毛与牙面呈大约 45°。**B**,从牙弓最远端的牙齿开始,使用振动和前后运动的方式刷牙。(From Newman M,Takei T,Klokkevold P,Carranza F,editors:Carranza's clinical periodontology,ed 11,St Louis,2012,Saunders.)

牙医助理在指导病人刷牙方法之前应先观察他们目前的刷牙情况。当病人牙龈健康、菌斑较少时,不需要推荐一种全新的刷牙方法,而应指导他们继续沿用安全有效的刷牙方法。如果病人口腔某个区域有菌斑滞留,则可以给病人提供更有针对性的建议。很多病人只需要轻微调整他们目前使用的刷牙方法。

应要求病人演示他们的刷牙方法。大的手柄面镜有助于病人观察到他们自己的刷牙方法。牙医助理可以在他们刷牙的过程中给予一些建议(图 15-18)。如果可能的话,给他们提供一些纸质材料来强化口腔健康课堂中给他们展示的概念。当病人问:"我应当每天刷几次牙?"牙科医务人员中普遍认可的答案是:每天刷 2 次牙。病人问最佳的刷牙时间是多久,有些病人刷 1 分钟或更短的时间。有的牙科医务人员建议至少 3 分钟,而有的则建议每个区域刷 5~10 次。最好根据病人的口腔健康状况和依从性来制定健康指导内容。

刷牙的注意事项

应该提醒病人不管使用什么类型的牙刷,过度用力刷牙都会造成牙齿的损害。随着时间的推移,这会引起牙齿结构的异常磨耗、牙龈萎缩以及牙根面的暴露(图 15-19)。

特殊条件下的刷牙

即使口腔存在异常或疼痛的情况,仍应鼓励病人尽最大限度地刷牙。然而,以下情况可能需要暂停日常的口腔护理:

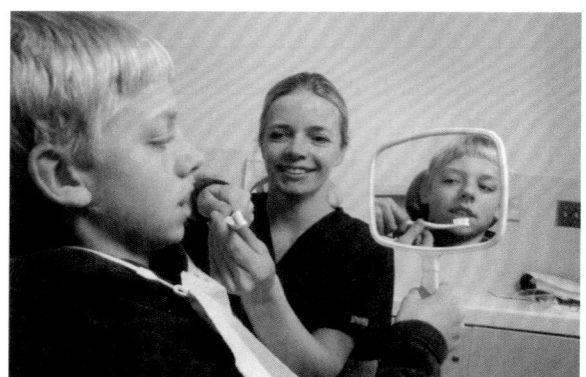

图 15-18　观察刷牙方法

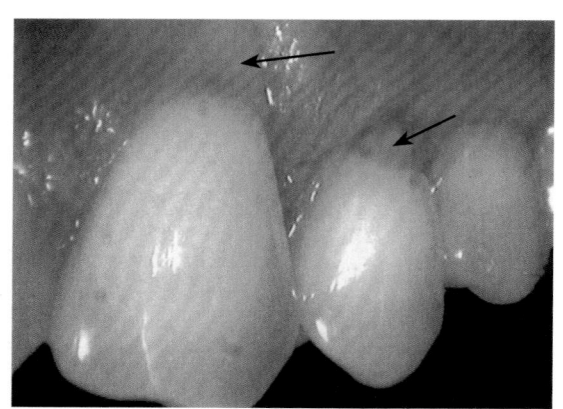

图 15-19　不正确的刷牙方法导致的牙面的磨耗,可引起牙龈退缩。(Courtesy Dr. Robert Meckstroth, Santa Rosa, CA.)

- 急性口腔炎症或创伤使刷牙疼痛。应指导病人清洁所有未受影响的口腔区域,尽早恢复正常的口腔卫生措施。使用温和的淡盐水漱口可促进伤口愈合,去除食物残渣。
- 牙周手术后,指导病人如何在伤口缝合或放置牙周保护剂的区域刷牙。在牙周保护剂上直接用力地刷牙会使保护剂脱落。应指导病人只刷咬合面,并轻轻刷牙周保护剂的区域。其他牙齿和牙龈应正常清洁。
- 拔牙之后,病人经常不愿刷牙。但拔牙窝附近的牙齿需要尽快清洁,以减少菌斑聚集,促进伤口愈合。一般建议病人避免刷手术区域,其余部位正常清洁。
- 当牙齿做完修复体后,病人通常都不愿刷新牙冠或者新固定桥。应在病人就诊时给予特定的口腔卫生指导,建议病人正常刷口内所有区域。

⊙复习

13. 病人日常如何去除菌斑?
14. 通常建议使用什么类型的牙刷刷毛?
15. 通常建议使用什么刷牙方法?

牙线或牙线卷

恰当使用牙线可以去除菌斑,减少邻牙牙龈出血(图 15-20

和操作 15-3)。牙线是圆形的,牙线卷是平的。我们可以买到各种颜色和口味的牙线,但效果相同。

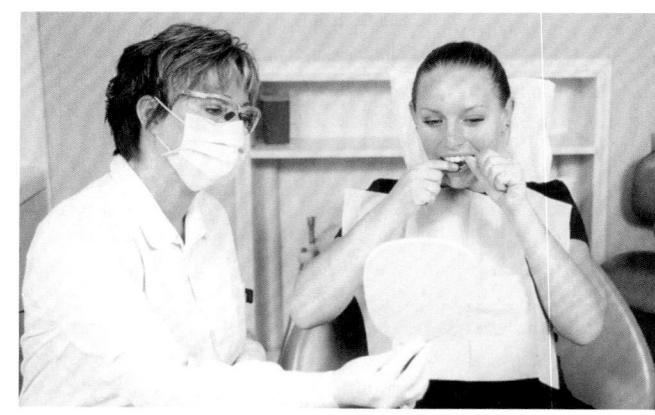

图 15-20　牙医助理在帮助病人使用牙线

牙线分加蜡和不加蜡的,鼓励病人使用他们喜欢的类型。一些病人不喜欢使用不加蜡的牙线,因为这种牙线更薄更细,更容易被修复体撕裂或撕碎。调查研究显示:在牙菌斑去除方面,加蜡和不加蜡的牙线没有区别。

什么时候用牙线

牙线在刷牙前使用的原因:
- 去除牙齿表面的菌斑后刷牙,含氟牙膏更能有效预防龋齿。
- 如果病人先刷牙,就会感觉口腔已经干净了,可能不愿再花费额外的时间用牙线来清洁口腔。

⊙复习

16. 牙线和牙线卷的区别是什么?
17. 含蜡或不含蜡的牙线,哪个更有效?

牙间隙辅助清洁装置

建议使用特殊的装置辅助清洁大的或开放的牙间隙和固定桥(图 15-21)。它们只是用来进行辅助清洁,不能替代牙线进行所有口腔区域的清洁(图 15-22)。

牙间隙刷

牙间隙刷是由柔软的尼龙丝制成的窄的圆锥状装置,有助于清洁普通牙刷很难到达的区域。这些区域包括正畸矫治器、固定桥及间隙保持器影响的区域和存在开放性龈楔状隙(译者注:也称黑三角区域)的牙齿邻面。

固定桥穿引器

固定桥穿引器用来将牙线穿到固定桥的桥体下面(图 15-23)。它们和普通的牙线一起使用。将一段牙线穿在固定桥穿引器的环形区域。穿引器直的部分从桥体下方滑过,将牙线拉过桥体。

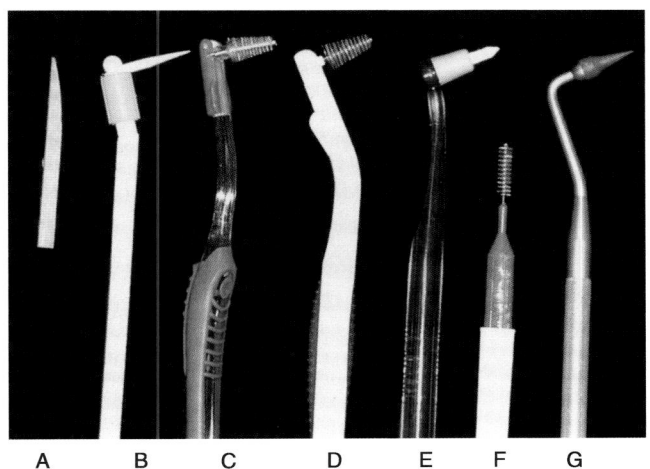

图 15-21　牙间隙清洁装置包括木制尖端（A 和 B），牙间隙刷（C~F）和橡胶头的刺激器（G）。（From Newman M，Takei T，Klokkevold P et al，editors：Carranza's clinical periodontology，ed 11，St Louis，2012，Saunders.）

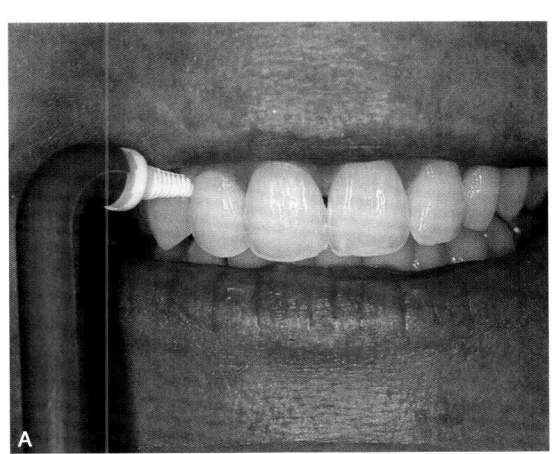

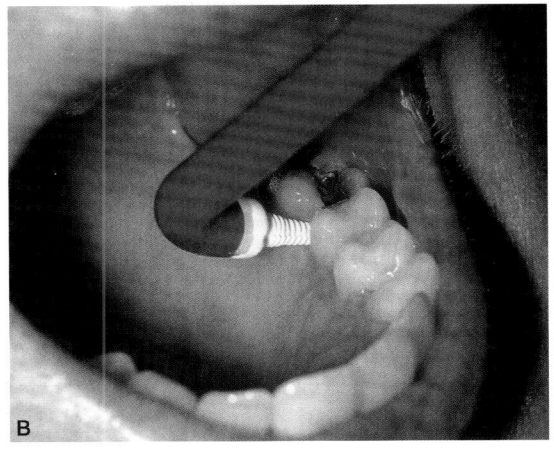

图 15-22　牙间隙辅助清洁装置。A，清洁前牙。B，清洁难以到达的后牙邻面区域

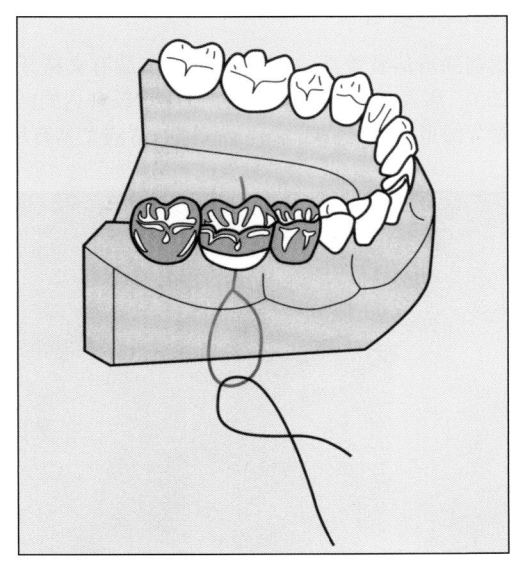

图 15-23　固定桥穿引器辅助清洁固定桥

自动牙线

　　自动牙线是为那些手动操作牙线有困难的病人设计的（图 15-24）电池操控设备。它有一个一次性的、可替换的、薄的橡胶尖端。使用时将尖端放入牙间隙区域，按下手柄上的按钮，橡胶尖端就会震动牙间隙去除菌斑。

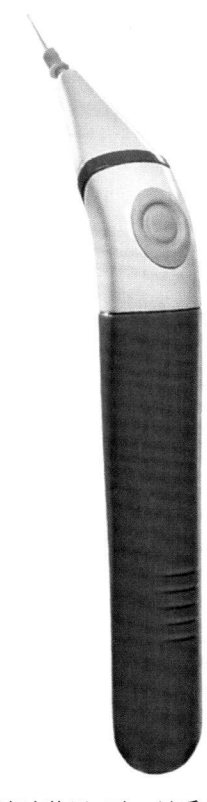

图 15-24　电动清洁装置，可一只手使用一次性的尼龙移动尖端来进行清洁，为一部分病人提供便利。（Courtesy Water Pik，Inc. Fort Collins，Co.）

牙周辅助清洁装置

牙周辅助清洁装置是一个手柄,它的末端有夹持牙签的孔(图 15-25)。病人可用牙签来清洁口腔中难以到达的区域。这种装置对牙龈退缩或牙周手术后牙间隙的清洁尤其有用。

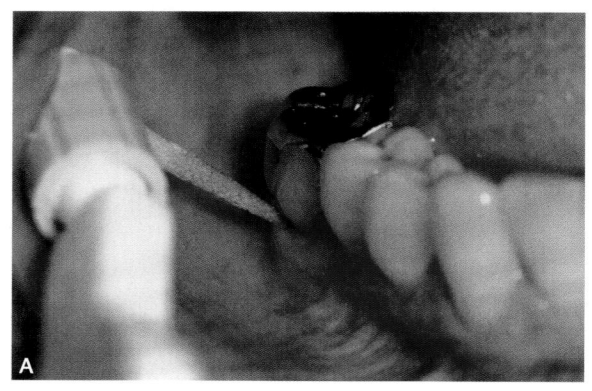

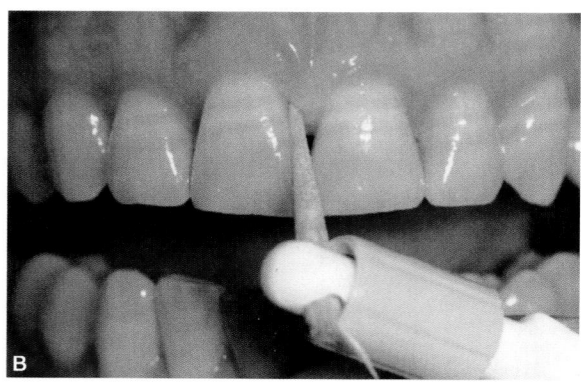

图 15-25　A,牙签放置在牙龈边缘。B,轻轻上下震动保持尖端在牙齿上。(FromNewman M, Takei T, Klokkevold P et al,edtors:Carranza's clinical periodontology,ed 11,St Louis,2012,Saunders.)

使用牙周辅助清洁装置时,将一个圆形坚硬的牙签放入手柄任一端的开口处,去除多余部分。通过一只手握持装置,将牙签末端放入到需要清洁的区域。

义齿

佩戴全口义齿或局部义齿的病人需要使用义齿刷清洁义齿的所有区域(图 15-26)。可搭配使用非研磨类的清洁剂如市售的义齿清洁剂、温和的肥皂、洗洁精或温和的牙膏。义齿应小幅度轻轻刷洗。建议在洗手盆里放水或毛巾,即使义齿掉落也不会摔坏。

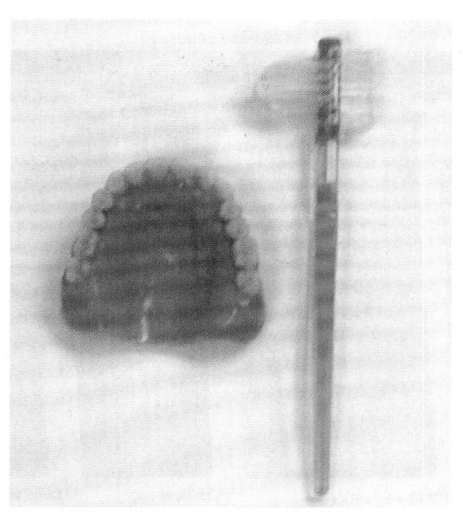

图 15-26　义齿和义齿刷

牙膏

牙膏包含去除食物残渣的成分和去除污渍的耐磨成分。高度光滑的牙齿表面不易存留污渍,且能长时间保持清洁。此外,多数品牌的牙膏都含有氟。很多牙膏也含有香料,使口气清新(图 15-27)。

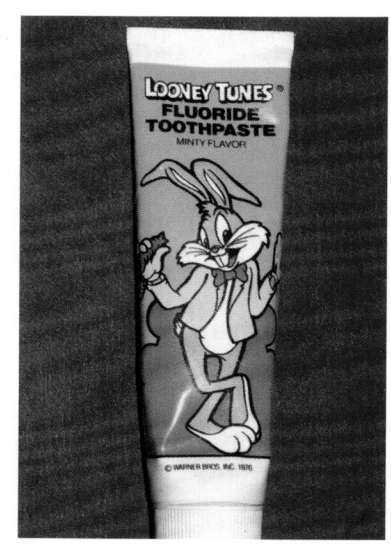

图 15-27　儿童牙膏

一些牙膏还含有某种复合物,虽不能去除已有的牙石,但可减少牙石的形成。这种"控制牙石"的牙膏对那些易形成大量牙石的个体很有帮助(表 15-6)。

表 15-6　牙膏类型

类型	活性因子	作用机制	评价
氟化物/防龋物质	氟化钠	有助于牙齿再矿化	防龋的最佳选择。年龄小的儿童应监督使用,防止吞服牙膏
预防牙龈炎	三氯苯氧氯酚和氟化钠	对菌斑上的细菌有抗菌作用	美国牙医学会认可其作为防龋牙膏,同时氟化钠有助于减少牙龈炎、菌斑和牙石

类型	活性因子	作用机制	评价
脱敏	硝酸钾	堵塞暴露牙本质小管的开口	需要数周才能起作用
美白	过氧化脲	温和的打磨物质,去除牙齿表面污渍,并可抛光	一些病人有组织刺激症状,美白程度在病人之间存在差异
小苏打	碳酸氢钠	温和打磨	可有一些抗菌效果
控制牙石形成	六偏磷酸钠或焦磷酸盐	阻止牙石的沉积	主要作用于龈上牙石

ADA, American Dental Association.

漱口水

很多病人喜欢漱口水清新的感觉。市面上可买到很多类型的漱口水,有些含氟。因为很多漱口水含有酒精成分,建议戒酒的人仔细阅读说明书,选择不含酒精的漱口水(图15-28)。

当不可能刷牙和牙间隙清洁时,三餐和零食后建议使用清水漱口。

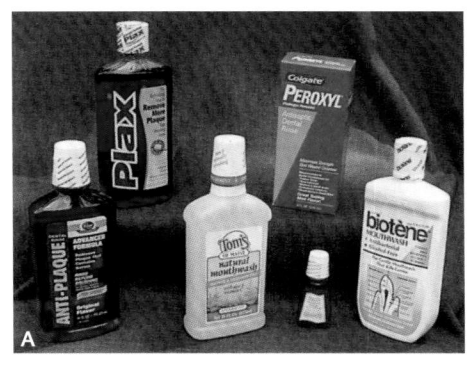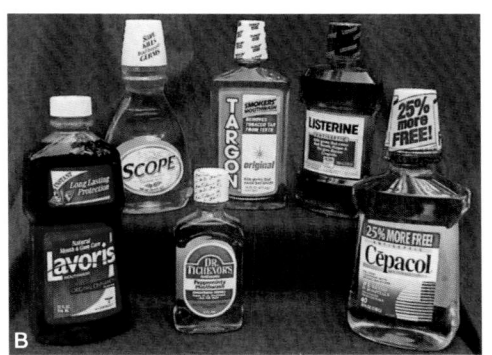

图 15-28 漱口水。**A**,两种预冲洗漱口水(左)和不含酒精的漱口水(右)。**B**,常见品牌的漱口水,酒精含量从 8% 到 27%。(Courtesy Dr. W. B. Stilly 11, Brandon, MS; from Daniel SJ, Harfst SA: Mosby's dental hygiene: concepts, cases, and competences-2004 update, St Louis, 2004, Mosby.)

口腔冲洗装置

口腔冲洗装置是通过喷嘴喷出水流或者化学制剂来清洁牙齿和牙龈。该装置可由病人居家使用或在口腔诊所使用(图15-29)。

口腔冲洗有助于降低龈下和牙齿邻间隙的细菌水平。口腔护理中使用口腔冲洗装置对牙龈炎糖尿病病人、口内有种植体和正畸矫治器病人及不能使用牙线的人是有益的。

⟲ 复习

18. 什么清洁剂可用于清洁义齿?
19. "控制牙石"的牙膏可以去除牙石么?
20. 如果你午餐后不能刷牙或使用牙线,你应当怎么做?

家庭护理产品的通用准则

美国牙医协会(American dental association, ADA)牙科治疗学委员会对研究报道中声称的科学证据进行了独立审查,并对

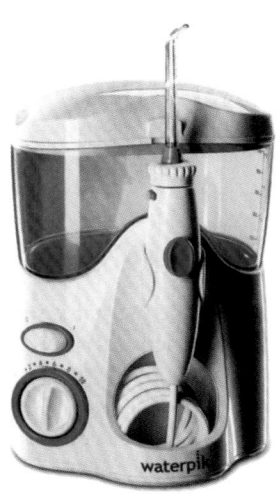

图 15-29 Waterpik 水清洁装置。这个装置有 6 个尖端或附件:经典尖端、龈下尖端、正畸用尖端、菌斑探测尖端、牙刷头和舌头清洁头。(Courtesy Water Pik, Inc, Fort Collins, Co.)

家庭护理产品进行了评估。当产品符合某个特定的标准时,就会给予 ADA 认证标识(图 15-30)。美国牙牙学会的认证标识为消费者和专业人员提供了质量保证。

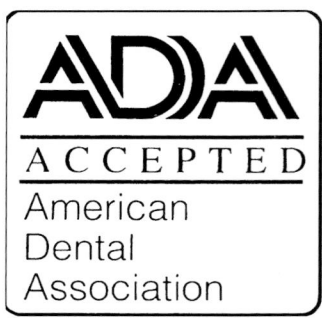

图 15-30　美国牙牙学会的认证标识

你可以查询 ADA 的网站(www. ada. org)来获取关于牙刷、牙膏、牙间隙辅助清洁装置、预防牙龈炎和龋病产品的最新信息。

■ 健康教育

作为一名口腔医务工作者,主要职责包括帮助病人养成和保持良好的口腔卫生习惯。为了实现这个目标,你需要教育、鼓励和帮助病人改变不利于其口腔健康的态度和行为方式。

牙医助理能帮助病人进行口腔预防保健。大多数病人都非常尊重牙科医生和牙医助理。如果把病人变成一个积极、负责的合作者而不是一个被动的配合者,则能帮助他们养成更多有利于口腔健康的行为。

为了使口腔预防有效,对病人的健康宣教必须定期强化和重复。很少有人能够听一堂课就掌握一项技能。在随后的就诊过程中,回顾病人新掌握的口腔健康操作,并对他或她的成功给予表扬(不管这种进步多小)。当与病人建立良好的联系,用温和的方式有效沟通时,就可赢得他们的信任。最重要的是你将会影响另一个人,使其采纳健康的行为方式。■

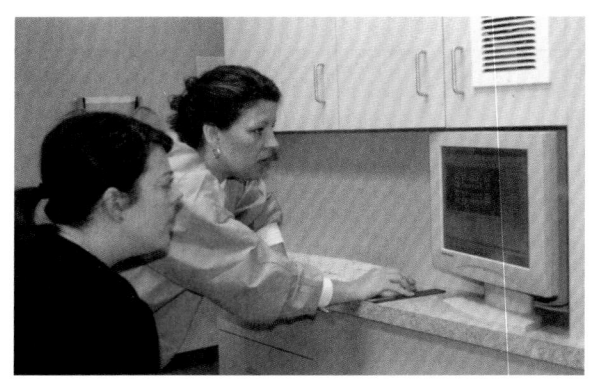

牙医助理利用口内影像辅助健康教育

■ 法律和伦理问题

尽管强有力的证据支持饮用水氟化,仍然会有很多人强烈反对这项措施。氟化饮用水这个问题给口腔专家提供了从社区层面来促进口腔健康的机会。ADA 制定了一个长期的政策:牙科医生应该努力促进他们所在社区的饮用水氟化。然而,并不是所有的牙科专家都愿意扮演这个角色。

牙科医生、牙医助理、牙科卫生士至少应指导病人明确什么是氟,哪些人可以从中受益。他们可以鼓励病人通过投票来支持这一问题。牙科专业人员应该了解他们所在社区饮水中的含氟浓度。可从所在州或当地的卫生部门获得相关数据。

饮用水氟化的问题既是一个政治问题,也是一项公共卫生问题。倡导加氟的运动想要取得成功需要借用媒体、政策、教育、上门游说、电话访问以及在选举日"投票"。■

■ 评判性思维

1. Corey Kendall,16 岁。她非常注意自己的健康和体重。她患龋率相对较高,但坚持说没有吃甜食。回顾她的饮食日志可以发现,她摄入了大量的健怡可乐(译者注:也称无糖可乐),并把风干果干作为零食。应该为 Corey 的饮食提出什么建议?

2. Hahn Tran,男性,62 岁,口内有多个需要更换的旧修复体。由于 Tran 先生之前使用不含蜡的牙线时,牙线卡在了牙齿缝里,导致他不愿意再使用牙线清洁牙齿,应给 Tran 先生什么建议?

3. 一些病人询问电动牙刷与手动牙刷相比有什么优点,应如何回答?■

操作 15-1

应用局部氟凝胶或氟泡沫(拓展职能)

操作前准备

✔ 感染控制原则
✔ 病人沟通技巧
✔ 口腔解剖知识
✔ 隔湿技术

器械与物品

✔ 氟凝胶或氟泡沫
✔ 大小合适的一次性托盘
✔ 吸唾管
✔ 棉卷
✔ 三用枪
✔ 计时器

操作 15-1(续)

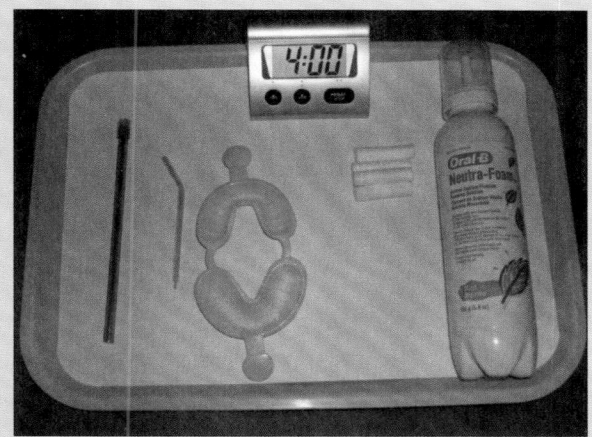

步骤

选择托盘

1. 根据病人的口腔选择大小合适的一次性托盘。托盘要足够长、足够深以完全覆盖病人所有萌出的牙齿,但不要超出最后面牙齿的远中面过长。

   目的:托盘有不同大小,可适合乳牙列、混合牙列和恒牙列。如果病人的口腔可以容纳,你可使用双牙列托盘,这样可以同时治疗上下牙列,节省时间。试用后未使用的托盘也必须弃去。

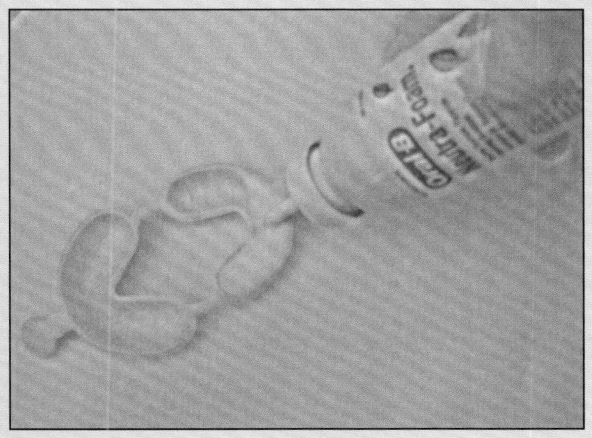

牙齿准备

2. 检查是否有牙石,如果没有,就不需要准备。

   目的:氟化物容易透过获得性的薄膜和菌斑。

3. 如果有牙石,需要由牙科医生或牙科卫生士将其去除。

   目的:牙石可以阻止氟化物到达牙釉质。

   注:菌斑不影响氟化物的吸收。

应用局部用氟化物

4. 调整病人体位为直立位,解释操作过程。

   目的:合适体位可防止氟凝胶流到咽喉部。

5. 指导病人勿吞食氟化物。

6. 选择合适托盘,并根据病人的年龄,参照指南放入少量氟化物。

   注:操作中戴手套触碰过的容器待操作结束后,应进行表面消毒。

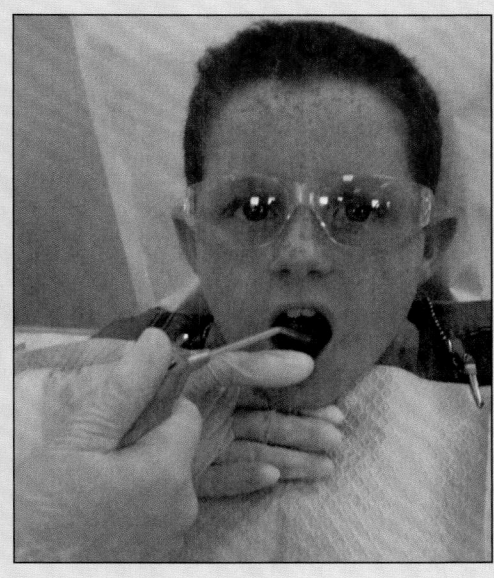

7. 用三用枪吹干牙面。

   目的:为了氟化物更好的起作用,在应用氟化物时,应保持牙齿干燥。

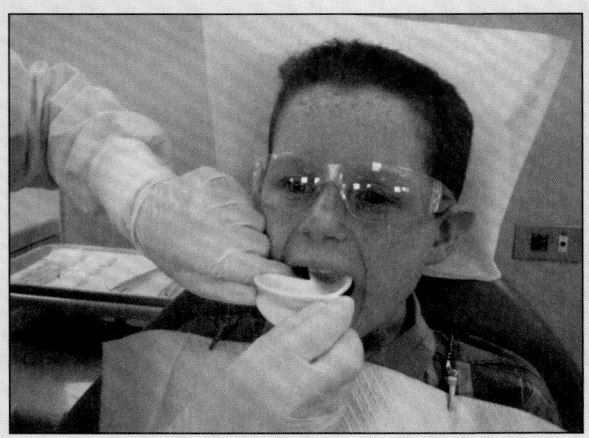

操作 15-1(续)

8. 放入托盘,并在上下牙列间置入棉卷。嘱病人轻轻咬在棉卷上。
   目的:将氟化物挤压在所有牙齿表面。

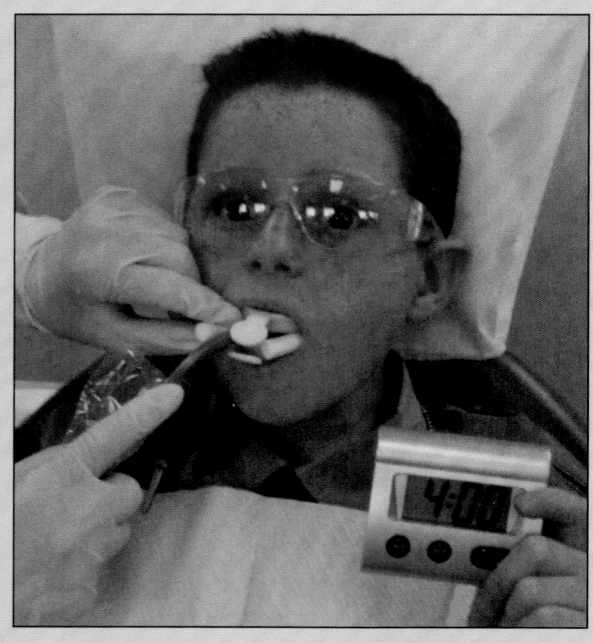

9. 正确放入吸唾管,吸去唾液,使病人头微前倾。
   目的:防止病人吞入氟化物。
10. 根据产品说明书的要求设定计时器时间,计时期间应在病人身边。
11. 完成后,取出托盘,不要让病人漱口或吞咽。及时使用弱吸唾管或强吸吸除多余的唾液或溶液。勿让病人紧闭嘴唇嗫吸引器管。
    目的:去除多余的唾液和氟化物溶液使病人更舒适且不用漱口。

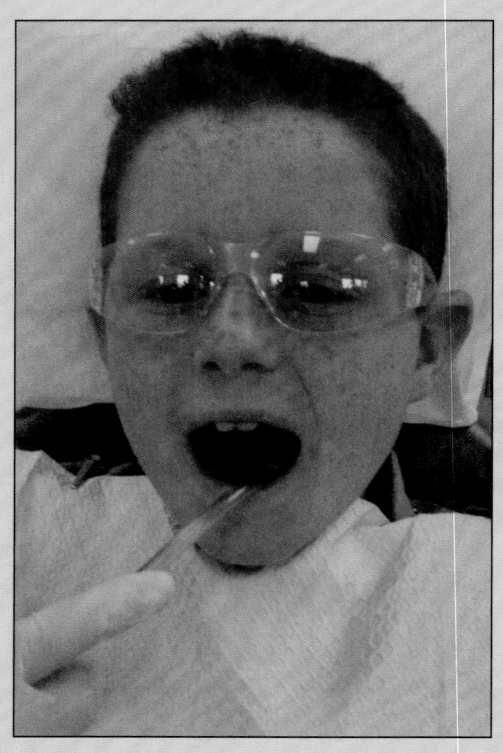

12. 指导病人 30 分钟内勿漱口、进食、饮水或刷牙等。
    目的:这些活动可能干扰氟化物的作用。

记录

日期	步骤	操作者
2/25/15	应用 APF 氟凝胶。指导病人 30 分钟内勿进食	DLB/43

操作 15-2

应用氟保护漆(拓展职能)

操作前准备

- ✔ 感染控制原则
- ✔ 病人沟通技巧
- ✔ 口腔解剖学知识

器械与物品

- ✔ 5%的氟化物保护漆(单位计量)
- ✔ 涂药棉刷或注射器
- ✔ 2×2 的无菌方纱或棉卷
- ✔ 吸引器

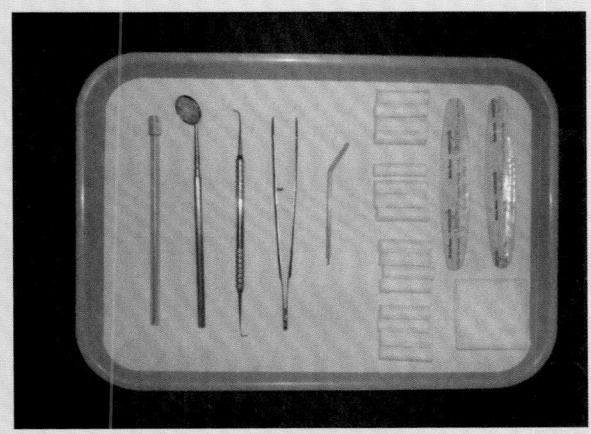

步骤

1. 获得病人或家长/法定监护人的知情同意。
   目的:法律要求进行任何牙科治疗均应获得知情同意。
2. 准备用物和一个单位计量的氟保护漆。
   目的:一旦开始操作,不能中途停止去取忘准备的物品。
3. 调整病人至人体工程学要求的合适的体位。
   目的:病人处于最舒适的位置,牙科医生可以获得最好的视野。

4. 用棉卷或纱布擦拭相应部位的牙齿,并放入吸引器。
   注:氟保护漆对湿润不敏感,因此可以在有唾液的时候使用。
   目的:吸引器可使病人舒适。

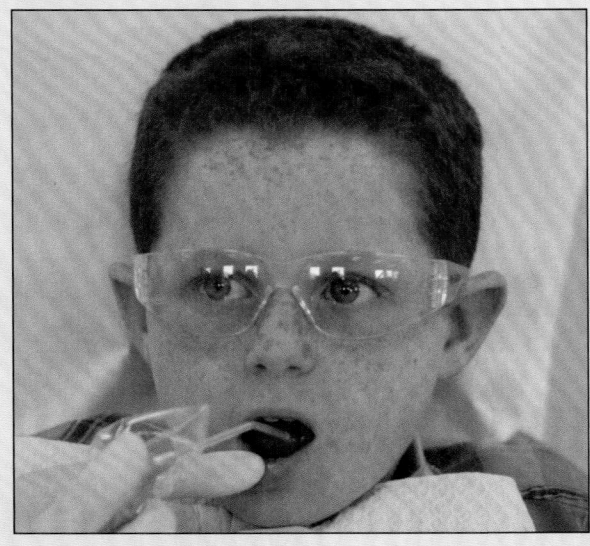

5. 用涂药棉捻、刷或注射器类型的涂药器,将 0.3~0.5ml 的氟保护漆涂于牙齿的临床牙冠。作用时间为 1~3 分钟。
   注:具体应用时间参考产品说明书。

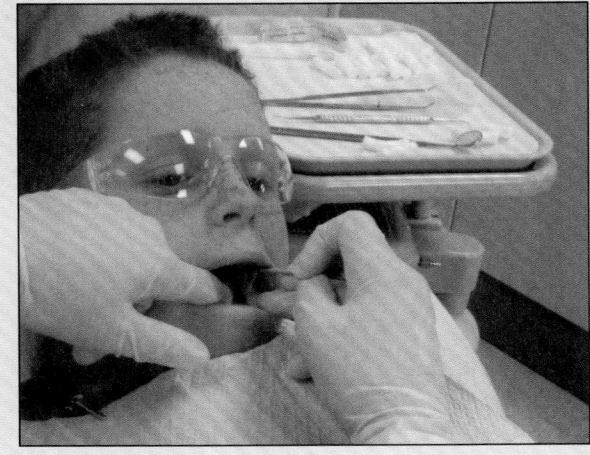

操作 15-2(续)

6. 牙线可以用来涂邻近牙间隙。
   目的:对难以接触的牙齿表面提供保护。

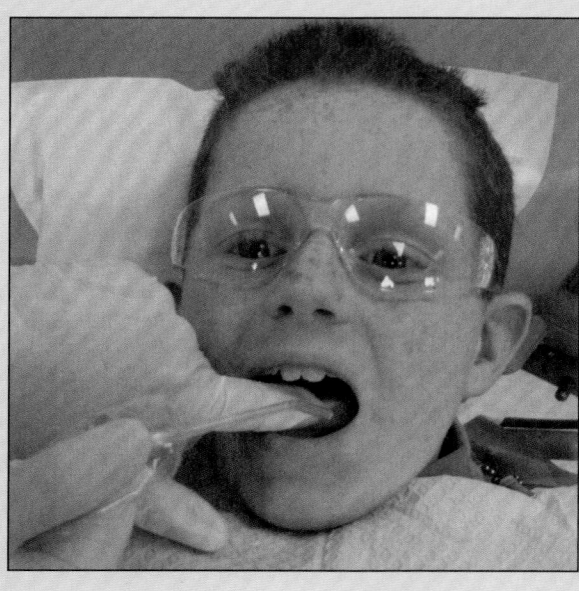

7. 操作完成后嘱病人漱口。
   目的:祛除异味。
8. 提醒病人治疗后 4~6 小时内勿进食坚硬的食物,喝热的或含酒精的饮料,勿刷牙或使用牙线,或最好持续到治疗后的第二天。治疗后的前几小时内通过吸管喝水。
   目的:延长氟保护漆的作用时间。

记录

日期	步骤	操作者
2/25/15	在#6-#14,#19-#30 牙齿唇侧和舌侧应用 0.3ml 5% 的氟化钠保护漆(商品名)	DLB43

操作 15-3

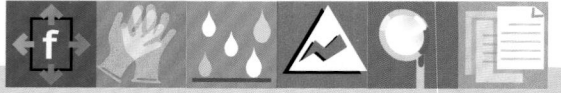

辅助病人使用牙线(拓展职能)

操作前准备

- ✔ 感染控制原则
- ✔ 病人沟通技巧
- ✔ 理解牙齿形态学
- ✔ 理解口腔解剖学
- ✔ 手法灵巧敏捷

器械与物品

- ✔ 病人使用的面镜
- ✔ 牙线

步骤

准备牙线

1. 截取一段 18inch(45.72cm,1inch=2.54cm)长的牙线。将多余的牙线缠绕在双手的示指或中指上,留 2~3inch 的工作长度。

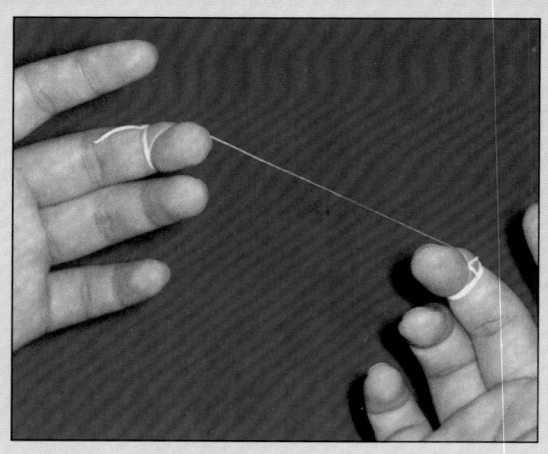

2. 将手指之间的牙线伸直,用拇指和示指将牙线放置于要清洁的牙间隙的位置。

操作 15-3（续）

3. 用每只手的拇指和示指拉直牙线，用这些手指控制牙线，手指间距不能长于 1/2inch。

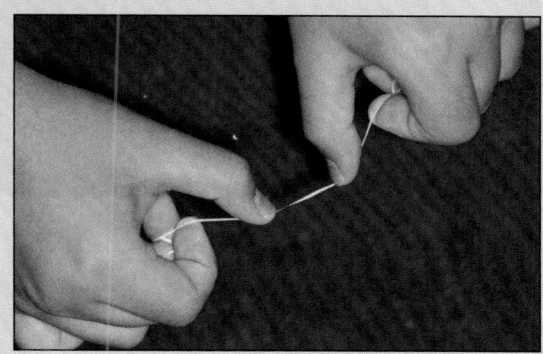

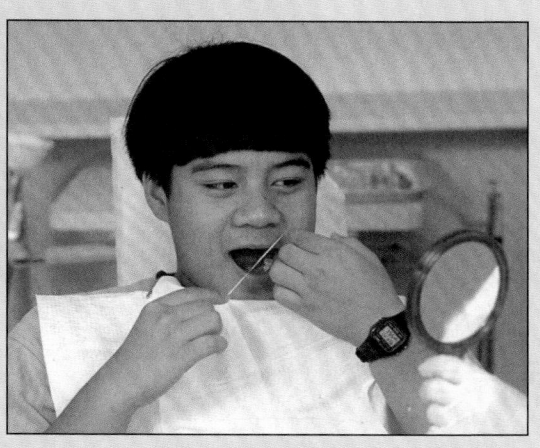

清洁牙齿

4. 用拉锯的方式轻轻将牙线穿过病人牙齿，直至牙龈。不要用力或快速将牙线通过牙齿接触区域。

    目的：牙线可能切断或损失牙齿组织。

5. 将牙线弯成 C 形包绕一颗牙齿，在牙龈和牙齿之间轻轻滑动。使用双手做上下运动清洁一侧牙齿。

    目的：去除邻近区域的菌斑。

6. 在两个牙弓的所有牙齿的每侧重复上述步骤，包括每个象限最后一颗牙齿的远中面。

7. 当牙线磨耗或污染时，将新的牙线移动到清洁位置。

    注：当病人在家使用牙线时，应跟病人描述这个步骤。

记录

日期	步骤	操作者
2/25/15	进行牙线使用的展示和指导，病人练习该技能并熟练掌握	DLB/113

（李秀娥　韩梦　译，李秀娥　校审）

16

营养学

关键术语

氨基酸（amino acids）：重建和修复机体组织的蛋白质成分。
神经性厌食症（anorexia nervosa）：对自我形象极度关注，以故意造成并维持体重明显低于正常标准为特征的饮食紊乱。
暴食症（bulimia）：以暴食和自我诱导呕吐为特征的饮食紊乱。
致龋的（cariogenic）：导致或促进龋齿发生的。
脂肪（fats）：脂类。
"我的盘子"（MyPlate）：美国政府推荐饮食的标志。
营养素（nutrients）：食物中可提供能量的有机和无机化合物。
有机食品（organic）：未使用化学农药、除草剂或化肥的食物产品。
甘油三酯（triglycerides）：中性脂肪。

学习目标

完成此章节的学习之后,学生将能够达到以下目标:
1. 掌握关键术语的发音、写法和定义。
2. 探讨营养和牙医助理之间的关系,包括:
   - 解释饮食和营养如何影响口腔状况。

- 说明牙医助理学习营养的重要性。
3. 根据国家营养建议和指南完成以下内容:
   - 探讨《人类健康 2020 报告》（*Healthy People 2020 Report*）的内容。
   - 描述《营养素推荐每日摄入量》（*Recommended Dietary Allowances*，RDAs）、《膳食营养素参考摄入量》（*Dietary Reference Intakes*，DRIs）和《美国居民膳食指南》之间的区别。
   - 列出"我的盘子"（MyPlate）的 5 个部分。
   - 解释加拿大膳食指南彩虹图的内容。
4. 根据营养成分的知识完成以下内容:
   - 简述碳水化合物在日常饮食中的重要性,并解释龋齿形成中致龋食物频率和数量之间的关系。
   - 列出蛋白质的 3 种类型。
   - 简述脂肪(包括胆固醇和抗氧化剂)在日常饮食中的作用。
   - 解释维生素和矿物质的区别,并说出在日常饮食中这两者的需求量。
   - 解释水在日常饮食中的重要性。
5. 说出饮食调整和食谱分析之间的区别。
6. 能够解释如何读懂食品标签,并说出"有机"食物认证的标准。
7. 讨论饮食紊乱对健康和口腔状况的影响。
8. 列出 5 种有助于长寿的健康生活习惯。

营养和牙医助理

常言道:"吃什么,你就是什么(人如其食)",食物可以构建并修复机体。因此,我们必须基于可靠的信息和知识选择食物。

每个人都需要良好的营养,对孕妇、儿童以及老人而言,营养更为关键。关键时期的营养不良可能导致躯体疾患或精神障碍。营养良好的个体在患病时痊愈更快,抗感染能力更强。

牙医助理应告知病人在不同情况下如何选择食物保证营养(图 16-1),内容包括:
- 龋齿预防
- 口内手术或者其他牙科治疗后的饮食
- 为病人进行食谱分析

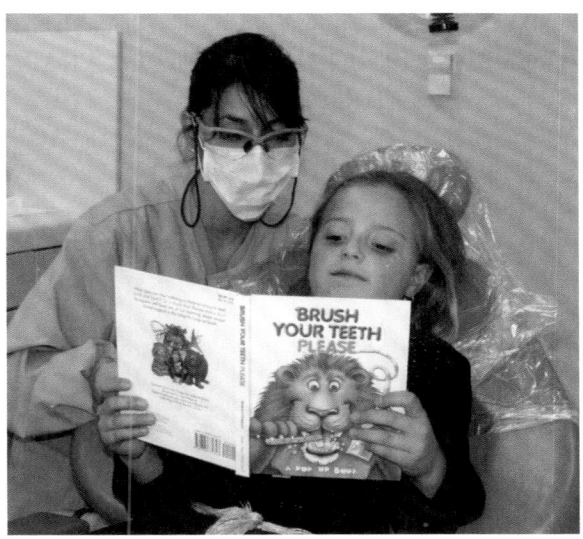

图 16-1　牙医助理为病人开展口腔健康相关的教育

- 正畸病人的饮食

营养学是研究机体如何利用食物促进其生长发育、修复损伤以及维持正常功能的学科,营养素(nutrients)是食物中能满足机体需求的成分。

本章主要讨论六大营养素、最新的膳食指南、抗氧化剂、食物标签及正确的饮食习惯(框 16-1)。

框 16-1

主要的五大营养要素的功能

碳水化合物
- 供给能量
- 饱腹感
- 合成其他物质

蛋白质
- 构成细胞框架
- 调节机体的各项功能:
  - 酶
  - 激素
  - 载体蛋白
  - 水和电解质平衡
  - 供给能量

脂肪/脂质
- 供给能量
- 必需脂肪酸
- 运输脂溶性维生素
- 构成组织
- 隔热保温,减少体热散失
- 支持、保护脏器

维生素
- 与酶一起发挥作用

矿物质
- 构成机体组织的重要部分
- 构成酶的一部分
- 构成机体的分子的一部分(血红蛋白)
- 水和电解质平衡

From Applegate E:The anatomy and physiology learning system,ed 4, St Louis,2011,Saunders.

《人类健康 2020 报告》

美国卫生和人类服务部(U. S. Department of Health and Human Services,USDHHS)每十年都会提供人群健康报告。这些报告以科学为基础,叙述了改善全美人民健康状况的国家目标。2010 年人群健康报告的重点是促进健康、预防疾病、缩小不同种族人群之间的健康差距(框 16-2)。

框 16-2

《人类健康 2020 报告》:概述

期望
全体居民过着长寿、健康的生活

任务
2020 年人类健康报告的奋斗目标
- 明确全国范围内健康改进的重点
- 增加公众对健康、疾病、残疾决定因素的认识和了解,让民众知晓如何改进
- 制定可量化的国家级、州级、地级目标
- 多部门联合,运用最佳证据和知识改进政策、改善现状
- 明确关键调查、评估和数据收集的需求

首要目标
- 尽量消除可预防性的疾病、残疾和伤害,消除过早死亡,民众过上生存质量高、寿命更长的生活
- 健康平等、消除差距、提高全民的健康水平
- 创造有利于身心健康的社会环境和自然环境,提高全民健康水平
- 提高生活质量、促进健康发展、提倡终生健康习惯的养成

From U. S. Department of Health and Human Services:About Healthy People(online),Washington,DC,2010,Healthy People(www. healthy-people. gov).

《人类 2020 健康报告》聚焦的是健康差距的根源,特别是民众健康状况、健康相关生活质量和幸福感差距的根源,以及保健差距的根源。详情参见网站:www. healthypeople. gov/。

营养推荐

当前,体重正常的人逐渐减少,超重的人数却越来越多,尤其是成人、儿童和青少年。再加上儿童的患龋率越来越高,使得必需营养素的推荐摄入量在近几年有了重大变化。修订后的营养素推荐值参考《膳食营养素参考摄入量》。

《膳食营养素参考摄入量》(DRIs)

DRIs 由专家组制定,专家组成员包括就职于美国和加拿大的国家科学院国家医学院食品营养委员会的科学家和注册营养师。DRIs 当前的目标是:通过减少患营养相关慢性病的

风险,如心脏疾病、骨质疏松和癌症,来提高民众的远期健康状况。DRIs 包括推荐摄入量和可耐受最高摄入量;此外还制定了 4 个不同年龄段的营养素推荐摄入量。

DRIs 的膳食指导针对的是美国和加拿大的健康人群,并不适用于那些营养不良或需要特定营养素的疾病病人。DRIs 的制定代表了一个转变,即重点从预防营养缺乏转变为减少患营养相关的慢性病的风险。

《营养素推荐每日摄入量》(RDAs)

RDAs 的重点是,保证必需营养素的每日必须摄入量,预防营养缺乏病。某一营养素 RDA 值是根据预防营养素缺乏病所必需的营养素需求量来设置的。

《美国居民膳食指南》

美国农业部(U. S. Department of Agriculture,USDA)发布的膳食指南,对降低肥胖、糖尿病、心血管疾病、癌症和其他慢性疾病的死亡率和患病率起重要作用。

我的盘子

2011 年 6 月,"我的盘子"(MyPlate)取代了"食物金字塔",成为 USDA 膳食指南的推荐饮食。"我的盘子"是一个简单易懂的提示图,通过鼓励居民将餐盘的食物健康化来培养其良好健康的饮食习惯,这与 2010 年的美国居民膳食指南是一致的。新版"我的盘子"强调水果、蔬菜、谷物、蛋白质和乳制品(图 16-2)。不论是规划自己的饮食,还是为病人进行提供饮食指导,牙医助理都需要理解这些指南。

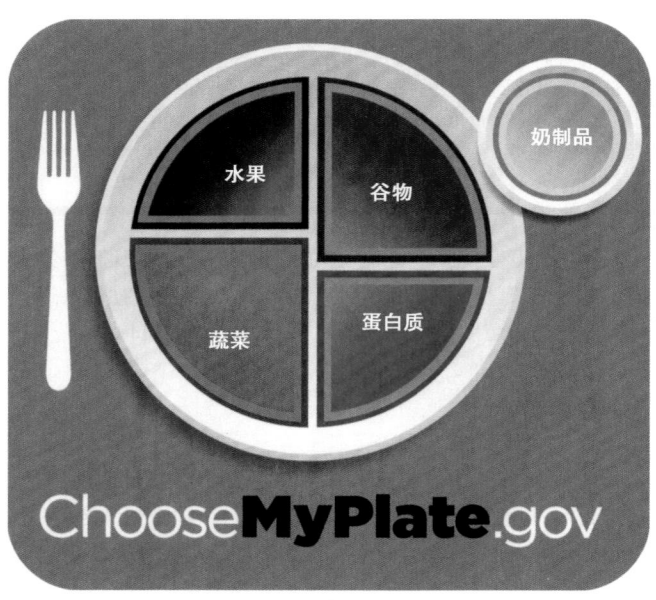

图 16-2　我的盘子。(Courtesy the U. S. Department of Agriculture)

USDA 在网站(www. mypyramid. gov)上给出了每个个体适用的健康饮食和活动计划(图 16-2)。在网站上输入你的年龄、性别和活动水平,即可打印出适合你能量水平的个性化膳食建议。这一膳食建议包括具体食物的每日摄入量及一些能量摄入的上限(脂肪、糖和酒精)。你还可以打印工作表以记录饮食计划的执行情况,设立近期和远期目标。

健康教育时可以向病人讲解"我的盘子"来指导他们养成良好的饮食习惯。健康的饮食是保持良好形象和精力充沛状态的基础。

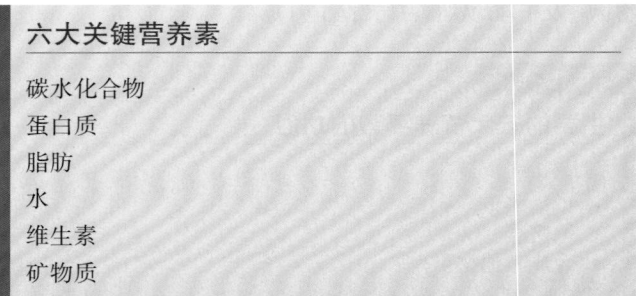

USDA"我的盘子"资源

- 种族/文化食物金字塔
- 为儿童制定的"我的盘子"
- 孕妇和母乳喂养母亲的膳食计划
- 营养教育系列 10 个小贴士
- MiPlato——西班牙版"我的盘子"
- "我的盘子"电子目录

引自:www. guidance/myplatefood-pyramid-resources/usda

六大关键营养素

碳水化合物
蛋白质
脂肪
水
维生素
矿物质

加拿大膳食指南

加拿大颁布了图片形式的膳食指南帮助加拿大居民更明智地选择食物(图 16-3)。《加拿大食品指南助您健康进食》运用彩虹图展示 4 种食品:谷物、蔬菜和水果、牛奶、肉类及其替代品。访问者可以在网站上(www. healthcanada. gc. ca/food-guide)下载膳食指南、健康饮食的食谱、运动的建议,以及其他的健康教育材料。

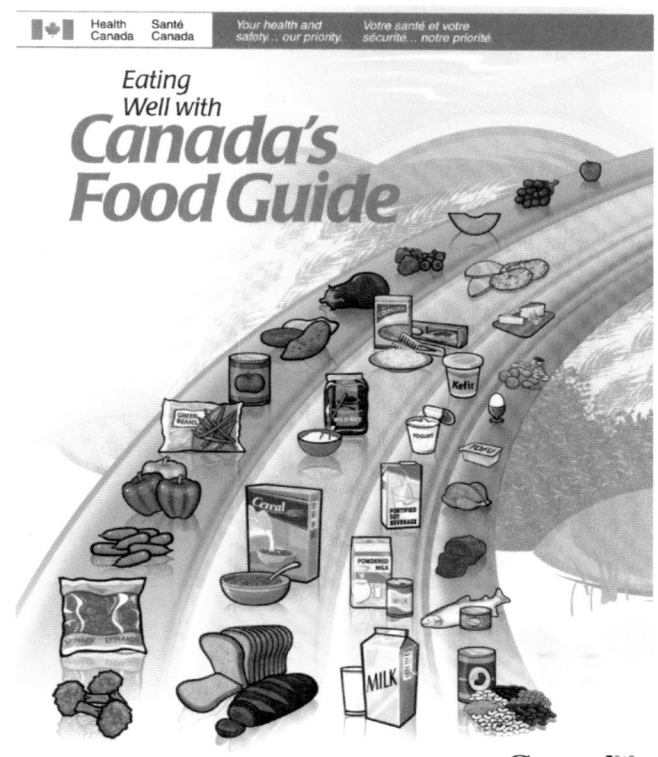

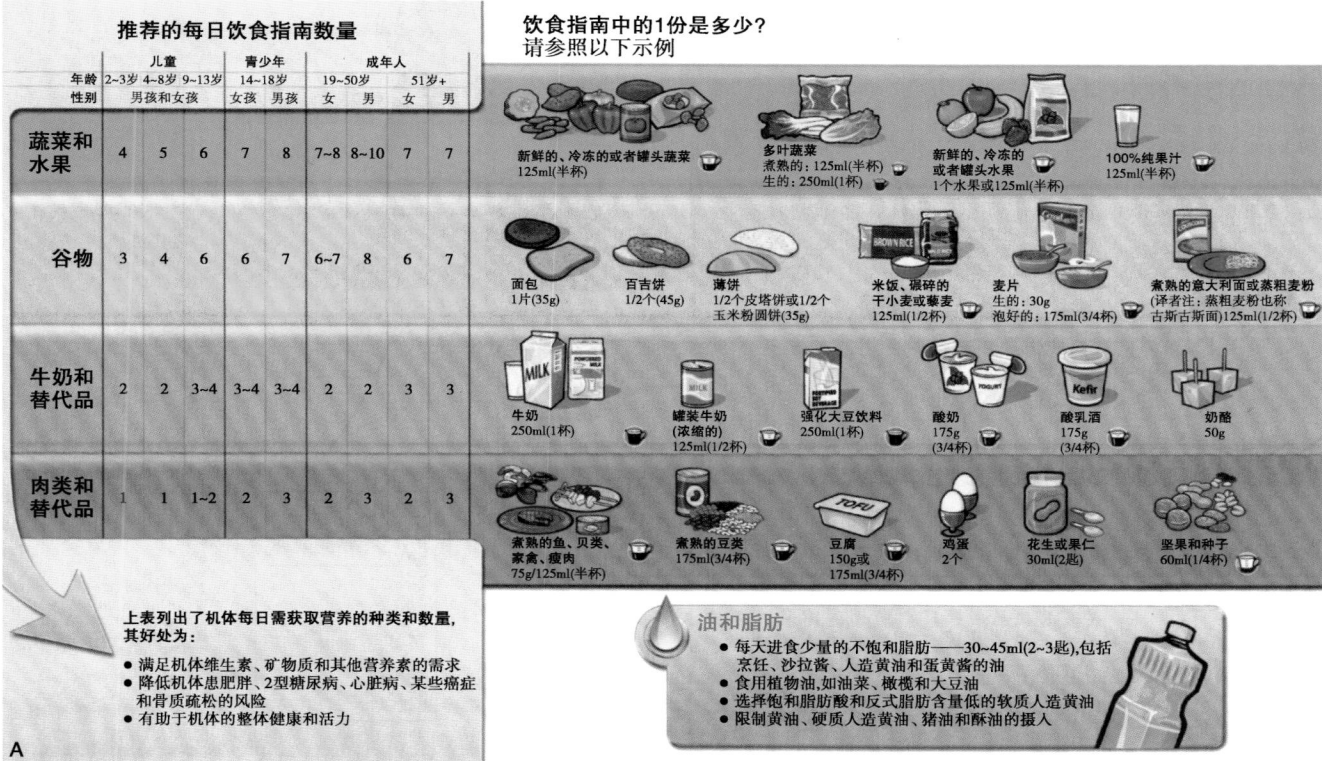

图 16-3　加拿大食品指南助您健康进食。（）

制定饮食指导
无论在哪吃饭,在家、在学校、在单位或者在外面吃,都按此执行

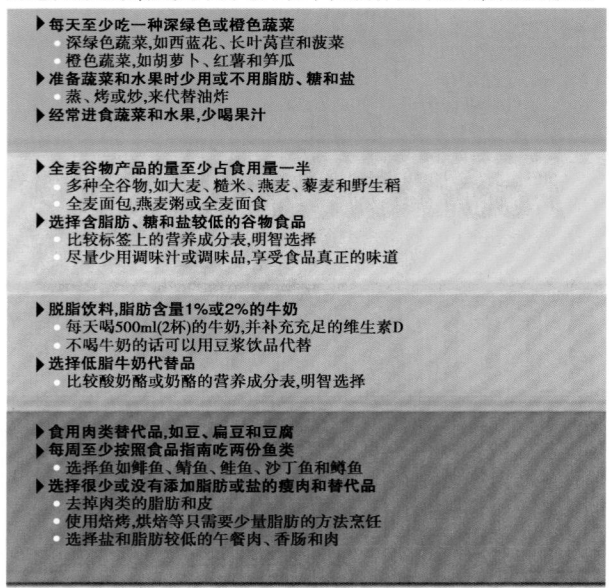

▶ 每天至少吃一种深绿色或橙色蔬菜
- 深绿色蔬菜,如西蓝花、长叶莴苣和菠菜
- 橙色蔬菜,如胡萝卜、红薯和笋瓜
▶ 准备蔬菜和水果时少用或不用脂肪、糖和盐
- 蒸、烤或炒,来代替油炸
▶ 经常进食蔬菜和水果,少喝果汁

▶ 全麦谷物产品的量至少占食用量一半
- 多种全谷物,如大麦、糙米、燕麦、藜麦和野生稻
- 全麦面包,燕麦粥或全麦面食
▶ 选择含脂肪、糖和盐较低的谷物食品
- 比较标签上的营养成分表,明智选择
- 尽量少用调味汁或调味品,享受食品真正的味道

▶ 脱脂饮料,脂肪含量1%或2%的牛奶
- 每天喝500ml(2杯)的牛奶,并补充充足的维生素D
- 不喝牛奶的话可以用豆浆饮品代替
▶ 选择低脂牛奶代替品
- 比较酸奶酪或奶酪的营养成分表,明智选择

▶ 食用肉类替代品,如豆、扁豆和豆腐
▶ 每周至少按照食品指南吃两份鱼类
- 选择鱼如鲱鱼、鲭鱼、鲑鱼、沙丁鱼和鳟鱼
▶ 选择很少或没有添加脂肪或盐的瘦肉和替代品
- 去掉肉类的脂肪和皮
- 使用焗烤,烘焙等只需要少量脂肪的方法烹饪
- 选择盐和脂肪较低的午餐肉、香肠和肉

尽可能丰富你的饮食种类

每天喝足够的水!
经常喝水

它是一种无热量的解渴方式。天气炎热或运动较多时应喝更多的水

*加拿大卫生部限制了部分暴露于汞的鱼类。最新相关信息,请参阅www.healthcanada.gc.ca

不同年龄和阶段的饮食建议

健康饮食、健康运动每一天!

儿童

遵从加拿大食品指南有助于儿童的茁壮成长

幼儿的胃口较小,需要热量来维持机体的成长和发展:
- 每天提供少量的富含营养的餐点和小吃
- 不因脂肪含量而限制饮食。四大类食品种类要全
- 最重要的是,为孩子做好榜样

育龄妇女

所有可能怀孕的妇女和怀乳的妇女每天需补充包括叶酸在内的复合维生素

孕妇需要保证摄入的复合维生素中含铁,必要时咨询保健专业人员以找到适合的复合维生素

孕妇和哺乳期妇女需要更多的热量,可达到饮食指南每天推荐量的2~3倍

例如:
- 水果和酸奶作为小吃
- 早餐有额外的1片面包和晚饭有额外的1杯牛奶

男性和超过50岁的女性

机体对维生素D的需求量在50岁后增加

除指南建议外,每个超过50岁的人应该每天补充维生素D10μg(400IU)

健康饮食、健康运动的好处:
- 身体健康
- 感觉良好,形态健美
- 疾病风险降低
- 获取更多的能量
- 保持健康的体重
- 增强肌肉和骨骼力量

健康运动

每天锻炼是健康和保持体重的重要基础

加拿大的体育活动指南建议成人每天有30~60分钟的适度体育锻炼,儿童和青少年每天至少90分钟。不需要一次锻炼这么长时间,可以分次进行。每次5分钟起,逐渐增加到10分钟以上

慢慢开始,逐步加强

健康饮食

健康和保持体重的另一个重要方面是遵循加拿大的饮食指南进食:
- 每天按推荐的种类和量进食
- 限制的高热量、高脂肪、高糖或高盐(钠)的食品和饮料,如糕点、巧克力、糖果、麦片、甜甜圈、松饼、冰激凌及冷冻甜点、薯条、薯片、玉米片和其他减的点心、酒精、水果风味饮料、软饮料、运动和能量饮料以及甜味热/冷饮料

阅读标签
- 比较食品标签上的营养成分表,选择含较少脂肪、饱和脂肪、反式脂肪、糖和钠的产品
- 热量和营养素在营养成分表的顶部

限制反式脂肪
当营养标签不可见时,请询问营养信息以选择低反式和饱和脂肪的食物

每天前进一步:
✓ 每天吃早餐,减少晚间进食
✓ 多步行——如少乘车,多走楼梯
✓ 多吃蔬菜和水果,少吃零食
✓ 减少"静态时间",如看电视或玩电脑游戏
✓ 外出就餐时了解菜单项目的营养信息
✓ 与家人和朋友一起进餐
✓ 细嚼慢咽

欲了解更多信息,请访问加拿大的食品指南在线:
www.healthcanada.gc.ca/foodguide

或联系:
出版物
加拿大卫生部
渥太华,安大略省,OK9 K1A
邮箱:publications@hc-sc.gc.ca
电话:1-866-225-0709
传真:(613)941-5366
电传打字机:1-800-267-1245

也可以在法语标题下查找:bien manger avec le guide alimentaire canadien(加拿大食品指南助您健康进食)

本出版物可请求以磁盘、大量印刷、盒式录音磁带和盲文等方式呈现。

如何将每餐的进食量转化为膳食指南中的数量?

举例说明:

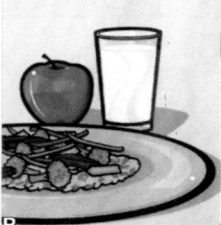

蔬菜和牛肉炒饭、1杯牛奶和1个苹果包括了:

250ml(1杯)西兰花、胡萝卜和甜红椒混合物	= 膳食指南中2份蔬菜和水果的量
75g瘦牛肉	= 膳食指南中1份肉类和替代品的量
250ml(1杯)糙米	= 膳食指南中2份谷物产品的量
5ml(1匙)菜籽油	= 油和脂肪摄入量的一部分的量
250ml(1杯)脂肪含量1%的牛奶	= 膳食指南中1份牛奶和替代品的量
1个苹果	= 膳食指南中1份蔬菜和水果的量

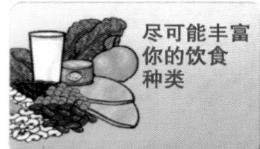

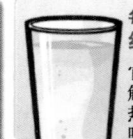

营养成分
每0ml(0g)

量	每日营养摄入量%
量 0	
脂肪 0	0%
饱和物 0g	
+ 反式 0g	0%
胆固醇 0mg	
钠 0mg	0%
碳水化合物 0g	0%
纤维 0g	0%
糖 0g	
蛋白质 0g	
维生素A 0%	维生素C 0%
钙 0%	铁 0%

图 16-3(续)

碳水化合物

碳水化合物主要存在于植物产品中,动物产品不能提供同等的碳水化合物。碳水化合物极易转化为能量,是身体用能的主要来源。

根据分子的不同大小,可将碳水化合物分为 3 种:单糖、复杂碳水化合物(淀粉)和膳食纤维。除纤维素外,其他的碳水化合物都很容易被机体消化吸收。单糖是最先被吸收的,复杂碳水化合物必须经过分解加工才能被肠道吸收。纤维素通过肠道后没有任何改变,不能被消化。每种糖都对人体健康有特定的作用。

纤维素通常称为粗粮,是植物中可食用但是不能被吸收的部分。成团粗粮进入肠道有助于维持正常的胃肠功能。根据其水分含量可分为:水溶性纤维素,可从燕麦麸、水果、蔬菜中获得,能够降低胆固醇;非水溶性纤维素,存在于谷物和大豆中,可预防结肠癌,还能减少心脏疾病发生的风险(表 16-1)。

表 16-1 几种常见食物的纤维素含量

食物	数量	重量/g	热量/cal	纤维素含量/g
水果				
带皮的苹果	1 个(中等)	138	80	3.9
苹果汁	1 杯	228	116	0.7
去皮的香蕉	1 个(中等)	110	100	2.5
去皮的橙子	1 个(中等)	145	67	3.1
西梅干	3 个(中等)	8	60	3.5
加工过的蔬菜				
烘焙的带皮马铃薯	1 个(大)	200	220	3.9
切成薄片的胡萝卜	1 杯	150	60	5.0
西蓝花	1 瓣	180	53	6.2
绿豆角	1 杯	130	40	3.3
玉米	1 杯	164	134	7.7
豌豆	1 杯	160	130	7.4
未加工过的蔬菜				
芹菜	1 杯	120	19	2.0
胡萝卜	1 个(中等)	72	31	2.0
西红柿	1 个(中等)	120	24	2.0
切好的莴笋	1 杯	56	53	0.8
菜花	1 杯	100	24	2.7
豆类和坚果				
加工过的海军豆	1 杯	190	225	13.0
加工过的青豆	1 杯	170	170	9.2
加工过的小扁豆	1 杯	200	215	8.7
切开的干胡桃	1 杯	108	720	6.5
切碎的英国胡桃	1 杯	120	770	8.4
标准的花生酱	1 大汤匙	16	95	1.0
面包和面食				
白面包	1 片	28	75	0.5
全麦面包	1 片	28	70	2.4
加工过的意大利面	1 杯	130	190	1.0
加工过的黑米	1 杯	195	232	2.8
加工过的大米	1 杯	205	223	0.6

From Applegate E:The anatomy and physiology learning system,ed 4,St Louis,2011,Saunders.

复杂碳水化合物主要存在于谷物、蔬菜和水果中,可提供能量,对人体非常重要。含淀粉多的食物还可以提供维生素、矿物质和纤维素。虽然纤维素不属于营养素,但它对身体健康至关重要。

加工食品如糖、糖浆、果冻、面包、饼干、曲奇、糖果、蛋糕和软饮料中的精制糖入口即可形成单糖。与多糖相比,大多数精制糖只提供空热量,并且很多都富含脂肪。空热量食品只有高热量,不能提供其他的营养或者纤维素。

虽然降低饮食中的脂肪含量是明智的选择,但是消费者还是应该认真阅读食物成分说明书。因为在许多低脂或者减脂食物中,脂肪是由碳水化合物替代的。这样导致的结果是虽然食物的脂肪含量减少了,但是热量可能等同甚至高于原先的高脂食物。

碳水化合物的来源
谷类:小麦、玉米、燕麦、大米、大麦以及荞麦
甜品:蔗糖、蜂蜜、枫糖浆和玉米糖浆
蔬菜:绿叶蔬菜、干制豆类

致龋食物

任何富含单糖和多糖(能被牙菌斑细菌分解利用)的食物即为致龋的(cariogenic)食物(导致或促进龋齿的)。例如,精制糖,即糖果和其他甜品之类,都是致龋的(表16-2)。

表 16-2　一般口腔状况的饮食量摄入推荐表

口腔状况	推荐饮食	口腔状况	推荐饮食
口腔龋齿	限制致龋食物的食用频率		逐步过渡到用前牙啃咬
	避免在正餐之间吃饼干、甜甜圈和薯条,用水果代替甜点和零食		把食物切成小片
	用生的蔬菜代替零食		尽量不食用坚果
	避免黏性或易残留的食物		进食足量的奶制品补充钙物质,促进骨健康
	避免慢慢融化的糖果		进食炖菜、面食以及其他软的食物,促进营养吸收
	咀嚼无糖口香糖	口内手术后	吃软的食物,如果需要,改用流质食物
	避免软的、糊状的食物		避免辛辣的食物
牙周病	不食用爆米花		保证营养,促进伤口愈合
	进食足量的富含维生素C的水果		进食热麦片、米饭、面食、软面包、大米粥
	进食足量的奶制品补充钙物质,促进骨健康	正畸后	避免较难咀嚼或黏性的食物
	多吃新鲜的蔬菜,而不是蔬菜罐头和蔬菜泥		吃软食
	避免吃硬的坚果		避免吃像苹果、生胡萝卜等较硬的食物
新佩戴义齿	鼓励咀嚼		进食足量的奶制品补充钙物质,促进骨健康
	开始阶段用磨牙咀嚼食物		

糖类食物的致龋性主要取决于该食物在口中的停留时间。软饮料这类的含糖液体,由于很快离开口腔,没有葡萄干或者焦糖之类的黏性食物致龋性高,黏性食物黏附于牙齿,在口腔中的存留时间更长。此外,致龋食物的食用频率比量更重要。单次吃糖量少、但整天吃的儿童,比一次吃糖量大、但每天只吃一次的儿童更容易患龋。

饼干之类的食物虽然不是很甜却非常容易致龋,因其含有可黏附到牙齿上的精制糖,且在口腔存留的时间长,足以被分解为能被菌斑中细菌所利用的单糖。水果和蔬菜之类的多糖不容易致龋,因为它们在分解为细菌所能利用的单糖前会被清洁掉。

另外一个重要的龋病相关因素是食物能否刺激唾液的分泌。唾液分泌有两个功能:①加速口腔中食物的清洁;②帮助膳食中的氟化物加固牙齿,协助牙齿的再矿化。第13章中会讲到龋齿形成的全过程。

⮌ 复习

1. 营养物是什么?
2. 碳水化合物可分为哪3种类型?
3. 什么是致龋性?

蛋白质

蛋白质是唯一可以构建和修复机体组织的营养素,这是其最主要的功能。氨基酸(amino acids)是蛋白质的基本单位,在组织构建和修复中发挥着重要作用。目前已发现的氨基酸共有20种,其中有8种是机体正常生长和组织形成所必需的。必需氨基酸必须由食物供给。

蛋白质分为完全蛋白质、半完全蛋白质和不完全蛋白质。

- 完全蛋白质中8种必需氨基酸种类齐全,含量充足,相互比例适当。在膳食中用这类蛋白质作为唯一的蛋白质来源时,可以维持成年人健康,并可促进儿童的正常生长发育。
- 半完全蛋白质提供的必需氨基酸种类不够齐全,数量多少不均,比例不太合适。如果将半完全蛋白质在膳食中作为唯一的蛋白质来源时,可以维持生命,但不能促进生长发育。
- 不完全蛋白质既不能维持生命,更不能促进生长发育。它不能作为饮食中蛋白质的唯一来源,因为它缺少若干种必需氨基酸,或含量很低。

每克蛋白质可提供4cal的热量。

蛋白质的来源

完全蛋白质:肉类、鱼类、家禽类、蛋类和乳制品
半完全蛋白质:谷物、蔬菜
不完全蛋白质:玉米、动物胶

→ 复习

4. 什么是氨基酸?
5. 必需氨基酸有几种?
6. 什么是完全蛋白质?

脂肪(油脂)

食物中含有的脂肪多为甘油三酯(triglycerides)或中性脂肪,在植物性食品和动物性食品中均可获得。脂肪(fats)又称为油脂,主要有六大功能,分别是:

1. 供能
2. 提供必需脂肪酸
3. 运载维生素
4. 维持体温
5. 细胞膜和髓磷脂(覆盖神经元)的组成成分
6. 形成保护层,保护内脏组织器官

脂肪虽然是健康饮食的必要组成部分,但是不能过量。大多数的美国人需要减少饮食中脂肪的摄入量。美国心脏协会建议,脂肪提供的热量不应超过每天总摄入热量的30%。

但总体来说,在美国人的饮食中,大约40%甚至更多的能量是由脂肪提供的。过度摄入脂肪不利于健康,可成为心血管疾病、肥胖、糖尿病和癌症的暴露因素。

胆固醇

胆固醇是脂肪的一种,它特定存在于饱和脂肪中(来源于动物),也可在人体内合成。公众经常混淆"好"脂肪和"坏"脂肪。饮食中,健康的脂肪是多不饱和脂肪和单不饱和脂肪,不健康的是胆固醇和饱和脂肪。

体内的脂肪也可分为两类。"好"的脂肪是高密度脂蛋白(high-density lipoprotein, HDL);"坏"的脂肪是低密度脂蛋白(low-density lipoprotein, LDL)。HDL和LDL的水平可以通过饮食进行调节。

理解不同类型脂肪间的区别和脂肪含量值的意义非常重要。饱和脂肪含量高的食物,通常胆固醇的含量也较高。我们建议胆固醇的每天摄入量不超过250mg,相当于一个蛋黄胆固醇的含量。表16-3是一些常见食物的脂肪和胆固醇含量对比。

表16-3 常见食物中的脂肪和胆固醇

食物	数量	重量/g	总热量/cal	脂含量/g	饱和脂肪/g	胆固醇/mg
脱脂牛奶	1 杯	244	86	0.4(4%)*	0.3(3%)*	4
脂含量2%的牛奶	1 杯	244	121	4.8(36%)	2.9(2%)	22
全脂牛奶	1 杯	244	151	8.2(49%)	5.0(30%)	33
煮熟的鸡蛋	1 个	50	79	5.6(64%)	1.7(19%)	274
奶油干酪	1 盎司(1 盎司=28.35g)	28.3	100	10.0(90%)	6.3(57%)	31.4
蛋黄酱	1 汤匙	13.8	99	10.9(99%)	1.7(15%)	8.1
黄油	1 汤匙	14.2	102	11.5(100%)	7.2(63%)	31.1
美国奶酪	1 盎司	28.3	107	9.0(76%)	5.7(48%)	27.3
切达奶酪	1 盎司	28.3	115	9.2(72%)	5.8(45%)	27.3
菲力牛排	3 盎司	85	240	15.0(66%)	6.4(24%)	74
牛肉馅	3 盎司	85	230	16.0(63%)	6.2(24%)	74
鸡胸肉(无皮)	3 盎司	86	142	3.0(19%)	0.9(6%)	73
炸鸡	3 盎司	85	187	7.8(38%)	2.1(10%)	79.6
法兰克福香肠	2 盎司	57	183	16.6(82%)	6.1(30%)	29
烤火鸡	3 盎司	85	145	4.2(26%)	1.4(9%)	65
烤鳕鱼	3 盎司	85	97	0.9(8%)	0.8(7%)	51
金枪鱼沙拉	1/2 杯	102	188	9.5(45%)	1.6(8%)	40
牛油果	1 个(中等)	201	324	30.8(86%)	4.9(14%)	0

From Applegate E:The anatomy and physiology learning system,ed 4,St Louis,2011,Saunders.
* 代表脂肪占总热量的比例。

抗氧化剂

近期研究指明,心脏病发生发展的关键因素并不是胆固醇本身,而是胆固醇与血液中的氧化剂发生反应的方式。

因此进食时,除了要减少饮食中胆固醇的摄入量外,还应增加抗氧化剂的摄入量。抗氧化性维生素 E、C 和 β 胡萝卜素可以阻止胆固醇的氧化、保护血管。许多水果、蔬菜和一些调味品都含有纯天然的抗氧化剂。

抗氧化剂的来源

维生素 E:大豆、杏仁、燕麦粥、鹰嘴豆(三角豆)、榛子、黑麦粉、麦芽粉、葵花籽

维生素 C:辣椒、橙子、甘蓝、草莓、柚子、西兰花、柠檬、山莓、卷心菜、西柚、黑加仑、菜花

β-胡萝卜素:胡萝卜、甘薯、南瓜、甘蓝、笋瓜、菠菜、哈密瓜、杏、芥菜

调味品:肉豆蔻、百里香、迷迭香、芝麻、丁香、绿茶、牛至、辣椒

← 复习

7. 哪种系统性疾病与过量摄入脂肪相关?
8. 哪种胆固醇是"好"的,哪种是"坏"的?

维生素

维生素是存在于动植物组织中的一种有机物,是机体维持生命活动和健康所必需的微量营养成分。虽然不能提供能量,但其在碳水化合物、脂类和蛋白质的供能中发挥着重要作用。

许多维生素可在机体中与酶发生生化学反应。目前已发现的维生素有 13 种,4 种是脂溶性的维生素,9 种是水溶性的维生素。脂溶性的维生素(A、D、E、K)储存于身体的脂肪中,不会被烹饪破坏。

在食物的烹饪过程中,食物中天然存在的水溶性维生素(B 和 C)很容易被破坏,且不能在体内储存,所以必须每天供给。由于其功能很相似,所以除了维生素 C 以外的所有水溶性维生素常组合在一起,称为复合维生素 B(表 16-4)。

表 16-4　维生素:最佳来源、基本功能、缺失导致的症状、毒性

维生素*	来源	功能	缺失导致的症状†	毒性
维生素 A(胡萝卜素)	黄色或者橙色的水果蔬菜,绿叶蔬菜,燕麦片,肝脏,奶制品	皮肤、头发和黏膜的构成和维护;弱光中的视觉;骨骼和牙齿的生长	夜盲症,皮肤干燥症,经常性的疲乏	大剂量会有毒副作用,但是 β-胡萝卜素没有毒副作用
维生素 B₁(硫胺素)	谷物,燕麦,肉类,大米,面食,全麦,肝脏	释放糖类物质中的能量,生长发育、新陈代谢	心律不齐,疲乏,神经紊乱,精神错乱	无毒副作用,过量的可经肾脏排泄
维生素 B₂(核黄素)	全麦,绿叶蔬菜,器官肉类,牛奶,鸡蛋	释放蛋白质、脂肪和碳水化合物中的能量	口角破溃,皮疹和贫血	无毒副作用的相关报告
维生素 B₆(吡哆醇)	鱼,禽类,瘦肉,香蕉,西梅,干豆,全麦,鳄梨	机体组织构建,蛋白质的新陈代谢	惊厥,皮炎,肌无力,皮肤裂纹,贫血	长期大剂量服用可能导致手脚的神经破坏
维生素 B₁₂(钴胺素)	肉类,奶制品,海鲜	细胞形成,神经系统功能维持,蛋白质和脂肪的新陈代谢	贫血,神经紧张,疲乏	无毒副作用的相关报道
生物素	谷物/全麦产品,酵母,豆类,肝脏	蛋白质、脂肪和碳水化合物的新陈代谢	恶心,呕吐,抑郁,脱发,皮肤干裂	无毒副作用的相关报道
叶酸	绿叶蔬菜,器官肉类,干豌豆,豆类,小扁豆	遗传物质的构成,红细胞的形成	胃肠功能紊乱,贫血,口唇破溃	一些文献表明大剂量使用有毒副作用
烟酸	肉类,家禽,鱼类,全麦,坚果,土豆,乳制品,鸡蛋	蛋白质、脂类和碳水化合物的新陈代谢	皮肤症状,腹泻,消化不良,长期疲乏	烟碱酸过量需内科治疗
泛酸	瘦肉,全麦,豆类,蔬菜,水果	分解释放脂肪和碳水化合物中的能量	疲劳,呕吐,食欲不振,感染和肌肉疼痛	无毒副作用的相关报道

$\text{维生素}\ B_1\ (\text{硫胺素})$

$\text{维生素}\ B_2\ (\text{核黄素})$

$\text{维生素}\ B_6\ (\text{吡哆醇})$

$\text{维生素}\ B_{12}\ (\text{钴胺素})$

续表

维生素*	来源	功能	缺失导致的症状†	毒性
维生素 C(抗坏血酸)	柑橘,果浆,蔬菜,胡椒粉	构成骨,软骨,肌肉和血管;毛细血管和牙龈的维护;铁的吸收	牙龈肿胀或者出血,伤口愈合缓慢,疲劳,情绪低落,消化不良	摄入大于1g,恶心,绞痛,腹泻
维生素 D	强化牛奶,人造黄油,黄油,鸡蛋,鱼肉,阳光	参与骨骼和牙齿的形成;心脏和神经系统功能的维持	儿童:佝偻病或其他骨骼畸形　成人:骨骼钙丢失	过量摄入导致腹泻和体重减轻
维生素 E	混合谷物,坚果,麦芽,蔬菜油,绿叶菜	保护血细胞、机体组织和必需脂肪酸	肌肉消耗,神经组织损伤,贫血以及生殖失败	没有相关的毒副作用
维生素 K	绿叶蔬菜,水果,乳制品和粮食制品	血液凝固	新生儿及服用抗凝药物的病人有血凝障碍	食物中的无毒副作用

＊具体各个年龄阶段每种维生素推荐摄入量和可耐受最高摄入量可在 DRIs 中获得,DRIs 由美国医学研究所食品和营养委员会制定,由美国国家学术出版社出版。

†很多症状并不是维生素缺乏的特有症状,如果有相关症状,请再接受正规的检查。

复习

9. 哪种类型的维生素是可以在身体中储存,并且不会在烹饪过程中被破坏?
10. 哪种维生素被称为是复合维生素 B?
11. 哪种维生素是脂溶性的?

矿物质

矿物质是机体维持生命活动和健康所必需的微量元素,必须从饮食中摄取。矿物质和维生素存在于除高度精制食物之外的所有食物中。体液和组织中均含有矿物质和维生素,占体重的 4%。众多矿物质中,有 14 种尤其重要。

矿物质在机体水电解质平衡的调节中发挥着重要作用,而且是骨骼和牙齿的组成成分,使其具有坚硬的特性。

根据机体对矿物质需求量的大小,可将其分为大量元素和微量元素。大量元素即机体需求量大的矿物质(大于等于100mg/d)包括钠、钾、钙、氯化物、磷以及镁。微量元素即那些需要量很少的矿物质(一天的需要量不超过几毫克),包括铁,锌、铜、硒、铬、锰、碘和氟化物(表 16-5)。

表 16-5　矿物质:来源,基本功能,缺失导致的症状,毒性

矿物质*	来源	功能	缺乏症状†	毒性
钙(Ca^{2+})	牛奶以及乳制品,绿叶蔬菜,大豆制品,沙丁鱼以及鲑鱼	肌肉和神经系统功能,血液凝固,骨骼和牙齿的形成	骨骼和牙齿生长发育障碍　儿童:龋齿,佝偻病　成人:易骨折	肾结石
氯(Cl^-)	盐,鱼类,蔬菜	体液和酸碱平衡,激活胃蛋白酶	生长发育障碍,精神运动缺陷,记忆力丧失	酸碱平衡紊乱
镁(Mg^{2+},Mg^{++})	深绿色蔬菜,坚果,大豆,全麦,香蕉,杏,海产品	骨骼和牙齿的形成,蛋白质的合成,脂肪的新陈代谢	非常缺乏导致疾病状态:迷惑,幻觉,记忆力差,肌肉无力,腹部绞痛	严重的:骨骼肌麻痹,呼吸肌无力,麻痹,死亡
磷酸(PO_4)	牛奶和乳制品,鸡蛋,肉类,豆类,全麦	骨骼和牙齿的形成,能量的新陈代谢,酸碱平衡	吸收障碍:厌食、虚弱,关节强直,骨骼脆、易骨折	肌肉痉挛
钾(K^+)	牛奶和乳制品,杏,橙子,香蕉,绿色蔬菜,肉类,豆类	体液和酸碱平衡,传到神经冲动,参与酶的反应	生长发育受损,高血压,骨骼脆,中枢神经系统改变	血钾过高(血液中钾离子含量过高),心脏功能紊乱
钠(Na^+)	主要来源:盐(氯化钠)　少数来自牛奶,蔬菜	酸碱平衡,细胞膜的渗透性,冲动的传输	体重下降,中枢神经系统异常	高血压,心血管和肾脏疾病

矿物质*	来源	功能	缺乏症状†	毒性
铬（Cr^{3+}）	肝脏,全麦,干酪,豆类	激发酶活性,葡萄糖的消耗	体重下降,中枢神经系统异常	胰岛素活性减弱
铜（Cu^{2+},Cu^{++}）	贝类,肝脏,坚果,全麦,葡萄干	血液中红细胞的产生,油脂的新陈代谢	贫血,骨骼脆,免疫应答损害	铜的累积而导致的神经和肝脏功能损害
氟（F^-）	用含氟的水烹饪的食物,鱼类,动物胶	骨骼和牙齿的形成	致龋的概率增加	氟中毒,氟斑牙
碘（I^-）	主要来源:含碘盐 次要来源:鱼类,海草和蔬菜	能量的代谢,细胞行使正常功能	甲状腺肿,呆小症（母体导致的婴儿甲状腺素缺乏）	很小的过量就会影响甲状腺的正常功能
铁（Fe^{3+}）	肉类,谷物,绿叶蔬菜,全麦	血色素的形成和增长	缺铁性贫血,行为改变	硬化症,糖尿病,色素沉着,关节疼痛
锰（Mn^{2+}）	坚果,全麦,蔬菜和水果,咖啡,茶,可乐,鸡蛋黄	正常骨骼的构成,重建,细胞和中枢神经系统正常的功能	在人类未发现明显的改变	缺铁性贫血,影响铁的吸收,肺功能的改变,淡漠,虚弱无力,头痛,腿痛,语言障碍,毒性进一步发展可出现类似帕金森病的症状
硒（Se）	高蛋白质的食物（肉类,鸡蛋,牛奶）,谷物,海产品,肝脏和其他的肉类,鸡蛋黄,大蒜	构成酶;和维生素 E 一起作为抗氧化剂,防止细胞被氧化	克山病（人类心肌病的一种）以及卡斯钦病（人类地方性骨关节病的一种）	手指甲和脚指甲的生理性缺失,脱发
锌（Zn^{2+}）	谷物,麦芽,蟹肉,牡蛎,肝脏和其他肉类,酵母	参与蛋白质的合成;对正常生长发育以及性器官的发育起关键作用,伤口的愈合,细胞分裂和分化,嗅觉敏锐性	免疫功能低下,发育不良,矮小,骨骼生长发育障碍,性成熟推迟,皮炎	严重的贫血,恶心,呕吐,腹痛,腹泻,发烧,低铜血症（血浆中的铜含量过低）,心神不宁,疲惫

*具体各个年龄阶段每种维生素推荐摄入量和可耐受最高摄入量可在 DRIs 中获得,DRIs 由美国医学研究所食品和营养委员会制定,由美国国家学术出版社出版。

†很多症状并不是维生素缺乏的特有症状,如果有相关症状,请再接受正规的检查。

水

水通常被称为"被遗忘的营养素",它是唾液的重要组成部分。唾液中含有高浓度的钙和磷,能够在牙齿龋坏的早期协助牙齿再矿化。此外,水在组织构成、体温调节、关节和细胞膜润滑上也发挥着重要的作用。

人体80%是由水构成的,人体体重的三分之二都是水。人类无食物的存活时间长于无水的存活时间。机体每天都通过尿液、排泄物、汗液和呼吸丢失水分。严重的呕吐、腹泻和烧伤、大汗所导致的严重水分丧失都可以引起危及生命的电解质失衡。

成年人每天约需 64 盎司水。食物和其他液体基本能满足机体的需求。所有食物均包含一定量的水分。蔬菜和水果超过80%,肉类约含 40%~60%。

⟵复习

12. 哪种矿物质在人体中含量最高?
13. "被遗忘的营养素"是什么?

饮食调整

牙科医疗团队所提供的饮食调整方案通常更关注于牙齿的健康,并不能代替注册营养师所制定的方案。如果病人的饮食与潜在的临床问题相关,那么,其饮食就必须同时参考医生和营养师的意见。

在制定饮食计划的时候,必须要考虑到病人的生活方式和背景。如果你的膳食建议与病人平时的饮食习惯相符,病人的依从性会提高很多。

膳食分析

膳食分析可以帮助病人了解营养素在其口腔健康和全身健康中的重要作用。病人需要先记 3 天的饮食日记。膳食分析特别需要病人的配合,病人的记录必须详细到他吃过的每一样食物,包括食物的量、制作方法和进食时间。

牙科团队会与病人一起使用饮食分析表格(图 16-4)分析其饮食日记。按照表格将饮食日记中的信息进行分组,并与每日推荐摄入量进行对比。要特别标记高热量和致龋食物。

牙科团队必须积极给出饮食分析后的调整建议,注意避免批评或用其他任何让病人不舒服的方式。让病人收集食品包装上注明的营养标签,帮助其了解摄入了多少的糖和脂肪。

| 饮食日记 日期:_____ |

时间	地点	食物	量	制作方法
例如:6:00AM	厨房	橙汁 全麦面包 食用人造黄油 鸡蛋	1/2杯 2片 1汤匙 1个	不加糖 烤 涂抹 油煎

说明:
1. 列举连续正常3天你的所有饮食,包括食物和饮料。
2. 记录应包括周末(两天)和工作日。
3. 记录各类添加食品,比如口香糖、咖啡中的糖和冰激凌以及三明治中的芥末酱等。

图 16-4 食物日记,一般使用 1~7 天。(From Stegeman CA,Ratcliff Davis J:The dental hygienist;s guide to nutritional care,ed 4,St Louis,2014,Saunders.)

阅读食品标签

1995 年,USDA 要求所有食品必须附带实际营养标签(见表 16-5)。这些标签是食物营养素信息的最佳来源。每个食品标签都必须包含以下内容:

1. 个人的食用分量。
2. 每包装所含份数。
3. 总热量。

4. 所含脂肪提供的热量。
5. 占营养素每日推荐摄入量的百分比(RDA 百分比)。

产品标签信息

首先是食品分量,这一信息将由日用单位和公制单位同时标明。生产线中对食品的分量有统一规定,因此我们可以很方便地对同类产品做比较。

食品中每种营养素的含量都会用两种方式标明:营养

素每日推荐摄入量的百分比和食用分量的重量。通过营养素每日推荐摄入量的百分比,可以很容易地了解某一食物某种营养素含量的高低。如果进食的量超过或少于标签上的食品分量,那么相应营养素的量就要进行调整。例如,标签注明每份冰激凌的热量为 150cal,但其食用分量为 1/2 杯,那么普通一盘冰激凌实际包含的热量大约是 500～

600cal。

配料标签

　　几乎所有的食物都需要在包装上列明配料。配料按重量的降序排列,以此来标注其比例。例如,一杯果汁饮品的标签上,果汁含量仅占该饮品的 5%(图 16-5)。

营养成分表

每份为1杯(228g)
每包大约2份

每份

总热量250cal	脂肪热量110cal

	每日营养建议摄入量百分比*
脂肪总量12g	18%
饱和脂肪酸3g	15%
反式脂肪酸3g	
胆固醇30mg	10%
盐470mg	20%
总碳水化合物31g	10%
膳食纤维0g	0%
糖5g	
蛋白质5g	
维生素A	4%
维生素C	2%
钙	20%
铁	4%

*每日营养建议摄入量是基于2000cal的进食量,个人的值可根据个人需要量调整

	2 000cal	2 500cal
全部脂肪	少于65g	少于80g
饱和脂肪酸	少于20g	少于25g
胆固醇	少于300mg	少于300mg
盐	少于2 400mg	少于2 400mg
总碳水化合物	300g	375g

For educational purposes only. This label does not meet the labeling requirements described in 21 CFR 101.9.

1 食用分量
食用分量是热量、营养素量和每日营养建议摄入量百分比的基础。该部分可与实际进食量进行对比,一般以常用单位(如1杯或1块)和公制单位(g)来表示。

2 cal总量
这部分对调节体重(减肥、增重或保持体重)非常重要。列表左侧是cal,右侧是脂肪占比。例如,案例中总热量为250cal,其中脂肪供能110cal。饮食管理的关键是热量“收支平衡”。注意:无脂食物并不是不含热量。

3 需限制的营养素
进食过多的脂肪(饱和脂肪和反式脂肪酸)、胆固醇或盐会增加患某些慢性病的风险,例如心脏病、某些癌症或者高血压。因此,每天进食这些营养素的量百分比应低于其推荐摄入量百分比。

4 需补充充足的营养素
美国人的日常饮食中总是缺乏纤维素、维生素A、维生素C、钙和铁。充分摄入这些营养素有助于改善身体状况,降低某些疾病的患病风险。

5 每日营养建议摄入量百分比
由此部分可以知道一份食物提供的营养素(脂肪、钠、膳食纤维等)占每日需要量的比例。
每日营养建议摄入量百分比是基于热量为2 000cal的饮食。列出的每项营养素的量,都是其推荐摄入量。例如,18%的脂肪意味着该食物提供18%的脂肪量,而这个量是你一天应该进食的脂肪量,这个量也在饮食推荐的范围内。参考《每日营养建议摄入量百分比快速指南》可知,脂肪每日营养建议摄入量百分比的范围为:5%~20%。

6 每日营养建议摄入量的补充说明
本部分提供了一些重要营养素的每日营养摄入量,包括脂肪、钠和纤维素。
分每日饮食摄入热量为2 000cal和2 500cal两个级别。
—此部分的全部脂肪、饱和脂肪酸、胆固醇和钠的摄入量均是最高摄入量,进食时应低于这些值。

图 16-5　营养成分表。(From U. S. Department of Health and Human Services:Food and Drug Administration. Available at http://www. fda. gov/. Accessed August 22,2013.)

　　配料表中必须写明人工色素。不能简单地只写一句“添加色素”了。只有符合政府的各项严格规定,才可在食品包装上标出“低脂肪”“高纤维素”这样的说明。

标签声明

　　营养声明如“高纤维”“低热量”“无胆固醇”,基本上是与

食品的“常规”含量作对比的。例如,低脂肪花生酱的脂肪含量至少比常规花生酱低 25%。低脂沙拉酱至少比常规沙拉酱少50%的脂肪或 1/3 的热量。

　　部分标签表明了某种食物所含的某种特殊营养素水平的高或低。如,每两汤匙(30g)低脂意大利沙拉脂肪含量为 3g 或更低,脱脂意大利沙拉的脂肪含量少于 0. 5g(框 16-3)。

框 16-3

食品标签的术语

热量
- 无热量:每食用分量热量含量低于 5cal
- 低热量:每食用分量或每 50g 食物热量含量不超过 40cal
- 降低或减少热量:每食用分量比正常食物至少低 25% 的热量

脂肪
- 无脂肪:每食用分量脂肪含量低于 0.5g
- 不含饱和脂肪:每食用分量饱和脂肪酸含量低于 0.5g,且反式脂肪酸含量不超过总脂肪的 1%
- 低脂肪:每食用分量或每 50g 食物脂肪含量不超过 3g
- 低饱和脂肪:每食用分量饱和脂肪酸含量不超过 1g,且反式脂肪酸供能不超过总量的 15%
- 降低或减少脂肪:每食用分量比正常食物至少少 25% 的脂肪
- 减低或减少饱和脂肪:每食用分量比正常食物至少低 25% 的饱和脂肪

胆固醇
- 无胆固醇:每食用分量胆固醇含量低于 2mg,且饱和脂肪不超过 2g
- 低胆固醇:每食用分量或每 50g 食物胆固醇含量不超过 20mg,且饱和脂肪不超过 2g
- 降低或减少胆固醇:每食用分量比正常食物至少低 25% 的胆固醇,且饱和脂肪不超过 2g

钠
- 无钠:每食用分量钠含量低于 5mg
- 低钠:每食用分量或每 50g 食物钠含量不超过 140mg
- 极低钠:每食用分量或每 50g 食物钠含量不超过 35mg
- 降低或减少钠:每食用分量比正常食物至少低 50% 的钠

纤维素
- 高纤维素:每食用分量纤维素含量至少高于 5g(高纤维食物的要求必须满足低脂的要求,或脂肪含量接近高纤维的要求)
- 纤维素较高:每食用分量纤维素含量为 2.5~4.9g
- 纤维素增加或升高:每食用分量比正常食物至少多 2.5g 纤维素

糖
- 无糖:每食用分量糖含量低于 0.5g
- 不加糖:在制作或包装的过程中不加糖,同时不含任何含糖食物,如果汁、苹果酱、果脯
- 加工后食品的糖含量不超过原料本身(制作过程中功能性的微量加糖是可以接受的,但不能增加食品的糖含量)
- 类似的食物或其替代的食物糖含量较高
- 如果不符合低热量或热量减少的标准,说明该食品热量含量不低。消费者可能在营养成分表里查看热量和糖的含量
- 降低糖:每食用分量比正常食物至少低 25% 的糖

健康
用"健康"命名或作为标签声明的食品必须满足以下营养条件:每份食品脂肪含量不超过 3g、饱和脂肪含量不超过 1g、钠含量不超过 350mg、胆固醇含量不超过 60mg。维生素 A 和 C、钙、铁、蛋白质和纤维素这六种营养素中,至少一种营养素的每日营养建议摄入量百分比达到 10%。生肉、家禽肉和鱼"健康"的标准是:每食品分量脂肪含量不超过 5g、饱和脂肪不超过 2g、胆固醇不超过 95mg

From Stegeman CA, Ratcliff Davis J: The dental hygienist's guide to nutritional care, ed 4, St Louis, 2015, Saunders; modified from U. S. Food and Drug Administration: Food labeling guide. September 1994; revised October 2009. Accessed August 22, 2013: www. fda. gov/Food labeling Guide.

有机食品

1990 年,USDA 对什么是"有机食品"做出了规定。现在,贴有有机食品(organic)标签的必须是在整个生长过程中都没有使用任何化学杀虫剂、除草剂或者化肥的食品。当然,在有机种子准备过程中禁止使用激素。

此外,肉类、禽类和牛奶也有相关的规定。和植物一样,有机动物生长和产品加工过程也不允许使用激素。有机牛奶不能添加维生素或者化学成分,整个加工过程都需要密切监控。

有机食品的相关规章制度确保了产品确实为"有机",保护了消费者的利益。

饮食紊乱

在美国,饮食紊乱某种程度上引起了肥胖症泛滥。由于媒体和时尚产业的影响,以及文化价值观念的导向作用,使"变瘦"成了人们关注的焦点,社会上的成年人和未成年人的体重意识增强,发生了更多的饮食紊乱。饮食紊乱严重影响人体口腔与身心健康,甚至危及生命。饮食紊乱常常发生在青春期和成年期,厌食症和暴食症最为常见,也可表现为其他相关症状,如大吃大喝、强迫性的暴饮暴食、女运动员三联征以及慢性节食综合征。饮食紊乱多见于 14~25 岁生活富裕的人群,女性居多,受影响的男女比例为 1:10(表16-6)。

表 16-6   常见的饮食紊乱

紊乱	主要饮食成分	正确的饮食措施
过敏	很多食物都可能是致敏原:麦芽、牛奶、鸡蛋和巧克力最常见	消除过敏源或严格控制饮食
贫血	铁、维生素 B_{12} 或叶酸缺乏	增加缺乏的营养素
神经性厌食	饥饿,但是又担心肥胖和体型改变	高热量饮食,心理治疗和行为管理
动脉粥样硬化	高胆固醇、高饱和脂肪酸和过多的热量	控制热量;减少饮食中的脂肪含量(30%~35%);增加不饱和脂肪含量,降低饮食中的胆固醇含量;多进食复杂碳水化合物而非单糖
暴食症	暴饮暴食、自我诱导呕吐	规律饮食,行为管理和心理治疗
直肠癌	纤维素摄入量低	增加膳食纤维和液体的摄入
肝硬化	酒精或营养素的过量摄入	减少过量营养素的摄入
便秘/肠憩室病	纤维素和液体摄入过少	增加膳食纤维和液体的摄入
糖尿病	肥胖,过量摄入糖	控制热量,减少碳水化合物的摄入
高血压	肥胖,过量摄入盐	控制热量,减少钠的摄入
肥胖	热量摄入过多,锻炼过少	减少热量摄入,增加锻炼,推荐行为修正和群体治疗

From Adams AP and Proctor DB:Kinn's the medical assistant:an applied learning approach,ed 11,St Louis,2011,Saunders.

暴食症

暴食症(bulimia)又称"暴饮暴食、自我诱导呕吐"紊乱。这种现象常见于仅有稍微超重,竭力通过节食减肥却失败的人群。此类人群相信自我价值和保持体重息息相关。

此类病人开始会有一些失落和压抑,之后发现进食大量高热量食物后会心情愉悦,但随之又会内疚,试图通过自我诱导的呕吐、禁食、服用泻药、灌肠、以及过量运动等行为来控制体重。

大多数暴食症病人想要寻求帮助,并接受治疗。在牙科诊所很容易识别出暴食症病人,因为反复的呕吐产生的胃酸会使牙齿表面出现严重的腐蚀。

神经性厌食

神经性厌食症(anorexia nervosa)以自我绝食为特征,常见于20~25岁的女性。她们对肥胖异常的恐惧,对自身身材的认知也非常扭曲。如果不接受药物治疗,神经性厌食的病人会出现严重的营养失调、体重大幅度下降甚至死亡。

神经性厌食的生理表现包括肌肉萎缩、停经、皮肤干燥、便秘、指甲易折断及头发干枯。因为没有足够的钙摄入,也会出现牙齿的硬度下降和牙周问题。

女运动员三联征

这种情况常见于年轻的女运动员,以饮食紊乱为特征,表现为严格的控制饮食、过度的训练、体重下降和机体脂肪严重缺乏。此病可引起骨质疏松和闭经以及诸如牙釉质脱矿、患龋几率增加、牙周组织和软组织炎症等口腔相关的风险。

饮食紊乱的管理

神经性厌食和暴食症属于精神障碍范畴,伴有严重的医学、口腔和营养并发症。口腔医生通常最先诊断出饮食紊乱并给予健康指导。除了口腔专业治疗和健康教育外,口腔医生还有义务帮助病人接受心理和药物治疗。

成功的饮食紊乱治疗需要包括精神医学专家、心理学专家、临床医生、护士、营养师、社会工作者和口腔科医生在内的团队的共同努力,恢复过程漫长,治疗费用昂贵。

→复习

14. 哪个政府机构规定食品包装的标签?
15. 决定食品是否是"有机"的标准是什么?
16. 最严重的两种饮食紊乱是什么?

健康习惯

牙医助理可告知病人5个延长寿命的健康饮食习惯。

1. 正确的饮食。每天要吃掉5份水果和蔬菜,此外还要加上足够量的谷物、豆类和奶制品。

2. 保持骨骼健壮。摄入足够的钙。如果不能保证直接的阳光照射,那么每天补充维生素 D 可帮助钙有效吸收。

3. 保护免疫系统。进食全麦食品、绿叶蔬菜、海鲜、瘦肉、适量的菜油保证维生素 E、B_6 和微量元素锌的摄入。增强机体抵抗感染、减少慢性疾病的能力。

4. 保持健康的体重。过度肥胖是糖尿病、心脏病、关节炎和其他的疾病的促发因素。

5. 运动。将散步、慢跑等有氧运动和简单的伸展锻炼相结合,强壮肌肉。

■ 健康教育

牙医助理可以帮助病人预防口腔疾病,指导他们如何调整饮食,如何选择健康的食品。同时,你需要彻底理解宣教的内容及依据来提高健康宣教效率。当为病人提供营养方面的宣教知识时,以下几点会有所帮助:

- 用图片和表格来说明观点。
- 谨记病人种族和文化的饮食特点。
- 鼓励病人在学习过程中积极参与。
- 告诉病人遇到问题或有担心时,随时可以向诊所办公室电话咨询。
- 充分利用资源,如 USDA 的 MyPlate。■

■ 法律和伦理问题

为病人提供的饮食建议必须完整地记录在病历中。

超出口腔专业范围的饮食相关疾病(如体重控制、饮食紊乱),牙医助理不予以指导。当发现病人有营养相关疾病或营养缺乏的征兆时,要告知医生,以便病人得到医生的专业诊断和治疗。■

■ 展望

目前的研究是把营养学手段作为预防慢性病、延长寿命的方法。基因工程的进步促使了低脂肉和抗病毒蔬菜的研发,全年都可生产美味西红柿。营养学家开始增加食物中已有营养素的含量,或在食物中添加新的营养素(例如在橙汁中添加钙和维生素 D),并将继续在这个方向进行研究。■

■ 评判性思维

1. 进入 MyPlate 网站,分析自己的饮食习惯。你有需要改进的地方吗?

2. linda Hines,17 岁,候诊时注意到墙上的 MyPlate 海报,向你咨询 MyPlate 的含义。这时,应怎样解释?

3. leanne,高中生,啦啦队队长,精力充沛,非常在意外表,特别是体重。她没有任何营养不良,口腔内也未发现暴食症的体征。她想要控制饮食,可以给她什么建议?

4. 一袋低脂薯条包装上的标签显示,每一份只含有 100cal 热量。在吃这袋薯条前,还需要知道什么重要信息?■

(原露露 译,高玉琴 校审)

17

口腔病理学

关键术语

脓肿（abscess）：由感染引起的脓液局部积聚。

急性炎症（acute inflammation）：组织损伤范围局限且短期内可痊愈。

活组织检查（biopsy）：从活体上取下少量组织用于诊断检查。

念珠菌病（candidiasis）：由酵母菌属真菌引起的表皮感染。

上皮细胞癌（carcinoma）：上皮组织恶性肿瘤。

蜂窝组织炎（cellulitis）：蔓延到疏松的结缔组织的炎症。

慢性炎症（chronic inflammation）：持续存在的组织损伤或刺激，迁延不愈。

先天性异常（congenital disorders）：出生即存在的缺陷。

囊肿（cyst）：有囊壁的封闭性包块。

瘀斑（ecchymosis）：淤青的专业术语。

糜烂（erosion）：组织的损耗。

舌炎（glossitis）：舌部的炎症。

肉芽肿（granuloma）：颗粒状肿瘤或肿块。

血肿（hematoma）：血液聚集在一个部位或者器官所形成的肿胀或血块。

炎症（inflammation）：组织对刺激和损伤的一种保护性反应。

病变（lesion）：某部位的异常。

白血病（leukemia）：一种以骨髓产生越来越多不成熟或不正常白细胞为特征的进展性疾病。

黏膜白斑（leukoplakia）：口腔黏膜上出现的白色斑点或斑块。

扁平苔藓（lichen planus）：一种病损位于皮肤或口腔黏膜的慢性良性疾病。

淋巴结肿大（lymphadenopathy）：引起淋巴结肿胀的疾病。

淋巴瘤（lymphoma）：淋巴组织的恶性病变。

转移（metastasize）：病变从身体的某一部位扩散到另一部位。

甲基苯丙胺（冰毒）（methamphetamine）：强效的中枢神经系统兴奋剂。

冰毒嘴（meth mouth）：一种因大量吸食冰毒所导致的猖獗龋，为非正式的称谓。

病理学（pathology）：研究疾病的一门学科。

瘀点（petechiae）：皮肤或黏膜上的针尖样红点。

肉瘤（sarcoma）：起源于间叶组织（如肌肉、骨骼）的恶性肿瘤。

隆突（tori）：骨的特定部位出现异常增生。

口干症（xerostomia）：由唾液减少引起的口腔干燥。

学习目标

完成此章节的学习之后，学生将能够达成以下目标：

1. 掌握关键术语的发音、写法和定义。
2. 简述口腔病理学对牙医助理的重要性。
3. 简述诊断的必要步骤。
4. 解释急性炎症和慢性炎症的区别及典型特征。
5. 简述口腔病变的类型。
6. 列出口腔软组织的 3 种疾病。
7. 列出与舌相关的 3 种疾病。
8. 掌握口腔癌的相关知识，包括：
   - 描述口腔癌的先兆症状。
   - 描述白血病相关症状。
   - 描述与无烟烟草使用相关的病损表现。
   - 列出口腔癌的 3 种治疗方式。
9. 详述 HIV/AIDS 的临床表现，包括与 HIV/AIDS 有关的五大病损。
10. 学习颌骨和牙齿的发育异常，包括：
    - 影响颌骨发育的 3 种异常包括什么？列出名称及定义。
    - 影响唇、腭和舌发育的异常是什么？列出名称及定义。
    - 影响牙齿数量的 3 种异常是什么？列出名称及定义。
    - 影响牙齿数量的 5 种异常是什么？列出名称及定义。
    - 牙齿异常萌出包括什么？
11. 讨论其他可能发生的口腔异常情况，包括：
    - 辨别与营养有关的两种口腔疾病。

- 简述磨牙症。
- 简述暴食症病人的口腔状况。

- 简述口腔穿刺的口腔并发症。
- 辨别吸食甲基苯丙胺后的口腔变化。

口腔病理学（pathology）是一门研究口腔疾病的学科。虽然只有牙科医生或者内科医生可以对疾病进行诊断，但就牙医助理而言，能够分辨口腔中出现的症状是否正常也非常重要。例如，当牙医助理在拍摄放射线片或者制作牙印模时，如果发现病人口腔中有异常病损，可及时通知医生，以便进一步诊断。

许多系统性疾病以及传染性疾病都有口腔相关的临床表现（包括症状和体征）。牙医助理应该知道这些口腔异常如何影响病人的整体健康状况和已有的口腔治疗方案。

在学习口腔异常病变之前，必须掌握口腔正常的生理状况。详见第 10 章。

此外，还应熟悉口腔病理相关的专业术语，掌握病变的初步鉴定方法并进行描述。在临床中要多运用这些术语，使其成为你日常专业词汇的一部分，以便于和其他专业人员有效交流。

除了病理现象之外，本章节还会讲解一些不属于病理状况的异常表现。

诊断

做出准确的诊断就像解开一个谜题一样需要许多线索。因此牙科医生必须参考各种各样的信息，仅凭单一信息是很难做出正确诊断的。协助最终诊断的资料包括 8 个方面：既往史、临床表现、影像学检查、病理学检查、实验室检查、治疗性诊断、外科诊断和鉴别诊断。每一类信息资源都是谜题的一部分，谜题的答案就是诊断。

既往史诊断

诊断的常用资料有个人史、家族史、用药史、口腔治疗史以

及过往病史。家族史非常重要，因为遗传上的异常会引发疾病，如遗传性牙本质发育不全（图 17-1）。黑种人易患牙龈黑色素沉着（图 17-2）。用药史有助于了解病人的用药信息，知晓其对口腔组织可能产生的影响。

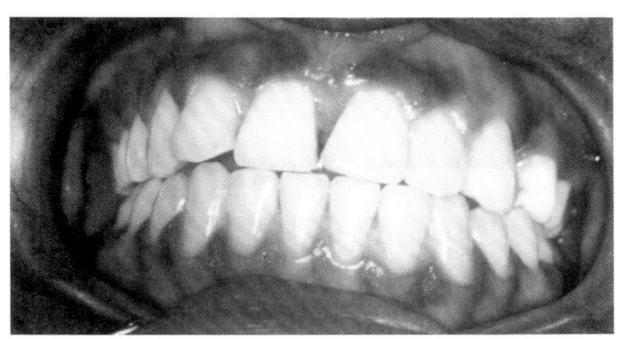

图 17-2　黑色素沉着。（From Ibsen O，Phelan JA：Oral pathology for the dental hygienist，ed 6，St Louis，2014，Saunders.）

临床诊断

临床诊断是以病变的临床表现（包括颜色、大小、形状及部位）为依据进行的诊断。例如，裂纹舌（图 17-3）就是依据临床表现进行诊断的，其临床表现为上颌、下颌以及腭隆突（tori）（图 17-4）和正中菱形舌炎（图 17-5）。

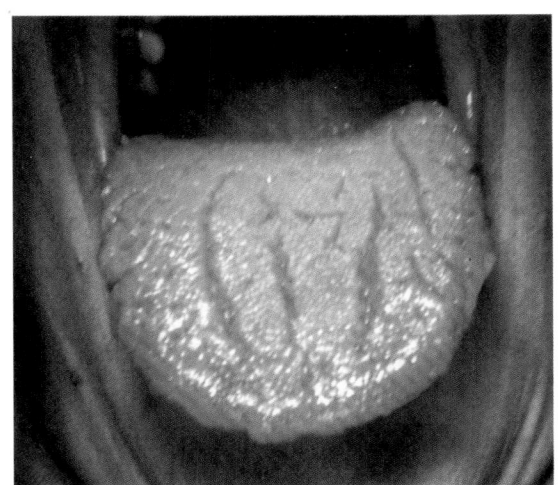

图 17-3　裂纹舌。（From Ibsen O，Phelan JA：Oral pathology for the dental hygienist，ed 6，St Louis，2014，Saunders.）

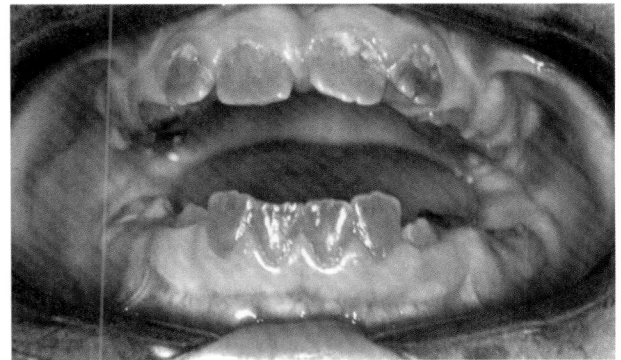

图 17-1　遗传性牙本质发育不全。（From Ibsen O，Phelan JA：Oral pathology for the dental hygienist，ed 6，St Louis，2014，Saunders.）

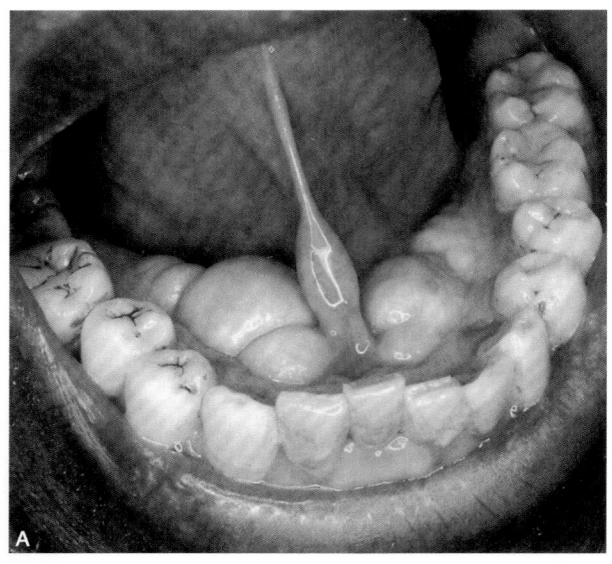

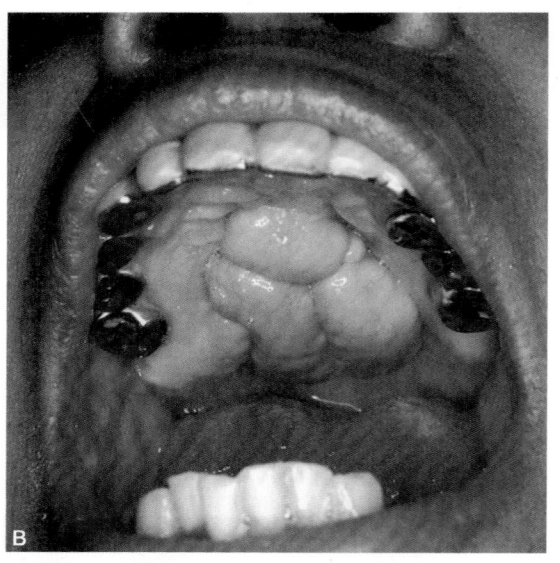

图 17-4   A,双侧下颌隆突的临床表现;B,分成小叶状的腭部隆突的临床表现。(From Ibsen O,Phelan JA:Oral pathology for the dental hygienist, ed 6, St Louis, 2014,Saunders)

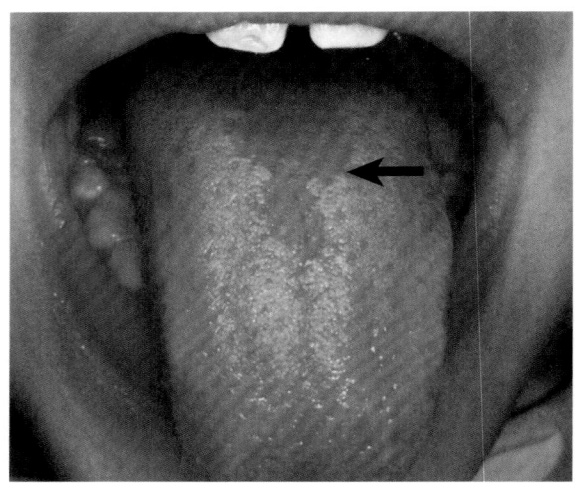

图 17-5   中间部分的菱形舌炎(箭头处)。(From Ibsen O,Phelan JA:Oral pathology for the dental hygienist,ed 6, St Louis,2014,Saunders.)

影像学诊断

影像学检查在根尖周疾病(图 17-6)、牙根内吸收(图 17-7)以及阻生齿(图 17-8)的诊断中提供重要依据。

病理学诊断

病理学诊断是指如果存在可疑的病变,从病损部位切下部分组织送病理实验室进行活组织切片检查的方法[即活组织检查(biopsy)],常用于疾病的最终诊断。例如,仅通过临床症状无法诊断某白色病变时,必须通过组织活检来确定其良恶性(图 17-9)。

实验室诊断

血生化、尿液检查等实验室检查,可为疾病诊断提供信息。通过实验室的微生物培养可确诊口腔感染的类型。

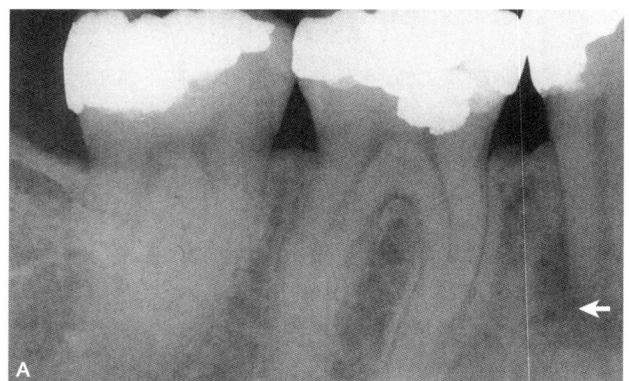

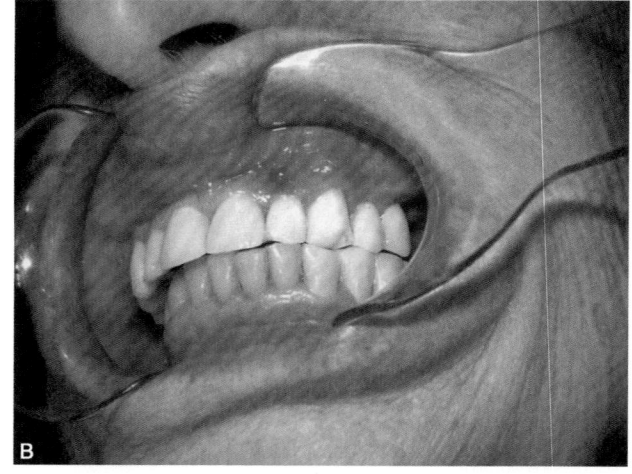

图 17-6   根尖周的病变。(From Ibsen O,Phelan JA:Oral pathology for the dental hygienist, ed 6, St Louis, 2014,Saunders.)

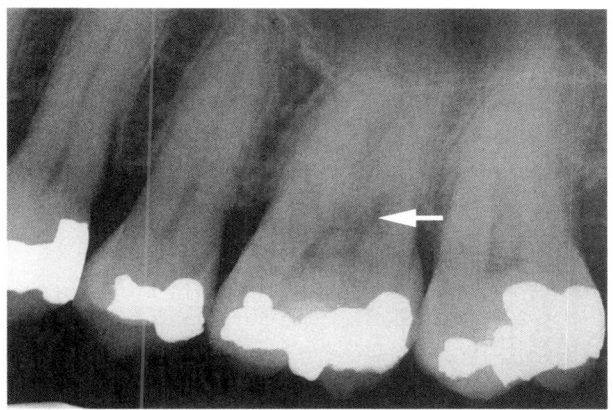

图 17-7　根尖吸收（箭头处）。（From Ibsen O，Phelan JA：Oral pathology for the dental hygienist，ed 6，St Louis，2014，Saunders．）

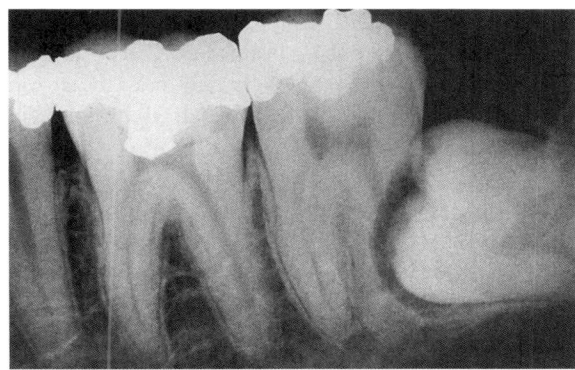

图 17-8　智齿阻生。（From Ibsen O，Phelan JA：Oral pathology for the dental hygienist，ed 6，St Louis，2014，Saunders．）

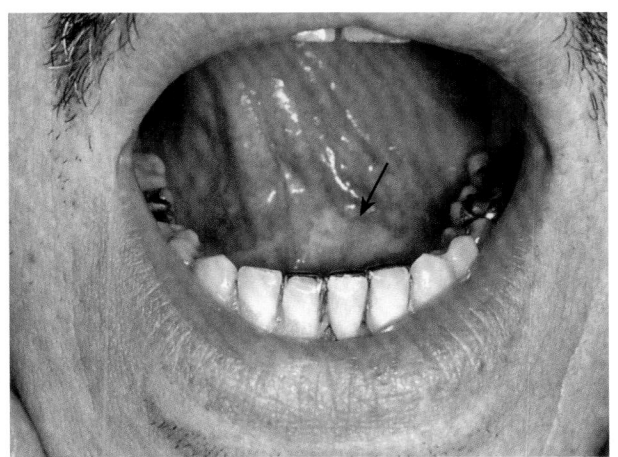

图 17-9　口底前部和舌腹面的白色病变（箭头处）。（From Ibsen O，Phelan JA：Oral pathology for the dental hygienist，ed 6，St Louis，2014，Saunders．）

治疗性诊断

　　治疗性诊断是指在进行某种治疗后，观察治疗的效果，从而帮助诊断。例如，口角炎（图 17-10）的病因可能是复合维生素 B 缺乏，也可能仅仅是真菌感染。如果病人使用抗真菌乳膏后症状有所改善，那么维生素缺乏这一病因就可排除。

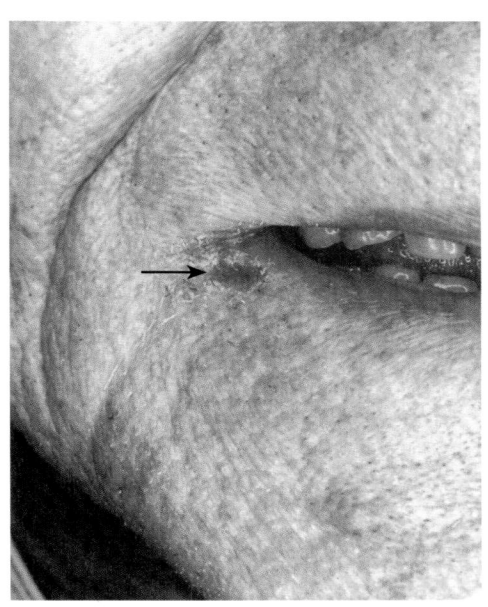

图 17-10　箭头所指处为口角炎。（From Ibsen O，Phelan JA：Oral pathology for the dental hygienist，ed 6，St Louis，2014，Saunders．）

外科诊断

　　以外科治疗中的发现为基础所做出的诊断称为外科诊断。例如，X 线片上显示的外伤性骨囊肿（图 17-11）可能是静止性骨囊肿（图 17-12），但无法确定是否需要治疗。这时手术探查相关区域即可确定这一病变是否需要进一步治疗。

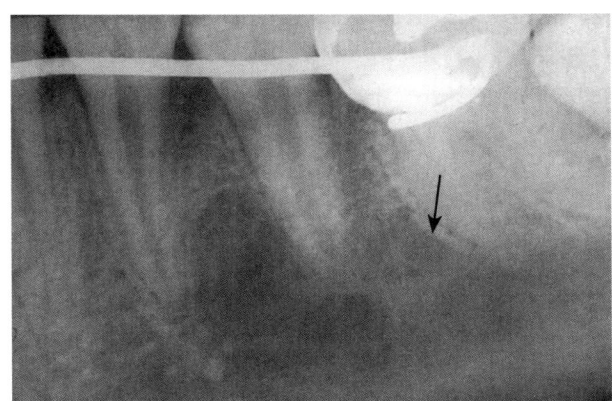

图 17-11　外伤性骨囊肿（箭头处）。（From Ibsen O，Phelan JA：Oral pathology for the dental hygienist，ed 6，St Louis，2014，Saunders．）

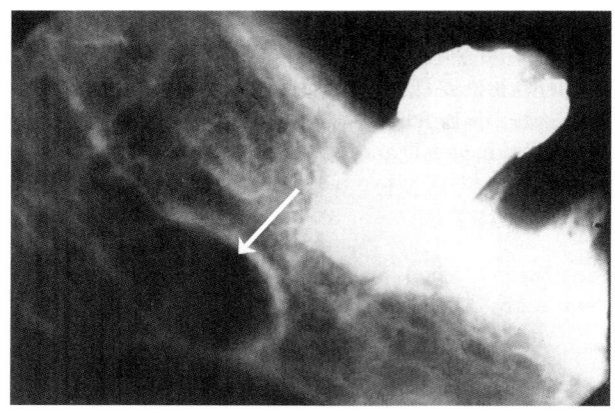

图 17-12　静止性骨囊肿（箭头处）。（From Ibsen O，Phelan JA：Oral pathology for the dental hygienist，ed 6，St Louis，2014，Saunders.）

鉴别诊断

当某一症状有两个或以上的可能性诊断时，需要进行鉴别诊断。牙科医生应该确定做哪些检查和测试可以排除不正确的诊断，做出最终的诊断。

急性/慢性炎症

炎症（inflammation）是机体对外界刺激或者损伤的一种防御性反应。炎症反应是由损伤的程度和持续的时间分类的，包括急性炎症和慢性炎症。急性炎症（acute inflammation）的组织伤害小、持续时间短，组织可以很快恢复。如果对组织的伤害或刺激持续存在，就会导致慢性炎症（chronic inflammation）。牙龈炎和牙周炎的内容详见第 14 章。

炎症的典型特征

红
肿胀
热
疼痛

口腔病变

病变（lesion）是口腔内不正常组织的统称。可以是外伤、疼痛，也可以是由损伤或疾病引起的其他口内组织破损。确定病损类型对临床医生做出正确诊断有重要意义。口腔内的黏膜病损根据其在黏膜层的位置（黏膜层下、黏膜层中、黏膜表面）和形状（凸起、扁平）进行分类。

黏膜层下的病损

溃疡是发生于黏膜上的类似于黏膜组织穿孔的病损，形似火山口。小的溃疡直径可能只有 2mm，大的直径可达数厘米。

软组织糜烂（erosion）是口腔黏膜表浅的破损，通常是由咀

嚼等动作产生的机械创伤造成的。创伤边缘可为撕裂样，色红，疼痛。

脓肿（abscess）是特定区域的脓液聚集。常见于牙根周围组织（牙周脓肿）。可能是由严重的龋齿或牙周感染引起（详见第 14 章）。

囊肿（cyst）通常是液体的或者半固体的囊腔，囊肿内的物质不具有感染性。在口腔科，可能在未萌出牙齿的牙冠周围发现这类囊肿（图 17-13）。

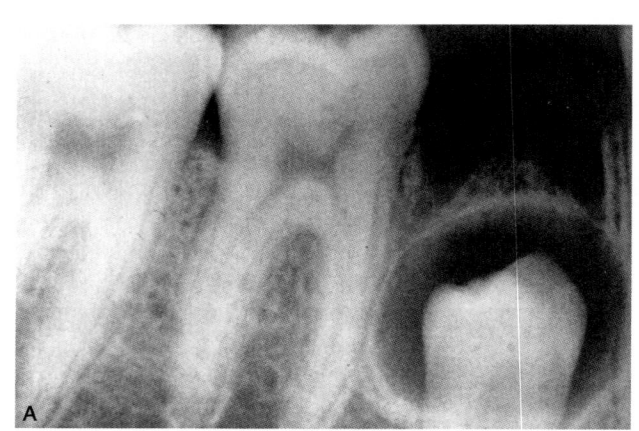

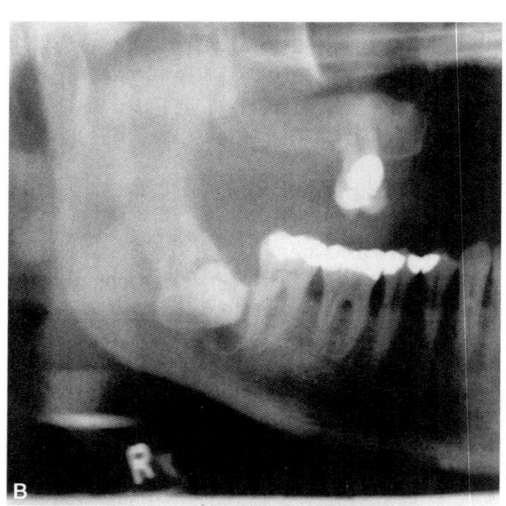

图 17-13　A，X 线片示：未萌出的前磨牙牙冠周围的囊肿。B，阻生齿周围的囊肿。（From Ibsen O，Phelan JA：Oral pathology for the dental hygienist，ed 6，St Louis，2014，Saunders.）

黏膜表面的病损

疱（又名水疱），充满了水状液体（与鞋子不合脚磨出的疱形似），因为容易破溃很少见于口腔，破溃后会形成边缘不规则的溃疡。

脓疱看起来与水疱类似，但疱内充满脓液。血肿（hematoma）看起来也像水疱，但内容物为血液。

斑块是轻微突起的片状病损（注：斑块与 13 章中所讲述的牙菌斑不同）。

黏膜层的病损

黏膜层病损位于口腔黏膜层,因其病损部分颜色与正常组织不同,故易于分辨。瘀斑(ecchymosis)为瘀青的医学专业术语,是这类病损的典型代表。

凸起或者扁平的病损

结节是一种范围小、圆形、实质性的病损,可位于黏膜下或稍突起于表面。触诊似黏膜表面下的豆子。

肉芽肿(granuloma)是有多种意义的术语。在口腔医学中,它通常用来描述包含肉芽组织的结节(后缀带有"肿"的意思即为肿块或肿瘤)。肉芽肿可以肿块的形式出现在牙龈表面,也可见于死髓牙根尖周的骨组织内。

肿瘤也称赘生物。肿瘤是无功能、过度增殖的组织,可分为良性肿瘤(不会对生命构成威胁)(译者注:良性肿瘤也需看长在什么部位才能断定是否威胁生命)和恶性肿瘤(会对生命构成威胁)。

⊙复习

1. 黏膜层之下的病变是什么?
2. 黏膜层表面的病变是什么?
3. 黏膜层之内的病变是什么?

口腔软组织疾病

黏膜白斑

黏膜白斑(leukoplakia)是口腔内任一部位"白色斑块"的统称。如果未合并溃疡或继发感染,则几乎无痛感。

黏膜白斑的外观和质地多样,可为完整、白色透明、深色、厚重、疣状等。确诊的重要依据是:病损必须与基本组织紧密连接,摩擦或刮擦不能去除。

黏膜白斑病的病因目前尚不明确,但认为与慢性刺激或损伤相关,包括无烟烟草、不合适的义齿或咬颊等(图17-14)。

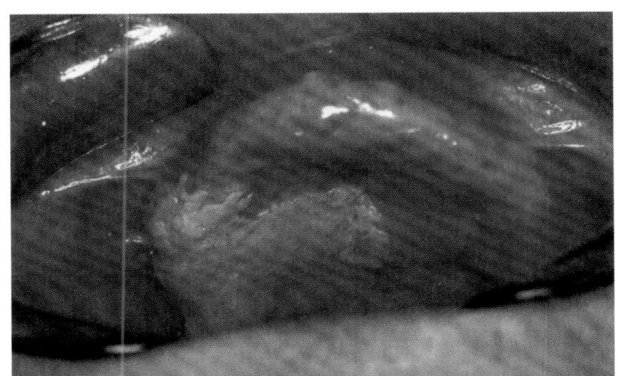

图17-14　黏膜白斑。(From Ibsen O, Phelan JA: Oral pathology for the dental hygienist, ed 6, St Louis, 2014, Saunders.)

黏膜白斑病通常出现在恶性病变之前,所以早期诊断和治疗非常重要。

扁平苔藓

扁平苔藓(lichen planus)是一种可累及皮肤和口腔黏膜的良性、慢性疾病。与众多因素相关,但具体病因目前尚不明确。

口腔内的病损呈白色,形状不规则,可典型排列成环形和互相交错的网状条纹(被称为"Wickham纹")(图17-15)。个别类型的扁平苔藓能导致牙龈糜烂样损害,病情随精神压力的增大而加重。

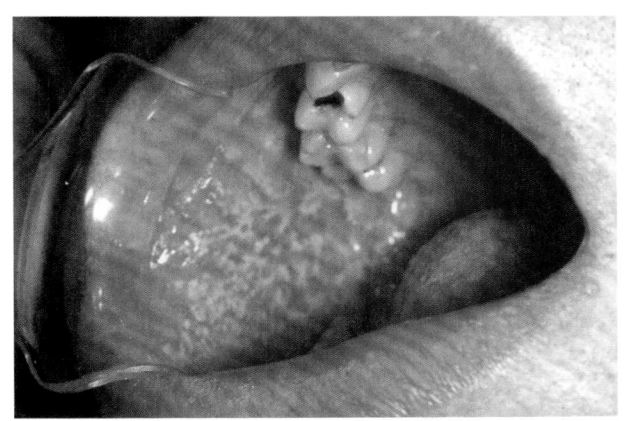

图17-15　位于颊黏膜的扁平苔藓。(From Ibsen O, Phelan JA: Oral pathology for the dental hygienist, ed 6, St Louis, 2014, Saunders.)

念珠菌病

念珠菌病(candidiasis)是由酵母菌状的白色念珠菌引起的皮肤黏膜表面感染。是最常见的口腔真菌感染,健康人群中少见。

念珠菌病可能由抗生素治疗、糖尿病、口干症或免疫力低下引起,也有可能是获得性免疫缺陷综合征(acquired immune deficiency syndrome, AIDS)病人最初的临床表现(本章后面将进一步学习AIDS)。

口腔念珠菌病常伴有口腔不舒适或者疼痛、口臭、味觉障碍(味觉功能被破坏)。其他部位常见的念珠菌病包括尿布疹、阴道炎、鹅口疮。

伪膜型念珠菌病

伪膜型念珠菌病也称鹅口疮,口内有乳糜状白色斑块(干酪状或固体奶状)(图17-16)。病人常有烧灼感,味觉不舒适,或"口腔内正在起水疱"的感觉。这些"水疱"基本可以确定是伪膜斑块("伪膜"是"假膜"的专业术语)。

斑块可以被刮去,且基本不流血。如果刮除的过程中有出血,则病人可能合并有其它黏膜疾病。婴儿患该疾病,称为婴儿念珠菌病。

增殖型念珠菌病

增殖型念珠菌病临床表现为不能刮除的白色斑块。该类型最常见于人类免疫缺陷病毒(human immunodeficiency virus, HIV)感染病人的口腔颊黏膜(图17-17)。

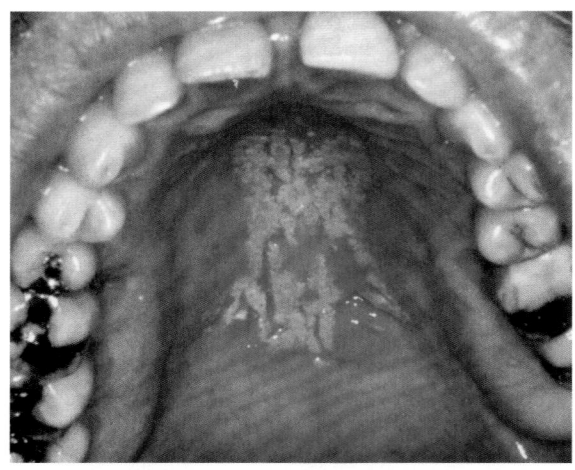

图 17-16 带有伪膜的念珠菌病。(From Ibsen O, Phelan JA: Oral pathology for the dental hygienist, ed 6, St Louis, 2014, Saunders.)

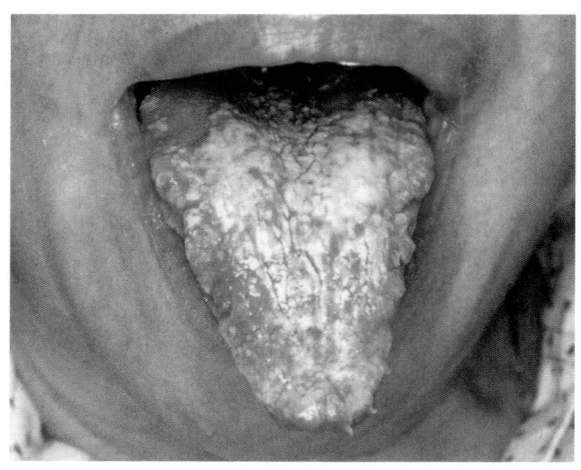

图 17-17 慢性增殖型念珠菌病。舌部的白色区域不能被刮除，且应用抗真菌治疗后，症状自行消失。(From Ibsen O, Phelan JA: Oral pathology for the dental hygienist, ed 6, St Louis, 2014, Saunders.)

大多数病人在抗真菌用药治疗 2~3 天后起效，10~14 天后症状全部消除。如果此时仍有症状，或短期内复发，那么就有必要进行进一步检查，确认病人是否有内分泌紊乱或免疫缺陷。

萎缩型念珠菌病

萎缩型念珠菌病也被称为红斑念珠菌病，表现为舌背和腭部出现光滑的红斑。常见于服用广谱抗生素的病人。病人主诉口腔内有强烈的烧烫感或烧灼感，"像吞下特别烫的食物"。

大多数病人在抗真菌用药治疗 2~3 天后起效，10~14 天后症状全部消除。如果此时仍有症状，或短期内复发，就有必要进行进一步检查，确认病人是否有内分泌紊乱或免疫缺陷。

阿弗他溃疡

阿弗他溃疡，也被称为"口腔溃疡"，是一种常见的口腔黏膜溃疡。

复发性阿弗他溃疡(recurrent aphthous ulcer, RAU)是指口腔内和唇部反复发作水疱样的疾病。可见于颊黏膜、舌侧边缘、口底、软腭及唇部。

疾病早期，病人主要表现为口腔烧灼感，随后小水疱形成，水疱破溃后，便形成典型的溃疡。溃疡面积小，呈椭圆形，中心为黄色或灰色，且周围有红晕。

90%的阿弗他溃疡是轻型阿弗他溃疡，症状最轻微，每年复发次数不超过 6 次，一般 7~10 天可自愈(图 17-18)。

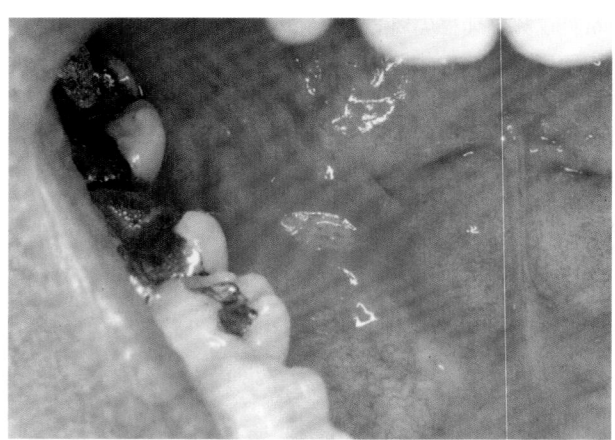

图 17-18 轻型阿弗他溃疡。(From Ibsen O, Phelan JA: Oral pathology for the dental hygienist, ed 6, St Louis, 2014, Saunders.)

重型阿弗他溃疡占阿弗他溃疡的 10%，表现为频繁发作、面积大、破溃深，需要更长的时间才能痊愈，最常见于免疫力不全的病人。

由于阿弗他溃疡的病人疼痛明显，严重影响进食，病人通常十分虚弱。因此，可为病人提供止疼药和促进组织愈合的相关药物等多种措施。

蜂窝组织炎

蜂窝组织炎(cellulitis)是不局限于固定部位的弥漫性炎症，能够弥漫到相邻软组织或器官(图 17-19)。

蜂窝组织炎与口腔感染有关，如根尖脓肿。病人表现为高热、皮肤发红、局部肿胀迅速，当炎症局限后，相应部位有较严重的典型搏动性疼痛。

蜂窝组织炎能迅速波及眼睛或大脑等敏感组织，十分危险。

↩复习

4. 白点或白斑可见于哪种疾病？
5. 酵母菌状的真菌感染可引起哪种疾病？
6. "口腔溃疡"的专业术语是什么？
7. 由炎症引起严重疼痛和高热的疾病是什么？

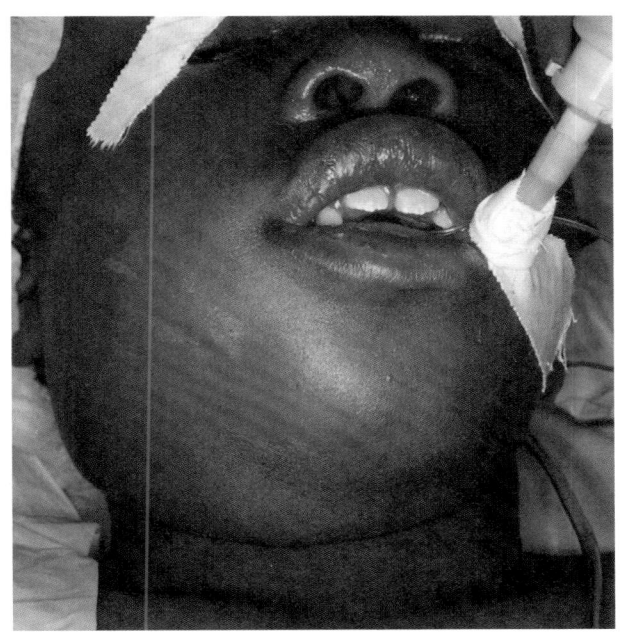

图 17-19 蜂窝组织炎。口腔感染引起局部组织水肿所致,该病人已住院治疗。(From Ibsen O,Phelan JA:Oral pathology for the dental hygienist,ed 6,St Louis,2014,Saunders.)

舌部疾病

舌炎(glossitis)是用来描述舌部炎症或异常的专业术语。"黑毛舌"是抗菌药物使用后引发的口内菌群失调造成的。丝状乳头过度增生,形成绒毛状苔。在食物和烟草的侵染下变色,称为"黑毛舌"(图 17-20)。

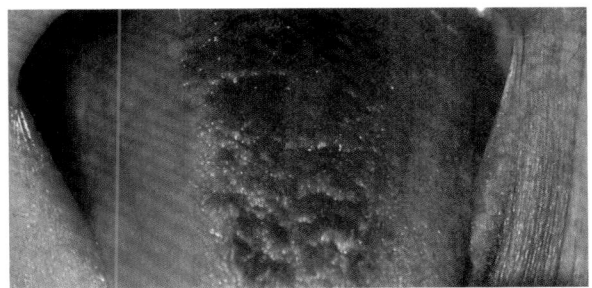

图 17-20 黑毛舌。(From Ibsen O,Phelan JA:Oral pathology for the dental hygienist,ed 6,St Louis,2014,Saunders.)

地图舌是指舌表面的丝状乳头不规则分布。光滑区域的形状类似地图,因此称为"地图舌"。随着时间的推移,舌面上光滑的区域和发白的区域形似位置变换,一个边界愈合之后可能延伸到另一个边界,如此迁延(图 17-21)。地图舌的发病率约为1%~3%,可见于任何年龄段的人群,男女患病比例约为1:2。

裂纹舌,也称沟纹舌,目前被认为是舌部的正常变异,具体病因尚不明确(图 17-22)。有研究认为是由缺乏维生素或慢性肿瘤的长期刺激造成的。患者的舌尖处有很深的裂纹或沟壑,当食物残留在沟纹中时,就会产生疼痛。因此建议裂纹舌病人

用软毛牙刷轻刷舌部,清除沟纹中的食物残渣,减轻对舌的刺激。目前尚无有效的治疗方法。

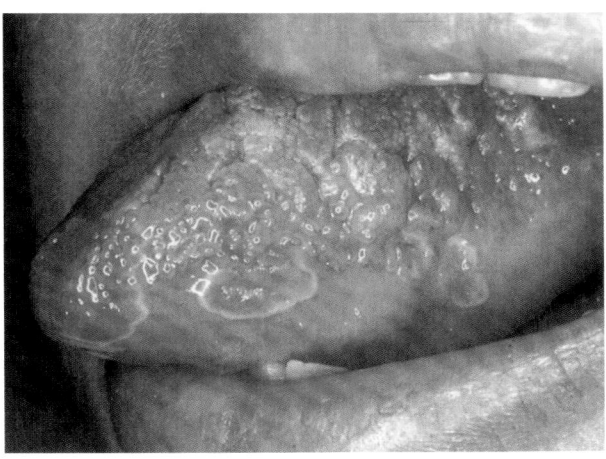

图 17-21 地图舌。(From Ibsen O,Phelan JA:Oral pathology for the dental hygienist,ed 6,St Louis,2014,Saunders.)

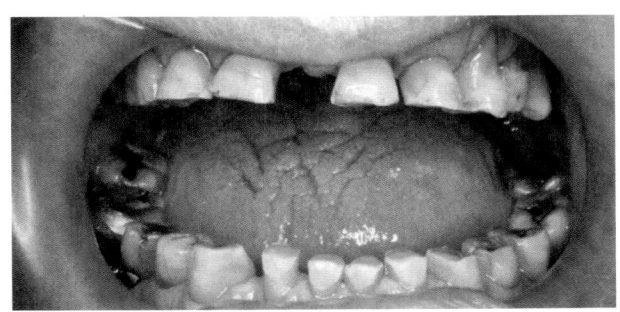

图 17-22 裂纹舌及牙齿磨损。(From Ibsen O,Phelan JA:Oral pathology for the dental hygienist,ed 6,St Louis,2014,Saunders.)

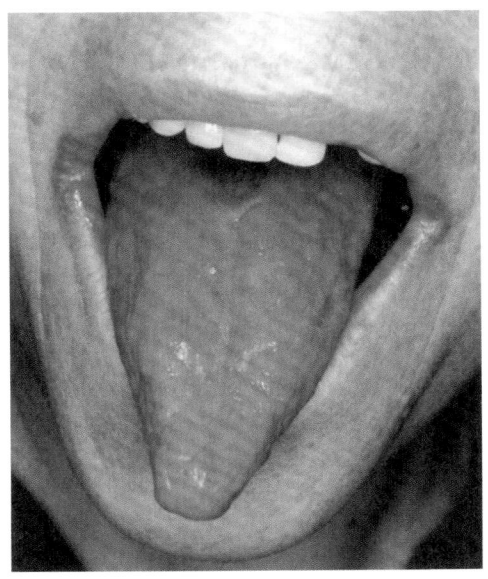

图 17-23 恶性贫血。恶性贫血病人的口角炎。(From Ibsen O,Phelan JA:Oral pathology for the dental hygienist,ed 6,St Louis,2014,Saunders.)

恶性贫血的病因是机体严重缺乏维生素 B_{12}。临床表现为贫血、无力、面色苍白、活动后易疲劳,此外,还有恶心、呕吐、腹泻、腹痛及厌食等症状。

恶性贫血在口腔内的表现有口角炎(唇角溃疡、色红)、黏膜溃疡、舌乳头消失、舌体疼痛和烧灼感等(图 17-23)。

⟵复习

8. 舌部炎症的专业术语是什么?
9. 舌表面发生图形样改变的疾病是什么?
10. 维生素 B_{12} 缺乏导致的疾病是什么?

口腔癌

口腔癌是世界上 10 种最常见的癌症之一。在美国,口腔癌的好发部位是唇红缘(图 17-24)。

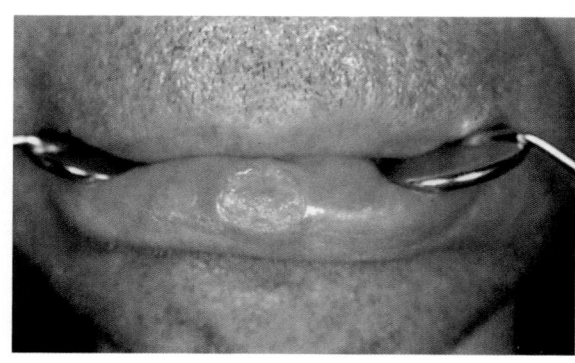

图 17-24　下唇鳞状细胞癌。(From Ibsen O, Phelan JA: Oral pathology for the dental hygienist, ed 6, St Louis, 2014, Saunders.)

口腔癌早期的疼痛感不明显,因此很难发现。如果无法早发现、早治疗,很可能危及生命(表 17-1)。

表 17-1　癌症的早期表现

病损类型	临床表现
白色病损	轻者为几乎不可见的白色薄膜,重者为严重的、厚重的白色病损。白色区域有沟纹或溃疡常表明病损为恶性。在黏膜白斑病中,不能被刮除的白色斑块可能与化学药剂或者吸食烟草有关
红色病损	病变质地柔软光滑,有时会有小溃疡。黏膜红斑病是指病损部位呈亮红色斑块样改变
溃疡	病损边缘平坦或突出表面。触诊时有硬结(质地坚硬)
包块	乳头状凸起的包块,可伴有溃疡,形似凸起的高地。其他类型的团块存在于正常黏膜的下方,只能通过触诊发现
色素沉着	不容易着色的黏膜出现黑色或灰色的变色区域

口腔上皮细胞癌(carcinoma)是源于口腔上皮细胞的恶性肿瘤,易侵犯周围骨组织及其他相邻组织,常转移(metastasize)至颈部淋巴结。

口腔癌可发生在唇、舌头、颊部以及口底。初期通常表现为白色病变或溃疡,也有少数类型会表现为柔软光滑的红色病变。

腺癌是口腔黏膜下腺体细胞的恶性肿瘤("腺"是指腺体)。早期症状为正常黏膜上凸起的肿块或隆起。

肉瘤(sarcoma)也是一种恶性肿瘤,好发于具有支撑性及连接性的组织,如骨组织。骨肉瘤是侵犯骨组织的恶性肿瘤,口腔中好发于颌骨。骨肉瘤虽起源于骨组织,但也可扩散侵犯到周围的软组织(图 17-25)。

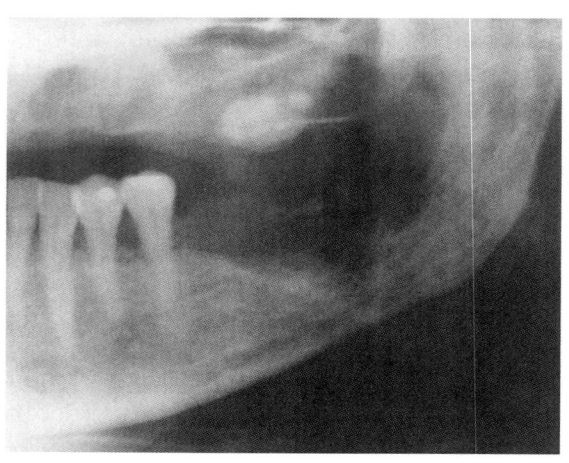

图 17-25　左侧曲面断层片表明鳞状细胞癌侵犯了颌骨。(From Ibsen O, Phelan JA: Oral pathology for the dental hygienist, ed 6, St Louis, 2014, Saunders.)

口腔癌的预警信号

口腔内经久不愈的溃疡
颈部、唇部或口腔内的肿块或肿胀
唇部或口腔内白色、质地粗糙的病变
口内或口周麻木感
不明原因的口干
不明原因的口内烧灼感或疼痛感
不明原因的口腔内某一区域反复出血
说话、咀嚼或者吞咽困难

白血病

白血病(leukemia)是发生于造血器官的癌症,典型表现为不成熟白细胞的迅速增多。早期主要表现为口腔症状,包括出血、溃疡、牙龈质地松软、红肿(图 17-26)。此外,淋巴结肿大、贫血及出血倾向是非常典型的症状。

无烟烟草

无烟烟草是指不冒烟的烟草制品,包括嚼烟和鼻烟等,严重损害健康。癌前病变黏膜白斑和口腔癌常见于吸食无烟烟草的人群,因此需要对无烟烟草高度关注。此外,无烟烟草人

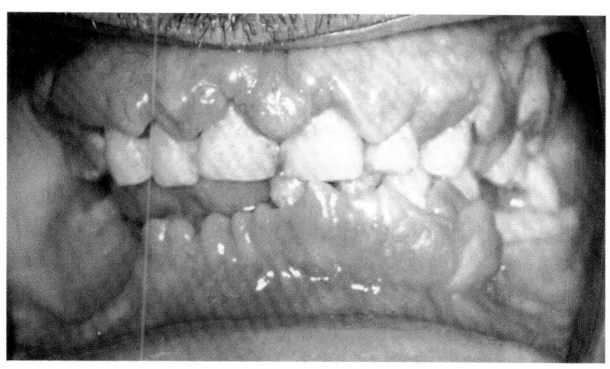

图 17-26　白血病。(From Ibsen O, Phelan JA: Oral pathology for the dental hygienist, ed 6, St Louis, 2014, Saunders.)

群患咽癌、喉癌和食管癌的概率也是不吸烟人群的 400～500 倍。

无烟烟草会对口腔内黏膜产生强烈刺激,可使牙周病病人的牙齿脱落率增加(图 17-27)。

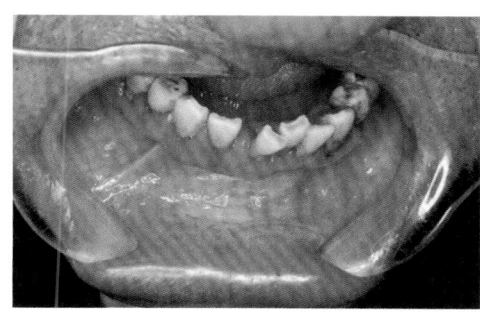

图 17-27　烟草咀嚼者口腔内的白色病损,病损表面质地坚硬。(From Ibsen O, Phelan JA: Oral pathology for the dental hygienist, ed 6, St Louis, 2014, Saunders.)

←复习

11. 影响造血系统的癌症是什么?
12. 无烟烟草吸食人群中,最常见的癌前病变是什么?
13. 口腔上皮组织恶性病变的专业术语是什么?

口腔癌的治疗

口腔癌的治疗方法包括外科手术、放疗和化疗。通常三种方式联合使用。

放疗的口内并发症

由于头颈部癌症的放射线治疗会影响唾液腺、血管和下颌骨,治疗后,病人可能会出现一些特定的口腔问题,如放射性黏膜炎和放疗后口干症(xerostomia)(图 17-28)。

口干症

放射线影响大唾液腺,产生不可逆的损伤,导致其不能继续分泌唾液,病人相应地会出现严重口干症状。唾液缺乏和组织供血不足会引发口腔感染、延迟愈合,使义齿佩戴困难,应用

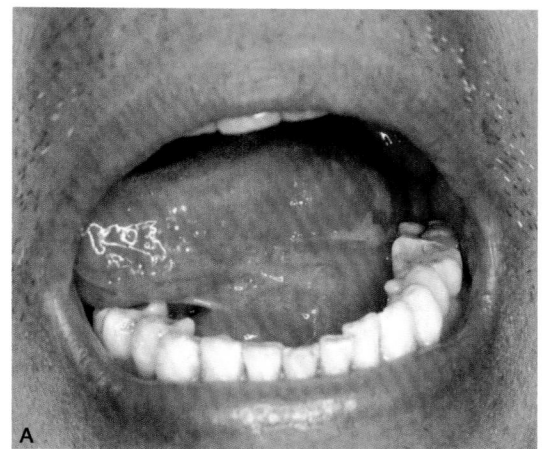

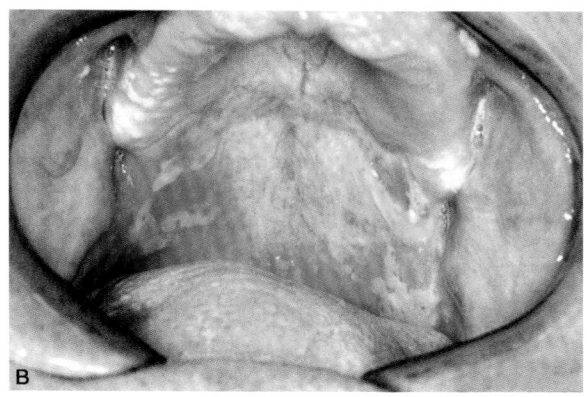

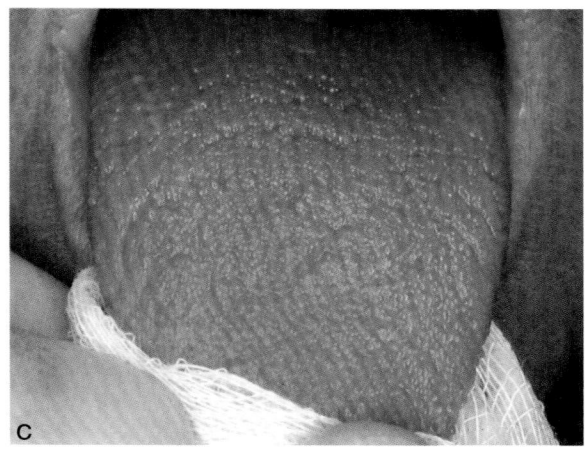

图 17-28　A 和 B,放射性黏膜炎。C,放疗后口干。(From Ibsen O, Phelan JA: Oral pathology for the dental hygienist, ed 6, St Louis, 2014, Saunders.)

唾液替代品可以减轻症状。

放射性龋齿

放射性龋齿的主要病因是唾液缺乏,通常最先出现在牙颈部。此外,牙齿对冷热刺激的敏感度大大增加。

放射性骨坏死

放疗减少了下颌骨的血液供应,可以导致骨坏死。由于放

射性骨坏死容易造成下颌骨折断并影响伤口愈合,病人在接受头颈部放疗后不应拔牙,而应在进行放射治疗前拔除患牙。

化疗的口腔并发症

化疗药物属于强效的药物,能够破坏或者阻止癌细胞的迅速分裂增殖,但通常具有损伤口腔内组织的严重副作用(表 17-2)。

表 17-2 化疗的口腔并发症

副作用	表现
黏膜炎	口腔黏膜的炎性反应,会出现白色黏膜病损
口腔溃疡	大多数化疗药的常见不良反应
一过性炎症反应	唇炎(口角炎症)、舌炎(舌部炎症)及感觉异常(烧灼感、刺痛感或感觉缺失),这些均为常见的一过性的反应(一过性是指症状未经处理便自行消失)
口干	化疗使得唾液分泌减少,从而引发的口干也是一过性反应。通常 10 天就可以恢复
延迟愈合	由于化疗药物会抑制细胞分裂,因此在疾病愈合期使用化疗药,影响愈合
牙齿畸形	在儿童牙本质发育时使用化疗药,可能会导致牙齿发育缺陷

⟵ 复习

14. 放射性龋齿的原因是什么?
15. 唾液缺乏的专业术语是什么?

人类免疫缺陷病毒和获得性免疫缺陷综合征

AIDS 是 HIV 感染的终末期。口腔病损是 AIDS 和 HIV 感染的典型特征。

目前人们公认一些口腔病损是免疫缺陷加重、HIV 阳性病人病情进一步发展的征兆。T 淋巴细胞由于病毒感染无法发挥正常免疫作用时,免疫功能出现障碍,随后出现口腔症状。口内并发症的病因包括机会感染、肿瘤及自身免疫相关疾病。

口腔相关症状

由于病人的免疫系统遭到了严重的破坏,机会性感染通常是病人死亡的主要原因。正常情况下免疫系统可以控制机会性感染,但由于 HIV/AIDS 或其他病因导致免疫系统功能不全,感染也相应地无法控制。

同时,不应忽视的是与 HIV 感染或患 AIDS 后出现的相同的病损也可能是由其他疾病引起。

HIV 牙龈炎

HIV 牙龈炎(也称为"非典型性牙龈炎")的特征是游离龈缘的边界有一条亮红色的线条。一些病人的亮红色线条会延伸到附着龈和牙槽黏膜上。此外,某些病人的牙龈上可出现瘀点状的斑块[瘀点(petechiae)是指面积小、易于发现的淤青]。

HIV 牙周炎

HIV 牙周炎导致的牙周病又称为 HIV 感染相关的牙周炎,症状与急性坏死性牙龈炎合并快速进行性牙周炎类似(图 17-29)。会出现邻近组织的坏死和破溃、显著肿胀、游离龈和附着龈的严重红斑、剧烈疼痛、自发性出血和口臭等症状。

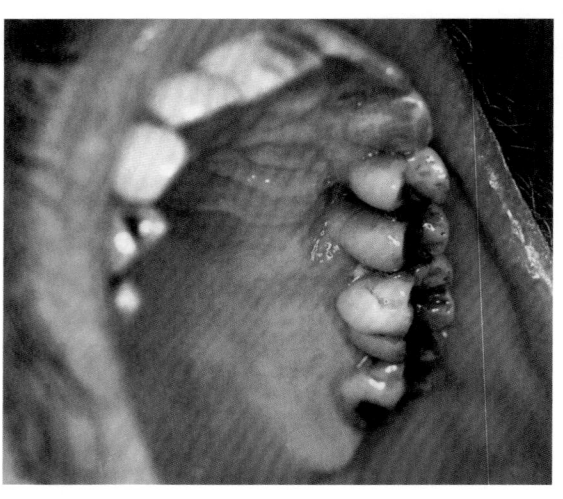

图 17-29 感染 HIV 的非典型牙周病病人。(From Ibsen O,Phelan JA:Oral pathology for the dental hygienist,ed 6,St Louis,2014,Saunders.)

HIV 感染相关的口腔病变

念珠菌感染
单纯疱疹
带状疱疹
毛状白斑
人乳头瘤病毒(human papillomavirus,HPV)感染
非典型牙龈炎和牙周炎
其他机会性感染:
    结核分枝杆菌、胞内分枝杆菌
    巨细胞病毒
    新型隐球菌
    克雷伯菌肺炎
    阴沟肠杆菌
    荚膜组织胞浆菌
卡波西肉瘤
非霍奇金淋巴瘤
鹅口疮
黏膜色素沉着
双侧涎腺肿大、口干
血小板减少引发的自发性牙龈出血

From Ibsen O,Phelan J:Oral pathology for the dental hygienist,ed 6,St Louis,2014,Saunders.

颈淋巴结肿大

颈淋巴结肿大（lymphadenopathy）是指颈部单个或多个淋巴结的增大（图 17-30）。淋巴结肿大通常与 AIDS 相关的系统性疾病有关。

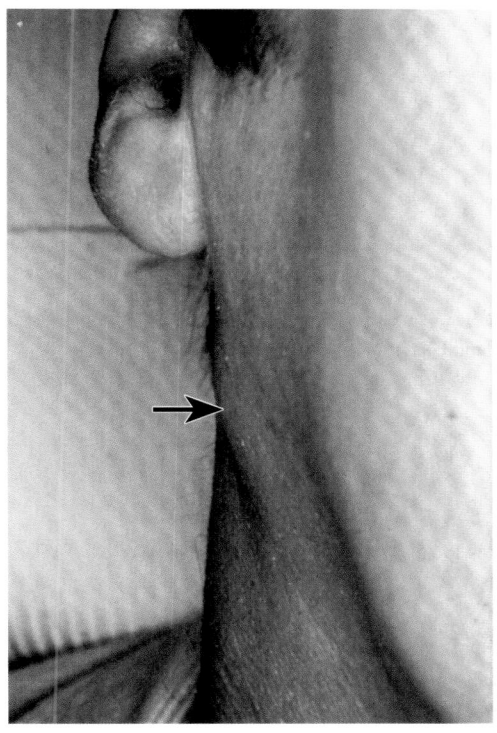

图 17-30　淋巴结肿大（箭头处）。（From Ibsen O, Phelan JA: Oral pathology for the dental hygienist, ed 6, St Louis, 2014, Saunders.）

念珠菌感染

病人从 HIV 阳性发展为 AIDS 的过程中，念珠菌感染常常是口腔内最早出现的症状。对于免疫功能不全的病人，念珠菌感染会造成非常严重的后果（图 17-31）。

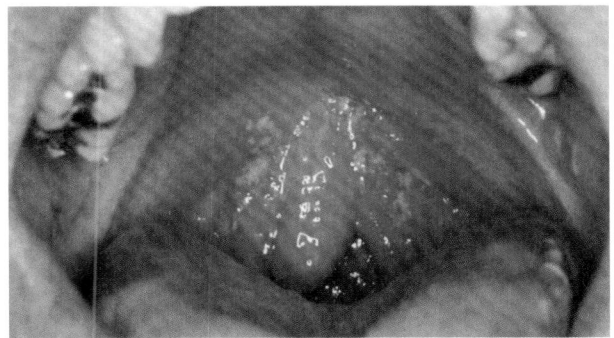

图 17-31　HIV 感染病人出现念珠菌感染，黏膜和软腭出现可移动斑块。（From Ibsen O, Phelan JA: Oral pathology for the dental hygienist, ed 6, St Louis, 2014, Saunders.）

淋巴瘤

淋巴瘤（lymphoma）是指淋巴组织的恶性损伤。对于免疫功能不全的病人，淋巴瘤可表现为单发的肿块、结节、经久不愈的溃疡等。肿物表面有可能会溃烂，也有可能会被看似正常完整的黏膜所覆盖。

随着疾病的进展，肿物体积迅速增大，病人病变部位会疼痛，这也是淋巴瘤最早出现的症状。由于口腔淋巴瘤的症状与口腔其他很多疾病的症状极为相近，因此需经过病理组织活检才能确诊（图 17-32）。

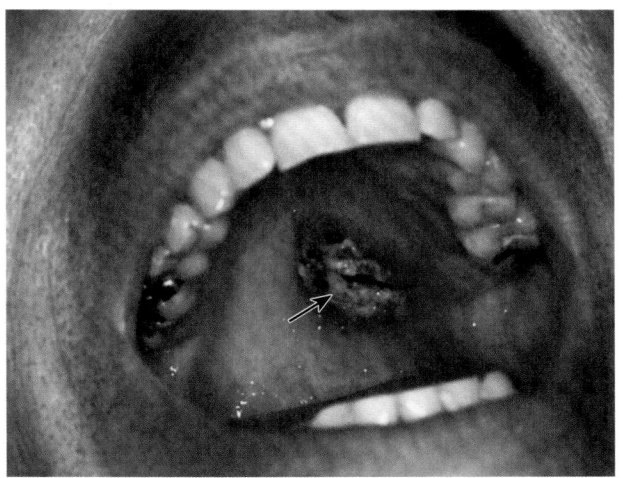

图 17-32　艾滋病病人的口内淋巴瘤（箭头处）。（From Ibsen O, Phelan JA: Oral pathology for the dental hygienist, ed 6, St Louis, 2014, Saunders.）

毛状白斑

多数口腔内毛状白斑的病人 HIV 呈阳性，且口内毛状白斑也是疾病由 HIV 阳性阶段进展到 AIDS 阶段过程中十分重要的早期征象。毛状白斑是指出现在一侧或两侧舌侧缘的白色斑块（图 17-33）。

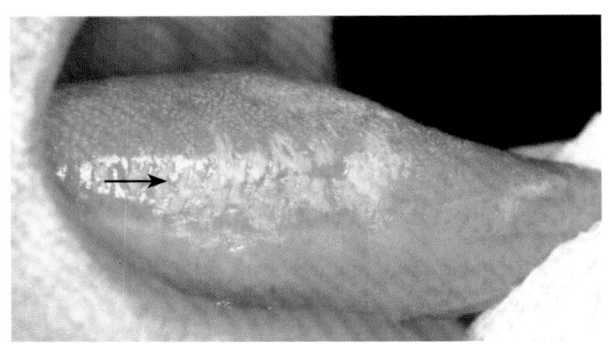

图 17-33　舌侧缘的毛状白斑（箭头处）。（From Ibsen O, Phelan JA: Oral pathology for the dental hygienist, ed 6, St Louis, 2014, Saunders.）

毛状白斑可蔓延到覆盖整个舌背，也可蔓延到颊黏膜上，呈扁平状。

卡波西肉瘤

　　卡波西肉瘤是感染 HIV 病人所发生的机会性感染之一。卡波西肉瘤的口内病变主要表现为大量的蓝色、黑色或紫红色的斑块,这些斑块在疾病的早期阶段通常为扁平状。

　　目前国内外还没有能够治愈卡波西肉瘤的方法。可尝试外科手术切除、放疗、化疗等减轻病变的方法。

　　卡波西肉瘤是艾滋病病人较为典型的口内病损(图 17-34)。

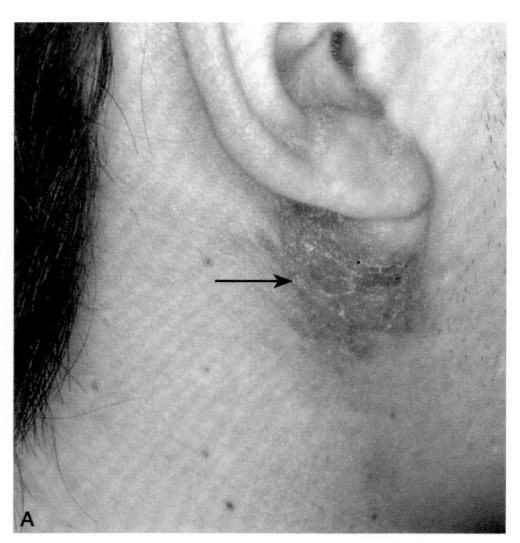

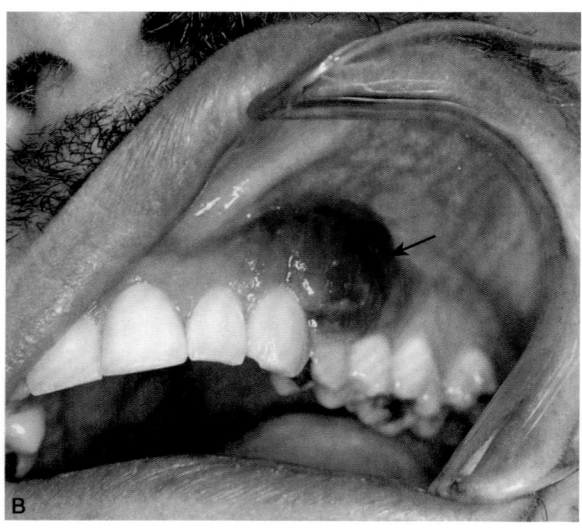

图 17-34　艾滋病病人的卡波西肉瘤(箭头处)。A,皮肤;B,牙龈。(From Ibsen O,Phelan JA:Oral pathology for the dental hygienist,ed 6,St Louis,2014,Saunders.)

单纯疱疹

　　单纯疱疹病变通常在唇部,而免疫功能不全病人的整个口腔都可发生单纯疱疹(图 17-35)。

　　疱疹病毒会引起溃疡样病变。溃疡面 1 个月未愈合则可帮助诊断为 AIDS,但除 HIV 感染者和艾滋病外的病人也可能发生疱疹。

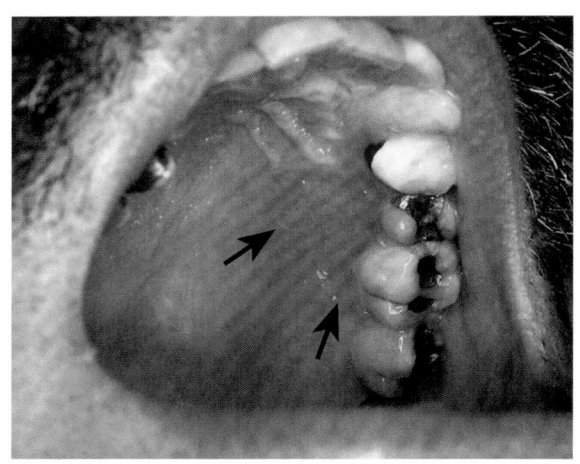

图 17-35　HIV 感染者的硬腭单纯疱疹,箭头处为溃疡面的边缘。(From Ibsen O,Phelan JA:Oral pathology for the dental hygienist,ed 6,St Louis,2014,Saunders.)

带状疱疹

　　在免疫功能不全病人的口内,带状疱疹可首先表现为水疱,继而这些水疱破裂,形成溃疡。

　　这一病变常出现在口内左右两侧,而且疼痛程度较高。带状疱疹的早期症状往往是牙痛,但牙齿没有病变。

HPV 感染

　　对于免疫功能不全者,HPV 感染常引起口腔乳头状瘤,表现为疣状物,这在 HIV 感染早期非常常见。

　　这一疾病的诊断要依据病人的病史、临床表现和病理组织活检。疣状物的表面高低不平,有的呈菜花状凸起。而其他疾病的病损表面常为平坦的,且黏膜拉伸时病损几乎消失。

　　虽然手术或二氧化碳激光可以切除这些疣状物,但容易复发(图 17-36)。

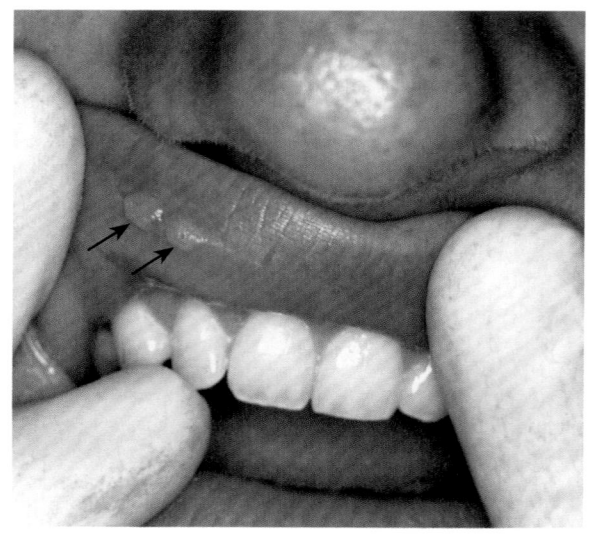

图 17-36　一名 HIV 感染者由于 HPV 感染引起的上唇乳头状瘤(箭头处)。(From Ibsen O,Phelan JA:Oral pathology for the dental hygienist,ed 6,St Louis,2014,Saunders.)

16. HIV 感染者/AIDS 病人舌侧边缘常见的病变是什么？
17. HIV 感染者/AIDS 病人皮肤或者口腔黏膜上出现红紫色病变的可能是哪种感染？
18. HIV 感染者/AIDS 病人的淋巴结会出现什么恶性病变？

发育障碍

人体的生长发育是一个相当复杂的过程。从机体细胞分裂开始，发育障碍就随时可能出现，导致身体某些部位出现畸形。

遗传病不同于发育障碍，是由于个体基因异常导致的，由亲代向子代传递。

出生时就显现的先天性异常（congenital disorders）可能是遗传性疾病，也可能是发育障碍。但大多数先天性疾病的确切病因目前尚不清楚。

发育障碍的病因包括遗传因素和环境因素（表 17-3）。

遗传因素

畸形通常是遗传因素引起的，如染色体异常。牙齿及下颌骨的大小均由遗传决定。子女可能从父母的一方遗传了大牙齿，从另一方遗传了小下颌，也可能遗传的是小牙齿和大下颌。

表 17-3　牙齿生长发育异常形成的缺陷

缺陷	发生阶段	症状	病因	临床结局
先天性无牙症	启动期	单颗或多颗牙缺失	遗传因素、内分泌紊乱、系统性疾病、过量放射线暴露	可能出现营养吸收障碍，并影响美观；需局部或全口义齿、种植牙代替缺失牙
多生牙	启动期	单颗或多颗额外牙	遗传因素	常见于上颌中切牙之间、第三磨牙远端及前磨牙区域。可引起牙列拥挤、牙齿萌出困难及咬合关系异常
过大牙/过小牙	蕾状期	异常过大或过小的牙齿	发育因素或遗传因素	常见于上颌侧切牙及第三磨牙
牙中牙	帽状期	牙釉质嵌入牙乳头	遗传因素	常见于上颌侧切牙。牙齿的舌面通常会有深凹陷，需行牙髓治疗
双生牙	帽状期	牙胚分裂	遗传因素	貌似两颗牙，实际只有一个牙髓腔的巨大牙。牙列上牙齿数目正常，但可使得牙齿拥挤或稀疏并影响美观
融合牙	帽状期	相邻牙胚融合	压力过大	表现为具有两个牙髓腔的巨大牙。牙列上多生的牙齿。可引起牙列空间问题并影响美观
牙冠结节	帽状期	牙釉质表面的结点	肿瘤、局部压力或代谢性疾病	常见于前牙舌面或磨牙
釉珠	成熟期	牙根处出现牙釉质球团	成釉细胞错位到牙根处	可能会与牙根处沉积的牙结石相混淆
牙釉质发育不良	成熟期	成釉细胞异常引起的牙釉质发育异常	局部因素、全身系统性因素或遗传因素	牙釉质凹陷，固有颜色改变
牙本质发育不良	成熟期	牙本质细胞异常影响的牙本质发育异常	局部因素、全身系统性因素或遗传因素	牙本质固有颜色和厚度改变，导致牙的功能问题，影响美观
结合牙	成熟期	增生的牙骨质将两颗及以上的牙根融合在一起	外伤或牙列拥挤	常见于上颌磨牙

环境因素

对生长发育不利的环境因素称为致畸因素，如感染、药物和放射线暴露。育龄期的女性应在疑似怀孕停经后就避免接触致畸因素。

在怀孕期间，孕妇发热或患病会影响胎儿的牙齿发育。服用某些药物也可能导致胎儿有出生缺陷，包括特定的处方药、阿司匹林和感冒药等非处方药、药物滥用以及酗酒。

孕期服用抗生素，尤其是四环素，可能会使子女乳牙出现黄/棕褐色的斑点（图 17-37，详见第 58 章）。

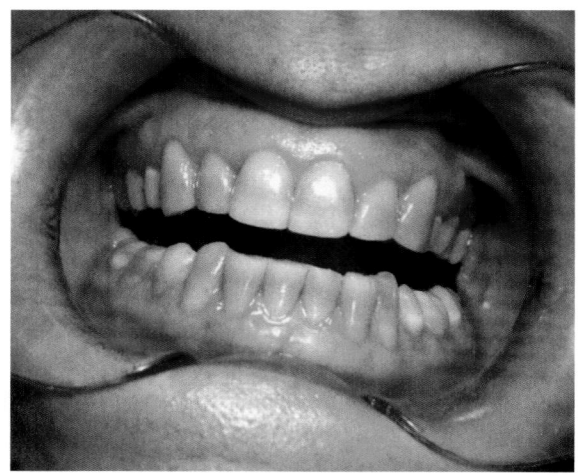

图 17-37   四环素所致牙齿变色。（From Ibsen O，Phelan JA：Oral pathology for the dental hygienist，ed 6，St Louis，2014，Saunders.）

先天畸形的已知致畸因素

药物
酒精、四环素、苯妥英钠、锂、甲氨蝶呤、氨基蝶呤、乙烯雌酚、华法林、沙利度胺、异维甲酸、雄激素、孕酮

化学性物质
甲基汞、多氯联苯

感染
风疹病毒、单纯疱疹病毒、HIV、梅毒螺旋体

放射线
高强度电离辐射*

From Bath-Balogh M，Fehrenbach MJ：Illustrated dental embryology，histology，and anatomy，ed 3，St Louis，2011，Saunders.

注：* 需注意虽然诊断性检查的放射线水平与先天性畸形尚无直接联系，但孕妇也应避免暴露于其中。

⊙复习

19. 发育障碍和遗传病的区别是什么？
20. 什么是先天性异常？

颌骨发育异常

巨颌的突出特点是颌骨异常肥大。常见于下颌骨，导致Ⅲ类错𬌗畸形（见第 60 章）。

小颌表现为颌骨过小。常见于下颌骨，导致Ⅱ类错𬌗畸形。

骨软骨瘤是一种良性骨生长，由骨表面向外突出，也称外生骨疣。

腭部隆突指硬腭中部的骨性凸起（见图 17-4）。下颌隆突是靠近前磨牙区和磨牙区的下颌表面的骨性凸起。这些凸

起是无害的，但当病人需要接受局部义齿或者全口义齿修复时，为方便治疗和增强佩戴舒适性，需要切除这些凸起（见图 17-4）。

唇、腭、舌发育异常

唇裂是由于上颌突和中鼻突没有融合所致（图 17-38）。

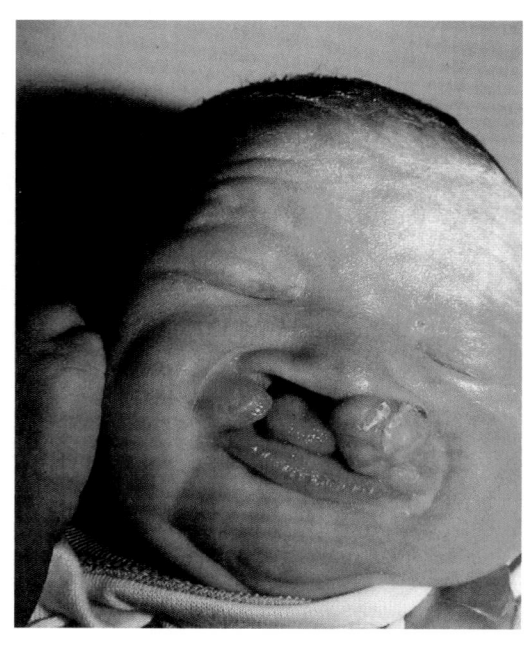

图 17-38   双侧完全性唇腭裂的新生儿，前上颌骨部分严重扭曲。（From Ibsen O，Phelan JA：Oral pathology for the dental hygienist，ed 5，St Louis，2009，Saunders.）

腭裂是由于两侧腭突未能与原生腭融合所致，与遗传因素或环境因素有关。悬雍垂裂是最轻度的腭裂。腭裂，伴或不伴唇裂，患病率为 1∶2 500。

舌系带短缩，又称舌系带过短，是指短的舌系带延伸至舌尖，限制了舌的运动（图 17-39）。

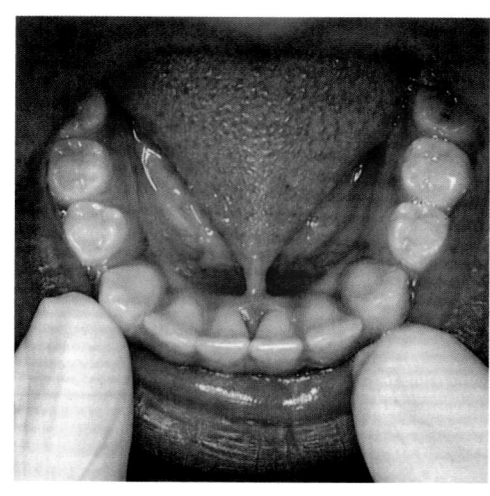

图 17-39   舌系带短缩。由于舌系带过短或靠近舌尖，限制了舌的运动。（From Zitelli and Davis' atlas of pediatric physical diagnosis，ed，6，St Louis，2013，Saunders.）

↩复习

21. 下颌骨异常肥大的专业术语是什么?
22. 腭部的骨性凸起的专业术语是什么?
23. 比舌系带短缩更常用的专业术语是什么?

牙齿发育和萌出异常

成釉细胞瘤是由在牙胚形成后没有分解的残留牙板形成的肿瘤。

先天性无牙症是牙齿的先天性缺失,包括先天性牙齿部分缺失或全部缺失。可见于乳牙、恒牙或两者均有。最常见于第三磨牙,其次是上颌侧切牙、第二前磨牙(图17-40)。

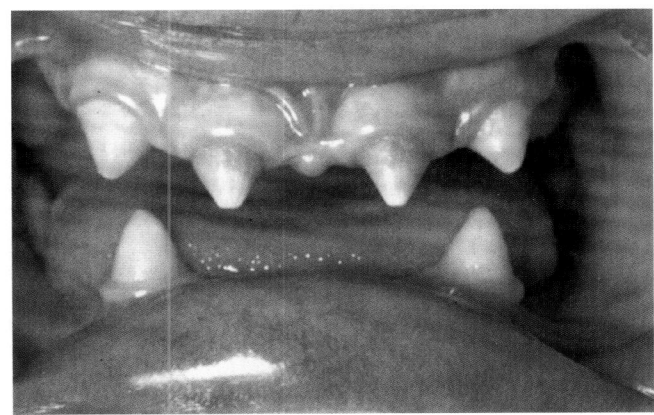

图17-40 先天性部分牙缺失。(From Ibsen O, Phelan JA: Oral pathology for the dental hygienist, ed 6, St Louis, 2014, Saunders.)

多生牙是指除32颗正常恒牙之外的牙齿,大多形状过小或发育不良,少数大小和形状正常(图17-41)。

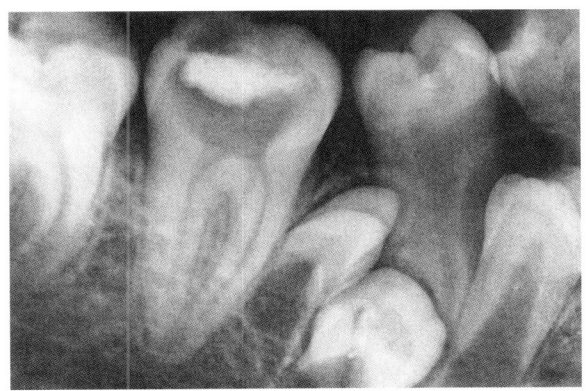

图17-41 放射线下显示未萌出的多生牙。(From Ibsen O, Phelan JA: Oral pathology for the dental hygienist, ed 6, St Louis, 2014, Saunders, courtesy Dr. George Blozis.)

巨大牙是指异常巨大的牙齿。它可影响到整个牙列,也可能只表现在某两颗牙齿上,如上颌中切牙。

过小牙是指牙齿体积过小。当它影响整个牙列时,病人一般患有其他先天性疾病,如心脏病或唐氏综合征。

牙中牙,即"牙齿中还有一颗牙",是牙髓中出现牙齿状小团块的发育异常,小团块由牙釉质和牙本质构成(图17-42)。X线片看起来像牙齿中还有一颗牙。

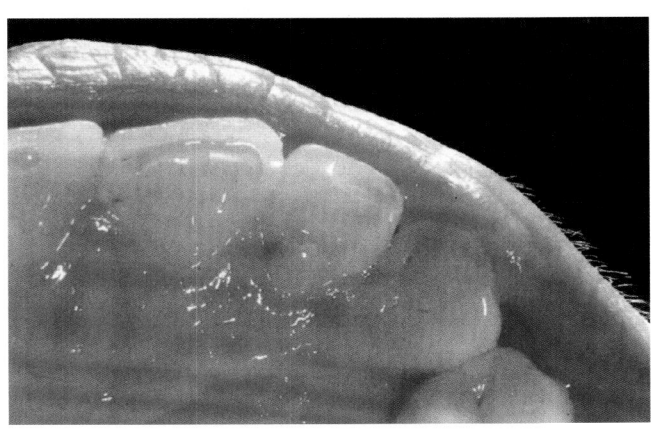

图17-42 牙中牙

牙齿发育异常包括多生、缺失、融合和牙根异常,最常见的是锥形牙。Hutchinson牙就是锥形牙的一种,通常与母亲梅毒螺旋体感染有关(图17-43)。

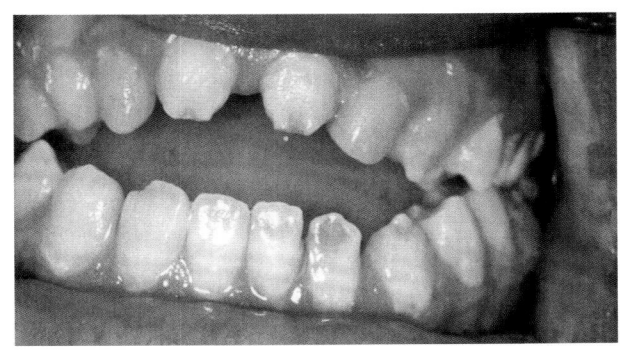

图17-43 Hutchinson牙。(From Ibsen O, Phelan JA: Oral pathology for the dental hygienist, ed 6, St Louis, 2014, Saunders.)

融合牙是指两颗或多颗单独发育的牙齿的牙本质与牙釉质融合在一起,而导致牙齿数目减少(图17-44)。

双生牙是由于牙胚没有成功分裂,使得切缘出现缺口。

孪生牙是指牙胚完全分裂,形成多生牙,且与牙列上相邻的另一颗孪生牙极为相似。

↩复习

24. "牙齿中还有一颗牙"的专业术语是什么?
25. 体积过小牙齿的专业术语是什么?
26. 融合在一起的两颗牙用什么专业术语表示?

牙釉质发育不全

牙釉质发育不全是由遗传因素导致的牙釉质形成障碍(图17-45)。

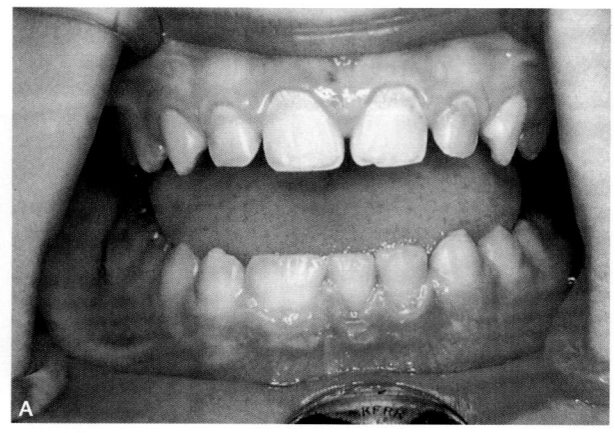

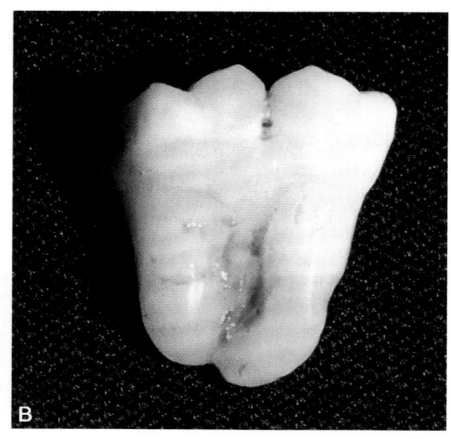

图 17-44　A，侧切牙融合。B，下颌磨牙融合。（From Ibsen O，Phelan JA：Oral pathology for the dental hygienist，ed 6，St Louis，2014，Saunders.）

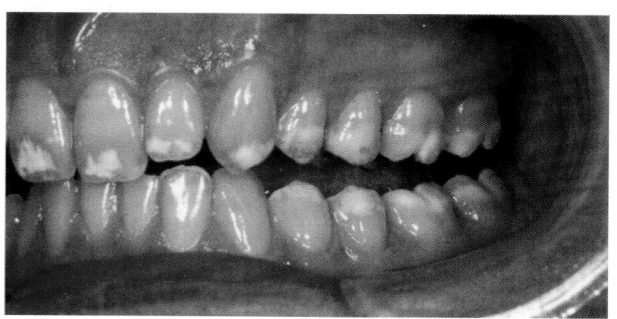

图 17-45　缺钙性釉质发育不全病人的牙釉质丢失。（From Ibsen O，Phelan JA：Oral pathology for the dental hygienist，ed 6，St Louis，2014，Saunders.）

钙化不全是指牙釉质的不完全钙化或硬化。

牙本质发育不全

　　牙本质发育不全是由遗传因素导致的牙本质形成异常，乳牙、恒牙均可受累。受累牙齿呈乳白色、琥珀色。牙齿萌出不久，牙釉质会逐渐脱离牙本质，牙齿磨损严重（见图 17-1）。

牙齿萌出异常

萌出过早

　　出生时已经萌出的乳牙称为诞生牙。在出生 30 天内早萌的乳牙称为新生牙，最常见于下颌乳中切牙。早萌乳牙牙根发育不健全，容易脱落。为避免婴儿吞咽脱落的早萌乳牙，早萌乳牙常需拔除。

牙齿固连

　　固连牙是指牙骨质、牙本质和牙槽骨进行了骨性融合的乳牙。牙齿固连会影响乳牙的脱落和继承恒牙的萌出，最易累及乳磨牙（图 17-46）。

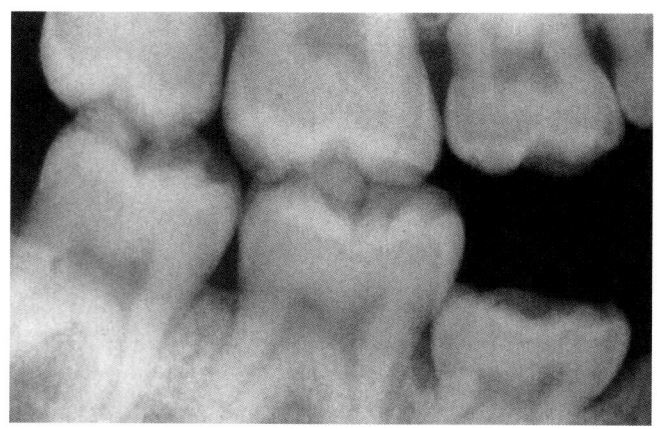

图 17-46　X 光线片下显示乳磨牙牙齿固连。（From Ibsen O，Phelan JA：Oral pathology for the dental hygienist，ed 6，St Louis，2014，Saunders.）

牙齿阻生

　　牙齿阻生是指牙齿埋伏在颌骨组织中未能如期正常萌出（图 17-47）。牙齿阻生可能由这三个方面引起：乳牙过早脱落；牙胚方向异常；由于其他牙齿的存在、颌骨空间拥挤或有过大的牙冠，发育中的牙齿无法从正常位置萌出。

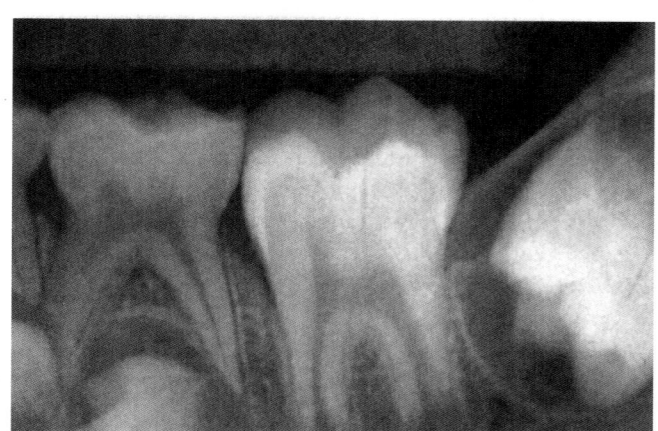

图 17-47　X 光线片可见混合牙列中出现牙齿阻生

阻生牙及其治疗将在第 56 章中进一步讨论。

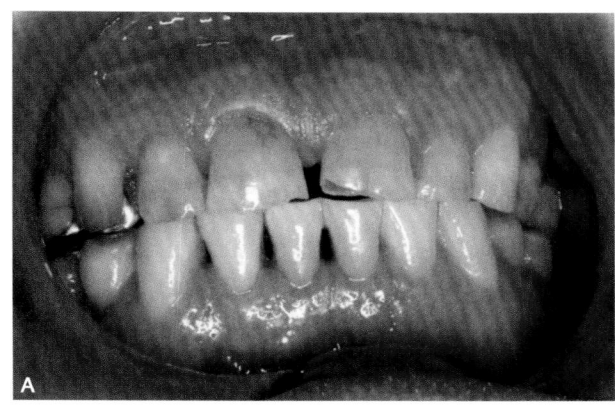

→复习

27. 固连牙最常见于哪颗牙齿?
28. 牙本质受损的遗传性疾病是什么?

其他异常

磨损

磨损是指牙齿结构被破坏,主要是由反复的不良习惯引起,如不正确的刷牙方式,大多数为过度用力的横刷动作。使用含有粗颗粒的牙膏或牙刷刷毛过硬也可导致牙齿磨损(图 17-48)。

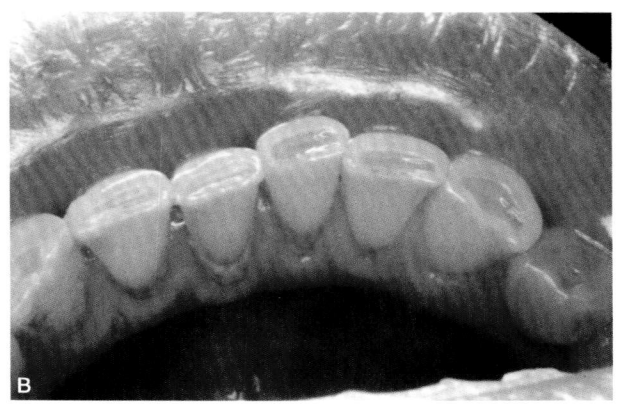

图 17-49 A,恒牙牙列的磨耗 B,恒牙牙列的磨耗(切缘视角)。(From Ibsen O,Phelan JA:Oral pathology for the dental hygienist,ed 6,St Louis,2014,Saunders.)

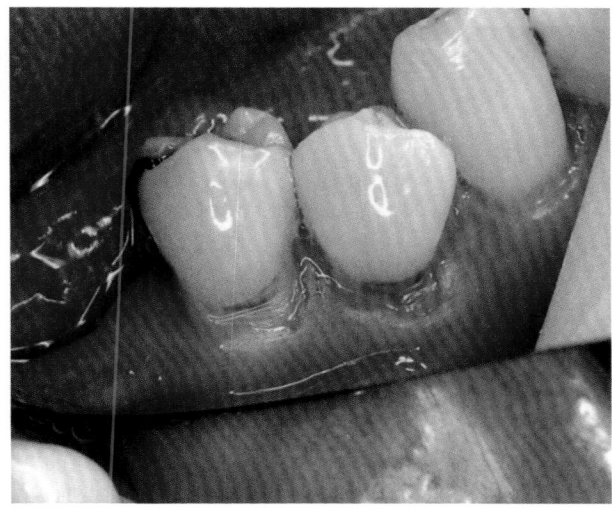

图 17-48 刷牙引起的下颌前磨牙牙颈部磨损。(From Ibsen O,Phelan JA:Oral pathology for the dental hygienist,ed 6,St Louis,2014,Saunders.)

磨耗

磨耗是在咀嚼过程中牙齿结构的正常消耗(图 17-49)。磨耗是正常的现象,且随年龄增长会出现在牙齿的切嵴、𬌗面、邻面,且乳牙和恒牙列均可出现。

高纤维素饮食会加速牙齿磨耗,夜间磨牙、咀嚼烟草会使牙齿严重磨耗,且男性牙齿磨耗较女性严重。

磨牙症

磨牙症是一种口腔不良习惯,表现为无意识的咬牙和磨牙。常在睡觉时发生,与精神紧张和压力有关。磨牙症会引起牙齿异常磨损(图 17-50)。

磨牙症还可损坏牙周膜及其他相关的支持性组织,是引起颞下颌关节功能紊乱的重要原因。

治疗磨牙症,除了心理减压的方法,目前临床上常用睡眠监测、使用咬合板(可摘戴的牙垫)的方法暂时缓解症状,减轻牙齿磨损。

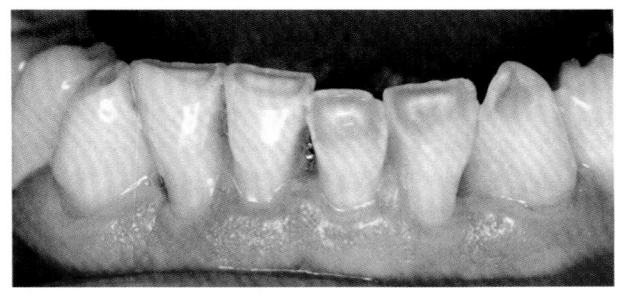

图 17-50 磨牙症引起下颌前牙磨损。(From Ibsen O,Phelan JA:Oral pathology for the dental hygienist,ed 6,St Louis,2014,Saunders.)

暴食症

暴食症属于饮食行为障碍,表现为多食、暴食过后自我诱导呕吐。由于病人牙齿的舌面会逐渐出现部分被侵蚀的现象,故通常由口腔科医生最先诊断。

暴食症病人的体重通常都是正常的,他们会对自己的饮食习惯保密。进食后呕吐是暴食症症状的一部分,但有别于另一种饮食行为障碍——神经性厌食。由于频繁性呕吐,牙齿舌侧面经常出现大面积胃酸腐蚀痕迹(详见第 16 章)。

为减缓胃酸对牙釉质的腐蚀,暴食症的口腔管理方法包括：每日使用含有氟化物的漱口水漱口、使用含氟牙膏；呕吐后立刻用清水漱口、刷牙。但是最根本的方法还是要建议病人采取专业治疗彻底消除这种饮食行为障碍。

颌面部穿孔

　　最近，某些群体中逐渐流行在口腔或面部的局部穿孔并插入各种各样的装饰物。由此导致的口腔并发症有牙齿碎裂、牙齿损伤、穿孔处严重感染，且感染可能会蔓延至整个头颈部，引起严重后果（图 17-51）。

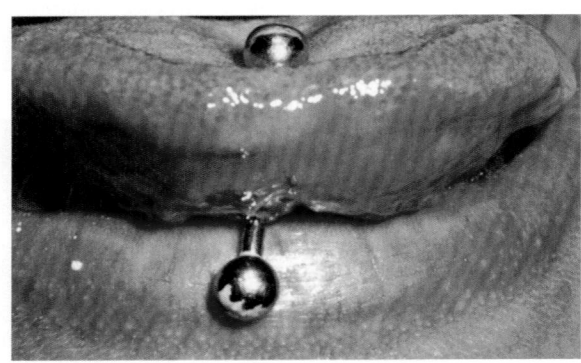

图 17-51　舌部穿孔以佩戴珠宝。（From Newman M，Takei H，Klokkevold P，et al，eds：Carranza's clinical periodontology，ed 11，St Louis，2012，Saunders. ）

← 复习

29. 磨耗和磨损的区别是什么？
30. 暴食症的口内表现是什么？
31. 颌面部穿孔引起的 3 个潜在并发症是什么？

冰毒嘴

　　在美国，非法吸食甲基苯丙胺（冰毒）（methamphetamine）人群正逐渐增加，部分原因是其价格便宜，生产过程简单，且药效时间长达 12 小时（比可卡因长的多）。虽然甲基苯丙胺的食用者范围较广，但主要群体仍是 19~40 岁的男性。甲基苯丙胺是一种强效的中枢神经系统兴奋剂，会引起严重的脑神经损伤并影响口腔健康。吸食甲基苯丙胺的方式有经口吸入、经鼻吸入、直接注射、口服。甲基苯丙胺的俗称有冰毒、快速丸、冰、粉笔、曲柄、玻璃等。冰毒交易大量增长的原因之一是冰毒制作的原料在法律上是合法的，且很容易获得。人们吸食、注射冰毒就是在向大脑、心血管系统甚至整个身体输入强毒性的化学物质。

　　吸食冰毒对口腔健康的影响很大，所致症状通常被称为"冰毒嘴"（meth mouth）。牙齿的颊面和前牙的邻面常出现猖獗龋（图 17-52）。药物相关性口干（口干症）、口腔卫生不良、频繁性饮用高糖分饮料、夜磨牙都会促进猖獗龋的发生，服用酸性药物也可加速疾病的发生。部分报道对造成"冰毒嘴"是由化学因素引发还是口腔清洁因素引发存在争议。但是，口腔医生必须警惕冰毒使用后的症状和体征。

制作冰毒的常见原料

酒精
汽油添加剂
苯
油漆稀释剂
氟利昂
炉火燃料
甲苯（刹车盘清洁剂中存在）
清洁剂
盐酸
电池酸
电池中的锂
氯仿

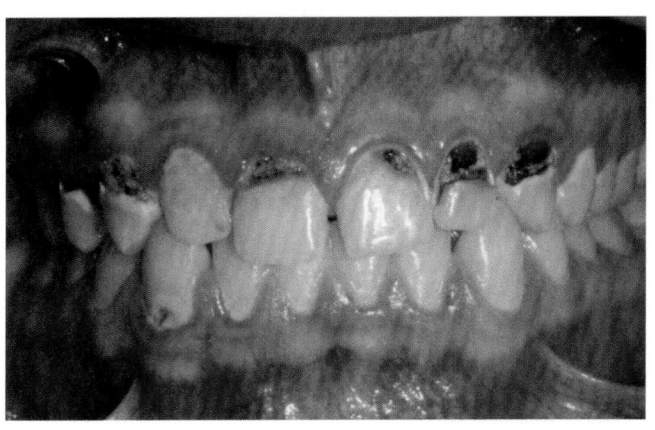

图 17-52　冰毒嘴。（From Neville B，Damm DD，Allen CM，et al：Oral and maxillofacial pathology，ed 3，St Louis，2008，Mosby. ）

摄入冰毒后的症状和体征

摄入早期
不停讲话，精神高度兴奋，食欲下降，瞳孔放大，有暴力行为
持续摄入
体重减轻，黑眼圈，皮肤干燥和瘙痒，敏感、喜怒无常，具有攻击性
大量摄入
牙齿变色，被腐蚀，体重明显下降，出现严重精神疾病症状，出现妄想，幻觉，失眠
过量摄入
发热，胸痛，大汗淋漓，有心脏病发作、卒中、昏迷的危险，肝肾功能障碍

■ 健康教育

　　临床上能见到病人的舌、唇或口内其他组织有穿孔，作为一名牙医助理，应告诉病人穿孔有多大的危险。

口腔内有数百万的细菌存在,感染是口腔内穿孔常见的并发症。此外,穿孔还会引起疼痛和肿胀。舌是最流行穿孔的部位,舌部穿孔会使得舌体发生肿胀,严重时甚至阻塞呼吸道。此外穿孔还可能引起不可控的出血和神经损伤。

即使穿孔本身没有导致任何问题,穿刺饰品也可能会引起其他问题。人们可能会因误吞小钉、杠铃状饰品、金属环等引起窒息,也可能会使牙齿碎裂。

要告知病人,跟随时尚时不仅要考虑佩戴首饰的风格和位置,也要顾及口腔组织穿孔可能引发的口腔问题。■

■ 法律和伦理问题

病人服用的很多药物都可能引起口内病变。因此每次预约前,一定要详细了解病人的用药史。例如抗抑郁药、抗精神病药物以及抗组胺药会引起口干;部分药物,如强的松类会增加患龋齿或其他口内感染的风险;还有些药物会引起牙龈增生。保持警醒,牙医助理将在病人的健康保健中发挥重大的作用。■

■ 展望

目前,口腔癌的主要治疗方法是手术、放疗和化疗。然而,放化疗会引发一些严重的口腔问题。也许未来会有更有效且副作用更小的治疗手段。能显著降低口腔癌发病率的方法是减少吸烟和饮酒以及不断改进治疗方法。口腔癌筛查应该作为口腔例行检查的一部分。延长存活时间的关键就是早发现、早诊断。■

■ 评判性思维

1. Rex Ryan,男,32 岁。既往史:HIV 感染。在放射线检查时发现颈部和腭部有几处紫色区域。这些紫色的区域是什么?

2. Blanche Jones,女,82 岁,独居。非常消瘦,间断性身体虚弱。舌部有灼热痛。检查发现病人舌头十分光滑,颜色红。该病人的疾病是什么?

3. Jason,男,16 岁,是高中棒球队的投手,有吸烟史。进行例行口腔检查。他的口腔可能出现哪类病变?■

(原露露 译,高玉琴 校审)

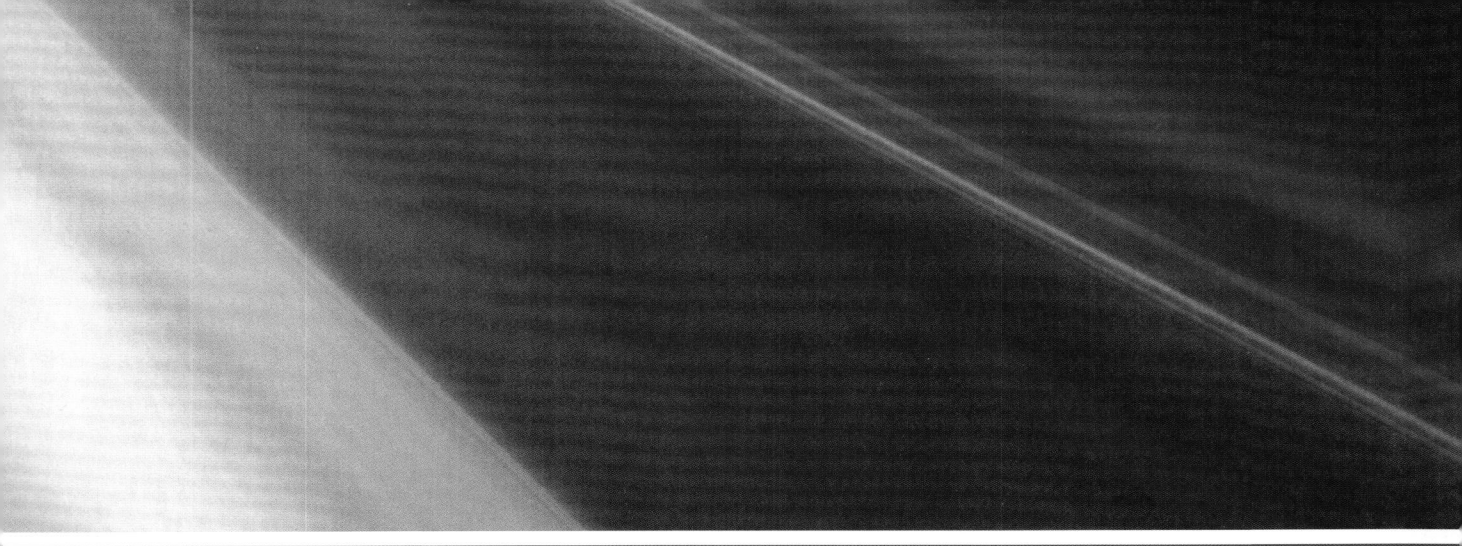

第四篇
牙科感染防控

每天牙科医务人员和病人都暴露于大量致病微生物中,这些微生物可能会在牙科诊室内进行传播。掌握本部分知识后,能正确理解感染防控的基本原理,掌握感染防控的相关知识和技能,实施所有必要的感染控制策略和措施,达到保护医务人员和预防牙科诊室疾病传播的目的。

本部分的微生物章节会提供必要的基础知识,以了解致病微生物及杀灭这些微生物的方法。应特别关注疱疹、各种类型的肝炎和人类免疫缺陷病毒(human immunodeficiency virus,HIV)等牙科重点疾病。

美国疾病预防控制中心(Centers for Disease Control and Prevention,CDC)发布的《牙科医疗机构感染控制指南》是牙科领域感染预防的金标准。美国职业安全与保健管理局(Occupational Safety and Health Administration,OSHA)发布的《血源性疾病操作标准》(Blood-Borne Pathogens Standard,BBP)为牙科领域最重要的感染控制法规,用以保护员工避免暴露于血源性疾病。CDC 指南和 OSHA 标准共同概述了牙科医务人员必须遵循、而非建议遵循的行为准则。这些指南指出:为了保证诊疗环境安全,应对医疗器械进行清洗和高温灭菌,但并未详细说明具体做法。随着市场上新的产品和材料不断出现,作为一名牙科医务人员,应基于证据选择并使用最佳的产品、最安全的方法和最有效的技术来为自己和病人创造一个安全的环境。

本部分章节会帮助大家逐步将 OSHA 规范和 CDC 指南中的要求应用于临床实践,并能够根据可靠的科学信息做出日常感染控制的决策。

18

微生物学

关键术语

需氧菌（aerobes）：需要氧气才能生长的细菌。

厌氧菌（anaerobes）：无氧状态下生长的细菌，有氧破坏其生长。

杆菌（bacilli）：棒状细菌，可引起肺结核和其他疾病。

念珠菌（candida）：口内、胃肠道、女性生殖道常见酵母菌，皮肤偶见。

硬下疳（chancre）：一种无痛性溃疡。

球菌（cocci）：球形细菌，通过细胞分裂增殖。

Creutzfeldt-Jakob 病（Creutzfeldt-Jakob disease）：克雅病，罕见慢性脑部疾病，中老年发病（40~60 岁）。

芽孢（endospores）：一些细菌内形成的具有抵抗性、静止休眠状态的结构，可抵抗不利条件。

兼性厌氧菌（facultative anaerobes）：有氧或无氧条件下均可生存的微生物。

真菌（fungi）：无叶绿素的植物，如蘑菇、酵母和霉菌。

革兰氏阴性（gram negative）：显微镜下观察没有染料染色的细菌分类。

革兰氏阳性（gram positive）：显微镜下观察能够保持染料染色状态及呈现深紫色的细菌分类。

革兰氏染色不定（gram variable）：无法持续稳定染色的细菌分类。

革兰氏染色（gram's stain）：由 Hans Christian Gram 发明的四步染色法，用于将细菌分为不同的类别。

H1N1：一种猪流感病毒。

疱疹病毒（herpesvirus）：一种可导致人类感染的病毒。导致的疾病有疱疹、巨细胞病毒感染、水痘、带状疱疹、单核细胞增多症、麻疹和卡波济氏肉瘤。

潜伏（latent）：静止休眠状态。

微生物学（microbiology）：研究微生物的学科。

耐甲氧西林金黄色葡萄球菌（methicillin-resistant staphylococcus aureus，MRSA）：对几类常见抗生素耐药的葡萄球菌感染类型。

非致病性的（nonpathogenic）：不会导致疾病的相关微生物。

口腔念珠菌病（oral candidiasis）：口腔黏膜念珠菌感染。

大流行（pandemic）：在全国或全球范围内人群中出现的情况。

致病菌（pathogens）：能够导致疾病的微生物。

经皮（percutaneous）：穿透皮肤，如注射器针刺、切口或人咬伤。

陪替培养皿（Petri plate）：小型扁平的薄玻璃或塑料材质碟子，内含无菌固体基质，用于培养微生物，又称陪替碟（Petri dish）。

朊病毒（prions）：无核酸的感染性蛋白质颗粒。

原虫（protozoa）：无坚硬细胞壁的单细胞微生物。

前病毒（provirus）：在潜伏期间隐藏的病毒。

螺旋菌（spirochetes）：螺旋状细菌。

葡萄球菌（staphylococci）：不规则形或成簇的球菌。

链球菌（streptococci）：分裂时形成链状的球菌。

廷德尔灭菌法（tyndallization）：间歇或分步的灭菌方法。

致病力（virulent）：病原菌致病的强弱程度。

病毒（viruses）：含有 DNA 或 RNA 的非常微小的感染性物质。

学习目标

完成此章节的学习之后，学生将能够达成以下目标：
1. 掌握关键术语的发音、写法和定义。
2. 解释学习微生物知识对牙医助理的重要性。
3. 讨论微生物学先驱的贡献。
4. 列出 Koch 假设的 4 项标准。
5. 识别并解释 5 个主要微生物分组，包括：
   - 根据形状识别 3 种基本细菌类型。
   - 解释用于鉴定细菌的革兰氏染色分类系统。
   - 描述需氧菌、厌氧菌和兼性厌氧菌之间的区别。
   - 识别已知的抵抗力最强的生命形式，并解释其如何生存。
   - 描述朊病毒与病毒、细菌的区别，并列举两种由朊病毒导致的疾病名称。
   - 比较病毒和细菌的差别，分别列举两者导致的疾病名称。
   - 解释病毒特异性非常重要的原因。

6. 讨论病毒性疾病,包括:

- 识别 5 种病毒性肝炎并解释每种肝炎的传播方式。
- 识别 HIV 的传播方法并解释 HIV 对人体的影响。
- 解释五种疱疹病毒间的区别,包括单纯疱疹病毒 1 型和 2 型。
- 描述西尼罗河病毒感染后的症状。
- 描述流感的症状及其传播方式。

7. 讨论细菌性疾病,包括:

- 说出致死率位列全球首位的感染性疾病的名称。
- 识别在美国军队会议上发现的一种细菌并解释其传播途径。
- 解释如何预防破伤风。
- 描述梅毒的 3 个阶段。
- 识别耐甲氧西林金黄色葡萄球菌的传播方式并解释预防其传播的最佳方法。

8. 描述疾病大流行可能造成的影响。

牙医助理需要掌握微生物学基础知识,以理解致病菌(pathogens)(能够导致疾病的微生物)的性质及预防牙科诊室疾病传播的方法,从而帮助其在使用感染控制产品和实践上做出重要的决策(见第 19 章)。需要重点强调的是两种最常见的口腔疾病——龋齿和牙周,都是由细菌感染引起的。

微生物学(microbiology)是研究微生物的学科("micro-"指非常微小;"bio-"指活的有机体)。正是由于微生物体积非常微小,若不致病,人们通常不会注意到它的存在。大多数人在冬天得过普通感冒,也有很多人经历过微生物导致的致命性疾病。

幸运的是,大多数微生物是非致病性的(nonpathogenic)(即不会引起人体生病)。事实上,很多情况下微生物是对人类非常有益的盟友。例如,微生物可应用于美味奶酪和酸奶的生产;其他微生物可应用于垃圾处理、土壤培肥和制造挽救生命的药物。

微生物学先驱

关于微生物,Aristotle(公元前 384—332 年)最早提出了生命是从无生命物质中"自然地产生"的理论,并认为生命源于腐质土、腐烂的食物、温暖的雨水,甚至脏衬衣。这个理论在提出后的 2000 多年里从未受到质疑。

Antony van Leeuwenhoek(公元 1632—1723 年)是荷兰商人及业余科学家。他使用一台原始显微镜观察静止的水以及牙齿上刮下的碎屑。这个显微镜设计非常简单,由一个小镜片安装在两块金属薄板中制成。通过镜片可达到约 300 倍的放大效果(译者注:实际上为 200 多倍),van Leeuwenhoek 看到了微小的生命形式并将其称之为"微生命"。在进行了 20 年仔细观察后,他将这一发现汇报给了英国伦敦皇家学院。

John Tyndall(公元 1820—1893 年),英国物理学家,解释了需长时间加热可以杀灭肉汤中的微小生命。他发现细菌存在热稳定和热敏感两种形式,需要长时间或间歇性加热以杀灭热稳定形式的细菌。间歇性加热,现在称为廷德尔灭菌法(tyndallization),可以杀灭两种形式的细菌。几乎同时期,德国植物学家 Ferdinand Cohn(公元 1828—1898 年)描述了一种热稳定形式的微生物——芽孢(endospores)——在某些细菌生命周期中形成(见第 21 节)。

Joseph Lister(公元 1827—1912 年),英国外科医生,他发现了通过空气传播的微生物在术后感染中的作用。他通过在手术过程中使用苯酚处理医用敷料,应用苯酚气溶胶进行空气消毒的方式,降低了术后感染风险。

Robert Koch(公元 1843—1910 年),德国内科医生,为引导未来的微生物学家提供了必要的技术和准则。他发明了用于培养细菌的分格培养皿并开发了一种分离细菌纯菌落的技术(图 18-1)。分格培养皿又称陪替培养皿(Petri plates),以德国细菌学家 Julius Petri(公元 1852—1921 年)命名。目前微生物实验室仍在使用陪替式培养皿。我们如今也仍在使用 Koch 应用指南来证明一种特定的微生物导致一种特定的疾病。

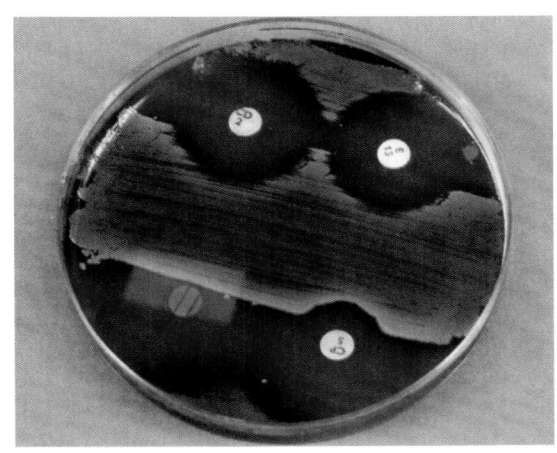

图 18-1　细菌菌落生长在陪替式培养皿的培养基质中。(From Samaranayake LP: Essential microbiology in dentistry, ed 4, New York, 2012, Churchill Livingstone.)

Louis Pasteur(公元 1822—1895 年),法国著名化学家,反驳了生命自然产生的理论。他认为疾病与活的微生物是相关联的(译者注:疾病细菌学说 Germ Theory 的理论在 19 世纪初叶逐步成型,Pasteur 和 Koch 从实验上奠定了疾病细菌学说的基础)。Pasteur 设计了类似天鹅颈(S 形)的细颈瓶来加热肉汤。细颈瓶玻璃弯曲形成的转弯通道可使含有微生物的尘埃颗粒落在细颈瓶的弯曲部位,防止其落入加热的肉汤中。经过了很长时间,肉汤中都没有微生物存在。当去除细颈瓶的上部弯曲,微生物再次出现在瓶内的液体中。Pasteur 的实验终结了生命自然产生的理论。

Koch 假设

- 在每一例疾病中必定会发现微生物。

- 微生物必定能够被分离出来并以纯菌落形式培养。
- 当微生物接种到易感动物体内后必定会导致相同的疾病。
- 被接种的动物体内必定能够重新获得相同的微生物。

　　Pasteur 对新兴的疾病细菌理论的持续贡献为他赢得了"微生物学之父"的头衔。1863 年,在拿破仑三世(Napoleon Ⅲ)的请求下,Pasteur 研究发现存放变质葡萄酒的酒桶上存在产酸细菌(译者注:此背景为 19 世纪中后叶的一段时间,法国酿制的葡萄酒丧失了芳香、发酸、有苦味,严重影响了声誉和出口贸易),但在 50~60℃条件下,短时间内即可杀灭,从而拯救了法国的制酒行业。这种加热葡萄酒以减少微生物的过程变成了后来著名的"巴氏灭菌法"。现在巴氏灭菌法用于杀灭牛奶中的致病菌。

　　Pasteur 制备了首支狂犬病疫苗。尽管他从未分离出真正的狂犬病毒,他将从疯狗延髓(脑干和脊髓的一部分)提取的物质接种到兔子身上使病毒迁移到兔子的脊髓和脑部,并通过在兔子身上连续接种来维持微生物的活性(图 18-2)。他将悬浮在肉汤中干燥粉末状的兔子延髓接种到狗身上来预防狂犬病。

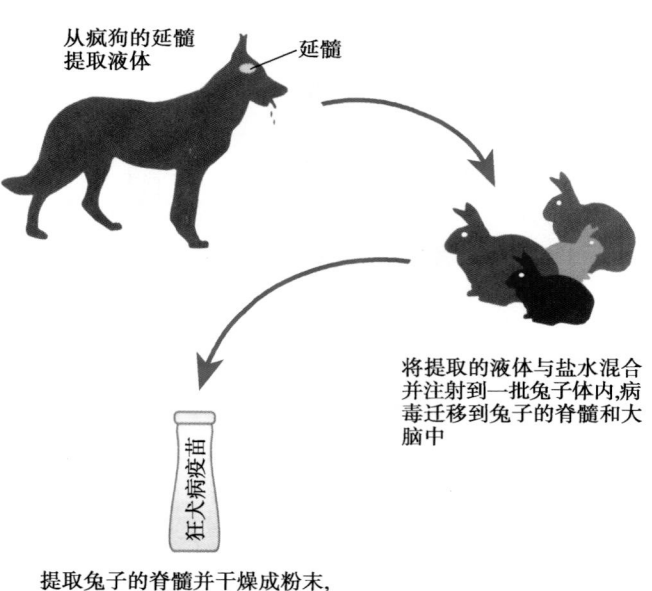

图 18-2　Louis Pasteur 1885 年发明狂犬病疫苗

　　法国政府于 1888 年建立了 Pasteur 研究所以嘉奖 Pasteur。据报道,Pasteur 的遗言为:(在微生物学领域)还有很多工作要做(图 18-3)。

⊙ 复习

1. 为什么对牙医助理而言,微生物学很重要?
2. 谁是"微生物学之父"?
3. 谁认识到了空气传播的微生物是术后感染的原因?
4. 谁发明了狂犬病疫苗?

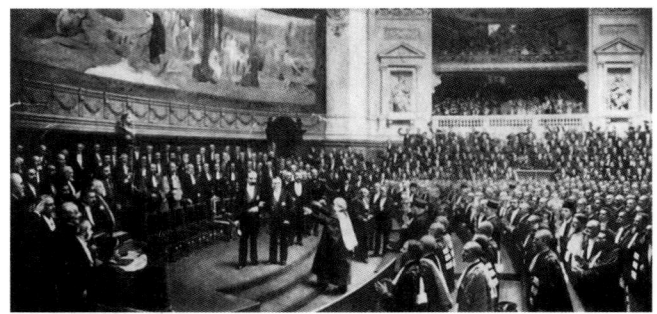

图 18-3　Louis Pasteur 在巴黎大学获嘉奖。(Courtesy National Library of Medicine, Bethesda, MD.)

微生物主要分类

　　微生物主要分为五大类:细菌、藻类、原虫、真菌和病毒。其中,大多数实验室配备的光学显微镜能较容易识别前四类微生物,但是病毒非常微小,只能通过强大的电子显微镜才能识别。

　　病毒(viruses)通常被认为是"完美寄生虫",因为它们寄居在宿主细胞内并使用细胞的营养物质进行复制,能够在 7 小时内迅速繁殖出 10 000 个后代。病毒是现今多数新兴微生物疾病的原因。有侵袭性病毒寄居并在其中复制的细胞称之为宿主细胞。

　　朊病毒为最近发现的一种具有感染性的颗粒,但不是微生物主要类别。朊病毒(prions)是一种特殊的物质,其内部的异常蛋白质不包含 DNA 或 RNA(脱氧核糖核酸或核糖核酸)。朊病毒可导致一组潜伏期长的慢性疾病(见后文讨论)。

细菌

　　细菌组成了单细胞微生物中一个大组,其细胞大小、形状和排列各异。多数细菌能够在有利的环境条件下独立生存。致病性细菌通常在 37℃、潮湿、黑暗的环境中生长最佳。

　　细菌性感染可通过多种途径传播(见第 19 章)。人类每时每刻都和许多细菌共存。在人类的皮肤、呼吸道、胃肠道定居了很多无害细菌,称之为正常菌群。这些细菌有益无害,通过促进新陈代谢和防止有害细菌侵入来保护人类宿主。

　　当人体一个部位的正常菌群进入另一部位时,这些细菌会变得具有危害性,从而导致感染发生。这些正常菌群被认为是机会性致病菌,可能会导致感染。如膀胱炎是由大肠杆菌——一种肠道正常菌群的细菌感染导致。

形状

　　多数细菌可以根据形状进行分类。在显微镜下观察时,能看到细菌有 3 种不同的形状:球形、杆状和螺旋形(图 18-4)。

　　球菌(cocci)通过二分裂进行增殖。分裂时形成链状的球菌称之为链球菌(streptococci)。链球菌导致的感染包括咽炎(一种通常称为"脓毒性咽喉炎"的严重喉部溃疡性疾病)、扁桃体炎、肺炎、心内膜炎(图 18-5)。形成不规则成组状或成簇状的球菌称之为葡萄球菌。葡萄球菌导致感染有脓肿、其他皮肤感染、心内膜炎和肺炎(图 18-6)。

　　杆菌(bacilli)是一种杆状细菌。结核病即由杆菌引起。

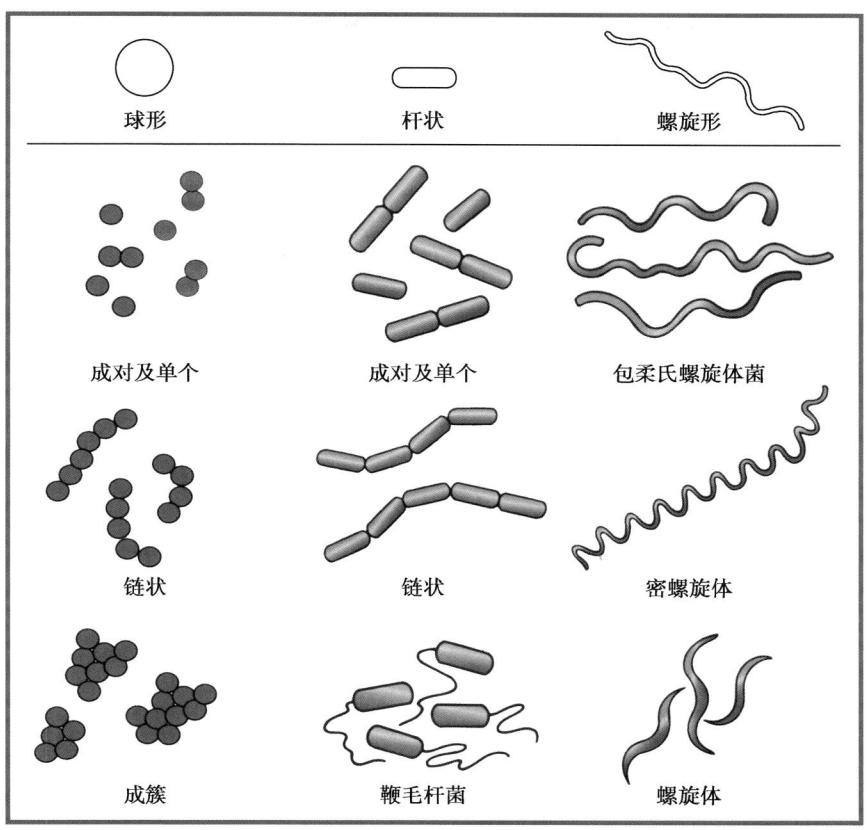

图 18-4　3 种基本细菌形态。（From Stepp CA，Woods M：Laboratory procedures for medical office personnel，Philadelphia，1998，Saunders.）

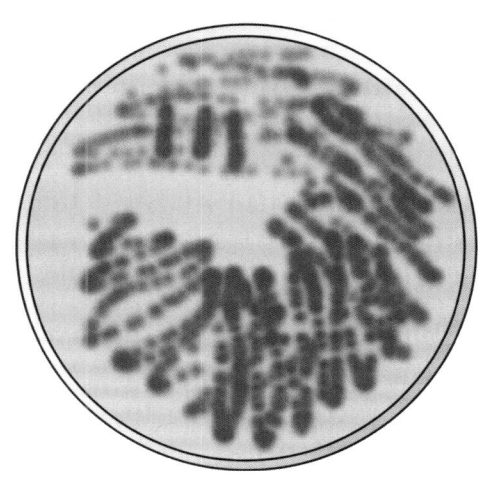

图 18-5　生长在琼脂培养基上的链球菌菌落，用于诊断脓毒性咽喉炎。（From Stepp CA，Woods M：Laboratory procedures for medical office personnel，Philadelphia，1998，Saunders.）

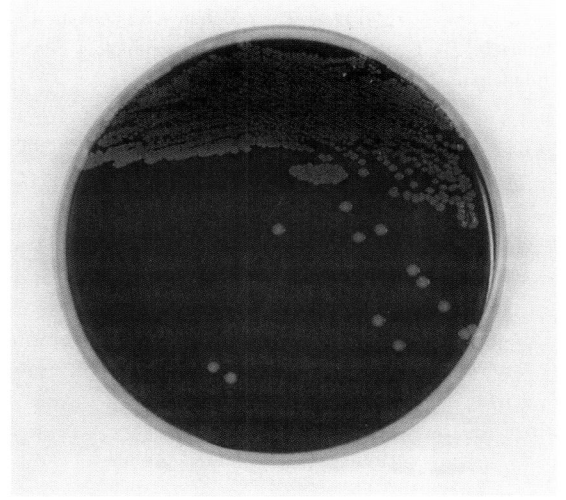

图 18-6　金黄色葡萄球菌菌落。（From Samaranayake LP：Essential microbiology in dentistry，ed 4，New York，2012，Churchill Livingstone.）

螺旋菌(spirochetes)是螺旋形的细菌,有着易弯曲的细胞壁,善于移动。Lyme病,是由螺旋菌引起,可通过感染的鹿蜱叮咬人类进行传播。梅毒同样由螺旋菌引起(见后面细菌性疾病中梅毒章节的讨论)。

革兰氏阳性和革兰氏阴性细菌

1884年,Hans Christian Gram,丹麦细菌学家,发明了一种四步染色法,将细菌分为两组。革兰氏染色(gram′s stain)需依次使用结晶紫染料、碘溶液、醇溶液和红色染料。医生可以依据革兰氏染色结果做出诊断并开始适宜的抗菌治疗。革兰氏染色分类如下:

- 将能够被染料染色的细菌分类为革兰氏阳性(gram positive),在显微镜下观察呈深紫色(图18-7)。
- 将不能被染料染色的细菌分类为革兰氏阴性(gram negative),在显微镜下观察接近无色、几乎看不见(图18-8)。
- 将不能持续被染色的细菌分类为革兰氏染色不定(gram variable),如结核分枝杆菌。

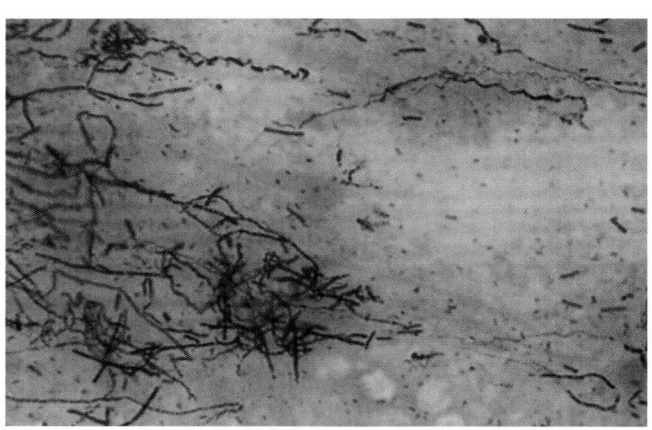

图18-7　革兰氏阳性菌株。(Mahon CR,Lehman DC,Manuselis G:Textbook of diagnostic microbiology, ed 4, Philadelphia,2011,Saunders.)

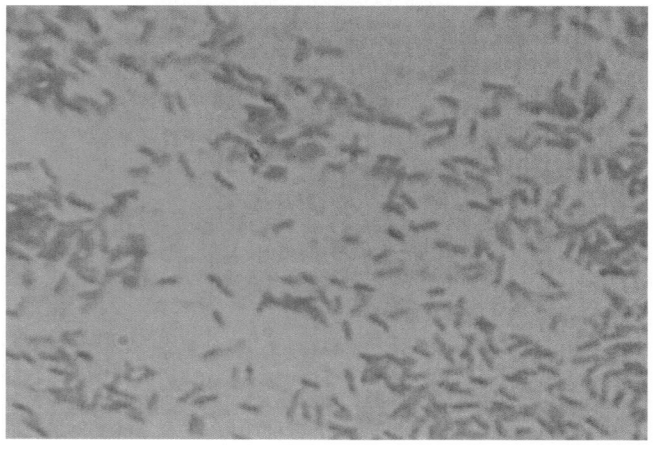

图18-8　革兰氏阴性菌株。(From VanMeter KC,Van ¬ Meter WG, Hubert RJ:Microbiology for the healthcare professional,St Louis,2010,Mosby.)

需氧

需氧菌(aerobes)是一系列需在有氧环境中生长的细菌总称。厌氧菌(anaerobes)是无氧状态下生长的细菌,有氧会破坏其生长。兼性厌氧菌(facultative anaerobes)是在有氧和无氧环境下均能生长的微生物。

荚膜

有一类细菌会形成荚膜,作为保护层覆盖在细胞壁外。变形链球菌即可形成荚膜,是龋齿的致病因素之一。

具有这种保护性外壳的细菌通常是有致病力(virulent)的(能够导致严重疾病),因为荚膜增加了细菌抵抗机体防御机制的能力,同时可以阻碍抗菌物质对细菌的作用。

芽孢

在不利的生长环境下,一些细菌变得具有高度抵抗性,称之为芽孢。如破伤风是由一种能形成芽孢的杆菌引起的疾病。

细菌在芽孢内仍存活但处于静止状态。芽孢无法繁殖或致病,当外界环境变得有利时,这些细菌会被激活并具备致病能力。

芽孢代表了已知抵抗力最强的生命形式,他们能够在极端酷热和干燥环境下生存,甚至能够耐受消毒剂和辐射。正是因为这种难以置信的抵抗力,芽孢可用于检验牙科器械灭菌技术的有效性(详见第21章)。

➡ **复习**

5. 细菌的三种基本形状是什么?
6. 用于区分细菌的染色过程是什么?
7. 需要氧气才能生长的细菌术语是什么?
8. 抵抗力最强的细菌生命形式是什么?

立克次体

立克次体通常是指寄生在昆虫(如虱子、跳蚤、蜱和蚊子)肠道内的短不动杆菌。这些微生物非常小并需要宿主细胞才能繁殖。

由立克次体导致的疾病包括斑疹伤寒、落基山斑疹热,疾病通过感染昆虫叮咬人类进行传播。

藻类

藻类涵盖了从微小的单细胞有机体到较大的多细胞有机体,如海藻和巨藻。所有的藻类都包含叶绿素和色素,使它们呈现黄绿色、棕色或红色。在淡水和海洋栖息地中可以发现大量藻类。大部分藻类不会致病。

原虫

原虫(protozoa)包含了一大组没有坚硬细胞壁的单细胞有机体。在淡水、海洋栖息地和潮湿土壤中可以发现原虫,它们以细菌、小型藻类和其他原虫为食。

一些原虫在宿主体外以包囊的形式存活。包囊厚厚的外壳使它们对干燥具有抵抗力。大多数原虫不会致病,但是部分生活在宿主体内的原虫会对宿主造成伤害。小部分原虫能导致人体肠道感染,其他会侵入人体血液、肺、肝或脑部。

真菌

真菌(fungi)是一种缺乏叶绿素(一种使植物变绿的物质)的有机体,如蘑菇、酵母菌和霉菌。真菌不是绿色的。

念珠菌(candida)是一种常见的酵母菌,约一半病人口腔内都可以发现这种菌,它同样存在于胃肠道、女性生殖道和皮肤上,可导致母婴和同胞婴儿间交叉感染。

口腔念珠菌病(oral candidiasis)由白色念珠菌引起。目前认为所有的念珠菌病都是机会性感染,特别是年幼、高龄和严重患病病人的念珠菌感染。婴儿和晚期疾病病人也具有感染风险。HIV感染者义齿下常见念珠菌感染。

口腔念珠菌病的特征是口腔黏膜表面、舌和口腔内其他部位出现白色薄膜。病灶部位类似薄松软干酪,擦拭后会暴露出粗糙、红色、可能出血的基底(图18-9)。临床可通过含服局部抗真菌制剂如制菌霉素对念珠菌病进行治疗。

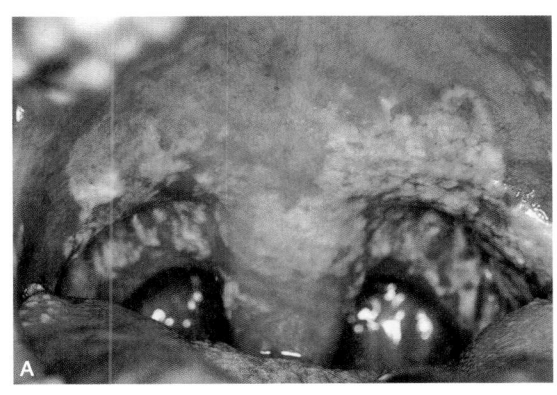

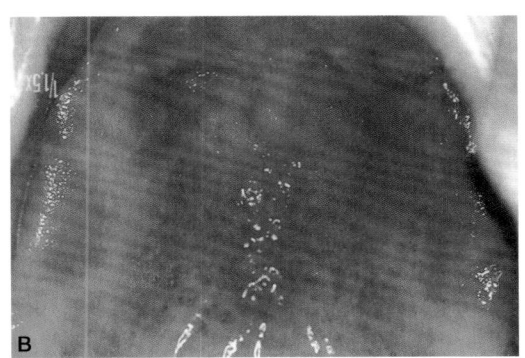

图18-9　A,HIV感染者口中多重白斑样假膜性念珠菌病(鹅口疮)。B,无牙(殆)上颌骨弓念珠菌相关义齿口腔炎。(From Regezi JA,Sciubba JJ,Pogrel MA:Atlas of oral and maxillofacial pathology, St Louis, 2000, Saunders.)

朊病毒

朊病毒是Stanley Prusiner博士在研究Creutzfeldt-Jakob病(Creutzfeldt-Jakob disease)(一种罕见的导致痴呆的中枢神经疾病)和其他退行性疾病的时候发现的。朊病毒的定义是"微小

的具有感染性的蛋白质颗粒"。正如其名,朊病毒完全由缺少核酸(DNA或RNA)的蛋白质组成。

最近发现的仅蛋白质本身就能够传播感染性疾病的事实震惊了科学界。在发现朊病毒之前,一直认为任何具备传播疾病能力的介质必定具有核酸组成的遗传物质。

朊病毒仅使普通蛋白质分子改变形状即将其转化为具有威胁性的蛋白质。因此,朊病毒是一个新的独立的类别,不同于细菌、真菌、病毒和其他任何已知致病菌。

朊病毒疾病

朊病毒是疯牛病的致病菌,与一些人类疾病如Creutzfeldt-Jakob病相关,和老年痴呆症可能相关。已知的朊病毒疾病均为致命性疾病,这些疾病有时可导致大脑出现空洞,称为海绵状脑病。

人体朊病毒疾病较罕见,均影响脑部,可潜伏数年,通过角膜移植、污染的医疗器械和注射人类脑垂体生长激素(在合成激素出现前)进行传播。

在动物界,朊病毒会导致羊瘙痒病和疯牛病。科学家和感染控制专家对朊病毒疾病可能具有的遗传性或传播性特别感兴趣。朊病毒对热、化学因子和辐射具有高度抵抗力。目前已知唯一的预防措施为勿食用可疑食物,特别是包含中枢神经的部分。

⊙复习

9. 朊病毒和其他微生物有何不同?

未来研究方向

目前正在研究其他蛋白质组成的朊病毒是否在更常见的神经退行性病变如老年痴呆症、帕金森综合征和肌萎缩性脊髓侧索硬化症(Lou Gehrig病)中起到作用。与所有朊病毒疾病一样,这三种失调症具有相似之处,具有偶发性,但有时也有家庭聚集性,多在中老年发病,具有相似的病理学。

病毒

病毒比细菌小很多,尽管体积微小却能引起致命疾病。越来越多的新型破坏性病毒被发现,促使微生物学范畴内形成了一个特殊领域——病毒学(研究病毒及其影响)。

病毒仅能在适合的宿主细胞内部生存及复制。宿主细胞可能是人类、动物、植物或细菌。病毒侵入宿主细胞、进行复制(自我拷贝),接着破坏宿主细胞释放病毒侵入机体。本节将详细讨论各种类型的肝炎病毒和HIV。

特异性

病毒必须对要复制的特定细胞类型具有特异性(偏好)。部分病毒具有高度特异性,如HIV病毒仅感染CD4细胞,肝炎病毒仅感染肝细胞;其他病毒可导致多种器官疾病,如腮腺炎病毒能够感染甲状腺、胰腺、睾丸和卵巢。

不幸的是,一些病毒能够穿透胎盘感染胎儿。25%HIV感染的母体会将感染传播给婴儿。孕期巨细胞病毒感染是儿童智障、失明和听力损害的主要病因。

潜伏期

一些病毒会在宿主细胞内形成潜伏（latent）（休眠）状态。病毒与宿主细胞核酸整合后的状态称为前病毒（provirus）。潜伏状态病毒可能会在未来被激活，产生更多具有感染性的病毒颗粒，紧接着出现疾病体征和症状。

压力、感染其他病毒及暴露于紫外线可重新激活这些潜伏的病毒，一些 HIV 感染者会经历长时间潜伏期并保持多年的健康状态。又如，已知丙型肝炎具有 15~25 年的潜伏期。

病毒性疾病的治疗

病毒会引起人类很多临床症状明显的疾病，不幸的是，多数病毒性疾病仅能对症治疗，即针对症状而非病因进行治疗。

病毒不能在人工培养基生长，不能使用抗生素杀灭。一般抗生素对预防或降低病毒感染无效。即使少数药物对某种病毒有效也有局限性，因为宿主细胞不同，病毒通常会导致不同种类的感染，且药物本身也具有严重的副作用。

而且，病毒容易发生变异（变化）。病毒能够不断变异以更好地适应当前环境、抵抗不利因素。因为病毒能够改变自身的基因序列，所以针对病毒制作疫苗非常困难。

病毒性疾病的传播

病毒性疾病通过以下方式传播：①直接接触；②昆虫；③输血；④污染的食物或水源；⑤吸入他人因咳嗽或打喷嚏喷出的微滴。

环境中的病毒

病毒在外界环境中非常容易被杀灭。广泛使用的化学消毒剂如含氯消毒剂、碘类、酚类和甲醛都能有效杀灭表面及感染者接触过的物品上附着的病毒。但是这些化学消毒剂毒性很大，不能应用于人体内（见第 21 章）。

病毒性疾病

病毒性肝炎

目前已知的病毒性肝炎至少有 5 种，每种肝炎由不同的病毒引起：甲型肝炎病毒（hepatitis A virus，HAV），乙型肝炎病毒（hepatitis B virus，HBV），丙型肝炎病毒（hepatitis C virus，HCV），丁型肝炎病毒（hepatitis D virus，HDV），戊型肝炎病毒（hepatitis E virus，HEV）（表 18-1）。

表 18-1　肝炎的主要类型

	A	B	C	D	E
病毒来源	粪-口	血液和体液	血液和体液	血液和体液	粪-口
传播途径	粪-口	经皮和黏膜组织	经皮和黏膜组织	经皮和黏膜组织	粪-口
慢性感染	否	是	是	是	否
预防	疫苗	免疫接种	执行献血者筛检，避免高感染风险行为	HBV 疫苗	确保饮用水安全

甲型肝炎

人类对 HAV 普遍易感，通过摄入被甲肝病人粪便污染的食物进行传播。这类传播称之为"粪-口传播"。良好的个人卫生和环境卫生有助于预防甲型肝炎的发生。更换尿布或入厕后应及时洗手。HAV 是病毒性肝炎中程度最轻的一种。通过接种疫苗可为 2 岁以上人群提供长期防护。

乙型肝炎

HBV 会引起严重的肝病，导致长期患病、肝硬化、肝癌、肝衰竭、甚至死亡。这种血源性传播疾病可能会经唾液等其他体液传播。

任何曾经罹患乙肝的病人，以及一些曾经暴露过但未患病的人，都可能是乙肝携带者。这意味着看似健康或无疾病史的病人实际上可能会感染他人。34% 的各型急性病毒性肝炎是由 HBV 感染引起的，因为牙科医务工作者进行牙科诊疗操作会接触到唾液和血液，故具有较高的感染风险。

另外，牙科医务工作者可能在不知不觉中成为乙肝携带者，这一情况往往会带来风险，在诊疗过程中医务人员可能会将病毒传播给病人。

肝炎疫苗。目前已有高效疫苗预防乙型肝炎，所有存在职业暴露风险的牙科医务工作者都应接种乙肝疫苗。根据 OSHABBP（见第 19 章）要求，雇主在安排员工到有体液暴露风险的岗位的最初 10 天内，应为其提供免费乙肝疫苗接种。员工有权拒绝接种疫苗，但必须签署一份授权协议书，声明雇主已提供过疫苗，并且理解接触乙型肝炎病毒存在的潜在风险。

建议在第 3 次注射后 1~6 个月进行疫苗接种后检测，以确保个体产生免疫所必需的抗体。如果未产生抗体，需重复 3 剂次接种。目前认为乙肝疫苗对孕妇是安全的。

丙型肝炎

HCV 可通过输血或经皮暴露于血液进行传播。经皮（percutaneous）指穿透皮肤的操作，这种情况会发生于：牙科诊室员工意外针刺伤、静脉吸毒者共用污染针具或文身店共用污染的文身针具。HCV 携带者比例高于 HBV 携带者。不幸的是，目前既没有针对丙肝病毒的疫苗，也没有治愈丙肝的方法，但已经有了有效的治疗方法能够控制疾病的影响。HCV 职业暴露的首要原因为针刺伤或其他经皮伤害。

丁型肝炎

HDV 是一种缺陷病毒，必须在有 HBV 共存的情况下才能复制。因此，HDV 感染可能与 HBV 感染同时出现作为协同感染，或出现在乙肝携带者身上。HBV 和 HDV 协同感染的病人常常有更严重的急性疾病，比其他单独感染乙肝的病人具有更高的死亡风险。接种乙肝疫苗可保护对象免于感染 HDV。

关于病毒性肝炎的常见问题

Q:什么是病毒性肝炎?

A:病毒性肝炎是由病毒引起的肝脏炎症。已发现五种病毒性肝炎,每种由不同病毒引起。在美国,甲型肝炎、乙型肝炎和丙型肝炎是最常见的类型。

Q:病毒性肝炎的症状是什么?

A:新近感染甲型、乙型和丙型肝炎的症状相同,可能包括以下:

- 疲倦
- 食欲下降
- 恶心
- 腹部不适
- 尿液颜色变深
- 灰土色大便
- 皮肤或眼睛变黄(黄疸)

Q:HAV、HBV 和 HCV 能在体外存活多久?

A:根据环境条件,HAV 能够在体外存活数月。HBV 能在体外存活至少 7 天且仍具有传染性。HCV 能在体外存活并持续传播长达 16 小时以上,但不超过 4 天(译者注:新的研究表明 HCV 在体外可以存活达 6 周,Paintsil E,Binka M,Patel A,Lindenbach BD,Heimer R. Hepatitis C Virus Maintains Infectivity for Weeks After Drying on Inanimate Surfaces at Room Temperature:Implications for Risks of Transmission. J Infect Dis 2014;209:1205-11.)。

Q:乙肝疫苗有效性是多久?

A:乙肝疫苗能够保护接种对象预防慢性乙肝感染至少 15 年,即使抗体浓度可能降至检测水平以下。

Q:是否需要增加乙肝疫苗的接种剂次?

A:否,常规不推荐增加疫苗接种剂次。

哪些人应接种乙肝疫苗?

- 所有新生儿。
- 所有出生至 18 岁未接种疫苗的儿童及青少年。
- 各年龄段具有乙肝感染高风险行为的人群。
- 任何有暴露于血液和/或体液风险的各年龄和各职业人群。

戊型肝炎

HEV 不会通过血源性接触进行传播,最常通过摄入污染的食物或水源经粪-口途径传播。这种疾病在发展中国家比较流行。戊肝传播并不是标准牙科诊疗机构主要关注的问题。

记忆肝炎类型的小窍门

- 辅音指血源性传播的菌株(B、C 和 D)
- 元音指粪-口途径传播的菌株(A 和 E)

复习

10. 哪种肝炎通过暴露于血液进行传播?

人类免疫缺陷病毒

HIV 感染是一种破坏人体免疫系统的血源性感染病毒性疾病。获得性免疫缺陷综合征(Acquired immunodeficiency syndrome,AIDS)由 HIV 病毒感染引起。当 HIV 病毒侵入人体,它会感染特定的 T 细胞并将其慢慢杀死。T 细胞表面有特异性受体,主要负责人体免疫功能。当越来越多的 T 细胞死亡后,机体的抗感染能力会减弱。

HIV 感染者可能会维持多年健康状态,当 HIV 阳性病人因病毒导致患病和严重感染时会发展成为 AIDS。详见第 17 章。

HIV 通过与感染者的性接触及吸毒者间共用针头来进行传播。在对献血者 HIV 筛检进行立法前,HIV 病毒也曾通过输血传播。如今血液制品都会进行 HIV 抗体筛检,美国的血制品供应很安全。HIV 感染的母亲的孩子可能在出生前或出生时被感染,或在出生后经由母乳喂养被感染。

在(非牙科)医疗机构,发生过员工被 HIV 感染者的血液污染的针头刺伤后感染,也有些罕见的情况,感染者的血液通过开放性切口或飞溅的方式进入黏膜组织(即眼睛、鼻腔内)使其感染。

疱疹病毒

疱疹病毒(herpesvirus)是一种可感染人类的双链 DNA 病毒,如疱疹、巨细胞病毒感染、水痘、带状疱疹、单核细胞增多症、麻疹及卡波济氏肉瘤。这种病毒会休眠多年后被激活而致病。

目前已知的可感染人类的疱疹病毒主要有 4 种(表 18-2)。

表 18-2　人类疱疹病毒类型

病毒	描述
单纯疱疹病毒	
・ 单纯疱疹病毒 1 型	主要导致口腔病灶
・ 单纯疱疹病毒 2 型	主要导致生殖器病灶
带状疱疹病毒	导致水痘和带状疱疹
巨细胞病毒	通常潜伏感染(不会导致疾病),但免疫系统损害时可能被激活,一旦被激活后具有高度感染性,大多数可通过体液传播
EB 病毒	导致传染性单核细胞增多症和伯基特淋巴瘤(一种淋巴系统恶性肿瘤)

For more information about these conditions,go to www.cdc/gov,and search for the specific condition.

- 单纯疱疹病毒(herpes simplex virus,HSV)分为两种类型:单纯疱疹病毒 1 型(herpes simplex virus type 1,HSV1)和单纯疱疹病毒 2 型(herpes simplex virus type 2,HSV2)

- 带状疱疹或水痘-带状疱疹病毒（herpes zoster virus，HZV）
- 巨细胞病毒（Cytomegalovirus，CMV）
- EB 病毒（Epstein-Barr virus，EBV）

单纯疱疹病毒 1 型

单纯疱疹病毒 1 型是一种可导致唇部复发性溃疡的病毒。当病人因其他病因感冒或发热时常出现这些溃疡，所以现在该疾病通常称为发热性水疱或冷疮（见第 17 章）。

原发性疱疹。这种疾病传染性非常高，首次罹患对象为幼儿（1~3 岁），称之为原发性疱疹。患儿可能会出现低热、口腔疼痛、唾液增多、口臭和不适，牙龈肿胀。三天后开始自然好转，病程通常持续 7~14 天。可采取一些支持性的措施确保患儿舒适、缓解疼痛以及预防二次感染。

复发性疱疹性口唇炎。在儿童期首次感染后，单纯疱疹病毒会处于休眠状态，并在后续的生命中以常见的复发性、发热性水疱或冷疮的形式再次出现（图 18-10）。

当病人抵抗力因压力、发热、生病、受伤或（长期）暴露于阳光下而降低时，会出现疱疹复发。使用防晒系数 15 的防晒霜有助于预防阳光诱导的疱疹复发。复发次数可能很

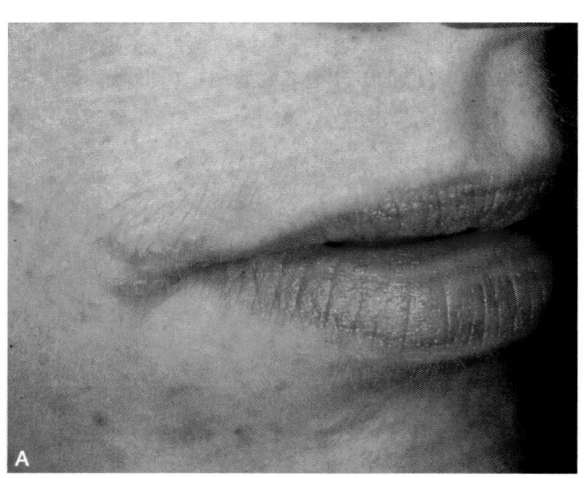

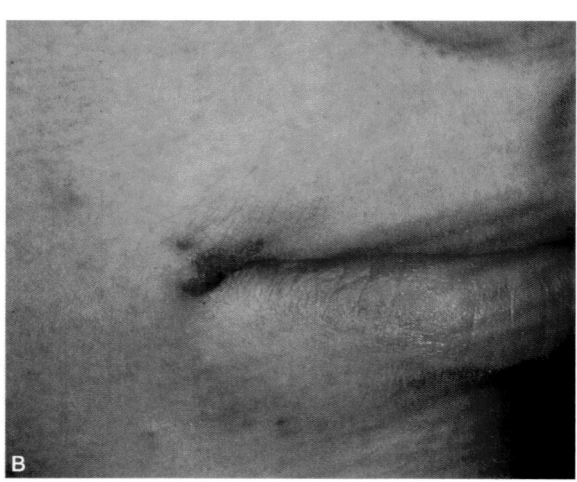

图 18-10　疱疹性口唇炎。**A**，发作后 12 小时。**B**，发作后 48 小时。（From Ibsen OAC，Phelan JA：Oral pathology for the dental hygienist，ed 6，Philadelphia，2014，Saunders.）

少，如一年一次；或频繁发生，如每周甚至每天。与原发性疱疹相比，复发性疱疹口唇炎溃疡会在 7~10 天内自愈，不留瘢痕。

单纯疱疹病毒 2 型

单纯疱疹病毒 2 型，又称生殖器疱疹，是美国常见的性传播疾病（sexually transmitted diseases，STDs）。首发症状通常出现在感染后 2~10 天，包括刺痛、瘙痒和尿道灼烧感。

一旦病人感染病毒，（症状）暴发会再次发生。疾病仅能在这些症状复发时传播。

母体在分娩时如果有活动性阴道或宫颈疱疹病灶会将病毒传染给新生儿，约有 50% 此类新生儿在通过产道时被感染，至少有 85% 的感染婴儿因病毒导致严重疾病或死亡。

带状疱疹病毒

带状疱疹病毒（人类疱疹病毒 3 型）会导致水痘和带状疱疹。这两种疾病由同一微生物引起。水痘为原发性感染，带状疱疹为病毒重新被激活后引起的感染，在既往未暴露于病毒的人群中具有高度传染性，通过直接接触损伤的皮肤或感染性唾液的液滴进行传播。

巨细胞病毒

除非机体存在免疫系统损伤等其他因素，巨细胞病毒（人类疱疹病毒 5 型）很少致病。但病毒会在孕期影响胎儿。被感染的新生儿有时会出现先天性耳聋或智障。巨细胞病毒的传播途径不明。

EB 病毒

EB 病毒（人类疱疹病毒 4 型）会导致多种感染，包括传染性单核细胞增多症、鼻咽癌、淋巴瘤和口腔毛状白斑（见第 17 章）。传染性单核细胞增多症是一种主要涉及 15~20 岁人群的急性感染性疾病。EB 病毒存在于唾液中，通过亲吻传播，因此通常被称为"亲吻疾病"。

疱疹病毒传播

疱疹病毒的主要传播途径为直接接触病灶或接触具有传染性的唾液。当病人口腔存在病灶，在病灶愈合后需复诊。即便没有活动性病灶存在，仍然可能发生病毒通过唾液或牙科手机喷出的气溶胶进行传播的情况。

目前还没有针对疱疹病毒的预防性疫苗，所以必须采取预防措施来防止发生职业暴露。由于眼部疱疹感染可导致失明，因此防护性眼罩尤其重要；戴手套可防护可能通过手部伤口和擦伤传播的感染。

西尼罗河病毒

西尼罗河病毒通常在非洲、西亚和中东出现。据悉该病毒自 1999 年初夏以来一直存在于美国。该病毒由蚊子携带，可感染人类、鸟类、马和其他一些哺乳动物。病毒影响人类的神经系统，导致脑部和脊髓肿胀。症状包括发热、头痛、倦怠、疼痛以及偶发皮疹。感染病例主要在夏末秋初出现，在南方更温和的气候下，西尼罗河病毒可传播一整年。

H1N1 流感病毒(猪流感)

新型甲型流感病毒(H1N1)(也称之为猪流感)既往从未感染过人类。这种病毒与既往或目前的人类季节性流感病毒不相关(表18-3)。

表 18-3 流感类型

类型	描述
季节性(或普通)流感	能够在人与人之间轻松传播的呼吸道疾病。多数人群具有一定免疫力,有疫苗
H1N1(或猪)病毒	一般感染猪的病毒性疾病。H1N1变异对当地猪具有致死性,目前病毒能够在人与人之间传播,有疫苗
流感大流行	毒力较强的人类流感,导致严重疾病的全球大暴发。由于几乎没有自然免疫力,疾病能够轻易在人与人之间传播

H1N1病毒是一种由甲型流感病毒导致的猪呼吸系统疾病(图18-11)。既往猪流感病毒从未传染给人类,但是新型的H1N1病毒可在人与人之间轻松传播。感染病人可能在症状出现前1天并连续7天以上具有传染性,幼儿可能会在更长的时间内具有传染性。值得注意的是,当接触了被病毒污染的物品,在洗手前触碰眼睛、鼻子或嘴巴即可能传播病毒。感染病人咳嗽或喷嚏喷出的污染液滴可能会通过空气传播,或持续存在于物体表面如门把手、超市推车、电话等。

保护自己最有效的方式是接种H1N1病毒疫苗和执行严格的手卫生。

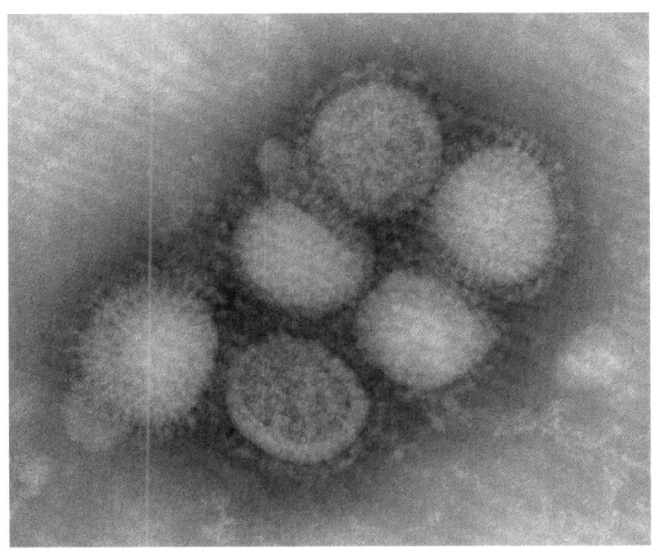

图 18-11 透射电子显微镜移植图像显示在组织样本中存在许多异常H1N1病毒。(Courtesy Centers for Disease Control and Prevention, Atlanta, GA.)

↩ 复习

11. HIV病毒如何传播?
12. 西尼罗河病毒感染什么组织?
13. H1N1病毒如何传播?

细菌性疾病

结核病

结核病由结核分枝杆菌引起,位列全球感染性疾病死亡的首位。

因为HIV感染病人免疫系统变弱,他们对结核病高度易感,因此HIV和结核病常常同时出现。在这两种疾病中,结核病对医务工作者健康风险的影响更大,原因之一是棒状结核分枝杆菌能够耐受对其他很多细菌有杀灭效果的消毒剂。结核杆菌杀灭时间是物体表面消毒剂有效性的基准(见第20章)。

军团菌病

嗜肺军团菌(根据在费城美国退伍军人大会期间报告的流行病而命名)可引起两种急性细菌性疾病:庞蒂亚克热和军团菌病。细菌通过气雾和吸入污染的水传播(第24章讨论牙科综合治疗台水路)。

军团菌不会在人与人之间传播,菌种存在于湖泊、小溪、热水浴缸、温泉浴场、空调系统、淋浴喷头、水过滤系统和牙科水路生物膜中(图18-12)。牙科诊室员工比普通人群具有更高水平的军团菌抗体,提示发生了职业暴露并产生了对该菌种的抵抗力。

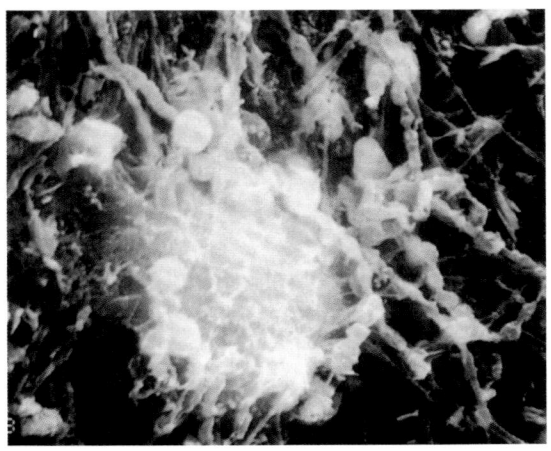

图 18-12 从牙科综合治疗台水路中采集的生物膜中的细菌。(Courtesy Dr. Shannon Mills, New Hampshire.)

庞蒂亚克热是军团菌更轻的感染形式,可引起急性流感样症状包括头痛、高热、干咳、寒战、腹泻、胸痛和腹痛;更严重的感染形式称之为军团菌病,可导致非常严重的肺炎,在免疫系统损伤人群及老年人群中,这种疾病是致命的。

破伤风

破伤风，又称牙关紧闭症，由能形成芽孢的杆菌引起，是一种极度危险甚至致命的疾病。此菌存在于土壤、灰尘、动物或人类粪便中，通常通过皮肤伤口或刺破口（如污染的器械穿透皮肤）进入人体。

破伤风可导致严重的肌肉痉挛和硬化，俗称"牙关紧闭症"。这种疾病可通过注射破伤风疫苗进行预防，但必须通过加强免疫才能保持当前免疫水平（重要的是，牙科医务人员需

保证所有免疫接种获得的免疫力保持在一定水平）。

梅毒

梅毒，一种性传播疾病，由梅毒螺旋体引起。尽管这些细菌在体外生存能力较弱，但还是有可能在口腔手术期间通过与口内伤口接触出现直接交叉感染的情况。

梅毒第一阶段的特征是无痛性溃疡，称为硬下疳（chancre），通过接触进行传播。当在口唇出现症状时，其表现可与疱疹类似，但是外表面更黑（图 18-13）。

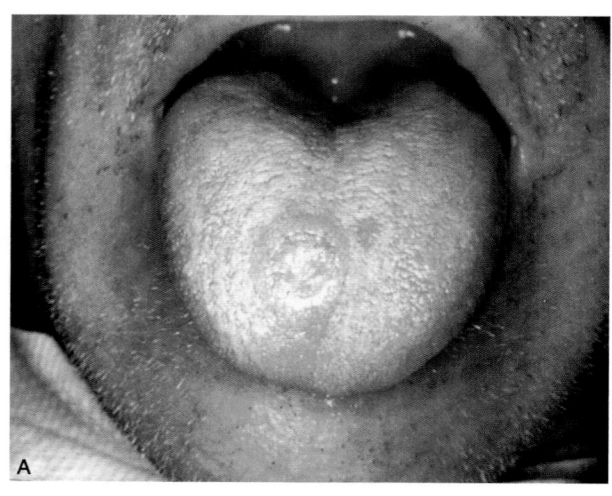
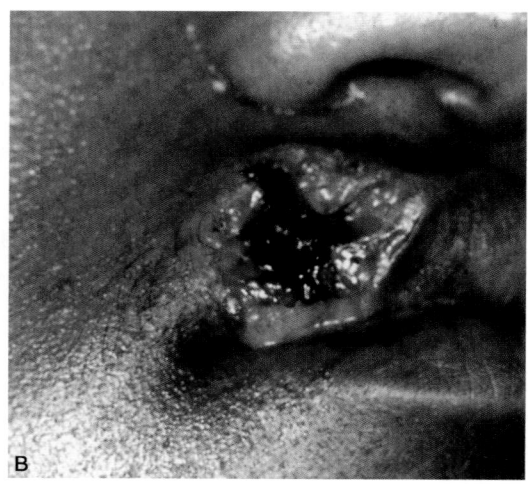

图 18-13　A，初期梅毒阶段舌头上的硬下疳。B，唇部硬下疳。（From Ibsen OAC, Phelan JA：Oral pathology for the dental hygienist, ed 6, Philadelphia, 2014, Saunders. A, Courtesy Dr. Norman Trieger；B, Courtesy Dr. Edward V. Zegarelli. ）

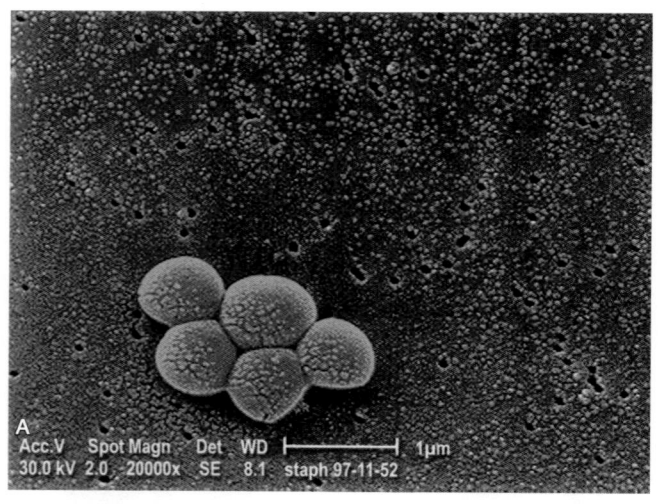
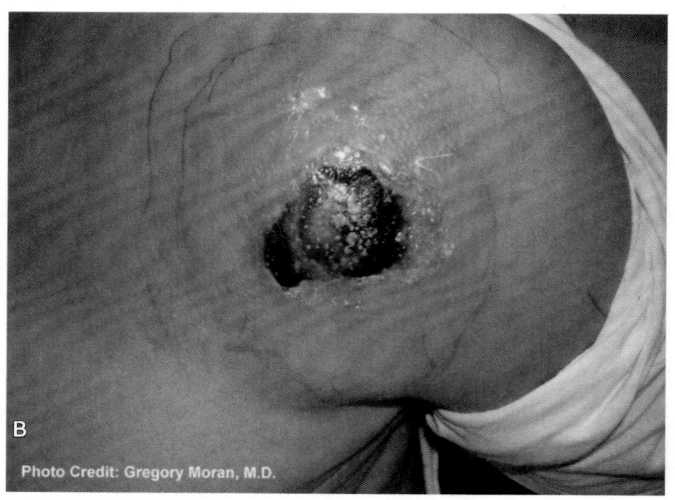

图 18-14　A，彩色扫描电子显微照片呈现放大 20 000 倍后的一组 MRSA。B，MRSA 导致的皮肤感染表现为肩膀背面的皮肤脓肿。（A，From Janice Carr, Public Health Image Library［PHIL］. Courtesy Centers for Disease Control and Prevention, Atlanta, Georgia. B，From Gregory Moran, MD. Courtesy Centers for Disease Control and Prevention, Atlanta, GA. ）

梅毒的第二阶段同样具有传染性，并且可通过与开放性伤口接触导致即刻感染。牙科医务人员看到以下症状时需特别注意：

- 口角有皲裂性丘疹。
- 在舌、上颚、扁桃体或口唇内表面有灰白色湿润的"粘液斑块"（具有高度感染性）。
- 无明显特征的麻疹样皮疹、脓疱、渗出性溃疡和脱发。

梅毒的第三个阶段称为晚期梅毒，通常致命，可在疾病潜伏 20 年后出现。

耐甲氧西林金黄色葡萄球菌

耐甲氧西林金黄色葡萄球菌（methicillin-resistant *Staphylococcus aureus*，MRSA）是一种对某些抗生素具有耐药性的细菌。

此类金黄色葡萄球菌与多年过度使用青霉素类抗生素有关,可导致对诸如甲氧西林、阿莫西林、头孢菌素等其他青霉素类抗生素耐药。

金黄色葡萄球菌(又称葡萄球菌)是一种常见的寄生于健康人体的皮肤或鼻腔的细菌。全球约30%的人口携带此类细菌,且多数从未出现任何症状或疾病。健康专家称,MRSA 是由日常葡萄球菌演变而来,会导致丘疹、疖疮、鼻腔感染,以及在部分罕见病例中可导致脑膜炎及血流感染;MRSA 对甲氧西林具有耐药性,MRSA 感染可发生在皮肤表面或进入到软组织形成脓肿(图 18-14)。这种感染常发生在人群密切接触的场所,如学校、宿舍、军营和日托机构。

由于 MRSA 非常容易传染,因此应该遵循以下预防建议:

* 始终保持良好的手卫生习惯。
* 切勿挤压或尝试排出任何疖疮。
* 覆盖伤口直至愈合。
* 请勿共享个人用品如毛巾、剃须刀、床单和衣服。

专家称应对 MRSA 的关键是早期诊断,然后完成完整的抗生素疗程。需关注不愈合且常规抗生素治疗无效的伤口。手卫生是预防 MRSA 及所有其他疾病的最佳方法。

疾病大流行

疾病大流行(pandemic)指疾病的全球性暴发。当一种新的病毒或疾病出现,而人类对其只有很少或没有免疫力且没有相应的疫苗时,就会出现疾病大流行。这种疾病非常容易在人与人之间传播,并短时间在全国和全球范围内肆虐。除了疾病和死亡外,一场极其严重的流感大流行可能具有毁灭性的效果,导致学校停课、商业停顿、公共交通和餐饮服务业受到干扰。

复习

14. 哪种微生物是用于检验物表消毒剂效力的基准?
15. 哪种疾病又称之为"牙关紧闭症"?
16. 梅毒的第一阶段症状是什么?
17. 什么是疾病大流行?

法律和伦理问题

当人们在全国和全球旅行时,身上携带的微生物会和他们一起旅行。工作中接诊的病人随身携带了各种各样的微生物。

牙医助理必须特别注意自己每天面对的微生物和这些微生物可能带来的后果。理解微生物知识是牙医助理个人及职业责任的一部分。目前,许多病人会担心牙科诊室内可能传播的疾病。为了让病人安心,牙医助理必须对微生物学和微生物特征有充分的认识,以全面了解诊所应遵循的感染控制措施。■

展望

研发治疗病毒性疾病(如 HIV 感染和肝炎)的药物进展缓慢并且困难重重。因为抗病毒药物必须能够在不干扰宿主细胞功能的前提下到达靶器官,而找到一种既能杀灭病毒又不会伤害宿主细胞的药物非常困难。研发控制 HIV 和 HCV 的药物已经获得了一定进展。

目前,正在研究某类抗病毒物质,它可以仅针对感染细胞内负责病毒复制的酶类。大多数情况下,联合疗程中应用的药物能够减缓或预防疾病。目前,通过疫苗治愈或预防所有类型的肝炎和 HIV 感染的希望寄托在尚未开发的药物上。■

评判性思维

1. 下一次去超市时,寻找使用了巴氏消毒法的食物。
2. 当朋友问"你为什么在学习微生物学?"时,该怎么回答?
3. 假如世界上没有细菌,这个世界会变得更美好吗?为什么?
4. 医生是否应该针对病毒感染开具抗生素?为什么?■

(邵晓丹 刘亚涛 译,邵晓丹 校审)

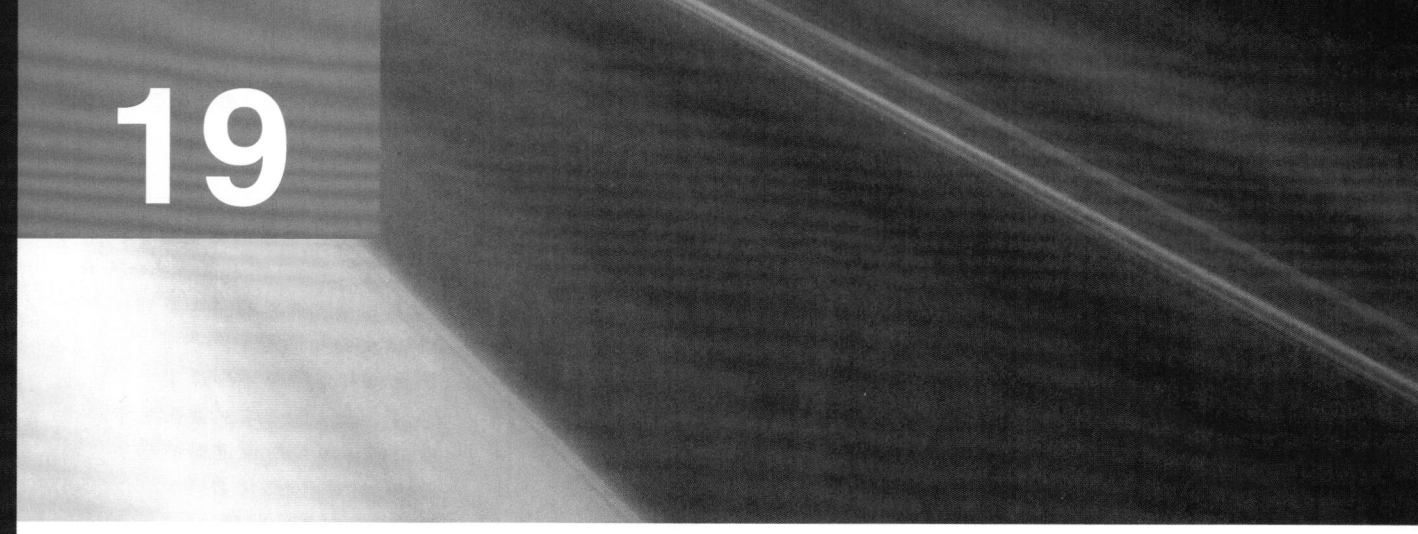

19

疾病传播与感染预防

关键术语

获得性免疫(acquired immunity):出生后获得的免疫,伴随终生。

急性感染(acute infection):持续时间短但严重的感染。

过敏性休克(anaphylaxis):对某种物质出现极度过敏状态,可导致休克和危及生命的呼吸道梗阻。

人工获得性免疫(artificially acquired immunity):通过注射疫苗获得的免疫。

血源性疾病(blood-borne disease):病毒或细菌等微生物通过血液或其他体液传播的疾病,如乙肝、丙肝或艾滋病等。

血源性感染病原体(blood-borne pathogens):通过血液或其他体液接触进行传播的致病微生物。

感染链(chain of infection):感染发生的所有必需条件。

慢性感染(chronic infection):持续时间较长的感染。

传染性疾病(communicable disease):由人与人之间或体液接触引起的感染。

污染性废弃物(contaminated waste):可能含有潜在感染性体液的物品,如使用后的手套及病人胸巾。

直接接触(direct contact):直接接触病人的血液或唾液。

飞沫传播(droplet infection):通过眼、鼻和口腔黏膜表面引起的感染。

流行病学研究(epidemiologic studies):疾病类型和病因的研究。

危险性废弃物(hazardous waste):对人类或环境构成威胁的废弃物。

免疫(immunity):身体抵抗疾病的能力。

间接接触(indirect contact):接触了污染的表面或器具。

感染控制(infection control):为了预防感染源的传播所制定的政策和实践标准。

感染预防(infection prevention):所有的感染控制程序和政策的最终目标。

传染病(infectious disease):能够相互感染的疾病。

感染性废弃物(infectious waste):能够传播传染病的废弃物。

遗传免疫(inherited immunity):出生时即具有的免疫力。

潜伏性感染(latent infection):症状反复发作的持续性感染。

自然获得性免疫(naturally acquired immunity):人感染某种疾病痊愈后获得的免疫力。

职业暴露(occupational exposure):血液或其他可感染性物质引起的潜在的皮肤、眼睛或黏膜的接触或损伤。

职业安全与保健管理局(Occupational Safety and Health Administration)《血源性病原体标准》(Blood-Borne Pathogens Standard):保护工作人员避免暴露于血源性感染病原体的工作指南。

致病菌(pathogen):可致病的微生物。

经皮(percutaneous):如针尖、刀或牙齿等穿破皮肤。

经黏膜(permucosal):与黏膜接触,如眼睛或口腔。

个人防护用品(personal protective equipment,PPE):保护工作人员的防护服、面罩、手套及护目镜等物品。

锐器(sharps):针状或切割的器械,包括缝合针、手术刀片、结扎丝和牙髓器械。

标准预防(standard precautions):保护医务人员免受病原菌感染的预防标准。这些病原菌通过血液、分泌物和排泄物传播。

普遍预防(universal precautions):将所有病人的血液和体液(包括唾液)视为具有潜在传染性而进行的防护指南。

毒性(virulence):病原体的致病能力,也称为致病性。

学习目标

完成此章节的学习之后,学生将能够达到以下目标:
1. 掌握关键术语的发音、写法和定义。
2. 能够为感染链之间的关系命名。
3. 描述感染的 4 种类型。
4. 描述疾病的传播方式。
5. 描述免疫的类型,并对每一种类型进行举例说明。
6. 描述疾病在牙科诊所传播的 5 种方式。
7. 描述疾病预防控制中心(Centers for Disease Control and Prevention,CDC)和职业安全与保健管理局(Occupational Safety and Health Administration,OSHA)在感染控制中的作用,包括:
   • 描述 OSHA 血源性病原体标准的重要性。
   • 描述 OSHA 关于职业暴露控制计划的内容。

- 说明标准预防与普遍预防之间的区别。
- 明确 OSHA 认定的职业暴露风险的种类。
- 描述职业暴露后必要的紧急处理措施。
- 讨论牙医助理接种乙肝疫苗的依据。
- 描述雇主对员工医疗记录的责任。
- 明确必须放入锐器盒内的物品。
- 描述预防针刺伤的方法。

8. 说明牙医助理感染控制措施的重要性,包括:
- 说明正确的手卫生对于牙医助理的重要性。
- 说明含乙醇手消毒剂的优点。
- 讨论牙医助理所需要的个人防护用品(personal protective equipment,PPE)类型,并正确示范个人防护用品的穿脱顺序。
- 明确在牙科诊所使用的各种类型的面罩、手套及护目镜等物品。
9. 举例说明保护牙科高科技设备所需要的感染控制的注意事项。
10. 说明乳胶过敏反应的类型和症状。
11. 描述牙科诊所的废弃物管理,包括污染性废弃物、生物危害废弃物及离体牙的正确处置方式。
12. 讨论牙科诊所的其他感染控制措施,包括:

- 说明 CDC 关于使用吸引器管的建议。
- 描述在牙科技工室防止交叉感染的常规方法。
- 说明治疗活动性肺结核病人时所要采取的必要预防措施。
- 说明口腔预冲洗的应用。
- 描述 CDC 关于治疗 Creutzfeldt-Jakob 病及其他朊病毒疾病的建议。
- 描述 CDC 关于激光束治疗的建议。

实践目标

完成此章节的学习之后,学生将能够达到以下技能水平:
- 在职业暴露后采取适当的应急处理措施。
- 戴手套前正确洗手。
- 使用含乙醇的手消毒剂。
- 正确穿脱个人防护用品。
- 消毒藻酸盐印模。

牙医助理可能接触血液或其他感染的体液,存在职业暴露的风险。在本节,你将学习如何切断感染链、识别疾病传播途径及身体免疫系统抵抗感染入侵的知识。

本章讨论 CDC 制定的《感染控制指南》(Infection Control Guideline)和 OSHA 制定的《血源性病原体标准》(Blood-Borne Pathogens Standard)的要求。认真遵循本节介绍的感染控制建议及安全信息,可将你、病人和口腔团队的其他工作人员疾病感染的风险降到最低。

感染链

为明确感染如何发生,我们将一个感染链分为 6 个环节,每个环节是感染或疾病发生的必要条件,包括传染源、贮主、病菌出口、传播方式、侵入门户和易感宿主(图 19-1)。感染控制策略意在切断感染链中的一个或几个环节,进而阻断感染过程。

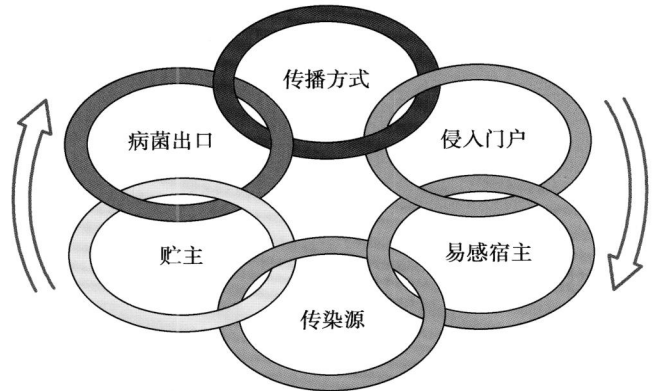

图 19-1　感染链中至少一个环节被切断。(From Potter PA,Perry AG,Stockert P,et al:Mosby's basic nursing,ed 7,St Louis,2013,Mosby.)

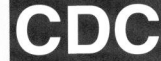

CDC 为牙科学提出的感染控制建议概述

1. 感染控制程序中的个人健康因素
2. 预防血源性感染病原体的传播
3. 预防血液性或其他潜在感染物质的暴露
4. 手卫生
5. 个人防护用品
6. 接触性皮炎及乳胶过敏
7. 环境方面的感染控制
8. 牙科综合治疗台水路、生物膜及水质量
9. 沸水的注意事项
10. 牙科手机及其他连接水路和气路的设备
11. 口腔放射学
12. 肠外用药的无菌原则
13. 一次性使用装置
14. 口腔外科手术常规
15. 离体牙的处置
16. 牙科技工室
17. 结核分枝杆菌治疗评估

注:这些建议在第 18~21 章作了总结,都可在 oralhealth@ cdc.gov 查找到。

传染源

病原体(如细菌、病毒、真菌、寄生虫和朊病毒)必须达到一定数量才能引起感染。此外,微生物本身也要具备毒力。毒力(virulence)是指致病程度或生物体致病能力的强度。生物体本身的致病性不强则不足以致病,如果致病性很强,则可引起严重的疾病。由于身体无法改变这些微生物的毒力,只能通过自身防御系统和特异性免疫功能来抵御感染,如接种乙肝病毒(hepatitis B virus,HBV)疫苗。另一种防御措施就是遵守本节介绍的感染控制技术,避免与致病性微生物接触。

贮主

贮主是微生物生存和再生的地方。贮主可以是人类、动物、水、食物、污染的物体表面和生物负载。生物负载是指机体的产物如血液、唾液等,应用口腔橡皮障及强吸引器有助于将气溶胶中的微生物含量降到最低。保持良好的手卫生习惯、清洁和消毒物体表面也可以将微生物含量降到最低。

侵入门户

病原体引起感染须有侵入人体的途径。空气传播的病原体的侵入门户是口腔和鼻。血源性感染病原体(blood-borne pathogens)通过血液进入身体。当皮肤有针刺伤、割伤,甚或人咬伤时,血源性感染病原体就会侵入机体,也可通过鼻和口腔黏膜进入机体。

易感宿主

易感宿主是指不能抵抗特殊病原体侵袭的个体。身体状况欠佳、长期疲劳、承受巨大压力或者免疫系统较弱的人更容易感染。因此,保持身心健康、勤洗手及保证最新的免疫接种,能够让牙科医务人员有效抵御感染,保持健康。

感染的类型

急性感染

急性感染(acute infection),症状严重,通常感染后不久即出现急性症状,持续时间短。对于诸如感冒病毒的感染,通常机体的防御机制可在2~3周将病毒消灭。

慢性感染

慢性感染(chronic infections),持续时间较长的感染,可伴随一生。有的人可能从未出现过症状,但仍然是这种病毒的携带者,如丙肝病毒(hepatitis C virus,HCV)或人类免疫缺陷病毒(human immunodeficiency virus,HIV)感染。

潜伏性感染

潜伏性感染(latent infection),症状反复发作的持续性感染。口腔疱疹和生殖器疱疹都属于潜伏性病毒感染。

病毒首先进入机体引发初始病变,然后处于休眠状态,潜伏在神经细胞中,直到某些特定情况(如发热、晒伤及压力增加)引起这些潜伏的病毒离开神经细胞,并寻求机会到达细胞表面,一旦到达,就会在短时间内致病,并在同一部位导致疾病复发。

另一种疱疹病毒是带状疱疹,可以引起水痘。这种病毒开始可处于休眠状态,之后暴发成带状疱疹,使病人更为痛苦。

机会性感染

机会性感染通常由非致病性微生物引起,在机体抵抗力降低时发生。例如,流感、肺炎或耳部感染康复的个体可出现机会性感染。自身免疫性疾病病人、糖尿病病人及老年人也容易出现机会性感染。

疾病传播方式

明确疾病如何传播,有助于做好口腔诊疗机构的预防工作。

传染病具有传染性或蔓延性,即通过某些方式将疾病从一个宿主传染给另一个宿主(图19-2)。

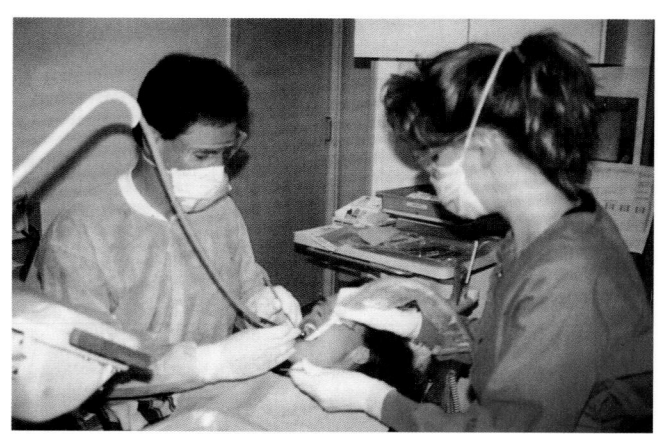

图19-2 病原体会通过污染的设备由工作人员传播给病人,病人传给工作人员,或是病人间传播

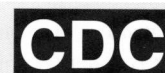

CDC 牙科学中疾病的主要传播方式

- 直接接触:接触到病人的血液或其他体液
- 间接接触:接触了污染的表面或器具
- 飞沫传播:通过眼睛、鼻或口腔的黏膜表面传播
- 胃肠外传播:针刺伤、人咬伤、割伤、擦伤或皮肤上的任何伤口
- 强烈建议医护人员接种疫苗
  - 乙肝
  - 流感
  - 麻疹
  - 腮腺炎
  - 风疹
  - 带状疱疹

Modified from CDC Guidelines for Infection Control in Dental Healthcare Settings—2003.

直接传播

病原体通过人与人接触而传播称为直接传播。例如,病原体可通过打喷嚏或咳嗽产生的飞沫或是口腔诊疗中产生的飞沫传播。直接传播也可发生于无任何保护措施的情况下接触到感染性病灶或体液,如血液、唾液、精液及阴道分泌物。肝炎、疱疹感染、HIV 病毒感染及结核病等疾病均为直接接触

(direct contact)传播。

在口腔诊疗中,牙科医务人员担心自己直接暴露于血液和唾液中。虽然唾液中无肉眼可见的血液,但却经常存在。

间接传播

间接传播时,微生物首先传播到物体或表面,然后又传播给接触了这些物体或表面的人。例如牙医助理戴着污染的手套将一份牙科病历交给前台人员,前台徒手接过,这就是间接传播。因此,为防止微生物的间接传播,应勤洗手,仔细消毒,或覆盖可能被污染的物体表面。

空气传播

空气传播也称飞沫传播(droplet infection),指通过含有细菌或病毒的飞沫来传播疾病。大多数传染性呼吸道疾病是由携带在飞沫中的病原体引起的。有些病原体可通过空气和通风系统远距离播散。咳嗽或打喷嚏时也可发生空气传播。

气溶胶、喷雾、飞沫

在牙科治疗期间产生的气溶胶、喷雾和飞沫含有血液、唾液和鼻咽(鼻)分泌物。气溶胶、喷雾、飞沫之间的差异仅仅是颗粒大小不同。通常交替使用这些术语来描述具有潜在传染性的飞沫。

雾化气溶胶的传播风险最大。这类气溶胶由牙科治疗中的高速手机及超声洁治器产生,通常肉眼看不到,可在空气中存在很长时间且能被人体吸入(图19-3)。吸入细菌气溶胶(无面罩保护)相当于有人在距离你1英尺(1英尺=30.48cm)的地方每分钟朝你的面部打了两次喷嚏。气溶胶可以引起呼吸道感染,但不会引起HBV或HIV感染。

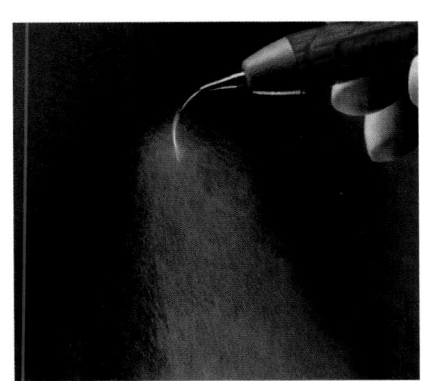

图19-3　超声洁治器产生的气溶胶。(Courtesy Hu-Friedy Mfg Co. LLC,Chicago,IL.)

牙科治疗中使用的牙科手机、超声洁治器及三用枪可产生喷雾和飞沫。飞沫由较大的颗粒物组成,包括污染的血液、唾液及其他碎屑(如牙结石和牙颗粒等)。

喷雾和飞沫传播的距离远比气溶胶远,且很容易落在手腕、前臂、上肢及胸前,也可传播到牙科医生、牙医助理或牙科卫生士的领带或衣领区域。

完整的皮肤是天然的保护屏障。当皮肤被割伤、刮伤或刺伤时,不完整的皮肤就为病原体进入人体提供了通路。

应用橡皮障及强力吸引器可将液体的飞溅、喷雾和气溶胶降到最低。此外,戴手套、面罩、护目镜和穿着防护服也可降低暴露于病原体的风险。

胃肠外传播

胃肠外传播是指通过皮肤传播,如割伤或刺穿。血源性感染病原体的胃肠外传播(如致病性微生物通过接触血液或其他体液而传播)多由针刺伤、人咬伤、割伤、擦伤或皮肤上的破损引起。

血液传播

通过血液传播的病原体存在于被感染者的血液和体液中。血液传播通过直接或间接接触(indirect contact)血液和其他体液时发生。口腔诊疗中,唾液常被血液污染,即便肉眼看不到血液,但它可能一直存在,需引起注意。

所有血源性疾病的传播均可因仪器设备消毒灭菌不规范引起。共用注射器进行非法吸毒的人容易传染此类疾病。无保护的性行为也是血源性疾病传播的一种常见方式。

口腔常见的血源性微生物包括HCV、HBV和HIV。因口腔治疗常与血液和唾液接触,血源性疾病是牙科诊所关注的主要问题。

食物和水的传播

许多疾病是由未经烹调或冷藏的受污染食物,以及被人或动物粪便污染的水传播,如肺结核、肉毒杆菌中毒、金黄色葡萄球菌和链球菌感染。

粪-口传播

许多病原体存在于粪便中,采取适宜的消毒方法即可阻断其传播,如便后洗手。如果不采取措施,这些病原体就可通过人与人的直接接触传播,也可通过接触被污染的表面或食品而间接传播。

粪-口传播常见于医疗保健员、保育员(经常换尿布)和粗心的食物加工者。

免疫系统

免疫系统的功能是抵御传染病。传染病是由感染引起,可通过人与人之间或体液接触进行传播。

免疫(immunity)可以使身体抵抗疾病并预防由异物引起的感染。出生时就获得的免疫称为遗传免疫(inherited immunity)。出生后获得的免疫称为获得性免疫(acquired immunity)。获得性免疫可为自然或人工获得的免疫(图19-4)。

自然获得性免疫

自然获得性免疫(naturally acquired immunity)是指人感染某种疾病痊愈后获得的免疫力。当机体抵御入侵病原体时,就会产生与之对抗的抗体,为将来抵御该病原体打下基础,此种免疫类型称为主动免疫。

另一种免疫类型是被动免疫。胎儿可通过母体胎盘获得

自然　　　　　　　　　　　　　　　人工

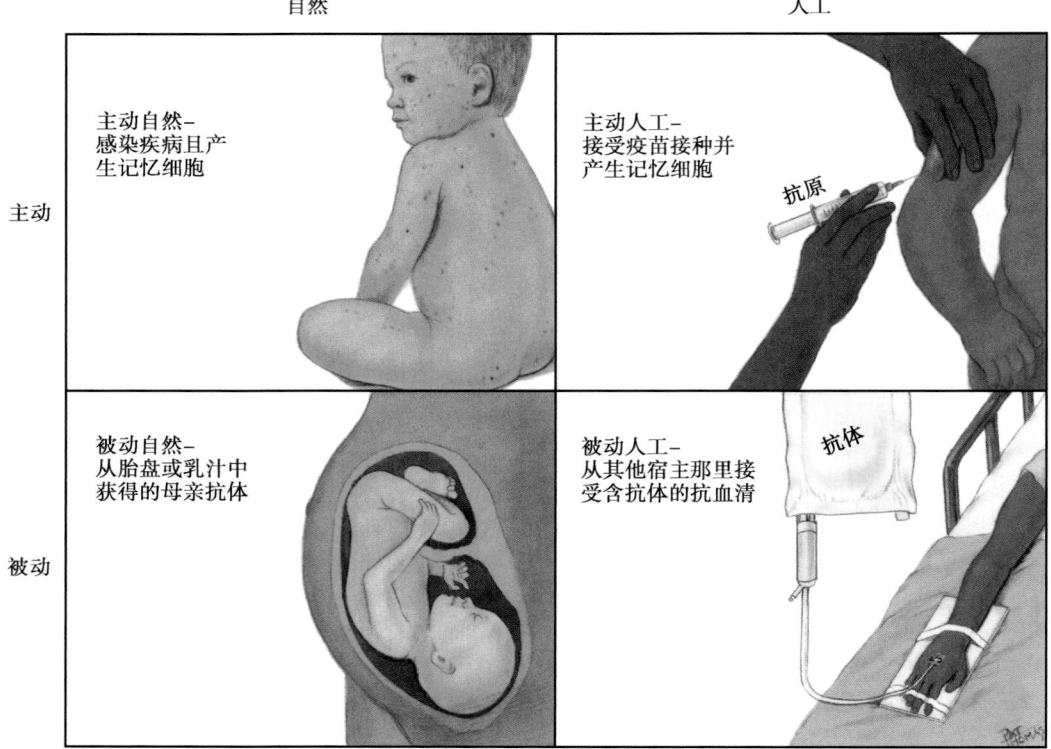

图 19-4　获得性免疫。(From Applegate EJ:The anatomy and physiology learning system,ed 4,St Louis, 2011,Saunders.)

抗体,婴儿可通过母乳喂养获得抗体。因为机体所获得的抗体源自体外,故此免疫形式称为被动免疫。

人工获得性免疫

当人体没有暴露于疾病时,自身不会产生抗体来抵御疾病。然而,抗体可以通过免疫接种或疫苗而人为产生。

将含有减毒致病微生物或基因工程微生物的疫苗注入体内,疫苗中不含有有致病能力的病原微生物,因此不会致病,但机体仍可对疫苗做出反应而产生抗体,从而形成人工获得性免疫(artificially acquired immunity)。

牙科诊所的疾病传播

牙科诊所的疾病传播可以有多种方式:
- 病人传播给牙科医务人员
- 牙科医务人员传播给病人
- 病人之间传播
- 从牙科诊所传播给社区(包括牙科医务人员的家庭)
- 从社区传播给牙科诊所再传播到病人

从病人传播给牙科医务人员

病人口腔中的微生物可以通过以下途径传播给牙科医务人员:
- 最常见的途径是直接接触病人的血液或唾液。如果牙科团队成员的皮肤有切口、擦伤或破损指甲,微生物就会趁机侵入。

- 飞沫可感染眼睛、鼻和口腔黏膜。当牙科团队成员吸入了牙科手机或三用枪产生的气溶胶时,即发生了飞沫传播。
- 团队成员接触了污染的物品表面或器械时会发生间接接触传播。伤口被针头、钻针、器械或文件污染后也可导致疾病的传播。

防止疾病传播的感染控制措施包括佩戴手套、洗手、佩戴面罩、安放橡皮障和嘱病人漱口。

谨记任何病人都可能是某种疾病病原体的携带者,包括特定类型的病毒性肝炎、疱疹、肺结核、伤寒、艾滋病等。

从牙科团队传播给病人

幸运的是,几乎不可能发生牙科团队成员将疾病传播给病人的情况。然而不遵循正确的工作流程也可发生疾病的传播。

如果牙科团队成员手上有病变或者手在病人口内被划伤,微生物有机可乘,就能引起牙科团队和病人间的疾病传播。如果团队中有人得了感冒,就诊的病人也可因飞沫传播而感染感冒。这种情况也可能发生在非诊疗环境下。

防止疾病传播的感染控制措施包括:佩戴面罩和手套、洗手、免疫接种。

病人之间的传播

病人间的院内疾病传播事件早有发生,但牙科领域记录在案的只有两例。这类传播是将一个病人使用过的污染器械应用在另一个病人身上。

防止病人之间发生疾病传播的感染控制措施包括器械灭菌、表面屏障、洗手、戴手套和使用无菌器械(框 19-1 和框 19-2)。

从牙科诊所传播给社区

病原微生物可以通过很多方式从牙科诊所传播到社区中。

例如,将污染的印模送至牙科技工室,或将污染的设备送出去维修。病原微生物也可通过工作人员的衣服或头发在牙科诊所与社区间进行传播。

洗手、离开诊室前更换衣物、在送出前消毒污染的印模和设备等感染控制措施有助于防止病原微生物被带出牙科诊室。

从社区传播给牙科诊所的病人

在这类疾病传播方式中,微生物通过市政供水传至牙科综合治疗台内,进而进入牙科诊室。水生生物定植在牙科综合治疗台水路内形成生物膜。当水流通过牙科手机、三用枪和超声洁治器时,病人可能会吞咽污染的水(见第 24 章)。

↵ 复习

1. 最常见的传播途径是什么?
2. 通过黏膜组织获得感染的术语是什么?
3. 防止病原微生物从牙科团队传播到病人的感染控制措施有哪些?

CDC 和 OSHA 在感染控制中的作用和职责

CDC 和 OSHA 是在牙科感染控制中发挥非常重要作用的联邦机构(见第 22 章)。

CDC 并不是监管机构,其职责是根据合理的科学证据为健康相关事件提出具体建议。1986 年, CDC 为牙科专业人员提出了第一项预防血源性疾病传播的建议。OSHA 是一个监管机构,其职责是颁布特定标准,保护美国职工健康。1991 年,根据 CDC 指南, OSHA 颁布了《血源性病原体标准》。工作人员不遵守 OSHA 的要求可导致严重后果,包括重罚。

牙医助理须遵循这些准则和建议。

CDC 牙科卫生保健机构感染控制指南

2003 年 12 月, CDC 发布了《牙科卫生保健机构感染控制指南——2003》。1993 年颁布的指南主要涉及血源性疾病的预防,如 HIV、HBV 和 HCV(图 19-5)。

2003 版指南扩展了 OSHA 制定的现行版 BBP,并增加了 1993 版指南中未包括的一些内容。指南中有的部分只添加了一两个词,也有的部分增加了大量重要的新信息。该指南由 CDC 和其他公共机构的感染控制专家共同制定,且有个人和专业组织参与。这些准则依据现有的研究证据、理论原理和适用性进行了分类。

该准则适用于所有牙科医务人员,他们可通过直接接触或通过污染的环境表面、水或空气接触到血液和体液,从而造成职业暴露。

目前, CDC 的牙科卫生保健机构感染控制指南虽然不是法律,但代表了诊疗护理的标准。

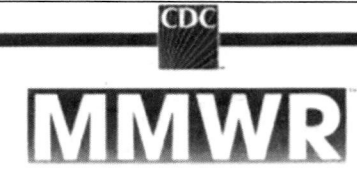

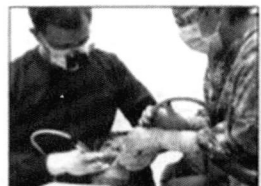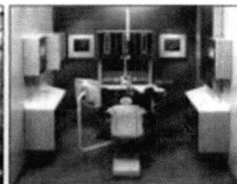

图 19-5　《牙科卫生保健机构感染控制指南——2003》。(From Centers for Disease Control and Prevention, Atlanta, GA.)

OSHABBP

OSHABBP 是牙科专业中最重要的感染控制标准,旨在保护员工避免发生血源性致病微生物(如 HBV、HCV 和 HIV)的职业暴露。

CDC 证据分级

CDC 的每项建议均依据现有的研究证据、理论原理和适用性进行分类。等级划分如下:

ⅠA——强烈推荐使用,并有设计良好的实验、临床和流行病学研究(epidemiologic studies)(模拟研究及病因学研究)的强力支持

ⅠB——强烈推荐使用,并有实验、临床、流行病学研究和强大的理论依据

ⅠC——根据联邦或州的法规或标准的要求,需要实施

Ⅱ——建议使用,并有临床提示、流行病学研究和理论依据

未解决的问题——不推荐。证据不足或是否有效未达成共识

BBP 要求雇主应保护员工避免在工作场所因接触血液和其他潜在传染性物质而发生职业暴露,一旦发生应为其提供适当的照顾。BBP 适用于员工可能接触血液和其他体液的任何类型的设施,包括牙科诊室和办公室、医院、殡仪馆、急救中心和疗养院。

OSHA 要求在每个牙科办公室和诊所保存 BBP 的副本,OSHA 制定的 BBP 副本可在 http://www.osha.gov/SLTC/blood-bornepathogens/index/html 下载。

职业暴露控制计划

每个牙科诊所必须制定一份书面的职业暴露控制计划,清楚地描述该诊所如何符合 BBP 的相关要求。诊所必须至少每年修订和更新一次计划,并向所有员工提供副本。

标准预防和普遍预防

普遍预防(universal precautions)是 OSHA 制定的 BBP 中提到的概念。指将所有人类的血液和体液(包括唾液)视为已知血源性疾病(blood-borne disease)感染,如 HBV, HCV 或 HIV 感染。因为无法确定哪些个体有传染性,所以普遍预防措施适用于所有医护人员及病人。

OSHA 要求的书面职业暴露控制计划

CDC 预防指南和美国牙医协会感染控制建议:
- 标准预防的应用
- 必需使用个人防护用品
- 操作规范
- 清洗污染的防护服
- 清洁和消毒规范
- 一般废弃物处理原则
- 物品标记程序(二级标记)
- 灭菌规定(包括监测)和消毒
- 使用锐器盒和处置系统
- 标准化洗手流程
- HBV 疫苗接种
- 职业暴露后评估和医疗随访

CDC 对该概念进行了扩充并将术语改为标准预防,标准预防(stand precautions)将普遍预防的要点整合到诊疗护理标准中,旨在保护医务人员免受通过血液、体液、排泄物或分泌物传播的病原体伤害。在牙科感染控制中,普遍将唾液视为潜在感染性物质,因此没有特意指出普遍预防和标准预防在临床牙科实践中的差异。标准预防措施适用于与下列物质接触:
- 血液
- 除了汗液外,不管是否含有血液的所有体液、分泌物和排泄物
- 非完整皮肤
- 黏膜

2003 年 CDC 牙科卫生保健机构感染控制指南概述

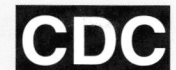

- 使用标准预防而不是普遍预防
- 对感染传染病的医护人员的工作限制
- 对血源性感染病原体(HBV,HCV 和 HIV)职业暴露后的管理
- 选择具有防锐器伤害功能的设备
- 手卫生产品和外科手消毒的方法
- 接触性皮炎和乳胶过敏
- 裸露器械的灭菌
- 牙科综合治疗台水路问题
- 牙科放射学的感染控制
- 无菌注射技术
- 病人诊前漱口
- 口腔外科手术
- 激光/电外科烟雾
- 结核病
- Creutzfeldt-Jakob 病和其他朊病毒相关疾病
- 感染控制流程的评价
- 研究思路

Modified from CDC Guidelines for Infection Control in Dental Healthcare-Settings—2003.
Copies of these guidelines may be requested at oralhealth@ cdc. gov, by phoneat 770-488-6054, or by fax at 770-488-6080.

CDC 标准预防

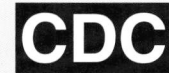

- 接触每个病人前后洗手(I A 和 I C)
- 接触血液、体液、分泌物和污染物品时要戴手套
- 处理锐器时应小心(I A 和 I C)
- 在可能产生飞溅或喷雾的操作中应佩戴口罩、护目镜或面罩(I A 和 I C)
- 小心处理污染的诊疗用品,防止微生物传播到人或设备(I A 和 I C)
- 在心肺复苏操作中,使用口对口呼吸隔离膜或其他通气装置替代口对口复苏(I A 和 I C)
- 必须在所有治疗中使用标准预防措施(I A 和 I C)

员工类别

OSHA BBP 要求雇主应对员工执行的有职业暴露风险的任务和操作进行分类(表 19-1)。

表 19-1 职业暴露的界定

分类	定义	举例
I	常规暴露于血液、唾液或两者	牙科医生、牙科卫生士、牙医助理、灭菌助理、牙科技师
II	有时可能暴露于血液、唾液或两者	偶尔清洁治疗室或偶尔操控仪器的接待员或办公室经理
III	不会暴露于血液、唾液或两者	财务经理、保险员、计算机操作员

BBP 将职业暴露(occupational exposure)定义为"血液或其他可能的感染性物质造成的可预见的皮肤、眼睛或黏膜的接触或皮肤损伤"。经皮(percutaneous)(通过皮肤,如针刺、切口和人咬伤)和经黏膜(permucosal)(与黏膜接触,如眼睛或口腔)暴露于血液、唾液和其他体液是 HIV、HBV 和 HCV 传播最大的风险。

职业暴露后的管理

尽管雇主在尽力防止职业暴露事件的发生,但事故仍可出现。因此,在职业暴露事件发生前,BBP 要求雇主制定一份书面计划,描述暴露事件发生后员工必须遵循的处理步骤和后续为员工免费提供的医疗类型。

雇主必须对员工进行培训,使其对暴露事件做出正确处理。

职业暴露事件的管理*

- 记录暴露的途径和事件发生的环境(如切口、针刺或血液飞溅)
- 识别和记录感染来源个体(其血液或体液涉及暴露事件的病人),除非雇主可以确定该个体识别是不可能的或被州或当地法律禁止的
- 要求对来源个体进行 HIV 和 HBV 的血液检测(来源个体可能拒绝此请求)
- 建议员工对自己的血液进行 HIV 和 HBV 检测(员工有权拒绝接受检测)。根据法律,雇主应对员工的血液检查结果保密
- 提供医学指示的预防性治疗,如注射必要的 γ 球蛋白、HBV 加强疫苗、破伤风加强剂或组合
- 提供适当的咨询
- 评估事件发生后报告的疾病

*雇主的行为要符合 OSHABBP。

为发生暴露的员工提供的后续措施

必须免费为员工提供以下服务

- 保密医疗咨询
- 立即并在 6 周、12 周和 6 个月进行 HIV 检测
- 提供 HBV 免疫球蛋白（如果以前没有接种 HBV 疫苗）
- 提供破伤风加强剂
- 在 OSHA 表格中正确记录暴露事件

From Robinson D, Bird D: Essentials of dental assistance, ed 5, St Louis, 2013, Saunders.

员工培训

BBP 标准要求牙科医生/雇主对可能接触血液、唾液或两者污染过的仪器及表面的人员提供感染控制流程和安全问题的培训。雇主必须保留所有的培训记录，并记录每次培训的日期、讲者、主题和所有培训人员的姓名。

乙型肝炎免疫

BBP 标准要求牙科医生/雇主给所有参与 I 类和 II 类工作的员工提供乙型肝炎疫苗接种。疫苗必须在分配 I 类或 II 类工作的前 10 天内提供。为了记录合格，牙科医生/雇主必须从医生那里获得员工接种疫苗的证明。

员工有权拒绝接种 HBV 疫苗，但需要签署知情拒绝接种疫苗的表格并在牙科诊所存档（图 19-6）。最初签署拒绝接种表的员工，有权改变决定并在以后进行免费的疫苗接种。

OSHABBP
拒绝乙型肝炎疫苗

我知道，由于我的职业暴露于血液和其他潜在传染性物质中，我有感染 HBV 的风险。我获得了免费接种乙型肝炎疫苗的机会。但，我拒绝此次乙型肝炎疫苗接种。我明白如果拒绝接种这种疫苗，我有罹患乙型肝炎的风险。如果将来我继续从事接触血液或其他潜在传染性物质这一存在职业暴露的工作，我想接种乙型肝炎疫苗时，我可以免费接种系列疫苗。

员工签名	日期
见证者签名	日期

图 19-6　拒绝接种 HBV 疫苗知情同意书

CDC 建议已经接种的个体，无需常规加强 HBV 疫苗的剂量，也不用常规检测血液中的 HBV 抗体水平。该建议认为个体在接种疫苗后已进行了抗体水平检测，体内已存在抗体。如果免疫接种的个体有职业暴露事件记录，医生应为其加强剂量。

员工医疗记录

牙科医生/雇主必须为每个员工留存一份保密的医疗记录，并将这些记录存储在一个加密文件中，在员工雇佣期间保存 30 年。

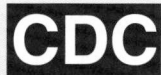

CDC 注射疫苗后检测

在接种疫苗后的 1~2 个月内，应进行血液检测确保个体已经产生免疫。没有获得免疫的个体应由医生评估，确定是否需要补种。对于第二次接种三剂量系列疫苗后仍未获得免疫的个体，应评估他们对 HBV 感染的易感性并采取相应预防措施。（I A 和 I C）

员工医疗记录要求

1. 员工姓名和社会保险号码
2. 员工 HBV 接种疫苗证明或签署拒绝接种疫苗知情同意书的证明
3. 员工所有暴露事件（例如针刺）的情况和来源个体的名字（例如，血液或体液涉及暴露事件的病人）
4. 员工职业暴露后造成任何伤害的后续处理流程复印件
5. 这些记录必须由雇主在员工雇用期间保留 30 年

From Robinson D, Bird D: Essentials of dental assistance, ed 5, St Louis, 2013, Saunders.

污染锐器的管理

污染的针和其他一次性锐器（sharps），如手术刀刀片、正畸结扎丝和碎玻璃，必须放入锐器盒中。锐器盒必须防刺穿，密闭防漏，有颜色编码或有生物危害符号标记（图 19-7）。

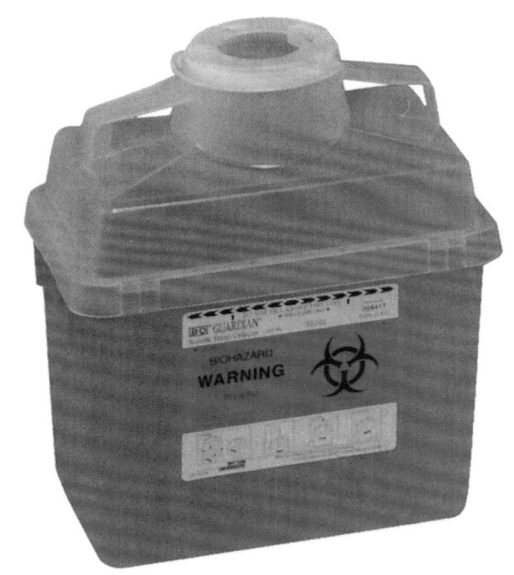

图 19-7　防刺穿锐器盒应尽可能位于靠近处理尖锐物的区域

锐器盒必须尽可能靠近即刻处置锐器的地方。针头处置前不要剪切、弯曲或折断。切勿尝试从一次性锐器盒中取出针头。

CDC 针的使用指南

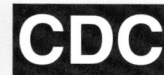

不要使用双手或任何将针尖朝向身体部位的技术进行回帽。(IA和IC)

预防针刺伤

有些市售的注射针自带防刺伤安全防护装置(图 19-8)。处理针头时勿弯曲或折断。应始终采用单手握持技术或某种类型的安全装置进行回帽(图 19-9)。

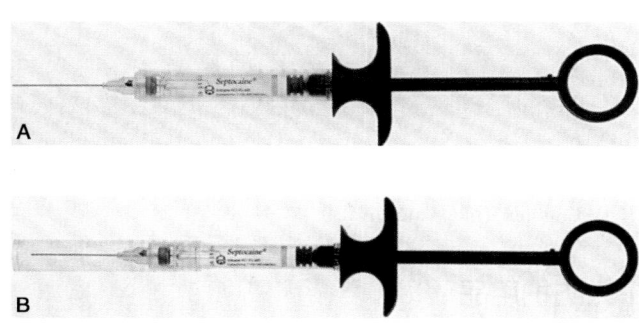

图 19-8 UltraSafety Plus XL 注射器。A,准备注射;B,针防护套防止针刺伤。(From Malamed SF: Handbook of local anesthesia, ed 6, St Louis, 2013, Mosby.)

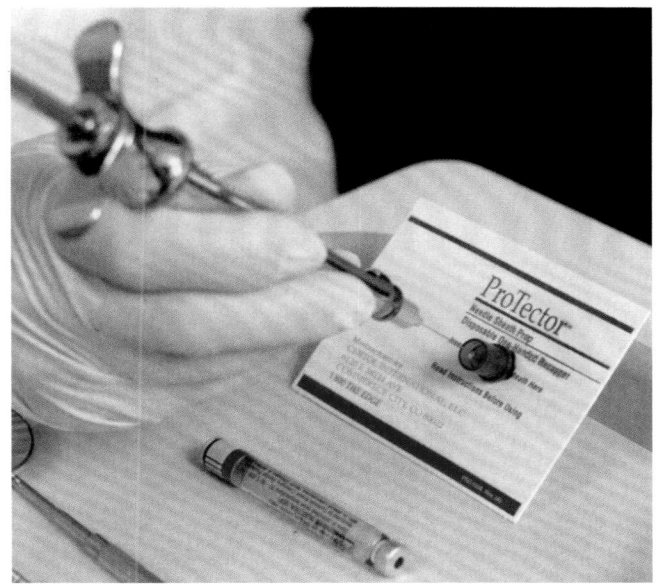

图 19-9 一次性针头护罩(Courtesy Certol, Commerce City, CO.)

←复习

4. BBP 的目的是什么?
5. 职业暴露控制计划应该多久修订和更新一次?
6. 什么是标准预防措施?
7. 员工培训记录必须包括哪些信息?
8. 如果员工不想要注射 HBV 疫苗,他/她必须做什么?

感染控制实践措施

手卫生

洗手指南

员工戴手套前和摘除手套后应立即洗手。手套可能存在细微缺陷,或在使用期间撕裂,因此在摘手套时,手可能被污染。此外,手套内潮湿的环境中会使细菌迅速繁殖,因此,戴手套前应彻底干燥双手,并在摘掉手套后立即洗手。裸手不小心触摸污染的物体或表面后也需要洗手(图 19-10)。因肥皂可能传播污染,故应使用洗手液洗手。

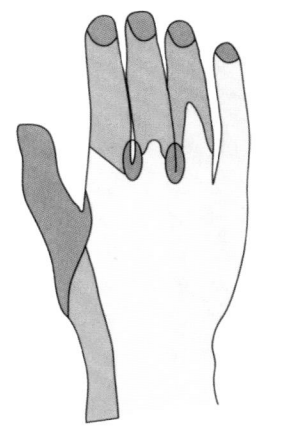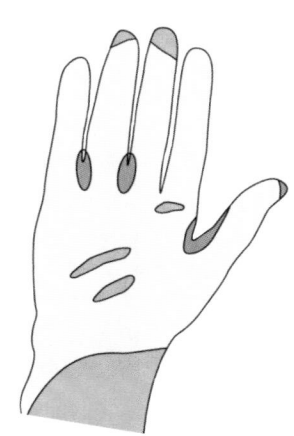

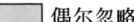

■ 经常忽略　■ 偶尔忽略　□ 不会忽略

图 19-10 由于洗手技术不佳,手部区域未彻底洗净。(From Samaranayake LP: Essential microbiology for dentistry, ed 4, New York, 2014, Churchill Livingstone.)

为最大程度减少交叉感染的发生,治疗室水槽最好配备电子感应或脚踏式"免触"水龙头(图 19-11)。

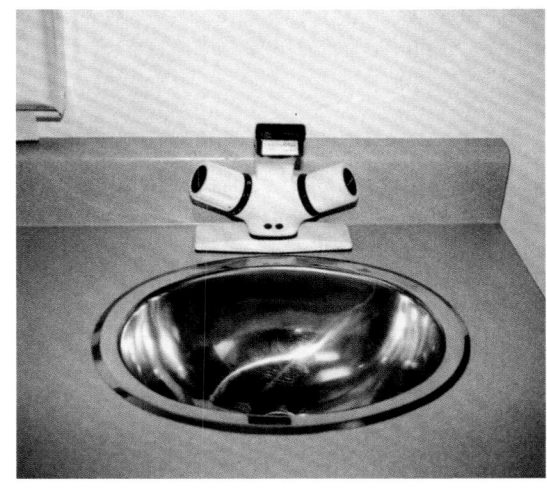

图 19-11 传感装置通过免碰操作自动打开和关闭

含乙醇的手消毒剂

无水灭菌剂是市售的一类新型手卫生产品,它含有乙醇成分,制成凝胶、泡沫或漂洗剂状(图 19-12),使用时,直接把产品涂到手上,通过双手摩擦将产品涂抹于手的所有表面。

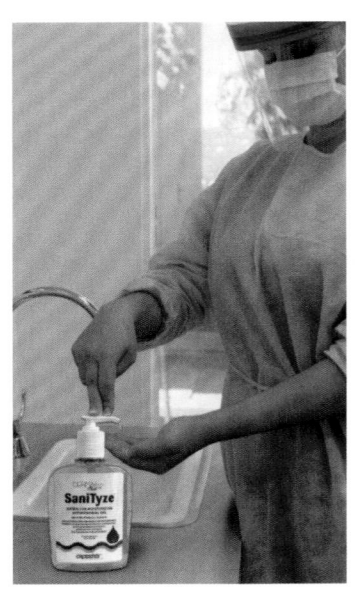

图 19-12   含乙醇的手消毒剂可重复装于壁挂式容器内,其尺寸与包装尺寸相同。(Courtesy Crosstex, Hauppauge, NY.)

这些产品在减少微生物菌群方面比普通肥皂甚至抑菌洗手液更有效。60% ~ 95% 浓度的手消毒剂是最有效的。含更高浓度乙醇的手消毒剂的消毒效果较差。此外,这些产品含有润肤剂,可以减少皮肤皲裂、刺激和皮肤干燥,保护皮肤。这些产品存在"剂量敏感"的特点,须按照建议用量使用,用量多少会严重影响产品的有效性。

如果手部有明显污染或被血液或唾液类的有机物质污染,需要先用肥皂和水清洗,然后再使用含乙醇的手消毒剂。

护手建议

健康的皮肤能够更好地抵御重复洗手和戴手套造成的有害影响。因此,戴手套前干燥双手很重要。使用润肤霜有助于缓解因戴乳胶手套和频繁洗手引起的皮肤干燥。

应选择水性手部护理产品,因为含油成分的产品会分解手套中的乳胶并影响其有效性(图 19-13)。

⟵ 复习

9. 市场上清洁双手最有效的洗手产品是什么?
10. 为什么在牙科诊所工作时应避免长指甲或人工指甲和戒指?

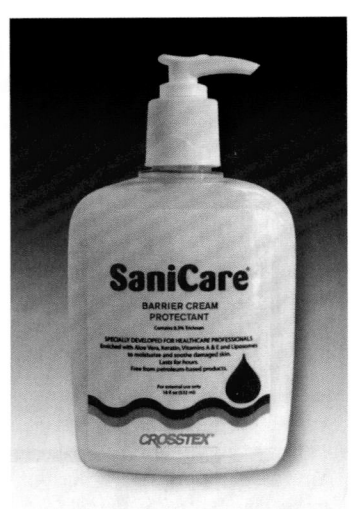

图 19-13   水性护手产品不会分解乳胶手套。(Courtesy Crosstex, Hauppauge, NY.)

个人防护用品

OSHABBP 要求雇主免费为员工提供适当的个人防护用品(personal protective equipment, PPE)。PPE 包括防护服、外科口罩、面罩、护目镜、一次性治疗手套和工具手套(译者注:用于清洗器械的厚质手套)。

由于牙医助理很可能与血液和唾液接触,因此进行可产生飞溅、喷雾、气溶胶或其他与体液接触的操作时必须佩戴 PPE (图 19-14)。

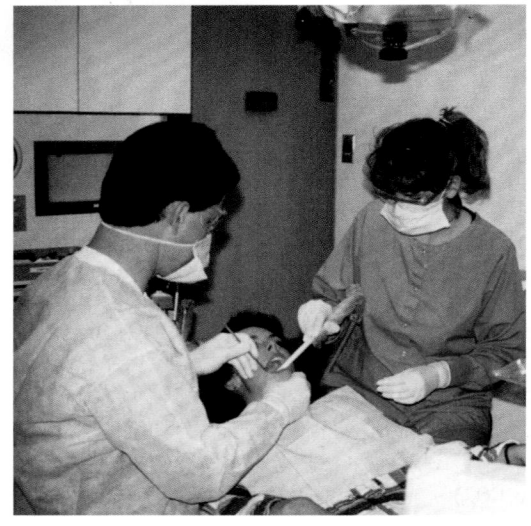

图 19-14   适宜的工作服,包括长袖衣服、手套和眼镜

处理被病人分泌物污染的物品时,也须佩戴适当的 PPE。例如,处理牙片、牙科技工室的修复体、义齿、其他假肢器具或被污染的设备和表面时。

穿 PPE 的顺序与更换的频率正好相反。手套最常更换,面部防护不太频繁,而防护服最不经常更换。脱 PPE 时应避免污染手、衣服、皮肤和黏膜。

CDC 牙科卫生保健机构中的手卫生要求

对于多数常规牙科诊疗,如检查和非手术操作,可用抗菌或非抗菌肥皂和水洗手。如果手部无明显污染,可使用含乙醇的免洗手消毒剂。外科手术时则应使用抗菌或非抗菌肥皂和水进行洗手,干燥双手,并应用含乙醇的外科手消毒剂持久揉搓。(ⅠA)

2002 版 CDC 手卫生指南概述

2002 年,CDC 发布了新的手卫生建议。手卫生是适用于洗手、使用抗菌洗手液或外科手消毒的一个术语。有证据表明手消毒和使用抗菌洗手液在减少医院感染方面比普通洗手更有效。

在照顾病人时应遵循这些指南:

- 当手部明显污染时,用抗菌或非抗菌肥皂和水洗手。
- 在以下临床情况下使用含乙醇的手消毒剂常规去污(注:如果不能使用含乙醇的手消毒剂,则用洗手替代):
  - 接触病人前后
  - 进行中心静脉置管操作戴无菌手套前
  - 执行非侵入性操作前(例如,插入导尿管,经鼻气管吸痰)
  - 与体液或排泄物、黏膜、非完整皮肤和伤口敷料接触后
  - 护理病人时,从污染的身体部位(直肠区域或口腔)到清洁的身体部位(手术伤口,尿道)前
  - 与病人附近的无生命物体(包括医疗设备)接触后
  - 摘下手套后
- 在进食前和使用洗手间后,用非抗菌或抗菌肥皂和水洗手
- 含抗菌剂的擦拭纸巾不能代替含乙醇的手消毒剂或抗菌肥皂
- 如果怀疑或明确接触了炭疽芽孢杆菌,用非抗菌或抗菌肥皂和水洗手。推荐使用洗涤和揉搓剂,因为乙醇、洗必泰、碘伏和其他抗菌剂对孢子的灭活效果差。

CDC 手卫生的特殊注意事项

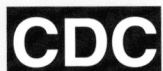

戒指和长指甲可以藏匿病原体,因此指甲应修剪整齐。戒指、长指甲和人工指甲很可能刺穿检查手套,或在检查期间戳到病人。此外,微生物在粗糙的角质层周围繁殖,并可通过皮肤破损进入身体。CDC 指南建议在工作中不要戴戒指、人工指甲和涂指甲油。(Ⅱ)

CDC 手部护理产品的要求

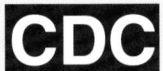

应使用护手霜防止洗手造成的皮肤干燥。(ⅠA)检查护手霜与手套的相容性(图 19-12)。(油或其他油润肤剂会破坏手套的完整性。)

将液体护手产品储存于一次性封闭容器中,或使用可以清洗和干燥的封闭容器。勿向使用中的容器添加肥皂或洗手制剂,防止细菌污染。(ⅠA)

手卫生的方法

当使用含乙醇的手消毒剂时,将手消毒剂放在一只手的手掌上,将两手放在一起揉搓,覆盖手和手指的所有表面,直到手干为止。按照制造商建议的产品用量使用。

按照以下指南进行外科手消毒:

- 外科手消毒将手上的常驻微生物数量减少到最小
- CDC 建议使用抗菌肥皂并按制造商推荐的擦洗手和前臂的时长来洗手,通常为 2~6 分钟。美国手术室护士协会建议 5~10 分钟。有关所需时间,请参阅政府机构规定。
- 当使用具有持久活性的含乙醇手消毒剂时,请按照制造商的说明。在使用之前,用非抗菌肥皂预先清洗手部和前臂,并完全干燥。再按照推荐使用含乙醇的手消毒剂并在双手和前臂彻底干燥后戴上无菌手套。

手卫生的一般建议

- 使用护手液或霜,尽量减少与手消毒或洗手相关的接触性皮炎的发生
- 当与高风险病人(例如,在重症监护室或治疗室中)直接接触时,不要戴人工指甲或留长指甲
- 保持指甲尖长度小于 1/4inch(1inch = 2.54cm)
- 当与血液或其他潜在传染性物质、黏膜和非完整皮肤接触时,应戴手套
- 在病人治疗结束后取下手套。勿戴同一副手套护理多个病人,勿在不同病人治疗之间洗手套,应更换手套。
- 在病人护理期间如果从污染的身体部位移动到清洁的身体部位,需更换手套

From Morbidity and Mortality Weekly Report 51 (RR16): 1-44, October 25, 2002.
Centers for Disease Control and Prevention. Available at: www.cdc.gov/handhygiene.

防护服

防护服旨在将皮肤和内衣与唾液、血液、气溶胶和其他污染物质隔离。防护服的类型包括工作服、裤子、裙子、牙科技工室外套、手术服、手术帽和鞋套。严格来说,诊室的鞋和袜子也是 PPE 的一部分。

防护服类型的选择取决于预期感染性物质的暴露程度(图 19-15)。例如,使用高速牙科手机预备窝洞时,人员暴露于污染的气溶胶中,此种情况为高风险暴露。口腔检查时填写牙科检查表,不涉及牙科手机或三用枪产生的气溶胶污染,暴露风险较低。

BBP 禁止工作人员将防护服带回家中洗涤。洗涤污染的防护服是雇主的责任,许多公司都提供牙科诊所污染衣物的洗涤服务。

防护服的要求

- 防护服应由防水材料制成。棉、棉/聚酯或一次性外套或长袍通常符合一般牙科操作要求。

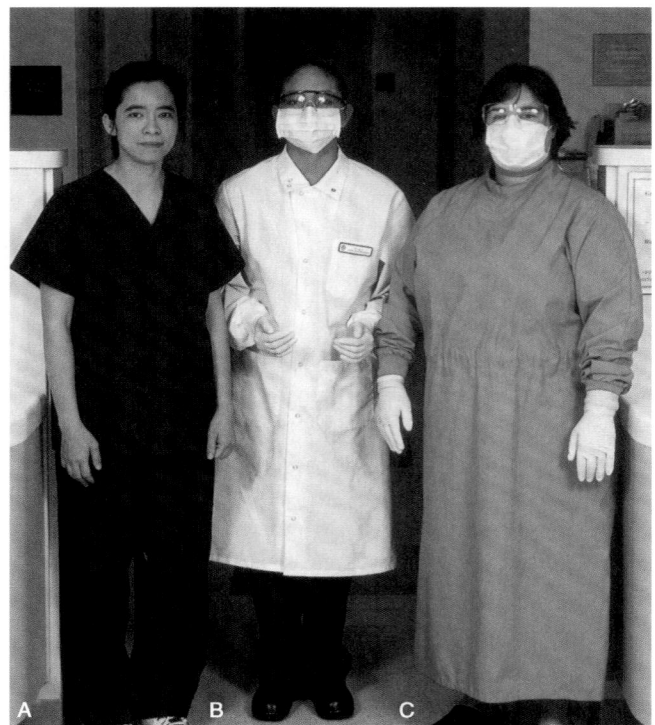

图 19-15　根据工作内容不同,牙医助理的服装可包括刷手服、牙科技工室外套或外科手术服。A,穿工作服的牙医助理;B,穿牙科技工室外套的牙医助理;C,穿外科手术衣的牙医助理

- 为尽量减少皮肤裸露,衣服应为长袖和高领
- 袖口应为可塞入手套内的设计
- 在高风险操作中,牙科工作人员坐位时防护服必须至少覆盖到膝盖
- 按扣、饰品、拉链和其他装饰(可能含有病原体)应保持在最少数量

　　注意:防护服的类型和特性取决于预期的暴露程度。

污染衣物的处理

　　如前所述,BBP 规定防护服不可以带回家由员工洗涤。如诊所配备洗衣设备,且遵循洗涤污染衣服的普遍预防措施,则可以在诊所洗涤。

　　从诊所撤出的污染亚麻布应放置在具有生物危害标识或适当颜色编码标签的防漏袋中(图 19-16)。一次性衣服必须每天丢弃,如果有明显污染应及时更换(图 19-17)。

防护服使用指南

- 因为防护服可以传播污染,工作人员不能以任何原因穿防护服离开诊所。
- 防护服应至少每天更换,如果有可见污染应及时更换
- 如防护服出现明显污染或被化学品或体液浸透,应立即更换
- 不得在工作人员休息区或工作人员进食、饮用饮料时穿戴防护服

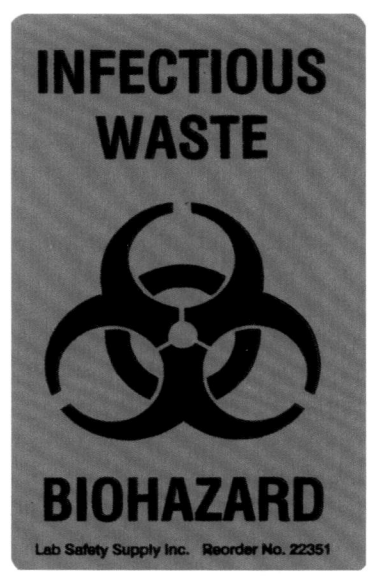

图 19-16　污染衣物的容器必须贴上通用的生物危害标识

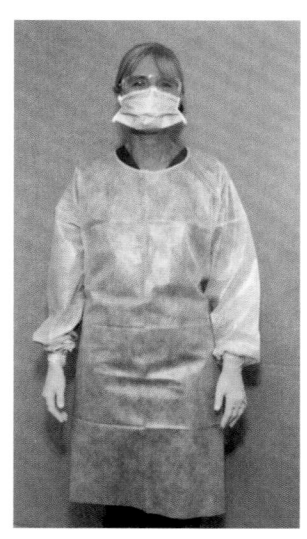

图 19-17　防渗透的防护服。(Courtesy Crosstex,Hauppauge,NY.)

防护口罩

　　戴口罩可避免吸入牙科手机或三用枪产生的气溶胶和意外飞溅产生的喷雾,隔离感染性微生物的传播。口罩对直径 3~5μm 的颗粒具有 95% 以上过滤效率,所以在可能发生飞沫或喷溅时都应佩戴口罩。口罩边缘不是完全密封的,未过滤的空气可以通过,因此,选择贴合脸型的口罩很重要。两位病人诊疗间应更换口罩,或口罩变潮湿时及时更换。

　　圆顶形和平面形是两种最常见的口罩类型。一些操作者优选圆顶形口罩,特别是在长时间的操作中,因为它能更有效地与面部贴合,并且在面罩和佩戴者面部之间留有空间(图 19-18)。

　　不使用口罩时,勿将口罩戴在鼻子下方或下颌上。切记,口罩的外表面已完全污染(图 19-19)。

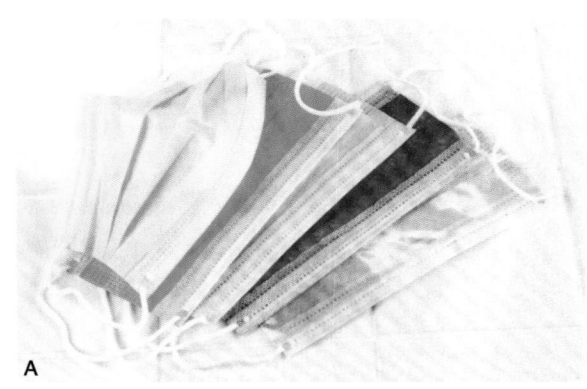

和葡萄球菌)和碎屑(如废银汞合金和牙齿碎片)的伤害,还可防止喷溅的溶液和腐蚀性化学品造成的伤害。这种伤害可导致永久性视力损害或失明。

BBP 要求员工在工作过程中使用具有前部和侧面保护(固体侧面屏蔽)的护目镜。如果戴普通眼镜,必须添加保护侧面和底部的遮挡。护目镜也可佩戴在普通眼镜上。如果佩戴隐形眼镜,必须佩戴护目镜或面罩。

CDC 指南建议使用肥皂和水清洁护目镜,有可见污渍时,可在两名病人诊间对重复使用的面罩进行清洁和消毒。

护理病人期间使用的两种护目镜:保护侧面的护目镜和透明面罩(图 19-20)。

面罩

可佩戴长至下颌的塑料面罩作为护目镜的替代品。但面罩不能代替口罩,因为面罩不能阻止人体吸入污染的气溶胶(图 19-21)。

外科手术等操作中可能发生血液或其他体液的喷溅或飞溅,除佩戴防护口罩外也经常佩戴面罩。

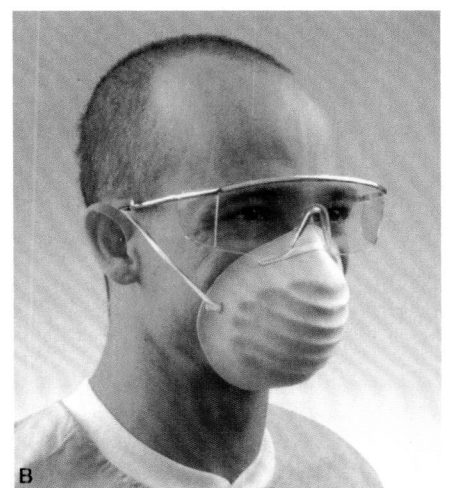

图 19-18　平面形(A)和圆顶形(B)面罩。
(A,Courtesy Practicon Dental,Greenville,NC.
B,Courtesy Crosstex,Hauppauge,NY.)

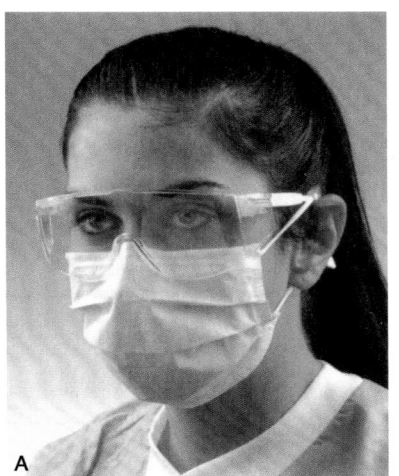

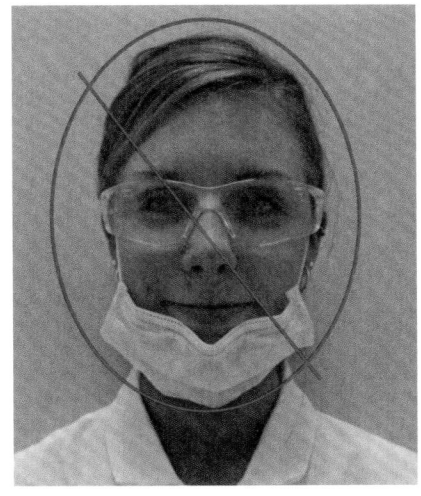

图 19-19　口罩不可佩戴在鼻子下方或下巴上

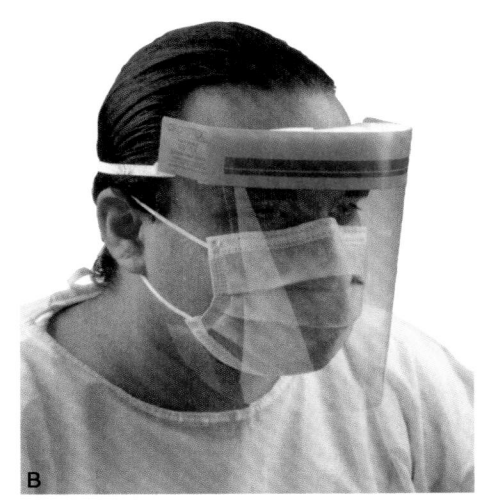

图 19-20　A,口罩和护目镜。B,口罩和一次性面罩。
(Courtesy Crosstex,Hauppauge,NY.)

护目镜

佩戴护目镜可保护眼睛免受气雾病原体(如单纯疱疹病毒

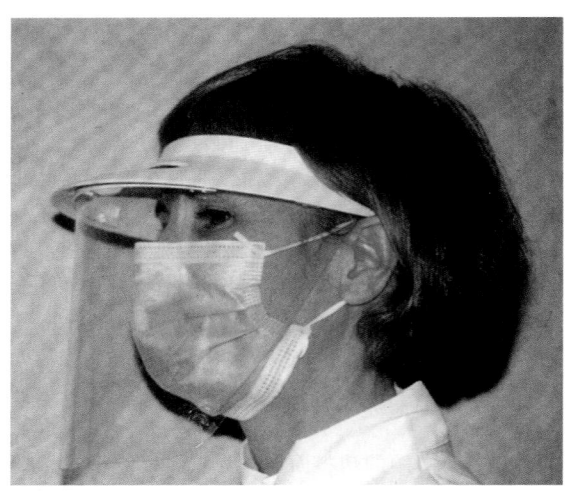

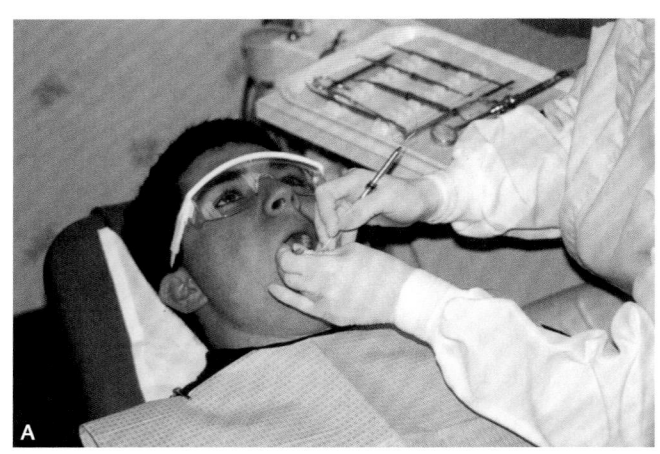

图 19-21　面罩提供适当的眼睛保护,但在产生气溶胶的操作中仍需佩戴口罩

防护口罩使用指南

- 应在每位病人间更换口罩,治疗期间产生大量飞溅或口罩变湿时应及时更换
- 丢弃口罩时仅可触摸口罩侧边缘,避免与口罩更严重的污染面接触
- 口罩外形应符合面部的形状
- 口罩破损时不应接触口部,因为产生的湿气会降低口罩的过滤效果。潮湿或湿润的口罩不宜使用
- 口罩不应戴在口鼻下面

病人护目镜

操作中应为病人提供护目镜,防止病人眼部受到损伤,如:①牙科手机工作时的飞溅;②腐蚀性或化学性牙科材料的喷溅;③空气传播的细小的丙烯酸或牙齿碎片(图 19-22)。

激光治疗时,必须为病人提供特殊的过滤镜片眼镜。

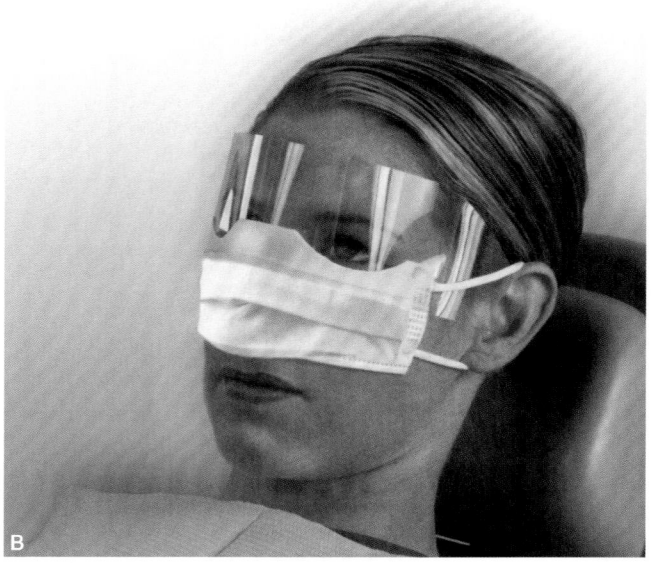

图 19-22　A,病人应佩戴护目镜。B,病人联合使用护目镜和口罩。(B,Courtesy Crosstex,Hauppauge,NY.)

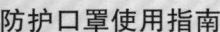 复习

11. 请举 4 个例子说明什么是 PPE?
12. 使用 PPE 的类型由什么决定?
13. 两种类型的护目镜是什么?
14. 最关键的 PPE 是什么?

手套

牙科诊所根据操作种类(如手术、非手术、房间清洁操作)的不同而选择不同类型的手套。医用非无菌检查手套和无菌手术手套是由美国食品药品管理局(Food and Drug Administration,FDA)监管的医疗用具。FDA 不监管常规防刺穿橡胶手套。但无菌手套必须符合 FDA 规定的无菌标准(框 19-3)。

框 19-3

牙科手套的类型

护理病人时使用的手套
无菌乳胶手术手套
无菌氯丁橡胶外科手套 *
无菌苯乙烯手术手套 *
无菌合成聚合物手套 *
无菌低蛋白乳胶外科手套
乳胶检查手套
合成聚合物检查手套 *
丁腈检查手套 *
丁苯检查手套 *
聚氨酯手套 *
无粉手套
合成手套
低蛋白手套

氧化氢和乙醇制剂中可能破坏乳胶、乙烯基、腈和其他合成的手套材料。牙科材料中的其他化学物质包括丙烯酸单体、氯仿、橙色溶剂、丁香酚、窝洞涂剂和酸蚀剂都可损害手套。

市售牙科材料种类繁多，关于手套材料与各种化学物质的兼容性应咨询制造商。

检查手套

口腔检查手套通常是乳胶或乙烯基手套，统称为"手套"或"治疗手套"，是牙科医务人员诊疗期间最常使用的手套（图19-23）。

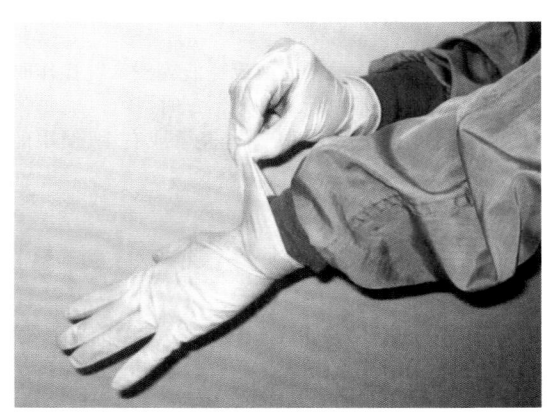

图19-23　非无菌检查手套。（Courtesy Crosstex, Hauppauge, NY.）

检查手套价格低廉，有多种型号，适用于各种手型。此类手套未经消毒，但可为佩戴者提供严格的保护屏障。

外层手套

外层手套也称为"食品处理者手套"，重量轻，价格低廉，由透明的塑料制成，常戴在污染的治疗手套外面，防止治疗期间污染清洁物品（图19-24）。

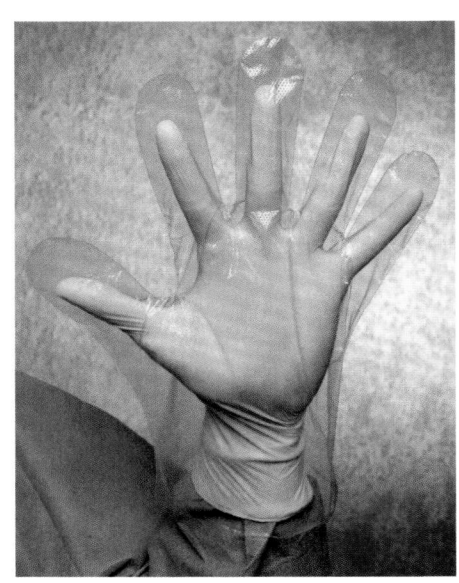

图19-24　外层手套戴在检查手套的外面。（From Boyd LRB: Dental instruments: a pocket guide, ed 5, St. Louis, 2015, Saunders.）

牙科手套的类型（续）

防刺穿橡胶手套
加厚型乳胶手套
加厚型丁腈手套
薄聚合物手套
薄塑料（"食品处理者"）手套
其他手套
耐高温手套
真皮（棉质）手套

Data from Miller CH: Infection control and management of hazardousmaterials for the dental team, ed 5, St Louis, 2014, Mosby. *Nonlatex gloves; one should review the labeling or check with themanufacturer to confrm.

手套使用指南

- 护理病人使用的所有手套须为一次性使用，不得清洗、消毒或灭菌。但可以用水冲洗去除多余的粉末
- 乳胶、乙烯基或其他一次性医疗手套可用于病人检查和口腔诊疗
- 破损手套须立即更换
- 不可佩戴首饰戴手套（戒指上藏有病原体且可撕裂手套）
- 勤换手套（如果操作时间很长，每小时更换一次）
- 护理病人过程中，离开椅旁时应脱掉污染手套，回到病人身边进行护理之前应更换新手套（见"外层手套使用指南"）
- 脱手套后和戴手套前应洗手

CDC 手套的推荐建议　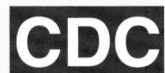

因为牙科人员的双手最有可能接触血液或受污染物品，手套可能是最关键的PPE。牙科医生、牙医助理和牙科卫生士在治疗期间接触病人的血液、唾液、黏膜或受污染物品表面时，必须戴医用手套。手套一次性使用，丢弃后立即洗手，避免微生物传播至其他病人或环境中。（ⅠB）

手套材料和牙科材料的化学兼容性问题应咨询手套制造商。（Ⅱ）

治疗期间手套破损的处理

只有完好无损（未受损、撕裂、扯掉或刺穿）的手套是有效的。如果治疗期间手套破损，立即脱掉手套，洗手后重新戴手套，程序如下：
- 表示歉意，离开诊疗椅
- 脱掉并丢弃损坏的手套
- 彻底洗手
- 返回诊疗椅边操作前重新戴手套

如果在治疗期间需离开诊疗椅边病人，须脱掉污染手套并洗手后离开椅旁。返回时应清洗和干燥双手，佩戴新手套。

被牙科材料损坏的手套

化学物质可能会损害手套。例如，手套暴露于戊二醛、过

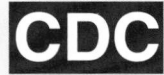

外层手套使用指南

- 外层手套不能单独作为手的防护屏障或用于口腔内操作
- 在污染的治疗手套外再穿戴外层手套时应小心，避免污染
- 辅助治疗之前戴外层手套，病人治疗继续前脱下
- 外层手套须一次性使用

无菌手套

在进行切割骨、存在大量血液或唾液等侵入性操作时应佩戴无菌手套，如口腔手术或牙周基础治疗时。

无菌手套均有特定的大小，适合左手或右手，使用前应包装完好，保持无菌。

CDC 关于无菌外科手套的建议　**CDC**

CDC 没有提供任何关于在口腔外科手术中佩戴两副手套防止疾病传播有效性的建议。（未解决的问题）

防刺穿橡胶手套

防刺穿橡胶手套不直接用于护理病人，可在以下情况佩戴：①病人诊疗间治疗室的清洁和消毒时；②清洁和处理污染仪器时；③表面清洁和消毒时（图 19-25）。防刺穿橡胶手套可以洗涤，消毒或灭菌并重复使用。但防刺穿橡胶手套磨损且不具备屏障保护能力时须丢弃。使用后，防刺穿橡胶手套视为污染，须进行适当处理，或消毒灭菌。每个负责清洁工作的人员须有自己指定的防刺穿橡胶手套。

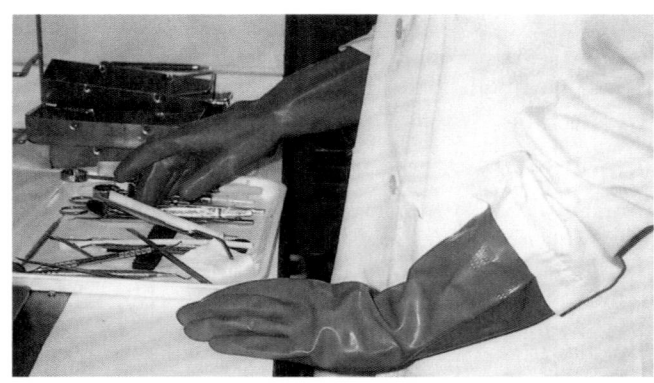

图 19-25　防刺穿橡胶手套用于器械准备灭菌时使用

不含乳胶手套

医护人员或病人可能会对乳胶发生严重的过敏反应，此时可用乙烯基、腈和其他非乳胶材料的手套代替（图 19-26）。

戴手套时的感染控制措施

牙科治疗过程中可能触摸抽屉把手、材料容器的表面或物品。如果用戴手套的手触碰这些物品，物体表面和手套均视为

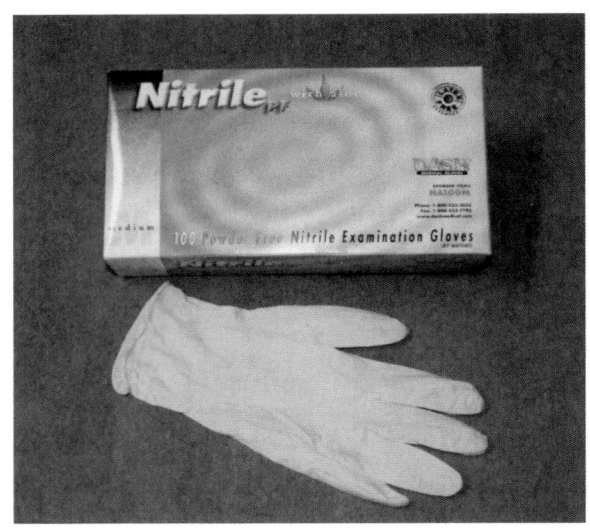

图 19-26　无乳胶丁腈手套。（Courtesy DASH Medical Gloves，Inc，Franklin，Wl）

污染。此时可以使用外层手套最大程度减少交叉感染。

打开抽屉和柜子

如果熟悉诊疗流程和所需材料种类并做好就诊准备，可节省时间并减少交叉感染。污染手套接触过的物品表面也受到了污染。减少打开抽屉和柜子的需要也就减少了操作污染。

提前准备仪器、药物和印模材料，尽可能使用一次性和单位剂量的材料。在每个手术间多备一对持物钳或镊子，并随手可取。这些简单工具可用来打开柜子、拉出抽屉、获取任何非预期但必需的物品，同时避免污染附加材料和表面。两位病人诊疗间应正确消毒钳子或镊子。

打开容器

治疗中可能需要打开装有材料或物品的容器。打开容器时，可使用外层手套、纸巾或无菌纱布海绵去除盖子，操作时注意不要触摸容器的任何表面。

使用无菌持物钳从容器中取物品。如果手套触碰了容器或瓶身，则视为被污染，必须在操作结束时消毒。

⊙复习

15. 何时佩戴无菌手套？
16. 何时佩戴防刺穿橡胶手套？
17. 牙科治疗中要打开抽屉时需要佩戴什么类型的手套？

高科技设备

牙科专业开始逐渐引入一些高科技设备，这时，需要采取适宜的感染控制措施保证每台设备的安全使用。设备可能会因在病人口腔中使用而受到污染，也可能会被污染的手（手套）握持或接触（图 19-27）。

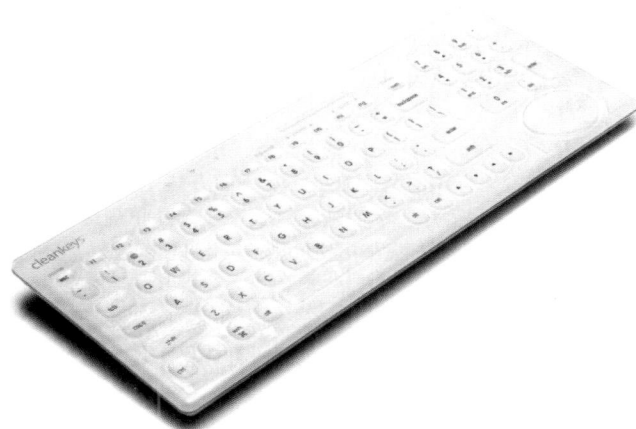

图 19-27　具有光滑表面的计算机键盘,可有效清洁和消毒。(Courtesy Cleankeys Inc,Edmonton,Alberta,Canada.)

高科技设备举例	
龋齿检测设备	激光
电脑键盘	三用枪
口内照相机	超声波和压电式定标器
CAD/CAM 系统	高倍放大镜
口外照相机	光纤手机
固化灯	X 射线扫描仪
显微镜	光学照明设备
数字传感器	

应始终遵循制造商提供的设备和装置的感染控制建议,否则设备维修人员、病人和办公人员都可能被感染。

当使用高科技设备和器材时,框 19-4 中提供了一些感染控制的注意事项。

框 19-4

高科技设备感染控制注意事项

- 使用过程中能否使用覆盖屏障
- 覆盖屏障是否干扰设备操作或功能
- 是否提供详细的清洗和消毒说明
- 能否进行超声波清洗
- 是否耐高温灭菌
- 能否用液体化学灭菌剂或高水平消毒剂浸泡
- 是否推荐了灭菌器的类型(蒸汽、渗透式化学蒸汽或干热灭菌器)

Data from OSAP:Infection control in practice,volume 8,no.5,November 2009.

乳胶过敏

应用天然乳胶手套是保护牙科医务人员和病人免受疾病传播最有效的手段之一。然而,在牙科诊所和其他医疗机构中,随着乳胶手套和乳胶产品使用的日益增多,其他问题也显现出来,包括对乳胶过敏的医护人员和病人数量急剧增加(框 19-5)。

3 种常见的乳胶过敏性反应已被证实。刺激性皮炎只涉及表面刺激,I 型和IV型过敏涉及免疫反应。

框 19-5

乳胶过敏病人的护理

在牙科诊所中,应尽可能少使用乳胶产品,目前没有有效的方法创建"零乳胶"的牙科诊所。

不允许病人直接接触乳胶(乳胶手套或含乳胶的橡皮障)。

避免用乳胶手套拿取器械。如这些器械是给乳胶过敏病人使用,包装灭菌时应避免佩戴乳胶手套。

护理病人时使用非乳胶类替代产品:抛光杯、零乳胶器械、不含乳胶的止血带和用于牙科材料的零乳胶医学滴管。

使用不含乳胶的血压袖带。

乳胶过敏病人应安排为当天的首诊病人,以减少空气中乳胶蛋白的数量。

治疗室不应有乳胶。

乳胶过敏病人的治疗室应位于外部入口附近,防止病人经过牙科治疗室时接触到其他操作产生的乳胶)。

乳胶过敏病人接受治疗时,应确保当天没有戴乳胶产品的人进入治疗室(乳胶颗粒可能残留在衣服、头发、鞋子等)。

Modified from Ownby D:Presentation at 1996 OSAP Annual Symposium,June 1996,Dallas,Texas.

CDC 对接触性皮炎和乳胶过敏的指南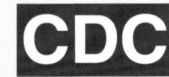

对牙科工作者进行培训教育,内容包括频繁洗手和戴手套所引发皮肤反应的症状、体征和诊断。(I B)

筛查所有病人的乳胶过敏史(当疑似乳胶过敏时,记录病史并查阅病人医疗咨询史)。(I B)

为病人和牙科医护人员提供一个乳胶安全的环境。(I B)

随时备有不含乳胶产品的急救包。(II)

刺激性皮炎

刺激性皮炎是由皮肤接触到化学刺激性物质引起的一种非免疫过程(不涉及身体的免疫系统)。皮肤出现红肿、干燥、瘙痒,严重时出现裂纹(图 19-28)。

认识和纠正如下病因,可以避免刺激性皮炎:

- 经常用肥皂或抗菌剂洗手
- 未完全冲洗掉手上的肥皂或抗菌剂
- 手套里的玉米淀粉粉末造成的刺激
- 戴手套时手上的汗过多
- 洗手后未彻底干燥

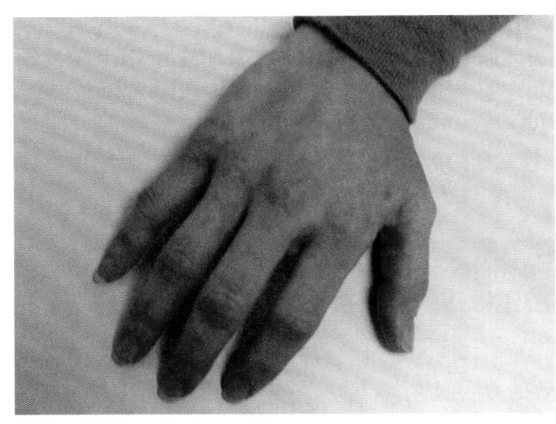

图 19-28　刺激性皮炎

Ⅳ型过敏反应

Ⅳ型过敏反应是一种与免疫系统相关的迟发性接触反应,是乳胶过敏的最常见类型。可能需要 48~72 小时皮肤才会出现红色、发痒的皮疹。反应局限于接触区域,不涉及整个身体。乳胶手套的化学物质可引起免疫反应,而乳胶中的蛋白质不会引起免疫反应。

注:化学物质如戊二醛和丙烯酸酯容易渗透乳胶手套,刺激皮肤。这种刺激可能会被误认为是乳胶手套所含的化学物质引起的过敏反应。因此,处理化学品时不应戴乳胶手套。

Ⅰ型过敏反应

Ⅰ型过敏反应是乳胶过敏最严重的类型,可导致死亡。与Ⅳ型过敏反应不同,Ⅰ型过敏反应与手套的乳胶蛋白有关。严重的免疫反应通常在乳胶过敏原接触皮肤或黏膜后 2~3 分钟发生。

乳胶中的蛋白质可黏附于手套的玉米淀粉微粒。频繁使用带粉末的乳胶手套,如一天内频繁地从盒子里拿手套、戴手套等,延长了乳胶中蛋白质在空气中的停留时间。高敏感者会表现出咳嗽、喘息、流眼泪和鼻涕、气短和呼吸窘迫的症状。

乳胶过敏引起死亡的主要原因是过敏性反应。过敏性休克(anaphylaxis)是过敏反应最严重的形式。气道因肿胀而窒息是其死亡的主要原因(见第 31 章)。

治疗

乳胶过敏无特异的治疗方法。唯一的方法是预防,避免接触乳胶产品,对症治疗。疑似乳胶过敏者应选择正规医疗服务机构进行检测,确诊是否为乳胶过敏。一旦确诊,病人应避免接触工作和生活中的乳胶产品。

注:当牙科诊所中有员工被诊断为乳胶过敏时,所有工作人员应减少使用乳胶产品,措施包括所有牙科工作人员使用无粉末手套,减少空气传播乳胶粒子的风险。

乳胶过敏的病人

在医疗保健机构中,选择替代乳胶的产品对乳胶过敏病人进行治疗。例如在牙科诊所中,应用乙烯树脂手套和不含乳胶的橡皮障。

←复习

18. 刺激性皮炎有什么样的反应?
19. 乳胶过敏最常见的类型是什么?
20. 乳胶过敏最严重的类型是什么?
21. 乳胶过敏病人应选择什么类型的手套?

牙科诊所的废弃物管理

牙科工作受到联邦、州和地方废弃物管理条例的约束。因为机构始终未能使用一致的术语和定义,废弃物管理条例内容并不统一(表 19-2)。例如,美国环境保护署(Environmental Protection Agency,EPA)和大多数州及地方法规未把唾液或唾液浸湿的物品归为感染性废弃物。然而在牙科治疗程序中,唾液携带血液的概率很高,CDC 指南和 OSHABBP 认为牙科唾液是具有潜在传染性的体液,例如,唾液接触过的器械被视为有潜在传染性的废弃物,应作为污染废弃物处理。OSHABBP 要求所有废弃物根据相应的联邦、州和地方法规来处理。

表 19-2　废弃物分类

类型	举例	处置要求
一般性废弃物	纸巾、调拌纸、食物包装袋	放入塑料或金属材质制成的持久耐用的带盖容器内
危险性废弃物	对人体或环境构成威胁的废弃物(有毒化学品)	遵循所在州或当地的法规处置
污染性废弃物	接触血液或其他体液的废弃物(用过的橡皮障、病人的纸巾)	在美国大多数州,按照一般性废弃物处置(译者注:该处置要求与中国不同)
感染性或管制性废弃物(生物危害),包括:	能传播传染性疾病的废弃物	遵循所在州或当地的法规处置
● 血液和浸有血液的物品	可挤出血液或唾液,或有干涸血迹的物品	装有三种感染性废弃物的容器必须贴生物危害标识
● 病理性废弃物	软组织和离体牙	
● 锐器	污染的针头、外科手术刀、矫形弓丝、牙髓诊疗器械(钻和锉)	采用密闭、防漏、防刺穿的容器。容器颜色必须是醒目的红色,贴有生物危害标识,且尽可能靠近工作区域放置

废弃物分类

废弃物的处理、储存、标识、处置完全取决于其类型。例如,当牙科治疗室诊疗操作后处理时,废弃物应分别放置在一般废弃物容器和危险性废弃物容器中。牙医助理必须知道废弃物的种类,如何归类并丢弃于不同的容器中。

CDC 管制性医疗废弃物处理指南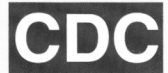

制定医疗废弃物管理程序。处置管制性医疗废弃物必须遵循联邦、州和地方性法规。（ⅠC）

确保牙科医务人员接受过正确处理和丢弃管制性医疗废弃物的培训,并被告知可能存在的健康和安全危害。（ⅠC）

如果当地污水符合排放要求、国家已宣布适当的处置方法,应将血液、抽吸液或其他液体废弃物倒入与污水排放系统相连的下水道,且操作时穿戴适当的PPE。（ⅠC）

一般废弃物

一般废弃物包括所有无害的和非管制性废弃物,应该丢在塑料或金属材质制成的持久耐用的带盖容器内。为了方便处理,一般废弃物容器内应衬塑料袋。一般废弃物包括一次性纸巾、调拌纸和食物包装袋。

污染性废弃物

接触病人血液和其他体液的废弃物被视为污染性废弃物(contaminated waste),包括用过的避污膜和病人的纸巾。在大多数州,污染性废弃物的处理按一般废弃物处理(普通家用型废弃物),然而在少数州,污染性废弃物被视为管制性或感染性废弃物。

处理污染废弃物时要穿戴合适的PPE。

危险性废弃物

危险性废弃物(hazardous waste)威胁人类和环境。有毒的化学品和物品都是危险性废弃物,如废银汞合金、废定影剂、X射线胶片含的铅箔。还有一些情况,如含有银汞合金充填体的离体牙,既是危险性废弃物(因为含银汞合金)也可能是感染性废弃物(因为含血液)。

感染性废弃物或管制性废弃物（生物危害）

感染性废弃物(infectious waste)也称为管制性废弃物或生物危害废弃物,是能够传播传染性疾病的废弃物。废弃物有传染性时,病原体的致病性必须足够强大,且数量足以感染易感个体。

感染性废弃物不应按照一般废弃物来处理,需要特殊的处理方法。多数牙科诊所存在以下3种类型感染性废弃物:
1. 血液和血液浸泡物。废弃物可以挤出血液或唾液,或其上有干涸血迹。
2. 病理性废弃物。如软组织和离体牙。
3. 锐器。包括所有应用于病人诊疗护理时受污染的尖锐器械。

处理离体牙

未交给病人的离体牙要按照管制性医疗废弃物处理。当牙齿交给病人时,本标准不再适用。含银汞合金的离体牙不要与需焚烧的管制性医疗废弃物一起处理,应参照所在州和地方关于处理含有银汞合金牙齿的法规。

CDC 离体牙处理指南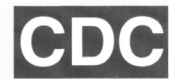

未交给病人的离体牙要按照管制性医疗废弃物处理。（Ⅱ）

含银汞合金的离体牙不按照焚烧管制性医疗废弃物的方式处理。（Ⅱ）

牙齿用于教学前,应对不含银汞合金的牙进行高温高压灭菌。（ⅠB）

处理污染性废弃物

含有病人体液的污染物,如手套和病人用过的纸巾,都应放在套有垃圾袋的废弃物容器内。此容器可用脚踏板打开,使用时保持盖子关闭,防止空气流动和污染物的扩散。容器不应过满,应至少每天清空一次。

红色袋子或容器不应用于非管制性废弃物。参照所在州或当地卫生部门的具体要求(图19-29)。

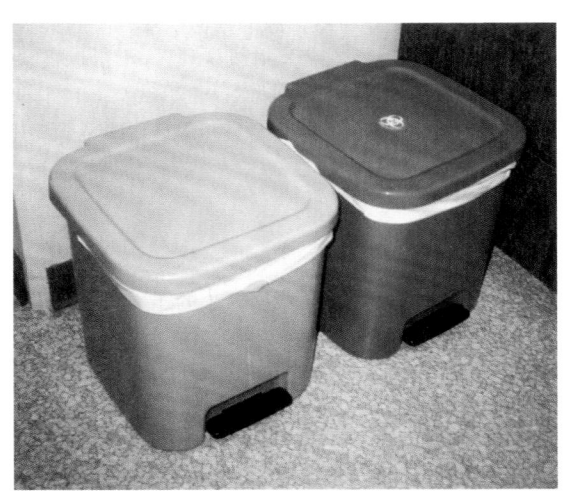

图19-29　废弃物分开放置在明显标记的容器内。左侧,非管制性废弃物。右侧,管制性废弃物

处理医疗废弃物

医疗废弃物是人或动物诊断治疗或免疫接种中产生的任何固体废弃物。感染性废弃物是医疗废弃物的一个亚分类。只有一小部分医疗废弃物具有传染性,须被管制。

感染性废弃物

放置感染性废弃物(管制性废弃物)的容器,须标注通用生物危害标识,确定符合当地法规。地方法规对于将离体牙交给病人的规定可能有所不同,特别是儿童,他们会把拔除的牙齿交给"牙仙女"。

注:用于放置感染性废弃物物品的容器必须贴有标签。包括污染锐器盒、盛放污染器械的盘子或托盘、污染的洗衣袋、标本容器和储存容器。

医疗废弃物的处置

医疗废弃物离开诊所后由 EPA、国家和地方法律监管。按照多数规定,其处理方式由感染性物质的数量(重量)决定。

一般牙科诊所被认为是感染性废弃物的"小产出者",废弃物的处置受到相应监管。法律要求牙科医生必须保存医疗废弃物的最终处置记录,包括何时、何地处置废弃物及处置方式。

⟵ 复习

22. 请列举 3 种污染性废弃物。
23. 请列举 3 种一般废弃物。
24. 感染性废弃物的另一个术语是什么?
25. 哪种类型的废弃物需要贴生物危害标识?

附:感染控制实践

OSHA 制定的 BBP

在牙科诊所可能存在污染源的任何区域,如牙科治疗室、牙科技工室、消毒灭菌区域或 X 射线处理区,不得进食、吸烟、使用化妆品或唇膏,或处理隐形眼镜。

不要在有潜在污染物品的冰箱里储存食物或饮料。

特殊注意事项(CDC 指南)

吸引器

当病人口腔中的压力低于吸引器中的压力时,低容量的吸引器管就会出现反流现象,成为潜在的交叉感染源。尽管尚未出现与吸引器管相关的不利健康影响的报道,但也应意识到,在某种情况下,使用吸引器时可能会发生反流。

CDC 吸引器的相关要求　　CDC

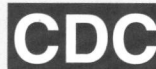

抽吸口腔内的液体时,建议病人不要噘吸引器管的头部。

牙科技工室

通常在牙科技工室使用的物品(如义齿、部分义齿、印模、咬合记录)是潜在的交叉感染源。牙科修复体或印模容易被细菌、病毒和真菌污染,应适当处理,防止暴露于牙科工作人员、病人和工作环境中。

当物品送到商业牙科技工室后,需要牙科技工室和牙科诊所之间进行有效的沟通。诊所应遵循制造商的建议,将印模、模型等的清洗、消毒方法提供给牙科技工室,确保材料不会因暴露于消毒剂而损坏或变形(图 19-30)。

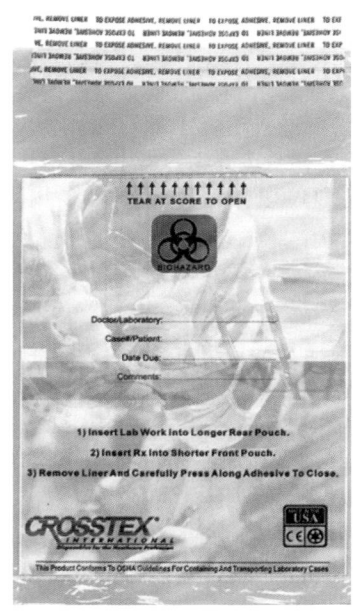

图 19-30　带有生物危害标识的牙科技工室物品装入袋中。(Courtesy Crosstex,Hauppauge,NY.)

牙科修复体和印模在牙科技工室处理前需经过认真清洗和消毒,最佳处理时间为从病人口腔中取出来后、在血液或唾液干涸之前(图 19-31)。应经常查阅制造商说明书中关于消毒过程中特殊材料稳定性的建议。大部分物品都可用 EPA 注册过的医用消毒剂消毒。

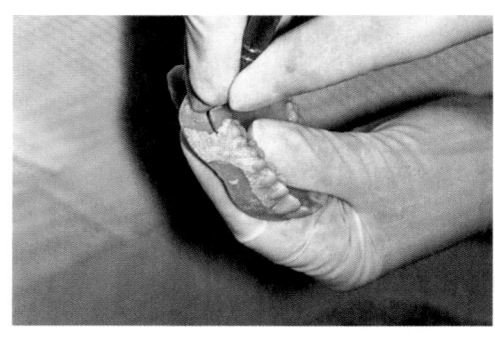

图 19-31　义齿上有大量的牙垢。(Courtesy Bertha Chan,RHD,BS. From Darby ML,Walsh MM:Dental hygiene:theory and practice,ed 4,St Louis,2015,Saunders.)

牙科技工室内环境表面应采用与牙科治疗室同样的屏障保护、清洁和消毒方式。

牙科技工室工具(例如钻针、抛光机尖端、布轮、牙科技工室刀具),污染的电动器具或修复体,应在病人之间进行高温高压灭菌、消毒或丢弃(一次性物品)(图 19-32)。

口腔预冲洗

口腔预冲洗是指在诊疗前用抗菌漱口液对病人口腔进行冲洗,旨在降低以气溶胶或飞溅形式存在的微生物数量,还可减少侵入性治疗过程中进入到病人血液中的微生物数量。口腔预冲洗能够预防牙科医务人员与病人之间交叉感染尚无科学证据证实。因此,CDC 把口腔预冲洗视为尚未解决的问题。

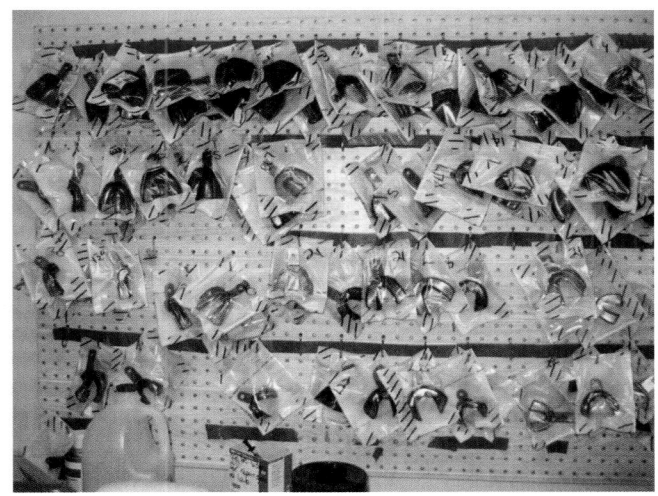

图 19-32 印模托盘用独立的包装进行高温高压灭菌

CDC 牙科技工室相关指南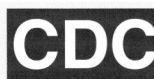

佩戴 PPE 对牙科技工室接收的牙科物品进行消毒处理。（ⅠA，ⅠC）

处理牙科技工室牙科物品前，用 EPA 注册过的医用消毒剂（至少具有中水平消毒能力）对牙科修复体和修复材料（例如印模、咬合记录、殆堤、离体牙）进行清洗、消毒和冲洗。（ⅠB）

咨询制造商关于与消毒程序相关的特定材料（例如印模材料）的稳定性。（Ⅱ）

牙科技工室物品返回牙科诊所时，应包括消毒技术的特定信息。（Ⅱ）

对口腔中使用的耐高热物品（如金属印模托盘、面弓等）进行清洁和高温灭菌。（ⅠB）

按照制造商的说明对已经污染的但不直接接触病人的物品（例如钻针、抛光机尖端、布轮、殆架、托盘、磨光马达）进行清洁、消毒或灭菌。如果没有制造商的说明书，对耐热的物品进行清洁、高温高压灭菌，用 EPA 注册过的医用消毒剂（低度-中度活性）对其消毒。（Ⅱ）

结核分枝杆菌

感染结核分枝杆菌（引发结核病的微生物）的病人会在私人诊所寻求牙科治疗。有效管理此类病人非常重要。结核分枝杆菌是在打喷嚏、咳嗽甚至说话时依赖空气中悬浮颗粒进行传播的细菌。这种悬浮的微小颗粒可以在空气中停留几个小时。细菌被易感者吸入肺时，便感染了结核病。结核分枝杆菌可在肺中存活数年，称为结核分枝杆菌感染的潜伏期。处于潜伏期的病人通常表现为对结核分枝杆菌皮肤测试反应阳性，但他们没有疾病活跃期的症状且没有传染性。潜伏期内如果未接受治疗，疾病可能会发展。对于确诊的或是可疑的活动期结核病人，CDC 建议延迟择期的牙科治疗直至病人无传染性。对于需要紧急治疗的病人，CDC 建议要具有结核病控制设备和呼吸防护程序。

CDC 对结核分枝杆菌的指南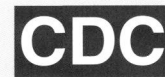

所有牙科医务人员应接受有关结核病指征、症状以及进展的培训。（ⅠB）

所有与可疑或确诊结核病病人接触的牙科医务人员必须进行结核分枝杆菌皮肤测试。（ⅠB）

评估每位病人的结核病史，并记录在病历中。（ⅠB）

遵循 CDC 建议制订并执行结核病的感染控制计划。（ⅠB）

以下是对已确诊或可疑患有活动期结核病的病人所采取的措施：

- 应当远离其他病人或者人员。（ⅠB）
- 应延迟择期的牙科治疗直至病人无传染性。（ⅠB）
- 需要治疗紧急病人的诊所应该具有结核病控制设备和呼吸防护程序。（ⅠB）

Creutzfeldt-Jakob 病和其他朊病毒疾病

Creutzfeldt-Jakob 病属于快速进展性、致命的退行性神经系统紊乱性疾病，可以感染人和动物。它由朊病毒感染（见第 18 章）引起，有多年的潜伏期（在感染病毒和显现症状之间的时期），通常在诊断后一年内致命。当病人被诊断为 Creutzfeldt-Jakob 病时，CDC 除了提供标准预防措施之外，对于特殊防范措施并无其他建议，这一问题尚待解决。

CDC 关于 Creutzfeldt-Jakob 病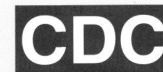

Creutzfeldt-Jakob 病病人口腔组织的潜在传染性仍未解决。科学数据表明在牙科和口腔手术过程中这种疾病的传播风险极其微小，甚至可以说不存在。治疗 Creutzfeldt-Jakob 病病人时，CDC 除了提供标准预防措施之外，对于特殊防范措施并无其他建议。（尚未解决的问题）

激光/电外科烟雾

使用激光或电外科治疗时，高温破坏组织产生一种副产物——烟雾。激光束和外科烟雾对牙科医务人员带来额外的潜在风险。值得关注的是，激光束烟雾中的感染性物质可通过吸入的方式侵入牙科医务人员的鼻腔黏膜。如果这种感染物质不经空气传播，则不足以致病。CDC 并未针对应用激光束的牙科从业人员暴露于激光束中的影响进行评估，或提出建议，这一问题尚待解决。

有人建议，使用高效过滤手术口罩、面罩、中央负压吸引器和高效能过滤机械排烟系统可减少牙科医务人员在激光束与电外科烟雾中的暴露。

CDC 关于激光/电外科烟雾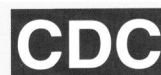

未评估应用牙科激光的牙科医务人员暴露在激光束烟雾中的影响（例如疾病传播，不良的呼吸系统反应）。（尚待解决的问题）

⊙复习

26. 牙科诊所中,关于冰箱的 BBP 是什么?
27. CDC 对于使用吸引器的指南是什么?
28. 结核分枝杆菌感染是如何发生的?
29. CDC 对于口腔预冲洗的应用有什么建议?
30. 关于牙科医务人员暴露于激光束烟雾中所产生的影响,CDC 是否提出了一些建议? 为什么?

■ 法律和伦理问题

CDC 制定的《牙科医疗机构感染控制指南——2003》,适用于约 168 000 名牙科医生、218 000 名牙医助理、112 000 名牙科卫生士以及 53 000 名牙科技师。它也适用于学生、培训人员和其他不直接参与病人护理,但潜在暴露于感染风险中的人员(例如,管理部门职员、清洁工、保健人员及志愿者)。应明确这些准则已为控制牙科感染建立了标准。

对牙医助理而言,感染预防(infection prevention)也涉及伦理问题。通常牙医助理是单独执行感染控制措施的,如果发生交叉感染,也不会有人知道。始终遵循正确的控制感染程序是个人的承诺和诚信。

病人应当充分相信牙科诊所实施了严格的感染控制措施。这种信任对于牙科团队成员的保护和对病人的保护同样重要。■

■ 展望

牙科专业中的感染预防不断发展,随着新病种的出现,应研发新的措施和技术以预防传播。尽管一些牙科感染控制的概念让人难以理解,但这些基本原则在牙科机构中为预防疾病传播发挥了重要作用。

牙科专业人员必须保持警惕,时刻关注最新信息,确保病人、家属和自身的健康。■

■ 评判性思维

1. 当同事未遵守感染控制原则时,你会怎么做?
2. Mrs. James 对在看其影像片前戴上手套的行为十分恼怒,她坚称自己没有疾病并且说她之前的牙医助理从未带过手套,将怎样对她解释?
3. 如果诊室中的初诊病人说自己对乳胶过敏,应该采取怎样的防护措施?
4. 对于一个未接受牙医助理教育的新员工,应如何对其解释 CDC 指南和 OSHA 制定的 BBP? ■

操作 19-1

暴露事件后的紧急处理

目标

在暴露事件后进行合理的紧急处理

器械与物品

- ✔ 肥皂和水
- ✔ 纸巾
- ✔ 杀菌乳膏或软膏
- ✔ 胶布绷带
- ✔ 暴露事件报告表

步骤

1. 立即停止治疗。

2. 摘掉手套。
3. 如果破损的皮肤正在出血,轻轻挤压出血点,挤出一定量的血液。
4. 用抗菌肥皂和温水彻底洗手。
5. 擦干手。
6. 在受伤区域涂一些杀菌软膏。
   注意:不要将腐蚀性的制剂涂到创面,例如漂白剂或消毒剂。
7. 此区域应用胶布绷带。
8. 完成暴露后的后续步骤。
   注意:紧急处理完成后应立即告知雇主。

操作 19-2

戴手套前洗手

目标

戴手套之前正确地洗手

器械与物品

- 有流动水的水池
- 自助洗手液
- 指甲刷或橙木签
- 自助纸巾

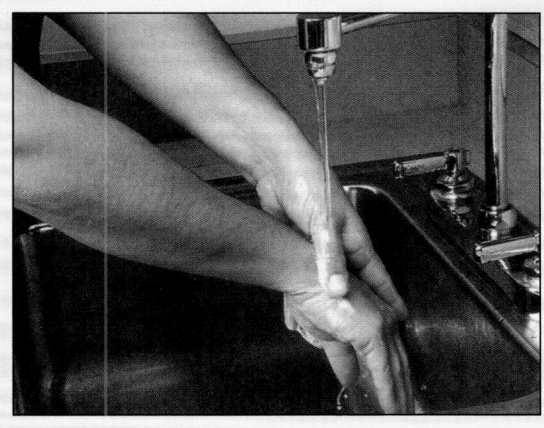

步骤

1. 摘掉所有首饰，包括手表和戒指。

   目的：首饰难以清洁，可能藏匿细菌，或刺破手套。

2. 用脚踏或电控开关控制水流。如果没有，用纸巾握持开/关水龙头。使用后扔掉纸巾。将双手打湿。

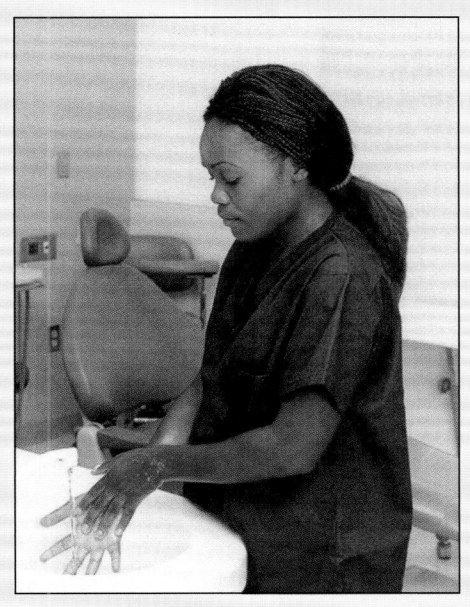

目的：水龙头可能被污染的手污染。

3. 使用洗手液和泡沫，双手指尖向下做循环摩擦运动，充分揉搓手指间隙。如果是当日第一次洗手，用指甲刷或橙木签，检查和清洁每一个指甲。

   目的：摩擦力能去除手掌和腕部的污染物。

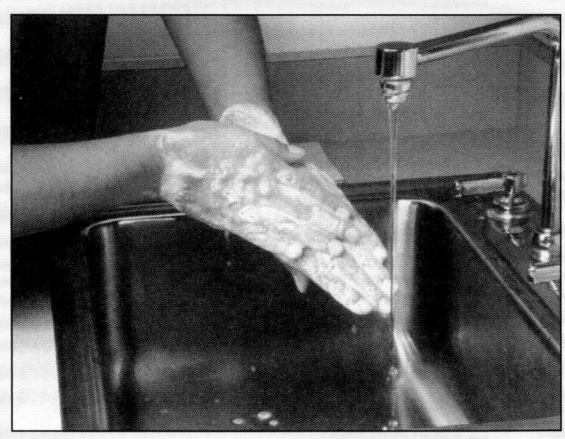

4. 在流动水下，用力揉搓双手，去除双手表面碎屑。

   目的：第一次冲洗去除表面碎屑。

5. 再次使用洗手液，在流水下用力揉搓双手至少10秒。

   目的：第二次冲洗去除残留在指甲边缘的碎屑和微生物。

6. 用凉水冲洗双手。

   目的：凉水可以收缩毛孔。

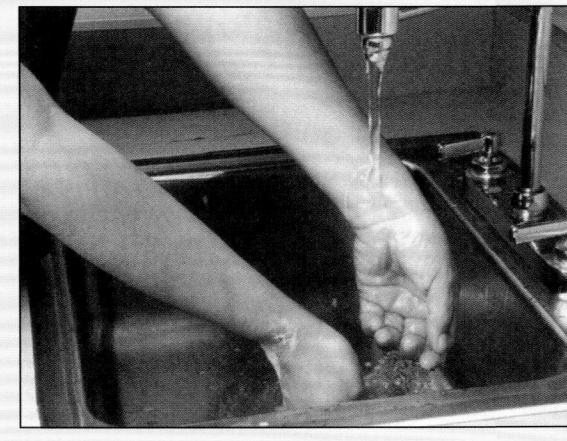

7. 用纸巾彻底擦干双手，然后擦干前臂。

   目的：重复使用的毛巾处于潮湿状态，易造成细菌滋生，传播污染。

8. 如果水龙头没有脚踏开关，用清洁的纸巾握持关闭水龙头。

   目的：污染的水龙头会污染干净的手。

操作 19-2（续）

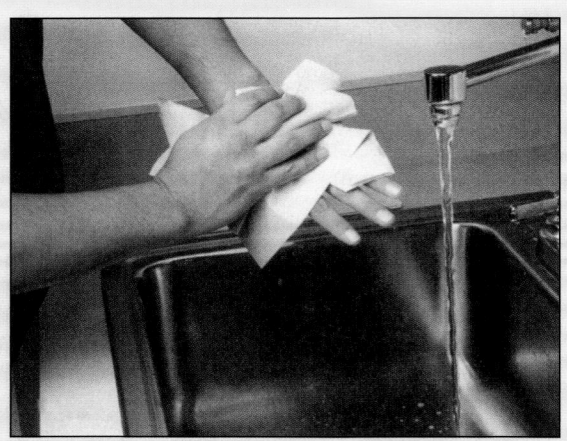
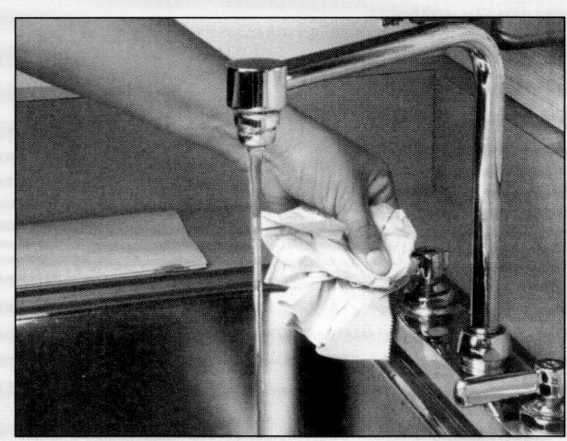

操作 19-3

使用含乙醇手消毒剂

目标

使用含乙醇手消毒剂

器械与物品

✔ 含乙醇手消毒剂（60%～95%浓度）

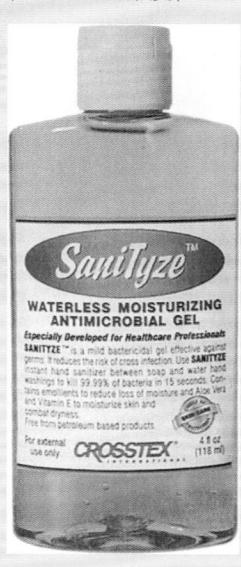

步骤

1. 检查双手,确保手上没有明显的污染有机物,如血液或唾液。如果有必要,必须用洗手液和清水将手洗净,然后彻底干燥。

   目的:在有机物存在的情况下,含乙醇手消毒剂不能有效发挥作用。

2. 仔细阅读使用说明书,明确使用的合适剂量。

   目的:如果使用剂量小于推荐的剂量,将严重影响使用效果。

操作 19-3(续)

3. 取适量产品于手掌心。

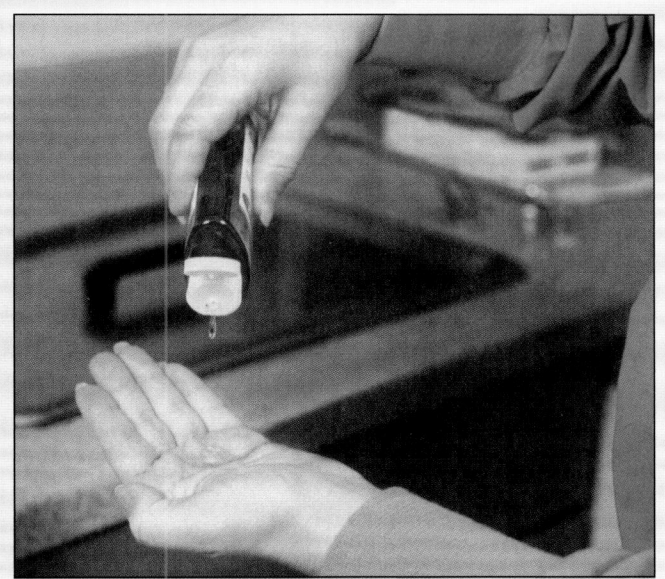

5. 两手交叉,揉搓指缝间。

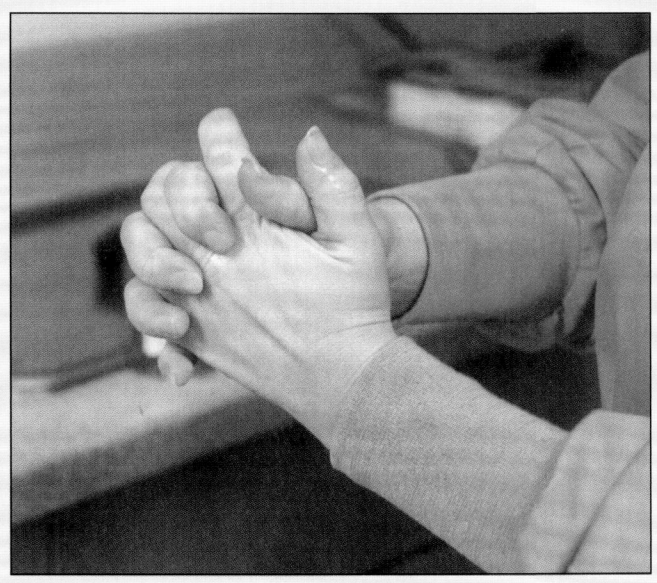

4. 两手掌心相对,互相揉搓。

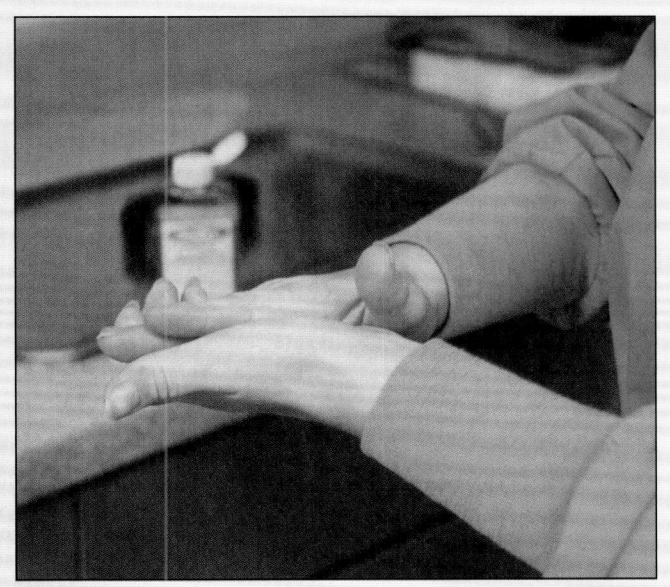

6. 手心与手背相对,揉搓手背。
   目的:将产品完全覆盖在手上。

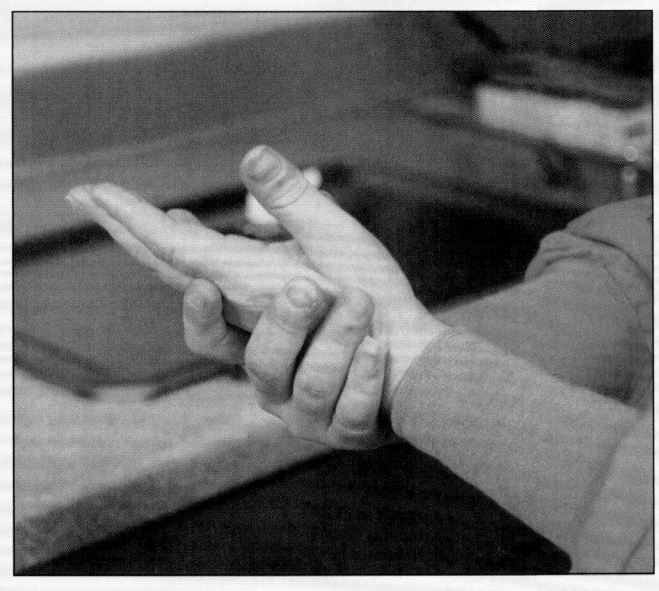

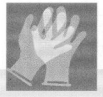

操作 19-4

穿戴个人防护用品

目标

护理病人前穿戴 PPE

器械与物品

- ✔ 防护服
- ✔ 护目镜
- ✔ 外科口罩
- ✔ 手套

步骤

1. 穿戴防护服要盖过所穿制服、便装和短衣服。

   注意:防护服可以是长袖白衣,门诊短上衣或隔离衣。

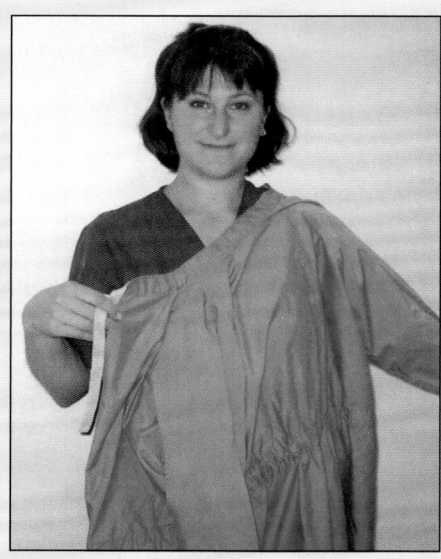

2. 戴上外科口罩,调整至合适位置。

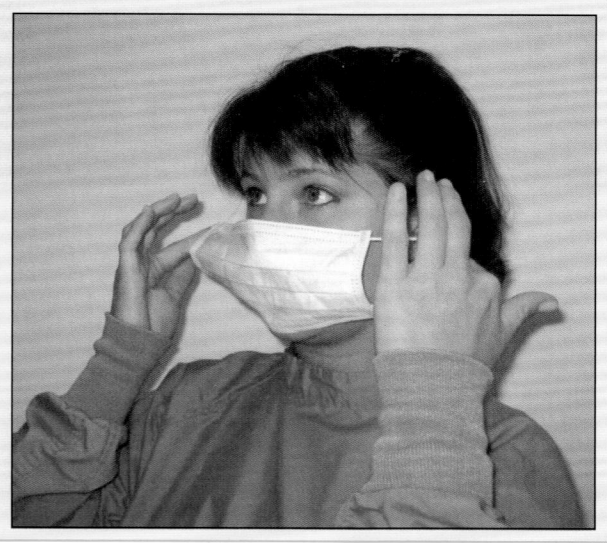

3. 戴上护目镜。

   注意:护目镜应该具有抗冲击和侧面防护功能。可选择使用护目镜或防护面罩。

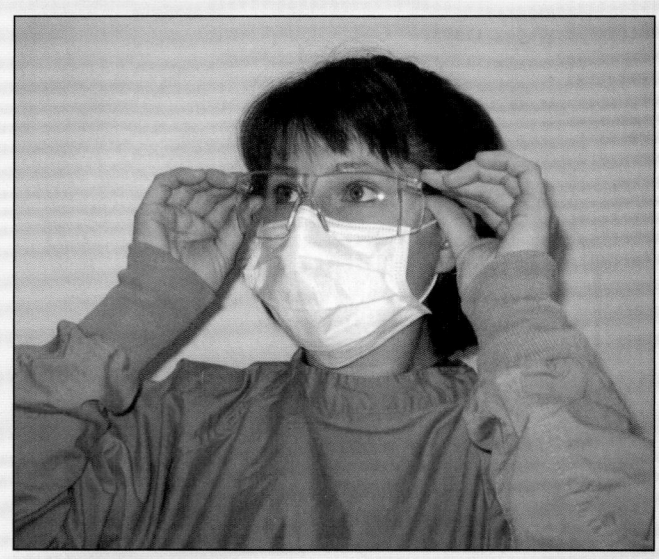

4. 彻底洗净和擦干双手。

   注意:如果手上没有明显污物,可以使用含乙醇手消毒剂。

5. 拿起一只手套袖口,将另一只手伸进手套,向上提拉,将手套戴上。重复上述动作戴另外一只手套。

   重要提示:关于穿戴 PPE 的顺序,最重要的一步是,最后戴上手套并避免在接触病人口腔之前被污染。

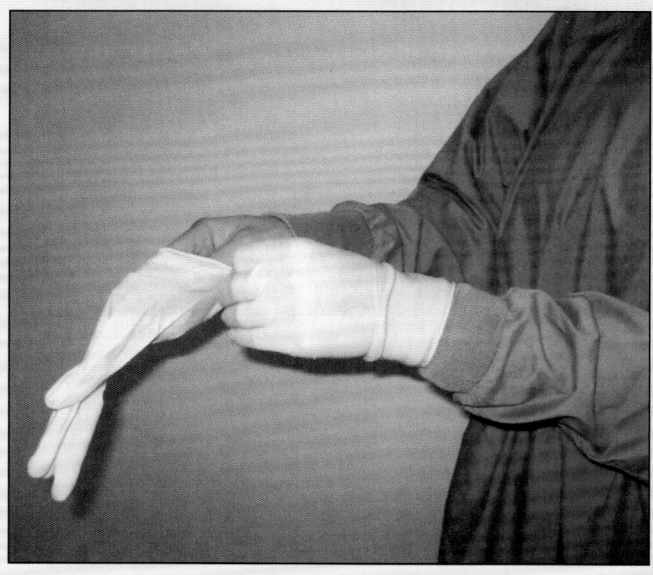

操作 19-5

脱掉个人防护用品

目标

脱个人防护衣物

器械与物品

- ✔ 防护服
- ✔ 外科口罩
- ✔ 护目镜
- ✔ 手套

步骤

1. 用一只手抓起另一只手套口的内面,向下拉,脱掉手套时,翻转手套的里面向外。

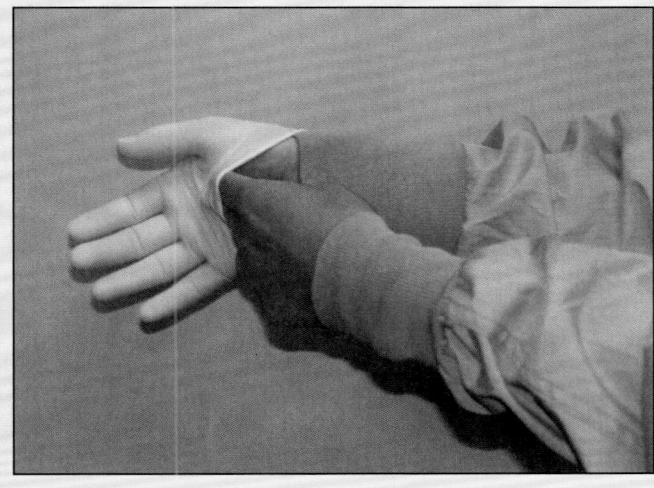

2. 已脱下手套的手伸入另一只手套口的内部(无污染区域),将手套里面翻转向外脱下,脱下的手套丢进医疗废弃物容器。

3. 彻底清洗和擦干双手。

   注意:如果手上没有明显可见的污染物,且在操作过程中手套也没有被撕裂或刺破,可使用含乙醇手消毒剂代替洗手。如果手出汗潮湿或沾有手套里的粉末,建议使用肥皂和水清洗。

护目镜

4. 握持眼镜腿部分(没有被污染的部分)摘护目镜。

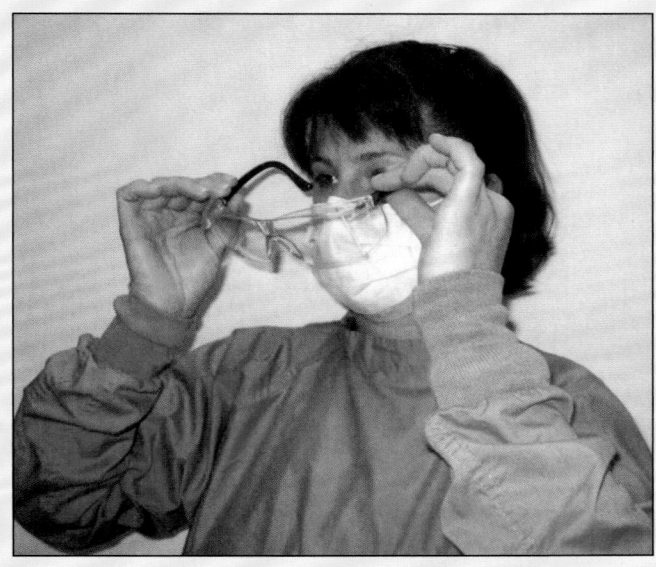

5. 在清洗和消毒前,将防护镜放在一次性毛巾上。

操作 19-5（续）

口罩

6. 两手的手指滑动到耳前松紧带下,摘下口罩。把口罩丢到废弃物容器里。

　　注意:确保手指只是接触了口罩结或松紧带。

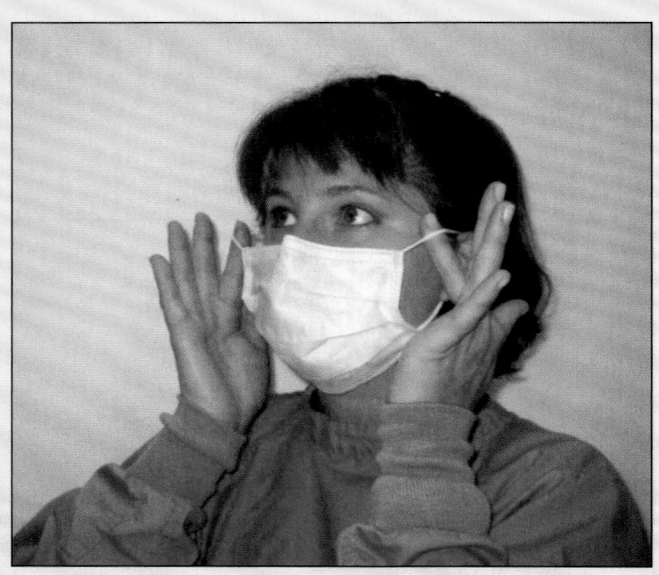

防护服

7. 脱下隔离衣,内里朝外。

　　注意:不要让隔离衣外层接触到里面的衣服和皮肤。

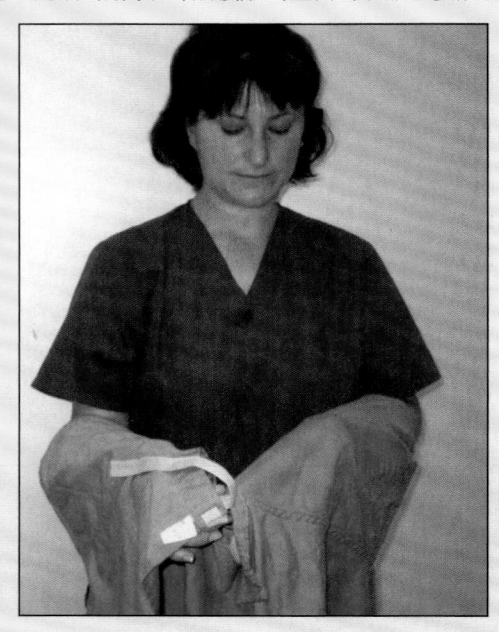

操作 19-6

藻酸盐印模消毒

目标

消毒藻酸盐印模

器械与物品

- ✔ 防护服
- ✔ 外科口罩
- ✔ 护目镜
- ✔ 耐化学药品的防刺穿橡胶手套
- ✔ 消毒液

步骤

1. 在流水下将印模冲洗干净。如果需要,用柔软的驼毛刷去掉碎屑。

　　目的:去除任何血液和/或唾液。

2. 使用中效医用消毒剂消毒印模,根据消毒剂商标上推荐的消毒时间进行消毒。

　　注意:遵循制造商的建议进行消毒。使用较少溶液进行喷洒,通常可使用同一种用于治疗室的消毒剂。注意,喷洒的消毒剂可能会汇集,使印模表面不能充分暴露于消毒剂。

3. 如果使用喷剂,要充分喷洒印模,用完全浸湿的纸巾包裹印模。在达到制造商建议的消毒时间后,去除包裹的纸巾。

4. 如果使用浸泡法,在达到制造商建议的消毒时间后,拿出印模。

5. 用自来水冲洗消毒过的印模,清除任何残留的消毒剂。

6. 彻底冲洗后,在水槽里轻轻摇晃印模,去除多余水分,避免水溅。

　　注意:要经常查阅印模制造商的建议书,以保证消毒期间印模材料的稳定性。

（刘东玲　常文娟 译,任静怡 校审）

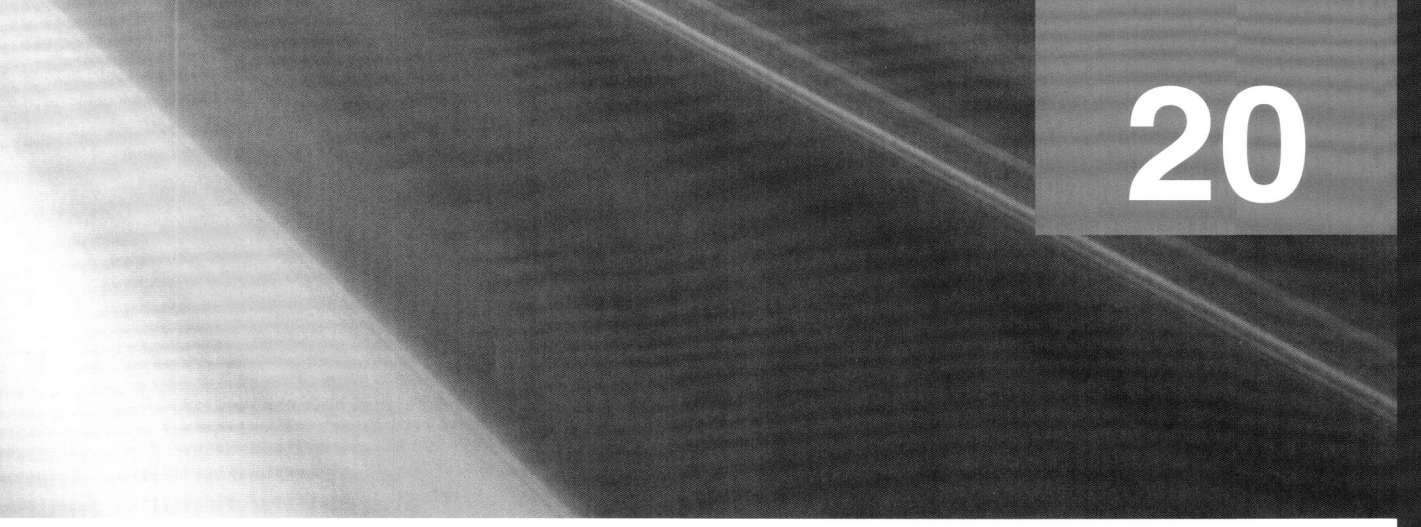

消毒原则和技术

关键术语

防腐剂（antiseptic）：可杀死皮肤表面微生物的制剂。

生物负载（bioburden）：血液、唾液和其他体液。

广谱杀菌活性（broad-spectrum activity）：杀灭多种微生物的能力。

二氧化氯（chlorine dioxide）：一种有效、快速作用于环境表面的化学消毒剂。

临床接触表面（clinic contact surface）：在口腔治疗中，被污染的手、器械或飞沫接触过的表面。

消毒剂（disinfectant）：用于降低或减少微生物数量的化学品。

环境表面（environmental surface）：在治疗过程中不直接使用，但可能被污染的表面（如台面、地板、墙面、设备控制面板等）。

真菌消毒剂（fungicidal）：可杀灭真菌的消毒产品。

戊二醛（glutaraldehyde）：美国环境保护署（Environmental Protection Agency, EPA）推荐的高水平消毒剂。

绿色感染控制（greener infection control）：减少感染控制用品对环境的影响。

高水平消毒剂（high-level disinfectant）：用于杀灭结核分枝杆菌的医院消毒剂。

医院消毒剂（hospital disinfectant）：有杀灭葡萄球菌、沙门菌、假单胞菌等细菌能力的消毒剂。

诊室环境表面（housekeeping surface）：治疗过程中未被污染的表面（如墙面、地板等）。

浸泡消毒剂（immersion disinfectant）：用于不耐热器械的浸泡消毒剂。

中水平消毒剂（intermediate-level disinfectant）：EPA推荐的可杀灭结核分枝杆菌的液体消毒剂，不能用于手术表面的消毒。

碘伏（iodophor）：EPA推荐的医院中水平消毒剂。

低水平消毒剂（low-level disinfectant）：可杀灭某些病毒和真菌，仅用于一般清洁的消毒剂（如墙面、地面等）。

预清洁（precleaning）：指在消毒前去除物品上污染物的操作。

剩余活性（residual activity）：指在最初使用后，持续较长时间的活性。

再使用寿命（reuse life）：消毒剂初次使用和再次有效使用的间隔时间。

储存期限（shelf life）：指产品使用前的储存时间。

一次性物品（single-use items）：只能用于一位病人的一次治疗，且用后丢弃的物品。

次氯酸钠（sodium hypochlorite）：因作为家用漂白剂而被熟知的一种表面消毒剂。

飞溅表面（splash, spatter, and droplet surface）：医务人员或者污染器械不直接接触的表面。

芽孢消毒剂（sporicidal）：可杀灭细菌芽孢的消毒剂。

灭菌剂（sterilant）：可杀灭所有微生物的化学品。

灭菌（sterilization）：杀灭所有微生物的过程。

表面屏障（surface barrier）：用于覆盖物体表面，防止物体被污染的材料。

合成酚类化合物（synthetic phenol compound）：EPA推荐的医院中水平消毒剂，具有广谱抗菌活性。

接触表面（touch surface）：在治疗过程中，直接接触或被污染的表面。

传递表面（transfer surface）：不直接接触，但可常被污染器械触碰的表面。

杀灭结核杆菌的（tuberculocidal）：有灭活结核杆菌的能力。

病毒消毒剂（virucidal）：可杀灭病毒的消毒剂。

学习目标

完成此章节的学习之后，学生将能够达到以下目标：

1. 掌握关键术语的发音、写法和定义。
2. 讨论临床接触表面的环境感染控制，包括：
   - 解释为什么口腔治疗诊室需要表面屏障或消毒
   - 描述处理表面污染的两种办法
   - 示范如何放置和去除表面屏障
3. 列举可以一次性使用和可复用物品的名称。
4. 讨论预清洁和消毒，包括：

275

- 解释污染器械的预清洁步骤
- 解释消毒和灭菌的区别
- 解释消毒剂和灭菌剂的区别
- 说出负责消毒产品注册的政府机构的名称
- 解释使用消毒剂/灭菌剂时的防护措施
- 区分中水平消毒剂和低水平消毒剂,解释其优缺点
- 示范清洁和消毒诊室的步骤

5. 讨论如何使用强力吸引系统降低口腔诊疗团队和诊室表面的污染。

6. 描述美国疾病预防控制中心(Centers for Disease Control and prevention,CDC)关于诊室表面消毒的指南。

7. 讨论口腔诊室可以使用的绿色消毒方式。

实践目标

完成此章节的学习之后,学生将能够达到以下技能水平:

- 放置和去除表面屏障
- 清洁和消毒诊室

　　在口腔治疗过程中,治疗设备和诊室表面都有可能被唾液或血液、唾液的气溶胶所污染。经常接触的表面(如治疗灯把手、牙科综合治疗台的控制按键、抽屉把手等)会成为微生物的藏匿之处。当接触这些表面时,这些微生物可能会传播到器械、病历、医护人员或其他病人的鼻子、嘴、眼睛等处。交叉感染的一个重要来源是医护人员污染的手套接触了物体表面。

　　实验室研究证明,不同的微生物在环境表面(environmental surfaces)生存的时间不同。例如,结核分枝杆菌可能生存数周,但单纯疱疹病毒几分钟内就会死亡。我们不可能准确地预测口腔器械表面微生物的生存时间。因此,避免感染的最安全的办法是:如果表面接触了唾液、血液或者其他潜在的污染材料,就假设存在活的微生物。

　　注:本章列举了CDC的特殊建议,并在每条建议后注明了科学依据。

环境感染控制

　　2003年CDC发布的牙科卫生保健机构感染控制指南将环境表面分为两类:临床接触表面(clinical contact surfaces)和诊室环境表面(housekeeping surfaces)。诊室环境表面包括:地板、墙面和水槽。因为通过这些表面传播疾病的风险较低,对清洁和未污染设施的要求没有临床区域或治疗设备严格。

　　如果规划清洁和消毒治疗区域,应该考虑以下事情:

- 病人直接接触的数量
- 手接触的类型和频率
- 被气溶胶或飞沫污染的潜在数量
- 微生物的其他来源(如灰尘、土、水等)

临床接触表面

　　临床接触表面会被治疗过程中产生的飞沫直接污染,或被医务人员戴了手套的手直接污染。

　　美国安全、无菌和预防组织(Organization for Safety and Asepsis Prevention,OSAP)的最新感染控制指南建议将临床接触表面划分为3类:接触、转移和飞溅(喷溅或飞沫)(图20-1)。

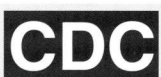

CDC 证据分级

　　CDC的每项建议都是根据现有的科学数据、理论原理和适用性进行分类。等级的划分基于以下类别:

　　ⅠA——强烈推荐使用,有设计良好的实验、临床和流行病学研究(模拟研究及疾病病因的研究)的强力支持

　　ⅠB——强烈推荐使用,有实验、临床、流行病学研究和强大的理论依据支持

　　ⅠC——根据联邦或州的法规或标准的要求,需要实施

　　Ⅱ——建议使用,有临床提示、流行病学研究和理论依据的支持

　　未解决的问题——不推荐。证据不足或对是否有效未达成共识

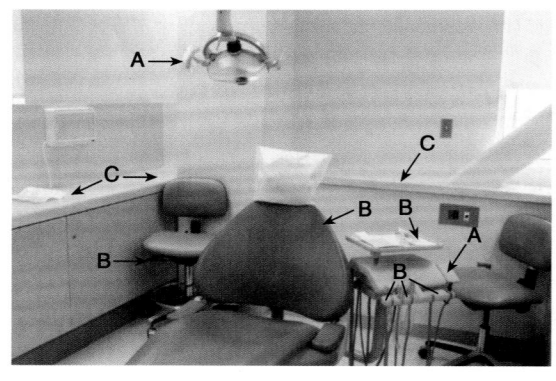

图20-1　A,接触表面。B,转移表面。C,飞溅表面

　　接触表面(touch surface)。在治疗过程中直接接触并污染的表面,包括治疗灯把手、牙科综合治疗台控制按键、座椅调节把手、椅旁电脑、笔、电话、牙科材料的容器和抽屉把手等。

　　转移表面(transfer surfaces)。治疗过程中不直接接触,但会接触被污染的器械,包括器械托盘和牙科手机机头座。

　　飞溅表面(splash,spatter,and droplet surfaces)。实际上不接触医务人员和污染器械的表面,如工作台面。

　　接触和转移表面应该用表面屏障保护并在病人诊疗前后进行消毒。飞溅表面应至少每天清洁一次(表20-1)。

表 20-1 表面屏障和预清洁/消毒的对比

	优点	缺点
表面屏障	保护不易清洁或消毒的物体表面 适当使用可以预防污染 节约时间 减少化学制剂的使用和储存 给病人提供可视的清洁保证	丢弃后,增加环境中的塑料废物 可能比预清洁和消毒的价格昂贵 需要多种形状和大小 治疗中可能移位
预清洁和消毒	不伤害设备或物体表面 比表面屏障便宜 不产生塑料废物 一些牙科医生不喜欢塑料的表面屏障物	所需时间较长 不可用于所有物体表面 长时间使用,某些化学制剂对设备表面有损害 不确定微生物是否被去除或杀灭 部分化学制剂须每天配制 化学制剂增加环境污染

CDC 环境感染控制的建议

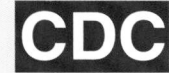

一般建议

遵循制造商的介绍,正确使用清洁剂和环境保护署(Environmental Protection Agency,EPA)推荐的医院消毒产品。(ⅠB,ⅠC)

不要使用液体化学灭菌剂和高水平消毒剂消毒环境表面(临床接触表面或诊室环境表面)。(ⅠB,ⅠC)

清洁和消毒环境表面时,正确使用个人防护用品(personal protective equipment,PPE)。(ⅠC)

临床接触表面

使用表面屏障保护临床接触表面,特别是难清洁的表面。在两个病人之间更换表面屏障物。(Ⅱ)

每位病人治疗结束后,没有使用表面屏障的临床接触表面需要进行清洁和消毒,使用 EPA 推荐的低水平[对人类免疫缺陷病毒(human immunodeficiency virus,HIV)、乙肝病毒(hepatitis B virus,HBV)有效]至中水平消毒剂(对结核分枝杆菌有效)。有肉眼可见的凝固血液时,使用中水平消毒剂。(ⅠB)

诊室环境表面

使用清洁剂、清水或 EPA 推荐的医院消毒剂清洁诊室环境表面(如地板、墙面和水槽),清洁剂的种类取决于物体表面的类型、污染的程度、所处的位置及污物是否干润等。(ⅠB)

每次使用后清洗拖把并干燥,或者使用一次性拖把头。(Ⅱ)

每天配制清洁剂或 EPA 推荐的医院消毒剂,并按照制造商的说明进行配制。(Ⅱ)

当病人治疗区域的墙面、百叶窗或窗帘等有肉眼可见的污物时,需要及时清洁。(Ⅱ)

表面污染

两种办法可以应对表面污染:①使用表面屏障(surface barrier)避免表面被污染;②病人间进行预清洁和消毒。每种方法都有优缺点,大多数口腔诊所会将两者结合使用。

工作台面、把手、器械盒、瓶子等光滑的硬质表面清洁起来快速简单(图 20-2)。而一些缝隙,旋钮或其他不易清洁的表面,如灯把手、三用枪和开关等,最好使用表面屏障进行隔离保护。

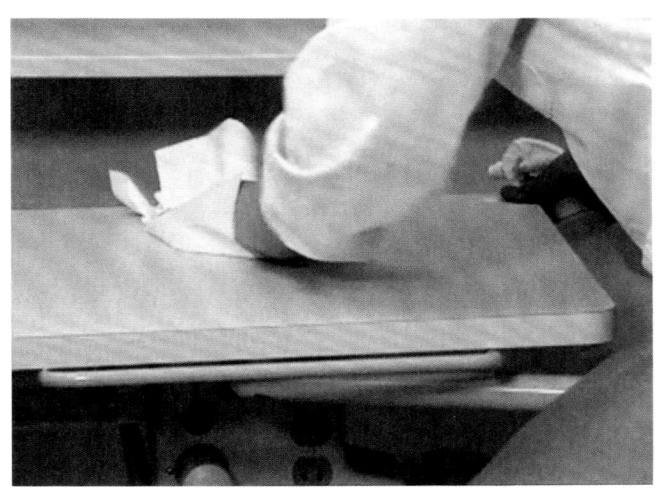

图 20-2　光滑表面更易清洁擦拭

牙医助理的责任是正确处理设备和诊室表面,预防病人间的疾病传播。

表面屏障

设备表面使用表面屏障可以防止临床接触表面的污染,但对难以清洁的区域,使用表面屏障尤为重要。

所有的表面屏障都必须是防水材质,可以避免唾液、血液或其他液体中的微生物浸润而接触到物体表面(图 20-3)。可将塑料袋设计成一定的形状,用来覆盖牙科综合治疗台、三用枪、管线、灯把手等(图 20-4)。其他类型的隔离材料包括:塑料袋、塑料管、胶带和防水纸(图 20-5 和图 20-6)。胶带贴膜常用于保护光滑表面,如设备表面、牙科综合治疗台或 X 线装置等的按钮。也可以使用易成形的铝箔。操作 20-1 可复习放置和去除表面屏障的步骤。

　　在病人诊疗之间，牙医助理需戴手套去除表面屏障物并把污染的材料丢弃。在这个过程中，如果没有触碰到屏障物下面，可以不必清洁和消毒表面。但如果触碰了表面，需要清洁并消毒表面。

　　每天工作开始和结束时都要清洁和消毒表面。

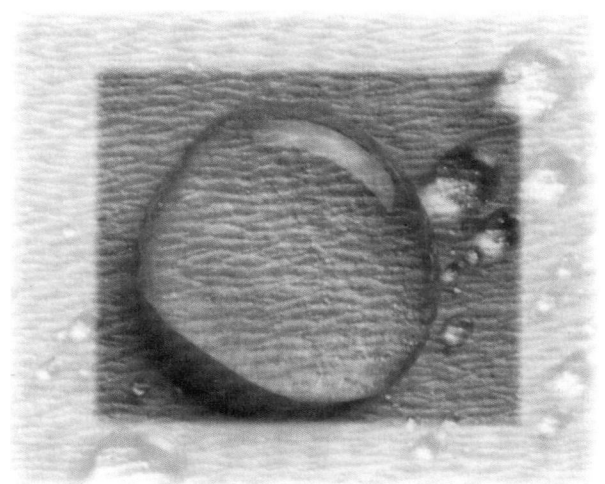

图 20-3　不吸水材料表面的水。（Courtesy Crosstex, Hauppauge, NY.）

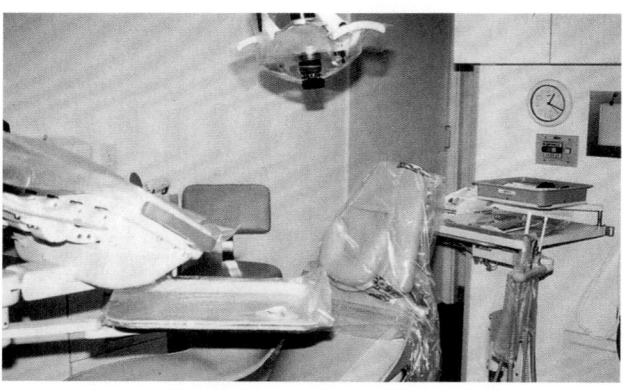

图 20-4　治疗过程中碰触的表面需要使用表面屏障保护。如未保护，治疗结束后要清洁并消毒

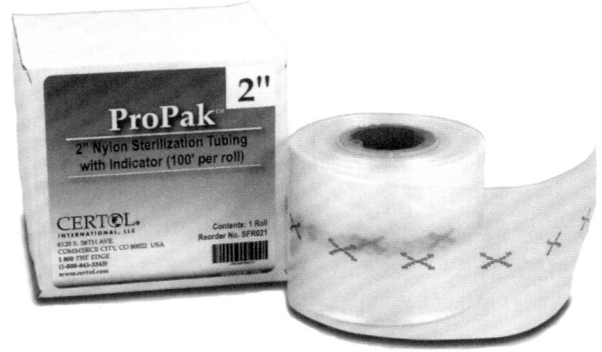

图 20-5　可以裁成需要长度的塑料袋。（Courtesy Certol, Commerce City, CO.）

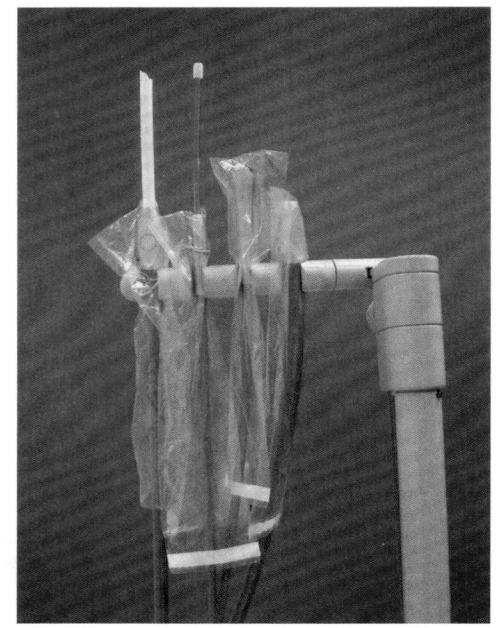

图 20-6　不易清洁区域的保护套。（Courtesy Certol, Commerce City, CO.）

使用屏障用物保护的表面

- 牙科综合治疗台的表面
- 牙科综合治疗台控制按键
- 灯把手
- 灯开关
- 吸引器座和控制钮
- X 线控制按钮
- 三用枪把手
- 综合治疗台控制面板
- 病人使用的镜子柄
- 光固化灯握持柄
- 银汞搅拌机按键
- 抽屉把手
- 医护座椅调节把手
- 边台

如果某个表面难以清洁和消毒，需使用表面屏障。

CDC 临床接触表面的要求　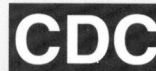

　　如果没有使用屏障物，病人间需使用 EPA 认证的可杀灭 HIV、HBV 的消毒液对表面进行消毒。

一次性物品

　　牙科专业使用大量的一次性物品（single-use items），常由塑料制品或便宜的金属材料制造，这些用物只用于一位病人且用后丢弃，降低了病人间的污染传播机会，节约了使用时间。禁止将一次性物品清洁灭菌后用于其他病人。

有些用物可以是一次性的也可以是重复使用的。如果难以清洁，较适合作为一次性物品进行使用。

CDC 一次性物品的要求

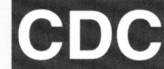

一次性物品仅供一位病人使用，使用后丢弃

如何区分一次性还是非一次性?

常用的一次性物品

- 抛光杯和抛光刷
- 塑封袋
- 冲洗注射器
- 病人胸巾
- 表面屏障用物
- 面罩
- 检查手套
- 冲洗注射器针头
- 缝合针
- 塑料正畸托槽
- 锐器盒

可一次性或重复使用物品

- 三用枪头
- 强力吸引器管
- 印模托盘
- 口镜
- 抛光杯
- 钻针/金刚砂钻针
- 真空阀

在大多数地区，非尖锐的、未被血液污染的一次性物品均按照生活垃圾处理。各州和地方的规定有所不同，所以需咨询医院所在地区的相关机构。

◀复习

1. 为什么口腔诊室的表面必须消毒或以表面屏障物遮蔽?
2. 处理表面污染的两种方法是什么?
3. 为什么推荐使用一次性物品?
4. 如果表面屏障物撕裂了，应如何处理?

预清洁和消毒

虽然未发现与诊室表面消毒相关的交叉感染案例，但清洁和消毒表面是有效感染控制的重要组成部分。美国职业安全与保健管理局（Occupational Safety and Health Administration, OSHA）对血液传播疾病的标准要求：病人间需对污染的表面进行消毒（见第 19 章）。

CDC 对于 PPE 的要求

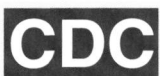

清洁和消毒环境表面时，正确使用 PPE，包括手套（如防刺穿、耐腐蚀）、防护服、防护眼镜/面罩等。

因为有暴露于化学消毒剂和感染表面的危险，因此正确使用 PPE 可以预防感染物和有害化学物质的职业暴露。

预清洁。预清洁（precleaning）是指在物品进行消毒前的清洁。即使表面上没有肉眼可见的血液，所有污染的表面必须在消毒前进行预清洁，因为一薄层唾液也会影响消毒效果。预清洁可以减少血液、唾液、体液等生物负载（bioburden）的数量。切记：未进行表面清洁的物品不能灭菌。

预清洁对光滑、易清洁的污染表面较有效。清洁非常规的或者有纹理的表面比较困难，也会影响消毒效果。

预清洁可以使用肥皂和水。也可使用具有清洁和消毒效果的消毒剂，从而节省预清洁的时间和所需化学制剂的数量。

消毒。消毒的作用是杀灭预清洁后残留于表面的致病微生物。消毒不能杀灭芽孢。

消毒剂（disinfectant）是可以应用于无生命物体表面（如工作台面、口腔设备等）的化学品。防腐剂（antiseptic）是一种杀灭有生命个体表面微生物的制剂（有抗菌抑菌性）。消毒剂和防腐剂绝对不能互换，因为防腐剂的生物毒性会损害设备。

不要混淆消毒和灭菌。灭菌是杀死所有有生命物质的过程（见第 22 章）。

◀复习

5. 哪项规章规定使用表面清洁消毒?
6. 为什么必须进行表面预清洁?
7. 何种类型的表面需使用表面屏障?
8. 防腐剂与消毒剂有何区别?

消毒剂

消毒剂是杀灭或灭活病原微生物的化学物质。EPA 注册和规定的消毒剂和化学灭菌剂（sterilants）是根据化学物质分类（见表 20-2）。

表 20-2　化学消毒剂分类

消毒级别	EPA 分类	使用
高水平	作用时间短时可作为高水平消毒剂，延长作用时间可作为灭菌剂	不能耐受高温灭菌的物品
中水平	可杀灭结核杆菌的消毒剂	被血液或唾液污染的物品或表面
低水平	不能杀灭结核杆菌	没有被血液污染的表面

在口腔诊室中,只有在 EPA 注册为杀灭结核杆菌剂(tuberculocidal)的医院消毒剂(hospital disinfectants)才能用于消毒口腔治疗区域。结核杆菌对消毒剂不敏感(图 20-7)。如果一种消毒剂能够灭活结核杆菌,其也能灭活物体表面抵抗力低的微生物(如细菌、病毒和大部分真菌)(图 20-8)。可杀灭芽孢的消毒剂定义为芽孢消毒剂(sporicidal)。可杀灭病毒的消毒剂定义为杀病毒剂(virucidal)。可杀灭真菌的消毒剂定义为杀真菌剂(fungicidal)。

市售化学产品数量种类繁多,有表面消毒剂和器械浸泡消毒剂。使用前需仔细阅读消毒产品的说明书。说明书通常包括以下信息:储存期限(shelf life)、再使用寿命(reuse life)、使用说明、使用时手保护说明、储存条件、使用后处理等。

理想的表面消毒剂。理想的表面消毒剂可以快速杀灭广谱的细菌,并且有剩余活性和较小的毒性,不损害物品表面。如果表面消毒剂拥有剩余活性(residual activity),应用后会有长效作用。理想的表面消毒剂应没有气味并且较便宜,使用方法较简单。目前尚无一种表面消毒剂具备以上所有特性。因此,选择表面消毒剂时,必须仔细衡量各种消毒剂的优缺点。通常,制造商会推荐适合其产品的表面消毒剂(表 20-3)。

消毒剂说明

根据制造商的说明使用:

- 配制和稀释
- 应用技术
- 保质期
- 有效期
- 安全警示

→ 复习

9. 哪个机构认证和规定消毒剂?
10. 何为理想的消毒剂?

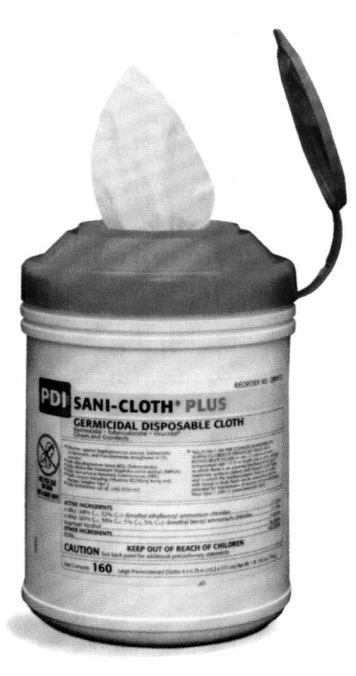

图 20-7　可杀灭结核分枝杆菌的一次性湿巾。(Courtesy Crosstex,Hauppauge,NY.)

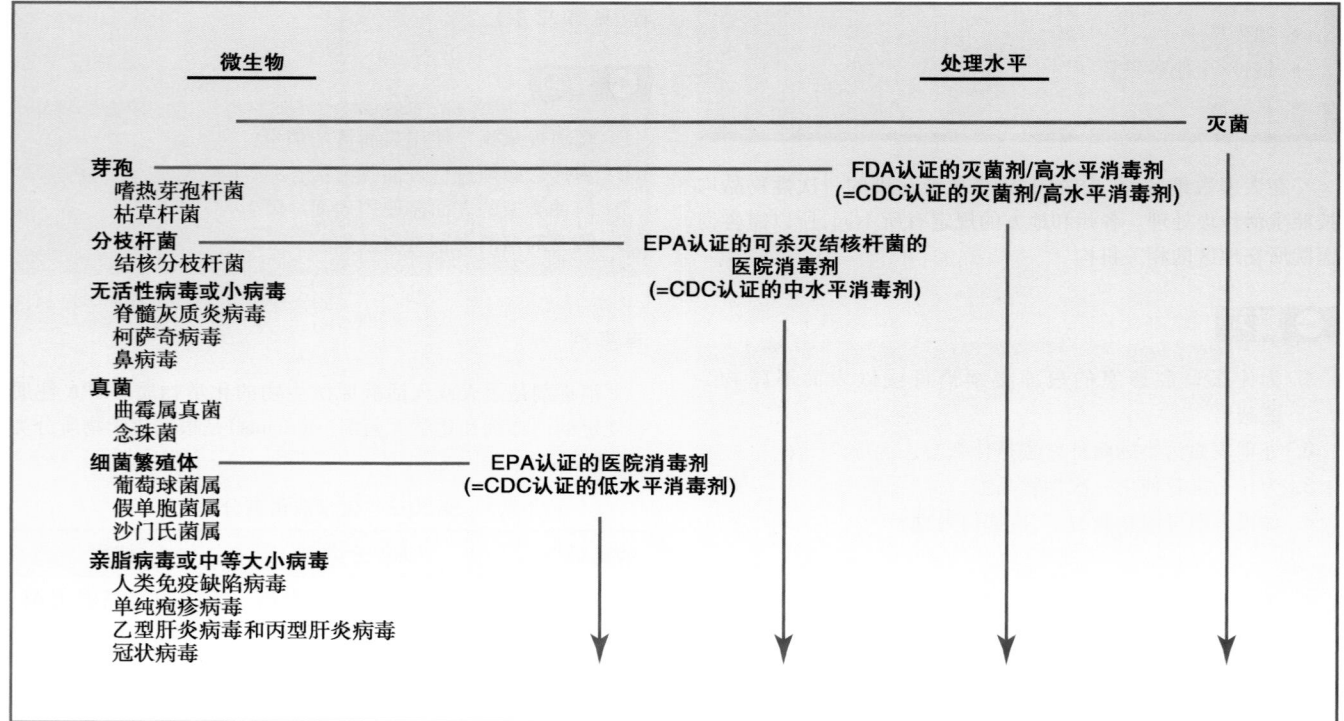

图 20-8　不同微生物对应不同水平的化学消毒剂。(Modified from Bond WW,et al:Effective use of liquid germicides on medical devices:instrument design problems. In Block SS,editor:Disinfection,sterilization and preservation,ed 4,Phiadelphia,1991,Lea & Febiger,p 1100;and CDC Guidelines for Infection Control in Dental Healthcare Settings—2003,p 64.)

表 20-3 EPA 推荐的口腔表面消毒剂

类型	作用时间	优点	缺点
含氯制剂	20℃或25℃以上 2~10分钟	经济;快速;广谱;可杀灭结核杆菌;稀释后使用	每天配制、稀释;不能重复使用;对部分金属有腐蚀性;损害纤维;刺激皮肤或其他组织;清洁效果差
复合酚类	20℃或25℃以上 10分钟	广谱;有剩余活性;是有效的清洁剂和消毒剂;可杀灭结核杆菌;可作用于金属、玻璃、橡胶和塑料	延长作用时间可使塑料老化或玻璃腐蚀;仅限当天使用;处理表面遗留痕迹
有增效剂的含氯复合物	20℃以上6或10分钟	广谱;可杀灭结核杆菌;可杀灭亲水类病毒;含清洁成分	容易被清洁剂降低活性;可能损坏一些材料
含碘类	20℃ 10分钟	广谱;可杀灭结核杆菌;相对无毒;能有效清洁和消毒;有剩余活性	高温下不稳定;可能使表面染色;可被酒精降低活性;需每天配制;稀释度和接触时间要求严格
苯酚-酒精混合物	20℃或25℃以上 10分钟	广谱;快速作用;有剩余活性;抑制部分细菌真菌的生长	可能造成多孔物体表面干燥或裂缝;清洗能力弱
其他卤素类	20℃ 5分钟	快速作用,可杀灭结核杆菌;片剂易于配制;需要的储存空间小	只能用于硬质表面;含氯气味

碘伏。碘伏(iodophors)是 EPA 推荐的有杀灭结核杆菌活性的院内中水平消毒剂。推荐使用碘伏消毒可能被病人污染的表面。根据制造商的说明使用时,碘伏的起效时间是 5~10 分钟。碘伏也可以用于非琼脂类印模的浸泡消毒(图 20-9)。

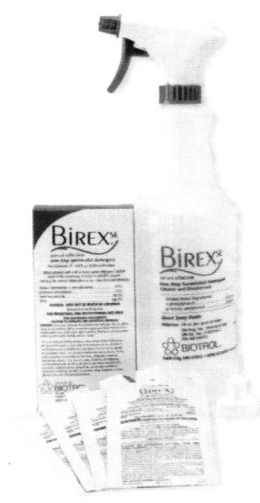

图 20-9 含碘表面消毒剂。(Courtesy Biotrol,Earth City, MO.)

因为碘伏在硬水中没有活性,所以要和软化水或蒸馏水混合。因为含碘,所以碘伏可能腐蚀或使某些金属掉色,可在衣服或其他表面暂时留下红色或黄色的印记。

合成酚类化合物。合成酚类化合物(synthetic phenol compounds)是 EPA 推荐的有广谱杀菌活性(broad-spectrum activity)的中水平消毒剂,可以杀灭大部分微生物。正确稀释后,酚类可以用作已彻底清洁物品的表面消毒剂(图 20-10)。

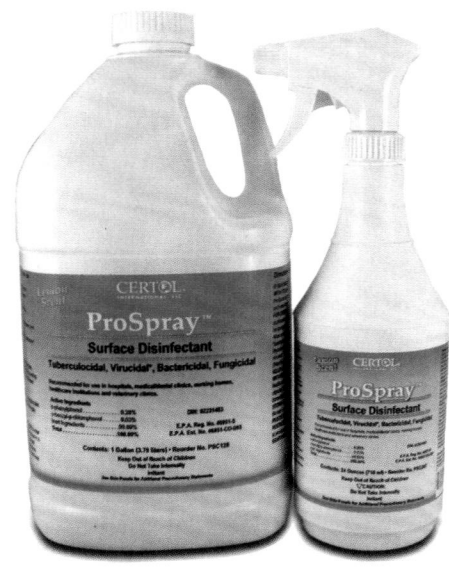

图 20-10 合成酚类消毒剂。(Courtesy Certol,Commerce City,CO.)

次氯酸钠。次氯酸钠(sodium hypochlorite)属于中水平消毒剂(intermediate disinfectant),是家庭使用的漂白剂的主要成分。次氯酸钠是一种快速的、经济、广谱的消毒剂,1993 年 CDC 指南推荐使用。但新版 CDC 指南中,次氯酸钠不是 EPA 推荐的消毒剂,因此不再作为牙科专业使用的消毒剂。

市售 EPA 认可的消毒产品可能包括次氯酸钠类或含氯消毒剂。需注意检查产品说明中的 EPA 注册码。

次氯酸钠的缺点如下:

- 不稳定且需要每天配制
- 有较强的气味并可能腐蚀某些金属
- 损害纤维并可能引起牙科综合治疗台表面破裂
- 对眼睛和皮肤有刺激性

酒精。乙醇和异丙醇作为皮肤消毒剂和表面消毒剂已经应用了很多年。但是，酒精对唾液和血液中的致病微生物无效，它快速挥发的特性降低了抗菌活性。另外，酒精可能损害某些材料，如塑料等。

美国牙医协会（American Dental Association，ADA）、CDC和OSAP等不推荐使用酒精作为表面消毒剂。

操作20-2举例说明了诊室的清洁和消毒。

浸泡消毒剂。市售的浸泡消毒剂（immersion disinfectants）是可以用于灭菌和高水平消毒的化学制剂。作为灭菌剂使用时，可以杀灭所有的微生物，包括细菌芽孢。灭菌时间取决于制剂类型，为6~30小时。低浓度和短接触时间时，可作为高水平消毒剂使用，可灭活除芽孢外的所有微生物（表20-4）。

大多数化学制剂有毒且刺激眼睛、皮肤和呼吸系统，使用时必须佩戴PPE。它可用于不耐热器械的浸泡消毒但是不可用作表面消毒剂。

容器的盖子保持关闭以减少制剂的挥发（图20-11）。

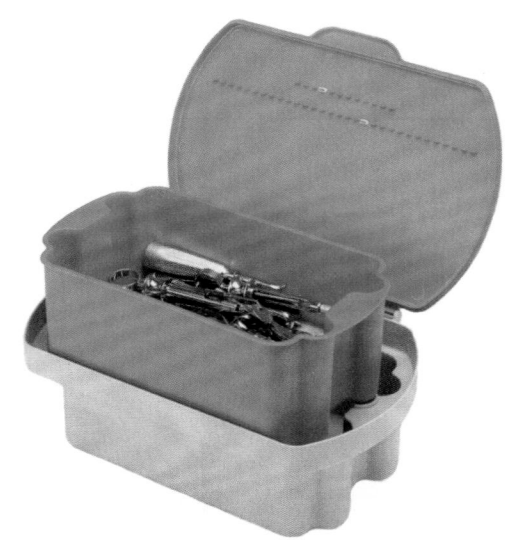

图20-11　带盖的浸泡消毒盒。（Courtesy Zirc Company，Buffalo，MN.）

戊二醛

戊二醛（glutaraldehyde）是一类高水平消毒/灭菌剂。浸泡时间延长时，可作为液体灭菌剂（见第21章），用于塑料或其他不耐热物品的灭菌。根据制造商的推荐，消毒时间为10~90分钟。一些戊二醛制品仅在配制28天内有效。

戊二醛有毒性，要避免接触其挥发物。经戊二醛消毒的器械，未经清水冲洗前，不能用于病人。某些器械长时间浸泡于戊二醛溶液中，会导致其表面和切缘的腐蚀。

二氧化氯

二氧化氯（chlorine dioxide）是一种高水平消毒剂。含二氧化氯的制剂是一种有效的，快速起效的表面消毒剂（3分钟）或化学灭菌剂（6小时）。但含氯制剂具有如下缺点：①不易渗透有机物质且需要单独存放；②必须每天现配现用；③必须通风；④腐蚀铝制容器。

邻苯二甲醛消毒液

邻苯二甲醛消毒液是一种高水平消毒剂（high-level disinfectant）。室温下，12分钟内可达到高水平消毒。较戊二醛贵，但对戊二醛敏感的医务工作者来说，是一种较好的替代品。气味较小且不需混合。

缺点包括：①价格较高；②在口腔医学领域应用时间较短；③会使皮肤或纤维着色；④如果蛋白质没有冲洗干净，会使塑料染为蓝绿色；⑤不具备灭菌效果。

↩ 复习

11. 哪种消毒剂会产生红-黄着色？
12. 酚类消毒剂的缺点是什么？
13. 碘伏的常见形态是什么？
14. 当有血液或唾液存在时，酒精消毒剂有效吗？
15. 二氧化氯的两种作用是什么？

表20-4　FDA推荐口腔器械浸泡消毒剂

类型/活力分级	分类	作用时间
戊二醛	灭菌剂	20℃，22℃或25℃，6~10小时
	高水平消毒剂	20℃，22℃或25℃，20~90分钟
7.3%过氧化氢	灭菌剂	20℃，6小时
	高水平消毒剂	20℃，30分钟
0.55%邻苯二甲醛	高水平消毒剂	20℃，12分钟
混合增效溶液		
1.12%戊二醛和1.93%苯酚	灭菌剂	25℃，12小时
	高水平消毒剂	25℃，20分钟
7.35%过氧化氢和0.23%醋酸	灭菌剂	20℃，3小时
	高水平消毒剂	20℃，15分钟

吸引系统

强力吸引系统可以有效吸唾和减少飞溅,从而降低诊疗团队和附近临床表面的污染。吸引系统的常规清洗可以保持管路、管腔和泵的通畅。每天工作结束后,使用清洁剂或清洁消毒剂吸引冲洗管路(图20-12)。不要使用次氯酸钠(漂白剂),因其可造成吸引系统金属部位的腐蚀。

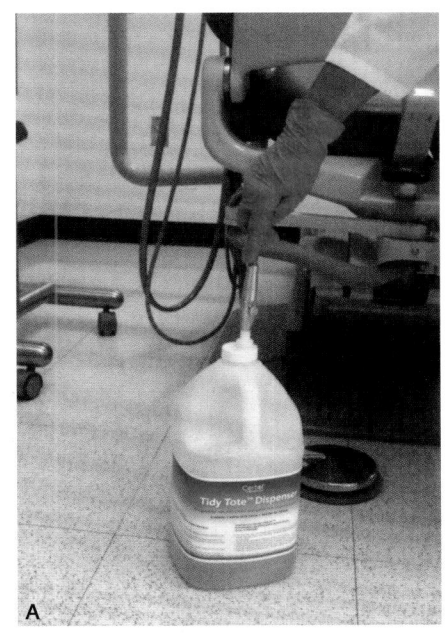

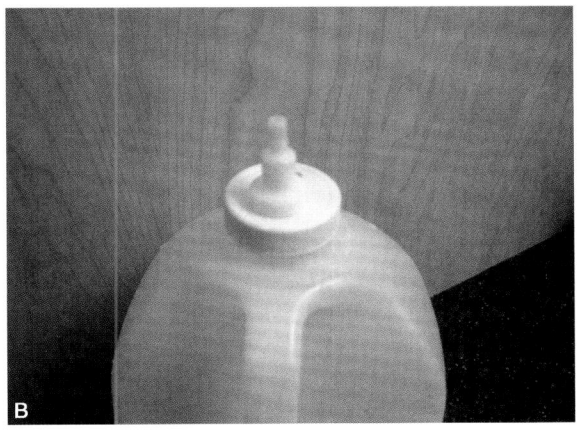

图20-12 A,ProE-Vac 负压系统清洁剂。B,封闭式设计防止诊疗单元间的传播。(Courtesy Certol,Commerce City,CO.)

真空阀

吸引系统的真空阀需定期移开并清洗。使用一次性真空阀是一种较安全的方法。真空阀内可能含有组织碎屑、氟化凝胶、血凝块、印模材料和银汞碎屑。更换或清洗真空阀时,应确保戴手套、面罩、护目镜和防护服,避免喷溅和直接接触管路内的污染物。

诊室环境表面

尚无科学依据表明,诊室环境表面(地板、墙壁和水池等)会造成疾病在口腔治疗中传播。大多数诊室环境表面仅需要使用清洁剂或者低水平消毒剂(low-level disinfectant)(即可以消灭某些病毒和微生物的消毒剂)和 EPA 推荐的医院消毒剂/清洁剂清洁。

但清洁剂或者消毒剂有可能成为微生物的藏身之地,尤其是使用不洁净的容器配置或者长时间储存制剂以及配置制剂比例不当时。因此可以通过每天配置新的清洁剂、每日丢弃剩余的溶液和保持容器干燥等方法减少细菌的滋生。在清洁时,避免在治疗区域造成灰尘、气溶胶等的播散。

地毯和布类装饰

与无孔的硬质地板相比,地毯更难清洁,而且在被血液或体液污染后,很难消毒。研究证实,地毯上存在细菌和微生物。在治疗区或者放置污染物品的区域(如手术室或器械处理区),布类装饰物也存在相同的传染风险。

血液或体液的溢出

大部分牙科诊室的血液污染源于口腔治疗过程中旋转器械或超声器械产生的飞溅。尚无科学依据显示诊室环境表面可以造成 HIV/HBV/HCV 等疾病的传播。

但是,完善的感染控制措施、及时清理血液和体液、进行表面消毒是必须的。处理污染的物体表面时,要戴手套和其他 PPE 装备。

CDC 地毯的相关要求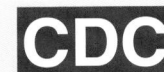

牙科诊室、技工室及器械处理间内,避免使用地毯及布类织物Ⅱ。

CDC 溢出物管理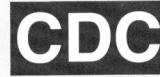

清洁溢出的血液或其他感染物质,或者清洁非接触表面时,使用 EPA 规定的医院低水平消毒剂(可灭活 HBV)或中水平消毒剂(可杀灭结核杆菌),取决于溢出的面积和表面是否有孔隙。(ⅠB 和ⅠC)

绿色感染控制

保护环境是我们个人生活和家庭的重要组成部分,而且已经扩展到口腔治疗物品的范畴。但是,大部分用于保护病人和医务工作者的感染控制物品和措施都对环境有不利的影响。大部分感染控制措施会产生大量的垃圾和有害的化学物质。

改变流程或者材料,可能会减少对环境的潜在危害。例如,使用消毒巾替代消毒液的喷洒,可以减少空气中的有害化学物质。实施绿色感染控制(greener infection control)需要科学的计划、研究和实验。

纸张

一个病人的病历资料平均 12.8 页纸。如果可以减少到平均 6 页,一个拥有 2 000 份病历的机构每年可以节约 12 600 页纸,且所有的纸张都可以降解。应用电子病历会显著减少纸张的使用量。

绿色感染控制

- 减少垃圾量
- 减少排放到环境中的化学物质
- 节约水和能源
- 使用可回收包装产品
- 无纸化
- 数字化 X 线片
- 继续使用 EPA 推荐的消毒剂

绿色资源

- www. greenseal. org(美国绿色认证机构)
- www. ecologo. org/en/(加拿大绿色认证机构)

放射

数字影像技术发展迅速。传统的胶片需要使用化学制剂、持片夹和显影剂(见第 39 章)。

个人防护服

PPE 在环保方面存在较大的挑战。大多数 PPE 由一次性使用的不可回收的材质构成。手套和面罩都不能重复使用,一些纸制手术衣可以回收重复利用。常规可洗手术衣的清洗和灭菌不同于一次性手术衣,它需要能源、化学剂和水。

节能的洗衣机和干衣机有效且耗能少。

表面屏障和预清洁/消毒

正确使用和去除表面屏障可以预防污染。但由于是一次性使用品,所以会增加垃圾数量。

预清洁和消毒需要使用化学制剂和 PPE。消毒纸巾的使用会减少释放入环境中的化学制剂。合格的表面消毒剂可以在 10 分钟内杀灭结核杆菌。但是没有一个消毒剂是完美的。

大多数口腔诊室采用表面屏障和消毒结合的方式。

⊝ 复习

16. 如何使诊室更加环保?
17. CDC 对于口腔诊疗区域、技工室、器械处置区的地毯和布类装饰有何建议?
18. 大多数的诊室表面需要用什么清洁?

■ 法律和伦理问题

今天人们比过去更关注于口腔诊室的疾病传播风险。玩忽职守的诉讼常因为不正确的感染控制。

口腔诊室内的医护人员都应明白感染控制的重要性,严格执行感染控制措施。最好的方法是使用表面屏障,进行病人间的消毒,最大限度地保障病人和医护人员的安全。■

■ 展望

目前,美国市场上没有 EPA 推荐的、合法的"绿色商标"的消毒剂出售。过去,EPA 不允许制造商放置环境要求标志或者标榜 EPA 推荐产品。但如今,EPA 放松了这项法令。

每天都有新的表面消毒剂上市。但没有任何一种消毒剂可以满足口腔诊室所有的需求。可以列出所需消毒剂的重要特性应满足的条件。然后对比产品的优缺点。市售产品快速换代,需要与时俱进。■

■ 评判性思维

1. 如何保护 X 线装置开关不被污染?
2. 某个商品标签用大字标明该产品"30 秒内杀灭 HIV",用小字标明杀灭结核杆菌时间为"10 分钟"。应该使此消毒剂作用于表面多长时间以达到消毒?
3. 使用浸泡消毒剂时,应采取何种防护措施?
4. 当去除手术灯把上的表面屏障时,发现上面有一滴液体,但是没有肉眼可见的血液。应该怎样做? 为什么?
5. 你新进入 Dr. Landry 的诊室工作,发现牙医助理在使用 1:100 的家用漂白剂进行表面消毒。应该给她提什么建议? 为什么? ■

操作 20-1

放置和去除表面屏障

目标

接诊病人前放置表面屏障、治疗结束后去除表面屏障。

器械与物品

- 抑菌皂液
- 防刺穿橡胶手套
- 塑料表面屏障
- 治疗室内未被污染的表面

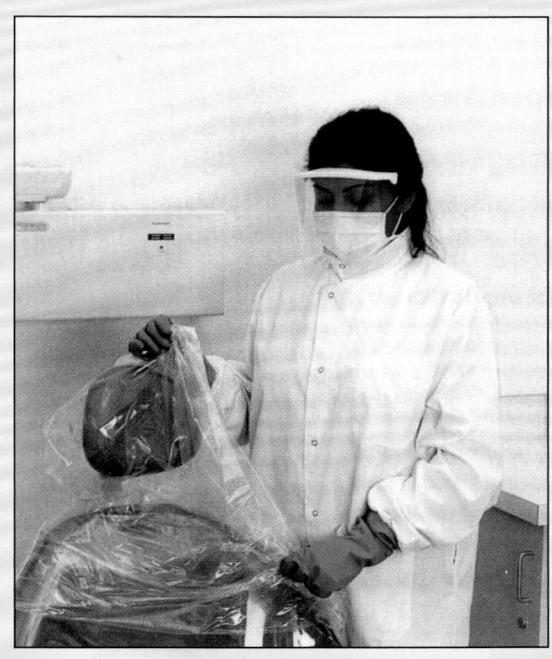

步骤

1. 洗手并干燥。
2. 选择合适的表面屏障物覆盖清洁的表面。

   注：如果表面被污染，戴上防刺穿橡胶手套，清洁并消毒表面。然后清洗、消毒、摘下手套。放置表面屏障用物时清洁并干燥双手。

3. 使用表面屏障用物覆盖整个表面。检查屏障用物安全未脱落。

   目的：如果屏障物移位，下面的表面会被污染需要清洁和消毒，起不到屏障作用。

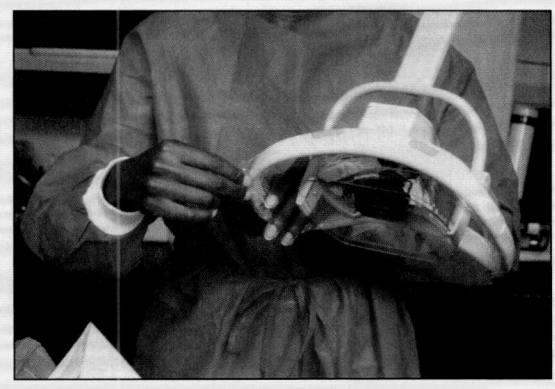

4. 治疗结束后，戴防刺穿橡胶手套去除表面屏障物。

   目的：手套保护皮肤不被污染。

5. 去除屏障物需要十分小心，手套和屏障物被污染的面都不能接触被屏障的表面。

   目的：去除屏障物的时候，如果不小心接触了表面，则需要表面清洁和消毒。

6. 将屏障用物丢弃在生活垃圾袋中（查看本地区关于垃圾处理法律）。

   目的：多数地区对屏障用物不需要特殊处理，但如果被唾液、血液等污染，则需要特殊处理。

7. 清洗、消毒并摘下手套。洗手并擦干手，然后为下位病人准备新的屏障物。

   目的：若手套在去除表面屏障物的时候被污染，应清洁、干燥和消毒手套以备后续使用。

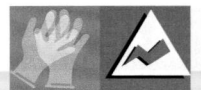

操作 20-2

诊室清洁和消毒

目标

有效清洁和消毒诊室

器械与物品

- ✔ PPE,包括:防刺穿橡胶手套,护目镜和面罩
- ✔ 中水平表面清洁剂/消毒剂
- ✔ 纸巾

步骤

1. 戴防刺穿橡胶手套,护目镜,穿防护服。
   目的:避免接触污染的表面和化学品。
   注:治疗时使用的乳胶检查手套不能用于预清洁和消毒。化学物质可能降解乳胶手套造成化学物或污染物渗透至皮肤。
2. 确保准备好预清洁/消毒产品。阅读并遵守厂家说明。
   目的:浓缩产品应稀释使用。个别产品必须当天配置。

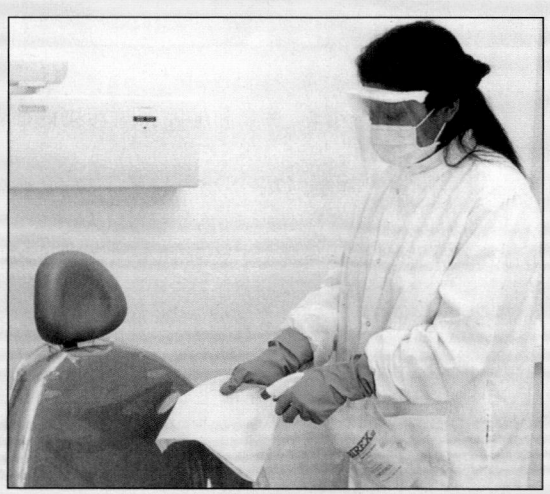

3. 清洁时,使用清洁产品喷湿纸巾或纱布巾并擦拭表面。使用小刷子处理不能有效擦拭清洁的部位。清洁较大区域时,需要使用数张纸巾或纱布巾。
   目的:将清洁产品喷在纸巾或纱布巾上是为了减少喷洒入空气中的消毒剂。大的区域需要将清洁产品喷在数张纸巾或纱布巾来进行清洁以防止造成微生物的传播,而非使用简单的擦除方式。

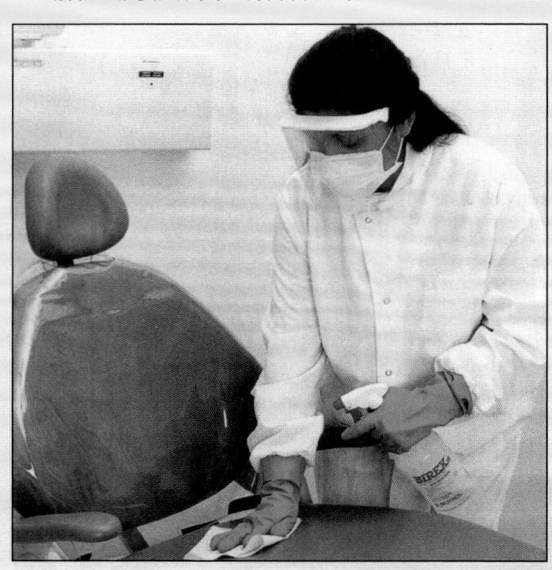

4. 消毒时,喷湿新的纸巾或纱布巾。遵循制造商的介绍,使消毒表面保持足够时间的湿润(通常为 10 分钟)。
5. 如果达到了消毒的作用时间后表面仍湿润,或者下一位病人即将进入,需要将表面擦干。同时需要使用水冲洗表面残留的消毒液,以防消毒剂接触病人的皮肤或口腔。
   目的:清洁或消毒的化学物质可能刺激病人皮肤或者损毁病人衣物。

(常婧 译,李秀娥 校审)

21

器械处理及灭菌原则和技术

关键术语

灭菌器(autoclave):是应用高压下产生湿热进行灭菌的设备。

生物指示卡(biologic indicators):又称芽孢测试剂,即瓶内或条上装有无害细菌芽孢,用来测试是否进行了灭菌。

生物监测(biologic monitoring):通过确认所有形成芽孢的微生物是否被破坏来判断灭菌操作是否完成。

化学蒸汽灭菌(chemical vapor sterilization):通过在高压下产生热甲醛蒸汽进行灭菌。

清洁区(clean area):放置消毒后的器械、干净的一次性用品及备用器械盘的区域。

去污区(contaminated area):对污染的器械准备进行预清洁的区域。

高危器械(critical instrument):用于穿透软组织或骨骼的器械。

干热灭菌器(dry heat sterilizer):通过高热气体实现灭菌的仪器。

内芽孢(endospore):在一些细菌内部形成的有一种抵御性休眠状态的结构,能够抵御不良环境。

事件相关包装(event-related packaging):包装内的器械应一直保持无菌状态直到有事件引起污染(如包装被撕开或被弄湿)。

多参数指示卡(multi-parameter indicator):在压力、温度及时间的集体作用下包装内的测试条改变颜色,又称为过程指示。

低危器械(noncritical instrument):只接触完整皮肤的器械。

过程指示卡(process indicators):带有热感化学物质的指示带、指示条或者指示标签,在放置于一定温度下会改变颜色。

过程集成指示卡(process integrator):在压力、温度及时间的共同作用下,包装内的测试条会改变颜色。

中危器械(semicritical instrument):接触口腔组织,但不穿透软组织或者骨的器械。

单参数指示卡(single-parameter indicators):带有热感化学物质的指示带、指示条或者指示标签,只有在被放置于某个特定的温度下才会改变颜色,也称过程指示卡。

超声清洗机(ultrasonic cleaner):通过水中超声波的作用,剥落并去除器械残垢的设备。

使用寿命(use-life):从准备开始使用到杀菌液保持有效的阶段。

学习目标

完成此章节的学习之后,学生将能够达到以下目标:
1. 掌握关键术语的发音、写法和定义。
2. 讨论治疗用物的分类,包括:
   * 列举牙科器械处理中的7个过程
   * 描述美国疾病预防控制中心(Centers for Disease Control and Prevention,CDC)关于治疗用物消毒灭菌指南
   * 描述决定器械处理类型的分类方式
3. 讨论牙医助理如何暴露在经器械和治疗用物传播的微生物中,并讨论CDC关于减少暴露的指南。
4. 描述理想的器械处置区域。
5. 讨论器械的预清洗及包装,包括:
   * 解释使用保湿液的目的
   * 描述使用超声清洗机的注意事项
   * 描述包装器械时的注意事项
   * 描述CDC对于准备及包装器械进行消毒的基本准则
   * 描述CDC关于无包装器械的灭菌指南
6. 讨论灭菌方式,包括:
   * 描述3个最常见的高温灭菌法的优缺点
   * 解释快速高压蒸汽灭菌的缺点
   * 解释化学灭菌剂的使用缺陷
   * 解释何种情况会引起灭菌失败
7. 讨论灭菌监测,包括:
   * 描述灭菌监测的3种方法
   * 解释过程指示剂及过程集成指示剂的不同
   * 描述何时、如何实现生物监测
8. 描述清洗及消毒高速牙科手机时的步骤。

实践目标

完成此章节的学习之后,学生将能够达到以下技能水平:

- 使用超声清洗机
- 进行生物监测
- 使用压力蒸汽灭菌器
- 用化学蒸汽灭菌器械
- 用干热灭菌法灭菌器械
- 用化学试剂灭菌器械
- 牙科手机灭菌

处理污染器械及其他可复用治疗用物是牙医助理最重要的职责之一。

正确的器械处理包含7个步骤(详见表21-1),应掌握每个步骤的操作方法。

注:CDC的建议贯穿在整个章节中,每个建议后都注明其科学根据。

表 21-1　器械处理的 7 个步骤

步骤	技术
1. 转运	将污染器械转运到处理区,要尽可能减少暴露在人群及空气中的风险。使用合适的个人防护用品(personal protective equipment,PPE)及硬质密封容器
2. 清洗	用免手持装置进行器械清洗,例如使用超声清洗机或者器械清洗机。如果不能及时清洗,应放置在保湿液内
3. 包装	在清洁区,选择合适的材料包装器械。包内放置化学指示卡。包外应有灭菌化学指示物
4. 灭菌	按使用说明放置适当数量的待灭菌器械,给每个器械包贴上标签,应注明物品名称、包装者、灭菌器编号、灭菌批次、灭菌日期及失效日期,避免过量装载。将包裹的器械单层放置,或放在架子上,以提高灭菌剂在器械四周的循环流通。按使用说明操作灭菌器。待包裹完全冷却后进行卸载
5. 保存	将完整的器械包裹放置在干净、干燥的环境中。将包裹按灭菌日期有序排列,先使用灭菌日期较早的器械
6. 运送	将包裹运送到需使用的地方,确保其在使用前保持无菌状态。检查包裹是否有损坏,在无菌状态下打开包裹
7. 质量	有效的质量保障体系应包括培训、记录的保存、维护及生物指示剂的使用

CDC 证据分级

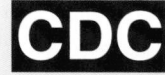

CDC 的每项建议都是根据现有的科学数据、理论原理和适用性进行分类。等级的划分基于以下类别:

ⅠA——强烈推荐使用,有设计良好的实验、临床和流行病学研究(模拟研究及疾病起因的研究)的强力支持

ⅠB——强烈推荐使用,有实验、临床、流行病学研究和强大的理论依据支持

ⅠC——根据联邦或州的法规或标准的要求,需要实施

Ⅱ——建议使用,有临床提示、流行病学研究和理论依据的支持

未解决的问题——不推荐。证据不足或对是否有效未达成共识

治疗用物的分类

依据它们的潜在传染性及它们的预期用途,治疗用物可分为3类:高度危险器械(简称高危器械)、中度危险器械(简称中危器械)及低度危险器械(简称低危器械)。此分类用于决定其在使用后需要做哪些最基本的处理(详见表21-2)。

高危器械

高危器械(critical instruments)是穿透软组织、接触骨、进入或接触血液或其他无菌组织的口腔器械。有极高的传播感染的可能性,需要进行高温灭菌。高危器械包括钳子、手术刀、骨凿、刮治器和钻针等。

中危器械

中危器械(semicritical instruments)与完整黏膜接触,但不进入人体无菌组织、器官和血流,也不接触破损皮肤和黏膜的物品,危险性较低。牙科的大部分中危器械都是耐热的,所以需要进行灭菌。如果高温会损坏器械,至少应进行高水平消毒(详见第 20 章)。

中危器械包括塑料手柄刷子、强吸管、橡皮障钳子、持片夹和银汞合金输送器等。

目前牙科诊所大多数的口内器械都是耐热的,可进行高温灭菌。感染控制的基础原则是"器械要尽可能进行高温灭菌"。

表 21-2　CDC 对器械的分类及处理

类别	功能、举例	是否为口内使用	疾病传播危险性	处理
高危器械	功能:穿透软组织、接触骨、进入或接触血液或其他无菌组织的口腔器械 例如:钳子、手术刀、骨凿、刮治器及钻针	是	极高	灭菌
中危器械	功能:与完整黏膜接触,而不进入人体无菌组织、器官和血液,也不接触破损皮肤和黏膜的物品	是	中	灭菌或高水平消毒
低危器械	功能:只接触完整的皮肤 例如:外用 X 线机头	否	极低或无	中低水平的消毒或基础性清洗

CDC 治疗用物消毒及灭菌准则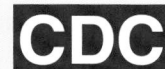

一般性建议

只使用美国食品药品管理局(Food and Drug Administration,FDA)认证的医用消毒器具,并遵循制造商说明进行正确使用。(ⅠB)

高危牙科器械在使用前要进行清洗及高温灭菌。(ⅠA)

中危器械在使用前要进行清洗及高温灭菌。(ⅠB)

待器械包在灭菌器内完全干燥后再进行其他操作,以免污染。(ⅠB)

使用 FDA 认证的灭菌剂/高水平消毒剂或者低温消毒方式(例如环氧乙烷)对不耐热的高危及中危器械进行再处理。依据说明使用化学灭菌剂/高水平消毒剂。(ⅠB)

一次性使用的器械如果只使用过一次并且处理得当的话可以作为临时替代用品。(ⅠB,ⅠC)(译者注:在中国,一次性物品使用后应丢弃不再重复使用。)

不要使用液体化学灭菌剂/高水平消毒剂进行物体表面消毒或作为保湿液。(ⅠB,ⅠC)

确保低度危险用物与其他物品隔开放置与清洗,如果被污染,要用环保局注册的医用灭菌剂进行清洗与灭菌。如果被血液污染,需使用环境保护署(environmental protection agency,EPA)推荐的具有杀灭结核分枝杆菌能力的医用消毒剂(即中级水平)。(ⅠB)

告知医护人员职业安全与保健管理局(Occupational Safety and Health Administration,OSHA)关于发生化学消毒灭菌剂职业暴露时的规定。

低危器械

低危器械(noncritical instruments)是传播感染危险性最小的器械,只接触完整的皮肤,而完整的皮肤可以有效地阻隔微生物。这些器械在给病人使用后需要用 EPA 推荐的中低水平的消毒剂进行消毒。

低危临床设备包括 X 线球管的位置指示装置、铅围裙以及未破损皮肤接触的灯把手等。

PPE

为防止致病微生物从上一位病人传染给医务人员或下一位病人,处理器械时,必须使用橡胶手套、面罩、眼镜、防护服等PPE(图 21-1),并按照培训的规定步骤进行。

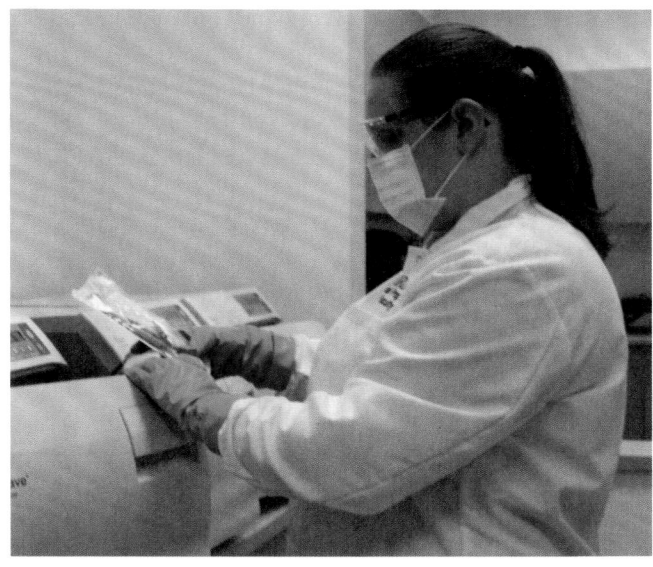

图 21-1　处理器械准备灭菌时必须穿戴 PPE

⊙ 复习

1. 决定器械灭菌方法的 3 种器械分类方式是什么?
2. 处理器械时,必需的 PPE 是什么?

运送和处理污染的治疗用物

牙医助理暴露在污染器械或其他污染的治疗用物中,可能因为皮肤刺伤(如针刺伤或割伤)或者眼睛、鼻或口腔黏膜接触而产生暴露。

器械处置区

器械处置区也称为灭菌区,应位于诊所的中央区域以利于所有治疗器械的送取,从而减少携带污染器械经过灭菌器械存储区、一次性物资存放区等清洁区(clean areas)的概率。

理想的器械处置区为:①只能用于器械处理;②应与治疗区和技工室隔离;③不能位于走廊。区域内不能有对外的窗户或门,以免灰尘进入。

处置区要有良好的通风以控制灭菌产生的热量,大小应能容纳所有器械处理所需的设备和物资,有合适的灯光、水和水气系统以冲洗高速手机。

应有非手控的器械冲洗装置和非手控(脚控)的垃圾箱。地板为无缝的、坚硬的,不可铺设地毯。器械处置区的大小、形状、设备应根据诊所的规模而设置。

CDC 接收、清洗、去除污染器械步骤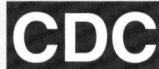

运送污染器械至器械处置区时,避免传递松散的污染器械。使用器械盘或储物盒以减少暴露的机会(如使用带盖的容器运送器械)。

灭菌或消毒器械/设备前,清洗所有肉眼可见的血液或其他污染物。(ⅠA)

使用自动清洗装置(如超声清洗机、洗衣机/消毒机等)以改善清洗效果并减少职业暴露。(ⅠB)

必须手工清洗时,使用清洗工具以减少接触锐器(如长柄刷子)。(ⅠC)

去除污染物时,使用防刺穿,防化学制剂渗透的橡胶手套。(ⅠB)

清洗时,如有飞溅,使用PPE(如面罩、防护眼镜、隔离衣等)。(ⅠC)

不要裸露储存高危器械。(ⅠB)

CDC 器械处置区指南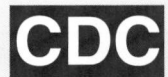

指定中心处置区。将器械处置区划分为独立的区域:①接收、清洗和去除污染物;②包装;③灭菌;④储存。不要将器械储存在放置污染器械的地方。(Ⅱ)

培训医务人员,防止清洁区域污染。(Ⅱ)

器械处置过程中的术语

预清洗:去除物体表面的有机物、无机物和可见污染物的过程。

灭菌:杀灭或清除医疗器械、器具和物品上一切微生物的处理。

消毒:清除或杀灭传播媒介上微生物,使其达到无害化的处理。

高水平消毒:能杀灭绝大部分细菌芽孢及结核杆菌。

中水平消毒:杀灭结核杆菌,破坏低抵抗力微生物,如乙型肝炎病毒(hepatitis B virus,HBV)和人类免疫缺陷病毒(human immunodeficiency virus,HIV)。

低水平消毒:杀灭结核杆菌,只适用于诊室的日常清洗工作。

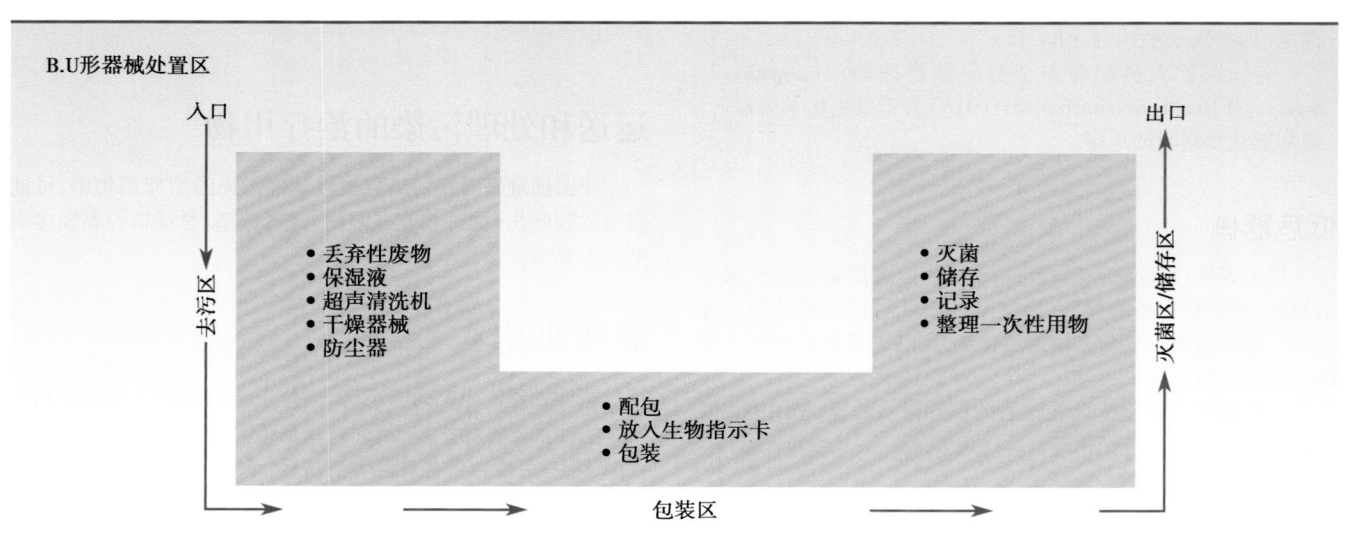

图 21-2 器械处置区。A,线形。B,U 形

工作流程

无论器械处置区的面积大小或格局如何,均应遵循以下四个单线工作流程:从去污,到清洗、灭菌、储存,不能逆流处理(图21-2)。

如果器械处置区较小,可以使用如下标志:"污染物品区""预清洗区""清洁物品区""灭菌物品区"或者"灭菌区",以区分去污区和清洁区,防止消毒灭菌区内的污染物品与灭菌物品混淆。

去污区

所有污染器械都需进入去污区(contaminated area)处理。使用过的一次性物品应丢弃,按照污染物品处理。

消毒和灭菌前要进行器械的彻底清洗,去除所有的污染物(血液、唾液等)。清洗方法会在本节说明。

去污区应包括护目镜和橡胶手套、操作台、水池、垃圾桶、保湿溶液、超声清洗机、眼清洁装置和塑封设备等(图21-3)。

注:污染和清洁器械需分别放置在不同容器内。

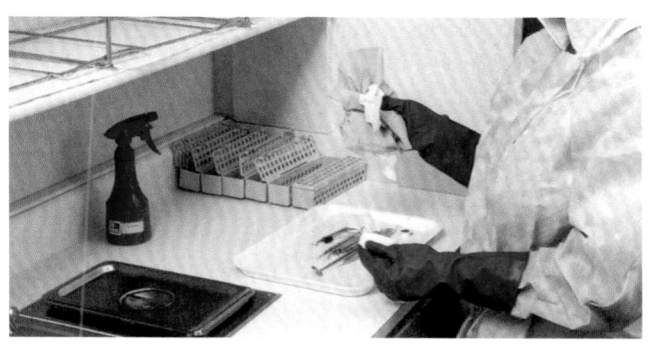

图 21-3　医疗废物分类丢弃

检查包装及灭菌区

在检查包装及灭菌区内,清洁的器械和其他口腔物品需放置在托盘中,完成包装或塑封后,准备灭菌(图21-4)。

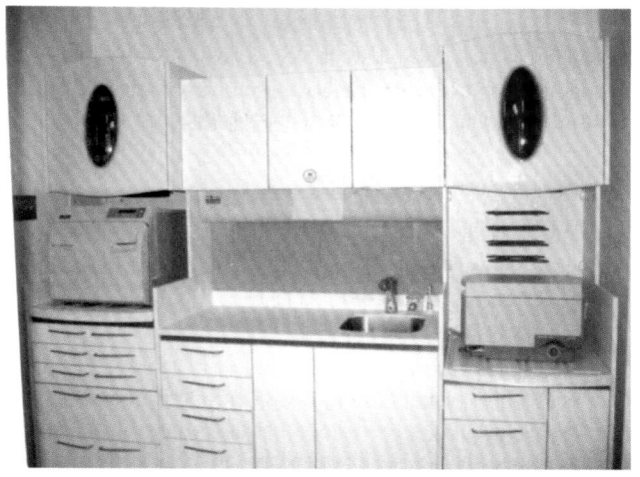

图 21-4　现代化的灭菌中心。(Courtesy Alfa Medical, Hempstead, NY.)

检查包装及灭菌区域应包括:操作台、无菌器械储存区、清洁的一次性物品、准备好的托盘或器械盒。

清洁器械没有灭菌时可能带有病原微生物,因此使用前必须包装并灭菌。

预清洗和包装器械

器械预清洗有3种方法:手工刷洗、超声清洗和器械清洗机清洗。

保湿溶液

如果器械使用后不能立刻进行清洗,应浸泡在溶液中以防止器械上的血液或其他污染物干燥。

保湿溶液可以是任何无腐蚀性液体,也可以使用部分溶解组织残留物的酶溶液(图21-5)。目前已经允许使用碗碟清洗剂作为保湿溶液,而且其价格低、不发泡。使用消毒剂作为保湿溶液没有必要且不经济。

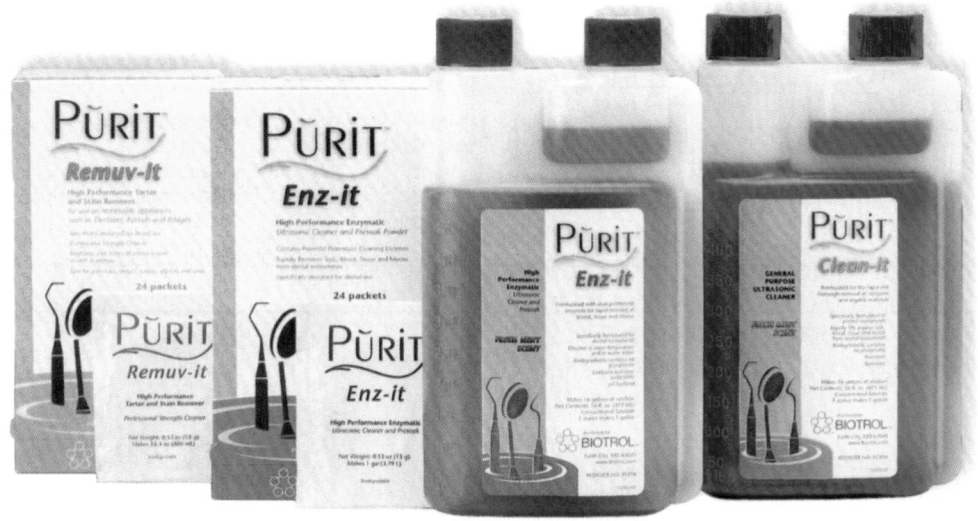

图 21-5　可用于预清洗的保湿溶液产品。(Courtesy Biotrol, Earth City, MO.)

容器加盖并贴有生物危害标签(如污染的器械)和化学品标签(如清洁剂)。保湿溶液每天至少更换两次,发现浑浊时需马上更换。

保湿溶液只可用于不能及时进行处理的污染器械。

手工刷洗

因手工刷洗需要直接接触污染器械,所以应尽量避免手工清洗器械。如果必须使用手工刷洗,则需遵循以下预防措施:

- 戴护目镜、防刺穿手套、穿防护服
- 一次仅清洗一到两件器械
- 使用长柄刷,最好有防护把手
- 器械位于水面以下;充分浸泡在皂液中并能看到器械的尖锐端。
- 器械晾干或用厚毛巾蘸干。勿用厚毛巾包裹擦干器械,以防意外刺伤。

注:有些州有特殊的感染控制指南,禁止使用手工刷洗。在这些州中,必须使用超声清洗机或器械清洗机。

超声清洗机

超声清洗机(ultrasonic cleaners)用于去除器械上的残留物,亦可降低器械清洗过程中手割伤或刺伤的风险(图 21-6 和操作 21-1)。

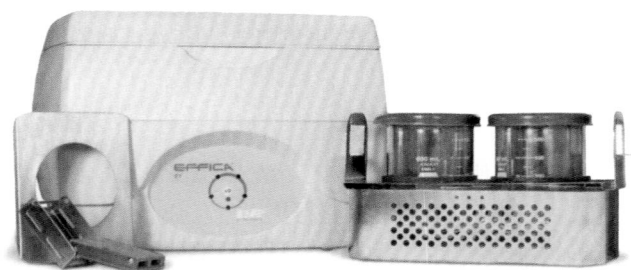

图 21-6　超声清洗系统。(Courtesy L & R Manufacturing Company,Kearny,NJ.)

使用超声清洗机时,要使用防刺穿橡胶手套、面罩、防护眼镜、防护服等。为进一步减少与污染器械的接触,超声清洗机旁应放持物钳,用于清洗结束后取出器械(图 21-7)。

超声清洗机通过产生超声波而起作用。声波通过金属和玻璃的传导会引发“空穴现象”(在液体里形成空化泡),这些肉眼看不到的小空化泡,产生内向破裂的爆发力。器械上的残留物被小空化泡的机械清洗作用和超声清洗液的化学清洗作用共同去除。

器械在超声清洗机内完成清洗的时间由 5 分钟到 15 分钟不等,取决于器械上材料的数量、种类及超声清洗机的功率。因塑料或树脂类器械盒的材料会吸收部分超声能量,所以放置在这些材质的器械盒中的器械需要进行稍长时间超声震荡。

超声清洗机溶液

必须使用超声清洗机专用溶液(图 21-8)。部分超声清洗产品具有酶活性(图 21-9)。而另一部分超声清洗产品有抗菌活性,在重复使用时可减少溶液中微生物的产生。抗菌溶液不能消毒器械,只能阻止器械上微生物数量的增加。

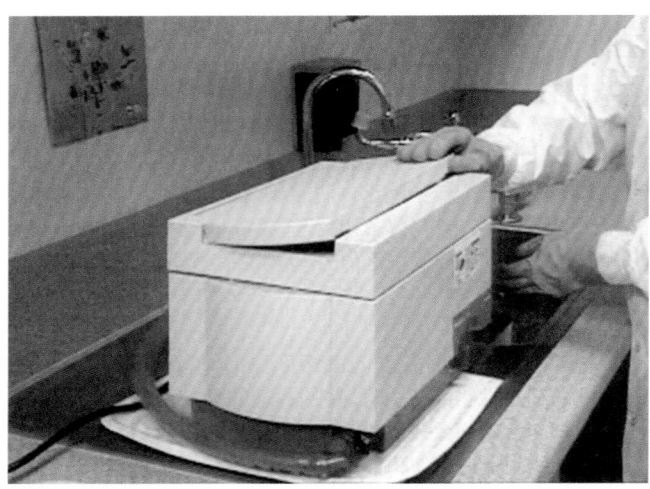

图 21-7　为减少使用中产生的飞溅及气溶胶,使用超声清洗机时必须盖盖子

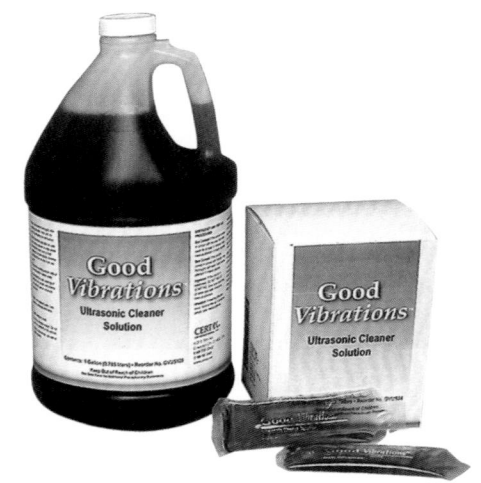

图 21-8　超声清洗液产品。(Courtesy Certol,Commerce City,CO.)

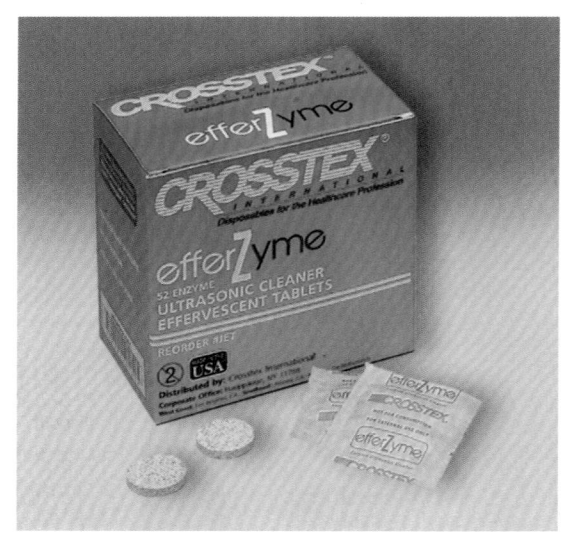

图 21-9　酶活性超声清洗液片剂。(Courtesy Crosstex,Hauppauge,NY.)

不要在超声清洗机中使用消毒剂。有些消毒剂可使血液或其他残留物凝固在器械上，使器械不能充分清洗。超声清洗液可以去除器械上难以去除的材料：粘接剂、着色、石膏、藻酸盐等（图 21-10）。参考超声清洗机制造商的介绍使用清洗液。

超声清洗机需要粘贴化学和生物危害标签。因为它和浸泡液一样含有化学制剂并且放置了污染器械。

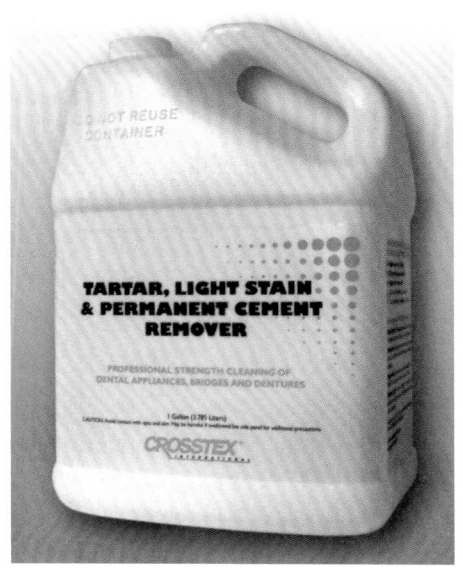

图 21-10　特殊的去污除锈的清洗液。（Courtesy Crosstex，Hauppauge，NY.）

超声清洗机的保养

超声清洗液是高度污染的，需要每日更换或在有肉眼可见的浑浊时及时更换。更换清洗液时，需要先将超声清洗机内部和盖子用水清洗干净，然后消毒，再清洗，干燥。更换超声清洗液时，要求操作者穿戴所有 PPE。

检测超声清洗机

如果发现器械经超声清洗机处理后没有完全清洗，可能是超声清洗机功能故障。检测超声清洗机工作是否正常，用 5inch×5inch（1inch=2.54cm）的轻质铝箔，垂直（像窗帘一样）将一半长度放在新配置的超声清洗溶液中。启动机器运行 20 秒，然后将铝箔对光检查。浸泡在溶液中的半张铝箔上会有微小的花纹。如果没有花纹的面积超过了 0.5inch，则说明超声清洗机出现了故障，需要咨询制造商。

← 复习

3. 器械处置区的基本工作流程是什么？
4. 如果不能立刻处理器械，应该怎么做？
5. 列举器械预清洗的 3 种方法。
6. 哪种器械预清洗的方法是最不好的？
7. 超声清洗机如何工作？

自动清洗机/消毒机

自动清洗机/消毒机的外观和工作原理都与家用洗碗机相似。但是，作为口腔器械使用的清洗机必须有 FDA 的批准（图 21-11）。

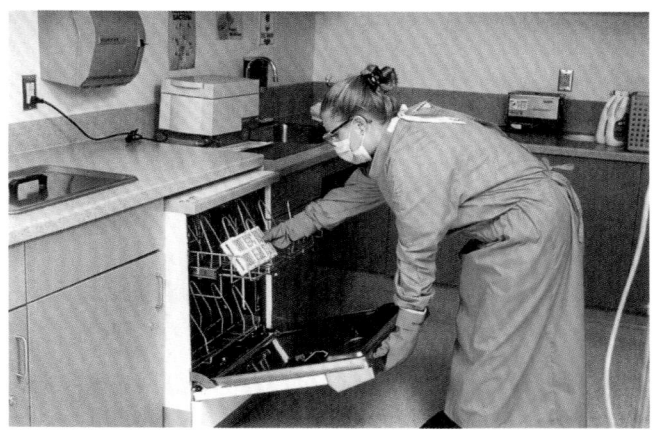

图 21-11　器械清洗机可以保证安全彻底的器械清洗、消毒和干燥。循环结束后必须包装并灭菌器械

自动清洗机/消毒机利用热水循环和清洁剂的联合作用去除组织材料后将进行自动干燥。这类清洗机被归类于热消毒机，因为其消毒模式可杀灭大部分有机生物。

患者临床使用的器械需经自动清洗机/消毒机清洗后包装并灭菌。

干燥、润滑和防锈

热蒸汽消毒时，碳钢的器械和钻针可能会生锈。防锈剂例如硝酸钠或其他产品可以通过喷雾或浸泡的形式作用于器械以减少锈蚀。

另一种防止锈蚀的方法是使用干热完全干燥器械，或者使用不引起锈蚀的不饱和化学蒸汽灭菌。

有关节的器械必须润滑。使用热蒸汽灭菌前须去除器械上多余的润滑剂。

包装器械

灭菌前，器械需包装完好以防止灭菌后被污染。如果器械没有包装而进行灭菌，灭菌器的门打开时，器械暴露在环境中，马上会被污染。因为可能会被空气中的气溶胶、灰尘接触而污染，或者接触到未灭菌表面而污染。

器械包装的另一个好处是可以按照特定用途进行归类，例如做冠/桥修复、抛光、银汞合金或复合树脂充填等。

CDC 准备和包装指南　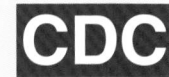

每个待灭菌包内应放置包内化学指示卡。如果从外表看不到包内的指示卡，则需要使用包外指示卡。（Ⅱ）

使用器械盒或者适用于灭菌程序的包装（ⅠB）

灭菌圆形或半圆形器械时，检查其是否清洗并进行包装或使用器械盒（ⅠA）

包装材料

灭菌包装材料和包装盒属于医疗设备,必须经过 FDA 认证。必须严格使用有"灭菌"标签的包装材料。不能使用未注册的材料,如塑料袋、纸、冷冻袋等。这些产品可能会融化或者阻碍器械的灭菌。

特殊类型的包装材料适用于特定灭菌方法。必须使用适合于所选灭菌方式的包装材料(表 21-3)。

表 21-3　包装材料和灭菌类型

包装材料	提示
蒸汽灭菌	
纸包	不能使用密闭的容器
尼龙管	不能使用厚布类
纸袋/塑封袋	部分塑料有融化的可能性
薄布类	
有孔包装盒	
干热灭菌	
纸包	部分纸会烧焦
合适类型的尼龙塑料管	部分塑料有融化的可能
密闭容器(使用生物指示)	仅适用于适合干热的材料
不饱和化学蒸汽	
纸包	不能用于密闭容器
纸袋/塑封袋	不能使用布类(会吸收化学蒸汽)
有孔包装盒	塑料有融化的可能
	仅用于适于化学蒸汽灭菌的材料

灭菌包装材料有多种。自封或热封的纸塑袋或纸袋可以提供较好的包装(图 21-12)。另外,纸包装和布包装具有同样的功能。如果不是自封类型的,必须使用灭菌指示胶带封闭包装。

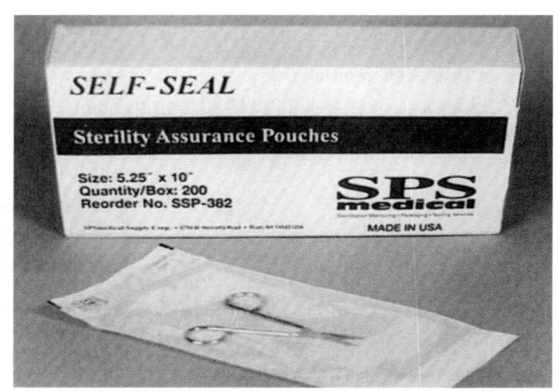

图 21-12　自封袋包装灭菌器械。(Courtesy SPSmedical Supply Corp,Rush,NY.)

不可使用大头针、订书钉、纸夹或者其他尖锐物品封包,以免刺破包装材料。

未包装器械的灭菌

裸消程序(又称快速灭菌)是灭菌可即刻用于病人的未包装物品的方法。裸消程序所需时间取决于灭菌器的类型和所灭菌物品的类型(如有孔或无孔)。裸消程序适用于一些特殊情况,本节后面会做讨论。

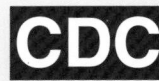

CDC 未包装器械灭菌指南

- 灭菌前器械完全清洗并干燥
- 检查灭菌器,每个循环都应使用化学指示卡
- 注意避免烫伤口腔专业人员和病人的热伤害
- 物品要无菌传递至使用位置以保证无菌
- 高危器械裸消后不能裸露储存,中危器械裸消后应短时间内立即使用。种植所需设备不能裸消

复习

8. 为什么厨房清洗机不能作为器械预清洗机使用?
9. 如何防止器械生锈?
10. 为什么灭菌前需要将器械包装?
11. 为什么不能在器械包装上使用大头针、订书钉、纸夹等?

灭菌方法

灭菌即杀灭或清除医疗器械、器具和物品上一切微生物的处理。灭菌是一个绝对化的术语,不存在"部分灭菌"或者"几乎灭菌"的概念。

非一次性使用的器械(如高危或中危的器械),接触了病人的血液、唾液或黏膜组织后,必须灭菌。口腔诊所最常见的灭菌形式有:压力蒸汽灭菌、化学蒸汽熏蒸灭菌和干热灭菌(表 21-4)。

虽然大部分物品可以耐受高热,但有些塑料制品,如塑料橡皮障支架、比色板、X 线持片夹等,会遇高热损坏。对这类器械,可以使用液体灭菌剂进行灭菌。对于耐热的非一次性用品和一次性用品则不推荐使用液体灭菌剂(表 21-5)。

压力蒸汽灭菌器

压力蒸汽灭菌器(autoclave)利用高压蒸汽灭菌口腔器械。其原理为将水加热转换成蒸汽产生湿热以快速杀灭微生物。压力蒸汽灭菌器通常有 4 个循环:加热、灭菌、释压和干燥。

当蒸汽充满灭菌仓时,冷空气被排出,压力上升,利用其产生的热量杀灭微生物。压力蒸汽灭菌器的作用原理是相似的,但不同的制造商提供的灭菌器的灭菌室大小、空气排空原理、蒸汽产生方式、干燥、温度显示、记录设备等都可能有所不同

表 21-4　各种灭菌方法的优缺点

灭菌方式	优点	缺点
高压蒸汽灭菌	时间短 无腐蚀 灭菌之后器械可以很快干燥	会损坏一些塑料及橡胶器械 需要使用蒸馏水 可能会使非不锈钢器械及钻针生锈 不能使用密闭容器
不饱和化学气体	时间短 蒸汽易穿透 常适用于牙科诊室	器械必须是干燥的 不适用于塑料及橡胶器械 需要特别的溶液 需要良好的通风 不能灭菌液体 不能使用密闭容器 布包可能会吸收化学成分
干热灭菌(静态空气)	无腐蚀 可以使用密闭容器 灭菌后器械干燥	时间长 事先干燥器械 不适用于塑料及橡胶器械 不能灭菌液体
快速传热灭菌(加压气流)	非常快 无腐蚀 灭菌后器械干燥	不适用于塑料及橡胶器械 事先干燥器械 不能灭菌液体

表 21-5　一般口腔器械的灭菌及消毒指南

	蒸汽灭菌器	干热灭菌柜	化学灭菌器	化学灭菌/消毒	废弃
角度附件/连接体	+	+	+	+	*
钻针					
碳素钢	−	+	+	−	++
钢	+	+	+	−	++
碳化钨	+	++	+	+	*
冷凝器	++	++	++	+	*
调药盘	++	+	+	+	*
根管治疗器械					
锉、扩孔钻	+	++	++	——	*
非不锈钢金属手柄	——	++	++	——	*
不锈钢手柄	++	++	++	+	*
不锈钢带塑料手柄	−	−	−	+	*
氟凝胶托盘					
耐热塑料	++	——	−	−	*
不耐热塑料	——	——	−	−	++
手持器械					
碳素钢	−	++	++	−	*
不锈钢	++	++	++	+	*

续表

	蒸汽灭菌器	干热灭菌柜	化学灭菌器	化学灭菌/消毒	废弃
牙科手机					
可高压灭菌	++	−	−	−	*
反角	−	−	−	+	*
不可高压灭菌	−	−	−	+	*
抛光手机	+	+	+	+	*
印模托盘					
镀铬铝金属	++	++	++	+	*
丙烯酸树脂个别托盘	—	—	—	+	*
塑料	—	—	—	+	++
带包装	++	+	++	*	*
器械盘					
修复或外科	+	+	+	*	*
口镜	−	++	++	+	*
缝针	—	—	—	−	++
正畸钳					
高质量不锈钢	++	++	++	+	*
低质量不锈钢	−	++	++	−	*
有塑料部件	—	—	—	+	*
就位器	++	++	++	+	*
抛光齿轮及磨光片					
石轮、砂轮	—	−	−	—	+
布轮	++	−	+	—	*
橡胶轮	+	−	−	+	+
固定活动联合修复					
橡皮障	−	−	−	+	*
碳钢夹	−	++	++	−	*
金属框架	++	++	++	+	*
塑料框架	−	—	—	+	*
打孔器	−	++	++	+	*
放射装置					
塑料持片夹	−	−	−	−	++
准直镜	—	—	—	+	*
橡胶器械					
抛光杯	+	−	−	+	++
吸唾器					
高熔点塑料	++	+	+	+	*

续表

	蒸汽灭菌器	干热灭菌柜	化学灭菌器	化学灭菌/消毒	废弃
低熔点塑料	−	−	−	+	++
不锈钢	++	++	++	+	*
人造石					
金刚石	+	++	++	+	*
抛光	++	+	++	−	*
打磨	++	++	++	−	*
外科器械					
不锈钢	++	++	++	+	*
超声洁牙头	+	—		+	*

+,有效的优先的方法;++,有效的可接受的方法;−,有效的方法,但可能造成材料的损害;—,无效的方法并对材料有损害;*,不可用。

(图21-13和图21-14)。一些制造商增加了预真空程序,可以在蒸汽进入前把空气从灭菌仓内排出(图21-15)。有些压力蒸汽灭菌器在灭菌程序开始前充入大量蒸汽以排出空气。设定温度保持不变的时间通常为3~30分钟(表21-6)。

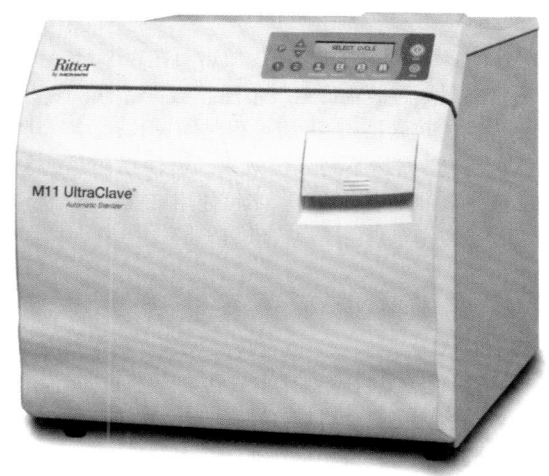

图21-13 蒸汽灭菌器。(Courtesy Midmark Corp., Versailles, OH.)

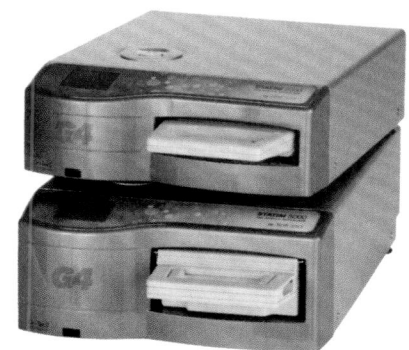

图21-14 G4灭菌器。(Courtesy SciCan, Canonsburg, PA.)

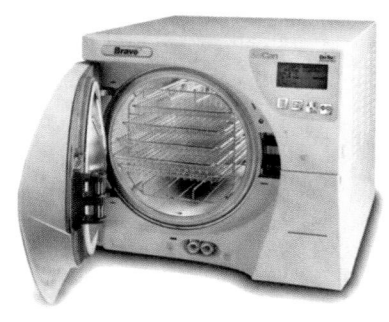

图21-15 预真空灭菌器。(Courtesy SciCan, Canonsburg, PA.)

表21-6 灭菌周期中蒸汽的特定温度

温度	时间
250℉(121℃)	30分钟
250℉(121℃)	15分钟
273℉(134℃)	10分钟
273℉(134℃)	3分钟

1℉ = 1℃×1.8+32

器械包装

压力蒸汽灭菌器用于灭菌各种口腔器械和物资,包括耐热塑料、牙科手机、器械、棉卷、纱布等。蒸汽灭菌的包装材料必须是多孔的,以利于蒸汽穿透进入器械内部。包装材料大多是多纤维材料,大部分由可塑封膜、纸袋、尼龙管、灭菌布类、纸质器械盒等构成。

硬质的无孔金属托盘、带盖的玻璃瓶和铝箔等会阻碍蒸汽进其内部,不能用于高压蒸汽灭菌的包装。

操作21-2介绍如何使用压力蒸汽灭菌器。

快速灭菌

快速灭菌指的是短时间灭菌无包装的器械。这种灭菌方法的缺点是当器械从灭菌器取出后不再保持无菌状态。

快速灭菌仅适用于将器械灭菌后马上用于病人的情况。最好的灭菌方法是灭菌前包装并能在使用前保持灭菌状态。

不饱和化学蒸汽灭菌

不饱和化学蒸汽灭菌（chemical vapor sterilization）与高压蒸汽灭菌十分相似，只是由化学混合剂（酒精、甲醛、酮、丙酮和水）代替了水产生灭菌蒸汽（操作 21-3）（图 21-16）。

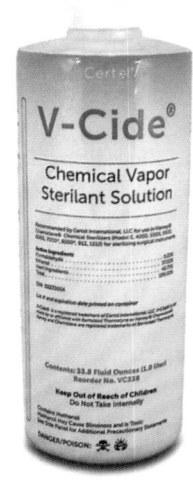

图 21-16 化学蒸汽灭菌剂。（Courtesy of Certol, Commerce City, CO.）

因此类化学制剂有毒性，OSHA 要求在使用制剂时提供化学蒸汽溶液的"材料安全数据表"（见第 23 章）。

优点

化学蒸汽灭菌最重要的优点是不污染、不钝化或腐蚀金属器械。蒸汽内含水量少，因此不会毁坏器械，例如根管锉、正畸钳子、弓丝、带环、钻针等。很多器械可以用此类方法灭菌。其他优点包括循环时间短和器械干燥等。

缺点

首要的缺点是必须要充分的通风，因为剩余蒸汽中含有的甲醛和甲醇等会在开门时释放出来。这些蒸汽会产生异味并刺激眼睛。目前已有一些产品改良了配方，减少了产生刺激性气味的成分。

过滤和监测化学蒸汽

新型灭菌器增加了特殊的过滤装置以减少灭菌循环结束后残留在灭菌仓内的蒸汽。

甲醛浓度监测卡，与放射监测装置相似，对工作人员进行监测。这种监测卡可以测量一段时间内的甲醛暴露量，监测卡可邮寄到相关监测组织进行数据分析。

包装

标准的化学蒸汽灭菌包装包括纸塑袋、纸袋、尼龙透明

管、灭菌布类和包装器械盒等。厚的或者包装紧的物品需要更长时间的暴露，因为不饱和蒸汽不能像饱和蒸汽一样穿透。

与高压蒸汽灭菌一样，密闭容器（如硬质金属器械盒和带盖玻璃瓶）和铝箔等会阻碍蒸汽接触内部的器械，因此不能用于不饱和蒸汽灭菌。

压力、温度和时间

化学蒸汽灭菌所必需的 3 个要素是：①压力，需 20psi（1psi = 6.895kPa）；②温度 270℉（1℉ = 1℃×1.8+32）；③时间，20~40 分钟。

干热灭菌

干热灭菌器（dry heat sterilizer）加热空气并把热量通过空气传递到器械。这种形式的灭菌比高压蒸汽灭菌和化学蒸汽灭菌需要的温度高。干热灭菌的温度为 320~375℉，需要的时间也不同，取决于制造商（操作 21-4）。

干热灭菌的优点是如果器械放入灭菌器前充分干燥，则不会生锈。现有的两种干热灭菌器是：静止空气灭菌器和加压空气灭菌器。

静止空气灭菌器

静止空气灭菌器与烤箱相似：加热圈在底部，热空气通过对流上升。热量通过静止的空气传递至器械，需要 1~2 小时。静止干热灭菌的缺点是：①灭菌过程时间过长；②如未严格按照程序时间操作，则达不到灭菌效果。需使用耐热的包装材料，如铝箔、金属和玻璃容器等。不可使用纸或布类，因为高热可导致其燃烧或褪色。

加压空气灭菌器

加压空气灭菌，也叫快速热量传导灭菌。热空气在灭菌器内高速循环，可使热量快速由热空气传导至器械，从而减少灭菌时间。当到达灭菌温度后，有包装的器械在灭菌器内的暴露时间为 12 分钟，裸露器械为 6 分钟（图 21-17）。

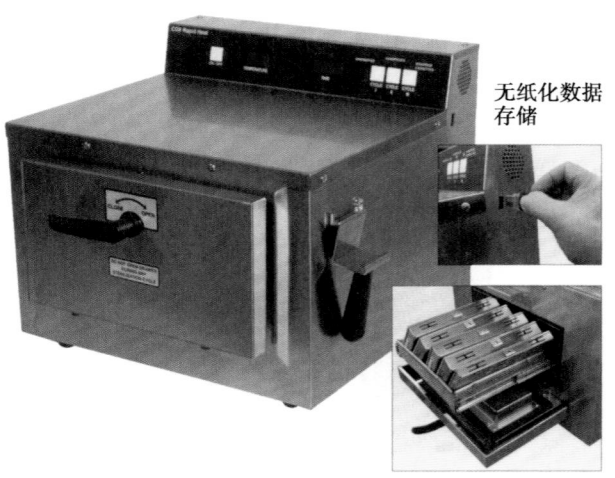

图 21-17 加压空气干热（快速热量传导）灭菌器。（Courtesy CPAC Equipment, Inc., Leicester, NY.）

环氧乙烷灭菌

环氧乙烷灭菌是一种公认的灭菌方法。这种方法在低温下操作,适用于塑料和橡胶类等不耐高热物品的灭菌。

根据灭菌器类型不同,环氧乙烷灭菌需要 4~12 小时。灭菌后需要通风至少 16 小时才可去除附着在塑料或橡胶表面的分子。

环氧乙烷灭菌对湿的物品无效,且操作错误可能会产生毒性。这种消毒方式常见于大的口腔诊所或医院,私人牙科诊所较少使用。

液体化学灭菌剂

并非所有物品都可以使用热力灭菌。热力灭菌会损坏一些塑料制品,如橡皮障支架、比色板和 X 线持片夹等,因此,必须使用液体灭菌剂进行灭菌,如 2%~3.4% 的戊二醛(操作 21-5)。戊二醛灭菌所需时间是 10 小时,少于 10 小时可达到消毒,而非灭菌(图 21-18)。

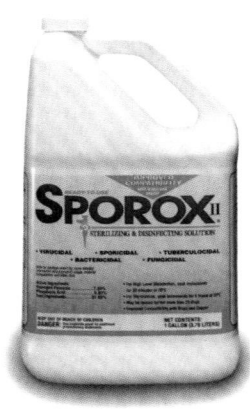

图 21-18　SPOROX Ⅱ 是一种高水平消毒剂/灭菌剂,可用于不耐热器械。(Courtesy Sultan Healthcare, Hackensack, NJ.)

确认这些产品有化学品安全技术说明书。所有的人员都必须经过培训并掌握如何使用这些材料。

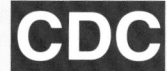

CDC 化学灭菌剂/高效消毒剂的使用建议

当把化学杀菌剂作为灭菌剂使用时,一些灭菌后操作是必须的:①取出后使用灭菌水冲洗以去除残留的毒性或刺激性物质;②使用无菌手套拿取并用无菌毛巾干燥;③以无菌方式传递器械工作端。

如果器械经化学灭菌后存储,则器械不是无菌的,使用前需要再次灭菌。另外,化学灭菌剂灭菌程序不能使用生物监测。

必须使用制剂原液(未稀释)灭菌预清洗的器械。液体灭菌剂含有毒的挥发物,不能用作表面消毒剂。

复习

12. 热力灭菌最常见的形式是什么?
13. 快速灭菌最主要的缺点是什么?
14. 化学蒸汽灭菌最主要的优点是什么?
15. 干热灭菌的两种类型是什么?
16. 化学灭菌剂最主要的缺点是什么?
17. 使用化学灭菌剂处理的器械如何冲洗?

灭菌失败

以下情况可导致灭菌失败:灭菌时间不足(化学的或热力灭菌)或处理物品表面暴露不足。有些因素会引起灭菌程序失败,包括不正确的器械清洗、包装方法或灭菌器发生故障(表 21-7)。

如果是阳性结果(阳性报告表明灭菌没有成功),检测机构会立即通知口腔诊所灭菌失败的信息。如果结果是阴性的(阴性报告表明灭菌有效),检测机构会将 24、48 和 72 小时的生物培养结果邮寄到诊所。

表 21-7　灭菌中错误操作及引起的结果

错误操作	示例	结果
不恰当的器械清洗	器械上有干涸的血液及/或者粘接剂	微生物与灭菌剂被隔离开(灭菌剂无法接触到微生物)
包装错误	过度包裹(太厚)	灭菌剂无法接触到器械
	使用不正确的包装材料	包装材料可能熔化或灭菌剂无法穿透包裹
	化学气体或高压灭菌时使用密闭容器	灭菌剂无法接触到内部表面
不正确的装载	超负荷(待消毒器械包过多)	达到特定温度的时间会加长,会减慢(灭菌剂)到达待消毒器械包中心的速度
	器械包间距过小(太紧密)	可能会阻碍到灭菌剂接触到所有待消毒器械及其表面
不正确的灭菌时长	计时错误	灭菌时间不足
	未达到特定温度就开始计时(非自动装置)	灭菌时间不足
	干热灭菌器在灭菌过程中门是打开的,没有重新启动时间	灭菌时间不足
温度不正确	灭菌器操作错误	灭菌温度不够
	灭菌器故障	灭菌温度不够

灭菌监测

正确进行口腔器械的灭菌非常重要。因为肉眼看不到微生物的存在,因此灭菌的最大困难是确认器械何时被灭菌。

灭菌技术应用初期,人们会将一个生土豆放入灭菌器内和器械一起灭菌,然后观察土豆是否熟了。如果土豆熟了,则认为灭菌成功。灭菌程序发展成熟后,更多的科学监测方法取代了土豆。

现在使用 3 种灭菌监测方法:物理监测、化学监测和生物监测。这 3 种方法互相独立,功能不同,必须协同使用才可保证灭菌效果。

CDC 灭菌监测指南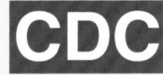

为确保灭菌程序的有效性,需要按照制造商的说明使用物理、化学或者生物监测。(ⅠB)

每个灭菌程序都使用物理监测(如时间、温度、压力等)和化学监测。(Ⅱ)

每个灭菌包内都放置化学指示卡。如果在外面看不到灭菌包内的化学指示卡,则在灭菌包外放置指示卡。(Ⅱ)

将灭菌包正确并松散地放入灭菌器内,防止阻碍灭菌剂的渗透。(ⅠB)

如果物理监测或化学监测显示灭菌程序不充分,则不能使用灭菌后的器械。

至少每周进行一次生物监测。(ⅠB)

如果灭菌种植物品,则每个灭菌程序都要使用生物指示卡。确认监测结果合格后再使用种植物品。(ⅠB)

按照每个州和地方的规定保存灭菌监测结果(物理监测、化学监测和生物监测)。(Ⅰ)

物理监测

灭菌过程的物理监测需要观察仪表并根据灭菌器的显示记录温度、压力和暴露时间。虽然正确的读数不能确保灭菌效果,但不正确的读数则是出现问题的第一个信号。

切记,所记录的温度是指灭菌仓的温度,而不是灭菌包内的温度。因此,仪表上的数据不能体现仓内超载或不正确包装所产生的问题。

化学监测

化学监测(外部和内部的)需要使用在某些情况下会变色的热敏化学物质。化学监测的两种形式是过程指示卡和过程集成指示卡。

过程指示卡

过程指示卡(外部的)灭菌前放置在灭菌包的外部。如高压蒸汽灭菌胶带或者无菌包上的变色标记(图 21-19)。

过程指示卡(process indicators)仅仅表明器械包暴露在一定温度下,但不能测量暴露时间或压力。过程指示卡是单参数指示卡(single-parameter indicators),用于区分经过处理的和未经过处理的灭菌包,可以避免发生使用未灭菌包的事故。

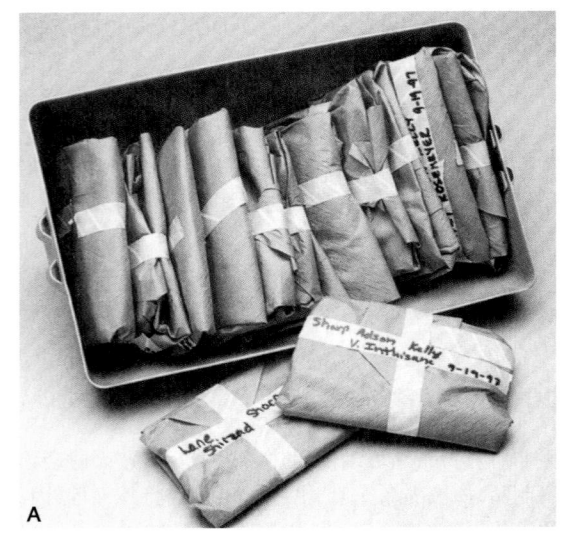

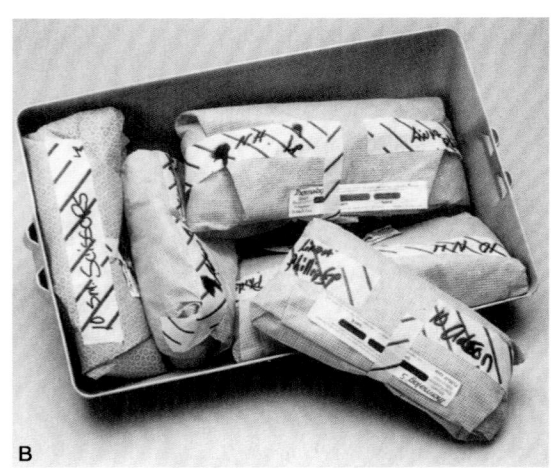

图 21-19　A,未灭菌器械。B,包装器械经灭菌后,注意胶带上的颜色已变化。(From Adams AP, Proctor DB: Kinn's the medical assistant:an applied learning approach, ed,11,St Louis,2011,Saunders.)

过程集成指示卡

过程集成指示卡(process integrators)(内部的)放在器械包内。它反映了压力、温度和时间。过程集成指示卡是多参数指示卡(multi-parameter indicators)。所有灭菌因素综合显示(图 21-20)。

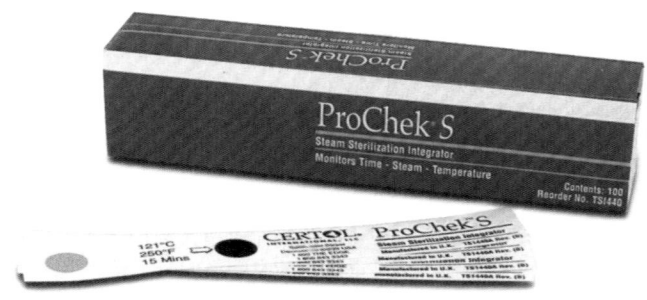

图 21-20　过程集成指示卡用于监测时间、温度和压力。(Courtesy Certol, Commerce City, CO.)

例如:指示条、指示标签和变色胶带。放置过程集成指示卡可确保灭菌物质进到了灭菌包内(图 21-21)。

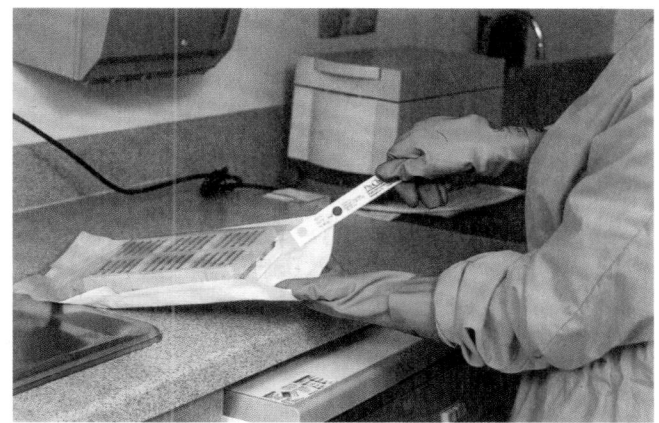

图 21-21 牙医助理将过程集成指示卡放入器械包内

局限性

过程指示卡和过程集成指示卡是快速的、肉眼可见的灭菌监测。但它不能显示物品是否无菌,也不能替代生物监测。

生物监测

生物监测(biologic monitoring),或称为芽孢监测,是唯一可以确定灭菌是否有效、是否所有细菌,包括芽孢(endospores)都被灭活的监测方式。CDC、美国牙医协会(American dental association,ADA)和安全、无菌和预防组织(organization for safety,asepsis and prevention,OSAP),都推荐至少每周做一次生物监测。

有些州要求每周、每月常规生物监测,或者每 40 小时,每 30 天等。除了推荐每周进行外,某些情况下也要进行生物监测(操作 21-6)。

生物指示卡(biologic indicators),或称为芽孢指示卡,是含有无害细菌芽孢的纸卡或纸条(芽孢高度耐热)。

使用 3 个生物指示卡进行测试。两个指示卡放置在无菌包内部,按正常程序灭菌。第三个卡放在包装旁。

灭菌结束后,培养芽孢。如果芽孢存活(培养阳性),则灭菌失败,如果芽孢被杀灭(培养阴性)则灭菌成功。

芽孢的培养需要邮寄到相关监测机构(图 21-22)。如果在诊所内培养,要严格遵守制造商说明要求以防出现错误(图 21-23)。

⟵ 复习

18. 什么原因导致灭菌失败?
19. 灭菌监测的 3 种方法是什么?
20. 什么是过程指示卡,放置在哪里?
21. 什么是过程集成指示卡,放置在哪里?
22. 使用过程指示卡和过程集成指示卡,能否表明器械已灭菌?
23. 确定灭菌成功,最好使用什么方式?

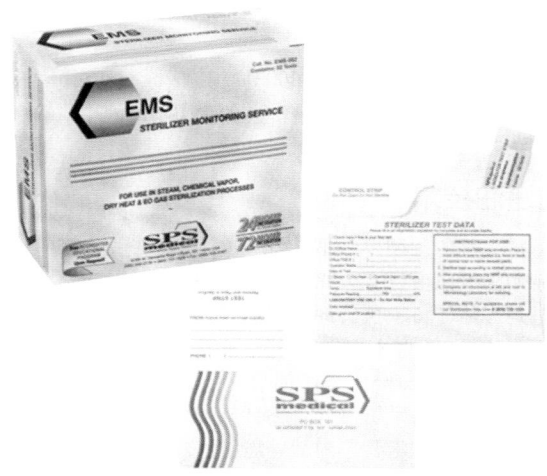

图 21-22 邮寄可方便生物监测。(Courtesy SPSmedical Supply Corp.,Rush,NY.)

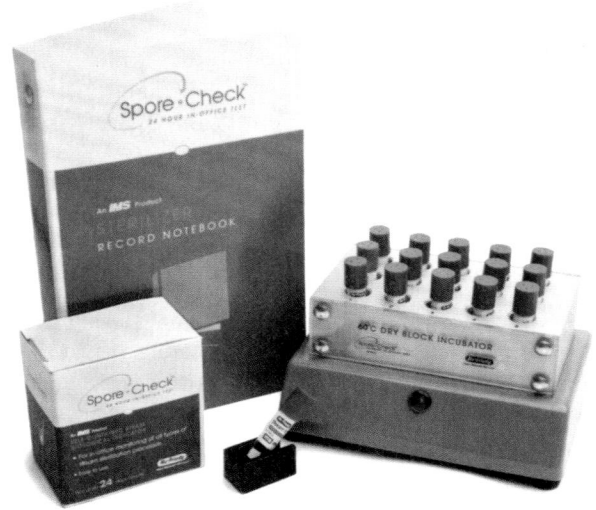

图 21-23 诊所内的生物监测系统。(Courtesy Hu-Friedy Mfg Co. LLC,Chicago,IL.)

CDC 生物监测的使用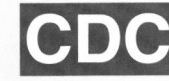

- CDC、ADA、OSAP 推荐,每周进行一次生物监测
- 灭菌器维修后,应使用生物监测确保功能准确
- 更换包装材料后,应使用生物监测确保灭菌物质与器械充分接触
- 断电重启后,使用生物监测确保灭菌器工作正常
- 培训新员工后,确保正确操作生物监测
- 灭菌种植器械时,使用生物监测

必须使用和灭菌方式相匹配的生物指示卡。高压蒸汽灭菌和化学蒸汽灭菌所使用的芽孢不同于干热灭菌和环氧乙烷灭菌所使用的芽孢。双重芽孢既含有高压蒸汽灭菌和化学蒸汽灭菌所使用的芽孢,又含有干热灭菌和环氧乙烷灭菌所使用的芽孢。

牙科手机灭菌

高速牙科手机的转速为 400 000 转/min。血液、唾液和牙齿碎屑等会残留在牙科手机顶部并传染其他患者。因此，必须正确清洗并高热灭菌牙科手机。

冲洗注油技术

牙科手机的预期寿命取决于它的使用频率及使用和保养方式。如果灭菌前没有去除碎屑，碎屑将会附着在管芯内。空踩手机是去除牙科手机头部碎屑最好的方式。

手机注油，即将手机清洁剂高压冲入手机内部管芯，且在头部注油，可以去除碎屑。注油后，使用高压空气吹气以去除碎屑。大部分牙科手机需要带钻针旋转（见第 35 章）。

因为水不能冲走管芯内的碎屑，所以仅仅在椅旁空踩手机不能完全冲走管芯内的碎屑。

灭菌技术

仅推荐蒸汽灭菌和化学蒸汽灭菌，因为牙科手机的灭菌温度不能超过 275 ℉（操作 21-7）。除非灭菌后马上使用，否则牙科手机需包装后灭菌，以防止使用前被污染。

手机不能在高温状态下使用，也不可快速降温（如使用冷水），因为在突遇极冷的情况下，手机内微小的金属配件会变形。

CDC 灭菌物品和口腔清洁物品储存区域的要求

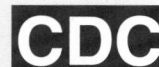

灭菌物品和一次性物品储存区域应该邻近。塑封包装的无菌器械可以按时间顺序储存。事件相关包装（event-related packaging）是指每件物品视为无菌，除非无菌包内的物品被污染（包装破损或湿包）。无菌包上需要注明灭菌日期。如果诊所内有多台灭菌器，也要标明灭菌器编号。如果包装过期，则需要重新清洗器械，更换新包装，重新灭菌。（ⅠB）

条件允许时，清洁物品和器械应储存在密闭的或者带盖的储槽中，不能储存在水槽或其他潮湿的地方。（Ⅱ）

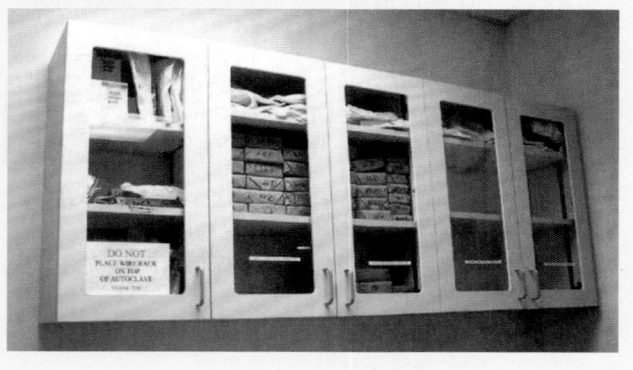

24. 牙科手机灭菌前应怎样处理？
25. 高速牙科手机适用的热力灭菌方式是什么？
26. "事件相关包装"是什么意思？
27. 清洁物品和器械如何保存？

■ 法律和伦理问题

美国 CDC 制定了《口腔诊疗机构感染控制指南（2003）》，旨在防止诊所内感染传播，保护病人和牙科医务人员。OSHA 血源性病原体指南要求使用生物监测方法监测灭菌器并保留监测结果。另外，许多州也有基于 CDC 感控指南的感染控制准则。作为牙医助理，有法律责任按照本节的说明认真操作。切记，正确的器械处理可以防止微生物在病人间传播或传播至工作人员。■

■ 展望

可见光、电离辐射、微波和紫外线将是应用于消毒和灭菌领域的新技术。现在，电离射线技术已经开始应用于不耐热物品的灭菌和食物消毒，减少食物源性疾病的数量。

紫外线已经应用于手术帽消毒以减少其表面的微生物数量。将来，为 FDA 所承认的紫外线灯也可能用于口腔诊室表面灭菌。■

■ 评判性思维

1. 牙科医生正在筹建一个新的牙科诊所。需要你帮助计划、设计和构造器械处理区。关于布局应如何考虑？需要订购什么设备？使用什么设施？

2. 你接到灭菌器监测机构的电话告知最近送的芽孢监测结果失败。应该检查什么来确定原因？

3. 有朋友（不是牙医助理）问你既然 CDC 的《口腔诊疗机构感染控制指南（2003）》不是法律，为什么要执行？你该怎样回答？■

操作 21-1

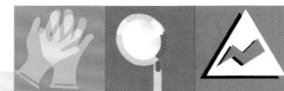

使用超声清洗机

目标

准备和有效使用超声清洗机

器械与物品

- 超声清洗装置
- 器械
- 超声清洗液
- 清洗毛巾

步骤

1. 穿戴防护服、面罩、眼镜和橡胶手套。
   目的:可能会接触尖锐的污染器械。使用超声清洗机时,可能会有溶液飞溅入眼睛。
2. 打开容器盖子。
   目的:不使用时,盖上盖子以防溶液挥发,减少气源性污染。
3. 确保溶液量达到制造商建议的水平。
   目的:需要清洗的器械必须完全浸泡在溶液中。
4. 把器械放在清洗篮中,或使用器械盒时,将其放在清洗篮中。
5. 盖上盖子,将旋钮旋至"开",清洗时间5~10分钟,取决于超声清洗机的功率。
6. 清洗完成后,打开清洗篮,在水槽中使用流动水冲洗器械,冲洗时倾斜清洗篮使水流入水槽以减少飞溅。

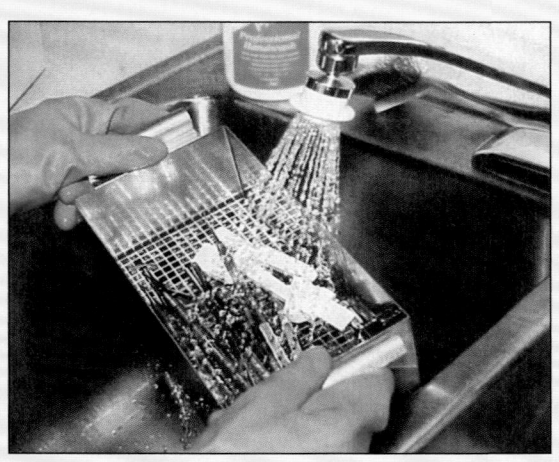

7. 轻轻将清洗篮中的器械放在毛巾上,盖上超声清洗机的盖子。

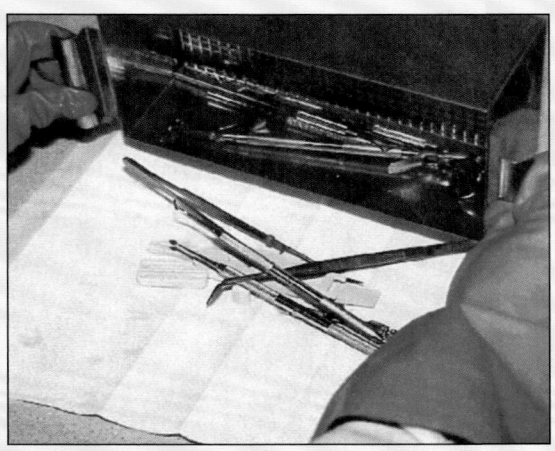

操作 21-2

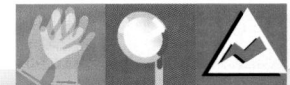

使用压力蒸汽灭菌器灭菌器械

目标

准备和使用压力蒸汽灭菌器灭菌器械

器械与物品

- ✔ 合适的 PPE
- ✔ 压力蒸汽灭菌器包装材料
- ✔ 压力蒸汽灭菌器配套装置
- ✔ 防锈剂
- ✔ 密封设备
- ✔ 标记包装的笔
- ✔ 隔热手套

步骤

1. 器械在包装灭菌前应清洗,但无需完全干燥。

    注:厚玻璃板、碟子、橡胶类物品和磨石类等,灭菌前必须干燥。

2. 非不锈钢器械或钻针等,包装前须使用防锈剂浸泡。

    注:使用干热灭菌时则不需要。

3. 把过程集成指示卡放入包装袋内。

4. 包装、密封并标记器械。

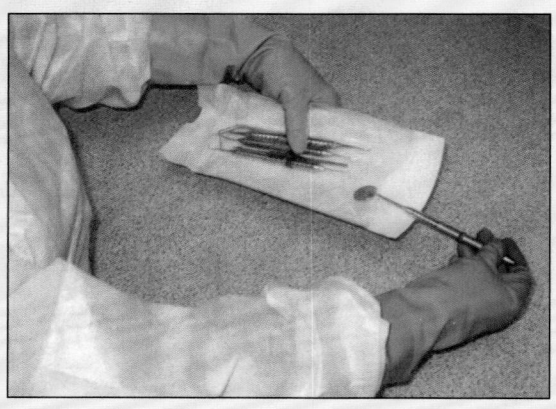

压力蒸汽灭菌器的装载

5. 将包装且密封的袋子放入压力蒸汽灭菌器。

6. 将待灭菌器械包分开适当的空间放置。将玻璃或金属罐倾斜一定角度。

    目的:使蒸汽可以在包装内和包装间自由流动。

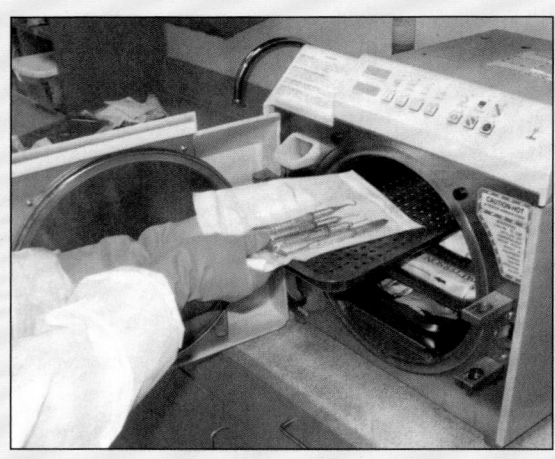

7. 将可能阻碍蒸汽流动的大器械包放置在压力蒸汽灭菌器的底层。

    目的:大包装会阻碍压力蒸汽灭菌器的升温和升压,使蒸汽流动困难。

8. 不能过量装载。

    目的:超载会阻碍蒸汽的流动。

操作压力蒸汽灭菌器

9. 阅读并遵循制造商的说明。大部分压力蒸汽灭菌器需要使用蒸馏水。

    目的:自来水里含有矿物质,会在压力蒸汽灭菌器内部形成沉淀物,腐蚀金属从而损毁压力蒸汽灭菌器。

操作 21-2(续)

10. 确保有充足的供水,及时添加蒸馏水。

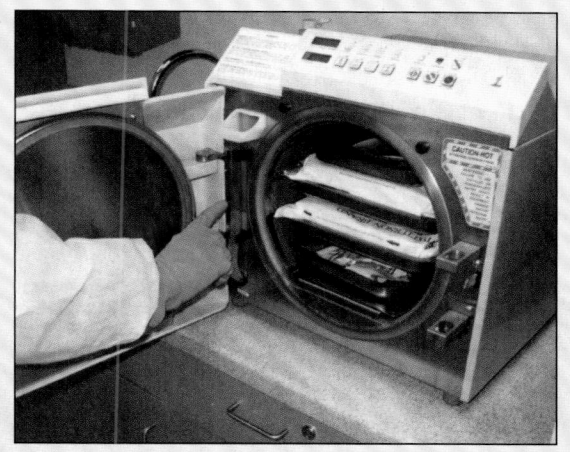

11. 设置压力蒸汽灭菌器的蒸汽的时间、温度和压力。

    注:计时开始时,压力和温度必须达到规定值。预热持续时间取决于压力蒸汽灭菌器和负载量。

12. 灭菌程序结束,蒸汽释放入室内后压力蒸汽灭菌器内容物进行干燥并冷却。

    注:大部分压力蒸汽灭菌器自动释压和冷却。如果没有此功能,待压力蒸汽灭菌器内压力释放后需小心地轻轻开门,因灭菌器内残留的蒸汽温度高,灭菌物品取出前要干燥并冷却。

灭菌物品的摆放和储存

13. 洗手,戴新的检查手套,取出灭菌物品并摆放。

14. 将无菌物品从灭菌器内取出并放置在清洁区。

    重要提示:仅在灭菌室的清洁区工作。

15. 把塑封袋放置在治疗盘内,添加操作时所必需的其他物品。

    有些诊所将所需手套和面罩添加到治疗盘内,有的则储存在治疗室内。

16. 将准备好的治疗盘放置在清洁区。

操作 21-3

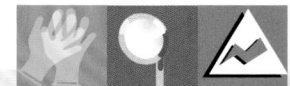

使用不饱和化学蒸汽灭菌器械

目标

准备和使用不饱和化学蒸汽灭菌器械

器械与物品

- ✔ 合适的 PPE
- ✔ 化学蒸汽灭菌包装材料
- ✔ 监测设备
- ✔ 密封装置
- ✔ 标记包装用的笔

步骤

包装器械

1. 包装前,确保器械清洁并干燥。

    目的:如果器械没有充分干燥,可能会生锈。

2. 将过程集成指示卡放入灭菌包内。

3. 注意包装不要过大,防止不能充分灭菌。

    目的:过大过紧包装的器械不推荐使用化学蒸汽灭菌。

化学蒸汽灭菌器的装载和操作

4. 阅读并遵照制造商说明。

    重要提示:遵守化学品安全技术说明书的提示。

5. 按照制造商说明装载灭菌器。

    注:这一步骤与压力蒸汽灭菌器的操作相同。

6. 设置正确的时间、温度和压力。

    注:计时开始前,必须达到设置的压力和温度。

7. 遵守制造商关于释压和冷却的说明。

8. 器械冷却干燥后,摆放和储存治疗盘。

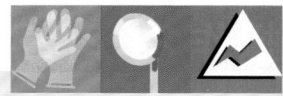

操作 21-4

干热法灭菌器械

目标

准备使用干热灭菌器灭菌器械

器械与物品

- ✔ 包装材料
- ✔ 预清洗的器械
- ✔ 干热灭菌监测设备
- ✔ 塑封机
- ✔ 标记灭菌包的笔

步骤

包装器械

1. 包装前清洗并干燥器械。
   目的:干热灭菌时,湿器械会生锈。
2. 将有关节器械的关节打开,如外科镊子、止血钳、剪刀等。
   目的:灭菌时热量能够到达所有部位。

装载和操作干热灭菌器

3. 阅读并遵照制造商说明。
4. 将过程集成指示卡放入检测包。
5. 装载干热灭菌器使空气能够充分在灭菌包间循环。

目的:如果热量不能传导至器械所有部位就不能达到灭菌。

6. 按照制造商说明设置灭菌器时间和温度。
   目的:整个灭菌器内的温度到达设定值后,计时开始。
7. 灭菌开始后,不要再向灭菌器内增加器械。
   目的:凉的器械会明显降低灭菌器的温度。
8. 灭菌结束,待灭菌包冷却后小心取出。
   目的:灭菌包温度高可能引起烫伤。

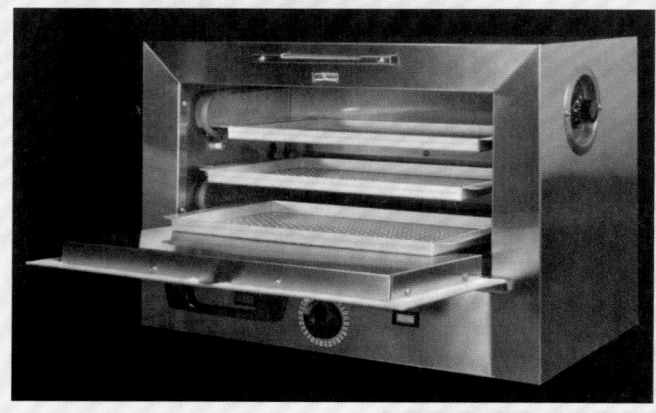

9. 灭菌包冷却后,摆放和储存治疗盘。

操作 21-5

使用化学灭菌剂灭菌器械

目标

使用化学灭菌剂灭菌器械

器械与物品

- ✔ PPE
- ✔ 预清洗并干燥后的物品(不适用于热力灭菌)
- ✔ 化学灭菌剂
- ✔ 夹持钳
- ✔ 冲洗用水

步骤

准备灭菌剂

1. 准备、使用和倾倒灭菌剂时,应佩戴橡胶手套、面罩、眼镜,穿防护服等。

目的:化学灭菌剂有较高毒性,使用不当会损伤呼吸道。

2. 准备/配制、使用和处理灭菌剂时,要遵守制造商的说明。
   目的:在很多地区认为戊二醛是有害物质,需要特殊处理,不能倾倒入下水道内。
3. 按照灭菌剂的要求准备溶液。在容器上标明灭菌剂的名称,配制日期(标明使用时间)和关于产品毒性的其他信息。
   目的:每种灭菌剂的活性长短不一,部分产品有 30 天活性。
4. 应盖上容器并保持密闭,除非放入或取出器械时。
   目的:戊二醛会产生有毒气体。

使用灭菌剂

5. 预清洗、冲洗并干燥待灭菌的物品。
6. 将物品放置在有孔托盘内。将托盘放入灭菌剂中,盖上盖子。另一种方法是使用夹持钳以防止飞溅。

操作 21-5（续）

7. 确保所有物品都完全浸入灭菌剂中。

   目的：在推荐的灭菌时间内，必须保证所有器械完全浸泡在溶液中。

8. 使用清水充分冲洗灭菌器械并干燥。将器械放入清洁包装内。

   注：为保持灭菌效果，需使用无菌水冲洗器械，无菌毛巾干燥并放置在无菌容器中。

保存灭菌剂

9. 用化学试剂盒（可以从制造商处获得）定期监测戊二醛浓度。

10. 当灭菌剂的浓度变低或溶液看起来明显浑浊时，按照说明书上的指示更换灭菌剂。

11. 更换灭菌剂时，倒掉使用过的剩余制剂，用洗涤剂清洗盛装该消毒剂的容器，清水冲洗干燥后，再往容器中倾倒新的消毒剂。

操作 21-6

进行生物监测

目标

使用生物指示剂测试灭菌效果

器械与物品

- ✔ 合适的 PPE
- ✔ 器械
- ✔ 铅笔
- ✔ 双效生物指示剂
- ✔ 灭菌标志
- ✔ 邮寄用信封

步骤

1. 穿戴 PPE，将生物指示剂放入待灭菌包并密封。

   目的：虽然器械已经清洗，但仍是污染的。

2. 将装有生物指示剂的灭菌包放置在灭菌层架中部。

   目的：灭菌层架中部是灭菌物质最难到达的部位。

3. 将灭菌层架放入灭菌器内，按照正常程序灭菌。

   目的：检测正常灭菌程序。

4. 摘橡胶手套、面罩、眼镜。洗手并干燥。

   目的：防止污染。

5. 在灭菌标签上，记录监测日期、灭菌器类型、灭菌流程、温度、时间和灭菌器操作人员姓名。

   目的：保存信息是防止职业暴露的组成部分，特殊信息对提示灭菌失败的案例有重要作用。

6. 灭菌结束后，取出生物指示卡。

   目的：生物指示卡与灭菌器械暴露在同样的条件下。

7. 将生物指示卡邮寄到监测机构。

   目的：获得并保存监测结果是职业暴露控制的重要部分。

操作 21-7

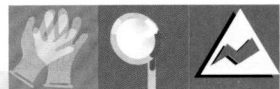

牙科手机灭菌

目标

准备和灭菌"可灭菌的"牙科手机

注:这个操作概略说明牙科手机灭菌流程。需要遵循制造商的
　　说明要求进行储存和灭菌,否则会对手机保修产生影响

器械与物品

- ✔ 可灭菌的牙科手机
- ✔ 钻针
- ✔ 超声清洗机(或按制造商说明)
- ✔ 棉卷
- ✔ 异丙醇

步骤

1. 取下手机前,带钻针空踩手机 10~20 秒冲洗管道,从而清理
   手机上肉眼可见的碎屑。
   目的:去除头部附着的碎屑。

2. 取下钻针,拔下手机。

3. 如果制造商推荐使用超声清洗机,则使用超声清洗机清洗,
   然后彻底干燥管路,去除管路内的碎屑。

4. 如果制造商不推荐使用超声清洗机,则流动水下彻底刷洗
   手机。

5. 如果手机需要灭菌前注油,则使用制造商推荐的清洗剂清
   洗后注油润滑。

6. 如果手机不需要灭菌前注油,则使用不含润滑剂的清洗剂
   清洗。

7. 遵循制造商的说明进行注油。
   目的:不要过度注油。

8. 连接气枪,吹净多余的润滑油。大多数手机在进行这项操
   作时需要安装钻针。
   目的:多余的润滑油堆积在头部,可能造成加热过程中的
   　　　"粘合"。

9. 使用棉刷蘸取异丙醇去除多余的润滑剂。不要使用强溶
   解剂。

10. 确保手机清洗后干燥并包装。灭菌要遵循制造商的说明,
    在加热程序完成后,使手机冷却并干燥。手机使用前需保
    持密封状态。

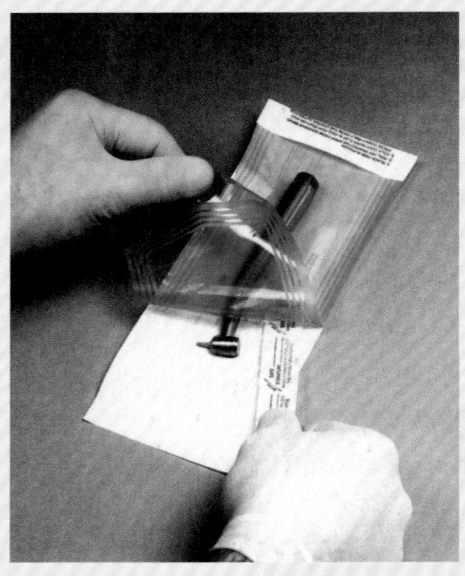

11. 连接手机前,水汽冲洗手机管路 20~30 秒。
    目的:去除附着的碎屑和细菌。

12. 如果手机不需要进行灭菌后监测,则在椅旁病人面前打开
    灭菌包装,向其表明所使用的手机已灭菌。

13. 如果手机需要灭菌后润滑,则使用灭菌牙科手机专用的注
    油容器,并在牙科手机使用前进行注油。
    目的:减少交叉感染的风险。

14. 只打开灭菌包装下部,防止多余的润滑油飞溅。

(常婧 译,李秀娥 校审)

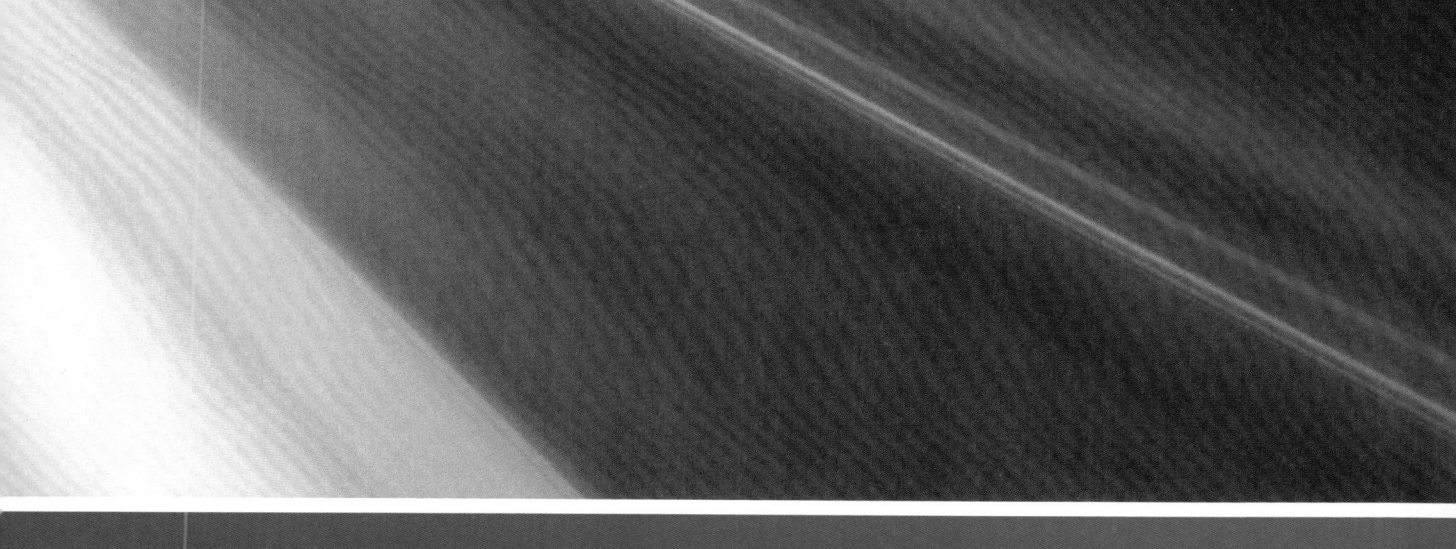

第五篇
职业健康与安全

职业健康与安全与牙科职业息息相关,受到越来越多的关注。有些机构已开始为牙科医务人员制定职业健康与安全相关的规章制度,预防职业相关伤害。在美国,牙医助理通常在牙科诊所中执行各联邦、州以及地方规章制度。这些制度与危险化学药品的使用、工作人员的保护以及牙科废弃物的处理有关。

在这部分内容中,将学习不同机构的角色及职责,同时了解这些角色与职责在牙科诊所中的重要作用。具体内容包括:在牙科诊所中如何安全使用化学药品;如何识别并正确处理废弃物;维护牙科综合治疗台水路安全的重要性。此外,也会学习通过自我防护避免与牙医助理操作有关的职业伤害,如头、背、颈和肩膀疼痛及其他肌肉骨骼系统疾病。

22

监管和咨询机构

关键术语

美国牙医助理协会（American Dental Assistants Association, ADAA）: 代表全美牙医助理的专业组织。

美国牙医协会（American Dental Association, ADA）: 代表牙科医生的专业组织。

美国牙科卫生士协会（American Dental Hygienist' Association, ADHA）: 代表牙科卫生士（洁治员）的专业组织。

加拿大牙医助理协会（Canadian Dental Assistants Association, CDAA）: 加拿大牙医助理官方组织。

疾病预防控制中心（Centers for Disease Control and prevention, CDC）: 非监管性的联邦机构，为健康与安全提供建议。

环境保护署（Environmental Protection Agency, EPA）: 联邦管理机构之一，负责依照环境法保护和恢复环境及公众健康。

食品药品管理局（Food and Drug Administration, FDA）: 监管食品、药品、医疗器械、动物饲料与药品、化妆品和具有辐射的产品（手机、激光、微波炉等）。

国家职业安全与健康研究院（National Institute for Occupational Safety and Health, NIOSH）: 美国非管理性联邦机构，领导全国或世界范围内的职业性疾病和损伤的预防工作。

国立牙科和颅面研究院（National Institute of Dental and Craniofacial Research, NIDCR）: 美国的联邦机构，其任务是通过研究、培训和传播知识以促进牙齿、口腔以及颅面的健康。

国立卫生研究院（National Institute of Health, NIH）: 世界最主要的医学研究中心。

职业安全与保健管理局（Occupational Safety and Health Administration, OSHA）: 美国联邦管理机构，其任务是通过建立和执行各项标准而保障工作人员的安全和健康。

安全、无菌和预防组织（Organization for Safety, Asepsis and Prevention, OSAP）: 进行初级感染控制和教育的牙科组织。

加拿大公共卫生机构（Public Health Agency of Canada, PHAC）: 负责加拿大公共卫生的主要联盟机构。

学习目标

完成此章节的学习之后，学生将能够达到以下目标：
1. 掌握关键术语的发音、写法和定义。
2. 解释规章和建议的区别。
3. 讨论专业机构和协会的相关内容：
   - 指出牙科专业信息的 4 个来源。
   - 说出牙科医生、牙医助理和牙科卫生士相关专业组织机构的名称。
   - 说出牙科中进行初级感染控制教育的组织机构名称。
4. 讨论与牙科相关的政府机构的角色，包括：
   - 解释 OSHA 和 NIOSH 最主要的区别。
   - 描述加拿大公共卫生机构的作用。

牙医助理了解政府机构和专业组织的作用非常重要，因为这些组织机构与其执业密切相关，尤其在感染控制、化学药品使用及其他职业健康与安全相关问题领域。一些组织具有监管权，负责发布牙科诊所必须遵守的规章制度，未执行的诊所会受到罚款、监禁、停业或吊销执照等惩罚。其他一些机构可以提供咨询，但不强制执行，其提供的咨询内容以强有力的科学证据为基础,成为当今牙科执业的标准。

本节内容中提到的政府组织和机构非常庞大,在此仅进行介绍。牙医助理可访问这些机构的网站,获取更多的信息。

协会和机构

专业机构提供了重要的感染控制和其他专业信息(表22-1)。许多牙科专业人员选择成为这些专业机构的会员。

美国牙医协会

美国牙医协会(American dental association, ADA)是代表牙科医生的专业组织。ADA成立于1859年,目前会员超过了157 000人。它是世界范围内最大,历史最悠久的国家级牙科协会。ADA定期更新有关感染控制方面的改进措施,还就牙科社团感兴趣的新问题发布相应的报告。

表 22-1 专业组织和机构

专业组织和机构	标识
美国牙医学会(American Dental Association, ADA) www.ada.org	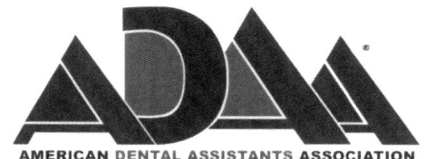
美国牙医助理协会(American Dental Assistants Association, ADAA) www.dentalassistant.org	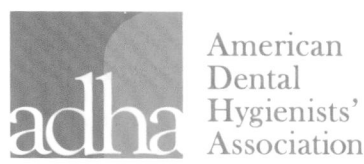
美国牙科卫生士协会(American Dental Hygienist's Association, ADHA) www.adha.org	
加拿大牙医助理协会(Canadian Dental Assistants Association, CDAA) www.info@cdaa.ca	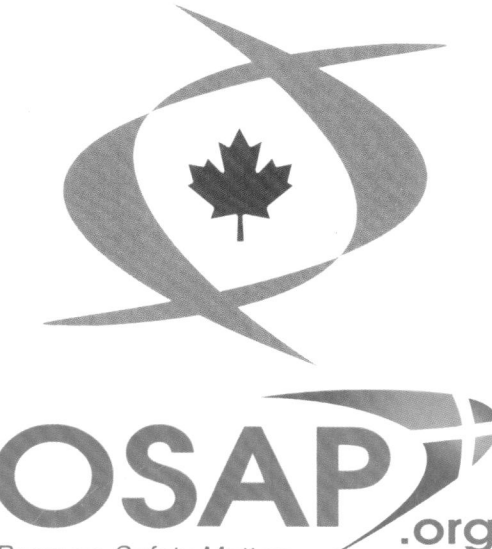
美国安全、无菌和预防组织(Organization for Safety, Asepsis and Prevention, OSAP) www.osap.org	

牙科医生和消费者很早就把ADA的认可标识作为牙科产品安全有效的重要标志。获取标识是一个自愿参加的项目,参与的公司会投入巨大的资源用以测试产品,从而获得ADA认可标识(图22-1)。

美国牙医助理协会

美国牙医助理协会(American Dental Assistants Association, ADAA)是代表专业牙医助理的历史最悠久、最庞大的群体。会

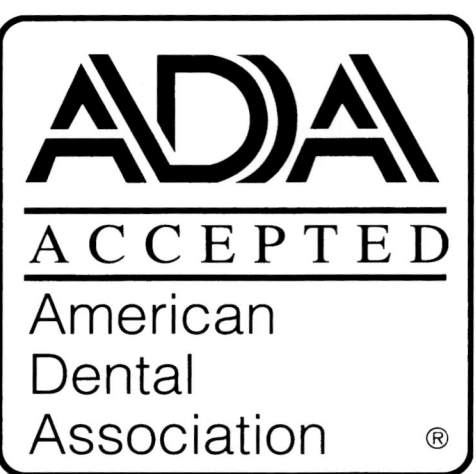

图 22-1　ADA 认 可 标 识。（Courtesy American Dental Association,Chicago,IL）

员包括椅旁助理、接待员、业务经理、牙科产品销售、保险和宣教人员。ADAA 鼓励对专业牙医助理进行培养、注册和认证。

加拿大牙医助理协会（Canada Dental Assistants Association,CDAA）采取类似的原则对专业牙医助理进行管理。

ADAA 牙医助理准则

- 忠诚于雇主、职业和自己。
- 发扬主动精神,勇于承担责任,敢于创新并实践。
- 思考、利用并实现工作中的任何有利条件。
- 作为一名合作者——有合作精神,友爱而不是吹毛求疵。
- 保持热情。
- 慷慨大方,不吝啬自己的赞美和时间。
- 宽以待人,毕竟人非圣贤。
- 友爱,赠人玫瑰手留余香。
- 尊重他人的意见。
- 做事有条理,相信条理会带来效率。
- 明白时间对于雇主和自己的价值。
- 保护自我健康,身体健康是成功的职业生涯所必需的。
- 做事得体,总是能够在正确的时间做对的事情。
- 有礼貌,这是良好教养的标志。
- 走在街道中有阳光的一侧,看到美丽的事物而不是处在恐惧的阴影中。
- 时刻保持微笑。

——ADAA 创始人,Juliette A. Southard

From American Dental Assistants Association,Chicago,IL.

美国牙科卫生士协会

美国牙科卫生士协会（American Dental Hygienist's Association,ADHA）是牙科卫生士的专业组织。ADHA 为会员提供专业支持、培训课程以及多种机会,推动口腔卫生行业和学科的发展,促进相关教育和实践达到更高标准。

美国安全、无菌和预防组织

美国安全、无菌和预防组织（Organization for Safety,Asepsis and Prevention,OSAP）为牙科提供感染控制和安全的资源,为非盈利性机构。人员由牙科医生、牙科卫生士、牙医助理、政府代表、牙科制造商、大学教授、学者、顾问以及一些团体组成,致力于改进感染控制、基础保健、安全策略和科学操作。

OSAP 非常重要,它提供了很多领域科学实用的信息和建议,如仪器加工、表面无菌、牙科水路系统处理等。OSAP 会员每月会收到焦点问题的时事通讯,以及与通讯内容匹配的时长 1 小时的继续教育机会。

OSAP 是开展牙科初级感染控制教育的组织,所有牙科工作人员都需加入,时刻更新感染控制和诊所安全方面的理念。

⟳ 复习

1. 建议和规章的主要区别是什么?
2. OSAP 是指什么?

国家和地方牙科社团

国家和地方牙科社团能在特定领域的监管问题上为你提供帮助,答疑解惑并与你一起工作,或者作为你和监管机构的中间联络人进行工作。

政府机构

几个与牙科行业相关的由联邦政府运作的机构（表 22-2）。

美国疾病预防控制中心

美国疾病预防控制中心（Centers for Disease Control and Prevention,CDC）是美国健康和公众服务机构,也是随时随地保护人民健康和安全的权威联邦机构。CDC 以高质量的科学证据为基础为公众健康提供多种建议。

现今的牙科感染控制的操作规程就参照了 CDC 2003 年出版的《牙科卫生保健指南》。CDC 也有口腔卫生保健服务的相关部门,这些部门不仅对口腔疾病和氟化物的应用进行研究,还在牙科感染控制方面进行探索。CDC 虽然无权制订法律,但它为许多州和联邦机构制订法律提供依据。

CDC 出版了《肺结核病流行预防指南》,其中也包含了牙科诊所章节内容;发布了《发病率和死亡率周刊》,并以国家卫生部的报告为依据提供与健康和发病趋势相关的数据。

虽然 CDC 的总部设在佐治亚州的亚特兰大,但超过 2 000 名 CDC 的员工工作在其他地区,包括 47 个州的卫生部门。约有 120 名员工被派到海外的 45 个国家工作。

对公众和所有牙科专业人士来说,CDC 可提供优质的卫生信息资源。

美国食品药品管理局

美国食品药品管理局（Food and Drug Administration,FDA）是监管机构,是美国卫生及公共服务部的一部分,监管医疗设

表 22-2　政府机构

政府机构	标识
美国疾病预防控制中心（Centers for Disease Control and Prevention，CDC） www.cdc.gov	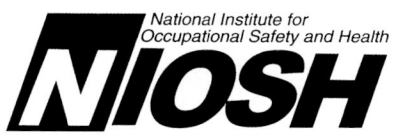
美国国立牙科和颅面研究院（National Institute for Dental and Craniofacial Research，NIDCR） www.nidcr.gov	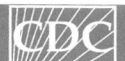 NIDCR National Institute of Dental and Craniofacial Research
美国国家职业安全与健康研究院（National Institute for Occupational Safety and Health，NIOSH） www.cdc.gov/niosh	NIOSH
美国国立卫生研究院（National Institutes of Health，NIH） www.nih.gov	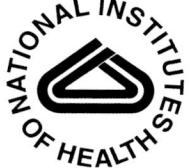
美国环境保护署（U. S. Environmental Protection Agency，EPA） www.epa.gov	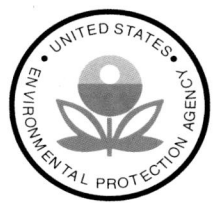
美国食品药品管理局（U. S. Food and Drug Administration，FDA） www.fda.gov	FDA
美国职业安全与保健管理局（U. S. Occupational Safety and Health Administration，OSHA） www.osha.gov	OSHA
加拿大公共卫生机构（Public Health Agency of Canada，PHAC） www.phac-aspc.gc.ca	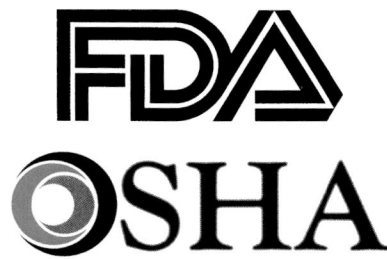

备的生产和标注。在牙科行业中，灭菌器、生物制品和化学指示剂必须经 FDA 认可，还包括超声波清洗机、清洗液、消毒剂、手套、口罩、防护眼罩、牙科手机和仪器、牙椅以及牙科照明设备。FDA 同样也监管手消毒产品（抗菌洗手产品）和漱口液（图 22-2）。

　　FDA 要求"良好的工艺"，并会对药品和设备的安全性和有效性进行检查。同时，机构还会检查药品标签上的说明是否属实。美国境内售卖的所有医疗和牙科设备在进入市场前必须先经过 FDA 的审查。

美国环境保护署

　　美国环境保护署（Environmental Protection Agency，EPA）是一个监管机构。EPA 需要确保牙科消毒剂的安全性和有效性，消毒剂制造商必须提交产品相关的安全及有效的信息。EPA 会检查这些杀菌剂的有效声明是否有科学依据，如果检查结果符合 EPA 标准，产品就会得到 EPA 注册编号，且在标签上标明。

　　EPA 也同样监管废弃物品，例如，从牙科诊所送到终末处理站的化学和医疗废物也属于其监管范畴。

美国职业安全与保健管理局

　　美国职业安全与保健管理局（Occupational Safety and Health Administration，OSHA）是联邦监管机构，隶属美国劳动部，职责是保障美国工作人员的安全与健康。为此，OSHA

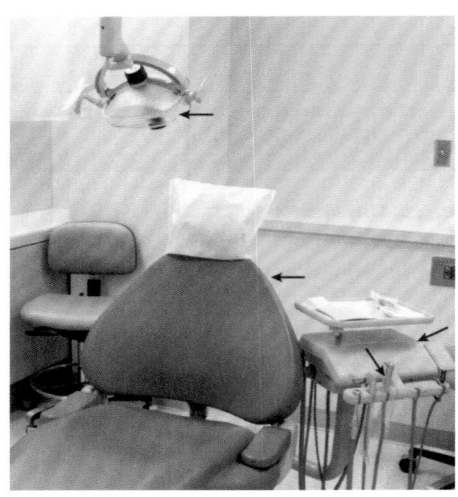

图 22-2　图中箭头所示为牙科诊疗系统中被 FDA 监管的部分

设置并实施了保护标准,即雇主必须为职工提供安全的工作环境。此外,OSHA 还提供了培训和拓展教育,持续推进职工安全与健康工作。在牙科专业,两个最重要的 OSHA 标准是血源性疾病操作标准(见第 19 章)和危害通识标准(见第 23 章)。

所有的州都在联邦 OSHA 的管理中。此外,22 个州管理自己的 OSHA 系统,所用的标准必须符合或涵盖联邦 OSHA 标准。

OSHA 通过工作调查来监督执行情况。如果工作场所不符合安全需求,每一次违规都会被通告。如果不安全的工作场所得不到改善,OSHA 将依法将其关闭直到问题得到解决。OSHA 无偿提供危急值信息、记录指南和标准复件等帮助。

OSHA 检查

口腔科检查:
- 员工或病人的投诉何时发生
- 诊所随机抽查 11 名或更多员工
- 当牙科医生有会诊需求时

美国国立卫生研究院

美国国立卫生研究院(National Institutes of Health,NIH)隶属于美国卫生和人类服务部,是最早实施并支持医学研究的联邦机构。NIH 研究疾病的预防、病因、治疗,甚至研究如何治愈常见病和罕见病。研究所为各个州和世界各国的研究人员提供学科带头人并给予经济支持。

NIH 支持的研究范围非常广,从了解大脑为何会对酒精成瘾到如何预防心脏疾病等。在医学研究方面该机构总是名列前茅。事实上,20 世纪许多重要的卫生和医疗发现都是在 NIH 的支持下研究出来的。NIH 将研究成果融入实际工作中,广泛应用于病人及其家庭、卫生保健人员以及公众中。

美国国立牙科和颅面研究院

美国国立牙科和颅面研究院(National Institute of Dental and Craniofacial Research,NIDCR)是 NIH 的牙科研究所,其使命是通过改善口腔、牙齿和颅面健康来推进美国人民大众的健康水平。通过研究及培训,NIDCR 不仅做到了促进健康、预防疾病,还发展了新的诊断和治疗技术。

国家职业安全与健康研究院

与 OSHA 相比,美国国家职业安全与健康研究院(National Institute for Occupational Safety and Health,NIOSH)没有管理权限。NIOSH 只是联邦的研究院,负责研究和提出建议用以预防职业相关疾病和损伤。NIOSH 是 CDC 的一部分,开展所有与职业疾病和伤害相关的研究,从矿工的肺部疾病到腕管综合征(见第 25 章)及乳胶过敏反应等。

NIOSH 的职责

除了进行研究,NIOSH 还有以下职责:
- 当员工和雇主有要求时,调查潜在的危险状况
- 提出建议并传播信息以预防工作场所带来的疾病、损伤和残疾
- 提供职业安全和健康培训

加拿大公共卫生机构

作为负责加拿大公众健康的主要联邦机构,加拿大公共卫生机构(Public Health Agency of Canada,PHAC)拥有约 2 400 名学者和职员,此外,遍布加拿大的联邦政府和非政府机构也为其提供多种多样的活动和服务。

PHAC 的作用

- 促进健康
- 预防并控制慢性疾病和伤害
- 预防和控制感染性疾病
- 为危害公众健康的紧急情况做准备并作出反应

⟲ 复习

3. CDC 在牙科中的主要作用是什么?
4. FDA 在牙科中的主要作用是什么?
5. EPA 在牙科中的主要作用是什么?
6. OSHA 在牙科中的主要作用是什么?
7. NIH 主要的作用是什么?
8. NIDCR 的主要作用是什么?
9. PHAC 的职责是什么?

■ 法律和伦理问题

牙科医生为牙科诊所遵守 OSHA 的标准负有最终责任,但

通常是牙医助理每天遵守 OSHA 最新发布的基本准则并保留相关资料。因此,牙医助理需要及时了解并遵守 OSHA 要求。当前,大多数牙科专业会议都能够为整个牙科团队提供选修课,如新疾病、职业健康和 OSHA 准则。此外,也可通过阅读专业期刊、通讯以及成为 OSAP 会员来紧跟时代的脚步。■

■ 展望

阅读当前的文献资料对于接受过培训的牙医助理而言非常重要。互联网依然是获得与牙科相关优质信息资源的途径。所有的专业团体和政府部门都有相关网站,在这些网址上可找到适用的指南、改进意见和规章制度,也可直接下载其中大部分信息。

Pubmed 是由美国国立医学图书馆开发的搜索引擎,提供来自全世界各类杂志的上千万的引文、论著、文献综述等,能够方便高效的学习最新的理念。网址是 www.pubmed.gov. ■

■ 评判性思维

1. 在地方牙医助理会议中讨论感染控制。几位牙医助理在牙科废物处理原则上有了不同的意见。该怎样获得准确的有关废物处理的地方规章制度?

2. 有一妇女社团询问关于儿童口腔保健的问题。可以从哪里获取最新信息来回复她们?

3. 成为认证牙医助理或注册牙医助理后,需要进行继续教育,可以从哪里寻找有关继续教育的信息?

4. 免费访问每个联邦机构的网站,浏览大量的资源,并得到想要的信息。■

(王洪 译,白洁 校审)

23

化学品和废弃物的管理

关键术语

急性暴露（acute exposure）：短时间内暴露于高水平污染环境中。

化学品（chemical）：任何物质或物质的混合物。

化学品目录（chemical inventory）：在工作中使用的所有化学品的清单。

慢性暴露（chronic exposure）：反复或长时间暴露于低水平污染环境中。

污染性废弃物（contaminated waste）：可能沾有具有潜在感染危险的患者体液的物品，如手套、患者的纸巾等。

易燃（flammable）：容易被快速点燃。

全球化学品统一分类和标签制度（Globally Harmonized System of Classification and Labeling of Chemicals，GHS）：国际间通用的危害信息的表述方式。

危害分类（hazard class）：根据对人体生理或健康危害的性质分类，例如：可燃性固体、致癌物质、口服急性毒物。

危害分级（hazard classification）：根据化学品的性质来确定其危害程度的分类方法。

危害通识标准（Hazard Communication Standard，HCS）：美国职业安全与保健管理局（Occupational Safety and Health Administration，OSHA）近期根据雇佣者应拥有"知情权"修改发布的工作场所化学品危害分类标准。

危害性说明（hazard statement）：对化学品的危险等级、性质、类别等进行的详细说明，包括适宜保存的地点、温度等。

危险性废弃物（hazardous waste）：可能威胁人类健康或生态环境安全的废弃物。

健康危害（health hazard）：对于暴露于该物质下的人员可能造成急性或慢性身体影响的化学品。

感染性废弃物（infectious waste）：能传播感染性疾病的废弃物。

标签要素（label elements）：每个危险等级和类别的象形图、危险声明、信号词和警告性声明。

氧化剂（oxidizers）：自身可以与氧反应或引起其他化学品与氧反应的物质。

生理危害（physical hazard）：可燃液体、压缩气体、爆炸物质或具有易燃反应性或水反应性的化学品。

图标（pictograms）：印在化学品危险标志标签上的图像，用以表明该化学品的危害等级和性质。

警告性声明（precautionary statements）：对于如何减少或预防暴露于危害化学品造成的影响、危害化学品的储存和使用的建议说明。

产品标识符（product identifier）：标签或安全数据单上用于危害产品的名称或编号。

管制性废弃物（regulated waste）：需要特殊处理、中和与处置的感染性废弃物。

安全数据表（safety data sheet）：一般称为材料安全数据表（Material Safety Data Sheet），说明化学品详细信息的文件。

警示词（signal word）：在安全数据表中使用的两个词："警告"指危害性较小的物质；"危险"指危害性较大的物质。

有毒化学品（toxic chemicals）：致人死亡或中毒的化学品。

有毒废弃物（toxic waste）：使人中毒的废料。

学习目标

完成此章节的学习之后，学生将能够达到以下目标：

1. 掌握关键术语的发音、写法和定义。
2. 讨论和正确使用与处理有害化学品相关的下列问题：
   - 解释为什么牙医助理必须掌握工作场所的化学品暴露问题。
   - 描述为什么牙医助理的工作可能导致危险化学品暴露。
   - 解释化学品是怎样侵入人体的。
   - 解释急性和慢性化学暴露的区别，包括潜在的长期和短期影响。
   - 列出对于化学品暴露的个人防护措施。
   - 描述接触汞的人员的必要防护措施。
   - 描述在牙科诊所减少化学暴露的方法。
   - 描述一般情况下化学品如何保存。
3. 描述 OSHA 危害通识项目相关的下列内容：

- 解释 OSHA 危害通识标准(Hazard Communication Standard, HCS)建立的原因。
- 认识 HCS 中的 9 个图标。
- 描述 HCS 中规定的记录保存要求。
- 解释安全数据表(safety date sheet, SDS)的目的。
- 说明雇主对于员工进行新的标签要素和 SDS 的培训完成的日期要求。
- 演示如何制作二级容器的标签。

4. 讨论与牙科诊所废弃物管理有关的下列问题:
- 列举 3 种类别不同的牙科废弃物。
- 列举牙科诊所产生的管制性废弃物的类型。
- 列举牙科诊所产生的有毒物质的类型。
- 描述有关放射性废弃物的预防措施。
- 描述牙科医生在废弃物处置中的职责。

实践目标

完成此章节的学习之后,学生将能够达到以下技能水平:
- 为二级容器制作一个合适的标签。

在日常工作中,牙医助理常暴露于各种各样的化学品(chemical)中。所有用于治疗、仪器和表面的清洁、消毒和杀菌、牙科技工室操作、X 线拍片的化学品在使用过程中被工作人员吸收并达到一定量时,会对其健康造成严重后果。

心脏、肾脏、肝脏和肺组织都可能遭到化学物质的严重破坏。损伤程度可表现短期的不适,如烧伤或皮疹,也可危及生命,如癌症或器官功能衰竭。

作为一名牙医助理,正确了解牙科诊所化学品的使用、存储、处理、泄漏清理及处置方法很重要。此外,还应该知道与化学品相关的急救程序,熟知美国联邦、州及地方的环境准则和有害物质处置的相关规定。常见需要特殊处理的物质包括胶片处理剂、胶片包装的铅箔、废旧的银汞合金以及汞。

本节还介绍了职业安全与保健管理局(Occupational Safety and Health Administration, OSHA)危害通识标准(Hazard Communication Standard, HCS)的最新更新及使用时间。OSHA 是监管工作场所安全的国家机构(见第 22 章)。

危险化学品

危险化学品是指任何可能会造成生理危害(physical hazard)或健康危害(health hazard)的化学物质。可能造成以下任一危害的都是危险的:①易燃;②和其他物质混合后能产生化学反应或者爆炸;③有腐蚀性;④有毒(图 23-1)。

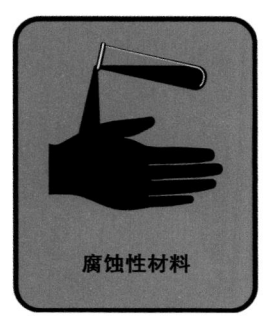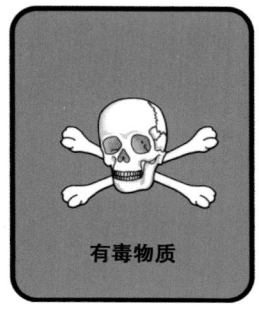

腐蚀性材料　　　　有毒物质　　　　易燃溶剂

图 23-1　危险化学品警示标志

化学暴露

化学暴露主要有 3 种方式:吸入、皮肤接触和吞食。

吸入的气体、蒸气或粉尘可直接损害肺部。一些化学品可能不会影响到肺部,但它们通过血液被吸收,进入其他器官,如大脑、肝脏或肾脏,造成这些部位的损害。

皮肤是阻挡多种化学品的有效屏障,但一些化学物质可通过皮肤吸收。通常,化学品直接与皮肤接触才会吸收。有时皮肤反复接触化学品可发展为皮炎。

吞食(吞咽)是化学品进入人体的另一种方式。通常,在工作场所摄入有害化学物质的途径为用接触过化学品的手接触食物,或在有化学品的地方进食。所以接触任何化学品后须彻底洗手。

化学品进入身体的途径

- 吸入化学烟雾
- 通过皮肤接触化学物质
- 吞食化学品(吃或喝)

急慢性化学品中毒

潜在的化学物对身体造成的伤害和危害程度取决于暴露于化学品的剂量和持续时间。中毒可能是急性或慢性的。

高剂量、短时间的暴露会导致急性中毒。急性中毒常发生在化学品泄漏时,暴露突然发生,且多为大剂量。

受害者的急性中毒反应是即刻的,常伴有头晕、昏厥、头痛、恶心、呕吐等症状。

慢性化学中毒的发生一般是长时间(数月甚至数年)、反复多次、较低水平的接触。慢性中毒有多种影响,包括肝脏疾病、脑部疾病、癌症、不孕不育等。在工作中,必须检查使用产品的安全数据表(safety data sheet,SDS)和产品标签上的信息,识别其中所含化学品的潜在危险。

注:在最新更新的 OSHA SDS 中,SDS 取代了材料安全数据表(material safety data sheets,MSDS)。

同一化学物质的急性和慢性中毒之间的差异取决于是急性暴露(acute exposure)还是慢性暴露(chronic exposure)。例如,一次性接触到高浓度的苯(急性中毒)可能会导致头晕、头痛、神志不清,而长期的日常接触低浓度的苯(慢性中毒),最终可能导致白血病。

手部防护

在使用化学物质时要确保佩戴耐化学腐蚀的手套,如天然橡胶、氯丁橡胶或工业级的腈(图 23-2)。这些手套是必不可少的,因为乳胶手套在护理患者过程中接触化学品时不能有效地保护工作人员。暴露于化学消毒剂时,乳胶可被降解并产生渗透作用,从而使乳胶手套外表面上的污染物和化学品进入内部污染手。

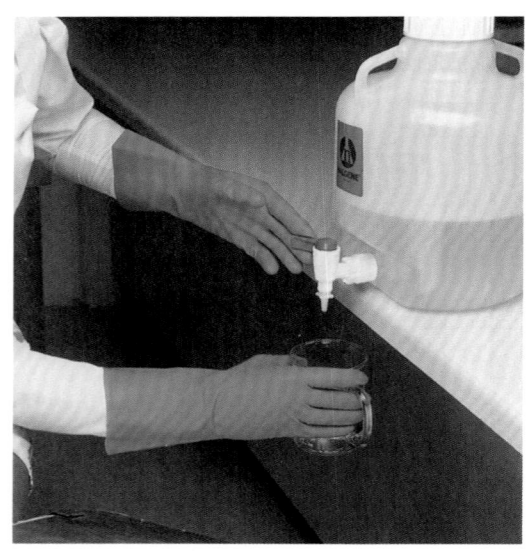

图 23-2　取用化学品时使用丁腈手套,既保护了手部安全,又保证了手部的灵活性。(Courtesy Lab Safety Supply,Janesville,WI.)

眼部防护

化学品事故可严重伤害眼睛,甚至致盲。所以倾倒胶片处理剂、超声清洗溶液、消毒剂和灭菌剂时,须做好眼睛防护,避免接触气雾和飞溅物。

市售安全护目镜种类繁多。理想的护目镜应有柔软的乙烯基盘衬于护目镜的底部和顶部(边缘),并紧贴面部(图 23-3)。

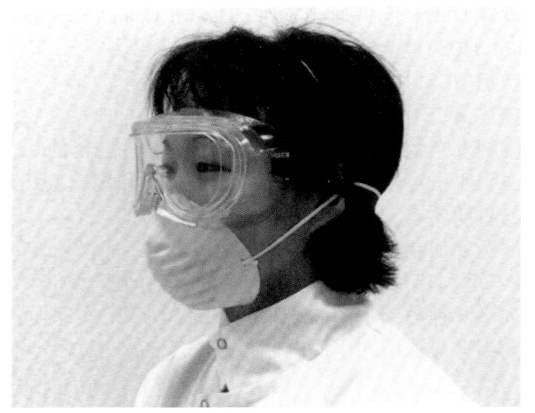

图 23-3　佩戴护目镜的牙医助理

防护服

混合或倾倒腐蚀性或染色化学品时,首选橡胶或氯丁橡胶围裙。每种化学品的 SDS 详细介绍了所需佩戴的其他个人防护用品(personal protective equipment,PPE)的信息。

吸入防护

与化学品接触时,戴面罩能否提供足够的保护取决于面罩的质量。好的面罩应能阻挡液体飞溅,并保护气道。

如果工作需要频繁倾倒或配置化学品,或你是敏感或过敏体质,可能需佩戴国家职业安全与健康研究院(National Institute for Occupational Safety and Health,NIOSH)认证的呼吸面罩(图 23-4)。

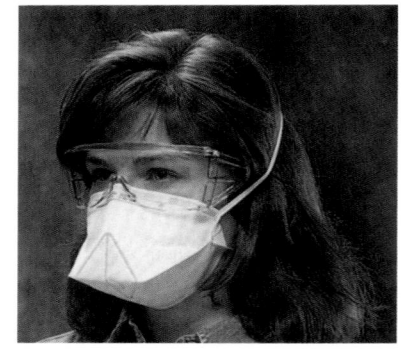

图 23-4　一次性呼吸面罩具有锥形角度,以适应鼻子和下颌的面部轮廓,防止灰尘和化学气雾。(Courtesy Grainger Industrial Supply,Lake Forest,IL.)

⟲ 复习

1. 三种主要的化学暴露方法是什么?
2. 急性和慢性化学品暴露的区别是什么?
3. 手部防护的最好措施是什么?
4. 使用有毒化学品时应该使用何种类型的防护措施?

控制化学品泄漏

化学品泄漏事故本不应发生。在处理泄漏事故工作中,员工应尽量减少接触有害化学物质。如何处理化学品泄漏的相关内容可参考 SDS(即之前的 MSDS)或其他特定产品的使用说明。

使用银汞合金材料的牙科诊所应配有汞泄漏处置套装。汞可以通过皮肤或呼吸系统吸收,即使是少量的汞暴露,对牙科工作人员也是非常危险的。小型汞泄漏处置套装应包含可吸收汞的粉末、海绵和处理袋(图 23-5)。应佩戴面罩和手套清理泄漏的汞。

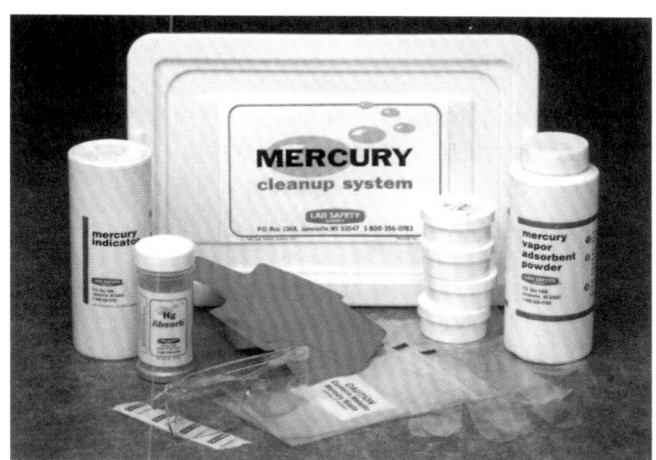

图 23-5 汞泄漏处置套装包括:汞吸收器,有标签的回收瓶,吸收汞蒸气的碱/催化剂,手套,勺子,海绵,混合杯,刮铲和带标签的聚乙烯处理袋。(Courtesy Grainger Industrial Supply,Lake Forest,IL.)

使用汞的安全注意事项

- 在通风良好的空间内使用。
- 避免与皮肤直接接触。
- 避免吸入汞蒸气。
- 将汞存储在密封的、不易碎的容器中,远离热源。
- 准备银汞合金修复时,使用预制胶囊(避免调拌时汞泄漏)。
- 当混合银汞合金时,关闭银汞合金调拌机盖后再混合。
- 取出银汞合金混合物后立即合上银汞合金胶囊(使用过的银汞合金胶囊都是被汞高度污染的,如果以打开状态丢弃会成为汞蒸气的主要来源)。
- 剩余的废弃汞(即不使用)要存放在干燥、密闭的容器中。
- 从牙科综合治疗台回收的银汞合金废料要先在含漂白剂的溶液中消毒,再与其他银汞合金废料放置于容器中。**不应在水槽中冲洗牙科综合治疗台滤网**(污水处理厂不能将汞从废水中清除,因此,废水中的汞会通过水路进入到环境中)。
- 采用适当的程序和设备清洁泄漏的汞。不要使用家用真空吸尘器或大容量抽气机(汞中有害气雾会释放到空气中)。
- 将受污染的一次性材料封存在聚乙烯袋中。根据当地的规定处理。

洗眼装置

OSHA 规定在每一个使用化学品的工作场所安装洗眼装置,类型不做要求。标准洗眼装置在紧急情况下可以直接连接到现有的水龙头,但不妨碍水龙头正常使用。洗眼装置在打开后用大量、柔和的水流灌洗眼睛,可以冲走污染物且不会对眼睛造成过多的伤害。可采用壁挂式洗眼器替代下沉式。OSHA 要求每月检查一次所有洗眼器,以确保功能正常,并保存每次的检查记录(图 23-6A 和 B)。

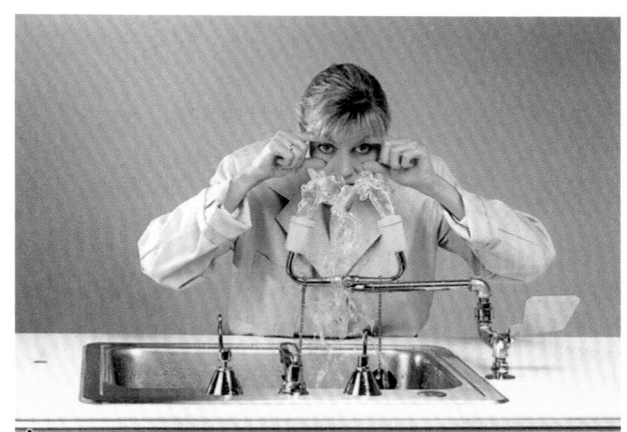

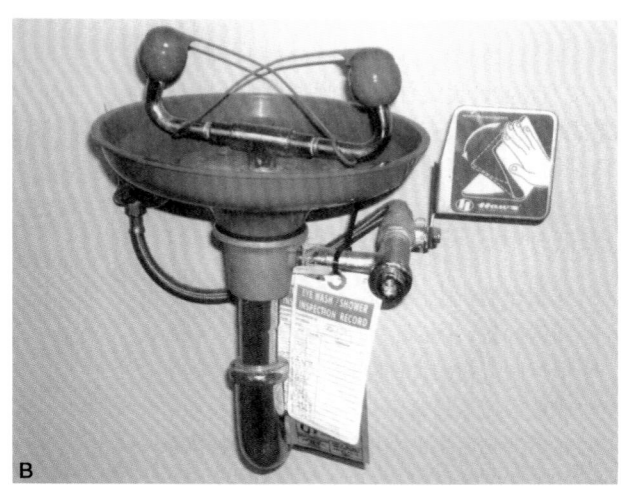

图 23-6 A,下沉式洗眼器提供冲洗脸部和眼睛的水,以轻轻地清除污染物。B,壁挂式洗眼器附有一张使用时间记录卡片。(A,Courtesy Grainger Industrial Supply,Lake Forest,IL.)

须培训员工正确使用洗眼器。制造商推荐每周冲洗洗眼器 3 分钟以减少水路中微生物的含量。按照制造商的要求对洗眼器进行正确的维护。

通风

处理化学品时须保证良好的通风。许多牙科诊所都在牙科技工室、灭菌区和暗室配备了针对烟雾和灰尘的特殊排气系统。例如,胶片处理过程中使用的化学材料可产生化学蒸气和细小颗粒,引起接触性皮炎,刺激眼睛、鼻、咽喉和呼吸系统。因此工作时务必保持胶片处理罐的盖子关闭,防止污染气雾外泄。

储存化学品的一般注意事项

所有含有化学成分的牙科材料都比其他牙科材料更危险。须小心使用和存储,确保其有效性。

材料中的化学成分发生变化的原因很多。材料性质或成分发生变化后便会失效。主要的安全措施是将其保存在干燥、阴凉、避光的地方,避免阳光直射。

按照说明使用

制造商已明确了包装和储存的最佳方法。具体说明可参照 SDS。

避免阳光直射

次氯酸钠(家用漂白剂)、肾上腺素、过氧化氢变质的主要原因就是光照,因此许多化学品贮存在深色或不透明的容器里。化学品变质常表现为颜色的改变。

检查失效日期

应经常检查化学品瓶体的失效日期,发现已经过期的化学品应立即处置。

调整库存

按照物品的失效日期,将临近过期的物品摆放在前面。确保最先使用的是库存里时间最长的物品。杂货店也用同样的方法存储牛奶和其他易变质的物品。

降低牙科诊所化学暴露的准则

- 在工作场所中保存最小量的危险化学品。
- 阅读标签,并参照说明使用。
- 根据制造商的说明存储。
- 保持容器盖拧紧盖好。
- 在不知晓后果的情况下避免混合化学品。
- 处理有害物质时,佩戴适当的 PPE。
- 脱手套后立即洗手。
- 避免皮肤直接接触化学物质,一旦接触立即清洗。
- 保持良好的通风。
- 在使用化学品的场所不能进食、饮水、抽烟、使用润唇膏和佩戴隐形眼镜。
- 让化学品远离明火和热源。
- 确保工作场所中配有灭火器。
- 了解并使用适当的清理程序。
- 确保足够可用的中和剂,用于中和强酸和强碱。
- 根据 SDS 的指导处理所有危险化学品。

复习

5. 描述在工作中使用汞时需要采取的防护措施。
6. OSHA 对洗眼装置的要求是什么?
7. 描述降低牙科诊所化学暴露的准则。
8. 如果将胶片处理液暴露在通风不良的地方,可能的影响是什么?
9. 一般情况下,应该如何储存化学品?

空容器的处理

空容器也是危险的,因为残留物常常可引起燃烧或爆炸。不应将另一种物质加入空容器中,因为这样做可能发生危险的化学反应。处理空容器要始终遵循标签和 SDS 的说明。

危险性废弃物的处置

如果丢弃的化学品可能对人类健康和环境构成危险,则将其视为危险性废弃物(hazardous waste)。不同国家对于如何妥善处置危险性废弃物的规定有很大差异。即使在同一个国家,不同地区的法规往往也各不相同。安全起见,一定要明确工作领域中的具体规定。一般情况下,危险性废弃物有以下特点:

- 可燃性:易燃(flammable)或可燃
- 腐蚀性:强酸性(pH<2.0)或强碱性(pH> 12.5)
- 易反应:化学性质不稳定或易爆炸,能与水剧烈反应,或与水混合时释放出有毒物质
- 毒性:含有砷、钡、铬、汞、铅、银或某些农药
- 被环境保护署(environmental protection agency,EPA)列为危险品:数以百计的化学品被列为危险品

复习

10. 通常情况下,如何定义危险化学品?
11. 空容器为什么被认为是危险的?
12. 哪些工作人员应该接受危险化学品的相关培训?

危害通识项目

1983 年,OSHA 制定出危害通识标准(Hazard Communication Standard,HCS),也称为"员工知情权法"。它要求雇主告知员工识别其工作场所所有可能暴露的化学品及其危险性。

HCS 的修订

2012 年,OSHA 重新修订了 HCS,并且采用了全球化学品统一分类和标签制度(Globally Harmonized System of Classification and Labeling of Chemicals,GHS)(图 23-7)。在 GHS 中,同一种化学品在全球所有的制造商和市场中都是统一标记和分类的。GHS 解决了不同地区对不同标签的需求和混淆的状况。

新版 HCS 仍然要求化学品制造商和进口商评估其所生产或运输的化学品,并通过在外包装上粘贴标签和 SDS 的方式,向雇主和工人提供其危险性的信息。

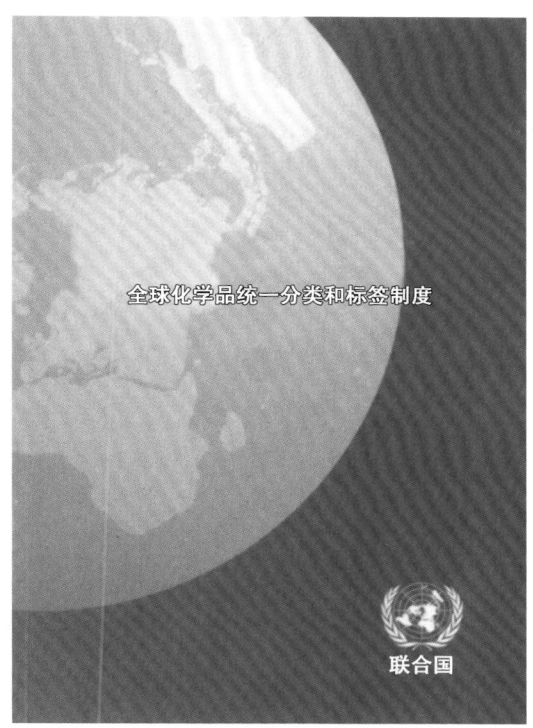

图 23-7 全球化学品统一分类和标签制度。(From http://www.osha.gov/dsg/hzacom/index.html; accessed April 26, 2013.)

雇主也需要参考上述信息制定书面流程并提供培训,通过标签和 SDS 识别危险性。和旧版相比,新版的危险性信息和其他信息都是通过标准化的标签和 SDS 进行传递。新系统已在加拿大、欧盟、中国、澳大利亚和日本等世界多个国家和地区应用。

新版 HCS 在旧版 HCS 的基础上进行修订,主要是一些术语的改变。例如,"hazard determination(危害测定)"变成了"hazard classification[危害分级(hazard classification)]","materialsafetydatasheet(材料安全数据表)"变成了"safety data sheet(安全数据表)"。新版 HCS 使工作人员在工作场所使用化学品时得到的信息更加统一和高质。

HCS 的主要修改

HCS 主要修改了 3 部分的内容:危害分级、标签和 SDS。

危害分级

本次更新了危害的标准,并按照危害分类(hazard class)将化学品分为不同类别。一旦化学品被分类,会自动生成该级别的警示标志。分到同一类的化学品拥有相同的标签和文字描述。这使得制造商可以更一致的评估化学品可能造成的危害,且统一标签和 SDS。

标签

所有标签都包括一致的警示词(signal word)、图标(pictograms)和危害性说明(hazard statement)(图 23-8A 和 B)。

SDS

现在使用的 SDS 是一个由 16 部分组成的表格。

信息和培训

雇主需要培训员工如何使用新标签要素(label elements)和 SDS。

准备阶段

在准备阶段,雇主需要承诺会遵照旧版或新版的 HCS,或者两者结合使用。OSHA 认为在这个阶段,HCS 标签以及 MSDS 的新旧版可以共存,雇主不需要同时提供两种标签。表 23-1 总结了新版 HCS 实施的进展日期。

表 23-1 新版 HCS 实施的进展日期总结

有效完成日期	要求	人员
2013 年 12 月 1 日	培训员工新版的标签要素和 SDS	雇主
2015 年 6 月 1 日 * 2015 年 12 月 1 日	遵守最新版的所有修改条款 经销商不得运送化学品制造商或进口商的容器,除非贴有 GHS 标签	化学品制造商、进口商、经销商和雇主
2016 年 6 月 1 日	根据需求,更新工作场所的标签和危害信息,并提供额外的员工培训,介绍新版标识中的物理或健康危害	雇主
过渡期	可能会执行 HCS 标准(最终版)或者现有标准,或两者共存	化学品制造商、进口商、经销商和雇主

* 美国华盛顿特区宪法大道西北 200 号 OSHA 劳工部,20210,(800)321-OSHA(6742)。

工作制度

工作制度中必须明确在工作中接触有害化学品的员工的名字,还必须确定该程序的负责人。该方案必须描述:①员工培训;②如何在工作区处理化学品,包括所有的标签和安全措施的信息;③如何应对紧急情况,如泄漏或暴露。

如果在同一间诊所或诊室有多名牙科医生,所有雇主都必须明白化学品危害和防护措施,以便培训员工。

框 23-1

牙医助理作为危害告知协调员的职责

- 阅读并理解 OSHA 危害告知标准。
- 执行危害告知制度。
- 将工作场所中的有害化学品列出清单(库存)。
- 获取 SDS。
- 将库房增加的新化学品更新到 SDS 文件。
- 告知其他员工 SDS 的位置。
- 正确标记容器。
- 培训其他员工。

A

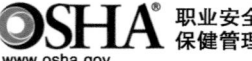

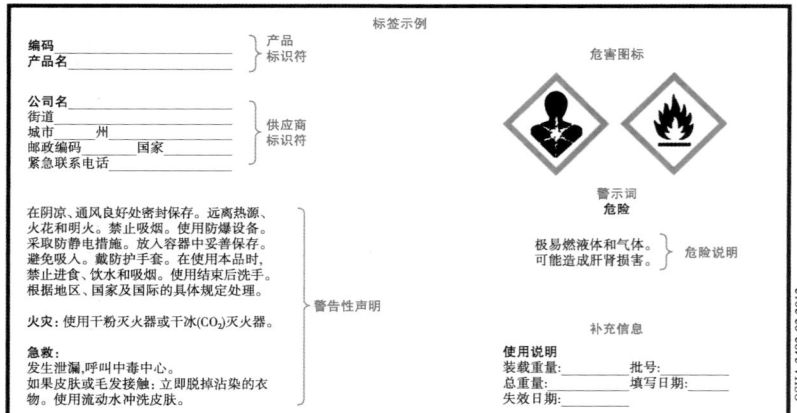

B

图 23-8　**A**,HSC 图标。**B**,标签示例。（From http：//www.osha.gov/dsg/hzacom/index.html；accessed April 26,2013.）

化学品目录

化学品目录（chemical inventory）是工作场所中使用的所有化学物质或含化学物质的材料的清单，包括银汞合金、复合材料、粘接材料、酸蚀剂、消毒灭菌剂和印模材料等。工作中使用的每一个新产品都必须添加到化学品目录，并将新产品的 SDS 信息添加到 SDS 文件夹。制造商或经销商必须提供更新的 SDS。

牙医助理通常被委任为协调员管理化学品目录和 SDS 文件更新。

SDS

SDS 包含了工作场所里使用的每一种化学品的健康和安全信息，提供全面的技术信息，是员工了解化学品的重要资料。SDS 描述了化学品的物理和化学性质、对健康的危害、暴露途径、预防措施、安全使用方法、紧急情况和急救程序以及泄漏控制措施。

产品制造商需要提供针对该产品的 SDS。然而，牙科诊所也应确保在工作中使用的每一种化学品都有相应的 SDS。SDS 往往附于产品包装内。这些表应装订成册，方便员工查阅（图 23-9，表 23-2，表 23-3）。

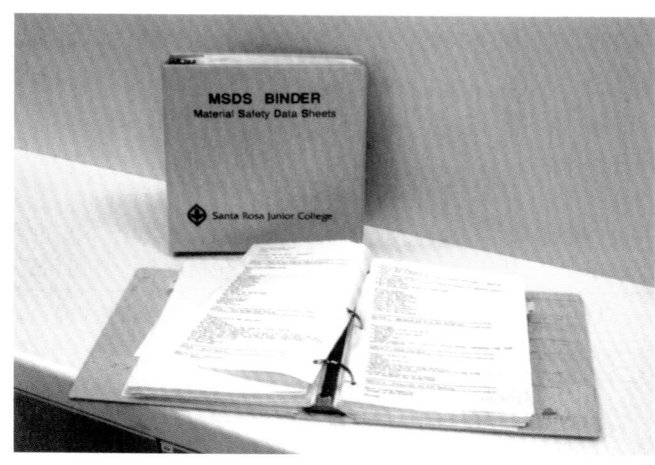

图 23-9 SDS 装订成册的例子

表 23-2 MSDS 的说明

编号	描述	释义
I	产品信息	明确材料的名称、制造商、MSDS 提供的数据和紧急情况下的联系方式
II	有害成分	产品标识必须与标签相符；明确有害成分，包括空气中允许暴露限值（permissible exposure limit，PEL）和短期接触限值（short term exposure limit，STEL）
III	物理危害数据	明确材料的外观、气味及物理特性
IV	火灾和爆炸数据	标明燃点，并说明如何应对该材料引起的火灾、爆炸或其他危害
V	健康危害信息	明确过量暴露的症状、对健康的影响、应急程序和是否致癌等
VI	反应数据	描述产品的稳定性
VII	散落或泄漏处理程序	描述如何处理产品的散落或泄漏
VIII	特别防护信息	明确处理产品时应采取的防护措施，如通风、戴手套和戴呼吸面罩
IX	特别预防措施	介绍产品特殊处理和储存时的注意事项及防护措施

表 23-3 SDS 的说明

HCS 要求化学品的制造商、进口商、经销商提供 SDS 以描述危险化学品的危害。2015 年 6 月 1 日起，HCS 要求 SDS 以新表格的形式呈现，包括编号、表头及下表中的其他信息：

编号	描述	释义
1	标识	包括产品标识符、制造商或经销商名称、地址、电话号码、紧急联系电话、推荐的使用方法、使用限制
2	危害标志	包括化学品的所有危害，要求有标签要素
3	成分信息	包括所有化学成分的信息；商业机密声明
4	急救措施	包括主要症状、急慢性症状以及所需治疗
5	消防措施	合适的灭火器类型、设备；火灾时的化学危害
6	意外泄漏的处理措施	列举应急程序、防护设备、适当的控制和清理方法。
7	处理和存储	列举安全使用和存储的措施，包括储存不兼容性建议。
8	接触控制和个人防护	列举 OSHA 的 PELs；阈值（threshold limit values，TLVs）；正确的工程控制；个人防护用品（personal protective equipment，PPE）
9	理化特性	列举化学品的特性

编号	描述	释　义
10	稳定性和反应性	列举化学品的稳定性和可能发生的危害反应
11	毒理学信息	包括暴露方式、可能出现的症状、急慢性症状和中毒剂量
12	生态学信息	
13	废弃处置	
14	运输信息	
15	法规信息	
16	其他信息	包括准备的日期和最后一次更新日期

其他信息：www. osha. gov；（800）321-OSHA（6742）；美国劳工部

⟲ 复习

13. OSHA 的 HCS 的目的是什么？
14. 为什么更新 OSHA 的 HCS？
15. MSDS 更新后的术语是什么？
16. 解释不同"图标"的含义？

员工培训

　　成熟的危害通识项目必须包含员工培训。以下情况需进行员工培训：①雇用新员工时；②工作中使用新的化工产品时；③每年一次。培训记录必须保存至少 5 年。

　　虽然提供培训是牙医医生的责任，但作为牙医助理也应辅助培训新员工并共同遵守安全预防措施。员工的化学品培训课程需包括以下内容：

- 危险化学品的安全使用方法
- SDS 中相关信息的解读
- 所有安全的操作，包括警告
- 如何使用 PPE
- 安全处理和处置方法

危害通识员工培训项目的说明

- HCS 的要求
- 工作场所的书面信息（地点、使用等）
- 了解工作中接触的化学品的危害
- 能够解释警告图标和 SDS
- 获得更多信息的渠道
- 保护员工及他人的措施：
  - 办公室的安全程序
  - 提供 PPE
  - 事故和紧急情况报告的说明
  - 急救信息
  - 辨识危险化学品及其泄漏的方法
- 提问和回答环节

*完成后，员工需签署培训记录，并且保存在人事档案中。

标记化学品容器

　　在实施 GHS 的初级阶段，OSHA 允许标签以及 MSDS 的新旧版本两个系统共存。无论使用哪个系统，容器都必须清楚标记盛装的化学品品名及其可能造成的危害。需重点注意的是：①标签系统含有所有需要的信息；②培训所有员工理解和解读标签内容。

　　当化学品转移到其他容器，那么新的容器也必须标记。例如，当浓缩的化学消毒剂加水稀释混合后放置到喷雾瓶或桶中（二级容器），该喷雾瓶或桶必须标记（图 23-10）。其他必须标记的二级容器包括：X 线自动洗片机和手动清洗槽、超声波清洗槽和化学蒸气灭菌器。

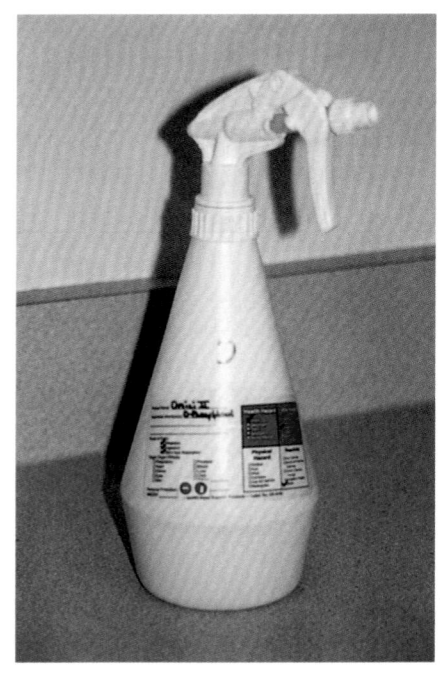

图 23-10　必须清晰标记不在原容器中的化学消毒剂

　　从 2015 年 6 月 1 日起，所有的标签都必须含有图标、警示词、危害性说明（hazard statement）、警告性声明（precautionary statements）、产品标识符（product identifier）和供应商。供应商信息必须包括:制造商、进口商及经销商的名称、地址和电话号码。必须提供警告性声明。此外,必须保证所有员工方便获取SDS 标签。

OSHA 并没有更改在工作场所需标记的主要内容。雇主仍然可以选择设计适合其工作场所的标签。标签上的内容不仅包括化学品制造商给出的必要信息,还包括产品标识符、图像、符号或者是这些信息的组合。最重要的是,员工们可以立即从标签上获得有关化学品危害的信息。

美国消防协会的标签

美国消防协会(National Fire Protection Association,NFPA)有相应标签系统来标记危险化学品的容器。HCS 更新危害标准后,NFPA 的系统仍然可以使用。该系统使用蓝、红、黄、白四色的菱形图案表示。不同颜色含义不同,蓝色表示健康危害性,红色表示可燃性,黄色表示反应活性,白色用于标记化学品的特殊危害性,如使用 OX 代表氧化剂(oxidizers),前 3 种颜色根据危害程度被分为 0、1、2、3 和 4 五个等级,用相应数字标识在颜色区域内。操作 23-1 总结了使用 NFPA 系统来标记二级容器的步骤。

豁免化学品标签的要求

某些化学物质,包括出售和包装供消费者使用的烟草和烟草制品、木材及木制品、食品、药品、化妆品和酒精饮料是可以豁免标签的。由药房配发直接给患者服用的药物、非处方药和员工在工作场所自己服用的药物,如阿司匹林和急救用品,也可豁免标签。

← 复习

17. 员工培训应包含哪些内容?
18. 二级容器是什么?
19. 解释不同"图标"的含义?
20. 在 NFPA 标签系统中,每种颜色代表的含义是什么?

牙科诊所的废弃物管理

牙科诊所使用某些物质可能会受到联邦、州或当地环境法规的限制(表 23-4)。这些物质排入下水道后,可能会影响污水处理厂,也可能会通过污水处理厂进入到海湾、海洋、河流或其他水域。这些物质经妥善处理、回收和废弃后,可以降低对环境的影响。不同地区规定不同,许多地区都规定牙科诊所必须有正规的废弃物处理渠道。牙医助理应该知道牙科废弃物的种类、如何遵守法规、如何尽量减少处置的相关费用。

废弃物分类

在牙科诊所内处理废弃物时执行 OSHA 的规定以保护员工。废弃物运出牙科诊所后,应遵照 EPA 的规定处置。所有牙科废弃物,无论管制性的或非管制性的,都应遵照 EPA 的规定进行分类(图 23-11)。

表 23-4 牙科废弃物种类

类别	定义	举例
医疗废弃物	临床治疗过程中产生;能引起污染或者感染	被污染的隔离服
污染废弃物	接触了血液或者其他体液;在很多州被当做一般废弃物	被污染的胸巾
感染性废弃物	能传播感染性疾病的废弃物	血液和被血液浸湿的物品
化学性废弃物	对人类和环境构成威胁的废弃物	病理性废弃物:组织,离体牙*
危险性废弃物		锐器:针头、钻针
有毒废弃物	通常指有毒的化学品或材料	银汞合金
一般废弃物	无害的,非管制性废弃物	铅箔、胶片处理剂+、纸张、餐盒

* 若离体牙含有银汞充填物,则是危险性废弃物。
+ 有些地区认为只有定影剂是有毒的。有些认为定影剂和显影剂均为有毒废弃物。

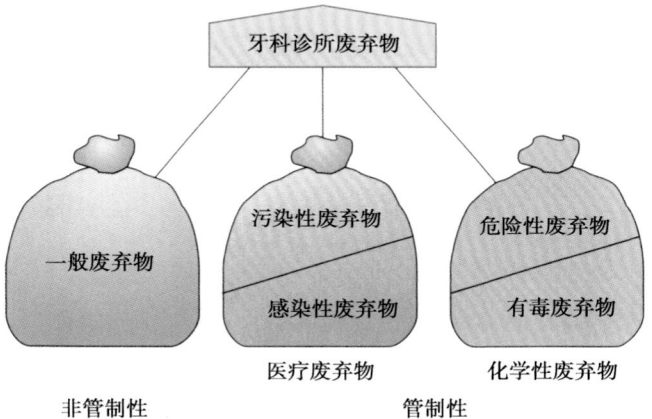

注:在某些州,污染性废弃物按照一般废弃物处理

图 23-11 牙科废弃物分类

管制性废弃物(regulated waste)包括利器,如一次性针头、手术刀片、被污染的碎玻璃、一次性牙科钻针、根管锉和扩孔钻。还包括:血液、沾满血液和血凝块的废弃物、人体组织和病理性废弃物。管制性废弃物需要进行特殊处理。

在某些州,非管制性废弃物也包括污染性废弃物(contaminated waste)、唾液浸湿的纱布、患者使用后的胸巾和避污纸/膜。

有毒废弃物是指有毒害作用的废弃物。

所有盛装有毒废弃物（toxic waste）（不论是否受管制）的废弃物容器必须贴有生物危害标志。OSHA 要求使用这个标签以保护员工；EPA 要求使用此标签，以告知公众。

离体牙

拔除的牙齿都有潜在的感染性，所以未消毒和返还给患者的离体牙是管制性废弃物。许多州允许牙科诊所将离体牙消毒。不含有银汞合金的离体牙经过热力灭菌，可作教学用。

银汞合金充填的牙齿，禁止热力灭菌。因为高温加热后可能产生有毒的汞蒸气。建议对银汞合金充填的牙齿，使用新配置的戊二醛完全浸泡至少 30 分钟。冲洗后，根据当地法律法规进行处置。

> **→复习**
>
> 21. 列举 5 种牙科诊所产生的管制性废弃物。
> 22. 说出管制性废弃物有哪 4 类。
> 23. 列举 4 种可能是污染性废弃物的材料名称。
> 24. 离体牙属于哪种类型的废弃物？

锐器

OSHA、美国疾病预防控制中心（Center for Disease Control and Prevention，CDC）和 EPA 将锐器视为感染性废弃物（infectious waste）。根据 OSHA 的规定，一次性锐器必须放置在可关闭的、防漏、防刺穿的锐器盒中。锐器盒必须贴有生物危害标志和颜色编码，以便识别（图 23-12）。不同地区对于锐器盒的更换频率要求不同。要明确自己所在地区的相关规定。

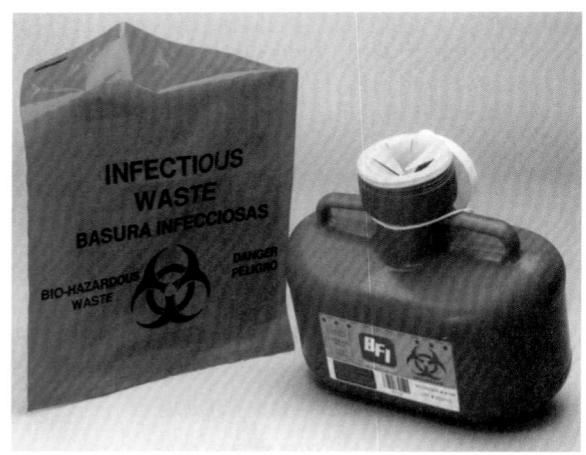

图 23-12　生物危害垃圾袋和生物危害锐器盒。（From Adams AP and Proctor DB：Kinn's the medical assistant：an applied learning approach，ed 11，St Louis，2011，Saunders.）

废弃银汞合金

牙科银汞合金废料应当收集和存储在指定的、干燥密闭容器中。不可回收的废弃银汞合金必须作为有毒废弃物处理。

可回收的银汞合金废弃物要放在相应容器里。容器上必须标记初次使用此容器的日期和牙科诊所的名称、地址、电话号码。还要与汞回收公司确认是否还需要其他信息。

在某些地方，牙科银汞合金废料会保存在定影剂、水或其他液体中。如果遇到以这种方式存储的银汞合金，不要直接倒掉，应该联系汞回收公司或有毒废弃物承运人，询问他们合理处置的方法信息。

放射性废弃物

牙科诊所会产生两种不同类型的 X 线处理剂废弃物：定影剂和显影剂（图 23-13）。

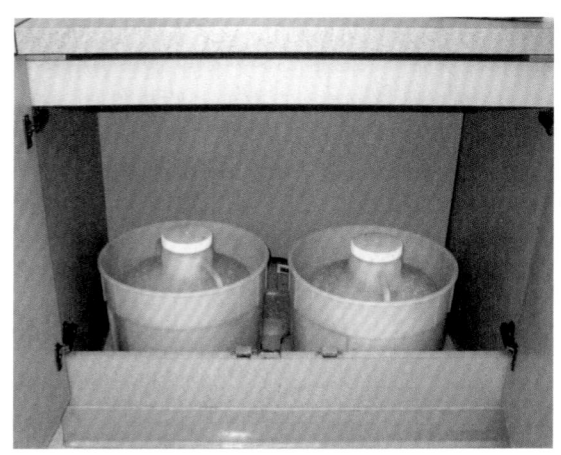

图 23-13　装在容器中的胶片处理剂

定影剂

定影剂是有毒废弃物，因为它含银量高。其在牙科诊所管理的两种基本方法是现场处理和异地处理。现场处理需要安装可以除去有毒银的银回收系统。异地处理涉及存储定影剂废液和与相关回收处理公司签订合同。可以联系当地的污水处理厂以明确相关的要求。

显影剂

显影剂的 pH 值可能会超过当地污水处理厂的规定。高或低 pH 的产品可能被视为有毒废弃物，必须按照当地的法律法规进行管理。

铅污染

铅箔

胶片包装中的铅箔很容易回收利用，但不能丢进垃圾箱。铅箔作为废金属回收时不必按照危险性废弃物进行管理，但必须由有资质的回收机构回收。柯达公司提供这种材料的邮递回收服务。

消毒剂

少量含有 ≤2% 浓度戊二醛的灭菌剂通常可直接排入下水道。>2% 的戊二醛灭菌剂可能需作为有毒废弃物受到管制。

需查阅当地对这些化学品的处置方法。

已用或未用的高浓度甲醛消毒剂或燃点低于 140℉（1℉ = 1℃×1.8+32）的危险性废弃物不能排入下水道。红色的易燃标签表示该产品的燃点低于 100℉。要经常核对 SDS，确定材料的燃点。

非危险性废弃物的管理

及时回收牙科诊所的日常废弃物，包括铝制品、玻璃、报纸、瓦楞纸、办公用纸和混合纸。当地卫生部门或垃圾回收站可提供回收利用信息。

⟵ 复习

25. 描述锐器盒的要求。
26. 存储废弃银汞合金的最好的方法是什么？
27. 为什么定影剂被认为是有毒废弃物？
28. 在哪里可以查询消毒剂的燃点？

废弃物处置

EPA 监管管制性废弃物的处理。如果美国各州及地方法规比联邦政策更严格，则必须遵守州及地方法规。

牙科诊所的牙科医生负责正确地包装、标记、运输和最终处置产生的废弃物。所有的容器应坚硬、防漏、防潮，并能预防操作过程中的损坏和泄漏，且必须按照当地法律进行标记。

许多牙科诊所选择有资质的转运商、废弃物中转站或回收公司。牙科医生有责任对废弃物进行无害化处理及毁形。因此，选择一个有信誉的处理服务商很重要。

■ 法律和伦理问题

牙科专业人士不能预见或防止每一个威胁健康和安全的风险，当牙科诊所所有人员能够明确化学品安全处理措施并遵守感染性废弃物处理原则，那么风险会大大降低。

如果对某个化学产品的安全有疑问，需阅读 SDS、询问牙科医生或与制造商联系。所有管制性废弃物，必须按规定处置。如果不确定处理方法，可以查阅所在地区牙科废弃物管理的有关规定。

化学品安全的执行力将决定个人、同事及社区居民的健康。■

■ 展望

牙科助理作为危害告知协调员必须清楚化学品管理的基本概念，实时更新工作中新产品的信息和数量，注意法规内容的更改，例如 HCS 的更新修订。■

■ 评判性思维

1. 你的同事经常在使用过化学品的工作区域吃午饭。你要如何告诉她这是一种不好的习惯？
2. 如果一种化学物质，标签上是有数字 4 的红色菱形，它代表的含义是什么？
3. 你负责为二级容器贴标识，哪些类型的容器应贴标识？
4. 阅读牙科诊所常用化学品的 SDS。含有哪些化学物质可能有吸入性危害、皮肤接触性危害和易燃？
5. 去网上查阅你所在地区的有关危险性废弃物处置的规定。■

操作 23-1

制作合适的二级容器标签

目的

根据 OSHA 危险化学品的规定和标准给二级容器制作合适的标签。

器械与物品

- ✔ 需要制作的产品的 MSDS 或 SDS
- ✔ 笔
- ✔ NFPA 化学标签

步骤

1. 在标签上写上制造商的名称和地址（此信息可以在 MSDS 或 SDS 的产品信息部分找到）。
2. 写上化学品名称和"受损靶器官"（此信息可在产品信息部分找到）。
3. 蓝色菱形图标中标记合适的数字编码表示对健康的危害等级（此信息在 MSDS 或 SDS 的危害人体健康的数据部分）。
4. 在红色菱形图标中标记可燃性和爆炸性的数字编码（此信息在 MSDS 或 SDS 的火灾和爆炸部分）。
5. 在黄色菱形图标中标记表示反应活性的数字编码（此信息在 MSDS 或 SDS 的反应活性数据部分）。
6. 在白色菱形图标中标记表示特定危险的警示词（此信息在 MSDS 或 SDS 的安全操作和使用部分）。
7. 在二级容器上贴上化学标签。

（李秀娥　牛玉婷 译，李秀娥 校审）

24

牙科综合治疗台水路

关键术语

防回吸装置(anti-retraction device):可以预防由于负压导致液体和微生物进入水路的设备。

生物膜(biofilm):可以产生黏液的微生物团块,含有真菌、藻类和原生动物。

菌落形成单位(colony-forming units,CFUs):在半固体的琼脂培养基表面能见的可以分离的菌落数目。

牙科综合治疗台水路(dental unit waterline,DUWL):由塑料制成的内径较小的管路,用来输送整个牙科综合治疗台的诊疗用水。

异养菌(heterotrophic bacteria):用有机碳作为营养来源的微生物。原生动物、真菌和大部分细菌都属于这类。

免疫功能不全(immunocompromised):免疫系统功能低下。

军团杆菌(legionella):可以导致军团菌病的细菌。

微过滤(microfiltration):用滤膜过滤悬浮在水中的微生物。

浮游生物(planktonic):指自由漂浮在水中的细菌。

独立储水瓶(self-contained water reservoir):连接在牙科综合治疗台上的容器,通常用来储存和供给牙科手机和三用枪所需的水或其他液体。

学习目标

完成此章节的学习之后,学生将能够达到以下目标:

1. 掌握关键术语的发音、写法和定义。
2. 讨论和 DUWL 有关的下列问题:
   - 解释为什么 DUWL 会比一般的供水管路含有更多的细菌。
   - 讨论为什么 DUWL 污染问题再次引起人们的关注。
   - 指出牙科诊疗用水中微生物的主要来源。
   - 解释生物膜在 DUWL 污染中的角色。
   - 列出引起牙科诊疗用水污染的因素。
3. 描述减少 DUWL 污染的方法。
4. 讨论和 DUWL 污染控制有关的问题:
   - 说出疾病预防控制中心(Centers for Disease Control and Prevention,CDC)关于牙科诊疗用水质量的要求。
   - 解释 CDC 对连接在牙科综合治疗台气路或水路上的高速牙科手机或吸引器等设备的使用建议。

实践目标

完成此章节的学习之后,学生将能够达到以下技能水平:
- 检测 DUWL 水质。

经水传播的疾病曾经在医院、疗养院、学校、餐馆、社区供水系统、游泳池和浴池等场所大规模爆发。虽然没有证据支持牙科诊疗用水污染会大范围危害公众健康,但确实曾经有过一些相关报道。在牙科供水系统中发现了部分可以导致某些人群患病的细菌,使牙科综合治疗台水路污染问题引起了关注(图 24-1)。此外,让病人或牙科专业人士接触含有高浓度细菌的水也不符合目前公认的感染控制原则。

在社区用水中,经水传播的细菌数量控制在每毫升 500 菌

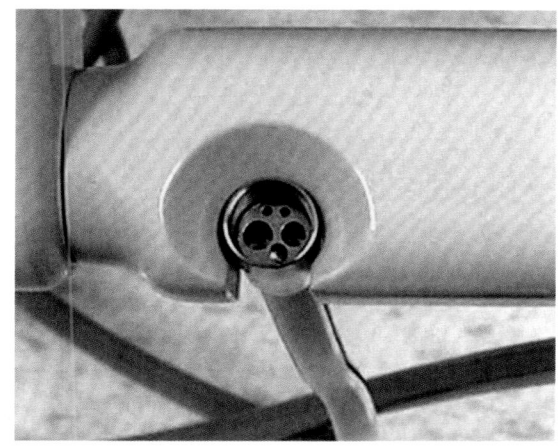

图 24-1　牙科管路开口

落形成单位（colony-forming units, CFUs）以下。虽然三用枪和牙科手机用水中的细菌种类多与社区用水相同，但细菌数量通常是合格社区用水的几百甚至几千倍。研究表明，新牙椅水路管线安装 5 天后细菌数量可达 200 000CFUs/ml。也有文献报道，牙科综合治疗台水路中的细菌数量远超 1 000 000CFUs/ml。

本章讲述了关于牙科综合治疗台水路（dental unit waterline, DUWL）污染的相关内容：对病人及专业人员存在的潜在健康威胁、降低 DUWL 污染问题的措施等。同时也可以在本节学习如何遵守 CDC 关于 DUWL、生物膜和水质的相关规定。

牙科综合治疗台水路中的微生物

背景

30 多年前就有报道称 DUWL 中存在细菌。随着牙科诊所职业危险意识增强及免疫力低下牙科病人的不断增加，使得这个问题再次引起了人们的关注。老年病人、吸烟酗酒者、曾经接受过器官移植和输血的病人都属于免疫力低的病人。

研究表明 DUWL（即输送水到高速牙科手机、三用枪和超声洁牙机的管路）能够成为微生物的集聚地，这些微生物包括细菌、真菌和原生动物。这些微生物在水线管路的内表面聚居并繁殖，产生了生物膜。

有研究表明牙科医务人员接触军团杆菌的机率比普通公众高得多。军团杆菌（legionella）是一种有害的细菌，通常生活在水里和潮湿的地方，可以导致军团菌病。牙科医务人员一般可通过吸入手机和三用枪产生的污染气溶胶接触到军团菌。

幸运的是，大部分牙科医务人员未患该病。然而，已有一名牙科医生的死亡与军团菌病有关。免疫功能不全（immunocompromised）的病人同样可因接触污染的牙科诊疗用水导致术后感染。

微生物来源

在 DUWL 中已经发现可以寄居在口腔中的水源性和人源性微生物。这意味着社区中的水和病人的口腔都是这些微生物的来源。

牙科水路中的微生物主要来源于市政供水。然而，唾液可以在治疗期间回吸到 DUWL 中，这个过程称为"回流"。在牙科综合治疗台上安装防回吸装置（anti-retraction device）和彻底冲洗 DUWL 可以将回吸的风险降到最低。吸引器回流的风险我们将在本节后面讨论。

当生活用水进入到牙科诊所时，水中的菌落一般少于 500CFUs/ml。但是，水一旦进入到 DUWL，生物膜中的细菌持续聚集并繁殖，菌落数将大大增加（表 24-1）。

表 24-1　美国不同地点的牙科诊疗用水中的细菌数量

来源	CFUs/ml*
3 个牙科诊所的 10 台牙科综合治疗台	180 000
3 个牙科诊所的水龙头用水	15
54 个三用枪软管	165 000
22 个高速牙科手机水管	739 000
10 个插口	<30
4 个冷却器	<30
8 台牙科综合治疗台	10 000

Modified from Miller C: infection control and management of hazardous materials for the dental team, ed 5, St Louis, 2014, Mosby.

* 每毫升的菌落形成单位。

在 DUWL 中已经发现两种细菌存在形式。其中水中的细菌群落称为浮游生物（planktonic）。另外一种细菌群落形式存在于 DUWL 管壁上的生物膜中。

➡ 复习

1. 经水传播的疾病仅限于在口腔科吗？
2. DUWL 中的细菌是最近才被发现的吗？
3. 以前有过大范围的公众健康问题与牙科诊疗用水相关联的报道吗？
4. 什么细菌导致军团菌病？

生物膜

生物膜（biofilm）由细菌和其他微生物组成，附着于物体的表面形成了一种具有保护作用的黏液层。可以在花瓶或者宠物的水碗内壁上看到或感觉到形成的生物膜。

事实上所有潮湿的和适合生存的地方都可以发现生物膜。牙科综合治疗台管路是生物膜形成的最佳场所之一（图 24-2）。

在牙科专业，可以将生物膜比作牙菌斑。生物膜像"牙菌斑"一样在 DUWL 中生长，并导致水的输送系统"感染"。它包括多种细菌、真菌、藻类和原生动物。

注：病毒，如人类免疫缺陷病毒（human immunodeficiency virus, HIV），不能在 DUWL 中繁殖。

DUWL 中的生物膜

来自市政或其他水源的水进入到牙科诊所，按管线接到诊所不同地点，包括洗手池水龙头、厕所、空调和牙科综合治疗台。

在牙科综合治疗台中，水进入到塑料管路，并通过控制箱把水分配到不同装置的软管中，比如高速牙科手机、三用枪和超声洁牙机。因此，进入到牙科综合治疗台的水和提供给整个

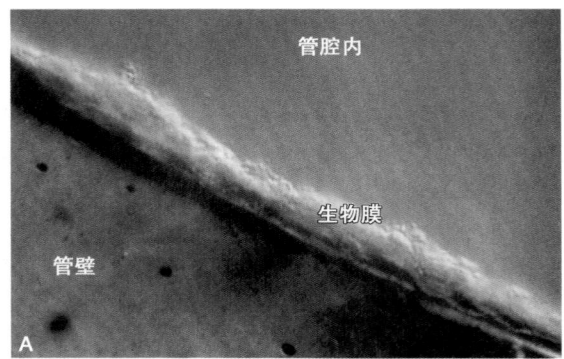

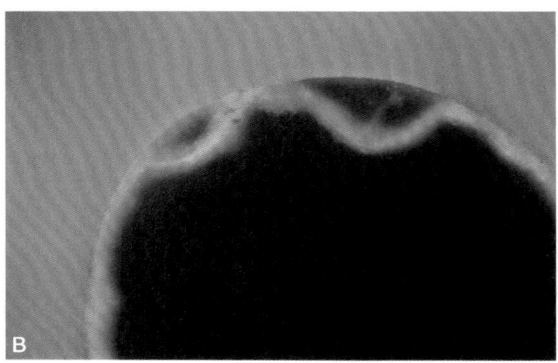

图 24-2　**A**,在管壁上形成的生物膜放大图;**B**,DUWL 中形成的生物膜横截面的放大图。(Courtesy Dr. Shannon Mills.)

诊所的水是相同的。

DUWL 非常窄小(1/8 ~ 1/16inch , 1inch = 2. 54cm)。当水通过牙科综合治疗台的时候,生物膜就在里面产生了。

生长促进因子

多种原因促使 DUWL 中形成生物膜。在正常水压下,水流缓慢。两名就诊病人之间、夜间和周末牙科综合治疗台的水流间断停滞,使得浮游微生物聚集并黏附到管壁上,并从水中获取营养物质(图 24-3)。

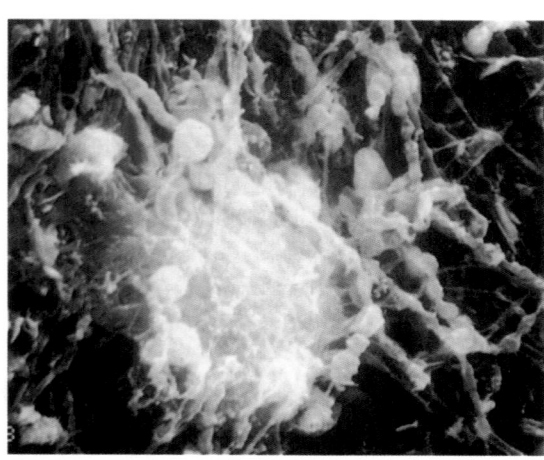

图 24-3　DUWL 生物膜中的细菌。(Courtesy Dr. Shannon Mills.)

一些牙科诊所配备加热系统,为病人提供感觉更舒适的温水,但水加热系统的使用会增加细菌的聚集,促进微生物的生长。DUWL 生物膜形成的另一个原因是管线错综复杂使得水容易积聚停滞。

细菌特性

当细菌牢牢长入生物膜中时很难去除或杀死。生物膜中的细菌抗化学杀菌剂的能力比浮游生物高 1 500 倍。

使用牙科手机和三用枪时,除市政水中原本存在的细菌外,从生物膜脱落的细菌也随之流出(图 24-4)。

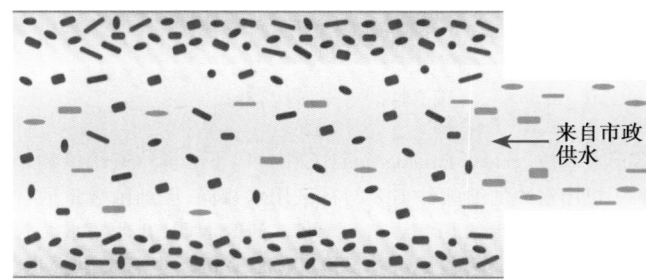

←来自市政供水

图 24-4　生物膜中脱落的细菌进入水路。其他的浮游微生物直接从市政供水系统进入水路

⟳复习

5. 在哪儿可以发现生物膜?
6. 牙科综合治疗台中对水加热是否合适?

减少细菌污染的方法

虽然现在看来还不太可能,但理想的解决 DUWL 污染的办法是完全去除生物膜和细菌。框 24-1 列出了可以显著减少 DUWL 污染的方法。

框 24-1

减少 DUWL 污染的方法

- 在每天诊疗开始前冲洗水路数分钟,周末过后要延长冲洗时间
- 注:单纯冲洗不能除去生物膜。要求在病人之间冲洗 20~30 秒,除去上一位病人回吸的物质
- 使用独立储水瓶供水
- 按照设备制造商的说明使用独立储水瓶供水,结合化学杀菌剂定期或持续消毒
- 外科手术时使用单独的供水(无菌水)系统
- 净化来自牙科综合治疗台管线的水,并在每天结束时排空管路保持管路干燥
- 在水路中使用微过滤器
- 使 DUWL 保持最新的工艺生产技术、使用最新的设备
- 遵从牙科综合治疗台制造商或管路维护设备厂商提供的关于水质监测的建议

独立储水瓶供水系统

有些牙科综合治疗台生产商会提供可供选择的独立储水瓶(self-contained water reservoir)供水系统。储水瓶中上方的气压将水压入到 DUWL 中,然后从牙科手机和三用枪中出来(图24-5)。独立储水瓶供水系统有以下两个优点:

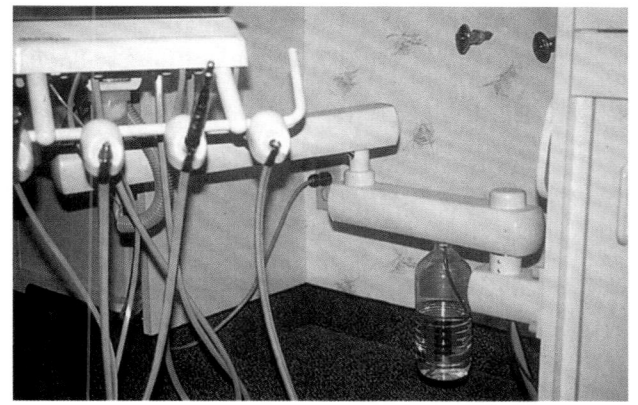

图 24-5 使用独立储水瓶供水的牙科综合治疗台。
(Courtesy Dr. Ronald Johns)

1. 工作人员可以选择使用不同质量的水,比如蒸馏水、自来水或无菌水(图24-6)。

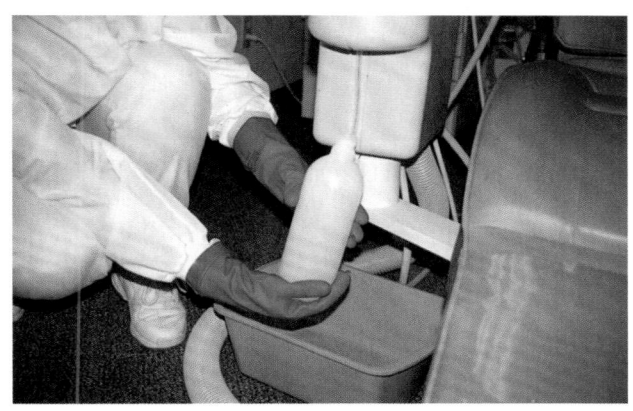

图 24-6 根据制造商指导对独立储水瓶和牙科综合治疗台水路进行清洁消毒。水瓶下的容器要能接住任何滴落的液体。注意:牙医助理切勿触摸和污染瓶口。
(Courtesy Pamela Landry,RDA)

2. 牙科医生和工作人员可以直接维护水系统(在储水瓶、牙科手机和三用枪之间)。

不遵循制造商的使用说明进行 DUWL 的维护(清洁和消毒),可能会导致水被污染甚至含有超出水路可允许的病菌数量。

注:牙科综合治疗台内部零件不能消毒,虽然储水瓶中提供的是无菌水,但是输送的过程中水可能被污染。

微过滤器

与牙科手机或三用枪紧密连接的一次性使用微过滤(microfiltration)器可以显著减少牙科诊疗用水中的细菌污染,微过滤器与储水瓶联合使用可以改善水质。基于牙科综合治疗台的使用频率,在制造商的建议下更换微过滤器(图24-7)。

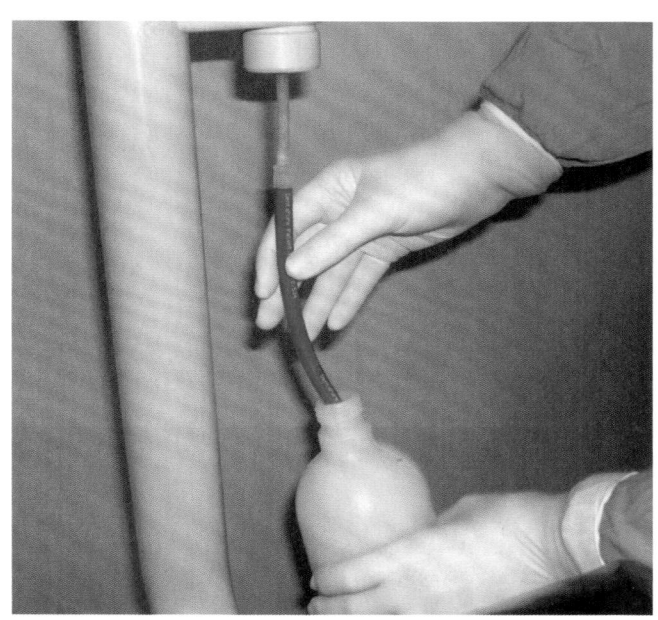

图 24-7 DentalPure 过滤器与牙科综合治疗台中从储水瓶中吸出的管路相连。水吸出时通过过滤器,过滤器中百万分之二到百万分之六的碘被释放到水中,再输送到牙科手机、三用枪和超声洁牙机中的水就被处理了

注:微过滤器可以减少水中的细菌污染,但对聚集在 DUWL 中的生物膜没有效果。

化学试剂

化学试剂一般通过两种方式控制生物膜:

1. 定期或不定期消毒。

2. 持续使用低浓度化学试剂消毒(达到灭菌级别但对人体无害)。

因为生物膜对化学试剂有极强的抵抗力,必须定期消毒,通常一周一次。应选择不会损坏牙科综合治疗台管路部件的化学试剂。可根据牙科设备制造商的建议进行水路消毒与维护。(图24-8)。

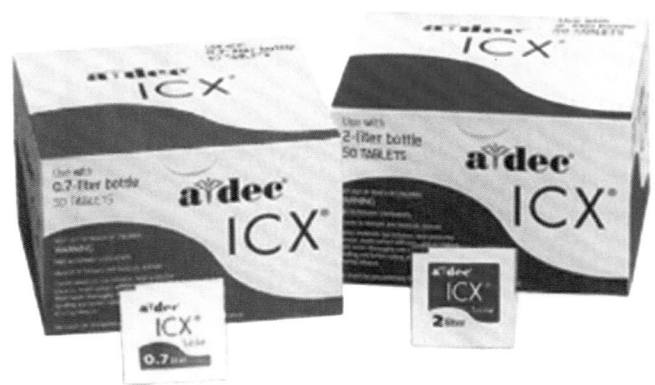

图 24-8 A-dec ICX 抑菌片有助于预防 DUWL 污染。
(Courtesy A-dec,Newberg,OR.)

← 复习

7. 生物膜有可能被完全清除吗?
8. 如果独立储水瓶采用无菌水,那进入病人口腔的水就是无菌的吗?
9. 微过滤器需多久更换一次?
10. 怎样为牙科综合治疗台选用合适的化学消毒试剂?

牙科诊疗用水的感染控制

合理用水

有骨组织暴露的外科手术不能使用牙科诊疗用水,只能使用特殊的无菌水输送系统或使用一次性无菌注射器手动冲洗。

冲洗水路

每天早上开诊前冲洗所有的 DUWL 和牙科手机,每位病人治疗结束后再冲洗 20~30 秒。冲洗可以暂时减少水中的微生物数量,有助于清洁从病人口腔回吸入牙科手机管路的物质,还可以向诊所主管线注入新鲜氯化水。

注:冲洗不能清除管路中的生物膜。

减少气溶胶的产生

当使用高速牙科手机、超声洁牙机和三用枪时,要一直使用强力吸引器,可减少气溶胶和飞沫造成的污染,减少病人和工作人员对水源性微生物的职业暴露(图 24-9)。

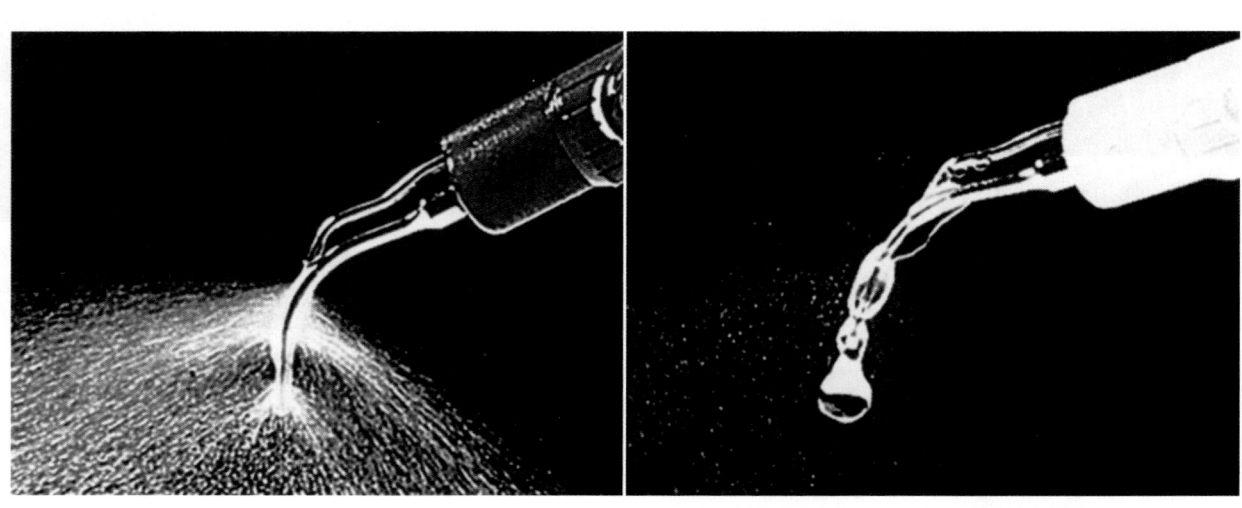

图 24-9　来自超声洁牙机尖端的水喷雾。(Courtesy Hu-Friedy Mfg Co. LLC,Chicago,IL.)

使用防护屏障

橡皮障就是将病人隔绝于牙科诊疗用水的防护屏障。这个屏障不仅消除了暴露,也大大减少了直接接触。这个屏障虽然减少了来自病人的微生物气溶胶和飞沫的飞溅,但并未减少工作人员对牙科诊疗用水的职业暴露。

为防护来自病人口腔和 DUWL 中的微生物,工作人员需佩戴防护屏障,包括口罩、护目镜和面罩。

对于控制 DUWL 污染的建议　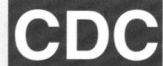

牙科治疗输出用水要符合美国环境保护署(environmental protection agency,EPA)的饮用水管理标准[异养菌(heterotrophic bacteria)要少于 500CFUs/ml]。

咨询制造商,采用恰当的方法和设备来保证水质达标。

按照牙科综合治疗台或相关水处理产品厂商的建议监测水质。

在每位病人治疗结束后,通过水和气冲洗与水路系统相连的进入病人口腔的设备至少 20~30 秒(如牙科手机、超声洁牙机和三用枪等)。

咨询设备制造商关于防回吸装置的维护需求。

监测水质

明确清洁水路方案是否有效的唯一途径是监测牙科综合治疗台出水端水质。检测牙科诊疗用水有两种方法:第一种是使用化学试剂检测,送出水样本后通过邮件或传真将检测结果送回,如果样本菌落数在 500CFUs/ml 以下会得到合格证明,这与灭菌器的监测过程相似;第二种是使用办公室检测工具套盒(见操作 24-1),取样前卸下牙科手机,通常采集来自同一诊所的三个水样本。不管采取哪种监测方法,最重要的是在取样过程中不要污染样本,要戴手套并认真按照说明操作。

CDC 建议牙科诊所要听从牙科综合治疗台或相关产品制造商的建议监测 DUWL 水质。

弱吸引器的使用

当病人口中的压力低于吸引装置时弱吸引器会发生回流。当病人的口腔在弱吸引器尖端周围闭合时,就产生了局部真空,导致回流的发生和潜在的交叉感染。

此外,有研究证明当吸引器尖端放置于病人口腔上方时,由于重力会导致液体回流至病人口腔。使用强力吸引器时同样会发生这种情况。

虽然没有关于吸引器有害健康的相关报道,但是使用吸引器时要注意在某一特定位置会产生回流(图24-10)。

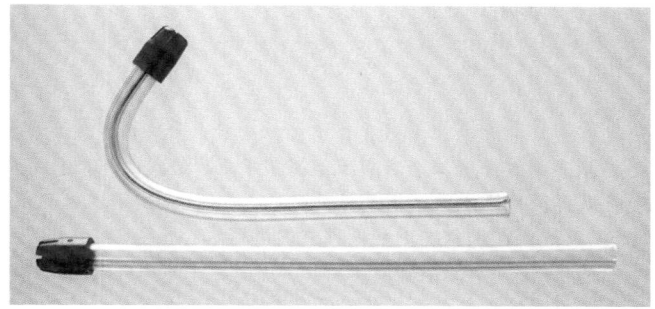

图24-10 弱吸引器可以导致回流的发生。(From Boyd LB: Dental instruments:a pocket guide,ed 5,St Louis,2015,Saunders.)

← 复习

11. 涉及骨组织的外科手术冲洗通常使用哪种类型的水?
12. 冲洗DUWL可以去除生物膜吗?
13. 什么时候使用强力吸引器可以把气溶胶减少到最小?
14. 使用橡皮障可以完全摆脱微生物暴露吗?
15. 哪种方法适合检测牙科诊疗用水的水质?

针对牙科手机和其他牙科综合治疗台空气和水路设备的建议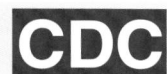

病人之间应清洁并高温灭菌牙科手机和其他可以从牙科综合治疗台气路和水路卸下的口内器械。

按照制造商说明,对牙科手机和其他可以从牙科综合治疗台气路和水路卸下的口内器械进行清洁、润滑和消毒。

除表面消毒外,还要使用液态化学试剂或环氧乙烷对牙科手机和其他可以从牙科综合治疗台气路和水路卸下的口内器械进行消毒灭菌。

嘱病人吸唾时不要闭紧嘴唇包裹吸引器尖端。

法律和伦理问题

牙医助理会接触到无数种类的微生物,但暴露在这些微生物中并不意味着会被感染或致病。

当因年龄、吸烟、酗酒、器官移植、癌症或HIV感染导致人免疫系统受到伤害时,更难抵御入侵的病原体。因此应提前告知牙科工作人员免疫力差的病人的身体情况,只有这样才能制定正确的治疗方案。病人可以随意对水质和任一操作提出问题。

迄今为止,没有公开发表的科学证据表明病人和牙科工作人员的健康问题是由牙科诊疗用水导致的。尽管如此,让病人和牙科工作人员接触微生物学质量差的用水是违反标准感染控制原则的。■

展望

虽然科研团队和牙科设备制造商已经致力于DUWL污染问题的研究,但还需要以下支持:

• 进一步了解生物膜的形成,着力于预防、控制和去除生物膜。
• 在牙科治疗期间,对可能出现感染暴露的病人、从业者和密切接触的相关工作人员予以健康检查。
• 在牙科治疗期间使用简单、可靠、高性价比的仪器设备检测水中微生物的性状。■

评判性思维

1. Kato女士下周要来进行口腔治疗。但是她因为乳腺癌在接受放射治疗,有一段时间没有来口腔诊所了。在Kato女士开始治疗前,有什么特别的内容要和牙科医生讨论吗?

2. Torrence先生的牙齿对冷水特别敏感。在上次的治疗中,Torrence先生建议把牙科综合治疗台的水加热会舒服些。这是个好主意吗?为什么?

3. 诊所的工作人员决定建立一个宣传册,帮助病人了解DUWL的问题。这个宣传册需要包括哪些内容?■

操作 24-1

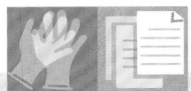

牙科水路的检测

目标

获取水样本并准备运送。

器械与物品

✔ 检测工具套盒和说明书。
✔ 干净的手套。

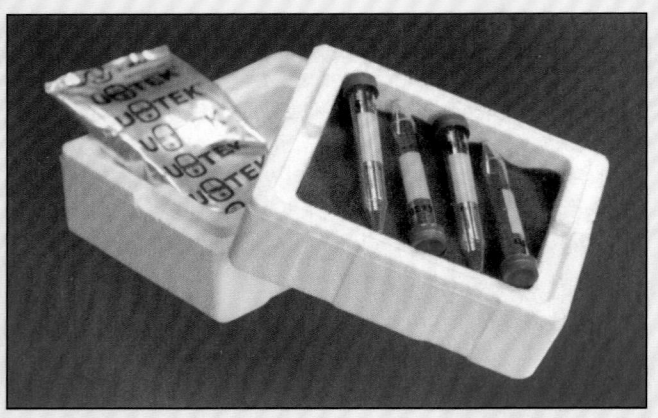

图:经认证的牙科水路检测工具。[Courtesy Confirm Monitoring Systems, Inc, Englewood, CO(www. BluTab. com).]

步骤

1. 将制冷剂放在聚苯乙烯泡沫塑料盖中,放入冷冻室过夜。
2. 在取样前冲洗水路至少 2 分钟。
   注:取样要在水路维护和处理之前进行。
   目的:保证样本的精确度。
3. 无菌收集试管装至 3/4 满。不要触碰管路的出水口或收集试管的里面。
   注:收集试管的底部含有一种脱水氯中和剂。
   目的:绝对不能污染收集试管。
4. 使用相同的标签标注每个水样本。
5. 标出样本的地点和类型[例如诊室 3,三用枪可以标为(Op3,a/w)]。
6. 填写样本提交表格,并随表附上样本。
7. 将制冷剂和水样本放入聚苯乙烯泡沫包装箱中。
8. 将聚苯乙烯泡沫包装箱放入邮局邮箱中。
9. 填好美国快递运送单,并在盒上署名。
   注:美国特快专递的收取是通过邮局投递员或带到邮局去。收取或邮寄快件与取样必须在同一天。
10. 无论是内部测试还是商用测试的检测结果都必须以文件的形式保留存档。

（王洪　牛玉婷 译,李秀娥 校审）

人体工程学

关键术语

腕管综合征(carpal tunnel syndrome,CTS):当手腕持续弯曲和伸展时,会引起疼痛。

累积创伤疾患(cumulative trauma disorders,CTDs):由于肌肉、肌腱、神经和关节持续性紧张,导致的疼痛状态。

人体工程学(ergonomics):工作环境及任务与机体相协调。

最大水平范围(maximum horizontal reach):上臂完全伸展后所及的范围。

最大垂直范围(maximum vertical reach):前臂上下垂直且肘部保持在中间位置时所达到的最大范围。

肌肉骨骼系统疾病(musculoskeletal disorders,MSDs):涉及肌肉和骨的疼痛性疾病,例如颈部疼痛、背部疼痛以及腕管综合征。

中立位(neutral position):使身体保持恰当的平衡并使通过脊柱面的重量均衡。

标准水平工作距离(normal horizon reach):上臂保持不动时前臂的活动范围。

扭伤(sprains):关节的突然扭动引起的韧带撕裂伤。

拉伤(strains):肌肉韧带过度拉伸造成的损伤。

鱼际(thenar eminence):在手掌拇指根部的肉质突起。

学习目标

完成此章节的学习之后,学生将能达到以下目标:

1. 掌握关键术语的发音、写法和定义。
2. 了解牙科诊所中的人体工程学相关知识,包括:
   - 描述学习人体工程学的目的。
   - 指出骨骼肌肉系统疾病的常见症状。
   - 指出 3 种引发损伤的危险因素。
3. 演示正确坐姿和工作状态中的中立位,讨论传递动作原则。
4. 讨论累积创伤失调相关知识,包括:
   - 描述腕管综合征的症状。
   - 了解佩戴恰当手套的重要性。
5. 演示可以降低肌肉疲劳和强健肌肉的动作,包括减少视疲劳和颈部劳损的运动。

许多牙医助理因为身患急性疼痛不得不放弃自己的工作。他们常患有进行性头痛、颈肩痛、手腕麻木和刺痛等疼痛问题,就医时疼痛已经非常剧烈,且可能已经造成了组织的不可逆损伤。其实这些病痛完全可以预防,关键是识别和解决其产生原因。

人体工程学(ergonomics)(源于希腊语 *ergon*,意思是"工作",*nomos*,意思是"法则")指的是调整工作环境以适应身体。人体工程学旨在帮助人们高效工作的同时保持健康,这个目标可通过改变工作场所的设计、改良器械、强健肌肉、休息、使用某些特定产品以及开展合理的培训来实现(图 25-1)。

本节讨论肌肉骨骼系统疾病(musculoskeletal disorders,MS-Ds)常见的危险因素、症状及预防此类损伤的一些技巧。

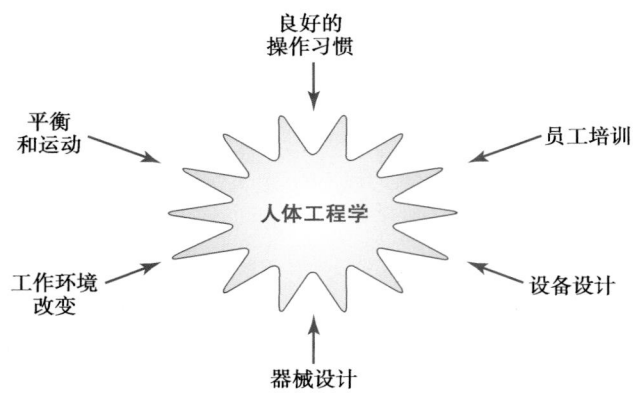

图 25-1 牙科学中的人体工程学要素

牙科诊室的人体工程学

人体工程学是以人为中心,对工作区域和工作任务进行设计,而不是要求人体去适应设计不良的设备和工作环境。牙科诊疗团队最常用的工作体位是坐位,经常采取不良姿势做大量的运动(图 25-2)。很多牙科专业人员都会经历 MSDs 带来的疼痛,如后背和关节疼痛、肩颈疼痛、手腕关节疼痛及头痛。

早期出现的疼痛征兆:①存在不良姿势,②如果不良姿势被忽视,随着时间的推移,将会产生更严重的损伤。当初次感觉到疼痛时,应通知管理人员,采取措施减少骨骼肌肉的炎症并促进康复。如果对这些早期疼痛和僵硬置之不理,将会发展为慢性疾病。对牙医助理而言,了解如何运用人体工程学预防 MSDs 非常重要。

有 3 种危险因素可以导致 MSDs 的发生:姿势、重复和力量。

人体工程学椅旁小贴示

- 用肌肉维持平衡便于运动。
- 避免持续的不良姿势。
- 不要长时间保持同一姿势。
- 不要一直向前倾斜或向一侧倾斜。
- 保持良好的身体状态。
- 休息时伸展脖子、肩膀和手。
- 避免重复,剧烈运动。
- 操作中重新放置物品便于使用。

⟶复习

1. 人体工程学指的是什么?
2. 学习人体工程学的目标是什么?
3. 哪种类型的机能失调可以被认为是 MSDs?
4. 哪三种危险因素可导致 MSDs?

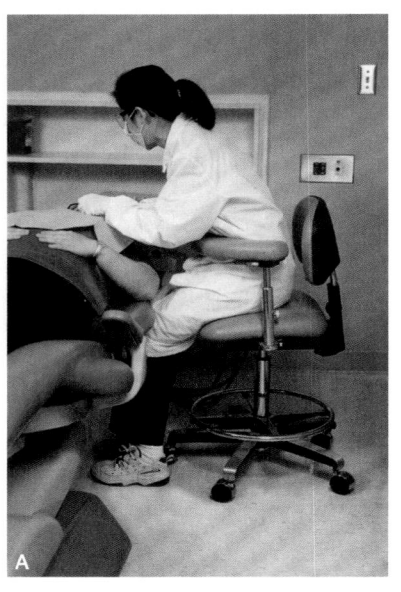

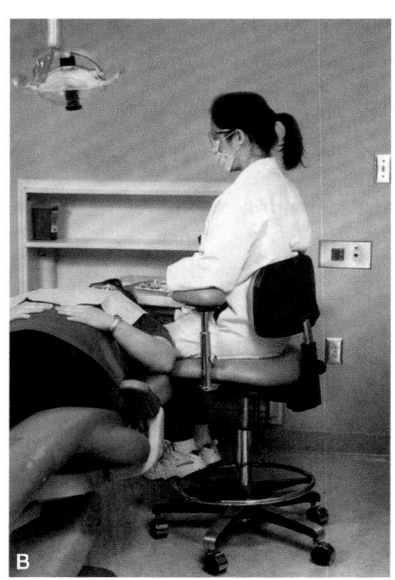

图 25-2 A,采取不良姿势的牙医助理。
B,采取正确姿势的牙医助理

姿势

姿势影响牙医助理拿取、握持和使用器械的能力,还会影响牙医助理在不受健康影响的情况下完成工作所需的时间。

大多数牙医助理在病人就诊时采取坐位。虽然通常情况下坐姿比站姿更轻松,但任何体位持续时间过长都会产生疲劳。坐位可导致下背部疼痛。

牙医助理理想体位

- 尽可能保持头部直立。
- 确保背部直立并有靠背支持。
- 保持大腿与地面平行

中立位

最理想的工作方式是采取一个"中间"的位置。可以通过坐直来均匀分布身体的重量以达到中立位（neutral position）。作为术者，在操作时要将双腿分开，双脚平放在地面上；或作为

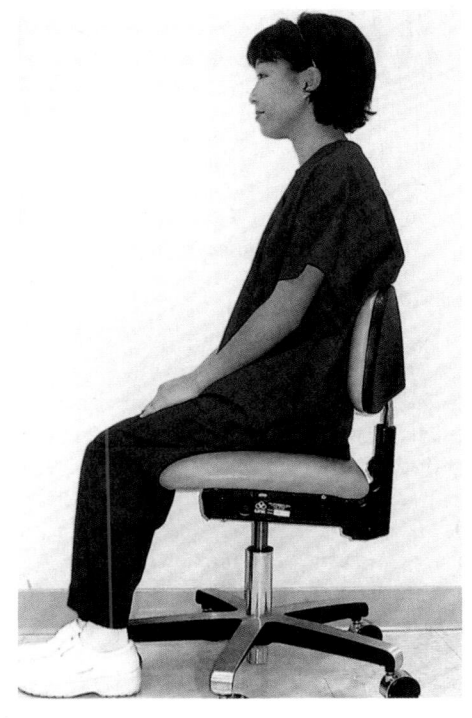

图 25-3　牙医助理就坐时的脊柱外形

助手，在辅助治疗时将双脚平放在牙医助理座椅的脚踏上。后背应紧靠椅背以支持腰部。髋部应前倾将盆骨后转。

正常的脊柱外形就像英文字母"S"。耳、肩膀和臀部呈垂直直线排列，不仅可以提供平衡，还能支持并平均分配脊柱各处所承担的重量（图 25-3）。

偏差和问题

遗憾的是，在辅助牙科医生治疗时，牙医助理往往偏离中立位，如前倾、扭曲、过度弯曲背部和伸手够取。这些不良姿势会导致疼痛、痛苦、麻木和刺痛。理想状态下，牙医助理尽可能交替采取坐位与站位。

经常伸手够取、扭曲或使手臂处于不协调位置工作可导致拉伤和扭伤。拉伤（strains）是由肌肉和韧带过度伸展所致。扭伤（sprains）是由于拉伸造成关节突然扭曲、扭转或韧带撕裂。当重复多次够取身后的仪器或物品时，会导致肩部出现问题（图 25-4）。

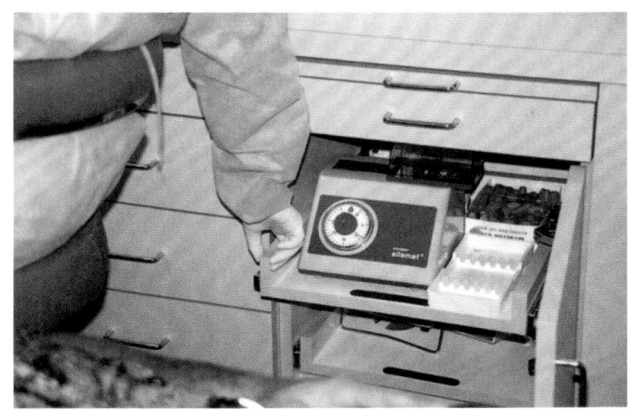

图 25-4　小件物品应放置在不需扭身和弯腰的地方

够取动作

经常使用的物品，如三用枪、牙科手机、弱吸引器和强吸引器等，应放置在拿取舒适的位置，而不是高于肩部或低于腰部以下的地方。调整仪器设备底座和物品，使其在标准水平工作距离（normal horizontal reach）内，这个范围就是上臂完全伸展所达到的范围。

保持操作灯在安全最大垂直范围（maximum vertical reach）内，也就是前臂上下垂直且肘部保持在中间位置时所达到的最大范围。使用次数少的物品应放置在最大水平范围（maximum horizon reach）内，它是上臂保持不动时前臂的活动范围。

这些特定的范围只是在牙医助理前方的位置，够取身后物品和提举动作会导致肩部受伤。转身时，需通过旋转座椅来避免身体的扭转。

重复和力量

腕部重复动作、过度弯曲和伸展都有增加累积创伤疾患（cumulative trauma disorders, CTDs）的风险，特别是需要用力的工作（图 25-5）。预防常见的累积创伤疾患如腕管综合征（carpal tunnel syndrome CTS），可以采取间断休息的方式，或者是调整病

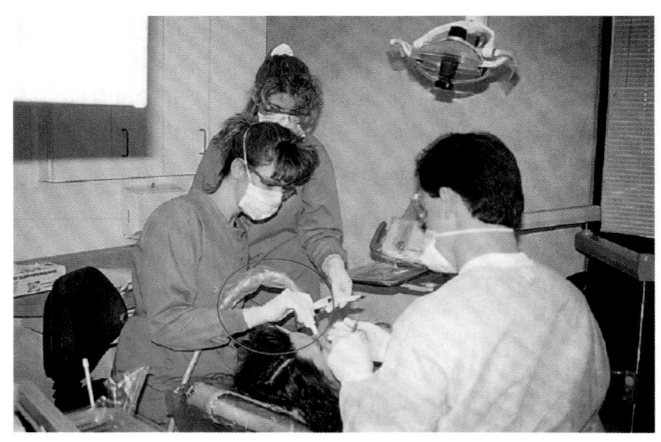

图 25-5　腕部长时间持续用力弯曲会导致腕部肌腱受伤。图中的牙医助理要不时改变吸引器的握持方式来放松腕关节,同时使用座椅靠背支撑背部

人预约顺序,将复杂的病人约在工作压力较小的时间段。

CTS

腕管指的是手和腕部的解剖区域。八块腕骨在此部位形

成了一个隧道形状。在隧道内部有正中神经和九个屈肌腱。运动不当时,肌腱肿胀,并对正中神经造成压迫(图 25-6)。重复、用力的动作会导致 CTS。

通常,CTS 的初始症状是夜间单手或双手刺痛。随之出现捏取物品或紧握拳的功能下降。疾病晚期,鱼际肌(位于拇指根部)功能衰退,用力握手时力量减弱。

其他手和腕部的重复性运动,如编织、园艺或使用键盘,都会导致 CTS。怀孕、口服避孕药、患有经前综合征或类风湿性关节炎的病人更易发展为 CTS。

手套

活动自如的手套(左右手均可使用的手套)能够使工作中作用于手与手套垂直线相反的力,在鱼际(thenareminence)和小鱼际处产生更多的张力(图 25-7A)。舒适的手套不但可以合理地支撑拇指、示指和中指,还能恰当地定位。

舒适的手套

佩戴舒适的手套非常重要。手套太紧(图 25-7B)会影响手指和手的血液循环,还会对通过腕关节的腕管产生压力。太松的手套(图 25-7C)不利于握持和传递物品。如果手套的指尖过厚,在辅助治疗时不但妨碍器械旋转还会影响吸引器的使用。

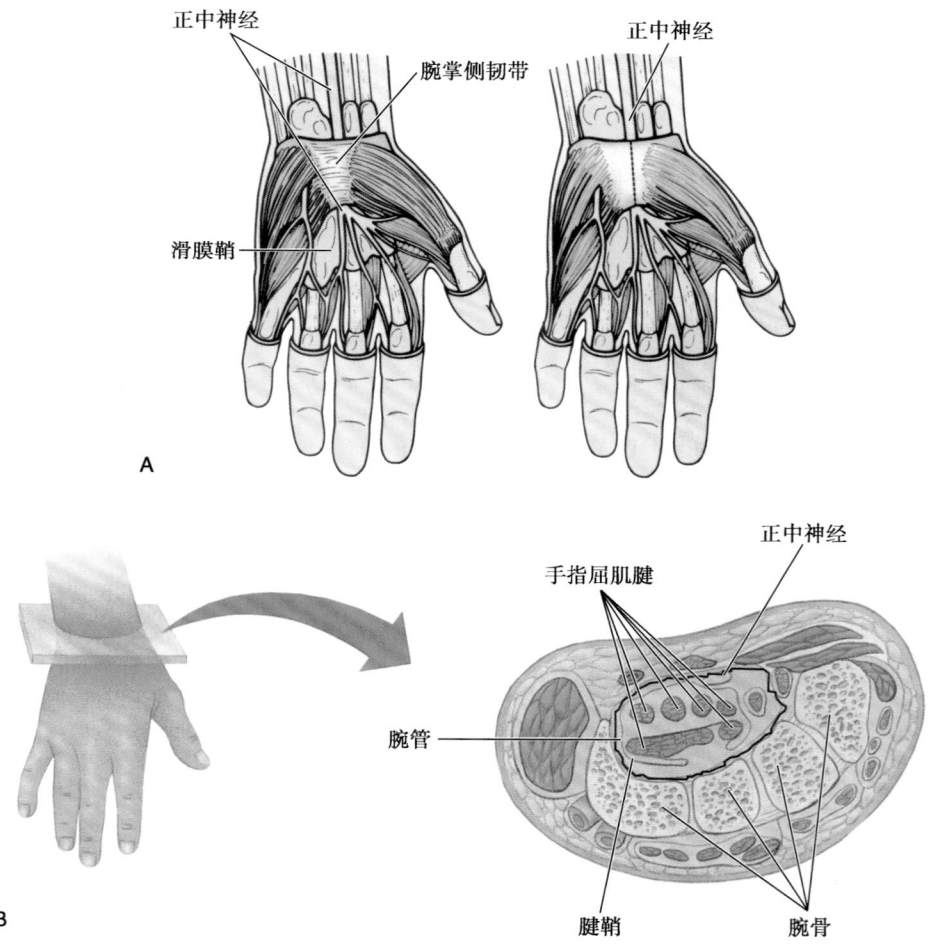

图 25-6　A,手腕的横断面。B,腕管的图解。(B from Patton KT,Thibodeau GA：Anatomy and physiology,ed 8,St Louis,2013,Mosby.)

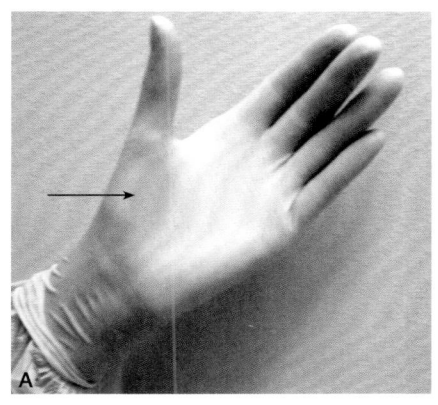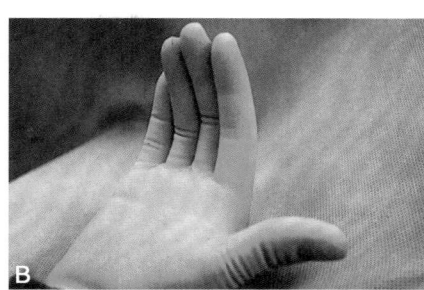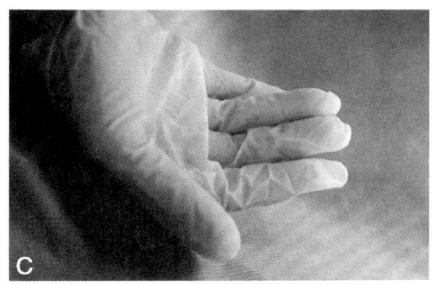

图 25-7　A,箭头指示为戴手套后鱼际的位置。B,手套过紧。C,手套过松。（B and C from Darby ML,Walsh MM:Dental hygiene ;theory and practice,ed 4,St Louis,2015,Saunders.）

↩复习

5. 什么是中立位?
6. 标准水平工作距离的定义?
7. 导致 CTS 增加的危险因素有哪些?

强健肌肉的练习

对背、颈部、前臂、腕部及手部等常用部位的肌肉进行拉伸和强化,有助于维持肌肉的健康,因此工作中定期做伸展运动非常必要。

经常放松手部是预防 CTS 最主要的因素之一。具体操作为:温暖手部的肌肉和关节,缓慢重复手掌伸开与握拳动作,做到完全伸开与完全闭合,直至手指紧握于掌心(图 25-8A 和 B)。此外,还可使掌心相对,达到放松的效果。

另一种推荐的伸展运动是在身体前方伸出一侧手臂,同时手部伸展,之后用另一只手向后轻拉伸展的手指以加强伸展运动(图 25-8)。

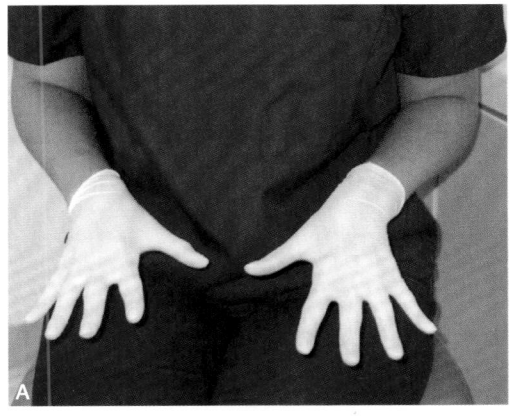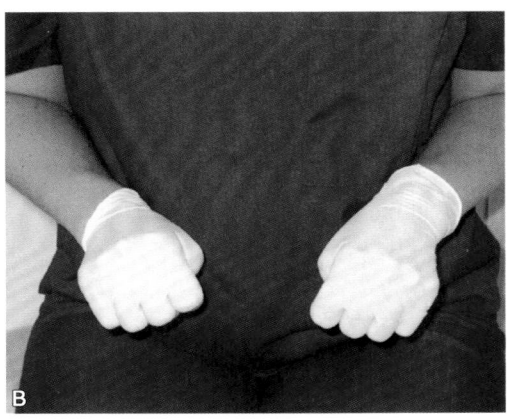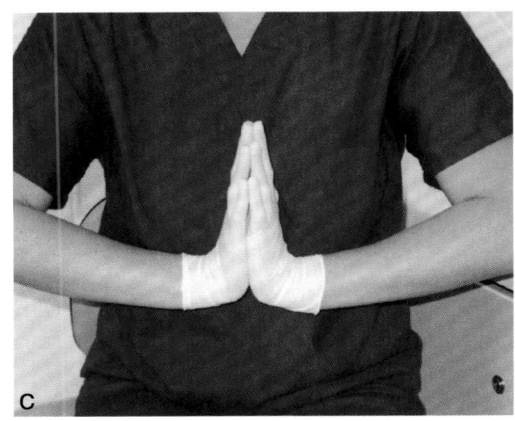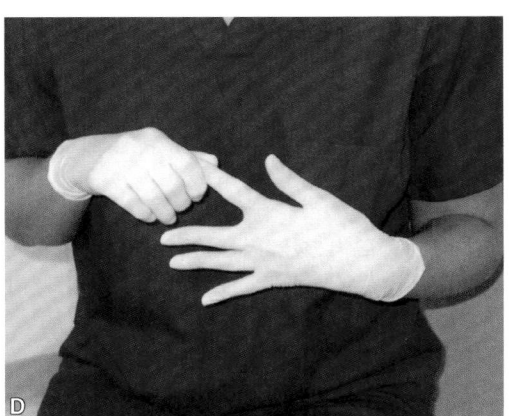

图 25-8　手部练习。A 和 B,缓慢伸开手掌和握拳,从完全伸开到完全闭合,直至手指紧握于掌心。C,掌心相对按压,然后放松。D,逐个轻拉并放松每根手指

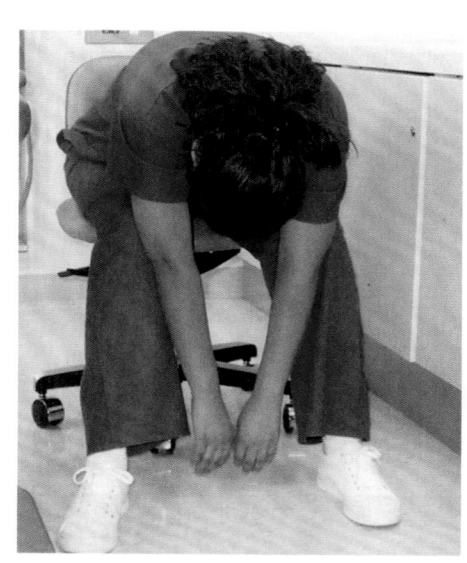

图 25-8(续)　E,交叉腕部轻柔伸展并放松

为缓解长时间一定距离的注视导致的视疲劳,应向上、向远看 20 秒。工作中在你能看到的视野范围内经常做此项运动,可以减轻眼部疲劳。

做背部放松运动可减轻背部、颈部和肩部的疲劳(图 25-9)。头部旋转可缓解颈部僵硬。头部旋转是指没有任何外力干扰,在舒适前提下头部所做的从右到左,从前到后的倾斜运动。

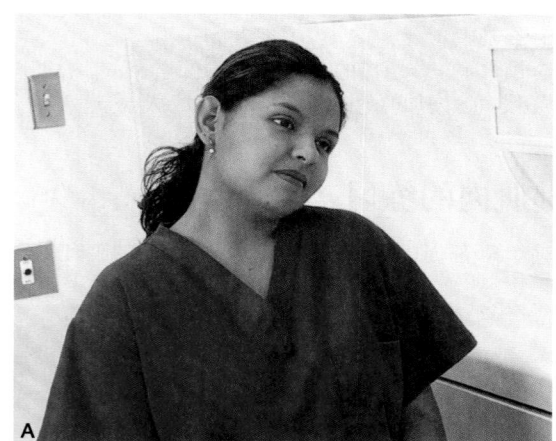

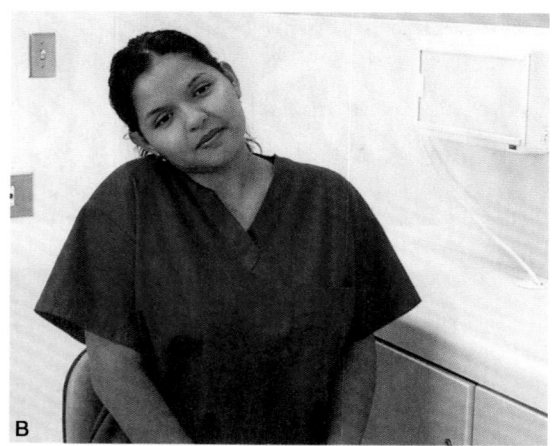

图 25-9　后背放松将头慢慢向下移动,将手臂和头置于双膝间,保持几秒,然后通过收缩腹部肌肉缓慢抬起并卷曲,最后将头抬起

耸肩常用来拉伸肩部肌肉,缓解因握持吸引器、物品和接听电话而产生的压力。将肩部向耳部方向拉起,然后向后及向前做圆圈转动(图 25-10)。

在开始进行任何练习之前,都应在医生的指导下进行,尤其在做某些动作出现疼痛时。

图 25-10　耸肩

→复习

8. 如何减轻视疲劳?
9. 哪些练习可以缓解肩部产生的压力?
10. 预防 CTS 最关键的因素之一是什么?

法律和伦理问题

根据职业安全与保健管理局（Occupational Safety and Health Administration, OSHA）的规定，雇主应确保为雇员提供安全、健康的工作环境。对于牙科雇主来说，为避免员工受到骨骼肌肉损伤，应使人体工程学理论融入每个人的工作内容中。许多牙科诊所在员工会议中将人体工程学纳入重要讨论内容。一些诊所将人体工程学融入现有的健康安全操作中。无论如何，为避免潜在的职业伤害，正确地遵循人体工程学原理非常重要。■

展望

作为一名牙医助理，若想自己的职业生涯保持健康且没有疼痛，就必须使肌肉、肌腱、神经和关节处于健康状态，并将人体工程学理念融入日常生活的点点滴滴中。不要忽视疼痛和僵硬的早期征兆，这些症状被忽略地越久，就越有可能发生严重的身体损伤。牙科不仅是一个体力压力较大的行业，也是一个非常有价值的学科，它能够使术者和患者双方均从中获益。■

评判性思维

1. 如何向一位没有接受过正规人体工程学培训的新入职牙医助理讲述正确的工作姿势和椅旁位置？

2. 日常工作中哪些练习能够将 MSDs 的危险值降到最低？

3. 为了更充分的应用人体工程学，需要做哪些改变？

4. 你能改变家中或者学校的环境，使它更"有助于劳动者"吗？■

（王洪 译，白洁 校审）

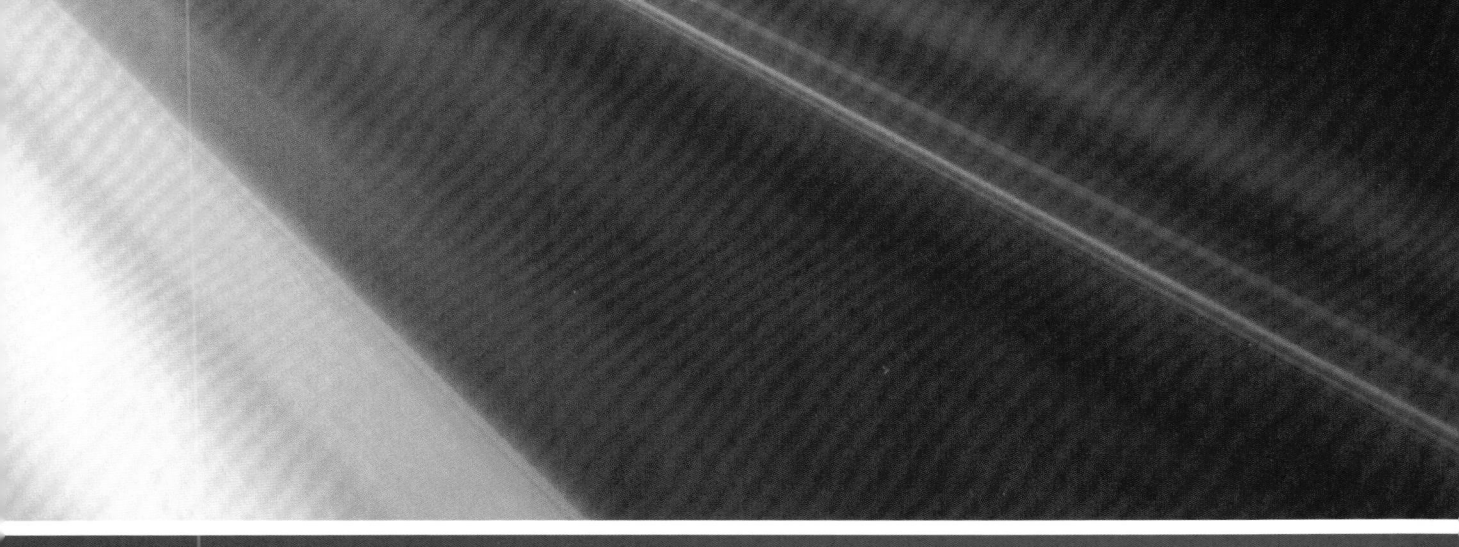

第六篇
病人信息与评估

诊疗前应全面收集评估病人信息。从第一个电话开始,到病人走进牙科诊室,整个牙科团队必须共同承担诊疗护理病人的全部职责。

本章将讲述牙医助理协助医生评估病人全身和口腔健康状况时所需的背景知识和技能。掌握这些内容,能在收集新病人或复诊病人的个人信息、获取诊断信息、与医学知识缺乏的病人沟通以及协助医疗团队抢救病人时,发挥自身价值,成为牙科团队不可或缺的成员。

26

病历

关键术语

提醒(alert):注意特定的医疗及临床状况。

评估(assessment):收集数据进行评价或根据检查发现得出结论的过程。

慢性(chronic):持续很长时间。

按时间顺序(chronologic):按照事件发生的时间顺序排列;从最早至最近。

人口统计资料(demographics):病人个人信息,包括地址、电话及工作信息,即人口特征统计资料。

诊断(diagnosis):通过评估病人的疾病史及检查结果从而识别或确定引起疾病或损伤的性质及原因。

法医学(forensic):指在科学技术的基础上对个体身份的确认。

健康保险流通与责任法案(Health Insurance Portability and Accountability Act,HIPAA):健康保险流通与责任法案于1996年颁布,是明确规定关于确保病人健康保健信息隐私权的联邦法规。

诉讼(litigation):在案件中启动法律程序的行为。

质量保证(quality assurance):适当监管和评估项目、服务或设备来确保质量达到标准。

登记(registration):通过提供个人信息完成表格填写的行为。

学习目标

完成此章节的学习之后,学生将能够达到以下目标:

1. 掌握关键术语的发音、写法和定义。
2. 解释病历的重要性、法律意义及牙科医生如何用病历管理病人的治疗。
3. 讨论病历表格,包括:
   - 讨论使用电子病历的依据。
   - 描述病历中的每个表格。
   - 讨论病人的医学-牙科健康史的重要性,并解释其与牙科治疗的相关性。
   - 解释临床记录中数据的标准和规范。

实践目标

完成此章节的学习之后,学生将能够达到以下技能水平:

- 协助一位新病人完成表格登记。
- 从一位新病人那里获得一份完整的医学-牙科健康史。
- 记录一项完整的牙科治疗。
- 说明如何更改病人的病历记录。

牙科治疗中,病历记录是最重要的文件(图26-1)。与病人沟通(电话或面对面)、联系牙科技工室、告知保险公司相关治疗或将病人转诊给专家的过程中,都必须参考病历。

病历是按照一定的顺序整理的,这样牙科团队的成员就可以依次浏览病人的个人信息—诊断结果—治疗记录。

在任何治疗开始之前,病人需要在业务助理的协助下填写资料收集表(图26-2)。包括如下:

- 病人登记表(病人个人信息)
- 医学-牙科健康史表格(病人的全身健康及牙齿状况)
- 医学提醒信息(任何需要在治疗前告知牙科团队的医学问题)

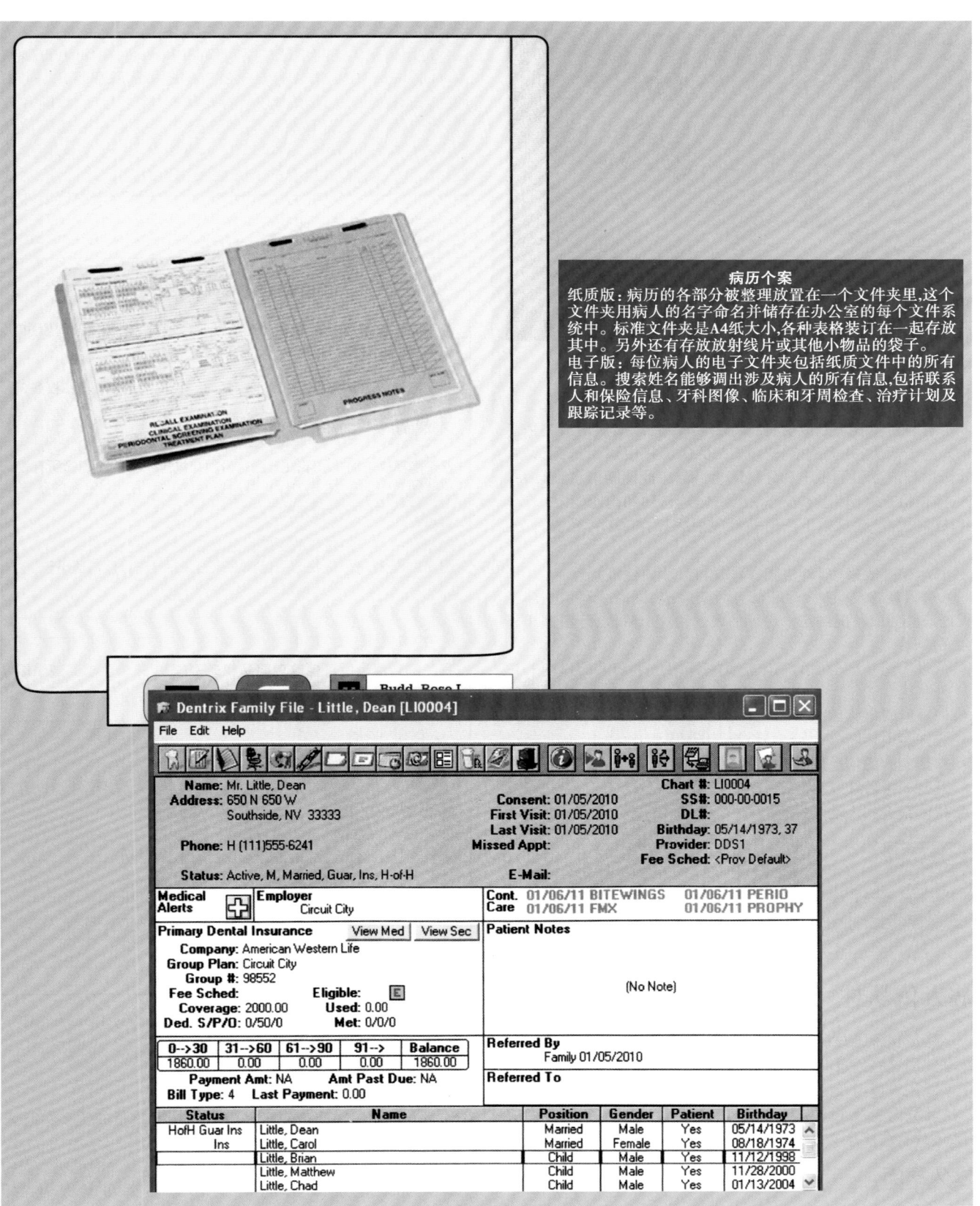

图 26-1 病历示例。(From Gaylor LJ: The administrative dental assistant, ed 3, St Louis, 2012, Saunders; form courtesy The Dental Record, Wisconsin Dental Association, Milwaukee, WI; Dentrix screenshot courtesy Henry Schein Pracitice Solutions, American Fork, UT.)

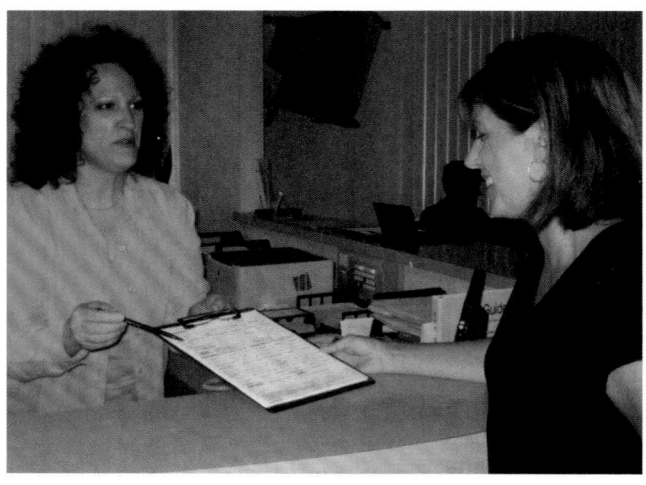

图 26-2 业务助理正在指导病人填写表格

- 知情同意书（HIPAA、精确性确认、保险）

资料初步收集完成后，业务助理会准备纸质病历或将信息录入电子病历，并提醒临床工作人员病历将由病人送到诊室。牙医助理或牙科卫生士和牙科医生一起完成诊断信息收集表：

- 体格检查表（体态和步态、生命体征、认知和沟通能力）
- 放射检查（包括以下任何一种放射线片：根尖片、拾翼片、拾片、全口片）
- 临床检查表格（口外检查、口内检查、牙周检查）

病人就诊结束时，诊断信息收集完成，同时牙科医生将会根据口腔健康状况制定一份评估表。在这个阶段，牙科医生将会完成：

- 通过实施一次全面的临床检查来评估一个病人的口内和口外状况。
- 回顾所有有临床意义的结果。
- 告知病人诊断（diagnosis）结果。
- 根据病人的信息制定并记录治疗计划。
- 及时安排后续复诊完成治疗。
- 持续跟进病人治疗进程。

⟲复习

1. 在病人接受治疗前，业务助理先让病人填什么表格？
2. 收集数据得出正确诊断结果的过程可以用哪个术语来描述？

病人依从性

病历包含了与病人背景相关的隐私信息。牙科团队在记录和使用这些信息时要严格保密，这一点很重要。第 5 节介绍了涉及病人病历及隐私信息时要遵循的法律条文。

牙科医生及工作人员必须清楚病历除了在临床治疗中应用，还具有法律意义。

永久病历

病历是牙科医生的永久性文件，也是法律文件，能够用作：①法律协议和诉讼中的证据；②在法医学（forensic）案例中，参考影像或诊断模型识别身份；③供合适的第三方参考，例如口腔保险公司和政府资助项目。

隐私

健康保险流通与责任法案（Health Insurance Portability and Accountability Act, HIPAA）要求所有的牙科诊所都要有一个书面的隐私权条例。该条例必须告知病人，除了治疗、诊断和计费，诊所将不会以任何目的利用或公开其受保护的健康信息（protected health information, PHI）。隐私权条例要以书面形式提供给每一位病人，所有的病人必须浏览并签字确认，表示他们已知晓隐私权条例的须知（图 26-3）。这份签字确认要在病历中至少保存 6 年。详见第 4 章。

隐私权条例须知确认单

鉴于隐私权条例要求，我在此确认已收到一份"隐私权条例须知"副本，此版本修订日期为_____。

鉴于隐私权条例要求，诊所_____已向我解释"隐私权条例
　　　　　　　　（员工姓名）
须知"的内容。

鉴于隐私权条例要求，我注意到这份须知包含一项条款，即诊所有权更改须知中的条款，并为保护其所留存的健康信息制定新的条款。

要求：
☐ 我希望制定一份我的受保护健康信息的"限制申请"
☐ 我希望制定一份我的受保护健康信息的"选择性沟通申请"
☐ 我反对"隐私权条例须知"中的以下内容：
_____
_____

我了解到该诊所可能改变隐私权条例须知，并未要求其遵照原版本的条款。

　　签名＿＿＿＿＿＿＿＿　　　　　日期＿＿＿＿＿＿＿

　　签章＿＿＿＿＿＿＿＿

（办公室专用）

签名：＿＿＿＿＿＿＿＿＿＿＿　　　　日期：＿＿＿＿＿＿＿

Good faith effort to obtain receipt: (Describe) ＿＿＿＿＿＿＿
_____
_____

©H.J. Ross Company, Inc. 2002, 2003 HIPAA Interactive-All Rights Reserved　　　ITEM 366-6289/16243 © JULY2003

图 26-3 隐私权条例须知确认单。（Courtesy Patterson Office Supplies, Champaign, IL）

质量保证

牙科医生要将病历作为评价病人治疗质量的主要信息来源。病人接受牙科治疗时，医疗质量是关键。

病人会相信提供给他/她的治疗是最好和最及时的吗？当病人在不同的医疗场所，比如有多个执业人员的较大的诊所、社区牙科诊室或者教学机构中接受不同医务人员的治疗时，这个问题就极其重要。每个牙科机构都要制定高效的质量保证（quality assurance）项目。以下是在牙科诊所里提供质量保证的方式：

- 每个病人都要填写常规的表格并按签名和日期归类。

- 及时电话随访以解决病人的需求。
- 在牙科诊所内为每一位现有病人保存一份完整的病历。
- 包含放射线片拍摄时间的信息记录。
- 牙科团队要遵循最新的急救标准。
- 牙科团队要有效的执照、注册、认证及培训。

风险管理

如前所述,病历记录了有关病人的临床检查结果、诊断、治疗计划和治疗结果。为使牙科医生避免医疗差错而引起的诉讼(litigation),需要有序、完整地保管病历。

研究

按时间顺序(chronologic)完整整理的病历或已诊断的特殊口腔状况记录,均可以作为研究数据。在教育和公共卫生场所,病人可能会被询问是否愿意参加科学研究。当新的科学研究开始时,要通知病人并说明治疗中的步骤或一种新产品的特殊用途,这些程序都要准确记录。如果记录不够完整,就要从研究中排除这些数据,以免影响结果。

> **复习**
>
> 3. 病历是针对谁做的永久的记录?
> 4. 为什么质量保证对于一个牙科诊所的维持如此重要?
> 5. PHI 是什么的缩写?

病历表格

现代牙科诊所里发生的最大变化就是计算机化,特别是用"电子病历"取代了"纸质病历"(图 26-4)。在办公室,无论病历被保存为纸质版或者电子版,都需要及时、准确地更新现有病人的必要信息。

很多牙科诊所向无纸化办公方向发展的具体原因是:

- 诊所各个可获取病历的区域都有安全保护
- 保护病人隐私,只有牙科团队才能获得病人信息
- 当牙科诊所容纳了大量纸质病历时,安全就成为一个很大的问题

牙科医生和办公室管理员决定软件类型和采用的表格设计,以及排列和访问的顺序。每个员工都要知晓此顺序,以确保所有资料都是可用的且容易找到。

此章节后续内容里描述的表格,比较常见于病历或者办公室管理软件系统中。

病人登记

病人的登记表保存在病历资料首页,包含病人的人口统计资料(demographics)和经济能力(图 26-5)等相关信息。病人需要在登记(registration)表上提供以下信息(见操作 26-1):

- 病人信息:姓名、生日、地址、电子信箱、电话号码(家庭电话、手机、工作单位电话)、工作信息、配偶信息、紧急联系人(隐私权相关条款规定病人的社保号码不包含在内)。
- 保险信息:牙科保险公司名称和保单号码;雇员姓名及出生日期;雇主的名字、地址及电话号码。很多诊所会复印病人的保险卡,以供在病历中使用。
- 责任方:负责支付账目的人(病人、配偶、父母或法定监护人)。
- 签字和日期:病人对信息的准确性进行核实。

医学-牙科健康史

牙科诊所的每位病人都要填写一份医学-牙科健康史表格(图 26-6,操作 26-2)。健康史表格是从病人那里获得的最小化

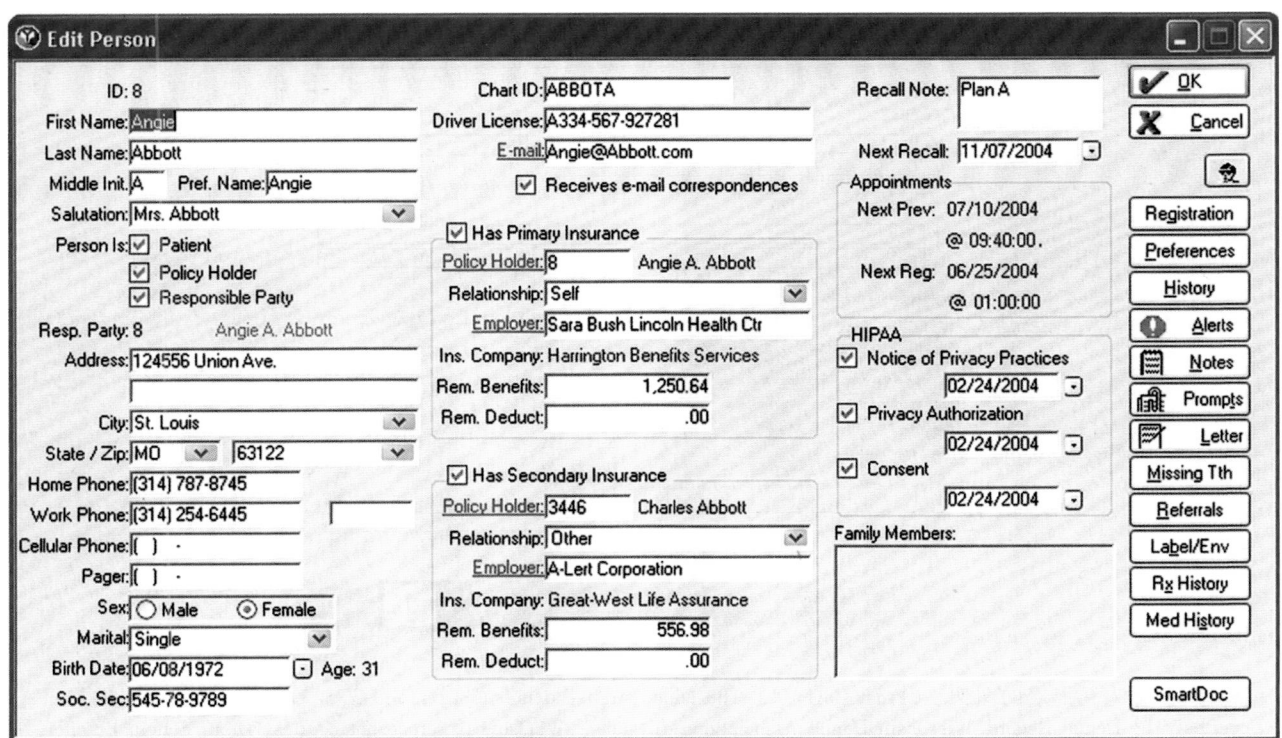

图 26-4　电子表格的图例。该表格来源于 Eagler 软件的管理项目。(Courtesy Pattersom Dental, St Paul, Minnesota)

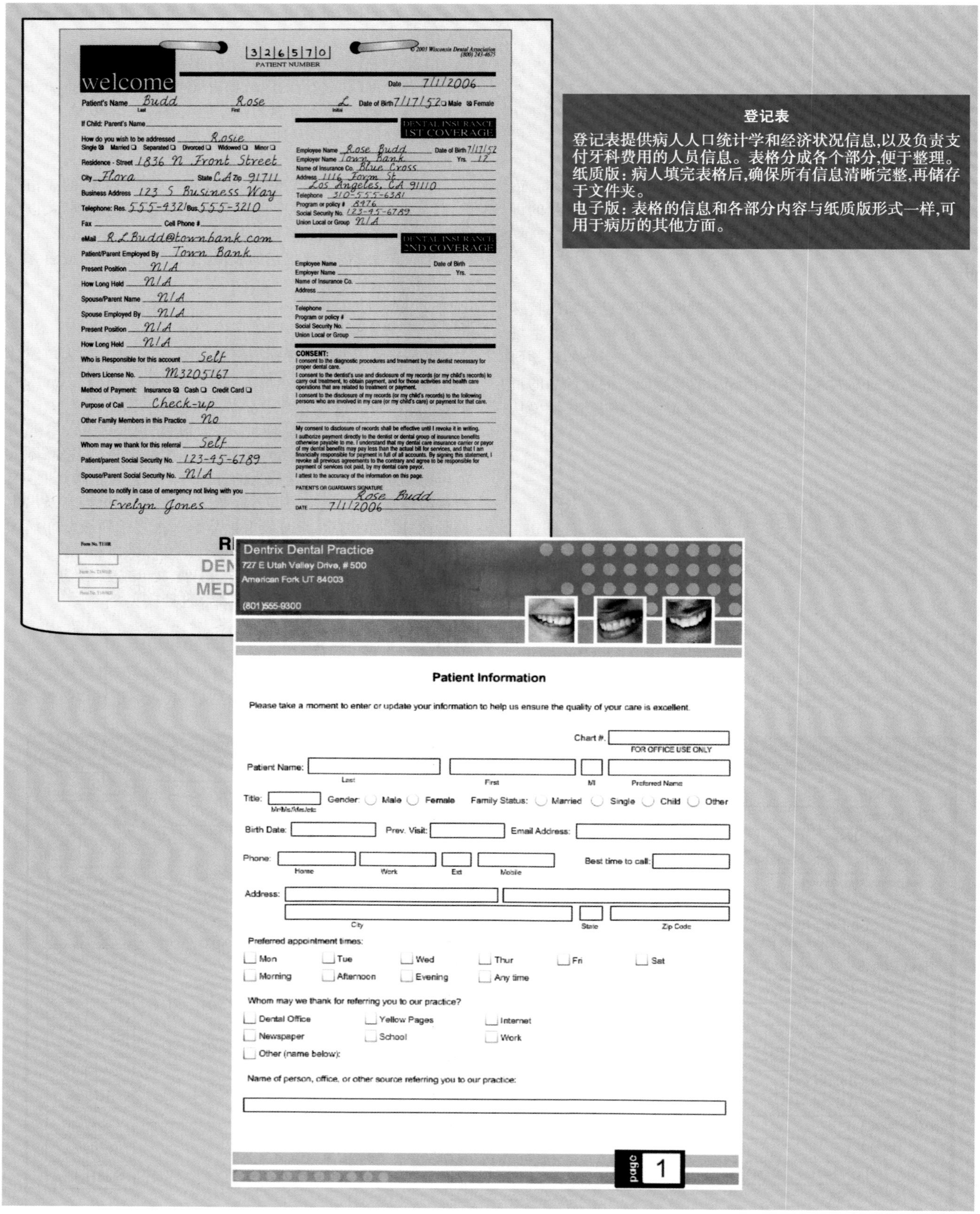

图 26-5 病人登记表的图例。(From Gaylor LJ:The administrative dental assistant,ed 3,St Louis,2012,Saunders;form courtesy The Dental Record,Wisconsin Dental Association,Milwaukee,WI;Dentrix screenshot courtesy Hentr Schein Pracitce Solutions,American Fork,UT.)

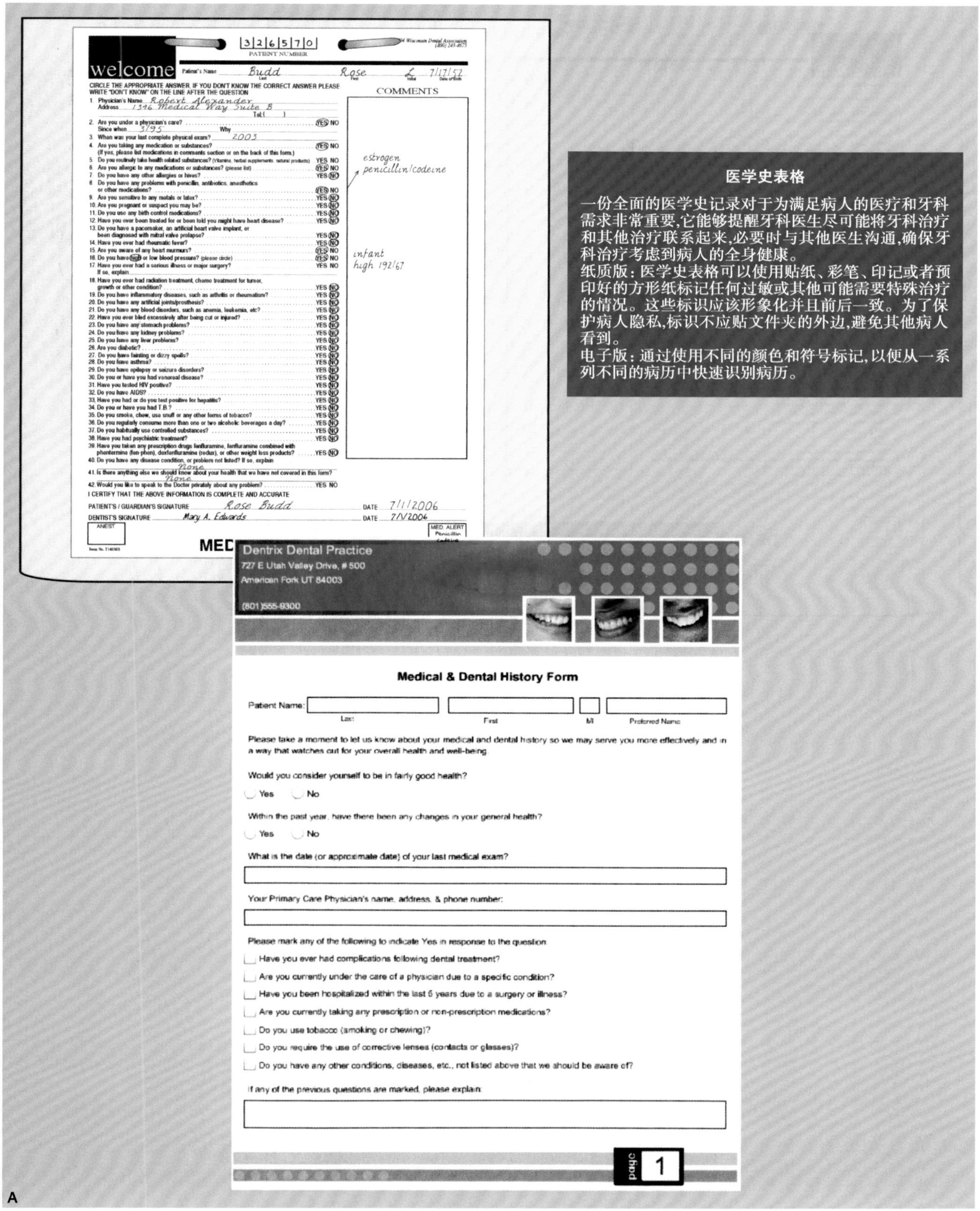

3 2 6 5 7 0
PATIENT NUMBER

Wisconsin Dental Association

welcome

Patient's Name Budd (Last) Rose (First) L (Initial) 7/17/52 (Date of Birth)

CIRCLE THE APPROPRIATE ANSWER. IF YOU DON'T KNOW THE CORRECT ANSWER PLEASE WRITE "DON'T KNOW" ON THE LINE AFTER THE QUESTION

1. Physician's Name Robert Alexander
   Address 1346 Medical Way Suite B
   Tel ( )
2. Are you under a physician's care? YES NO
   Since when 3/95 Why
3. When was your last complete physical exam? 2003
4. Are you taking any medication or substances? YES NO
   (If yes, please list medications in comments section or on the back of this form.)
5. Do you routinely take health related substances? (Vitamins, herbal supplements, natural products) YES NO
6. Are you allergic to any medications or substances? (please list) YES NO
7. Do you have any other allergies or hives? YES NO
8. Do you have any problems with penicillin, antibiotics, anesthetics or other medications? YES NO
9. Are you sensitive to any metals or latex? YES NO
10. Are you pregnant or suspect you may be? YES NO
11. Do you use any birth control medications? YES NO
12. Have you ever been treated for or been told you might have heart disease? YES NO
13. Do you have a pacemaker, an artificial heart valve implant, or been diagnosed with mitral valve prolapse? YES NO
14. Have you ever had rheumatic fever? YES NO
15. Are you aware of any heart murmurs? YES NO
16. Do you have high or low blood pressure? (please circle) YES NO
17. Have you ever had a serious illness or major surgery? YES NO
   If so, explain
18. Have you ever had radiation treatment, chemo treatment for tumor, growth or other condition? YES NO
19. Do you have inflammatory diseases, such as arthritis or rheumatism? YES NO
20. Do you have any artificial joints/prosthesis? YES NO
21. Do you have any blood disorders, such as anemia, leukemia, etc? YES NO
22. Have you ever bled excessively after being cut or injured? YES NO
23. Do you have any stomach problems? YES NO
24. Do you have any kidney problems? YES NO
25. Do you have any liver problems? YES NO
26. Are you diabetic? YES NO
27. Do you have fainting or dizzy spells? YES NO
28. Do you have asthma? YES NO
29. Do you have epilepsy or seizure disorders? YES NO
30. Do you or have you had venereal disease? YES NO
31. Have you tested HIV positive? YES NO
32. Do you have AIDS? YES NO
33. Have you had or do you test positive for hepatitis? YES NO
34. Do you or have you had T.B.? YES NO
35. Do you smoke, chew, use snuff or any other forms of tobacco? YES NO
36. Do you regularly consume more than one or two alcoholic beverages a day? YES NO
37. Do you habitually use controlled substances? YES NO
38. Have you had psychiatric treatment? YES NO
39. Have you taken any prescription drugs fenfluramine, fenfluramine combined with phentermine (fen-phen), dexfenfluramine (redux), or other weight loss products? YES NO
40. Do you have any disease condition, or problem not listed? If so, explain
   None
41. Is there anything else we should know about your health that we have not covered in this form?
   None
42. Would you like to speak to the Doctor privately about any problem? YES NO

I CERTIFY THAT THE ABOVE INFORMATION IS COMPLETE AND ACCURATE

PATIENT'S / GUARDIAN'S SIGNATURE Rose Budd DATE 7/1/2006
DENTIST'S SIGNATURE Mary A. Edwards DATE 7/1/2006

ANEST

MED. ALERT Penicillin Codeine

MED

COMMENTS

estrogen
penicillin/codeine

infant
high 192/67

Dentrix Dental Practice
727 E Utah Valley Drive, # 500
American Fork UT 84003
(801)555-9300

Medical & Dental History Form

Patient Name: Last First MI Preferred Name

Please take a moment to let us know about your medical and dental history so we may serve you more effectively and in a way that watches out for your overall health and well-being.

Would you consider yourself to be in fairly good health?
Yes No

Within the past year, have there been any changes in your general health?
Yes No

What is the date (or approximate date) of your last medical exam?

Your Primary Care Physician's name, address, & phone number:

Please mark any of the following to indicate Yes in response to the question.

- Have you ever had complications following dental treatment?
- Are you currently under the care of a physician due to a specific condition?
- Have you been hospitalized within the last 5 years due to a surgery or illness?
- Are you currently taking any prescription or non-prescription medications?
- Do you use tobacco (smoking or chewing)?
- Do you require the use of corrective lenses (contacts or glasses)?
- Do you have any other conditions, diseases, etc., not listed above that we should be aware of?

If any of the previous questions are marked, please explain:

page 1

医学史表格

一份全面的医学史记录对于为满足病人的医疗和牙科需求非常重要,它能够提醒牙科医生尽可能将牙科治疗和其他治疗联系起来,必要时与其他医生沟通,确保牙科治疗考虑到病人的全身健康。

纸质版:医学史表格可以使用贴纸、彩笔、印记或者预印好的方形纸标记任何过敏或其他可能需要特殊治疗的情况。这些标识应该形象化并且前后一致。为了保护病人隐私,标识不应贴文件夹的外边,避免其他病人看到。

电子版:通过使用不同的颜色和符号标记,以便从一系列不同的病历中快速识别病历。

A

图 26-6 一份双面医学-牙科健康史表格图例。A,医学史

牙科史表格

牙科史表格提供病人牙科治疗史和识别病人恐惧、焦虑的相关信息。表格内容包括就诊目的、当前问题、以前的牙科医生以及X线片、口腔卫生习惯、之前的矫正史、不愉快牙科治疗经历以及牙科问题或担忧。

纸质版/电子版：牙科医生与病人面谈并作标记,由牙科医生和病人一起填写表格。然后牙科医生记录各种不良反应,协助牙科团队识别和缓解病人的恐惧。

图 26-6(续)　B,牙科史。(From Gaylor LJ：The administrative dental assistant, ed 3, St Louis, 2012, Saunders；form courtesy The Dental Record, Wisconsin Dental Association, Milwaukee, WI；Dentrix screenshot courtesy Hentr Schein Pracitce Solutions, American Fork, UT.)

信息。牙科团队的职责是浏览表格，与病人沟通，以更深入地了解其健康情况。一旦表格填写完整，成年病人或者未成年病人的法定监护人必须签字并写上日期以证明信息的准确。健康史表格可分为医学评估和牙科评估两部分。

医学史（译者注：在本书中指除牙科史外的疾病史）

医学史部分包括病人过去的医学史、现在的健康状况、慢性（chronic）病状况、过敏史及现在的用药情况。这些信息可以：①提醒牙科医生某些复杂或可能干扰牙科治疗的医学状况或药物；②基于病人的医疗背景帮助牙科医生预测任何潜在的急救需要；③确定病人可能需要的特殊治疗。

如果特殊的医学情况引起了牙科医生的关注，牙科医生将会和病人的保健医生会诊，讨论关于治疗的问题。会诊前，病人必须签署一份信息公开表格表示同意。

牙科史

表格中牙科史部分用来获取有关病人既往牙科治疗和保健的信息。通过询问关于牙科保健和牙齿保护经验的问题，牙科团队能够深入了解到病人对牙科医生的感受及其牙齿自我保健知识水平。

医学提醒

当牙医助理接到一份完整的医学-牙科健康史表格时，首先做的就是浏览病人的健康状况指标、过敏反应和所有药物，因为这些情况可能干扰后续诊疗，或者威胁病人生命。例如病人对某一种抗生素过敏，牙科团队会调查是哪一种抗生素并放置提醒标识，列出不能使用的抗生素名称（图 26-7）。

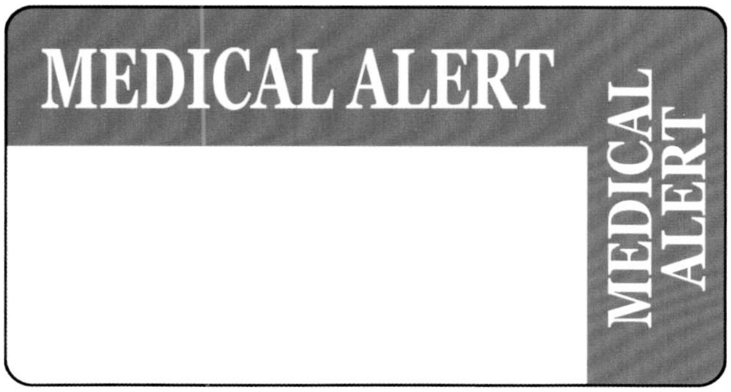

图 26-7 医学提醒标识的图例。（Courtesy Patterson supplies，Champaign，IL）

注意病历中的医学提醒（alert）和其他预防措施，从而为病人提供安全的护理。收到提醒信息时，在病历的内皮上粘“提醒”标签。提醒标识应放在病历里，不可放在外面，以保护病人隐私。

医学-牙科健康史更新

复诊病人在每一次就诊时都要更新医学-牙科健康史（图 26-8）。即使病人在两个星期前刚看过牙科医生，如果病史没有更新的话，牙科医生可能还是不会意识到病人用药方案和医学诊断的改变。当牙科医生给病人使用麻醉或者疼痛控制等方法时，非常微小的医学状况的改变都可能引起反应。病人最初的医学-牙科健康史表格应发给本人核对，如果有必要更改，病人可将其记录在额外的表格上或者病历诊断部分的单行上。病人本人或者父母/监护人必须填写病人健康状况的任何变化，如果没有改变，就写“没有变化”。之后，病人或者父母/监护人在指导下签名并注明日期以表明信息是准确和最新的。

复习

6. 病人登记表能在病历的什么位置找到？
7. 为了核实信息是准确的，病人在填写完一份健康史表格后必须提供什么？
8. 表格的牙科史部分能为牙科医生提供什么信息？
9. 举例说明医学提醒指的是什么。

临床检查

临床检查表格是病历里最详细的记录（图 26-9）。这份表格为牙科团队成员提供了病人过去、现在和将来的检查数据、分析和图表需求。牙科医生要为每一位就诊病人填写这份表格并在后续每一次就诊中进行更新。

牙科医生会对病人进行检查，并让助理将检查结果填入表格或病历档案中。具体的临床检查表格如下（表格项目详细解释见第 28 章）：

- 病人姓名及检查日期
- 现存修复体和口腔情况的图表系统
- 牙周情况的图表系统
- 病人主诉
- 咬合面评估
- 颞下颌关节评估
- 注释

病历管理必须遵循具体的指南。

治疗方案

牙科医生回顾了医学—牙科健康史并更新了临床检查表格后，就可以在治疗计划表上记录治疗方案（图 26-10）。治疗方案必须恰当有序地记录病人诊疗期间的所有问题。

病人经济情况出现问题时治疗方案会有变化。如：假设病人收入有限或不能支付种植的开销时，种植的治疗方案就会被换掉，根据病人经济收入并与其沟通后，换为固定桥或是可摘局部义齿。

知情同意

知情同意从属于具体的治疗或程序，是治疗方案的一部分（图 26-11）。该文件为病人提供预期治疗结果并描述了可能出现的复杂情况。这种文件在侵入性治疗和延续性治疗中更为常用，如手术、口腔正畸、牙体牙髓治疗、义齿修复术、牙周治疗和种植。

牙科医生会回顾病人的治疗方案，明确所有问题，一旦医患双方都同意就会签署知情同意。

病程记录

为便于总结，完成的治疗都应添加到“病程记录”部分

病人姓名：_____   出生日期：_____

日期	我已经核对了健康史表格。我的健康和用药方案已经发生了如下改变(如果没有改变,写"没有变化")	牙科医生签字	病人或者监护人签字

Item 051-5783/27004 Patterson Office Supplies 800-637-1140

_____
病案号：

更新的健康史

图 26-8   医学-牙科健康史更新表格的图例。(Courtesy Patterson supplies, Champaign, IL)

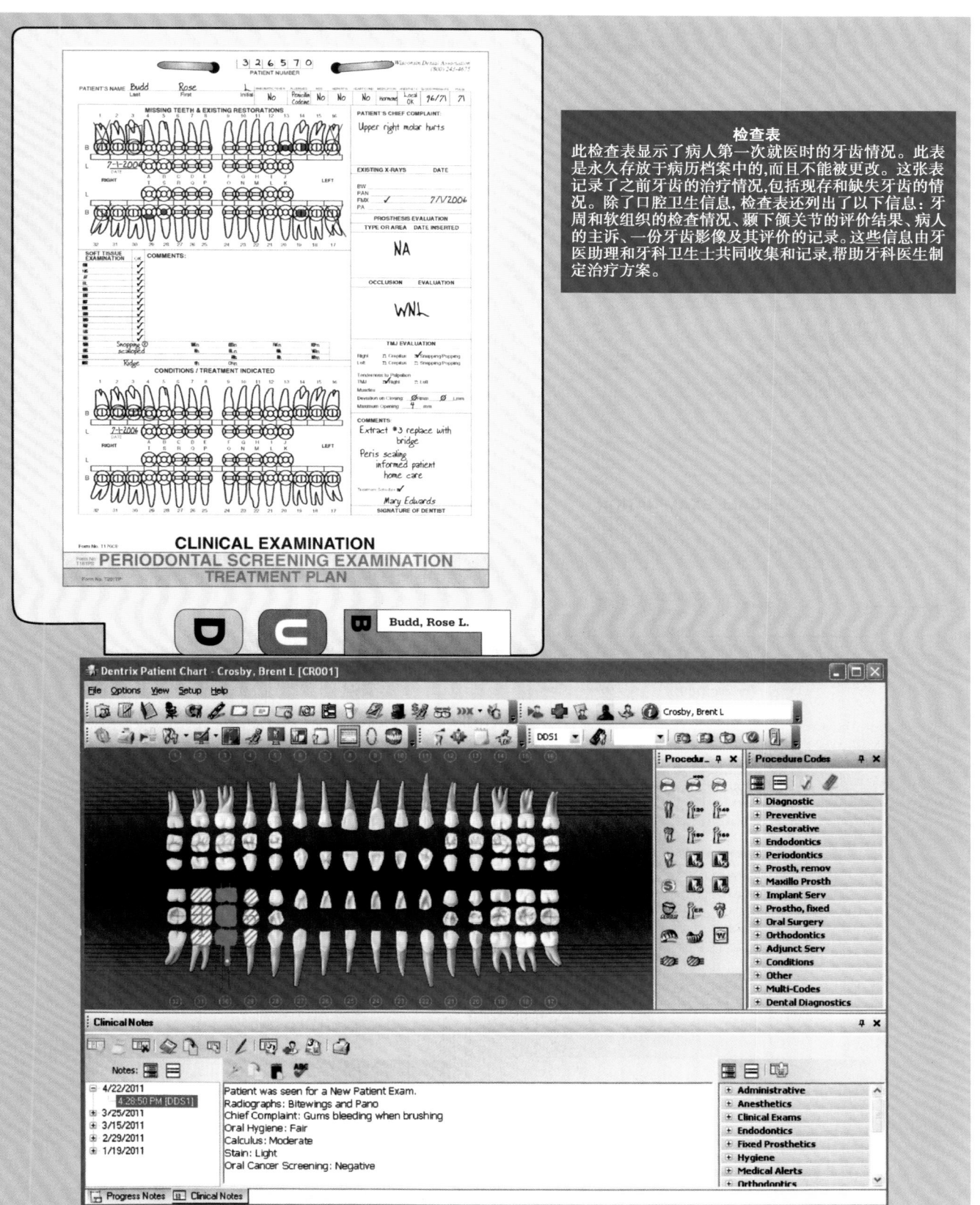

图 26-9　A,临床检查表的图例

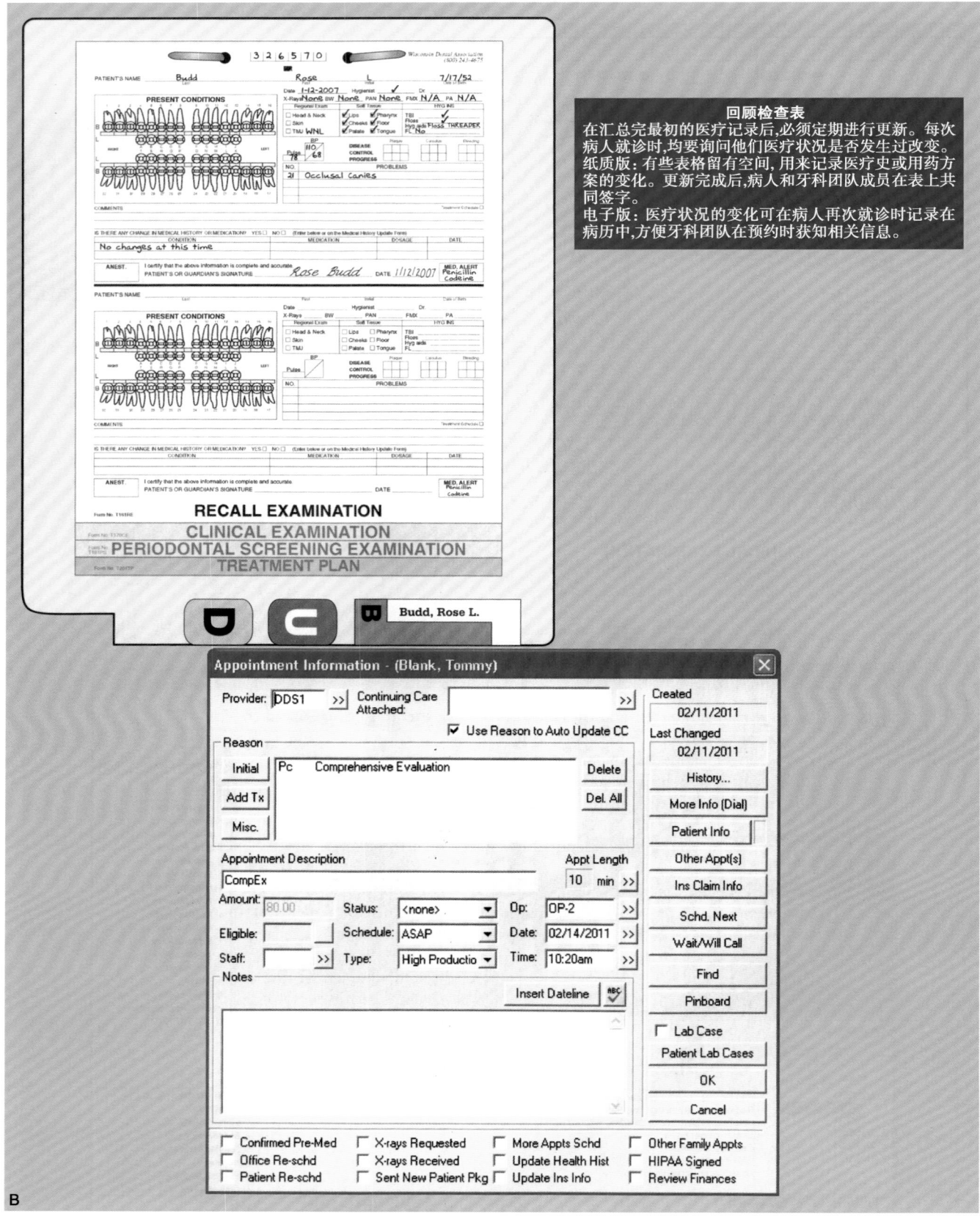

回顾检查表

在汇总完最初的医疗记录后,必须定期进行更新。每次病人就诊时,均要询问他们医疗状况是否发生过改变。

纸质版:有些表格留有空间,用来记录医疗史或用药方案的变化。更新完成后,病人和牙科团队成员在表上共同签字。

电子版:医疗状况的变化可在病人再次就诊时记录在病历中,方便牙科团队在预约时获知相关信息。

图 26-9(续)　B,回顾检查表格的图例。(From Gaylor LJ:The administrative dental assistant, ed 3, St Louis, 2012, Saunders; form courtesy The Dental Record, Wisconsin Dental Association, Milwaukee, WI; Dentrix screenshot courtesy Hentr Schein Pracitce Solutions, American Fork, UT.)

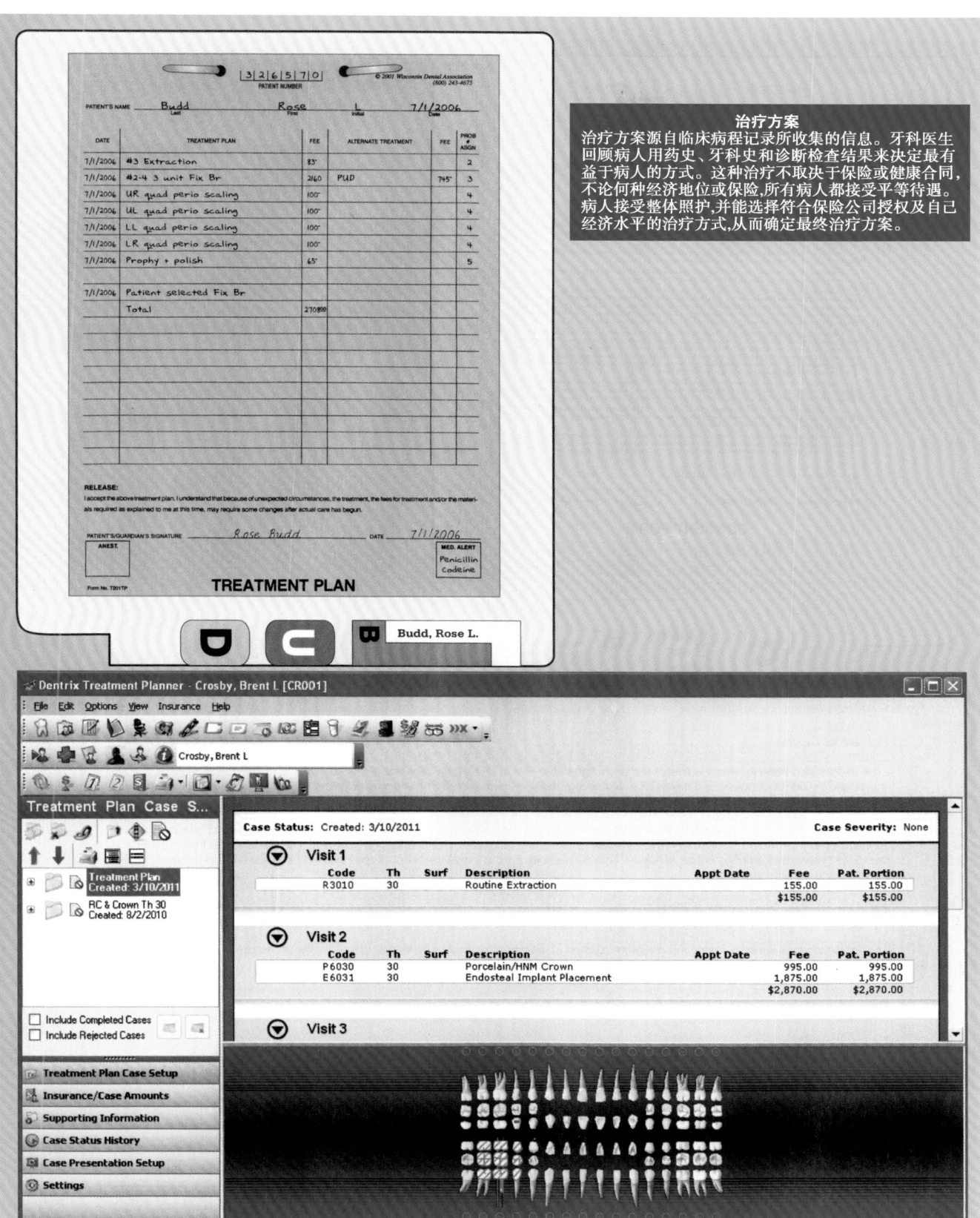

图 26-10 治疗计划表的图例。(From Gaylor LJ:The administrative dental assistant,ed 3,St Louis,2012,Saunders;form courtesy The Dental Record,Wisconsin Dental Association,Milwaukee,WI;Dentrix screenshot courtesy Hentr Schein Pracitce Solutions,American Fork,UT.)

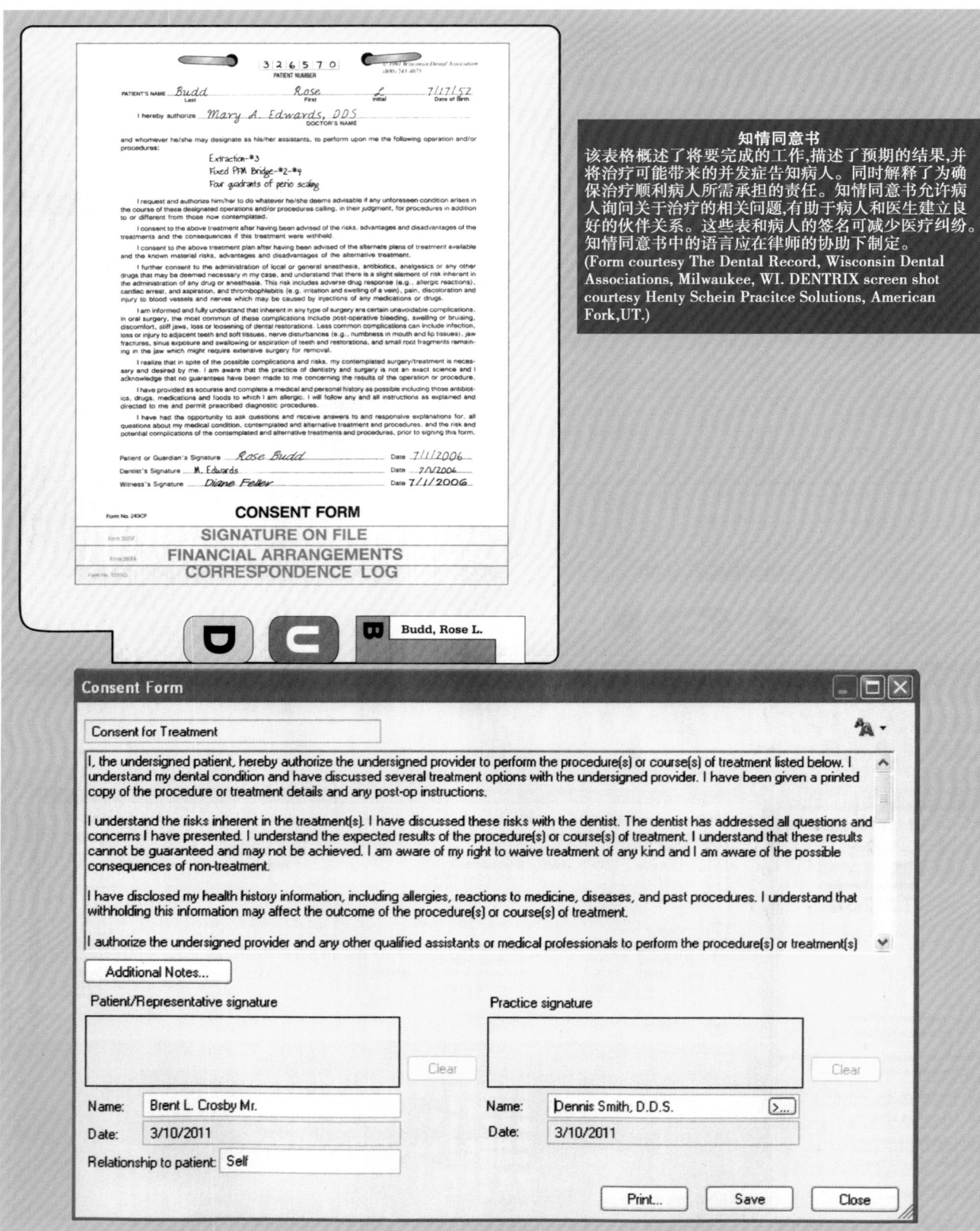

图 26-11　执行治疗计划前的准备工作。(From Gaylor LJ:The administrative dental assistant,ed 3,St Louis,2012,Saunders; form courtesy The Dental Record,Wisconsin Dental Association,Milwaukee,WI;Dentrix screenshot courtesy Hentr Schein Pracitce Solutions,AmericanFork,UT.)

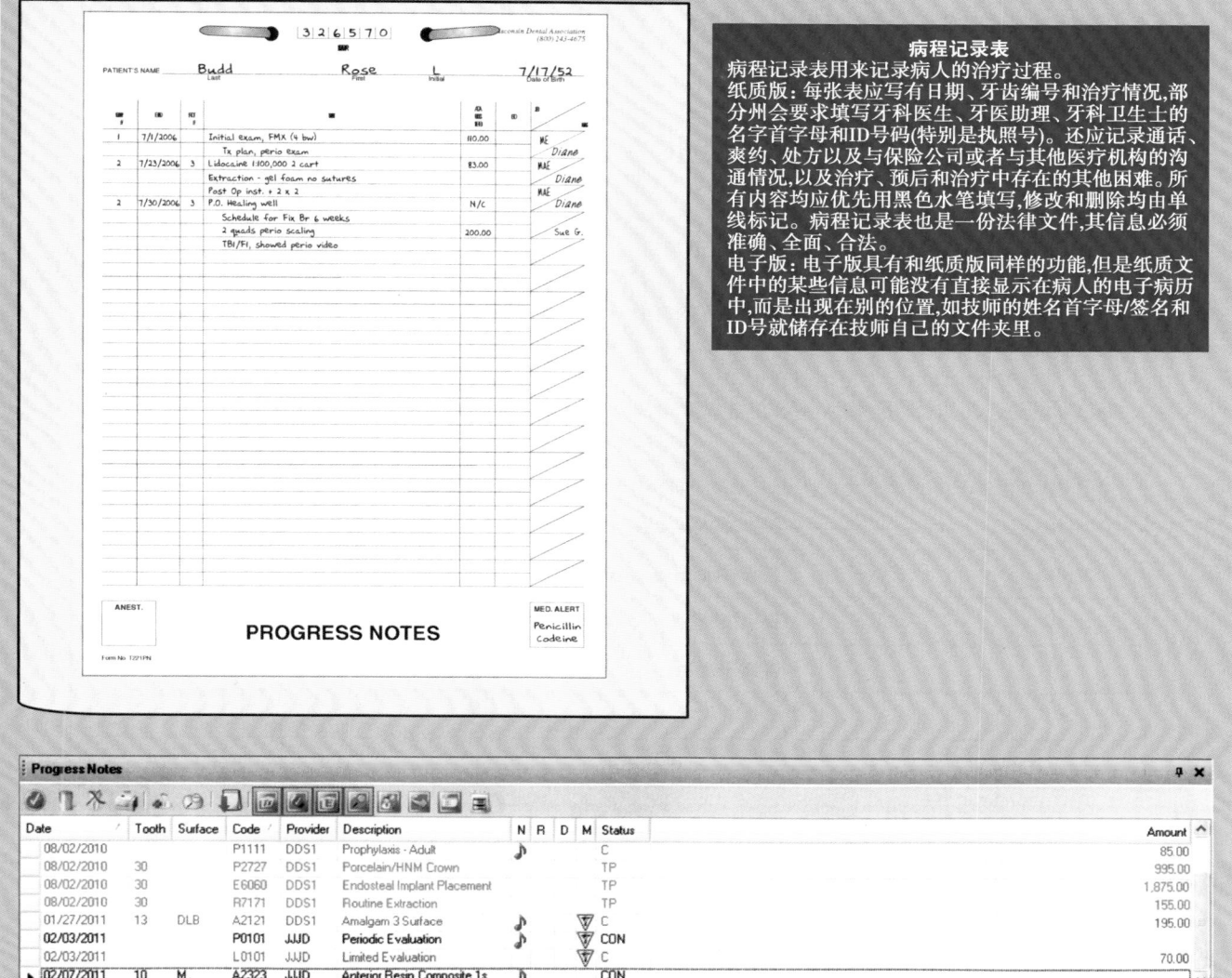

病程记录表
病程记录表用来记录病人的治疗过程。
纸质版：每张表应写有日期、牙齿编号和治疗情况,部
分州会要求填写牙科医生、牙医助理、牙科卫生士的
名字首字母和ID号码(特别是执照号)。还应记录通话、
爽约、处方以及与保险公司或者与其他医疗机构的沟
通情况,以及治疗、预后和治疗中存在的其他困难。所
有内容均应优先用黑色水笔填写,修改和删除均由单
线标记。病程记录表也是一份法律文件,其信息必须
准确、全面、合法。
电子版：电子版具有和纸质版同样的功能,但是纸质文
件中的某些信息可能没有直接显示在病人的电子病历
中,而是出现在别的位置,如技师的姓名首字母/签名和
ID号就储存在技师自己的文件夹里。

图 26-12 病程记录表的图例。（From Gaylor LJ:The administrative dental assistant,ed 3,St Louis,2012,Saunders;form courtesy The Dental Record,Wisconsin Dental Association,Milwaukee,WI;Dentrix screenshot courtesy Hentr Schein Pracitce Solutions, American Fork,UT. ）

（图 26-12）。在这份资料中需要注意的具体信息如下：

- 日期:治疗年月日。
- 牙齿编号:如果确定对某颗牙进行治疗,应记下牙齿编号。有助于更快地了解之前的治疗信息。
- 治疗:必须完整而准确的填写这部分,包括病人的生命体征、当天预约的治疗及实施的治疗。所有的信息如麻醉方式和剂量、牙齿所用材料、病人的耐受能力和术后医嘱都必须记录下来。
- 与病人沟通:这份文件可以记录包括对病人预约或取消复诊、随访电话、与牙科技工室沟通或与治疗护理中的某位专家沟通。

每一次信息录入,牙科医生和相关人员都必须签名并确认日期。

◆复习

10. 病历里的哪份表格能提供给牙科团队有关现存修复体的信息?

病历中录入数据

病历中每次录入的文书或电子表格都应整理为法庭上需要的格式,录入任何信息都应遵循病历的录入指南。

必须用黑色的水笔将每条信息写的明确具体。详见操作 26-3 和操作 26-4。

在病历中录入数据的标准和条件

- 所有的记录必须注明日期,清晰可读,而且用黑色水笔填写。
- 录入信息的人必须在所有的记录后签字。
- 不能用修改液或者其他遮挡住原记录的方法进行修改。在原记录上画一条横线来标记错误,并且应该注明修改记录人的首字母。
- 病人对治疗的反馈均应定期录入。
- 所有的取消就诊、迟到以及改变就诊时间都应该记录,无论是病人还是医生的原因。
- 所有与病人的交谈以及和其他卫生保健人员进行的有关病人的会谈都应该记录。
- 牙科医生不专业的评价性语言不应记载在记录中(比如,病人的心理状况)。例如,要用"病人要求在常规简单的

- 修复操作之后应用麻醉性药物"代替"可疑的药物滥用人员"。
- 所有能接触病历的人员对于记载中的信息必须保密。在没有病人的手写授权的情况下,病历中的信息不能与卫生保健人员以外的其他人分享。
- 一旦病人有可能采取法律措施,决不能修改病历。
- 病人的治疗记录归牙科医生所有,不能从牙科诊所拿走。除非经法律途径,否则原始的记录和影像不能给任何人。
- 病人有权获得他们病历中的信息而且有权得到一份病历的复印件。将病历的部分或者全部复印件给其他任何人都需要病人的手写授权。
- 在修改病历中的错误时,只画一条横线即可,以识别原始记录。

日期	牙齿	所给予的服务
~~2/10/xx~~		~~检查,成人抛光膏~~　　　　　　　　　　　~~2/15/xx　DDA~~
2/10/xx	3	X线,移除银汞合金修复体。
		提供镇静治疗。如果疼痛持续,
		咨询牙髓学专家。　　　　　　　　　　　2/15/xx　DDA

法律和伦理问题

病历是医患之间最值得信任的文件,也是病人的个人隐私,应一直保密。

不允许向任何人提及病人个人信息、具体治疗和医患讨论。在办公室之外谈论病人信息对牙科医生、牙医助理和整个团队都会造成严重后果。牙科组所有成员都应当熟悉HIPAA。■

展望

2015年,美国牙科病历已基本记录病人目前的全部健康状况,包括诊疗史、用药史、视力、实验室检查结果以及其他所有临床信息(如牙科需求)。这套系统参考了国际健康信息体系

(National Health Information Infrastructure,NHII)。该体系旨在提高全民健康水平,并减少医疗费用花销。■

评判性思维

1. 什么可能导致病历记录在法庭上变得不合法?

2. 牙医助理正在和病人的保险公司通话,应该参考病历中的哪个表格来对保险信息进行修改?

3. 病人应该多长时间更新一次牙科史?

4. 用什么表格记录现存的修复体和现状?

5. 病人已经在健康史中注明哮喘病史。这是否应该标为医学提醒?如果标注,请描述这种情况将如何影响牙科治疗?■

操作 26-1

登记新病人

器械与物品

- 登记表
- 黑色水笔
- 写字夹板

步骤

1. 解释填写表格的必要性。把登记表夹在写字夹板上连同黑色水笔递给病人,并指导病人如何填写表格及表格完成后把资料送还哪里。或者指导病人用电脑填写。
2. 审查完成表格中的基本信息:

- 姓名、出生日期、配偶或父母的名字
- 家庭住址和电话号码(家庭电话、手机、工作单位电话)
- 职业、雇主的姓名、工作地址和电话
- 付费人的姓名和地址
- 付费方式(现金、支票、信用卡、社保)
- 牙科保险信息(保险身份证卡的双面复印件)
  目的:此信息对于进行财务安排和保险索赔是必要的。
- 主要保险公司的名称
- 转诊来诊所
- 紧急联系人
- 核实病人在表格上已经签字并写上日期

操作 26-2

获取病人的医学-牙科健康史

器械与物品

- 医学-牙科健康史表格
- 黑色水笔
- 写字夹板

步骤

1. 解释完整填写表格的重要性。
2. 为病人提供黑色水笔以及夹在写字夹板上的表格。
3. 协助病人填写表格。
   目的:病人可能不懂专业术语或者可能有语言障碍。
4. 告知病人在他/她填完表格后将表格和写字夹板送还工作人员。
5. 感谢病人完成了表格,并安排病人在接待区就座。
6. 在将表格送给牙科医生之前,浏览表格以找出错误或可能存在的问题。
7. 利用病人医学-牙科健康史表的信息完成其他文件填写。病人信息需要保存好并严格保密。

操作 26-3

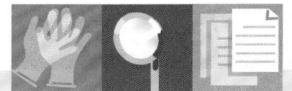

将治疗录入病历

器械与物品

- ✔ 黑色水笔
- ✔ 病人病历或者电子病历

步骤

1. 在日期栏里,记录提供治疗的日期,数字以月/日/年的方式填写,如 2/27/15。
2. 在病程记录栏里,记录牙科治疗的所有信息,如牙位、修复的牙体表面、使用的麻醉剂种类和剂量,使用的牙科材料和病人对于治疗的耐受记录。
3. 如果合理的话,细致地描述所实施的治疗,如是否备牙做冠。

   目的:治疗记录可以作为将来就诊的依据。
4. 在录入完整的治疗之后,要对此记录签字。

   注:要确认牙科医生已经签字。证明记录是准确的。
5. 把填好的病历放回业务大厅

   目的:病人回到业务大厅为服务付款并且预约其他的就诊。

操作 26-4

纠正病历记录

目标

能够纠正病历上的错误。

步骤

1. 用一支黑色水笔,在以前的记录上画一条线。写上修改人名字的首字母和日期以注明错误。

   目的:以确保原始的记录仍然可以看到,并且是永久性更改。
2. 用水笔在下一空行上写上正确的记录。
3. 写上名字的首字母和日期以注明新的记录。

   目的:确定病历录入的责任人。

（李丹　李淋 译,刘玺 校,刘蕊 审）

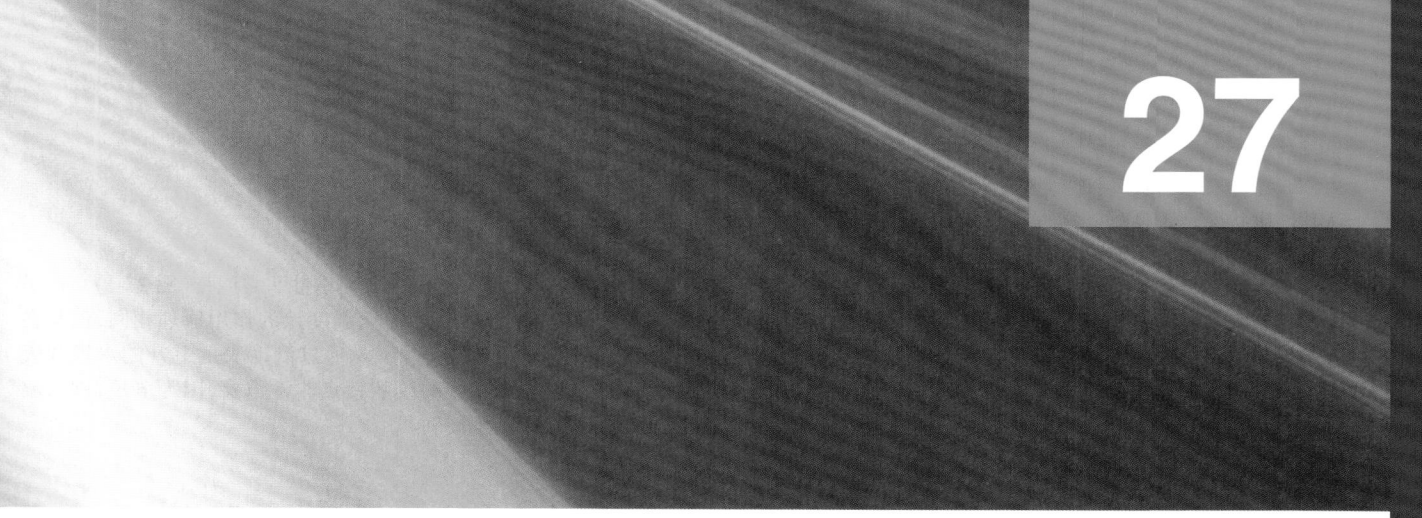

生命体征

关键术语

肘前间隙（antecubital space）：上肢内部的小沟或褶，在肘部或肘前方。

心律失常（arrhythmia）：心跳强弱或节律异常。

血压（blood pressure, BP）：血液冲击血管壁产生的压力。

臂（brachial）：与上肢相关，如臂动脉。

颈动脉（carotid）：位于颈部两侧，将血液输送至头部的大动脉。

深度（depth）：呼吸时，吸入一口气的量。

舒张（diastolic）：心室的正常节律性扩张。

心电图（electrocardiogram, ECG）：用来检测和诊断心脏异常的工具。是一条与心肌活动有关的电流记录。

柯氏音（Korotkoff sounds）：测量血压时所听到的特定声音。

新陈代谢（metabolism）：细胞或有机体内发生的物理和化学过程，对生命的维持很有必要。

血氧测量（oximetry）：测量血液中氧浓度的方法。

触诊（palpate）：通过触摸进行检查或探查。

脉搏（pulse）：心脏规律收缩所产生的有节律的动脉搏动。

桡（radial）：与桡骨或者前臂相关的，如桡动脉。

率（rate）：用于数量的测量，比如用于测量呼吸和心跳。

呼吸（respiration）：吸气与呼气的动作或过程。

节律（rhythm）：一种顺序或模式，例如心跳或呼吸节律。

血压计（sphygmomanometer）：用来测量动脉血压的仪器。

听诊器（stethoscope）：用来听体内产生声音的器械。

收缩（systolic）：心脏特别是心室有节奏的收缩。

体温（body temperature）：躯体内环境的冷热程度。

温度计（thermometer）：用来测量温度的仪器。

鼓膜（tympanic）：分隔中耳和外耳的一层薄膜。

容量（volume）：数量或总量，如心跳输出的血容量。

学习目标

完成此章节的学习之后，学生将能够达到以下目标：

1. 掌握关键术语的发音、写法和定义。
2. 列出在牙科诊所里常规测量的 4 项生命体征。
3. 从以下几点讨论体温：
   - 描述新陈代谢如何影响病人的生命体征。
   - 列举身体不同部位测得的体温平均值及范围。
   - 讨论 3 种类型的温度计。
4. 从以下几点讨论脉搏：
   - 列举测量脉搏的常用部位。
   - 在测量病人脉搏时，描述脉搏的特点以及正常脉搏数。
5. 从以下几点讨论呼吸：
   - 描述呼吸的特点以及解释病人的呼吸如何受到影响。
   - 描述精确地测量病人呼吸次数的最好方法。
6. 从以下几点讨论血压：
   - 根据血压的正常值和高血压的不同阶段对血压的读数进行分类。
   - 在测量病人血压时，区分听到的柯氏音。
   - 解释测量病人血压的重要性。
7. 讨论用来评估病人健康状况的其他技巧。

实践目标

完成此章节的学习之后，学生将能够达到以下技能水平：

- 用电子温度计测量口温。
- 测量病人的脉搏。
- 测量病人的呼吸。
- 测量病人的血压。
- 测量病人的血氧饱和度。
- 测量病人的心电图。

医务工作者应优先考虑病人目前的健康状况。在牙科治疗之前,牙科团队通过常规测量病人的生命体征,能确认其健康状况是否良好。掌握测量生命体征的基础知识和技能对于牙医助理的工作非常重要。

测量并记录的生命体征包括病人的体温、脉搏、呼吸和血压。如果病人是初诊,6个月后复诊,或者医疗急诊,牙医助理应常规测量并记录生命体征。这种基线信息为牙科团队了解病人健康状况提供了保证。

影响生命体征的因素

人体会受到情绪和生理因素的影响。例如在牙科就诊前,病人可能喝了冷饮或热饮,改变了口腔温度;或者病人恐惧注射,因而此时血压或者呼吸频率高于以往记录。

如果病人从健身房健身后直接到牙科诊所就诊,其体温、脉搏、呼吸和血压会升高。当代谢增加时(如在剧烈运动的过程中),生命体征测量值也会明显升高。

牙医助理的职责之一是询问并确认这些可能的情况,在测量生命体征前帮助病人放松。如果你认为病人异常焦虑,应尽可能使其放松,等待几分钟之后再次测量。

⬅ 复习

1. 说出4项生命体征。

体温

体温(body temperature)是体内环境的冷热程度。体热生成时发生的物理和化学变化过程叫做新陈代谢(metabolism)。健康人的体温会随身体遇到的刺激大小而有细微的改变。早晨的体温最低,而晚上的体温最高。

在生病时,人体的代谢会增强以提高身体的温度。大多数细菌和病毒在过热时不能存活,这就是身体抵御疾病的方式。你是否想过为什么发烧时会发冷?发烧时,接近皮肤表面的血管就会收缩,产生"鸡皮疙瘩",这个反应是为了让身体颤抖,发生连锁反应,从而导致身体内部产热以保暖。

体温读数

温度计(thermometer)是用于测量体温的仪器。温度读数分华氏和摄氏两种标准,华氏温度是在美国最常用的温度读数,而摄氏温度在加拿大和欧洲最常用。

人在静止时的平均口温范围为97.6~99℉(1℉=1℃×1.8+32)。婴儿和儿童的平均体温要高于成年人。

身体的几个部位可用来测量体温:温度计可以放在舌下、耳内、腋窝下或者放在直肠内。正常体温读数根据所放置的身体部位不同而各异。

口腔——98.6℉(37℃)

鼓膜(耳朵)——98.6℉(37℃)

腋窝——97.6℉(36.4℃)

直肠——99.6℉(37.5℃)

温度计的种类

电子温度计

目前,电子温度计由于其便携性非常流行(图27-1)。电子温度计由电池驱动,其和玻璃温度计的作用原理相同,但是在30秒后显示电子读数,而不是通过刻度表上上升的水银线表示。记住电子温度计的读数特点非常重要,因为电量低时,温度计的读数可能不准确。

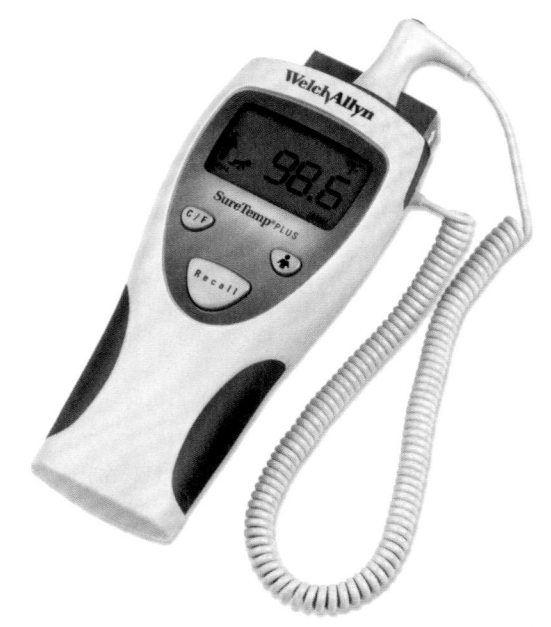

图27-1　电子温度计。(Courtesy Welch Allyn, Inc., Skaneateles, NY.)

测量前,将一次性薄膜包裹在温度探针上。大多数电子温度计会发出"哔"声,提示测温完成,同时读数出现在电子显示屏上。操作27-1是关于电子温度计的使用过程。

鼓膜温度计

是一种新型的测量体温技术,用来测量病人耳道内的温度即鼓膜(tympanic)读数。耳道是一个保护性腔室,因此鼓膜读数不会受到张嘴、冷热饮或者鼻塞的影响。鼓膜温度计有一个很小的探头,要轻轻地放到耳道里(图27-2)。温度计发射出红外线信号,从耳膜上反射回来,之后在2秒内出现准确的读数。因为探头被遮盖,没有真正的接触病人的鼓膜,故此种方法可极大地降低传染性疾病的传播风险。这种测量方式在儿童中非常流行。因测量过程迅速,受病人活动影响小,故更准确。

玻璃温度计

玻璃温度计是一个玻璃管,在末端有一个水银球,此处与身体接触的部分(图27-3)。当它接触到身体温暖的组织时,水银就会膨胀并沿着数字刻度表上升。3分钟后,水银就会停止膨胀并且显示测量读数。

多年来,水银温度计经实践证明是一种很有用的测量仪器,目前仍应用在一些临床机构中。但水银是一种有毒物质,

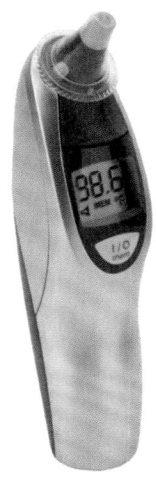

图 27-2　鼓膜温度计。（Courtesy Welch Allyn, Inc., Skaneateles, NY.）

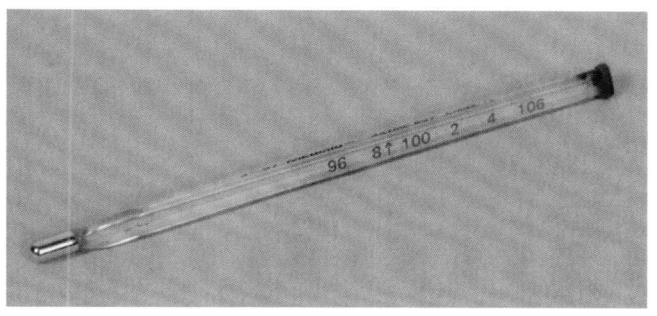

图 27-3　显示水银球的玻璃温度计

能对人类和野生动物造成伤害。由于存在这些健康危险,很多州已经禁止使用水银温度计。1998 年,美国医院协会与美国环境保护署（environmental protection agency,EPA）签署了一份协议,承诺消除医疗废物中的汞。2001 年 7 月,美国儿科学会也督促医生和家长停止使用水银温度计。

⊖复习

2. 使用温度计的目的是什么?
3. 身体的哪个区域测量的体温最高?
4. 鼓膜温度计放在哪里测量?

脉搏

脉搏（pulse）是指每一次心跳时动脉有节律的扩张。全身的每一条动脉都有脉搏,尽管由于位置的原因很多脉搏不能测出。当一条动脉接近于体表并依附在肌腱或骨头上,你就可以用手指按压它并感觉到跳动。身体的多个部位只需很小的压力就触及脉搏。

桡动脉

桡（radial）动脉,位于手腕的内面（大拇指一侧）,是在牙科诊所里测量病人脉搏时最常用的部位。测量时,将示指和中指

轻轻放在病人腕部的桡骨（大拇指侧的骨头）和肌腱之间（图 27-4）,距大拇指根部 1inch（1inch＝2.54cm）。

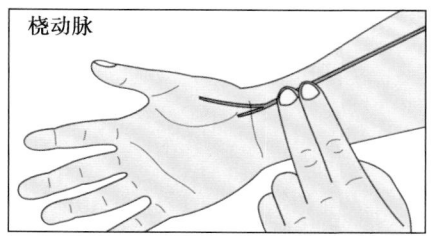

图 27-4　桡动脉的位置

肱动脉

肱（brachial）动脉,位于胳膊的内褶处,即肘部的肘前（antecubital）区（图 27-5）。它是测量病人血压时所用到的动脉。

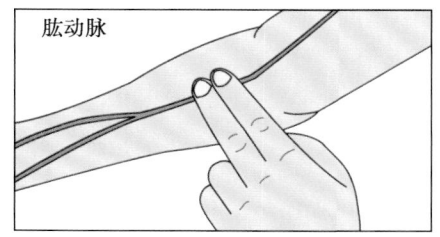

图 27-5　肱动脉的位置

颈动脉

颈动脉（carotid）（图 27-6）位于病人喉结旁边。实施心肺复苏（cardiopulmonary resuscitation,CPR）时,通常要测量颈动脉搏动（详见第 31 节）。因为 CPR 是一种紧急情况,所以明确如何迅速找到颈动脉很重要。

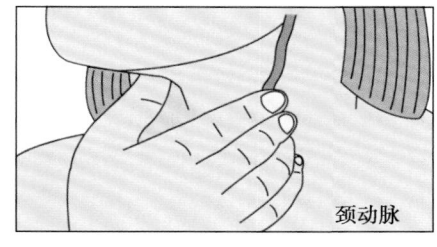

图 27-6　颈动脉的位置

探查颈动脉搏动时,将两个手指放在靠施救者一侧的病人的喉结处,慢慢下移手指至锁骨上方的软组织区,这时轻轻触诊（palpate）此处以确认脉搏。

脉搏的特征

测量脉搏时,注意发现明显的变化。记录脉搏时,下面的几点特征需要在病历中注明:

- 率（rate）即计数期间脉搏搏动的次数。
- 节律（rhythm）描述了脉搏搏动的形态,例如偶尔停跳、加快

或者减慢。

- 容量(volume)是脉搏搏动的强度,比如搏动强或者弱。

脉搏读数

测量病人的桡动脉脉搏时,确认病人所处的体位使其胳膊平于或者低于心脏水平。胳膊应支撑良好并平直展开。静息状态下成人的正常脉率为 60~100 次/min。儿童的脉率更高,范围是 70~120 次/min。

使用带有秒针的手表或钟表测量脉搏。为了减少计数,你可以数 30 秒,将所测脉搏数乘以 2 即为 1 分钟的脉率。但最好不要少于 30 秒,因为很难探查到潜在的心律失常(arrhythmia)(不规律)。操作 27-2 是关于病人脉搏的测量。

◆复习

5. 身体的哪条动脉有脉搏?
6. 在测量病人的脉搏时通常会触诊哪条动脉?
7. 成人正常的脉率是多少?

呼吸

呼吸(respiration)是吸气和呼气的过程。在呼吸的过程中,氧气被吸入体内,二氧化碳作为废物排出。呼吸是一种受身体神经系统支配的自主反应,既是一种无意识的反应也是一种自发的功能。呼吸主要受大脑控制,这就是为什么人仅能够在有限的时间内屏住呼吸。当血液中的二氧化碳水平升高时,细胞就会缺氧,大脑就会接受刺激再次呼吸。

呼吸的特征

呼吸通常不明显,除非存在呼吸困难。在记录病人的呼吸时,需要在病历中注明以下几点特征(图 27-7):

- 呼吸频率是每分钟呼吸的次数。
- 呼吸节律是指呼吸的形态。
- 呼吸深度(depth)是在一次呼吸中吸入和呼出的空气量。

呼吸读数

静息状态下成人的正常呼吸频率是 10~20 次/min。儿童和青少年的呼吸频率为 18~30 次/min。测量呼吸频率时,观察 30 秒病人胸廓起伏的次数,所测次数乘以 2 即为 1 分钟的呼吸频率。

如果病人意识到有人在测量其呼吸,很有可能会发生呼吸形态的改变。因此,最好的方式就是在数呼吸的时候把手指仍然放在病人手腕上好像在测脉搏,同时把眼睛的注意力放到病人的胸廓起伏上,数病人的呼吸。操作 27-3 是关于病人呼吸的测量。

◆复习

8. 呼吸的过程是什么?
9. 以过度短促的呼吸为特征的是哪种呼吸形态?
10. 成人的正常呼吸频率是多少?

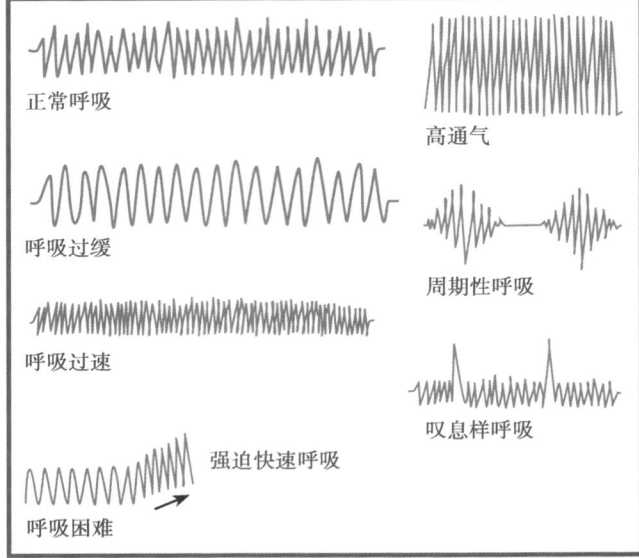

图 27-7　呼吸形态。呼吸过缓是一种异常缓慢的呼吸频率。呼吸过速是短促的呼吸,高通气是过长、过快的呼吸。(From Adams AP, Proctor DB:Kinn's the medical assistant:an applied learning approach, ed 11, St Louis, 2011, Saunders.)

血压

血压(blood pressure, BP)指的是心脏产生的用于将血液泵入全身的力量。心脏在血压读数中产生两个声音。第一个声音(收缩音)表示收缩(systolic)压,是一种尖锐的"嗒"音,是记录的第一个也是较大的读数。这个读数反映了左心室将氧合血挤压入血管时所需要的压力。最后的声音(舒张音),指的是舒张(diastolic)压,是一种轻柔的"嗒"音;是记录的第二个也是较小的读数。这个读数反映的是处于舒张状态下的心肌在下一次收缩前让心脏注入血液以氧化。

收缩压和舒张压以高于大气压多少毫米汞柱进行计数。读数按收缩压值/舒张压值格式记录。比如,129/78 表示收缩压 129mmHg 和舒张压 78mmHg。成人的血压读数按照正常值和高血压分级进行分类(表 27-1)(译者注:国内高血压分级与美不同)。

表 27-1　成人血压分级

分级	收缩压/mmHg	舒张压/mmHg
正常血压	<120	<80
正常高值	120~139	80~89
高血压		
1 级	140~159	90~99
2 级	≥160	≥100

From National Heart, Lung, and Blood Institute, National Institutes of Health:The Seventh Report of the Joint National Committee on Prevention, Detection, Evaluation, and Treatment of High Blood Pressure, Washington, DC, 2004, U. S. Department of Health and Human Services.

测血压的仪器

测量病人血压时所用的仪器包括血压计和听诊器。血压计(sphygmomanometer),包括血压袖带和仪表,这是用来测量血压(图27-8)和获取正确读数所必需的特殊部件。袖带是包裹着可充气橡胶袋的布套。橡胶球通过橡胶管与袖带相连。为了获得准确的血压读数,使用型号适当的袖带很重要,用过大或者过小的袖带会得出错误的读数。对于袖带的官方指南如下:

臂围8~10inch:"小号成人"袖带
臂围10.5~13inch:"成人"袖带
臂围13.5~17inch:"大号成人"袖带
臂围17.5~20inch:"成人下肢"袖带

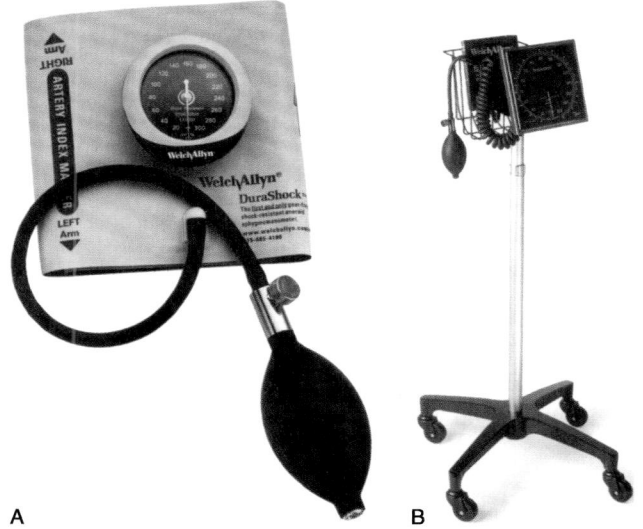

A B

图27-8 血压计的种类。A,表式无液血压计(没有液体)。B,落地式无液血压计。(Courtesy Welch Allyn, Inc., Skaneateles, NY.)

听诊器(The stethoscope)是用来放大柯氏音的。肱动脉由于受到血压袖带的压迫而塌陷,当血液重新流回肱动脉时产生的一系列声音称之为柯氏音[柯氏音(Korotkoff sounds)取自第一个描述它的人的名字](图27-9)。随着袖带内的压力逐渐释放,通过听诊器能明显的听到一声重击音。血液继续流动,

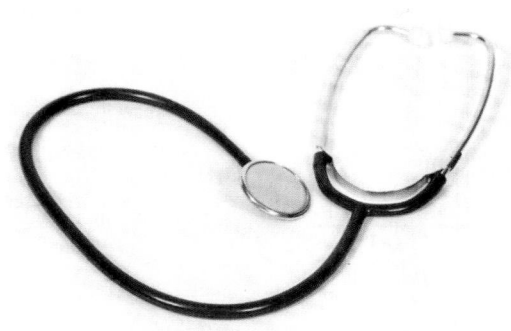

图27-9 听诊器

动脉扩张成以前的形状,此声音会越来越强之后变弱成极小的声音。在血压袖带泄气的过程中有五期柯氏音出现(表27-2)。

表27-2 血压测量中的五期柯氏音

阶段	描述
I 期	血液开始流回动脉,能听到一种尖锐的"嗒"音。这是收缩压读数。
II 期	袖带放气,更多的血液回流。可能会听到"嗖嗖"声,这个声音会变得缓和,拉长成为一种低沉的杂音。
III 期	大量血液流回动脉。再次明显地听到一种尖锐且有节律的"嗒"音。
IV 期	血液能够轻松回流,声音变成一种柔和的"嗒"音。这个声音变得明显低沉和微弱。
V 期	此期动脉完全开放,声音消失。这是舒张压的读数。

为了使血压的测量变得简单和快速,许多诊所使用电子自动血压仪(图27-10)。像电子温度计一样,电子血压仪要靠电池驱动。电量不足时可能导致读数不准确。使用电子血压仪类似于使用没有听诊器的血压计。

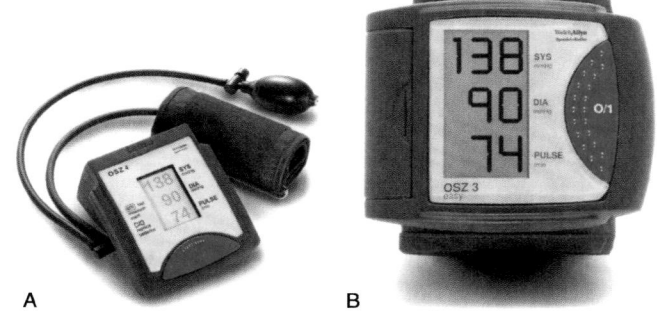

A B

图27-10 电子自动血压仪。A,上肢袖带型。B,手腕袖带型。(Courtesy Welch Allyn, Inc., Skaneateles, NY.)

如果严格按说明使用,腕式血压监测仪会比较准确。这些仪器对于体位十分敏感,应用腕式血压仪测量血压时,为获得准确读数,病人除需要保持安静不动外,胳膊和手腕还需要处于心脏水平。

血压读数

在某些情况下,有必要多次测量血压以得到准确或者平均的读数。此时,再次测量前应将放完气的袖带在病人的胳膊上停留至少10分钟。如果过早地测量,读数可能不准确。

医学注意事项

牙科治疗引起的压力和焦虑可能会使病人的血压升高。因此应回顾病人的健康史,讨论其正在服用的药物种类。很多药物会有不良反应进而影响牙科治疗。如果病人确诊为高血压,应在内科医生的监护下接受治疗。如果病人出现了与血压相关的病情,在牙科或者外科医生和病人的内科医生直接沟通后,病人才可重新约诊。操作27-4是关于病人血压的测量。

←复习

11. 测量血压时,舒张压读数是第一次还是最后一次听到的声音?
12. 测量病人的血压需要用到哪两种仪器?
13. 上肢内侧的小沟或褶皱的术语叫什么?
14. 第一个描述了在测量血压时听到的一系列声音(现在以他的名字命名)的人是谁?
15. 成人正常血压的范围是多少?

高级监测程序

　　其他生命体征监测技术已经成功应用于医学诊疗,也正在被引入牙外科诊疗中,成为无创式监测病人健康状况的标准。

　　牙医助理完成生命体征监测技术的培训并获得证书后,术前、术中和术后监测病人的生命体征就可以作为一项拓展职能。

脉搏血氧饱和度

　　脉搏血氧测量(oximetry)是一种用来测量血液中氧浓度的操作技术(图 27-11)。此操作对监测麻醉和恢复期的病人的氧合和脉率尤其重要。

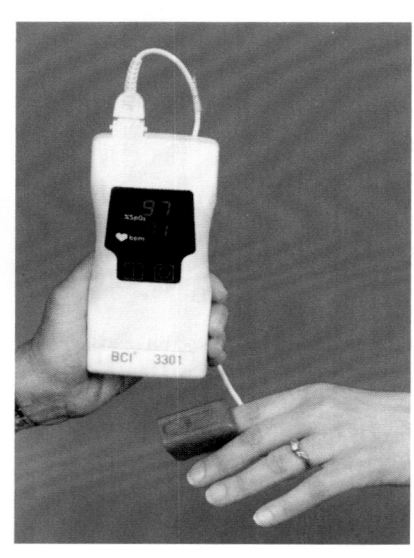

图 27-11　脉搏血氧仪。(From Sorrentino SA:Mosby's textbook for long-term care nursing assistants,ed 6,St Louis,Mosby,2011.)

　　脉搏血氧仪通过传送一束红光和红外光穿过脉动毛细血管床而发挥作用。它的工作原理是氧合血呈亮红色而缺氧血呈蓝紫色,血氧仪探查到脉搏之后减去脉搏消失时探查到的颜色强度,剩下的颜色强度代表的就是含氧的红色血液。健康人的血氧饱和度应为 95%~99%。操作 27-5 是关于病人血氧饱和度的测量步骤。

心电图

　　心电图(electrocardiogram,ECG)用来测量心电活动。当病

人在医院或者牙科门诊进行全麻或静脉镇静时,心电图可以作为一种预防措施。外科医生或者牙科医生会利用 ECG 密切监测病人在整个治疗过程中的心电活动(见操作 27-6)。

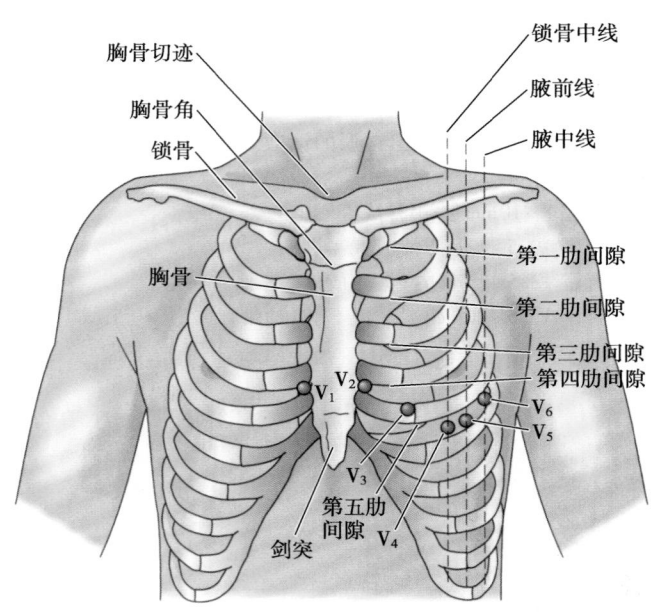

图 27-12　ECG 的胸导联。(From Adams AP, Proctor DB:Kinn's the medical assistant:an applied learning approach,ed 11,St Louis,2011,Saunders.)

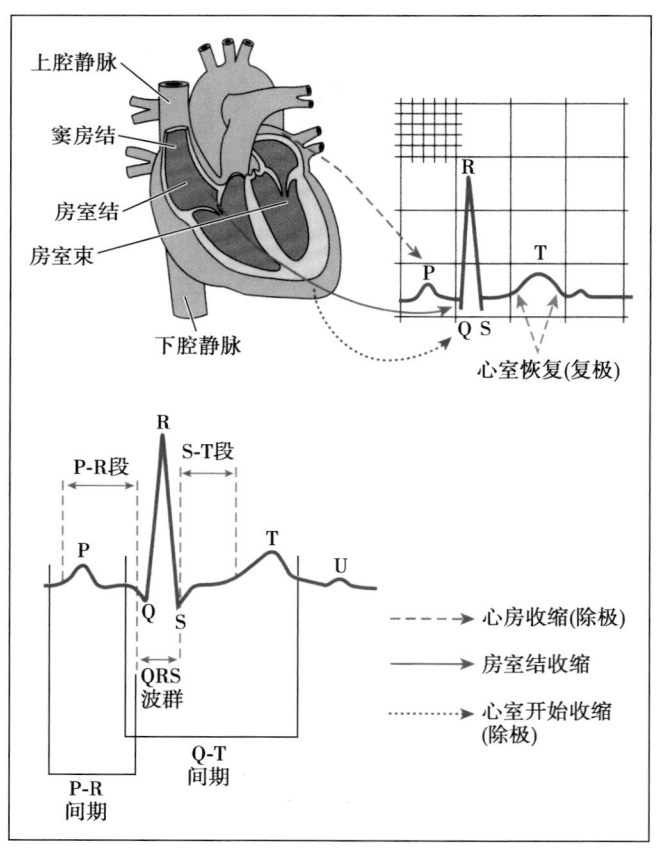

图 27-13　心电图的记录

大多数牙外科医生使用记录 6 个导联的心电图,测量时要将带有电极的导线连接到病人身上,并在特定位置放置胸导联(图 27-12)。之后机器将心脏的电脉冲所产生的自然电流放大,心跳的形态就会被描绘到心电图纸上。每一次心跳都会有一个电脉冲或者电波通过整个心脏。ECG 记录了一系列在基线值上下移动的波形,每一次偏转都对应着心动周期的一个特定部分(图 27-13 和表 27-3)。

- ECG 的最大功能就是能够探查到心律失常。
- 心跳的频率和节律发生改变时出现窦性心律失常。
- 心房收缩发生在下一个心动周期开始前会出现房性心律失常。如果这种情况每分钟超过 6 次,可能引起外科医生的关注。此情况常见于吸烟或者服用大量咖啡因的病人。
- 当心房跳动速度极快时会出现心房扑动,可高达每分钟 300

次。这种情况可以通过药物扭转使心跳减慢。
- 室性心律失常,比如室性早搏(premature ventricular contractions,PVCs),指室性收缩发生在下一个心动周期开始前。室性早搏常见于吸烟、饮酒或者服用含肾上腺素药物的病人,偶尔也见于焦虑的病人。
- 室性心动过速,指心室以极快的速率跳动。病人的心跳可以达到 101~250 次/min。如果不通过药物或者除颤仪进行扭转,这种情况可能威胁生命。
- 室颤,是最严重并且威胁生命的心律失常,如果不治疗将导致死亡。心脏的电传导系统完全失去功能,病人没有反应,没有脉搏和呼吸,需要除颤仪以恢复正常的心脏功能。
- 心脏停搏是指没有心跳,ECG 显示一条直线。

表 27-3　心动周期

阶段	心电活动	电流
P 波	心房收缩	心房去极化
PR 段	房室结收缩	横贯房室结的去极化
QRS 波群	心室收缩	心室去极化
ST 段	心室收缩结束到心室开始舒张间隔的时间	心室全部除极到复极尚未开始的一段时间
T 波	心室收缩	心室复极(电恢复)
U 波(不是总出现)	与进一步心室舒张有关	与心室进一步复极化有关
基线	心脏处于休息状态	极化
PR 间期	心房收缩到心室开始收缩的时间	心房除极到心室开始除极的时间
QT 间期	心室开始收缩到心室收缩停止的时间	心室开始除极到心室完全复极(电恢复)的时间

From Adams AP,Proctor DB:Kinn's the medical assistant,ed 11,St Louis,2011,Saunders.
波:记录中向前均匀(向上或者向下)的偏离基线。建议此处参考医学术语中关于波的描述。
段:ECG 记录中的一部分,处于两个连续波形之间。代表一个电流移动所需要的时间。
波群:ECG 轨迹的一部分,代表三个波的总体(心室的收缩)。
基线:中线,以此为标准评价波形是向上(正极)或者向下(负极)偏离中线的。
间期:两个不同心电活动之间所间隔的时间。

■ 健康教育

据估计有 5 000 万美国人患有高血压病,其中大约 1/4 的人没有意识到他们的身体状况。而且,很多人没有规律测量血压的习惯。通过在病人每次就诊时为其测量血压,不仅为当天的治疗提供了重要的信息,同时也可能正在挽救他们的生命。■

■ 法律和伦理问题

尽管测量病人的生命体征很容易,仍有超过 80% 的牙科诊所没有常规地完成此项服务,常理理由是"没有时间安排"。在牙科治疗前了解病人的健康状况至关重要。如果发生了紧急情况而病人健康状况的基线水平(记录的生命体征读数)不明,牙科团队将要对其所提供的急救照护负法律责任。■

■ 展望

雷达一般用于监测是否超速,但是,在未来某一天它可能因监测呼吸而挽救生命。佛罗里达大学的工程师们发明了一种新系统,它能从几英尺远的地方利用雷达技术评估一个人的

生命体征。它所做的就是发射一个无线电波系统通过胸廓的运动探查人的心跳和呼吸。目前,这个传感器仅限于 1.8m 以内应用,也许以后,急救车上会应用此系统更快地监测生命。■

■ 评判性思维

1. 在网上查找"帕金森病"。阅读完疾病的临床表现之后,解释为何此类病人经常会出现高血压或低血压。

2. Stewat 女士是诊所的新病人。阅读了她的牙科健康史后,诊所里的什么地方最适合测量 Stewat 女士的生命体征?按哪种顺序测量生命体征能达到最高的时间效率?

3. Stewat 女士的健康史中,勾选了"高血压",测量她的血压后,读数是 143/95mmHg。能认为这是高血压吗?如果是,她的高血压处于哪一级?

4. 下一个为肥胖病人。当他在牙椅上就座时,你对测量他的生命体征不是很自信。在测量肥胖病人的生命体征时,需要考虑哪些困难?

5. 描述测量病人脉搏时需要注意的 3 种特征。■

操作 27-1

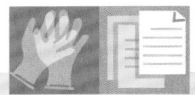

用电子温度计测量口腔温度

器械与物品

- ✔ 电子温度计
- ✔ 一次性薄膜
- ✔ 记录体温的病历

步骤

1. 洗手并戴手套。
2. 在电子温度计的探头上放置一次性薄膜。
3. 打开温度计。当显示为"准备",轻轻地把探头末端放在病人的舌下。

4. 嘱病人闭上嘴唇,包绕温度计,避免说话或者从嘴里拿出来。
   目的:说话或者移动温度计会改变温度计的读数。
5. 把温度计放在正确位置,直到显示器显示最终读数并且听到了"哔哔"声,把它从病人嘴里拿出来。
6. 将读数记录在病历里。
7. 关闭温度计,去掉薄膜,并根据制造商的建议消毒温度计。

日期	温度 99°F	
		签名

操作 27-2

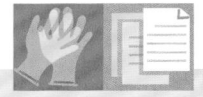

测量病人的脉搏

器械与物品

- ✔ 有秒针的表
- ✔ 记录结果的病历
- ✔ 黑色笔

步骤

1. 病人坐直。
2. 嘱病人伸展胳膊,放至腿上或者椅子扶手上,与心脏平齐。
3. 将示指和中指的指尖放在病人的桡动脉上。
   注:在病历中注明测量的是病人的左臂还是右臂。

4. 开始计数前先感觉病人脉搏的位置。
   目的:在计数时更容易保持同一位置。
5. 数 30 秒脉搏;之后乘以 2 计算出 1 分钟的脉率。
6. 记录脉率,同时记录节律上的明显变化。

日期	脉率 77(跳跃但强壮)	
		签名

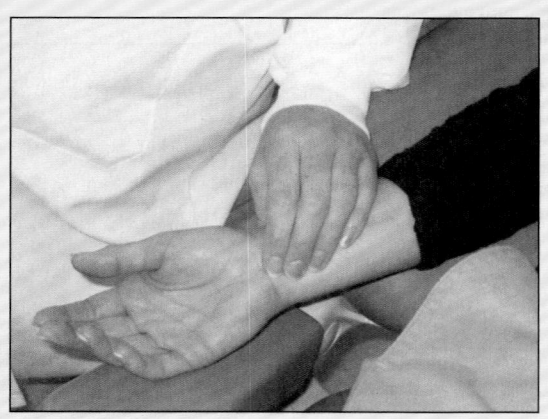

操作 27-3

测量病人的呼吸

器械与物品

- ✔ 有秒针的表
- ✔ 记录结果的病历

步骤

1. 病人维持测量脉搏时的位置。

目的：不能意识到你正在观察他/她的呼吸。

2. 数病人胸廓起伏 30 秒，之后乘以 2 算出 1 分钟的呼吸频率。
3. 在病历中录入呼吸频率、节律和深度。

日期	呼吸 14(轻微叹息,中度)	
		签名

操作 27-4

测量病人的血压

器械与物品

- ✔ 听诊器
- ✔ 血压仪
- ✔ 记录结果的病历
- ✔ 黑色笔

步骤

1. 嘱病人伸展胳膊，放至腿上、椅子扶手或桌上，与心脏平齐。

目的：病人的胳膊应与心脏在同一水平。

2. 如果可以，将病人的衣袖挽起。

目的：过紧的衣服会影响准确测量和读数。

3. 如果是第一次测量病人的血压，而且没有病人以前的血压值作为参考，需要设定一个基础并以此来决定将袖带充气到多高。为了做到这些，首先触诊病人的肱动脉以感觉病人的脉搏。

4. 测量病人的肱动脉 30 秒，之后乘以 2 得到 1 分钟的脉搏读数。在此读数上加上 40mmHg 就得到了充气水平。例如，如果读数是 85，你要加 40，就得到了 125mmHg 的充气水平。
5. 打开阀门并轻压袖带，驱尽袖带内的空气。
6. 将血压袖带缠于病人胳膊上，距离肘窝上大约 2.5cm，确保箭头中心在肱动脉上。

目的：压力必须直接作用在动脉上以获得正确读数。

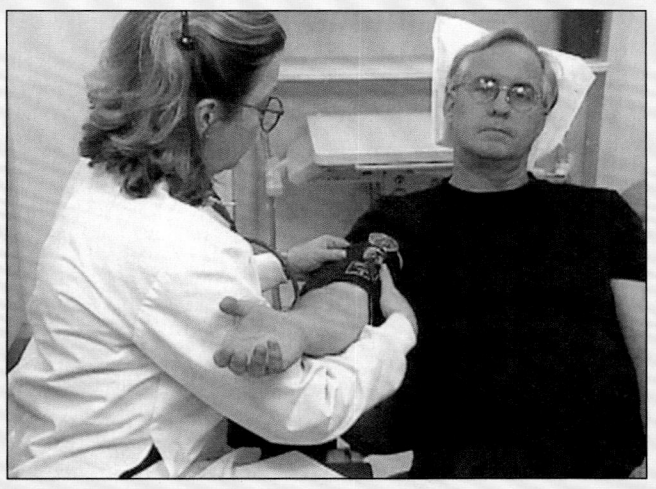

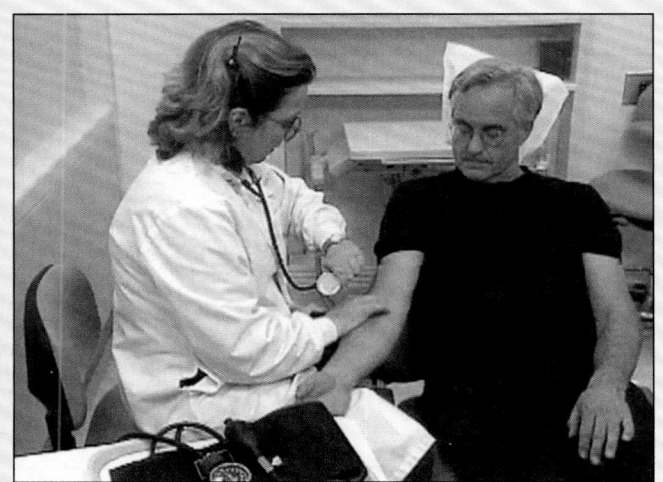

操作 27-4(续)

7. 用尼龙搭扣将其固定在原位以绷紧袖带。

   注:确保袖带足够紧,并在袖带和胳膊之间仅能容纳一个手指。

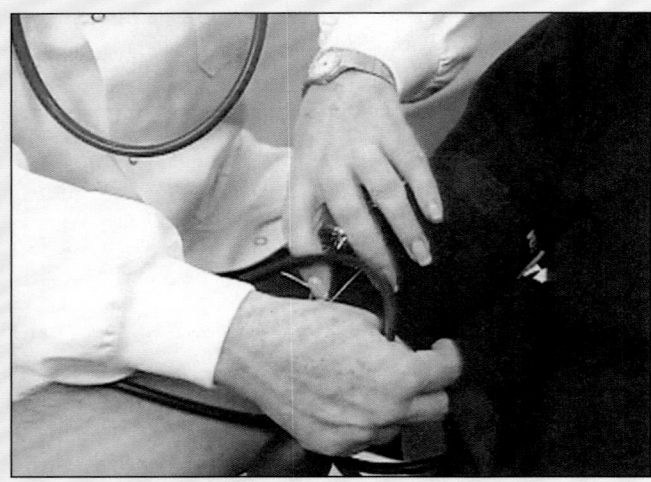

8. 将听诊器的耳件放至耳朵里。

   目的:耳件处于朝前的位置是最舒服的,而且在测量血压时能屏蔽掉分散注意力的声音。

9. 将听诊器的圆盘放在肱动脉位置上,用手指轻轻按压。

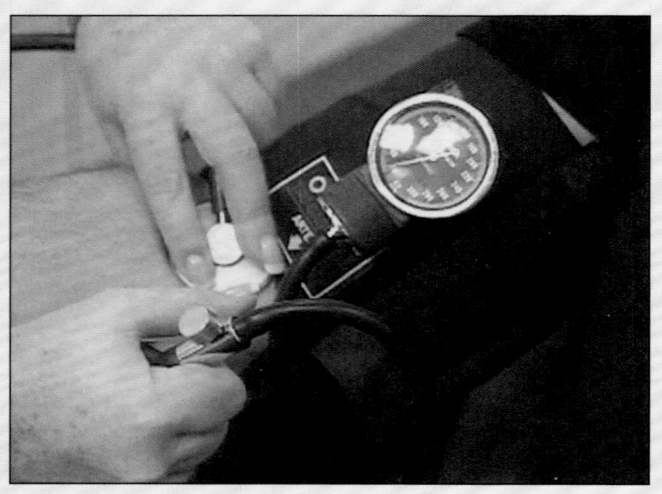

10. 用另一只手握住橡皮球,锁紧阀门,将袖带充气到指定读数。

    注:要迅速将球充气。

11. 轻轻地放松阀门,并通过听诊器听声音。

12. 随着袖带放气注意第一声显著的重击声。这就是收缩压读数。

13. 继续将袖带慢慢地放气直到你听到最后一个声音。这就是舒张压的读数。

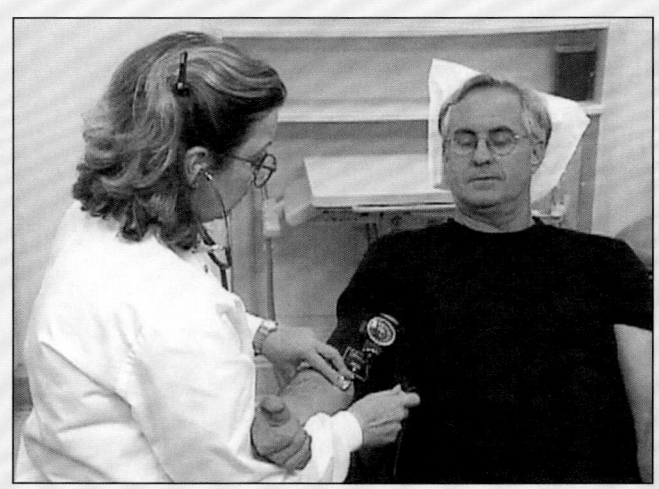

14. 记录读数,并注明测量的哪只胳膊。

15. 按照生产商的建议消毒听诊器耳件和隔膜。将设备放回原位。

日期	血压 117/68 右侧	
		签名/日期

操作 27-5

测量病人的脉搏血氧饱和度（拓展职能）

器械与物品

- ✔ 脉搏血氧仪
- ✔ 探头
- ✔ 记录结果的病历
- ✔ 黑色笔

步骤

1. 嘱病人伸展胳膊，放至椅子扶手上。
2. 将脉搏血氧仪打开，并等它通过校准和检验测试。
3. 选择一个探头，特别注意要根据安放的手指选择合适的尺寸。
   注：手指必须清洁干净，而且卸掉指甲油。
4. 将探头放在选定的手指上，避免过度用力。
5. 等几秒钟让脉搏血氧仪探查到脉搏，并计算血氧饱和度。

6. 注意显示的波形。如果没有波形，任何读数都是没有意义的。
7. 记录显示的血氧饱和度和脉率。
8. 如果"低氧浓度"警示响了，检查病人的气道，并确保病人有足够的呼吸量。酌情抬起病人下巴或者使用其他的开放气道手法。
9. 如果有必要，准备吸氧装置，寻求援助。
10. 如果"没有探查到脉搏"的警示响了，注意脉搏血氧仪上显示的波形。摸索着寻找大动脉搏动。如果触摸不到脉搏，寻求援助并启动基础和高级生命支持。如果触摸到了脉搏，尝试重新放置探头的位置，或者将探头放在别的手指上。
11. 不要为了阻止警示报警而修改警示。

日期	血氧读数 98	
		签名

操作 27-6

测量病人的 ECG（拓展职能）

此操作只能由具有此拓展职能证书的认证牙医助理完成。

器械与物品

- ✔ ECG 机器并带有病人导联线
- ✔ 6 个一次性的、自粘电极片
- ✔ 记录结果的病历
- ✔ 黑色笔

步骤

1. 向病人解释此操作。
2. 让病人呈卧位。
3. 打开机器。

4. 在所有表格和描图纸上填写病人姓名、日期、时间以及病人现有的静脉用药或者口服药物。
5. 用酒精棉擦拭病人的胸部待测量的 6 个位置，并将电极片粘在上面。
6. 将导联线连接到正确的电极片上，确保导联线不要交叉。
7. 外科医生将指示何时进行。指示开始时，按下自动按钮。机器将会自动开始描图。
8. 继续描图直到操作完成。
9. 从病人胸部移除导联线和电极片。
10. 协助病人穿好衣服。
11. 关掉 ECG 机器，正确地消毒机器并将其放回存储区。
12. 将 ECG 结果记录在病人病历中。

（韩欣欣　尹翔燕 译，李秀娥 校审）

28

口腔诊断与治疗计划

关键术语

检查（detection）：对牙齿的缺陷或龋坏进行检查和处理。

口外（extraoral）：口腔外部。

根分叉（furcation）：两个或多个牙根之间的区域。

口内（intraoral）：口腔内部。

活动性（mobility）：有活动状态。

形态学（morphologically/morphologic/morphology）：研究物体形态和结构的生物学分支科学。

触诊（palpation）：对软组织的异常情况进行触摸协助诊断。

探诊（probing）：使用细长而有弹性的器械来探查并测量牙周袋。

修复（restoration）：使用牙科材料进行单颗或多颗牙齿重建，使之成为功能性持久的牙齿单位。

对称（symmetric）：两边相等或平衡。

学习目标

完成本章节的学习之后，学生将能够达到以下目标：

1. 掌握关键术语的发音、写法和定义。
2. 列举并描述在评估病人时使用的检查及诊断技术。

3. 讨论并记录口腔检查，包括：
   - 描述口外检查的需要。
   - 区分解剖图谱和几何图谱。
   - 识别 3 种牙齿编号系统。
   - 解释图表中各颜色的编码。
   - 熟悉 Black 龋齿分类法。
   - 掌握制图符号的用法。
4. 讨论牙医助理在门诊检查中的角色，包括：
   - 描述软组织检查的必要性。
   - 描述牙周袋的深度与牙龈组织出血指数并记录过程。
5. 讨论治疗计划的重要性。

实践目标

完成此章节的学习之后，学生将能够达到以下技能水平：

- 拍摄一名病人口内与口外的情况。
- 将牙周袋的检测绘制成图，包括需要的修复治疗。
- 完成一个软组织的检测。
- 完成一个牙周袋的筛查。

优质的口腔诊疗以全面检查头、颈和口腔为起点。为准确地诊断病情，牙科医生首先需要回顾医学-牙科健康史表格，讨论所有与病人健康状况相关的问题；然后全面检查口内（intraoral）和口外（extraoral）情况；结合放射线片、照片以及模型进行评估，最后得出治疗计划。

病人寻求口腔保健的原因如下：

- 作为新病人开始口腔保健
- 因疼痛或不适等紧急情况就医
- 就某个具体问题找专家咨询
- 作为复诊病人继续进行评估与护理

牙科团队会对每个阶段的病人进行口腔护理,牙医助理参与的工作包括如下:协助病人填写个人资料;记录生命体征;记录医生检查结果,包括口内口外;拍口内口外X线片;留取初步资料并制作模型;口内及口外拍照;整理病历内容;准备病例介绍。

检查与诊断技术

在当今的口腔领域,牙科医生通过先进的技术能够获得比从前更为准确的信息。本章所讨论的技术在帮助牙科医生判断病人口腔状况方面起到很重要的作用。牙科医生完成对病人必要的评估后,就可以提出合适的治疗计划。

视诊

牙科医生需能够区分病人主诉症状和客观征象。检查先从对病人口内及口外状况的视觉评估开始。这样做能够让牙科医生对病人之前的口腔治疗做出评估,同时检查病人现存的未经治疗的情况。具体的检查部位包括:面部、淋巴结、双唇、口内软组织、舌、牙齿结构、修复情况、牙齿缺失情况。

正常的软组织呈均一的淡粉色,无肿胀及炎症。组织颜色均一性的意义比颜色本身的意义更重要。如果个体出现自然色素沉着、上皮的角化和厚度变异、牙龈出血、使用某些疾病药物等情况,软组织的颜色会不同。

组织的颜色呈鲜红、白或者蓝色,提示炎症或病理状态。如果组织的颜色变红并且不均匀,需在检查表中对此做标记,并且完成进一步的评估。

牙齿结构形态(morphologically)应完好。医生用口镜、灯及三用枪来检查缺损情况。不健康的牙齿结构会有变色或破损或存在一些异常的形态。

医生会评估每颗修复(restoration)的牙齿是否完整或者不一致。所有缺失和缺损的牙齿标记在检查表内。

临床牙医助理必须了解牙齿命名和编号系统,以及检查过程中的绘图系统。

触诊

触诊(palpation)是一种检查技术,用手指或手掌来感觉质地、大小及软硬组织的一种方法。此方法主要用于检查口外肿胀及淋巴结肿大。

器械使用

器械使用是指用牙科器械检查牙齿和周围组织。牙科医生或者牙科卫生士可以借助专业的牙科器械更准确地评估最先视诊的区域。通常用口镜、探针和牙周探针来检查牙齿、牙龈和牙周组织。牙科器械的进一步说明,详见第34章。

检测

牙科医生使用探针来检测牙齿表面的缺陷(图28-1)。除了检查(detection)新的疾病,牙科医生还可使用探针评价完成的牙齿修复和所有牙科治疗的稳定性及完整性。

探测

牙科医生或者牙科卫生士协会使用牙周探针初步探测龈

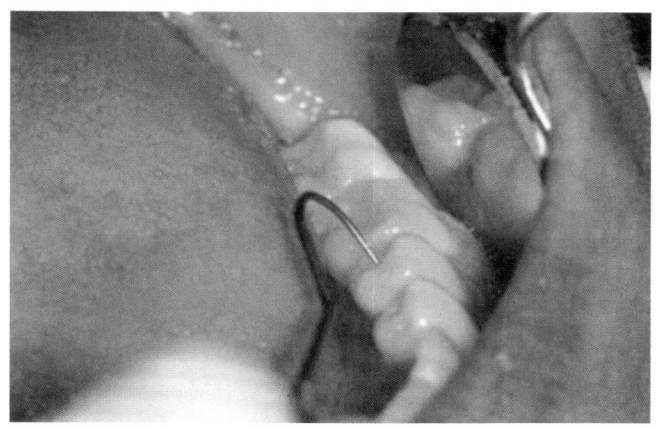

图 28-1　检测牙齿龋坏程度

沟,看是否存在牙周袋以及牙龈附着减少和骨吸收的情况(图28-2)。牙周探诊是检测牙周疾病的一项技术。

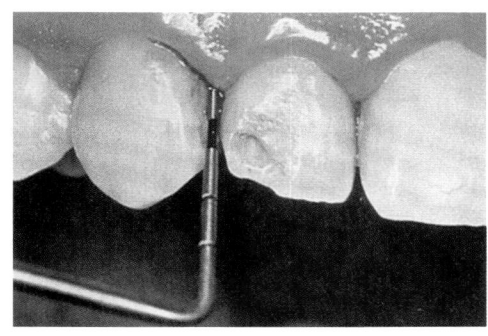

图 28-2　使用牙周探针探测牙周袋深度。(From Darby ML, Walsh MM: Dental hygiene: theory and practice, ed 3, st louis, 2010, saunders.)

X 线摄影

X线成像已经成为一种识别龋病、修复缺陷、牙周疾病、病理特点、发育状况和其他异常的不可缺少的工具。牙科医生根据检查的需要和诊断的参考价值(参考第38~42章)来决定是采取口内片(图28-3)还是口外片(图28-4)。

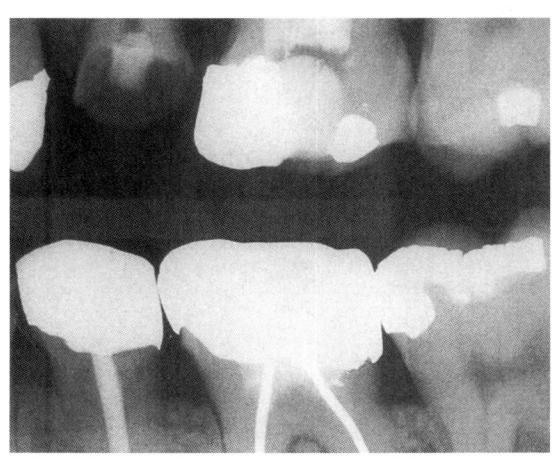

图 28-3　牙片的示例

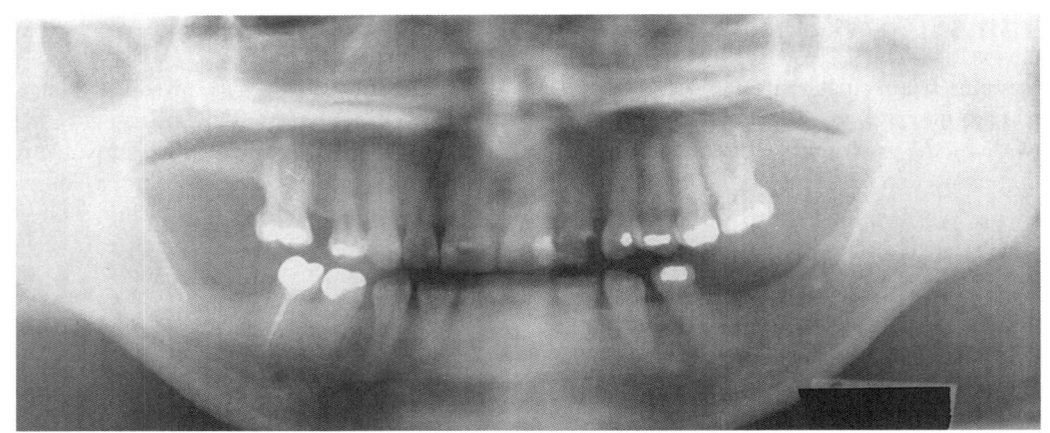

图 28-4 口外全景片的图例

口内成像

口内成像和微型摄像机的使用是一样的。这项技术可以使牙科医生通过计算机显示器对摄像机系统进行补充,并在显示器屏幕上进行视频直播(图 28-5)。口内成像系统能够为牙科医生提供如下帮助:

- 放大图片,使之有助于评估;
- 更容易获得难以直视区域的图片;
- 图像还能影印给保险审核;
- 案例模拟或病历报告;
- 医疗和法律文件。

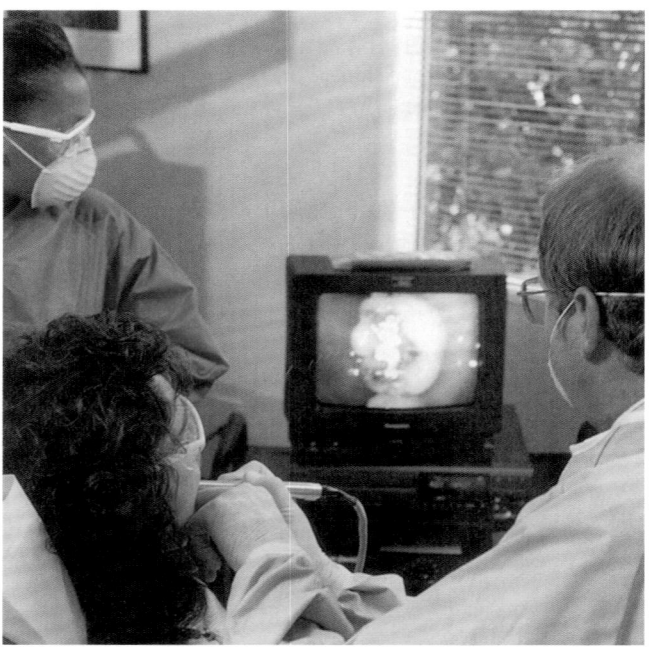

图 28-5 使用口内成像系统评估病人牙齿状况

摄影

摄影是一种用于口内和口外结构诊断的工具。照片为牙科医生和病人提供了识别和理解具体问题的视觉手段(图 28-

6)。对于组织重建或者正畸治疗这类综合性的治疗,可借助病人治疗前后的照片对比来说明(见操作 28-1)。

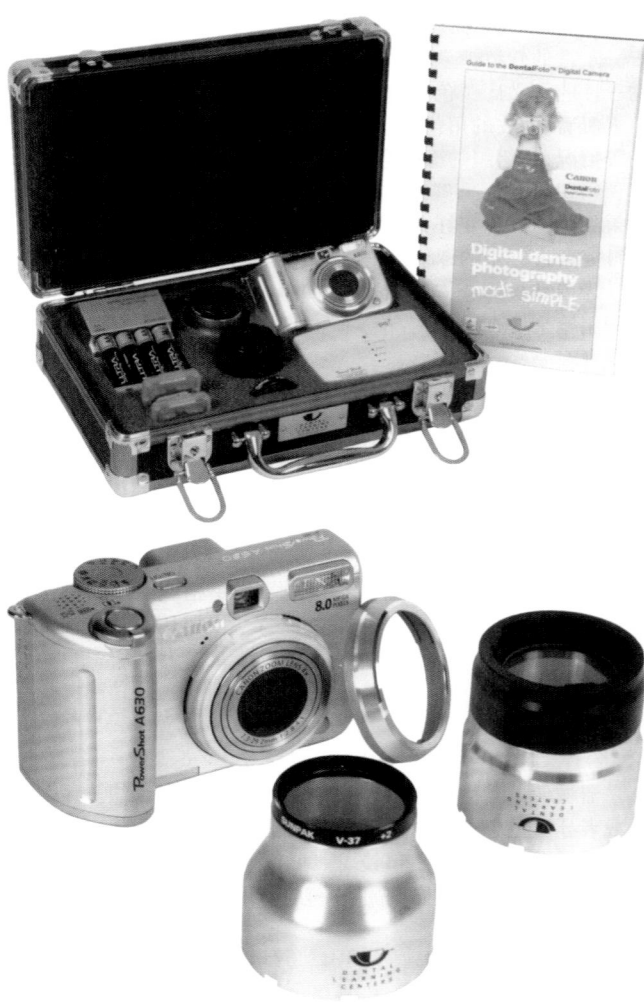

图 28-6 采集照片为评估病人提供可视资料(Courtesy Patterson Dental, St Paul, MN.)

牙科检查记录

牙科检查记录也称为速记，是用来描述牙科医生的检查结果。在记录过程中使用不同的制表符号、缩写和颜色编码，表示不同的牙齿固有条件和现存修复状况。

为了准确快速地记录牙科医生所说的信息，牙医助理必须学习本章节中介绍的牙科检查记录系统。

牙齿图谱

牙科图谱形式多样，其中解剖图谱和几何图谱是最常用的。在解剖图谱中，插图绘有每颗牙齿的牙冠和牙根（图 28-7）。在几何图谱中一个圈代表一颗牙，这个圈用来表示牙齿表面（图 28-8）。

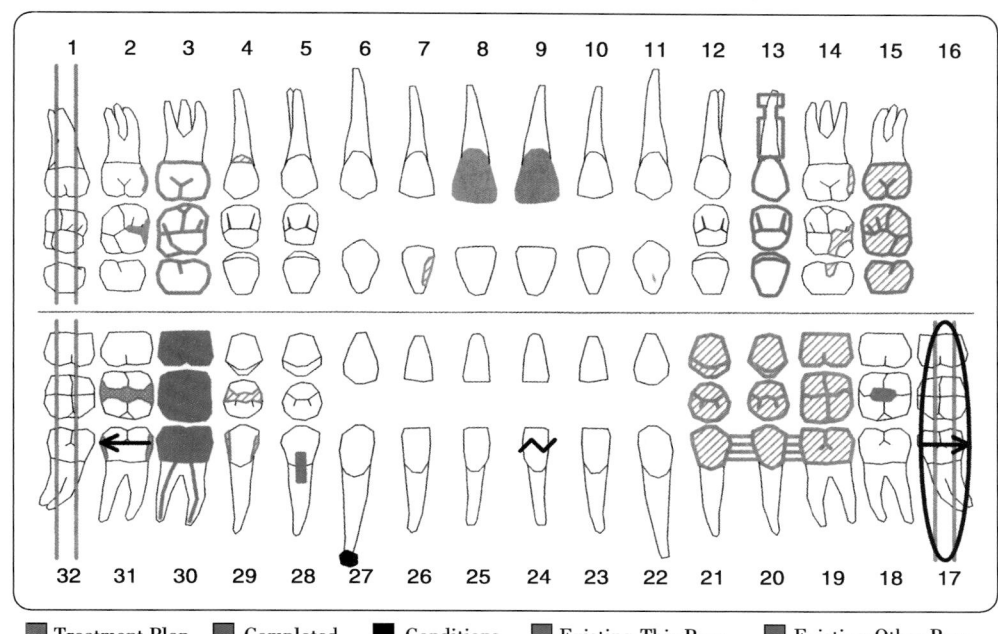

图 28-7 绘制口腔现状的解剖图谱。（From Gaylor LJ：The administrative dental assistant，ed 3，St Louis，2012，saunders）

| Treatment Plan | Completed | Conditions | Existing-This Prov | Existing-Other Prov |

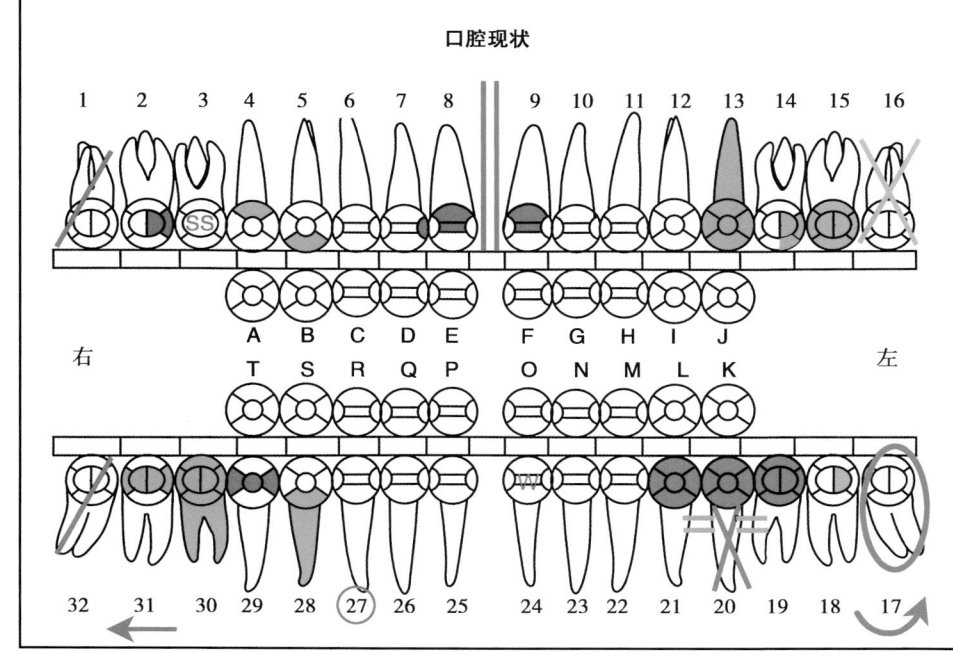

图 28-8 绘制口腔现状的几何图谱。（From Gaylor LJ：The administrative dental assistant，ed 3，St Louis，2012，saunders）

电子图片系统可提供一个标准化系统,每位医生都可通过相同的路径进入系统(图 28-9)。在普通的和专业的牙科诊所都配有这样的牙齿绘图软件,包括口内和口外检查、牙齿解剖绘图、修复现况、病理特点和牙周情况等。

临床检查使用的图表包括含 20 颗乳牙的乳牙图和含 32 颗恒牙的恒牙图。看图片时,应记住牙齿是从病人正面观呈现出来的。因此,口腔右侧或者右象限在页面的左边,左侧或者左象限在页面的右边。

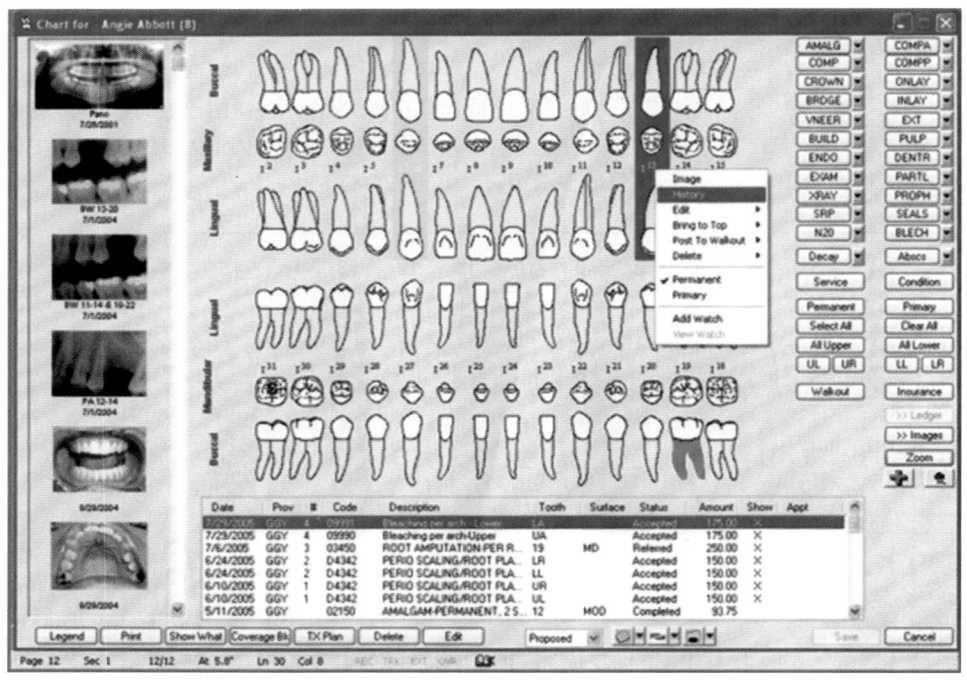

图 28-9　电子图片系统。(Courtesy Patterson Office Supplies,Champaign,IL)

牙齿编号系统

为确保记录的准确性,图标上的牙齿按照指定的编号顺序编排。牙科医生选择的编号系统也最适合牙科诊所和所涉及的保险公司。

在第 11 章描述的 3 种最常见的编号系统用于制图,现简要概述如下。

通用编号系统

该编号系统(1~32)是从右上颌第三磨牙开始,结束于右下颌第三磨牙(图 28-10A)。

国际标准组织系统/国际牙科系统

该编码系统为每颗牙齿分配一个两位数来编号(第一个数字是象限,第二个数字是牙位)(图 28-10B)。

帕默评级系统

该编码系统用一个"十"字将口腔分为 4 个象限(图 28-10C)。

颜色编码

无论是手工绘图还是借助电子信息,颜色编码是一种视觉符号,用来区分已完成和未完成的治疗信息。

黑色或者蓝色代表牙科治疗已经完成,注明进行治疗的牙科医生姓名。红色表示治疗还未完成,一旦完成,可以删除或者用蓝色、黑色来标记红色部分。

Black 龋齿分类

使用绘图方法前,牙医助理需要理解牙科医生如何选择单牙或多牙等适宜修复类型的过程。当牙科医生发现某区域异常时,就会决定采取适合该区域的最好治疗。

修复牙齿的方法是 G. V. Black 在 20 世纪初发现的。这个标准分类系统在牙科中是通用的,用于描述龋洞的位置以及修复牙齿的最好方法。此分类法包括 I 到Ⅳ类,以及后来增加的Ⅴ类。表 28-1 提供了 Black 龋齿分类法,包括牙面及窝洞的分类。

缩写

由于病历和图表的限制,缩写可以有效地节约时间。缩写用来代表单一或联合的齿面。

对单面修复,图表缩写根据牙齿表面的名称规定:颊面(buccal)用 B 表示,远中面(distal)用 D 表示,唇/颊面(facial)用 F 来表示,切面(incisal)用 I 来表示,舌面(lingual)用 L 来表示,近中面(mesial)用 M 表示,咬面(occlusal)用 O 表示。

多面修复,包括两个或更多的表面,这些联合的表面可通过缩写变成一个名字。如果是两个表面的联合修复,就是以字母"O"替代第一个表面名字结尾的"al"。例如,对于远中面及咬面可写作 disto-occlusal,或 DO。如果是 3 个表面的联合修复,也同样适用,如近中、咬面、远中,写作 mesio-occluso-distal 或 MOD。

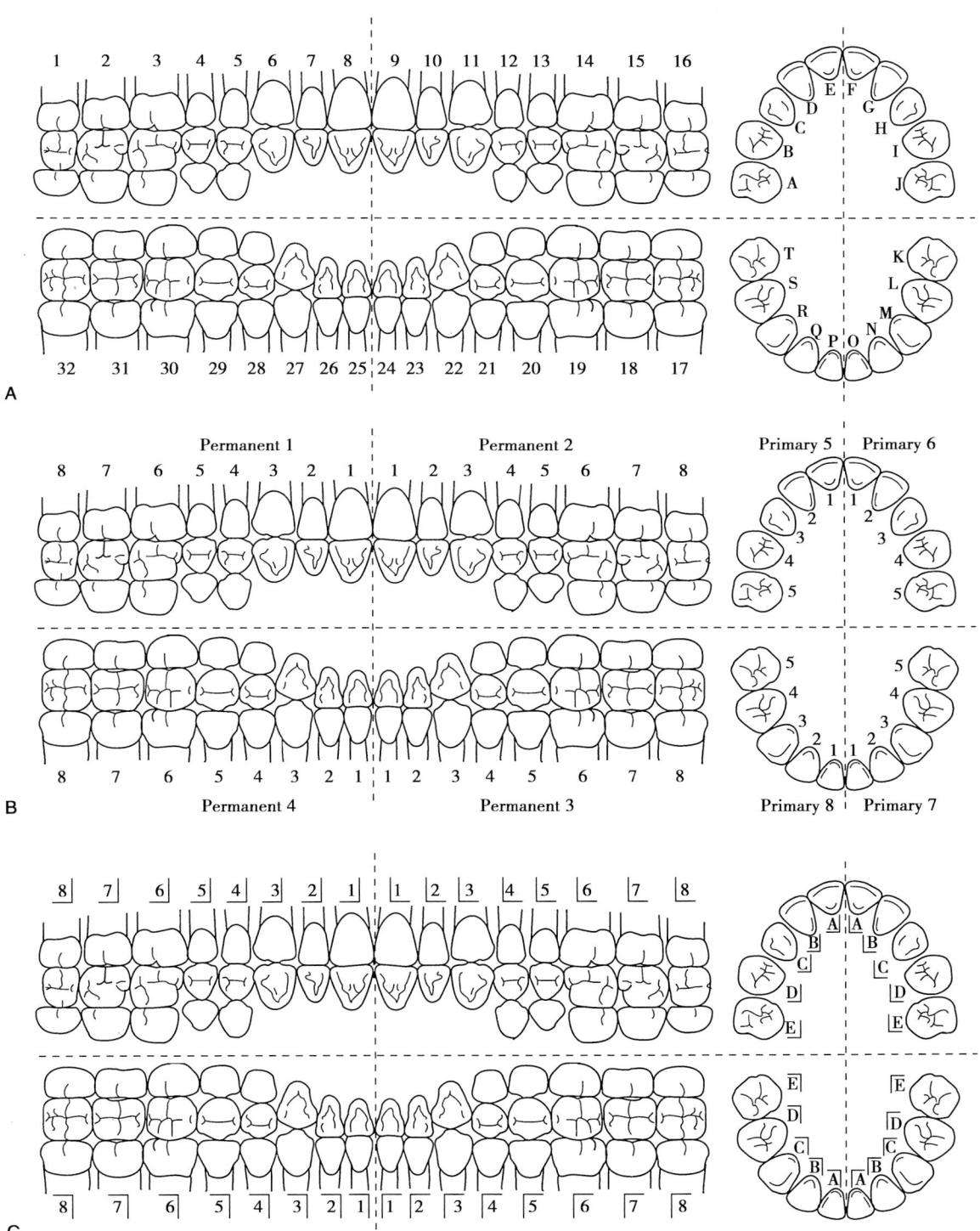

图 28-10 A,通用编号系统。B,国际牙科系统。C,帕默评级系统

表 28-1 Black 的龋病分类

分型	定位与描述
I 类 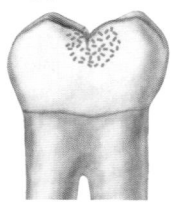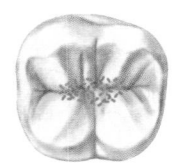	此类是指发生于磨牙、前磨牙殆面和窝沟、磨牙颊或舌侧窝沟及上颌切牙、舌侧窝的龋病 可选用银汞合金和复合树脂充填,取决于病变部位及对材料强度的要求
II 类 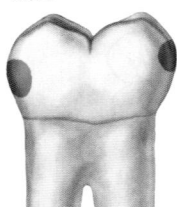	此类为前磨牙和磨牙邻面的龋坏(近中或远中),由于这些表面区域很难直视下探查,因此,使用 X 线片来定位病变部位。牙体预备及修复的设计,应包括殆面及邻面 此类选用的修复材料通常是银汞合金(其强度大),或为后牙设计的新型复合树脂(贴近牙体本身颜色,美学效果好),如果龋坏范围大,牙科医生也许会选择金或瓷嵌体,高嵌体或冠修复牙体
III 类 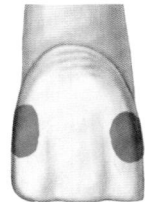	此类为发生于切牙和尖牙邻面近中或远中的龋坏,与 II 类相似,只不过是发生在前牙。牙科医生会在很少影响牙体结构的情况下较容易到达这些表面 考虑美观,此类的修复通常选择与牙体颜色相近的复合树脂
IV类 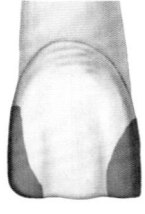	此类为发生于切牙和尖牙邻面(近中或远中)的龋坏。IV类与 III 类不同之处在于IV类包括切脊或切角 此类修复材料通常使用复合树脂(美观考虑),如果龋坏范围大,牙科医生也许会选择瓷冠修复
V 类 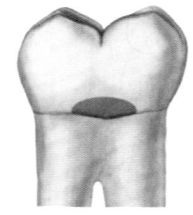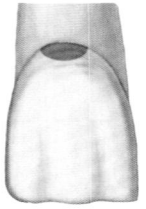	此类为发生于任何牙齿颊或舌侧表面龈缘的龋坏,也是所谓的光滑面龋 此类修复材料的选择通常取决于受累牙齿,如果发生在后牙,牙科医生可能会选择银汞,如果在前牙,牙科医生可能更喜欢用与牙体颜色相近的复合树脂
VI类 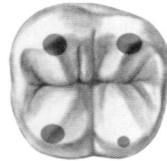	此类为发生于前牙切嵴和后牙牙尖处的龋坏,VI类龋坏通常是由于磨损和缺损引起的。考虑美观,此类修复通常选用与牙体颜色相近的复合树脂

制表

　　熟悉临床检查形式、龋病的 black 分类、解剖图表数字系统、颜色编码及缩写后,下一步就是学习与牙科工作有关的图表符号。

符号

　　牙体记录表中加入图表符号可呈现众多的治疗及修复牙齿所属的材料类型。每位牙科医生有自己的喜好,对你来说,学习那些代表已经完成治疗及将要提供治疗的图表符号很重要,表 28-2 中提供了常见的修复材料和图表符号。

◆ 复习

5. 如何记录缺失牙?
6. Black 龋齿分类中哪类洞涉及前磨牙及磨牙?
7. Black 龋齿分类中哪类洞涉及切牙?
8. 如何在#4 牙上记录 MOD 银汞修复?

表 28-2　常用图表符号

类型	描述	图表符号	步骤
缺失牙	牙齿现有的缺失或先天性缺失		画一黑或蓝色"X"贯穿在被拔除或先天性缺失的牙位上。如果一个象限无牙殆,就用一个"X"覆盖所有的牙
阻生或未萌出牙	牙齿未萌出或未暴露在口内		围绕整个牙齿及牙根画一个红圈
要拔除的牙	诊断为要拔除的牙齿		画一红斜线贯穿在要拔除的牙齿上,另一种方法是画两条红色平行线贯穿牙齿

类型	描述	图表符号	步骤
龋齿/修复分类 I	累及窝沟及𬌗面的龋坏		标注出涉及复合树脂或银汞合金修复的区域,红色部分表示待完成,黑/蓝色部分表示已修复
龋齿/修复分类 II	累及𬌗面及后牙邻面的龋坏		标注出涉及复合树脂或银汞填充物修复的区域,红色部分表示待完成,黑/蓝色部分表示已修复
龋齿/修复分类 III	累及𬌗面及前牙邻面的龋坏		标注出涉及复合树脂修复的区域,红色部分表示待完成,黑/蓝色部分表示已修复
龋齿/修复分类 IV	前牙缺损累及切角		标注出涉及复合树脂修复的区域,红色部分表示待完成,黑/蓝色部分表示已修复

类型	描述	图表符号	步骤
龋齿/修复分类 V	牙齿颈部的缺损		标出用树脂或银汞合金修复的部位,红色表示待完成,黑/蓝部分表示已修复
继发龋	通过 X 线或者牙齿表面已有的修复边缘诊断的龋坏		用红色标记出的已有的修复区域来显示出此处的龋坏
封闭剂	窝沟放置材料预防龋坏的方法		在𬌗面上标记"S",红色部分表示待完成,黑/蓝部分表示已修复
根尖脓肿	感染发生在根尖		根尖处画一红圈,表示感染

类型	描述	图表符号	步骤
根管	感染累及根尖且需要根管治疗		穿过每个牙根中心画一条线,红色表示待完成治疗,黑/蓝表示已修复
贴面	由瓷或复合树脂制成的薄壳状覆盖物		如贴面只覆盖牙齿的颊面,则用红色标注颊面表示待完成。黑/蓝色表示已完成
嵌体	使用瓷或金属对 II 类龋坏进行保守铸造修复		如使用瓷修复体用红色或者黑/蓝色画出形状,如使用金属修复体,画斜线标记
高嵌体	使用瓷或金属对𬌗面保守铸造修复		如使用瓷修复体用红色或者黑/蓝色划出形状,如使用金属修复体,画斜线标记
烤瓷熔附金属全冠	用两种类型的材料对单个牙齿进行全冠修复,因为瓷满足美学要求而金属耐磨		圈出牙冠部,用斜线标记出冠表面的金属部分,红色标记表示待完成,黑/蓝表示已修复
金属冠	使用金属对单个牙齿进行冠修复		勾画出牙冠,红色斜线表示待完成,黑/蓝表示已修复

类型	描述	图表符号	步骤
不锈钢冠	前磨牙全金属冠		勾画出牙冠,在𬌗面上标记"SS",红色表示待完成,黑/蓝色表示已修复
桩核	在牙科治疗中增强固位力		画通过牙根的线表示桩,延伸到冠的1/3处,红三角表示待完成,黑/蓝则已修复
固定桥	单个或多个牙缺失时进行修复的铸造单位		在缺失牙或相关牙齿的牙根上画"X",然后画一条线连接所有牙齿,形成桥。桥体材料的类型决定你标注出牙冠是烤瓷还是金属或者两种方式结合,用斜线表示金属,红色表示待完成,黑/蓝表示已修复
种植体	对牙齿和牙根进行完整替换		在牙根画水平线。红色标记为待完成,黑/蓝为已修复
旋转牙根	牙齿偏离原有的位置		如果牙齿发生旋转,画一红色箭头到牙根的一边,表示旋转方向

类型	描述	图表符号	步骤
漂移	牙齿倾斜		红色箭头表示牙齿移动方向
间隙	两牙之间无接触，存在缝隙		在有缝隙的两牙之间画两条红色垂直线
牙折或根折	外伤或广泛的龋坏造成的牙齿表面折裂		在牙折或根折部位画红色曲线
牙列	用修复体重建咬合	CLD　PUD　PUD	若牙列是需修复重建的，在牙根部画完整红线，画黑/蓝色表示是已修复过的牙列

病人的临床检查

临床牙医助理的角色之一即陪同病人到临床诊区进行检查。作为临床牙医助理，应遵照常规流程指导病人就座于牙科治疗区域，系好胸巾，摆好体位，等待牙科医生的检查。

软组织的检查

软组织的检查包括对面颊、黏膜、唇、舌及颊侧牙槽骨、腭、扁桃体区、舌及口底检查。此检查需要视诊和触诊。软组织检查旨在发现病人头颈部是否有任何异常。操作28-2描述了软组织检查的细节。

牙齿的检查及图表

牙齿临床检查包括对每个牙齿的评估。牙科医生使用口镜和探针检查每个牙齿的表面情况，并口述，由牙医助理将检查结果记录在病历上。无论是手写还是电子录入，必须准确快速。具体细节可参考操作28-3。

牙周组织的检查及图表

这部分检查是为了完整评估牙齿的支持组织,包括牙龈、牙骨质、牙周膜和牙槽骨等骨支持组织。牙槽骨和骨支持组织不能直接通过视觉评估,需要拍摄根尖片来完成检查。牙周检查应记录如下内容:

- 全口牙龈的健康情况
- 炎症的症状和位置
- 牙菌斑和色素的位置和数量
- 非附着龈的区域
- 牙周袋深度超过 3mm 的区域
- 根分叉区域
- 牙齿松动度

检查过程中,牙科医生使用口镜、牙周探针和其他器械进行检查并口述检查的特殊情况。使用牙周探针时,轻轻探入牙龈沟内,遇到轻微阻力时停止。探入位点有六个(颊侧和舌侧的近中、中央和远中)。探入深度通过探针刻度读出。见操作 28-4。

⟳复习

9. 牙科团队中什么成员能对病人进行牙周检查?
10. 如果一颗牙齿发生移动,牙科医生会让牙医助理记录什么?

框 28-1

探诊得分描述

0:在六分区最深的龈沟处探针的染色区域能完全可见,未探及牙石或者边缘缺损。

1:在六分区最深的龈沟处探针的染色区域能完全可见,未探及牙石或者边缘缺损;轻轻探诊之后有出血。

2:在六分区最深的龈沟处探针的染色区域能完全可见,探及龈上或龈下牙石或者边缘缺损。

3:在六分区最深的龈沟处探针的染色区域部分可见。

4:在六分区最深的龈沟处探针的染色区域消失,表示探诊深度超过 5.5mm。

在检查表格中记录其他的项目,包括敏感性、牙石、唾液改变以及根分叉病变。

框 28-2

根分叉病变的分类

Ⅰ级根分叉病变:初始阶段,利用探针可探及根分叉外形,但不能探入分叉内。在 X 线片中无法看到。

Ⅱ级根分叉病变:可利用探针从某部位进入根分叉病变处,但无法通过至对侧。

Ⅲ级根分叉病变:根分叉病变部位被软组织覆盖,但是已双侧相通。

Ⅳ级根分叉病变:根分叉完全暴露在软组织外,并且已双侧相通。

框 28-3

牙齿松动度的分类

Ⅰ级松动:任意方向 1mm 内的活动度。

Ⅱ级松动:任意方向活动超过 1mm,但是不能向根方移动。

Ⅲ级松动:牙齿可以在颊舌向移动并且可以向根方移动。

治疗计划

在充分搜集所有信息并仔细整合病人资料后,牙科医生会对病人的情况进行判断,为其制订一个或多个治疗计划。

一份手写的治疗计划表明牙科医生已对病人的情况有了彻底的了解,能根据病人的需求、主诉以及经济状况来提供选择,帮助他们完成口腔治疗。

治疗计划类型

每个治疗计划包含对治疗方案设计的描述以及相关费用的评估。牙科医生会为病人选择最合适的治疗方案。这些方案分为以下几个医疗等级:

Leve1 1:急救医疗

急救医疗计划即立刻解除病人痛苦,并且宽慰病人。

Level 2:标准医疗

标准医疗计划是让病人牙列恢复到正常功能。所需要的是利用复合树脂或者银汞合金修复牙齿形状、利用牙体治疗保存牙齿、保守治疗牙周疾病和利用固定或可摘义齿修复缺失牙。

Level 3:最佳医疗

最佳医疗计划是将病人牙列恢复到最大功能以及获得满意的美学效果。当条件允许时,它包括利用修复体(牙冠、嵌体或高嵌体)修复牙齿外形;牙周、正畸或者牙体治疗;利用可摘或固定修复体或者种植体修复缺失牙。

制订治疗计划

经过完善的临床检查,牙科医生需要面谈告知病人将要实施的治疗计划。面谈时间一般 30 分钟~1 小时为宜,尽量无人打扰。牙科医生倾向于选择在个人办公室而不是治疗室进行交谈。同时,准备一些方便向病人介绍的辅助工具。如病人的牙科检查表、放射线片、诊断模型、治疗计划以及一些其他的直观辅助资料,包括:

- 治疗前和治疗后的照片。
- 相似病例的诊断模型。
- 拟采用的治疗装置的模型,例如全口义齿、局部可摘义齿、牙科种植体或者固定冠、桥及解剖模型等。
- 牙科医生注意根据病人的诊断和预后使用病人易于理解的词汇术语进行解释。

在讲解之后,牙科医生或财务经理要对每一种治疗计划做出费用评估。鼓励病人咨询问题并对每一项治疗方案的优缺点进行讨论。当病人做出决定并且接受一项治疗计划时,他应得到治疗的知情文件(图 28-11)。与此同时,财务经理将解释支付计划,并且为病人做出必要的财政安排(图 28-12)。完成以上工作后,方可开始治疗。

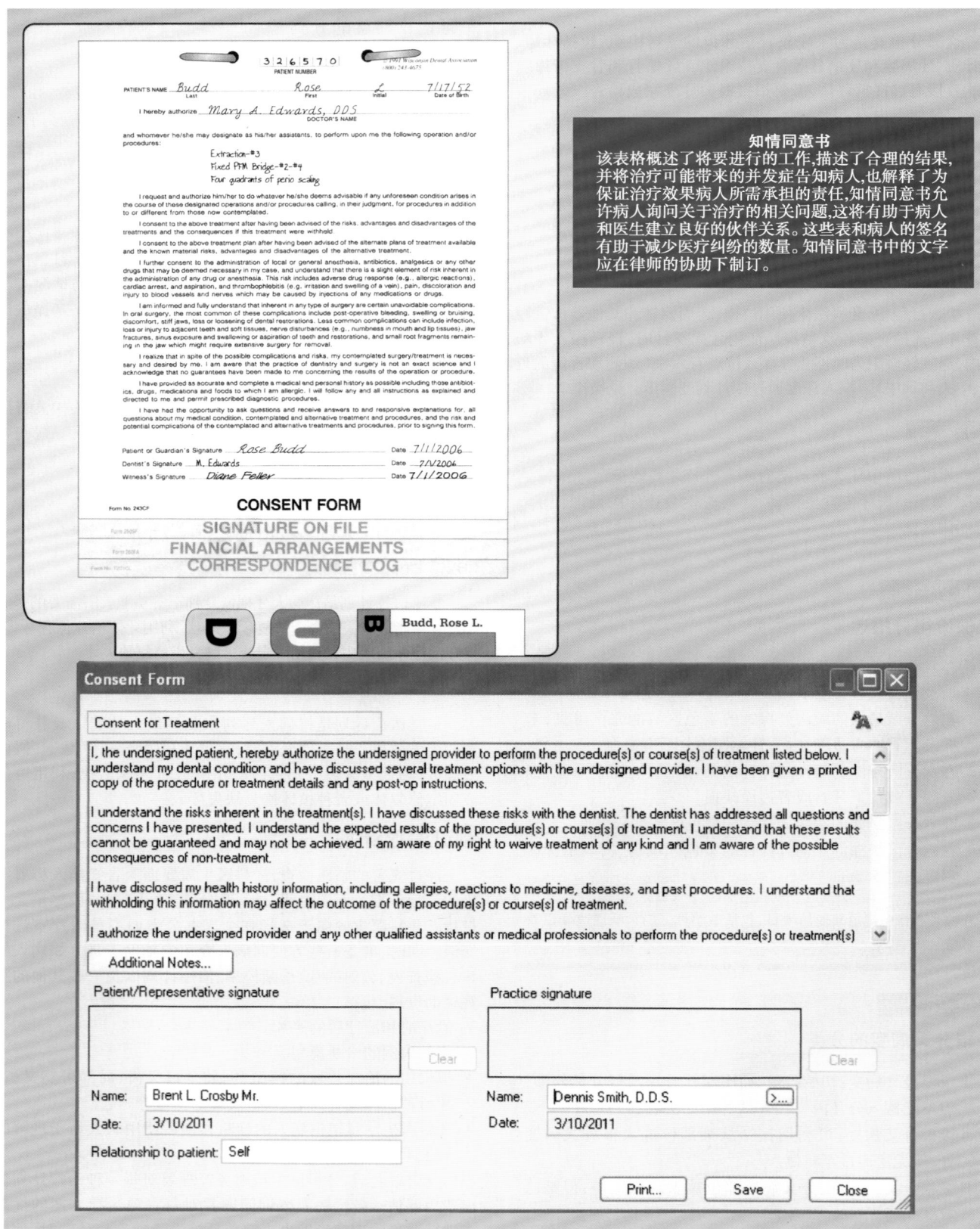

图 28-11　治疗计划陈述后的知情同意书。(From Gaylor LJ:The administrative dental assistant,ed 3,st Louis,2012,Saunders;form courtesy the dental record,Wisconsin dental association,Milwaukee,WI;Dentrix screenshot courtesy Henry Schein practice Solutions,American Fork,UT.)

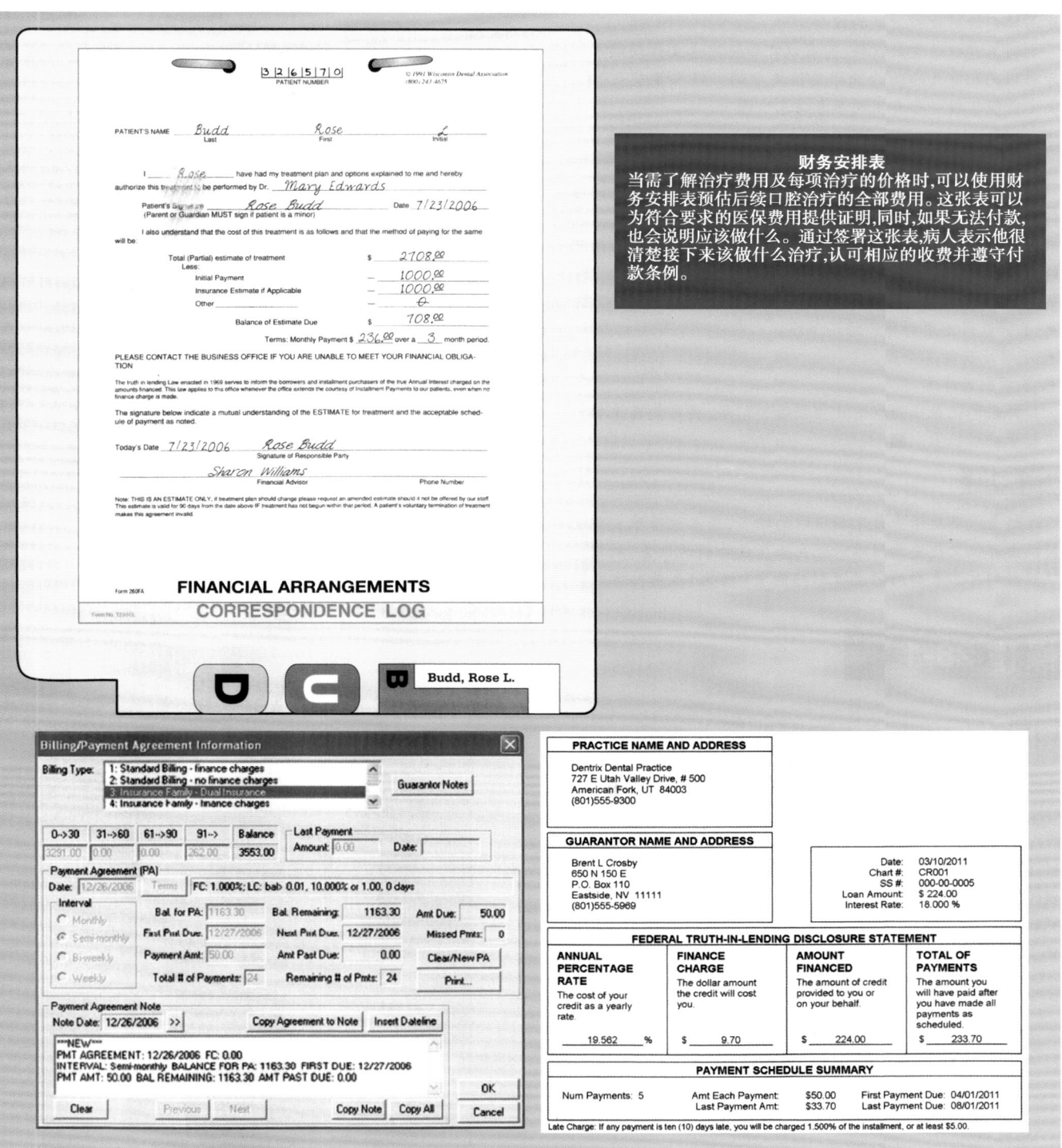

财务安排表

当需了解治疗费用及每项治疗的价格时,可以使用财务安排表预估后续口腔治疗的全部费用。这张表可以为符合要求的医保费用提供证明,同时,如果无法付款,也会说明应该做什么。通过签署这张表,病人表示他很清楚接下来该做什么治疗,认可相应的收费并遵守付款条例。

图 28-12 财务安排表。(From Gaylor LJ: The administrative dental assistant, ed 3, st Louis, 2012, Saunders; form courtesy the dental record, Wisconsin dental association, Milwaukee, WI; Dentrix screenshot courtesy Henry Schein practice Solutions, American Fork, UT.)

■ 健康教育

　　诊断程序是严谨复杂的,能为牙科团队提供关于病人口腔情况的完善且准确的评估。对病人进行恰当的宣教后,他们就更易接受维护口腔健康的理念。

　　利用有效的宣教材料、图表以及知情同意文件向病人描述牙科状况及有效的治疗选择是很重要的。病人希望在做最终决定前能掌握一些有用的参考信息。■

■ 法律及伦理问题

　　该章节描述的服务流程是牙医助理每天需要执行的临床任务。牙医助理需要了解并掌握临床检查表格的知识以及正确的制表技术。当牙医助理为病人制订表格时,需要为所记录的内容负责。必须做到如下几点:

- 理解临床检查表格里的图示。
- 了解诊所使用的牙齿编码系统。
- 了解牙齿的各个面。
- 了解图表标志。

　　如果你记录了错误的牙位或错误信息,将可能在法律诉讼中处于被动位置。■

■ 展望

　　随着人类生活中氟化物摄取的增多,原本就很难发现的牙齿龋齿部位变得更加困难。现在正在设计新的设备,利用能直接照射到牙齿表面的激光级别的能量(波长)来帮助诊断龋病位置。当用光照射牙齿时,有龋坏的部位将变透明。这些设备能够检测激光的荧光性并且计算其值。利用计算得到的值可以指导治疗,包括从无需干涉到预防性治疗,再到监测龋病的发展、更换充填体以及牙齿的修复。■

■ 评判性思维

1. 应该在诊断和治疗计划检查的哪一步骤评估牙齿的活动度?
2. 描述在软组织检查时应该包括的面部的两个区域。
3. 在手动记录牙齿的图表时会用到什么器械工具?
4. 当记录牙周组织状况时,#4 牙的近中颊侧面有 5mm 的牙周袋,近中舌侧有 6mm 的牙周袋还有探诊出血。这些情况应该记录下来吗? 如果需要的话,出血应该如何记录呢?
5. 在记录表中记录如下信息:

　　#1 牙缺失。
　　#2 牙粭面龋。
　　#7 牙有个烤瓷冠。
　　#11 牙有近中切面(MI)复合树脂充填体。
　　#13 牙有远中粭面龋。
　　#16 牙缺失。
　　#19 牙有 1 个根管需要根管治疗。
　　#21 牙有窝沟封闭。
　　#23 到#26 牙有固定桥修复缺失的#24 和#25 牙。
　　#29 牙根尖脓肿。
　　#32 牙阻生。■

操作 28-1

口外及口内摄影(拓展职能)

在美国许多州,本工作可以由注册牙医助理完成。

器械与物品

- ✔ 相机
- ✔ 面颊开口器
- ✔ 口镜
- ✔ 反光镜

步骤

准备好相机

1. 校准照相机系统,以便熟悉口外和口内照片的设置。
　　注:口内摄影,设置相机为景观模式;口外摄影,设置为肖像模式。

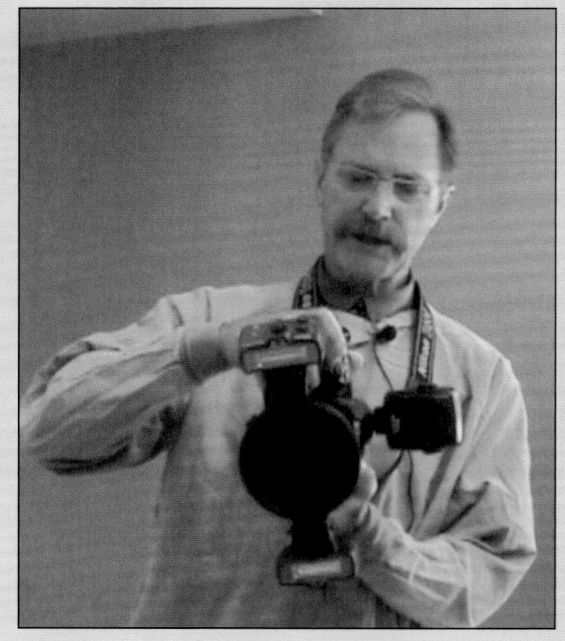

操作 28-1（续）

2. 建议使用手动对焦，自动对焦在口腔中是不可靠的。

 注：一般情况下，在前牙，将对焦集中在中央和侧切牙，确保最多的牙齿在视野内。

3. 争取最佳曝光。记住镜头吸收的光和曝光之间必须进行相应的调整。从一个镜头到另一个镜头，光的吸收会有所不同。

4. 一般使用+1的光圈孔径来帮助补偿光线，确保光线适当。

5. 如果使用数码相机，检查整体亮度。

让病人做好准备

6. 在拍摄口腔外部照片时，与病人保持 1.5~1.8m 的距离，并选择中性的背景颜色。

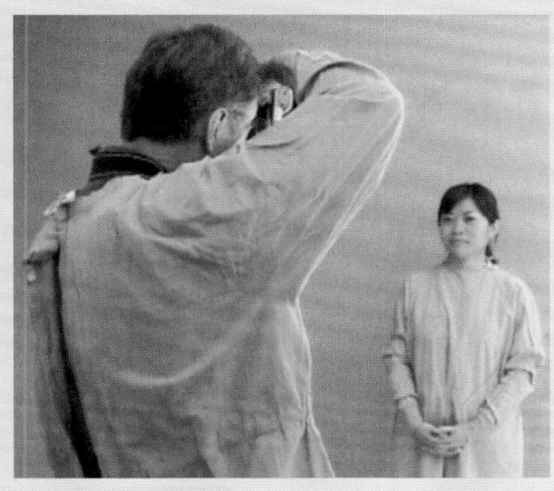

7. 在拍摄口腔内部照片时，清洁要拍摄的区域，比如分泌过多的唾液、血液、气泡、印模材料、粘接剂。

8. 所拍摄的区域不要太干燥。

9. 开口器对称放置，然后向外牵拉口角。

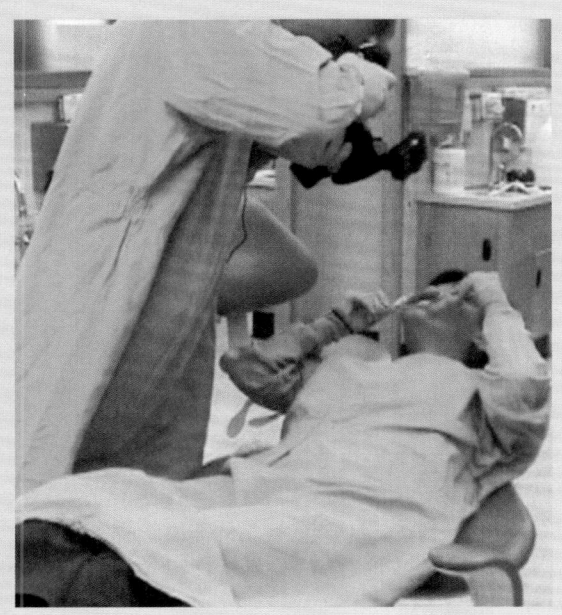

10. 如果使用口镜或者反光镜，可以通过将镜面浸入热水或使用三用枪把镜面吹干的方法来控制镜面上的雾。

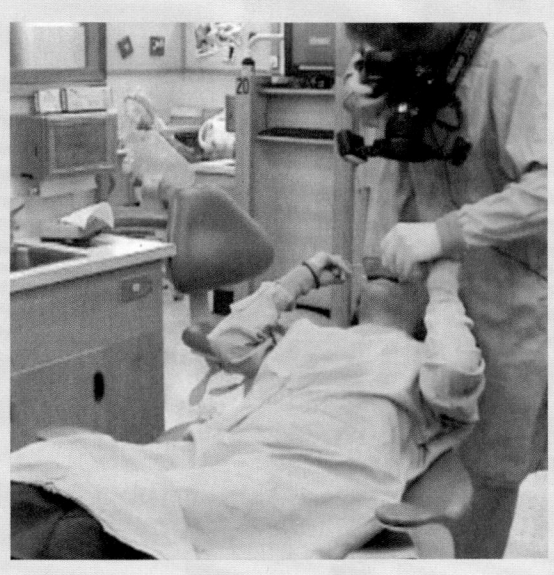

11. 用镜面或者舌拉钩牵拉舌头，或嘱病人将舌头缩回至牙齿后，避免遮挡牙齿。

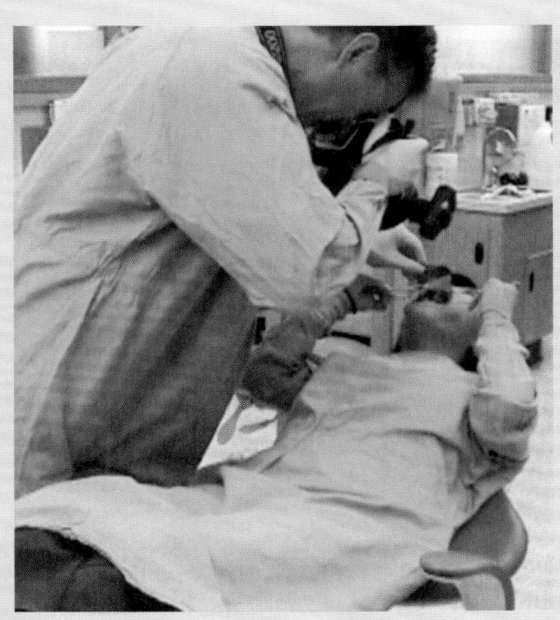

开始拍照

12. 观察拍摄对象。注意拍摄对象的位置、亮度、颜色、大小、角度、对比度和背景。

操作 28-1（续）

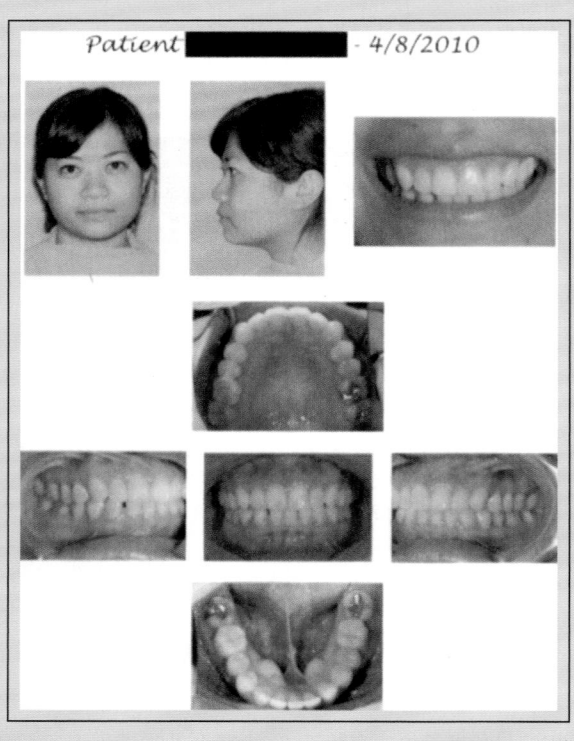

Patient ▬ - 4/8/2010

13. 确保诊所每位拍照者经过统一培训,便于照片进行直接比较,间隔较长的时间后由不同拍照者拍摄时,尤其需要比较照片。
14. 保持指尖、镜面边缘和开口器尽可能多地不在镜头内。
15. 在正确的轴向拍摄牙齿照片(如牙齿的𬌗平面平行于地面,不倾斜)。
16. 使用反光镜时,尽量只保留镜面像。在同一张照片中既有直接成像又有镜面像,则容易混淆。
　　注:为了避免阴影,使用闪光灯和口镜时,保持闪光灯在口镜一侧。

操作 28-2

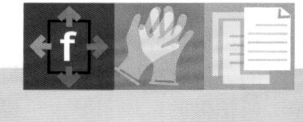

软组织检查(拓展职能)

在美国许多州,本工作可以由注册牙医助理完成。

器械与物品

✔ 纱布(2inch×2inch 和 4inch×4inch,1inch=2.54cm)
✔ 压舌板
✔ 口镜
✔ 检查记录表

步骤

病人准备

1. 陪同病人去治疗区时观察病人的外貌、语音及行为。
　　目的:异常的行为或外貌必须马上记录或告知牙科医生。
2. 让病人端坐在牙椅上,围上治疗巾。
3. 告知病人检查程序。
　　目的:知道检查程序的病人会更舒服也更愿意配合检查。

口外特征

4. 检查面部、颈部、耳部,是否对称或有异常肿胀。
　　目的:双侧面部应该是对称(symmetric)的。

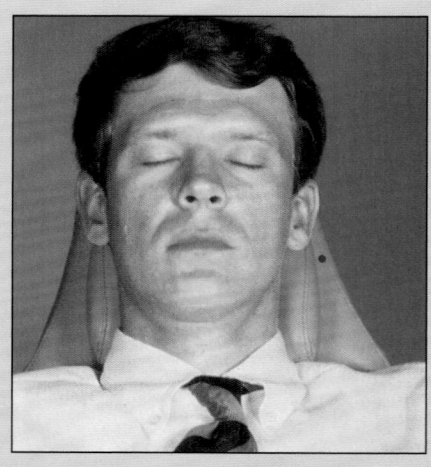

5. 检查是否有异常的组织改变、皮肤擦伤和色泽改变。
　　目的:异常的挫伤、擦伤或切割伤的部位需进一步检查。
6. 检查唇红缘的质地、颜色和连续性以及唇联合、人中和笑线。

操作 28-2（续）

目的：异常的组织肿块、干燥和皲裂需进一步检查。

7. 记录检查结果。

颈部淋巴结

8. 站于病人后方以便手指置于病人耳下。

9. 如检查右侧颈部，需用左手固定病人头部。右手手指轻柔地沿淋巴走向从右侧耳前开始向下滑动至锁骨。

   目的：检查是否有肿胀、形状及触感异常。

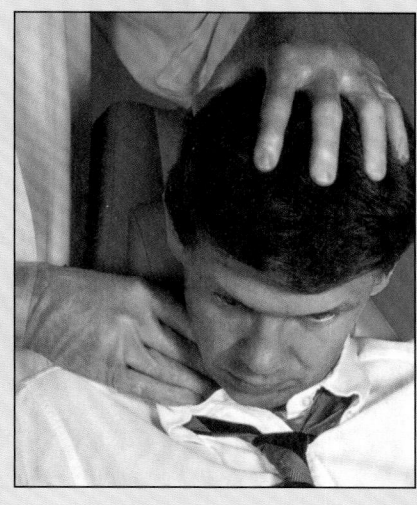

10. 如检查左侧颈部，需用右手固定病人头部。左手手指轻柔地沿淋巴走向从左侧耳前开始向下滑动至锁骨。

11. 记录检查结果。

颞下颌关节（temporomandibular joint，TMJ）

12. 让病人正常开闭口，然后让下颌骨运动以检查 TMJ 在正中运动、侧方运动、前伸运动及后退运动的情况。

13. 为进一步检查 TMJ 的运动，可将手指轻柔地伸入外耳道，然后让病人做正常的开闭口运动。

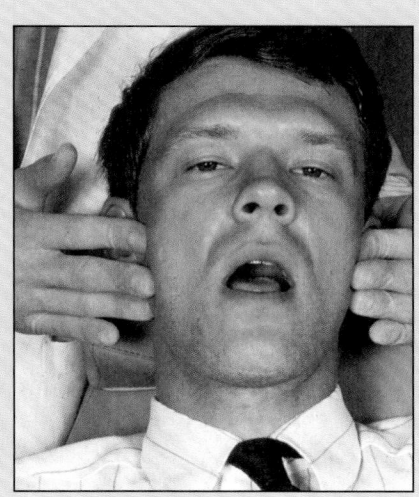

14. 病人开闭口运动时，听诊以检查 TMJ 运动时是否有杂音，必要时可将听诊器置于关节区听诊。

15. 记录开闭口运动时的疼痛、压痛等异常体征。

口腔不良习惯

16. 检查是否存在吮指习惯、吐舌吞咽、张口呼吸或吸烟。

    目的：口腔不良习惯可影响病人的口腔健康。

17. 检查是否存在夜磨牙、磨牙癖，其表现为牙齿的异常磨耗和颞下颌关节的不适。

唇内侧

18. 嘱病人慢张口。

19. 拇指和示指轻轻牵拉上唇以检查黏膜和唇系带。

20. 拇指和示指轻轻牵拉下唇以检查黏膜和唇系带。

21. 轻轻触诊组织以检查是否存在肿块或类似的异常。

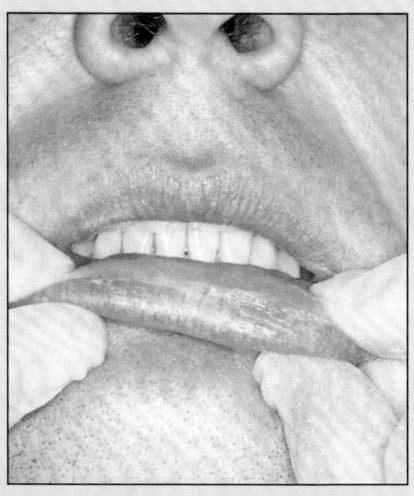

口腔黏膜和舌

22. 一手拇指置于口内，另一手示指和中指置于颊部皮肤并轻柔地触诊检查颊黏膜。

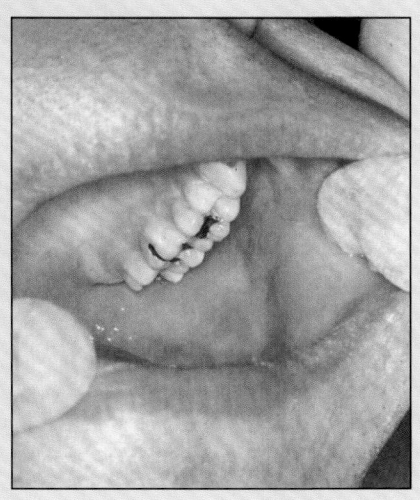

操作 28-2(续)

23. 检查硬腭区软组织。

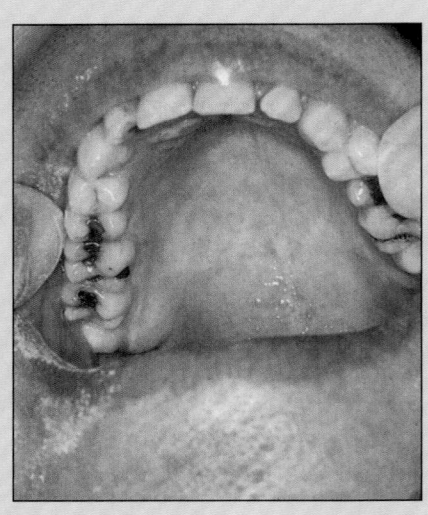

24. 视诊:检查颊侧黏膜和 Stensen 管开口。使用与口腔温度相适宜的口镜检查唾液腺导管液流速。
    目的:口镜的温度适宜以免起雾。
25. 让病人伸舌放松。使用灭菌纱布抓住舌尖,拉舌向前。
26. 观察舌背颜色,舌乳头,舌面覆盖以及是否有异常
27. 轻柔地左右移动舌头来观察舌边缘与舌腹。

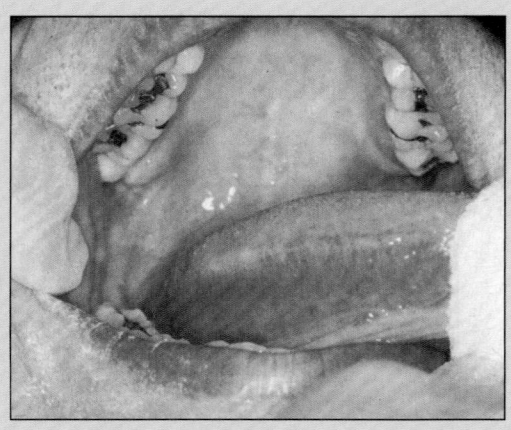

28. 使用与口腔温度相近的口镜观察腭后区。
    注:避免引发呕吐反应。
29. 用口镜或压舌板压紧舌根来检查悬雍垂、舌背和口腔后区。

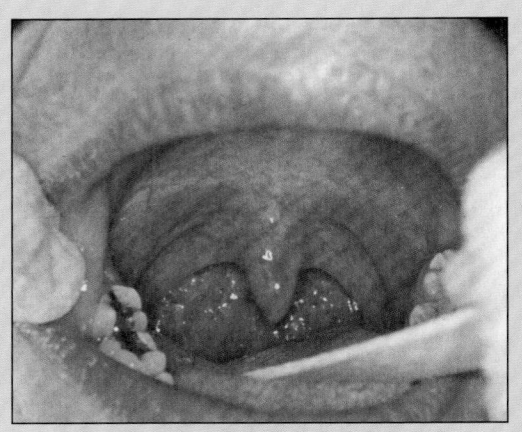

注:轻而稳的放置能够减少引发呕吐反应的可能。
30. 口镜稳定地压着舌根,嘱病人发"啊"。
    目的:口咽部扩大提供了更好的视野以观察喉部上部。

口底

31. 嘱病人闭口,触诊下颌骨上下的软组织。
    目的:发现隆突或其他病变。
32. 一手示指轻触口底前方,另一手示指放在口外颏下皮肤处。

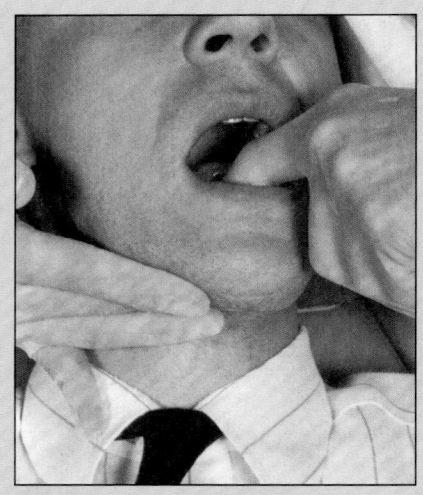

33. 嘱病人舌顶上腭。
    目的:能看到口底、舌系带和唾液腺导管。

操作 28-2（续）

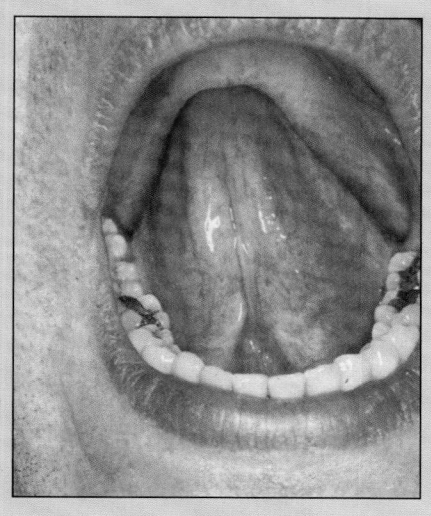

34. 观察唾液的质量和流速稳定情况。依病人健康状况、饮食和服药情况的不同,唾液可呈水状或厚重黏稠状。

35. 准确记录病人的全部信息。

日期	口外检查:自上次检查后没有变化	
		签名/日期

操作 28-3

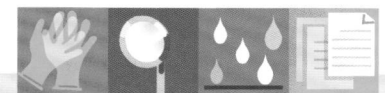

牙齿制表

器械与物品

- ✔ 口镜
- ✔ 探针
- ✔ 镊子
- ✔ 牙周探针
- ✔ 纱布(2inch×2inch)
- ✔ 牙线
- ✔ 咬合纸
- ✔ 咬合纸夹
- ✔ 三用枪
- ✔ 彩色铅笔(红/蓝)
- ✔ 橡皮
- ✔ 临床检查表

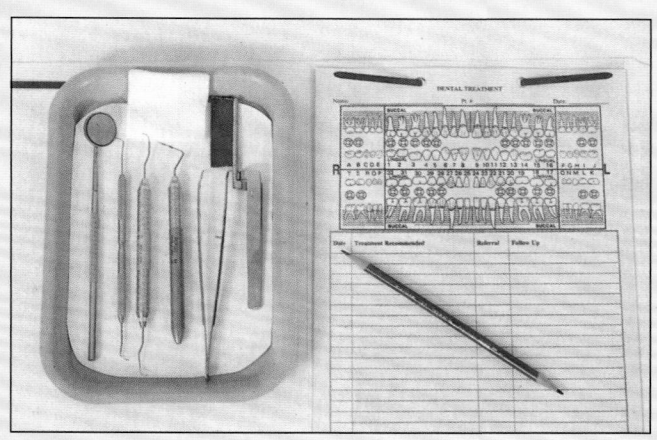

步骤

病人准备

1. 病人坐在治疗椅上并系好胸巾。
2. 把椅位缓慢调为仰卧位。
   目的:在仰卧位方便医生使用器械和有更好的视野。

牙齿和咬合检查

3. 准备好彩色铅笔、橡皮、临床检查表和纸垫。
   注:如果使用电子记录,应放置键盘防护膜以防交叉感染。
   目的:越有条理,出错可能性越小。
4. 在整个检查过程中,使用三用枪吹干口镜并调整灯光。

操作 28-3（续）

　　目的:提供好的视野方便检查。

5. 向医生传递口镜和探针。检查包括从#1 至#32 牙的每一个牙面。

6. 标记医生需要记录的特殊内容。

7. 检查咬合时,用咬合纸夹夹住咬合纸,放在正确位置。

　　注意:咬合纸夹置于颊侧和牙齿之间。

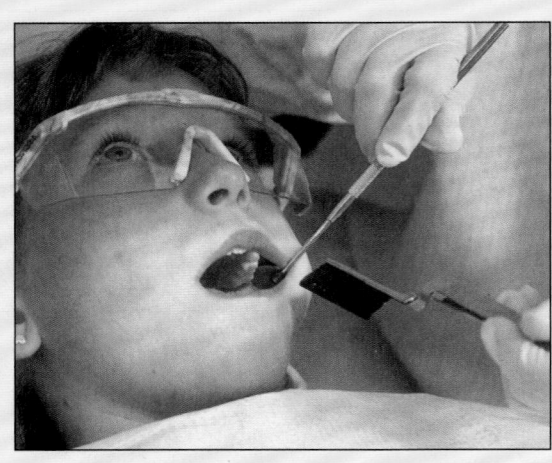

8. 咬合纸将会在殆面和切端留下标记。

　　目的:医生会根据标记来推测咬合干扰位点。

9. 检查结束后,冲洗擦干病人口腔。

10. 准确记录病人所有的检查和体征。

日期	口内检查:#5 牙有近中殆面龋坏为病人预约下次治疗行复合树脂充填	签名/日期

操作 28-4

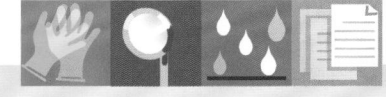

牙周检查:牙龈组织检查

器械与物品

- ✔ 口镜
- ✔ 三用枪
- ✔ 探针
- ✔ 牙周探针
- ✔ 牙线
- ✔ 纱布(2inch×2inch)
- ✔ 黑墨水笔
- ✔ 红色铅笔
- ✔ 临床检查表

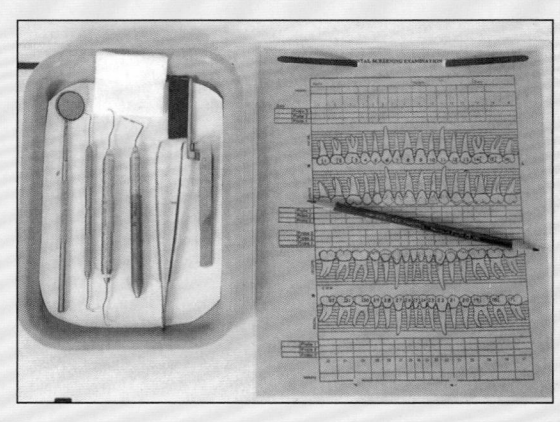

操作 28-4(续)

步骤

1. 牙科医生或者牙科卫生士使用口镜观察口腔内牙龈状态。助手使用三用枪向口镜持续轻柔地吹气。
   目的:防止口镜镜面产生气雾。
2. 传递牙周探针。
   目的:牙周探针可以通过检查牙龈的坚韧度及是否有探诊出血展示牙龈的健康状态。
3. 牙周探针用来测量每颗牙齿的牙周袋深度。从#1 牙开始,每颗牙检查 6 个位点,3 个在唇侧,3 个在舌侧。

注:牙科医生或者牙科卫生士在记录牙周袋深度时应该有一定的顺序。

4. 在检查表里记录每个超过 3mm 的部位。
5. 如果检查时有出血,应该在记录的读数上画圈。详见框 28-1 探诊得分的描述。

日期	牙周检查,#14～#16 牙的牙周袋+5。与牙周医师商议治疗方案。	
		签名/日期

（刘晓燕　贺娇　译,刘蕊　校审）

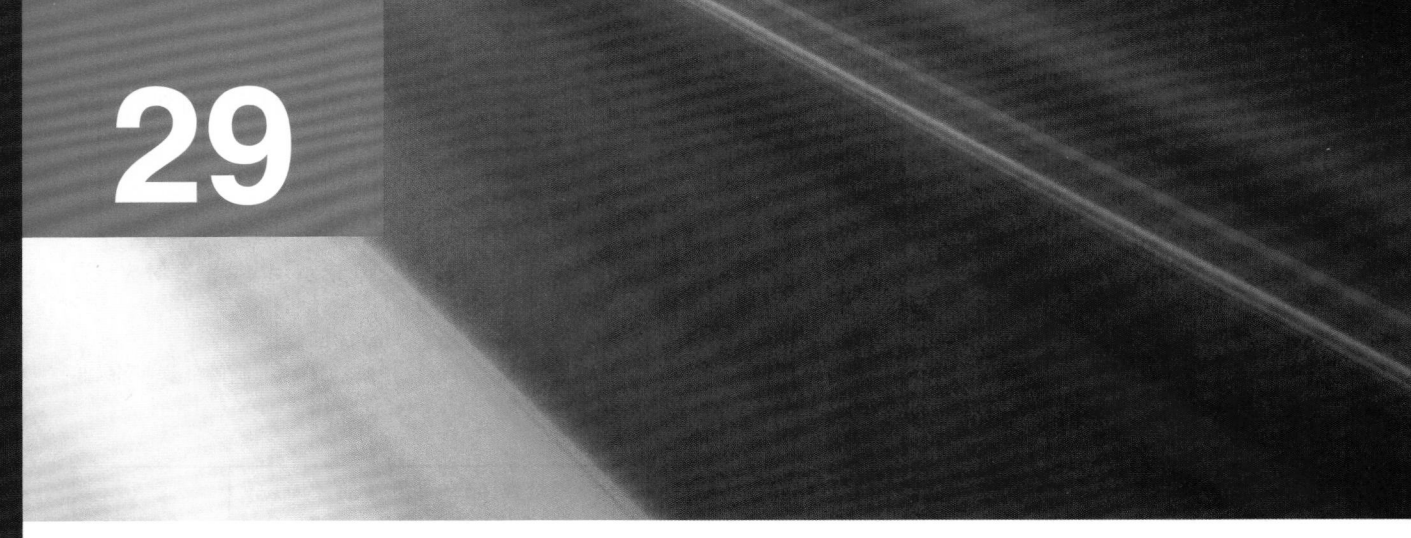

29

特殊需求和合并其他疾病的病人

关键术语

阿尔茨海默病(alzheimer's disease):中年至老年发生的进行性大脑退行性病变。

贫血症(anemia):血液中缺乏红细胞或血红蛋白,导致皮肤黏膜苍白及机体乏力。

心绞痛(angina):心脏供血不足引起的胸部剧烈疼痛。

关节炎(arthritis):一处或多处关节炎症,引起疼痛及肿胀。

哮喘(asthma):呼吸系统疾病,常与过敏物质有关,表现为突然发生的、反复发作的呼吸困难、胸闷及咳嗽。

萎缩(atrophy):体积缩小或功能退化。

菌血症(bacteremia):血液中存在细菌。

支气管炎(bronchitis):支气管黏膜炎症。

痴呆(dementia):一种精神障碍,表现为记忆力、集中力和判断力的丧失。

糖尿病(diabetes mellitus,DM):一种代谢性疾病,表现为高血糖和胰岛素分泌缺陷。

肺气肿(emphysema):终末细支气管远端的气道弹性减退,导致呼吸困难和感染概率的增加。

心内膜炎(endocarditis):心内膜的炎症性疾病。

癫痫(epilepsy):一种神经功能失调综合征,表现为突发性的抽搐和意识丧失。

血友病(hemophilia):血液凝固障碍,表现为血液不能正常凝固。

甲状腺功能亢进(hyperthyroidism):甲状腺功能过度所导致的状态。

甲状腺功能减退(hypothyroidism):甲状腺激素严重不足所导致的

状态。

白血病(leukemia):一种进行性疾病,骨髓产生不成熟或者不正常的白细胞,导致其数量不断增加。

心肌梗死(myocardial infarction):血液循环障碍导致的心肌组织坏死,也称为心脏病发作。

类风湿性关节炎(rheumatoid arthritis,RA):导致关节疼痛、僵硬、肿胀及功能退化的一类疾病。

癫痫发作(seizure):特定的功能紊乱,表现为突然发生的抽搐、惊厥和痉挛。

卒中(stroke):由脑血管的堵塞或破裂引起的脑功能突发性丧失,又称为脑血管意外。

口干症(xerostomia):由于唾液分泌减少引起的口腔干燥。

学习目标

完成此章节的学习之后,学生将能够达到以下目标:

1. 掌握关键术语的发音、写法和定义。
2. 讨论牙医助理在照顾特殊需求病人中的角色。
3. 描述人口老龄化的阶段和相关影响因素。
4. 简述特殊需求和合并其他疾病病人相关病史的重要性。
5. 简述影响口腔健康的主要疾病,包括合并其他疾病病人所接受的口腔管理类型。

如今,几乎每个牙科机构都很关注如何照顾特殊需求人群。随着现代医学的发展,人们的寿命有所延长,并免于疾病所致的后遗症和夭折。据统计,2%人群的身体依然存在一定程度的残疾,包括发育障碍、神经肌肉疾病、免疫功能缺陷、认知障碍、心理疾病和创伤。

作为牙科医生和牙科团队,有责任认识和了解这些特殊人群。到牙科诊所就诊的病人可能患有疾病、处于痛苦中或有生理缺陷。你的工作就是在治疗过程中,运用精准的判断力与这些病人进行沟通交流并完成治疗。牙科团队要与病人的治疗团队共同协作,根据病人的需要来制定相应的口腔治疗方案。

牙医助理的作用

牙医助理在护理特殊需求病人时,其工作内容分为 3 个部分:

1. 协助医生提供治疗。椅旁助手应熟练使用治疗合并全身疾病病人的专科技术和特殊设备。牙科治疗团队成员的效率直接影响着整个治疗过程的速度和舒适度。

2. 提供病人的信息来源和家庭情况。预防专业的牙科医生的角色很重要,因其为受到疾病困扰的病人提供支持。牙医助理需在与病人及其家庭的沟通中,根据病人的需求制定有效的预防措施。

3. 使病人感到更加舒适,并缓解焦虑。由于在之前的治疗过程中经历过痛苦的经历,病人通常会感到特别紧张。所以牙科治疗团队需要提供舒适的环境并帮助病人缓解焦虑。

人口老龄化

随着出生率的下降和寿命的延长,老年人群已经成为美国人口增加最快的部分。在美国,65 岁以上的人口比例为13.7%,相当于总人口的 1/8。据估算,至 2050 年 65 岁以上人口将达到 21%。

人口老龄化的阶段

随着时间的推移,衰老是不可逆的,也是不可避免的。过去人们认为,老年人口腔情况的变化与机体老化紧密相关,而非由疾病造成。但最近的研究表明事实并非如此。在诊断和治疗过程中,区分疾病和人体老化的症状及体征是很必要的。

老年群体,即 65 岁以上的人群,他们的心理和生理阶段各有特点。根据认知、性格和需求的不同可以分为 3 类群体:

1. 功能独立的老年人:他们接受过良好的教育,并对健康服务有着更高的要求。这类人群一般都保留着大部分的天然牙,并希望能够终身维持自己的天然牙。

2. 身体虚弱的老年人:该类老年人一般伴有多种健康问题。他们保留着部分天然牙,大部分佩戴固定义齿或者活动义齿。

3. 完全依赖的老年人:这类老年人的天然牙所剩无几,并认为牙列缺失是随着老龄化不可避免发生的情况。这类人群更倾向于通过医疗手段维护健康,包括口腔健康。

← 复习

1. 牙医助理在照顾合并其他疾病病人的作用是什么?
2. 人口中增长速度最快的是哪个阶段的人群?

老年人群的口腔健康

老年人群均面临着特殊的口腔健康问题,因此牙科团队在制定治疗方案时应充分考虑相关因素(图 29-1)。病人的口腔情况直接影响着个体的自尊、外形美观、营养状况、社会交际及舒适度。较差的口腔情况通常会影响个体的整体健康状况。

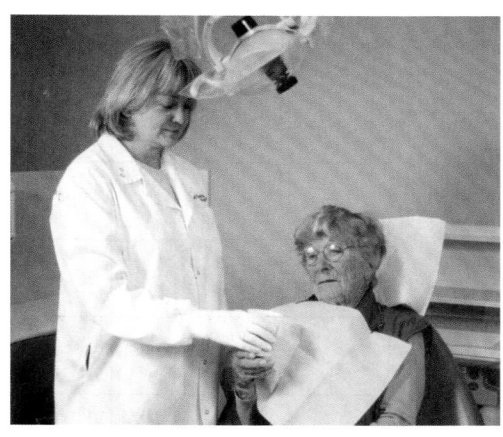

图 29-1　老年病人

根据病人的疾病史,完善相关医疗资料是必不可少的环节。病人的现病史可以从其服药的处方中发现。用药史不仅能表明病人的疾病状态,还能提示是否存在不良反应的风险,药物之间的互相作用均需考虑在治疗计划中。通过医疗资料的完善,可以了解病人病情和治疗效果(图 29-2)。

口腔健康情况

通常来说,影响老年人群的口腔疾病是口干症、牙周病、龋齿、色素沉着和骨吸收。

口干症

口干症(xerostomia),俗称口腔干燥,是由于疾病和药物导致唾液减少引起的。超过 400 种的药物有导致口干症副作用的风险。除了药物副作用,口干症还与酒精中毒、自体免疫性疾病、帕金森综合征、精神疾病、脱水、唾液腺体的放射暴露、糖尿病、干燥综合征和张口呼吸有关。

牙周疾病

老年人群中牙周病的问题日益增多。50% 以上的老年人群受到牙周病的侵袭,但大部分无明显症状。天然牙保留的越多,牙周病的发病率越高(图 29-3)。保持良好的口腔卫生习惯和定期的口腔复诊可以有效预防牙周病的发生。

龋齿

研究表明,老年病人的根部龋坏和复发龋具有更高的发病风险。随着年龄的增加,牙龈逐渐吸收,牙根将会暴露。和牙冠不同,牙根由于没有牙釉质的保护,所以根龋会发展迅速(图 29-4)。根龋可以通过饮食调整和口腔卫生习惯的改变进行预防。

色素沉着

随着年龄老化,牙体颜色会变深,质地会变脆。这是继发性牙本质沉积所形成的,这将逐渐缩小牙髓腔,直接导致牙体更易受伤(图 29-5)。

医疗概况

药物名称	剂量	用药频次	用药原因	服药日期	停药日期	处方签名

药物过敏史：

图 29-2　病人医疗资料的模板

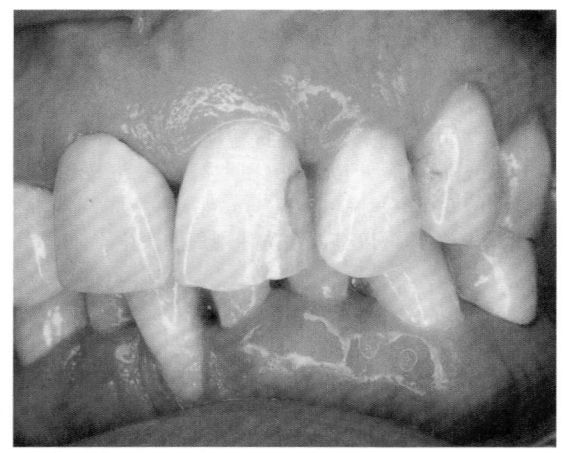

图 29-3　老年病人的牙周情况

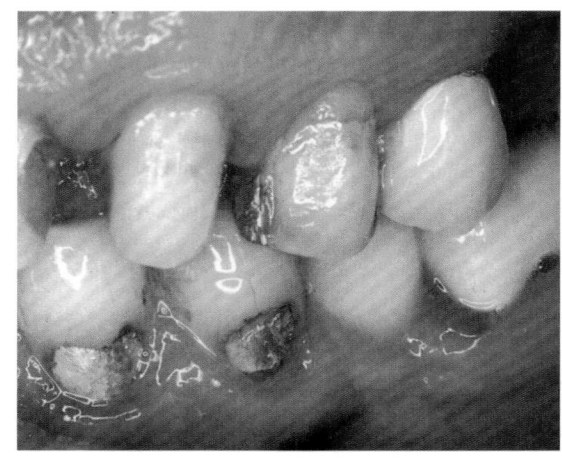

图 29-4　老年病人的根龋

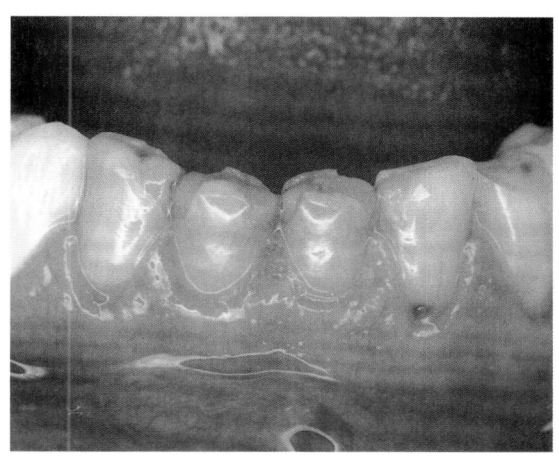

图 29-5　因继发性牙质的沉积和老化导致的色素沉着

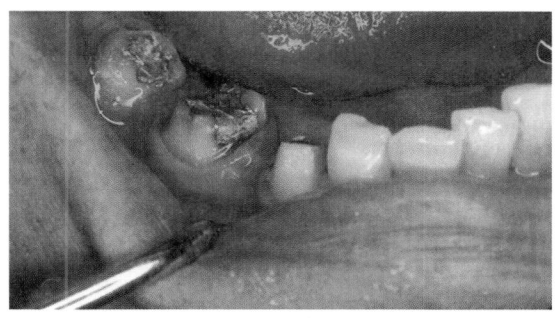

图 29-6　牙列缺失和牙槽嵴缺损伴随骨吸收

骨吸收

随着天然牙的缺失，病人已经表现为牙列缺失。牙齿的部分或全部缺失，将会造成牙槽嵴的损害或缺失（图 29-6）。骨吸收会影响病人活动义齿的佩戴、发音和饮食（见第 52 章）。

特殊需求病人

在提供牙科护理时，应给予有身心疾患的病人更多的关注，并通过牙科医生和牙科治疗成员尽量调整常规的治疗护理。当获得病人的既往史和健康现状后应有效地利用这些信息。在提供治疗前，需要对每位病人进行评估。

下面介绍一个简单的技巧，根据病人的预期治疗方案和牙科团队依据具体情况进行的调整内容对病人进行分类：

Ⅰ类：健康人群，无特殊需求的病人。

Ⅱ类：有一定的身体疾患，要求调整日程安排或缩短预约时间的病人。

Ⅲ类：疾病需终身治疗的病人，需对整个口腔治疗方案进行调整，包括麻醉、口腔材料的类型和病人的体位。

Ⅳ类：有疾患且需对整个口腔治疗方案进行明显调整，包括在手术间完成相关口腔治疗者。

Ⅴ类：有严重疾患的病人，仅限在发生急性重症口腔疾病时提供护理，主要包括消除疼痛和不适。

获取社团组织的援助

许多社团组织可以更新口腔治疗方面的信息和提供继续

教育的途径。为了更好地完成你的工作，可以让病人及其家庭向这些社团机构寻求指导性援助。

例如，美国语言听力协会可以为听力丧失和语言障碍的老年人群提供相关信息，听力矫治专家和语言矫治专家也可提供相关支持。

↩ 复习

3. 诊断为进展期类风湿性关节炎的病人属于特殊需求病人分类中哪一类型？
4. 什么是口干症？
5. 哪四种口腔健康情况将直接影响老年人群？

因特殊疾病残障的病人

在预防牙列缺失或其他口腔并发症中，了解疾病对口腔健康的影响显得尤为重要。100 多种疾病的症状可以间接影响病人，使之缺乏口腔护理的能力。在临床中，了解特殊身心疾病的分类可以帮助护理这些有特殊需求的病人。

生长发育障碍

生长发育障碍是个体在生长发育阶段（胎儿期至 18 岁）遭遇损伤所引起的。怀孕期间、分娩时、出生后都可能发生这些损伤。导致生长发育障碍的疾病可能是染色体异常如智力缺陷和唐氏综合征、自闭症、脑瘫、胎儿乙醇综合征和出生后感染或是分娩时缺氧所造成的。这些发育障碍的病人通常在儿童口腔科就诊。关于口腔情况和临床治疗的更多信息请参考第 57 章儿童口腔医学。

智力缺陷

智力缺陷是智力及行为的功能性缺陷。病因尚不明确，但其中单种病因致病已经确诊。众所周知的病因包括染色体畸变、怀孕期间的因素（风疹、酒精摄入和药物的摄入）、围产期的缺氧及出生后的因素（脑膜炎、脑炎、外伤、贫乏和严重营养不良）。

智力缺陷分为很多级，了解这些病人的情况对于治疗中的沟通是很重要的。

唐氏综合征

唐氏综合征，又称 21-三体综合征，为最为常见的发育障碍。表现为第 21 对染色体多出一条，即细胞中有 47 条染色体，而正常情况下为 46 条染色体。每出生 700 名新生儿中会有 1 名唐氏综合征患儿。而且，随着母亲年龄的增加，其发生率相应也会增高，如 54 岁的母亲，其发生率是 1/54。

其典型的面部特征包括外眼歪斜、鼻部宽扁、身材矮小等。在为该疾病病人提供口腔治疗时，需要考虑该疾病所需的多种治疗情况，包括智力障碍、先天性心脏畸形、癫痫、上呼吸道疾病、白血病和肝炎等问题。

自闭症

自闭症会影响信息在大脑中的处理，改变神经元和神经突触的联系和反馈。一般在 3 岁前出现无法与人正常交流、缺乏社交技巧、缺失人际关系，以及表达和语言方面的障碍。

中枢性瘫痪

简称脑瘫,通常发生在怀孕期间、围生产期、分娩时,由于缺氧引起的非进行性脑损伤导致的中枢性运动障碍。脑瘫的发病率约为1‰~4‰(每千活产儿),1/7的患儿会在第一年夭折。

身体残疾

对于身体残疾的病人而言,要适应快节奏的信息社会是具有挑战性的。当坐轮椅、视力或听力障碍的病人进入口腔诊室时,如果没有做好准备,将会影响正常工作。该类病人需要更多的时间完成预约,并且诊室需要进行特殊安排。当然,最好的准备方式是通过团队合作和沟通。

视觉障碍

视觉障碍包括失明、色盲或色弱、距离感知障碍、形状认知障碍、视野范围受限(图29-7)。视觉障碍的病人尝试通过肢体接触和语言进行沟通。对该类无法看到周围环境的病人,在做所有操作前需做好详尽的解释,包括治疗区域、体位,甚至牙科材料的味道也须在治疗前交代清楚。

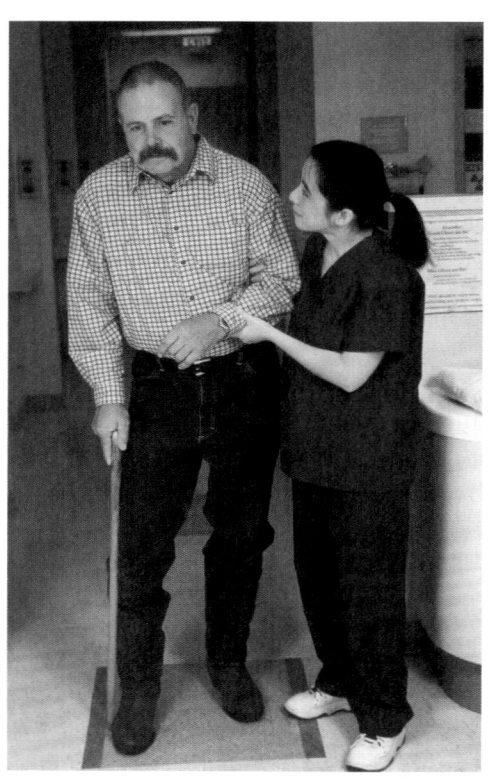

图 29-7 护送视觉障碍病人

视觉障碍病人的临床注意事项

- 让视觉障碍病人扶着你的手臂,引导该病人进入诊室,而不是推拉病人。
- 引导病人时应描述障碍物。
- 如果使用导盲犬的话,不要随意挑逗或妨碍导盲犬,首先应询问病人怎样处理导盲犬。

听觉障碍

需要给予该类病人更多的关注和尊重。听觉障碍病人会由于听力丧失表现出难以察觉或对提问和指导没有反应,或答非所问。

听觉障碍病人的临床注意事项

- 交流时应关闭额外的噪音,如音乐。
- 交谈时应摘除口罩,露出嘴唇。
- 使用镜子、模型、图画或是书面文字利于交流。
- 给予简单的指导,并提供书面附件便于病人携带回家。
- 手语翻译很有必要。

坐轮椅的病人

为身体残疾的病人提供牙科诊疗护理,诊所设有便捷通道显得尤为重要(图29-8)。没有设置便捷通道如轮椅斜坡,则可能被视为歧视。在诊所格局设计时,应考虑到包括所有类型病人的特殊设施,如:

- 通道、人行道、停车设施
- 入门坡道、扶手、走廊、电梯
- 门的宽度和是否方便开关
- 门四周和电梯留有容纳轮椅的足够空间
- 地板表面、地毯
- 洗手间的设施
- 接诊室的设计、家具的风格和照明
- 手术室有允许轮椅转移或可以在轮椅上完成治疗的设计

轮椅是瘫痪、截肢、退化性疾病所导致的下半身功能退化或缺失的个体移行工具。现在的牙科诊所均设计有轮椅通道,可以保证病人继续坐着轮椅通过而非人力搬运。如果需要转运病人至牙椅,请遵循规范流程操作(操作29-1)。

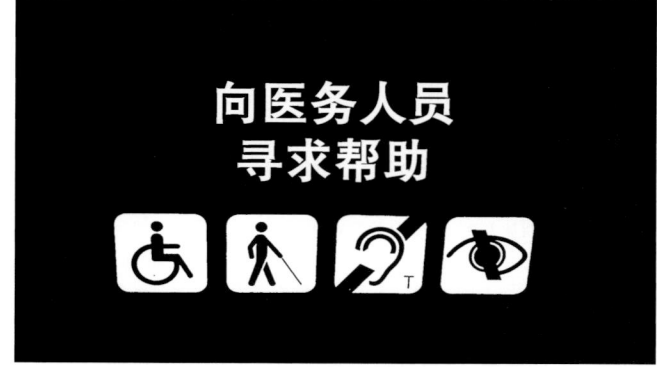

图 29-8 残障标识。(Copyright 2009 Mila Dragonfly, United Kingdom. Image from BiqstockPhoto.com.)

神经功能障碍

神经功能障碍包括从大脑开始的整个神经系统,包括中枢神经系统、外周神经系统、自主神经系统,以及神经外鞘、血管、肌肉组织等的各种疾病。

阿尔茨海默病

阿尔茨海默病（Alzheimer's disease）一般从中年开始发病，其典型表现为心智逐渐退化。在美国，65 岁以上老年人群死亡的原因中，阿尔茨海默病占第四位。发病初始，病人表现为记忆力减退、判断力和理解力的损伤以及智力的退化。同时会伴有焦虑、沮丧和情绪问题。随着时间推移，病人逐渐丧失自主生活的自理能力，完全需要依赖他人的协助。

阿尔兹海默病病人的临床注意事项

- 在发病早期应完成全面的口腔检查，病人也更容易配合完成相应治疗。
- 尤其需重视口腔预防。保持常规的口腔卫生，正确使用氟化物产品和唾液。
- 在疾病进展期，许多病人对义齿的耐受力差。
- 由于服用精神类药物导致病人发生口干症。
- 口腔诊疗时间应安排在病人意识最清楚的时间段。
- 诊疗时有家人的陪伴通常会减轻病人的恐惧。

癫痫

癫痫发作（seizure）为大脑损伤所引起的脑电波活动异常的一种症状，可以有多重临床表现。有癫痫既往史的病人常见症状为在任何时间突发性的抽搐、惊厥、痉挛、感觉功能的丧失。癫痫病人通常服用抗癫痫药物，如狄兰汀，该药会导致血运增加、嗜睡、协调性差、药物引起的牙龈增生、口干症等副作用。

1% 的全国人口受到癫痫的影响。约有一半的病人无明确诱发原因，头部外伤、颅内肿瘤、铅中毒、胎儿期大脑发育问题、某种基因和感染性疾病均有可能是癫痫的发病原因。

癫痫小发作。这种癫痫维持不超过 30 秒，一般为 5 ~ 10 秒。表现为双眼凝视、轻微的肢体颤抖、头部的上下抖动、眼球上翻、迅速眨眼等症状。

癫痫大发作。俗称癫痫。在所有年龄段都有许多原因直接导致癫痫大发作。一般会有先兆期（如不愉快的幻嗅、幻觉、幻听或腿和胳膊的奇怪感觉），或是肌肉的抽搐并伴随意识丧失。

癫痫发作的临床注意事项

- 注意癫痫发作的诱因。
- 注意癫痫发病先兆期。
- 口腔诊疗过程中使用镇静可以预防癫痫发作。
- 工作人员需准备紧急预案。
- 治疗复杂的病人需要在全身麻醉下进行。
- 保持口腔卫生。
- 治疗前需询问病人是否服药或进食、是否感到有压力、身体是否感到疲劳、有无疼痛感和有无饮酒。

多发性硬化症

多发性硬化症是最为常见的神经系统疾病之一，发病年龄在 30 ~ 50 岁。随着该病的发展，表现为进行性下肢无力、肌无力、站立不稳和偏瘫等。在治疗时，为了控制肌肉痉挛，需服用肾上腺素抑制剂（如强的松）和肌肉松弛剂（如安定）。

多发性硬化症病人的临床注意事项

- 缩短诊疗时间。
- 病人需要从轮椅转移至治疗椅位上。
- 病人可能难以分辨口腔疼痛和不适的部位。
- 部分病人会发展为三叉神经痛。
- 由于疾病影响呼吸肌功能导致相应的呼吸问题。橡皮障仅用于可以鼻呼吸的病人。
- 禁止仰卧位，45° 为宜。
- 治疗前需给予镇静。

卒中

卒中（stroke）即脑血管意外，病人存在突发性大脑血管的病变所引起的轻度到重度的中枢神经系统功能的丧失。可以是由于出血、栓塞、血栓或动脉瘤破裂造成的（图 29-9）。卒中的临床表现因病人大脑损害的区域和严重程度而有所不同。病人可表现为偏瘫、眼球和面部肌肉麻痹、发音不清及失语。通常也会伴随麻木、眩晕、视觉障碍、出汗、头痛和恶心等症状。

卒中病人的临床注意事项

- 安排在上午进行诊疗，诊疗前应预留至少 10 分钟时间，以便进行充分沟通和解释。
- 给予介绍针对性的口腔卫生要点。

↩复习

6. 痴呆症是什么？
7. 服用苯妥因最常见的副作用是什么？
8. 脑血管意外的另一个学名是什么？
9. 列举两种神经系统障碍疾病。

肌肉神经性障碍

肌肉神经性障碍是通过影响神经系统从而控制随意肌。随意肌是能够自我控制的一类肌肉，如腿和胳膊的肌肉。神经细胞，也称为神经元，发送信号控制随意肌。当神经元受损或变性时，神经系统和肌肉之间的通信中断。因此，肌肉日益萎缩，甚至丧失功能。肌肉的退化会引起抽搐、痉挛、疼痛及关节活动障碍。有时还会影响心脏功能和呼吸功能。在治疗该类病人时，应参考同类疾病的治疗方法。

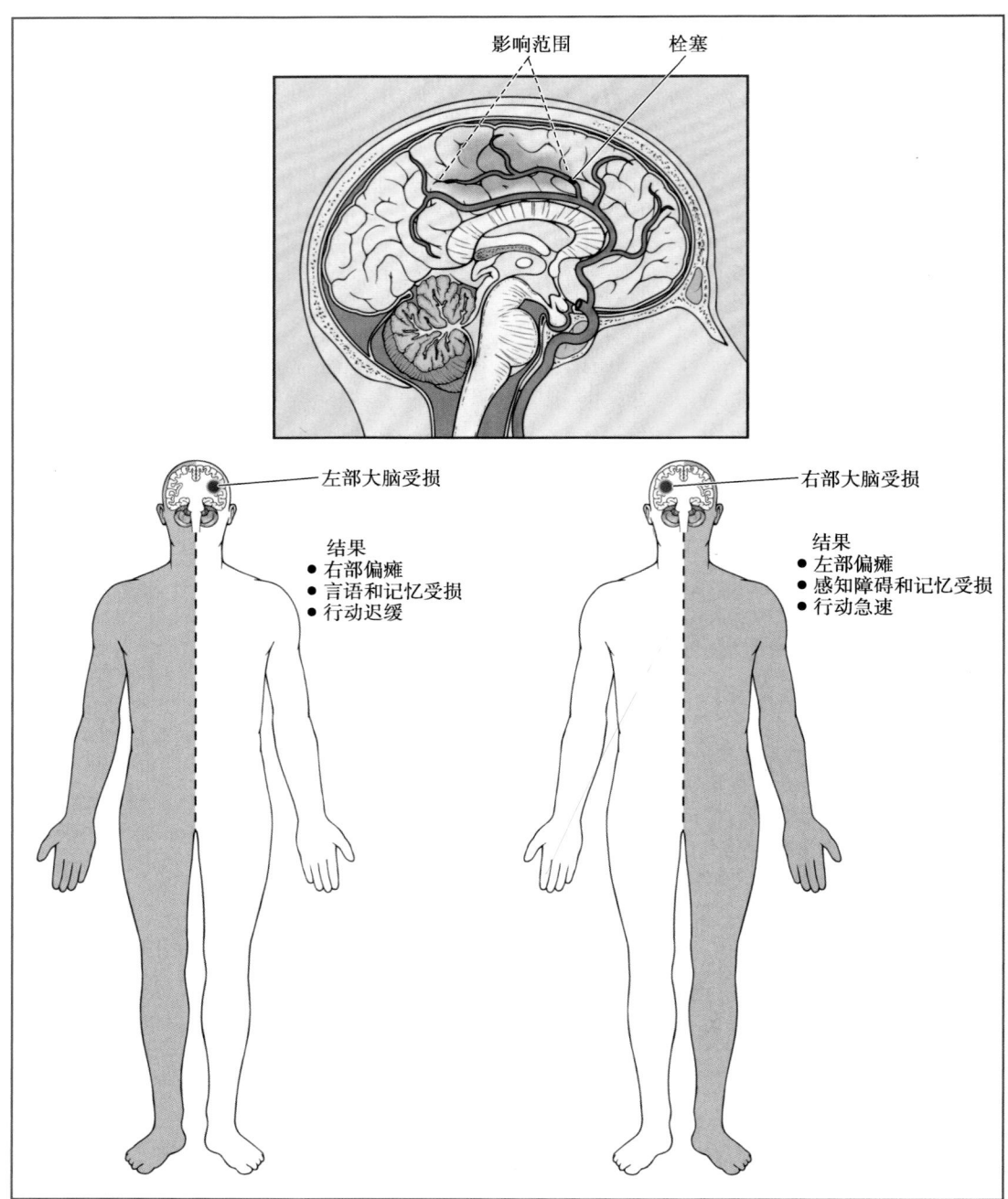

图 29-9   脑血管意外（卒中）的影响。（From Frasier MS, Drzymkowski J: Essential of human disease and condition, ed 5, St Louis, 2013, Saunder. ）

神经肌肉障碍病人的临床注意事项

- 需要缩短病人就诊时间。
- 病人需要从轮椅转移至治疗椅位上。
- 橡皮障可用于鼻呼吸的病人。
- 为了保持气道开放，禁止仰卧位，45°为宜。
- 由于呼吸功能障碍，应避免使用一氧化氮、镇静和全身麻醉。

肌肉萎缩

萎缩（atrophy）为一组骨骼肌渐进性萎缩和变细导致疾病的综合征。随着肌肉纤维的体积缩小，肌肉细胞逐渐被脂肪和纤维组织替代。这种疾病具有致命性，由于该类病人最终会因为感染、呼吸系统疾病、呼吸衰竭而危及生命。气道肌肉的痉挛导致潮气量的减少，并干扰咳嗽反应，从而影响呼吸功能。

帕金森综合征

帕金森综合征为中脑黑质多巴胺含量减少引起的一类运

动系统障碍。主要4大症状为四肢和面部肌肉的静止性震颤、肌强直、运动迟缓、姿势和步态障碍。这些综合征会加剧行走困难、发音障碍，甚至难以完成一些简单的任务。帕金森主要发生在50岁以上人群。

肌萎缩性侧索硬化

通常也叫成为Lou Gehrig病，它是慢性进行性神经系统疾病。其病因为在大脑皮质层、脑干、脊髓等部位的运动神经元减少，导致肌肉萎缩、无力和震颤。发病后病人生存时间为3~5年，抑或更短。该疾病的病因尚不明确，也无治愈方法。

关节炎

关节炎（arthritis）有不同的分类，但在牙科诊所最为常见的两种关节炎为类风湿性关节炎（rheumatoid arthritis，RA）和骨性关节炎。

类风湿性关节炎。是一种引起关节疼痛、僵硬、肿胀和功能丧失的慢性疾病。人体的免疫系统可以保护机体不受到外界有害因素的影响，但当保护机体免受外界侵袭的免疫系统转而攻击健康组织就会罹患类风湿性关节炎。炎症直接导致关节肿胀和运动障碍（图29-10）。一旦未及时治疗，最终类风湿性关节炎会导致永久性的关节畸形。

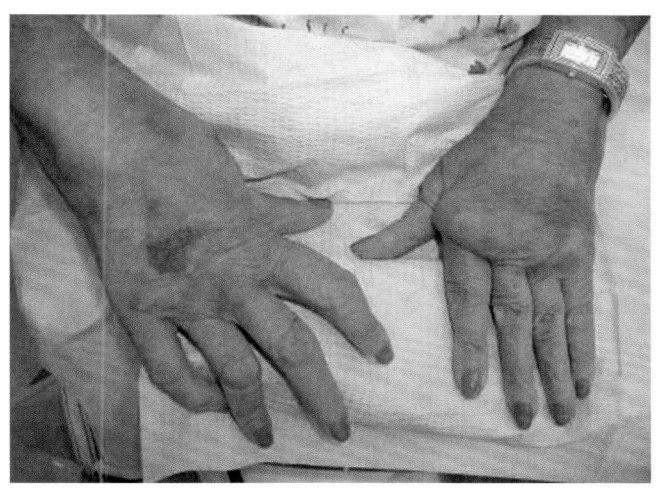

图29-10 类风湿性关节炎对机体的影响。（From Darby ML，Walsh MM：Dental hygiene：theory and practice，ed. ST Louis，2015，Saunder. Courtesy Kathleen Muzzin and Bobi Roblea Dallas，TX. ）

骨性关节炎。老年人群更易患上这种导致关节僵硬的慢性、退行性变的疾病，故称为骨性关节炎。它会引起关节发炎和疼痛。内科医生将建议服用阿司匹林和皮质甾类来缓解上述症状。

关节炎病人的临床注意事项

- 尽量将诊疗安排在上午，并缩短诊疗时间。
- 该类病人使用牙刷比较困难，应介绍改良式口腔清洁方式。
- 颞下颌关节炎的病人一般有张口受限。

心血管疾病

据统计，迄今为止，美国大概有200万人口受到某种心血管疾病的困扰。心脏病依旧为影响个人健康最为严重的威胁之一。该类疾病是40岁以上男性及65岁以上女性的主要死因。心脏疾病有多种表现形式，如高血压、急性或慢性心绞痛、充血性心力衰竭、心肌梗死（myocardial infarction）。牙科医生应和病人充分的沟通，以了解其心脏疾病的治疗情况和服药情况。

心血管疾病病人的临床注意事项

- 避免高负荷、长时间的诊疗。
- 诊疗前评估生命体征，诊疗过程中随时关注生命体征以调整治疗方案。
- 牙科医生可考虑使用精神疗法和笑气缓解病人的压力。
- 操作全程考虑使用氧气。
- 牙科医生应与病人的心脏专科医生咨询，在诊疗前舌下含服硝酸甘油。
- 准备肾上腺素和其他血管收缩药物，以防心脏病的发作。
- 采取半坐位会让病人感到更舒服。

充血性心力衰竭

充血性心力衰竭是由于心排血量下降，导致器官血液灌注不足的临床综合征。同时，由于心功能不全，病人容易出现呼吸短促和全身乏力的情况。导致体循环血液输出量不足的病因包括以下：动脉狭窄、心脏病发作引起心肌疤痕组织导致的心肌功能受损、高血压、心脏瓣膜疾病、心脏缺陷或心肌炎、心脏瓣膜炎。

高血压

高血压是由于动脉阻塞引起的心输出量受阻、体循环血压增高所致的疾病（图29-11）。美国心脏协会数据显示，截至2010年，高达764万美国人被诊断为高血压。该疾病的影响因素包括年龄、遗传、吸烟、肥胖和精神压力等。

大多数高血压病人需要长期服药以控制血压。此外，指导病人限制摄盐、遵循特殊饮食、运动锻炼和缓解生活中的压力。

心绞痛

心绞痛是心肌急剧性暂时缺血所致的，以阵发性、压榨性胸痛为主要表现的心血管疾病。心绞痛（angina）可以根据是否有征兆分为"典型"和"不典型"两种类型。心绞痛病人通常也被诊断为冠心病。心绞痛是心脏病即将发作的标志之一。

有心绞痛病史的病人应该进行系统的药物治疗、运动、体重控制、低盐摄入和戒烟。

心内膜炎

心脏疾病和器官移植将会增加菌血症（bacteremia）发生的风险，从而导致心内膜炎（endocarditis）的发生。心内膜炎可以

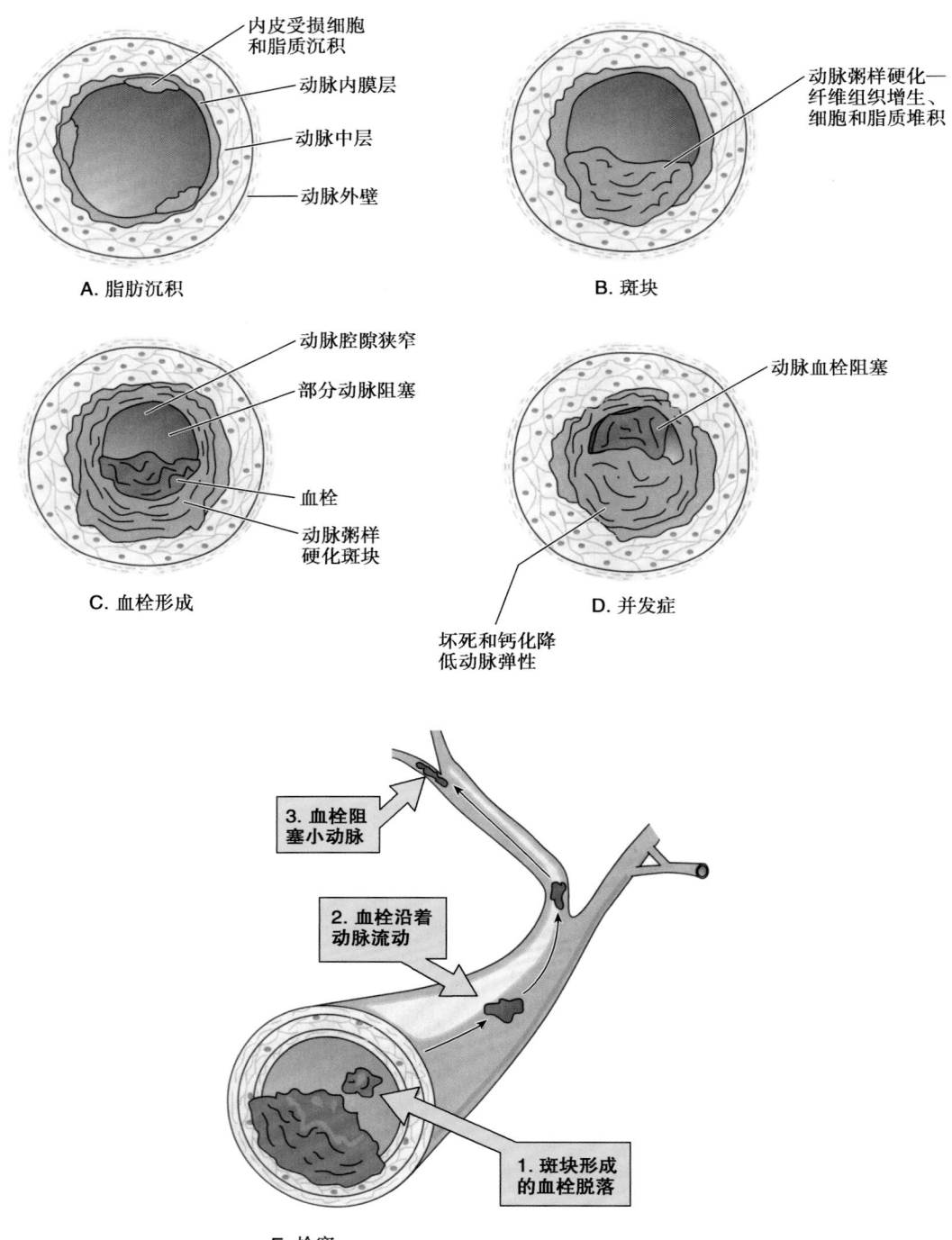

内皮受损细胞
和脂质沉积

动脉内膜层

动脉中层

动脉外壁

A. 脂肪沉积

动脉粥样硬化—
纤维组织增生、
细胞和脂质堆积

B. 斑块

动脉腔隙狭窄

部分动脉阻塞

血栓

动脉粥样
硬化斑块

C. 血栓形成

动脉血栓阻塞

坏死和钙化降
低动脉弹性

D. 并发症

3. 血栓阻
塞小动脉

2. 血栓沿着
动脉流动

1. 斑块形成
的血栓脱落

E. 栓塞

图 29-11　血压增高的作用机制。（From Gould BA：Pathophysiology for the health professions，ed 4，St Louis，2011，Saunders. ）

通过口腔、胃肠道等部位的血循环到达心脏瓣膜和心室壁内膜,造成严重的心肌内膜炎症。在第 30 章将会讲到病人术前抗生素的使用方法。

← 复习

10. 美国人群的主要死因有哪些?
11. 心脏病病人是否推荐使用肾上腺素?
12. 高血压的另一个学名是什么?

呼吸系统疾病

呼吸系统疾病主要影响肺部呼吸功能,典型症状为气道阻塞。确诊为呼吸系统部疾病的病人也可能合并其他疾病的症状。

过敏症

据统计显示,每 4 人中就有 1 人对某种物品过敏。过敏症是机体应对过敏原的变态反应。常见的过敏原有粉尘、螨虫、花粉、动物皮毛、食物和药物。绝大多数过敏反应可以通过非处方药或处方药减轻症状,控制病情。如果上述方法不能有效控制过敏反应,将成为危及生命的紧急情况(详见第 31 章)。

过敏症病人的临床注意事项

- 完成详尽的现病史,以鉴定特殊的过敏原。
- 谨慎使用乳胶和牙科材料。
- 备用肾上腺素以防可能出现的紧急情况。

支气管哮喘

哮喘是气道反应性增高和气道变窄的慢性呼吸系统疾病,表现为复发性的喘息、胸闷、气促和咳嗽等症状,咳嗽多在夜间或凌晨发生。支气管哮喘(asthma)通常由过敏症引起,以对各种刺激的超敏反应为特征,最终引起支气管水肿和支气管气道广泛狭窄。

所有年龄段的人群均可能患有哮喘,但大部分发生于儿童时期。在美国,超过 200 万人患有哮喘,其中近 60 万人是儿童时期发作的。

哮喘病人的临床注意事项

- 尽量减少就诊压力。
- 合理安排就诊,缩短就诊时间,建议使用镇静。
- 减少使用肾上腺素和阿司匹林,因为肾上腺素的副作用可以加剧支气管收缩,阿司匹林可能导致喉痉挛和心脏病发生。

慢性阻塞性肺疾病

慢性阻塞性肺疾病(chronic obstructive pulmonary disease,

COPD)是一类以呼吸时气流持续受限为特征的呼吸系统疾病的统称。慢性支气管炎(bronchitis)和肺气肿(emphysema)为 COPD 最为典型的两种疾病。

慢性支气管炎最终导致由慢性炎症引起支气管气道不可逆性的变窄、黏液分泌增多、支气管黏膜水肿和支气管纤毛活动减少(图 29-12)。

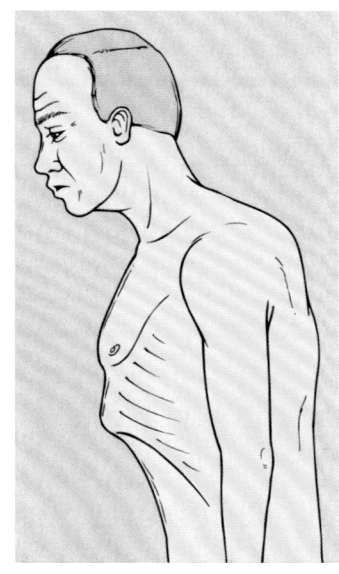

图 29-12　COPD 病人的临床表现。(From Frasier MS, Drzymkowski J:Essentials of human disease and condition, ed 5,St Louis,2013,Saunders.)

肺气肿是指终末支气管不可逆性的弹性减退、过度膨胀,导致呼吸困难和感染的易感性。它最终会干扰呼气,空气的潴留将加剧肺部过度膨胀。

COPD 病人的临床注意事项

- 尽量安排在上午就诊,缩短诊疗时间,减少就诊压力。
- 对于轻度至中度风险的病人建议使用镇静技术。
- 考虑使用经鼻腔吸氧。
- 避免使用笑气。
- 避免将椅位调至仰卧位。
- 禁止使用抗胆碱能药物,导致支气管气道干燥。
- 择期诊疗应避免安排在闷热、潮湿的天气。

← 复习

13. 呼吸系统疾病主要影响机体的哪个器官?
14. 缩写 COPD 代表什么意思?

血液系统疾病

血液系统疾病与机体的干细胞有关,骨髓对造成骨髓肿瘤的恶性细胞有易感性。贫血症(anemia)是指一定体积的血液中健康的红细胞数量和血红蛋白含量低于正常范围。白细胞异常增多提示可能发生了感染或白血病（leukemia）。血友病（hemophilia）病人由于活性凝血酶生成障碍，凝血时间延长，而具有出血倾向。

血液系统疾病病人的临床注意事项

- 血液系统疾病病人最重要的关注点是防止细菌感染。
- 任何外科诊疗操作均需调整方案。
- 对于高风险操作需要预防性使用抗生素。

内分泌系统疾病

内分泌系统是由分布于机体不同部位的腺体所组成，通过这些腺体释放荷尔蒙至血液中。甲状腺主要调节机体细胞新陈代谢，同时刺激钙离子从血液进入骨组织。

甲状腺功能亢进

甲状腺功能异常活跃被称为 Graves 病，也被称为甲状腺功能亢进（hyperthyroidism）。这种疾病女性的发病率是男性的 4~7 倍，发病平均年龄在 40 岁之前。感染、身心压力、创伤、疼痛或是外科手术可能会激发甲状腺危象，这种情况是致命的。

甲状腺功能亢进病人的临床注意事项

- 对于急性发作期的病人有必要进行药物治疗。
- 未接受过治疗的甲状腺功能亢进病人对肾上腺素和其他胺类麻醉药高度敏感。

甲状腺功能减退

当甲状腺功能低于正常水平，甲状腺激素合成和分泌减少即可诊断为甲状腺功能减退（hypothyroidism）。该类病人接受牙科诊疗护理是相对安全的。轻度甲状腺功能减退病人在治疗前可以给予镇静剂、麻醉性镇痛药，但他们对这些药物有着敏感的反应。如果没有内科医生的照护，该类病人对麻醉性镇痛药、巴比妥酸盐类药物、镇静剂表现出高度敏感，是由于这些药物对中枢神经系统有抑制作用。

糖尿病

糖尿病（diabetes mellitus，DM）典型的临床表现为血糖水平的持续增高，主要是由于胰岛素绝对或相对减少有关。胰岛素不足是胰腺中胰岛素分泌缺陷或胰岛素生物作用降低。糖尿病可分为以下两类：

1 型糖尿病：好发于青少年，因此俗称青少年糖尿病。1 型糖尿病因机体无法产生胰岛素，故需胰岛素治疗和其他治疗方式。

2 型糖尿病：是最为常见的糖尿病，通常被称为成人糖尿病。由于机体无法正常使用胰岛素，故被定义为胰岛素抵抗。该类糖尿病可以通过改变膳食、药物治疗和胰岛素治疗控制病情。

与糖尿病病人口腔诊疗有关的特别问题包括丙酮呼吸、由于口干症导致的口腔软组织脱水、药物治疗引起的牙龈红肿热痛、牙槽骨缺失、牙齿疼痛和愈合延迟。

糖尿病病人的临床注意事项

- 尽量安排在中午就诊，缩短诊疗时间，以减轻病人压力。
- 使用镇静技术，比如笑气吸入或口服安定。
- 告知病人治疗前应保持正常饮食，低血糖最常见的原因就是没有进食。
- 减少感染风险。

复习

15. 与甲状腺功能异常活跃有关的疾病是什么？
16. 应给予 2 型糖尿病病人哪类胰岛素治疗？

行为和精神疾病

生理、遗传、精神和社会因素均可导致多种类型的行为和精神疾病的发生。由于精神疾病病人需要服用影响中枢功能的药物，因此对口腔诊疗有着直接影响。治疗该类病人需要参考同类疾病的处理方法，具体如下：

焦虑是无明确客观对象而感到紧张担心、坐立不安，包括无现实依据的预感灾难或威胁。相应的治疗措施包括减压治疗和抗焦虑药物治疗。

抑郁是指持续性的情绪低落或不快。该疾病病人缺乏个人卫生观念，通常使用抗抑郁药物治疗。

进食障碍的临床表现非常极端，当病人经历严重打击时，表现为进食行为的异常，如厌食或是疯狂进食，或是对个体体重和体型过分关注，并感到巨大压力。第 16 章和第 17 章会提供更多关于该类疾病的营养和病理方面的内容。

神经性厌食症是一种严重且有生命威胁的进食障碍。典型表现为厌食和明显的体重下降。

暴食症属于进食障碍中的一类，典型表现为突发性的暴饮暴食，无法自制直到腹胀难受方可罢休。

神经性贪食症是一种严重且有生命威胁的进食障碍。典型表现为周期性的暴食，之后感到自责、不快，从而采取不当方式诸如呕吐等清除之前摄取的食物。

双相情感障碍也被称为躁狂-抑郁情感障碍。躁狂发作前有轻微和短暂的抑郁发作，躁狂发作期间的典型表现为对多种活动的异常活跃、语气加强、声音洪亮、语速加快、表现夸张、难以打断和思维奔逸。

药物滥用，酒精依赖和药物依赖在美国已经成为严重的问题。药物依赖是慢性、渐进性的疾病，将终身影响机体的各方面功能。

创伤后应激障碍的典型症状为身心经历重大创伤性事件后，个体持续存在的精神障碍。常见于参战老兵，也见于经历过创伤的病人，比如自然灾害、坠机、强奸。病人的记忆或梦中会不由自主地反复出现与创伤有关的内容或经历。

精神分裂症的典型症状为不同程度的人格解体、分裂，表现为个体思维过程产生奇怪的感觉和感知障碍，如幻觉。这将降低个体与他人的沟通和工作能力,因此,日常常规功能诸如工作、社交、自我照顾均会受到影响。治疗方式包括抗精神药物治疗和硫代二苯胺。

行为精神障碍病人的临床注意事项

- 明确口干症是由于服用抗精神病药物导致。
- 保持常规口腔卫生,含氟制剂和唾液的使用对于预防口腔问题有着重要的作用。
- 病人可能会在合作和咨询方面存在问题,尤其是处于焦虑状态下。

■ 法律和伦理问题

　　无论是正常病人,还是被诊断为合并疾病或残障的病人,所有病人都有权利知晓治疗方案和相应的替代方案。同时,病人也拥有个人隐私权、治疗知情同意权。牙科医生应充分获取每位病人的现病史和既往史,为合并有疾病或残障的病人提供最佳治疗方案。■

■ 展望

　　由于成人干细胞的产生不需要破坏胚胎,因此应用成人干细胞的相关研究和治疗不像使用胚胎干细胞那么具有争议性。目前,在全世界范围内,经过官方认证的机构均可通过提取和选择病人自身的干细胞进行治疗,现如糖尿病、卒中、脊柱损伤、多发性硬化症、帕金森综合征、阿尔茨海默病、关节炎、心脏病和眼部疾病的治疗。■

■ 评判性思维

　　1. Smith,女性,提交了最新的健康史,她在“最近被诊断为血液系统疾病”一栏打了勾。当询问相关信息时,Smith夫人告知,最近的检查结果显示为白血病阳性。请问关于Smith夫人即将在牙科诊所开展的治疗中,主要关注哪一方面的内容?

　　2. Jones,男性,患有糖尿病,但还未注射胰岛素。请问Jones先生糖尿病的分类属于哪一类型?应该为其提供什么样的口腔诊疗建议?

　　3. 当为 Rodriguez 女士准备口腔治疗时,她告知最近对花粉过敏。翻阅她的既往史,发现其患有哮喘。对于像 Rodriguez 女士这类哮喘病人,哪种药物需要使用最小剂量?

　　4. 请描述在口腔诊所帮助心血管疾病病人开展治疗的3种方法。

　　5. 请描述在工作过程中接触患病或残障病人的想法和个人经历。■

操作 29-1

轮椅病人的转运

器械与物品

✔ 安全带

步骤

1. 清除从轮椅通道至治疗牙椅之间的所有障碍。
2. 进入诊室时,确定病人是以面对还是背对的方式进入。
   目的:为了让病人坐轮椅上的姿势与坐牙椅上时一致。
3. 移动轮椅接近牙椅,使轮椅与牙椅呈45°夹角。
   目的:将病人移动至牙椅旁是为了以减少病人的旋转运动。
4. 锁紧轮椅,抬起脚踏板。
5. 让病人身体前倾,将安全带放至病人腰部并绕紧。确保安全带系在衣服外,按扣朝前,这样更容易调整和移动安全带。如果可能的话,将病人移至轮椅边缘。

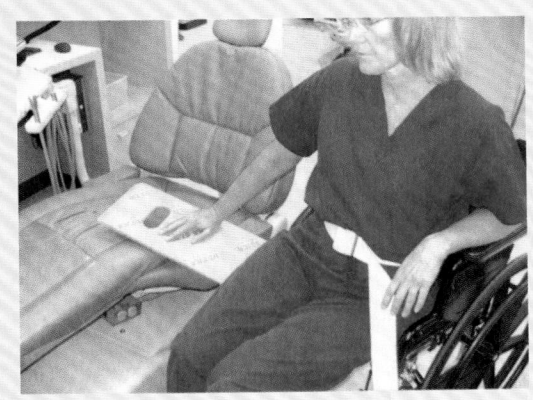

6. 让病人挪动至轮椅座位的边缘,确保他/她的双脚平放在地面上。

操作 29-1（续）

7. 与病人面对面站立,你的双脚分开并屈膝。

8. 将你的手指放在病人和安全带之间,使用手臂运动抓住安全带。当移动病人时,让其站立并引导至转移位置。

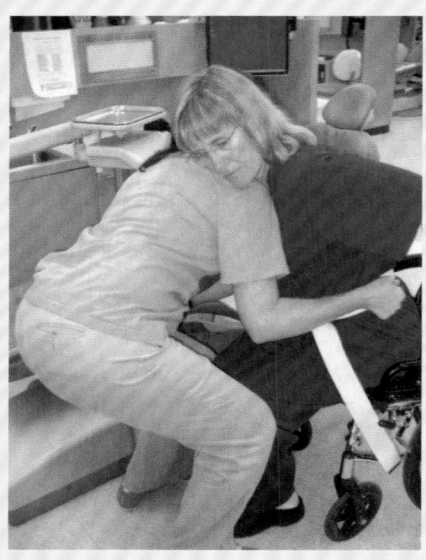

9. 协助病人缓缓站立。

10. 移动病人使其背靠牙椅至所需的坐位。

11. 协助病人安全坐下,让其靠后以免有跌倒的危险。一旦病人坐至所需转移的位置,移除安全带。

12. 将病人的双脚放至牙椅上。

（赵佛容 杜书芳 林洁 译,赵佛容 校审）

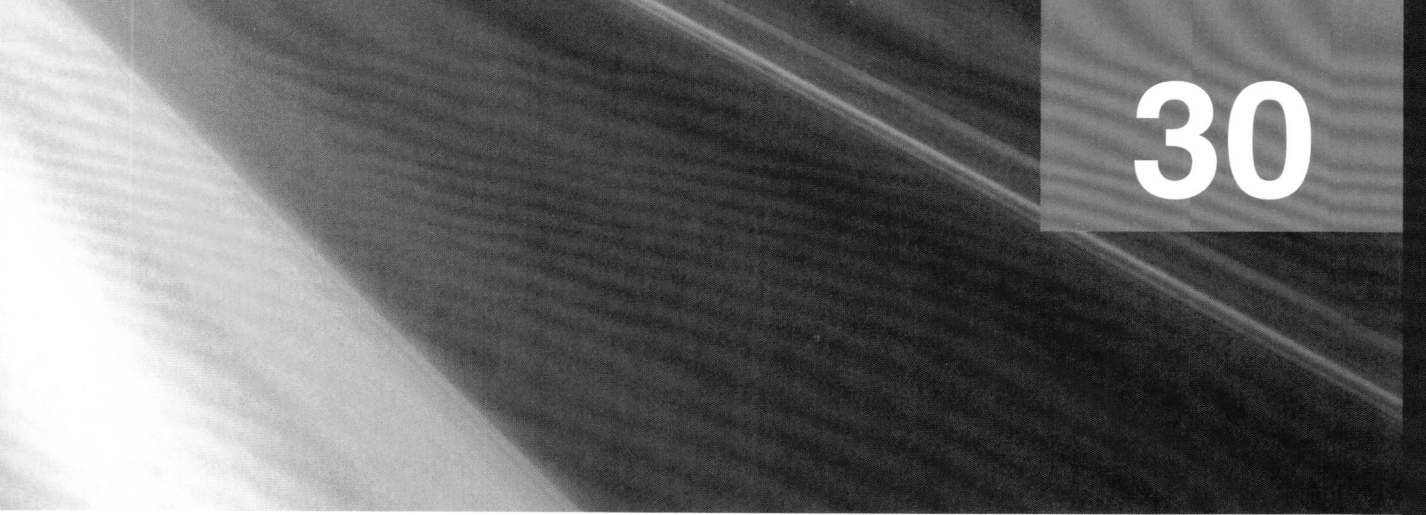

药理学机制

关键术语

吸收(absorption):药物从给药部位进入血液循环的过程。

分布(distribution):进入循环系统的药物转运至全身组织器官的过程。

剂量(dosage):在特定时间的给药量,通常需要根据体重给药。

用量(dose):一种药物或药品的规定服用量。

药物(drug):用于疾病诊断、治疗或预防的物质。

处方药(ethical drug):需要处方开具的药品。

排泄(excretion):体内药物原形或代谢产物排出体外的过程。

通用(generic):没有商品名或商标的药物。

说明(inscription):处方上记录的药物的品名和数量。

代谢(metabolism):药物在体内发生化学结构改变的过程。

非处方药(patent medicine):无需处方即可获取的药物。

药理学(pharmacology):研究药物的使用、疗效及用药反应的生物医学分支科学。

处方(prescription):为特定药物开具的文字医嘱。

预防性用药(prophylaxis):预防疾病或保护病人的药物用法。

使用方法(signature):处方上关于如何服用某种药物的说明。

调配法(subscription):药剂师对药物混合的说明;一般情况下,药剂师已经完成该部分内容。

处方标记(superscription):处方上的病人姓名、住址、日期以及相关标记。

系统性(systemic):涉及影响身体的某个系统(或多个系统)的药物。

学习目标

完成此章节的学习之后,学生将能够达到以下目标:

1. 掌握关键术语的发音、写法和定义。
2. 区别一种药物的化学名、非商品名和商品名。
3. 讨论有关药品的执行情况:
   - 说明联邦禁毒署(Federal Drug Enforcement Agency,DEA)是什么机构,并解释受控药物法案将药物分为 5 级的原因。
   - 列出处方的每一个部分。
4. 描述药物参考资料的使用方法。
5. 描述确定给药剂量的相关因素,如何给药,以及药物在体内经历的各个阶段。
6. 列举牙科常用的处方药。
7. 列举医学常用的处方药。
8. 描述药物的不良反应。

药理学(pharmacology)是一门包括药物研究、发展和制造的医学分支学科。药物(drug)是用于疾病预防、诊断和治疗的物质。在美国,所有的药物公开销售前都必须得到美国食品、药品和化妆品法案的认证。

在市场上可以买到各种各样的药物,而且每一种药物都会产生不同的效果。以下情况可能需要牙医助理识别药物种类:①在浏览病人的药物史时;②需要术前用药的牙科治疗时;③需要进行疼痛控制的特殊牙科治疗时;④在配合医疗急救时。

在理解药理学方面,你的任务是要熟悉牙科学中所使用的药物、病人在特殊疾病状况下使用的药物、处方术语和药物用法以及可获取的药物参考资料。

药物概论

药物的来源有很多途径。有机药物来源于生物体,如植物或者动物,而无机药物则是在实验室合成或者从无机混合物中提取出来的。目前,大多数药物都源于化学物品,它们的成分比自然来源的有机药物更为纯正,这是由于有机药物在提取过程中有被污染的可能性。药的制造则是在制药实验室进行的。

一种药物可以通过 3 种形式命名:

1. 化学名是药物的原子或分子结构。N-(4 羟苯基)乙酰胺是对乙酰氨基酚的化学式。

2. 通用(generic)名是药物化学名字、结构或者化学式的简称,这种名字可用于任何公司;例如,对乙酰氨基酚就是通用名。

3. 商品名或商标名是由药剂公司作为注册商标而决定的;例如,泰诺林是对乙酰氨基酚的商品名。

←复习

1. 识别药物的 3 种来源。
2. 布洛芬是药物的哪类名称?

药物发放

根据个体购买药物的方式可以将药物分成两类:非处方药和处方药。非处方药(patent medicines)是不需要处方即可获得的药物;这种药物也被称为 OTC(over-the-counter drug),即可直接在药房或药店中购取的药物。美国食品药品监督管理局(Food and Drug Administration,FDA)负责管理非处方药的销售并评估它们在日常应用中的安全性和有效性。处方药(ethical drugs),也称为凭处方获取的药物,是通过立法管理的注册药物;从药剂师处获得此类药物前需要出具处方。理解"凭处方出售的"这一术语是很重要的,意味着如果使用不当,这些药物可能会对病人有害(也就是说,不恰当地开具处方或者出售此类药物违背伦理)。使用处方药的病人必须在内科医生或牙科医生的指导下使用。

受限药物法案

联邦药物滥用预防和控制法案管理下的药物和药物产品分成了 5 个级别。包含在此法案内的药物,也称为分级药物,是根据药物滥用的可能性、治疗有效性以及可能导致躯体和心理依赖的程度进行分类的。

在储存、开具处方、分发药物和销毁药物的各个环节,每个级别药物的控制要求各有不同。很多州都有各自的受限药物法案,大多是依据联邦法案设立的。部分州的法律要求非常严格,但联邦法律最为严格。牙科医生必须遵守联邦法律条款以及个人执业所在州的州法律条款(如果法律的规定不同时,应遵守最严格的法律条款)。在这些法律的规定下,任何有权开具处方药的专业人员都有由联邦禁毒署(Federal Drug Enforcement Agency,DEA)放的识别码,该识别码会印刷在牙科医生的处方笺上。

Ⅰ级药物

Ⅰ级药物目前没有明显的医学使用价值,但有极高的药物滥用风险性。正常情况下,不能为病人开具 Ⅰ 级药物的处方。此类药物的代表包括海洛因、致幻剂、大麻(大麻制品)、摇头丸、安眠和镇静剂和 4-亚甲基二氧基甲基苯丙胺("兴奋剂")。

Ⅱ级药物

Ⅱ级药物有部分的医学使用价值,但有很高的药物滥用风险性。此类药物的处方仅限于手写的,且不能续用。Ⅱ 级麻醉药物的代表包括阿片类(盐酸双氧吗啡)、盐酸美沙酮(多罗芬)、哌替啶(度冷丁)、羟考酮(扑热息痛)、芬太尼(多瑞吉)、吗啡、阿片类和可待因。

Ⅱ级兴奋剂药物的代表包括安非他明(右旋苯丙胺、阿得拉)、脱氧麻黄碱(甲基苯丙胺)和哌甲酯(利他林)。

Ⅲ级药物

相对于 Ⅰ 级和 Ⅱ 级药物,Ⅲ 级药物有较小的药物滥用风险性,且具有较高的医学使用价值。Ⅲ 级药物的处方可以续用。Ⅲ 级麻醉药物的代表包括:每单位剂量低于 15mg 的氢可酮合成品(止痛药维柯丁),每单位剂量低于 90mg 的可待因产品(含有可待因的泰诺林),丁丙诺菲(纳络酮)。

Ⅲ级非麻醉药物的代表有苄他明(盐酸苄甲苯丙胺)、苯二甲吗啉、氯胺酮和环戊丙酸睾酮合成物。

Ⅳ级药物

Ⅳ级药物有较低的药物滥用风险性,且具有较高的医学使用价值。Ⅳ 级药物的处方可以续用。病人在 6 个月内可以续开 5 次此类药物。Ⅳ 级药物代表包括阿普唑仑(赞安诺)、异丙基甲丁双脲(Soma)、氯硝西泮(克诺平)、氯拉卓酸(赛诺菲)、安定氯羟去甲安定(劳拉西泮)、咪达唑仑(Versed)、甲羟安定(替马西泮)和三唑仑(海乐神)。

Ⅴ级药物

Ⅴ级药物有最低的药物滥用风险性,且具有显著的医学使用价值。部分州要求此类药物须通过处方才能放。然而,联邦法律却规定,此类药物仅限可控条件下方可获取。Ⅴ 级药物的代表包括含有可待因的止咳药。鉴于甲基苯丙胺(脱氧麻黄碱)的滥用和非法持有,很多州都通过了一项法律,要求药剂师在发放任何含有脱氧麻黄碱的感冒药之前,顾客需要出示带照片的身份证并在登记簿上签字。

处方

处方(prescription)是由内科医生或者牙科医生为药物的开具和使用所提供的书面医嘱。经过具有法律效应的权威机构所认证的具有处方权限的专业人士方可开具处方。具有开药物处方权限的专业人士将由 DEA 发给一个编码。

除了牙科医生本人,牙科团队的任何成员均不可以开具药物处方。牙医助理可以根据明确的指示并在牙科医生的监督下发放药物。

处方术语

处方需要手写在提前印制好的处方笺上。处方笺应妥善保存于锁好的抽屉中，并且不能用作便签纸。个别州的法律还规定了处方的样式以及应包含的信息。处方中可以使用缩写。表 30-1 是牙科学中常用的一些缩写。

表 30-1　常见处方缩写

缩写	涵义
a. a.	每一
a. c.	餐前
a. m.	上午
b. i. d.	每天 2 次
disp.	发药
H	小时
h. s.	睡前
NPO	不能经口
p. c.	餐后
SL	舌下含服
t,tsp	一小汤匙
T,tbs	一大汤匙
t. i. d.	每天 3 次

为了确保处方记录正确合法，必须包括以下信息（图 30-1）：
- 牙科医生的姓名、地址、电话
- 处方标记（superscription）：患者姓名、住址、日期以及处方标记 R_x（源于拉丁语"开具"的意思）。
- 说明（inscription）：处方的主体内容，即药物的名字和数量。
- 调配法（subscription）：药物混合的说明，此项工作目前由药剂师完成，因此一般情况下不会在处方看到该部分内容。

- 使用方法（signature）：关于病人如何服药、何时服药以及服用多少的说明。
- 牙科医生的签名
- 牙科医生的 DEA 编码

记录处方

所开的每一种药物都要记录在病历内。牙科医生要写双份处方，一份可以保留下来以备将来参考。

使用电话的原则

牙医助理与药房进行电话联系的原则如下：
- 限制性药物（包括阿片类止痛药和苯丙胺）不可通过电话方式领取，必须向药房出示具有有效医学执业证书编号、DEA 编码和医生签名的书面处方方可领取。
- 牙医助理通过电话开具处方是违法的。
- 当药剂师打电话时，应立即通知牙科医生，切勿通过传话方式传递信息。
- 如果牙科医生不能接电话，记下药剂师的名字和电话号码，以便牙科医生回复电话。
- 切忌试图评价病人的药物反应，仅有牙科医生或者药剂师有资格评价药物反应。

◀复习

3. 含有可待因的泰诺林在药物分级中属于哪个级别？
4. 哪个机构管理药物如何出售并确保药物安全？
5. 牙科诊所内谁有权限开具处方？
6. 处方的哪一部分包括药物的名字和数量？
7. 缩写 b. i. d. 是什么意思？

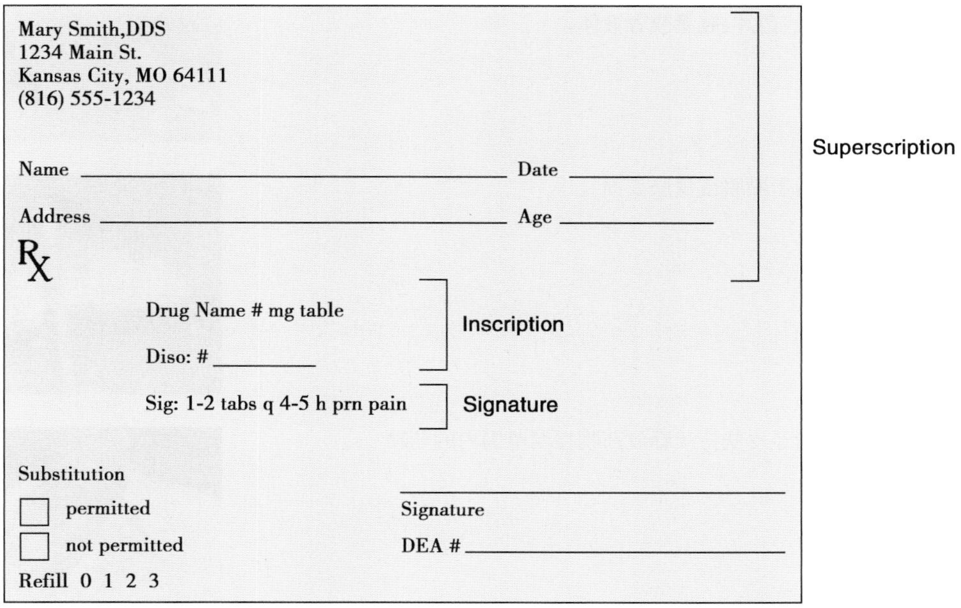

图 30-1　处方笺示例。（From Haveles EB：Applied pharmacology for the dental hygienist，ed 6，St Louis，2011，Mosby.）

药物参考资料

由于制药行业的不断发展,牙科诊所及时获取并学习牙科相关的药物信息显得格外重要,如纸质版的《医师案头手册》(Physician's Desk Reference)和牙科专科参考资料——《莫斯比牙科药物参考》(Mosby's Dental Drug Reference)。此外,诊所医务人员也可以通过诸如金标准(Gold Standard)(www.goldstandard.com)等在线软件下载电子版的牙科相关的药物信息,该类网站允许所有会员链接网页。

拜访诊所并与牙科医生交谈的制药公司也是获取现有药物和已获得 FDA 认证的新药物的最新信息来源。

药品说明书

每一份由药剂师配药的处方都包括一份药品说明书或者信息单用于描述药物。常列出的具体信息如下:

- 药物将如何影响身体(如缓解喉咙或眼睛的发痒、刺痛)
- 哪种情况下会开具该药(如过敏)
- 所有副作用(如困倦乏力)
- 所有长期副作用(如可能的肝损害)
- 服用药物时的特殊注意事项(如禁酒)
- 服用药物的相互作用(如正在服用控制血压的药物需咨询医生)
- 每次服用的剂量和方式(如每天口服 1 片)

药物剂量

病人服用的药物的数量称为用量(dose)。药物生产商已经计算出药物生效的准确时间,并规定了特定时间内所需的药物剂量(dosage)。当牙科医生或者药剂师在决定药物的使用剂量时,必须考虑这些特殊因素:

- 病人的年龄,该因素对新生儿和老年人的影响显著。这是由于这些人群的功能系统不成熟或者衰退。
- 病人的体重对于药物的效果有直接影响。
- 每天的服药时间很重要,因为身体周期变化对药物效果有影响。
- 病人对药物的耐受性,尤其是当病人长时间服用某种特定药物。

给药方法

药物可制造成不同的形式,包括片剂、胶囊、液体、滴剂、药膏、喷剂、气体和洗剂(表 30-2)。药物的给药方式取决于药物起效的快慢。如果一种药直接用于患处,为局部用药,药物仅影响特定部位。例如牙科诊所局部应用麻醉药膏,将其直接涂抹在注射部位。如果是口服药,称为系统作用药物,或者简称系统性(systemic)药物。该类药物可以通过循环系统影响整个身体。例如抗生素就是系统性药物,当在规定的时间内服用时,抗生素将清除全身的感染。

药物在体内作用的阶段

药物进入身体分为 4 个作用阶段:

1. 吸收(absorption):药物从使用部位开始吸收。(使用部位见表 30-2)不同药物的吸收速度取决于给药方式,最慢的吸收途径是口服。

2. 分布(distribution):一旦药物进入了血液,药物的化合物就会附着在血液内的蛋白质上。药物将在全身循环,并在它该起效的部位释放并生效。

表 30-2　给药途径

给药途径	描述方式	图片
经口途径	服用药丸、药片、胶囊或者液体	
表面途径	将药物用于黏膜或皮肤表面	
经皮途径	通过贴剂经皮肤持续释放药物控制范围内的药物	

给药途径	描述方式	图片
吸入途径	通过口腔或鼻腔吸入气体或气溶胶物质	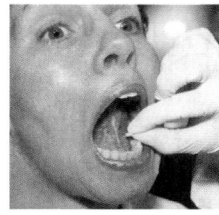
舌下途径	把药物放到舌下（通过口腔黏膜吸收）	
注射途径	药物的种类决定了注射的方式：皮下，直接注射在皮下；肌内，注射于肌肉内；皮内，皮肤内	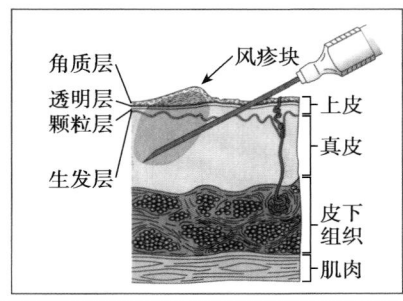

Figure from Adams AP，Proctor DB：Kinn's the medical assistant：an applied learning approach，ed 11，St Louis，2011，Saunders；Daniel SJ，Harfst SA，Wilder R：Mosby's dental hygiene：concepts，cases，and competencies，ed 2，St Louis，2008，Mosby；Chester GA：Modern medical assisting，Philadelphia，1998，Saunders.

3. 代谢（metabolism）：一旦化合物释放出来，药物将被代谢，之后经肝脏或肾脏排泄。

4. 排泄（excretion）：药物通过肾脏、肝脏、唾液、乳汁和汗液排出身体。

←复习

8. 舌下含服的给药部位在哪里？
9. 皮下注射的给药部位在哪里？
10. 药物最慢的吸收途径是什么？

牙科常开的药物

该部分列出了牙科医生常规为病人开具的药物种类。牙科开具的药物要在治疗操作前后或者口腔环境受影响时使用。

止疼药

开具止疼药是为了缓解急性疼痛、术后疼痛和/或慢性疼痛。此类药通过阻断疼痛接受器而减弱中枢系统的感觉功能。止疼药包含两种类型：非阿片类和阿片类。

非阿片类止疼药包括非甾体抗炎药，比如对乙酰氨基酚（泰诺林）、布洛芬（艾德维尔、布洛芬制剂）和阿司匹林。该类药物用于轻度到中度疼痛，包括牙源性疼痛，或者用于术后牙痛。也可用于颞下颌关节炎所致的慢性颌面部疼痛。该类药物能降低前列腺素浓度，从而提高病人的疼痛阈值。

阿片类止疼药用于中度到重度疼痛，最常用的药物是可待因。该类药物常与其他药物联合使用，即可待因应和阿司匹林、对乙酰氨基酚或者布洛芬合开。牙科医生或者外科医生通常会在牙髓治疗或者外科操作后开具该类药物。

抗生素

抗生素可以分为杀菌和抑菌两大类别。杀菌抗生素，比如青霉素，直接杀死感染性微生物；抑菌抗生素，如四环素和红霉素，通过干扰细菌的代谢过程，从而抑制细菌的繁殖，随后细菌被人体的免疫防御系统清除。在大多数使用抗生素的病例中，牙科医生会选择对抗特定菌种效果最佳的抗生素。比如，如果诊断为根周脓肿，可能有四到六种抗生素备选。牙科医生会选择一种致病菌敏感的抗生素。

牙科使用的抗生素有很多剂型，包括胶囊、膏状、滴剂（小的圆形颗粒）和口腔清洗剂。可用的抗生素有 100 多种，下面列出的是在牙科机构最常用的种类：

- 青霉素是最为重要的一种抗生素。青霉素来源于面包和水果上经常发现的大量的青霉素菌株，是一种在牙科学内最有效而且毒性最小的抗生素，如阿莫西林和氨苄西林。
- 头孢菌素是一组在结构和药理机制上都与青霉素类似的抗生素。由于头孢菌素和青霉素在结构上相似，对青霉素过敏的病人可能也会对头孢菌素类药物过敏,如头孢氨苄(先锋霉素)。

- 红霉素是一种当青霉素被禁忌使用时可以选择使用的药物。由于很多病人通常不能忍受红霉素导致的恶心和胃部不适,所以牙科医生需开具另一种替代药物,如大环内脂类药物有红霉素、克拉霉素和阿奇霉素。
- 双氯苯双胍己烷(洗必泰)是一种用于控制口内或者牙周袋内菌斑和牙龈炎的抗生素。此药可以用作口腔清洗剂,并可以在根面平整术后作为凝胶片放在靠近牙齿的深牙周袋内。
- 四环素类药物,如地美环素、强力霉素、二甲胺四环素、氧四环素及四环素,可以在手术或其他治疗联合使用或者单独使用,以减少或者暂时清除与牙周病相关的细菌,抑制对牙槽骨的破坏或者减轻疼痛和鹅口疮刺激。

抗生素预防

抗生素预防性用药(prophylaxis)是使用抗生素预防细菌繁殖。多年来,牙科医生都会在牙科治疗之前给有心脏问题的病人开具抗生素,因为抗生素可以预防感染性心内膜炎。

2008年,美国心脏协会更新了患有某些特定心脏疾病的病人在牙科治疗(包括洁牙和拔牙)之前预防性使用抗生素的建议。在开展某种牙科治疗前,向以下病人建议预防性使用抗生素:

- 人工心脏瓣膜
- 心内膜炎感染史(心脏瓣膜或心室壁内膜炎症)
- 心脏移植以改善心脏瓣膜疾病
- 先天性心脏病
- 未完全治愈的紫绀型先天性心脏病,包括姑息性管道分流术
- 出生6个月内通过外科手术或导管介入术使用人工材料和设备完全治愈先天性心脏缺陷
- 任何已经修复的先天性心脏缺陷,但在修复材料使用的部位或相邻处存在剩余缺陷

2012年,美国牙医协会和美国矫形外科研究学院公布了基于循证医学制定的、首个在口腔操作程序中涉及矫形外科植入性感染的预防指南。在某些牙科操作前,建议有人工关节的病人服用抗生素,因该类病人具有发生感染的风险性,预防性使用抗生素可以降低此类风险。如果病人已经完成关节置换术,牙科医生应该在牙科治疗前与该病人的矫形外科医生进行沟通。

美国心脏协会建议特定抗生素的使用取决于病人对药物的耐受性以及病人的年龄(表30-3)。

表30-3　美国心脏协会对于牙科治疗中使用抗生素的建议

情况	成分	方案:治疗前30~60分钟单次剂量	
		成人	儿童
口服	阿莫西林	2g	50mg/kg
不能口服药物	氨比西林 或	2g IM 或 IV	50mg/kg IM 或 IV
	头孢唑林 或 头孢曲松钠	1g IM 或 IV	50mg/kg IM 或 IV
对青霉素或氨比西林过敏(口服)	头孢氨苄[*+] 或	2g	50mg/kg
	克林霉素 或	600mg	20mg/kg
	阿奇霉素 或 克拉霉素	500mg	15mg/kg
对青霉素或氨比西林过敏而且不能口服药物	头孢唑林或 头孢曲松钠[+] 或	1g IM 或 IV	50mg/kg IM 或 IV
	克林霉素	600mg IM 或 IV	20mg/kg IM 或 IV

From Wilson W,Taubert AK,Gewitz M et al:Prevention of infective endocarditis:guidelines from the American Heart Association,Circulation 116(15):1736-1754,2007. Copyright 2007 American Heart Association Limited.

IM,肌内注射;IV,静脉注射。

[*] 或者其他一代或二代口服头孢菌素(同成人或者儿童剂量)。

[+] 头孢菌素不能用于使用青霉素或者氨比西林时有过敏反应、血管性水肿或者荨麻疹病史的病人。

抗真菌剂

和抗生素一样,特定种类的抗真菌剂能更好地对抗相应种类的真菌。虽然真菌感染发生的频率要比细菌感染低,但是对于免疫功能不全、不良修复体、口干症的病人以及那些服用抗生素的病人可能会患真菌感染。最常用的一种处方药是制霉菌素(米可定、Nilsat、Nyster)。

抗病毒剂

病毒感染如肝炎、手足口病、单纯性疱疹、复发性疱疹、带状疱疹和人体免疫缺陷病毒均可影响口腔。大多数病毒感染发生时,口腔通常会出现某种病损现象。抗病毒剂的常用剂型为胶囊、片剂、液体和药膏。最常开的抗病毒剂为阿昔洛韦。

抗焦虑剂

抗焦虑药已经成为"无痛牙科学"的一大部分。曾经害怕疼痛而犹豫看牙的病人,现在可以使用抗焦虑药或者牙科镇静技术来辅助降低在牙科诊疗中的疼痛和焦虑。要更深入地了解麻醉和疼痛控制,请参考第 37 章。

⟵复习

11. 在牙科学中出于哪种原因可以使用止疼药?
12. 列举一种用于控制菌斑或者牙龈炎的抗生素。

医学常开药物

很多来牙科诊所就诊的病人都会因为病情需要服用私人医生所开的处方药和/或非处方药。重要的是,应了解你的病人所服用的药物,这些药物如何影响病人的整体健康,以及这些药物将如何干扰病人的牙科治疗。根据药物影响的身体系统和在体内发挥的作用进行分类,列举出以下药物。

心血管药物

下列药物可用于心脏疾病病人:

- **他汀类药物**为人们所熟知的降胆固醇药。当人们无法通过饮食和运动控制胆固醇水平时,医生可能会开具不同种类的他汀类药物。例如立普妥、辛伐他汀、洛伐他汀和瑞舒伐他汀。
- **利尿药**是帮助减少体液潴留的心血管药物。此类药物也可降低血压。当体内有液体潴留时,通常会增加心脏负荷,使用利尿药旨在降低心脏的工作负荷。例如氢氯噻嗪、噻嗪类和喹那普利。
- **抗凝药**延长了血液凝结的时间,有助于预防导致卒中的血栓形成。装有人工瓣膜、发生过卒中或者有卒中风险的人群需要服用抗凝药降低凝血风险,如肝素或者香豆素。此类药物可以抑制自然凝血过程,同时也可能干扰某些牙科治疗。对于牙科医生来说,关注正在服用此药的病人十分重要。
- **抗血小板药**,相对抗凝药,医生更喜欢开抗血小板药,比如阿司匹林。此类药物也能阻止血凝块形成,但是作用机制却与大多数抗凝药所不同。此类药物的代表有阿司匹林和波立维。
- **β-受体阻滞剂**有多种用途。此类药有助于控制血压,减慢快速心律失常,并降低心绞痛所引起的胸痛。使用不同种类的 β-受体阻滞剂可能会引起心动过缓,但有助于控制多种心脏疾病症状,同时降低心脏病发作的潜在风险。此类药物的代表包括喷布洛尔、美托洛尔和比索洛尔。
- **洋地黄药物**刚好和 β-受体阻滞剂相反,含有洋地黄的药物会刺激心脏跳动更加有力。一些心律失常的病人需要服用该类药物;也可以用于充血性心力衰竭的病人。洋地黄类药物的代表药是地高辛。
- **血管扩张药**和 β-受体阻滞剂类似,可以减轻心脏的工作负荷,通常开具此药治疗心绞痛,如络活喜、硝酸甘油、肼苯哒嗪和米诺地尔。
- **钙通道阻滞剂**构成了另一组有效治疗某些类型心绞痛的心血管药;也用于治疗某些心律失常或者高血压。
- **血管紧张素-转化酶抑制剂(ACE)**已经证实能减缓心脏衰竭的进程。该类药物属于血管扩张剂,可扩张血管、降低血压并减轻心脏负荷。例如雷米普利、赖诺普利和依那普利。

呼吸系统药物

很多病人患有呼吸系统疾病,需要使用药物治疗。通常开具的药物可分为两类:

- **抑制剂或抗炎药**,例如二丙酸氯地米松(倍氯米松)用作吸入剂。这些药物能稳定肥大细胞(释放组织胺和白细胞三烯)和其他炎性细胞。
- **支气管扩张药**用于治疗发生急性支气管痉挛的病人。此类药物能松弛气道的平滑肌。例如沙丁胺醇(柳丁氨醇、舒喘灵)和肾上腺素。

消化系统药物

常见胃肠道疾病包括胃灼热、胃食管反流、消化性溃疡、腹泻、克罗恩病和溃疡性结肠炎。大多数消化系统药物属于非处方药。可以给病人开具以下药物:

- **治疗胃食管反流和消化性溃疡的药物**有助于中和胃内容物并减少胃酸分泌。例如西咪替丁(泰胃美)和雷尼替丁(善胃得)。
- **止泻药**用于治疗腹泻。例如铋(水杨酸铋)、陶土(白陶土和果胶制剂)和洛派丁胺(易蒙停)。
- **治疗克罗恩病和溃疡性结肠炎的药物**能增强抗感染能力并促进伤口愈合。例如泼尼松(强的松)和甲硝唑(灭滴灵)。

神经系统药物

神经系统疾病包括比如癫痫、帕金森病、多发性硬化症和阿尔茨海默病等。通常需要长期的药物管理,而且多有副作用。神经系统药物以下列药物为代表:

- **抗惊厥药**用来控制癫痫,包括地西泮(安定)和苯妥英钠(狄兰汀)。
- **抗重症肌无力药**用于治疗肌肉无力,如安贝氯铵(美斯的明)。
- **抗帕金森病药**用来帮助控制颤抖,包括苯托品和苯海拉明

（苯那君）。

- **解痉药**用来治疗痉挛,如丹曲林(硝苯呋海因)。

精神药物

精神科药物包括抗抑郁药、抗焦虑药、抗精神病药、抗躁狂药、镇静剂(如安眠药)和用于治疗注意力缺陷和多动症的药物。精神科药物包括如下:

- **抗焦虑药**用于精神处于焦躁不安、担心忧虑的病人,如甲氨二氮䓬(利眠宁)和地西泮(安定)。
- **抗抑郁药**用于诊断为抑郁症的病人,如安非他酮(威博隽)、氟西汀(百忧解)、帕罗西汀(赛乐特)和舍曲林(左洛复)。
- **抗躁狂药/躁郁症药**用于处于躁狂状态或者呈现攻击行为的病人。此类药物的代表有卡马西平和锂剂(碳酸锂)。
- **抗精神病药**是一组用于治疗精神病的药物。常见问题包括精神分裂症、躁狂症及妄想症。代表药物有氯丙嗪(托拉嗪)和氟哌啶醇。

内分泌/激素药物

内分泌药物可纠正体内激素分泌过多与不足的现象。

- 二甲双胍和胰岛素是与糖尿病相关的药物。
- 雌激素和孕酮用于避孕药中,也用于缓解女性的绝经期症状。

⊙复习

13. 应为心绞痛病人开具哪类药物?
14. 病人能服用利尿药治疗感冒吗?

药物不良反应

药物不良反应是身体对于药物的负面反应。尤为重要的是要和病人一起浏览打印的药品说明书,并告知药物可能导致的任何不良反应。当药物用于预防疾病、治疗疾病、缓解疼痛或者缓解恐惧时,同时会干扰正常功能,甚至会产生潜在危及生命的情况。

常见的药物不良反应

- 过度兴奋
- 失眠
- 头晕
- 乏力
- 中枢神经系统影响
- 消化系统不适(恶心、呕吐、腹泻)
- 出血时间的改变
- 高血压
- 低血压和昏厥
- 体重改变
- 食欲改变
- 水肿
- 性功能不全
- 出汗

- 机会性感染(酵母菌、真菌性)
- 光敏性
- 毛发脱落
- 视力模糊
- 心律失常
- 皮肤改变
- 呼吸困难

药物并发症

药物一旦激发人体的免疫反应就会发生过敏反应,可通过反复使用同一种药物引起。过敏反应的程度从常见的皮疹到危及生命的过敏性休克不等。最常见的引起过敏反应的药物是青霉素。

药物毒性是指毒素所致的细胞破坏和细胞死亡。在药物分解的过程中,会发生生化损害并伤害细胞。同时,反过来可能会引起细胞的死亡和突变。

药物的相互作用发生于多种药物进入身体各系统时。相互作用的严重性不同,可为小问题,也可危及生命。如果牙科医生了解药物之间的相互作用,清楚病人服用的所有药物,就能轻松预防这些反应。

耐药性是指失去药物治疗效果,一般由于病人长期服用药物,导致无法起到良好的药效。一旦发生耐药性,内科医生或牙科医生需要增加药物剂量或是更换另一种药物。

药物成瘾是指生理上完全依赖药物。一旦停止服用药物,机体会发生戒断反应,出现与停药有关的生理症状。

⊙复习

15. 身体对于药物的消极反应的术语是什么?

■ 健康教育

病人的医学史表格是最重要的信息工具,其中包含当前服用药物的情况。第一次与病人回顾用药史时,要强调你了解其正在服用药物种类的重要性。告知病人,一些药物可能会与牙科所用药物或者牙科治疗产生不良反应。

如果病人不确定所服用药物的名字,让他们在下次就诊时带上处方,确定这些药物并列入病历。■

■ 法律和伦理问题

在任何情况下,禁止牙医助理为病人开具处方药。牙医助理的工作是根据牙科医生的直接指示或者在牙科医生的直接监督下发放药物。

牙医助理的责任是熟悉牙科医生使用及开具的药物。养成查阅药品参考资料的习惯,并确认任何有关药物的不确定问题。■

■ 展望

根据 FDA 的报告,在美国每天至少有 1 人死于用药错误。这些失误包括给病人错误的药物剂量甚至是错误的药物。现在,新科技可以帮助消除类似的错误。

一种新的光学仪器可以通过独特的光谱指纹技术在30秒内识别药物,进而帮助减少用药错误。现在,药剂师有一个新的工具叫ValiMed,药物分装进相应的装置内,紫外线照到药物上让其发出荧光。就像指纹一样,每一种药物因其化学结构不同而具有一个独特的荧光。在30秒之内,ValiMed就能告诉药剂师是否拿对了药。■

■ 评判性思维

1. 病人在其病史中提到正在服用Allegra-D以缓解过敏症状。查阅药物的参考资料以明确此药的禁忌证。

2. 周五下午,Greenville夫人打电话到诊所诉说自己牙疼。由于外出,她直到下周二才能到诊所。Greenville夫人要求在她来到诊所之前,能为她开具一份止痛药的处方。该如何处理这种情况?

3. 锁好的抽屉里的处方笺消失不见,此事应告知谁?

4. 牙科医生已给计划进行牙周刮治和根面平整术治疗的病人开具抗生素,该病人告知装有人工心脏瓣膜。为什么要给这个病人开抗生素?

5. 硝酸甘油最佳的给药途径是什么?■

(赵佛容 杜书芳 林洁 译,赵佛容 校审)

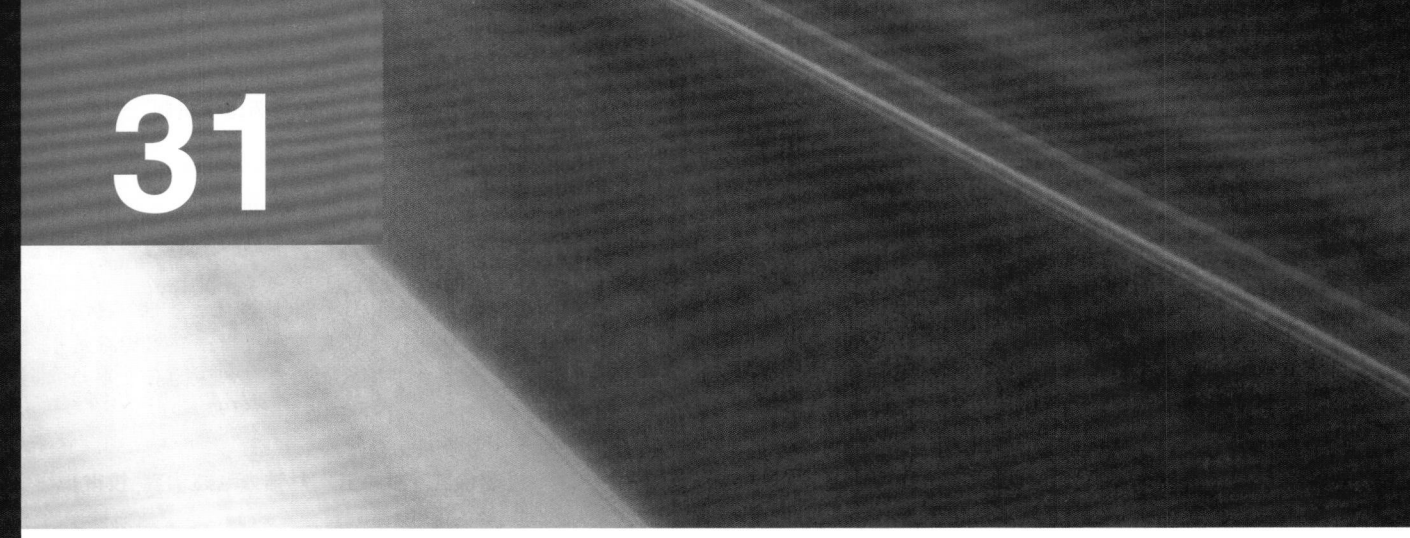

31

医疗急救支援

关键术语

急性(acute):指发病快速急骤的情况。

过敏原(allergen):引起过敏的物质,如花粉。

过敏症(allergy):对某种特定物质高度敏感的状态。

过敏反应(anaphylaxis):对某种物质过度敏感的状态,可导致休克和危及生命的呼吸道梗阻。

心绞痛(angina):心肌供血不足引起的胸部剧烈疼痛。

抗体(antibodies):淋巴组织对外源物质反应产生的免疫球蛋白。

抗原(antigen):进入并刺激人体产生抗体的物质。

吸入(aspiration):吸入或吸进异物的动作。

哮喘(asthma):一种呼吸系统疾病,常因过敏原诱发,表现为由外界各种因素所致的突发性、反复发作的喘息、胸闷及咳嗽。

心肺复苏术(cardiopulmonary resuscitation,CPR):遵循标准程序达到维持病人意识或生命的操作。

抽搐(convulsion):肌肉不自主颤动。

癫痫(epilepsy):伴有行为、感知或精神障碍的突发性的神经系统疾病。

红斑(erythema):通常由于过敏或感染导致的皮肤发红。

步态(gait):特殊的行走或走动方式。

高血糖症(hyperglycemia):异常的高血糖水平。

超敏(hypersensitivity):对某种物质极度敏感的状态,通常伴随过敏反应。

过度通气或高通气(hyperventilation):异常的快而深的呼吸。

低血糖症(hypoglycemia):低于正常值的血糖水平。

低血压(hypotention):低于正常值的血压水平。

心肌梗死(myocardial infarction):血液循环障碍导致心肌组织的坏死,也称为心脏病发作。

晕厥(syncope):大脑供血不足而引起的意识丧失。

室颤(ventricular fibrillation):阻碍心脏泵血的一种心律失常。

学习目标

完成此章节的学习之后,学生将能够达到以下目标:

1. 掌握关键术语的发音、写法和定义。
2. 描述口腔治疗时发生医疗紧急情况的预防措施。
3. 描述保证医疗紧急情况成功完成所需准备的要素。
4. 描述和识别急救时常见的症状和体征。
5. 讨论急救护理的标准,包括:
   - 列出牙医助理急救所需的证书和技巧。
   - 列出基础生命支持的基本内容。
   - 确定 CPR 的实施时机和正确的步骤。
   - 描述口腔治疗中呼吸道梗阻和窒息的预防措施。
   - 讨论紧急情况下除颤仪的使用方法。
6. 列出急救包中必需的基本物品。
7. 说出急救中牙医助理的职责。
8. 描述牙科诊所常见的医疗急救情况及处理措施。
9. 讨论医疗急救中恰当记录的重要性。

实践目标

完成此章节的学习之后,学生将能够达到以下技能水平:

- 在人体模型上准确实施 CPR 操作。
- 在人体模型上准确实施海姆立克急救法。
- 演示自动体外除颤仪的使用。
- 演示氧气系统的准备与放置。
- 演示意识丧失病人的处理方法。
- 演示卒中病人的处理方法。
- 演示呼吸障碍病人的处理方法。
- 演示过敏反应病人的处理方法。
- 演示癫痫病人的处理方法。
- 演示糖尿病病人的处理方法。

急救是指快速为受伤或有急病发作的个体采取救援。紧急情况发生时,无法完全参照医学书籍寻求答案,必须立即着手应对。你的急救知识和技能决定了病人的生死。

发生紧急情况时,你可能是唯一在场的人,此时必须在牙科医生或医疗急救人员到达之前立即做出处理。在紧急情况下,你有责任使用恰当的支持性语言、充分展示帮助的意愿并全力实施生命支持技术。

医疗紧急事件的预防

阻止医疗紧急事件发生最为重要的方式之一是了解病人的情况。这意味着在口腔治疗开始前,应充分与病人沟通,全面评估病人的健康状况和近期完整的病史。

前台助理(业务助理)负责确保病人就医时完成信息的更新。病人拿到表格时,即使上一周才填写过该表,也应标明其健康状况的变化情况。还应确认预约信息与表格填写的内容一致(见第 26 章)。

大多数发生在牙科诊所的医疗紧急情况源自病人日常生活中的压力和对牙科疾病就诊时的担忧。如果病人曾经有过不良的就诊体验或是对某个特殊的操作感到紧张,其压力水平会发生改变,诱发急救事件。关键要认识到让病人感到最紧张的牙科治疗项目。

← 复习

1. 预防医疗紧急事件发生的最佳方式是什么?
2. 牙科诊所中大多数医疗紧急事件发生的诱因有哪些?

急救准备

病人在牙科诊所就医时,牙科医生应为病人的个人安全负责。如果病人出现医疗紧急事件,在专业人员到达之前,牙科医生和工作人员有责任提供急救。牙科诊所应建立急救预案并常规演练。

牙科诊所成功的急救管理离不开充分的准备、快速的识别和有效的处理。发生紧急事件时,牙科团队的每个成员都须做好准备。

对病人的持续观察是急救准备的重要部分。在牙科诊所,保持冷静、反应迅速的员工能够处理紧急情况,不会引起病人恐慌造成状态恶化。紧急事件发生前,为防止过多的压力和并发症的出现,每位成员应知晓并演练其在应急预案里的角色。急救管理必须建立标准程序并遵照执行。

角色分配

在急救管理中,每位训练有素的员工均分配特定的角色,他们共同努力以达到更好的效果。牙科医生有责任确定相应角色。牙科团队成员最常见的特定角色有:

- 前台人员(业务助理)负责呼叫急救机构,并在专业的医疗救助到达前保持电话畅通(图 31-1)。
- 牙医助理或牙科卫生士负责携带急救药品包和氧气设备备用(图 31-2)。

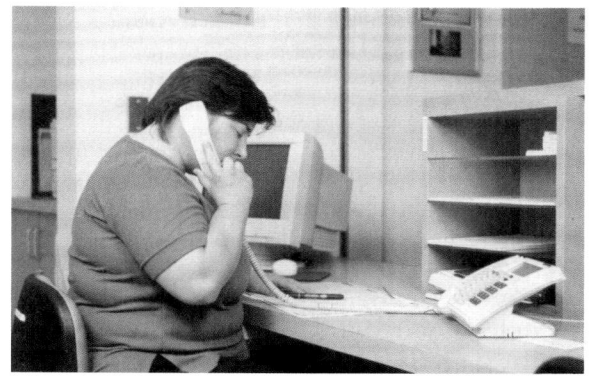

图 31-1　与急救人员的充分交流是很重要的

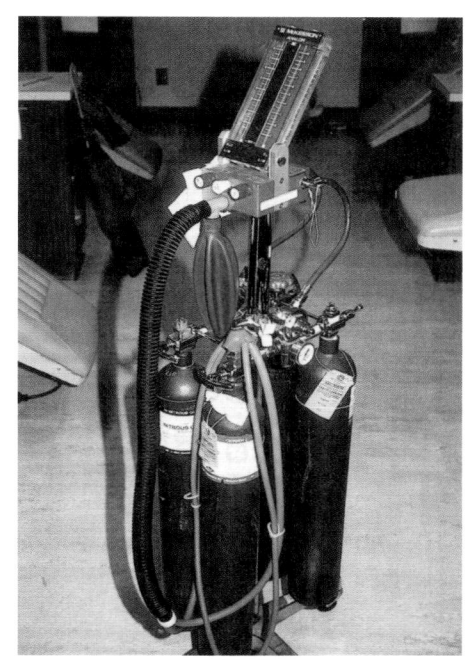

图 31-2　为急救准备氧气

- 牙科医生、牙医助理或者牙科卫生士应协助评估病人或者给予基础生命支持(图 31-3)。

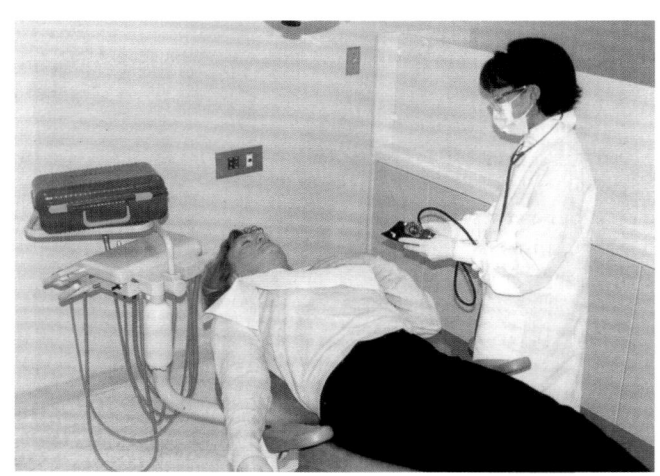

图 31-3　牙医助理安置病人并测量生命体征

- 其余牙科团队成员要负责诊所里其他病人的需求。

常规演习

应常规进行急救演练。牙科诊所应每月进行模拟急救,使牙科团队成员能够践行他们的角色、发挥更多的作用,改进诊所的急救计划。

急救电话号码

在办公室所有电话旁放置急救号码列表,保留最新的急救电话号码列表是急救准备中非常重要的工作。

列表应包括医疗急救服务(emergency medical services,EMS)、当地警察和消防队员的电话号码。在美国大多数地区,拨打911都可以获取这3种服务(图 31-4)。根据地理位置和服务人群,这些紧急服务的回应时间和可用度存在很大的区别。影响急救准备的两个重要因素有:①当地医疗急救服务人员到达牙科诊所需要的时间;②医疗急救服务人员可获取的生命支持设备(图 31-5)。并非所有的医疗急救服务人员都能携带同样的设备或提供同样水平的急救措施。

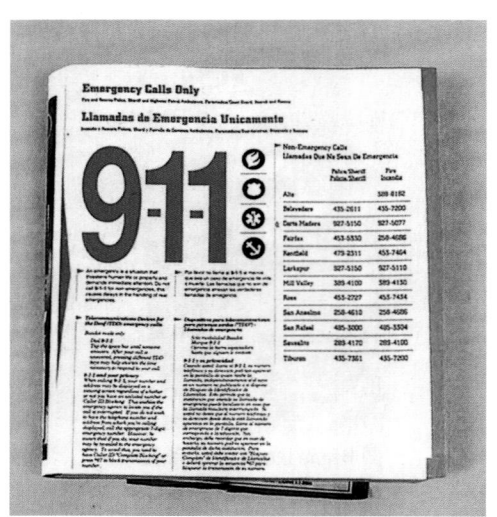

图 31-4　海报展示最常用的急救服务电话是911

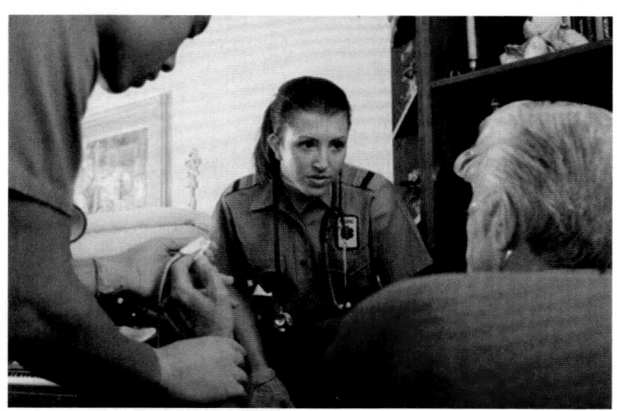

图 31-5　医疗急救服务人员在现场

附近医院、内科医师和口腔颌面外科医生的电话列表也应确保可用,在等待医疗急救服务人员或者其他类型应急处理时,这些专业人员能够提供必要的生命支持。

←复习

3. 在牙科诊所谁应该为病人的安全负责?
4. 牙科诊所里谁应常规负责呼叫医疗急救服务?
5. 应将牙科诊所里急救电话号码置于何处?

识别医疗紧急事件

牙科工作人员必须要意识到医疗紧急事件随时都可能发生。因此,在接待处、牙椅或病人离开诊所时,不能忽视对其的持续观察。病人进入诊所时,牙科团队成员应"细致"地观察病人的外观和步态(gait)。注意病人对常规问题的反应。病人提前预约时,应将缓慢的反应和语调的变化情况告知牙科医生,进行评估。识别问题尤其重要。

症状和体征

医疗紧急事件发生时,密切关注病人的症状反应和体征非常重要。症状是指病人关于自身感觉或经历的主诉,例如"我感觉眩晕"、"我觉得呼吸困难"或者"我的胳膊受伤了"。

体征是指在病人身上观察到的情况,比如皮肤颜色的改变或呼吸频率的加速。由于体征是你或牙科团队的其他成员真切观察到的,因此认为体征比症状更为可靠。

急救护理标准

牙科团队的每一个人必须具备以下的证书和技能:

- 评估和正确地记录生命体征的能力(见第 27 章)
- 提供基础生命支持(cardiopulmonary resuscitation,CPR)
- 海姆立克急救方法(也称为腹部冲击)
- 除颤仪的操作

基础生命支持

基础生命支持基本内容包括:①迅速识别紧急事件;②启动急救应急系统;③尽早实施高质量的 CPR;④适时快速除颤。

心肺复苏术

紧急事件中若病人呼吸、心跳没有停止,必须马上开始实施心肺复苏术(cardiopulmonary resuscitation,CPR)。2010 美国心脏协会(American heart association,AHA)关于 CPR 的指南认为,立即启动急救应急系统,对没有呼吸或者呼吸异常,且反应迟钝的受害者开始实施胸外按压能够提升 CPR 的有效性,为抢救生命提供更多的优势。任何一位救援人员,不管其训练和背景如何,都应为心脏骤停病人提供胸外按压。

CPR 操作说明的主要变化是：对于成人和儿科病人（婴儿和儿童），由过去的步骤顺序 A—B—C（开放气道—人工呼吸—胸外按压）改为新的步骤顺序 C—A—B（胸外按压—开放气道—人工呼吸）。通过改变 C—A—B 的顺序，尽早开始胸外按压，相对延迟人工呼吸，直到完成第一个周期的胸外按压再循环进行。

CPR 结合胸外按压刺激心脏，并确保足够的空气进入肺部恢复呼吸。该操作必须立即开始，以便含氧的血流快速到达大脑。脑细胞是人体对缺氧最敏感的组织，缺氧 4~6 分钟后将造成不可逆性损伤。

儿童和婴儿的 CPR 和成人的类似，但基于生理解剖和体型差异需要做出相应改变。

操作 31-1 是关于成人 CPR 的方法。

窒息

牙科治疗过程中，病人突发性的咳嗽痉挛或动作可引起异物的意外吸入（aspiration）。病人立即出现不适；当出现痉挛性咳嗽或者窒息时，病人的手会放在咽喉部。

这种情况的严重程度取决于异物吸入病人喉咙的紧密程度和气道阻塞的程度。如果病人吸入小型异物，比如冠、碎屑或牙齿碎片，气道会发生完全性或者部分性阻塞。口腔治疗期间，预防气道阻塞最重要的 3 种措施包括如下：

- 快速吸引
- 常规治疗时使用橡皮障
- 使用咽喉填塞物（在咽喉底部放置纱布）

操作 31-2 是关于窒息病人的急救步骤。

复习

6. 作为牙医助理，为满足急救护理标准应具备的基本技能是什么？
7. 在急救护理中，缩写 CAB 代表什么？
8. 实施 CPR 时对成年病人胸外按压和呼吸的比例是多少？

自动体外除颤仪

大多数心脏骤停的病人会出现室颤（ventricular fibrillation, VF），室颤是一种不正常的、混乱的心脏节律，会阻止心脏泵血功能。室颤比任何其他异常节律更易导致心脏骤停（比例约占 80%~90%）。

室颤病人必须立即给予除颤以恢复心脏的正常节律。除颤越迅速，病人生还的概率越高。在心脏骤停 5 分钟内开始除颤，病人生还概率约为 50%。反之，随着心脏骤停时间每多一分钟，成功复苏的概率会降低 7%~10%。10 分钟后，成功生还的概率微乎其微。

许多地方都配备有自动体外除颤仪（automated external defibrillator, AED）。将 AED 连接病人并打开电源，设备自动分析，无需对机器输入进一步的资料便可对病人实施除颤。便携式除颤仪配置一个标准的 110V 直流电或者电池。监护仪配置

设备可显示并打印病人的心电图。

AED 类似一个先进的电脑微型处理器，能够评估病人的心脏节律并识别休克所伴的任何节律。除颤是向心肌发送巨大的震动电流以重建心脏的正常节律。AED 能够：①监测病人的心律；②通过电脑分析室颤与其他心脏节律异常；③必要时自动除颤。

操作 31-3 是关于自动体外除颤仪的使用。

复习

9. 缩写 AED 代表什么？
10. 室颤的危险是什么？

急救设备和物资

在大多数牙科诊所，标准的急救包内含有各种急救物品和药品（图 31-6）。牙医助理或牙科卫生士有责任维护和更新这些物品。

如果标准急救箱不可用，牙科医生需要决定哪种急救物品和药品应保存在办公室。表 31-1 列出了最常用抢救药物的基础急救箱，包括其商品名称、用法、给药途径和使用注意事项。

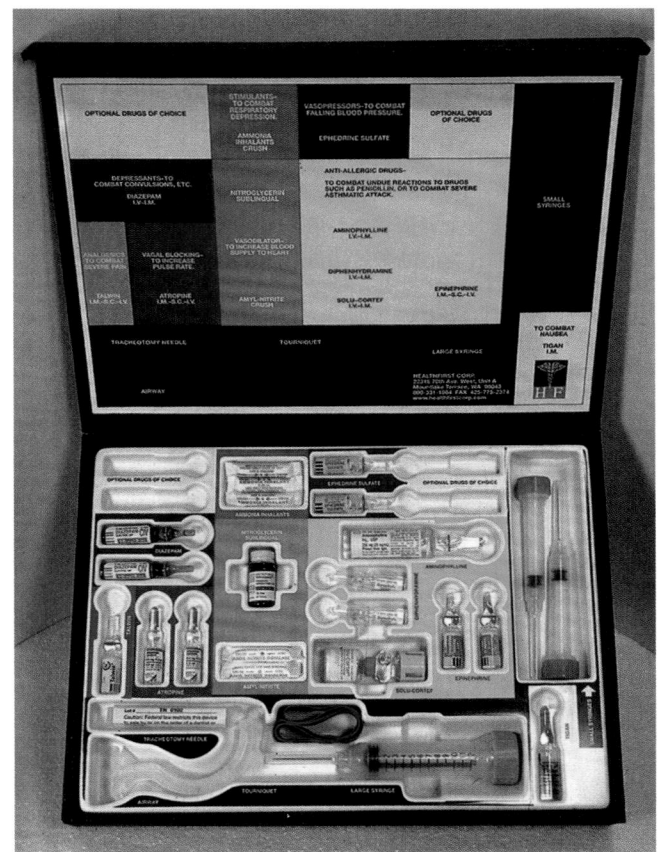

图 31-6 标准颜色编码的基础急救箱

表 31-1　医疗急救使用的药物

药物	常见商品名	用途	方式
氧气	N/A	呼吸衰竭	吸入
呼吸兴奋剂	氨溴索	晕厥	吸入
肾上腺素 1:1 000	EpiPen	过敏反应	肌肉注射、静脉注射、皮下注射
苯海拉明	苯那君	过敏反应	深部肌肉注射、静脉注射
氯苯吡胺	扑尔敏	过敏反应	肌肉注射、静脉注射、
甘油三硝酸酯	硝酸甘油	心绞痛	舌下含服
沙丁胺醇	舒喘宁	支气管痉挛/哮喘	吸入
地西泮	安定	癫痫	肌肉注射、静脉注射
葡萄糖	橙汁、糖果、糖衣	低血糖	口服
吗啡	吗啡	疼痛和焦虑	肌肉注射、静脉注射、皮下注射
甲氧胺	凡索昔	血压	肌肉注射、静脉注射
氢化可的松	可的松	肾上腺皮质分泌不足,严重的过敏反应	肌肉注射、静脉注射
阿托品	阿托品	心动过缓	肌肉注射、静脉注射、皮下注射

药箱的维护工作包括以下内容:
- 常规检查物品的质量,确保其处于工作状态(氧气面罩、止血带、静脉输液器、氧气管、血压计)
- 每周检查急救箱里药品的有效期(药品超过有效期应立即更换)
- 每日检查氧气罐

氧气

　　急救时,氧气是使用最为频繁的"药品"。理想的复苏情况是意识丧失的病人血氧依然维持在 100%。一旦病人停止呼吸,应通过人工呼吸或类似的急救措施将氧气强制性输入肺内。

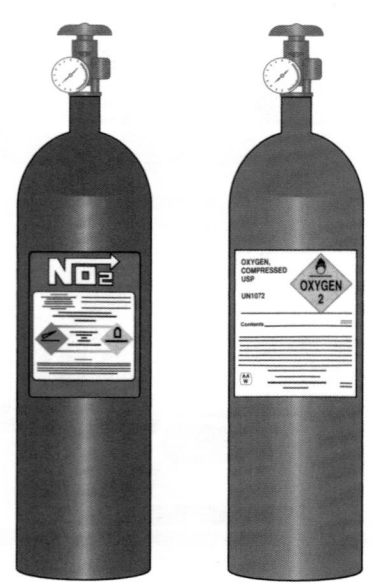

图 31-7　氧气瓶的示例。(From Boyd LRB: Dental instrument:a pocket guide,ed 5,ST Louis,2015,Saundera.)

　　便携式氧气罐应存放在适宜位置,需要时能迅速到达抢救地点,随时备用。记住氧气罐的颜色编码是绿色的(图 31-7)。
　　操作 31-4 是关于氧气系统的准备。

⟳复习

11. 在医疗急救时最常使用的"药品"是什么?

应急反应

　　特定情况的诊断并非牙医助理的职责。作为牙医助理,你与急救有关的责任是:①辨别典型临床主诉的症状和体征;②在实施急救程序时给牙科医生提供适当的支持。
　　在医疗紧急情况的评估中,决定治疗行为的主要因素是病人的生理变化。牙科诊所急救时最为常见的生理改变包括如下:
- 意识丧失,对感官刺激没有反应的状态
- 意识改变,病人有意识但是行为表现异常
- 呼吸窘迫,病人意识存在,呼吸窘迫
- 抽搐,骨骼肌发生无法控制的收缩反应
- 胸痛,存在于有意识的病人

　　牙科诊所的急症常发生在局麻实施时或者操作开始时,涉及的操作类型是拔牙和根管治疗。在这两种操作中,无法很好地控制疼痛,病人的焦虑水平也随之增高。

牙科诊所常见的医疗急症

晕厥

　　晕厥(syncope),通常指不省人事,是牙科诊所最为常见的

急症之一。晕厥是由于大脑的血流分布和机体内大血管血流不平衡所致。晕厥时大脑血供减少，导致病人意识丧失。

导致晕厥的心理因素包括压力、顾虑、恐惧见血或者看见某一仪器。生理因素包括长时间保持同一体位、环境局限、未进食或是饥饿、疲乏或者虚脱。病人意识丧失前几分钟会出现相关症状和体征。

在病人意识丧失期间只要有人看护，晕厥对病人是无害的。尽管晕厥常见，但依然要密切观察病人，预防晕厥发生。

直立性低血压

直立性低血压（hypotention），也称为体位性低血压，即体位改变可能导致意识水平改变。这种急症通常由于病人起身过快所致。

直立性低血压导致大脑供血不足，发生于病人体位突然改变时。最常受到影响的是接受笑气或静脉输液的病人，尤其是怀孕病人。

意识丧失的时间很短，通常持续数秒或数分钟。如果意识丧失的时间太长，将会出现其他问题，必须立即采取适当的措施（见操作 31-5）。

怀孕病人

孕妇仰卧时可能会感到头晕进而晕厥，这种反应是由于增大的子宫对腹部静脉的压力所致。

与直立性低血压的措施相较，该类病人应该采取左侧卧位或直立坐姿，通过体位改变减轻血管压力。

←复习

12. 当病人描述自己的状态和感受时，这部分信息在医学记录中称为什么？
13. 对感官刺激没有反应是什么状态？
14. 不省人事的医学术语是什么？

心脏急症

心绞痛

心绞痛（angina）的病人由于心肌缺氧而感到剧烈的胸痛。尽管疼痛难忍，但心绞痛通常不会致死或造成永久的心脏损伤。然而，这种胸痛预示着病人的冠状动脉存在某种程度的疾病。

因为心绞痛与急性心肌梗死的症状和体征非常相似，医务人员通过以下标准辨别心绞痛是非常重要的：
- 心绞痛通常持续 3~8 分钟。
- 心绞痛通过用硝酸甘油是可以减轻或者消失的。
- 心绞痛的病人病史里应强调该情况。
- 有心绞痛病史的病人通常会携带硝酸甘油以在发病时缓解症状使用。
- 因病人有心绞痛病史，发病时，切记病人可能心脏病发作，并应迅速处理。

急性心肌梗死

急性（acute）心肌梗死（myocardial infarction），通常称为心脏病发作，是由于心肌供氧不足导致的心肌损伤，病情严重可导致病人死亡；然而，正确的救护措施有助于减少对心脏的损伤。

尽管其他疾病有相似的症状，但任何诱因的胸痛都应按照急性心肌梗死处理（见操作 31-6）。牙科团队应争分夺秒，迅速、谨慎地对待该类病人。

脑血管意外

脑血管意外，通常是指卒中，即大脑的供血中断。如果血流中断时间足够长，将会对大脑造成损伤，导致大脑功能丧失（见操作 31-7）。脑血管意外大多发生在有其他诱发疾病的老年人中，如动脉硬化症、心脏疾病或者是未控制的高血压。

通气过度

通气过度/高通气（hyperventilation）是指由于压力和焦虑，造成呼吸频率加快或/和幅度加深，导致病人吸入过多氧气。病人通常会保持清醒的意识。

这种医学急症可能发生在病人开始牙科治疗前，由极度恐惧和焦虑所致。为了预防或减少过度通气，牙科团队应该时刻保持警惕，协助病人用积极的行为缓解恐惧情绪（见操作 31-8）。

哮喘发作

哮喘（asthma）发作是一种呼吸系统疾病，伴有突然发作的特点，表现为病人的气道变窄，导致呼吸困难、咳嗽、喘息。过敏反应、严重的情绪紧张或者呼吸道感染均可导致哮喘发作。

哮喘病人通常会携带一个含有药物（气管扩张剂）的吸入器，以便减轻发作时的症状。通过病人的病史确认其患有哮喘很有必要，每次牙科诊疗时病人会携带其吸入器（见操作 31-8）。

←复习

15. 由于心肌缺氧引起胸痛的医学术语是什么？
16. 卒中的医学术语是什么？

过敏反应

过敏症（allergy）也称为超敏（hypersensitivity）反应，是指机体组织接触特异抗原时所发生的变态状态。抗原（antigen）是通过产生抗体（antibodies）引起机体发生免疫反应的物质。触发过敏状态的抗原称为过敏原（allergen）。

虽然病人的健康史是确定其过敏风险的主要因素，但是治疗中使用的新药或牙科材料都可能导致过敏反应。值得特别关注的是，手套和橡皮障使用的乳胶材料引起的过敏反应发生率也在增加。

治疗过敏反应时，需要考虑的最重要的两个因素是：①症状出现的速度；②过敏反应的严重性。局部的过敏反应通常发展缓慢，轻微的典型症状包括瘙痒、红斑（erythema）、麻疹。

过敏反应（anaphylaxis）的症状会危及生命，且发展迅速。如果未及时救治，病人会在几分钟内死亡（见操作 31-9）。

癫痫发作

癫痫(epilepsy)是一种以周期性抽搐发作为特点的神经系统疾病。大多数病人的癫痫或者抽搐(convulsions)可以通过药物控制,但在压力状态下,癫痫依然会发作。癫痫分为两种主要的类型,分别是癫痫大发作和癫痫小发作。

癫痫大发作的特点是短暂的意识丧失伴发全身抽搐。癫痫发作包括以下四个阶段:

- 第一阶段:在癫痫大发作前,病人可能会有预兆,比如嗅觉、味觉、视觉和声音的异常,将会持续数分钟或者数小时。
- 第二阶段:病人意识丧失,出现短暂的(10~20秒)全身性的肌肉僵硬。病人背部弯曲并发出像空气从肺部排出的奇怪声音。
- 第三阶段:肌肉抽搐剧烈或者微小抖动。呼吸、心血管、中枢神经系统同时受到影响,病人有自伤的危险。
- 第四阶段:在最后阶段,肌肉抽搐停止,身体受累系统进入"低谷期"。
- 这四个阶段会持续10~30分钟。在此期间,病人将进入深度睡眠且难以唤醒。

癫痫小发作是持续数秒的、短暂的意识丧失过程。发作期间,病人仅有凝视或者动作停止。癫痫发作病人通常会经历上述4个阶段,不会留有发作后遗症(见操作31-10)。

糖尿病

糖尿病是机体正常的胰岛素机制受到干扰引起的代谢异常。该疾病分为两类:

- 1型糖尿病:病人为胰岛素依赖型
- 2型糖尿病:病人为非胰岛素依赖型,通过平衡膳食和服用药物控制病情

当平衡打乱时,摄入太多或太少的食物,胰岛素水平将会发生变化,导致高血糖(血糖过高)或低血糖(血糖过低)(见操作31-11)。

高血糖症

高血糖症(hyperglycemia)是由于血糖水平异常升高所致。如果不进行治疗,高血糖会发展为糖尿病酮症酸中毒和危及生命的糖尿病昏迷。

低血糖症

低血糖症(hypoglycemia)是由于血糖水平异常降低所致,临床症状将很快表现出来。低血糖最常见的原因包括节食、胰岛素注射过量而食物摄入不足,或运动过度而未及时调整胰岛素的用量和食物的摄入量。

← 复习

17. 哮喘病人通常会携带哪种药物?
18. 危及生命的过敏反应是哪种类型?
19. 血糖水平异常增高可导致什么情况?

急救文书

牙科诊所发生医疗紧急事件时,必须保留详细完整的文档记录。紧急事件发生后,牙科医生应在病人的病历里详细、准确地记录发生的情况、给予的治疗,并描述病人离开诊所时的状态。

如果病人在诊所里急救情况还未解决,牙科医生会打电话给病人的家属,或者第二天询问其内科医生有关病人的健康情况。

■ 健康教育

当今社会,病人对自身健康水平的关注程度超过以往任何时期。多数病人能够遵循个体化的健康计划,并且知道何时需要寻求专业帮助。

电视或报纸上甚至报道过,有小孩通过观看电视播放的CPR或海姆立克法拯救了他人生命。越来越多的医疗保健行业通过研讨会和对病人的教育讨论个体健康关注度的重要性,病人在需要时能更好地帮助自己或者他人。■

■ 法律和伦理问题

作为一个专业的口腔保健人士,通常会有病人、家人和朋友向你询问口腔和医疗方面的意见。说话时,须谨慎,你不是站在诊断疾病的角度,也不能在任何情况下去诊断疾病。

但紧急事件发生时,具体情况各有不同。如果你采取了与其他经过培训的人员相同的措施,你将受"见义勇为法律"的保护。即便发生一些错误,受害者也不能让你承担法律责任。■

■ 展望

新技术使严重疾病病人有信心过上正常生活,因为在有需求时,可以通过急救应急系统获取帮助。此外,在美国,网络明显改变了个人、急救系统和医院的沟通方式。

数字化和压缩技术意味着大量的信息能储存在更小的芯片上。这种技术的重要应用包括数字化医学图书馆和医学数据库。将来也会发展电子病历系统和存有病人医疗信息的信用卡大小的"智能卡"。■

■ 评判性思维

1. 引导病人去治疗区时,发现她面部潮红和出汗较多,测量生命体征时,显示心率很快且血压降低。这些警示体征表明发生了哪种医疗紧急事件?

2. 牙科团队对问题1所描述的病人应该如何应对?

3. 牙科医生刚完成局部麻醉治疗,病人主诉气短和感到难受。你怀疑是哪种的医疗紧急事件,牙科团队应该如何做出反应?

4. 对低血糖的病人在牙科诊所里应该确保存有什么物品?

5. 癫痫大发作时,为什么不能在病人的口腔内放置任何东西?■

操作 31-1

心肺复苏操作(单人)

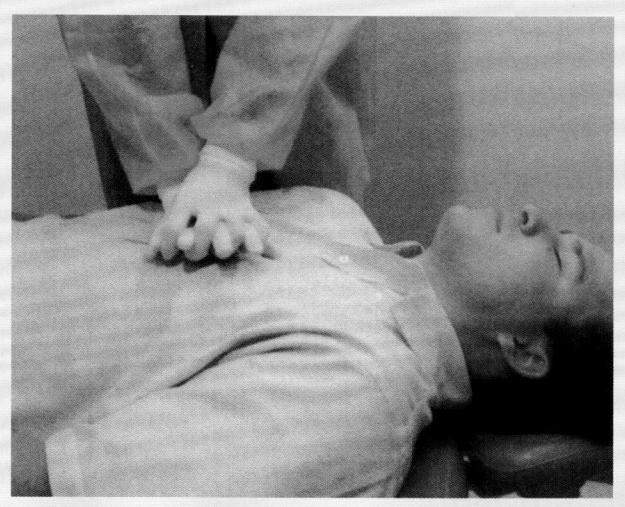

器械与物品

AHA 批准的人体模型和具有适当技术示范的打印输出设备(教学指导目的和模拟应急演练)。

成人、儿童、婴儿的 CPR 操作步骤

判断意识状态

靠近病人并检查循环体征,如:正常呼吸、咳嗽或者对刺激的反应,手捏或轻按病人并询问:"你还好吗?"

实施援助

1. 如果病人没有反应,呼叫援助并让他人呼叫急救电话,准备好备用的体外除颤仪。
2. 如果只有你一个人,且病人是位成年人,先拨打急救电话然后开始胸外按压。
3. 如果是名患儿,先胸外按压 2 分钟,再拨打急救电话。

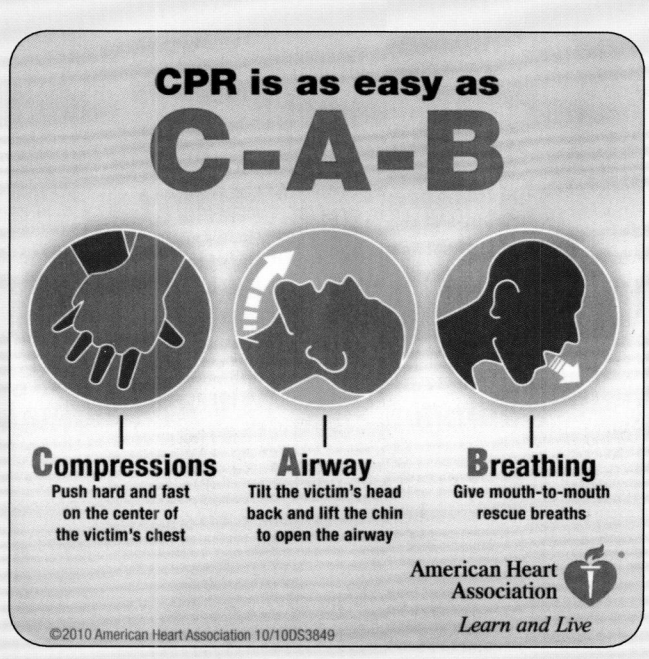

胸外按压

4. 跪在病人胸部的一侧,移动手指沿肋骨顶端达到胸骨与肋骨结合处,中指放在该区域,示指紧挨中指横放在胸骨上。
5. 将掌根部放在胸骨中线处,刚好在示指上方,将另一手放在第一只手的上面,手指抬离胸部。

6. 肩膀与病人胸骨垂直下压,保持胳膊伸直。
7. 以每分钟 100 次的频率先按压 30 次,深度适宜,按压期间注意特殊技巧如下:
   - 按压快速有力。
   - 保证每次按压后胸廓完全回弹。
   - 尽量减少按压中断。
   - 避免过度通气。
   - 如果有多个救援人员,每两分钟轮流更换胸外按压。
8. 成人和 8 岁以上儿童的胸廓按压深度至少 2inch(1inch = 2.54cm)。
9. 婴儿按压深度约为 1.5inch。

开放气道和通气

10. 如果有两名救援者,其中一名在做 CPR,另一名需要开放气道(随后通过提供氧气和面罩恢复呼吸)。
11. 一旦实施胸外按压,受过训练的救援人员应该实施口对口或者面罩人工呼吸以提供氧气和通气,如下:
    - 实施人工呼吸每次应超过 1 秒。
    - 提供足够的潮气量使胸廓起伏。
    - 胸外按压频率为 30 次,通气 2 次。

操作 31-1（续）

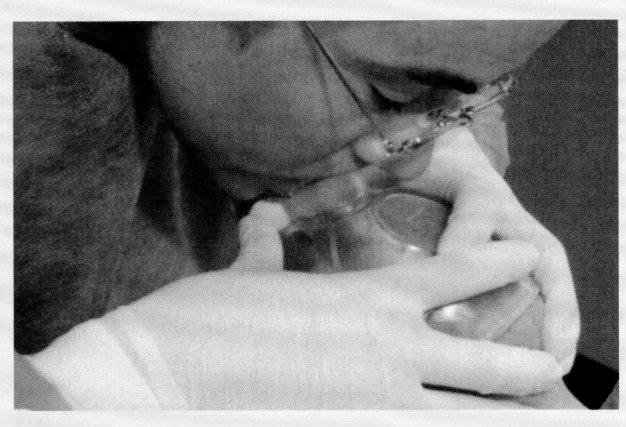

- 急救人员到达之前重复实施 CPR 循环直到恢复自主呼吸，或由带来体外除颤仪的人员及其他受过训练的救援者接替。

操作 31-2

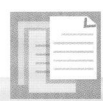

气道阻塞病人的处理

症状和体征

- 病人紧抓喉咙-窒息常见的症状
- 无效的咳嗽
- 高音调呼吸音
- 呼吸困难
- 皮肤的颜色改变

步骤

病人护理

1. 如果病人不能说话、咳嗽或呼吸，说明气道发生了完全性阻塞。马上呼叫救援并开始实施腹部冲击（海姆立克法）。
2. 一只手握拳并把拇指一侧放在病人腹部相对的部位，该区域为脐部以上，胸骨的剑突以下。

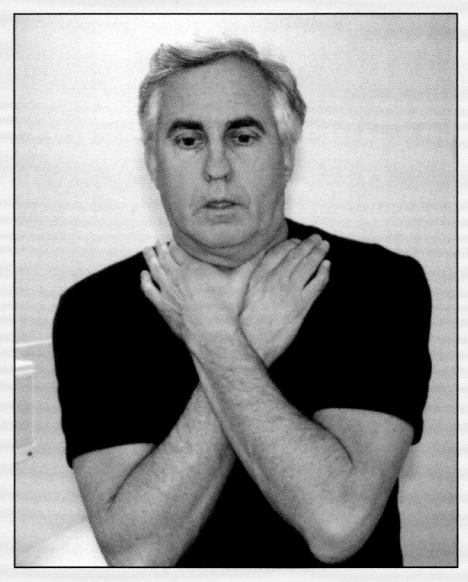

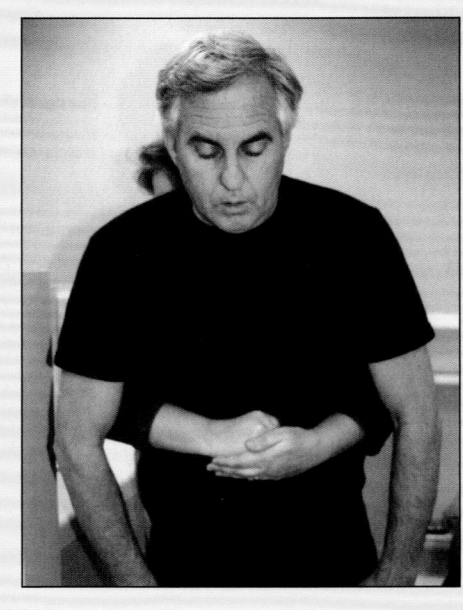

操作 31-2（续）

3. 握住另一只拳头，双手向病人腹部内上方猛烈施压。
4. 重复推动直到异物排出。

对于有意识且处于坐位病人的处理

5. 在实施海姆立克法急救前不要试图将病人搬离牙椅。
   原因：搬动病人会导致吞咽吸入的异物。
6. 将一只手掌跟放在病人脐部以上剑突以下的腹部区域。

7. 将另一只手直接放在第一只手上，用力并快速地向上推动病人的膈肌。
8. 异物脱出或者专业急救人员到达前，根据需要重复这种方法 6~10 次。
9. 在病人病历中记录急救效果。

操作 31-3

操作自动体外除颤仪

器械与物品

- ✔ AED
- ✔ 电极线
- ✔ 电极片

4. 将自动体外除颤仪放在病人头部的左侧，靠近耳朵。

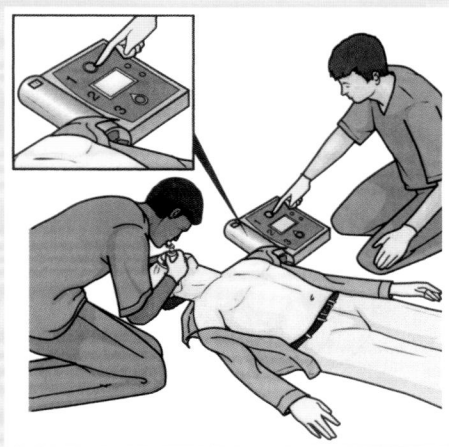

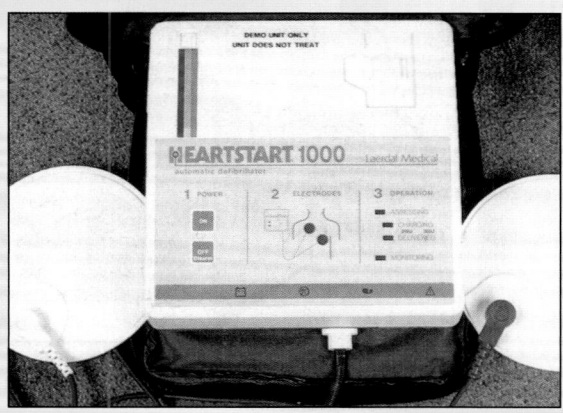

步骤

1. 启动急救应急系统。
2. 在另一急救人员准备 AED 靠近病人的胸部前，应立即开始实施胸外按压。
3. 通过提升机壳的顶部开通电源，并打开电源开关。

操作 31-3（续）

5. 将电极线连接于电极片上。

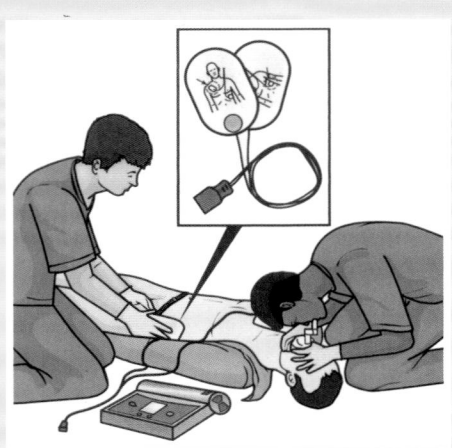

6. 将电极片贴于病人身上,其中一个在左侧胸骨边界,第二个放在右侧乳头上方区域。

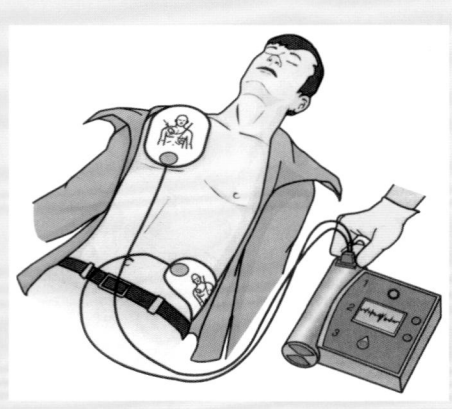

7. 清场(确保没有人靠近病人),按分析按钮(或者在贴好电极片后通过机器自动分析)。

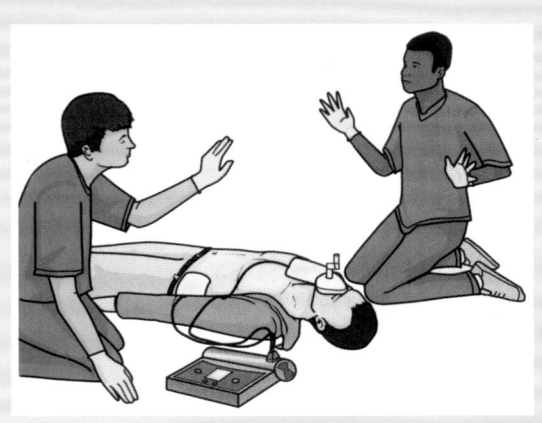

8. 如果除颤仪建议除颤,确保所有人远离病人,然后除颤。

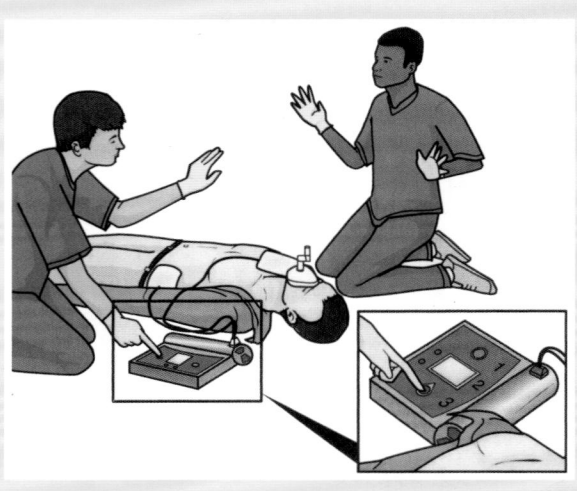

9. 除颤后,急救者应在检查脉搏后立即实施胸外按压。
10. 完成 5 个循环的 CPR 后,自动体外除颤仪分析心律,如果需要的话进行下一次除颤。
11. 在病人病历中记录急救效果。

操作 31-4

氧气系统的准备

注意:如果牙科诊所配备有笑气-氧气联合装备,其中的氧气装置可用于急救情况。

器械与物品

- ✔ 便携式氧气系统
- ✔ 流量表
- ✔ 氧气管
- ✔ 面罩

步骤:

1. 检查颜色和指针数据确定氧气桶里有氧气。

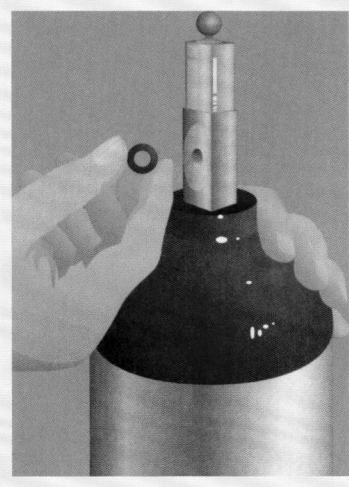

2. 在氧气筒的顶部缓慢打开阀门直到气体出来,然后马上关闭阀门。

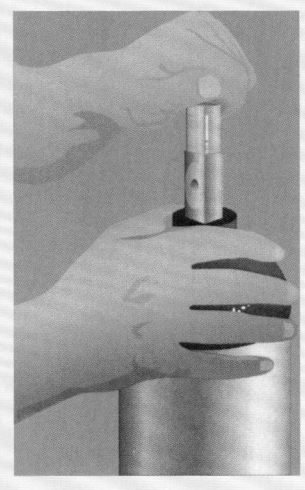

3. 将流量表针栓部位对准氧气筒孔道进行安装。

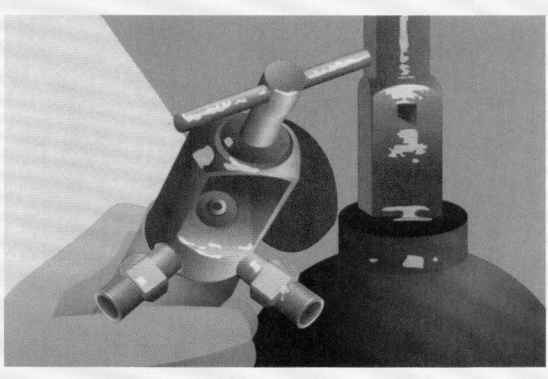

4. 拧紧确保完全密封。

5. 打开阀门两圈,检查压力测量确定显示约 2 000psi(1 000psi =6. 89MPa)。

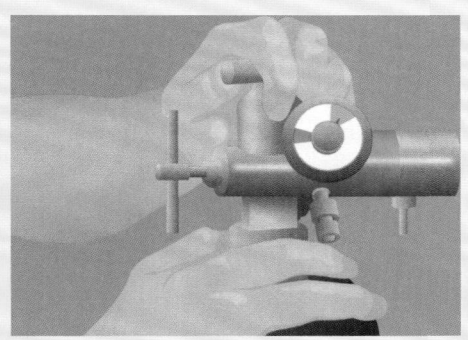

目的:该压力值能够确保氧气正常流通。

6. 连接氧气管。

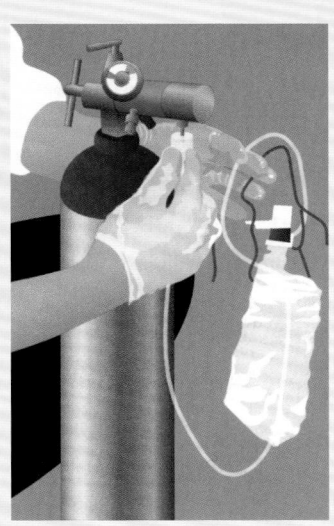

7. 将面罩舒适地放在病人面部。

注:确保面罩放置的区域完全覆盖口鼻部,形成密封腔。

8. 在病人病历中记录急救效果。

操作 31-5

对意识丧失病人的措施

晕厥（不省人事）

症状和体征
- 感觉潮热
- 恶心
- 心率加快
- 流汗
- 苍白（皮肤变白）
- 低血压

步骤
1. 将病人放置为头低脚高的仰卧位。
   目的：这种体位能使胃部和背部的血液流向大脑，是复苏病人最为常见和有效的方式。

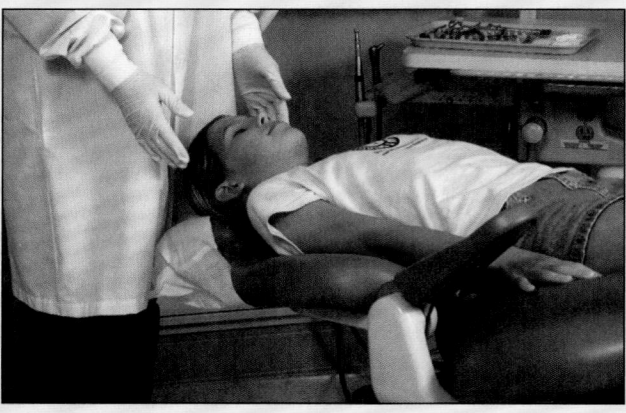

2. 解开病人衣领、腰带等有束缚的衣服。
3. 准备氨吸入剂，并对着病人的鼻子吹几次。
4. 准备吸入氧气。
5. 监护并记录病人的生命体征。
6. 如果病人没有反应，呼叫急救支援。

直立性低血压

症状和体征
- 低血压
- 意识状态的改变，甚至可能意识丧失

步骤
1. 将病人放置为头低脚高的仰卧位。
   目的：这种体位能使胃部和背部的血液流向大脑，这是复苏病人最为常见和有效的方式。
2. 建立气道。
3. 缓慢地移动病人至直立体位。
4. 监护并记录病人的生命体征。
5. 如果病人没有反应，呼叫急救支援。

操作 31-6

对胸痛病人的处理

心绞痛发作

症状和体征
- 胸闷或胸部压榨样感觉
- 疼痛放射至左肩部
- 疼痛会放射到左脸、腭部和牙齿

步骤
1. 呼叫急救支援。
2. 将病人放于正确的体位。
3. 服用硝酸甘油（片剂、雾剂或霜剂）。
4. 吸氧
5. 监护并记录病人的生命体征。

急性心肌梗死

症状和体征
- 胸痛从轻微至剧烈程度不等
- 疼痛位于左臂、腭部和牙齿
- 呼吸短促伴有出汗
- 恶心、呕吐
- 压榨性疼痛、消化道烧灼感
- 全身疲乏的感觉

步骤
1. 呼叫急救支援。
2. 如果病人失去意识，立即给予基础生命支持（CPR）。
3. 从办公室的急救箱里拿出硝酸甘油备用。
4. 吸氧。
5. 监护并记录病人的生命体征。

操作 31-7

对脑血管意外(卒中)病人的处理

症状和体征

- 瘫痪
- 语言障碍
- 视力障碍
- 可能癫痫发作
- 吞咽困难
- 头痛
- 意识丧失

步骤

1. 呼叫急救支援。
2. 如果病人失去意识,立即给予 CPR。
3. 监护并记录病人的生命体征。

操作 31-8

对有呼吸问题病人的处理

通气过度

症状和体征

- 浅快呼吸
- 轻度头晕
- 胸部发紧
- 心跳加快
- 吞咽困难
- 惊恐表情

步骤

1. 将病人置于舒适体位。
2. 使用轻柔的语调安抚病人,使其感到平静。
3. 让病人在用双手紧捂口鼻的情况下进行呼吸。

   注:有些资料显示可在纸袋里呼吸,但事实证明双手捂紧效果更好。

   目的:该方法可以增加二氧化碳供应,并恢复血液中氧气和二氧化碳浓度。

哮喘发作

症状和体征

- 咳嗽
- 喘息
- 焦虑加重
- 苍白
- 发绀(指/趾端皮肤青紫)
- 脉搏加快

步骤

1. 呼叫支援。
2. 将病人置于舒适体位(通常是直立位)。
3. 让病人使用自带的药物吸入器。
4. 根据需要吸氧。
5. 评估并记录生命体征。

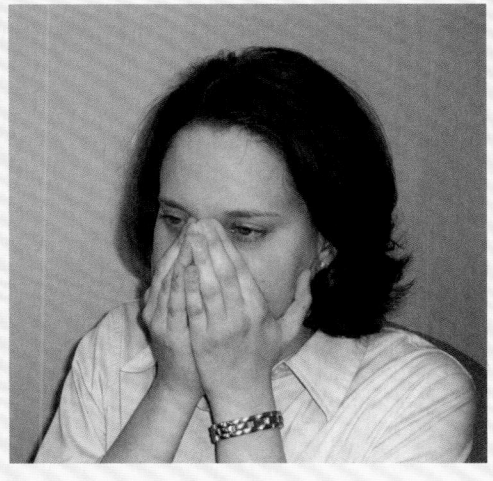

操作 31-9

对过敏反应病人的处理

局部皮疹

症状和体征
- ✔ 瘙痒
- ✔ 红斑（皮肤发红）
- ✔ 麻疹

步骤
1. 确认皮疹的范围。
2. 监护并记录生命体征。
3. 准备抗组胺剂，治疗需要时备用。
4. 需要时准备实施 CPR。
5. 建议病人进行医学会诊。
   目的：如果病人曾经发生过敏反应，他/她的致敏性会增高，且可能下次会危及生命。

过敏反应

症状和体征
- ✔ 感觉身体不适
- ✔ 恶心、呕吐
- ✔ 呼吸短促
- ✔ 心律失常（不规则的心律）
- ✔ 血压突然降低
- ✔ 意识丧失

步骤
1. 呼叫急救支援。
2. 将病人置于仰卧位。
3. 如果病人意识不清，立即开始实施 CPR。
4. 准备肾上腺素笔备用。
5. 吸氧治疗。
6. 监护并记录生命体征。

操作 31-10

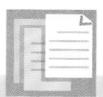

对抽搐型癫痫病人的处理

癫痫大发作

症状和体征
- ✔ 意识丧失
- ✔ 体温升高
- ✔ 心率加快
- ✔ 血压升高

步骤
1. 呼叫急救支援。
2. 如果癫痫发作时病人躺在牙椅上，快速去除口内的物品，将病人置于仰卧位。
   目的：如果口内有东西，会造成病人的自我伤害。癫痫发作时，口内不要放置任何东西。
3. 癫痫发作时，保护病人防止出现自我伤害。

4. 必要时，从药箱内准备抗惊厥药（安定）。
5. 必要时，实施 CPR。
6. 监护并记录生命体征。

癫痫小发作

症状和体征
- ✔ 间歇性眨眼
- ✔ 嘴部抽动
- ✔ 眼神茫然
- ✔ 对周围环境无反应，似乎沉浸在"自己的世界里"

步骤
1. 保护病人防止自我伤害。
2. 监护并记录生命体征。
3. 建议病人进行医疗会诊。

操作 31-11

糖尿病病人的处理

高血糖

症状和体征

- 尿频
- 过度口渴、口干和皮肤干燥
- 丙酮味呼吸(烂苹果气味)
- 视力模糊和头痛
- 脉搏细速
- 低血压
- 意识丧失

步骤:

1. 如果病人有意识,询问上次就餐的时间、是否使用胰岛素、牙科诊疗时是否随身携带胰岛素。

   目的:如果病人已经进食,但还未注射胰岛素,需要马上注射胰岛素。

2. 如果在可获取范围,让病人取回胰岛素;如果可能,病人应该自己注射胰岛素。

3. 如有必要,呼叫急救支援。

4. 如果病人意识不清,应实施 CPR。

5. 监护并记录生命体征。

低血糖

症状和体征

- 情绪改变
- 饥饿
- 出汗
- 过度焦虑
- 可能意识丧失

步骤

1. 如果病人意识清晰,询问他上次进食的时间、是否使用胰岛素、是否随身携带胰岛素至牙科诊所。

2. 给予浓缩形式的碳水化合物,如糖块、蛋糕或者浓缩的橘子汁。

   目的:这些食物会快速吸收入血

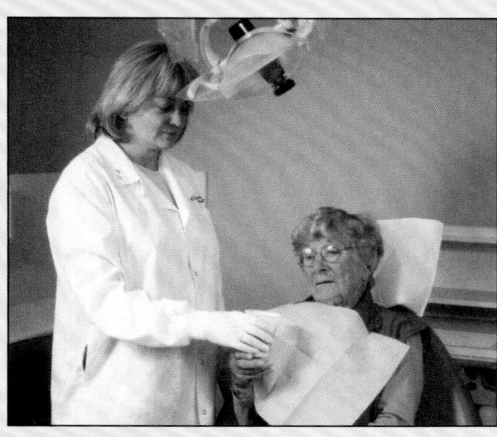

3. 如有必要,呼叫急救支援。

4. 当病人失去意识时,立即实施 CPR。

5. 监护并记录生命体征。

(赵佛容　杜书芳　林洁 译,赵佛容 校审)

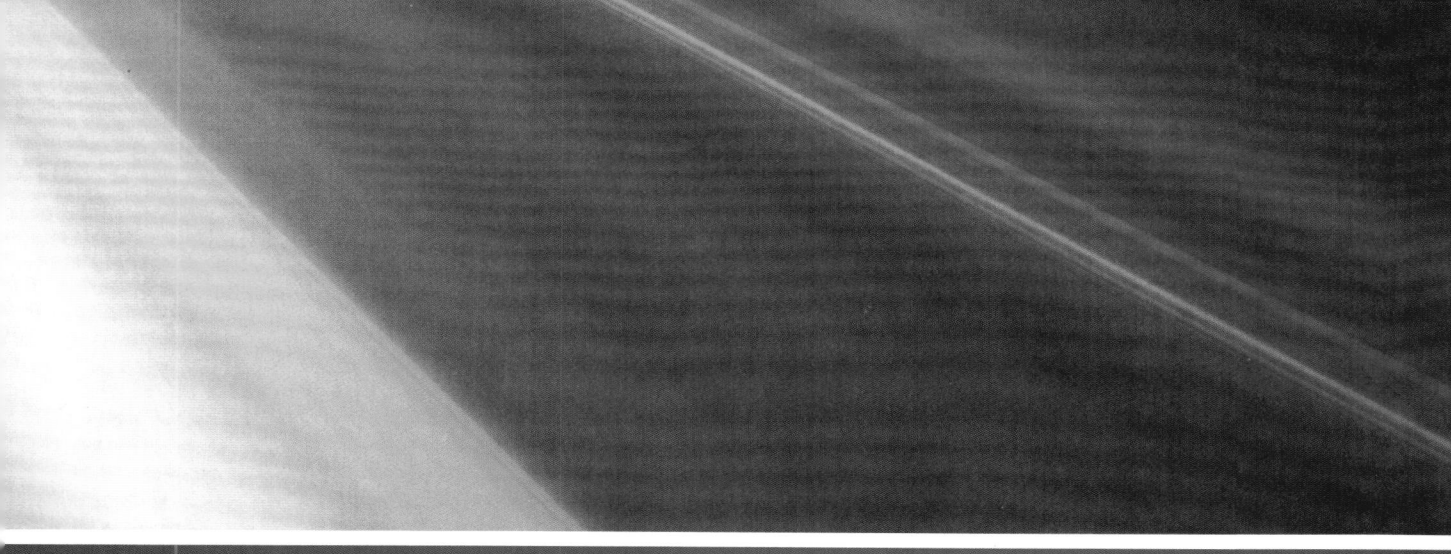

第七篇
临床牙科学基础

专业人员操作前,须首先明确如何正确实施操作。牙医助理的职业角色会随着口腔医学技术的发展而不断变化。

本章节重点讲解内容为牙科诊所的布局与设计、口腔诊疗团队、拓展职能、口腔操作中常用器械和物品,以及掌握隔湿技术、麻醉和疼痛控制方法,让病人在治疗中感到舒适。

32

牙科诊所

关键术语

冷凝(condensation):蒸汽凝成液体的过程。

咨询室(consultation room):与病人讨论诊断与治疗的会议室或特殊区域。

牙科治疗室(dental operatory):牙科治疗间和治疗区域。

脚闸(rheostat):用以控制牙科手机的脚部控制装置。

头低足高位(subsupine position):病人头低于足及心脏的卧位,用于紧急情况。

仰卧位(supine position):病人头、胸和膝盖在同一水平的平躺体位。

研磨(triturate):机械混合原材料的过程,如银汞合金调拌器将合金和汞混合制作成牙科银汞充填材料。

垂直坐位(upright position):垂直的坐位,此时牙椅椅背是90°竖直位。

学习目标

完成此章节的学习之后,学生将能够达到以下目标:

1. 掌握关键术语的发音、写法和定义。
2. 描述牙科诊所环境,包括接诊区的重要特点和治疗区域设计的目标。
3. 描述牙科诊所环境的设计要求。
4. 列举口腔治疗区最常见的设备器材及其基本功能。
5. 解释牙科设备的保养方法。
6. 描述牙医助理的工作流程。

病人从进入诊所起就形成了第一印象。他们对自身所处环境和接待服务的最初印象决定了对治疗护理质量的第一印象。因此诊所的每个区域都应展示出以病人和员工为中心,以提供方便为目的,有组织且专业的环境氛围。我们应关注接诊、治疗及结束整个过程中的每个细节与组织过程,让病人产生积极的就诊体验非常重要。

口腔诊所的设计

诊所设计应满足诊疗团队每天的工作需要。诊所内牙科医生、临床与业务管理人员的数量决定了诊所的规模(图32-1)。

前台及接待区

精心设计的诊所应提供一个接待区域,为病人创造一种"宾至如归"的感觉,使其感到放松,并为治疗做好准备(图32-2)。

这个区域不应简单作为"候诊区",而应是一个接待与欢迎病人的地方。如果安排得当,病人可按预约时间及时就诊。

整洁的环境是每天工作中应重点关注的内容。我们应为病人及家属提供足够的座位和最新的杂志,了解病人的喜好,及时满足他们的兴趣爱好。例如,如果诊所开设在商业区,就应提供商业与金融类的杂志,还应提供无线网络,设置一个存放外衣与雨伞的空间,减少凌乱感。

另外,还应设计一个儿童接待区(图32-3),应为儿童提供读物、玩具和舒适的座椅。

办公区

办公区负责诊所管理或业务管理工作(图32-4)。这个区域的设计应包括写字台、存放病人病历及商业材料的安全区域、电话系统、电脑、复印机、计算器和传真机。应有保障个人事务和与病人沟通或传递财务信息的安全措施。

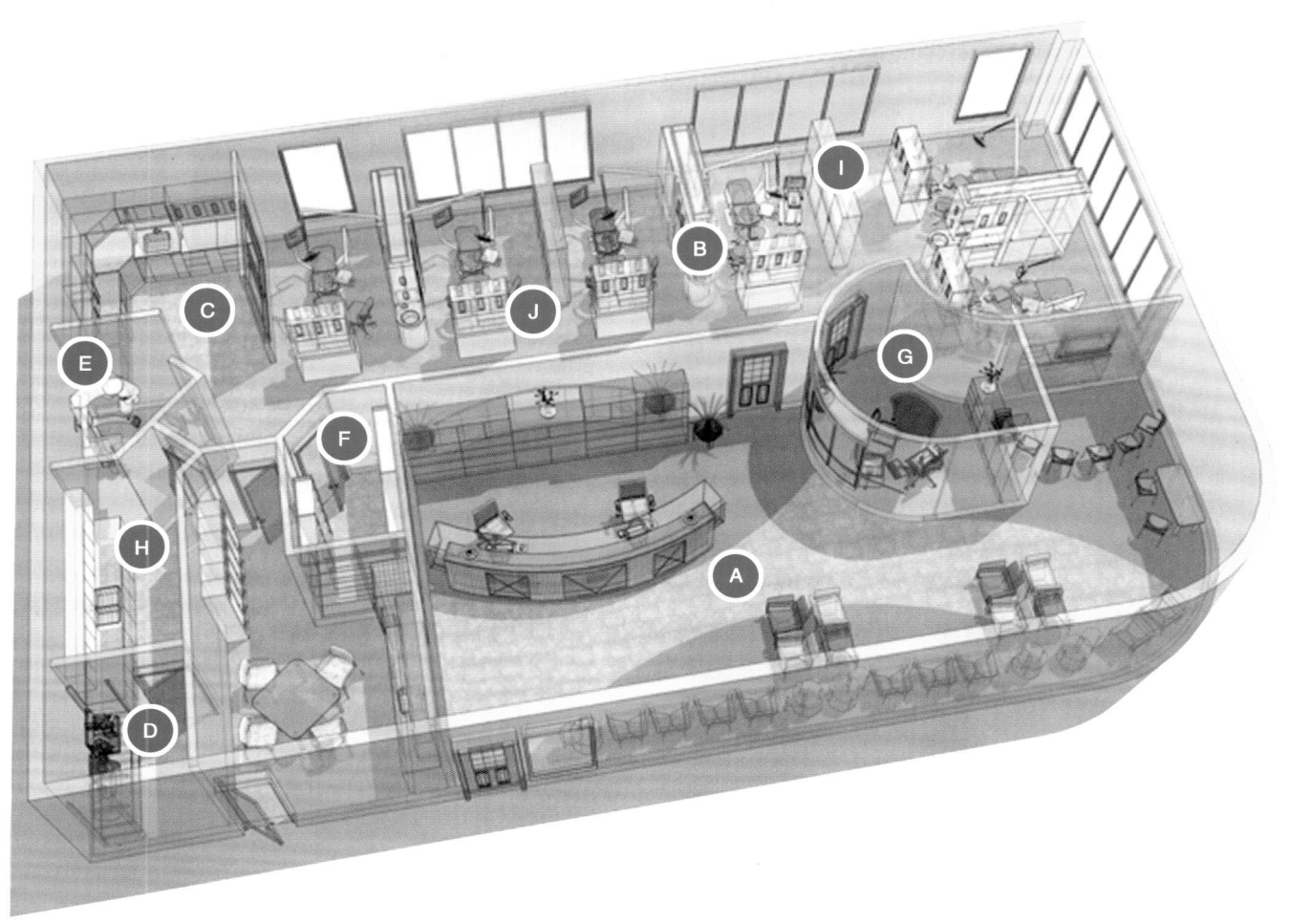

Ⓐ	前台及接待区	Ⓕ	库房
Ⓑ	治疗室	Ⓖ	咨询室
Ⓒ	消毒室	Ⓗ	牙科技工室
Ⓓ	杂物间	Ⓘ	技术室
Ⓔ	放射拍照室	Ⓙ	牙科手机及小器械存放区

图 32-1　诊所的设计根据需求而各不相同。（Courtesy Patterson Dental, St Paul, MN.）

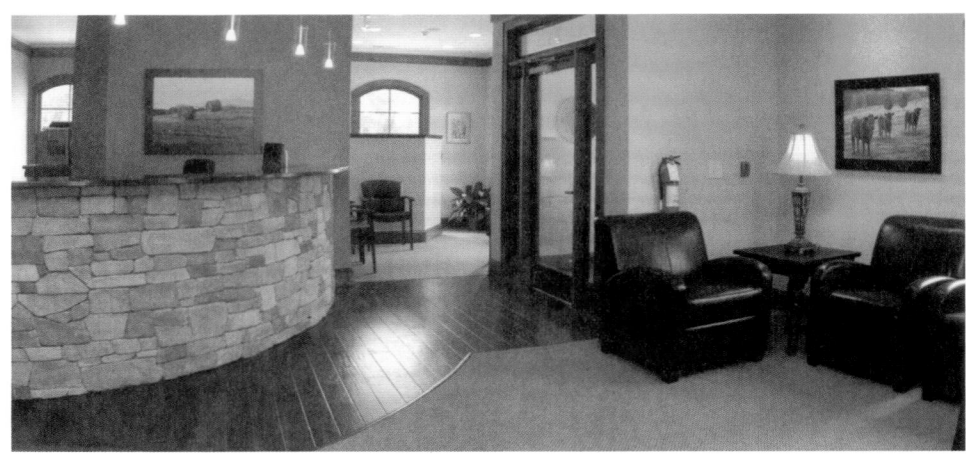

图 32-2   诊所前台及接待区。(Courtesy Patterson Dental, St Paul, MN.)

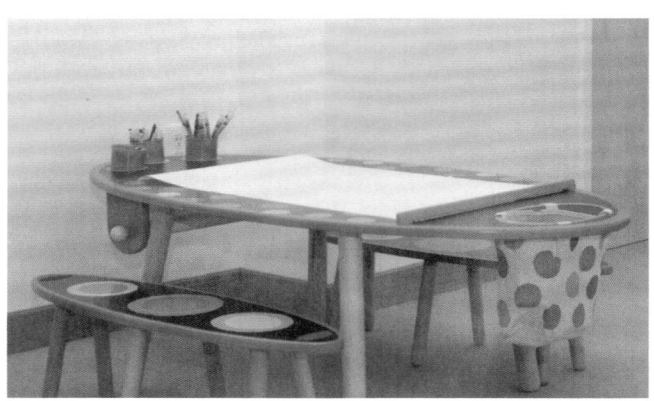

图 32-3   儿童前台及接待区的一部分。(From Finkbeiner BL, Finkbeiner CA: Practice management for the dental team, ed 7, St Louis, 2011j, Mosby.)

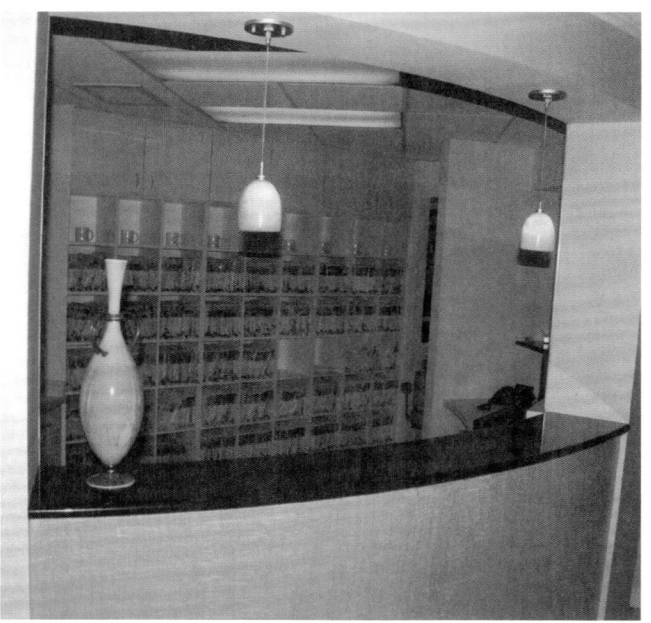

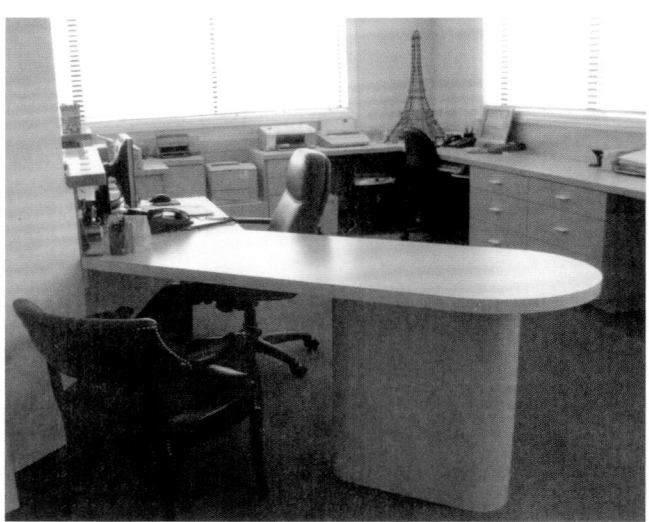

图 32-4   办公区的组织与设计。(左图, Courtesy Roberta D. Cann, DMD, Atlanta, GA; 右图, Courtesy Joseph Ellis, DDS, Lisa Tartaglione, DDS, Grand Rapids, MI. FromFinkbeiner BL, Finkbeiner C: Practice management for the dental team, ed 7, St Louis 2011, Mosby.)

治疗区

治疗区,也称牙科治疗室(dental operatory)(图 32-5),是诊所的核心,所有治疗都在此处进行。

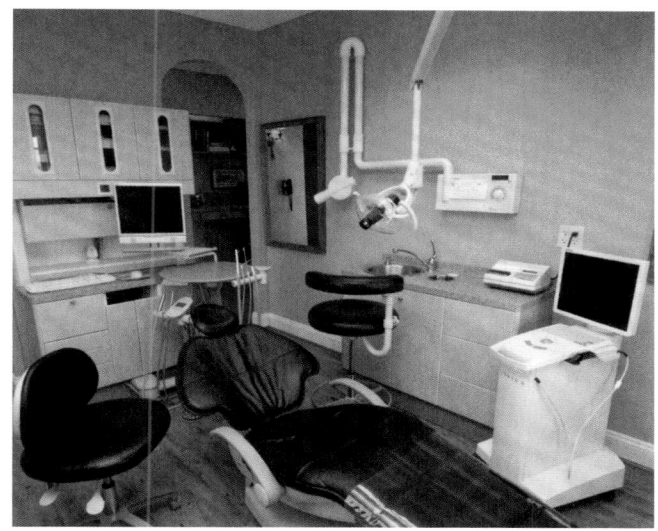

图 32-5 治疗区。(Courtesy Patterson Dental,St Paul,MN.)

多数诊所最少设计两个治疗室供牙科医生及牙医助理使用。另外,每个牙科卫生士也应有一个治疗室。为提高诊疗效率,牙科医生会从一个治疗室到另一个治疗室进行诊疗。治疗室布局应一致,以方便在不同治疗室间拿取物品。

治疗室应根据空间大小及牙科医生喜好进行设计与布置。治疗区的设计应达到如下目标:

- 使工作人员感到舒适、方便
- 保护病人隐私,使其感到舒适
- 通过时间管理提高牙科设备的使用率

消毒室

消毒室是牙科器械清洁、维护、灭菌和储存备用的枢纽。消毒室分为污染区和清洁区两部分,必须保持工作有序和环境清洁(详见第 21 章)。

牙科技工室

牙科技工室应设计有边台和壁挂式储物柜。主要进行的工作包括灌注印模、制作个别托盘等。

牙科技工室的感染控制及安全问题也是主要考虑的内容。整个牙科技工室应一直保持整洁有序。牙科技工室主要设备的描述详见第 47 章。

牙科医生私人办公室

牙科医生应拥有自己的私人办公室,配有写字台、电话、电脑、座椅和边桌。其他员工应尊重此区域的个人隐私。

当牙科医生为病人制定诊疗计划时,其私人办公室也常用来做咨询室(consultation room)。

员工休息室

诊所内应设一个专供员工休息或午餐的特定区域。这个区域可摆放一张桌子供员工午餐和会议时使用,还可配备冰箱、微波炉及储物柜等。诊所通常为员工免费提供咖啡机和自动售货机。

复习

1. 接待区有哪些重要的特征?
2. 牙科诊所的治疗是在哪里进行的?
3. 治疗区又称为什么?

诊所环境

牙科诊所全天的运行离不开严格的管理和舒适清洁的环境。工作人员除了不断维护诊所环境外,还应及时对诊所的装饰及外观进行更新。

温度与空气交换

保持诊所温度舒适对于病人及员工都很重要。室内理想温度应为 72°F(1°F=1℃×1.8+32)。诊所治疗区应低些,约为 68~70°F,因为该区域更为忙碌,操作更多,同时口腔综合治疗台及灯光,都会使室内温度增高。

诊所内应持续保持空气交换,如果空调运行不畅,气味会使病人感到不适。

灯光

诊所所有区域都应提供适宜的灯光以保证各项工作的完成。在接待区,最好配备一定数量的灯具,如用来阅读的台灯和地灯。

办公区、治疗区、牙科技工室及消毒室应统一采用低热辐射的荧光灯照明。现在,我们越来越青睐高效与绿色的牙科诊所设计。LED 灯是减少能耗、"绿化"诊所的极佳选择。LED灯在显色指数中的整体评分高于其他光源,可提供"真正的"白光。

治疗区和牙科技工室需要配置的其他灯光将在本章节后续内容中进行介绍。

墙面与地板装饰

诊所设计的关键包括颜色的运用,应使用平和、放松、不"忙乱"的色调。墙面应配有壁画、墙纸或两者兼备。在接待区、办公区和牙科医生私人办公室应配有耐用地毯。治疗室和牙科技工室的地面则应使用便于感染控制的材料,如油毡或瓷砖。

通道设计

在牙科诊所里,前台及接待区、走廊应设计合理(图 32-6)。前台设方便病人登记与结账的区域。治疗区、消毒室及牙科技工室应便于员工有序出入。

噪音控制

噪音是我们日常生活中常见的干扰源,而牙科诊所特殊的声音会对病人产生负面影响。接待区、办公区和治疗区应设计得当,使不同区域间声音降到最低。

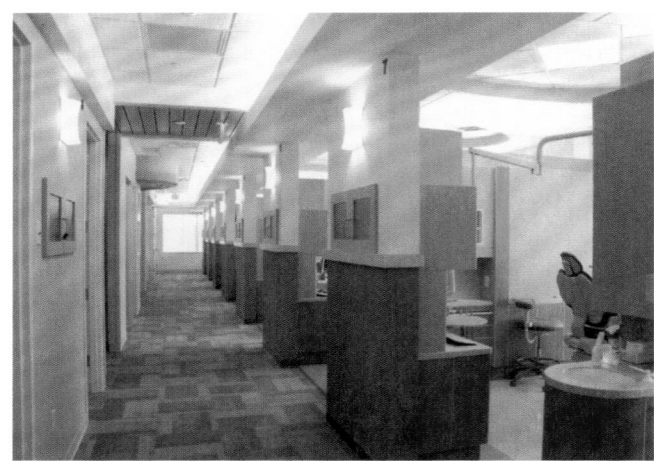

图 32-6 通 道 设 计。(Courtesy Patterson Dental, St Paul, MN.)

选择使人放松的音乐,可以分散人对其他声音的注意力。

隐私保护

诊所应设置保护病人和员工的隐私区域。办公区、治疗区、牙科医生私人办公室应设计专业的隐私保护区,保证诊所管理者与病人谈论财务问题时以及治疗过程及私密谈话时不被中断或打扰。

⊙复习

4. 接待区理想的环境温度是多少?
5. 治疗区地面应采用什么材料?

诊疗设备

牙科医生往往与当地口腔医疗设备公司代表协同工作,以更好地选择诊疗所需的各种设备。每个治疗单元配备的基础设施包括牙椅(译者注:在中国,牙椅涵盖在牙科综合治疗台内)、操作者座椅、牙科综合治疗台、储物柜、治疗灯、固定于墙面的 X 线投照仪、X 线片观片灯及水槽。

牙椅

牙椅的设计应让病人感到舒适,并能够调节为牙科医生提供一个适当的治疗体位(图 32-7)。牙椅应设计为无缝样式,无肉眼可见的机械部位,便于清洁和维护。同时应根据成人及儿童特点设计成不同大小,利于诊疗。

当病人体位适宜时,其膝盖、臀部和腰部均应获得充分的支撑。头托应根据病人的身高与体位调整到合适位置,让病人感到安全舒适,同时为治疗提供适当的体位(图 32-8)。牙椅的扶手应能舒适承托病人上臂,当病人坐下时能抬起,离开时能移至一侧。

牙椅应能根据治疗需要通过操作面板或脚闸系统调整,即能够调整牙椅背部使其成卧位或坐位,也能整体升降方便病人及口腔治疗(图 32-9)。

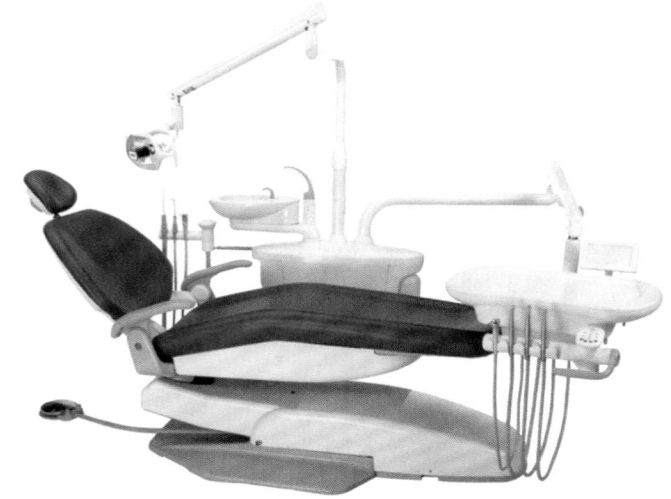

图 32-7 牙椅。(Courtesy A-dec, Newberg, OR.)

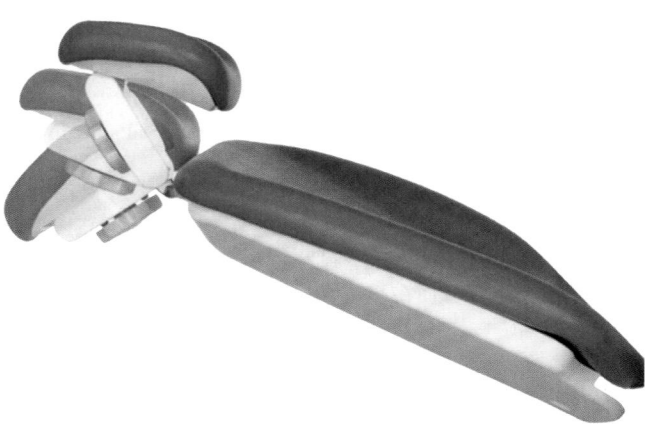

图 32-8 牙椅头托设计。(Courtesy A-dec, Newberg, OR.)

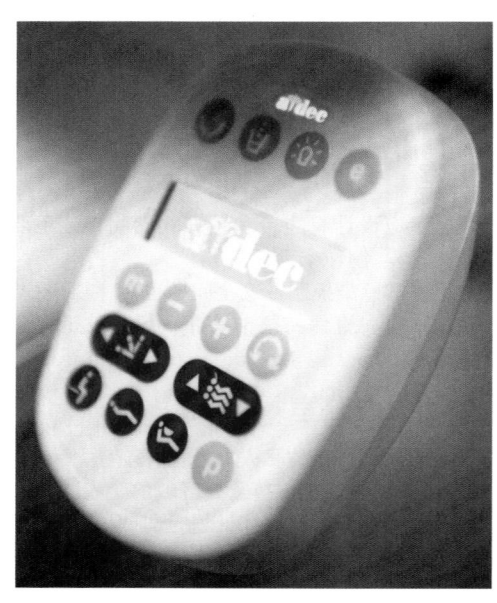

图 32-9 通过操作面板按钮控制牙椅不同部分。(Courtesy A-dec, Newberg, OR.)

通过调整牙椅,病人可呈垂直坐位(upright)、仰卧位(supine)及头低足高位(subsupine positions)。根据病人的治疗牙位调节病人体位。

垂直坐位时牙椅背部呈90°,该体位适于病人治疗前后、拍摄X线片和制取印模时(图32-10)。

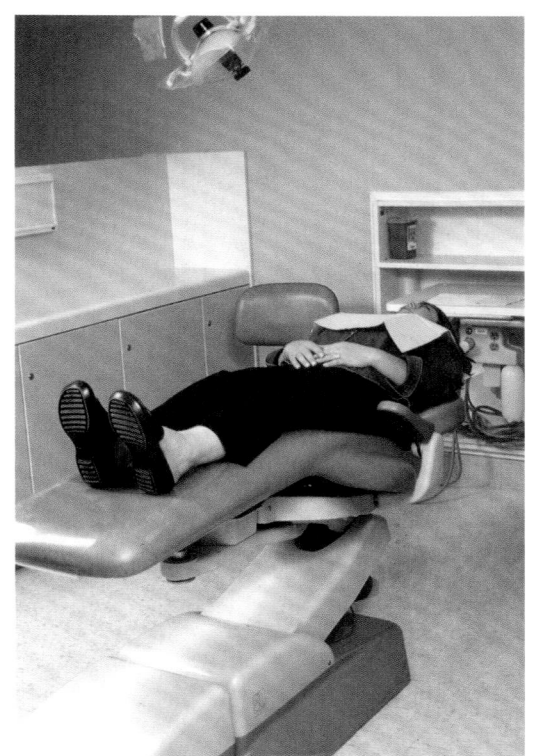

图 32-11   仰卧位

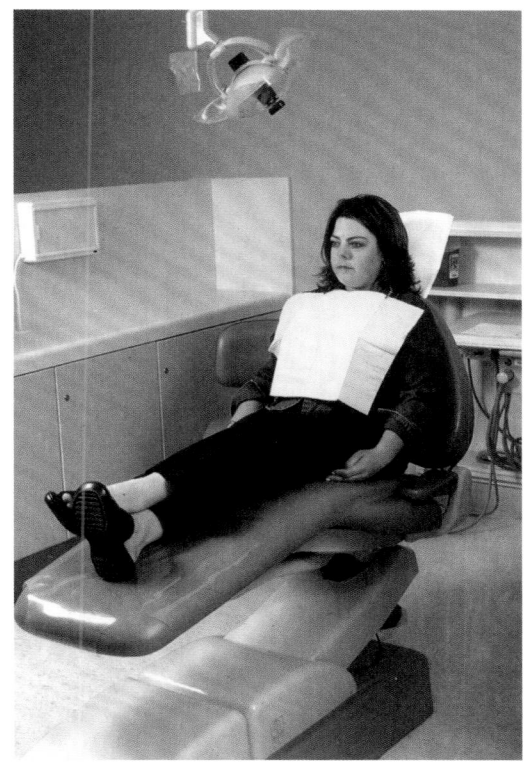

图 32-10   垂直坐位

仰卧位时病人躺于牙椅上,其头和膝部近乎同一水平,多数治疗采取此体位(图32-11)。

头低足高位时病人头部低于足部。此体位对于病人而言并不舒适,也不用于口腔治疗。建议在出现意识丧失、紧急抢救时使用。

牙科医生座椅

牙科医生需要座椅以支撑身体完成较长时间固定的肌肉活动(图32-12 右图)。

牙科医生座椅的椅面及靠背应宽大,以支撑腰部。座垫应舒适,便于牙科医生长时间工作。同时应能调节高低、围绕病人牙椅轻松转动(避免治疗时为接近口腔区域过度倾斜身体),这对于减轻牙科医生身体和眼睛的疲劳非常重要。

牙医助理座椅

牙医助理座椅应稳固、可移动、舒适,设计应便于旋转身体从附近的工作台面上拿取器械与设备以减轻操作时的疲劳。

牙医助理座椅应通过足部平台或圆盘、固定坐垫及腹部支撑杆等设计,最大程度减少助理的疲劳。腹部支撑杆为身体上部和上肢提供了额外的支撑力,不会妨碍口腔区域操作;它只是提供支持,而非用以休息或斜倚身体。如果使用不当,

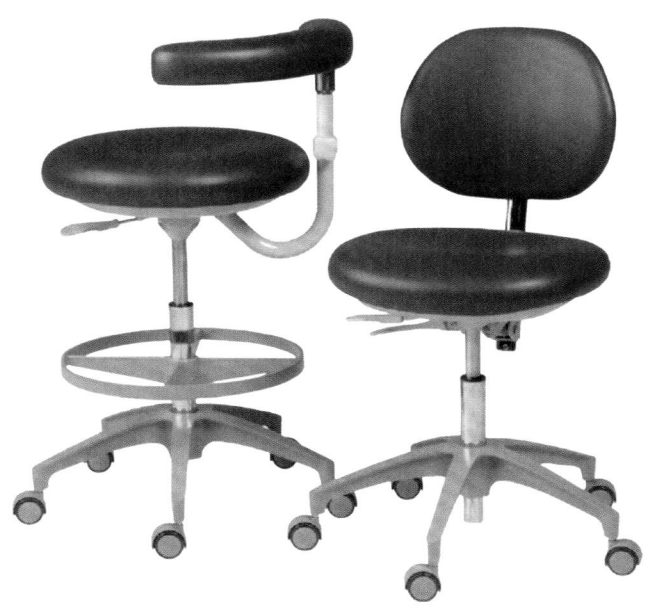

图 32-12   左图,牙医助理座椅。右图,牙科医生座椅。(Courtesy A-dec,Newberg,OR.)

牙医助理会出现长时间倾斜身体导致的下背部疼痛(图32-12左图)。

牙科综合治疗台

牙科综合治疗台的基本功能是为治疗台管路、牙科手机附件和工作部件提供必要的电力和气动力(图32-13)。

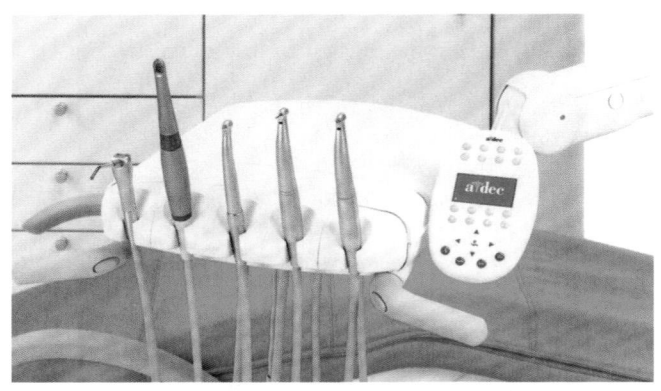

图 32-13　牙科综合治疗台。(Courtesy A-dec, Newberg, OR.)

牙科综合治疗台可有多种样式,附带各种设备。治疗台的选择取决于几个方面:①空间大小;②操作者首选的传递方法;③操作者为左利手还是右利手;④操作者是否有牙医助理。

操作台

牙科综合治疗台的操作台面多数固定于牙椅一侧。

位于胸前:治疗台置于病人胸前,操作者不用扭转身体就可以轻松拿取牙科手机(图 32-14A)。

位于侧方:治疗台置于牙椅一侧,为牙科医生与牙医助理工作提供了独立空间(图 32-14B)。

位于后方:治疗台和设备置于牙椅后方、病人头部后面(图 32-14C)。

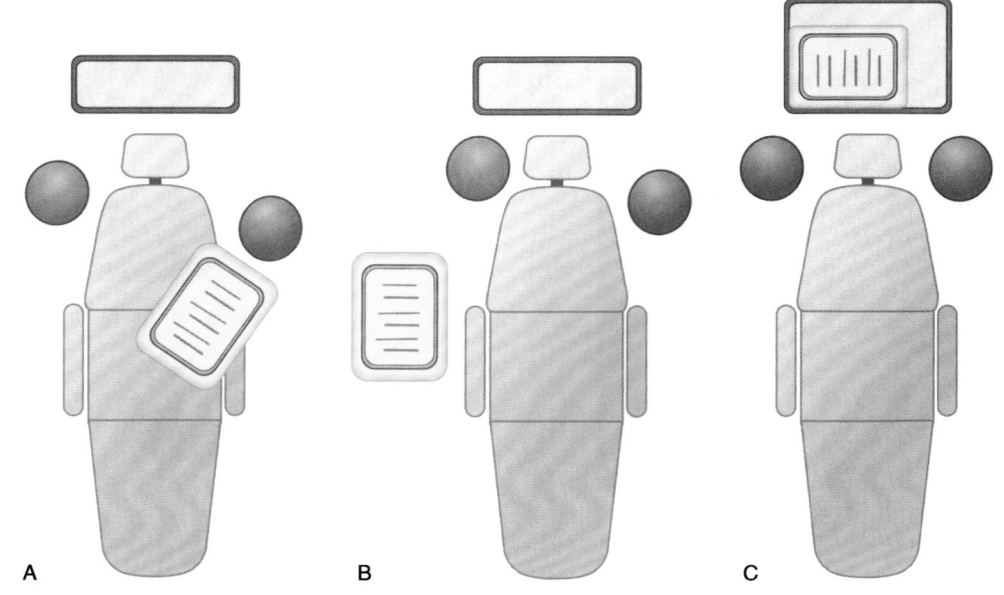

图 32-14　**A,**位于胸前示意图。**B,**位于侧方示意图。**C,**位于后方示意图

脚闸

牙科手机均通过管路与牙科综合治疗台连接。操作者通过脚闸(rheostat)的脚踏压力控制牙科手机的速度(图 32-15)。

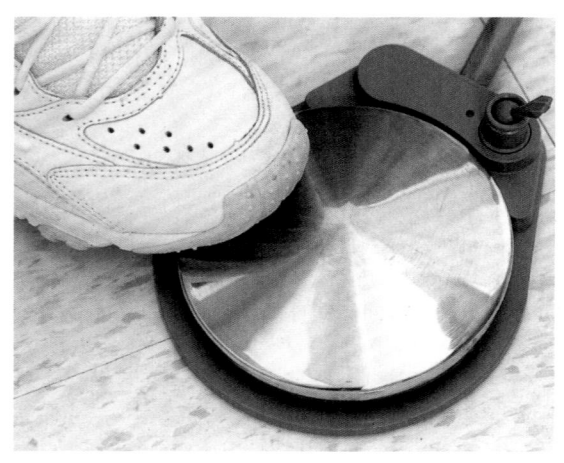

图 32-15　脚闸

水路

牙科综合治疗台水路将水输送进三用枪和牙科手机,可保持牙面清洁、冷却机械备牙产生的热量,因此水路的维护与清洁尤为重要(详见第 24 章)。

三用枪

三用枪连接于牙科综合治疗台(图 32-16),有以下 3 种使用方式:

1. 传输清水
2. 传输空气
3. 联合传输水与空气

三用枪头在感染控制中属于中危器械,治疗时应一人一换。治疗过程中应将三用枪手柄和尾管用塑料薄膜隔离。

治疗灯

治疗灯用于治疗时口腔区域照明(图 32-17)。多数治疗灯采用卤素灯泡,光线较强,治疗时应避免直射病人眼睛。

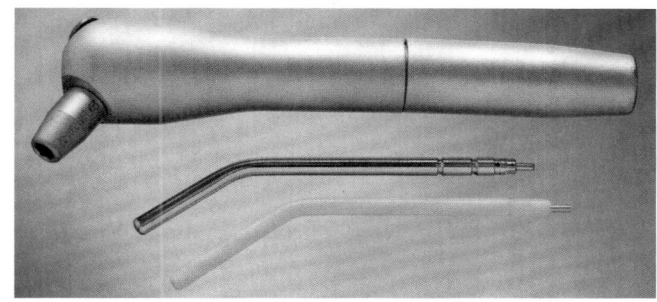

图 32-16　三用枪。（From Boyd LRB：Dental instruments：a pocket guide，ed 5，St Louis，2015，Saunders. ）

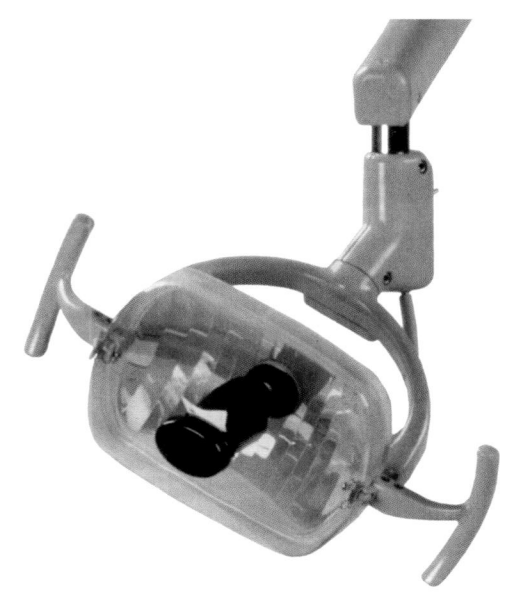

图 32-17　治疗灯。（Courtesy A-dec，Newberg，OR. ）

病人就位后，将治疗灯调节于病人胸部上方距下颌约 25~30inch（约一臂距离）（1inch＝2.54cm）的地方。打开灯光，慢慢移至照亮口腔。口腔治疗区域内不应出现牙科医生或牙医助理手部的投射阴影。

使用过程中治疗灯会产热，只有在治疗灯冷却后才可使用中性清洁剂和软布对灯罩表面的污物和碎屑进行清洁。

注意：用湿布擦拭未冷却的灯罩会导致其碎裂。

治疗灯灯泡需要更换时，应先关闭灯光，使其冷却，再取下旧灯泡。注意：更换卤素灯泡时需戴手套，若徒手取灯泡，灯泡可能会碎裂。库房应备有额外灯泡以保证及时更换。

⊷ 复习

6. 多数治疗中牙椅呈何种椅位？
7. 举出牙医助理座椅与牙科医生座椅两个不同特点。
8. 牙科手机的脚部控制装置是什么？

口腔吸引系统

牙科综合治疗台有两套吸引系统：弱吸引系统和强力吸引系统（high-volume evacuator，HVE），用以吸除治疗用水和唾液（图 32-18）（见第 36 章）。

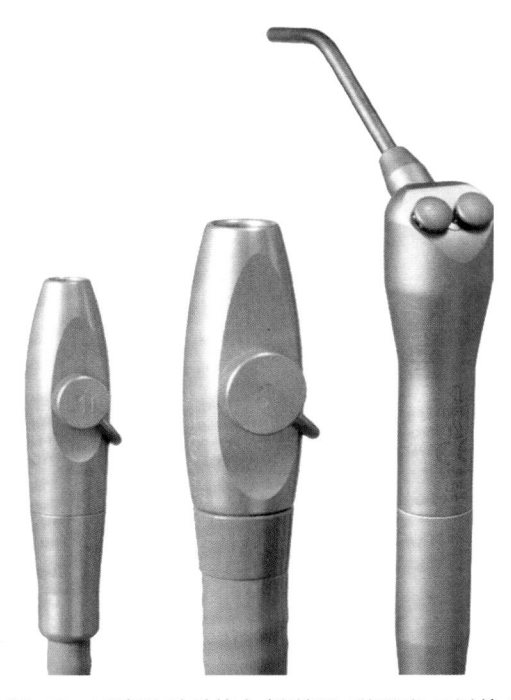

图 32-18　口腔吸引系统包括弱吸、强吸和三用枪（译者注：此处有误，图中三用枪应不含在口腔吸引系统中）。（Courtesy A-dec，Newberg，OR. ）

弱吸力量弱于强吸，其功能在于将病人口内多余的液体吸除。

在多数治疗中牙医助理会用到强吸，有助于保持视野清晰。每个病人使用后应更换新的强吸接头，强吸手柄与连接管用塑料薄膜隔离。详见第 36 章强吸握持方法与放置位置。

光固化灯

光固化灯用于固化光敏感牙科材料，其组成包括保护手柄和开关键（图 32-19）。光固化灯分不同种类，如卤素灯、LED等，能量范围为 300~1 000 以上 mW/cm^2。

很多因素可以影响牙科材料的固化。牙医助理可采取以下措施保证固化效果，包括：保持光固化灯头清洁无划痕；灯头与固化材料之间维持准确的方向与距离；保持灯泡与滤光器正常；确定每种材料适宜的固化时间。

使用期间，光固化灯应套塑料防护罩进行隔离。如果需要清洁消毒，应在冷却后使用消毒剂擦拭，温度的突然改变会毁坏固化灯系统。

银汞合金调拌器

银汞合金调拌器是通过将盛装原料的胶囊快速震荡来研磨（triturate）或混匀材料的电动仪器。它可安装于工作台面下、移动储物柜的边缘或抽屉上层（图 32-20）。混合时间根据厂家说明书进行设置。

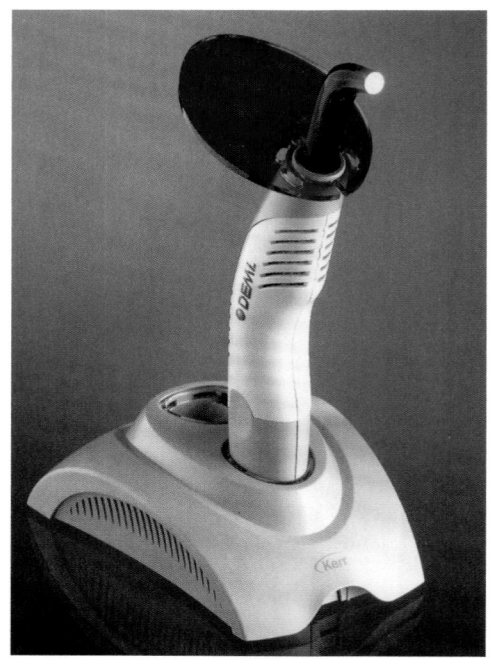

图 32-19　无线光固化灯。（From Boyd LRB：Dental instruments：a pocket guide，ed 5，St Louis，2015，Saunders.）

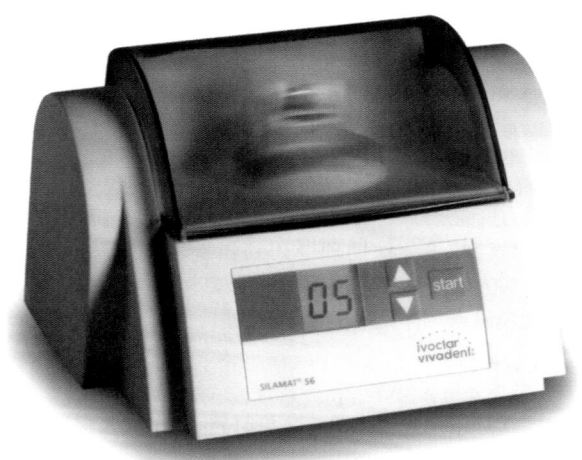

图 32-20　银汞合金调拌器。（Courtesy IvoclarVivadent，Inc.，Amherst，NY.）

X 线投照仪

多数口腔诊所的治疗室配有 X 线投照仪（见第 40 章）。开诊时应安全打开投照仪总开关，只有按下投照仪摄片定时开关时才会有辐射。维护时应先断开电源（图 32-21）。

X 线片观片灯

X 线片观片灯由高亮度光源外附毛玻璃或塑料罩组成，安装在牙科综合治疗台或嵌装于墙面（图 32-22）。高亮度光源透过 X 线片，可产生更好的视觉效果，便于医生评估病人情况。

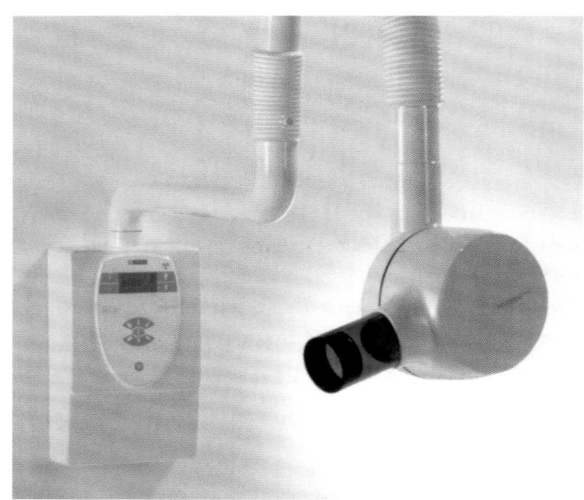

图 32-21　X 线投照仪。（Courtesy Sirona Dental Inc.，Charlotte，NC.）

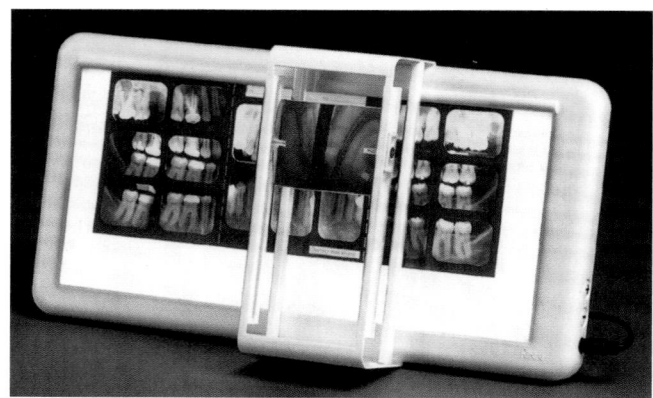

图 32-22　X 线片观片灯。（Courtesy DENSPLY Rinn，Elgin，IL.）

⟶复习

9. 缩写 HVE 代表什么？
10. 研磨牙科材料时应放于哪里操作？

牙科设备维护

牙科设备昂贵、复杂且精细。工作人员须依据生产商的说明小心使用、精心维护。牙医助理在治疗室工作，有责任对牙科设备进行常规维护。大规模维修则应联系专业维修人员。

中央真空压缩机

中央真空压缩机为口腔吸引系统提供负压。该设备由产生气流的压缩机和过滤空气以产生负压的真空罐组成。

中央空气压缩机

中央空气压缩机为三用枪及气动牙科手机提供压缩空气。压缩机容量取决于牙科综合治疗台数量。考虑到噪音水平及安全问题，压缩系统应安装在远离治疗室的区域。

空气压缩机也应根据生产商说明由专业维修人员更换过滤装置、不定期检查冷凝（condensation）系统。

空气系统冷凝装置会产生水雾、沉淀物或藻类。这些物质会损毁牙科手机，碎屑也会喷入病人口内。一旦出现问题应立即维修。

牙科综合治疗台附带过滤网，用来过滤强弱吸从病人口内带走的碎屑。这些过滤网为一次性使用，应每周更换。清理时应戴手套，使用棉球镊子或通用钳子进行清洁（图32-23）。

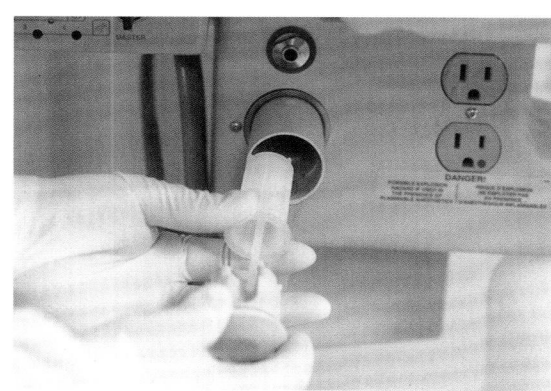

图 32-23　每周更换一次性过滤网

牙医助理早晨与晚间工作流程

多数情况下，牙医助理承担着治疗室早晨开诊与晚间停诊准备工作的重要责任。认真完成诊疗前后各项准备工作，对于保证病人全天有序就诊尤为重要。

晚间工作目标是为第二天就诊病人做好准备。如果这些流程准备不足，则会延误医生治疗时间，使病人感到不适或不满，同时增加工作人员的心理压力。

操作32-1与操作32-2列出了牙医助理应遵循的早晨与晚间工作流程。

■ 健康宣教

病人进入诊所治疗区后，会感到陌生和不安。向病人介绍治疗室环境可以使病人放松，病人可能会就新的治疗程序和技术进行咨询。■

■ 展望

口腔诊所的设计与装饰应与时俱进。如今的口腔诊所出现了比以往更多的个性化改变。当一切工作都以增进病人舒适度为核心时，诊所会变得更有创造力。也许未来我们会看到接待区有小溪穿过，潺潺流水声让人感到更加放松。很多诊所治疗区的天花板都配有壁画供病人欣赏。还可为病人提供个人用耳机，播放音乐与视频。■

■ 评判性思维

1. 所在诊所的接待区是20世纪90年代设计的，家具与颜色都已过时。牙科医生请你为诊所改建提出建议。装修接待区时需要考虑哪些因素？
2. 你的诊所为开放式结构，如何设计保护病人隐私，同时控制噪音？
3. 选择牙科医生座椅时应考虑哪些重要特征？
4. 请列举牙科综合治疗台操作台的3种设计形式。
5. 描述治疗灯与光固化灯的不同。■

操作 32-1

早晨工作流程（开诊）

步骤

1. 在当天预约的第一个病人到来之前30分钟到达治疗室。
   目的：完成准备工作，以便开诊准时有序。
2. 打开中央空气压缩机及真空压缩机总开关。
3. 打开牙科综合治疗台及X线投照仪总开关。
4. 确保治疗室做好就诊准备。

- 放低牙椅，置于垂直坐位。
- 所有设备做好感控措施。

5. 再一次检查病人预约情况，确保：
   - 准备好器械
   - 取回病人病历
   - 取回治疗计划需要的相关模型或修复体

6. 为第一个就诊病人准备好治疗室。

操作 32-2

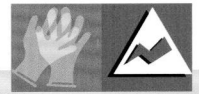

晚间工作流程(停诊)

步骤

1. 清理治疗室各种污染物,准备第二天使用的各种文档。
2. 佩戴个人防护用品倾倒废物及更换塑料隔离薄膜。
   目的:须安全处理医疗废物(见第 23 章)。
3. 关闭所有设备。
4. 备齐治疗室第二天治疗所需物品。
5. 在治疗室贴好第二天预约单。
6. 检查预约情况,保证第二天治疗中所需器械、病人病历、X线片及模型。
7. 确定已处理完所有污染器械,同时完成消毒室的清洁。
8. 确保治疗室完好备用。
9. 将使用后的个人防护用品放入适宜容器。
   目的:恰当处理有助于感染控制。

(张琳 译,严红 校,李秀娥 审)

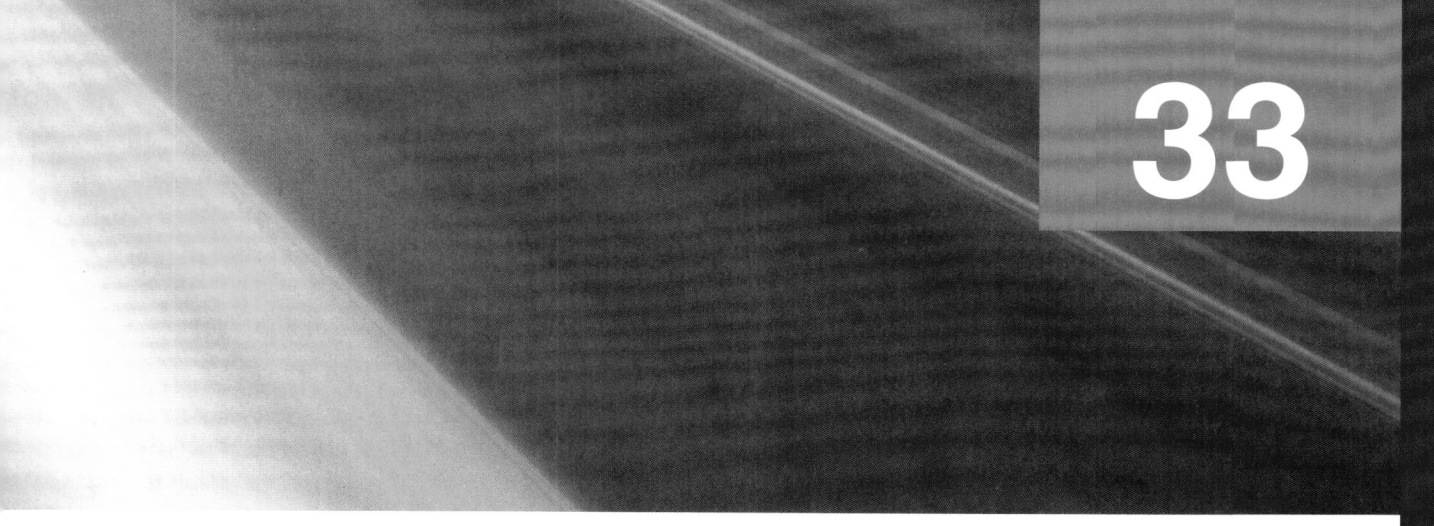

四手操作与拓展职能

关键术语

授权（delegate）：允许某人去实施某项技能或操作。

直接监督（direct supervision）：辅助人员操作时牙科医生在场指导。

拓展职能（expanded function）：授权牙医助理实施特定的口内操作，一般需要更多技巧与训练。

四手操作（four-handed dentistry）：牙科医生与牙医助理根据人体工程学原理，共同完成治疗的过程。

支点（fulcrum）：长时间握持器械或牙科手机时协助手指固定的位置。

握持（grasp）：器械或牙科手机的正确手持方式。

间接监督（indirect supervision）：牙科医生须在诊所内，但不必与完成拓展职能的牙医助理在同一治疗室，牙科医生须能及时评估牙医助理职能执行情况。

间接视野（indirect vision）：使用口镜查看物体。

操作区（operating zones）：使用钟面定位的牙科团队中人员、仪器和物品的位置。

学习目标

完成此章节的学习之后，学生将能够达到以下目标：

1. 掌握关键术语的发音、写法和定义。
2. 讨论如何做好病人就诊准备，包括：
   - 描述接诊病人时治疗区用物准备。
   - 讨论口腔治疗程序中治疗室准备的重要性。
3. 讨论四手操作的理念和团队成员诊疗位置的原则，包括：
   - 描述治疗中牙科医生的坐位。
   - 描述治疗中牙医助理的坐位。
4. 解释动作的分级。
5. 定义每一个操作区。
6. 解释器械传递，包括：
   - 详述操作者 3 种握持器械的方法。
   - 详述由于设计或用途不同，需使用不同传递技术的 4 类器械。
   - 讨论单手传递器械技术与双手传递器械技术的区别。
7. 陈述牙医助理实施拓展职能时必须掌握的五方面内容。

实践目标

完成此章节的学习之后，学生将能够达到以下技能水平：
1. 正确接诊病人。
2. 正确使用口镜。
3. 单手技术传递器械。
4. 双手技术传递器械。
5. 完成牙科器械的口内操作。

提 供到位的口腔服务是牙科团队最重要的责任之一。为使每天工作正常运转、给病人提供最好的服务，业务助 理、牙医助理、牙科卫生士与牙科医生必须遵循一定常规进行工作。

牙科医务人员通过提前准备并回顾病人病历、熟知下一步治疗程序、及时准备好所需用物与设备,使治疗室日常工作正常有序开展,避免忙乱,为病人提供完善流畅的服务。如未能按照上述标准工作,则会影响牙科医生的工作积极性,引起病人不适甚或不满,给其他人带来压力。

了解病人

病人一旦走进接待区,医务人员就应立即做出回应。了解病人并提前做好准备的最好方法就是在病人到来之前进行一次简短会议,或回顾当天就诊病人的情况。医务人员在会议中应讨论如下内容:
- 预约或治疗程序的变动情况。
- 了解可能影响治疗方案的病人健康状况或年龄。
- 治疗中可能需要的其他物品或设备。
- 治疗焦虑的病人,可通过延长诊疗时间、术前用药或治疗中使用一氧化二氮(笑气)来缓解。
- 牙医助理的拓展职能。

回顾病历

病人就诊前,医务人员应回顾其病历各部分内容:业务管理人员应随时更新病人的个人信息,如地址或电话号码;牙科医生则讨论病人的治疗现况,及时更新病人健康史;牙医助理讨论当天计划中的病程记录。

治疗区准备

病人就诊前,牙医助理应将治疗室准备情况列成清单逐项检查:
- 治疗室是否清洁、消毒,并为治疗下一个病人做好准备?
- 病人的病历、影像资料和模型是否放置妥当?
- 个别托盘及其他用物是否放置妥当?
- 牙椅是否调至合适位置?
- 多余设备是否避开治疗室门口,方便病人与医务人员出入治疗室?

接诊病人

牙医助理应进入接待区迎接病人,陪同其进入指定诊疗区,登记病人姓名。切记必须礼貌欢迎病人。呼叫病人时,确保有眼神交流、微笑并自我介绍。操作 33-1 总结了治疗前流程。

四手操作

四手操作(four-handed dentistry),是牙科医生与牙医助理根据人体工程学原理,共同完成治疗的过程。其主要目标是在治疗过程中提高效率、降低疲劳与压力,同时给予病人最佳的口腔治疗护理服务。

四手操作是一项标准的操作技能,过去 40 年,口腔医学生与牙医助理学生都在学习该项技术。其基本目标是:

- 使用牙科器械的动作符合人体工程学原理。
- 病人、牙科医生与牙医助理的位置符合人体工程学原理,最大程度降低治疗过程中的压力与疲劳(见第 25 章)。
- 在传递器械与材料过程中遵循节力原则。
- 应用隔湿术为口腔工作区提供清晰视野。
- 牙医助理根据各州法律规定实施拓展职能。

⟵复习

1. 列举四手操作在简化口腔治疗过程的两个目标。

四手操作位置要求

医护人员诊疗时维持身体处于正确位置非常重要。牙科医生与牙医助理应将体位调至能够看到口内所有治疗区域且方便操作,同时为身体提供最大支持与最佳舒适感(图 33-1)。

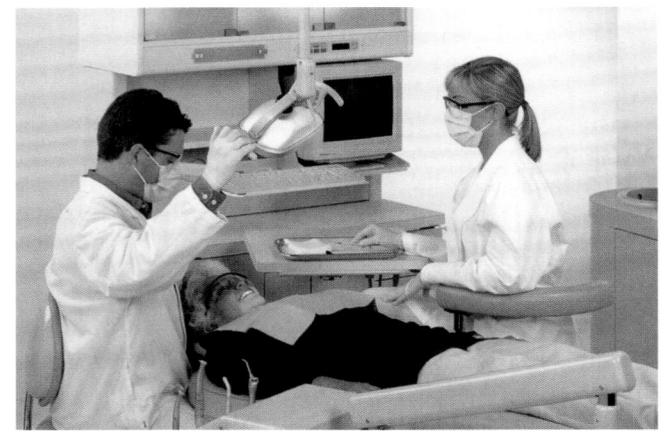

图 33-1　四手操作原理体现在病人与牙科团队成员的体位中

无论何时牙科医生与牙医助理拿取器械、在口内进行操作,都会增加身体的负荷。长此以往,身体累积的疲劳会导致下背痛、血液循环问题及肌肉疼痛。详见第 25 章。

病人体位

引导病人进入治疗区就座后,将牙椅调至仰卧位。嘱病人调整身体位置,使其头顶部与牙椅头托顶部平齐。操作者嘱病人向右或向左转动头部以方便口内患区治疗。

操作者对牙椅做最后调整,以保持最佳工作距离。病人面部与操作者面部最佳距离为 12~14inch(1inch=2.54cm)(图 33-2)。进行下颌治疗时,牙椅背部应稍微直立以更好地呈现术野。

操作者体位

操作者的体位应便于操作,不妨碍视野。第 32 章描述了操作者座椅特点。操作者的体位应最大限度地保证舒适与支持力度(图 33-3),遵循以下原则:
- 尽可能下背部靠近椅背,腘窝触及座椅前部。
- 大腿与地面平行或膝盖稍低于臀部。
- 脚部平放于地面,不可交叉。

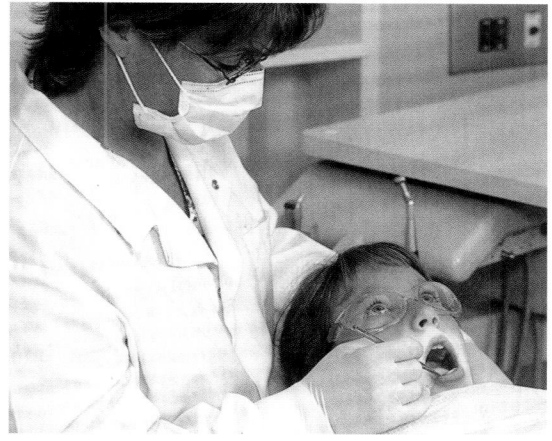

图 33-2 操作者与病人面部处于正确体位时的距离

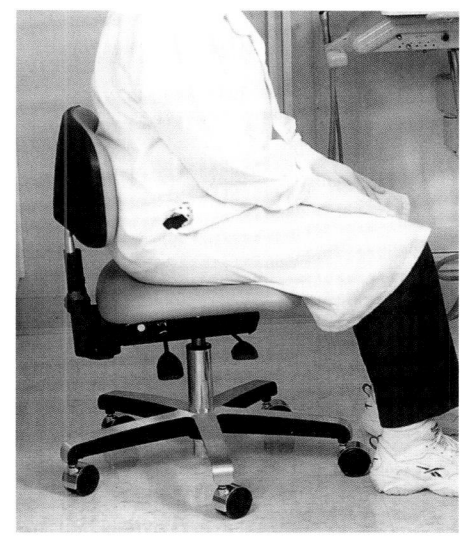

图 33-3 操作者正确坐姿

- 座椅椅背能够支持下背部。
- 座椅高度以操作者弯肘时前臂与地面保持平行为宜。

牙医助理体位

配合医生时,牙医助理应熟悉治疗所需用物,位置尽可能接近治疗区域(图 33-4)。第 32 章描述了牙医助理的座椅应保证舒适,提供最佳支持力度。

牙医助理的体位应遵循以下原则:
- 紧靠椅背就座。
- 脚放于座椅底盘或脚盘上。
- 位置尽可能接近牙椅。
- 腿部与牙椅平行。
- 眼部水平应高于牙科医生 4~6inch。

⟲ **复习**

2. 正确就坐时,牙医助理位置应低于还是高于牙科医生?
3. 操作者治疗时前臂应保持什么位置?

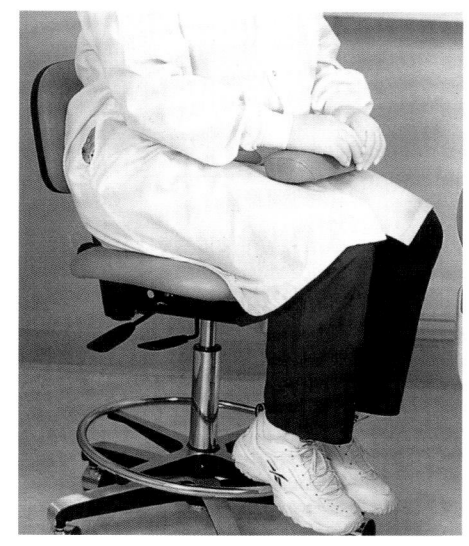

图 33-4 牙医助理的正确坐姿

动作分级

根据幅度可将动作分为 5 级。

Ⅰ级动作:只涉及手指的动作。如从台面上拿起单个器械或物体。

Ⅱ级动作:涉及手指及腕部的动作。如握笔式传递单个器械。

Ⅲ级动作:涉及手指、腕部和肘部的动作。如使用低速牙科手机抛光牙面。

Ⅳ级动作:涉及整个手臂与肩部的动作。如从移动储物柜拿取物品、移动 X 线投照仪等。

Ⅴ级动作:涉及整个上半身的动作。如弯腰查看口内情况、将牙科材料放回抽屉等。

工作时,医务人员频繁扭转或转动身体拿取物品,会造成下背部疲劳,因此应尽量消除或减少Ⅳ级和Ⅴ级动作,养成良好工作习惯,使身体长期受益。

操作区

操作区(operating zones)基于"时钟概念",用以描述并确定医务人员工作时的最佳姿势和治疗中牙科设备与物品的摆放位置。该概念适用于任何牙科操作,旨在提高医务人员的工作效率和舒适。

将牙椅所在位置视为一个圆形。病人的面部位于圆心,病人头顶部朝向时钟 12 点位置,钟面可分为 4 个区域。根据操作者是左利手还是右利手可调整时钟定位(图 33-5 和图 33-6)。

操作者工作区

操作者工作区(右利手时钟 7~12 点位置,左利手时钟 12~5 点位置)是完成治疗的位置。操作者大多数为牙科医生,也可为牙医助理或牙科卫生士。

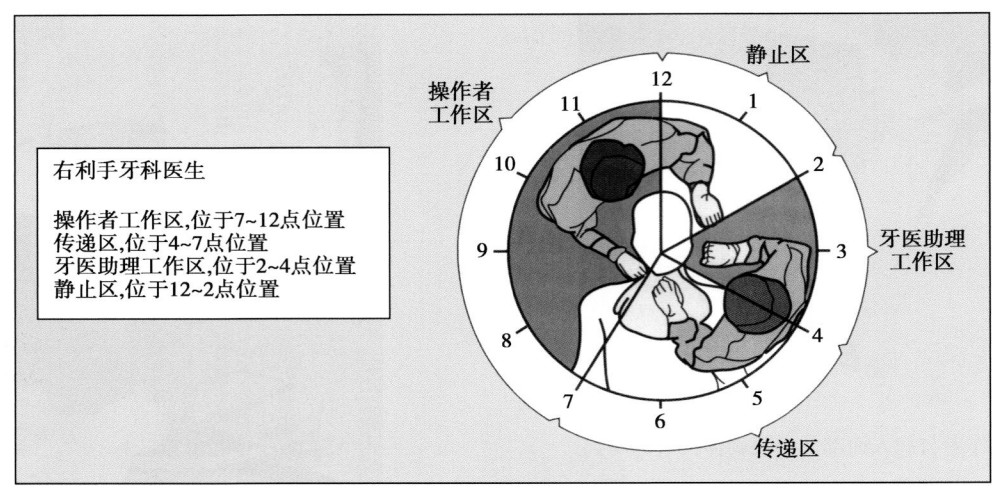

图 33-5　右利手操作者的操作区划分

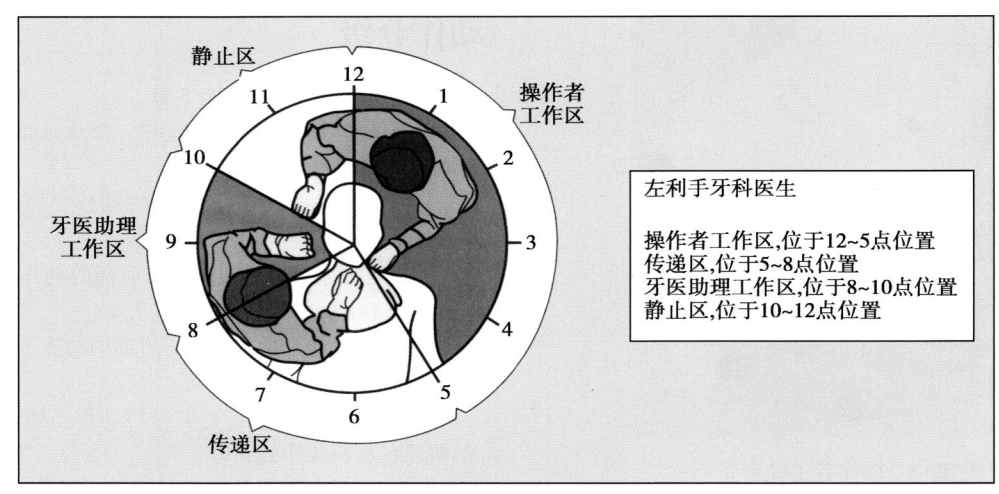

图 33-6　左利手操作者的操作区划分

传递区

传递区(右利手时钟 4~7 点位置;左利手时钟 5~8 点位置)是牙科医生与牙医助理之间交换器械与材料的区域,位于病人胸部正上方。前方传递时,操作台位于传递区,便于牙科医生与牙医助理拿取物品。

牙医助理工作区

牙医助理工作区(右利手时钟 2~4 点位置;左利手时钟 8~10 点位置)是牙医助理就座的位置。移动储物柜位于此区。为减少身体动作幅度,应在助理膝盖上方放置移动边台,盛放器械盘、纸张及牙科材料。

静止区

静止区(右利手时钟 12~2 点位置;左利手时钟 10~12 点位置)为病人头部后方区域。如果综合治疗台备有后方操作台,牙科手机、三用枪及附加边台可放于此区。可移动设备如笑气仪也可放于静止区。

> **复习**
>
> 4. 时钟概念定义中,右利手操作者的静止区位于什么位置?
> 5. 治疗时器械在什么位置进行传递?
> 6. 牙医助理工作区可以放置什么?

器械传递

四手操作理念是治疗过程中牙医助理与牙科医生相对而坐,牙医助理平稳高效地将物品、器械及牙科材料传递到牙科医生手中。作为一个团队,双方应充分协作与沟通。

高效传递器械的要求

● 牙医助理熟悉治疗操作。

- 牙医助理能够预测下一步治疗所需器械。
- 牙医助理左手传递牙科器械、牙科手机和材料,右手吸唾及为下一步治疗准备材料和器械。
- 传递器械只涉及Ⅰ、Ⅱ、Ⅲ级动作,即只需移动手指、腕部与肘部。
- 治疗下牙列时传递的器械工作端朝下,治疗上牙列时传递的器械工作端朝上。这样牙科医生使用器械前不需要再调整器械方向。
- 传递的器械适于牙科医生握持。
- 应将器械稳固传递于牙科医生手中,避免牙科医生的视线离开术野。

器械握持方法

操作者握持器械的方法因器械类型、使用方式及患牙位置而不同。了解器械握持(grasp)方法是平稳传递及交换器械的基础。以下介绍3种器械握持方法:

- **握笔式**:将器械如握笔一样拿在手中(图 33-7A)。
- **掌式**:用手掌将器械牢固握于手中(图 33-7B)。
- **掌-拇握式**:将器械握于手掌中,拇指用来稳定器械,引导方向(图 33-7C)。

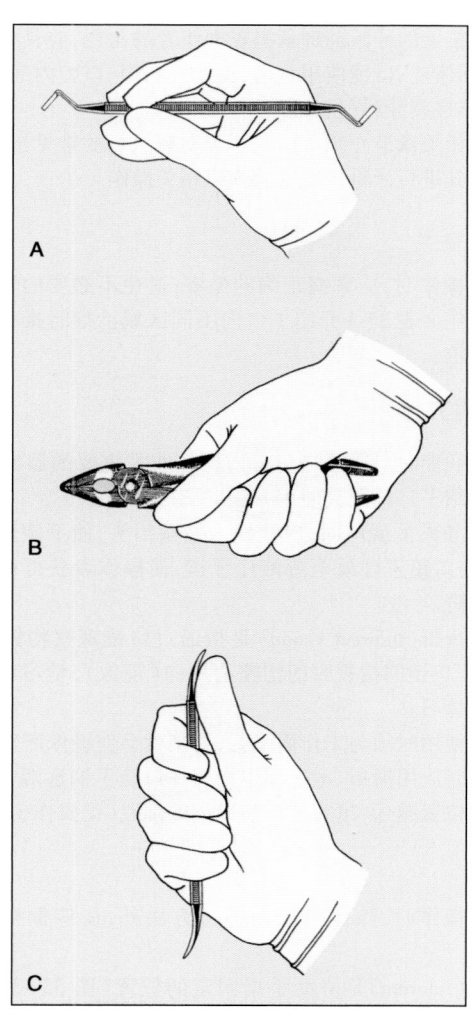

图 33-7 器械握持方法 A,握笔式。B,掌式。C,掌-拇握式

传递技术

治疗时,牙医助理常使用单手传递技术传递器械以提高效率,多用于传递手持器械、牙科手机和三用枪(见操作 33-2)。

器械交换方法

不同物品和器械需根据其自身设计及用途采用不同方法进行传递。

口镜与探针

开始治疗时,牙科医生首先使用口镜与探针检查口内需治疗区域。医生会将双手分别放于病人口腔两侧,做出接取器械的姿势,示意牙医助理进行传递。

牙医助理迅速用两手分别传递口镜与探针。对于右利手牙科医生,牙医助理左手传递探针,右手传递口镜(图 33-8)。

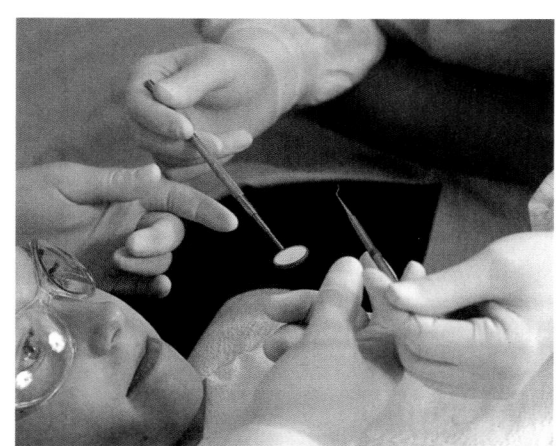

图 33-8 牙科医生接取口镜和探针

镊子

牙医助理使用镊子夹取小物品从口腔放入或取出时,需捏紧其工作端,避免镊子夹取的物品掉落(图 33-9)。

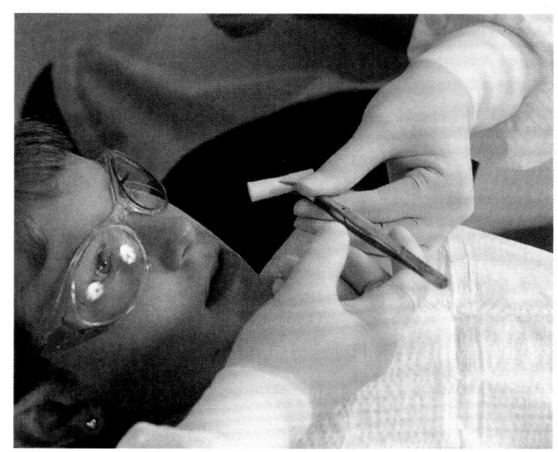

图 33-9 捏紧镊子工作端传递棉卷

牙科手机

牙科手机的传递与单个器械的传递方法相同（图 33-10）。传递时注意勿缠绕牙科手机连接尾管。

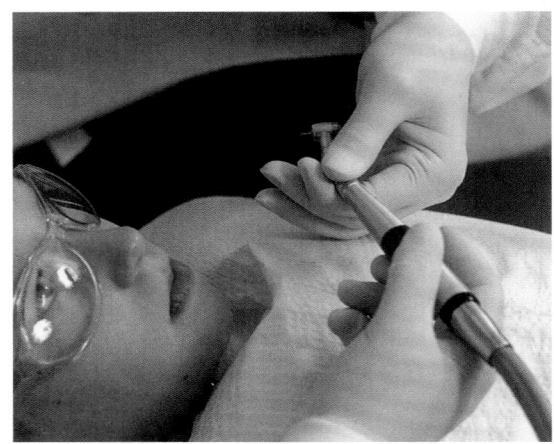

图 33-10 传递牙科手机

带关节器械

临床常用的带关节器械有橡皮障夹钳、外科钳、正畸钳和剪刀。牙医助理传递带关节器械时应握持关节部位，直接将器械手柄传递到医生掌中。剪刀柄应传递于医生手指上（图 33-11）。由于带关节器械重于其他单个器械，需要另一只手接回，可应用双手传递技术（见操作 33-3）。

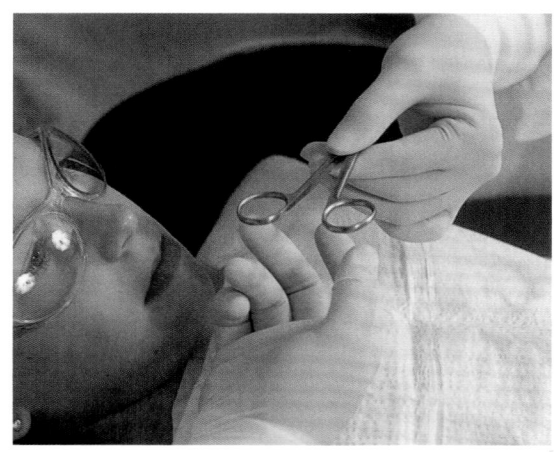

图 33-11 牙医助理传递剪刀

⟵复习

7. 牙医助理使用单手还是双手传递单个器械？
8. 配合右利手操作者时，牙医助理使用哪只手传递器械？

拓展职能

牙医助理的拓展职能（expanded function）是指由牙科医生授权（delegate）牙医助理完成某项治疗或治疗中的某项口内操作。依法履行拓展职能可提高诊所工作效率、减轻牙科医生工作压力和提高牙医助理工作满意度。

监督诊疗

美国各州《牙科执业法》规定牙科医生对助理履行拓展职能应进行直接或间接监督。即使授权给具备职能拓展的牙医助理，牙科医生也应为病人健康负责。

直接监督（direct supervision）时，牙科医生须与完成拓展职能的牙医助理在同一治疗区域工作。

间接监督（indirect supervision）时，牙科医生须在诊所内，但不必与完成拓展职能的牙医助理在同一治疗室，牙科医生须能及时评估牙医助理职能执行情况。

牙医助理的要求

注册牙医助理（Registered Dental Assistant，RDA）是具备执业资格的牙医助理。注册牙医助理必须毕业于美国牙科协会认证的牙医助理培训项目并获得执照。

职能拓展的牙医助理（Expanded-Function Dental Assistant，EFDA）是指各州牙科执业法允许的、接受过高级临床牙科操作训练、通过注册机构授权进行的笔试或临床操作考核的牙医助理。

职能拓展的牙医助理承担着操作者的角色，应具备特定的知识，包括体位、口镜使用技巧、支点的利用、口腔内部解剖、窝洞预备、器械及牙科材料的使用方法。

本书相关章节介绍了授权牙医助理执行的常见拓展职能，可以指导其进行牙科技工室及临床相关操作。

体位

口内操作时，应掌握正确的坐姿，避免不必要的脊柱弯曲和耸肩动作。表 33-1 介绍了口内不同区域治疗时推荐操作者采取的体位。

口镜使用方法

拓展职能时口镜是进行口内操作非常重要的器械。第 34 章全面介绍了口镜及其使用方法。

当医务人员就座时，应让病人微微抬头，使下颌切牙与地面垂直，将口镜正确放至待治疗牙齿，使操作者获得口内治疗的直接视野。

间接视野（indirect vision）是指通过口镜观察物体（图 33-12）。由于口镜间接视野的物象为反向（镜像），学习口镜使用时需反复练习。

口镜使用时须与工作面平行，否则就会使镜像产生扭曲。

操作时应用拇指、示指和中指捏住口镜手柄远端二分之一处。握持位置越远，越容易调整口镜的位置（见操作 33-4）。

支点

口内操作时，除保持正确握持方法外，还应保持手的稳定性。

支点（fulcrum）是协助手指固定的位置（图 33-13）。好的支点可保持手部稳定，便于腕-前臂运动，减少器械滑脱或口内组织损伤的可能性。

表 33-1　根据口腔待治疗区域不同推荐操作者与病人宜采取的体位

口内区域	操作者体位	视野类型	病人头部位置
右上颌颊侧	时钟 10~12 点位置	直接视野	抬高下颌,头背向操作者
右上颌𬌗面	时钟 11~12 点位置	间接视野	抬高下颌,头朝向操作者
右上颌腭侧	时钟 9 点位置	直接视野	抬高下颌,头朝向操作者
上颌前牙唇侧	时钟 11~12 点位置	直接视野	抬高下颌,头朝向操作者
上颌前牙腭侧	时钟 11 点位置	间接视野	抬高下颌,头向正前方
左上颌颊侧	时钟 10 点位置	直接视野	抬高下颌,头朝向操作者
左上颌𬌗面	时钟 11 点位置	间接视野	头微微朝向操作者
左上颌腭侧	时钟 9 点位置	直接视野	头微微朝向操作者
右下颌颊侧	时钟 9~10 点位置	直接视野	头背向操作者
右下颌𬌗面	时钟 9 点位置	直接视野	压低下颌,头朝向操作者
右下颌舌侧	时钟 9 点位置	直接视野	压低下颌,头朝向操作者
下颌前牙唇侧	时钟 11~12 点位置	直接视野	头向正前方
下颌前牙舌侧	时钟 11~12 点位置	直接视野	头向正前方
左下颌颊侧	时钟 11 点位置	直接视野	抬高下颌,头朝向操作者
左下颌𬌗面	时钟 11 点位置	直接视野	抬高下颌,头朝向操作者
左下颌舌侧	时钟 9~10 点位置	直接视野	抬高下颌,头背向操作者

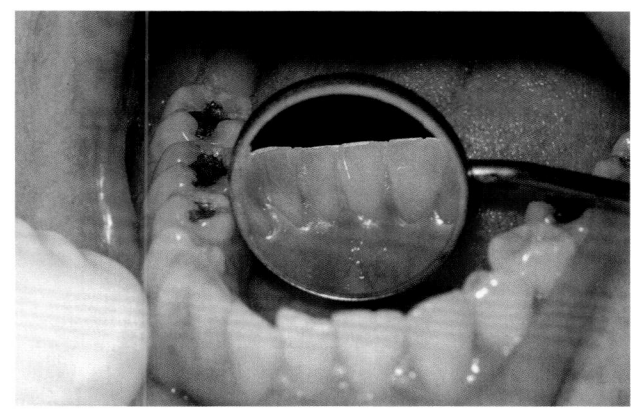

图 33-12　正确放置口镜,呈现牙齿镜像

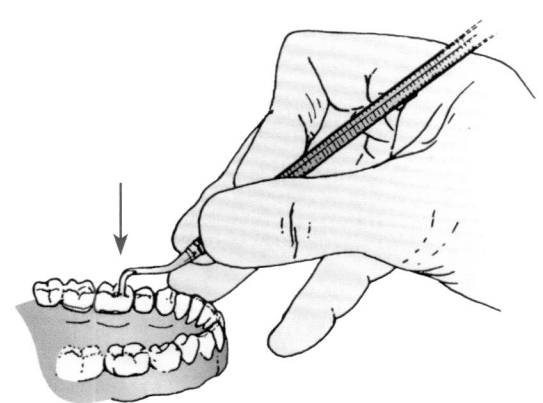

图 33-13　利用支点固定手和器械。(From Baum L, Phillips R, Lund M: Textbook of operative dentistry, ed 3, Philadelphia, 1995, Saunders.)

口内支点应置于口内待治疗牙弓的同侧,最好在同一象限。利用支点操作时手与手指放置的位置离工作区越近越好。

熟悉牙体解剖

牙体解剖相关知识对于理解治疗程序和执行拓展职能不可或缺(复习第 12 章牙齿形态学)。牙医助理须掌握以下内容:

- 牙齿咬合关系
- 牙齿结构(如牙釉质、牙骨质和牙髓)
- 牙齿形态
- 牙齿接触面与邻面
- 牙齿远中接触面及其重要性
- 每个牙的窝沟点隙
- 牙周组织及其重要性

熟悉窝洞预备

牙医助理的某些拓展职能与牙体外科和修复有关。熟悉特定窝洞的名称与分类,对于了解牙科材料放置位置、成型片与牙楔的使用非常重要(见第 28 章)。

使用器械

执行拓展职能时,牙医助理可通过两步完成器械移动:

1. 需要使用较大力气操作时,可将手、腕部和前臂作为整体进行移动。

2. 需要在局限的空间里或精确的位置进行操作时,可来回移动手指(见操作 33-5)。

使用牙科材料

牙医助理应在使用材料前知晓其性能特点,并掌握调拌技能。当牙医助理将牙科材料放入口内或已预备好的窝洞时,还需了解治疗流程。

每种牙科材料都有其独特的使用方法与口内放置位置。第43章与第47章讨论了牙科材料及牙医助理在应用材料时的角色。

拓展职能的评估

作为职能拓展的牙医助理,履行更多职责的同时,还要对自己的技术负责。

牙医助理执行拓展职能不仅要掌握理论知识,还要与牙科医生沟通交流,按照其要求进行操作,如牙科医生会使用特定的方式制作临时冠、移除成型片或涂布酸蚀剂。

⊙ 复习

9. 什么是间接视野?
10. 协助手指固定位置的术语是什么?

■ 健康教育

病人知道牙医助理在诊所里的角色吗?牙医助理和牙科医生有责任告知病人口腔治疗团队的资历与责任。最好的告知方式是在诊所墙面上展示他们的资格证、学位证书及其他资质证明。

有些诊所会为新病人提供关于诊疗团队专业背景的邮件。这种方式可使病人确认治疗团队的能力水平。■

■ 法律和伦理问题

所有州都设有牙科执业法,允许牙医助理履行特定的拓展职能。由于不同州对以下问题的处理有所不同,会导致执业时产生困扰:

1. 本州内牙医助理应履行什么职责?
2. 执行拓展职能时需要牙医助理达到怎样的教育水平?

务必确认所工作的诊所执行的是法律规定的最新的拓展职能。备好所有相关执业资质证书。

职能拓展的牙医助理应对自己治疗行为负责。但最终负责的仍是医生。口腔治疗团队的所有操作应在病历中注明:牙科医生评估了所有程序,评价了各项操作,并与职能拓展的牙医助理充分沟通。■

■ 展望

未来牙医助理会扮演什么样的角色?有人预言21世纪将会出现牙科医生短缺,牙医助理可能会承担更多角色以弥补这种短缺情况。

牙医助理也许会承担预防助理角色。职能拓展的牙医助理可能会辅助牙科卫生士对病人进行龈上洁治、牙面抛光、窝沟封闭及其他预防治疗操作。

职能拓展的牙医助理也可能承担手术助理角色。其拓展职能包括即刻修复,制取终印及其他技术等。

各州之间对牙医助理拓展职能的规定不同,牙科诊所也会因职能拓展的牙医助理所履行职责的不同而各异。我们应不断关注最新的、法律允许的牙医助理可履行的拓展职能。■

■ 评判性思维

1. 一位病人预约今日拔牙。她对于今天的治疗非常紧张。早上治疗团队会议时应讨论什么内容有助于帮助病人做好治疗准备?
2. 为什么团队治疗理念适用于口腔治疗?医学领域都使用该理念吗?为什么?
3. 操作者应遵循一定指导原则采取特定位置与坐姿进行治疗。为什么?
4. 牙医助理应承担哪些角色?如何努力做好诊所治疗团队工作?
5. 医生认为作为牙医助理能够执行某些拓展职能,但你被告知所在的州不允许执行这些职能,应该如何解决?■

操作 33-1

治疗前流程

步骤

1. 在接待区有礼貌的迎接病人,进行自我介绍,引导病人进入治疗区。
2. 将病人个人物品如夹克或拎包等放至安全位置,远离治疗区域。
   注:要将病人个人物品放至其目所能及的安全地方。
3. 开始与病人交谈

目的:与病人交流与治疗无关的内容可有助于使其感到更舒适和放松。
4. 询问病人与当天治疗有关的问题。如无法回答,如实说明并告知医生进行讨论。
目的:病人通常有一些问题不愿询问医生,而问牙医助理。我们对此类问题积极回复的态度有助于消除病人疑虑。

操作 33-1(续)

5. 让病人就座于牙椅上,腿部放于椅子下方。

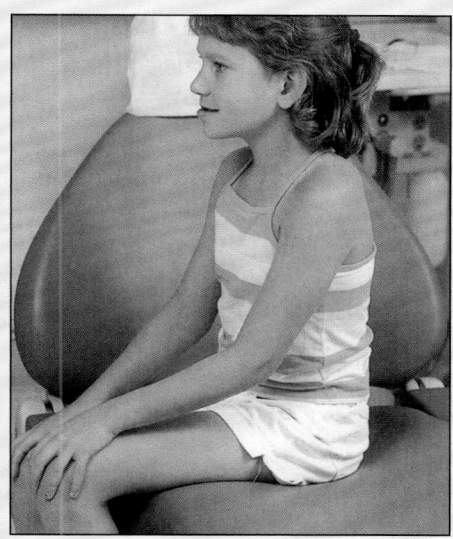

6. 将椅子扶手放低或就位。

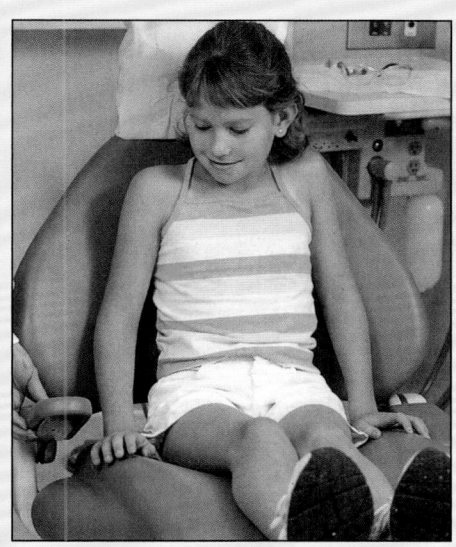

7. 在病人胸前系好一次性胸巾,将胸巾上端两角用夹链固定。

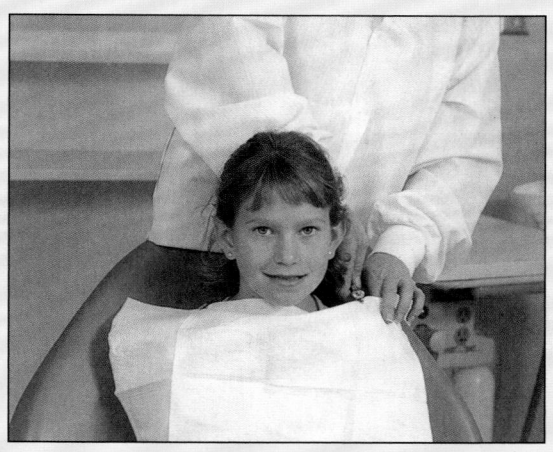

8. 调整牙椅前告知病人。缓慢调节牙椅直到病人及牙椅位置适宜。

   注:口腔治疗最常见体位为仰卧位。

9. 将治疗灯移至病人胸部上方,并打开开关。

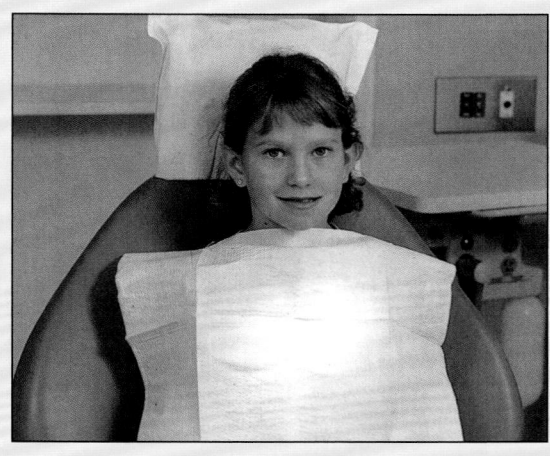

10. 再次确认所有治疗准备已做好,用物已摆放妥当。

11. 洗手,戴好个人防护用品。

12. 牙医助理就位准备操作。

操作 33-2

单手传递器械技术

步骤

1. 用左手拇指、示指和中指从器械盘中拿取器械。

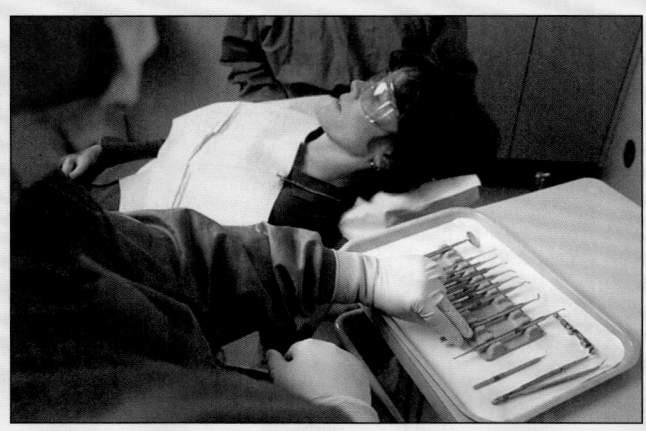

2. 握持器械手柄末端或非工作端。
   注:多数双头器械有两个末端。
3. 传递器械时保证手中器械与牙科医生手中器械处于平行状态。
4. 用左手剩余两个手指从牙科医生手中取回用过的器械,并将其握在掌中。

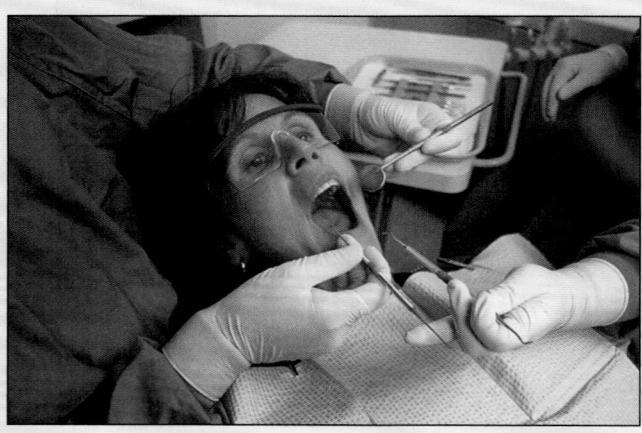

5. 将新器械平稳传递至操作者手中。
   注:传递器械时,确保其工作端朝向治疗的牙列位置。

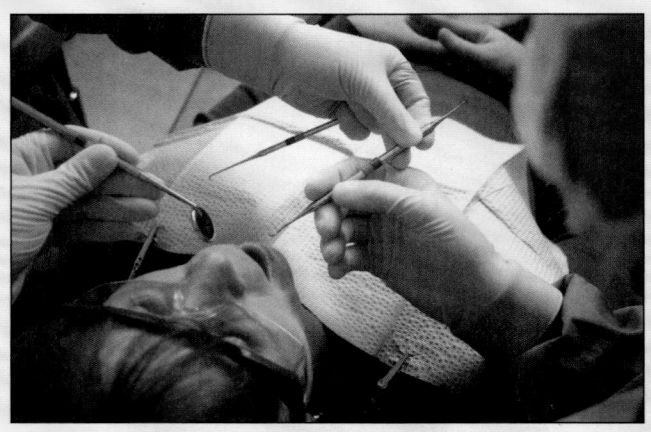

6. 将用过的器械放回器械盘原头来的位置。

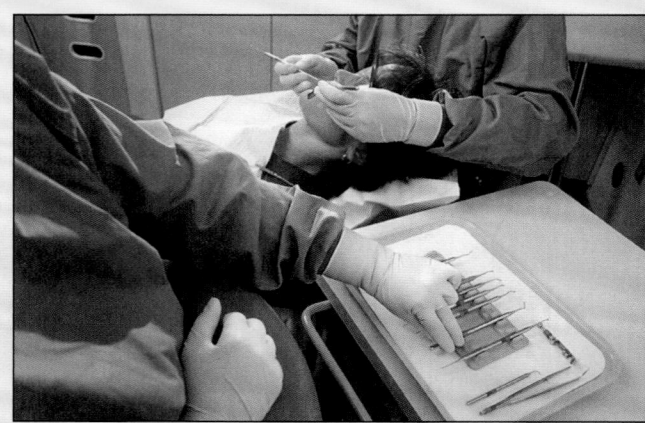

操作 33-3

双手传递器械技术

步骤

1. 用右手从器械盘内拿取器械,拇指、示指和中指捏住工作端。
2. 用左手从牙科医生手中接过用后的器械,在放回器械盘前反转手掌将其握牢。
3. 传递新器械给牙科医生,工作头方向朝向治疗的牙列位置。
4. 将用过的器械放在器械盘中适当的位置。

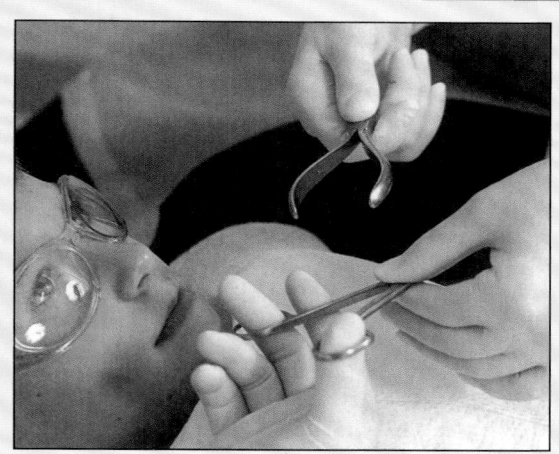

操作 33-4

口镜的使用

器械与物品

- ✔ 口镜
- ✔ 治疗灯

步骤

1. 使病人就座于牙椅上呈仰卧位。
2. 打开并定位治疗灯。将灯从非工作的一侧肩部方向移动,置于口腔上方一臂左右距离处。
   目的:照亮口腔。灯距口腔过近影响工作效果。
3. 以操作者姿势就座。
   注:记住遵循操作者就座原则。
4. 左手握笔式握持口镜(右利手操作者)。

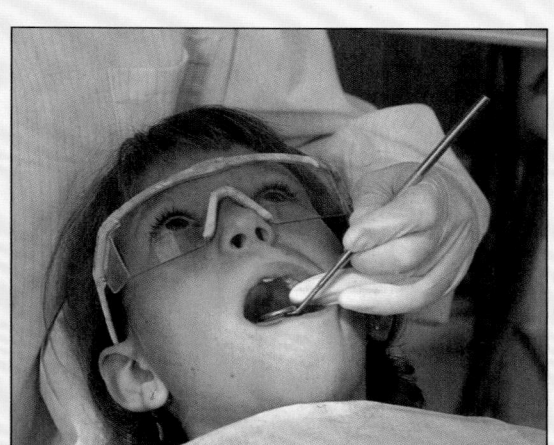

6. 将口镜置于下颌中切牙舌侧方向反射灯光观察。
7. 将口镜牵拉口腔以获得更大范围的视野。

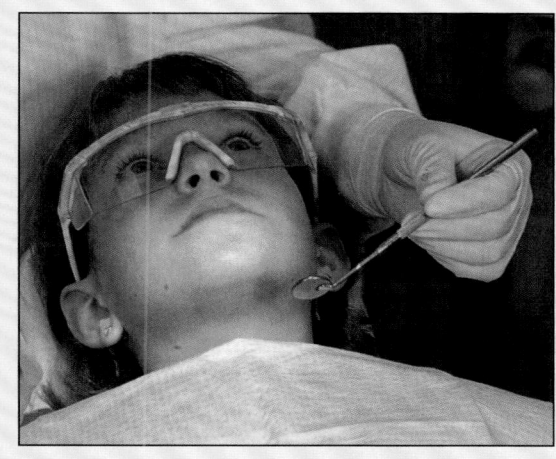

5. 将口镜置于上颌中切牙腭侧方向检查口内情况。

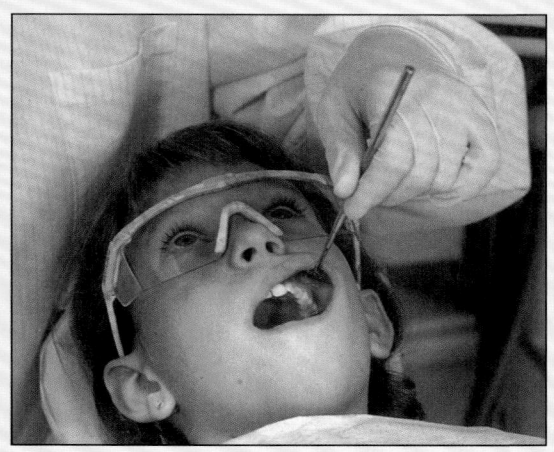

操作 33-5

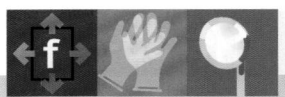

检查器械的使用（拓展职能）

器械与物品

- ✔ 口镜
- ✔ 探针
- ✔ 镊子

步骤

1. 使病人就座呈仰卧位。
2. 以操作者姿势就座。
3. 调节治疗灯照亮口腔。
4. 用非操作手以握笔式拿取口镜,操作手拿取探针。
   注:如果是右利手,则用右手拿取探针。
5. 嘱病人张口,根据口内待治疗区域使病人的头部背向或转向操作者。
6. 在探诊区域附近利用支点。
7. 探查右上象限最后面的牙齿。
   注:熟练使用器械可避免牙齿及其周围组织损伤。
8. 用口镜和探针视诊探查各个牙面。

（张琳 译,严红 校,李秀娥 审）

牙科手工器械

关键术语

斜面的(beveled):某平面的一个角与另一个角相交形成。

刃(blade):锋利器械的切割边缘。

手柄(handle):操作者握持的部分。

尖端(nib):圆钝的点或尖。

平面(plane):器械工作端扁平或水平的表面。

工作尖(point):器械锋利或锥形的末端。

锯齿状的(serrated):从一个平面延伸出的齿状凸起。

颈部(shank):器械中连接手柄与工作端的部分。(译者注:此章节的"shank"与第35章中所代表的意思不同,在此章节中等同于"neck")

有触觉的(tactile):有触摸的感知或感觉。

工作端(working end):牙科器械用于接触牙齿或混合牙科材料的部位。

学习目标

完成此章节的学习之后,学生将能够达到以下目标:

1. 掌握关键术语的发音、写法和定义。
2. 解释怎样识别手工器械,包括:

- 描述牙科手工器械的3个组成部分。
- 描述由 G. V. Black 提出的器械编码方法。
3. 讨论器械的分类,包括:
- 讨论按特定的顺序摆放器械的理由。
- 列出检查器械及用途。
- 列出手工(手动)切割工具的种类和用途。
- 列出充填器械的种类和用途。
- 列出牙科辅助器械和物品。
- 描述事先准备好的治疗盘、放模型的盒子及颜色编码系统在治疗中的用途。

实践目标

完成此章节的学习之后,学生将能够达到以下技能水平:

- 识别检查器械。
- 识别手工(手动)切割工具。
- 识别充填器械。
- 识别牙科辅助器械和物品。

牙科器械种类繁多。本章描述了在牙体充填过程中常用的器械设计和目的。

供应商为了适应个体偏好制造了各种各样的牙科器械。在学习本章节的器械后,你将会懂得每种器械都是为了牙齿的某个特定区域、某种特定的牙科材料以及牙科医生们的特定需求而设计的。

识别手工器械

牙科诊疗过程中,每种牙科器械都有明确的用途。牙医助理应能够准确识别各种器械。牙医助理按照使用顺序依次将器械摆放在治疗盘上,当操作者需要更换器械时,能快速准确地传递。

牙科器械由不锈钢、碳钢、塑料或者某种特定的金属制造而成。由于这些器械被反复使用,必须能耐受消毒灭菌过程。

器械编号

牙科供应商为大多数器械进行了编号(图 34-1)。这个编号是该器械的通用标识。牙科医生谈到钳子或者镊子时通常会说它们的编号而不是名称。学习辅助器械、正畸钳、外科钳时,应了解他们的编号和名称。

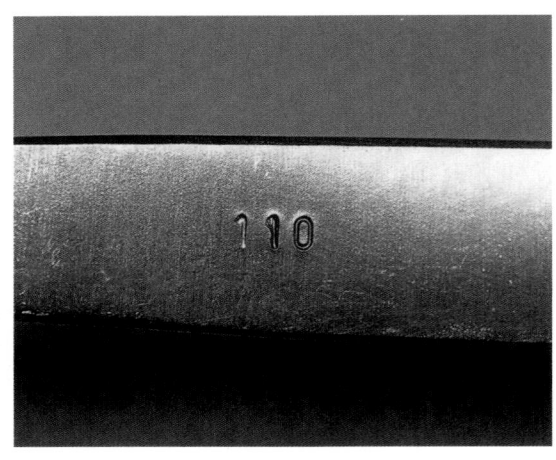

图 34-1　Howe 钳的编号

器械设计

手工器械由 3 个特定部分组成:手柄(handle)、颈部(shank)和工作端(working end)(图 34-2)。

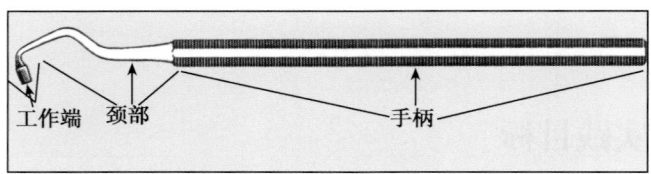

图 34-2　牙科手工器械的 3 个部分

手柄

手柄是操作者握持器械的部位。手柄设计成各种形状和尺寸,外形有圆形或六角形,表面可能很光滑或者带有沟槽纹路以便更好地握持。人们将器械手柄的直径设计得更大,表面以衬垫覆盖,让操作者更好地控制器械,减轻手指和手部肌肉的疲劳。

颈部

颈部是连接工作端和手柄的部分。为了器材能够到达牙齿的特定区域,人们设计了颈部的弯曲或角度。例如,多数用于邻间隙的器械颈部是带角度的,而用于牙齿表面或者颊面的器械颈部则是直的。颈部的厚度和强度决定其承受压力的大小。

工作端

工作端是器械行使特定功能的部分,可能是一个工作尖(point)、刃(blade)或者尖端(nib)。如果这个器械有尖端,它可能是光滑的或是锯齿状的(serrated)。

手工器械可为单端或者双端,双端器械又称左右器械,在两个末端分别有一个颈部和一个工作端。双端器械的两端经常是镜面对称的(反转的角度),适用于牙齿的每一个面。

BLACK 器械编码方法

如前所述,G. V. Black 在牙科实践发展中发挥了至关重要的作用。Black 设计了一个用于描述手工器械工作端角度和直径的编码方法(图 34-3)。手工切割和刮治器械有三套数字编码,分别用来识别刃的宽度、长度和角度。表 34-1 显示了在器械设计过程中用到的数字和编码。

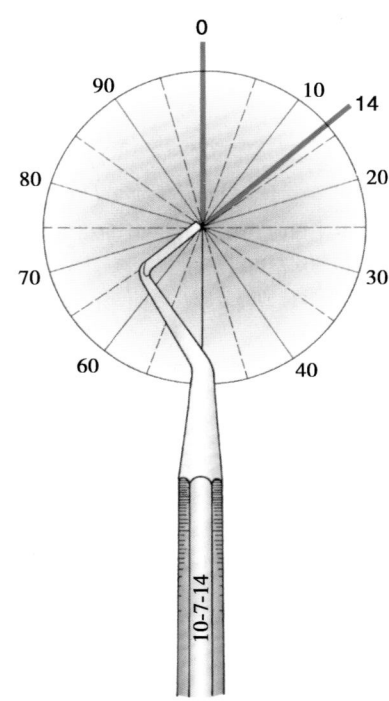

图 34-3　Black 器械编码方法。(From Baum L,Phillips RW,Lund MR:Textbook of operative dentistry,ed 3,Philadelphia,1995,Saunders)

表 34-1　G. V. Black 器械准则的编码

顺序	描述
第一个数字	以 1mm 的十分之一计量刃的宽度(如果数字是 10,宽度是 1mm)
第二个数字	以 1mm 计量刃的长度(如果数字是 7,长度是 7mm)
第三个数字	刃与手柄所成的角度(如果数字是 90,工作端/刃与手柄成 90°)

器械分类

充填治疗的器械分成4类:检查器械、手工切割器械、充填器械和辅助器械。通过分类来学习器械,利于掌握其名称、用途和治疗中使用的顺序。

- 检查器械:可供操作者全面地检查口腔的健康状况。
- 手工切割器械:可供操作者手工去除龋坏组织,充填时进行平整、终末修型和牙体组织预备的器械。
- 充填器械:通过放置、压紧和雕刻牙科材料以"修复"牙齿原本的解剖形态的器械。
- 辅助器械:用于完成治疗的其他各类器械。

器械排序

从左到右地完成一个治疗盘的准备,这个排列顺序依据的是牙科治疗过程中器械传递和使用流程。牙医助理左手传递器械,为了拿取方便,最常用的器械应该靠近牙科医生放置。

此外,应首先将基础器械放置在治疗盘中,接下来其他是另外的检查器械,然后是手工切割器械,最后是充填器械。将所有的辅助物品有条理地按顺序摆放于治疗盘或工作台面上(图34-4)。

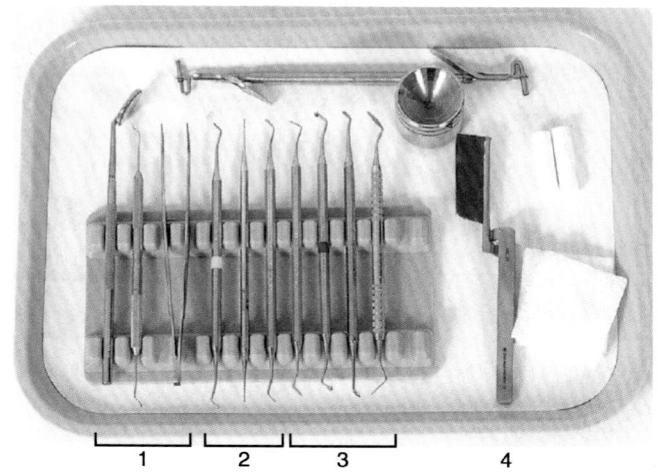

图 34-4 治疗盘中器械正确的摆放顺序。1,检查器械。2,手工切割器械。3,充填器械。4,辅助器械

检查器械

检查器械是在治疗盘中最常用的器械。表34-2描述了检查器械及其用途。

表 34-2 检查器械

器 械	用 途
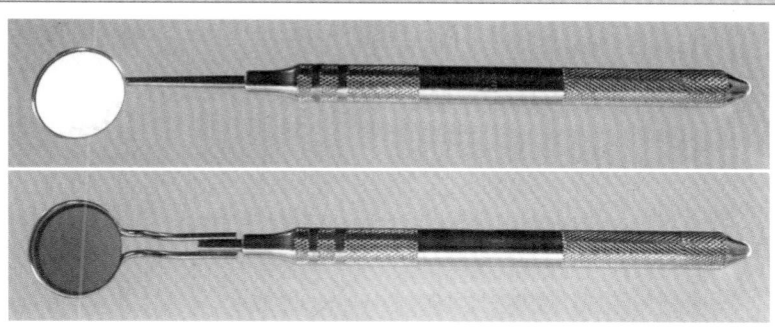	**口镜**用途十分广泛,设计成直手柄,小角度的平面或者凹面镜
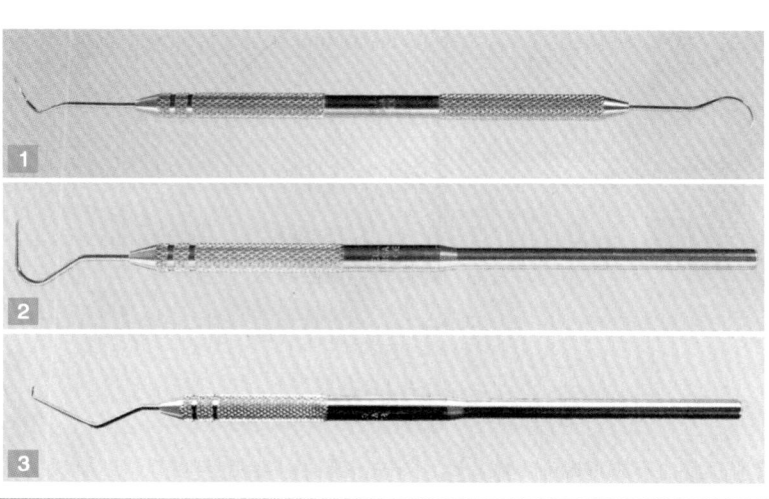	**探针**是多用途的器械,可用于治疗的每个步骤。探针可能有多种形状,但是所有的探针都有一个细的、弯曲的、点状尖端的线型工作端。常用的探针有直角(1)、猪尾状(2)和shepherd钩状(3)。细的尖端可以让操作者用触觉区分牙石、龋坏组织在牙齿表面的差异

续表

器　械	用　途
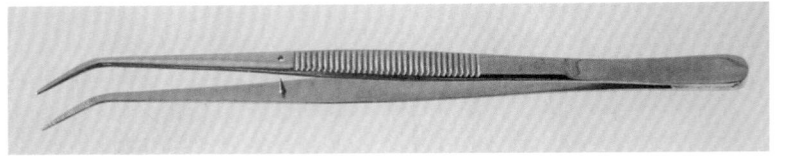	**镊子**用于夹取小物品进出口腔,比如棉球、排龈线、楔子。使用无锁牙科镊时,操作者的手指必须捏紧手柄。而对于有锁牙科镊,手柄被锁在闭合的位置,只有锁打开,尖端才能张开。镊子的尖端可以是平的,锯齿状或者鸟嘴状的
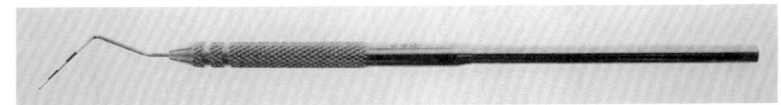	**牙周探针**用来测量龈沟或牙周袋的深度,其工作端有用于读数毫米分度的刻度线。一些探针有色标便于识别(见第 55 章)

基础器械

　　口镜、探针、镊子是每个治疗过程必备的,称为基础器械(图 34-5)。图 34-6 描述了口镜的 4 个主要用途。从左向右准备治疗盘里的器械时,口镜、探针、镊子是最前面的 3 个。

　　口镜和探针可以通过双手传递的方法同时传递。最好将探针和口镜分别放在治疗盘的第一和第二位。这种摆放可以避免同时递时双手的交叉(图 34-7)。

　　操作 34-1 介绍了识别检查器械的步骤。

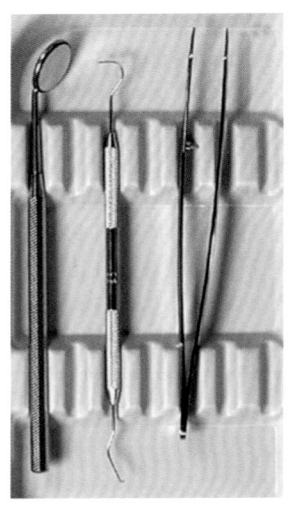

图 34-5　基础器械

↩复习

3. 用于手工去腐的是哪类器械?
4. 口镜的 4 个用途是什么?
5. 描述探针工作端的主要特点。
6. 基础器械包括哪 3 种?
7. 用于测量龈沟深度的器械是什么?

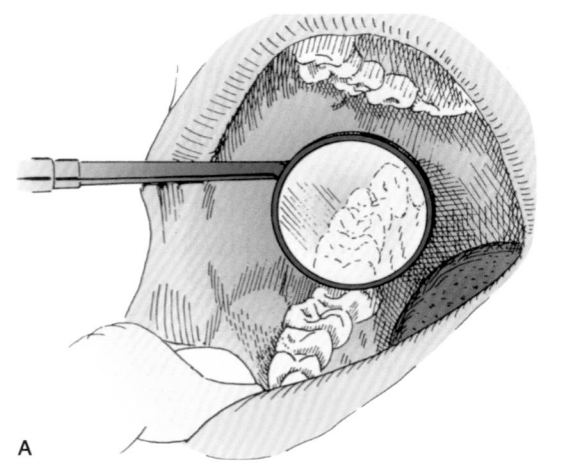

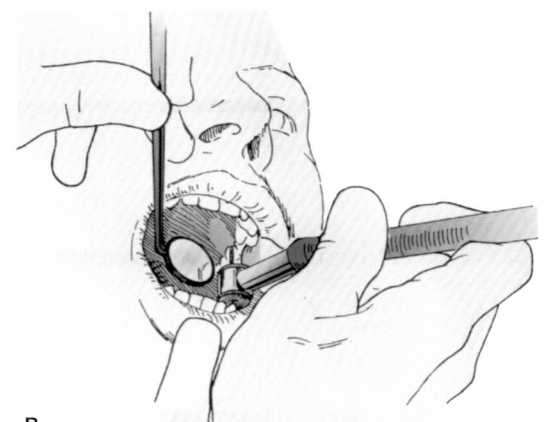

A　　　　　　　　　　　　　　　　B

图 34-6　口镜的用途。A,反射口腔内不能直视的区域。B,引导光束照射在治疗区域

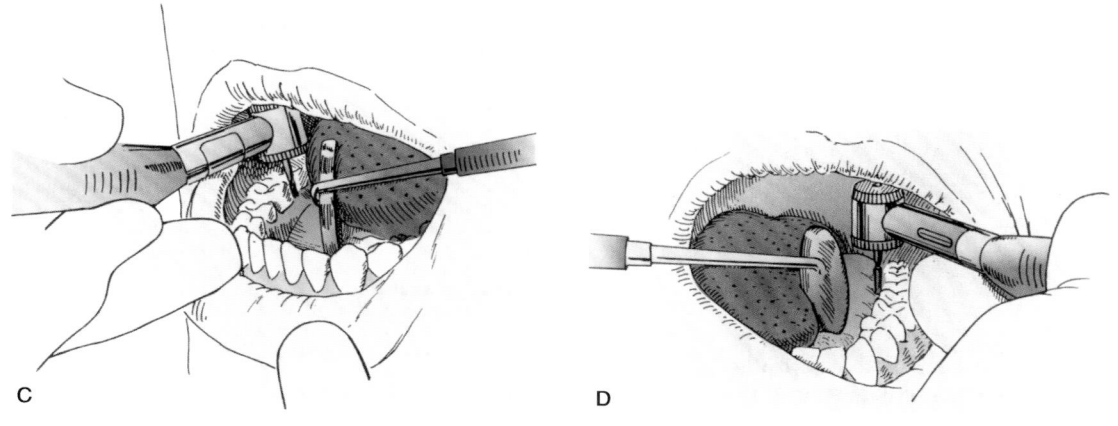

图 34-6(续) C,牵拉舌头及颊部。D,保护周围组织

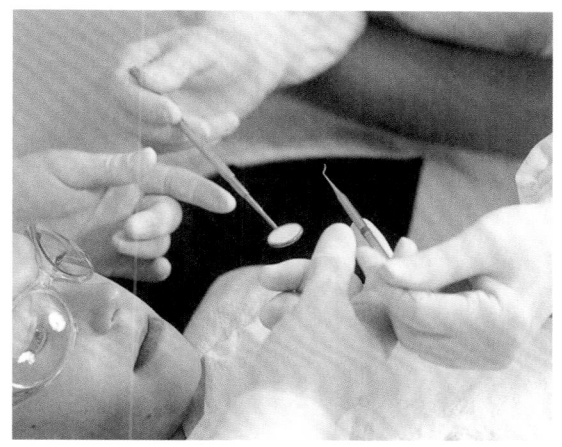

图 34-7 双手传递口镜和探针

手工切割器械

手工切割器械是放在治疗盘检查器械之后的第二组器械。这些器械可供牙科医生手工去除腐坏的牙体结构,平整洞壁和洞底,制备斜面和固位沟来容纳牙科材料。表 34-3 展示了挖匙、锄状器械、牙凿、斧状器械、牙龈边缘修整器及其作用。

对于本章提到的这类器械,牙科医生们有不同的选择偏好。治疗中他们会联合使用旋转器械和手工器械。

操作 34-2 介绍了识别手工器械的步骤。

←复习

8. 常用于充填/修复治疗的是哪两种挖匙?

表 34-3 手工切割器械

器械	器械的应用	用途
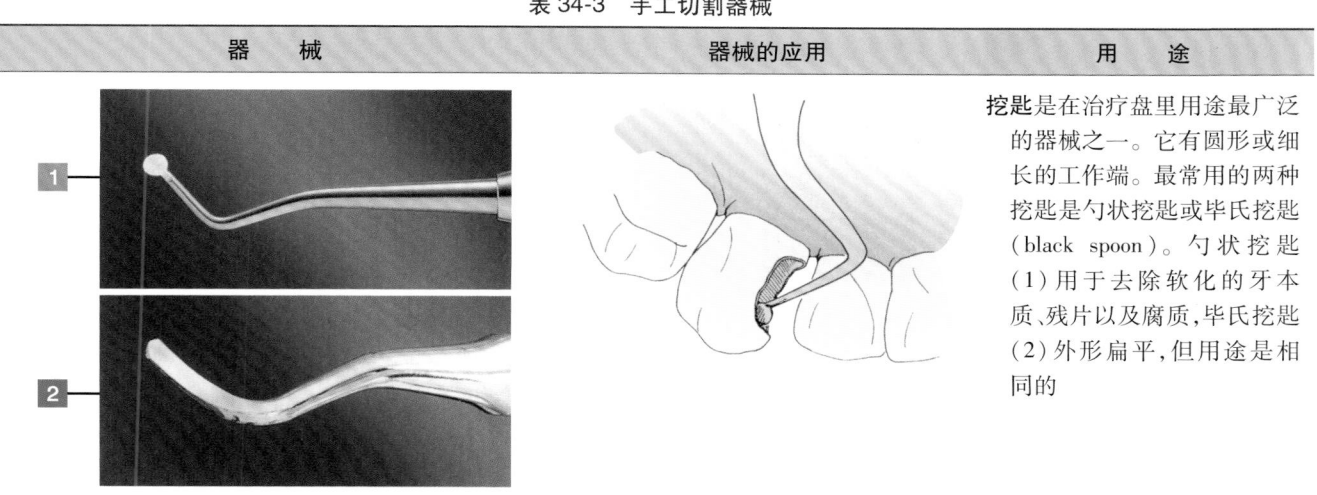		挖匙是在治疗盘里用途最广泛的器械之一。它有圆形或细长的工作端。最常用的两种挖匙是勺状挖匙或毕氏挖匙(black spoon)。勺状挖匙(1)用于去除软化的牙本质、残片以及腐质,毕氏挖匙(2)外形扁平,但用途是相同的

器　械	器械的应用	用　途

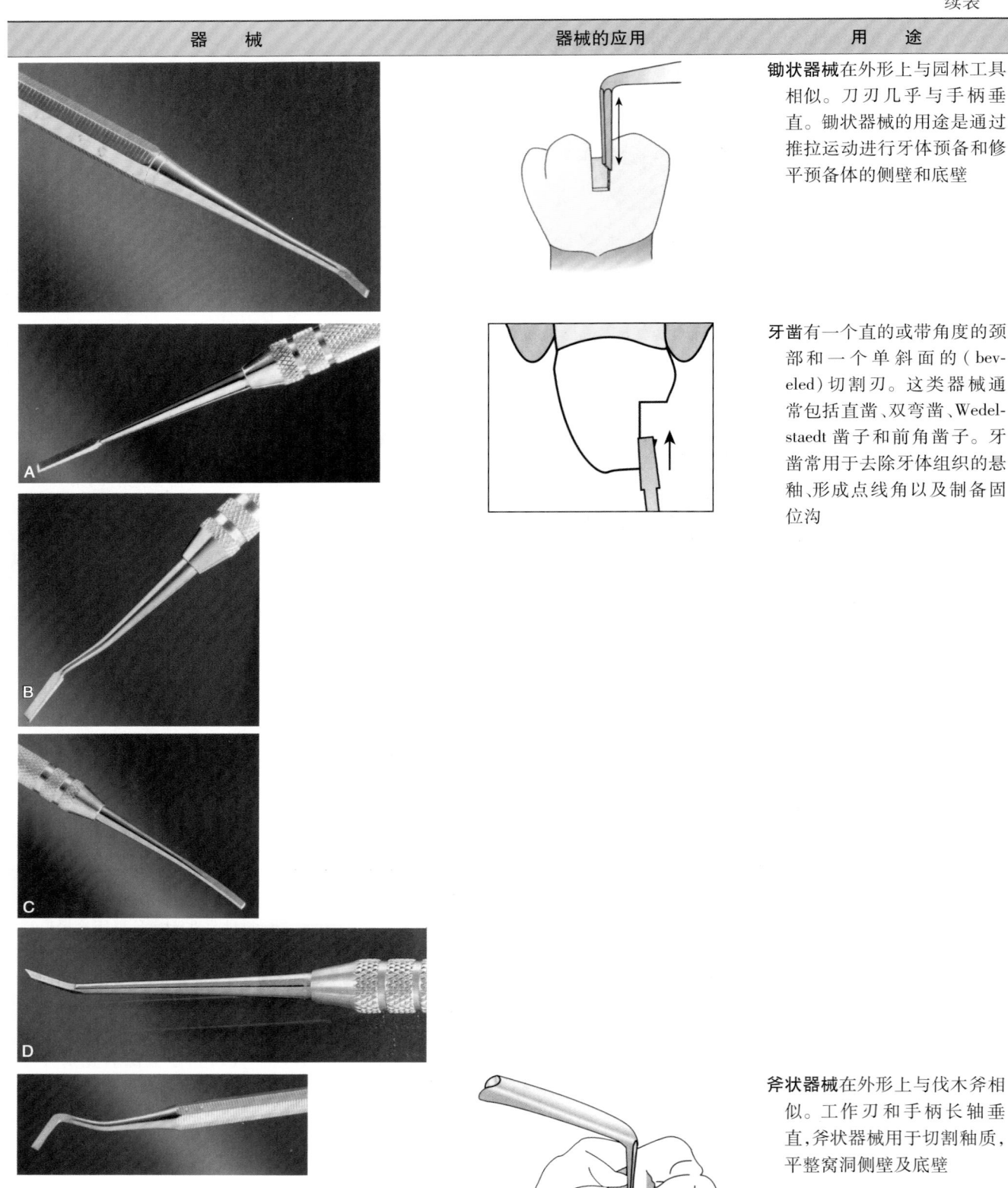

锄状器械在外形上与园林工具相似。刀刃几乎与手柄垂直。锄状器械的用途是通过推拉运动进行牙体预备和修平预备体的侧壁和底壁

牙凿有一个直的或带角度的颈部和一个单斜面的（beveled）切割刃。这类器械通常包括直凿、双弯凿、Wedelstaedt 凿子和前角凿子。牙凿常用于去除牙体组织的悬釉、形成点线角以及制备固位沟

斧状器械在外形上与伐木斧相似。工作刃和手柄长轴垂直,斧状器械用于切割釉质,平整窝洞侧壁及底壁

续表

器 械	器械的应用	用 途
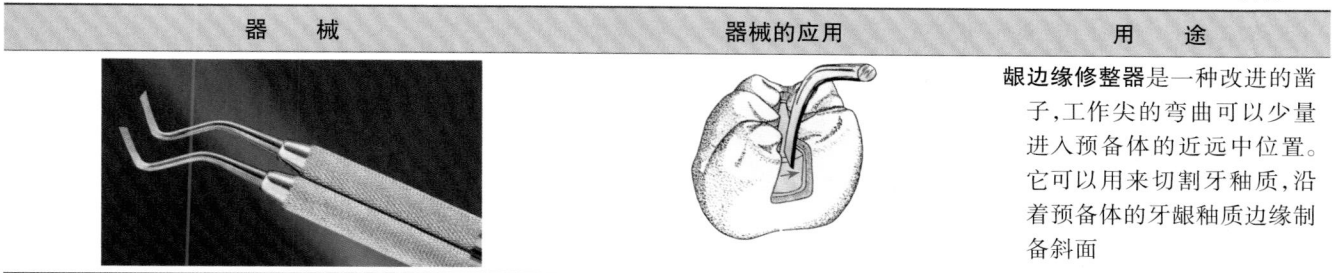		**龈边缘修整器**是一种改进的凿子,工作尖的弯曲可以少量进入预备体的近远中位置。它可以用来切割牙釉质,沿着预备体的牙龈釉质边缘制备斜面

Photos from:Dental instruments:a pocket guide,ed 5,St Louis,2015,Saunders;drawings from Baum L,Phillips RW,Lund MR:Textbook of operative dentistry ed 3,Philadelphia,1995,Saunders.

充填器械

这类器械主要用来充填及雕刻牙科充填材料以获得牙齿的正常解剖形态。表 34-4 描述了最常用的充填器械。大多数牙科医生都会以一个特定的顺序使用这些器械。选入治疗盘配置的器械因牙科医生的喜好及所用材料的不同而各异。

操作 34-3 介绍了识别充填器械的步骤。

表 34-4　充填器械

器 械	用 途
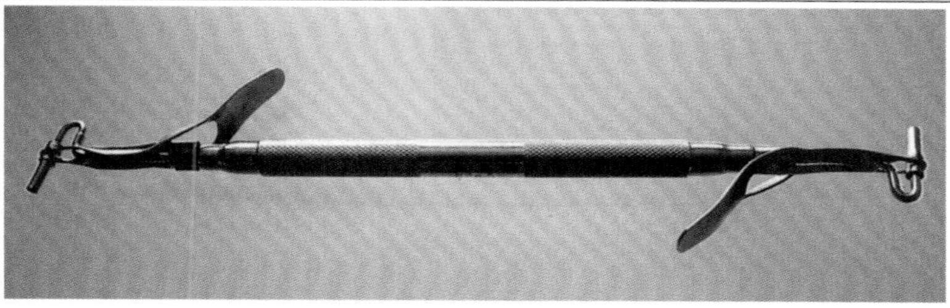	**银汞输送器**是一种有两个工作端的器械,工作端可将混合后的银汞送入窝洞内。银汞输送器一端可持较多银汞,另一端可持量较少
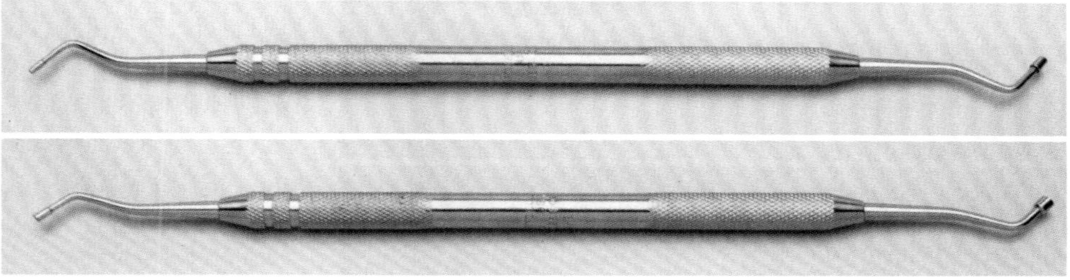	**银汞充填器**有一个平坦的或锯齿状的工作端,用来压紧窝洞中的银汞合金。它有各种型号来适应不同的窝洞。器械的颈部是有角度的,可以达到窝洞的任何位置
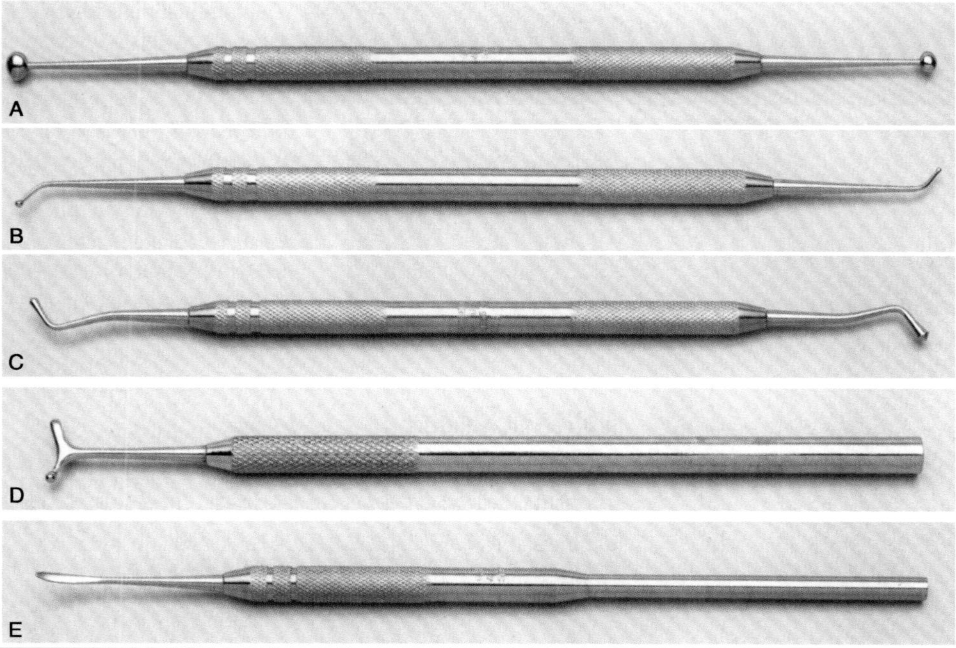 A	**压光器**是一个有光滑工作端的器械。圆滑的工作端可以适应不同的需要。常用的工作端类型包括足球形（A）、球形（B）、橡子形（C）、垒球形（D）以及扇形（E）。压光器常规用来平整未固化的银汞充填物的表面
B	
C	
D	
E	

续表

器　械	用　途

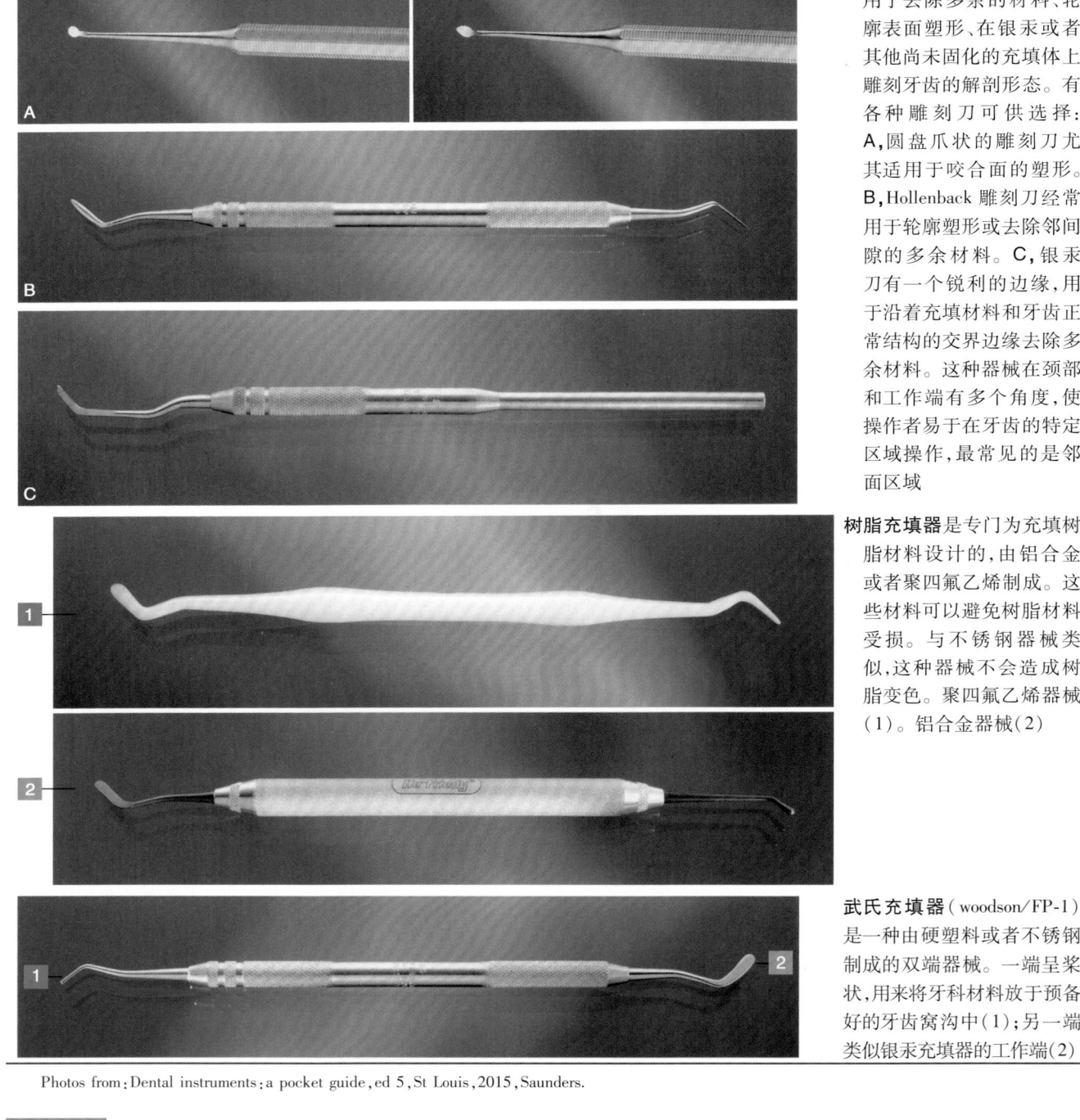

雕刻刀有一个锐利的工作端用于去除多余的材料、轮廓表面塑形、在银汞或者其他尚未固化的充填体上雕刻牙齿的解剖形态。有各种雕刻刀可供选择：A,圆盘爪状的雕刻刀尤其适用于咬合面的塑形。B,Hollenback 雕刻刀经常用于轮廓塑形或去除邻间隙的多余材料。C,银汞刀有一个锐利的边缘,用于沿着充填材料和牙齿正常结构的交界边缘去除多余材料。这种器械在颈部和工作端有多个角度,使操作者易于在牙齿的特定区域操作,最常见的是邻面区域

树脂充填器是专门为充填树脂材料设计的,由铝合金或者聚四氟乙烯制成。这些材料可以避免树脂材料受损。与不锈钢器械类似,这种器械不会造成树脂变色。聚四氟乙烯器械(1)。铝合金器械(2)

武氏充填器(woodson/FP-1)是一种由硬塑料或者不锈钢制成的双端器械。一端呈桨状,用来将牙科材料放于预备好的牙齿窝沟中(1);另一端类似银汞充填器的工作端(2)

Photos from：Dental instruments：a pocket guide，ed 5，St Louis，2015，Saunders.

⟲ 复习

9. 当雕刻银汞充填体的邻间隙外形时应递给牙科医生什么器械?
10. 用于输送银汞合金的是哪种器械?
11. 什么器械是圆盘爪状的?

辅助器械及物品

　　辅助器械及物品并不是准备治疗盘所必需的,但在治疗中需要使用时,应该拉开牙科柜就能够拿到。用后放回牙科柜前要严格遵守消毒或灭菌物品的感染控制原则。

　　操作 34-4 介绍了识别辅助器械及物品的步骤。

表 34-5 辅助器械及物品

器械/物品	用途
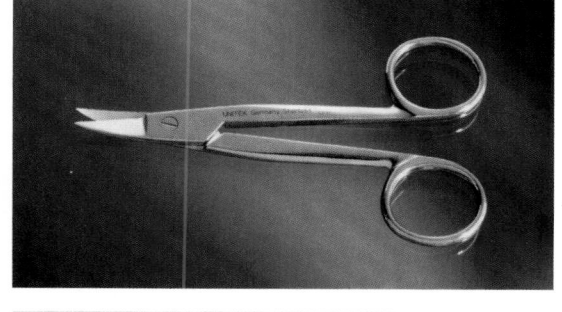	**调拌刀**在多数涉及牙科材料的治疗中都会用到。弹性调拌刀是由不锈钢制成的单端调拌刀,有两种型号(#15、#24),用来混合洞衬材料、垫底材料和水门汀
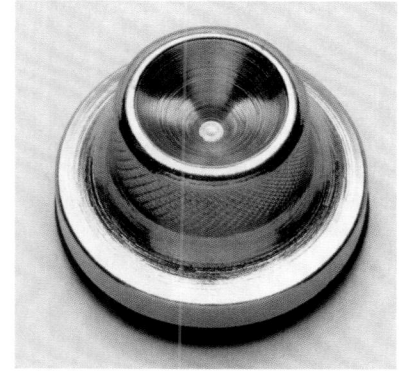	充填/修复治疗中最常用的**剪刀**是冠桥剪,有弯刃或直刃。在许多操作中都会用到这种器械,如剪切橡皮障材料、不锈钢冠、排龈线等
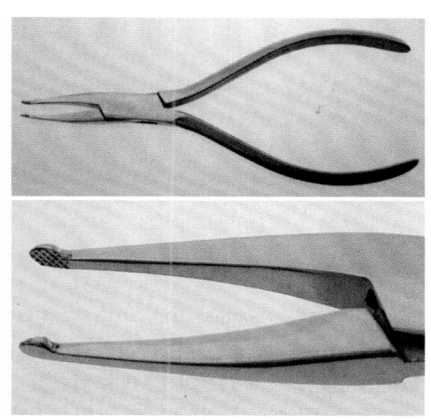	**银汞研磨钵**由金属制成,下方连接一个较重的防滑底座。新混合的银汞应存放在钵中,然后置于输送器中传递给医生
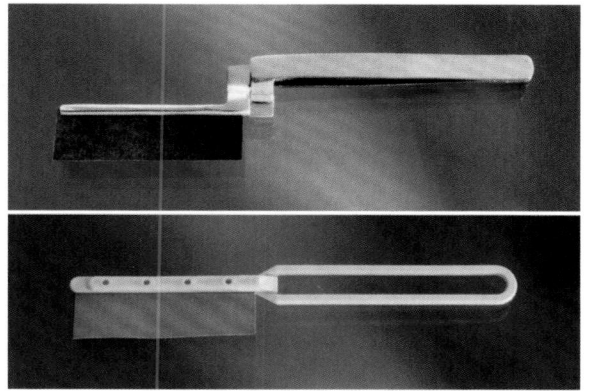	**Howe 钳**,也称为 110 钳,是一种可用于多种治疗步骤的万能钳。它是直线型设计,在顶端有一个圆头、扁平的喙用来便于夹持物品。Howe 钳可用来取放口内的棉制物品、拆除铸造带环、放置和移除楔子
	咬合纸夹持器用来夹持并将咬合纸传递到口内。咬合纸的厚度、颜色各不相同,用于戴入新的修复体、冠、桥或总义齿后检查病人的咬合。咬合的印迹必须在牙齿的咬合面均匀分布。如果某处印记过浅或过深,说明咬合不当,需要进行调整

Photos from:Dental instruments:a pocket guide,ed 5,St Louis,2015,Saunders;Courtesy Hu-Friedy Manufacturing Co.,LLC,Chicago,IL.

←复习

12. 牙体充填治疗盘中最常配备的剪刀是哪一种?
13. Howe 钳又称什么?
14. 研磨银汞合金材料后,应将刚混合好的材料放于何处?

准备治疗盒/盘

治疗前应将所需器械置于备好的治疗盒/盘中(图 34-8)。

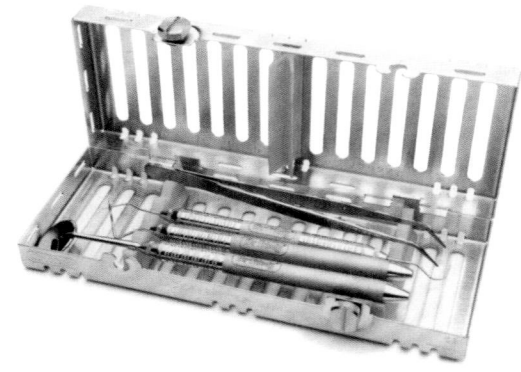

图 34-8 准备好的治疗盒。(Courtesy Hu-Friedy Manufacturing Co.,LLC,Chicago,IL.)

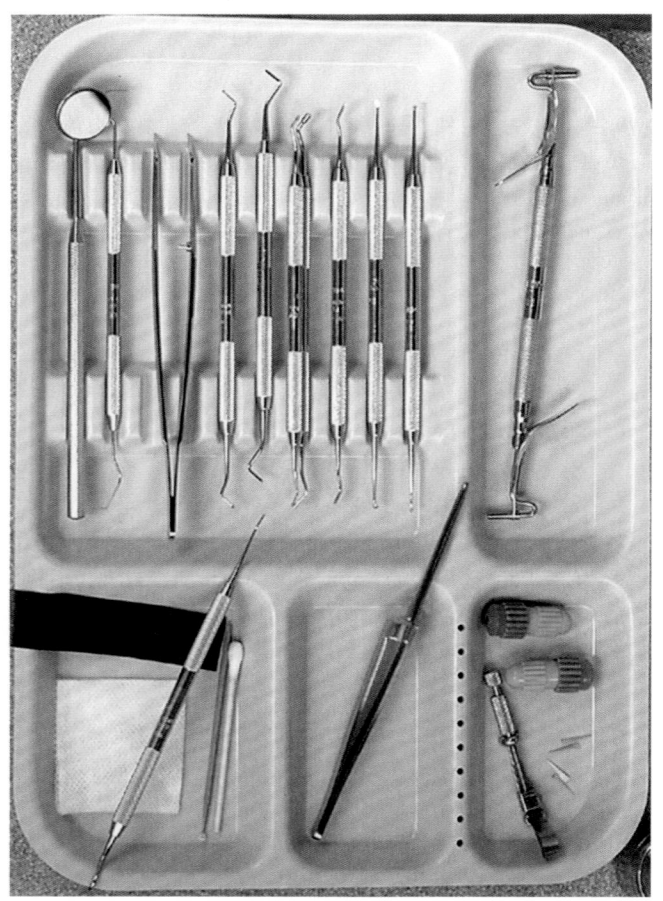

图 34-9 准备充填治疗盘。(Courtesy A-dec,Newberg,OR.)

牙科医生应该有足够多的治疗盒/盘以满足治疗需求,如充填类、预防类、冠桥类、外科类。在病人就位前,已消毒灭菌的治疗盒/盘就应该在治疗区摆放备用。

所需器械要么在包装袋中保存,要么在治疗时备在治疗盘中。治疗盘由金属或塑料制成,每次使用后需清洁、灭菌(图34-9)。

存储盒

在每个手术间里,某种特定牙科治疗材料可以存放在有盖的塑料盒里(图 34-10),这种组合称为治疗盒/盘组套。

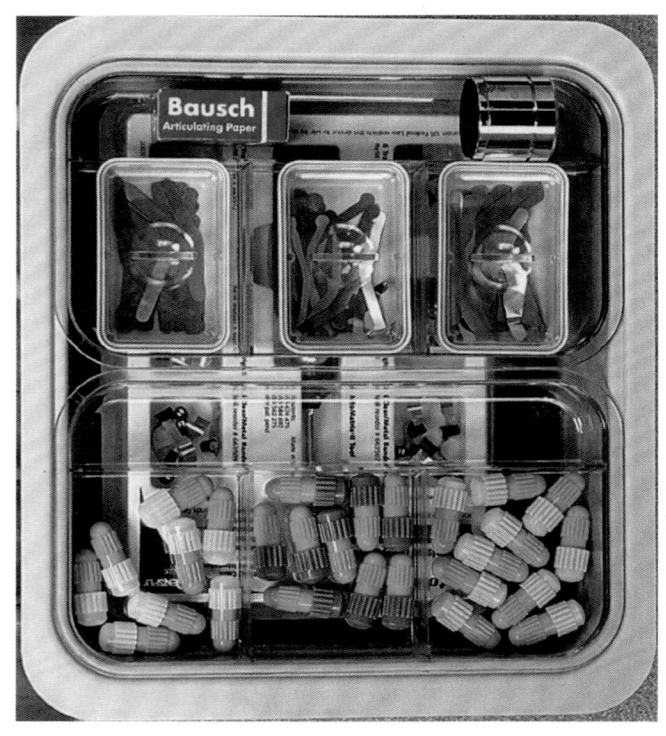

图 34-10 装有操作所需补充物品的存储盒。(Courtesy A-dec,Newberg,OR.)

颜色编码系统

颜色编码系统是最简便、效率最高的管理器械和为特定治疗提供器械的方式之一。由使用者自己设定颜色编码所适用的途径。

可以用器械盘和相关材料的存储盒来标示某一治疗的种类。例如,如果选定黄色为复合材料充填的颜色,每件器械上都有一个黄色的色带,治疗盘上也有一个黄色的标签,用来传递相关物品的存储盒也是黄色的(图 34-11)。

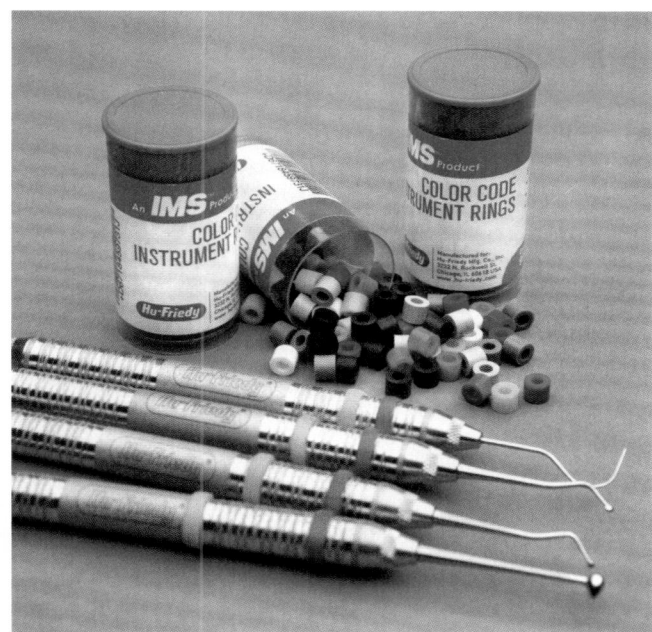

图 34-11　器械颜色编码系统。(Courtesy Hu-friedy Manufacturing Co. , LLC , Chicago , IL.)

■ 法律和伦理问题

管理和维护牙科诊疗器械及物品是牙科医务人员最重要

的两项职责。在包装、消毒灭菌、存储器械时严格遵守感染控制原则,可保护病人和医务人员远离感染性疾病。

许多病人想了解器械是如何灭菌及维护的,在面对此类问题时,应该让病人放心并给他们满意的答复。■

■ 展望

如今,越来越多的器械由一次性材料制造,这种技术有利也有弊。它的好处是减少疾病的传播以及缩短器械在消毒供应中心与病人间的周转时间。不利的方面则是增加感染性废物的处理以及相应的环保问题。■

■ 评判性思维

1. 列出牙科器械的四种分类,并描述在牙齿充填过程中牙医助理应该怎样为器械排序。

2. 病人就座后,牙科医生坐下并将两手分别放在病人脸的两侧。她在做什么? 应该如何配合牙科医生?

3. 辅助进行树脂充填时,发现未提前准备釉质斧。可用什么器械来代替?

4. 在银汞充填治疗中给你以下器械:银汞充填器、挖匙、口镜、银汞输送器、镊子、压光器、探针、圆盘爪状雕刻刀、牙周探针、Hollenback 雕刻刀和凿子。按照分类及用途为它们排序。

5. 在银汞充填治疗过程中,需要从牙科柜或盒里拿出哪些辅助器械和物品?■

操作 34-1

识别检查器械

器械与物品

观察表 34-2 中列举的器械
- 口镜
- 探针
- 镊子
- 牙周探针
- 咬合纸

步骤

1. 认真检查器械。
2. 思考器械的常规分类。
3. 写下每种器械的全名,正确地拼写并给出它们的用途。

操作 34-2

识别手工器械

器械与物品

观察表 34-3 中列举的器械
- 挖匙
- 锄状器械
- 牙凿
- 斧状器械
- 龈边缘修整器

步骤

1. 认真检查器械。
2. 思考器械的常规分类。
3. 写下每种器械的全名,正确地拼写并给出它们的用途。

操作 34-3

识别充填器械

器械与物品

观察表 34-4 中列举的器械
- 银汞输送器
- 银汞充填器
- 压光器
- 雕刻刀
- 银汞雕刻刀
- 树脂充填器
- 塑料器械

步骤

1. 认真检查器械。
2. 思考器械的常规分类。
3. 写下每种器械的全名,正确地拼写并给出它们的用途。

操作 34-4

识别辅助器械及物品

器械与物品

观察表 34-4 中列举的器械
- 弹性调拌刀
- 剪刀
- 银汞研磨钵
- Howe 钳
- 咬合纸夹持器

步骤

1. 仔细检查器械。
2. 思考器械的常规分类。
3. 写出每种器械的全名,并列出它们的用途。

（尹丽娜   沈婷婷 译,尹丽娜 校审）

牙科手机及附件

关键术语

钻针(bur):钢或碳化钨钢制成的旋转切割类器械。

控制台(console):独立的操控台,也能够容纳物品或控制器械,如激光手柄。

牙科手机(dental handpiece):用于夹持旋转器械的电气设备。

螺旋槽(flutes):位于成形旋转器械工作端上的切割刃,形态类似于皱褶。

激光(laser):能产生激光的光纤电缆。

芯轴(mandrel):一种金属杆,可将砂纸盘和其他研磨材料安装在上面。

旋转器械(rotary):绕轴旋转的部件或装置。

柄部(shank):器械的手柄部分。

扭矩(torque):旋转和转动的力量。

超声(ultrasonic):是指水和声音振动释放的机械能,用来切割原材料或切碎组织。

3. 讨论牙科手机,包括:
   - 描述低速牙科手机及其在牙科中的应用。
   - 描述低速牙科手机的接口装置。
   - 描述高速牙科手机及其在牙科中的应用。
   - 回顾其他牙科手机。
   - 讨论牙科手机的维护保养。
4. 描述旋转器械及其用法。
5. 完成以下钻针相关内容:
   - 列举钻针的各个组成部分。
   - 描述金刚砂钻针的组成、形状和应用。
   - 解释研磨钻和切割钻的区别。
6. 列举研磨旋转器械的类型。
7. 解释技工钻针和牙科钻针的区别。

学习目标

完成此章节的学习之后,学生将能够达到以下目标:
1. 掌握关键术语的发音、写法和定义。
2. 讨论牙科手机的历史意义。

实践目标

完成此章节的学习之后,学生将能够达到以下技能水平:
- 识别牙科手机,并将其正确安装在牙科综合治疗台上。
- 识别旋转切割器械,并将其正确安装在适当的牙科手机上。

如果你了解家用电动工具的原理,例如用电钻和钻头雕刻外形或者锯一段木材,那么你就能理解牙科手机及其辅助旋转器械。旋转器械(rotary)是绕轴旋转的部件或装置,在牙科操作中安装在特定的牙科手机上,可通过调节不同的转速完成对牙体组织的切割、抛光和研磨等不同的功能。

旋转器械的发展

在 20 世纪 40 年代,牙科学引入了旋转器械,用以弥补手工器械在牙科手术中切割、打磨和抛光操作的不足。以电力作为旋转器械的动力来源是牙科手机设计和结构上的重大进步。

第一台牙科手机(dental handpiece)是以一个传送带连接一连串的滑轮,以发动机为支托,通过持续转动插入的旋转器械而发挥作用的。从 20 世纪 40 年代到 50 年代,金刚砂钻针(burs)的发展和碳化钨钢钻针的发明极大改善了牙科医生切割和去除牙体硬组织的方式。对金刚砂和碳化钨钢钻针的进一步研究表明,这些旋转器械在更高速的操作中能够发挥更好的作用。20 世纪 50 年代,牙科学引入了气动涡轮手机。

牙科手机

牙科手机是在牙科修复中应用最频繁的器械。最常见的是低速和高速牙科手机(操作 35-1)。牙科综合治疗台为牙科手机提供动力,驱动钻针旋转,完成对牙齿结构和铸件的实际切割和磨光。

低速牙科手机

直线设计的低速牙科手机通常称为直牙科手机,是牙科团队中最万能的手机之一,有效速度为 1 万~3 万转/分钟。旋转器械(钻针)安装后可进行正转或反转。

低速牙科手机有三种型号:直机(图 35-1)、弯机(图 35-2)和抛光牙科手机(图 35-3)。

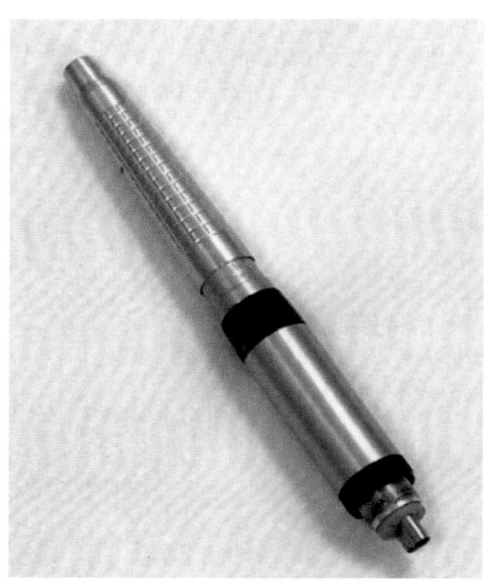

图 35-1　直机头和低速马达。(From Robinson D,Bird D:Essentials of dental assisting,ed 5,St Louis,2013,Saunders.)

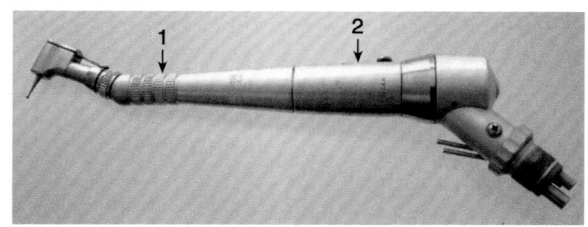

图 35-2　弯机头和低速马达。1,弯机头,2,低速马达。(From Boyd LRB:Dental instruments:a pocket guide,ed 3,St Louis,2009,Saunders.)

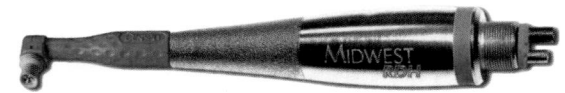

图 35-3　抛光牙科手机和低速马达。(Courtesy DENTSPLY International,York,PA.)

低速牙科手机的使用

临床

- 去除软腐质并精细预备窝洞
- 修复体的修形和抛光
- 抛光牙冠和去除色素
- 瓷修复体修整
- 根管治疗
- 抛光

牙科技工室

- 临时冠的修整和外形调改
- 局部可摘义齿和总义齿的修整和重衬
- 正畸矫治器的修整和外形调改

为了适应临床和牙科技工室操作,低速马达可配备多种牙科手机机头。

直机头

直机头安装到低速马达上固定就位(图 35-4)。广泛应用于牙科技工室操作,例如口外临时冠的制作或树脂修复体进行修整。

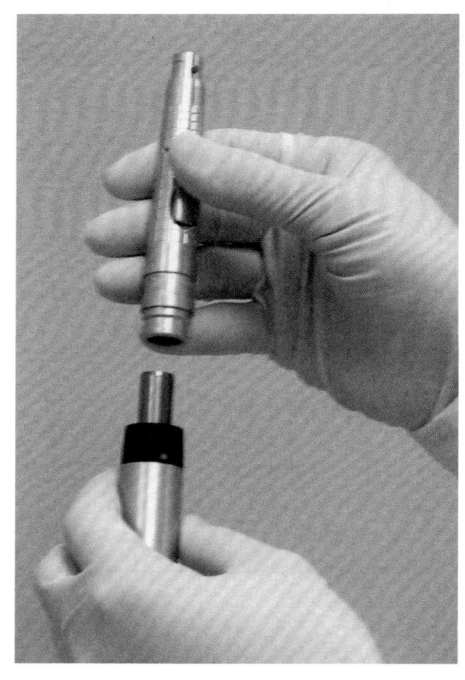

图 35-4　直机头滑动安装到低速马达上。(From Robinson D,Bird D:Essentials of dental assisting,ed 5,St Louis,2013,Saunders.)

弯机头

弯机头安装到低速马达上固定就位(图 35-5)。机头的角度设计便于术者在口内接触到牙齿表面。这种机头可以安装插销式旋转器械、根管锉、抛光杯和芯轴(mandrels)(见后面章节的讨论)。

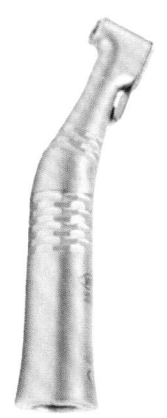

图 35-5　弯机头。(Courtesy A-dec,Newberg,OR.)

抛光牙科手机

抛光牙科手机,用于在抛光操作中安装抛光杯和抛光刷。最常见的一类抛光牙科手机是一次性塑料机头,使用后丢弃(图 35-6)。此机头同时配备橡皮杯和毛刷。

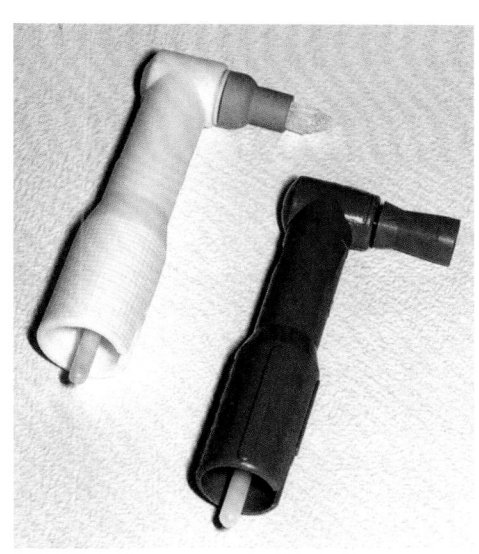

图 35-6　一次性抛光杯和抛光刷

▶复习

1. 第一台牙科手机是如何运转的?
2. 最常见的两种牙科手机类型是什么?
3. 低速牙科手机的转速是多少?
4. 可安装插销式钻针的是哪种牙科手机?

高速牙科手机

牙科医生在各种修复操作中都要使用高速牙科手机。与低速牙科手机不同,高速牙科手机不需要连接马达,唯一需要安装的部件就是旋转器械(钻针)。高速牙科手机凭借气压驱动,可达到 45 万转/分钟(图 35-7)。牙科医生会使用高速牙科手机去除不健康的牙体组织或更换不良修复体,然后用低速牙科手机和手工切割器械完成终末修形和牙体预备。

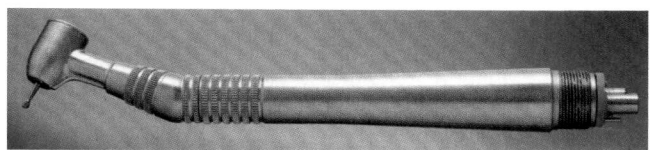

图 35-7　高速牙科手机。(From Boyd LRB:Dental instruments:a pocket guide,ed 5,St Louis,2015 Saunders.)

高速牙科手机的应用

- 去腐
- 去除旧的或不良修复体
- 预备冠或桥时磨小牙齿的牙冠部分
- 为新修复体预备外形和固位沟
- 修整和抛光修复体
- 外科手术中分牙

水冷却系统

安装在高速牙科手机上的钻针或者磨石在高速运转时会摩擦生热,可能会损伤牙髓。为避免这一点,高速牙科手机设计了水冷却系统,以便操作过程中冷却水持续喷洒在牙齿和钻针上。喷洒的水雾也有助于清除牙体预备中产生的碎屑,保持术野清晰。

钻针的连接

高速牙科手机根据制造商设计的不同,钻针装卸的方法也不同。无论哪个制造商,都是应用摩擦力来固定钻针、磨石和抛光钻的。有些老式的牙科手机需要使用换钻器(图 35-8)。

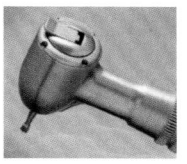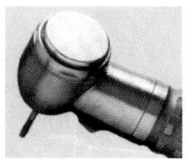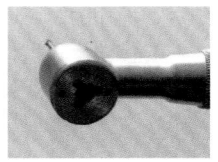

图 35-8　高速牙科手机固位钻针的不同方式。(From Boyd LRB:Dental instruments:a pocket guide,ed 5,St Louis,2015,Saunders.)

光纤照明

高速牙科手机的头部可配备光纤照明灯。靠近钻针的光纤头可将适量的光线投照到术区(图 35-9)。

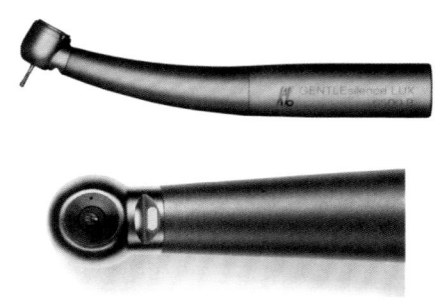

图 35-9 光纤牙科手机可为术者提供更明亮的术野。（Courtesy KaVo Dental，Charlotte，NC.）

➲复习

5. 高速牙科手机的转速是多少？
6. 怎样在使用高速牙科手机的过程中保持牙齿的冷却和清洁？
7. 高速牙科手机固定钻针的方法是什么？

超声牙科手机

超声（ultrasonic）牙科手机利用水和声波振动的机械辐射能量在牙齿表面形成脉冲作用。超声牙科手机最初应用于刮治和根面平整术（图 35-10）。在去除矫治器后，牙科医生需要用它来清除牙齿表面的粘接剂。

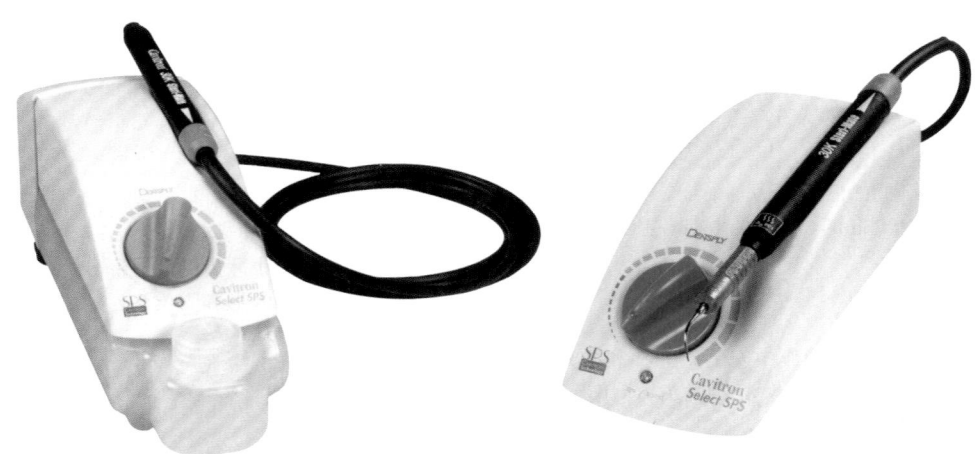

图 35-10 超声牙科手机。（Courtesy Dentsply Professional Division，York，PA.）

超声牙科手机连接于牙科综合治疗台，靠电能驱动。工作尖设计类似于手动刮治器械。根据不同的牙面和牙位选择不同的工作尖。启动时，超声牙科手机喷出的脉冲水雾使牙石、色素或粘接剂崩解，易于清除。

激光牙科手机

激光（laser）牙科手机利用镭射光束灼烧软组织或者使龋坏的牙齿组织汽化（图 35-11）。激光牙科手机与标准牙科手机有很多相似的性能，如用水气冷却牙齿并保持术区清洁。但激光是通过从控制台（console）连接到激光牙科手机中的光导纤维进行操作的。

与传统牙科手机和外科手术器械相比，激光牙科手机有很多优点。激光治疗通常是无痛的，无需进行麻醉。

但激光不能应用于有旧修复体的牙齿，并且比传统方法耗时更长。

激光牙科手机的保养和使用注意事项

为避免造成光纤和激光牙科手机的损坏，请遵循以下注意事项：

- 勿锐弯或扭转光纤，以免在使用中光纤被折断和烧毁，导致使用者或病人受伤。
- 勿触摸暴露的光纤。灰尘和指纹会损坏光纤。
- 勿接触光纤连接器的末端。其末端包含一个很小的光纤

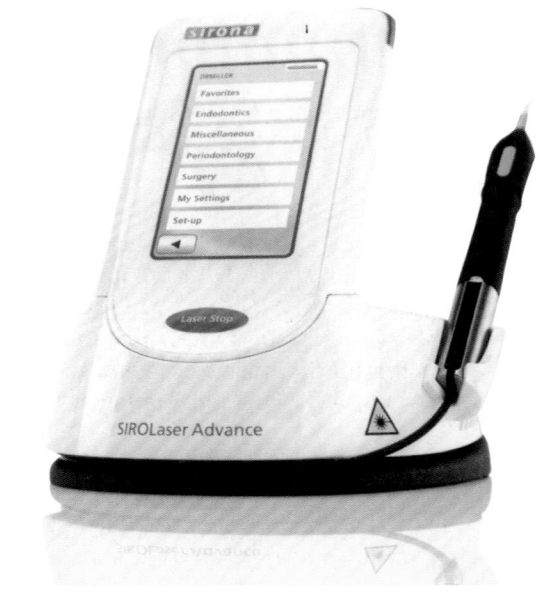

图 35-11 软组织用二极管激光仪。（Courtesy Sirona Dental Systems，Charlotte，NC.）

维，如被污染，可导致性能下降。

- 保持连接处清洁。

喷砂牙科手机

喷砂牙科手机,是喷砂机的缩小版,于19世纪50年代引入牙科,用来去除色素和龋损。在当时,空气喷砂并没有得到牙科界的广泛认可,似乎已逐渐淡出应用。此技术现已重返牙科领域,在修复治疗中能够更好地体现"爱伤意识"。

空气喷砂技术使氧化铝颗粒从一个小型针孔中高压输出(图35-12)。这种独特的技术可用于去除牙釉质、牙本质和修复材料,而不伤及健康牙体组织。牙科医生可以微创地清除不健康的牙釉质和牙本质而无需局部麻醉。空气喷砂正悄然促使牙体预备和治疗向更微创的方向转变。以下情况使用空气喷砂更有效:

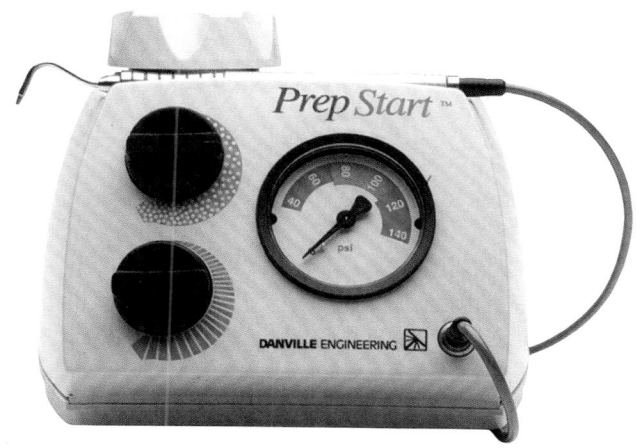

图35-12 喷砂牙科手机。(Courtesy Danville Materials, Inc, San Ramen, CA.)

- 窝沟封闭
- 去除外源性染色
- Ⅰ类洞到Ⅵ类洞的预备
- 牙冠边缘处理
- 粘接铸造修复体(冠、贴面)时的牙齿表面处理

技工牙科手机

技工牙科手机是为牙科技工室设计的,工作速度可达到2万转/min,可以应用各种形状和型号的技工钻针。技工牙科手机比口内使用的牙科手机提供更大的扭矩(torque)。扭矩指扭曲或旋转的力。大扭矩更适合于口外打磨和抛光。

⊙复习

8. 高速牙科手机上,有助于照亮工作领域的是什么?
9. 类似于喷砂机的是哪一类牙科手机?

牙科手机保养

牙科手机的问题多数由清洁和润滑不当所致。灭菌前牙科手机清洁不充分可能导致内部碎屑的堆积。

残留的碎屑类似于汽车引擎里的油污,会造成牙科手机磨

损。过度润滑和润滑不足一样会造成损坏。陶制的轴承或手机头,不需要润滑。如果使用了不正确的清洗液或清洗方法,牙科手机的使用寿命会大大减短。有些种类的牙科手机需要在灭菌前润滑,有些需要灭菌后润滑,还有一些灭菌前后都要润滑(图35-13)。必须严格遵循制造商为每部牙科手机出具的正确保养说明。

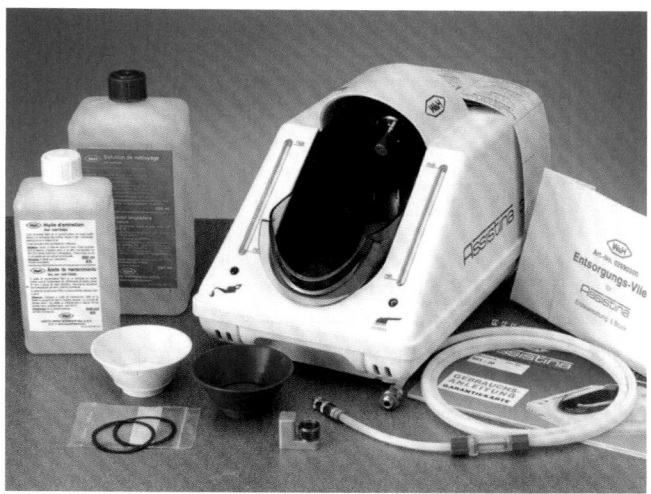

图35-13 润滑系统。(Courtesy A-dec, Newberg, OR.)

牙科手机的灭菌

牙科手机是高危器械(指接触血液、唾液和组织的牙科手机),血液和唾液可被回吸到牙科手机内部,再次使用前必须经过灭菌。

牙科手机灭菌的注意事项

- 穿戴个人防护用品(personal protective equipment, PPE),并遵循标准预防措施。
- 使用温和的肥皂水,或清水,清洗牙科手机外表面的残留物。使用某些消毒剂会腐蚀牙科手机。
- 依照制造商产品说明清洗牙科手机的内部组件。一些制造商推荐超声清洗,另一些则不推荐。
- 保证牙科手机灭菌包装前是干燥的,这对避免高压灭菌造成的腐蚀尤为重要。
- 依照推荐的灭菌类型和制造商的产品保养说明打包牙科手机进行灭菌。
- 按照制造商说明灭菌牙科手机。多数制造商推荐高温高压灭菌或化学熏蒸灭菌。
- 灭菌后,用酒精纱布(棉签)擦拭光纤牙科手机的光纤末端来清除多余的润滑剂。如果有润滑剂残留,光线会变暗。
- 灭菌好的牙科手机使用前,冲洗牙科手机气路和水路30~60秒。冲洗可以减少可能喷溅到病人口腔中的微生物。

灭菌流程图

牙科诊所可能同时使用不同制造商制造的牙科手机产品。不同制造商的灭菌说明各不相同,同一制造商生产的不同型号牙科手机的灭菌说明也有所差异。当有多个团队成员同时参与灭菌过程时,应根据说明书中的信息制作灭菌流程图避免牙科手机灭菌出现错误。

旋转切割器械

旋转切割器械是专供牙科手机使用的辅助部件。市售数百种不同类型、不同用途的旋转器械,牙科医生有个人偏好,多数治疗中只会选用其中一些旋转器械。旋转器械有 3 个基本组成部分:柄部、颈部和头部(图 35-14)。

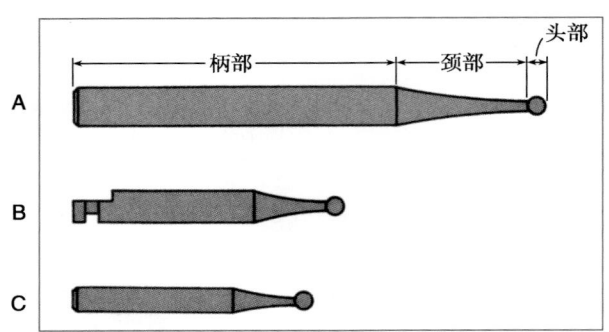

图 35-14 钻针的各个部分和柄部的类型。A,技工长直钻针。B,插销式固位类。C,摩擦固位类。(From Robinson D,Bird D: Essentials of dental assisting,ed 5,St Louis,2013,Saunders.)

柄部类型

钻针的柄部(shank)是与牙科手机适配并可插入其中的部分。根据钻针的特定功能和需连接的牙科手机类型不同,柄部的长度各不相同。旋转器械有 3 种基本柄部类型。

1. 直柄:长而直的柄部通过一个机械设计固定在直机头上,适用于低速直牙科手机。

2. 插销式柄:插销式柄的末端有个小沟槽,可以机械锁定在弯机头上,适用于低速弯牙科手机。

3. 摩擦固位柄:摩擦固位柄短且光滑,末端没有固位沟,通过整个柄部被夹紧时产生的摩擦力固定在高速牙科手机上。

颈部

旋转器械的颈部是连接柄部和头部的狭窄部分。

头部

旋转器械的头部是用以切割、打磨和修形的部分。在尺寸、形状和材质上各有不同。

牙科钻针

术语"钻针"适用于所有具备锋利切割头部的旋转器械。切割刃组成了切割面。以下牙科修复治疗需要使用钻针:

* 牙体预备
* 去除腐质
* 修整窝洞侧壁
* 修整修复体表面
* 去除旧充填体
* 完成牙冠预备
* 分离冠和桥
* 调磨和修改树脂临时冠

最初的钻针由钢制成,但其在釉质上高速运转时很快变钝。20 世纪 40 年代末,碳化钨钢材料替代了钢在窝洞预备钻针中的应用,它的硬度、强度均优于钢材料,且保持锐利的时间更长。

钻针的形状

钻针的形状,主要是指钻针头部的轮廓和设计。钻针的外形设计有很多种,每种形状都有不同的尺寸可供选择。每一钻针都有一个与其形状、用途相关的名称和一系列的数字编码(表 35-1)。

表 35-1 牙科修复钻针

钻针类型	数字编码	用途	举例
球钻	1/4,1/2,1~8,10	初步进入牙体组织 进一步预备固位形 去除腐质	
倒锥钻	33 1/2,34~39,36L,37L	去除腐质 制备固位沟	

续表

钻针类型	数字编码	用途	举例
平纹直裂钻	55~60,57L,58L	初步进入牙体 协助窝洞内侧壁成型	
横纹直裂钻	556~560,567L,568L	协助窝洞内侧壁成型	
平纹锥度裂钻	169~172,169L,170L,171L	协助制备窝洞边角	
横纹锥度裂钻	699~703,699L,700L,701L	协助制备窝洞边角	
梨形钻	330~333,331L	初步进入牙体组织 进一步的预备	

续表

钻针类型	数字编码	用途	举例
末端切割钻	957,958	初步进入牙体组织 为冠预备体的边缘制备肩台	

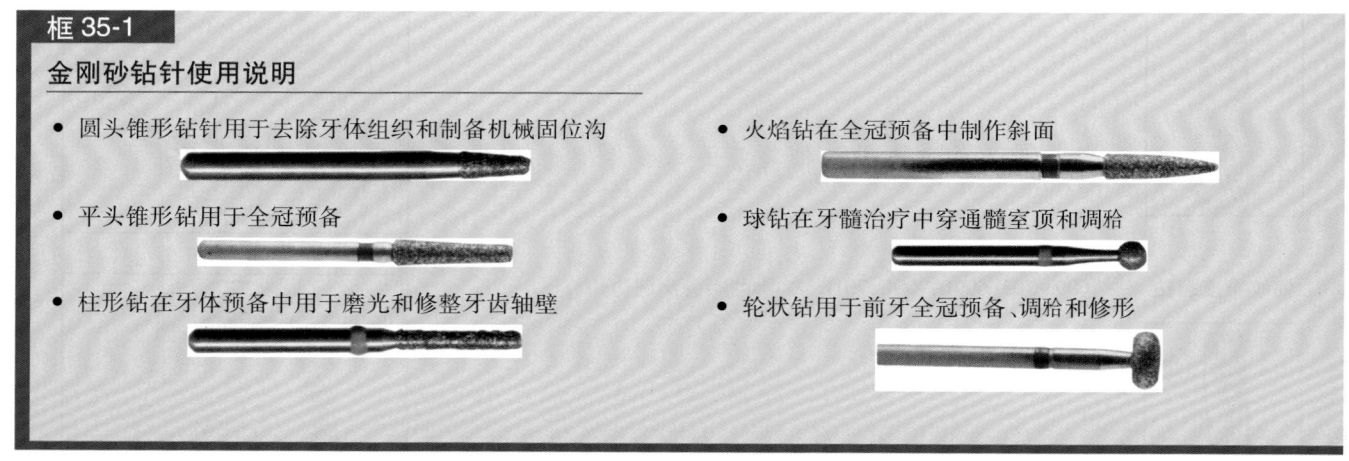

复习

10. 适合安装在弯机头上的是哪种类型的柄部?
11. 用于修复的钻针由什么材料制成?
12. 数字编码为 33、1/2 的是哪种钻针?

金刚砂旋转器械

许多牙科医生将金刚砂旋转器械列入牙体修复治疗的标准配置中(框 35-1)。这是因为金刚砂表面的切割能力能缩短预备时间,提高了工作效率。

金刚砂钻针有一个金属的基底,以工业金刚石颗粒嵌入基底表面。金属粘接材料将颗粒固定在基底上。常用的金刚砂钻针有:

- 球钻——髓腔进入
- 平头锥形钻——在全冠预备中去除牙体组织
- 火焰钻——在全冠预备中去除牙体组织
- 轮状钻——在全冠预备中制备龈下斜面

金刚砂钻针有一系列的粗糙度,可在牙齿修复的不同步骤选择不同的粗糙度和切割率。为了辨认不同的粗糙度,一些制造商在钻针编号的末尾使用一个字母来标识其粗糙度或切割率。一些制造商以嵌入钻针上的色标带来区分。金刚砂颗粒随着重复使用和消毒灭菌会发生脱落,钻针的切割率也随之下降。

框 35-1

金刚砂钻针使用说明

- 圆头锥形钻针用于去除牙体组织和制备机械固位沟
- 平头锥形钻用于全冠预备
- 柱形钻在牙体预备中用于磨光和修整牙齿轴壁
- 火焰钻在全冠预备中制作斜面
- 球钻在牙髓治疗中穿通髓室顶和调𬌗
- 轮状钻用于前牙全冠预备、调𬌗和修形

修形旋转器械

修形钻针外形类似于切割钻针,只是增加了工作端的切割刃或螺旋槽(flutes)的数目。钻针头部的切割面数量越多,它的抛光或修形作用就越强。

美学材料需要使用修形钻进行最终的抛光。修形钻的设

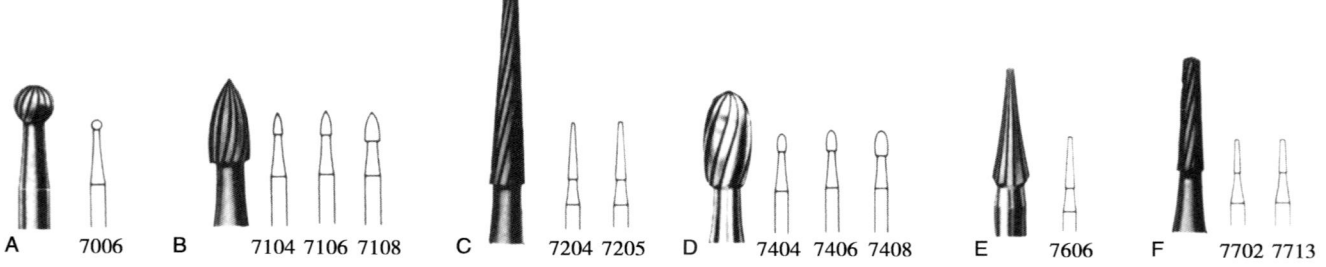

A 7006 B 7104 7106 7108 C 7204 7205 D 7404 7406 7408 E 7606 F 7702 7713

图 35-15 终末修形钻针。(Courtesy Miltex Inc,York,PA.)

计类似钨钢钻。最常用的修形钻是球钻、锥形钻和火焰钻(图35-15)。

研磨旋转器械

研磨旋转器械是旋转器械里面最多样化的。人们用多种研磨材料制作成多种形状,包括碟形、石头、尖状和带状(图35-16),以获得有弹性的工作面,适应牙齿和修复体的轮廓。

附件

盘状和轮状研磨器械是单独购买,而不是与柄部一起的。因此,我们用芯轴(其上可安装砂纸盘或其他的研磨材料的金属轴杆)来把这些研磨材料连接到牙科手机上(图35-17)。

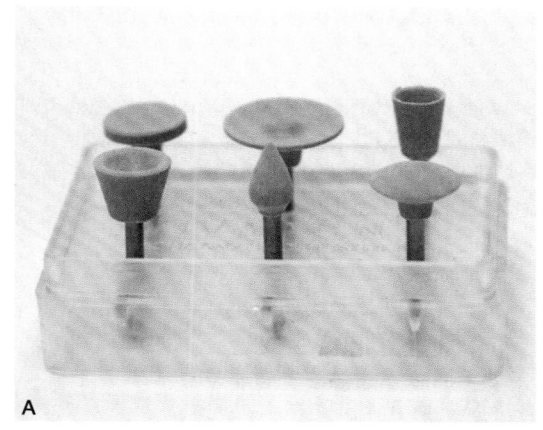
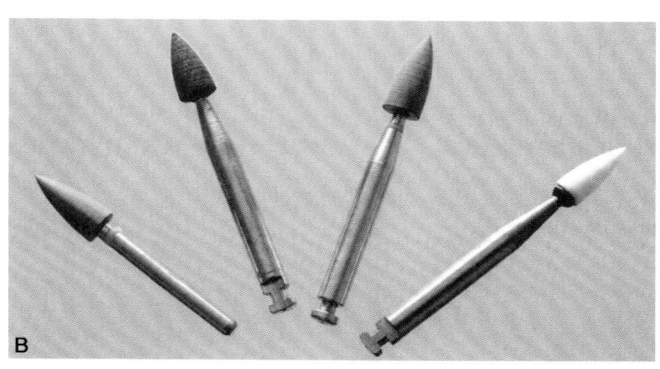
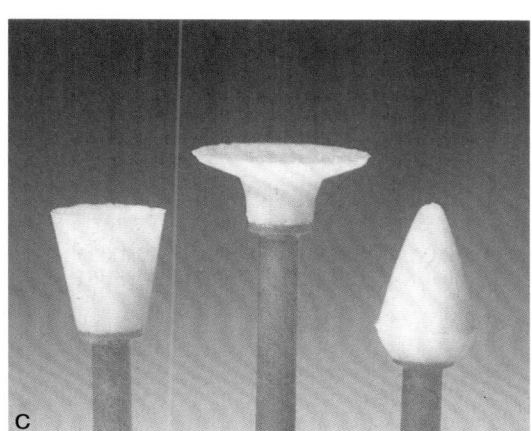
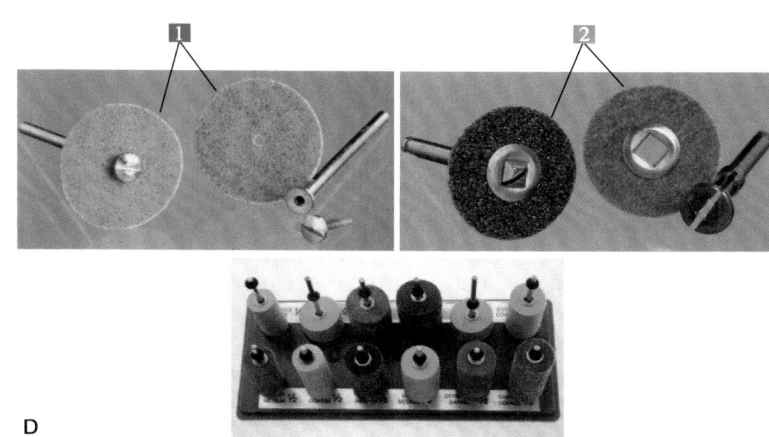
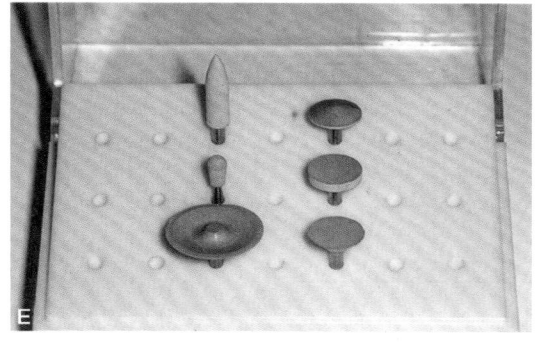

图35-16　旋转器械的附件。A,碳化硅(金刚砂)。中等粗糙,有轮状、尖状和石头状,颜色从灰绿色到黑色。用于抛光金属修复体。B,橡皮尖。粗糙度不同,颜色不同。褐色是最粗糙的,绿色的粗糙度较低,而白色是粗糙度最细的抛光尖。C,墨鱼骨。通常粘接在碟状和尖状研磨器械上。它用于修复体的最终修形和抛光。D,砂盘。是将砂砾黏附在柔韧的纸盘或纸带上,可进行中度研磨。它用于修复体的修形和抛光。1,锁扣固定;2,旋紧固定。E,碳化硅(人造金刚砂)。颗粒黏附在圆盘上,用于切割或分离组织。(B and D from Boyd L:Dental instruments:a pocket guide,ed 5,St Luois,2015,Saunders.)

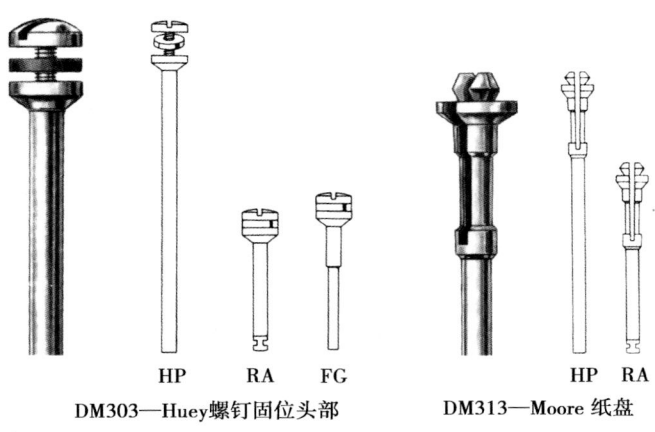

HP   RA   FG   HP   RA

DM303—Huey螺钉固位头部   DM313—Moore 纸盘

图 35-17　芯轴的种类。(Courtesy Integra LifeSciences Corporation, Plainsboro, NJ.)

芯轴根据不同类型的柄部设计,因此均可用于低速和高速牙科手机上。

牙科技工室旋转器械

因其尺寸不同,技工钻针易于和牙科钻针区分(操作 35-2)。与牙科钻针相比,技工钻针柄部较长,头部较大。

技工钻针用于低速牙科手机。丙烯酸树脂钻针是牙科技工室最常用的钻针,头部形状因其用途的不同而不同(图 35-18)。

↩复习

13. 金刚砂钻针的优势是什么?
14. 修形钻针可用于什么类型的牙科材料?
15. 将砂盘连接到牙科手机上的是什么?

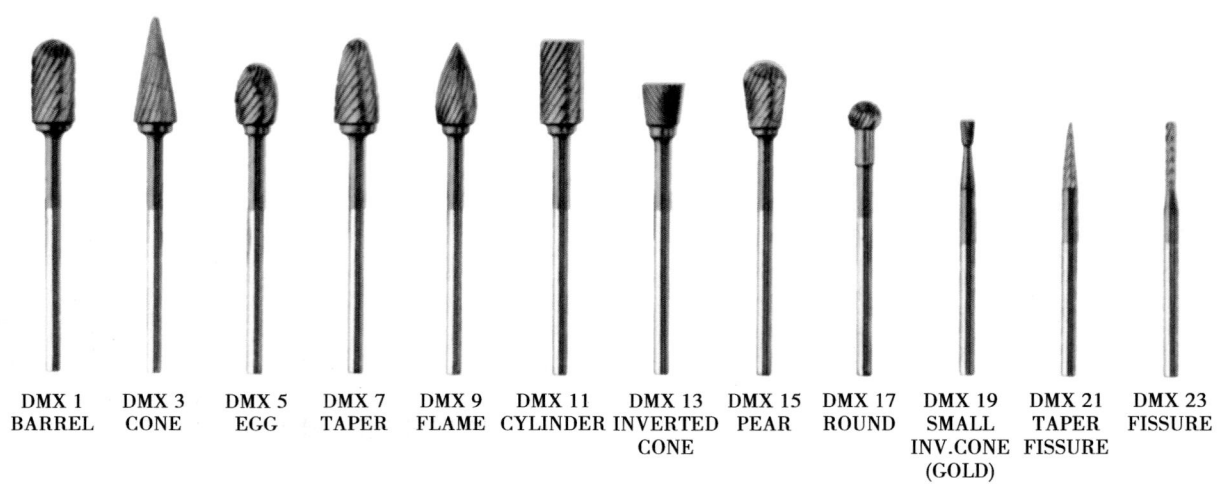

DMX 1   DMX 3   DMX 5   DMX 7   DMX 9   DMX 11   DMX 13   DMX 15   DMX 17   DMX 19   DMX 21   DMX 23
BARREL CONE   EGG   TAPER   FLAME CYLINDER INVERTED PEAR   ROUND SMALL   TAPER FISSURE
CONE   INV.CONE FISSURE
(GOLD)

图 35-18　技工钻针的类型。(Courtesy Integra LifeSciences Corporation, Plainsboro, NJ.)

■ 法律和伦理问题

了解牙科手机和旋转器械的灭菌过程十分重要。严格的物品清洗、包装和灭菌是防止感染性疾病传播的关键步骤。

牙科手机的内部组成以及传染性血液和微生物残留在污染的牙科手机和旋转器械内的途径需要引起注意。采取减少病人感染风险的措施既体现了牙科学法律的原则,又体现了牙科实践的理念。■

■ 展望

将来病人只会通过激光和喷砂牙科手机来完成牙齿的预备、修形和抛光。技术的进步将使这些牙科手机无需麻醉就可使用。

这项新技术将会极大地改变口腔团队成员的角色。当牙科医生关注更为先进的技术时,牙医助理和牙科卫生士将进行更多传统和保守的治疗。■

■ 评判性思维

1. 牙周洁治需要准备什么牙科手机和附件?
2. 在给预约充填治疗的病人准备治疗室时,发现2号球钻上有已经干燥的血渍。应该怎样处理这根钻针,这是什么原因导致的?
3. 牙科医生使用树脂材料完成右上侧切牙的充填后,应选择什么钻针来抛光?
4. 昨天刚戴上新义齿的病人因不适复诊。牙科医生告诉病人义齿必须进行调改才能更合适,如何将技工丙烯酸树脂钻针安装到低速牙科手机上?
5. 现在是上午 11 点,病人坐在牙椅上等待牙体充填。在诊治前一个急诊病人时清洁的牙科手机已经用完了,该怎么办? ■

操作 35-1

识别和连接牙科手机

器械与物品

- ✔ 低速牙科手机
- ✔ 直机头
- ✔ 弯机头
- ✔ 抛光机头
- ✔ 高速牙科手机
- ✔ 超声牙科手机

步骤

1. 识别并将低速马达连接在牙科综合治疗台上。

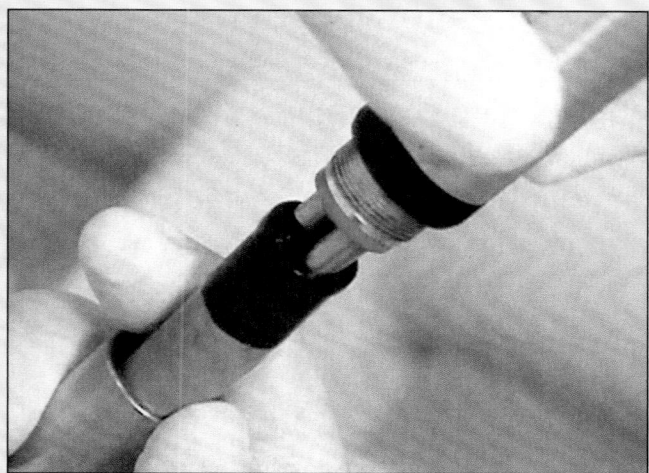

2. 识别并将弯机头安装在低速马达的接口上,确保连接锁定就位。

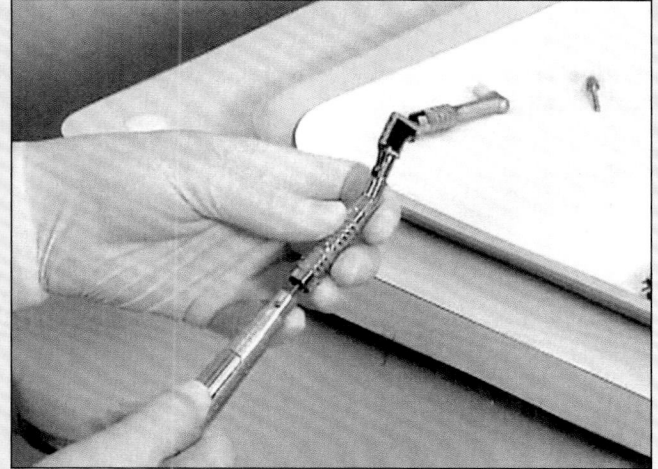

3. 识别并将抛光弯机头连接在低速马达的接口上,确保连接锁定就位。

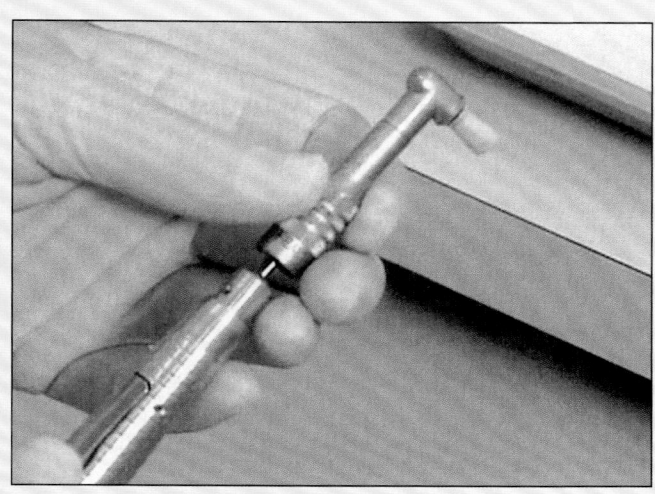

4. 识别并将高速牙科手机安装在牙科综合治疗台上。
5. 识别并将超声牙科手机安装在牙科综合治疗台上。

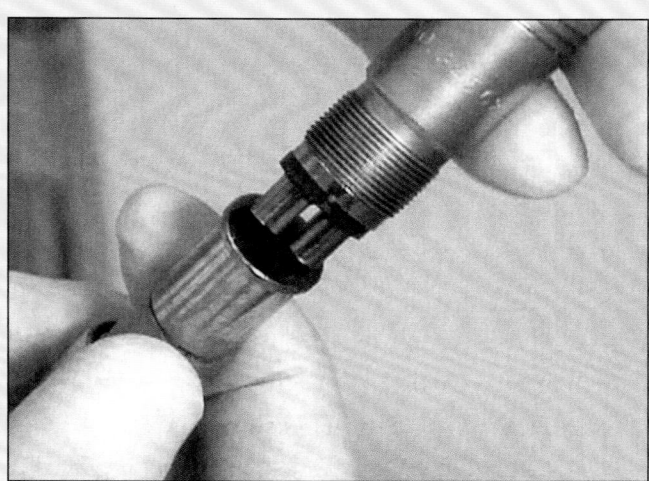

操作 35-2

鉴别并安装旋转切割器械所需的钻针

器械与物品

- ✔ 不同类型的牙科旋转钻针,包括碳化硅钻针、金刚砂钻针、修形钻针、研磨钻针和技工钻针
- ✔ 低速牙科手机
- ✔ 高速牙科手机
- ✔ 弯机头
- ✔ 芯轴

步骤

1. 通过钻针的名称和数字编码识别具体的牙科钻针,例如碳化硅钻针、金刚砂钻针、修形钻针和研磨钻针。
2. 在低速弯机头上连接插销式固位钻针,确保钻针安装就位并锁紧。

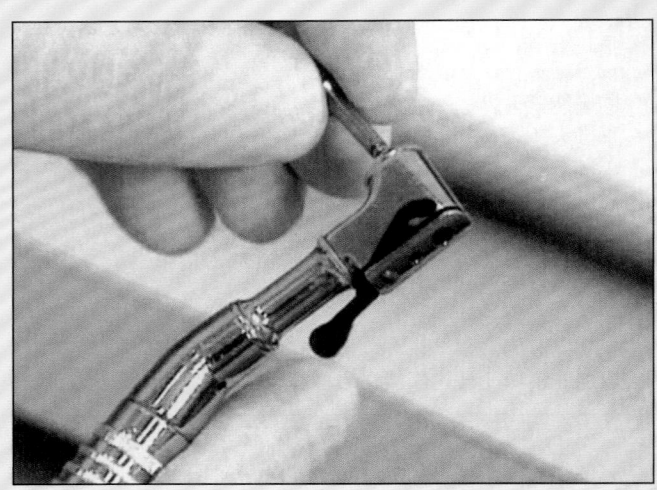

3. 在高速牙科手机上连接摩擦固位钻针,确保钻针安装就位并锁紧。
4. 通过将螺钉拧紧或将金属扣扣在金属芯轴上,把研磨砂盘正确安装在芯轴上,确保砂盘安全牢固。

（尹丽娜　杨文艳 译,尹丽娜 校审）

隔湿术

关键术语

(抽)吸(aspirate):指吸回或吸入。

橡皮障夹弓部(bow):橡皮障夹圆形隆起的部分。

暴露(exposed):用橡皮障隔离并暴露治疗牙。

翻转(invert):水平、垂直、左右或上下反转。

隔离(isolated):通过使用橡皮障将术野与口内隔离。

橡皮障夹喙部(jaws):橡皮障夹卡抱牙齿的部分。

错位(malaligned):牙齿排列不齐,即牙齿偏离与牙弓一致的正常牙齿排列形态。

孔间膜(septum):打好的两孔之间的橡皮布部分。

打孔针(stylus):用于在橡皮障布的合适位置打孔。

通用型橡皮障夹(universal):可以用在相反象限相同形状的牙齿上。

有翼的橡皮障夹(winged clamp):可以更好地牵拉软组织、暴露视野。

学习目标

完成此章节的学习之后,学生将能够达到以下目标:

1. 掌握关键术语的发音、写法和定义。
2. 列举口腔治疗使用的吸引技术:
   - 描述两种口腔吸引技术。
   - 描述强力吸引器的握持方法和放置位置。
3. 论述三用枪在口腔冲洗操作中的应用。
4. 列举口腔治疗中的隔湿技术。
5. 描述橡皮障及其在隔湿中的作用:
   - 列举应用橡皮障时所需的材料及工具。
   - 描述橡皮障的放置方法。
   - 理解橡皮障的特殊用途。

实践目标

完成此章节的学习之后,学生将能够达到以下技能水平:

- 掌握强力吸引器的握持及放置。
- 掌握局部和全口的口腔冲洗技术。
- 掌握棉卷隔离技术。
- 扩展能力:橡皮障的准备、放置和卸除。

在 口腔诊疗工作中,隔湿和保持口腔清洁是牙医助理最重要的职责之一。牙医助理应保持视野清晰,防止过多的水、唾液、血液、牙齿碎屑和牙科材料污染术野。

本章节描述了隔湿技术及其在口腔诊疗中的应用。

口腔吸引技术

在口腔诊疗中,最常应用的吸引设备是弱吸引器和强力吸引器。

弱吸引器

弱吸引器是吸管状的小型器械,吸引力较小,不足以将碎屑移除,主要功能是清除口内液体,常应用于创伤较小的口腔治疗(图 36-1)。例如:

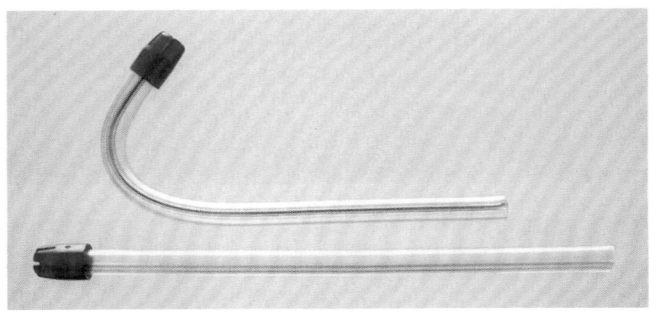

图 36-1 弱吸引器。(From Boyd LRB:Dental instruments:a pocket guide,ed 5,St Louis,2015,Saunders.)

- 预防性治疗,如洁治、窝沟封闭、氟化物治疗
- 放置于橡皮布下用于隔湿
- 修复治疗中冠、桥的粘接
- 正畸治疗中的粘接操作

弱吸引器管用软塑料制成,可预弯以方便放入口内。在口腔诊疗中可以间断的吸去口腔内的唾液,也可以将吸引器前端始终放置在口内进行持续吸唾。

把弱吸引器管弯成类似糖果杖的形状,放在一个相对稳定的位置(图 36-2)上。这种形状方便将吸引器置于舌下,即唾液最容易聚集的地方。将棉卷放置于吸引器管下作为缓冲,避免损伤口内软组织。吸引器管一般放在治疗牙的对侧,以减少治疗区用物。

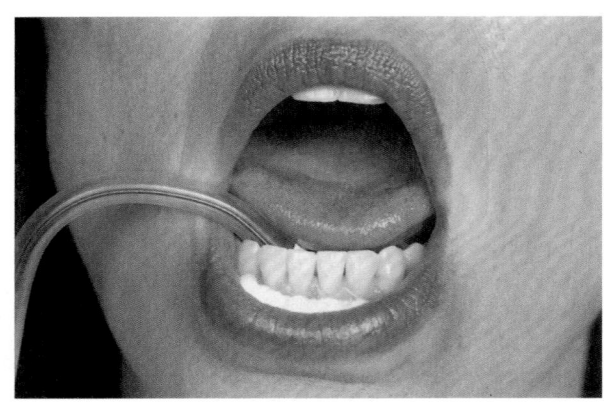

图 36-2 弱吸引器管放置于舌下

强力吸引器

强力吸引器类似真空吸引器,是一种常用的强力控水设备,有 3 项主要功能:

- 吸净口腔中的唾液、血液、水和碎屑
- 牵拉舌和颊部软组织
- 减少高速牙科手机产生的细菌气溶胶

吸引器管

强力吸引器管根据不同治疗需要设计。

手术吸引器管直径偏大一些,可以是直的或中部略弯。前端呈斜面,使其与工作平面平行以达到更好的吸引效果。大多数的强力吸引器管为一次性使用的硬塑料制品,不锈钢材质的强力吸引器在复用前必须消毒灭菌(图 36-3)。

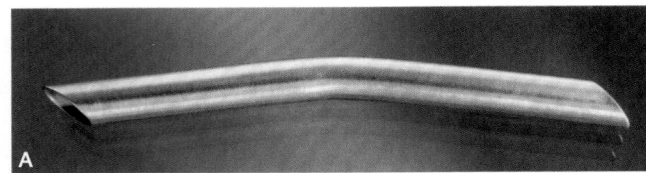
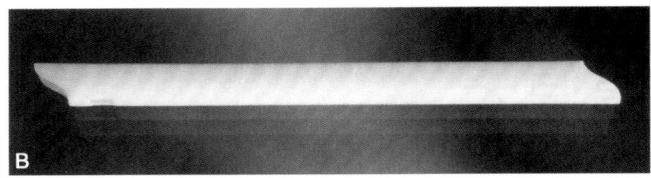

图 36-3 强力吸引器管。A,不锈钢吸引器管。B,塑料吸引器管。(From Boyd LRB:Dental instruments:a pocket guide,ed 5,St Louis,2015,Saunders.)

外科吸引器管直径较小,便于放在空间、视野范围有限的手术区域,用来吸净手术过程中产生的血液、软组织和碎屑。外科吸引器管通常由不锈钢材料制成,是手术器械套装的一部分(图 36-4)。详见第 56 章。

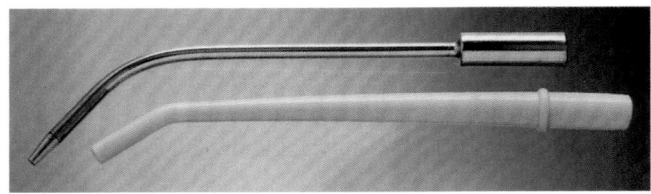

图 36-4 不锈钢(上)和塑料(下)外科吸引器管。(From Boyd LRB:Dental instruments:a pocket guide,ed 5,St Louis,2015,Saunders.)

强力吸引器的握持

握持方法主要有掌拇握式和握笔式两种(图 36-5),这两种方法便于牙医助理控制吸引器,确保病人舒适安全。

强力吸引器管的放置

根据治疗区域需要牵拉的组织阻力来选择握持方式。当配合右利手医生时,牙医助理用右手握持吸引器,反之则左手握持,另一只手可以使用三用枪或传递器械。本章节中强力吸引器管的握持是按照右利手操作医生进行描述的。

牙医助理必须掌握好使用、放置和取出吸引器管的时机,高效配合口腔诊疗。使用吸引器的具体要点包括(操作 36-1):

- 在医生放置牙科手机和口镜前放置吸引器管。
- 将吸引器管的前端放在离你最近的治疗牙附近区域(图 36-6)。
- 吸引器管前端斜面与治疗牙面平行。
- 吸引器管口应与咬合面或切端平齐或稍高(图 36-7)。

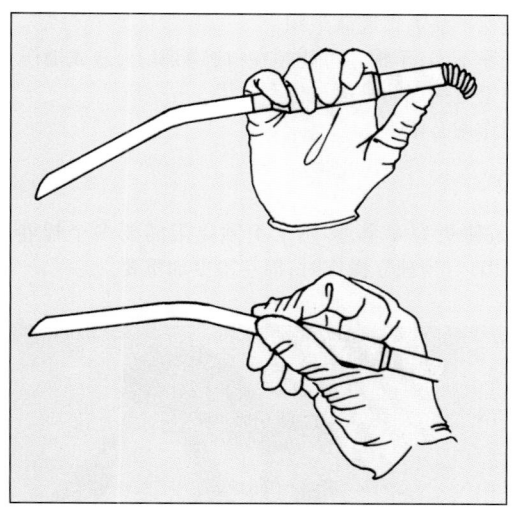

图 36-5 强力吸引器管的握持方法。上图:掌拇式握持;下图:握笔式握持

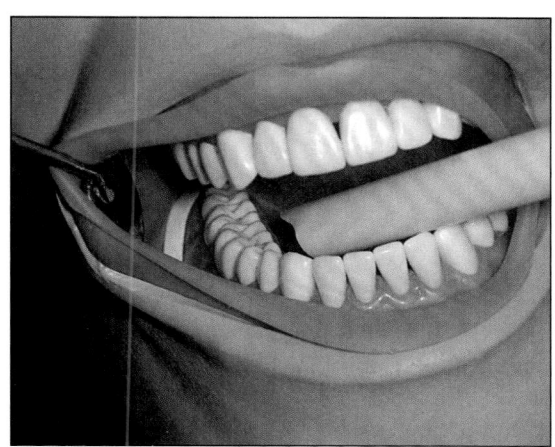

图 36-6 强力吸引器放置在助手侧的后牙区域

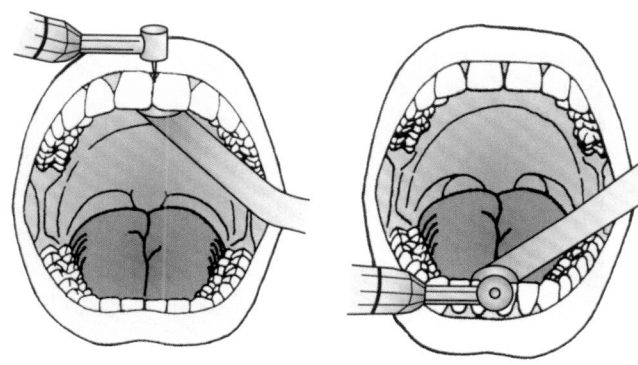

图 36-7 强力吸引器在前牙区的应用:放置在牙科手机对侧。(From Robinson D, Bird D: Essentials of dental assisting, ed 5, St Louis, 2013, Saunders.)

吸引系统的日常维护

强力吸引器必须做好日常维护以保障正常使用。吸引系统和三用枪的维护保养指南如下:

- 处理污物时防止交叉感染。
- 每天工作结束时,使用抗菌溶液冲洗管道。
- 每周清理滤网,必要时更换。
- 清理吸引器下水管路,必要时更换。

⊙复习

1. 口腔治疗过程中使用的两种吸引技术是什么?
2. 吸引的主要作用是什么?
3. 吸引器管的制作材料是什么?

口腔冲洗

间断或不间断口腔冲洗可以清除病人口内的碎屑,保持治疗区域视野清晰,提高病人舒适度。口腔诊疗中常用的两种冲洗方式包括局部冲洗和全口冲洗。

局部冲洗

牙齿预备和修复过程中需频繁进行局部冲洗以防止碎屑聚集。局部冲洗是牙医助理在医生的手和器械离开口内时进行的,必须迅速、有效完成。

全口冲洗

用于保持病人口腔的舒适和口气清新。可在长时间的修复治疗和预防性洁治后使用。

牙医助理进行此项操作时,可使用弱吸引器或强力吸引器。

三用枪

三用枪能够方便准确地完成口腔冲洗。在第 32 章中讲到,三用枪与牙科综合治疗台相连接,通过三用枪头提供气、水或水气混合(水雾)用于口腔冲洗。三用枪头能随意转动,可用于上下颌牙弓的各个区段(图 36-8)。使用三用枪的注意事项如下(操作 36-2):

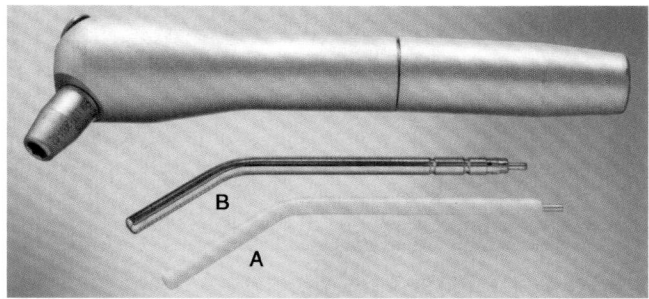

图 36-8 三用枪头。**A**,塑料三用枪头。**B**,金属三用枪头。(From Boyd LRB: Dental instruments: a pocket guide, ed 5, St Louis, 2015, Saunders.)

- 将三用枪头对准治疗的牙齿。
- 枪头与治疗部位之间保持适当的距离,太远会导致水雾的喷溅。
- 医生使用口镜观察时,牙医助理应使用三用枪连续吹水气和气,以保持口镜表面清洁。

- 牙科手机停止转动时,冲洗、干燥工作区域。
- 局部或全口冲洗时需同时移动三用枪头。

←复习

4. 医生完成相关修复的牙体预备时,牙医助理应采取什么冲洗方式?

术野隔离

为获得最佳效果,在口腔诊疗中,保持术野干燥和隔离尤为重要。隔离技术需具备如下特点:

- 便于操作
- 可保护口内软、硬组织
- 病人舒适
- 通过牵拉,为术者提供更好的视野
- 隔湿
- 隔离术区

临床采用多种方法进行口内术野的隔离,最常用的有三种:棉卷隔离、角形隔离垫(dry-angle isolation)和橡皮障隔离。临床可根据实际情况进行选择。

棉卷隔离

将棉卷放在唾液腺导管处或治疗区域吸引唾液和多余的水(图36-9)。棉卷隔离术是短时间治疗中应用最普遍的隔离方法,如检查、窝沟封闭、铸造冠的粘接和简单的修复。

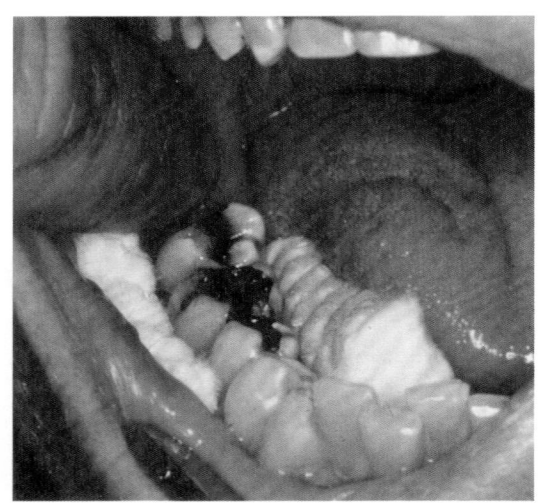

图 36-9　下颌的棉卷隔离

棉卷隔离的优缺点如下(操作36-3):

优点

- 方便
- 不需要额外的设备辅助
- 多规格及便于塑型可以适应口内的不同区域

缺点:

- 不能达到完全隔离

- 不能保护病人口腔软组织
- 如操作不当,干棉卷可能粘在口腔黏膜上,造成损伤
- 须频繁更换以防液体过饱和
- 牵引作用有限

棉卷镊

棉卷镊更为安全,多用于下颌象限需要多个棉卷隔湿时(图36-10)。当独立操作时,棉卷镊更加重要。

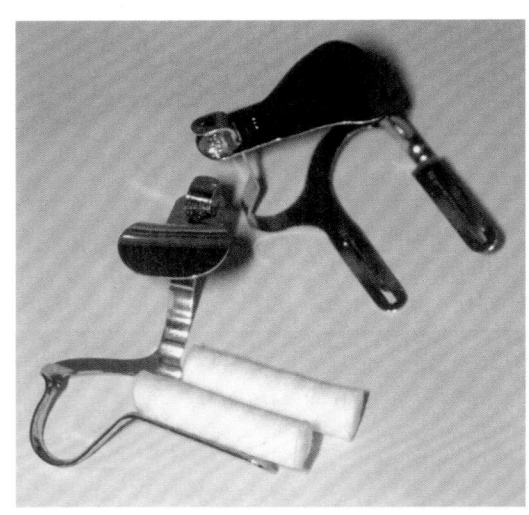

图 36-10　棉卷镊

棉卷镊夹取棉卷放置在口腔颊、舌侧,确保棉卷正确就位后按压棉卷镊的握持端进行隔湿。

角形隔离垫隔离

角形隔离垫(dry-angle)隔离是一种应用角形隔离垫隔湿的技术。这种垫放于颊黏膜上覆盖腮腺导管(导管口位于上颌第二磨牙对应的位置),辅助隔离上下颌牙弓的后部(图36-11),同时保护此区域的软组织。

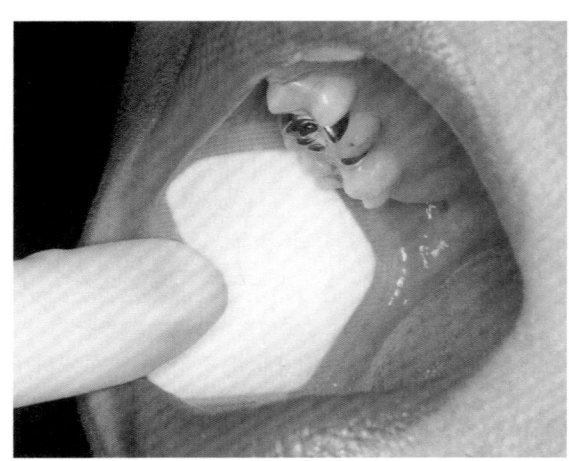

图 36-11　颊黏膜处放置角形隔离垫

按照制造商的说明书放置角形隔离垫,如在治疗完成前已经过饱和,应及时更换。取出时,先使用三用枪将隔离垫浸湿

后再与组织分离。

橡皮障

橡皮布是薄的、弹性良好的材料，可以为治疗提供屏障并充分暴露治疗牙齿，这些牙齿即隔离（isolated）牙或暴露（exposed）牙。

通常在局部麻醉注射完成后安置橡皮障。高效的治疗团队可以在 2 分钟内完成此项操作，牙医助理可在 3~5 分钟内单独完成。

橡皮障的使用作用如下：

- 在牙体预备时作为重要的感染控制屏障使用。
- 治疗中防护病人口腔避免接触牙齿碎屑、齿科材料或其他液体。
- 保护病人，避免误吞或误吸（aspirating）小的牙齿碎屑、脱落的修复材料等。
- 意外露髓时，保护患牙免受唾液、碎片的污染。
- 进行牙髓治疗时，隔离感染的患牙。
- 为治疗中使用修复材料提供必要的干燥环境。
- 通过隔离口唇、舌和牙龈，改善治疗时进入操作区域的通道。
- 橡皮布和牙齿的色差对比可以提供更好的视野。
- 提高团队的工作效率，缩短治疗时间。

橡皮障系统

橡皮布材质

橡皮布是乳胶或非乳胶制品，医生根据型号、颜色、厚度进行选择（图 36-12）。

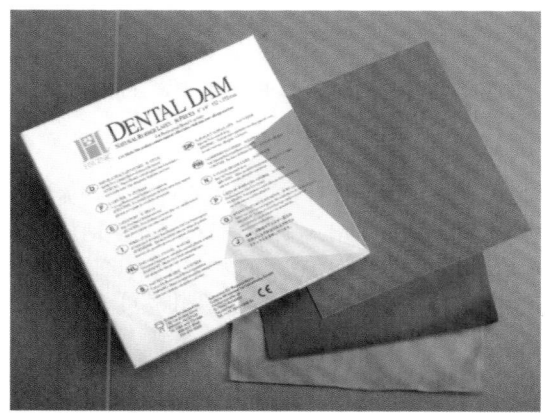

图 36-12　橡皮布材质。（From Boyd LR：Dental instruments：a pocket guide，ed 5，St Louis，2015，Saunders.）

型号

橡皮布是成卷的，或预先裁制成两种型号：6inch×6inch（1inch=2.54cm）大小的用于恒牙列中的后牙，5inch×5inch 的用于乳牙或者恒牙列中的前牙。

颜色

橡皮布的颜色非常多，深浅不一，包括绿色、蓝色、粉色等。也有带味道或气味的橡皮布。亮色橡皮布应用广泛，也容易被病人接受，但有些医生更喜欢深色的，以增加患牙和橡皮布的对比度，减少反光。

厚度

根据厚度，橡皮布分为薄、中厚、厚 3 种规格：薄布常应用于单颗牙隔离、对橡皮布延展性要求不高的牙髓治疗。中厚布由于它的操作便利性及隔离患牙的良好效果而广泛应用于手术治疗。厚布在需要对抗组织阻力和防止本身撕裂时应用，如安放在冠、固定桥上或牙齿拥挤时。

橡皮障支架

支架是固定、展开橡皮布的必要装置，可使橡皮布紧密包绕在牙齿周围，且不妨碍医生操作。塑料和金属支架使用起来很方便，且可以灭菌后再次使用（图 36-13）。

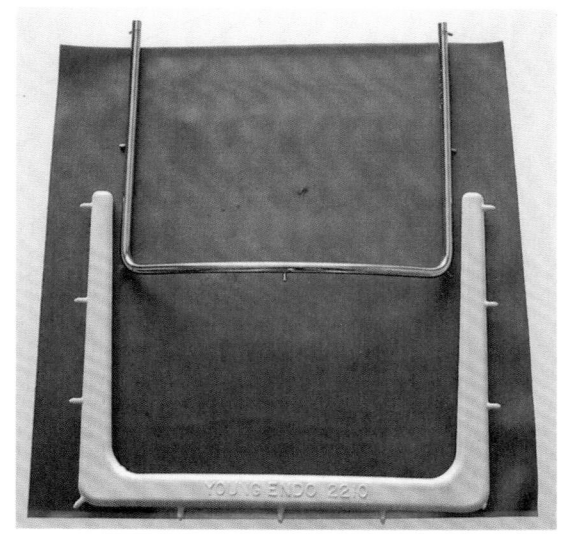

图 36-13　橡皮障支架。（From Boyd LRB：Dental instruments：a pocket guide，ed 5，St Louis，2015，Saunders.）

U 形塑料支架放在橡皮布下面（挨着病人的面部），这种支架没有阻射性（不能阻止放射线透过），行放射线投照时，不需要取下来。

杨氏支架是 U 形的不锈钢制品，外缘有尖锐的凸起，放在橡皮布的外面，上面的凸起用于固定、展开橡皮布，让橡皮布远离面部，增加病人的舒适度。

奥氏支架是圆形的塑料制品，外缘有尖锐的凸起，放在橡皮布的外面，橡皮布固定在凸起上。

橡皮障吸水纸垫

病人的面部与橡皮布之间可以使用一次性吸水纸垫,通过吸收水分增加病人的舒适度,还可以保护病人的面部皮肤免于直接接触橡皮布,减少橡胶过敏的风险。

润滑剂

使用橡皮障时,可能用到两种类型的润滑剂。一种是氧化锌软膏或凡士林,涂抹于病人唇部,确保舒适。

另一种润滑剂是水溶剂,涂在橡皮布的底面,辅助橡皮布滑进牙间隙。凡士林不能作为这种目的使用,因为它可干扰某些牙科材料的凝固,还可破坏橡皮布中的乳胶成分。

橡皮障打孔器

橡皮障打孔器用于在橡皮布上打孔,以隔离患牙(图36-14)。打孔器的工作端有可以调节的切割孔针(stylus),打孔转盘可以旋转,上面有 5~6 个不同型号、深约 1mm 的孔盘,这些孔边缘锋利,可以和切割孔针相吻合。

旋转打孔转盘可以选择不同型号的孔。转动产生轻微响声时提示切割孔针位于孔的正上方。确认打孔转盘位置正确后轻轻压下切割孔针进行打孔。如果位置不正确,会导致切割

孔针变钝或者折断。

打完的孔可能并不完好:如果孔有毛边,放置橡皮障时可能造成撕裂;还可能刺激牙龈或边缘不密合,影响隔湿效果。

橡皮障打孔器孔洞型号

打孔转盘上的孔按直径大小分 1~5 级,1 级最小。每一个型号都有其各自的适应牙位(图36-15)。

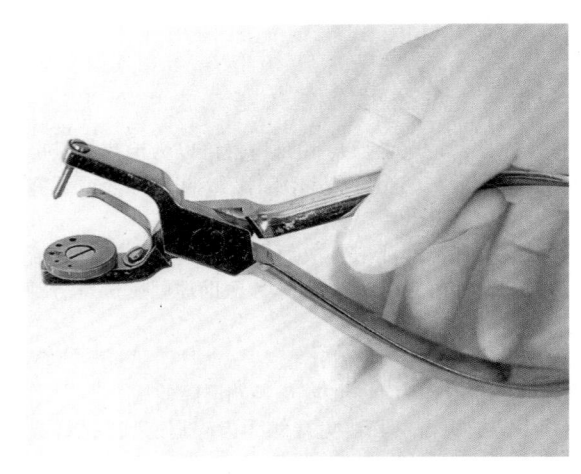

图 36-14   橡皮障打孔器

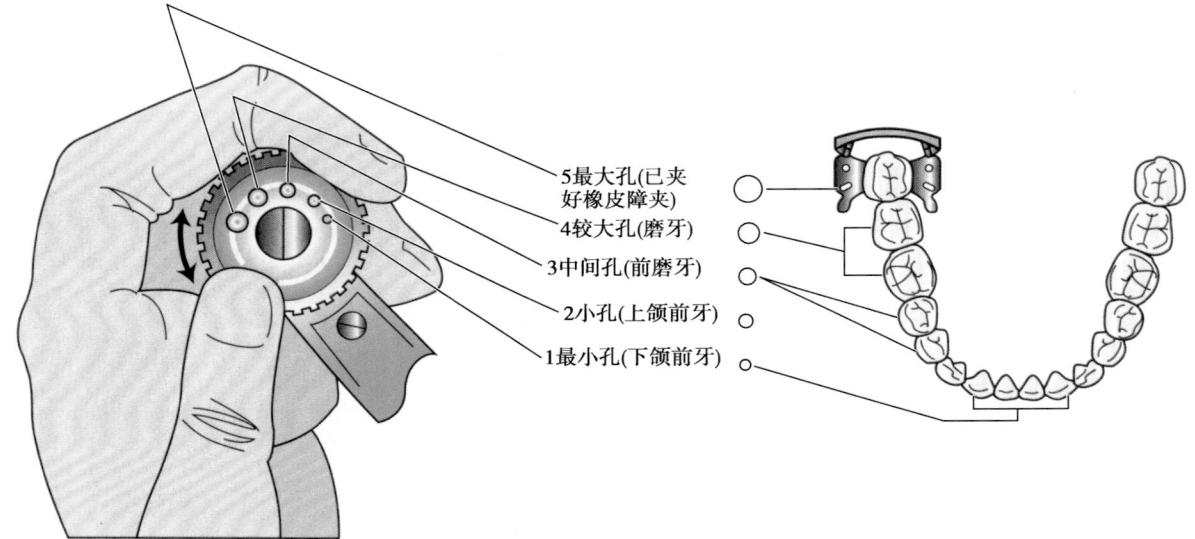

图 36-15   橡皮障打孔转盘上不同型号的孔及与之匹配的牙位。(Adapted from Baum L,Phillips RW,Lund MR:Textbook of operative dentistry,ed 3,Philadelphia,1995,Saunders.)

5最大孔(已夹好橡皮障夹)
4较大孔(磨牙)
3中间孔(前磨牙)
2小孔(上颌前牙)
1最小孔(下颌前牙)

橡皮障印章和定位模板

橡皮障印章根据成人和儿童牙弓的平均值制作,与印泥合用,用于标记橡皮布上的打孔位置(图36-16)。

橡皮障定位模板,牙列不齐时使用定位模板更灵活,在橡皮布上做出牙齿标记,根据患牙位置在相应部位打孔。

橡皮障钳

橡皮障钳用于放置或卸除橡皮障夹(图36-17)。使用时,橡皮障钳的喙放在橡皮障夹翼部的小孔内(图36-18)。

橡皮障钳通过弹簧进行开合。当橡皮障夹被夹持放在牙齿上时,调节夹钳柄部的卡环固定钳臂,挤压手柄放开橡皮障夹。橡皮障钳的喙部朝向治疗牙的牙弓方向,这样术者在放置或取出橡皮障夹时都无需再调整橡皮障钳就可正确就位。

橡皮障夹

橡皮障夹的功能是锚固和稳定橡皮布。橡皮障夹由镍基或铬基合金制成,能安全稳定地固定撑开橡皮布暴露患牙。橡皮布的另一种固定方法,通常是使用其他橡皮障夹、橡皮障固定楔线、牙线等。这种方法称为橡皮障结扎固定。

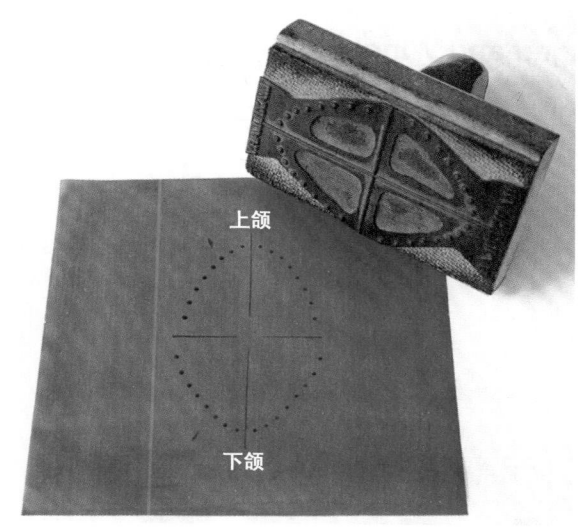

图 36-16　橡皮障印章。(From Boyd LRB:Dental instruments:a pocket guide,ed 5,StLouis,2015,Saunders.)

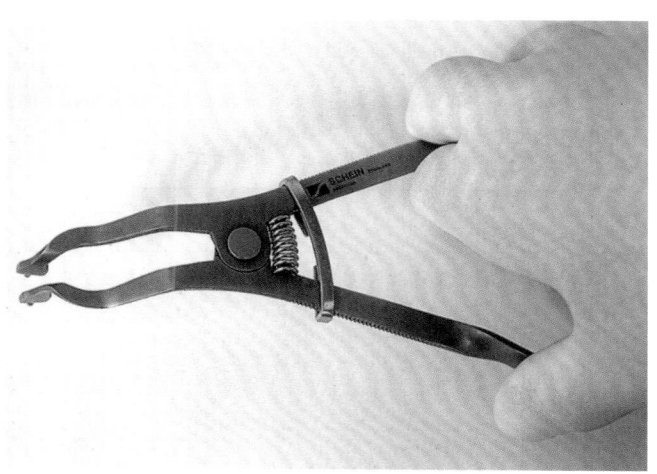

图 36-17　橡皮障钳

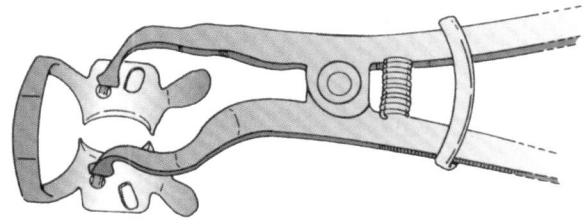

图 36-18　正确使用橡皮障钳夹持橡皮障夹。(From Baum L,Phillips RW,Lund MR:Textbook of operative dentistry,ed 3,Philadelphia,1995,Saunders.)

橡皮障夹的组成部分

辨别橡皮障夹的弓部和喙(图 36-19)很重要。弓部(bow)为圆弧状结构,放置时位于牙齿的远中。

喙部(jaws)以 4 点接触的方式环抱牙齿,与牙齿紧密贴合,以保持颊舌侧的平衡,稳固橡皮障夹。两侧喙部上各有一个孔洞,橡皮障钳的喙通过孔洞来放置或移除橡皮障夹。

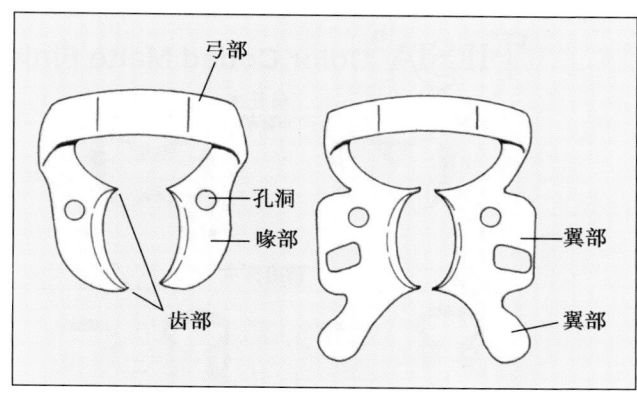

图 36-19　橡皮障夹的组成

有翼的橡皮障夹(winged clamp)能更好地稳定橡皮布。无翼橡皮障夹没有额外的突起,命名以"W"开头。

选择合适的橡皮障夹

橡皮障夹有多种型号以适应不同的需求(图 36-20)。橡皮障夹的喙部环抱牙颈部,位于牙齿外形高点线的龈方(外形高点线由牙齿颊舌面上最突的点组成),与釉牙骨质界或略低的区域相吻合。

松开橡皮障钳之前应确保橡皮障夹喙上的四点到位,与牙齿表面紧密贴合。如果放置不当,橡皮障夹可能从牙齿上弹脱,伤到病人、医生或助手。

后牙橡皮障夹适用于上下颌后牙。这些橡皮障夹是通用的(universal),意味着相同的橡皮障夹可以使用在同名对侧牙上:7 和 W7 是下颌磨牙橡皮障夹,8 和 W8 是上颌磨牙橡皮障夹。

前牙橡皮障夹,如 9 和 W9,可以排开唇侧的牙龈,改善 V 类洞修复的视野,为前牙牙髓治疗提供隔离。

儿科橡皮障夹的型号更小,形状和乳牙相符,用于乳牙或刚萌出的恒牙。型号多为 00、W00 和 2 号。

橡皮障夹的安全线

在橡皮障夹放入口内前,需在弓部系上牙线(即安全线)。在橡皮障夹意外脱落,继而被病人误吸、误吞时通过安全线可以很快找到(图 36-21)。

安全线的尾部通常放在病人口外,橡皮布外面,触手可及。治疗时可系在橡皮障支架上以免妨碍医生操作。

橡皮障固定楔线

安全固定橡皮布的另一种可行方法是使用橡皮障固定楔线(一次性的乳胶绳状物)。楔线有 3 种型号:加细、细和粗。

放入时,楔线拉伸变细,可以轻易滑入牙间隙。放好松开后,楔线恢复原来的形状,即可固定橡皮布。楔线的型号依据所使用的接触区来选择,长度根据需求而定。

◆复习

8. 橡皮障安放后哪一部分是可见的?
9. 橡皮障中起稳固及延展橡皮布作用的是哪部分?
10. 当橡皮布不能沿牙齿邻间滑动时,可选用什么辅助方法使其就位?

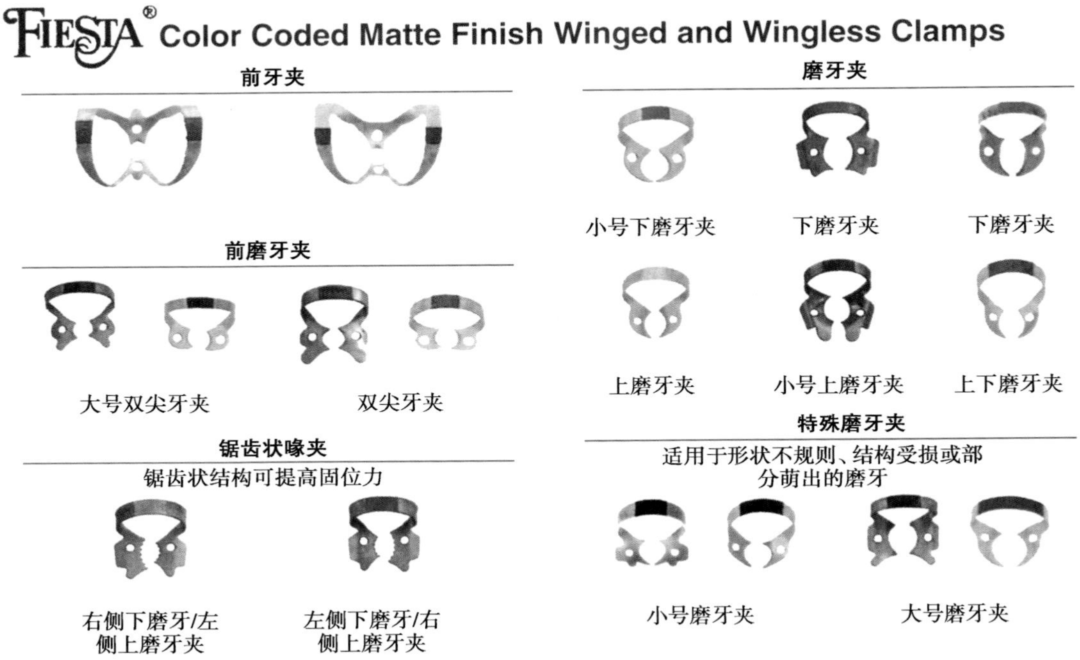

FIESTA® Color Coded Matte Finish Winged and Wingless Clamps

前牙夹

磨牙夹

小号下磨牙夹　　　下磨牙夹　　　下磨牙夹

上磨牙夹　　小号上磨牙夹　　上下磨牙夹

前磨牙夹

大号双尖牙夹　　　双尖牙夹

特殊磨牙夹
适用于形状不规则、结构受损或部分萌出的磨牙

小号磨牙夹　　　　大号磨牙夹

锯齿状喙夹
锯齿状结构可提高固位力

右侧下磨牙/左侧上磨牙夹　　　左侧下磨牙/右侧上磨牙夹

图 36-20　橡皮障夹的型号。（Courtesy Coltene/Whaledent Inc, Cuyahoga Falls, OH.）

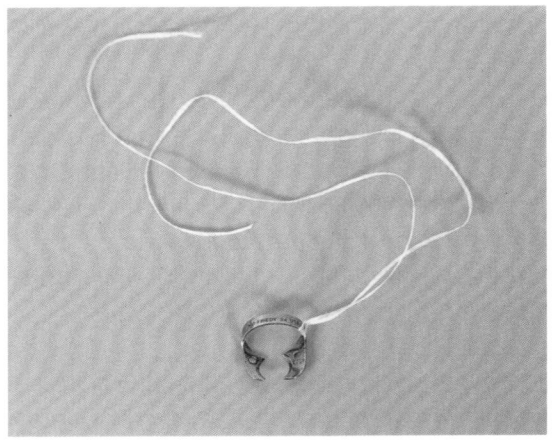

图 36-21　将牙线拴在橡皮障夹的弓部充当安全线

橡皮障准备

应用橡皮障前，要依据医生的习惯实施操作，并考虑隔离牙齿及下一步操作流程。橡皮布打孔前必须考虑以下 6 个因素：
- 上颌或下颌牙齿
- 牙弓形态
- 其他情况，如缺失牙、固定修复体、错位牙
- 隔离牙
- 确定上橡皮障夹的牙齿（锚牙）和打孔位置
- 其他需要打孔的牙齿尺寸和相邻孔洞的空间

锚牙支撑橡皮障夹，橡皮布主孔应覆盖锚牙。

上颌牙的应用

应用于上颌牙时，橡皮布标记、打孔时要注意：上颌牙打孔的位置距离橡皮布上缘 1inch，这有助于标记橡皮障后方的打孔（图 36-22）。如果病人有胡子或上唇非常厚，上缘预留的空间要略多于 1inch。

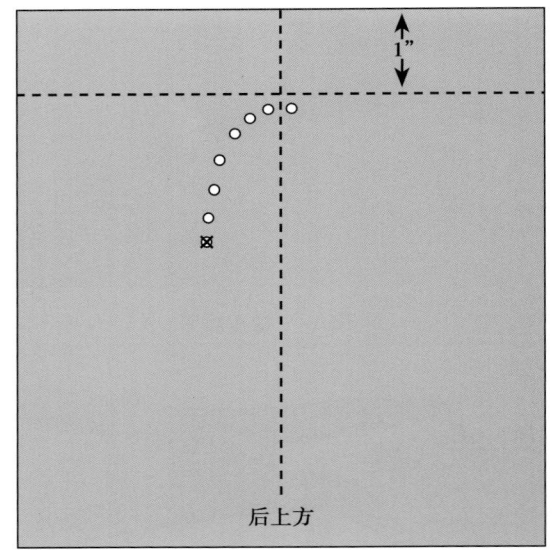

图 36-22　上颌牙的橡皮布打孔

下颌牙的应用

应用在下颌牙时，橡皮布标记、打孔时要注意：距橡皮布下缘的距离是 2inch（图 36-23）。下颌前牙较小，孔与孔之间的距离需要比后牙更密集。如果发现此区牙齿过度拥挤或接触区紧密，可使用水溶性的润滑剂。

牙弓曲度

对于过窄或过宽的牙弓，调整打孔的位置是必要的。否则

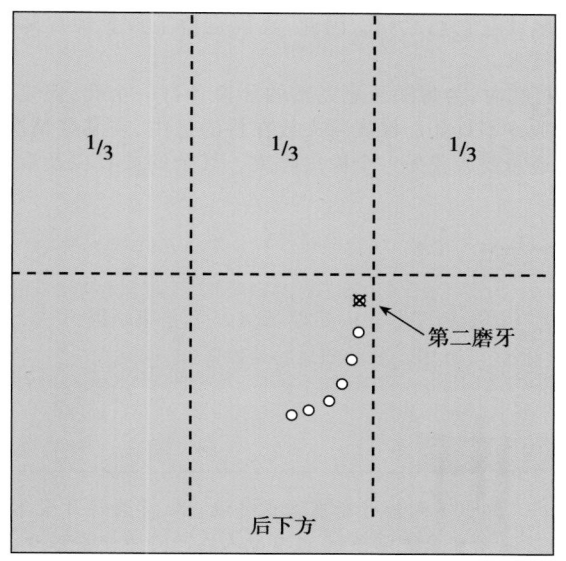

图 36-23　下颌牙的橡皮障打孔

会使孔的边缘翻转,增加隔离的难度。

如果打孔过平或过宽,会导致舌侧的橡皮布拉伸过度。打孔过窄会导致颊侧的橡皮布拉伸过度。

错位牙

牙列中有错位(malaligned)牙时,打孔的位置需要做特殊的考量。

如果牙齿是舌倾,打孔时孔洞的大小不变,位置要比正常的牙位向舌侧移动 1mm(图 36-24)。

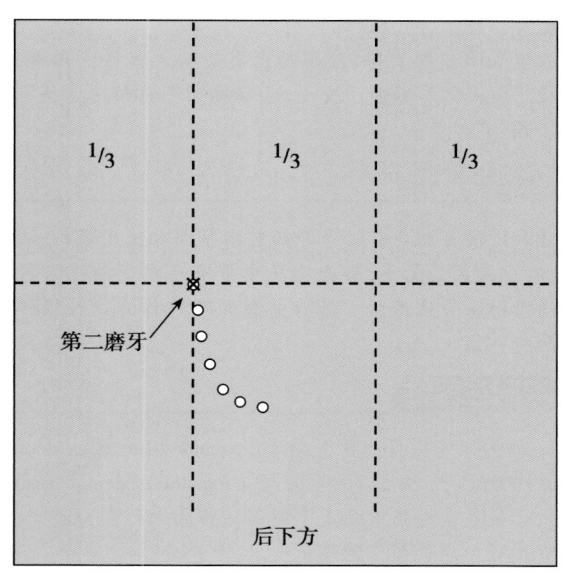

图 36-24　错位牙的打孔

如果牙齿是颊倾,打孔时孔洞的大小不变,位置要比正常的牙位向颊侧移动 1mm。

隔离牙

单颗牙隔离常用于牙髓病治疗和选择性修复治疗。一些医生选择只隔离治疗牙,也有医生选择隔离两颗牙,使第二颗牙齿充当锚的角色,在治疗后牙时,这种方法提供了更好的视野和稳固性。

多颗牙隔离,通常暴露 3~4 颗牙齿,或为获得最佳的稳定性而隔离 6~8 颗牙齿,以抵消牙弓曲线对橡皮布带来的牵拉力。至少应隔离治疗牙后面的一颗牙齿。

治疗上颌前牙时,隔离六颗前牙可以获得最大程度的稳定性(尖牙到尖牙)。

打孔

锚牙是支持橡皮障夹的牙齿,主孔是覆盖在锚牙上的。必要时选择最大的 #5 孔洞,以适应橡皮障夹良好固位。

应用橡皮障时,锚牙和主孔的选择非常重要,为方便使用同时获得最大的稳定性,主孔位于治疗牙的远中,间隔一到两颗牙齿。

孔的型号和间距

孔的型号必须和隔离牙相适应,合适的孔可以让橡皮布轻松地滑到牙齿上,并且紧密贴合牙颈部。这对防止橡皮布孔周围的渗漏很重要。

一般来说,两个孔边缘之间的距离(不是孔洞中心的距离)是 3~3.5mm。这样两个孔洞之间的距离应足以使形成的隔离膜滑到牙齿之间而不撕裂,不损伤牙龈。

孔间膜(septum)是打好的两个孔之间的橡皮布部分。选择孔的型号和间距时应注意:

如果孔太大,橡皮布不能和牙齿紧密贴合,可能导致唾液从孔中渗漏。

如果孔太小,橡皮布不容易从牙齿上滑入,可能导致橡皮布拉伸、撕裂,牙龈暴露。

如果孔洞间距太小,橡皮布可能撕裂,过度拉伸的孔洞可能导致牙龈暴露,液体渗漏。

如果孔洞间距太大,多余的橡皮布材料会残留在牙齿间隙中,可能阻挡医生的视线或被卷入牙科器械里。

橡皮障的放置和取出

有两种放置橡皮障的方法:①同时放置橡皮布和橡皮障夹;②先放置橡皮障夹,后将橡皮布拉伸覆盖在上面。这两种方法的区别主要在于放置橡皮障夹和橡皮布的先后顺序,其余步骤是相同的(操作 36-4)。

橡皮障的特殊应用

前牙

前牙应用橡皮障时,使用流程与后牙区不同。前牙的隔离通常是从尖牙到尖牙。隔离完成后,使用橡皮障固定楔线或者细小的橡皮布材料,放在尖牙和第一前磨牙之间,安全地将橡皮布固定住,不需要使用橡皮障夹。

如果修复前牙牙龈,或需要推开牙龈组织以求更好的视野,可能要用到前牙橡皮障夹(图 36-25)。这类橡皮障夹的喙可轻轻就位于龋病病变下方的根面牙骨质上。

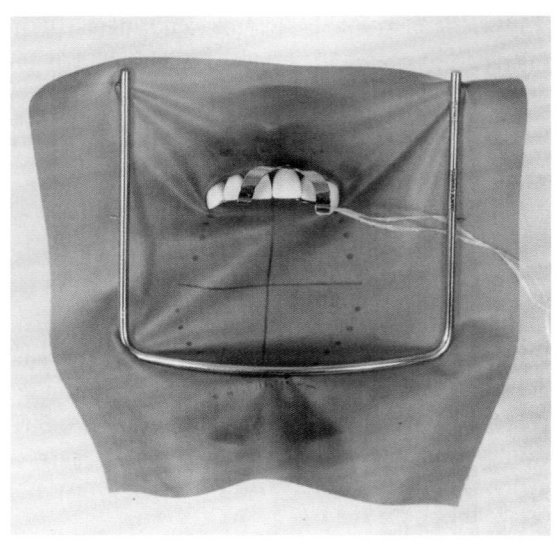

图 36-25   上颌前牙区橡皮障的应用

加固前牙橡皮障夹

有时对前牙橡皮障夹做额外的加固非常必要。软化的粘膏棒（红膏棒）可用做固定（图 36-26），操作时需要热源，固定步骤如下：

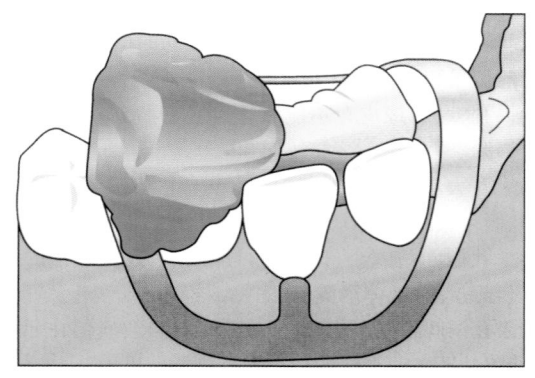

图 36-26   粘膏棒（红膏棒）固定前牙橡皮障夹。（Adapted from Baum L，Phillips RW，Lund MR：Textbook of operative dentistry，ed 3，Philadelphia，1995，Saunders

- 在火焰上软化红色或绿色的粘膏棒（红膏棒），直至头部弯曲，将头部放入热水中 5 秒。
- 取下粘膏棒（红膏棒）头部 1inch 材料，塑成锥形。
- 在火焰上非常小心地再次加热锥形的头部，把软化的粘膏棒（红膏棒）放在橡皮障夹弓的下面（殆面）上，远离治疗区域。
- 同法处理橡皮障夹另一侧的弓。
- 治疗结束后，在取出橡皮布和橡皮障夹前先移除粘膏（红膏）。

固定桥

固定桥是一种粘接后能够替代一颗或多颗相邻缺失牙的修复体。因为桥的各单位是一个整体，不可能把橡皮障隔离膜放在它们之间。因此，在固定桥上放置橡皮障需要特殊技术。

打孔时，为每颗牙冠完整的牙齿各打一个孔，但是缺失牙的地方不打孔。橡皮障夹放在桥的远中，在某些情况下，近中还需要放置另一个橡皮障夹。其余的放置以及取出均相同。

⊙复习

11. 打孔器上的孔分 1~5 级，最小的孔是哪一级？
12. 将橡皮障用于前牙的目的是什么？

■ 健康教育

病人意识不到治疗时有多少唾液、水、牙齿碎片聚集在口腔中，牙科助理应提前告知、教育病人在治疗中坚持张口、不交谈并保持术中张口稳定。如果唾液浸到牙齿上面，或牙科材料暴露在唾液中，术区就被污染了须重新返工，浪费了医患双方的时间。

很多病人可能从未使用过橡皮障，或当他们使用时，感觉限制行动，且不舒适。作为牙医助理，应告知病人使用橡皮障的重要性，同时还应掌握橡皮障隔离操作，隔离患牙的同时确保病人的舒适。■

■ 法律和伦理问题

使用橡皮障尤为重要，可防止治疗过程中病人因突然咳嗽而误吞修复体或钻针。放置橡皮障和治疗患牙一样重要，它不仅仅是隔湿技术，还可以保护病人的安全。

放置和取出橡皮障，应遵循所有安全放置的注意事项，包括在橡皮障夹的弓部使用安全线，以确保安全和快速移除橡皮障夹。■

■ 展望

牙科诊所可能会在治疗开始前指导病人使用苯酚、洗必泰含漱，减少细菌的聚集，防止空气中带有致病菌的气溶胶给病人和治疗团队带来风险。治疗前含漱可以作为口腔操作常规进行执行。■

■ 评判性思维

1. 作为职能拓展的牙医助理（expanded-functions dental assistant，EFDA）或注册牙医助理（registered dental assistant，RDA），如果医生要求对病人下颌第一磨牙进行窝沟封闭，在这个治疗过程中应选择何种隔离技术，为什么？

2. 医生准备为 #4 牙做远中粭面洞型的银汞合金充填治疗，应把强力吸引器前端放在什么位置？

3. 医生正在做 #4 牙的牙体预备，在这个过程中，他把牙科手机移出了口内，并使用口镜和探针检查剩余的牙体组织，此刻需要做什么？

4. 树脂充填 #24 牙，使用橡皮障时如何打孔？

5. 使用橡皮障隔离 #18～#22 牙，并且把 #18 牙作为锚牙，该怎样打孔？■

操作 36-1

强力吸引器的放置

器械与物品

- ✔ 无菌强力吸引器
- ✔ 塑料防护膜
- ✔ 棉卷

步骤

1. 将吸引器管插入用塑料防护膜覆盖的软管插口内。
   目的:将另一端暴露出来备用。
2. 如有必要,用强力吸引器管或口镜轻轻牵拉颊部和舌。

后牙区放置

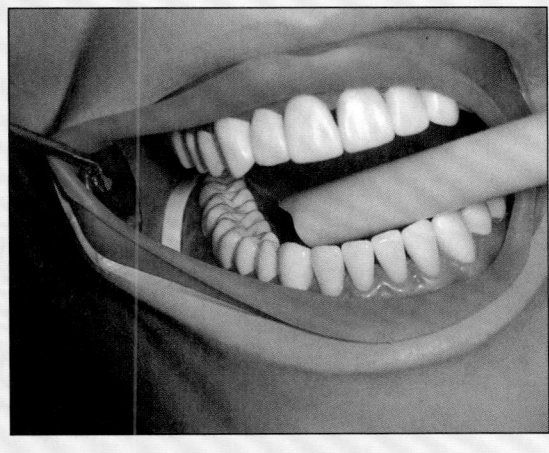

1. 治疗下颌牙时,在吸引器管下面放置一个棉卷。
   目的:病人舒适,稳定吸引器头,保护邻近软组织。
2. 将吸引器管前端斜面尽可能靠近治疗牙。
   目的:及时吸走备牙时产生的水。
3. 强力吸引器管前端斜面与治疗牙的颊侧或舌侧平行。
4. 强力吸引器管前端上缘略微高出殆平面。

前牙区放置

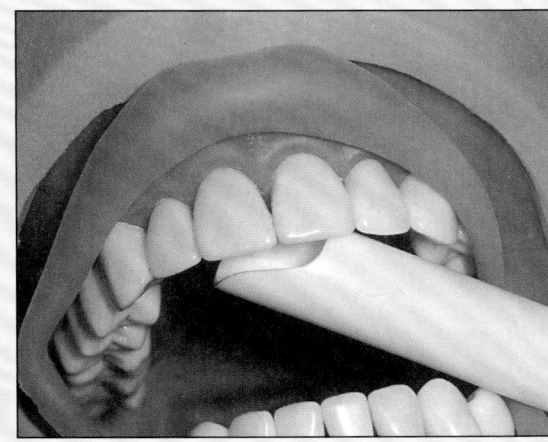

1. 医生做舌侧预备时,强力吸引器管平行置于唇侧,略微越过切端。
2. 医生做唇侧预备时,强力吸引器管平行置于舌侧,略微越过切端。

操作 36-2

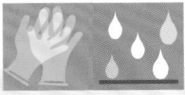

口腔冲洗

器械与物品

- ✔ 强力吸引器
- ✔ 弱吸引器
- ✔ 三用枪

步骤

1. 在冲洗过程中选择最佳的口腔吸唾系统:强吸或弱吸。
2. 左手握持三用枪,右手握持吸引器。

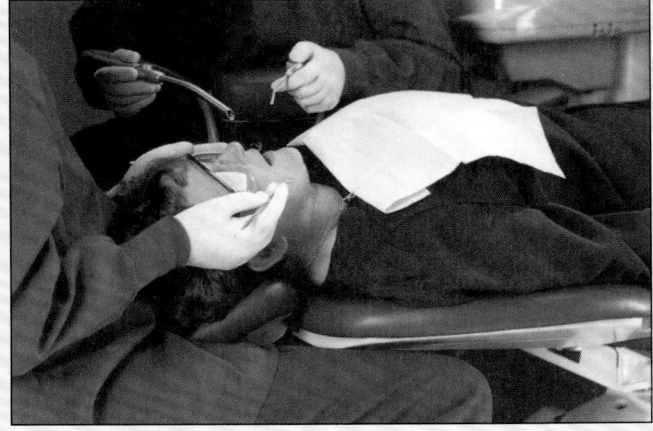

操作 36-2（续）

局部冲洗

1. 打开吸引器，将吸引器头放在待冲洗区域。
2. 利用三用枪水气混合冲洗。
3. 确保所有的液体和碎屑都被吸出。
4. 按压三用枪出气按钮，吹干。

全口冲洗

1. 让病人将头转向助手侧。
   目的：利于水在一侧聚集，以方便吸取。

2. 打开强力吸引器或者弱吸，将吸引器头放在病人口内左侧的前庭沟部位。
   注：小心放置吸引器管前端，避免压迫软组织，造成损伤。
3. 放好吸引器后，利用水气混合从右侧向左侧冲洗病人上颌区域各个面。
4. 同样以从右向左的顺序，继续冲洗下颌区域。
   目的：这种冲洗方式可以将碎屑集中到吸引器所在的口腔后部，利于吸出。

操作 36-3

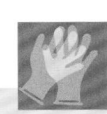

放置、移动棉卷

器械与物品

- ✔ 常规用物
- ✔ 棉卷
- ✔ 三用枪

步骤

上颌区放置

1. 让病人抬高下颌，头部转向助手侧。
   目的：提供更好的视野，使棉卷更容易放置。
2. 使用棉卷镊喙部夹持棉卷。
3. 传递棉卷至口内，安全地放在靠近治疗区域的龈颊沟处。
   注：放置时可以用手指将棉卷压至龈颊沟深处。

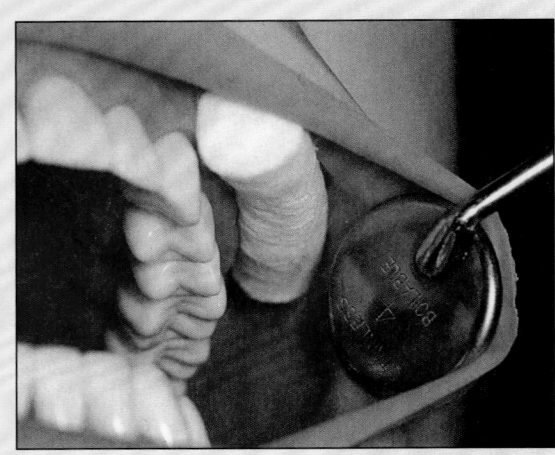

下颌区放置

1. 让病人低下颌，头转向助手侧。
2. 使用棉卷镊喙部夹持棉卷。
3. 传递棉卷至口内，安全地放在靠近治疗区域的龈颊沟处。

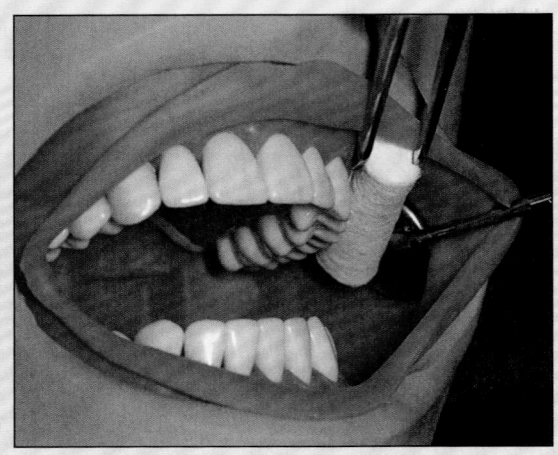

4. 上述步骤适用于所有的上颌牙。

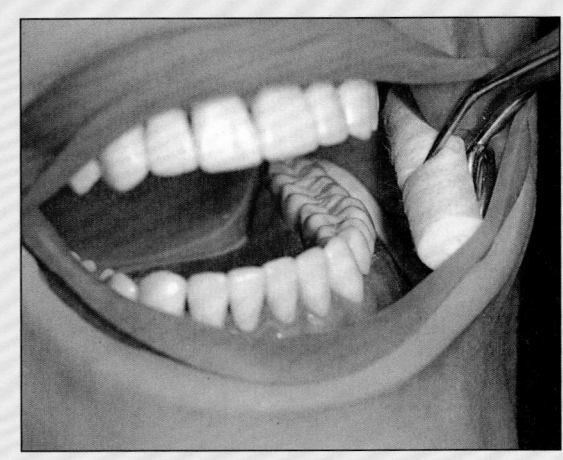

操作 36-3(续)

4. 将第二块棉卷放在治疗区域和舌头之间的口底区域。
   注：让病人抬舌后再放置棉卷，这样更容易操作。

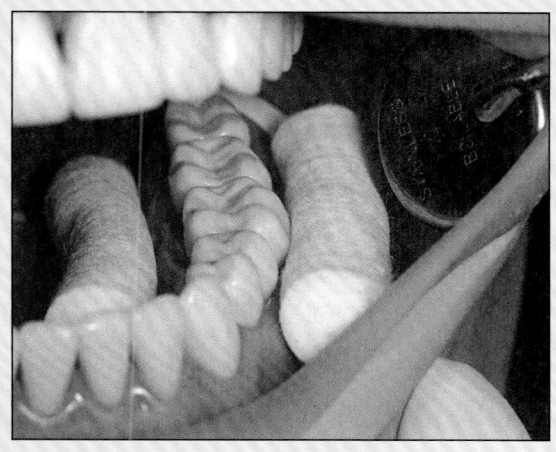

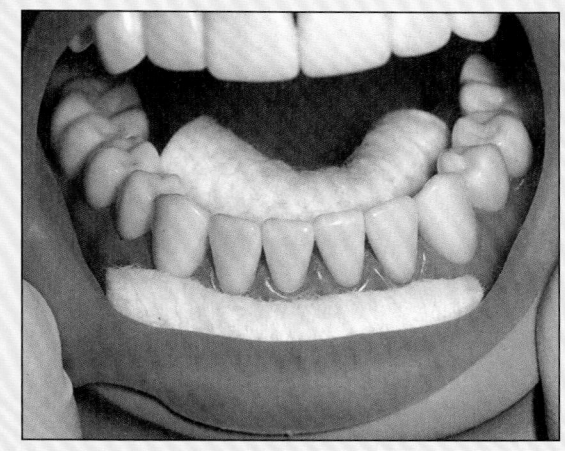

6. 如果治疗中要使用弱吸，需在舌侧放置好棉卷之后放入。

棉卷的取出

1. 治疗结束后，在全口冲洗前取出棉卷。如果棉卷干燥，用三用枪喷水浸湿后再取出。
   注：干棉卷会和口腔黏膜粘在一起，直接取出将导致黏膜损伤。

5. 隔离下前牙时，将棉卷预弯会达到更好的效果。

2. 用棉卷镊将已污染的棉卷取出。

3. 如治疗情况适宜可做局部冲洗。

操作 36-4

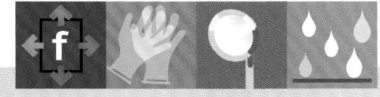

准备、放置、移除橡皮障

EFDA 的操作前准备

- ☑ 口镜使用方法
- ☑ 操作者体位
- ☑ 牙体解剖学
- ☑ 器械使用

器械与物品

- ☑ 常规用物
- ☑ 6inch×6inch 的橡皮布
- ☑ 橡皮障印章或定位模板和笔
- ☑ 橡皮障打孔器
- ☑ 橡皮障夹
- ☑ 橡皮障钳
- ☑ 支架
- ☑ 橡皮障吸水纸垫
- ☑ 牙线

- ☑ 棉卷
- ☑ 病人唇部润滑剂
- ☑ 橡皮布润滑剂
- ☑ 毕氏挖匙
- ☑ 冠剪

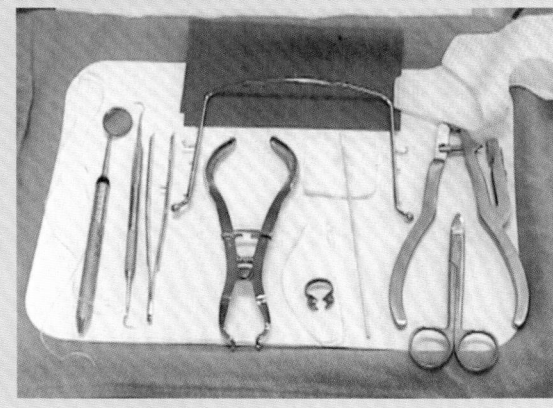

操作 36-4(续)

步骤

病人准备

1. 检查病人的病历资料,了解禁忌证,明确隔离牙。告知病人需要放置橡皮障,解释治疗流程。

2. 辅助医生进行局部麻醉,医生决定哪些牙齿是隔离牙并标注出错位牙。

3. 用棉棒或小棉卷为病人唇部涂抹润唇软膏。

   注意:放置、移除橡皮障的过程中要确保病人的舒适。

4. 坐在医生的位置上,调整病人的体位,便于操作。

5. 用口镜和探针检查橡皮障放置的部位,该区域应当没有菌斑和碎屑。

   目的:如橡皮障放置区域不清洁,菌斑和碎屑会被压入龈沟刺激牙龈。

   注:如发现有菌斑,放置橡皮障前可以选择性进行牙冠清洁及抛光。

6. 所有需要放置橡皮障的牙齿都要用牙线清洁邻间隙。

   目的:防止过紧的接触区撕裂橡皮布。

打孔

7. 使用橡皮障印章或定位模板在橡皮布上标出隔离牙的位置。

8. 正确打孔,注意选择合适的型号。

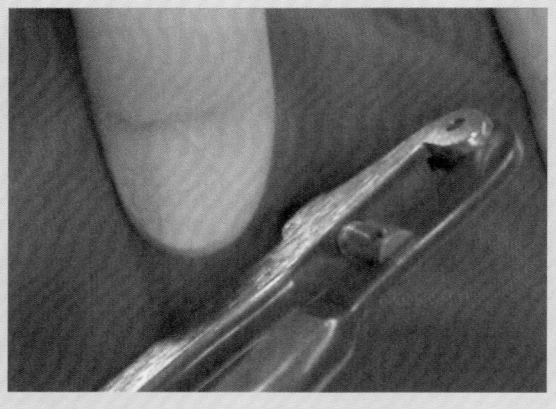

9. 如果牙齿接触过紧,在橡皮布的底面上轻微润滑孔洞。

放置橡皮障夹和支架

10. 选择合适的橡皮障夹。

    注:图示为 W7 号橡皮障夹。

11. 在橡皮障夹的弓部系上牙线,确保安全。

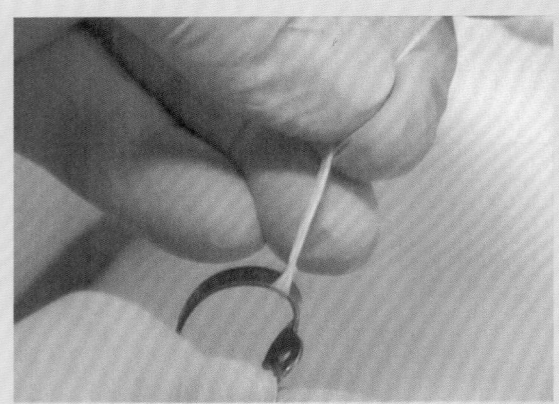

12. 橡皮障钳的喙放在橡皮障夹的孔中,握住橡皮障钳柄部打开橡皮障夹后向上提起,使橡皮障钳的锁扣滑到位,确保放置过程中橡皮障钳处于打开状态。

13. 放置过程中,示指放在橡皮障夹上,以防止橡皮障夹在完全就位前脱出。控制橡皮障钳,先把橡皮障夹的舌侧喙部放入,然后是颊侧喙部。然后检查橡皮障夹是否合适。

    目的:舌侧就位后可以作为颊侧就位的支点。

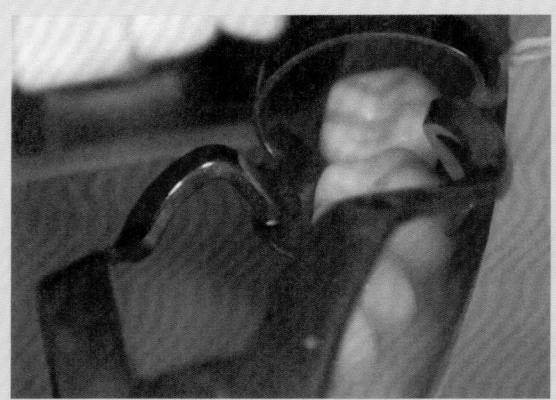

14. 传递橡皮布就位后,牵拉橡皮布上的锚牙孔,使其穿过弓部。

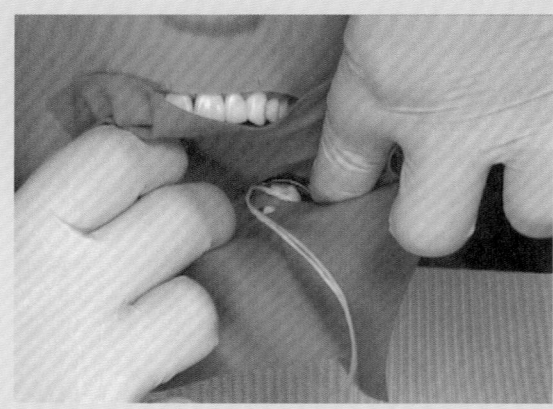

操作 36-4(续)

15. 使用棉卷镊找到在弓上打结的牙线并牵拉出来,便于抓握。

16. 将支架放在橡皮布上,轻拉橡皮布,将其固定在支架的凸起上。

    目的:确保顺滑及稳定。

17. 把需要隔离的对侧最后一颗锚牙从孔洞上暴露出来。

    目的:固定橡皮布,便于下一步暴露其他隔离牙。

18. 使用两只手的食指,向颊舌侧拉伸橡皮布,使其滑入隔离牙的所有接触区。

19. 用一段牙线,划过接触区,将橡皮布完全压入隔离牙的接触区下方。

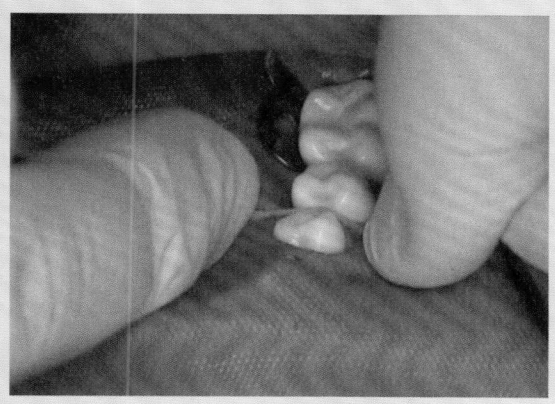

20. 如果牙齿接触区过紧,用牙线通过或将木质楔子放在邻间隙的方法来减轻接触。

21. 将用于固定橡皮布的安全结扎线放在锚牙的对侧。

翻转橡皮布

22. 轻轻牵拉并翻转(invert)牙颈部区域的橡皮布。

    目的:翻转橡皮布以获得封闭作用。

23. 三用枪吹气辅助。

24. 用挖匙、充填器(FP1)或海狸尾形状的磨光器翻转橡皮布边缘。

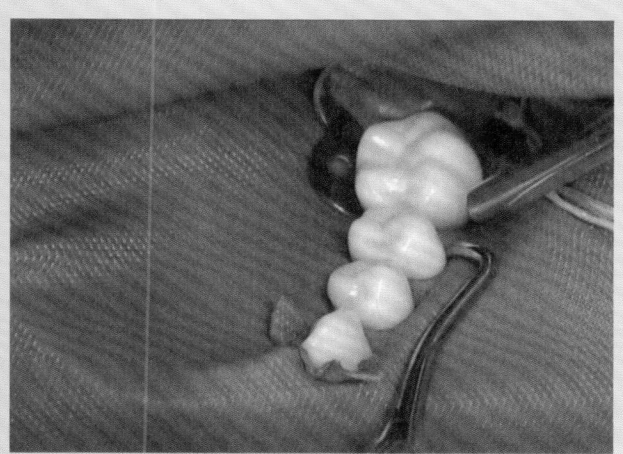

25. 当橡皮布上所有打的孔洞都被反转,橡皮障放置完成。

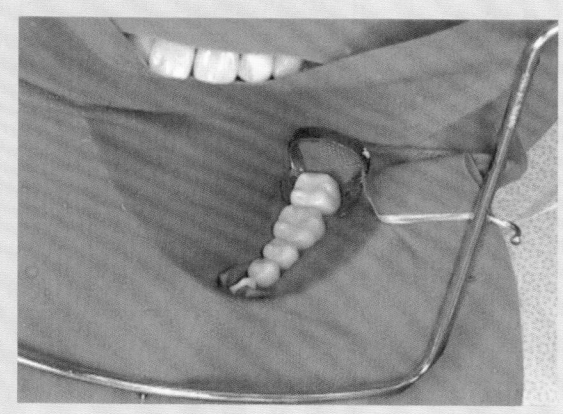

26. 为保病人舒适,可以在橡皮布下使用弱吸,常放在治疗区的对侧。

27. 如果病人感觉不适,或经鼻呼吸困难,可用棉卷镊夹起腭侧的一小块橡皮布剪开一个小孔。

取出橡皮障

28. 如果使用了安全结扎线,先把它去掉。如果使用了弱吸,先取出弱吸头。

29. 把食指放在橡皮布下面,与牙弓平行,向外拉,使橡皮布的孔缘离开隔离牙。

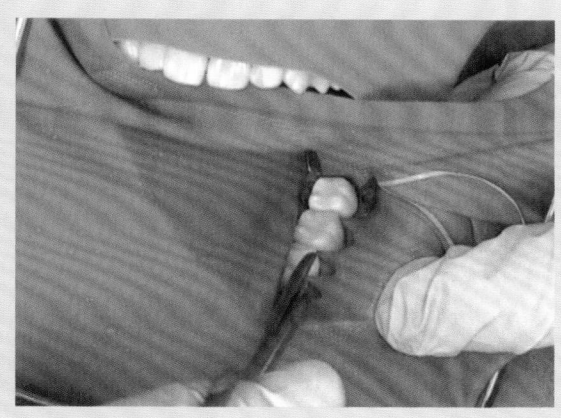

30. 从后向前,用冠剪把孔剪开,连成一个长的切口。

31. 剪完后牵拉橡皮布舌侧,将其从邻间隙中拉出。

操作 36-4（续）

32. 使用橡皮障钳,轻轻取出橡皮障夹。

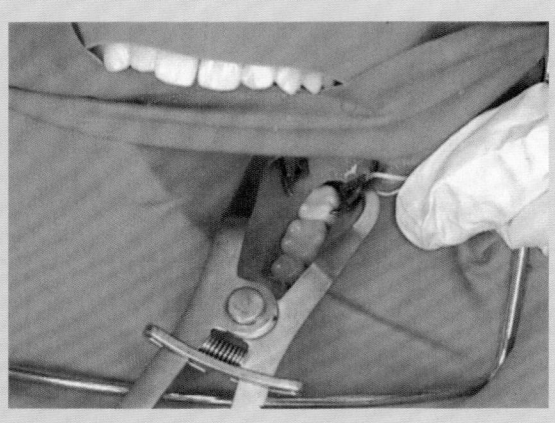

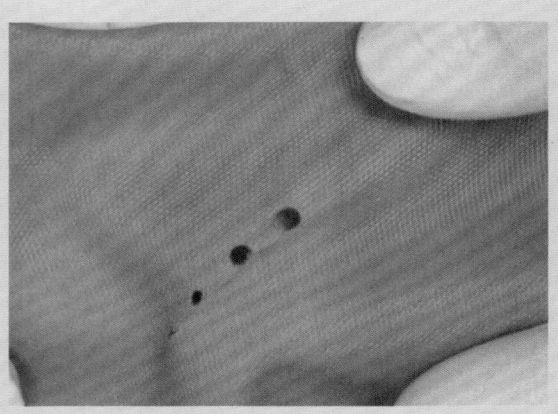

33. 同时取出橡皮布和支架。
34. 用纸巾或吸水纸垫将病人口内、嘴唇、下颌上的水擦干。
35. 检查橡皮布,确保橡皮布的每个碎片都完全从口内取出。

36. 如果橡皮布不完整,用牙线检查相应位置口内隔离牙的邻间隙。
   目的:残留在邻间隙的橡皮布会刺激牙龈。

（胡菁颖　周倩妹 译,江泳 校审）

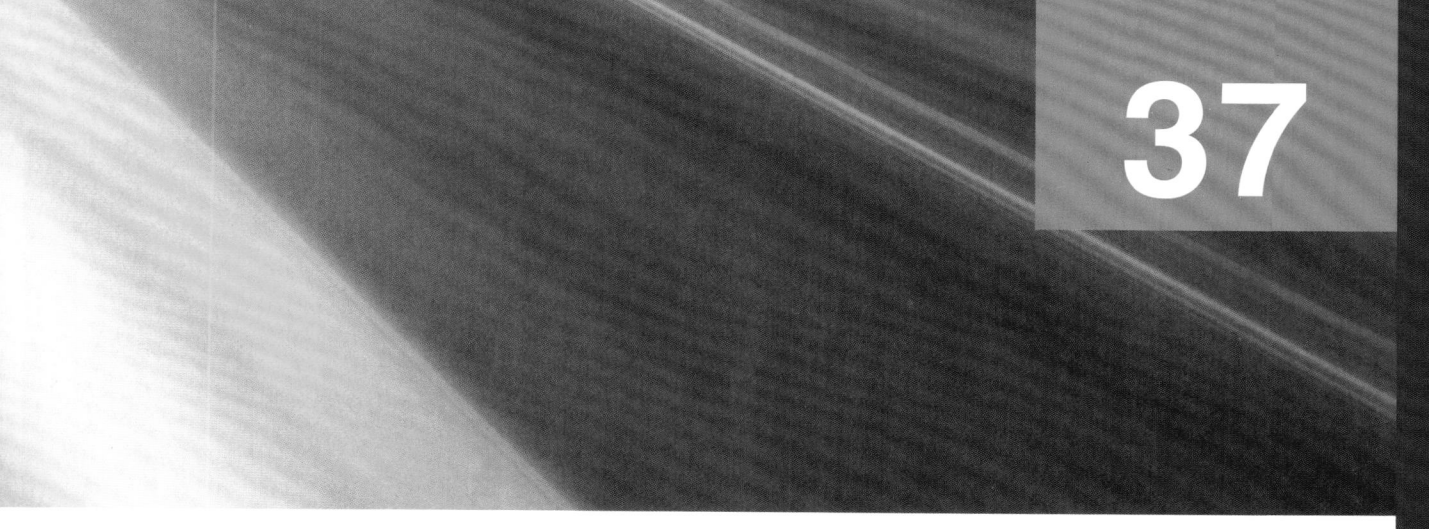

麻醉和疼痛控制

关键术语

镇痛(analgesia) :病人放松但神志清醒的麻醉阶段。

麻醉(anesthesia) :暂时丧失感觉或者知觉。

麻醉药物(anesthetic) :导致暂时失去感觉或知觉的药物。

抽吸(aspirate) :指吸回或吸入。

扩散(diffuse) :从高浓度区域向低浓度区域的传播。

作用时间(duration) :从起效时间开始到麻醉消失的时间。

规格(gauge) :注射器针头的标准规格。

起效时间(induction) :从开始注射麻醉药物到产生麻醉效果的时间。

神经支配(innervation) :身体某一特定部位的神经分布。

管腔(lumen) :注射器针头的中空部分。

血氧饱和度(oximetry) :血液中氧气的含量。

弥散(permeate) :扩散或者流动到各处。

多孔性(porous) :描述物体具有允许气体或液体通过的微小孔隙。

全身毒性(systemic toxicity) :与整个系统或者全身有关的毒性反应。

潮气量(tidal volume) :每次呼吸呼出或吸入的气体量。

滴定(titrate) :测定某一物质的浓度。

滴定法(titration) :测定某一物质或者药品确切浓度的过程,以达到理想的镇静级别。

血管收缩药(vasoconstrictor) :收缩血管的一种药物,用来延长麻醉效果时间。

学习目标

完成此章节的学习之后,学生将能够达到以下目标:
1. 掌握关键术语的发音、写法和定义。

2. 讨论疼痛控制在牙科学中的重要性。
3. 描述局部麻醉药物的成分和应用。
4. 讨论局部麻醉,包括:
    * 解释局部麻醉药物的成分和应用。
    * 描述局部麻醉给药的注射技术。
    * 描述局部麻醉准备。
    * 列出局部麻醉时可能发生的并发症及其预防措施。
5. 列出电子麻醉的优点。
6. 讨论吸入麻醉,包括:
    * 描述 N_2O (笑气) $/O_2$ 镇静及其在牙科中的应用。
    * 讨论减少牙科团队暴露在 N_2O 下的重要性。
7. 列出抗焦虑药物的适应证。
8. 讨论静脉镇静及其在牙科中的应用。
9. 讨论全身麻醉及其在牙科中的应用,包含麻醉的四个阶段。
10. 解释麻醉和镇静记录的重要性。

实践目标

完成此章节的学习之后,学生将能够达到以下技能水平:
* 涂布表面麻醉药物。
* 完成局部麻醉的准备及管理。
* 协助局部麻醉给药。
* 协助 N_2O/O_2 镇静的给药和监测。

牙科专业人员应用多种不同的焦虑和疼痛控制方法,可消除大众对牙科治疗的恐惧,使其完成相应治疗。"麻醉"(anesthesia)用来形容暂时失去感觉或知觉,而"麻醉药物"(anesthetic)是导致暂时失去感觉或知觉的药物。

焦虑和疼痛控制是用多种心理、生理及化学方法来预防和治疗外科手术前、手术中以及手术后的焦虑和疼痛。具体方法如下:

- 表面麻醉
- 局部麻醉
- 吸入镇静
- 抗焦虑药物
- 静脉镇静
- 全身麻醉

表面麻醉

牙科学中表面麻醉的首要目的是在特定的注射区域产生麻醉效果。表面麻醉药物可以在口腔黏膜表面的神经末梢产生暂时麻醉效果。表面麻醉药物可集中涂布于口腔黏膜表面,以渗透到黏膜下,作用于神经末梢。

表面麻醉药物有多种剂型:膏体、液体、喷雾和贴片。不同剂型有不同的使用方法(图 37-1)。为达到最好的效果,膏体的表面麻醉药物应在需注射的部位保留 15 秒至 2 分钟。

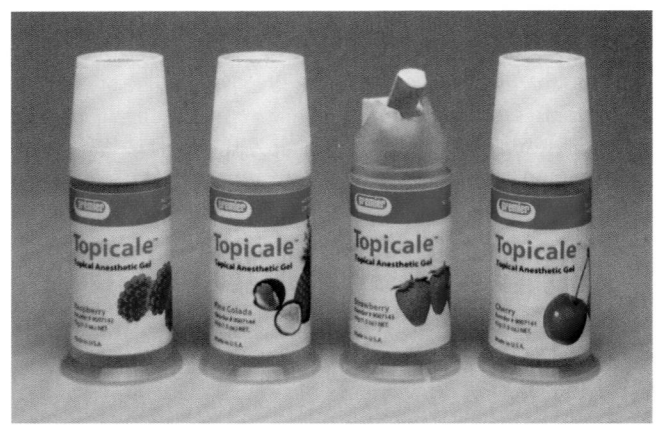

图 37-1　表面麻醉药物。(Courtesy Premier Dental Products,Plymouth Meeting,PA)

喷雾表面麻醉药物应用于口腔组织中更大的表面区域。在拍摄根尖片时,病人会有很强烈的咽反射反应,将喷雾麻醉药物喷洒在病人喉底可有效地避免这种反应。应注意如果过量使用表面喷雾可能产生潜在的危险。因为表面麻醉药物浓度很高,可能会吸收入血从而产生麻醉药过量反应。

表面贴片是一种新产品,使用后可以在 10 秒内产生表面麻醉效果。贴片可用于缓解注射疼痛、义齿性疼痛和口腔溃疡带来的不适(图 37-2)。见操作 37-1。

⊖复习

1. 为什么在牙科治疗中要使用表面麻醉药物?

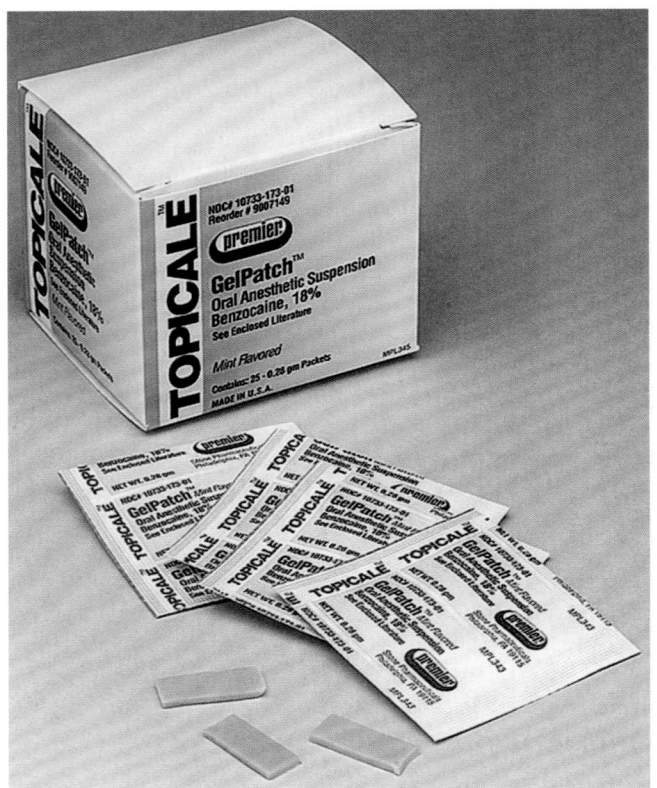

图 37-2　表面贴片。(Courtesy Premier Dental Products,Plymouth Meeting,PA.)

局部麻醉

局部麻醉药物于十九世纪中叶首先发现,能够显著减轻牙科治疗中的疼痛。局部麻醉药物在牙科疼痛控制中使用最为频繁。这种疼痛控制方法为牙科的各种治疗方式提供了一种安全、可靠且持续时限适宜的麻醉方法。

局部麻醉药物的特征

- 对注射区域组织无刺激性
- 最小程度的毒性(对身体系统的损害最小)
- 快速起效
- 提供充分的麻醉效果(完全消除操作过程中的疼痛)
- 足够的持续时间(持续有效直至操作完成)
- 完全可逆(病人从麻醉中恢复后,局部组织恢复到初始状态)
- 无菌或者高热灭菌不会失效

局部麻醉的作用机制

局部麻醉是指在治疗区域的神经附近注射麻醉药物。局部麻醉药物可暂时阻断神经细胞膜产生冲动的能力。当麻醉药物接触到神经内的特定受体时,会降低神经元的电导系数,使此区域产生麻醉效果。

注射完成后,麻醉药物扩散(diffuses)到神经,阻断其正常活动。为了在注射后获得充分的麻醉效果,碱基形式的麻醉药物充分地弥散(permeated)到神经细胞中,以抑制所有神经纤维的传导。局部麻醉的效果会在麻醉药物经代谢后消失。

局部麻醉药物的化学成分

牙科中使用的局部麻醉药物在化学成分上可以归纳为两种:酰胺类和酯类。酰胺类在二十世纪40年代首次引入临床手术,且一直作为衡量其他所有局部麻醉药物麻醉效果的标准。酯类麻醉药物主要用于表面麻醉。这两种麻醉药的区别在于它们在人体中的代谢方式不同。酰胺类局部麻醉药物通过肝脏代谢,而酯类麻醉药物多通过血液代谢。

局部麻醉药物的药液包含以下成分:
- 局部麻醉药物其选择取决于操作过程、病人的身体情况以及牙科医生的喜好。
- 氯化钠用来调整药液的浓度使之与身体组织液等张。
- 蒸馏水用来增加药液的体积

麻醉药物的作用时间

牙科医生在选择局部麻醉药物时考虑的一个重要因素就是疼痛控制所需要的作用时间。起效时间(induction)是从开始注射麻醉药物到产生麻醉效果的时间。作用时间(duration)是从起效时间开始到麻醉效果完全消失的时间。考虑到治疗过程所需的时间,牙科医生通常基于作用时间选择局部麻醉药物:
- 短效局部麻醉药物持续60~180分钟。
- 中效局部麻醉药物持续120~240分钟。大部分中效局部麻醉药物适用于一般的牙科治疗。
- 长效局部麻醉药物持续240~540分钟。

麻醉药物中的血管收缩药

为了减缓麻醉药物的吸收、延长麻醉药物的作用时间,可以在局部麻醉药物中添加血管收缩药(vasoconstrictor)。血管收缩药的具体作用:
- 给药局部的血管收缩。
- 减缓麻醉药物吸收到循环系统的速度。
- 降低局部麻醉药物的血药浓度,使其毒性最小化。
- 减少注射局部的血流,延长麻醉效果。
- 减少注射点的出血。

常用的血管收缩药物包括肾上腺素、左旋异肾上腺素和新异肾上腺素。通常局部麻醉药物与血管收缩药的比例为1:20 000、1:50 000、1:100 000和1:200 000。血管收缩药的浓度比例水平随着比例的减小而增大。大多数情况下,尽量选用比例较高的。

血管收缩药的禁忌证

局部麻醉药物被身体吸收后,血管收缩药会导致心脏负荷加重。对于有心脏病史的病人建议使用不添加血管收缩药的局部麻醉药物,包括不稳定型心绞痛(心脏相关胸痛)、近期心肌梗死(心脏病发作)、近期冠状动脉旁路手术、未治疗或未控制的严重高血压以及充血性心力衰竭等。

血管收缩药可能与病人服用的其他药物发生相互作用。因此,牙科团队必须注意病人目前的用药史并且关注病人病史的改变。

准备注射之前,牙医助理必须和牙科医生一起核对局部麻醉药物及血管收缩药的比例。表37-1列出了牙科常用麻醉药物的种类。

表37-1 常规使用的牙科麻醉药物

制剂	商品名	血管收缩药及浓度
阿替卡因(4%)	Septocaine	1:100 000 或 1:200 000 肾上腺素
苯佐卡因(20% 或15%)		
布比卡因(0.5%)	Marcaine Sensorcaine	1:200 000 肾上腺素
氯普鲁卡因(2% 或3%)	Nesacaine	
依替卡因	Duranest	1:200 000 肾上腺素 或无
苯海拉明	Benadryl	无
利多卡因(2%)	Daicaine Diocaine L-Caine Nervocaine Xylocaine Lidoject	1:50 000 或 1:100 000 肾上腺素
甲哌卡因	Carbocaine 3% Carbocaine 2%	2%的浓度中含 1:20 000 左旋异肾上腺素
丙胺卡因	Citanest	1:200 000 肾上腺素

Modified from Malamed SF:Handbook of local anesthesia,ed 6,St Louis,2013,Mosby.

➡ 复习

2. 牙科治疗中最常用的疼痛控制方式是什么?
3. 进行局部麻醉时,应该在什么位置注射麻醉药物?
4. 在局部麻醉药物中添加什么可以延长麻醉药物的作用时间?

注射技巧

麻醉药物的注射位置和注射方式取决于需要麻醉的牙位及其神经支配(innervation)。

上颌麻醉

因为上颌牙槽骨的多孔性(porous),上颌局部麻醉注射技术不同于下颌。这种骨质结构使得麻醉药物以不同方式通过骨到达牙根尖。

对于上颌,有3种主要的局部麻醉药物注射方法。局部浸润麻醉是把麻醉药物注射到一个小的独立区域;区域阻滞麻醉是把麻醉药物注射到一个较大的终端神经分支,当需要修复2个或者3个牙齿时,应使用这种方法。当局部麻醉药物的注射部位靠近一条主要的神经干时,通常采用神经阻滞麻醉。上牙槽后神经、下牙槽神经以及鼻腭神经分别适用于上述3种注射方法(图37-3)。

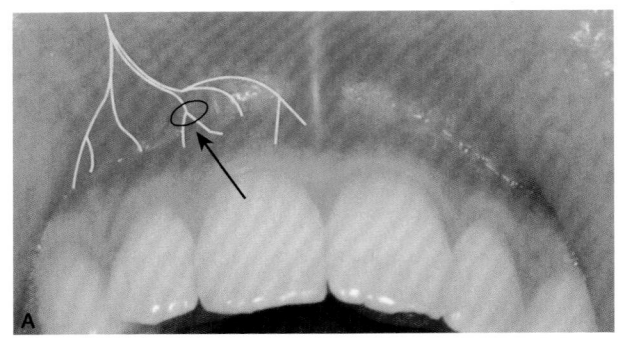

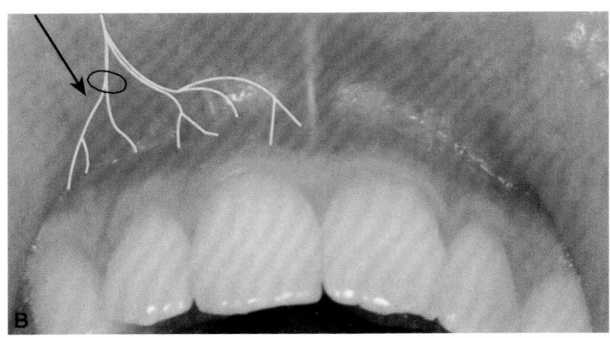

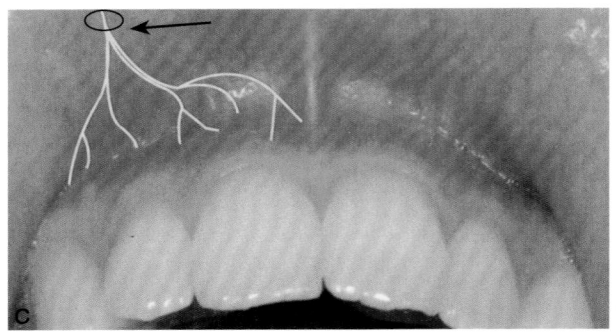

图37-3 上颌麻醉。A,局部浸润麻醉。B,区域阻滞麻醉。C,神经阻滞麻醉。(From Malamed SF:Handbook of local anesthesia,ed 6,St Louis,2013,Mosby.)

上腭麻醉

上腭麻醉对于涉及上腭软组织的操作很有必要。通常腭前神经(或称腭大神经)阻滞麻醉硬腭后部,鼻腭神经阻滞麻醉硬腭前部(图37-4)。

这个操作可能非常疼痛,最好向病人说明在注射时可能会产生不适。

下颌麻醉

由于下颌骨的致密性导致麻醉药物很难在其中扩散。因此阻滞麻醉是大多数下颌牙齿治疗时常用的方法。将麻醉药物注射在主要神经附近,以麻醉神经支配的整个区域及分支。

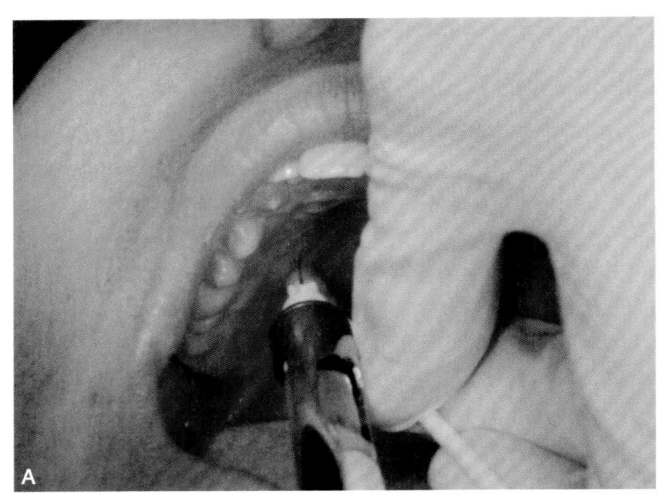

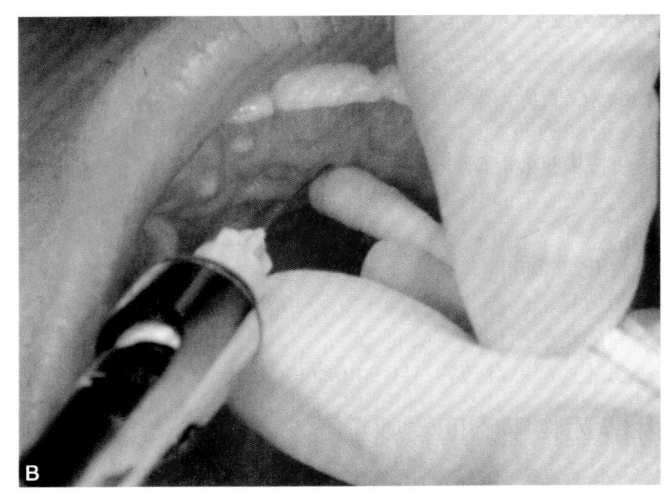

图37-4 上腭麻醉。A,腭前神经阻滞。B,鼻腭神经阻滞。(From Malamed SF:Handbook of local anesthesia,ed 6,St Louis,2013,Mosby)

下牙槽神经阻滞通常也称下颌神经阻滞,是将麻醉药物注射到下颌孔的下牙槽神经分支附近,而非下牙槽神经中。这条神经和血管非常靠近,注意不要将药物注射到血管中(见后文讨论)。病人会感到半侧下颌麻木,包括牙齿、舌和唇。颊神经阻滞是将靠近下颌磨牙的面颊软组织麻醉。切牙神经阻滞只适用于下颌前牙或者下颌前磨牙麻醉,注射点在颏孔。该神经分支走行于下颌管中分布于下前牙根尖(图37-5)。

牙周韧带注射

牙周韧带注射是一种常规注射后的辅助注射方式,是将麻醉药物直接加压注射到牙周韧带和周围组织中,通常使用常规注射器或者特殊的牙周韧带注射器完成(图37-6)。

局部麻醉设备

麻醉药物注射器

图37-7展示了用于局部麻醉的注射器。注射器由以下部分组成:

- **拇指环、手柄**:该部分可让牙科医生稳定地控制注射器,且有效地单手回抽。
- **倒钩活塞头**:倒钩活塞头是尖锐的钩状物,可固定在麻醉药卡式安瓿的橡皮塞上,通过回拉活塞杆使橡皮塞后缩进行回抽。

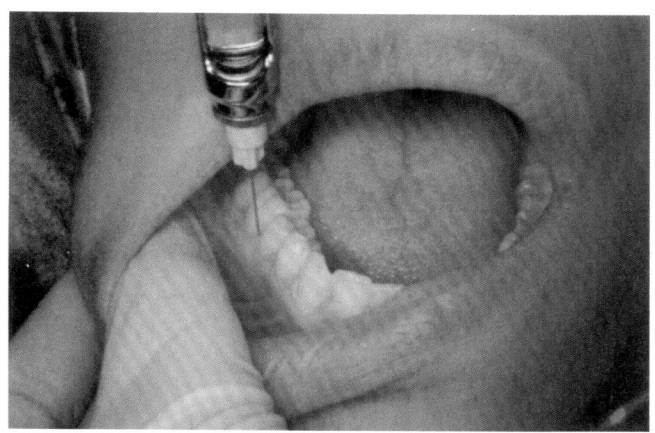

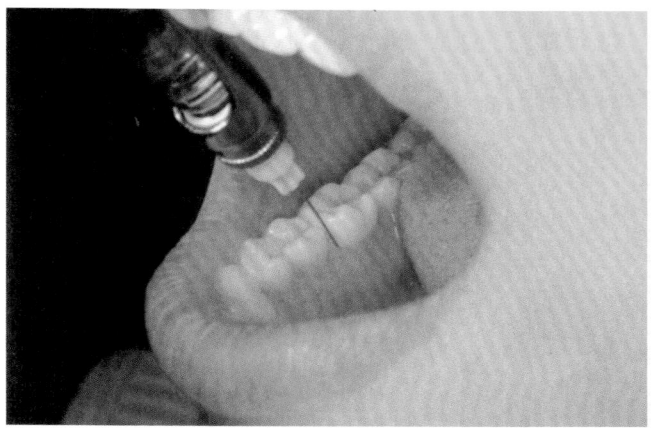

图 37-6 牙周韧带注射。(From Malamed SF:Handbook of local anesthesia,ed 6,St Louis,2013,Mosby.)

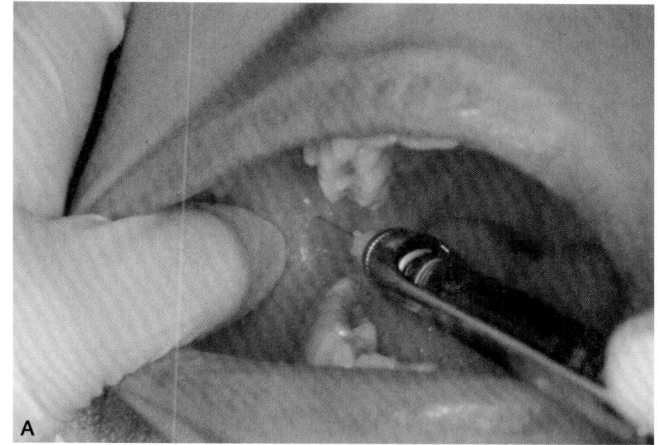

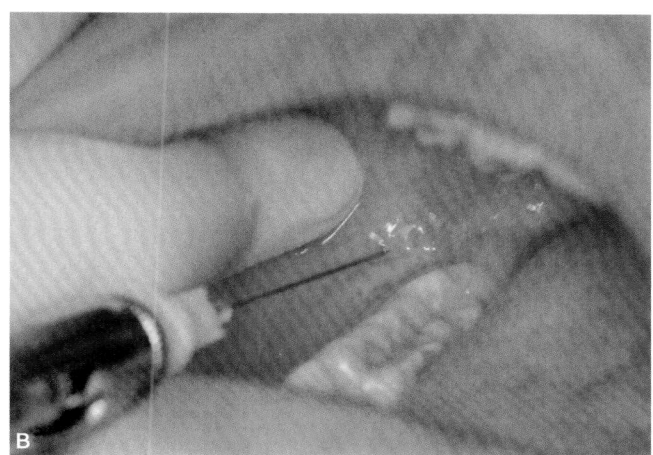

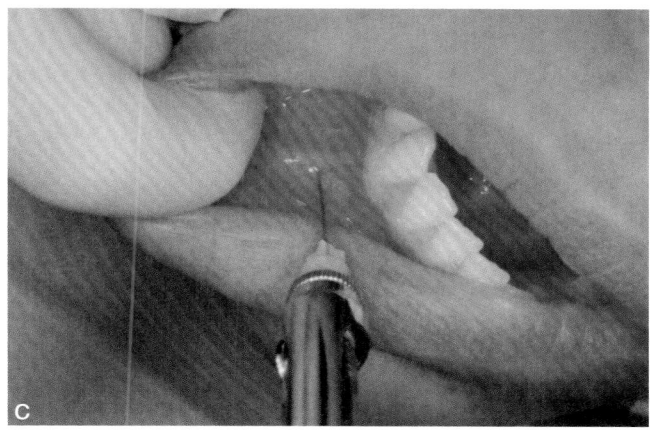

图 37-5 下颌麻醉。A,下牙槽神经阻滞。B,颊神经阻滞。C,切牙神经阻滞。(From Malamed SF:Handbook of local anesthesia,ed 6,St Louis,2013,Mosby.)

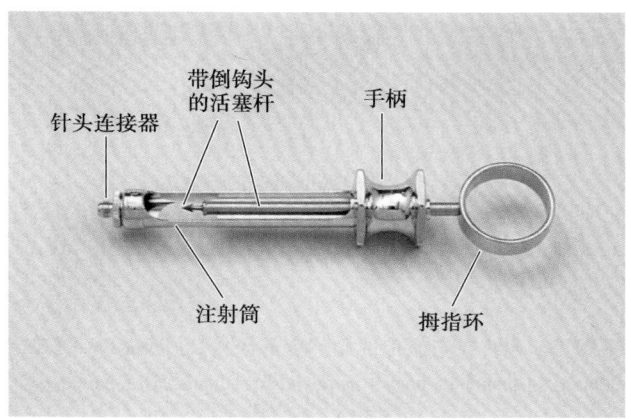

图 37-7 麻醉药物注射器。(From Malamed SF:Handbook of local anesthesia,ed 6,St Louis,2013,Mosby)

活塞杆:推动橡皮塞,使麻醉药物通过针头流出。

注射筒:从注射筒开放的一边装入安瓿并固定,另外一边的视窗可以让牙科医生在回抽过程中观察是否有血液。

螺纹针头连接器:针头连接在注射器的螺纹头上。针头的安瓿侧末端穿过螺纹头中间的小口,刺穿橡胶隔膜。

麻醉药卡式安瓿

局部麻醉药物装在卡式安瓿中。该安瓿一端为橡胶或硅胶活塞,另一端为覆有铝盖的橡胶隔膜(图37-8),包装在灭菌后的安瓿里,储存在密闭环境中(图37-9)。

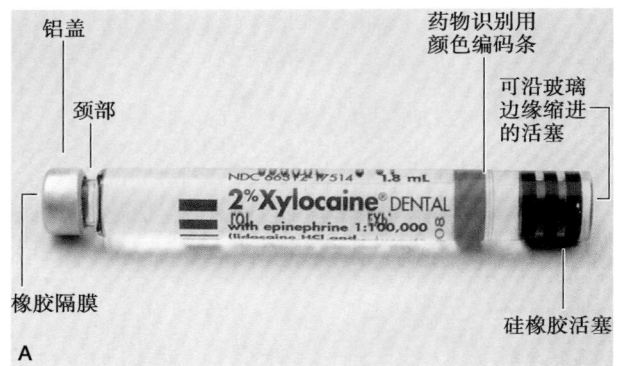

图 37-8　麻醉药卡式安瓿。(From Malamed SF:Handbook of local anesthesia,ed 6,St Louis,2013,Mosby.)

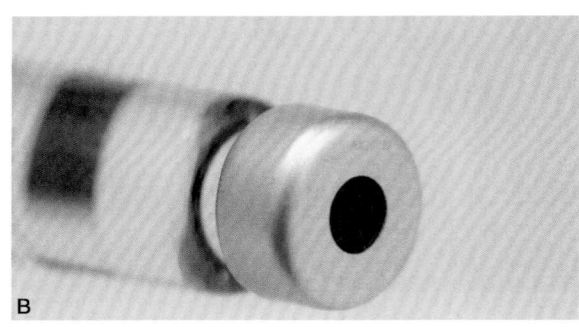

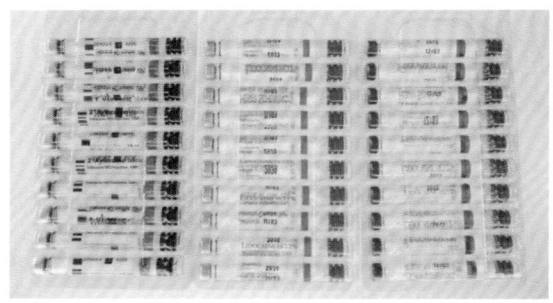

图 37-9　包装在安瓿中的局部麻醉药物。(From Boyd LRB:Dental instruments:a pocket guide,ed 5,St Louis,2015,Saunders.)

颜色编码的局部麻醉药卡式安瓿

由美国牙医协会(American Dental Association,ADA)科学事务部设计的颜色编码系统为注射型局部麻醉药物制定了标准。这个标准的引入使牙科从业者可以轻易地分辨出不同种类的麻醉药物(图37-10)。卡式安瓿底部 3mm 处有特定的颜色并标有美国食品药品管理局(Food and Drug Administration,FDA)的字样。

牙医助理不仅要学会分辨这些颜色编码,还要关注特定的药物配比。此外,在麻醉前要双人核对病人的病历。

局部麻醉药物	卡式安瓿颜色编码
4%盐酸阿替卡因, 1:100 000肾上腺素	金色
0.5%布比卡因, 1:200 000肾上腺素	蓝色
2%盐酸利多卡因	浅蓝色
2%盐酸利多卡因, 1:50 000肾上腺素	绿色
2%盐酸利多卡因, 1:100 000肾上腺素	红色
3%盐酸甲哌卡因	棕褐色
2%盐酸甲哌卡因, 1:20 000左旋异肾上腺素	褐色
4%盐酸丙胺卡因	黑色
4%盐酸丙胺卡因, 1:200 000肾上腺素	黄色

图 37-10　麻醉药物颜色编码。(From Malamed SF:Handbook of local anesthesia,ed 6,St Louis,2013,Mosby)

麻醉药物使用注意事项

- 麻醉药物应室温储存,避免阳光直射。光照和热可能导致药剂衰变、药效降低。
- 禁止使用冰冻过的药剂。橡皮塞突出和出现大的气泡表示药剂可能被冰冻过。
- 如安瓿破裂、有缺口或其他缺损,则不能使用。注射时玻璃可能受到挤压而破碎。
- 若药液褪色、浑浊、超过有效期时不能使用。
- 不要过早地连接注射器针头。针头中的金属离子可能溶解到药液中,注射后会导致肿胀或水肿。
- 药剂安装后应立刻使用,否则应弃去。
- 麻醉药物不能重复使用。

一次性针头

注射用的无菌针头由两层塑料包装保护(图37-11)。如果封口破损,则不能使用此针头。

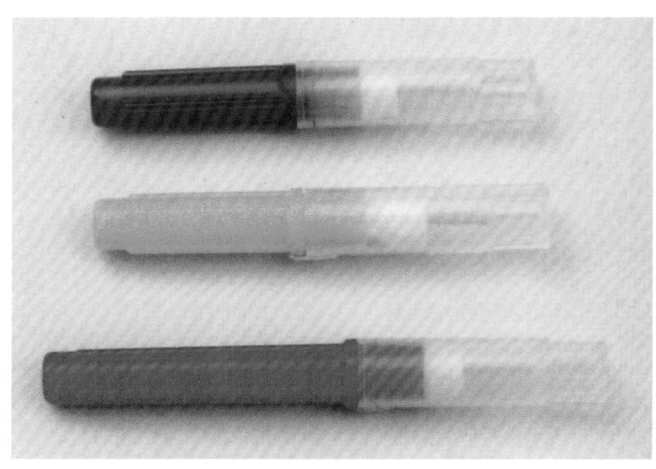

图 37-11　针头外层包装。(From Malamed SF:Handbook of local anesthesia,ed 6,St Louis,2013,Mosby.)

针头较短的一端连接注射筒的尾端。通过注射器的螺纹头，刺穿橡胶隔膜。针头另一端由保护帽覆盖。

- 针头接口，一般是塑料或金属螺口，用来连接针头和注射筒。
- 针头的注射端，一般由保护帽保护，长 1inch 或 1.625inch（1inch = 2.54cm）。1inch 的短针头用来进行局部浸润麻醉，1.625inch 的长针头用来进行神经阻滞麻醉（图 37-12）。针头末端呈斜面，注射前应旋转针头以确保斜面对准骨面。这个角度使注射器紧贴骨面注射药物，避免针刺骨面。

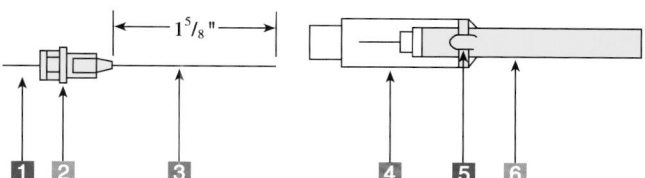

图 37-12　无菌针头。1，安瓿端；2，针栓；3，注射端；4，保护帽；5，保护帽封签；6，针头保护帽。（From Boyd LRB: Dental instruments: a pocket guide, ed 5, St Louis, 2015, Saunders）

针头的管腔（lumen）中空，麻醉药物可以通过。针头的规格（gauge）根据针头的粗细或大小而不同。规格如下所示：数字越大，针头越细；数字越小，针头越粗。

较长的针头强度更大，通常使用较小规格的针头，规格号是 25、27 和 30。

根据操作 37-2 安装局部麻醉注射器。

← 复习

5. 麻醉上颌多颗牙齿时，最常用的麻醉方法是哪种？
6. 针头的长度有几种，各自的用途是什么？

并发症以及预防措施

注入血管

局部麻醉药物直接注射到血管可以改变重要器官的功能，特别是心脏。为确定药液是否直接注入血管，牙科医生不管在注射何种局部麻醉药物之前都要使用回抽型注射器进行抽吸（aspirates）。牙科医生将针头插入黏膜并刺入到预计的深度。当针尖到达目标区域，缓慢回拉注射器的拇指环，在麻醉药针筒中产生负压。如针头刺入血管，会抽出回血，牙科医生需改变注射位置。

感染区域

局部麻醉药物注射到有感染的牙齿或软组织区域时无法起效。因为此区域淋巴细胞（白细胞）数量上升以对抗感染，导致麻醉药物无法到达神经，并且在感染部位注射麻醉药物，可能会引起感染扩散。

毒性反应

局部反应

虽然组织已逐渐耐受局部麻醉药物，但局部麻醉药物仍可造成不同程度的局部组织改变。某些敏感个体，即使接触少量局部麻醉药物也会发生接触性皮炎。

全身反应

尽管局部麻醉药物的使用非常安全，但仍不可忽视其全身毒性（systemic toxicity）。全身毒性的表现多样，主要取决于以下因素：

- 个体生理特征
- 局部麻醉药物
- 注射频率
- 吸收率
- 麻醉药物注射剂量
- 病人应用的其他药物

暂时性麻痹

局部麻醉药物能够有效阻断所有疼痛感觉，故必须向病人告知麻痹时不要咬伤舌、颊或唇。暂时性麻痹会在麻醉效果消退后消失。

由于大脑未收到正常的神经感受，麻痹部位可能会感觉到实际并不存在的肿胀。病人可能主诉感觉到唇"丰满"。

感觉异常

感觉异常是指在局部麻醉效果消失后仍存在的麻痹状态。可能由以下因素引起：

- 使用污染的局部麻醉药物溶液，最常见的是被消毒安瓿的酒精或灭菌溶液污染
- 注射或术中损伤神经鞘
- 组织出血进入或包绕神经鞘

感觉异常可能是暂时的，也可能是永久的。大多数感觉异常可以在八周左右自愈。永久性感觉异常仅在神经损伤严重时发生。见操作 37-3。

← 复习

7. 脓肿病人是否可以进行局部麻醉？为什么？
8. 什么是感觉异常？

电子麻醉

电子麻醉系统是一种创新的、非侵入性的麻醉形式，通过低电流阻碍疼痛的传导。接触垫发出特定的电子波形直接作用于牙根部的神经束（图 37-13）。

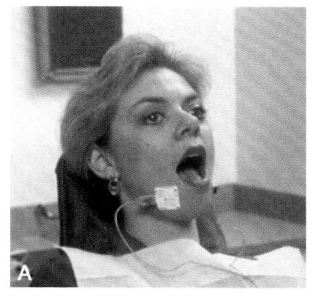
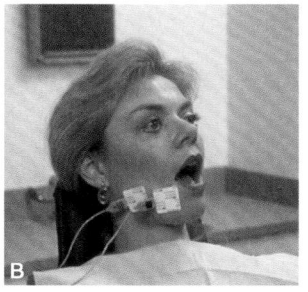

图 37-13　电极在下颌牙齿治疗中的放置位置。A，前牙和前磨牙。B，后牙。（From Malamed SF: Handbook of local anesthesia, ed 6, St Louis, 2013, Mosby.）

病人就坐后，将接触垫放置于病人双侧手背。确定手术位置，隔离并干燥术区后，将第三块接触垫——口内接收器，贴于

舌侧龈缘下 3~5mm 处。病人在指导下开启电子麻醉系统并逐步增加止痛信号的强度。

电子麻醉系统主要有以下优点：
- 无针
- 无术后麻木和肿胀
- 非化学的麻醉方法
- 无交叉感染的风险
- 降低病人的恐惧与焦虑
- 病人自行控制以保持舒适

吸入镇静

吸入镇静，又称为一氧化二氮/氧气（N_2O/O_2）镇痛（analgesia），如使用得当，可能是牙科最安全的镇静方法。牙科应用 N_2O 可追溯到 1844 年，Horace Wells 是第一位将此技术应用于病人的牙科医生。

N_2O/O_2 镇静过程的第一阶段使用 N_2O 和 O_2 的混合气体麻醉/镇痛。病人通过鼻罩吸入气体，几乎立即起效。

N_2O 镇静的优势

- 牙科医生给药过程相对简单并易于管理。
- 无需麻醉医师或其他特殊专业人员。
- 该方法较为安全，副作用较小。
- N_2O/O_2 镇静过程舒适、放松。
- 整个镇静过程中，病人清醒、可以交流。
- 恢复快速，几分钟左右即可完全恢复。
- 适用于所有年龄段病人。

N_2O 镇静的劣势

- 部分病人可能出现恶心或眩晕等不适症状。

- 有行为问题的病人可能有拒绝反应并表现出异常行为。

N_2O 镇静的禁忌证

无绝对禁忌证，但在特定情况下对某些病人而言并非最佳选择。

怀孕

无证据显示 N_2O 可通过胎盘损害胎儿，仅适用于经产科医师同意的孕三个月后的病人。

鼻塞

鼻塞可阻碍病人吸入 N_2O。

肺气肿或多发性硬化

肺气肿或多发性硬化病人在接受 N_2O/O_2 镇静时可能发生呼吸困难。必要时，增加氧气的供给可能降低对呼吸的刺激。

情绪不稳定

N_2O/O_2 镇静产生的感觉改变可能导致病人情绪不稳定。

化学组成

N_2O 是无色、闻起来有甜味的气体，通常压缩储存在蓝色钢瓶中。在 4.48~6.21MPa 的压力下，N_2O 呈气态和液态混合的平衡状态，仅气体应用于病人。

设备

应在治疗区域配备 N_2O/O_2 设备或装备移动式组件（图 37-14）。

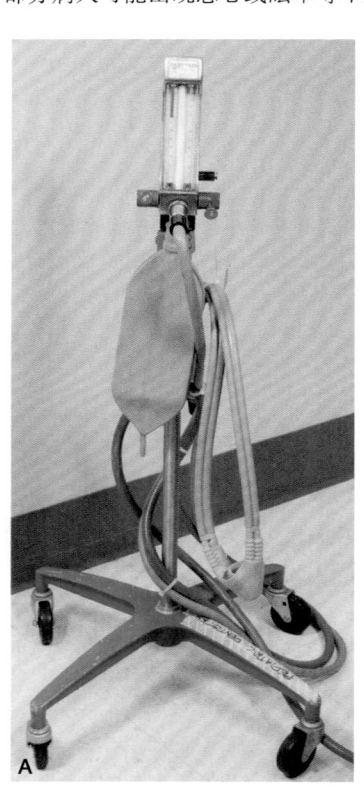

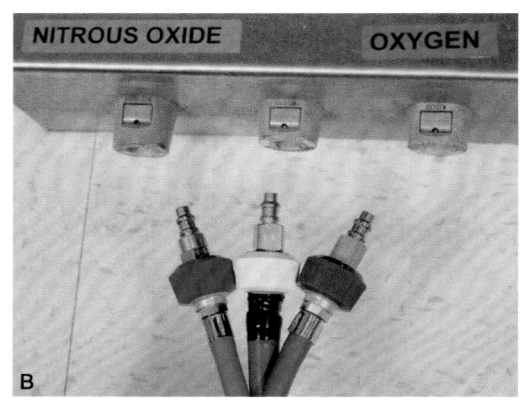

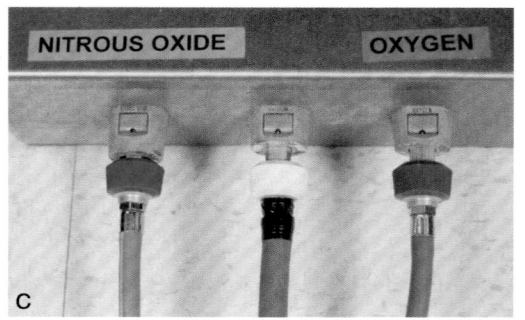

图 37-14 移动式 N_2O 系统组件。（From Darby ML, Walsh MM: Dental Hygiene: Theory and Practice, ed 4, St Louis, 2015, Saunders.）

美国大多数州,订购该种气体需要牙科医生的签名和执业证书号。同时,还需满足职业安全与保健管理局(Occupational Safety and Health Administration,OSHA)和州政府对于安全安装和储存的要求。

O_2 钢瓶为绿色,N_2O 钢瓶为蓝色(图 37-15)。钢瓶应直立储存、远离热源,并固定于墙或移动架上,防止发生爆炸。

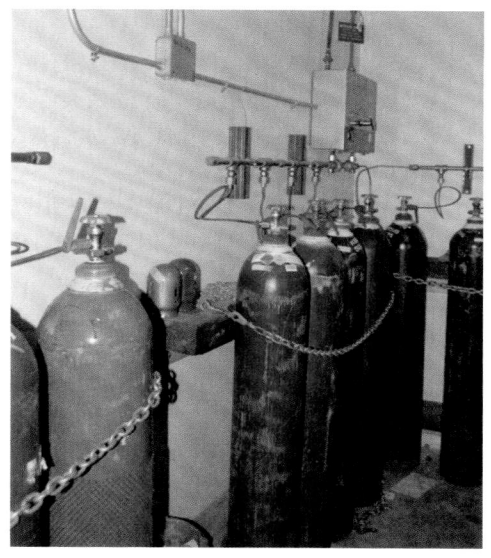
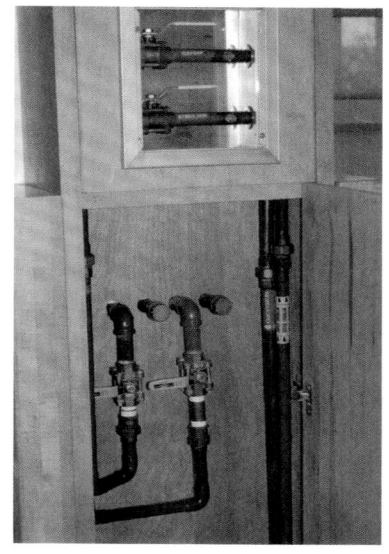

图 37-15 N_2O 和 O_2 钢瓶储存在诊疗区以外。(From Darby ML,Walsh MM:Dental Hygiene:Theory and Practice,ed 4,St Louis,2015,Saunders.)

控制阀门用于控制两种气体的流量。

流量计指示气体的流量。目前的流量计采用了自动防故障机制,当氧气流量降低至 30% 以下时,自动停止 N_2O 气体供应。同时也能预防 N_2O 的浓度高于 70%。自 1976 年引入该机制以来,已经成为流量计制造商的标准做法。

两种气体储存袋混合,病人呼吸时吸入袋中的气体。

输气管将混合气体由储存袋输送至面罩或鼻罩。

面罩或鼻罩是病人吸入混合气体时罩在鼻上的装置,分儿童、成人等不同型号(图 37-16),材质为一次性或橡胶(灭菌或消毒后可重复使用)。

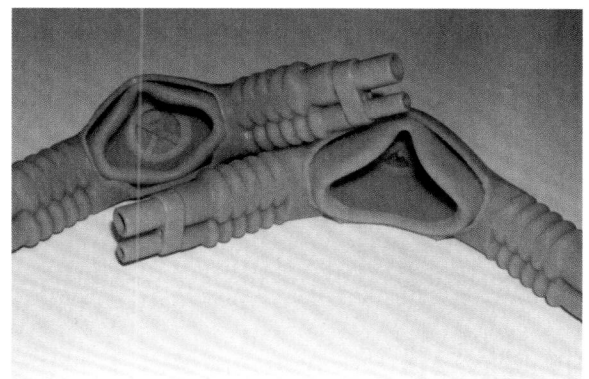

图 37-16 鼻罩。(From Clark M,Brunick A. Handbook of nitrous oxide and oxygen sedation,ed 4,St Louis,2015,Saunders.)

清除系统

清除系统对于保护牙科专业人员免受 N_2O 引起的职业风险非常重要。清除系统排气流量为 45L/min,连接于清除鼻罩上(图 37-17)。

牙科团队成员使用清除系统减少扩散至空气中 N_2O 量。

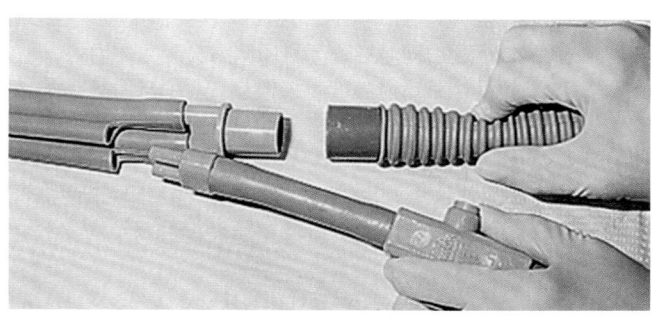

图 37-17 将清除系统连接面罩和排气单元,排出未吸入的 N_2O 气体。(From Darby ML,Walsh MM:Dental Hygiene:Theory and Practice,ed 4,St Louis,2015,Saunders.)

减少 N_2O 暴露

N_2O 仅用于病人治疗,其他情况禁止使用 N_2O,否则可能会导致物质滥用。

N_2O 是有毒气体。如空气中含有大量未清除的 N_2O,数月后仍能对牙科专业人员产生严重的副作用(见第 23 章)。N_2O 的最大安全允许量是 50mg/L,为降低其对牙科专业人员的危险,应遵从以下几点:

- 使用清除系统。
- 使用合适的面罩以减少气体从面罩边缘的泄漏量。
- 在吸入 N_2O/O_2 时,嘱病人避免讲话。
- 治疗后开窗通风换气。

- 定期检测设备和管路系统以防泄漏。
- 使用 N_2O 监测认证系统。

病人评估与监测

在使用 N_2O/O_2 镇静之前,需要查阅病人病历。N_2O/O_2 的镇静效应可直接或间接地增强其他药物的效果。

在 N_2O/O_2 给药前、给药中和给药后,需要记录病人的生命体征(血压、脉搏和呼吸)。术前生命体征数据可与术后对比,术后生命体征用以确认病人是否恢复或有无发生不良反应。

病人宣教

N_2O/O_2 给药前应告知病人操作流程:①使用 N_2O/O_2 气体的过程;②恰当使用面罩和用鼻呼吸的重要性;③术中可能出现的感觉(如温暖、刺痛)。同时,告知病人吸入时仍会有感觉、意识及行为控制能力,使病人安心。

给药

美国某些州的法律允许牙医助理在牙科医生的直接监督下协助监测 N_2O/O_2 给药。为保证病人安全,牙医助理了解 N_2O/O_2 给药过程及其角色是非常重要的。

N_2O/O_2 镇静时首先吸入纯氧并稳定病人的潮气量(tidal volume),之后缓慢滴定(titrate),判断 N_2O 浓度直至达到期待的效果。每次治疗时,病人对 N_2O 的反应可能都不同。使用剂量并无规定,而是通过滴定法(titration)达到病人的需求。

病人应避免讲话或经口呼吸,否则 N_2O 会泄漏至空气,降低了病人的吸入浓度,同时导致牙科团队人员吸入体内。

N_2O/O_2 镇静结束后应继续吸入纯氧 3~5 分钟,评估病人有无头晕、头痛或嗜睡症状,如果仍存在这些症状,需持续进行纯氧吸入。

病人感觉恢复正常后,测量术后生命体征,并与术前进行比较。如病人仍可能存在风险,应避免病人自己驾车回家。见操作37-4。

> **复习**
>
> 9. 第一个将 N_2O 应用于病人的牙科医生是谁?
> 10. N_2O 钢瓶的颜色是什么?
> 11. 为什么说牙科团队人员有过度暴露于 N_2O 的风险?
> 12. 在为病人进行 N_2O/O_2 镇静之前和之后应向病人交代什么?

抗焦虑药物

抗焦虑药物或镇静剂是用于缓解焦虑的药物,可口服、静脉或吸入(气体)给药。剂量较大时,可导致睡眠、镇静和麻醉。牙科医生在使用抗焦虑药物前,需经过药物选择和给药模式选择的特殊培训。

镇静药物可以应用于以下情况:

- 病人在治疗过程中非常紧张。
- 治疗时间长或治疗困难。
- 精神障碍病人。
- 幼儿接受多颗牙齿治疗。

最常用的药物包括苯二氮䓬类药物(安定)和巴比妥类药物(戊巴比妥、司可巴比妥)。这两类药物均属于中枢神经系统抑制剂,可降低神经系统传导。水合氯醛通常应用于儿童镇静,其效果类似。

病人应在治疗前 30~60 分钟口服上述药物。必须告知病人此类药物可能导致嗜睡,因此避免自己驾车来接受治疗。

静脉镇静

静脉镇静的全过程(起始、监测和移除)需要由受过相关培训并获得认证的人员完成,口腔颌面外科医师和牙周科医师是最常接受此类培训的医师。专科诊所通常会聘用注册护士用于给药和监测静脉镇静过程。某些州允许牙医助理在完成认证的课程后监测并拔除静脉管路。

在进行静脉镇静给药前,需要进行体格检查,询问病史并签署知情同意书。儿童病人需取得父母或监护人的知情同意。需检查并记录病人的基础生命体征、意识状态、运动功能、血氧饱和度(oximetry)和心电图(关于血氧饱和度和心电图见第27章)。记录病人体重以确定药物剂量。

静脉镇静对意识的抑制作用非常弱,病人仍有自主呼吸能力,对身体或语言刺激存在适当反应。在整个治疗过程中,直接通过静脉以较慢的速度注入特定的抗焦虑药物可提供较深的 Ⅰ 度镇静。静脉通路可选择前臂或手背的静脉。操作时,将止血带缠绕于手臂上端以阻断血流使前臂静脉扩张,消毒静脉上方的皮肤后,使用头皮针刺入手背大静脉并用胶带固定。

整个手术过程中均应监测静脉注射部位,避免发生静脉炎症、注射部位疼痛或注射针移位导致的皮下漏液。静脉内可能出现血凝块或破裂。定时监测有助于避免上述问题发生。如发生上述并发症,多数需将静脉通路拔除,立即通知医师。

静脉镇静全程需保持静脉通路通畅,并对病人进行监测。至少每 15 分钟进行一次生理指标测量并记录,如意识评分、呼吸功能、血氧饱和度、血压、心率和心律等。应备有补充用氧、吸引器和除颤仪,以备紧急时使用。

> **复习**
>
> 13. 静脉镇静中病人是否意识清醒?

全身麻醉

全身麻醉是一种受控制的无意识状态,主要标志为保护性反射(包括自主呼吸和对身体刺激或言语要求适当反应的能力)消失。

全身麻醉需由麻醉医师联合应用气体（N_2O/O_2、氟烷或安氟醚的混合物）和静脉给药（如硫喷妥钠和美索比妥等）完成，在医院或其他备有必要急救设备的场所中进行。

麻醉的 4 个分期

特定的抗焦虑药物或混合使用几种药物可以引起不同层次的有意识或无意识状态，包括 4 个分期。

一期，镇静。病人此阶段精神放松、意识清楚，可在无辅助措施的情况下保持开口并遵从指令。病人感觉欣快、痛觉降低。生命体征正常。根据药物不同病人可处于不同的镇静等级。

二期，兴奋。病人对周围环境注意力降低，开始进入无意识状态。病人可能会兴奋、失控，并可发生恶心、呕吐。

三期，全身麻醉期。经过二期后病人逐渐平静，进入全身麻醉期。病人无感觉并迅速失去意识。本阶段应由麻醉医师引导完成。

四期，呼吸衰竭或心脏停搏。心、肺功能缓慢下降或停止工作，如本期未能迅速逆转，可能导致病人死亡。

病人准备

在全身麻醉药物给药前，病人必须接受术前身体检查和实验室检查。并由病人或其法定监护人签署知情同意书。

病人宣教

牙科医生应熟知整个治疗过程及全身麻醉的风险和可能发生的反应。大多数外科手术安排在清晨进行，病人在接受全身麻醉前须禁食和禁饮 8～12 小时。术后病人回家须由他人陪同。

病人恢复

正常反射恢复前，应对病人进行密切监测。病人正常反射恢复的标志为：对呼喊其姓名有反应、能够活动嘴唇、摇头以及语言连贯。

← 复习

14. 在全身麻醉的过程中病人的意识是否存在？
15. 全身麻醉通常在什么环境下进行？

麻醉和疼痛控制记录

保留准确记录是镇静和抗焦虑治疗的重要方面。需在病历的病程部分或单独的表格中记录以下内容：

- 病人病史
- 术前和术后生命体征
- 吸入镇静时的潮气量
- 麻醉开始与结束时间
- 最大给药浓度
- 术后恢复时间（分）
- 副作用或病人主诉

■ 健康教育

许多病人不愿意讨论他们对于牙科治疗的恐惧，其原因可能是听过他人的负面经历，或者认为在牙科治疗中会出现某些情况。因此，了解疼痛和焦虑的控制方法很重要。应充分告知病人相关牙科治疗过程，使其对未来的治疗有充分的认知和良好依从性。■

■ 法律和伦理问题

即使操作者经过培训，但使用任何药物均会伴随某种程度的风险。牙科医生和牙科团队人员有责任遵从以下内容，使接受牙科治疗的病人风险最小化：

- 使用完全熟悉的镇静方法。
- 对必须镇静的病人使用镇静措施。
- 对病人进行全面的术前评估。
- 持续对病人进行监测。
- 依据剂量、生命体征、对药物的反应和恢复情况使用药物并记录。
- 对于高危病人选择适当的治疗场所。■

■ 展望

针刺疗法起源于中国，有超过三千年的历史，是一种替代镇静药物的方法，现已应用于牙科机构。治疗时，将针插入身体穴位，以降低或缓解牙科治疗相关的疼痛、压力或焦虑。■

■ 评判性思维

1. 辅助进行修复治疗的过程中，牙科医生将在#14 牙放置银汞合金并使用短效麻醉药物。短效麻醉药物的持续时间是多久？

2. 牙科医生应将#14 牙使用的局部麻醉药物注射于何处？会采用何种注射方式？

3. 牙科医生完成麻醉注射并将注射器传回给你。这个操作是否正确？此时病人还坐于牙椅上，该如何处理？

4. 一个 5 岁儿童预约进行冠修复，病历记录指出患儿有牙髓损伤，需进行牙髓切除术，患儿非常担心就诊和治疗方法。请描述除局部麻醉外，牙科医生还可采取哪些焦虑和疼痛控制措施？

5. 病人计划拔除第三磨牙。外科医师可选择何种疼痛控制措施以延长麻醉时间并降低手术区域的出血？

6. 某项治疗过程需要进行 N_2O/O_2 镇静，牙医助理已检查所有的设备并告知病人将要实施的相关操作流程，但发现病人有某种类型的呼吸问题。询问时，病人指出他一直存在过敏反应。这种情况对 N_2O 的给药会有什么影响？■

操作 37-1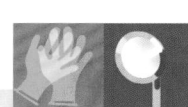

表面麻醉药物的应用

器械与物品

- ✔ 2inch×2inch 纱布块
- ✔ 表面麻醉药膏
- ✔ 无菌棉签

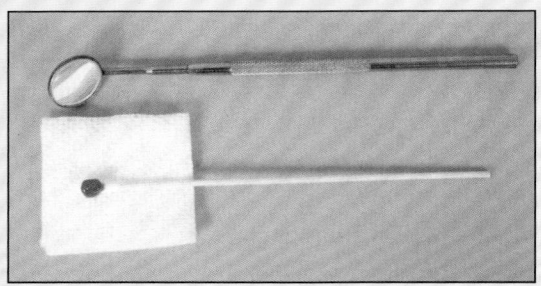

步骤

准备

1. 用无菌棉签蘸取少量表面麻醉药膏。
   注:勿使用污染棉签触碰药膏。
2. 告知操作流程。
   目的:增加病人舒适并减轻焦虑。
3. 确定注射点,用纱布块轻轻擦干。
   目的:擦干注射点有利于药膏更好地渗透表面区域,且避免被唾液稀释而降低药效。

涂药

4. 将药膏直接涂在注射点。

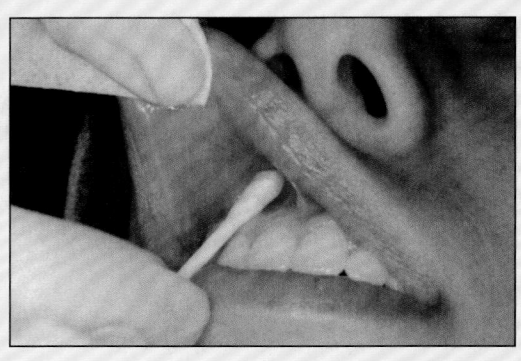

5. 如有多个注射点,重复之前的步骤。
6. 将棉签在注射点上停留 15~30 秒。
7. 牙科医生注射前移除棉签。
   目的:注射点不能被唾液沾湿,否则会降低药效。

操作 37-2

安装局部麻醉注射器

器械与物品

- ✔ 无菌注射器
- ✔ 密封的一次性针头
- ✔ 无菌局部麻醉药卡式安瓿

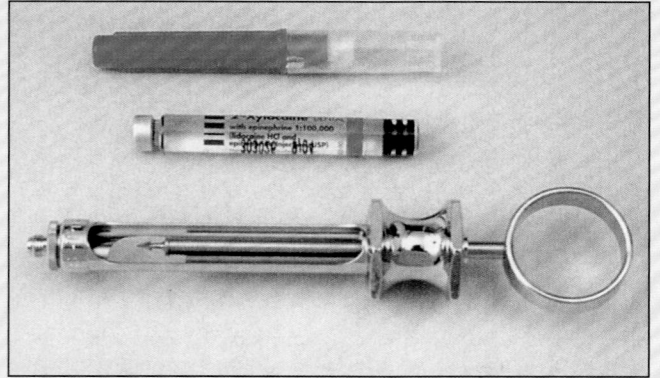

步骤

选择麻醉药物

1. 注射的位置决定针头的长度。牙科医生选择将要使用的麻醉药物类型。
   目的:这些选择取决于病人的病史和将要进行的治疗。
2. 备齐用物。将这些物品置于椅旁、病人的视线之外。
3. 准备注射器之前洗手。

操作 37-2(续)

安装麻醉药安瓿

4. 单手持注射器,使用拇指环抽出活塞。

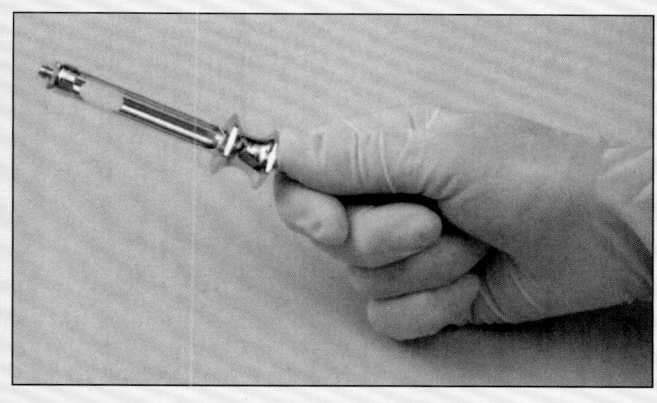

5. 另一手将卡式安瓿装入注射器中。先朝着活塞方向放入尾端。

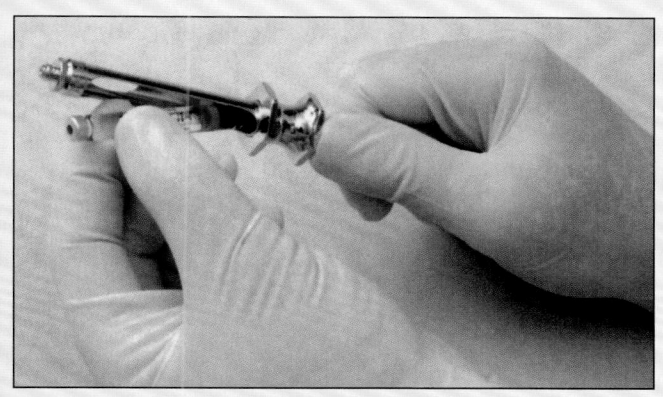

6. 放开拇指环,使活塞倒钩接触橡胶塞。
7. 用手指轻轻加压,直到倒钩刺入橡胶塞。

   注:不要用手掌使劲压活塞倒钩,这样会导致玻璃药瓶破碎。

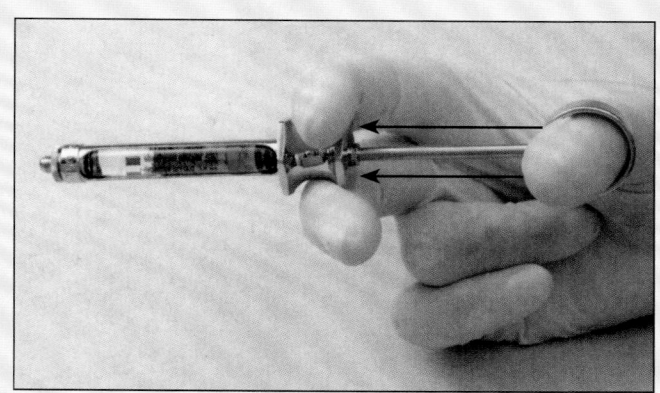

8. 检查倒钩已稳定就位,轻轻回抽活塞杆。

   目的:倒钩必须在正确的位置,使牙科医生能在注射过程中回抽。

将针头装在注射器上

9. 打开针头封口,去除较短针头上的塑料盖。
10. 将针头装在注射器上拧紧。注意针头的位置,确保针头笔直并稳固连接在注射器上。

    目的:如针头未正确就位,麻醉药物可能泄漏或无法完全流出。

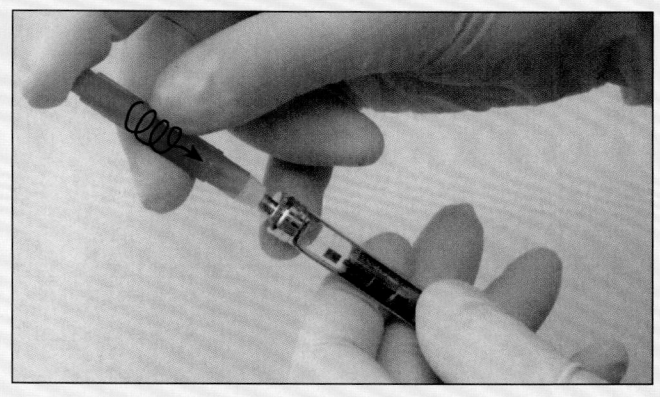

11. 将装好的注射器置于托盘内,并置于病人视线以外。

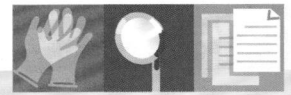

操作 37-3

配合局部麻醉药物给药

器械与物品

- ✔ 表面麻醉药膏
- ✔ 无菌棉签
- ✔ 无菌纱布
- ✔ 无菌局部麻醉药注射器套装

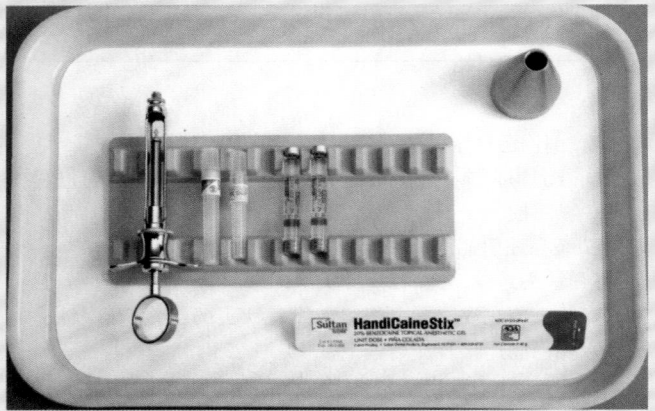

步骤

1. 将表面麻醉药膏涂布于注射区域周围（见操作 37-1）。
2. 去掉针尖保护帽。
3. 将注射器传递给操作者。
   注：应在病人的颏下及病人的视线外传递注射器。

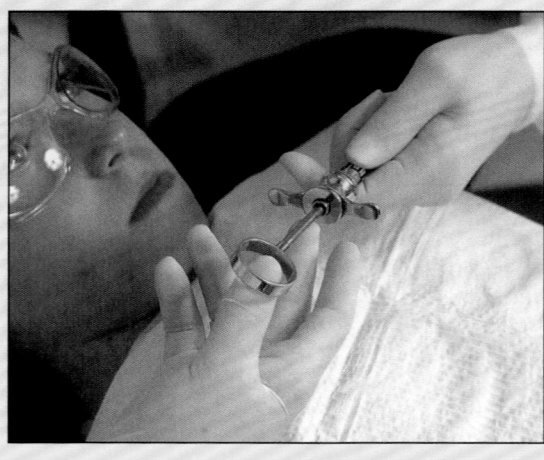

4. 牙科医生注射时，牙医助理监测病人有无副反应。
5. 牙科医生使用单手回帽技术或针帽回盖器套回针帽。
   目的：预防针刺伤。

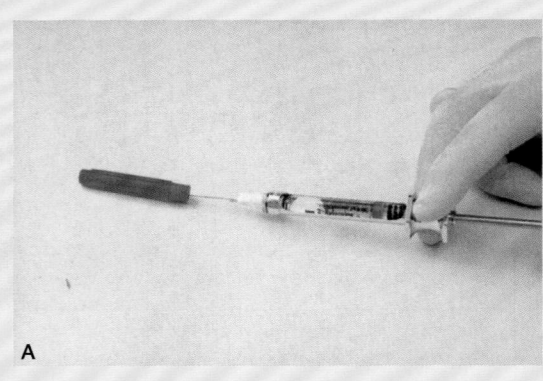

A

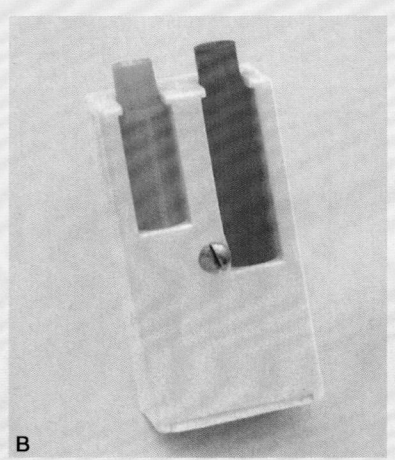

B

（From Malamed SF：Handbook of local anesthesia，ed 5，St Louis，2004，Mosby.）

6. 注射完成后，嘱病人转头朝向牙医助理，使用三用枪和强、弱吸引器冲洗口腔。
7. 整个过程持续监测病人是否发生不良反应。
8. 治疗完成后，告知病人可能出现麻木情况，指导病人勿咬伤唇、颊部。
9. 离开牙科治疗区域前，将用过的针头拆下并放于锐器盒内。
10. 将麻醉药卡式安瓿拆下并放置于锐器盒内。将注射器放于托盘送还供应中心。
11. 记录治疗过程。

操作 37-4

辅助 N₂O/O₂ 镇静给药和监测（拓展职能）

职能拓展的牙医助理和注册牙医助理的操作前准备

- ✔ N₂O/O₂ 背景知识
- ✔ 设备组装和操作
- ✔ 测量和记录生命体征

器械与物品

- ✔ N₂O/O₂ 系统
- ✔ 清除型面罩（成人和儿童型号）
- ✔ 测量生命体征监测设备

步骤

1. 安置病人，询问病史，测量并记录生命体征。
2. 向病人说明 N₂O 的使用方法。

   目的：在给药前告知病人，有助于消除恐惧。
3. 将病人置于仰卧位。

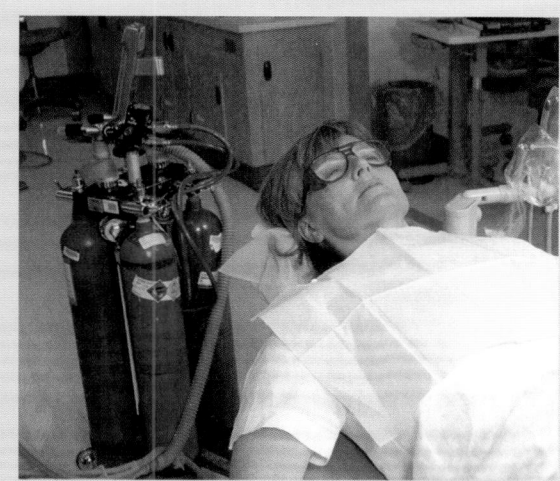

4. 检查储气罐是否正常工作。选择合适的面罩并连接管路。

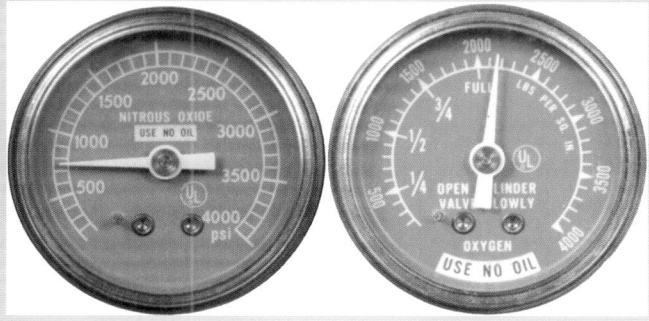

5. 将面罩置于病人面部并适当调整。
6. 当面罩与病人面部紧密贴合后，安紧管路。

   目的：避免病人手持面罩，防止面罩周围气体泄漏。

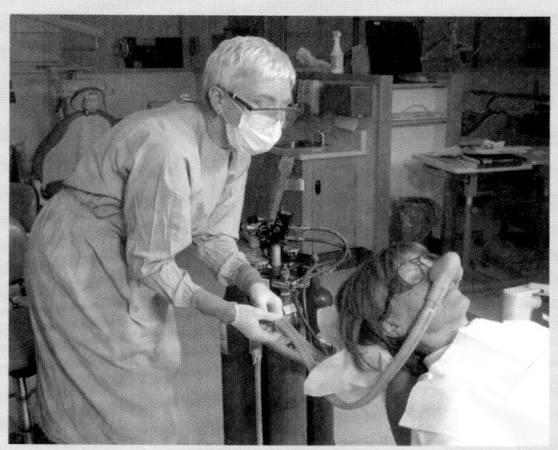

7. 如面罩夹痛病人或导致病人不舒适，在面罩边缘下放置一块纱布块。

开始给药

8. 遵医嘱，调整氧流量，病人吸入纯氧至少一分钟。

   目的：辅助牙科医生判断病人的潮气量。

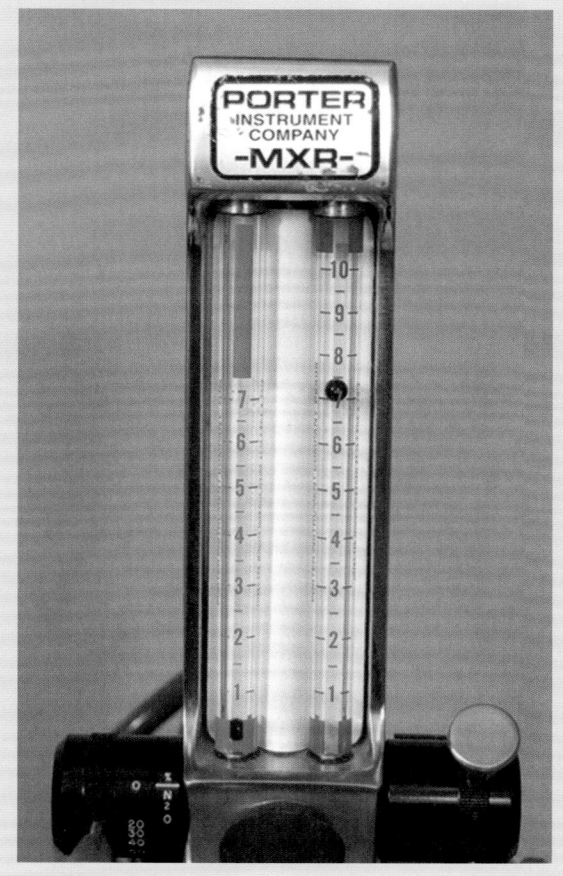

操作 37-4(续)

9. 遵医嘱,调整 N_2O 流量 $0.5\sim1L/min$,并适当降低氧流量。

　注:多数机器可自动完成本项功能。

10. 一分钟后,重复上述步骤,直至牙科医生判定病人达到合适的 N_2O 和 O_2 基线读数。

　目的:这个缓慢过程能防止病人吸入过量的 N_2O。

11. 记录病人的 N_2O 和 O_2 基线等级。

12. 在整个治疗过程中密切监测病人。

关注氧合

13. 治疗即将结束时,遵医嘱,逐渐停止 N_2O,并吸入纯氧。

目的:病人吸入纯氧至少 5 分钟,有助于预防弥散性低氧导致的轻度头痛。

14. 氧合完成后,移去面罩,缓慢抬高病人体位。

　目的:过快抬高病人可导致直立性低血压(晕厥)。

15. 记录病人的 N_2O 和 O_2 基线等级以及病人在镇静治疗过程中的反应。

　目的:提供有法律效力的治疗和服务记录,并为将来的治疗提供参考。

16. 测量并记录生命体征。

17. 记录整个治疗过程。

(杨国勇 译,李秀娥 校审)

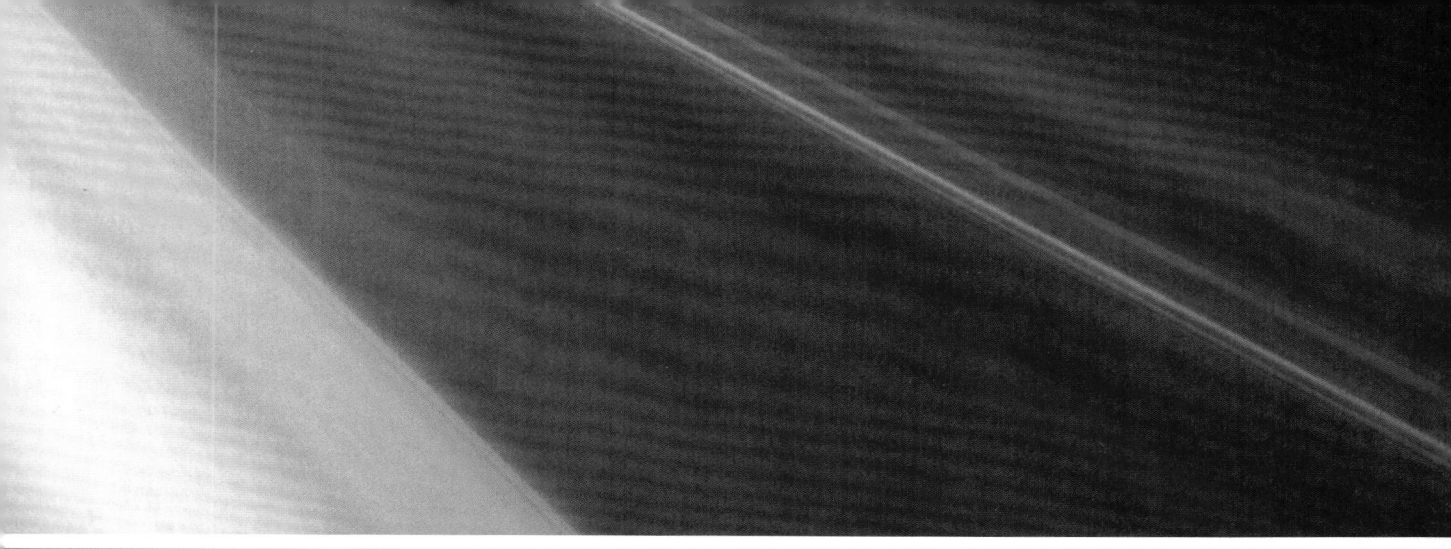

第八篇
X 线成像

口腔医学影像利用 X 线辐射成像,在口腔临床实践中不可或缺。这些影像的生成可基于传统 X 线胶片或数字化影像技术,不管采用哪种技术,高质量影像对于识别和诊断较难探查的疾病状态必不可少。牙医助理的任务是拍摄符合临床诊断要求的高质量影像,以及管理病人、控制感染、遵守辐射安全程序,使辐射暴露最小化。

本章节讲述了什么是 X 射线、在口腔诊所如何安全使用 X 线成像、胶片和数字化成像的基本原理和技术等知识。

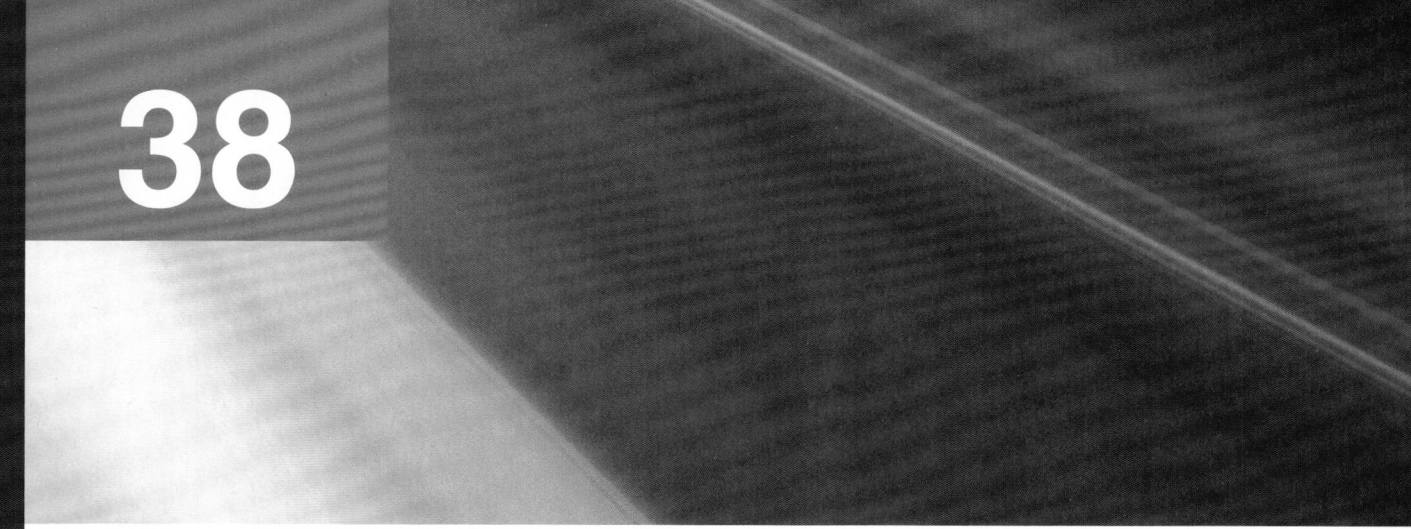

38

X 线摄影基础、X 线检查设备与辐射安全

关键术语

"合理可行尽量低"原则（as low as reasonably achievable concept, ALARA concept）：一项辐射防护原则，指在影像质量符合临床诊断要求的前提下，应尽可能减少辐射暴露。

阳极（anode）：X 线球管的正极。

原子（atom）：组成物质的基本粒子。

韧致辐射（bremsstrahlung radiation）：亦称"刹车辐射"，是指电子与带较多正电荷的原子核相互作用，导致电子突然减速，电子损失的动能转化为 X 线光子的辐射。

阴极（cathode）：X 线球管的负极。

中心线束（central ray）：X 线束的中央部分。

对比度（contrast）：影像中明暗程度的差别。

控制面板（control panel）：X 线机含有主开关、指示灯、参数选择按钮和曝光按钮的部分。

密度（density）：影像的整体暗度或黑度。

牙科 X 线摄影（dental radiography）：使牙齿及其周围组织暴露于 X 线以记录其影像的过程。

数字化成像（digital imaging）：采用无胶片方法获取影像，并通过影像接收器、电信号和计算机进行处理、显示和存储影像的系统。

变形（distortion）：由于不正确的垂直投照角度导致的影像大小改变。

（辐射）剂量（dose）：受照射组织吸收的能量。

剂量计（dosimeter）：用于探测和测量累积辐射剂量的设备。

电子（electron）：原子中带负电荷的粒子。

能量（energy）：用来表征物理系统做功的本领。

延伸臂（extension arm）：与球管相连的能够进行 360° 旋转和移动的机械臂。

遗传效应（genetic effects）：通过生殖细胞传递给子代的辐射生物学效应。

影像（image）：基于胶片或数字化系统的解剖结构记录。

影像接收器（image receptor）：影像的记录媒介，包括传统胶片、磷存储板和数字化传感器。

强度（intensity）：X 线束的总能量。

离子（ion）：带有电荷的粒子。

电离（ionization）：电子脱离原子的过程，可导致对人体有害的辐射效应。

电离辐射（ionizing radiation）：能够引起物质发生电离并产生有害效应的辐射。

峰电压（kilovoltage peak, kVp）：曝光时 X 线球管使用的最大电压值。

潜伏期（latent period）：从受到辐射暴露至临床症状出现之间的间隔时间。

铅围裙（lead apron）：保护生殖系统（阴囊和卵巢）组织和造血组织免受散射辐射暴露的防护用品，即病人和受检者为防护性腺区域而穿戴的含铅防护裙。

放大（magnification）：影像成比例的扩大。

主开关（master switch）、指示灯（indicator light）、选择按钮（selector buttons）和曝光按钮（exposure button）：控制面板的组成部分。

物质（matter）：任何具有形状并占据一定空间的事物。

毫安（milliampere, mA）：千分之一安培，用以描述电流强度的计量单位。

半影（Penumbra）：影像周围的模糊区域。

光子（photon）：没有质量或重量的极小纯能量束。

初级线束（primary beam）：阳极靶处产生的穿透能力最强的 X 线束。

初级辐射（primary radiation）：同初级线束。

X 线束质量（quality of X-ray beam）：X 线束的平均能量或穿透能力。

X 线束数量（quantity of X-ray beam）：X 线机产生的 X 线数量，常以毫安为计量单位。

辐射（radiation）：释放入空间或物质中的能量波。

辐射监测胶片剂量计（radiation monitoring badge）：一种用于探查和测量工作人员辐射剂量、内含胶片的设备。

X 线胶片影像（radiograph）：胶片暴露于辐射后经处理而形成于感光胶片上的图像。

放射学（radiology）：应用于医学中的辐射科学或研究。

散射辐射（scatter radiation）：一种由 X 线束与物质发生相互作用导致

其方向发生改变的次级辐射。

次级辐射(secondary radiation):初级线束作用于物体上产生的 X 线辐射。

传感器(sensor):一种固态影像接收器,内置一个带有集成电路的硅芯片。

清晰度(sharpness):表征一张影像记录物体精细结构或轮廓好坏程度的指标。

躯体效应(somatic effects):由辐射引起的、仅发生于辐射暴露者自身的生物学效应,如癌症、白血病和白内障,但该效应不会传递给子代。

甲状腺铅领(thyroid collar):穿戴于人体颈项部的含铅屏蔽防护用品,主要用于保护甲状腺免受辐射暴露。

球管(tube head):X 线机的一个主要组成部分,包含 X 线球管、高压和低压变压器以及绝缘油。

钨靶(tungsten target):是 X 线球管阳极的焦点部分,被电子轰击时可产生 X 线。

X 线辐射(X-radiation):具有电离能力的高能电磁辐射。

学习目标

完成此章节的学习之后,学生将能够达到以下目标:

1. 掌握关键术语的发音、写法和定义。

2. 掌握口腔 X 线影像的应用。

3. 讨论 X 射线的发现和口腔 X 线摄影史上的先驱。

4. 讨论辐射物理学,包括:
   - 解释电离时发生了哪些变化;
   - 描述 X 线的特性。

5. 识别 X 线机和 X 线球管的组成部分。

6. 解释 X 线是如何产生的。

7. 识别不同类型的辐射。

8. 讨论 X 线束的特点,包括:
   - X 线束的 3 个特点;
   - 电压如何影响 X 线束的质量;
   - 电流如何影响 X 线束的质量;
   - 对比度和密度的区别。

9. 讨论辐射效应,包括:
   - 人体辐射暴露的生物学效应;
   - 识别对辐射敏感的重要器官。

10. 讨论辐射的测量方法。

11. 讨论辐射安全,包括:
    - 防止病人接受过量辐射的方法;
    - 防止口腔影像操作人员接受过量辐射的措施;
    - 解释"合理可行尽量低"原则。

牙医助理必须理解口腔 X 线片的重要性,并掌握其应用。口腔 X 线片不仅是全面口腔检查必不可少的一部分,也是病人永久病历记录的一部分。由于所使用 X 线摄影系统的类型不同,X 线影像可以记录于数字化成像传感器或胶片上,本节使用影像接收器(image receptor)这一术语来指代数字化传感器和胶片。

口腔 X 线检查能够让牙科医生看到口内检查所看不到的状况,以及发现许多其他检查方法不能发现的问题。很多口腔疾病没有临床症状或体征,仅在口腔 X 线检查时才能发现。

口腔影像的应用

- 发现早期龋坏
- 识别早期骨丧失
- 定位周围软硬组织异常
- 评估生长与发育
- 治疗过程中提供信息,如根管治疗
- 记录病人在某一特定时间点的口腔健康状态

要理解口腔 X 线影像(image)的产生原理,牙医助理首先必须理解原子结构的基本概念及电离辐射和 X 线设备组成部分的工作原理。

辐射(radiation),可以形成各种各样的口腔影像,但同时会给所有活体组织带来损害。任何辐射暴露,无论剂量有多小,都可能给口腔影像工作人员和病人带来有害的生物学改变。在影像工作中,牙医助理必须充分理解辐射安全的原理。

这一节将对牙科 X 线摄影(dental radiography)的历史做简要介绍,并介绍辐射物理学和辐射特点、辐射安全指南,以及保护病人与操作者的防护方法。

X 线的发现

德国巴伐利亚州的一个物理学家威廉·康拉德·伦琴于 1895 年 11 月 8 日发现了 X 线(图 38-1)。这一伟大的发现使医生对疾病的诊断能力发生了革命性的变化,并永久地改变了医学和口腔医学实践。

在发现 X 线之前,伦琴做过阴极射线(即电子流)发生实验。他使用的实验材料包括 Crookes 管(真空管)、电流和表面覆盖有荧光材料的特殊屏,后者在受到 X 线照射时会发出荧光。在一个黑暗的实验室里使用真空管进行实验时,伦琴注意到实验室内的一些屏发出了微弱的绿色荧光。他意识到实验室某种物质产生了荧光,并知道自己发现了一种强大而未知的射线,将其命名为 X 线(在数学里,符号 X 代表"未知的")。

在接下来的几周里,伦琴继续用这种未知射线做实验。他用感光板代替荧光屏。通过将物体放置于 Crookes 管和感光板之间,他证明了含阴影的影像能够永久地记录在感光板上。伦琴将其妻子的一只手放在感光板上,并用这种未知的射线照射她的手 15 分钟。当他冲洗完感光板时,看到了他妻子的手骨轮廓,人体的第一张 X 线胶片影像诞生了(图 38-2)。

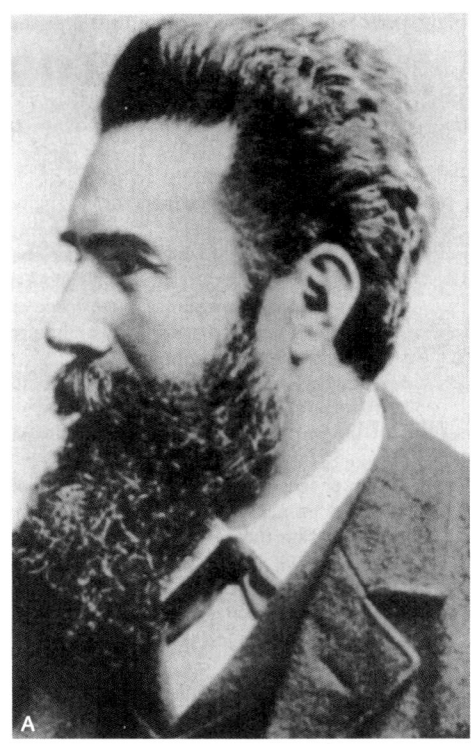

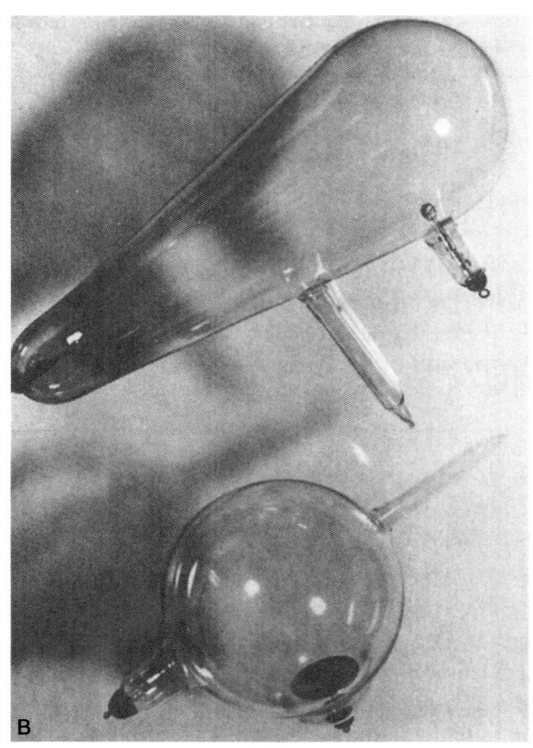

图 38-1 A,威廉·康拉德·伦琴（1845—1923年）,X 线的发现者。B,伦琴于 1895 年发现 X 线时所使用的 Crookes 管。（A,From Frommer HH, Stabulus JJ: Radiology for the dental professional, ed 9, St Louis, 2012, Mosby"; B, From "Goaz PW, White SC: Oral radiology and principles of interpretation, ed 2, St Louis, 1987, Mosby."）

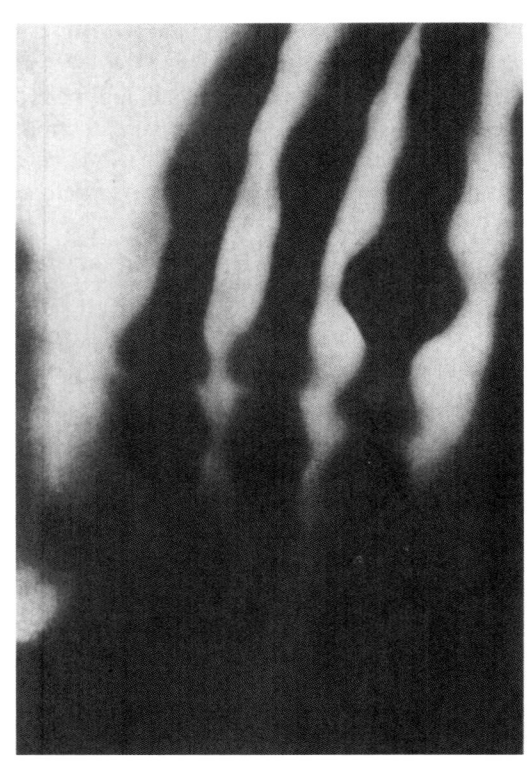

图 38-2 人体第一张 X 线影像,伦琴妻子的手。（From Goaz PW, White SC: Oral radiology and principles of interpretation, ed 2, St Louis, 1987, Mosby.）

为了纪念威廉·伦琴的这一发现,在过去很长一段时间里人们将 X 线称为伦琴射线,放射学（radiology）称为伦琴学,X 线胶片影像（radiograph）称为伦琴影像。他的一生获得了很多荣誉,包括 1901 年获颁的物理学领域里的第一个诺贝尔奖。

牙科 X 线摄影的先驱

尽管伦琴发现了 X 线,但是牙科 X 线摄影是在其之后许多人的共同努力下发展起来的（表 38-1）。实际上,很多早期的先驱都死于 X 线的过度暴露。X 线被发现时,没有人知道使用这些穿透性射线伴随着潜在的危险。

表 38-1 牙科 X 线摄影史上的重要事件

年份	事件	个人/团队
1895	X 线的发现	W. C. Roentgen
1896	第一张牙科 X 线影像	O. Walkhoff
	美国第一张牙科 X 线影像（离体人颅骨）	W. J. Morton
	美国第一张活体病人的牙科 X 线影像	C. E. Kells
1901	第一篇关于 X 线辐射危险的论文	W. H. Rollins
1904	分角线投照技术的引入	W. A. Price

续表

年份	事件	个人/团队
1913	第一本口腔放射学教材*	H. R. Raper
	第一张出售前包装好的口内 X 线胶片	Eastman Kodak
	第一个 X 线球管	W. D. Coolidge
1920	第一张机械制造的口内 X 线胶片	Eastman Kodak
1923	第一台牙科 X 线机	Victor Radiograph
1925	"咬"翼片技术引入	H. R. Raper
1933	旋转曲面体层概念的提出	H. R. Raper
1947	长距离遮线筒平行投照技术的引入	F. G. Fitzgerald
1948	曲面体层摄影的引入	
1955	D 速胶片的引入	
1957	第一台电压可调节式牙科 X 线机	General Electric
1978	口腔干放射性照相术的引入	
1981	E 速胶片的引入	
1987	口内数字化摄影的引入	
1999	口腔颌面放射学成为口腔医学的一个专科	美国牙科学会
2001	F 速胶片的引入	Eastman Kodak
2003	锥形束 3-D 技术的引入	

* Modified from Iannucci J, Jansen Howerton L: Dental radiography: principles and practice, ed 4, St Louis, 2012, Saunders.

1895 年,德国牙科医生 Otto Walkhoff 拍摄了第一张牙科 X 线片。他将一张玻璃感光板包裹在黑色的纸和橡胶里,然后置于自己的口腔内,用 X 线照射 25 分钟。同年,一位纽约的内科医生使用人的颅骨拍摄了美国第一张牙科 X 线片。

1896 年,新奥尔良牙科医生 C. Edmund Kells 首次将 X 线影像应用于牙科学临床实践。Kells 医生在很多实验中每天将他的双手暴露于 X 线,并持续了很多年。过度的 X 线辐射(X-radiation)暴露导致他的双手罹患癌症。他对牙科 X 线摄影技术的发展做出巨大贡献的同时,也最终为此付出了极大的代价,先后失去自己的手指、整只手,以及后来的整个手臂。在经受了很多痛苦并意识到自己将成为家庭的负担时,他于 1928 年结束了自己的生命。

牙科 X 线摄影正是从这些早期的发现发展成为如今这种极具科学价值的诊断技术。新技术的发展将不断提高牙科摄影的成像能力。

辐射物理学

世界上所有的事物都由能量和物质组成。能量(energy)定义为做功的本领。尽管能量不能创造或消失,但可以由一种能量形式转变为另一种能量形式。原子(atom)是物质的基本形式,含有能量。物质(matter)是指任何占据空间和具有形状的事物。

物质具有许多存在形式,包括固态、液态和气态。物质由原子组成,这些原子按照特定的排列方式组合在一起形成分子(图 38-3)。分子是具有原始物质属性的最小物质粒子。本节讨论的物质基本单元是原子。

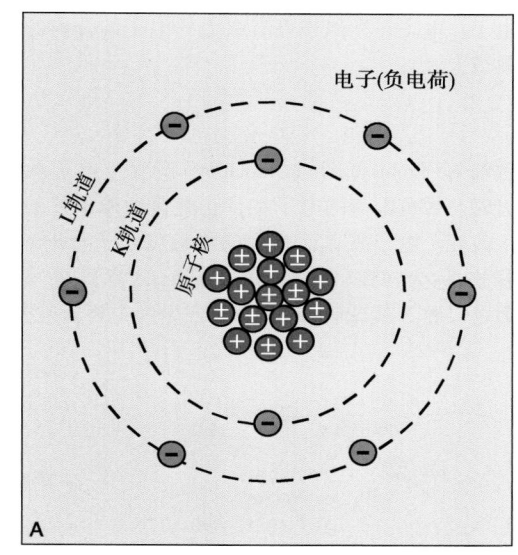

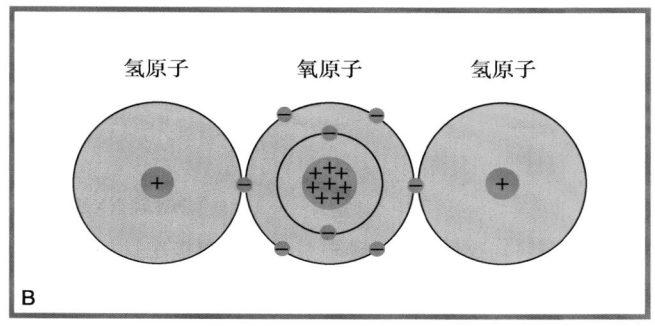

图 38-3　A,氧原子的示意图。B,由两个氢原子和一个氧原子连接在一起组成的水分子。(B,From Iannucci J, Jansen Howerton L: Dental radiography: principles and practice, ed 4, St Louis, 2012, Saunders.)

原子结构

原子由两部分组成:中央的原子核和外围的轨道电子(图 38-3A)。原子根据其原子核的组成和轨道电子的排列不同而不同。原子内部的排列与太阳系相似:原子有一个核("太阳")位于中心,电子("行星")环绕("轨道")原子核运动。电子稳定地处在其轨道上,除非被外界事物干扰或移动。X 线能够干扰轨道电子。

原子核

原子核或原子的致密核心,由质子和中子构成。质子带正电荷,而中子不带电荷。

口腔 X 线不影响结合紧密的原子核,只是改变其方向或发生散射。口腔 X 线不能使原子变成具有放射性的粒子,即在 X 线机停止产生 X 线后,病人身体不会释放 X 线。

电子

电子(electron)是质量很小的微小、带负电荷的粒子。环绕原子核的电子轨道称为电子层。每一电子层仅能容纳特定数目的电子。电子在类似于万有引力的电子结合能的作用下维持在轨道上。

韧致辐射

韧致辐射(bremsstrahlung radiation)产生于电子从原子核邻近经过时。带负电荷的电子在带正电荷的原子核的作用下方向发生改变。电子减速而丧失的能量以光子(photon)辐射的形式释放,称为韧致(源自德语"braking",意思是"刹车")。韧致辐射是口腔 X 线球管(tubehead)产生的主要辐射类型(图38-4)。

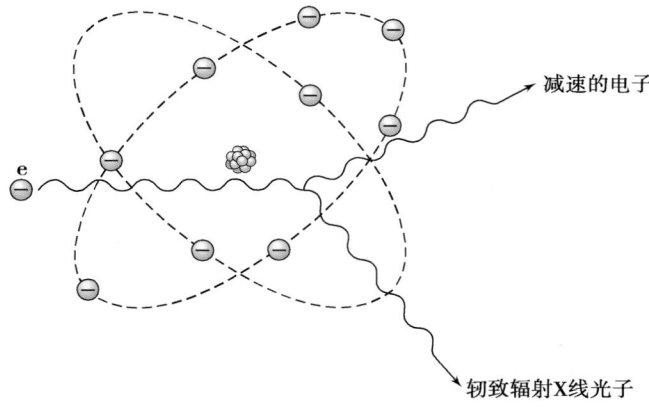

图 38-4　韧致辐射。这种辐射发生于阳极靶材料。随着阴极产生的电子靠近阳极靶材料的原子核,电子速度逐渐减慢。电子减速过程损失的部分能量以同等能量的 X 线光子形式释放。(From Miles DA, Van Dis ML, Williamson GF, et al: Radiographic imaging for the dental team, ed 4, St Louis, 2009, Saunders.)

电离

电子稳定地处于原子核周围的轨道上,直到辐射光子与其发生相互作用。光子(photon)是没有重量或质量的微小纯能量束。

离子(ion)是获得或丢失电子的原子,其电荷处于不平衡状态。X 线具有足够的能量通过一个电离(ionization)过程来产生离子。在这个过程中,通过与 X 线光子发生碰撞,电子脱离处于电荷平衡状态的原子的电子层(图38-5)。

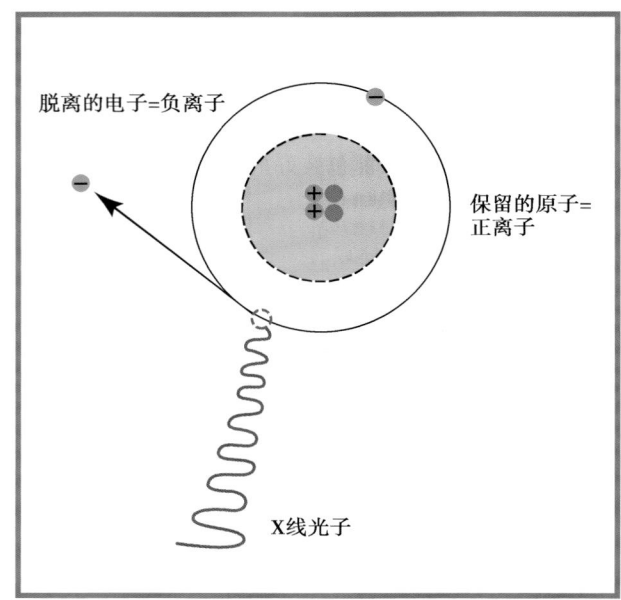

图 38-5　当电子脱离处于电荷平衡状态的原子的电子层时即发生电离。(From Iannucci J, Jansen Howerton L: Dental radiography: principles and practice, ed 4, St Louis, 2012, Saunders. ")

X 线的属性

牙医助理必须熟悉 X 线的特点(框38-1)。X 线是一种能穿透物质的能量形式,属于电磁辐射(图38-6)。可见光、雷达、无线电波和电视波也属于电磁辐射。电磁辐射由光子组成,后者以光速沿直线在空间中做波样运动。

X 线的波长越小,其能量越大。由于能量更高,短波 X 线比长波 X 线的穿透能力大,这使短波 X 线在口腔医学中的作用尤其突出(图38-7)。

框 38-1
X 线的特点

- 肉眼不可见,也不能感知
- 没有质量或重量
- 不带电荷
- 以光速运动
- 做短波、高频波样运动
- 沿直线运动,能够改变方向或发生散射
- 被物质吸收
- 引起电离
- 导致活细胞发生变化
- 能在感光胶片上产生影像
- 能够使特定物质发出荧光

Modified from Iannucci J, Jansen Howerton L: Dental radiography: principles and practice, ed 4, St Louis, 2012, Saunders.

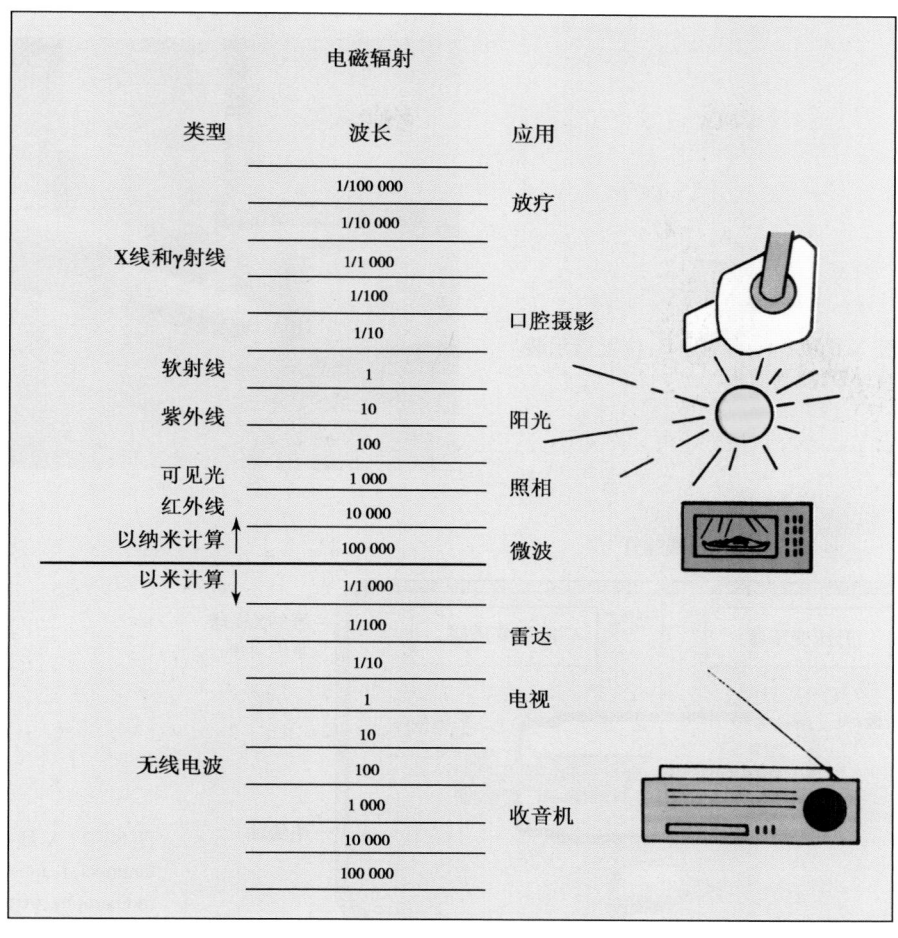

图 38-6　电磁波谱,显示生活中使用的各种典型波长的辐射

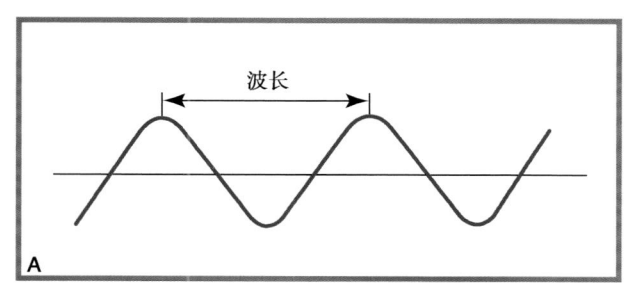

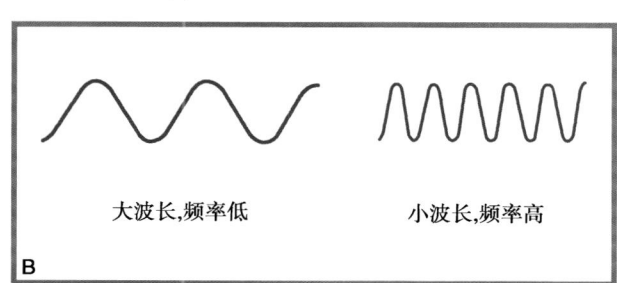

图 38-7　A,一个波长是指前一个波峰至后一个波峰之间的距离。B,频率是指在一定时间内经过某点的波长数目。波长越小,频率越高;波长越大,频率越低。(From lannucci J,Jansen Howerton L:Dental radiography: principles and practice,ed 4,St Louis,2012,Saunders.)

← 复习

1. 发现 X 射线的是谁?
2. 最先在牙科学临床实践中使用了 X 线的是谁?
3. 电离是什么?

口腔 X 线机

根据时间和制造商的不同,口腔 X 线机的尺寸和外观可能略有变化,但所有类型的口腔 X 线机都包含 3 个主要部分:球管(tube head)、延伸臂(extensionarm)和控制面板(controlpanel)(图 38-8)。

球管

X 线球管的外部是一个密闭重金属外壳,其内含有一个球管。球管的组成部分如下所示(图 38-9):
- 外壳为容纳 X 线球管的金属体。
- 绝缘油充满于外壳和 X 线球管之间。绝缘油吸收 X 线发生过程中产生的热能以防止过度发热给球管带来损害。
- 球管的密封结构由含铅玻璃或铝制材料构成,位于金属外壳开口处,作用是将绝缘油保持在球管内,同时具有 X 线滤过作用。

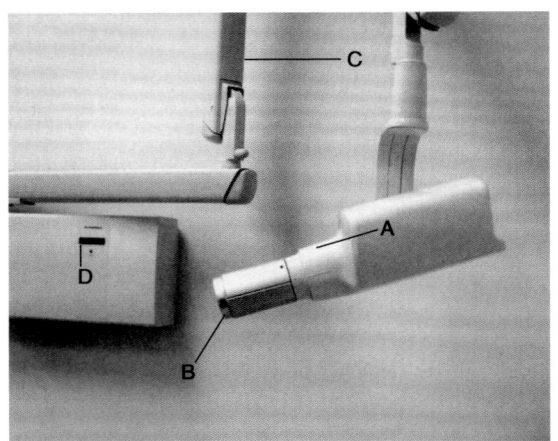

图 38-8 口腔 X 线机。A,球管。B,位置指示装置。C,延伸臂。D,控制面板

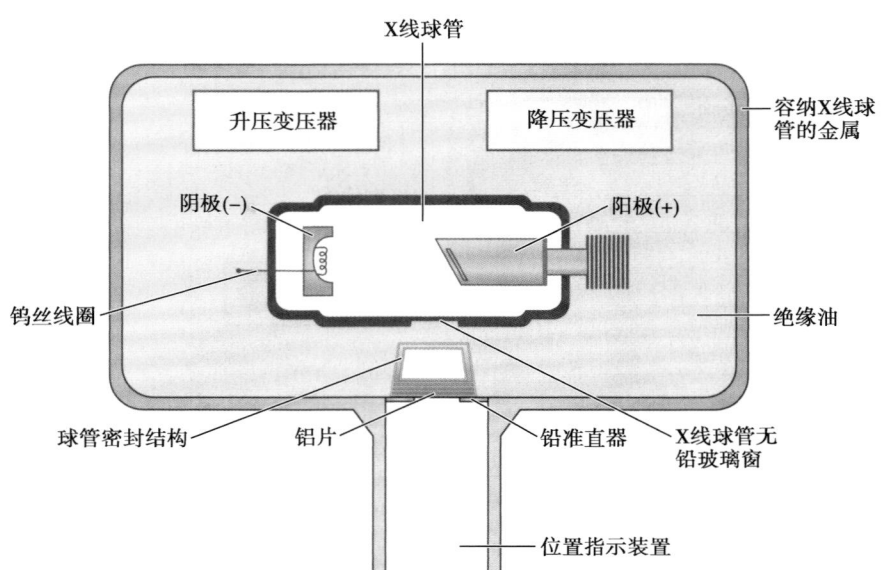

图 38-9 X 线球管示意图。(From-lannucci J,Jansen Howerton L:Dental radiography:principles and practice,ed 4,St Louis,2012,Saunders.)

- X 线球管是 X 线的发生装置(图 38-10)。
- 变压器调节输入电流的电压。

　　铅准直器是中心含有一个小孔的金属板,位于位置指示装置(position indicator device,PID)的内侧、X 线束路径上。随着 X 线束离开球管,铅准直器的小孔决定了 X 线束的尺寸和形状。在 PID 处,准直器将 X 线束调节到直径为 2inch(1inch = 2.54cm)的圆形。当 X 线束尺寸和形状调节到仅略大于矩形胶片时,暴露于 X 线的组织量可减少一半以上(图 38-11 至图 38-13)。

　　铝滤过板是位于 PID(和铅准直器)内侧、X 线束路径上的一个 0.5mm 厚的片状结构,作用是滤除穿透能力弱、波长长的辐射。

　　PID 是从球管金属外壳开口处延伸出来的含铅衬里、末端开放的圆柱状结构。

X 线球管

　　X 线球管是 X 线发生系统的中枢,由玻璃制成,长约 6inch,直径为 1inch。球管内为真空。真空环境使电子在阴极、阳极之间流动时所受的阻力最小。

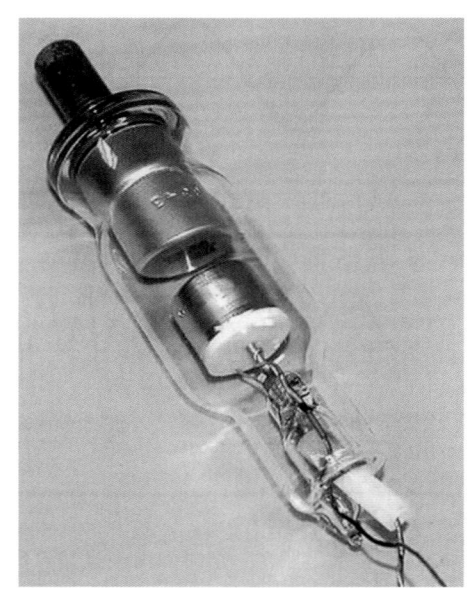

图 38-10 X 线球管。(CourtesyXintek,Inc.,Research Triangle Park,NC.)

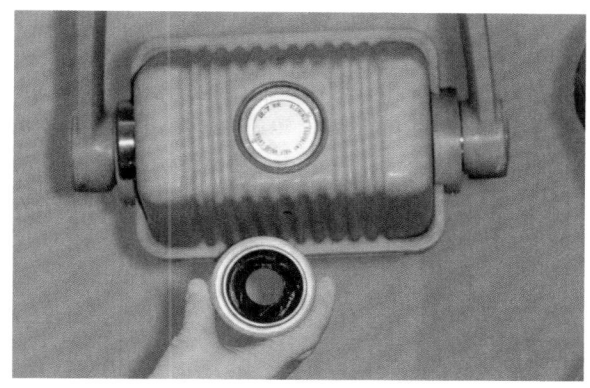

图 38-11　带有圆形位置指示装置的 X 线球管

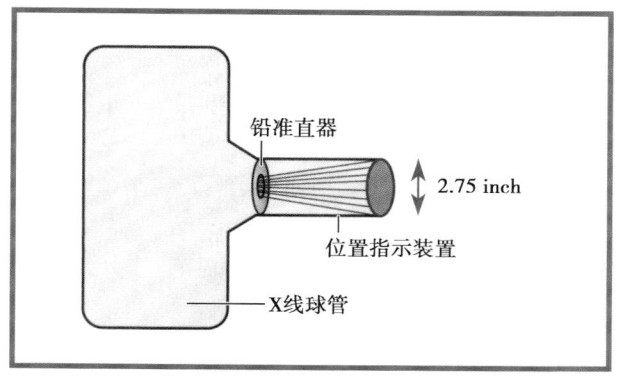

图 38-12　联邦法规要求,经过准直的 X 线束在病人皮肤处的直径不应超过 2.75inch。(From Lannucci J,Jansen Howerton L:Dental radiography:principles and practice, ed 4,St Louis,2012,Saunders.)

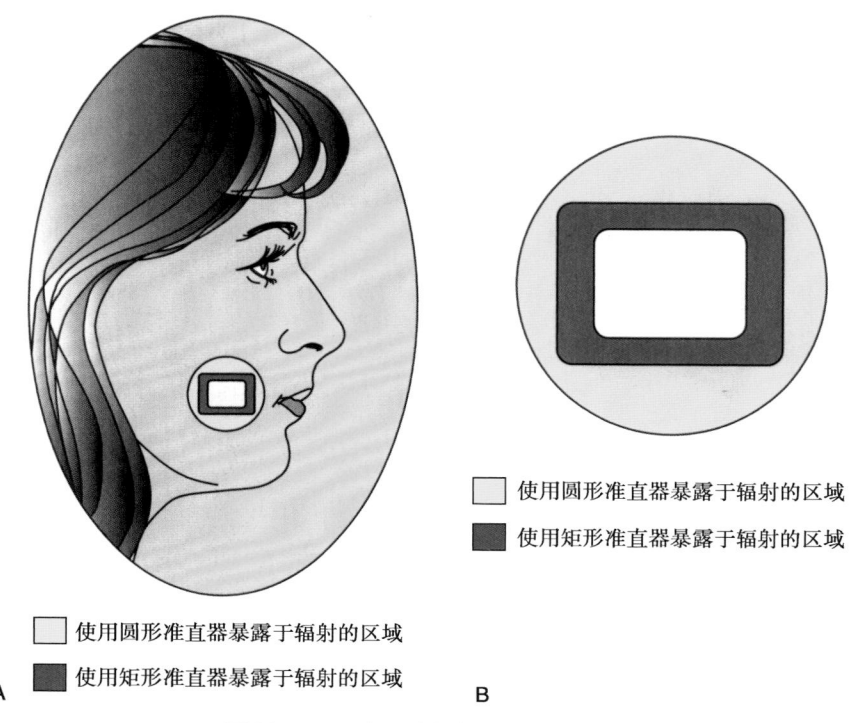

图 38-13　A 和 B,圆形和矩形准直器

阴极

阴极(cathode)或负(-)极由钨丝构成,位于钼制聚焦杯内。阴极的作用是为 X 线的发生提供所需的电子。电子产生于 X 线球管的阴极。阴极钨丝线圈温度越高,产生的电子越多。

聚焦杯使电子以电子云的形式维持在阴极附近。当启动曝光按钮时,球管中的电路接通,电子迅速地从阴极发出并轰击阳极。

阳极

阳极(anode)或正(+)级,作用是充当电子的靶。阳极由较大的铜芯及嵌于铜芯内的钨靶(tungsten target)(较小的钨块)组成。钨靶处产生的热经钨靶周围的铜芯传导离开阳极,从而减少钨靶的耗损。

钨靶起着焦点的作用,将高速电子转化为 X 线光子。大多数高速电子与阳极靶原子的电子相互作用后,以热能(99%)的形式释放其能量。绝缘油的作用是吸收这些热能。其余 1% 的能量转化为 X 线光子,从球管开口穿出后呈发散状走向病人。这一 X 线束的中央部分统称为中心线束(central ray)。

位置指示装置(PID)

含铅衬里的 PID 的作用是使 X 线束瞄准病人口内的胶片。曝光时,PID 的开放末端对准病人的面部(图 38-14)。PID 为圆柱形或矩形。矩形 PID 将 X 线束尺寸调节到与胶片尺寸一致(见第 39 章)。

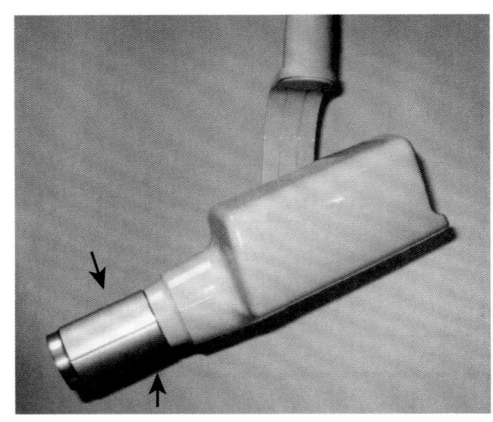

图 38-14 箭头所指部分为位置指示装置(PID)

延伸臂

球管和控制面板之间的连接线被包裹在中空的延伸臂内。延伸臂的另一个重要功能为辅助球管摆位。

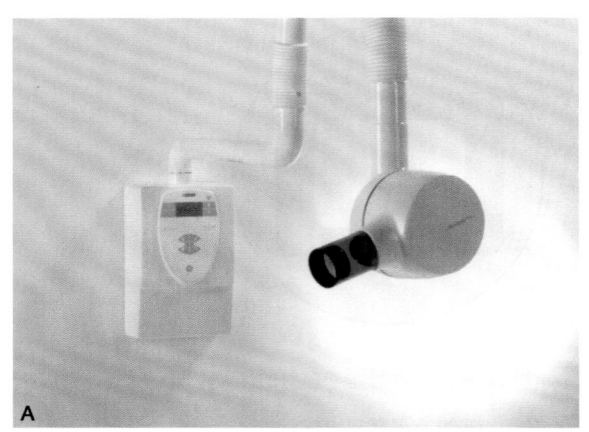

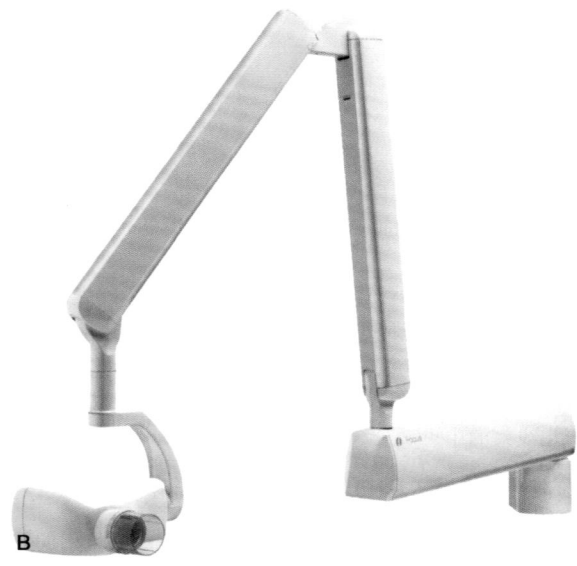

图 38-15 A,Heliodent 口内 X 线机。B,GX-770 口内 X 线机。(A, Courtesy Sirona Dental Inc. , Charlotte, NC; B, Courtesy Instrumentarium Dental Inc. ,Milwaukee,WI.)

球管通过共轭的方式与延伸臂相连接,在水平向可以进行360°的移动(图 38-15)。水平向移动是指向侧方移动。垂直向移动是指上下向的移动。这些移动是球管和胶片摆位所必需的。

延伸臂可以折叠,能够侧向转动。当 X 线机不工作时,不应使延伸臂保持伸展位,因为球管的重量会使其变松弛。如果延伸臂变松弛,曝光时摆好位置后,球管会自行移动(偏离摆好的位置)。这一移动会导致切空(中心线速偏离胶片中心)。如果球管自行发生移动,延伸臂需要立即维修。曝光时,牙医助理或病人不允许用手来握持球管。

控制面板

控制面板安装于 X 线检查室外,以防在曝光时工作人员受到辐射暴露(图 38-16)。控制面板包含主开关(master switch)、指示灯(indicator light)、选择按钮(selector buttons)和曝光按钮(exposure button)。选择按钮用于选择曝光时间、管电流(mA)和管电压(kV),以调节 X 线束的强弱。多个独立诊室中的球管可共用一个中央控制面板。

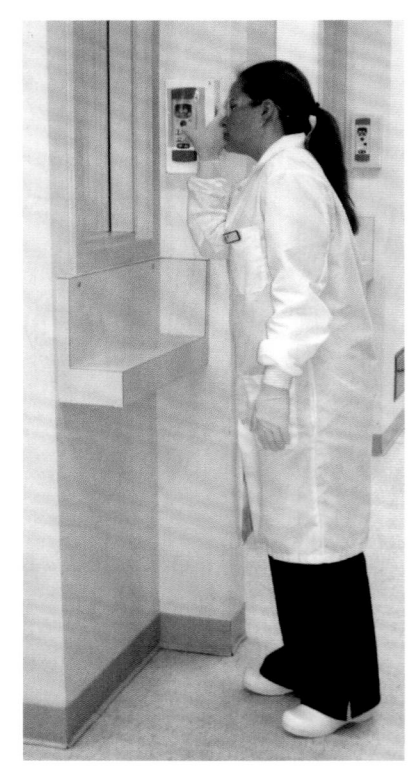

图 38-16 工作人员站在 X 线检查室外的控制面板处

主开关和指示灯

主开关用于启动和关闭 X 线机电源。当主开关处于“开”时,橙色指示灯亮。X 线机只有在曝光按钮启动时才产生 X 线,因此 X 线机在大多数时候都是安全的。仅在曝光按钮启动、X 线发生时,红色发射指示灯才亮。

曝光按钮

曝光按钮控制着产生 X 线所需的电流。电子计时器精地控制着曝光时间,且仅在曝光计时器启动时,才会产生 X 线。

曝光时间以几分之一秒来计量,称为脉冲(60 个脉冲＝1 秒;30 个脉冲＝1/2 秒)。

毫安选择按钮

毫安(milliampere,mA)是指 X 线机内流过钨丝线圈的电流。毫安选择按钮控制着阴极产生的电子数目。增大毫安的数值,可使产生 X 线的电子数目增大。这将在下文详细阐述。

千伏选择按钮

峰电压(kilovoltage peak,kVp)选择按钮用来控制 X 线束的穿透能力。口腔 X 线机的常用操作电压为 70 或 90kVp。不同的峰电压设置产生的效应将在下文讨论。

← 复习

4. X 线机的主要构成部分是什么?
5. X 线球管负极的名称是什么?
6. X 线球管阳极的名称是什么?
7. 控制面板包含哪些按钮?

X 线发生

当 X 线机与墙壁上的插座接通启动时,电流进入控制面板,会立即发生以下事件:
- 电流从控制面板经延伸臂中的电线流向球管。
- 电流流经降压变压器至阴极线圈。降压变压器的作用是将110 或 220V 的输入电压降低到 3~5V。

线圈电路使用 3~5V 的电流来加热 X 线球管阴极部分的钨丝线圈。线圈受热导致热电子发射。热电子发射是指当电流经过钨丝并使钨丝发热释放电子的过程。电子以电子云的

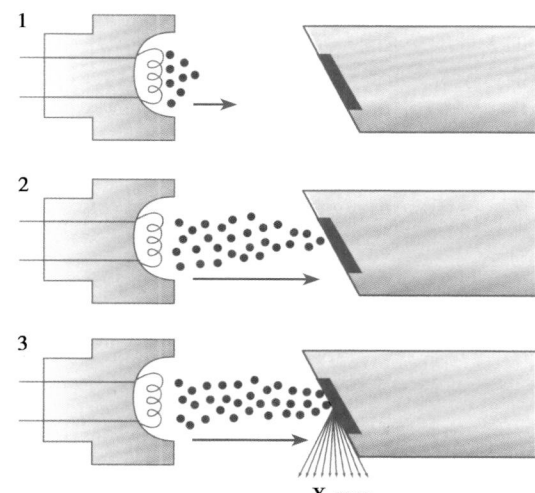

图 38-17　牙科影像产生于 X 线球管。1,当线圈电路被激活时,线圈发热,产生热电子发射。2,当曝光按钮被启动时,电子从阴极加速到阳极。3,电子轰击阳极钨靶,电子的动能被转化为 X 线和热能。(From Lannucci J,Jansen Howerton L: Dental radiography: principles and practice,ed 4,St Louis,2012,Saunders.)

形式聚集在聚焦杯内的钨丝线圈周围,直至曝光按钮启动、高压电路激活后才会离开阴极。

曝光按钮启动后通过以下方式产生 X 线(图 38-17)。
- 启动曝光按钮,激活高压电路。电子云内的电子向 X 线球管的阳极发射。阴极钼聚焦杯将电子引向阳极钨靶。
- 电子从阴极加速到阳极。当电子撞击钨靶时,其动能转化为 X 线和热能。低于 1%的动能转化为 X 线,而其余 99%的动能以热能的形式释放。
- 释放出的热量通过阳极铜芯传递到球管内的绝缘油并被其吸收。
- X 线途经球管的无铅玻璃窗、球管密封结构和铝滤过板。铝滤过板将 X 线束内的长波(低能)X 线部分滤除。
- 然后,X 线束途经准直器,其尺寸被缩小到临床所需大小,之后途经 PID,最后从球管开口处穿出。

辐射类型

X 线辐射分为初级辐射、次级辐射和散射辐射(图 38-18)。

初级辐射由 X 线球管钨靶产生的 X 线组成。初级辐射(primary radiation)常称为有效线束或初级线束(primary beam)。

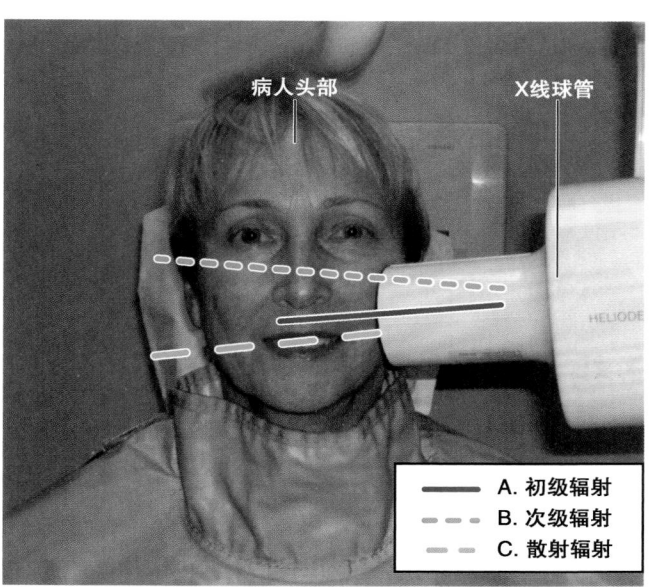

图 38-18　辐射类型:初级辐射、次级辐射和散射辐射

次级辐射(secondary radiation)指初级辐射与物质发生相互作用时产生的 X 线辐射。例如,次级辐射产生于初级辐射接触到病人组织时。次级辐射的穿透能力不如初级辐射的穿透能力强。次级辐射使影像更加模糊、影像质量降低。因此,次级辐射是无效辐射。

散射辐射(scatter radiation)是一种次级辐射,在 X 线束与物质发生相互作用、X 线束方向偏离其原方向时产生。散射辐射被病人的组织散射或偏转至各个方向,并到达病人身体各个部位以及整个检查室。病人和工作人员都有可能受到散射辐射暴露。

透射与阻射特点

辐射容易穿过的身体结构在影像上呈透射影（黑色）。例如，空气、软组织、脓肿、龋齿和牙髓表现为透射影像（图38-19）。

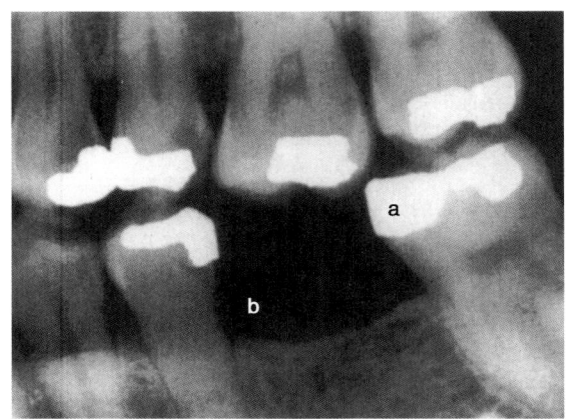

图38-19　殆翼片显示，银汞修复体对应影像中的阻射区（白色，a）及空气和颊部组织对应影像中的透射区（黑色，b）

辐射不能轻易穿过的身体结构在影像上呈阻射影（白或浅灰色）。例如，牙釉质、致密骨质和金属修复体表现为阻射影像。

← 复习

8. 辐射的3种类型是什么？
9. 描述透射与阻射的区别。
10. 举例说明哪些结构在X线片上呈透射影。
11. 举例说明哪些结构在X线片上呈阻射影。

X线束的特点

X线束具有三个特点，即X线束的质量（quality）、数量（quantity）和强度（intensity）。这些特点决定了对比度、密度和影像细节——好的影像所必需的质量。对于旧的X线机，峰电压、毫安和曝光时间均可手动调节。现代口腔影像检查设备针对口腔各个部位给出了相应的预设参数（图38-20）。尽管现代设备很简单、使用方便，但是牙医助理应理解X线束这三个特点的变化与影像质量的关系。

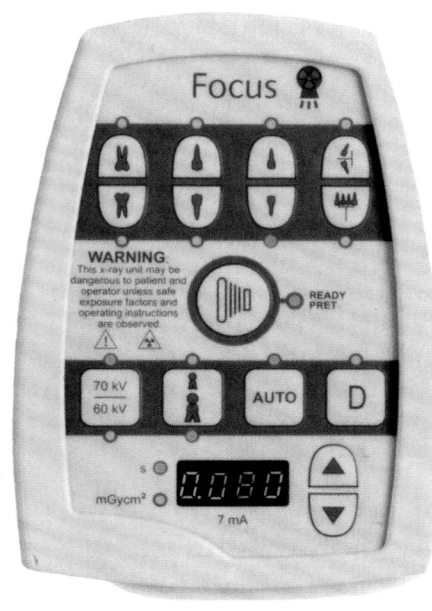

图38-20　峰电压（kVp）和毫安（mA）选择按钮位于口腔X线机控制面板上。（Courtesy Instrumentarium Dental Inc., Milwaukee, WI.）

质量

在口腔X线摄影中，质量用于描述X线束的能量或穿透能力。X线束的质量（或波长）和能量由电压决定。85~100kV电压产生的X线的穿透能力强，而使用65~75kV电压产生的X线的穿透能力较弱。当待检查组织密度或厚度较大时，应使用更高的电压。密度（density）是指影像的总体暗度或黑度。峰电压的变化可引起口腔X线影像密度的变化（图38-21和图38-22）。

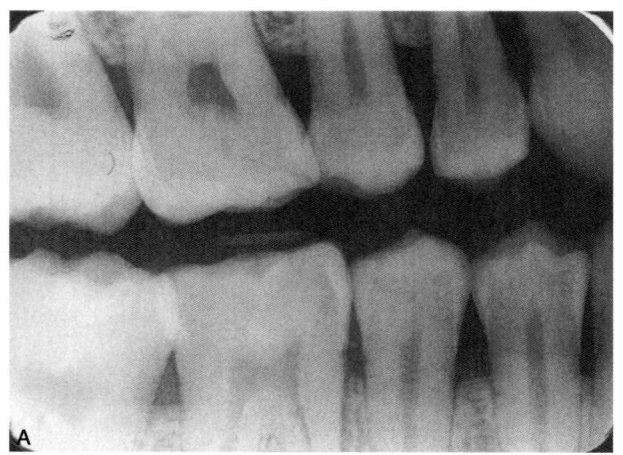
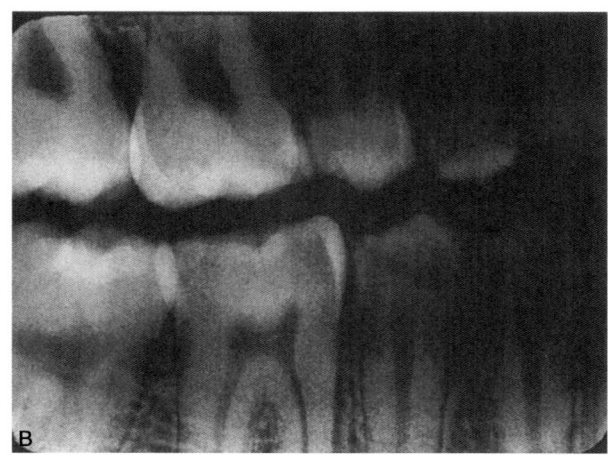

图38-21　A，符合诊断要求（明暗适度）的影像。B，电压增大导致影像密度增大，影像显得偏黑。（From Lannucci J, Jansen Howerton L: Dental radiography: principles and practice, ed 4, St Louis, 2012, Saunders.）

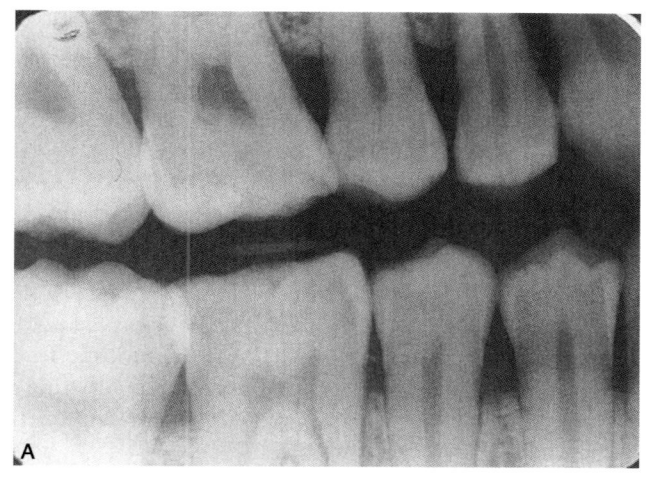 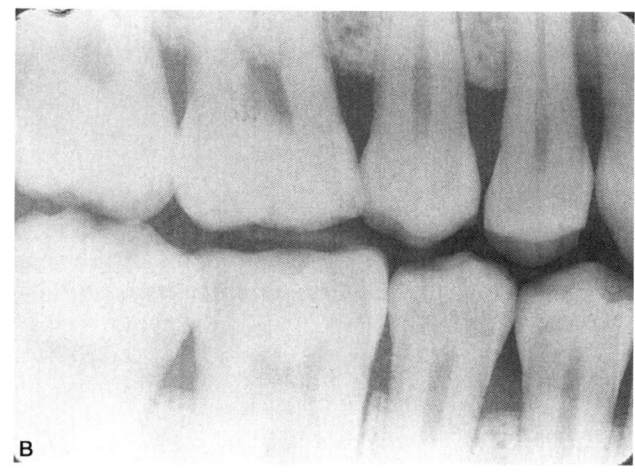

图 38-22　A,符合诊断要求(明暗适度)的影像。B,电压减小导致影像密度减小,影像显得偏白。(From Lannucci J,Jansen Howerton L:Dental radiography:principles and practice,ed 4,St Louis,2012,Saunders.)

数量

X线束的数量指口腔X线机产生的X线光子的数量。安培(ampere,A)是用于描述电子数量或流经阴极线圈的电流的计量单位。因为口腔X线机操作所需的安培数量很小,因此安培数常以毫安来计量。1mA = 1/1 000A。在口腔摄影中,要求使用7~15mA的电流。不推荐使用超过15mA的电流,否则会导致X线球管产热过量。

强度

强度是X线光子数目(数量)和每个光子的能量(质量)的结合。X线束的强度受许多因素的影响,包括峰电压、毫安、曝光时间和X线球管与病人间的距离(表38-2)。

表38-2　X线束曝光条件对影像密度和对比度的影响

因素	效应
毫安	
↑	密度增大
↓	密度减小
峰电压	
↑	长阶梯对比度;低对比度,密度增大
↓	短阶梯对比度;高对比度,密度减小
时间	
↑	密度增大
↓	密度减小

对比度

胶片影像表现为一系列阴影,即从黑到白中间有不同的灰色阴影(图38-23)。这一系列阴影称为灰阶。

黑到白之间的灰度梯度范围称为对比度(contrast)。一张具有理想对比度的胶片可清晰地显示呈阻射影或白色的金属修复体、呈透射影或黑色的空气以及介于黑色和白色之间的许多灰度梯度。电压越高,产生X线的穿透性越强,形成的影像越黑、对比度越低,如下所示:

图 38-23　A,低电压产生的影像表现为高对比度,能够观察到很多浅色和黑色区域。B,高电压产生的影像表现为低对比度,能够观察到更多灰色梯度而不是黑色和白色。(From Lannucci J,Jansen Howerton L:Dental radiography:principles and practice,ed 4,St Louis,2012,Saunders.)

- 90kVp的峰电压所需的曝光时间短,产生的影像对比度低(灰度梯度更多)。
- 70kVp的峰电压需要稍长的曝光时间,产生的影像对比度高

（灰度梯度更少）。

- 影像的对比度强弱常反映牙科医生的偏爱或习惯。一些牙科医生更喜欢对比度大的影像,而另一些牙科医生则更喜欢对比度小的影像。

密度

密度(density)是指胶片的总体黑度或暗度。通过密度合适的影像,牙科医生能够同时看到黑色区域(空气占据的空间)、白色区域(牙釉质、牙本质和骨)和灰色区域(软组织)。密度的高低取决于毫安秒(milliampere seconds,mAs)。

毫安秒控制着影像的曝光时间。如果使用的曝光时间过短,或使用的毫安数很小,则获得的影像整体密度不佳或将呈浅色(表 38-2)。其他影响影像密度的因素如下:

- X 线球管与病人间的距离。如果工作人员加大球管-胶片距离但不改变曝光条件,获得的影像将呈浅色或低密度。
- 处理(或冲洗)时间和温度。如果处理时间过长,影像将呈黑色。
- 病人的身材。身材很小或很瘦的病人比体格强壮、骨骼粗大或致密的病人所需的辐射更少。

几何特点

影像质量受 3 个几何特点影响:清晰度、放大和变形。

清晰度(sharpness)指影像反映物体精细结构或清晰轮廓的好坏程度。清晰度有时也称为细节、分辨率。影像周围的不清晰或模糊区域称为半影(penumbra)。清晰度受以下因素的影响:

- 焦点尺寸。焦点较小的 X 线机比焦点更大的 X 线机产生的影像更清晰。
- 胶片成分。高速胶片由于其晶体尺寸较大,产生的影像更不清晰。
- 运动或移动。不管病人或影像接收器(胶片或传感器(sensor))的移动多轻微,都会降低影像的清晰度。

变形(distortion)是指因投照的垂直角度过大或不足导致的影像尺寸不成比例地发生改变。影像变长或缩短将在第 41 章讨论。

放大(magnification)指口腔影像成比例地增大。

⊖ 复习

12. X 线束有哪 3 个特点?
13. 哪个曝光条件可控制对比度?
14. 口腔影像上的影像密度是指什么?

辐射效应

所有的电离辐射(ionizing radiation)都是有害的,都会使活体组织发生生物学改变。尽管口腔 X-线影像中使用的 X 线辐射量较小,生物学改变也会发生。因此,牙医助理必须知道有害辐射效应是如何发生的,以及如何与病人讨论辐射风险。整个 X 线区域称为辐射危险区,且辐射危险区标志必须张贴在所有工作人员和病人能够看到的位置(图 38-24)。

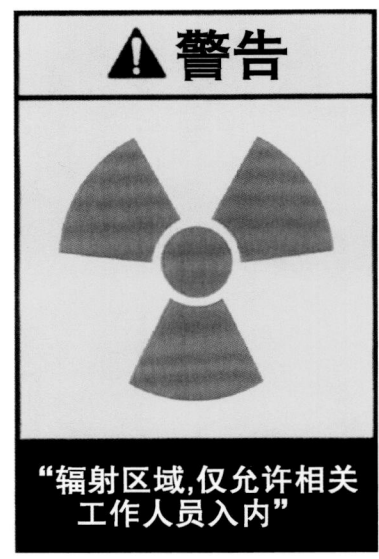

图 38-24   辐射危险区标志

组织损害

在口腔摄影中,并非所有 X 线都能穿过人体并到达口腔影像接收器;病人的组织会吸收一部分 X 线。当 X 线光子的能量被人体吸收后引起的化学变化可导致组织受到生物学损害。

电离

X 线通过电离作用导致人体受到有害效应。失去电子的原子变为阳离子。阳离子的结构不稳定,能够与其他原子、组织或化学物质发生相互作用,可导致细胞代谢障碍以及活体细胞和组织的永久损害。

生物学效应

辐射暴露能够引起身体内的化学物质、细胞、组织和器官发生变化。辐射效应在 X 线被吸收后的很多年都可能不明显。这一时间延迟称为潜伏期(latent period)。

累积效应

辐射暴露具有时间累积效应。只要组织暴露于 X 线,损害就会发生。尽管组织能够修复一些损伤,但不能修复到其原始状态。辐射暴露的累积效应可以与多年反复暴露于太阳光的累积效应进行比较(表 38-3)。

表 38-3   累积辐射暴露导致的重要器官病变

重要器官	疾病
晶状体	白内障
骨髓	白血病
唾液腺	癌
甲状腺	癌
皮肤	癌
性腺	遗传异常

急性和慢性辐射暴露

急性辐射暴露发生于短时间内吸收大剂量(dose)辐射时,例如核事故。慢性辐射暴露发生于长期反复吸收小剂量辐射,其效应可能在辐射暴露数年后才能显现。

遗传效应和躯体效应

表 38-4 对细胞和组织的相对辐射敏感性(从高到低)进行了比较。需要注意的是,皮肤、眼睛和口腔黏膜对可能受到的口腔 X 线检查中的辐射均具有较高的敏感性。

表 38-4 细胞和组织的相对辐射敏感性

辐射敏感性	细胞/组织
高度	小淋巴细胞
	骨髓
	生殖细胞
较高	皮肤
	晶状体
	口腔黏膜
中度	结缔组织
	小血管
	发育中的骨和软骨
较低	成熟的骨和软骨
	唾液腺
	甲状腺
	肾脏
	肝脏
低	肌组织
	神经组织

Modified from Miles DA, Van Dis ML, Williamson GF, et al: Radiographic imaging for the dental team, ed 4, St Louis, 2009, Saunders.

X 线对遗传细胞和体细胞均有影响。遗传细胞是生殖细胞(精子和卵细胞),其损害可传递给后代。这些由遗传效应(genetic effects)导致的改变称为基因突变。

遗传细胞以外的体内其他细胞都属于躯体组织。X 线辐射能损伤躯体组织,但其导致的躯体效应(somatic effects)不能传递给后代(图 38-25)。

重要器官

尽管口腔影像检查的辐射风险是最小的,但一些组织和器官对辐射更加敏感,接受的辐射暴露更多,因此称之为重要器官。

- 皮肤。在口腔影像检查时皮肤会受到辐射暴露中等至大剂量的辐射暴露可使皮肤表现为类似于太阳灼伤的红斑,而常规口腔摄影中不会使用如此大剂量的辐射。
- 甲状腺。如果检查时不使用甲状腺铅领防护,甲状腺可能会受到很大的辐射暴露剂量。成人的甲状腺组织对辐射具

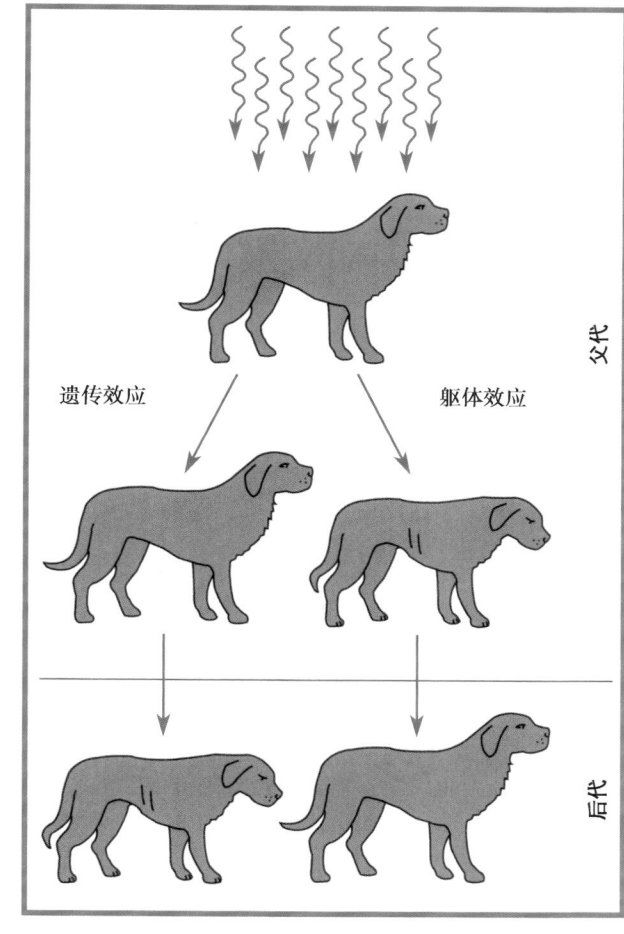

图 38-25 辐射的躯体效应与遗传效应间的比较。(From Lannucci J, Jansen Howerton L: Dental radiography: principles and practice, ed 4, St Louis, 2012, Saunders.)

有较强的耐受能力,但儿童的甲状腺对辐射敏感。

- 晶状体。晶状体接受大剂量辐射暴露可导致白内障(晶状体变浑浊)。由于口腔影像检查中晶状体接受的辐射剂量很低,很多专家不再将晶状体视为重要器官。使用平行投照技术可进一步降低眼睛的辐射暴露(见第 40 章)。
- 骨髓。骨髓发生明显的辐射损伤可导致白血病。下颌和头颅部位的骨髓较活跃,因此口腔影像检查时应注意这一点。

复习

15. 引起 X 线有害辐射效应的过程名称是什么?
16. X 线暴露后到症状出现之间的这段时间间隔称作什么?
17. 什么是辐射的遗传效应?

辐射测量

辐射可以采用类似于时间、距离和重量测量的方法来计量。正如距离可以用英里或千米来度量,时间可以用小时或分钟来度量,辐射可以使用两套单位来度量。旧单位系统是指传

统单位或标准单位。新单位是指国际制单位（systeme internationale，SI）。

传统辐射测量单位包括伦琴（roentgen，R）、辐射吸收剂量（拉德，rad）和人体伦琴当量剂量（rem）。SI单位包括库伦/千克（C/kg）、格瑞（gray，Gy）和希沃特（sivert，Sv）。两套单位均列于表38-5中。

表38-5 辐射计量单位

数量	国际制单位	传统单位	转换
曝光量	库伦/千克（C/kg）	伦琴（R）	1C/kg=3 380R
吸收剂量	格瑞（gary，Gy）	拉德（rad）	1Gy=100rad
当量剂量	希沃特（Sv）	雷姆（rem）	1Sv=100rem

FromMiles DA，Van Dis ML，Williamson GF，et al：Radiographic imaging for the dental team，ed 4，St Louis，2009，Saunders.

最大允许剂量

美国国家辐射防护与测量委员会（National Council on Radiation Protection and Measurements，NCRP）将最大允许剂量（maximum permissible dose，MPD）定义为一定时间内身体允许接受的最大辐射当量剂量。MPD是身体能够耐受的辐射剂量；在MPD剂量范围内身体几乎不会受到损害。

NCRP指南对电离辐射暴露的剂量限值做了明确规定。2003年最新的NCRP报告指出，工作人员的MPD为5 000毫雷姆/年或5雷姆/年（0.05希沃特/年）。非工作人员的MPD为0.1雷姆/年（0.001希沃特/年）。

口腔工作人员应严格遵守辐射防护实践指南，努力将职业暴露降为零。采取辐射安全预防措施达到零辐射并不困难。口腔工作人员接受的辐射暴露应不超过最大累积终生剂量，计算公式如下：

（N-18）×5 雷姆/年或（N-18）× 0.05 希伏特/年

在此公式中，N是指工作人员的年龄。

➙复习

18. 列举辐射测量的两套单位。
19. 工作人员接受辐射的最大允许剂量是多少？

辐射安全

我们生命中的每一天都暴露在辐射之中。背景辐射来源于天然辐射，如土壤中的放射性材料以及宇宙射线（表38-6）。

来自医用或口腔用辐射暴露是额外的辐射风险。出于担忧，病人常说"我听说X线对我有害。你真的必须让我做X线检查吗？"牙医助理应能预期到病人的这一反应，并且能够向病人解释口腔影像检查的风险和诊断益处。

当按照指南要求申请口腔影像检查且操作流程得当时，疾病探查的益处远大于小剂量辐射带来的生物学损害风险（表38-7）。然而，因操作者技术失误需要重拍时，病人将受到非必要的额外辐射暴露。

表38-6 辐射来源和全身辐射暴露

来源	暴露	
	毫雷姆/年	希沃特/年
氡	200.00	0.002
宇宙	27.00	0.000 27
地球	28.00	0.000 28
体内	39.00	0.000 39
医用或口腔用辐射	53.00	0.000 53
消费品	9.00	0.000 09
其他职业	<1.00	<0.000 01
核能料循环	<1.00	<0.000 01
放射尘	<1.00	<0.000 01

Modified from Lannucci J，Jansen Howerton L：Dental radiography：principles and practice，ed 4，St Louis，2012，Saunders.

表38-7 影像检查选择标准示例

病人类型	混合牙列儿童	成人
初诊病人	曲面体层检查和后牙𬌗翼片或后牙𬌗翼片与选择性根尖片	后牙𬌗翼片与选择性根尖片；当病人患有较多的口腔疾病或治疗过很多次时，可选择全套口内X线检查
无临床龋或具有低致龋风险因素的复诊病人	每12~24个月做一次后牙𬌗翼片检查	每24~36个月做一次后牙𬌗翼片检查
有临床龋或具有高致龋风险因素的复诊病人	每6个月做一次后牙𬌗翼片检查直至无明显龋病	每12~18个月做一次后牙𬌗翼片检查

From Miles DA，Van Dis ML，Williamson GF，et al：Radiographic imaging for the dental team，ed 4，St Louis，2009，Saunders.

判断是否需要申请新的影像检查必须基于上一次影像检查以及额外检查的临床需求。绝不能让每一个病人常规地接受口腔X线检查。

牙科医生的口腔影像检查辐射安全责任

- 仅申请诊断所需的影像检查。
- 确保所有X线检查设备处于安全运行状态。
- 确保工作人员和病人使用适当的屏蔽防护工具以避免辐射效应。
- 要求所有影像工作人员接受适当的训练、资质认证，且在工作中应受到适当的监督。
- 仅使用对病人和工作人员辐射最小且生成的影像质量能满足诊断要求的影像检查技术。
- 遵守国家的放射许可要求、守则和规定。
- 参与获取病人及其家属的知情同意过程。
- 查看病人的病历记录以明确最近一次影像检查时间。

防护设备

其他的病人防护措施包括使用运行状态良好的影像设备。X 线球管必须配备合适的铝滤过板、铅准直器和 PID。设备应该接受国家或联邦管理局的定期检验。运行有问题或不佳的设备应及时维修。

铝滤过板

铝滤过板的目的是将低能、长波和穿透能力弱的 X 线从初级线束中滤除。这些 X 线对病人有害且对获取满足临床诊断要求的影像没有作用。

联邦法律要求,操作峰电压大于或等于 70kVp 的 X 线机必须配备至少 2.5mm 的铝滤过板。

准直器

准直器是用于限制 X 线束尺寸和形状以减小病人辐射暴露的装置,其开口为圆形或矩形。矩形准直器将 X 线束尺寸减小到稍大于 2 号(ISO 标准)口内胶片,可显著降低病人的辐射剂量。

位置指示装置(PID)

PID 的作用是指示 X 线束的方向,其形状为圆形或矩形(译者注:中文名为遮线筒)。PID 有两种可用长度,即短 PID(8inch)和长 PID(16inch)。口腔医学中使用的 PID 通常长 8、12 或 16inch。PID 长度的选择取决于所使用的影像技术。然而,长 PID(12~16inch)在降低病人辐射剂量方面的作用更明显,因为从长 PID 穿出的 X 射线束发散角度更小(图 38-26)。

病人防护

使用合适的辐射防护措施,可将病人接受的 X 线辐射剂量最小化。应理解和实施儿童、青少年以及成年病人影像检查防护指南。

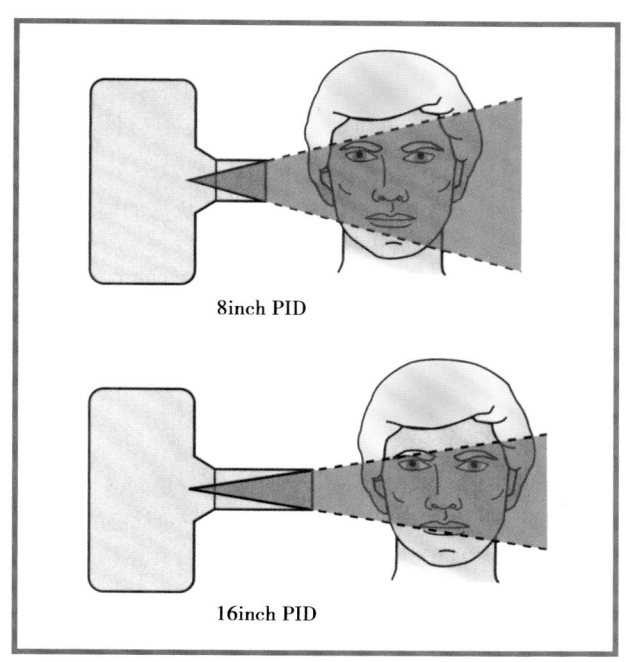

图 38-26 长 PID 优于短 PID,因为前者产生的 X 射线束发散角度更小。(From Lannucci J,Jansen Howerton L: Dental radiography:principles and techniques,ed 4,St Louis,2012,Saunders.)

铅围裙和甲状腺铅领

不管病人的年龄、性别以及影像检查数量,均应给其应用铅围裙和甲状腺铅领(图 38-27)。

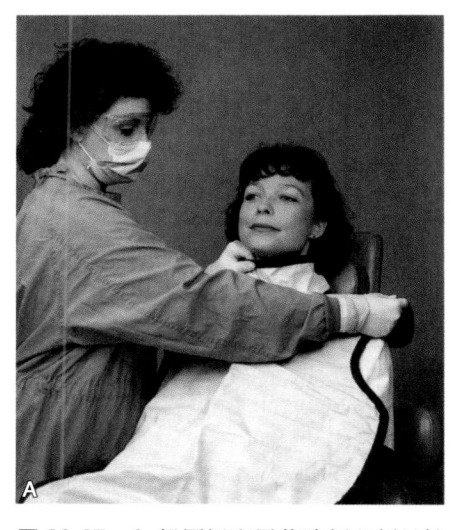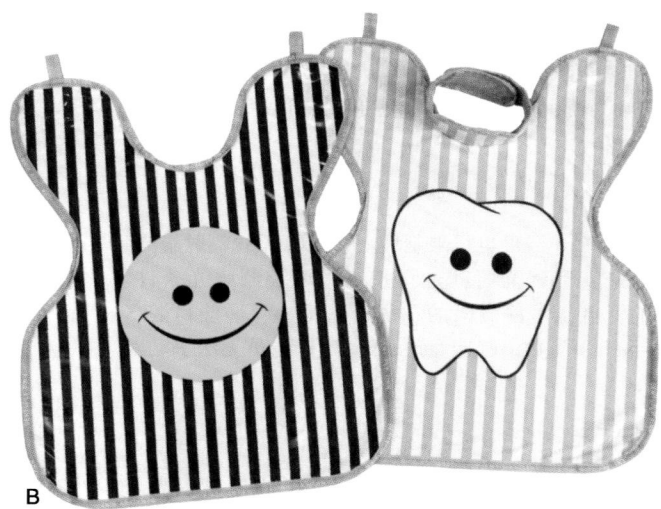

图 38-27 A,铅围裙和甲状腺领必须足够大以从上至下覆盖坐位病人的颈部和膝部。B,专为儿童设计的铅围裙。(B,Courtesy Dentsply Rinn,Elgin,IL.)

铅围裙(lead apron)从上至下应覆盖病人的颈部和膝部以保护生殖和造血组织免受散射辐射的损害。许多州强制性应用铅围裙。

甲状腺铅领(thyroid collar)是穿戴于病人颈项部的可随意摘戴的含铅屏蔽防护用品,用于保护甲状腺免受散射辐射的损害。甲状腺铅领可以是单独的,也可以是铅围裙的一部分。甲状腺铅领中的铅可以保护对 X 线高度敏感的甲状腺组织免受散射辐射的影响。尚无充分证据证明，暴露于低剂量的口腔 X 线可引起甲状腺疾病，但是甲状腺铅领的使用可进一步使病人甲状腺受到的 X 线辐射剂量最小化。

铅围裙和甲状腺铅领应挂起来或平放在圆杆上，勿折叠存放。折叠可使其内的铅损坏从而导致辐射泄漏。

高速胶片

传统胶片的胶片速度指的是获取影像所需的辐射量。胶片速度越快，病人接受的辐射暴露越少。

胶片上的溴化银晶体大小是决定胶片速度的主要因素：晶体越大，胶片速度越快。

高速胶片的使用是降低病人 X 线辐射暴露的有效方法。口内和口外 X 线摄影都有相应的高速胶片（见第 39 章）。

持片器

持片器的使用可以防止病人的手和手指受到 X 线辐射暴露（图 38-28），也能够使影像接收器保持在一个稳定的位置，辅助工作人员更加准确地摆放 PID。持片器的具体类型将在第 39 节中讨论。

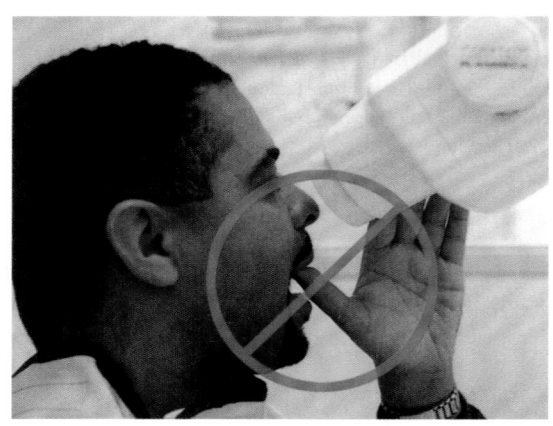

图 38-28　当使用持片器时，病人的手指可以免受不必要的辐射暴露

曝光条件

使用合适的曝光条件也可限制病人接受的 X 线辐射暴露。调节峰电压、毫安和曝光时间选择按钮可以控制曝光条件。70~90kVp 的管电压可使病人的辐射暴露最小。一些口腔 X 线机的 kVp 和 mA 参数由制造商预设好，工作人员无法手动对其进行调节。

合适的操作技术

使用正确的操作技术是保证影像质量符合临床诊断要求以及降低病人辐射暴露量所必需的。不符合诊断要求的影像必须重拍。重拍是导致病人非必要辐射暴露的主要原因，将增加病人的辐射暴露量，因此必须避免。

妊娠

美国牙医学会（American Dental Association，ADA）和美国食品药品管理局（U. S. Food and Drug Administration，FDA）共同发布的口腔 X 线检查申请指南表明，口腔影像检查程序"不需因病人妊娠而做出改变"。检查时使用铅围裙，盆腔部位组织接受的辐射剂量接近于零。使用铅围裙时，胚胎受到的辐射暴露几乎探测不到。

虽然科学证据表明，妊娠期病人可以接受口腔 X 线检查，但由于病人对 X 线辐射风险的担忧，很多牙科医生和妊娠病人更愿意推迟这类影像检查。

← 复习

20. 准直器的目的是什么？
21. 铝滤过板的目的是什么？
22. 存放铅围裙时，应采取什么预防措施来维护铅围裙？
23. 降低病人辐射暴露最有效的措施是什么？

工作人员的防护与监测

牙医助理必须采取适当的防护措施以降低职业性辐射暴露，后者包括初级辐射、泄漏辐射和散射辐射。牙医助理必须严格遵守辐射安全指南，使用辐射监测设备。

不遵守辐射防护指南的牙医助理可能会遭受长期辐射暴露损害。遵守这些指南的要求，口腔工作人员能够使辐射暴露维持为零（图 38-29）。

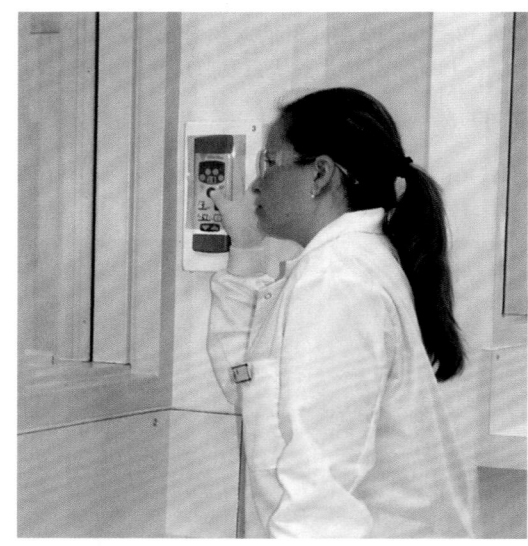

图 38-29　为了安全，牙医助理必须避开初级线束

辐射监测

通过对工作人员进行辐射监测可以了解其职业辐射暴露情况，有助于保护工作人员。检查设备和口腔工作人员均可进行辐射监测。用于测量工作人员辐射剂量的监测装置包括 3 类：①徽章式胶片剂量计；②袋装（笔试）剂量计；③热释光剂量计（TLD）。

剂量计（dosimeter）是用于测量职业暴露剂量的装置。一种常见的剂量计类型是徽章式辐射监测胶片剂量计（radiation monitoring badge)。该剂量计含有一个类似于牙科胶片的胶片套,其上印有佩戴者的姓名和工号(图 38-30)。

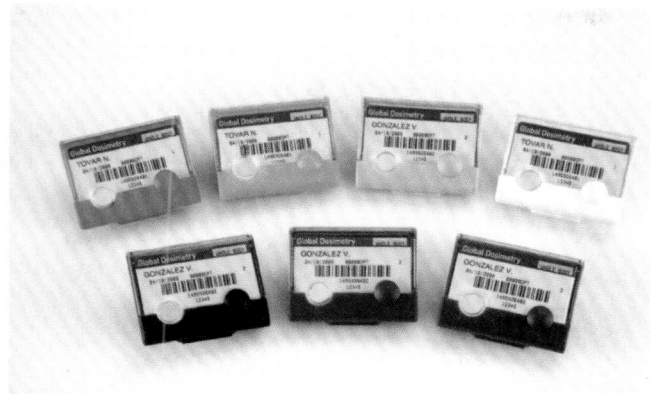

图 38-30　徽章式胶片剂量计。(Courtesy Global Dosimetry Solutions,Irvine,California)

工作人员上班时全程都要佩戴剂量计。在报告期末(每 3~4 周),将剂量计交给剂量监测服务公司。该公司负责对剂量计进行后续处理,并给工作人员所在医疗机构出具一份计量监测报告,内容包括指定监测期以及季度、年度、和终生累计暴露剂量结果。

辐射监测剂量计不应在室外使用,尤其是不能受到强烈日光照射。当工作人员自己接受医用或口腔 X 线检查时不能佩戴剂量计,因为剂量计仅用于测量职业暴露而非医疗暴露(即病人接受的辐射暴露)。

辐射防护原则

- 禁止正对着初级线束。
- 应站在铅防护屏蔽结构或适当厚度的墙壁后面。如果检查室内没有铅防护屏蔽结构,应站在与初级线束方向垂直的位置。
- 应与 X 线机保持至少 1.83m 的距离,除非站在防护屏蔽结构后面。

设备监测

必须对牙科 X 线机的泄漏辐射或球管发出的(除初级线束以外的)任何其他辐射进行监测。如果 X 线机球管的密封结构有缺陷,泄漏辐射将会发生。可使用制造商或国家卫生部门提供的设备对牙科 X 线设备进行辐射监测。

儿童病人

当病人年龄太小不能配合检查时,可让病人坐于陪同家属的腿上,陪同家属坐于牙椅上。两人均穿上防护铅围裙,由陪同家属固定影像接收器(图 38-31)。

让陪同家属固定成像胶片或传感器是可以接受的,因为陪同家属仅接受单次暴露。如果让牙医助理以这种方式辅助病人固定影像接收器,他或她将会接受反复的辐射暴露,可能会受到辐射累积效应。

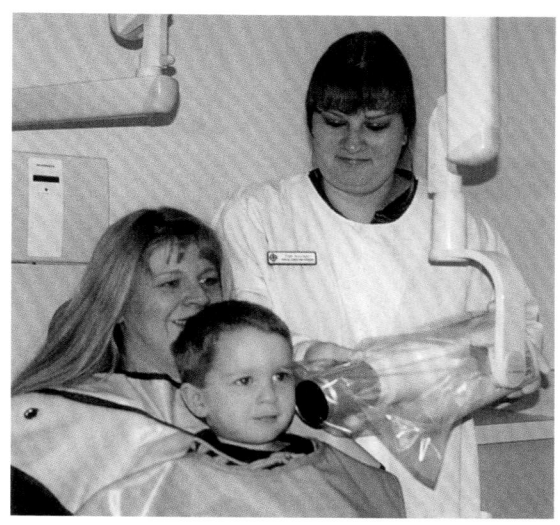

图 38-31　儿童坐于陪同家属的腿上接受 X 线检查

"合理可行尽量低"原则

"合理可行尽量低"(as low as reasonably achievable concept,ALARA)原则是指在满足影像诊断质量要求的条件下,使受检者接受的辐射剂量最小化。应该采用任何可行的降低辐射暴露的方法来使辐射风险最小化。

应采用本节详细阐述的辐射防护措施使病人、操作者和其他工作人员的辐射暴露最小化,以遵守辐射防护的 ALARA 原则。

■ 健康教育

病人经常对辐射有疑问和担忧。牙医助理必须能够回答这些问题,并让他们知道口腔 X 线检查的重要性。在和病人交流和讨论以上问题时,可以把以下内容告诉病人:

- 医生是基于您的个人需求申请影像检查。
- 我们的检查室采取了一切可行的措施保护您免受非必要辐射。
- 我们使用铅围裙和甲状腺铅领来保护您免受散射辐射。
- 我们使用仅需最少量辐射的高速胶片或数字化成像(digital imaging)系统。
- 我们使用持片器以使您的手指免受辐射暴露。
- 在我们开始检查前,您还有什么问题吗? ■

■ 法律和伦理问题

虽然口腔 X 线检查带来的辐射风险不会显著高于日常生活中的其他风险,但重要的是,专业人员应采取一切可能的措施来保护病人免受非必要 X 线辐射暴露。

每个病人的口腔健康状况都不同,因此,为病人申请影像检查时应对其进行评估。X 线检查不应基于影像的标准数量,也不应让病人接受定期的影像检查。例如,牙科医生定期(如每半年)给每位病人都申请相等或固定数量的影像检查(如 4 张殆翼片检查),这不符合病人的个人需求。 ■

■ 展望

口腔设备或材料制造商一直致力于研发使辐射暴露最小化的产品。与传统胶片摄影系统相比,F 速胶片的使用让照射时间缩短到原来的一半;数字化摄影系统的辐射暴露更小。照射条件更低的口腔X线机正在制造中。

其他无辐射的影像检查设备现在已应用于临床医学领域中,将来也会应用到口腔医学领域中。∎

■ 评判性思维

牙医助理应该如何回答病人关于口腔X线检查的以下问题:

1. 口腔X线检查真的必需吗?
2. 应该每半年做一次口腔X线检查吗?
3. 为什么使用铅围裙?
4. 怀孕期间可以做口腔X线检查吗?
5. 当进行X线检查时,为什么你离开检查室?
6. 口腔X线检查安全吗?∎

(李刚 译)

39

数字 X 线摄影、胶片及 X 线片处理技术

关键术语

自动洗片机（automatic processor）：自动处理胶片冲印全过程的机器。

射线束校准装置（beam alignment device）：辅助位置指示装置的定位。

殆翼片（bitewing）：在一张 X 线片上同时显示上下颌牙齿牙冠的 X 线片。

钨酸钙（calcium tungstate）：常用的磷光体。

暗盒（cassette）：用于在曝光过程中盛放口外胶片。

头影测量片（cephalometric film）：可显示头部侧位的骨组织和软组织影像。

电荷耦合装置（charge-coupled device，CCD）：口内数字 X 线摄影中使用的固体影像感应器。

数字图像（digital image）：是指将传感器捕获的电子信号在电脑显示器上展示出来。

数字化（digitized）：是指将传统基于胶片的 X 线片通过扫描仪转换为数字影像。

可复制胶片（duplicating film）：用于胶片复制机的特殊胶片。

感光乳胶（emulsion）：涂布在 X 线胶片上，包含对能量敏感的晶体。

口外胶片（extraoral film）：在暗盒中使用的胶片。

胶片感光度（film speed）：反映了胶片上的感光乳胶对辐射的敏感性。

增感屏（intensifying screen）：口外暗盒内的一部分，将 X 线转换为可见光，最后曝光胶片。

口内胶片（intraoral film）：设计放置在病人口腔内的胶片。

标签面（label side）：胶片包装袋彩色的一面，面向舌侧。

潜影（latent image）：已经被 X 线曝光但未处理前胶片上不可见的图像。

咬合（occlusal）：显示上颌骨或下颌骨咬合区域的放射角度。

曲面体层片（panoramic film）：能提供上下颌广泛视野的 X 线片。

根尖片（periapical）：显示牙齿冠部、根尖及牙周组织的 X 线片。

磷光存储板/磷光板（phosphor storage plates，PSPs）：胶片大小可重复使用的涂有荧光颗粒的影像接收板。

固位器（positioning device/positioning instrument）：口内用来定位和固定胶片、传感器或 PSP 的装置。

胶片处理（processing）：将经 X 线曝光的胶片转变为 X 线片的一系列操作步骤。包括显影、漂洗、定影、冲洗和干燥。

X 光胶片影像（radiograph）：感光胶片经 X 线辐射曝光并处理后形成的图像。

电子牙科（teledentistry）：牙科领域中通过传输电子图像和其他电子信息的方式实现咨询和保险目的的过程。

球管面（tube side）：胶片包装袋白色的一面，使用时面向 X 线球管。

学习目标

完成此章节的学习之后，学生将能够达到以下目标：
1. 掌握关键术语的发音、写法和定义。
2. 描述使用数字 X 线片的目的和用途。
3. 解释数字化放射学的基本体系，包括：
   - 列举并描述数字 X 线片所必需的设备
   - 描述牙科 X 线胶片的构成
   - 列举并描述数字 X 线片的优缺点
   - 识别牙科影像接收器的不同类型
   - 描述扫描和清洁磷光版的目的
   - 描述使用扫描仪处理数字化 X 线片的过程
   - 识别每种数字 X 线摄影系统的优缺点
   - 描述数字化影像学软件为图像带来的改变
4. 完成以下相关的 X 射线胶片及过程：
   - 识别在传统胶片技术中使用的正确术语
   - 描述可见光固位器的常用类型
5. 讨论牙科胶片，包括：
   - 讨论为什么知道片速至关重要

535

- 识别口内牙科胶片的 5 种基本尺寸
- 解释增感屏的目的
- 列举两种口外片的类型
- 描述可复制 X 线片的处理过程
- 解释牙科胶片的存储方法

6. 讨论胶片处理过程,包括:
- 讨论暗室的要求
- 列举并识别自动洗片机的组成部分
- 描述胶片处理过程中常见的时间和温度错误
- 描述胶片处理过程中的化学污染错误
- 描述胶片处理过程中可能出现的胶片处理错误

- 描述胶片处理过程中常见的光线错误

实践目标

完成此章节的学习之后,学生将能够达到以下技能水平:

- 复制一组牙科 X 线片
- 使用洗片槽手动冲洗牙科 X 线胶片
- 使用明室洗片设备成功冲洗牙科胶片

　　本节将学习数字化 X 线片的基本概念和优势,包括计算机扫描和数字化牙科影像;学习口内和口外 X 线影像的类型和应用方法。传统的 X 线胶片要求学会使用手动和自动胶片冲洗技术,了解如何复制胶片,如何辨别胶片冲洗过程中常见的错误以及防止错误发生的方法。

数字 X 线摄影

　　数字 X 线摄影技术在牙科领域中应用始于 1987 年,至今取得了长足进步。现如今,在美国和加拿大许多地区,牙科医生和牙科学校正由传统基于胶片的 X 线摄影技术向数字 X 线摄影技术过渡(图 39-1)。

　　讨论数字 X 线摄影时,数字图像(digital image)一词将会取代 X 线胶片影像(radiograph)。数字图像并非 X 线照片,而是经传感器获取,且几乎同时显示在电子显示屏上的电子信号(图 39-2)。这些图像可以通过电子邮件发送给保险公司或其他牙科医师进行会诊。如果需要拷贝这些图像可以在图像打印纸上打印。

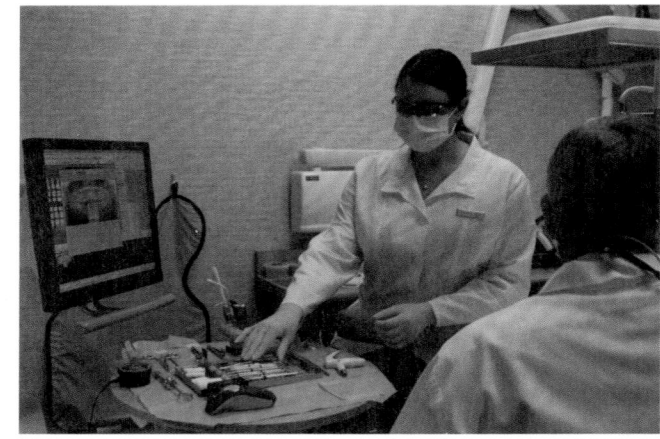

图 39-1　后部固定在墙面上的电脑显示器,可以方便牙科治疗团队参考图像以及病人记录,天花板上安装的平板电脑显示屏,方便病人在牙科治疗期间依据自己的喜好选择节目观看。(Courtesy Dr. Jeffery Elliott, Santa Rosa, CA)

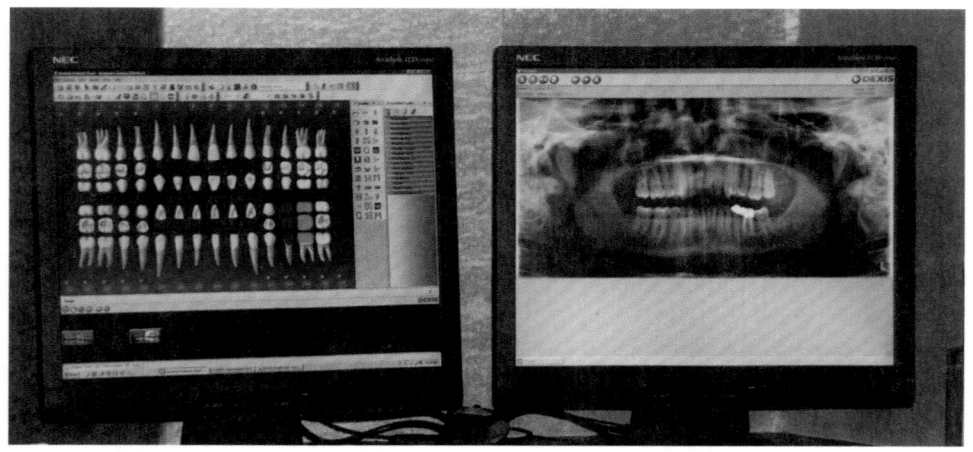

图 39-2　电脑屏幕显示病人牙齿概况的数字图像和数字全景图像。(Courtesy Dr. Jeffery Elliott, Santa Rosa, CA)

尽管数字摄影系统属于高科技,应用中仍然需要传统的 X 线机来曝光图像,且数字影像系统的图像接收器(传感器或者磷光板)在口内的位置与传统胶片的位置是完全相同的。另外,由于传感器和磷光板可重复使用,因此必须采取严格的感染控制措施。美国食品药品管理局规定,数字图像传感器和磷光板必须应用一次性防水屏障物。数字图像接收器不能承受高温灭菌。

不同制造商的数字 X 线摄影系统的操作过程不同,要严格按照制造商的使用说明书来获取有关系统操作、设备准备、病人准备以及曝光系数的信息。这里只讨论传感器的准备和放置的通用指南。

数字摄影系统的类型

获取数字 X 线图像有两种基本方法:直接成像和间接成像。

直接成像

在直接成像中,固态的传感器作为图像接收器,包含一个对 X 线敏感的硅晶片以及一个植入这个硅晶片中的电子电路(图 39-3)。

电荷耦合装置(charge-coupled device,CCD),作为最常用的数字接收器广泛应用于图像设备中,如望远镜、传真机、个人

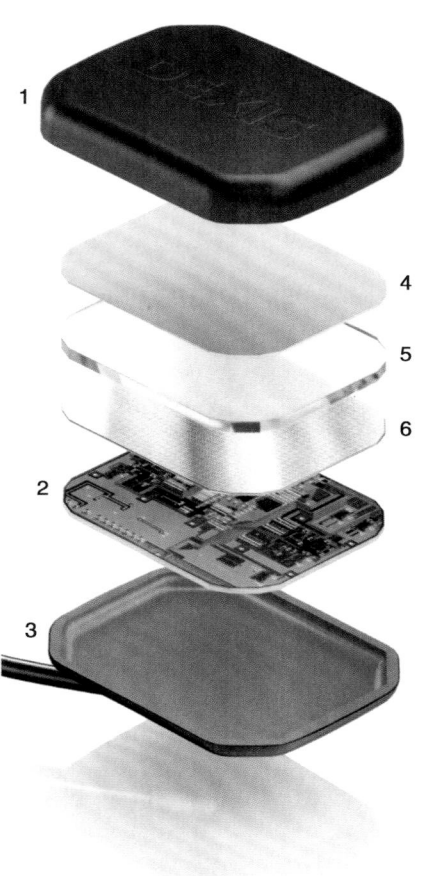

TrueComort™设计[1]

为了让病人的舒适感和传感器的方便易用性达到最大化,DEXIS在现有传感器外壳基础上,完善外壳曲线,重新设计光缆出口,升级外壳材料,设计出更为纤细的外形。

四个斜角以及光滑圆润的外壳套可以确保没有尖锐的边缘划伤腭部及软组织。小巧圆角的外形设计使口腔后部区域的精确放置更加容易。

集成电路[2]

巧妙地将电路放置在传感器的背面来放大活动摄像区域。电路提供USB功能,允许直接与电脑相连。

ScatterGuard™装置[3]

紧贴后部外壳内壁的保护性装置,防止X线从后部散射。

PureImage™技术

洞悉X线图像上微小变化对诊断/会诊以及同病人沟通至关重要。DEXIS Platinum传感器通过先进的软硬件技术,能够提供对临床诊断有意义的高度清晰和精细的图像。

优质的碘化铯闪烁器[4]
将X线束转换成可见光,并通过其微型圆柱结构进行引导。

光纤技术[5]随后将可见光精确的传输到CMOS传感器表面。这一高效设计使传感器拥有高度的信噪比,能生成清晰的图像且几乎没有视觉干扰。

高分辨率CMOS传感器[6]拥有一个特有的结构能在像素水平上最大化活动区域产出最小的细节。

图 39-3　Dexis Platinum 传感器:1,传感器外壳。2,使图像区域最大化的集成电路。3,防止 X 射线从后部散射的防散射装置。4,X 射线束转换成可见光。5,光纤技术将可见光传至传感器生成清晰图像。6,高分辨率传感器可以显示最小的细节(Courtesy DEXIS LLC,Des Plaines,IL)

信息终端、摄影机、全景机以及其他口外摄影系统(如锥形束容积摄影)(见第 42 章)。

同电话相似,有些类型的 CCD 是无线的,有线 CCD 通过电缆直接将传感器同电脑相连。无线传感器通过无线电波射频传输图像至电脑(图 39-4)。

间接成像

磷光存储板成像系统

在磷光存储板(phosphor storage plate,PSP)成像系统中,图

像接收器是一块柔韧可弯曲的薄板。与传统 X 线胶片大小相同,表面涂有荧光颗粒(图 39-5)。荧光层可以存储一段时间的 X 线辐射量子能量。扫描仪通过激光束释放存储在磷光板上的辐射并将其转换成数字影像,以此读取存储在磷光板上的信息。在扫描之前潜影会在磷光板上保留一段时间(几分钟到几小时不等),保留时间取决于磷光板存放的环境。磷光板需要存放在阴凉避光的环境中,避免在扫描读取前因曝光而释放能量。扫描结束后,磷光板需要在强光下曝光,消除板上残存的能量后方可再次使用。为了控制感染,成像板需要插入一个特殊设计的防护封皮中,摘下封皮口的胶条,并将封皮口部分反

折即可封闭保护成像板,之后才可将其放入病人口内(图39-6)。成像板放入口内的操作技术同传统 X 线胶片。曝光之后

将成像板小心地从防护封皮中取出,放入扫描仪中通过激光读取信息,并在电脑上成像。

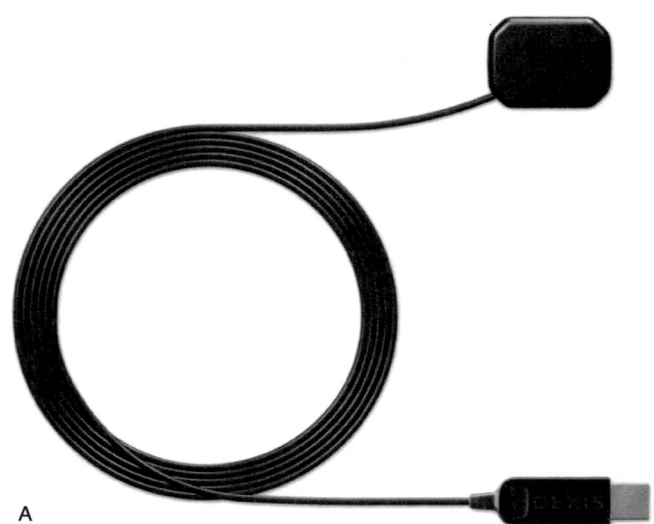

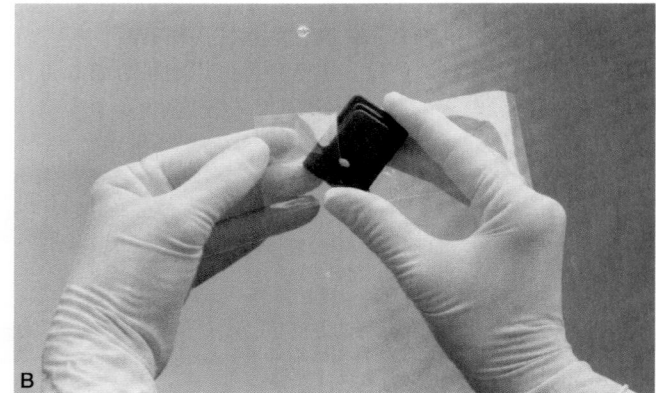

图 39-4   A,有线传感器。B,无线传感器。(A , Courtesy DEXIS LLC , Des Plaines , IL. B , Courtesy Schick , Technologies , Long Island City , NY)

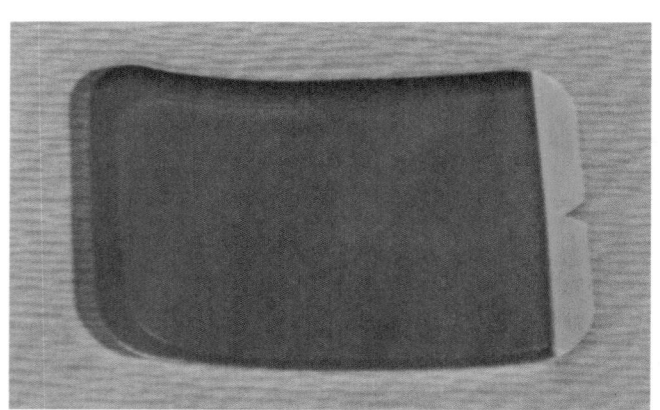

图 39-5   荧光板的防护封皮

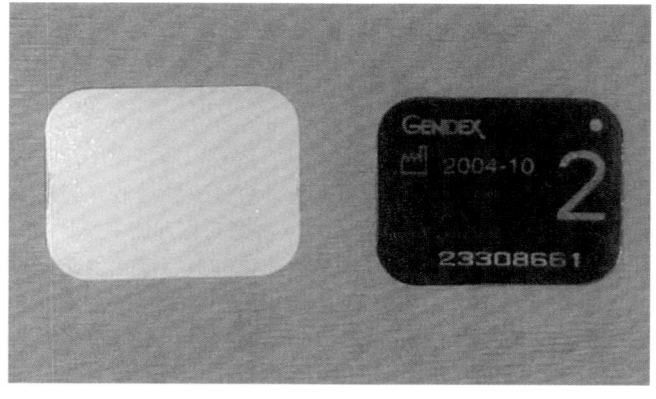

图 39-6   荧光板的正反面

成像板不能高温高压灭菌,必须严格保护,避免划损和沾染灰尘。

数字化成像

基于胶片的 X 线片也可以像其他文档一样数字化并在电脑上查看。台式扫描仪可以捕捉并数字化(digitize)任何放入其扫描平台上的物体的光学信号,这一处理过程类似把胶片放入复印光箱(在本节之后的内容中讨论)。与直接成像相比,这种形式的间接数字成像会丢失少许细节,因为其合成的图像更近似于"复制",而直接成像的图像更接近"原始"(图39-7)。

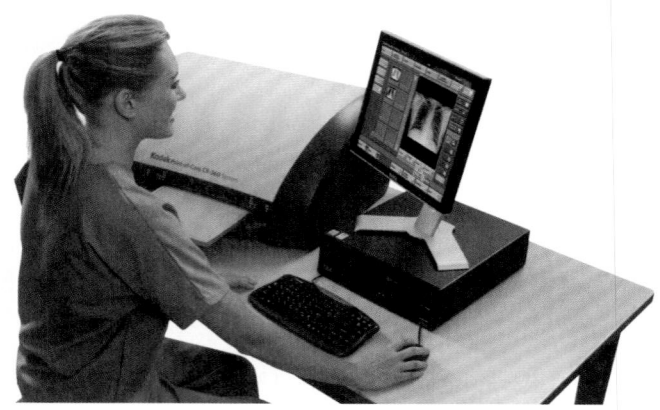

图 39-7   台式扫描仪扫描并数字化 X 线片以便在电脑上查看。(Courtesy Schick , Technologies , Long Island City , NY)

数字化成像软件程序

大多数应用于数字化影像的电脑软件能够做到增强电子图像的效果。操作者可以单独或一起变更以下的图像变量(图39-8 和框 39-1):

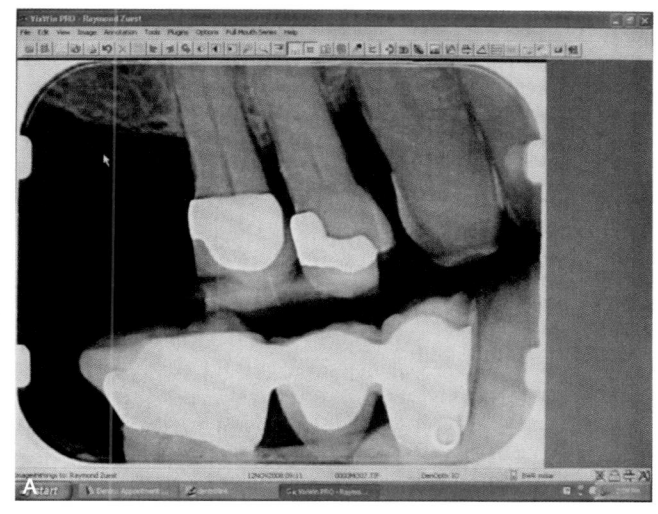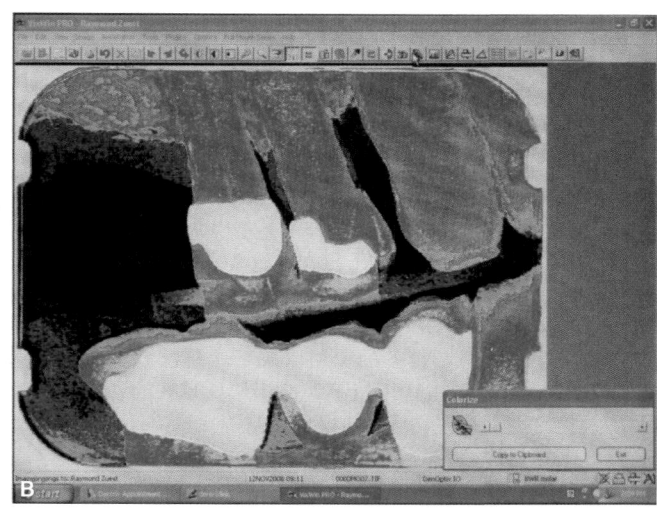

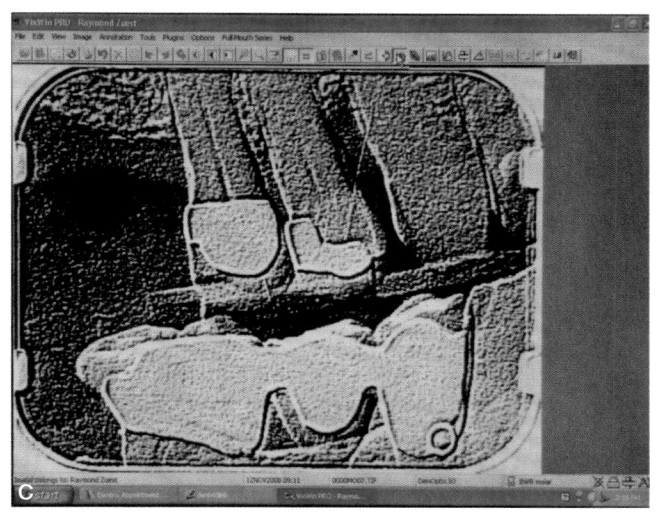

图 39-8   通过软件程序处理图像的举例。**A**,改变对比度。**B**,伪色彩技术。**C**,图像倒转

框 39-1

数字 X 线摄影的优缺点

优点

图像查看即时性

传统 X 线摄影中,由于胶片的处理需要时间,所以阅读图像是延迟的。而数字 X 线摄影即时查看图像的特点是临床应用中的一个显著优点。

注:只有 CCD 允许即时查看。间接成像的磷光板数字技术要求被辐射的传感器放入处理装置中扫描,将信息传输至电脑后才可查看图像。

减少辐射

由于传感器比传统胶片对 X 射线更为敏感,数字 X 线摄影需要更少的 X 线辐射量。曝光时间也比传统胶片 X 线摄影少 70%~80%。显著降低了病人的辐射吸收剂量。

避免了化学物品的使用

数字 X 线摄影中没有必要维护、更新和处理洗片用的化学用品。随着暗室的去除,显影和固定过程中的污染和气味也不复存在。

图像调节多样化

数字 X 线摄影允许牙科医师改变图像对比度(明或暗)、放大图像、色彩增强等,更方便医生对病人进行及时有效的解释。

方便同其他医师交流

数字 X 线摄影所得图像可以在几分钟内传送给其他医生,方便交流,尤其是病人仍在治疗当中。电子邮件是最常用的发送方式。

数字 X 线摄影的优缺点（续）

杜绝图像丢失现象

病人的胶片偶尔会从病人图表中丢失而不能被替换。通过合理的备份步骤，存储的数字 X 线图像将不会丢失。

远程会诊功能

数字图像可以通过电子邮件或其他电子方式进行传送，便于远程会诊或保险报销，这一过程称为电子牙科（teledentistry）。

缺点

费用

数字 X 线摄影设备的费用取决于设备配置。考虑费用问题时，需仔细考虑运用数字 X 线摄影所带来的利与弊。

需将之前的胶片纪录转换成数字形式

既往就诊病人的 X 光片需要被数字化（扫描）为数字记录。在同一时间将所有病人的病历转换为诊疗中的数字记录非常昂贵。最好随着病人的复诊而逐渐进行。

学习电脑软件

使用者需要时间适应各种电脑软件的操作。不同制造商的软件产品不同。

传感器的厚度和刚性

不同制造商的 CCD 传感器具有不同厚度。放置传感器过程中要注意避免造成病人的不适。磷光板的厚度是最薄的，但不提供及时查看图像的功能。

用传感器取代口内牙科胶片。当 X 射线束照射传感器表面，发生电离，电子信号被数字化，或者说转换成"数字式"的形式。数字传感器接着将信息传输至电脑中，并通过电脑中的软件存储电子图像。

感染控制

因为传感器和磷光板不能耐受高温高压灭菌，所以在操作过程中它们必须小心包裹在防护封皮内。必须注意在移除封皮的过程中避免污染传感器。遵循制造商的建议进行传感器表面消毒。目前，传感器和 PSPs 不能耐受高温高压灭菌。

- 对比度
- 亮度
- 图像尺寸（放大）
- 清晰度
- 图像倒转（由黑到白和由白到黑）
- 伪彩技术

⟲复习

1. 在数字化摄影中，什么取代了传统的口内胶片？
2. 口内数字化摄影的两项基本技术是什么？
3. 哪种数字化技术要求对图像接收器进行扫描？

X 线胶片和胶片处理

尽管许多牙科诊所正在将胶片 X 线技术过渡到数字化摄影技术，仍有相当一部分的私人牙科诊所还在使用传统的基于胶片的 X 线摄影。牙医助理必须熟知将胶片处理为高质量诊断图像的必要操作步骤和技术，并能够使用正确的专业术语。胶片在曝光冲洗之前应称为"胶片"，例如，可以说胶片放在胶片包内；胶片放在咬合垫上；胶片被曝光并冲洗。但在胶片被冲洗以后，就要称之为图像或 X 线片。

固位器

固位器（positioning instruments）（牙科胶片和传感器的持片夹）是将牙科 X 线胶片或数字传感器正确放置并固定在病人口内不移动的装置。固位器的应用避免了病人的手指暴露在 X 线辐射中，同时辅助操作者准确放置胶片或传感器以及位置指示装置（position indicator device，PID）。使用矩形的 PID 时，持片夹不可或缺，用以避免切空或胶片部分曝光（见第 38 章）。

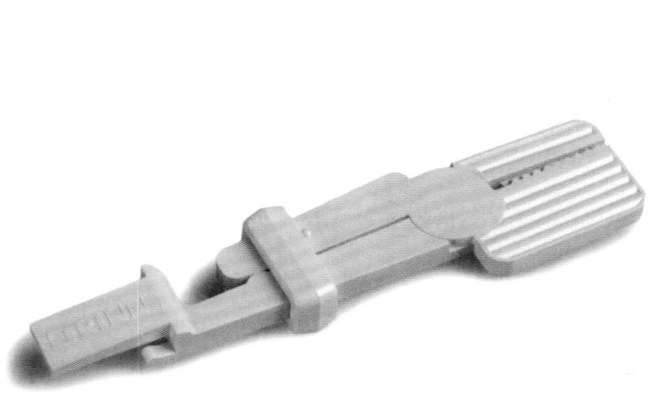

A

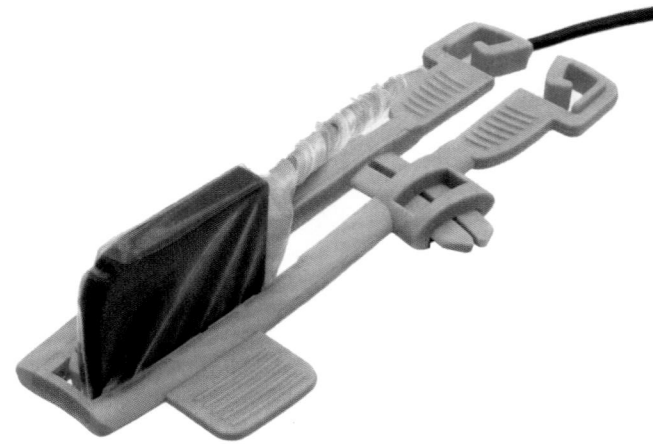

B

图 39-9　**A,** 运用角平分线技术的 Snap-a-Ray Xtra 胶片和荧光板支架。**B,** 角平分线技术的 Eezee-Grip 数字传感器支架（Courtesy Dentsply Rinn, Elgin, IL.）

目前有许多不同类型的口内固位器可供使用。数字摄影中的传感器支架与传统技术中的持片夹大致相同,其主要的区别在于支架的尺寸和形状。

双端支架应用于分角线投照技术中,把胶片或荧光板固定在两个有锯齿边缘的塑料抓手内,起到固定作用(图 39-9)。

胶片支架的基本样式是:一个一次性的聚乙烯毡垫加一个后置的薄板和胶片固定的插槽(图 39-10)。其他装置包括:根管内插入根管治疗器械拍摄的 EndoRay 片夹(图 39-11)。

射线束校准装置

一些制造商提供的校准 X 射线束装置同时可供基于胶片

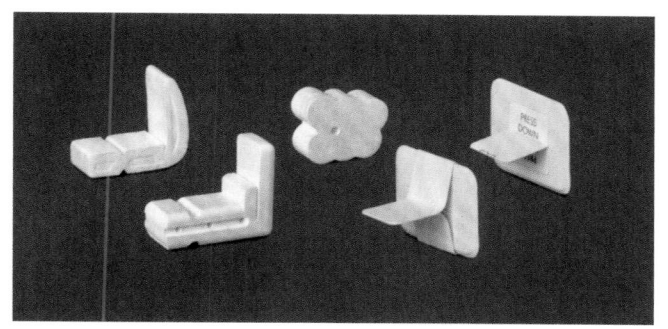

图 39-10　塑料的和泡沫聚苯乙烯的一次性牙垫胶片支架。(Courtesy Dentsply Rinn,Elgin,IL)

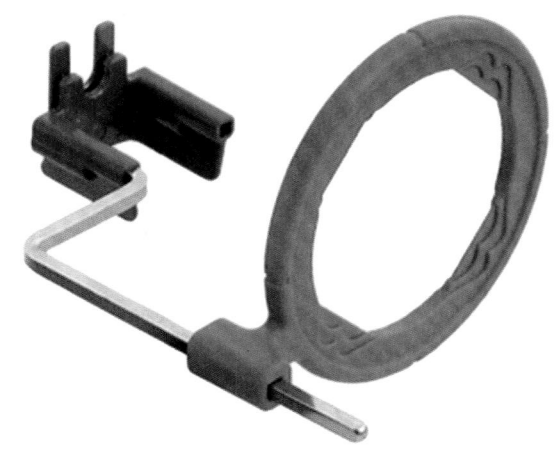

图 39-11　EndoRay 片夹配合置于牙齿中的牙髓治疗器械以获取牙齿的图像。(Courtesy Dentsply Rinn,Elgin,IL)

的和数字化的摄像技术使用。射线束校准装置(beam alignment device)可辅助定位涉及牙齿、胶片或传感器的位置指示装置。Rinn XCP-DS 是固定数字传感器装置的一个典型样例。

注意:不同制造商生产的数字传感器的外形和尺寸会有些许差别。必须确认使用的传感器支架为同一指定品牌所设计(图 39-12)。

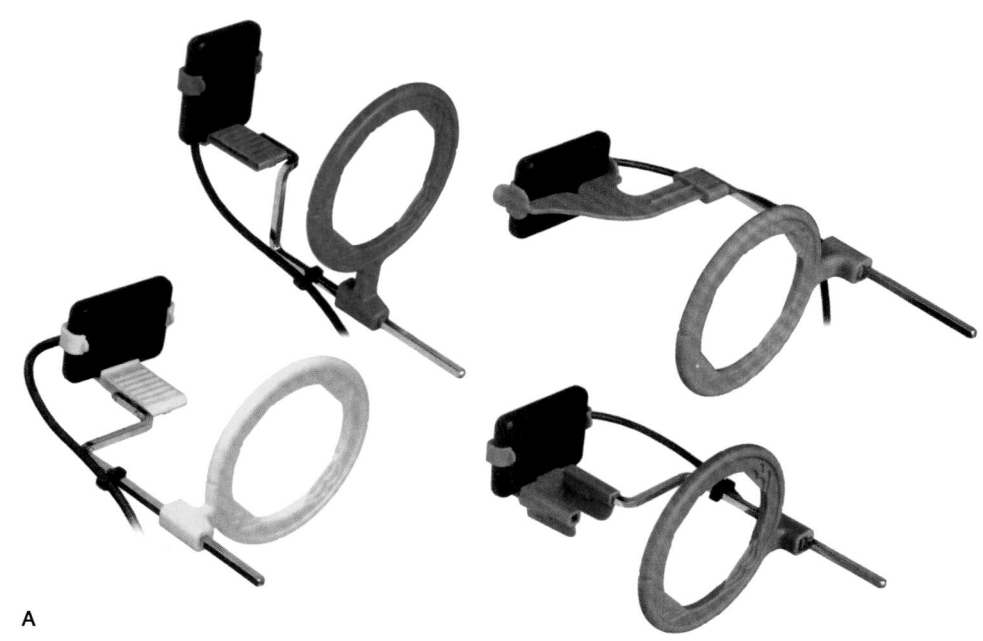

A

图 39-12　**A**,Rinn 传感器适用于 Gendex,VisualiX,USB/GX,Cynus,Visiodent 系统。

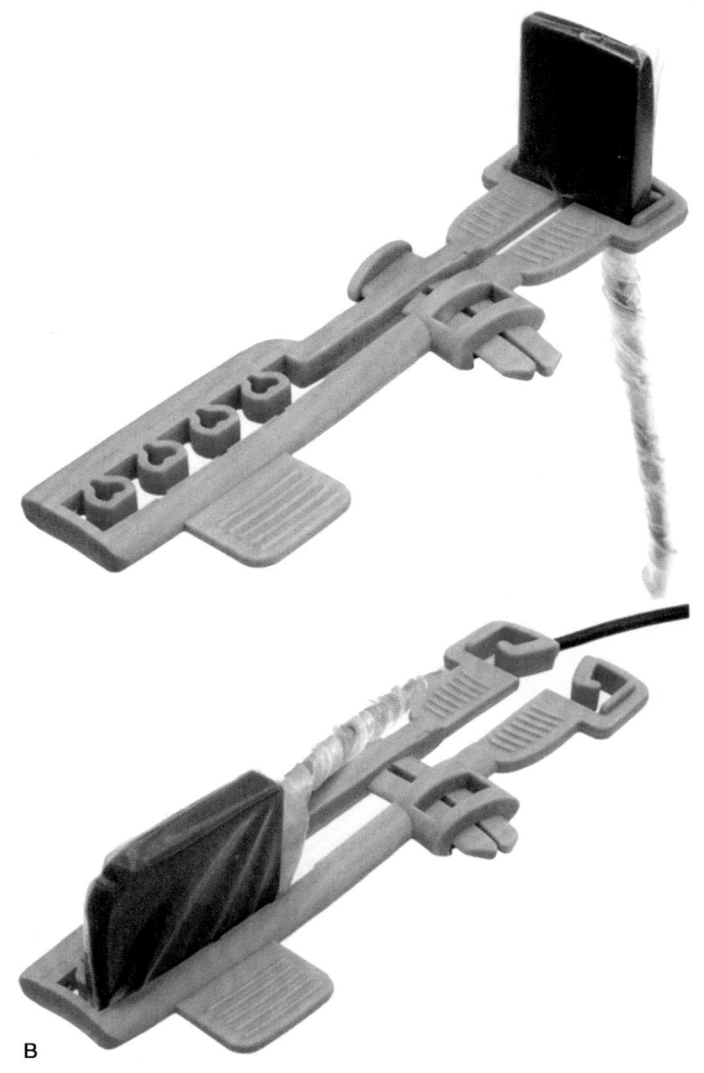

B

图 39-12(续) B,数字传感器装置。(Courtesy Dentsply Rinn,El-gin,IL)

牙科胶片

　　牙科 X 线摄影中所使用的胶片为改良的适用于牙科普通摄影的胶片。X 线穿透牙齿及其邻近组织,将胶片曝光,产生摄影图像。这一概念类似于普通摄影胶片通过快门和镜头曝光产生摄影图像。

　　牙医助理必须理解 X 线胶片的组成及潜影的形成原理,同时还应熟悉口腔 X 线摄影中使用的胶片类型以及存储保护方法。

胶片组成

　　口内胶片(intraoral film)由柔韧的醋酸盐胶片基底在正反两面涂上对 X 线敏感的溴化银、卤化银以及碘化银组成的感光乳胶(emulsion)。从胶片基底开始,以下各层构成了牙科 X 线胶片(图 39-13):

- 胶片基底由无杂质的醋酸纤维素制成。
- 薄薄的一层粘结层将乳胶感光颗粒粘结在胶片基底上。
- 遍布基底的明胶层使微观的银晶体乳胶悬浮于其中。胶片处理时,明胶吸收处理液使其中的化学成分与卤化银颗粒发生反应。
- 卤化银颗粒在 X 射线曝光过程中吸收并储存辐射能(图 39-14)。
- 保护层是一层薄的透明涂层以保护乳胶表面。

潜影

　　放射线同位于胶片乳胶中的卤化银颗粒相互作用在胶片

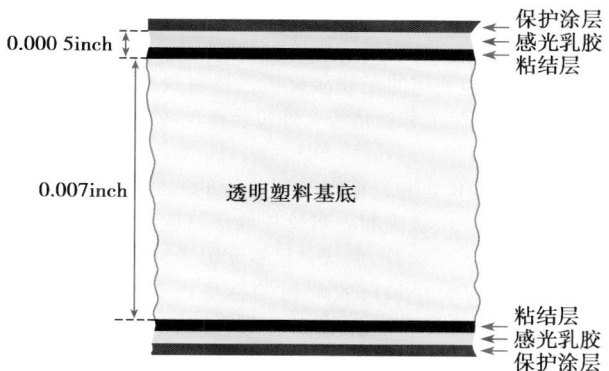

图 39-13 胶片基底和感光乳胶层的横断面图。(From Frommer H, Stabulas-Savage JJ: Radiology of the dental professional, ed 9, St Louis, 2011, Mosby.)

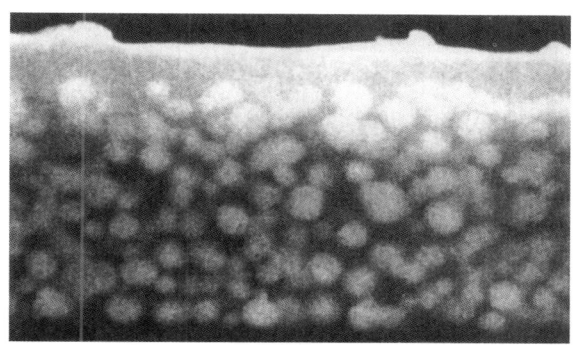

图 39-14 未处理的柯达 pre-2006 特级感光度牙科胶片在扫描电镜像。(放大 5 000 倍)白色的影像是未曝光的溴化银颗粒。(Courtesy Carestream Health Inc. , Rochester, NY.)

上产生影像。这种在胶片处理前不可见的影像称作潜影(latent image)。

指纹是另一种类型的潜影。当你触摸物体时即在物体表面留下了指纹,虽然看不见它,但经过处理后,指纹便可显现出来。

胶片感光度

胶片感光度(film speed)是指胶片产生标准密度(暗度)的 X 线片所需的 X 线辐射量。胶片感光度由以下因素决定:

- 卤化银颗粒的大小
- 感光乳胶层的厚度
- 是否有特殊辐射敏感性染料

胶片感光度决定了在胶片上产生图像所需曝光时间的长短。比如,感光度高的胶片需要较少的辐射量,因为其感光乳胶层中的卤化银颗粒更大,反应更加灵敏。颗粒越大,胶片感光度越高,这一原则也适用于普通摄影胶片的感光度。

美国国家标准学会用字母 A 到 F 对胶片感光度进行分级。只有 D/E/F 级感光度的胶片可以运用在口内牙科 X 线片中。相对于 D 和 E 级胶片,目前最新的、感光度最高的 F 级胶片可减少病人 20%到 60%的辐射曝光量(图 39-15)。

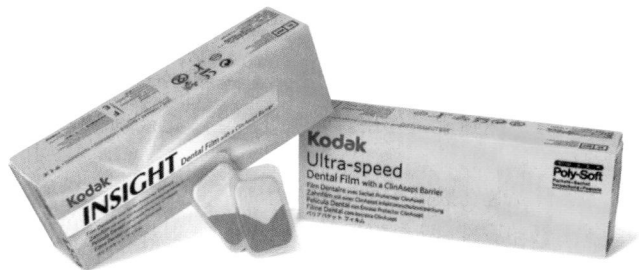

图 39-15 柯达 F 级胶片。(Courtesy Carestream Health Inc. , Rochester, NY.)

胶片感光度清晰的标注在口内胶片包的标签面和胶片盒或胶片容器的外部。

胶片类型

牙科 X 线摄影中应用的 3 种类型胶片分别为:口内胶片、口外胶片和可复制胶片。

口内胶片

口内胶片在 X 线曝光时放置在口腔内,用来检查牙齿及其支持组织。口内 X 线胶片产生图像需要较少的 X 线辐射量,所以在两面均涂有感光乳胶。

胶片包

胶片封存在胶片包中以避光防潮。胶片和胶片包两个词经常通用(图 39-16)。

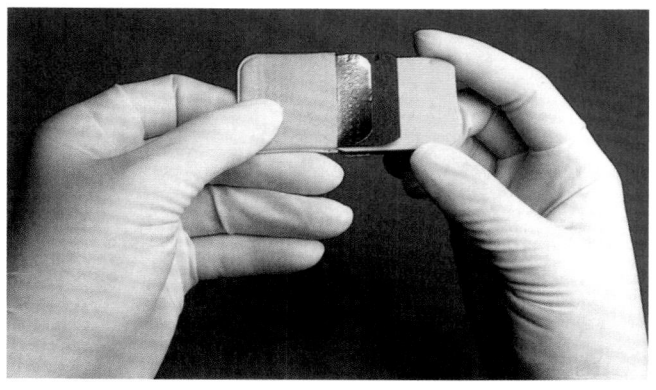

图 39-16 牙科胶片包的内容物:铅箔,X 线胶片,暗纸

通常在装有 25 张、100 张或 150 张胶片盒中可以看到胶片包。胶片包分为装有一张胶片的和装有两张胶片的。两胶片包或双胶片包可以用产生一张 X 线片所需的放射剂量产生两张完全一致的 X 线片。双胶片包使用于需要复印 X 线片时,如要求保险理赔或咨询专家时。

胶片包信息:胶片盒上标注有:①胶片类型;②胶片感光度;③每一包的胶片数量;④胶片盒中胶片的总数;⑤胶片有效期。

在胶片包的一角有一点状突起,用以在口内放置胶片时标注胶片的左右侧。这一点状突起在分装 X 线片时同样重要(见第 41 章)。

包装材料和铅片:胶片包中的黑色暗纸是保护性薄片,用来包住胶片以达到避光作用。胶片处理前一定要确保黑色防护纸已经去除。

铅箔片是包在黑色防护纸内位于胶片背面的一片铅制箔片。置于胶片后部,防止辐射从胶片后部散射形成胶片灰雾(图 39-17)。

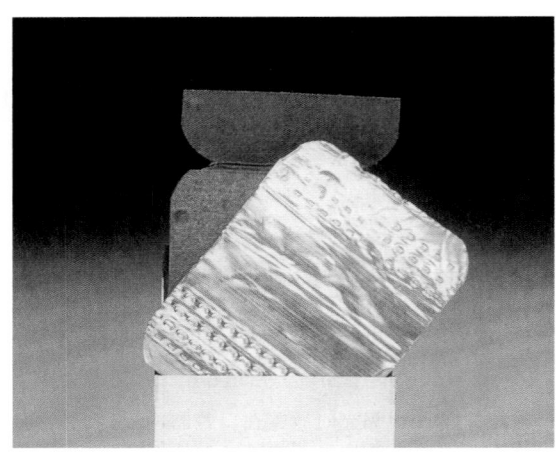

图 39-17　胶片包内的铅箔两端有突起的菱形条纹

胶片包放置:如果误将胶片包的背面作为投照侧曝光,则会产生鱼骨样的 X 线影像。这是由铅板上的浮雕式图案引起的(图 39-18)。

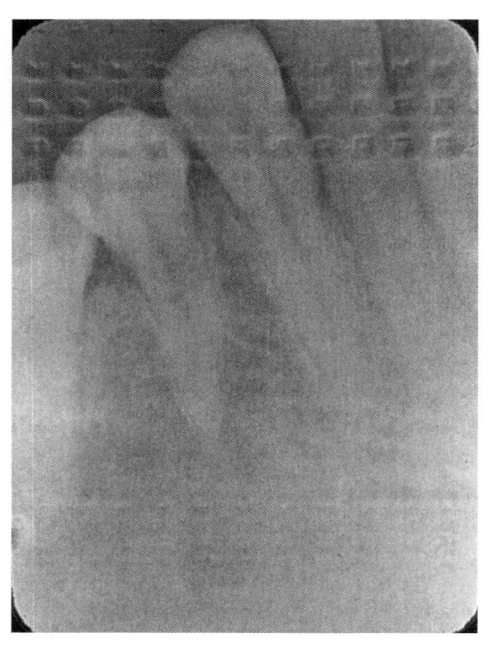

图 39-18　胶片背面被当作投照面照射后所产生的鱼骨样图像。(From Iannucci J, Jansen Howerton L: Dental radiography: principles and techniques, ed 4, St Louis, 2012, Saunders.)

外包装

胶片的外包装用的是软质聚氯乙烯材料或者纸质的包装材料,用来保护暗纸和铅箔板。外包装避免胶片被可见光曝光或被唾液污染。

球管面(tube side):面对 X 线球管的一面是纯白色的,在这面的一角有一点状突起。当胶片放于口腔中时胶片的球管面正对牙齿和 X 线球管,点状突起靠近切端/咬合平面。

标签面(label side):胶片包的标签面有一个方便在处理前打开包装的袋盖。标签面有彩色代码,可区分单胶片包还是双胶片包以及胶片感光度。放入口内时,标签面朝向舌侧。

胶片尺寸

口内胶片包有以下 5 种基本尺寸(图 39-19):

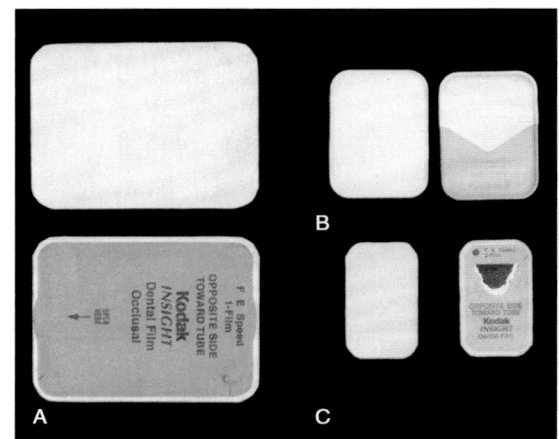

图 39-19　胶片的白色面朝向 X 线球管。A,4 号咬合胶片 B,2 号胶片 C,1 号胶片

- 儿童尺寸(0 号)小于 3 岁的儿童
- 较窄的前牙胶片(1 号)儿童及成人前牙区影像
- 成人尺寸(2 号)
- 预成型𬌗翼片(bitewing)(3 号)很少使用
- 咬合片(4 号)

全口 X 线摄影调查显示,成人经常使用 1 号和 2 号胶片。成人咬合检查最常用 2 号胶片。

⊷复习

7. 口内胶片的 5 个组成部分是什么?
8. 潜影是指什么?
9. 胶片的哪个面朝向 X 线球管?
10. 成人 X 线摄影用几号胶片?
11. 成人咬合检查用几号胶片?

口外胶片

口外胶片(extraoral film)在 X 线曝光过程中放置在口腔外部,通常用来检查头部或上下颌的较大区域。

通常口外胶片包括曲面体层片(panoramic film)和头影测量片(cephalometric film)。曲面体层片将上下颌部显示在一张胶片上(图 39-20)。头影测量片显示面部轮廓的骨组织和软组织图像(图 39-21)。

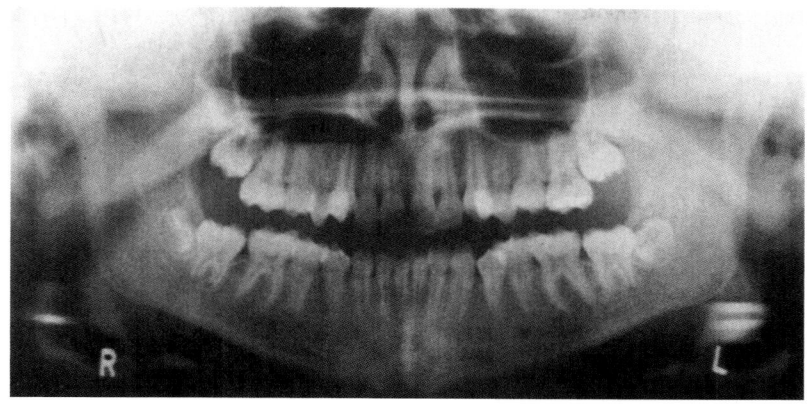

图 39-20 曲面体层 X 线片。(Courtesy Carestream Health Inc. , Rochester, NY.)

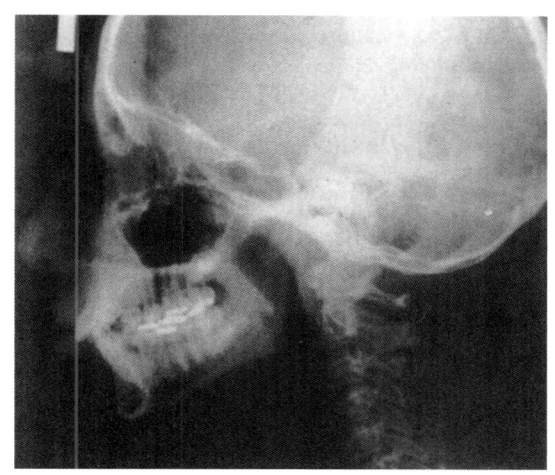

图 39-21 头影测量片(Courtesy Carestream Health Inc. , Rochester, NY.)

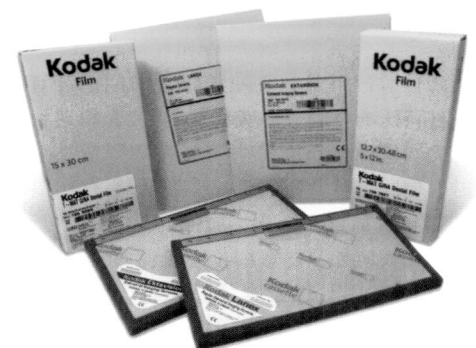

图 39-22 口外 X 线胶片。(Courtesy Carestream Health Inc. , Rochester, NY.)

胶片包装

口外 X 线片运用胶片-荧光屏系统,即联合使用胶片和增感屏。

口外胶片以 50 张或 100 张胶片一箱的形式提供。牙科常用口外 X 线胶片为 5inch×7inch(1inch = 2.54cm)和 8inch×10inch 大小。口外胶片箱上标注着胶片类型、胶片尺寸、封存的胶片总数和胶片有效期。

口外胶片并不包裹在胶片包内。口外胶片在箱子中的贮存方式类似扑克牌。注意:口外胶片盒必须在暗室中打开,随后将胶片放入暗盒中保存。口外胶片并不像口内胶片一样纸包裹,所以一旦在有光环境中打开,箱子中的所有胶片都会曝光并损毁(图 39-22)。

暗盒

暗盒(cassette)是用来防止曝光的塑料或金属外壳。它也可以用来保持胶片与光增强屏的紧密接触。暗盒有固定式和可调式两种类型(图 39-23)。

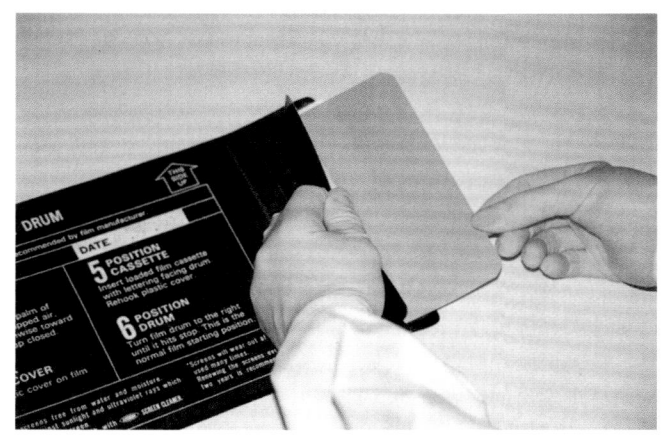

图 39-23 牙医助理从软胶片暗盒中取出胶片

口外胶片上没有点状突起。因此为了区分左右,需要在暗盒的正面标注字母 L(左)和 R(右)。X 线曝光后,字母会叠加在 X 线片上。暗盒的正面一般由塑料制成,以保证 X 线束穿透,背面由金属制成,减少 X 线的后部散射。暗盒的正面在曝光时必须一直正对着病人。

增感屏

增感屏安装在固定类型暗盒的前后部内表面上(图39-24),可调型的暗盒使用可移除的增感屏。

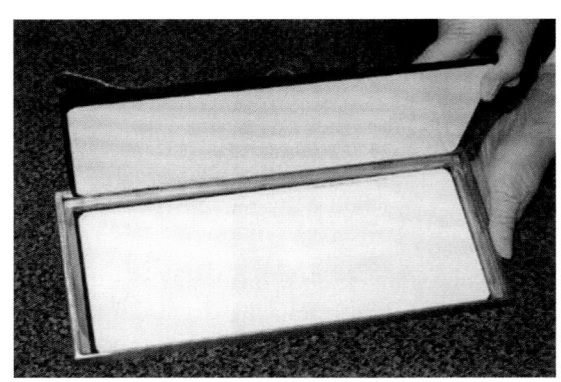

图39-24　装配增感屏的硬胶片暗盒

正如其名字所表示,增感屏(intensifying screen)是能够增强或增加电离辐射效果并减少所需曝光时间的装置。增感屏上涂布有一种特殊的材料——荧光粉,当荧光粉遇到X线辐射时释放出荧光。这种材料同口内荧光数字影像系统中荧光板上涂布的材料相同。暗盒中的胶片夹在两块增感屏中间,受增感屏的荧光和X线辐射的影响。加强的X线束由于在图像的边缘产生了光圈效应导致图像细节有轻度丢失。

同口内胶片的DEF感光度分级类似,增感屏根据感光度和曝光要求的不同而不同。屏幕的感光度取决于荧光晶体的种类和大小。晶体颗粒越大,屏幕感光度越高,但清晰度越差。还有一类屏幕使用普通类型的钨酸钙(calcium tungstate)荧光粉产生蓝光。

其他荧光粉称为稀土元素,产生绿光。稀土元素增感屏将X线能转换为光能的效率是钨酸钙强化屏的四倍。因此稀土增感屏拥有更高的感光度和更少的曝光时间。应根据增感屏的不同类型选择合适的胶片。

在胶片放入和移出暗盒的过程中必须注意勿划损增感屏。如果增感屏严重划损并导致荧光粉溢出,任何使用此增感屏的胶片上都会出现白色条纹。

胶片类型

口外胶片X线摄影中使用的两类胶片可以分为荧光屏胶片和非荧光屏胶片。

荧光屏胶片对增感屏发出的光敏感。这意味着这种胶片对增感屏发出的荧光比对X线辐射更为敏感。荧光屏胶片和增感屏的使用减少了病人的照射量。口外胶片X线摄影中使用的荧光屏胶片有如下两种类型:

1. 绿光敏感(green-sensitive)胶片同稀土增感屏暗盒联合使用

2. 蓝光敏感(blue-sensitive)胶片同钨酸钙增感屏暗盒联合使用

非荧光屏胶片是一种不需要使用增感屏曝光的口外胶片。非荧光屏胶片直接被X线曝光,胶片上的感光乳胶对X线曝光比对荧光更为敏感。相比于荧光屏胶片,非荧光屏胶片需要更多的曝光时间,因此并不推荐在牙科领域内使用。

◆▷复习

12. 口外暗盒分哪两种类型?

13. 增感屏是什么?

14. 口外胶片同口内胶片对X线反应不同的原因?

可复制胶片

根据不同目的,有时需要复制X线片,例如将病人转诊给专家、保险理赔、法律目的或当病人更换牙科医生要求复制病历记录交给新医生等。通过胶片复制过程,可以得到一份完全相同的口内或口外X线片。复制X线片时需要特殊的可复制胶片和胶片复制机器(图39-25)。详见操作39-1。

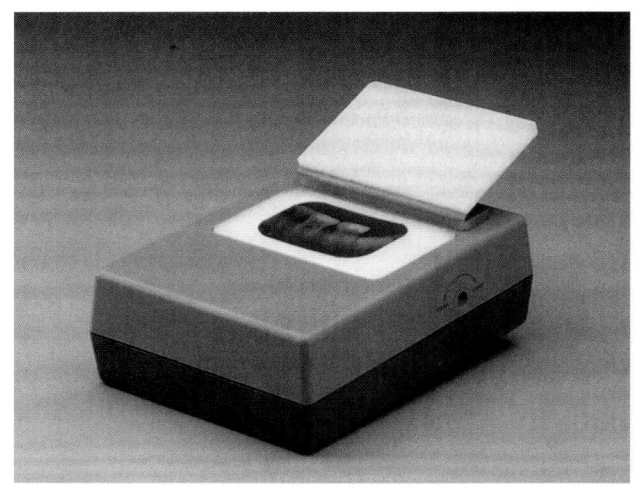

图39-25　胶片复制器

可复制胶片(duplicating film)只能在暗室环境中使用,且绝对不能暴露于X线中。可复制胶片对可见光敏感,并且只有一面涂布有感光乳胶。乳胶面显暗色,不涂乳胶的一面显亮色。可复制胶片有各种根尖片(periapical)的尺寸,同样也有5inch×12inch和8inch×10inch的大片。

胶片复制机器通过白光曝光可复制胶片。由于胶片对可见光敏感,复制过程需要在暗室中安全光下进行。

胶片存储

牙科胶片的存放应该遵循制造商的说明,包括胶片的防光、防热、防潮、防化学污染及防止接触散射的X线。存储最适温度50~70℉[℃=5/9(℉-32)],相对湿度30%~50%。

为避免二次辐射或散射辐射,胶片不应储存在治疗室内或靠近X线照射室。

X线胶片的包装箱上标有过期日期,如果不小心使用了过期的胶片,照出的X线片上可能会显示出雾状影像,达不到诊断要求。这种效果也称为过期灰雾。

购买新的胶片时一定要注意有效期。如果显示马上过期,应立即退回给牙科供应商。

← 复习

15. 什么情况下可能需要复制 X 线片？
16. 贮存 X 线片时应注意什么？
17. 如何发现胶片的有效期？

胶片处理

胶片处理（processing）是指将经 X 线曝光的胶片潜影转变为可见图像的一系列步骤。在制作出可供诊断的 X 线片的过程中，合适的处理方法同曝光技巧一样重要。不恰当的胶片处理方法会使 X 线片达不到诊断要求，必须重新拍摄，增加了病人不必要的额外照射。

很多诊所口内胶片都是通过自动洗片机处理的。但在一些口腔机构，仍然需要知道如何人工处理胶片。人工处理和机器处理的步骤是相同的。本节中两种方法都会讨论。

胶片处理的五个步骤

显影是胶片处理的第一步。此步将会用到一种称为显影剂的化学溶剂。显影剂的目的是将曝光的卤化银颗粒还原为黑色的金属银。显影剂在处理过程中用来软化胶片上的感光乳胶（表 39-1）。

表 39-1　显影剂成分表

成分	化学组成	作用
显影剂	对苯二酚	将已曝光的卤化银晶体转换为黑色金属银，缓慢的产生黑色调和对比度
	埃伦	将已曝光的卤化银晶体转换为黑色金属银
保护剂	亚硫酸钠	防止显影剂快速氧化
促进剂	碳酸钠	活化显影剂，提供显影剂所需的碱性环境
抑制剂	溴化钾	防止显影剂显影未经曝光的溴化银晶体

1. 用清水停显胶片非常重要，可以去除胶片上的显影剂，终止显影过程。

2. 定影过程使用一种酸溶液去除胶片感光乳胶中未曝光的卤化银颗粒。定影剂同时在此过程中硬化乳胶颗粒。

3. 定影过程处理不当时，胶片会褪色并在很短的时间内变成棕色。长时间将胶片放置在定影剂中（如超过 1 周）可以去除胶片上的影像（表 39-2）。

4. 定影之后用水冲洗。需要一个水浴槽来冲洗胶片。

5. 胶片干燥是胶片处理的最后一步。

胶片处理剂

胶片处理剂有 3 种形式：粉状处理剂、成品液体和浓缩液体。

表 39-2　定影剂成分表

成分	化学组成	作用
定影剂	硫代硫酸钠 硫代氰酸铵	从感光乳胶中去除所有未经曝光未经显影的卤化银晶体
保护剂	亚硫酸钠	防止定影剂的老化变质
坚膜剂	钾明矾	收缩固化感光乳胶中的明胶
酸性剂	乙酸，硫酸	中和碱性显影剂终止进一步显影过程

粉状处理剂和浓缩液体处理剂必须同蒸馏水混合后方可使用。浓缩液体处理剂是许多牙科机构喜欢且使用最普遍的处理剂，混合方便快捷，且占据更少的存储空间（图 39-26）。应根据制造商的建议准备处理剂。

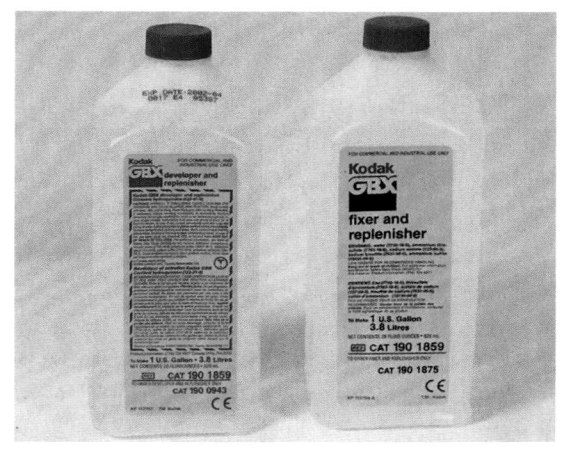

图 39-26　胶片显影剂和定影剂的浓缩液。（Courtesy Carestream Health Inc.，Rochester，NY.）

新配置的化学溶剂能制备出质量最好的 X 线片。胶片处理剂必须每天重新装满，每 3~4 周更换一次。大批量的胶片处理时应更加频繁的更换处理剂。每天处理 30 张口内胶片为处理剂标准使用量。

← 复习

18. 处理牙科 X 线片的 5 个步骤？
19. 处理剂最常使用的形式？
20. 处理剂需经多长时间重新装满？

暗室

一个设置合理的暗室有助于牙科 X 线片的处理。理想的暗室有赖于周密的规划和安排。暗室需要：①有合理分布的工作空间、合适的照明和良好的通风；②随时保持干净；③配备必需的设备和供应。

照明

暗室必须是完全黑暗的，不允许任何光线的存在。"不透光房间"一词常用来形容暗室。

暗室胶片处理必需品

- 感染控制物品(手套、消毒剂、喷雾器、纸巾)
- 标有生物危害标签的容器,用来盛放污染的胶片包或封套(见第23章)
- 可重复使用的盛放铅箔片的容器,这些铅箔片不能当做垃圾处理
- "不透光房间"不允许在房门周围或墙角处有任何漏光的缝隙
- 显像槽盛放显影剂和定影剂,循环流动的水浴槽
- 阀门调控温度的流动水
- 安全灯和白炽灯光源
- 精确的计时器
- 精确的漂浮温度计测量处理液的温度
- 搅动棒或搅动桨混合化学溶剂并使溶剂温度均匀
- 存储化学试剂的安全空间
- 胶片分片架
- 胶片干燥架和胶片干燥箱

任何白光泄露进入暗室,都称为"光线泄露"。当你处于暗室中,关闭灯光后,如果看见有从门附近比如通风孔或钥匙孔漏入的光线,必须用挡风条或黑色的胶带遮住。X线片对白光极度敏感,任何白光的泄露都可能产生胶片灰雾,使胶片表现出暗灰色,缺少对比度,失去诊断价值。

两种类型的照明在暗室中十分重要:房间照明和安全灯。

房间照明:暗室中必须存在置于高处的照明灯,以便于打扫暗室、储备材料或混匀化学试剂等操作时提供足够的照明。

安全灯:安全灯是在红-橙色光谱内的低强度灯。暗室中的安全灯在胶片处理时提供足够的照明并且足够安全不曝光或损坏胶片。

必须保证工作区域和安全灯之间的安全距离。同时必须尽快操作,尽可能缩短暴露在安全灯下的时间。没有包裹住的胶片距离安全灯太近,或暴露在安全灯下的时间超过2~3分钟会出现胶片灰雾。安全灯必须设置在距离胶片和工作区域至少4feet的区域(图39-27)。

在许多可供使用的安全灯中,有些只能用于口内胶片,有些只能用于口外胶片,还有两种胶片都能使用的安全灯。柯达公司生产的GBX-2安全灯过滤器是一种品质优良的通用性安全灯过滤器。胶片包装上会标注建议使用的某种指定安全灯和过滤器。

处理槽

人工处理是一种显影、停显、定影、冲洗牙科X线片的方法(表39-3)。人工处理所需的至关重要的设备是处理槽。处理槽分成不同的部分盛放显影剂、水浴和定影剂,包括两个插入槽和一个主槽(图39-28)。

表39-3　处理温度和时间

处理温度/	处理步骤的时间/min			
°F(℃)	显影	停显	定影	冲洗
65(18.5)	6	0.5	10~12	20
68(20.0)	5	0.5	10	20
70(21.0)	4.5	0.5	9~10	20
72(22.0)	4	0.5	8~9	20
75(24.0)	3	0.5	6~7	20
80(26.5)	2.5	0.5	5~6	20

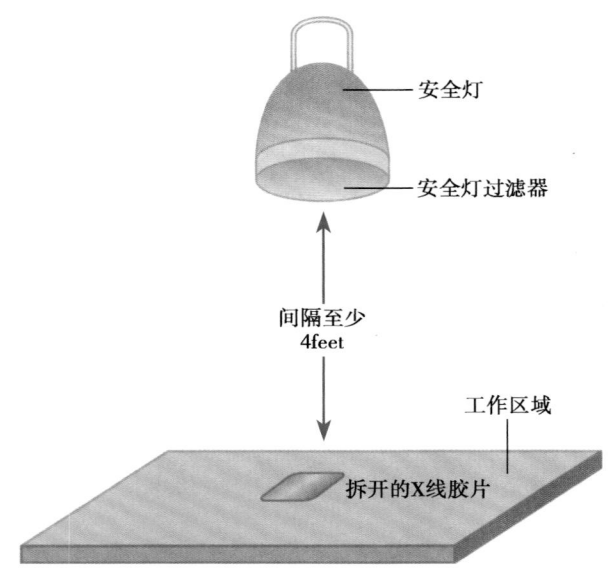

图39-27　安全灯和工作区域之间必须间隔至少4feet(1feet = 0.3m)的距离。(From Iannucci J,Jansen Howerton L:Dental radiography:principles and techniques,ed 4,St Louis,2012,Saunders.)

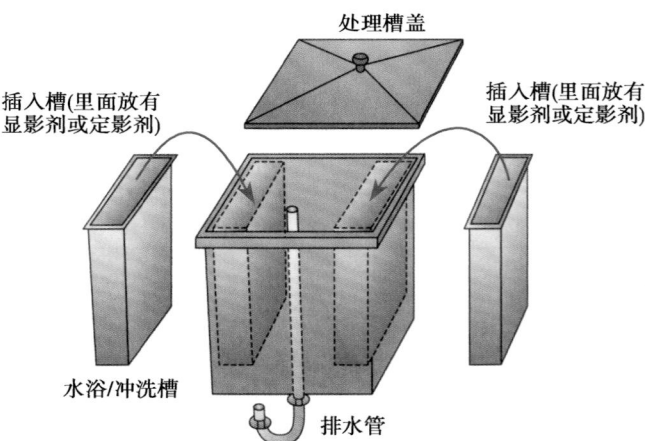

图39-28　处理槽中显影槽和定影槽插入到流动的水浴槽里。(From Iannucci J,Jansen Howerton L:Dental radiography:principles and techniques,ed 4,St Louis,2012,Saunders.)

主槽中循环水的温度控制着显影剂和定影剂的温度。水的温度通过混合阀门控制,混合阀门的功能同淋浴中调节洗澡水温度的阀门相似。水浴槽的最适温度为68℉。

复习

21. 安全灯是什么?
22. 安全灯和工作区域的最小距离是多少?
23. 人工处理槽中水的最适温度是多少?

自动洗片机

　　X 线胶片自动洗片机是一个简单快捷处理牙科 X 线胶片的工具(图 39-29)。除了打开胶片包这一步外,自动洗片机(automatic processor)自动运行其他一切处理步骤。

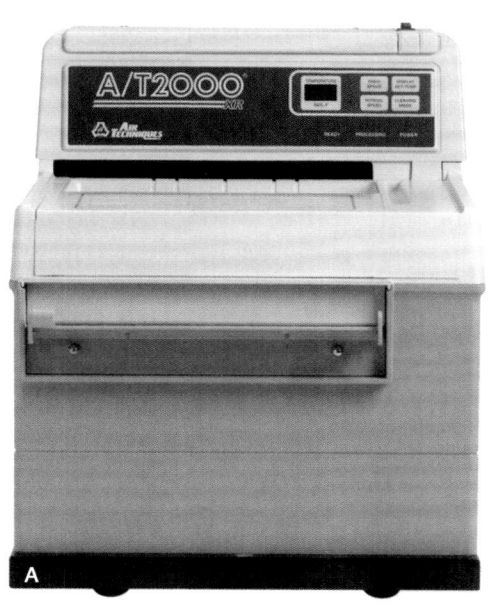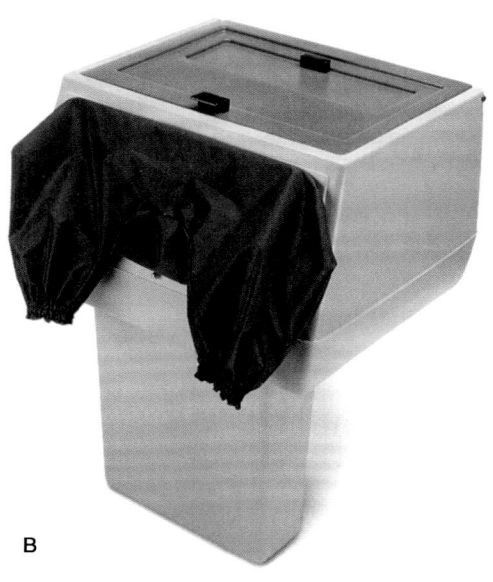

图 39-29　A, X 线胶片自动洗片机。B, 带有明室装片设备的 X 线胶片自动洗片机(Courtesy Air Techniques lnc. , Melville, NY.)

　　X 线胶片自动洗片机的优点包括以下几点:
- 花费更少的处理时间
- 时间和温度自动控制
- 使用更少的设备
- 占用更少的空间

　　手动处理和干燥胶片需要将近一个小时的时间,而 X 线胶片自动洗片机仅仅需要 4 到 6 分钟就可以完成显影、定影、冲洗和干燥胶片的过程。另外, X 线胶片自动洗片机保证了胶片处理过程中正确的处理液温度并校准处理时间。自动洗片机功能良好的情况下,胶片处理过程中发生错误的几率就会降低。

　　许多拥有 X 线胶片自动洗片机的牙科机构同时保留着手动处理设备,将其当做自动洗片机出现故障时的备用品(详见操作 39-2 和操作 39-3)。

组成部分

　　X 线胶片自动洗片机使用了一种滚筒式输送系统,如显影剂、定影剂、水和干燥箱部分,能够将打开的牙科 X 线胶片一次输送。每一组件有其自身特殊的功能(图 39-30),如下:

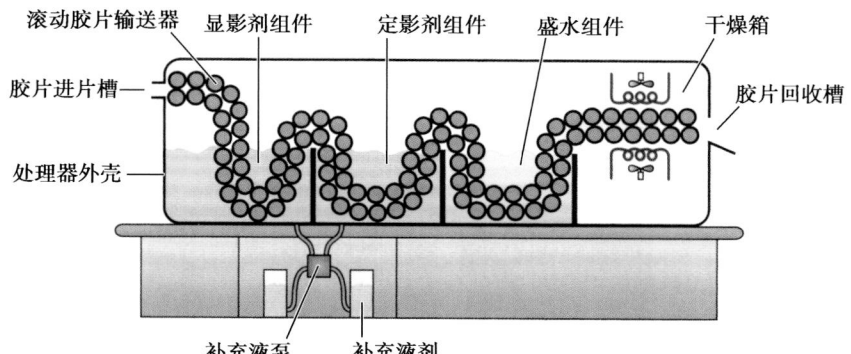

图 39-30　自动洗片机的组成部分。(From Iannucci J, Jansen Howerton L: Dental radiography:principles and techniques, ed 4, St Louis, 2012, Saunders.)

- 处理器外壳覆盖着自动洗片机的所有组件部分。
- 打开的胶片从胶片进片槽插入自动洗片机。
- 滚动胶片输送器是由许多滚轴组成的系统,输送胶片通过显影剂、定影剂、水及干燥箱部分。这些滚轴由电动齿轮或传送带驱动。
- 显影剂组件盛放显影剂溶液。自动洗片机中使用的显影剂是特殊配制的,在 80~95℉ 下使用。由于温度较高,显影的过程得以加快。
- 定影剂组件盛放定影剂溶液。胶片不通过水洗步骤直接从显影剂中输送到定影剂中。自动洗片机中使用的定影剂是特殊配制的,含有额外硬化剂的高度浓缩化学溶剂。
- 注意:手动处理过程使用的化学用品绝对禁止在自动洗片机中使用。
- 盛水组件流动着循环水,用来冲洗定影过的胶片。一些处理器应用循环水系统提供持续新鲜的水,而其他处理器则要求人工更换组件中的水。
- 干燥箱中存有加热的空气来干燥湿的胶片。

处理剂

每天操作前必须检查 X 线胶片自动洗片机的溶液水平,必要时需重新装满。没有及时重新加满会导致处理液耗尽和低质量的 X 线片。

X 线胶片自动洗片机中的处理剂需要每 2~6 周重新更换。更换频率取决于胶片的处理数量和新液体补充的进度。小心的遵照制造商的建议进行操作,一些洗片机会自动添满处理剂以保证溶液浓度和标准,另外一些处理器需要操作者重新装满溶剂(框 39-2)。

⏎复习

24. 自动胶片处理最大的优点是什么?
25. X 线胶片自动洗片机中的溶剂情况需要多长时间检查一次?
26. X 线胶片自动洗片机中的处理溶剂与手动处理中的溶剂可以交换使用吗?

框 39-2

防止 X 线胶片自动洗片机的问题发生

- 在不使用处理器时稍微打开处理器的盖子,尤其是马达上的盖子。如果不能及时流通,积累的马达烟雾会雾化胶片。马达附近的水分也会导致机器生锈和出现故障。处理胶片前应关紧处理器盖子。
- 按照使用手册润滑机器运动部分。
- 定期检查处理剂的温度。显影剂细微的温度变化都会影响胶片的灰度。
- 每天检查滚轴装置是否固定在适当的位置,以避免胶片丢失。
- 重新装满溶剂。
- 将胶片缓慢插入机器中并保持胶片直立。胶片稍微偏斜都可能导致胶片黏贴在一起。
- 插入机器的两张胶片之间间隔 10 到 15 秒。
- 需要时可使用备用插入槽。
- 检查确保暗纸已经从胶片上完全去除,两张胶片相互分开。只将胶片放入处理器中。
- 不要将湿胶片放入处理器,他们会污染滚轴。

常见错误

处理过程中的错误可能产生不符合诊断质量的 X 线片,必须避免。低质量的 X 线片可能由以下原因引起:

- 时间和温度错误(表 39-4)
- 化学污染错误(表 39-5)
- 胶片处理错误(表 39-6)
- 灯光错误(表 39-7)

许多处理错误可能导致一个或更多的错误。牙医助理必须能够识别常见的处理错误并知道哪些措施可以避免错误的再次发生(图 39-31)。

表 39-4　手动处理过程处理剂的时间和温度错误

例子	表现	错误	解决方案
胶片显影不足	发亮	显影时间不足,显影剂温度过低,不精确的温度剂或计时器,废弃或污染的显影剂	检查显影时间,检查显影温度,替换计时器或温度计,如需要重新装满新化学溶液
胶片过度显影	发暗	显影时间过度,显影剂温度过高,不精确的温度计或计时器,浓缩的显影剂	检查显影时间,检查显影温度,替换错误的计时器或温度计,如需要重新装满新化学溶液
网状感光乳胶	裂纹	显影和水浴之间巨大的温度变化	检查水浴和处理剂的温度,避免极端温度变化

表 39-5　化学污染错误和人工处理方案

例子	表现	错误	解决方案
显影剂污点	深色或黑色斑点	处理前显影剂接触胶片	在暗室使用清洁工作区
定影剂污点	白色或亮色斑点	处理前定影剂接触胶片	在暗室使用清洁工作区
黄褐污点	黄褐色	显影剂或定影剂枯竭 定影时间不足 冲洗不足	按需要装满新化学药物溶液 确保充足定影时间 至少冲洗 20 分钟

表 39-6　胶片处理错误和人工处理方案

例子	表现	错误	解决方案
显影剂中断	笔直白边	低水平显影剂导致胶片部分未显影	处理前检查显影剂水平:如果需要增加溶液
定影剂中断	笔直黑边	低水平定影剂导致胶片部分未显影	处理前检查定影剂水平:如果需要增加溶液
重叠胶片	白色或黑色区域	处理过程中两张胶片重叠	处理过程中分开胶片,防止接触
气泡	白色斑点	胶片置于溶液后空气浮于胶片表面	置于处理剂后轻轻摇动胶片
指甲伪影	黑色新月形痕迹	初步处理过程中操作者的指甲损坏胶片乳胶	轻轻地持住胶片的边缘
手指印的影像	黑色手指印	有氟化物或显影剂的手指接触胶片	处理前彻底清洗和干燥胶片
静电	细的、黑色、分叉的线	盒装胶片被快速打开 操作者接触导电物体前盒装胶片被打开	慢慢地打开盒装胶片 打开胶片前接触导电物体
有抓痕的胶片	白线	锋利物体致使软乳胶脱离胶片	处理胶片和胶片架时多加小心

表 39-7　灯光错误和解决方案

例子	表现	错误	解决方案
漏光	黑色(曝光区)	胶片意外曝露在白光下	使用前检查胶片包的缺陷,不要在白光下打开胶片
雾化的胶片	灰色;缺少细节的对比	不适当的"安全灯" 暗室或自动显影机 漏光 过期的(失效的)胶片 不适当的胶片存储 溶液污染 溶液过热	检查过滤器和安全灯的功率 检查暗室和自动显影机 防止漏光 检查胶片盒上的失效日期 放置胶片于低温、干燥处 每次用完盖好,避免污染 检查显影剂的温度

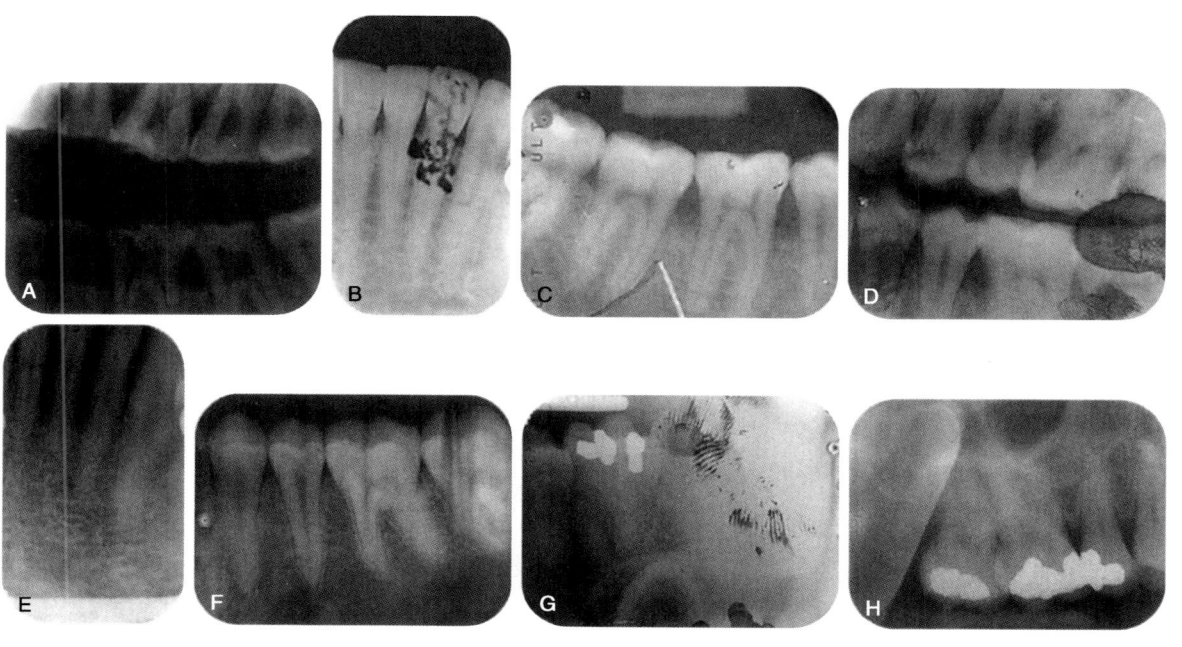

图 39-31　X 线片处理错误。A,过度显影。B,显影剂飞溅。C,胶片划伤。D,水渍。E,溶剂浓度过低。F,刮痕。G,手指印。H,重叠胶片。

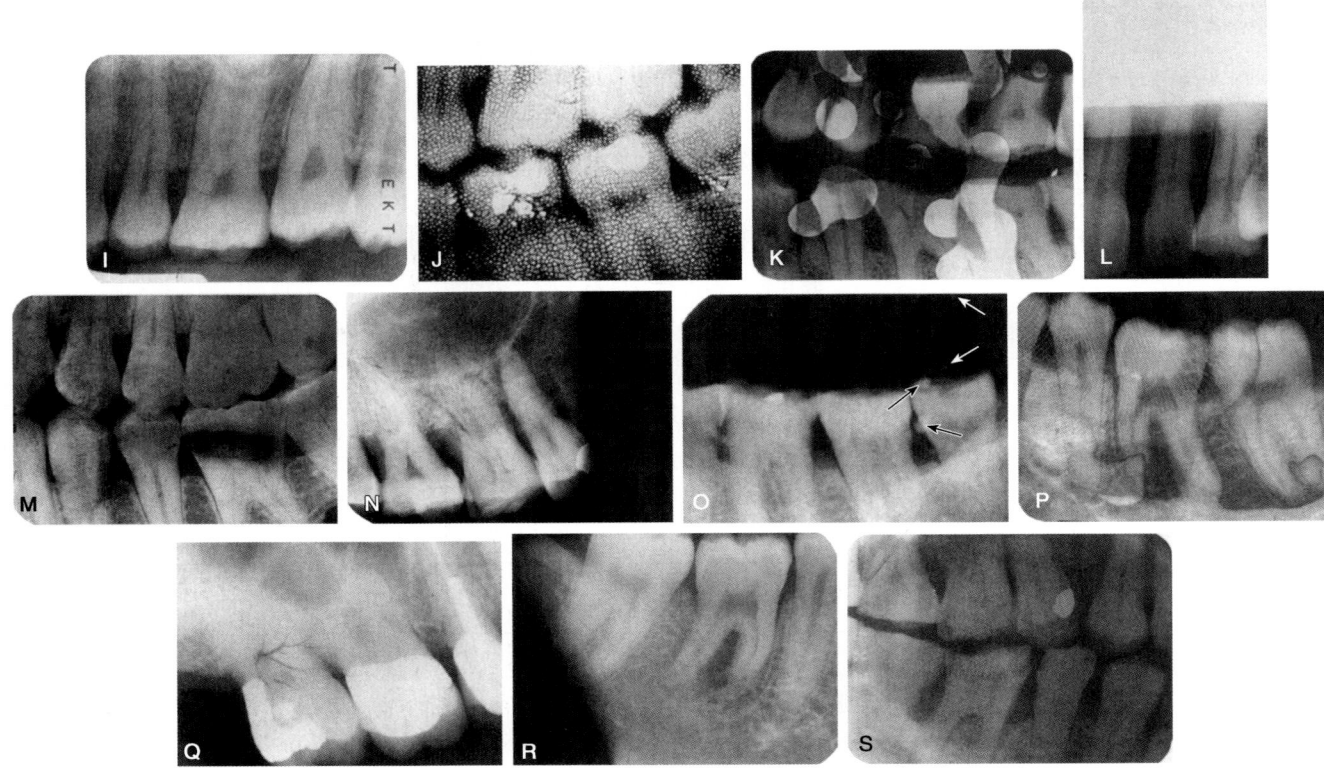

图 39-31（续）　I，未充分显影。J，网状影像。K，定影剂污点。L，显影剂中断。M，几种错误综合。N，定影剂中断。O，空气气泡。P，暗色指纹。Q，静电。R，白光曝光。S，胶片灰雾。（From Iannucci J，Jansen Howerton L：Dental radiography：principles and techniques，ed 4，St Louis，2012，Saunders.）

■ 法律和伦理问题

牙科影像是病人永久记录的关键组成部分，数字图像或经恰当处理的 X 线片不能有丝毫差错。牙科医生如果以这些无法得出恰当诊断的影像为依据提供治疗方案，可能会导致治疗失当。

有处理错误的胶片必须重新拍摄，这样会导致病人暴露于不必要的额外辐射。■

■ 展望

与胶片相比，数字图像有明显的优势，它不需要 X 线胶片、处理剂、活水和暗室，不使用有害化学药品，能够保护环境。未来的数字图像技术进一步减少了病人暴露的放射剂量，甚至可能不用 X 线进行照射。■

■ 评判性思维

1. Jason Marks，男性患儿，4 岁，需要使用多大的胶片为他拍摄咬合 X 线片？

2. 牙科诊所近来开始转变为数字拍片，已经近 3 年没有拍片的 Huang 先生提出一些关于数字图像安全性的问题，而且想知道为什么用传感器代替胶片，该如何解释？

3. Nacy 是办公室的一位新牙医助理，刚刚手工处理完一些牙科 X 线片，当看到胶片时，发现它们非常亮，但可以确定曝光因素是正确的，应该是哪里出了问题？■

操作 39-1

复制牙科 X 线片

目标

✔ 复制一组牙科 X 线片

器械与物品

✔ 暗室环境
✔ 可复制胶片

✔ 胶片复制器
✔ X 线标签
✔ 钢笔

步骤

1. 打开暗室安全灯，关闭白炽灯。
2. 将 X 线片放置在胶片复制器的玻璃上。

操作 39-1(续)

3. 打开可复制胶片箱并抽出一张胶片。

4. 将可复制胶片放置在 X 线片上,并将涂有感光乳胶的一面紧贴 X 线片,关闭复制器盖。

5. 打开胶片复制器的光源并保持制造商推荐的时间。
   目的:光穿透 X 线片击打在可复制胶片上。

6. 将可复制胶片和 X 线片从机器中移出。

7. 像处理其他胶片一样运用手动或自动技术处理可复制胶片。

8. 将病人的原始 X 线片归还到病人档案中。

9. 在病人病历中记录这次复制过程。

日期	步骤	操作人
8/15/14	复制 FMX 并邮寄到 Delta 牙科保险公司	PJL

备注:可复制胶片暴露在光中的时间越长,胶片变得越亮。同 X 线片相反,X 线片暴露在光线中颜色会越来越暗。

操作 39-2

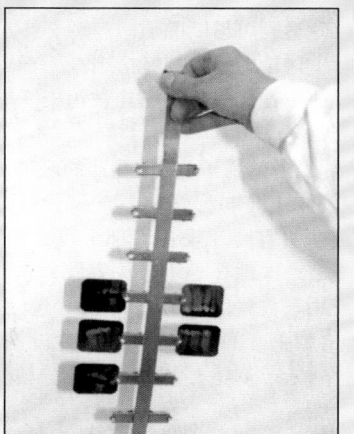

牙科胶片人工处理过程

目标

✔ 使用人工槽处理牙科胶片

器械与物品

✔ 配置完全的暗室
✔ 操作台表面防护装置或消毒剂
✔ 经 X 线曝光的胶片
✔ 胶片架
✔ 计时器
✔ 铅笔
✔ 胶片干燥箱(可选)

步骤

准备

1. 遵循第 40 章中讨论的所有感染控制措施。

2. 用对应的搅拌桨搅拌不同的溶液。
   目的:化学药品会沉淀在处理槽的底部。不要交换使用搅拌桨,以免发生交叉污染。

3. 检查显影剂的温度,参照处理表决定处理时长(见表 39-3)。
   目的:处理液的温度决定了处理的时间。

4. 胶片架上标注病人的姓名和曝光时间。

5. 打开安全灯,关闭白炽灯。

6. 洗手,戴手套。

7. 打开胶片包,让胶片掉在干净的纸巾上。注意不要接触胶片。
   目的:胶片还没有被污染。接触胶片后胶片会被污染并可能保持被污染的状态直至处理结束。

处理

8. 将胶片分别固定在胶片架上,这样胶片相互平行,不会互相接触。

9. 将胶片架浸入到显影剂中时轻轻地晃动胶片架。
   目的:晃动胶片架防止胶片表面形成小的气泡。

10. 打开计时器开始计时。根据操作表中标注的建议时间设置计时器,如溶液 68°F 下 5 分钟。

11. 计时器到时间时,将胶片架从显影槽中提出并在中心槽的循环水中冲洗 20~30 秒。让过量的水从胶片上滴下。
    目的:从胶片架上滴落到定影剂中的水滴会稀释定影剂。

12. 将胶片架插入到定影槽,计时器设置到 10 分钟。
    目的:永久性定影需要将胶片浸入到定影剂中至少 10 分钟。但是胶片也可能会在浸入定影剂中 3 分钟后提出来查看。这一步骤称作"湿片阅读"。胶片必须重新浸入到定影剂中完成这一过程。

13. 将胶片架重新放入到中央槽的循环水中至少 20 分钟。
    目的:不彻底的漂洗会导致胶片最终褪色变成棕色。

14. 将胶片架从水中提出并放置到胶片干燥箱处。如果没有胶片干燥箱建议将胶片架悬挂风干。
    目的:胶片应该在室温下在无尘区域风干或放置在加热干燥箱中。胶片在安装和查看前必须彻底干燥。

15. 当 X 线片彻底干燥时,从胶片架上移除,安装并标注(见第 41 章)。

操作 39-3

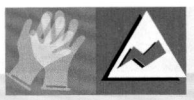

自动洗片机处理牙科胶片

器械与物品

- ✔ 配有明室装片设备的自动 X 线处理器
- ✔ 经 X 线曝光的牙科胶片
- ✔ 化学消毒喷雾剂
- ✔ 两个一次性杯子或容器盛放铅箔和胶片外包装
- ✔ 纸巾

步骤

1. 在每天早晨开始工作前,打开机器,根据制造商的建议让化学溶剂热起来。

   目的:加热装置必须先将化学溶剂加热到正确的温度才能保证胶片达到可诊断品质。

2. 遵循第 40 章中讨论的感染控制措施。

   目的:胶片包放置在病人口内已经被污染。

3. 洗手并干燥。

4. 打开明室装片设备的盖子,在装载器的底部放置湿巾,将两个一次性杯子放在湿巾上。

   目的:纸巾放在明室装片设备底部上可起到表面屏障的作用。一个一次性杯子用来放置胶片包中的铅箔,另一个杯子用来放置废弃的纸巾、胶片包、手套。

5. 戴上手套并将戴手套的手穿过明室装片设备的袖套中。

6. 将胶片从胶片包中移出,检查确保暗纸没有粘在胶片上。如果暗纸粘在胶片上,或者两个胶片包没有分开,胶片会毁损,X 线胶片自动洗片机会堵塞。

7. 将胶片放入机器中。

   目的:打开胶片包,将胶片一次一张的放入到自动洗片机中,避免在装载时发生胶片重叠。

8. 当胶片放入到机器后,将胶片包的铅箔移除并放入到其中一个一次性杯子中。将剩下的空套放到纸巾上。

9. 将胶片缓慢放入机器的过程中保持胶片连续。插入机器的两张胶片之间的时间间隔至少 10 秒。必要时可以选择不同的进入槽插入胶片。

10. 最后一张胶片插入处理器后,小心地摘下手套丢在纸巾的中央,只允许接触纸巾 4 个角的下面向中央包裹住污染的胶片包和手套。将包住的纸巾放在第二个杯子中。

    目的:只接触纸巾的 4 个角和下面会帮助消除胶片处理操作步骤中的交叉污染。

11. 将装有铅箔的杯子拿走并装入可回收容器。

12. 将处理过的 X 线片从自动洗片机外部的胶片回收槽中取出。自动处理过程的完成大致需要 4 到 6 分钟时间。

    备注:处理口外胶片时,小心将胶片从暗盒中移出。只允许触摸胶片的边缘,避免在胶片上留下指纹和划痕。

（李刚　译）

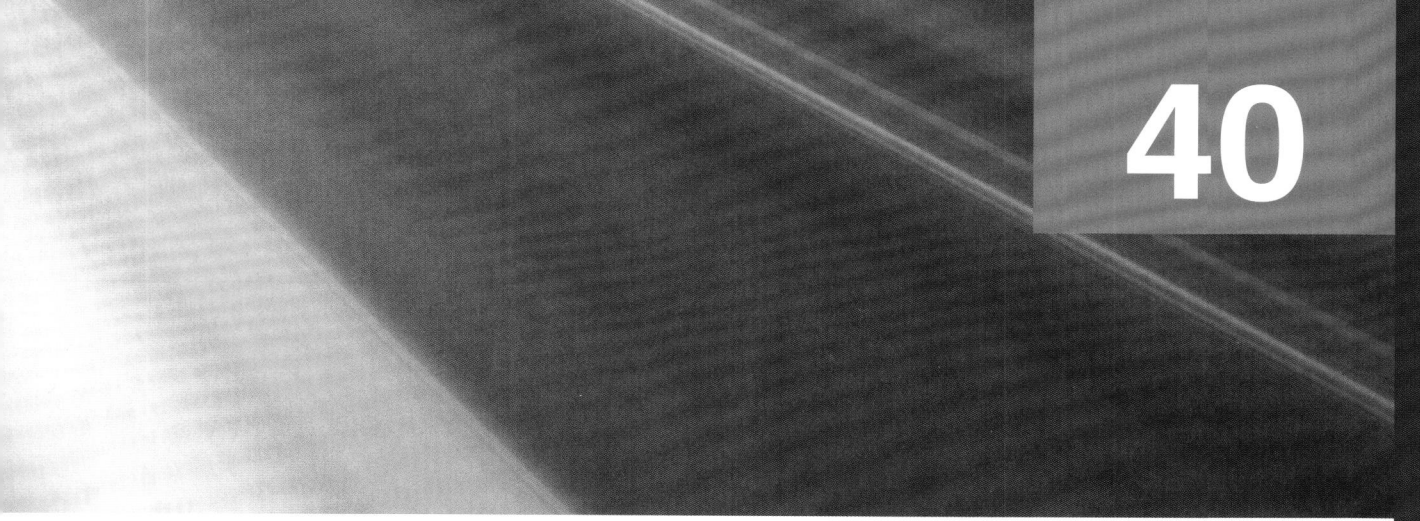

法规制度、质量控制及感染预防

关键术语

伪影(artifact):错误的地方,或者并非想要的放射影像,在实际的解剖
　结构中并不存在。

保密(confidentiality):不泄露病人的任何个人信息。

公开(disclosure):告知病人治疗步骤的过程,如拍摄 X 线片的步骤。

图像接收器(image receptor):记录 X 线图像的介质,如数码传感器、磷
　光板、传统的 X 线胶片。

知情同意(informed consent):告知病人治疗及操作的风险、益处后,病
　人同意并做出选择。

担负责任的(liability):担负责任的或法律上有责任的。

玩忽职守(malpractice):业务过失。

过失(negligence):未提供恰当的或合理的治疗。

磷光板(phosphor storage plates,PSPs):图像接收器的一种,表面涂
　磷且可重复利用的影像接收器。

定位装置(positioning device/positioning instrument):用于定位并夹
　持胶片、磷光板或者传感器的装置,也叫"持片夹"。

质量控制(quality assurance,QA):确保牙科诊所使用对病人及个体最
　小的投照剂量得到最清楚和高质量的 X 线图像。

质控检验(quality control tests):针对投照设备、耗材及胶片处理进行
　的某些测试以保证高质量 X 线片。

风险管理(risk management):能够减少牙科医生玩忽职守诉讼概率的
　规章制度。风险管理主要包括病人知情同意、病历、告知、责任问题
　以及病人健康教育。

治疗标准(standard of care):不同牙科医生在相同环境下治疗相同病
　人的知识、技能及照护水平。

楔形分级尺(stepwedge):该装置采用分层的阶梯状铝块,用来分析 X
　线片密度及对比度。

观片灯箱(view box):灯箱照明装置,观片用。

学习目标

完成此章节的学习之后,学生将能够达到以下目标:

1. 掌握关键术语的发音、写法和定义。

2. 讨论 3 大类法规,包括:
   - 描述影像牙科投照实践的相关法规。
   - 描述"消费者-病人放射安全与防护法规"。
   - 解释牙科投照中知情同意的内容。
   - 判定法律上有权"拥有"放射图像的个人。

3. 讨论牙科诊所的质量保证,包括:
   - 列举针对 X 线设备的年检测试。
   - 描述针对操作中的质量控制测试,包括使用参考射线片
     和 step wedge 射线片。
   - 描述质量控制项目的内容。

4. 讨论感染控制,包括:
   - 实施疾病预防控制中心(Centers for Disease Control and
     Prevention,CDC)对牙科投照中感染控制的准则。
   - 解释准备 X 线操作的感染控制要求。
   - 说明使用传统 X 线胶片时的感染控制方案。
   - 说明使用磷光板投照时的感染控制方案。
   - 说明使用数码传感器时的感染控制方案。
   - 描述 X 线曝光中以及曝光后的操作。
   - 描述 X 线胶片的处理操作。

实践目标

完成此章节的学习之后,学生将能够达到以下技能水平:

- 掌握所有牙科投照技术要求的感染控制操作。
- 练习暗室中的感染控制操作。
- 练习使用明室装片设备处理胶片时的感染控制操作。
- 从磷光板上扫描 X 线片。

口腔放射学是病人治疗的重要环节,包括口腔疾病的诊断和治疗计划的制定。如果口腔 X 线片没能正确的投照或使用,可能会出现过失医疗索赔的情况。牙医助理有责任理解牙科 X 线片投照时与自身相关的法律法规。

联邦及州政府的法律法规明确规定了牙科 X 线设备的使用。个别州政府的条款也规定了进行 X 线投照人员的执业资格要求及教育背景。

为了保证最高质量的牙片及病人个体最低的放射暴露风险,实施质量保证非常必要。质量保证(quality assurance, QA)就是为了发现设备异常、实施调控及安排维修保养而进行的常规测试。设备的常规检测也与联邦及州政府法律的要求一致。

除了使用过程中的投照设备外,如果没有进行良好的感染控制,设备及环境之间也常存在潜在的交叉感染风险。

本节将会学习不同牙科投照技术中感染控制的具体要求及操作。请参考本书第 4 章关于灭菌、消毒及其他感染控制措施的内容。

法律问题

与牙科投照有关的主要法律法规有 3 类:①联邦及州政府法律法规中关于 X 线设备及使用的相关条目;②进行 X 线投照技术人员的执业资格审查;③避免潜在纠纷的风险管理(risk management)。

联邦及州政府法律法规

美国联邦及州政府法律法规调控牙科 X 线设备的使用。1974 年以来所有的牙科器械生产及交易必须符合联邦政府的法律,包括保证最小渗漏、具体安全条款及投照电流、时间、电压的精确要求。

所有的 X 线设备需要同时符合州、郡、市的放射安全法规。这些法规包括与感染防护、胶片速度、技术员位置及图像处理有关的法规。有些州规定了 X 线机器必须注册并缴纳注册费。除此之外,大部分州都要求牙科 X 线设备需要进行常规检测,如每 5 年一次。牙医助理一定要理解所在州的法规要求。

执业资格要求

美国联邦法律《受检者辐射健康与安全法规》要求所有使用 X 线机投照的人员必须经过适当的培训并拥有相关资格。不同州的规定各异。

因此需要掌握各自所在州县的具体要求和规定。有些州需要牙医助理国家委员会的资格证书,有些州可能需要额外的考试。

← 复习

1. 要求牙科投照技术员必须经过培训和资格考试的是哪个联邦法律?

风险管理

风险管理包含了如下条款和操作,旨在降低因玩忽职守(malpractice)导致医疗纠纷的概率。风险管理的主要部分包括:病人知情同意、病人病历记录、保密(confidentiality)、担负责任的(liability)划分及病人教育。这些将会在接下来的部分讨论。

与过去相比,现今社会的人们越来越倾向于起诉医院的不当操作。因此我们需要进行风险管理。例如,助理应当小心,不能当着病人的面随意地对投照设备或操作进行负面评论。比如"计时器肯定坏了""这个东西就没好用过""这些措施解决不了什么问题",这些不经过思考的评论都是不必要的,而且会给病人造成困扰。任何人疏忽大意的陈述都可以在法庭上作为呈堂证供。

知情同意

与病人讨论牙科 X 线片投照的必要性和治疗计划是牙科医生的责任,但是助理应该参与取得病人知情同意(informed consent)的过程。病人必须知晓并同意 X 线片投照及其他治疗操作。在获取病人知情同意前,必须提供给病人如下信息:

- X 线投照存在的风险及益处;
- 投照技术员;
- 需要投照的 X 线片数量及种类;
- 不拍摄 X 线片的后果;
- 与放射投照诊断效能一样的可供选择的其他辅助诊断方法。

告诉病人牙科 X 线投照特点和目的的过程称为"公开(disclosure)"。病人获知信息后,会同意或者拒绝 X 线投照,如果牙科医生在放射投照前没有取得病人的知情同意,病人就可以起诉他玩忽职守或过失(negligence)。

担负责任的划分

在州条款法律中,上级医师对牙医助理的操作负有法律上的责任,也就是相当于雇主对雇员的行为负责。

尽管牙医助理是在具有执业医师资格的牙科医生指导下工作,其仍然对自己的个人行为负责,通常来讲,不当操作或者玩忽职守只是起诉牙科医生个人,但是在某些情况下,由于牙医助理的操作不当,牙科医生和牙医助理都会被起诉。我们必须熟悉所在州的法律,并按规定执行。

病历记录

不管获得的是传统胶片，还是数码图像，他们都属于病人治疗记录的一部分，都应该作为法律文档存储或记录。牙科病人的记录必须准确反映病人治疗的所有方面。影像资料的存储必须包括如下内容：

- 知情同意
- X 线片的数量和种类
- 拍摄 X 线片的原因
- 诊断描述

牙科 X 线片的曝光记录非常重要。在医疗纠纷中，X 线曝光的数量和图像的质量是两个重要方面，如果在法庭上呈现的 X 线片质量低，则说明牙科医生能力欠缺。

牙科影像资料的所有权

尽管是病人或者保险公司支付了牙科影像资料的相关费用，但从法律上讲，牙科影像资料归牙科医生所有，因为这些影像资料是病人治疗记录中的一部分，然而，病人有权利合理获得他们的诊疗记录。当病人转至其他牙科医生那里时，他们可以获得包括影像资料在内的这些记录的复印件。病人也许会要求得到 X 线片的复印件，这些要求应有书面的申请和签名，牙科医生也应知晓病人的要求，记录中也应反映出这些复印的资料或电子图像，在什么时间给了谁。这个过程可以收取合理的费用，记住千万不要把原始的影像资料给病人。如果发生了医疗纠纷，没有这些影像资料就无法举证。

影像资料和其他的诊疗记录也不能无限期的留存。保存的时间各有不同，什么时间销毁这些记录并不是一个简单的问题。病人的记录和电子数据需要谨慎保存，以防破坏或丢失。电子资料需要在口腔诊所和远程的存储设备上同时进行备份，需要相关的系统来保证电子资料不会被偶然覆盖。

电子资料安全性

电子资料的优势是可以通过网络传送。在传送前，必须检查有关病人隐私保护的条款。有必要在文件传送过程中加密或者使用 VPN 网络，而不是在公共的网络上进行文件传送。

病人拒绝权

在某些情况下，病人可能会拒绝 X 线片投照，这会致牙科医生于两难境地，因为牙科医生必须确定没有 X 线片的情况下是否能明确诊断，以及能否采取进一步的治疗。在大部分情况下，缺少影像资料会使病人的诊断和治疗效果打折。拍摄牙科 X 线片现已成为治疗标准(standard of care)。

牙科医生需要详细告知病人牙科影像资料的重要性。没有相关法律文件支持牙科医生在未获得影像资料的情况下治疗病人，尽管有些医生建议签署相关的免责文件，但是一旦对病人造成伤害，此类文件在法律上是无效的。病人不会同意医生玩忽职守。如果病人拒绝医生的 X 线片投照建议，应将其记录在病历中。在没有影像资料的情况下，医师须谨慎决定是否要进行下一步的诊疗。

病人宣教

作为牙医助理，对于病人在牙片投照过程中的顾虑和担心，我们必须感同身受。病人更愿意将这些担心向牙医助理而不是牙科医生倾诉。

牙医助理可以向病人解释牙片在疾病诊断和治疗计划中的重要性(如图 40-1)。牙医助理也要向他们解释操作过程中联邦政府和州法律对他们的保护。除此之外，我们也可以给病人相关的知识手册(美国牙医协会的手册，比如口腔放射学检查、牙科医生建议、放射检查的益处等)。这些知识手册也可以放在接待室。此外，牙医助理也可以告诉病人，四张咬合片的放射剂量，相当于一天的背景辐射剂量。

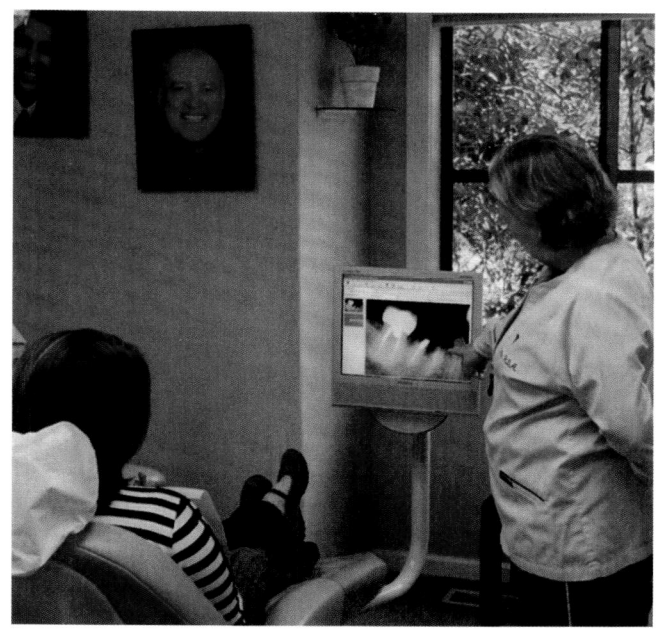

图 40-1　牙医助理向病人解释 X 线片的重要性，并耐心回答病人关于口腔辐射安全的问题

←复习

2. 在对病人进行 X 线片投照前，需要什么样的知情同意？
3. 根据州法律，谁有开单拍摄 X 线片的权利？
4. 法律上，规定谁是病人影像资料的所有者？

牙科诊所的质量控制

采取一切可能的措施以获得高质量诊断图像的过程叫质量控制。质量控制包括定期进行牙科 X 线设备、耗材及图像处理的质量检测，也包括设备维修、保养的相关内容。

质量控制的好处远远多于耗费的时间、人力和财力。降低重拍率意味着为病人和操作者节省了时间和费用。

质控检验

质控检验(quality control tests)是指对牙科 X 线设备、耗材及图像处理过程中的具体测试。美国口腔放射学会推荐了针对牙科 X 线机器的检验测试。设计这些测试旨在发现小的功能异常,包括:①放射投照量的变化;②不恰当的瞄准;③X 线管移位;④计时错误;⑤不精确的电压电流读数。注意:X 线管和延长臂在不使用的情况下,应处于关闭状态(图 38-15A)。开放式延长臂上的 X 线管的重量会减弱延长臂对 X 线管的固定,使其在投照过程中引起 X 线管的移位(图 38-15B)。

质控检验的种类

牙科胶片:检查每个新盒子中的新胶片。
牙科 X 线机:定期校正设备。
暗盒与磷光板:清洁并检查划痕情况。
安全灯:检查暗室的安全灯。
自动洗片机:操作者认真遵循维护相关的要求。
人工洗片机:每天补充,每 3~4 周更换。

牙科 X 线机

按规定,需要对牙科 X 线机进行周期性检测。一些州和本地的法律代理机构可提供免费的牙科 X 线设备检查,因为这部分费用已经包含在注册费和许可费里面了。同时必须在一定时间内对牙科 X 线机的准确性进行调整。一个合格的技师必须检查 X 线机的性能,并进行校正。为了控制风险,做校准服务记录非常重要。

牙科医生、牙医助理、设备商代表每年都要对牙科 X 线机设备进行检测。这种检测非常容易,只需要基本的测试材料,以及对结果进行记录。可以从 Eastman Kodak 获得免费的牙科质量控制手册。这本简单的手册告诉大家如何一步一步做这些测试。

X 线机质量控制步骤

1. X 线输出测试
2. 焦点尺寸测试
3. 球管稳定性测试
4. 计时器准确性测试
5. 毫安测试
6. 峰电压测试

牙科 X 线胶片

打开胶片盒时应当先行检查。即使胶片没有过期,在使用之前,包装盒也有可能存放不当。按照下面的步骤检查胶片的质量:

1. 在暗室中,从新近打开的盒子里取出一个未拆开的胶片。
2. 使用新化学试剂处理胶片。
3. 查看结果。
4. 如果胶片显示为轻度的蓝染,则该胶片是新的可用的,并且被妥善保存和处理,质量没有问题。
5. 如果胶片显示为雾状的,那么该胶片保存不当或者暴露在射线下,临床上这种胶片不可用。

磷光板

重复使用的磷光板(phosphor storage plates,PSPs)相比胶片而言,要更少地暴露在放射线下(图 39-6)。

增感屏和暗盒

暗盒内的增感屏需要周期性的检测和维护以避免污染和划痕。每个月都要用商业的清洁剂来清洁增感屏。清洁后,要用防静电的溶液涂于增感屏表面以防止静电吸引影响图像质量。增感屏肉眼可见的划痕需要处理。

暗盒的检测主要是磨损、光线泄露及变形,这些都会导致图像模糊不清;已经损坏的暗盒需要及时维修或更换。按照以下步骤可简单地检测暗盒是否与胶片吻合:

1. 暗室条件下,在暗盒里的增感屏之间插入一张胶片。
2. 在装好的暗盒顶端放置一个金属网格测试物。
3. 调整射线于距离暗盒约 40inch 的位置发出并垂直于暗盒。
4. 暗盒曝光选择 10mA、70kVp 及 15 脉冲的条件。
5. 处理曝光的胶片。
6. 在微暗的房间里距离观片灯 6feet 距离观察胶片。
7. 检查结果;
8. 如果胶片上的金属网格影像清晰且等密度,表面胶片与增感屏相贴合。
9. 反之,如果胶片上的金属网格密度不等,那么说明胶片与增感屏贴合不够好,也就说明暗盒需要维修或者更换。

➔复习

5. 质量控制的含义是什么?
6. 有哪些质量控制测试?

观片灯箱

功能良好的观片灯箱(view box)是对传统 X 线片影像进行观察的必备器材(图 40-2)。观片灯主要由日光灯和透明的塑料板或树脂玻璃板组成。透明的塑料板或树脂玻璃板可以使日光灯散发均一的光线。如果不用观片灯,需将其关闭。

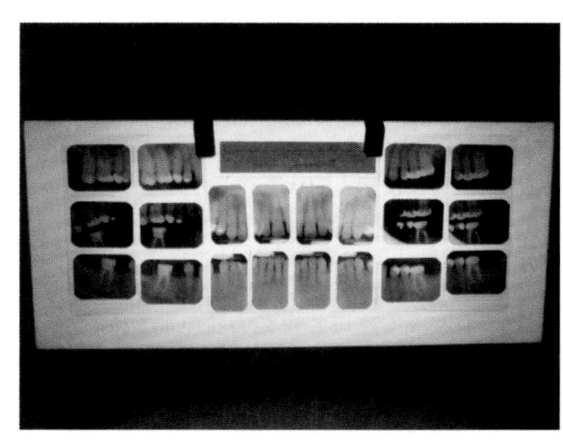

图 40-2　安装有新的灯管的树脂玻璃观片灯箱

应周期性地检测观片灯箱，查看树脂玻璃表面是否有灰尘及变色。观片灯箱表面需每日清洁。如果树脂玻璃表面有永久地变色，或者日光灯变暗了，需要更换观片灯箱。

暗室照明设备

每半年检测一次暗室是否有光线泄漏。可按如下步骤进行：

1. 站在暗室内，关闭包括安全灯在内的所有灯。
2. 当眼睛习惯了暗室环境时，查看房间是否有光线泄漏，查看暗室门、墙壁接缝处、小隔间、通风口及锁眼处是否有光线泄漏。
3. 查看结果。
4. 如果暗室内没有发现可见光泄露，该暗室可用于胶片处理。
5. 如果存在光线泄漏，胶片处理前需要使用挡风雨条或者黑色绝缘带来遮挡泄漏的光线。

暗室安全灯检测：在检测暗室安全灯效能之前确保暗室内无光线泄漏。按如下步骤用硬币检测安全灯：

1. 关闭暗室内包括安全灯在内的所有灯。
2. 打开一个新的胶片，放置在距离安全灯至少 4feet（1feet ＝0.3m）的地方，在胶片上放一枚硬币（图 40-3A）。

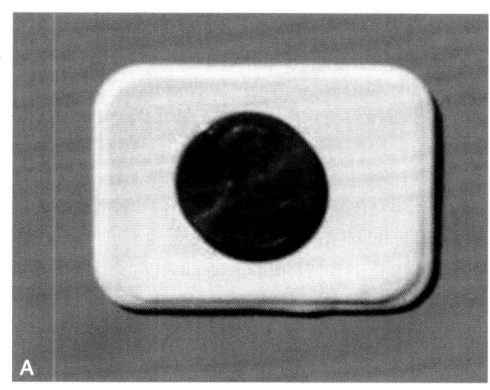

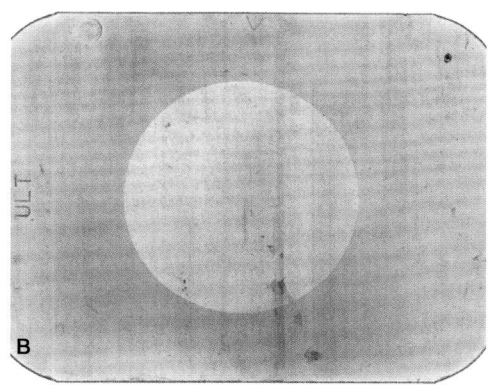

图 40-3　A,未曝光的胶片上放置一枚硬币。B,胶片上显示硬币的轮廓

3. 打开安全灯，将胶片与硬币曝光在安全灯下 3~4 分钟。
4. 移去硬币，将胶片曝光在安全灯下 3~4 分钟。
5. 检查结果。
6. 如果胶片上没有显示图像，那么安全灯功能良好，能安全用于胶片处理。
7. 如果处理后的胶片上显示出硬币图像及模糊背景，那么安全灯用于处理胶片是不安全的（图 40-3B）。处理胶片之前应确保安全灯的安全性。

胶片处理

因为胶片处理过程是质控项目中最重要的一方面，应常规进行胶片处理的质量控制，每天进行检测。

人工处理：使用操作指南，能够精确地检测温度计及计时器。水浴、显影剂及定影剂的温度和浓度也应当检测。通常应严格按照溶液生产制造商指南上推荐的处理时间和温度来处理胶片。

自动胶片处理：使用自动洗片机必须检查水循环系统、溶液浓度、补给系统及设备温度。通常要严格按照制造商说明书及维护指南进行操作。每天应在自动洗片机中检测 2 张胶片。按照如下步骤检测自动洗片机的功能：

1. 打开两张新的胶片，其中一张暴露于灯光下。
2. 使用自动洗片机处理这两张胶片。
3. 检查结果。
4. 如果未曝光的胶片清洁干燥，而曝光的胶片是黑色干燥的，说明自动洗片机运转正常。
5. 如果未曝光的胶片显示不是清洁干燥的，或者曝光的胶片并不是全黑干燥的，那么自动洗片机就需要检测了。

处理剂：处理剂是胶片处理质量控制中最重要的部分。应按照制造商推荐，必须每天补充处理剂，每 3~4 周更换。

正如日期可以用来判断溶液的新鲜程度，质控检验也可以用来监测显影剂及定影剂的浓度。每天在处理病人胶片前应当检测处理剂。

显影剂浓度：随着显影剂浓度不断降低，时间-温度表格变得不那么准确。检测显影剂浓度的简单方法就是比较的胶片与标准胶片之间的密度差别。可以通过参照用 X 线片和楔形分级尺的 X 线片来实现。

参照用 X 线片：是在理想条件下处理出来的胶片，与日常所用胶片可以进行密度的比较。可通过以下步骤得到参照用 X 线片：

1. 设置正确的曝光参数曝光胶片。
2. 在推荐的时间和温度下使用新鲜的化学溶液处理胶片。
3. 将参照用 X 线片与日常胶片并排放置在观片灯箱上。
4. 查看结果。
5. 如果两者密度一致，则显影剂浓度适中。
6. 如果日常胶片密度较高，说明显影剂浓度过低或温度过低。
7. 如果日常胶片密度较低，说明显影剂浓度过高或温度过高。
8. 浓度过高或过低的显影剂都需要调整更换，如果显影剂温度过高或过低，处理胶片前还需要相应调整温度。

楔形分级 X 线片：楔形分级尺（stepwedge）是一种由分层铝阶构成的装置。当楔形分级尺置于胶片上方，然后曝光，不同分层可以吸收不同量的放射线。胶片处理后，楔形分级尺的不同部分在牙片上显示不同密度，即楔形分级 X 线片。

按照如下步骤得到楔形分级 X 线片：

1. 使用总共约 20 张新胶片，一个月中每个工作日一张。在一张胶片的上方放置楔形分级尺。

2. 曝光该胶片,在相同曝光条件下曝光余下的全部约 19 张胶片。

3. 使用新鲜溶剂处理放置楔形分级尺的胶片。由于楔形分级尺的作用,这张处理过的胶片将会显示出不同的密度,即标准楔形分级 X 线片。

4. 余下的 19 张胶片保存在阴凉干燥的地方,避免射线照射。

5. 每天补充处理剂后,冲洗一张曝光的胶片。

6. 将标准楔形分级 X 线片与每天的胶片并列放在观片灯箱上对比,比较两者的密度(图 40-4)。

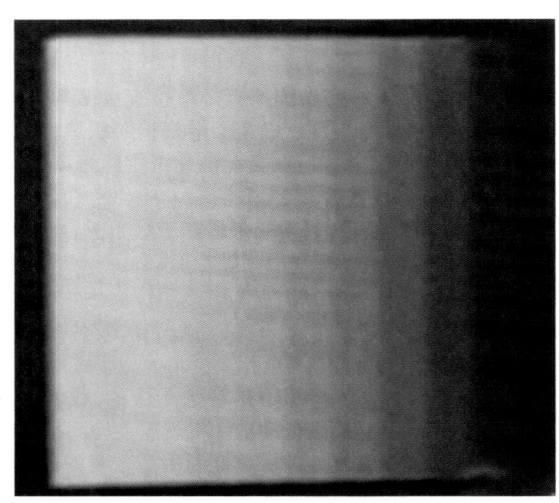

图 40-4 楔形分级 X 线片

7. 查看结果。

8. 利用标准楔形分级 X 线片上的中间密度与每天的胶片进行比较。如果两者的密度匹配,那么处理剂浓度适宜。

9. 如果两者的浓度相差两个级别,那么处理剂需废弃,在处理病人胶片前必须更换。

定影剂浓度:如果定影剂浓度下降,那么胶片需要更长的时间才能"清晰",或者在未曝光区域显示为透明。当定影剂浓度适宜时,胶片在 2 分钟内可清晰显示。按照如下步骤调节定影剂浓度:

1. 打开一张新的胶片,立即将其放置在定影剂里。

2. 观察胶片是否变清晰并记录时间。

3. 如果胶片在 2 分钟内变清晰,则定影剂的浓度适宜。

4. 如果胶片在 3~4 分钟内还未变清晰,那么该定影剂需废弃,处理病人胶片前需要更换定影剂。

●复习

7. 为什么要检查胶片是不是新的?

8. 有划痕的胶片暗盒可以使用么?

9. 在质量控制项目中最重要的是哪一部分?

10. 硬币测试的目的是什么?

11. 处理剂多长时间需要补给一次?

12. 为什么需要使用参照用 X 线片和标准楔形分级 X 线片?

13. 如何分辨定影剂浓度是否降低?

质量管理步骤

质量管理是指口腔诊所中质量控制项目的管理。尽管牙医助理可以负责进行质量控制的测试,但是所有的质控最终还是由牙科医生负责。

质量控制管理步骤

1. 建立并坚持做质量保证计划的书面说明。

2. 为成员安排特定的职责,并保证每个成员得到了充分的岗位训练。

3. 坚持做好监测和维护的记录。

4. 定期回顾质量保证计划,必要时可进行修改。

计划书

诊室所有成员应熟知详细的书面质量控制计划书。质控项目中涉及的每个成员应当理解 X 线片投照中质控的重要性及质控标准。

监测

办公室应张贴一个书面的检测安排。安排中应当描述所有的质量控制测试以及针对影像设备、耗材、胶片处理的测试频率。

维护保修

办公室应建立一个质控测试的目录,内容包括需要进行的具体测试、测试时间和测试结果。也应有一个胶片处理记录,包括溶剂更换/补充时间,同时处理剂和蓄水池也应有详细的记录。

评估

质量管理计划需要有一个关于阶段性评估和现存质控项目修订的书面计划。

训练

质管部门应为所有员工提供在职训练,以保证员工及时更新提高投照技术和胶片处理技术。

●复习

14. 质量管理项目的目的是什么?

15. 哪些员工需要了解质控项目?

感染控制

由于设备与混有血液和唾液的环境表面存在交叉感染的可能性,牙科放射技术有其自身特殊的感染控制问题。想象在整个过程中交叉感染的可能性:你将图像接收器(image receptor)(胶片、磷光板或传感器)放入病人口腔中,然后你走到投照室外控制曝光,返回到投照室,取出或者重新摆放病人口腔内的接收器。交叉感染可以出现在暗室中、磷光板扫描时及使用电脑和鼠标时。虽然直接数字影像系统可以减少由胶片包装、磷光板包装和持片夹可能导致的交叉感染,但在安置和去除数字传感器和磷光板的保护膜时应小心以减少污染。

疾病预防控制中心管理指导条例

疾病预防与控制中心(Centers for Disease Control and Prevention,CDC)认为牙科放射是一个潜在的交叉感染来源,故提出相应建议,请详见《诊疗环境感染控制指南(2003版)》。

牙科放射指南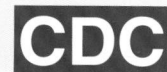

- 曝光 X 线片以及处理污染的胶片包时要戴手套。若可能发生血液或其他体液的接触,使用其他个人防护用品(如眼罩、面罩、长袍)。
- 只要有可能,最好使用耐高温或一次性口内设备(如持片器、定位设备)。每位病人应使用清洁和高温消毒过的设备。
- 在无菌条件下转移或递交曝光胶片,防止运行中的设备感染。
- 以下适用于数字放射传感器:
  - 使用食品药品管理局(Food and Drug Administration, FDA)推荐的隔离物;
  - 清理、高温消毒或高效灭菌病人使用过的有隔离物保护的次严格消毒物品。如果物品不耐受这些消毒措施,那么在不同病人间使用时,至少应用 FDA 批准的隔离物进行防护,用环境保护署(Environmental Protection Agency,EPA)注册的中等浓度的医用消毒剂(如抗结核分枝杆菌的)进行清洁与消毒。咨询制造商数码投照传感器消毒灭菌的具体方法,保护相关的电脑硬件。

Adapted from Centers for Disease Control and Prevention:Guidelines for infection control in dental health-care-settings—2003,Atlanta,GA,2003, U.S. Department of Health & Human Services.

放射投照室

放射投照室和暗室并不总是有血液和唾液的污迹。但是,由于 X 线设备、投照室表面、定位装置(positioning device)和图像接收器往往被污染,传染病的传播仍可能发生。

准备投照的第一步是保证操作台表面隔离物覆盖或经过高浓度表面消毒剂消毒。一般来讲,不容易清洁和消毒的操作台表面应当用塑料或者铝箔材质的隔离物覆盖。通常在电子按钮的表面覆盖隔离物,因为清洁剂或者消毒剂有可能引起电路短路(图 40-5)。

X 线机器

球管、位置指示装置、控制面板和曝光按钮必须覆盖,或者严格消毒(图 40-6)。

铅围裙

铅围裙每次使用完之后必须消毒。

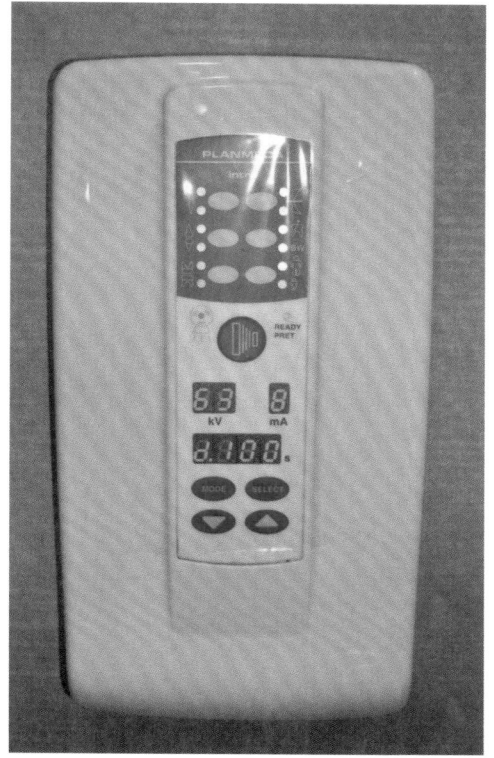

图 40-5　有隔离物覆盖的 X 线曝光控制板

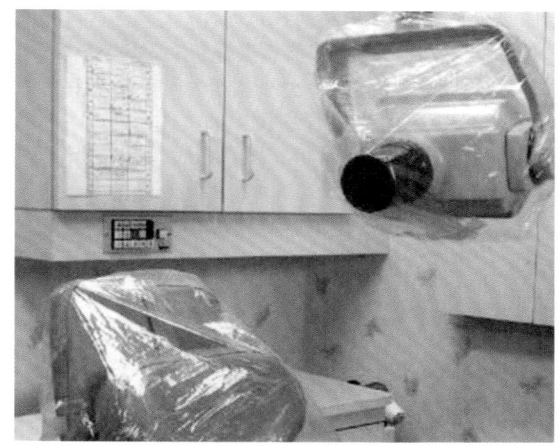

图 40-6　有隔离物覆盖的投照室

牙椅

牙椅的靠背、扶手、头托和头托的协调控制装置必须消毒。只有放射室布置好后,才可以安置图像接收器和持片夹。

工作区域

工作区域即胶片、磷光板、感应器和定位设备放置的地方,在曝光期间,工作区域应该消毒。同时,应放置薄纸、纸巾、塑料膜等隔离物(图 40-7)。

投照结束后,立即将隔离物丢弃。如果工作台表面没有隔离物保护,或隔离物撕坏或损坏,应立即用消毒剂清理和消毒。

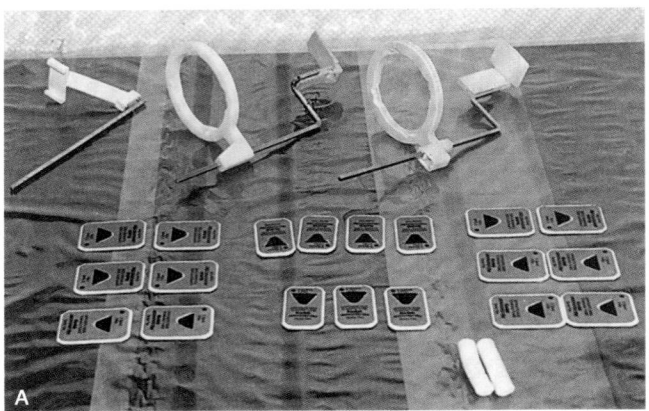

牙科放射感染控制清单

曝光前
治疗区域（覆盖或已消毒）
- X 线机
- 牙椅
- 工作区域
- 铅围裙
- 电脑键盘和鼠标

设备和材料（在病人坐下之前准备好）
- 图像接收器（胶片、传感器、磷光板）
- 定位设备
- 棉卷
- 纸巾
- 一次性容器

病人准备（在带上手套之前准备好）
1. 调整牙椅。
2. 调整头托。
3. 穿好铅围裙。
4. 移除个人物品。

操作者准备（在曝光前完成）
1. 洗手。
2. 带手套。
3. 装好定位设备。

曝光时
胶片/磷光板处理
1. 干燥曝光胶片或用纸巾清理磷光板。
2. 将干燥过的胶片放到一次性容器中或转移盒中。
注：不要将定位设备放在没有覆盖的工作台面上。

曝光后
在脱手套前
1. 处理所有被污染的设备。
2. 将定位设备放到指定的污染物放置区域。

脱手套之后
1. 洗手。
2. 脱掉铅围裙。

Modified from Iannucci J, Jansen Howerton L: Dental Radiography: Principles and Techniques, ed 4, St Louis, 2012, Saunders.

X 线投照过程中可能会被污染的表面

- X 线球管和位置指示装置
- X 线控制面板
- 曝光按钮
- 铅领
- 牙椅控制按钮
- 投照室内操作台表面
- 暗室设备
- 自动洗片机/扫描仪
- 计算机、显示器和鼠标

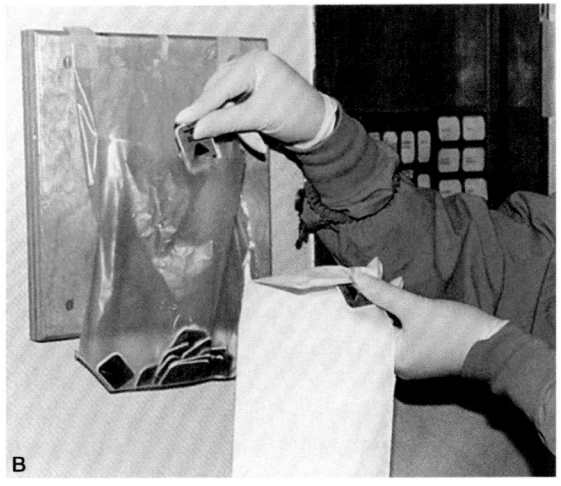

图 40-7　**A**，工作区域表面覆盖塑料隔离物。**B**，每次曝光之后，助理应当用纸巾擦干胶片表面，将曝光后的胶片放置在墙上的塑料袋内。（Courtesy University of California, Oral Radiology Department, School of Dentistry, San Francisco, CA; photographs by Thomas Cao.）

设备和物品

在放射投照开始之前，收集所有投照中必需的物品来降低交叉感染的可能性。例如，胶片或传感器定位装置种类、隔离物品、棉卷、咬合板以及其他需要的东西。

注意：如果在投照过程中需要其他的物品，使用外层手套或求助于他人。

胶片和磷光板

将胶片和磷光板分散在一次性容器比如纸杯中。

胶片。胶片一旦从病人口腔中取出，一定要戴手套操作，因为这些胶片都是污染的。减少此类污染的一项技术就是在商品化的胶片外包被一层透明塑料保护套（图 40-8）。戴有保护套的胶片曝光后会被拿去冲洗。由于外层保护套已经污染，需要在不接触内层胶片的情况下小心去除，这样内层的胶片就可以直接手持了。当胶片没有使用塑料保护套时，操作者需要采用其他方法来防止胶片污染（图 40-9）。

磷光板。磷光板可以重复利用，在曝光前一定要放置在密闭的包装内（图 40-10）。当磷光板从包装内拿出时，一定要注意避免交叉感染。

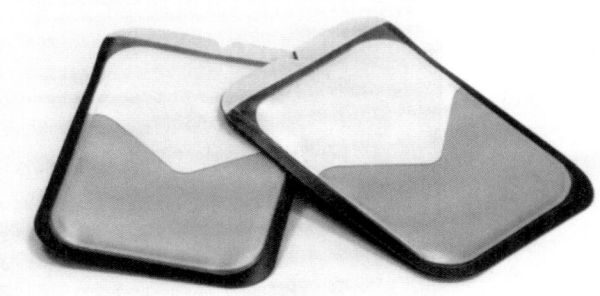

图 40-8   X 线胶片保护套

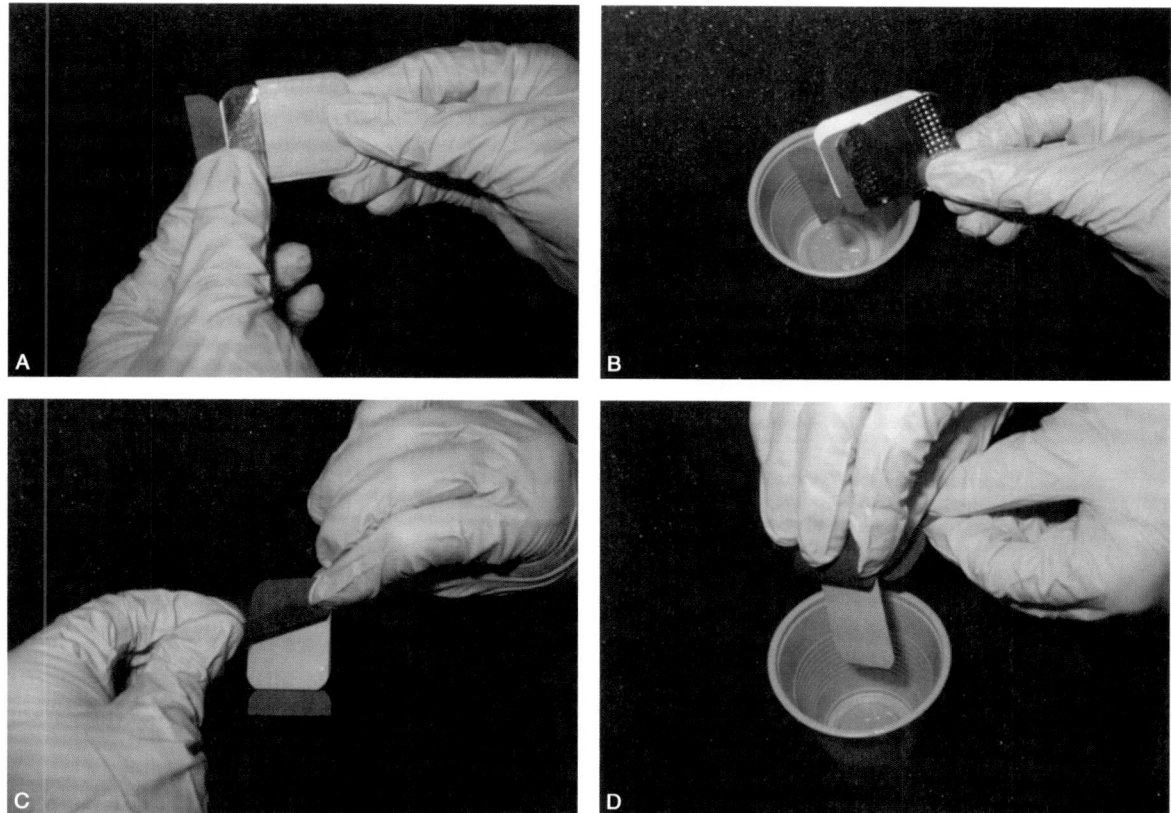

图 40-9   在不污染胶片的情况下,打开 2 号胶片袋的步骤。A,移除胶片袋且不使污染的手套触及胶片的方法。打开胶片袋,使铅箔和黑色衬纸滑出。B,将胶片袋从黑色衬纸和铅箔旋转脱出并丢弃。C,将衬纸从胶片上剥离。D,使胶片落入干净的杯子中。(From Iannucci J,Jansen Howerton L:Dental radiography:principles and techniques ed4,St Louis,2012,Saunders.)

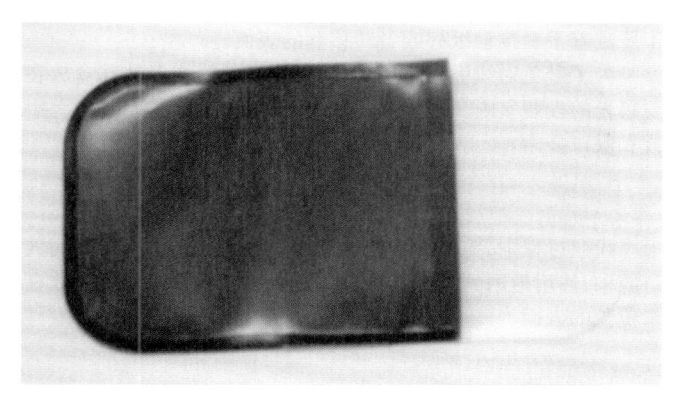

图 40-10   磷光板表面包装,亦有保护作用

数码传感器

口内数码传感器与病人口腔黏膜直接接触,原则上在给下一个病人应用时需要清洗、高温灭菌或者高浓度消毒剂消毒。但是,传感器不耐高温也不能浸泡于高浓度消毒剂中,因此,CDC 建议至少应使用 FDA 推荐的塑料物品进行隔离(图 40-11)。该隔离物置于传感器及部分连接电缆上(使用无线传感器的地方例外)。

图像接收器定位装置

图像接收器定位装置是放置于病人口内的次严格消毒物品,在重复使用前需要经过灭菌。也可以使用一次性定位装置(图 40-12)。

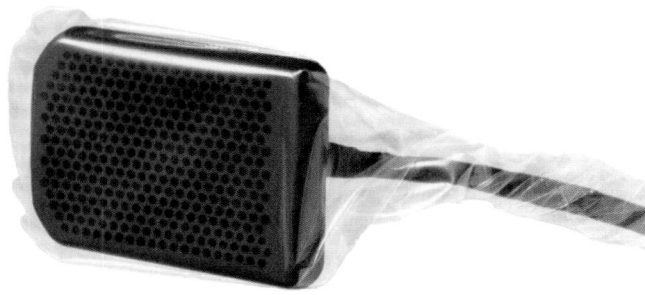

图40-11　FDA推荐的传感器和电缆隔离保护装置。
（Courtesy Dentsply Rinn, Elgin, IL. ）

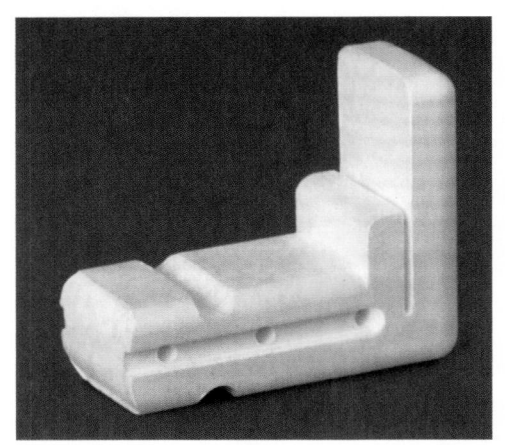

图40-12　一次性胶片定位装置。（Courtesy Dentsply Rinn, Elgin, IL. ）

　　灭菌的定位装置需完整包装，直到病人坐定，并在病人面前撕开包装。病人在诊室中如果能看到适当的感染控制措施会觉得很放心。

⊙复习

16. 牙科影像投照过程中的感染控制问题有哪些？
17. 哪些物体表面需要覆盖隔离物品？
18. 接触污染的胶片或磷光板，技术员应当注意什么？
19. 什么时候适宜打开定位装置的包装？

X线曝光中及曝光后的步骤

操作人员准备

　　在曝光过程及接触污染物品时始终要戴手套、穿防护衣（图40-13）。如果可能有血液或者其他体液存在，还应当戴面具和眼罩。在医生或者病人感冒及咳嗽时，也建议佩戴面罩。
　　戴上手套后，注意不要接触任何未覆盖的物体表面。最好的方法是形成一个固定的顺序以尽量减少对物体表面的接触。详见操作40-1。

曝光胶片/磷光板的干燥

　　口腔X线投照过程中，污染的胶片/磷光板的外包装是主要

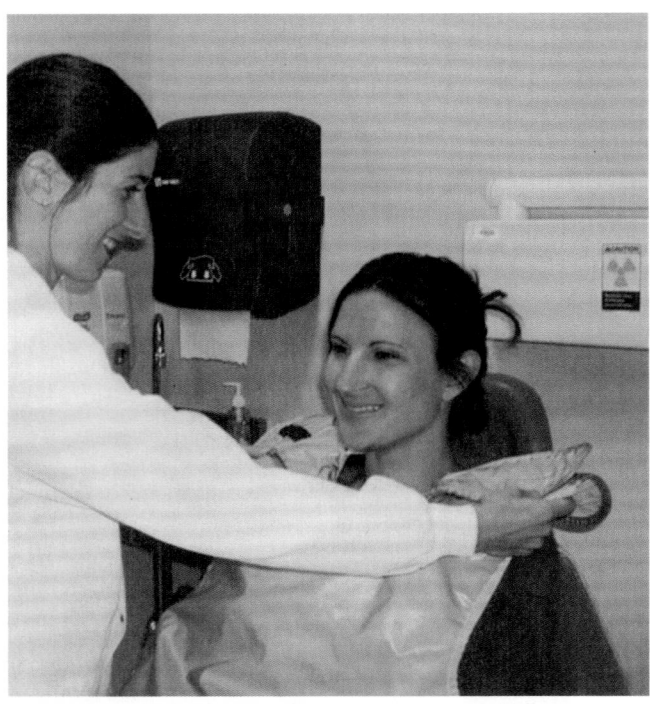

图40-13　在为病人佩戴好铅围裙、做好准备工作后，助理会戴上手套，必要时戴上面罩

的交叉污染源。当从病人口腔中拿出胶片外包装或者磷光板时，其表面沾满了病人唾液，偶尔是血液。故在接触污染的外包装或者磷光板时必须带手套。移除曝光后的接收器后，用一个2inch×2inch（约5cm×5cm）的干燥纱布海绵或纸巾擦去表面的唾液。不能对胶片或磷光板消毒，加热消毒会对它们造成损害。
　　一些胶片制造商允许用少量消毒喷雾剂对污染的胶片进行消毒。然而，外包装浸入消毒剂中会导致消毒剂渗入乳凝颗粒，从而损坏图像。
　　针对胶片的感染控制方案，最好与制造商核实。

污染胶片/磷光板的收集

　　胶片或磷光板的外包装干燥后，将其放在要丢弃的纸杯中，纸杯上标注病人的姓名。如果磷光板不是立即扫描，应戴手套小心去除磷光板封闭的外包装，将磷光板放在黑色转移盒内。如果磷光板立即扫描，则没有必要存储在转移盒中。黑色转移盒是用来保护磷光板以避免其在扫描前暴露于光线下的。纸杯可以用来转移胶片到暗室或转移磷光板到扫描仪。注意不要戴着手套接触纸杯或者转移盒的表面。
　　为了避免射线引起图像灰雾，不要把纸杯或者转移盒放在要曝光的投照室内。磷光板或胶片不应放在操作者的白大褂或衣服口袋内。

定位装置

　　投照过程中，要先把定位装置从覆盖的工作区域放到病人口腔中，然后返回到工作区域。一定不能把污染的持片夹放在未覆盖的表面。

污染物品的丢弃

　　完成所有投照后，所有的污染物品必须丢弃，所有未覆盖

的表面必须消毒。接触后污染的物品和设备按照同样的方法处理。必须戴手套处理污染物品,包括污染的表面覆盖物、外包装、隔离物等。必须小心去除所有表面覆盖物,手套不能接触清洁表面。

在戴着手套时,从操作区移开污染的定位装置,放置在污染设备专用区域。

洗手

去除并丢弃所有污染物品后,摘手套,洗手。

表面消毒

佩戴防护性眼罩及抗化学物品的手套清洁和消毒投照室内任何污染的且未覆盖的表面。使用在 EPA 注册及批准的医用消毒剂。

← 复习

20. 投照过程中,操作者应当佩戴哪些保护装置?
21. 在消毒投照室过程中应当佩戴哪种手套?

X 线胶片处理步骤

胶片曝光后,再将其转移到暗室,在持片、自动或人工洗片的过程中,都需要特殊的感染控制措施。

转移胶片

戴手套时绝对不能接触盛放胶片的容器。只有在摘掉手套、清洁干燥双手,病人离开且清洁消毒过后才可以将盛有污染胶片的容器拿到暗室。

操作 40-2~操作 40-5 总结了在暗室中洗片、应用明室装片设备洗片及使用数码接收器和磷光板时的感染控制措施。

牙科影像投照过程中的感染控制步骤

处置区
1. 隔离或消毒 X 线机、牙椅、工作区、电脑、鼠标和铅围裙。
2. 在病人就位前准备好定位装置、棉卷、纸巾和一次性纸杯。

病人和操作人员的准备
1. 戴手套前,安置病人就位,调整椅背和头托。要求病人移除面部和口腔内的阻射物。穿戴铅围裙。
2. 洗手、戴手套,组装固位器。

曝光
1. 每次曝光结束,擦干图像接收器。
2. 从不将定位装置放在没有感染防护的区域。

图像曝光后
1. 摘掉手套前,扔掉感染的物品(如棉卷)。
2. 将定位装置放在感染区。
3. 摘掉手套,洗手,脱下铅围裙。

← 复习

22. 胶片转移到暗室的过程中有哪些注意事项?

■ 法律和伦理问题

牙科医生在诊疗过程中的粗心大意,可能会导致不当的诊疗操作。因为口腔 X 线片是口腔诊断及治疗的重要部分,牙科医生的任何疏忽都可能与 X 线片相关。例如,Daniel 医生的一名病人拒绝 X 线投照,Daniel 医生仍然决定为病人治疗。之后,病人因为充填体下方未发现的龋洞导致病情加重,形成脓肿。在该案例中,Daniel 负有责任,因为她不应该在没有 X 线片的情况下为病人治疗。在没有 X 线辅助诊断下为病人治疗可能会导致病人病情加重、伤害病人。医生应当为此类伤害产生的问题负责,比如压力、难堪、经济损失以及病人寻求进一步治疗中的花费。■

■ 展望

互联网改变了信息交流的方式。病人可以接触到越来越多的信息,也会了解到放射对人体的伤害。媒体通常会强调放射线的损伤,让病人对口腔 X 线投照产生质疑。类似的报道会误导人群,而且通常没有经过科学的研究。很多时候,病人听信这些报道,担心 X 线暴露的损害从而拒绝 X 线投照。

随着新信息的大量涌入,沟通交流的提升,牙医助理必须从现在开始对病人进行口腔 X 线投照的重要性、益处及相对安全性进行教育。■

■ 评判性思维

1. 在牙科诊所中,指定负责处理剂更新与维护的人员需要负责哪些具体事情及其时间周期?

2. 运用楔形分级 X 线片评价显影剂质量时,发现常用胶片的中间密度较楔形分级 X 线片上的中间密度浅。问题出在哪儿?如何解决?

3. 一天早上,Johnstone 女士来到诊室,因为要搬到另一个城市,所以要求取走自己的 X 线片。接待员 Kathy 向该女士解释,X 线片复印需要花费一些时间。Johnstone 很生气,想立即拿到她的 X 线片,她说:这些胶片是我的,我付费了,我要拿到。Kathy 应该如何告知该女士?■

操作 40-1

练习使用胶片投照时的感染控制

目标

✔ 练习 X 线片曝光过程中的感染控制

器械与物品

✔ 投照室隔离物
✔ 纸杯
✔ 胶片(需要尺寸)
✔ 包装好的定位装置
✔ 塑料薄膜
✔ 带有甲状腺铅领的铅围裙
✔ 盛放曝光胶片的一次性器具(每个病人做好标记)
✔ 表面清洁剂/消毒剂

步骤

1. 清洁、干燥双手。
2. 在设备及工作区域放置表面隔离物。

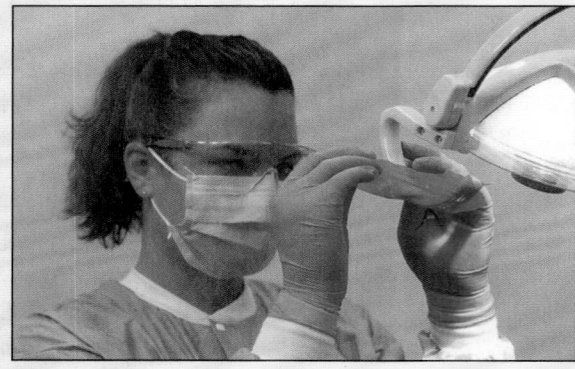

3. 准备包装好的定位装置、胶片、带标签盛放曝光胶片的一次性器具、纸巾以及其他可能用到的东西。
   目的:一旦戴上手套,就不能离开工作台面去取东西。

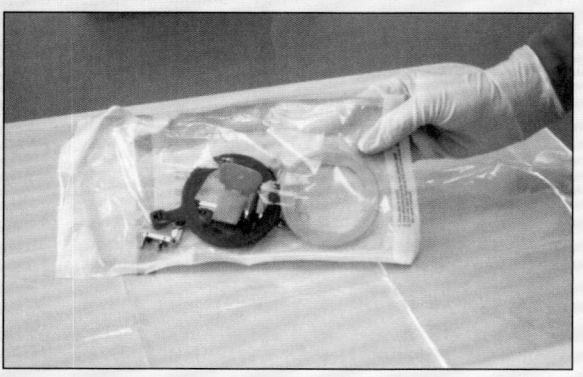

4. 摆好病人体位,穿戴铅围裙。
5. 清洁、干燥双手,戴上手套。
6. 每次曝光后,用纸巾擦去胶片表面的唾液。
7. 将每张曝光后的胶片放进容器内,小心不要接触容器表面。
   目的:污染的手套可能污染到容器表面。

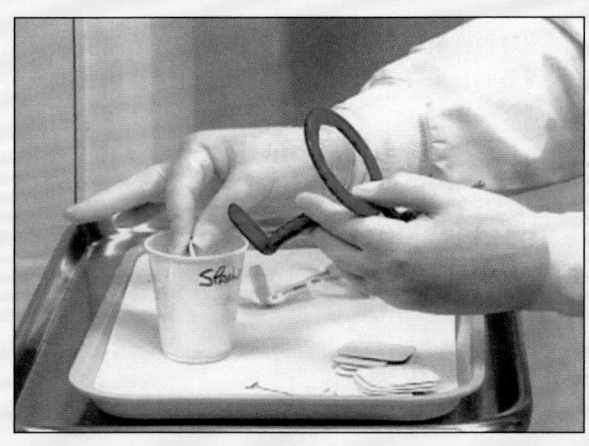

8. 投照完成后,去除病人铅围裙。
9. 戴手套去除隔离物,小心不要接触到表面。
   目的:在除去隔离物时必须戴着手套,因为它们已经被污染。如果去除隔离物时接触到了表面,那么需要对污染的物品表面进行消毒。
10. 扔掉隔离物和纸巾。
11. 将定位装置放到托盘里,返回到处理区域。
12. 清洁、干燥双手。
13. 处理曝光后的胶片。

操作 40-2

练习暗室中的感染控制

目标

✔ 练习在暗室时的感染控制措施

器械与物品

✔ 纸巾
✔ 干净的手套
✔ 干净的纸杯
✔ 盛放胶片内铅箔的容器

步骤

1. 在处理器附近的柜台上放一张纸巾和一个干净的纸杯。
   目的:纸巾对操作区域表面产生隔离的作用,纸杯可以用来盛放丢弃打开的胶片包装。

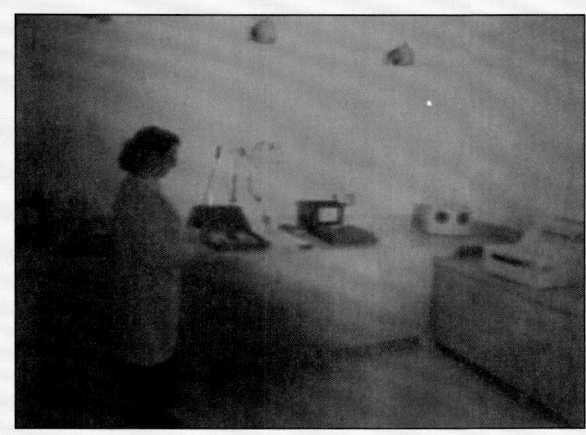

4. 将包装里的铅箔丢弃,放入特定容器。
   目的:铅箔对环境有害,不应作为普通垃圾丢弃。
5. 将空的胶片包装放到干净的纸杯里。
6. 丢弃该纸杯。摘掉手套,内面向外,丢弃之。
7. 不戴手套,将胶片放入洗片机中或洗片夹上。如果胶片有塑料隔离物,在投照室中应该戴着手套将其去除。然后不戴手套打开包装,将胶片放入洗片机中。

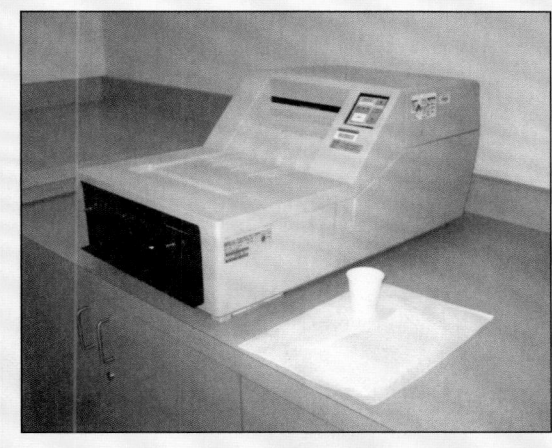

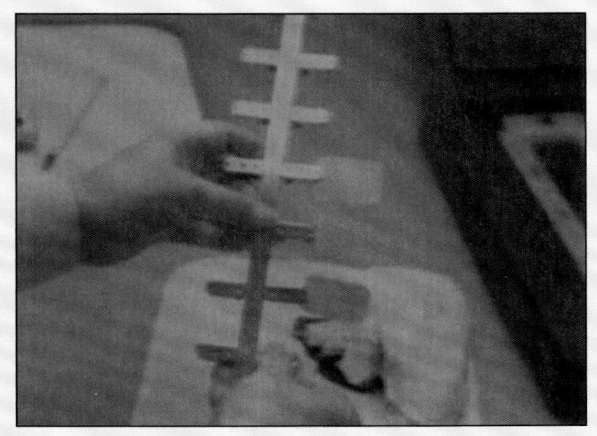

2. 清洁双手,戴一副新手套,最好不带滑石粉。
   目的:手上的滑石粉会造成胶片上的伪影(artifact)。
3. 打开安全灯;关闭白炽灯。打开胶片包装,使曝光胶片落到纸杯上。注意不要让无包装的胶片接触到手套。
   目的:一定不能污染胶片。

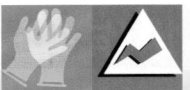

练习使用明室装片设备时的感染控制

目标

✔ 练习应用明室装片设备洗片过程中的感染控制措施

器械与物品

✔ 纸巾
✔ 干净的手套
✔ 干净的纸杯
✔ 盛放铅箔的容器

步骤

1. 清洁并干燥双手,将纸巾或塑料纸覆盖在明室装片设备的底部,作为隔离物。

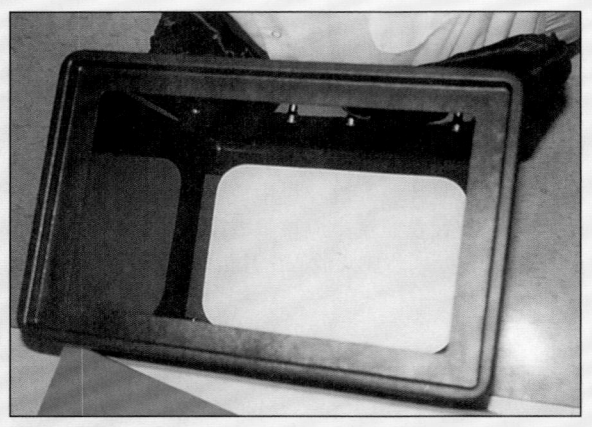

2. 将如下物品放入明室装配设备底部:一个盛放污染胶片的杯子、一副干净的手套、一个空杯子。关闭封盖。

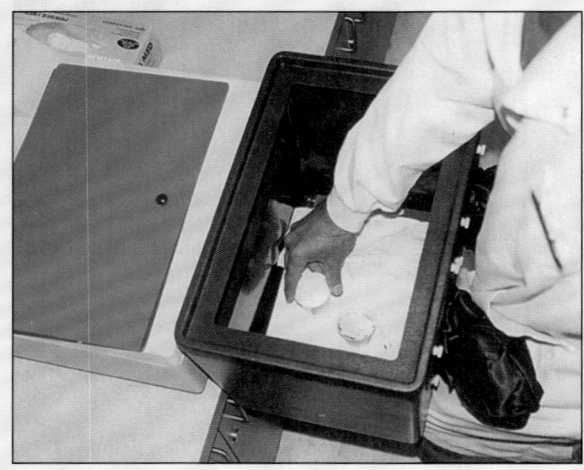

3. 将干净的双手放入明室装片设备的袖筒内,戴上手套。
　　目的:干净的双手可避免袖筒的污染;在袖筒内不能使用污染的手套。

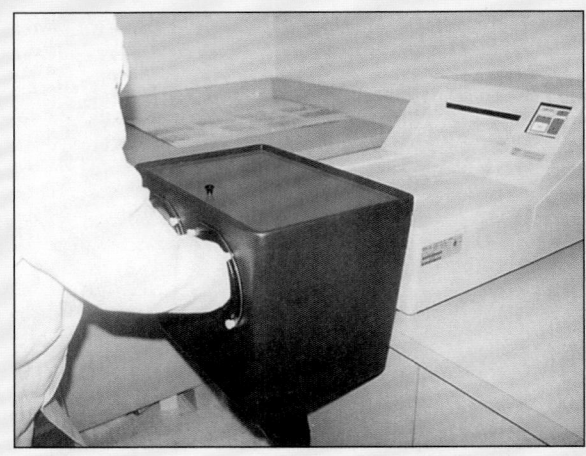

4. 打开胶片外包装,胶片自动落在装置底部的隔离物上。
　　目的:干净的隔离物可以避免胶片上沾染灰尘或粉末。

5. 将污染的外包装放在第二个纸杯里,铅箔放在相应的容器里。
　　目的:纸杯利于集中污染物及丢弃。

6. 打开最后一个胶片包装时,脱掉手套,内面向外。将胶片插入到处理槽中。
　　目的:胶片是无污染的,避免微生物生长。

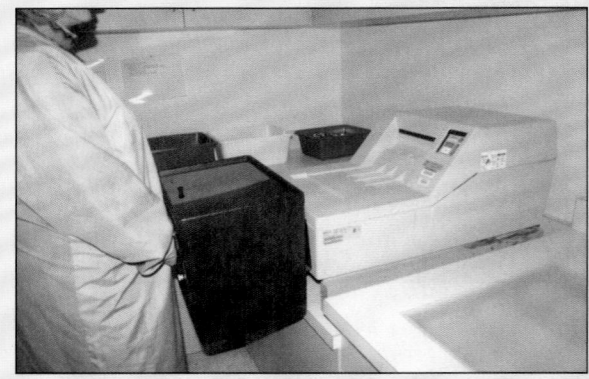

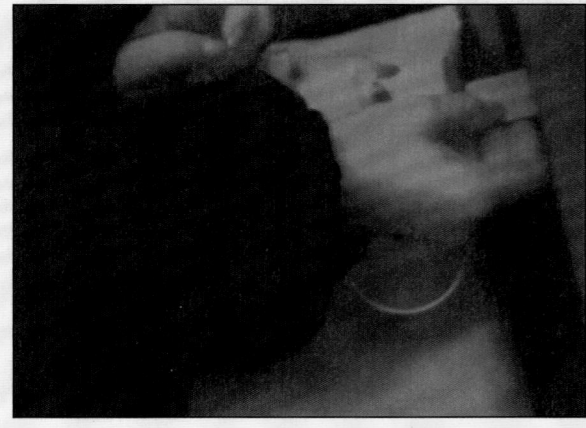

7. 插入最后一张胶片后,双手从袖筒中出来。

操作 40-3（续）

8. 打开机器封盖，小心用隔离物的末端盖住纸杯、用过的手套，然后扔掉。

注：双手不要接触到污染的物品。

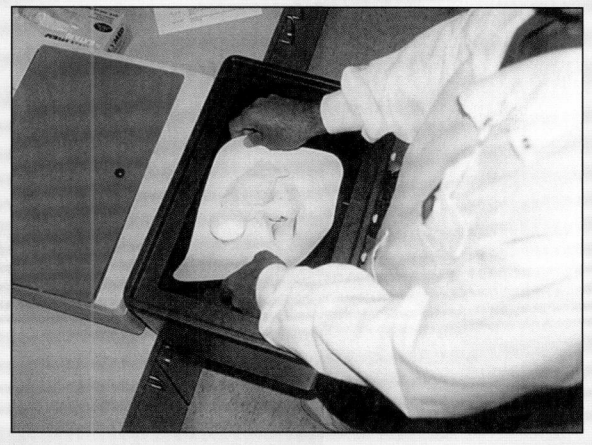

9. 清洁双手。

10. 在胶片架、纸杯及封皮上标记病人的姓名。用这些收集处理过的胶片。

操作 40-4

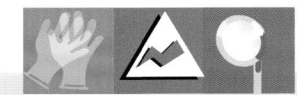

练习使用数码传感器投照时的感染控制

目标

✔ 练习使用数码传感器投照时的感染控制措施

器械与物品

✔ 投照室隔离物，包括传感器、电脑键盘、鼠标
✔ 纸巾或纱布棉卷
✔ 数码传感器（需要尺寸）
✔ 包装好的定位装置，传感器包装或棉垫
✔ 传感器及电缆隔离物
✔ 带有甲状腺铅领的铅围裙
✔ 表面清洁剂/消毒剂

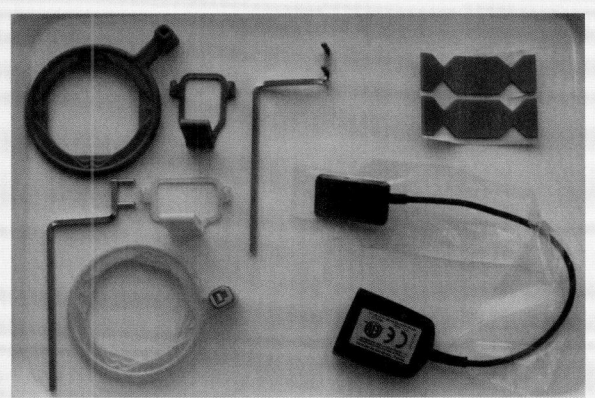

步骤

1. 清洁、干燥双手。

2. 在机器、键盘、鼠标及工作区域放置表面隔离物。

3. 准备包装好的定位装置、覆盖传感器和电缆的隔离物、纸巾或纱布棉卷、以及其他可能用到的东西。因为一旦戴上手套，就不能离开工作台面去取东西。

4. 固定好隔离物与数码传感器。数码传感器在病人身上是重复使用的，不能高热消毒，所以需要用 FDA 推荐的隔离物进行保护。

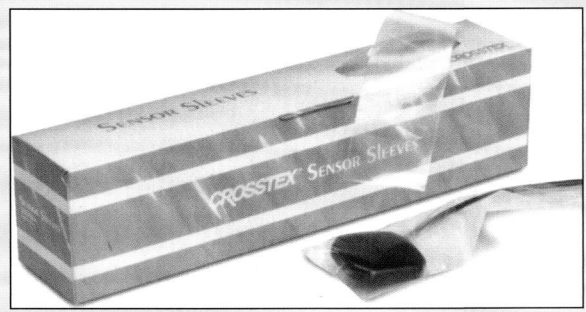

5. 摆好病人体位，穿戴铅围裙。

6. 清洁、干燥双手，戴手套。

操作 40-4(续)

7. 投照完成后,去除铅围裙,嘱病人离开。为了保证去除铅围裙的无菌操作,应当再戴一副手套去除铅围裙,或脱掉手套后直接去除铅围裙。

8. 戴上手套,去除隔离物,小心不要接触到设备表面。进行表面消毒时,需要佩戴抗化学物质的手套;如果去除隔离物时接触到了底面,那么物品表面就需要再次消毒。

9. 扔掉隔离物和纸巾。

10. 将定位装置放到托盘里,返回到处理区域。

11. 消毒铅围裙及任何可能污染的物体表面。

12. 按照说明书仔细消毒传感器。传感器一般都很昂贵,使用不当很容易破坏。

13. 清洁、干燥双手。

操作 40-5

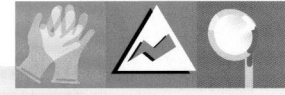

练习使用磷光板投照时的感染控制

目标

✔ 练习使用磷光板投照时的感染控制措施

器械与物品

✔ 投照室隔离物
✔ 传感器、电脑键盘、鼠标的隔离物
✔ 纸巾或纱布
✔ 棉卷
✔ 磷光板(需要尺寸)
✔ 磷光板外包装
✔ 包装好的定位装置
✔ 带有甲状腺铅领的铅围裙
✔ 黑色转移盒
✔ 纸杯
✔ 图像扫描仪
✔ 表面清洁剂/消毒剂

步骤

1. 打开电脑。
2. 登录系统,将病人的图像与其基本信息关联。
3. 选择合适的图像布局。

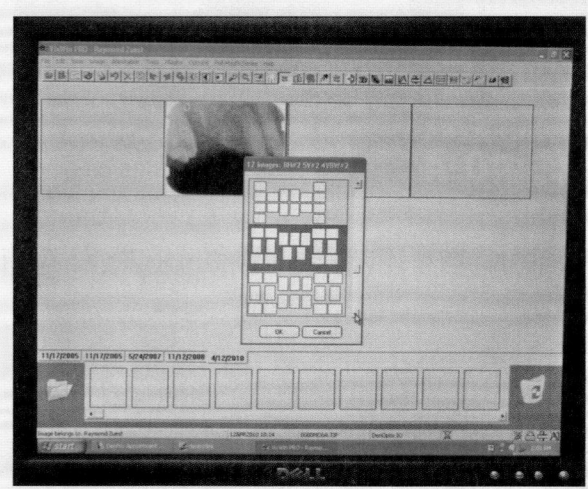

4. 清洁、干燥双手。
5. 在设备及工作区域放置表面隔离物。

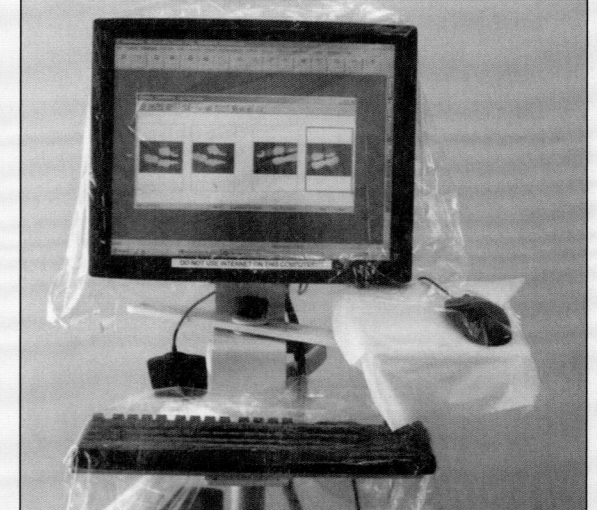

操作 40-5(续)

6. 将磷光板放入隔离封套中。揭去保护条,封闭封套,轻轻按压以封闭边缘。

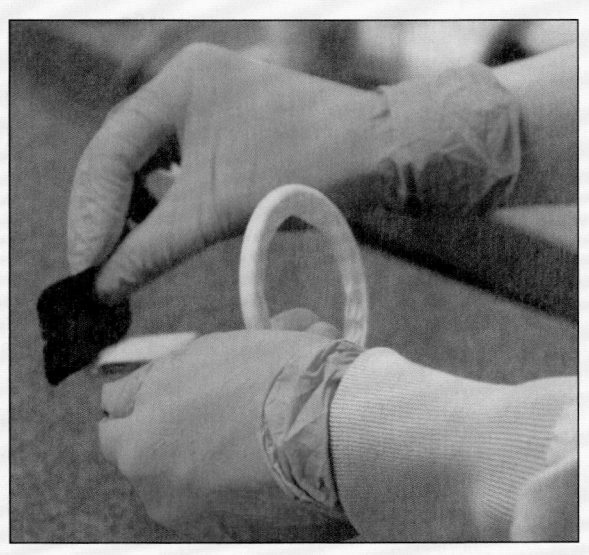

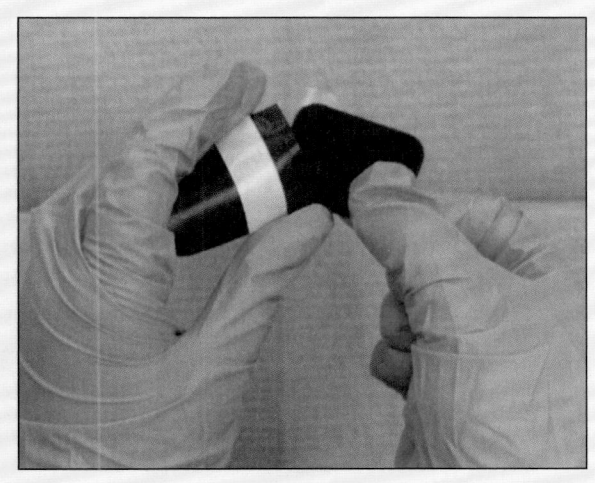

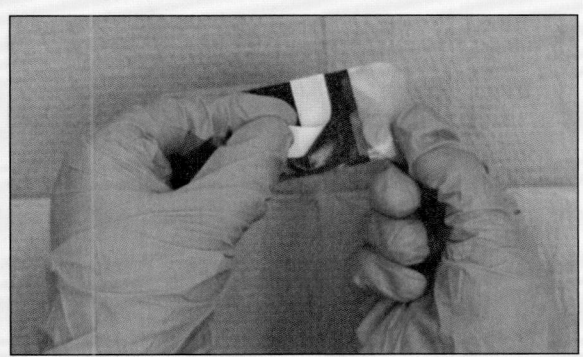

11. 每次曝光后,用纸巾擦去磷光板表面的唾液。
12. 将每张曝光后的磷光板放进标记有病人姓名的纸杯内,或者直接放入黑色转移盒内。

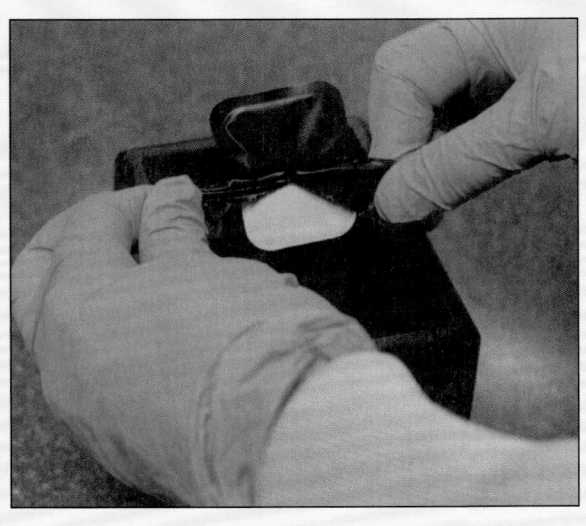

7. 准备包装好的定位装置、纸杯、转移盒、纸巾或纱布棉卷以及其他可能用到的东西。

目的:一旦戴上手套,就不能离开工作台面去找东西。

曝光

8. 摆好病人体位,穿戴铅围裙。
9. 清洁、干燥双手,戴手套。
10. 每次曝光均需将磷光板放入持片夹。

操作 40-5(续)

13. 投照完成后,去除病人铅围裙,嘱病人离开。

14. 戴手套,去除隔离物,小心不要接触到表面。

    目的:在除去隔离物时必须戴着手套,因为它们已经被污染。去除隔离物时不小心接触到了物品表面,那么表面会被污染需要再次消毒。

15. 扔掉隔离物和纸巾。将定位装置放到托盘里,返回到处理区域。

扫描前磷光板准备

注:如果曝光后立即扫描,则没有必要借助转移盒。黑色转移盒用于磷光板曝光前的存放,因为磷光板不能在光线下或室温下暴露太久,否则会导致能量释放。

16. 戴手套去除纸杯里的磷光板,小心打开封闭的包装,磷光板自动落入黑色转移盒。注意不要接触转移盒的表面,避免污染。

    目的:必须戴手套去除污染的磷光板外包装。

17. 丢弃污染的外包装。

18. 丢弃手套,清洁并干燥双手。

扫描磷光板

19. 制造商不同,磷光板扫描仪的应用也不同,所以必须严格按照说明书来使用机器。

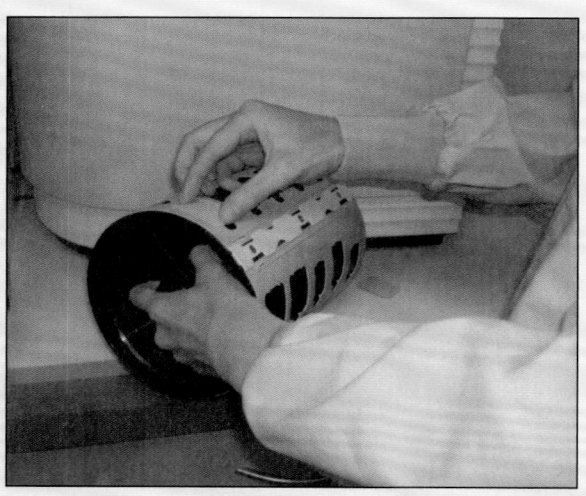

20. 按照说明将磷光板插入扫描仪中。

    目的:扫描仪能够将荧光"信号"转化为机器上可见的数码图像。

21. 图像转化完成后,退出系统。

22. 病人病历记录。

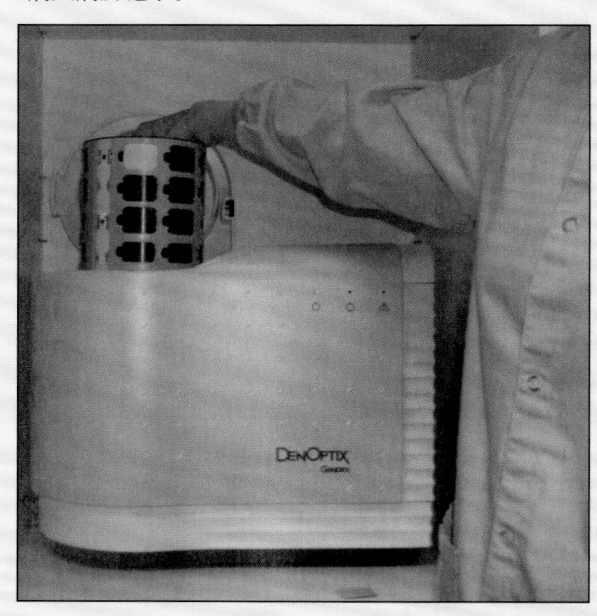

(李刚 译)

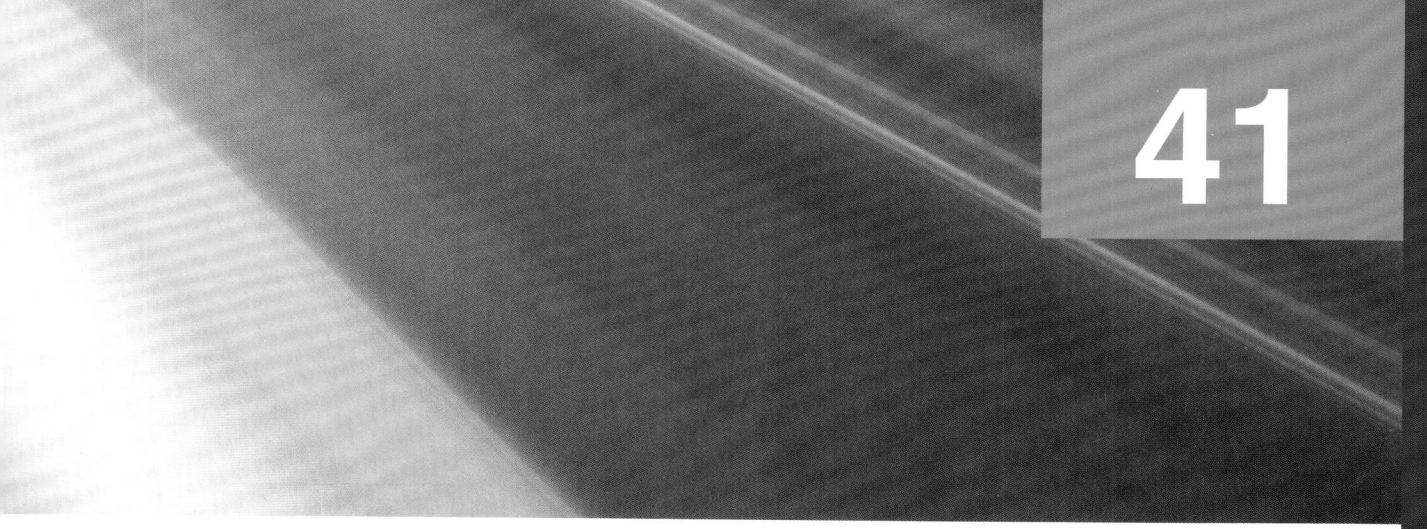

口内成像

关键术语

成角（angulation）：X线中心线在水平面及垂直面的角度。

分角线技术（bisecting technique）：口内牙片拍摄术。

殆翼片（bitewing）：用于检查牙齿邻面的图像。

中心线束（central ray）：X线的中心束。

接触面（contact area）：同一牙弓内，两个相邻牙的近远中相接的牙面。

牙槽嵴顶（crestal bone）：牙槽骨位于两个相邻的牙之间的顶端部分。

发育性残疾（developmental disability）：通常发生于成年之前的心理与生理方面的永久性功能损伤。

诊断效能（diagnostic quality）：指图像是否具有正确的解剖结构、密度、对比度、清晰度及诊断所需的细节。

邻面（interproximal）：两个相邻牙的接触面。

相交（intersecting）：穿过。

牙长轴（long axis of the tooth）：垂直将牙体分割为两个相同部分的假想轴。

殆片（occlusal technique）：用来检查上颌骨或下颌骨大面积区域的影像学检查。

平行（parallel）：以相同的距离在同一平面内移动或分布。

平行投照技术（paralleling technique）：拍摄根尖片与殆翼片的口内投照技术。

垂直（perpendicular）：成一直角。

生理缺陷（physical disability）：身体功能上的某种缺陷，如视觉、听觉或行动障碍。

固位器（positioning device/positioning instrument）：用来固定图像接收器，以防止其在曝光时发生移动。

直角（right angle）：两条线垂直形成的90°。

学习目标

完成此章节的学习之后，学生将能够达到以下目标：

1. 掌握关键术语的发音、写法和定义。
2. 解释全口X线片中的图像可能不同的原因。

3. 说出口内成像技术中两种基本的投照方法。
4. 讨论平行投照技术，包括：
   - 说出平行投照技术的5项基本原则
   - 描述病人在拍摄前所需的准备工作。
   - 解释为什么在平行投照技术中持片夹很重要。
   - 描述投照前后牙的顺序。
5. 讨论分角线技术，包括：
   - 识别分角线技术中使用的不同种类的持片夹。
   - 描述不正确的水平角度导致的拍摄结果。
   - 描述不正确的垂直角度导致的拍摄结果。
   - 识别在使用分角线技术时所需要使用的图像接收器尺寸。
6. 讨论殆翼片技术，包括：
   - 解释殆翼片拍摄时的基本原则。
   - 说出殆翼片拍摄时推荐的垂直角度。
7. 解释殆片曝光技术。
8. 描述管理有特殊医疗需求病人的技术。
9. 描述管理有特殊牙科需求病人的技术，包括对咽反射高度灵敏的病人。
10. 描述最常见牙科影像技术错误的表现。
11. 解释牙科X线片出片的两种方法。

实践目标

完成此章节的学习之后，学生将能够达到以下技能水平：

- 阐述如何为将进行牙科影像学检查的病人做准备。
- 组装平行投照设备。
- 使用平行投照技术拍摄全口牙片，包括使用胶片和传感器。

- 使用分角投照技术拍摄全口牙片,包括使用胶片和传感器。
- 使用胶片和传感器呈现殆翼片。
- 使用胶片拍摄上下颌骨的殆片。
- 将全口牙片出片并标记。

每一名牙医助理都可以成功拍摄出可用于诊断牙科疾病的不失真的、有准确密度及对比度的高质量牙科 X 线片。只要严格遵循对图像接收器的放置、曝光及处理步骤,就能够得到理想的图像(图 41-1)。

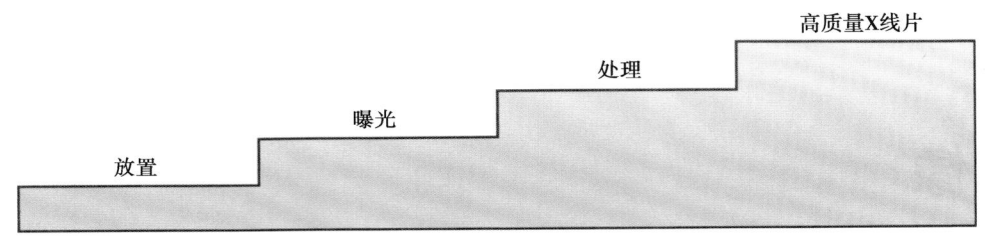

图 41-1　获得高质量牙科 X 线片的步骤

临床工作中,病人体型、生理心理状态、牙列类型以及性格都各不相同。牙医助理常常会遇到需要特殊对待的病人。比如,同样解释什么是 X 线,给一名 6 岁的病人解释与给一名成年病人解释是很不同的。在使用数字传感器、磷光板(phosphor storage plates,PSPs)或传统牙科胶片时,拍摄方法也会有所变化。另外,当病人腭部高且窄时,或者咽反射较为敏感时,也需要改变拍摄方法。本节将介绍多种可能在临床操作中遇到的情况,并指导拍摄方法。

就算是最熟练的操作者,也难免会犯错误;所以如何识别错误以及在操作中避免错误的再次发生才是最重要的。本节也介绍了常规拍摄方法中常见的错误及避免方法。另外,在摆放 X 线片的过程中也要求识别并且借助正常的解剖标志。

全口检查

没有牙科影像的牙科检查是不完整的。对于绝大多数病例来说,全口 X 线检查是最常用的检查方法。

全口 X 线片(full-mouth survey,FMX)包括根尖片和殆翼片。殆翼片可以反映咬合状态下的上下牙情况。在殆翼片中除了牙冠之外,只能见到部分的牙根组织。这种片位可以用来探查邻面(interproximal)龋、早期牙周病、修复体下方的继发龋以及金属填充物或牙冠是否密合(图 41-2)。根尖片展示了从

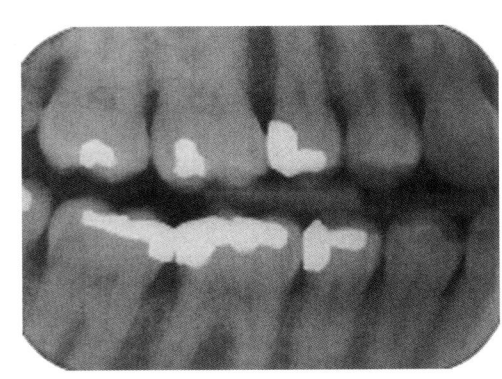

图 41-2　殆翼片。只显示牙冠与牙槽嵴,不显示牙根

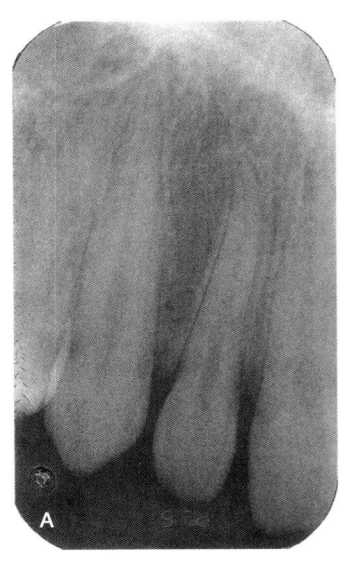
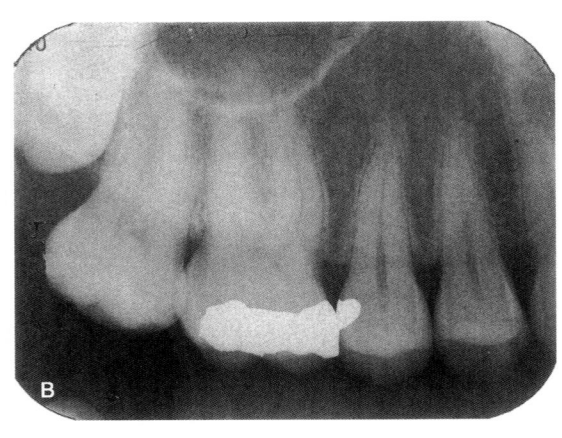

图 41-3　A,前牙根尖片,B,后牙根尖片。可显示全部牙体组织及周围组织

殆面或切缘到根尖下 2~3mm 的整个牙齿的影像,根尖下 2~3mm 还能展示牙槽骨的情况。这类影像主要用来诊断牙体、牙根及牙槽骨的病理情况,同时也用来观察牙齿的形成与萌出情况(图 41-3)。在牙体牙髓及口腔颌面外科诊疗中,根尖片极其重要。

对于一般成年人,一套全口牙片包括 18~20 张片子,一般来说包括 14 张根尖片和 4~6 张殆翼片。具体数量取决于牙科医生的倾向和口内余留牙的数量。比如,一个没有牙齿的病人,14 张根尖片足以覆盖整个牙弓,就没有必要再拍摄殆翼片;

对于一个口内无缺失牙的病人,根尖片的数量取决于拍摄时使用平行透照技术还是分角线技术。

牙片数量之所以不同原因在于前牙区拍摄方法。如果使用数字投照设备(图 41-4A),造成数量差异的因素包括传感器的尺寸以及采用何种投照技术。当使用胶片及分角线技术(bisecting technique)时,上下颌各需要用 2 号胶片拍摄三个前牙区牙片;当使用平行投照技术(paralleling technique)时,上下颌各需要使用 3 或 4 张 1 号胶片(图 41-4B)。

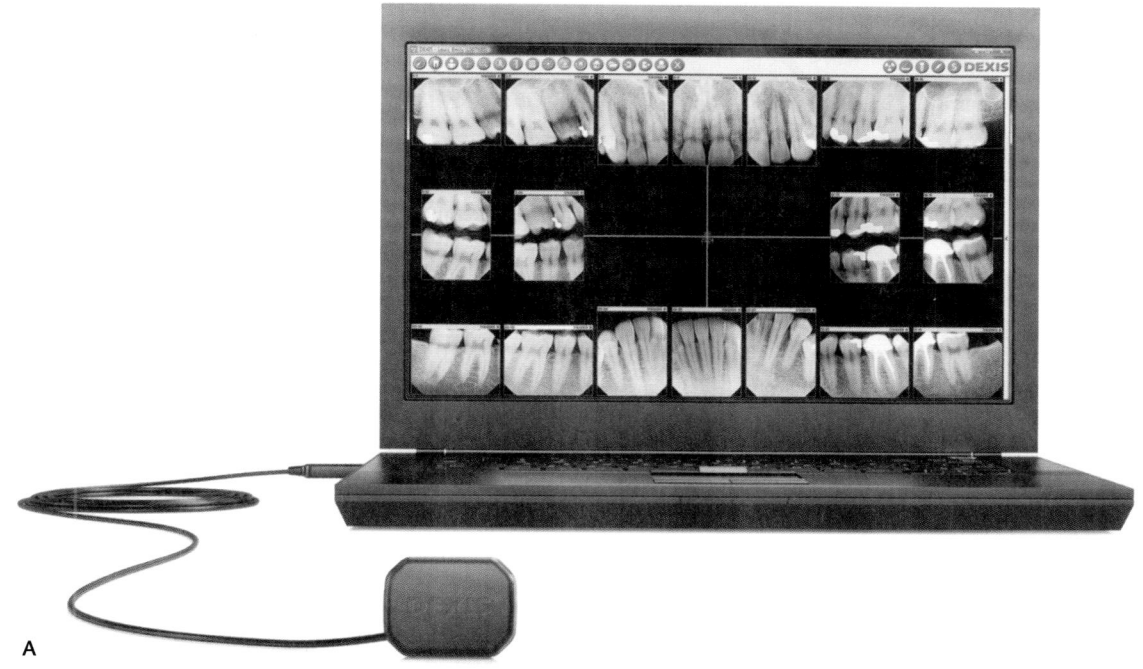

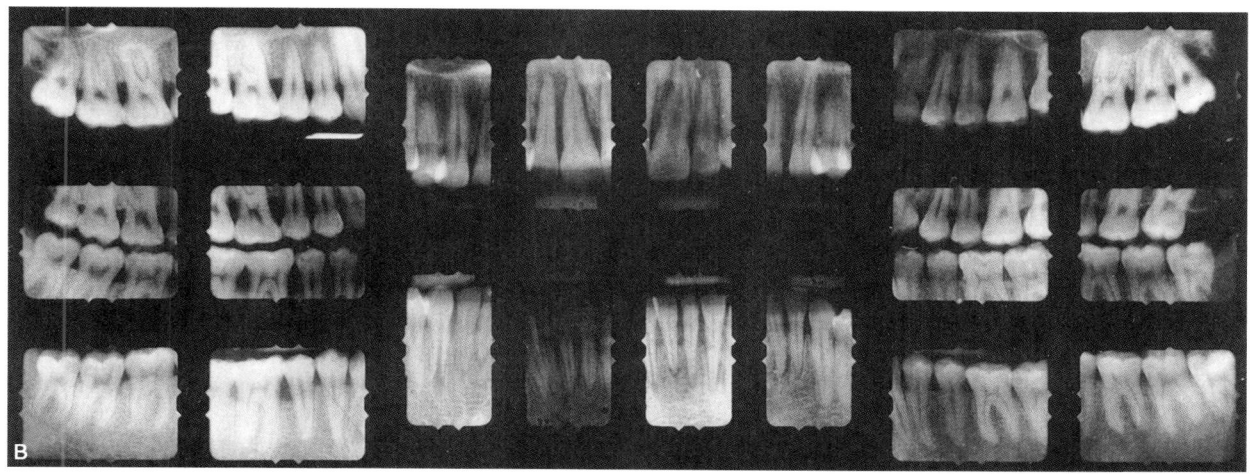

图 41-4 A,使用数字传感器的口内牙片。B,摆放好的使用平行投照技术的口内牙片,包括 8 张前牙区牙片。(A,Courtesy DEXIS,LLC,Des Plaines,IL)

⊙ 复习

1. 殆翼片与根尖片的区别?
2. 拍摄影像时可以使用哪两种技术?

口内投照技术

不管是使用传统胶片、数字传感器或者 PSPs,都可以使用两种基本的投照技术来获取根尖部影像,即平行投照技术和分角线技术。美国口腔颌面放射学会及美国牙科学校学会均推荐使用平行投照技术,因为平行投照技术可以提供更加准确的图像以及使病人承受较小的放射剂量。在某些情况下,如病人口小、硬腭浅平或弧度较大,拍摄者也许会需要用到分角线技术。本节将分步介绍如何使用这两种投照技术(图41-5)。

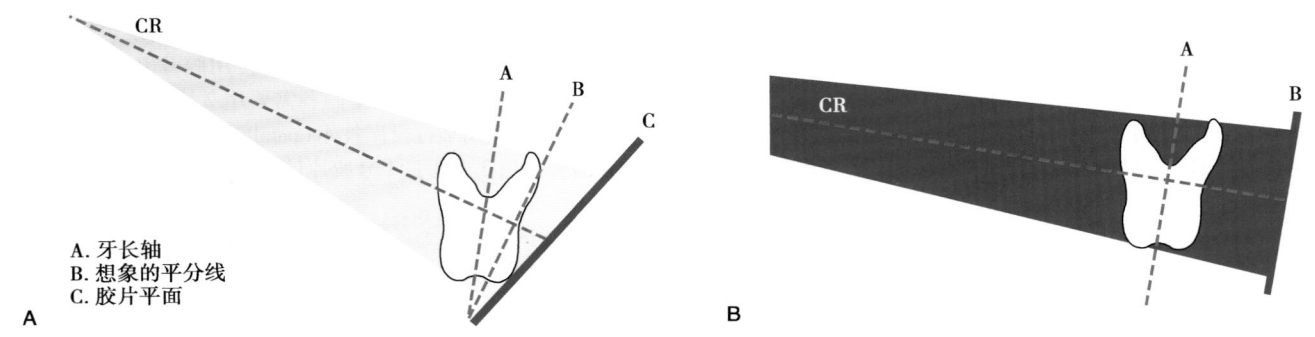

A. 牙长轴
B. 想象的平分线
C. 胶片平面

图 41-5   口内 X 线技术。A,分角线技术。B,平行投照技术。CR,中心线束

平行投照技术

平行投照技术又称遮线筒延伸平行(extension-cone parallel-ling,XCP)、直角或长遮线筒技术。如要正确使用平行投照技术,必须先了解几个名词,包括:平行(parallel)(图41-6),相交(intersecting),垂直(perpendicular),直角(right angle),牙长轴(long axis of the tooth)(图41-7)以及中心线束(central ray),另外还有五项基本原则。

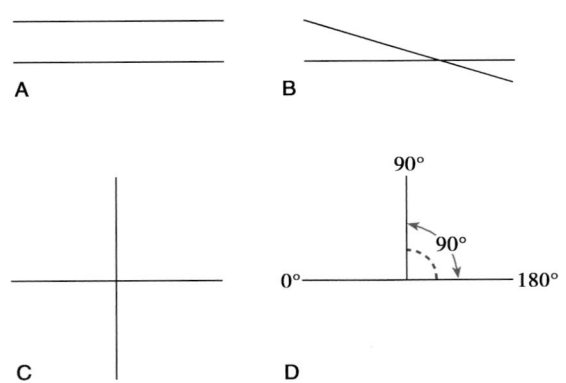

图 41-6   A,平行线总是间隔相同的距离且永不相交。B,相交的直线。C,垂直相交形成直角的两条线。D,直角为90°,由两条垂直相交的线构成。(From Iannucci J,Jansen Howerton L:Dental radiography:principles and technique,ed 4,St Louis,2012,Saunders)

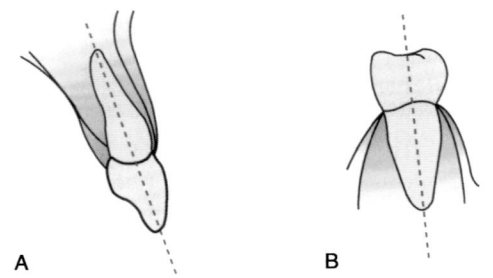

图 41-7   A,上颌中切牙的长轴将牙齿分为两个相同的部分。B,下颌前磨牙的长轴将牙齿分为两个相同的部分。(From Iannucci J,Jansen Howerton L:Dental radiography:principles and technique,ed 4,St Louis,2012,Saunders)

五项基本原则

使用平行投照技术必须遵守以下基本原则:

1. 图像接收器的放置。图像接收器必须放入病人口内以准确覆盖需要检查的牙齿。

2. 图像接收器的位置。图像接收器必须与牙长轴平行放置。持片夹(固位器(positioning instrument)上的图像接收器要远离牙齿放置并朝向口腔中部(图41-8)。

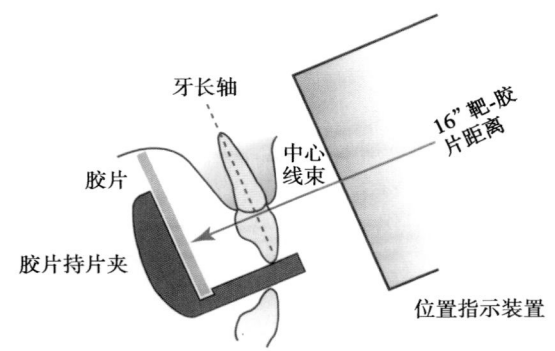

图 41-8   平行投照技术中胶片、牙齿、位置指示装置(position indicator device,PID)以及 X 线中心线的位置。胶片与牙长轴平行,X 线中心线与牙长轴及胶片垂直,并保持 16inch(1inch = 2.54cm)以上的距离。(From Iannucci J,Jansen Howerton L:Dental radiography:principles and technique,ed 4,St Louis,2012,Saunders)

3. 垂直角度。X 线中心线必须与图像接收器及牙长轴垂直(成直角)。

4. 水平角度。X 线中心线应直接穿过牙齿之间的接触面(contact areas)(图41-9)。

5. 中心线束。X 线束必须对准图像接收器的中心来确保对所有的检查区域进行投照。X 线束未对准会导致图像不全,或者造成投照切空(图41-10)。

病人的准备

病人在进行 X 线检查前应做好室内准备及感染控制措施。见操作41-1。

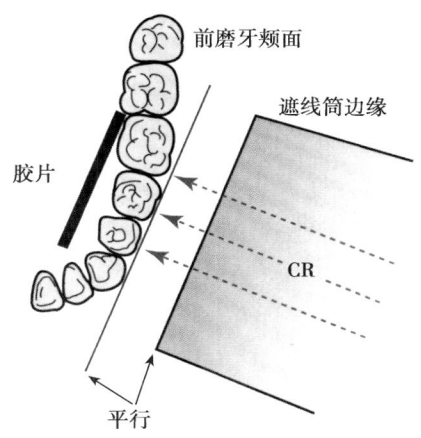

图 41-9 在该图中，X 线穿过前磨牙的接触面是由于中心线束直接穿过接触面并垂直于胶片。如果中心线束(CR)的角度发生偏差，那么前磨牙接触面的影像就会发生重叠。(From Iannucci J, Jansen Howerton L: Dental radiography: principles and technique, ed 4, St Louis, 2012, Saunders)

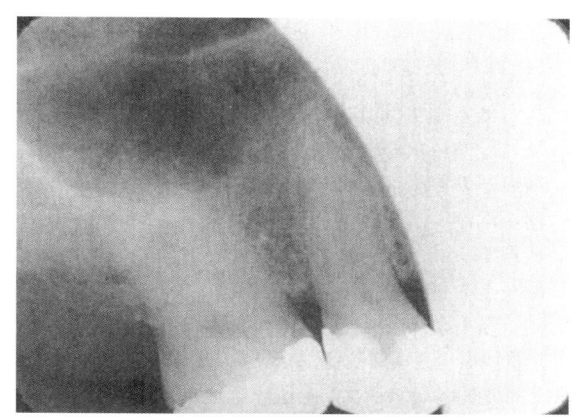

图 41-10 图中显示了一个锥形切迹，是胶片上未曝光的区域。PID 的放置过于偏向远中而导致前牙区的胶片未曝光。(From Iannucci J, Jansen Howerton L: Dental radiography: principles and technique, ed 4, St Louis, 2012, Saunders)

确定牙齿拍摄顺序

在进行根尖片曝光时，操作者应计划好牙齿的曝光顺序。如果未制订好曝光顺序，在使用胶片拍摄根尖片时，很可能遗漏一个区域或者同一部位曝光两次。但这种情况在使用数字投照设备时不易发生，因为可在电脑屏幕上观察到投照部位的图像情况。

前牙区曝光顺序

在使用平行投照技术拍摄根尖片的时候，通常从前牙区开始(包括切牙与尖牙)，原因如下：

- 前牙区使用的 1 号图像接收器较小，病人较容易适应。
- 病人较容易适应前牙的持片夹。
- 在前牙区放置持片夹时，病人较少出现咽反射，一旦出现咽反射，在随后的拍摄中病人也可能出现，而这些在平常情况下不会出现的。

平行投照技术中，前牙区投照一共将拍摄 7~8 张 1 号胶片：4 张上颌根尖片，3 张下颌根尖片(图 41-11)。有些拍摄者也会选择拍摄 4 张上颌根尖片和 4 张下颌根尖片。如果使用 2 号胶片或小型数字图像接收器，则一共进行 6 次前牙区投照：3 个上颌根尖片，3 个下颌根尖片。笔者推荐使用 1 号胶片和最小号数字图像接收器进行前牙区根尖片的拍摄。

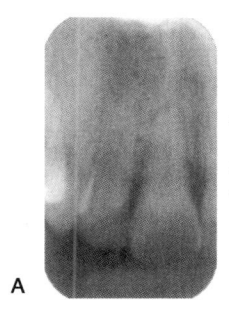

- 上颌尖牙的全部牙体组织，包括根尖区及根尖周组织
- 尖牙周围牙槽骨和近中接触区
- 第一前磨牙的舌尖常与尖牙远中面相邻接

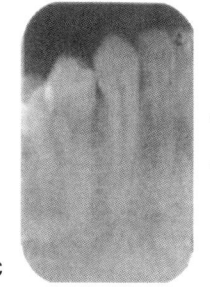

- 上颌尖牙的整个牙体组织包括根尖区及邻近组织
- 邻面牙槽骨以及近远中接触面

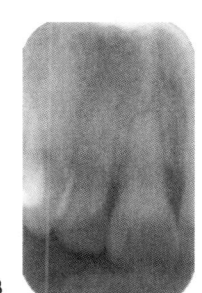

- 上颌中切牙与侧切牙的全部牙体组织，包括根尖区及其邻近组织
- 中切牙与侧切牙接触面、近远中接触面之间的牙槽骨，以及牙槽骨周围区域
- 侧切牙与尖牙的近中接触面

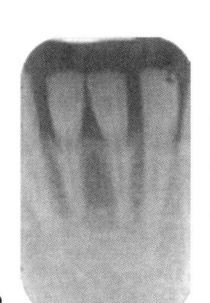

- 下颌中切牙与侧切牙的全部牙体组织，包括根尖区及其邻近组织
- 中切牙间的接触面，中切牙及侧切牙间的接触面
- 大多数病例中，不需要观察下颌侧切牙的远中面

图 41-11 前牙区根尖片中可见到的结构：A，上颌尖牙。B，上颌切牙。C，下颌尖牙。D，下颌切牙。(From Iannucci J, Jansen Howerton L: Dental radiography: principles and technique, ed 4, St Louis, 2012, Saunders)

使用 Rinn XCP 设备拍摄前牙区根尖片的推荐操作顺序为:

1. 装配前牙 XCP 设备。见操作 41-2。
2. 从右侧上颌尖牙开始(#6 牙)。
3. 从右至左依次曝光上颌前牙区。
4. 结束至左侧上颌尖牙(#11 牙)。
5. 移至下颌。
6. 从左侧下颌的尖牙开始(#22 牙)。
7. 从左至右依次曝光下颌前牙区。
8. 结束至右侧下颌尖牙(#27 牙)。

在上颌从右至左及下颌从左至右的曝光中,避免不必要的移动以及固位器的转换,你会找到适合你本人的操作顺序。最重要的一点是,要一直采用同样的曝光顺序,以便在曝光过程被打断之后还能够继续完成曝光(见操作 41-3)。

后牙曝光顺序

当完成前牙区曝光任务后,开始后牙区曝光。先从前磨牙区开始,再进行磨牙区的曝光,原因如下:

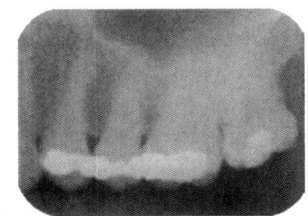

A

• 第一、二前磨牙及第一磨牙的牙体、牙根、根尖部、牙槽嵴、邻牙接触面及周围骨质

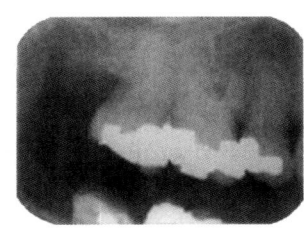

B

• 第一、二、三磨牙的牙体、牙根、根尖部、牙槽嵴、邻牙接触面及周围骨质,及下颌神经管区

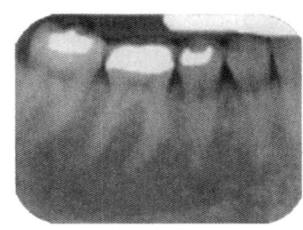

C

• 第一、二前磨牙及第一磨牙的牙体、牙根、根尖部、牙槽嵴、邻牙接触面及周围骨质,及远中尖牙

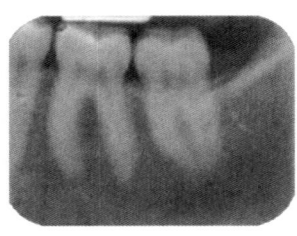

D

• 第一、二、三磨牙的牙体、牙根、根尖部、牙槽嵴、邻牙接触面及周围骨质

图 41-12　后牙根尖片上显示的影像:A,上颌前磨牙。B,上颌磨牙。C,下颌前磨牙。D,下颌磨牙。(From Iannucci J,Jansen Howerton L:Dental radiography:principles and technique,ed 4,St Louis,2012,Saunders)

• 前磨牙区的数字图像接收器比磨牙区的更容易被病人适应。
• 前磨牙的曝光较不易引起咽反射。
• 使用平行投照技术时,会使用 8 个图像接收器,包括上颌 4 个,下颌 4 个(图 41-12)。

应用 XCP 持片夹曝光后牙区的要求如下:

1. 从右上象限开始。
2. 装配后牙 XCP 设备,见操作 41-2。
3. 首先曝光前磨牙(#4 牙、#5 牙),然后曝光磨牙(#1 牙、#2 牙、#3 牙)。
4. 将 XCP 设备移至左下象限,无需重新装配。
5. 曝光前磨牙(#20 牙、#21 牙),然后曝光磨牙(#17 牙、#18 牙、#19 牙)。
6. 将 XCP 设备移至左上象限,并重新装配使其适合此区域的曝光。
7. 曝光前磨牙(#12 牙、#13 牙),然后曝光磨牙(#14 牙、#15 牙、#16 牙)。
8. 完成右下象限的曝光。
9. 曝光前磨牙(#28 牙、#29 牙),然后曝光磨牙(#30 牙、#31 牙、#32 牙)。

放置胶片时注意事项

• 胶片的白面应朝向牙面。
• 前牙胶片应垂直放置。
• 后牙胶片应水平放置。
• 胶片上的识别点应对准持片夹上的沟槽。
• 持片夹应远离牙体并朝向口腔中部。
• 检查部位应处于胶片中央。
• 胶片应与牙长轴平行。

传感器摆放指南

• 使用平行投照技术及传感器固位器。
• 保持传感器与牙体平行,但无需紧贴牙体。
• 拍摄上颌图像时,将传感器置于硬腭中线处。
• 拍摄下颌图像时,将传感器更多的朝向舌部。
• 拍摄下颌磨牙图像时,确定粭垫完全位于病人口内。
• 如病人闭口困难,让病人使用其手指辅助固定传感器的臂。
• 保持 PID 与持片夹平行并且对准定位圈中心。
• 使用棉卷作为传感器和腭隆突间的衬垫。
• 对于极端敏感的病人,使用传感器时特别设计的泡沫垫可以使传感器的放置更加舒适。

Adapted from Schick by Sirona,sensor Placement Tutorial.

胶片的摆放

每次拍摄时,都有特定的牙体及组织结构影像需要在图像中清晰地显现,如图 41-11 及 41-12 所示。

3. 为何曝光顺序很重要?
4. 曝光应从口腔的哪个区域开始?
5. 后牙区的曝光应从哪个区域开始?

分角线技术

另一种根尖片的投照方法是分角线技术,又称短遮线筒技术。尽管分角线技术首先使用的是短锥形定位方法,但不限制PID 的长短,也适用于任何类型的图像接收器。

美国口腔放射学会推荐在拍摄根尖片时使用平行投照技术,所以分角线技术应在平行投照技术无法使用的一些特殊情况下使用。这些特殊情况包括:病人口小、儿童病人及病人硬腭低平。

分角线技术的原理基于几何学上的等腰三角形。与平行投照技术不同的是,在平行投照技术中,图像接收器应远离牙齿以使胶片同牙齿平行,而在分角线技术中,可以将胶片紧贴牙齿进行曝光。所以胶片与牙体并不平行,而是成一定角度。

在分角线技术中,胶片与牙长轴所成的角会有一条角平分线,曝光时,X 线束便与这条角平分线垂直(图 41-13)。

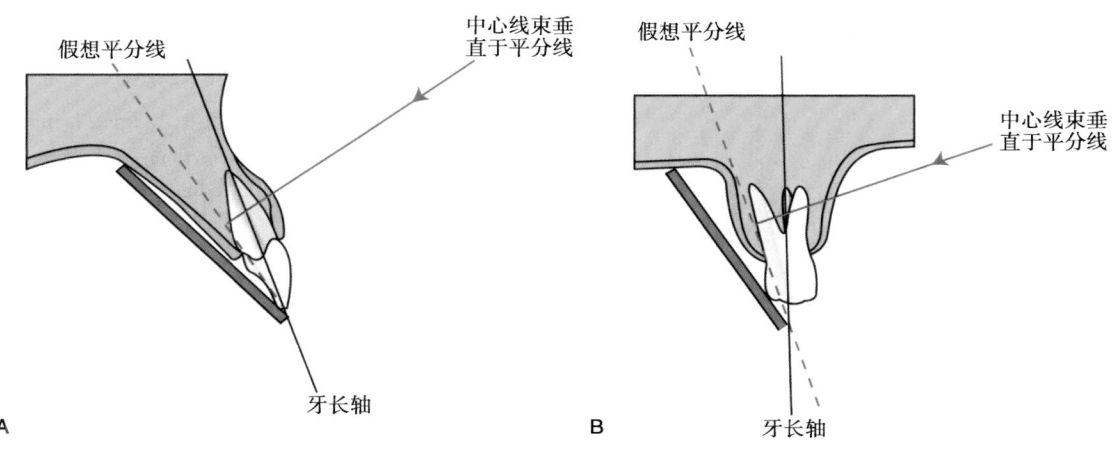

图 41-13 A,中心线束与牙长轴与胶片之间的假想角平分线垂直示意图。B,后牙区使用分角线技术的投照示意图。(From Miles DA,Van Dis ML,Williamson GF,et al:Radiographic imaging for the dental team,ed4,St Louis,2009,Saunders)

这一技术的主要缺点是图像尺寸的变形。

持片夹

常有操作者在使用分角线技术时让病人用手固定口腔内的胶片,但这种方法是不推荐的,因为这样会使病人的手部和手指遭到不必要的辐射。以下是分角线技术中可以用到的持片夹:

- BAI(分角线技术设备,型号 DentsplyRinn),包括:塑料 粉垫、塑料定位圈以及金属定位臂。
- Stabe 粉垫(型号 DentsplyRinn),可同时在平行投照技术和分角线技术中使用,在分角线技术中,需要去除前端可折叠部分,图像接收器尽量靠近牙体。
- EeZee-Grip 持片夹(型号 DentsplyRinn),是一种用于分角线技术的传感器夹持装置(图 41-14)。

PID 的角度

在分角线技术中,PID 的角度要求非常严格,成角(angulation)是用于描述 X 线中心线在水平面和垂直面上位置的术语。成角可通过改变 PID 在水平和垂直面的角度而改变。带有定位圈的 BAI 装置可指示出合适的 PID 角度。尽管如此,但在使用手扶方法或 EeZee-Grip 方法时,需要操作者确定好水平面和垂直面的角度。

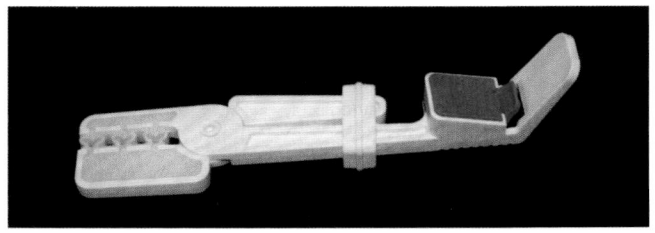

图 41-14 前牙区及后牙区拍摄时使用的 EeZee-Grip 传感器夹持装置

水平成角

水平成角指的是球管头的位置以及 X 线中心线在水平面(左-右)上的方向。不管使用分角线技术还是平行投照技术,水平成角是一样的(图 41-15)。

正确的水平成角。通过正确的水平成角,中心线束与牙弓弧线垂直并穿过牙齿的接触面(图 41-16)。

不正确的水平成角。不正确的水平成角可导致接触面影像重叠(图 41-17)。接触面重叠的胶片不能用来检查牙齿的邻面(图 41-18)。

垂直成角

垂直成角是指 PID 在垂直面(上-下)上的位置(图 41-19)。成角是根据球管头外部的标记以角度进行测量的。垂直成角在使用分角线技术与平行投照技术时是不同的,具体如下:

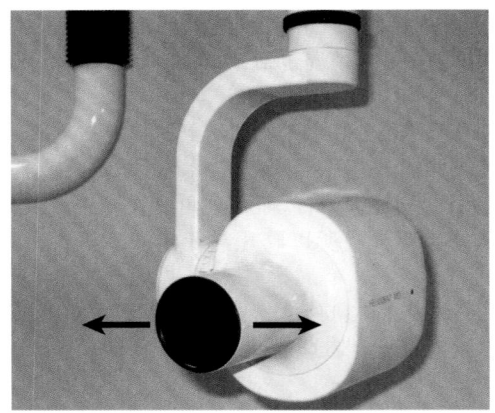

图 41-15 箭头所指为水平移动方向

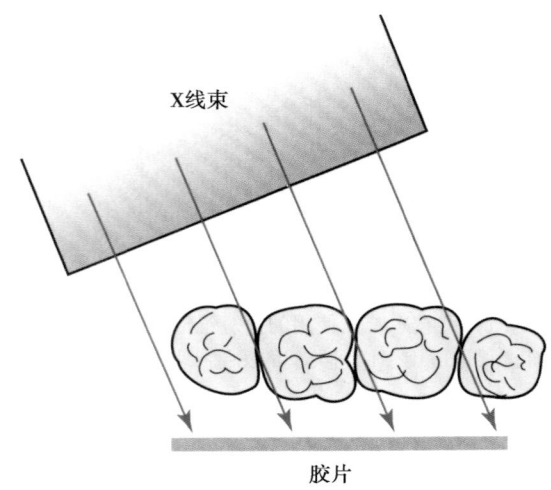

图 41-17 不正确的水平角度。（From Iannucci J，Jansen Howerton L：Dental radiography：principles and technique，ed 4，St Louis，2012，Saunders）

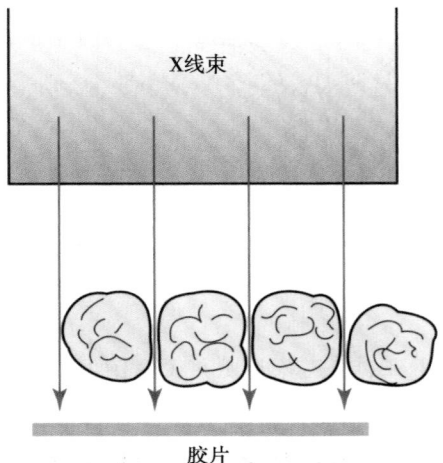

图 41-16 正确的水平成角。（From Iannucci J，Jansen Howerton L：Dental radiography：principles and technique，ed 4，St Louis，2012，Saunders）

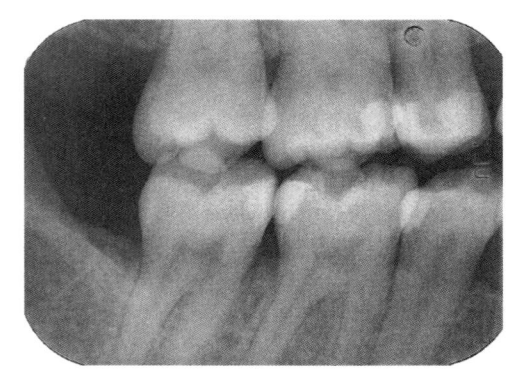

图 41-18 接触面影像重叠

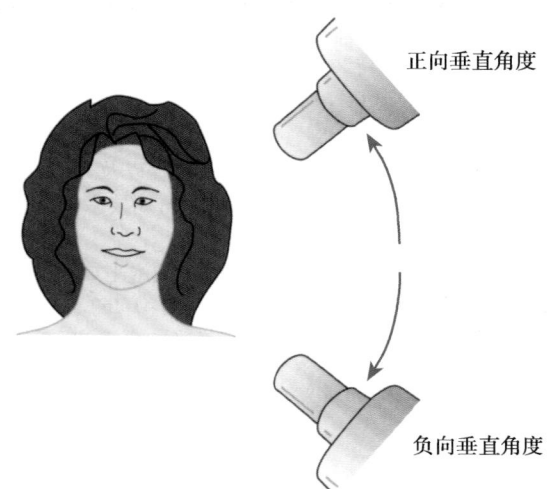

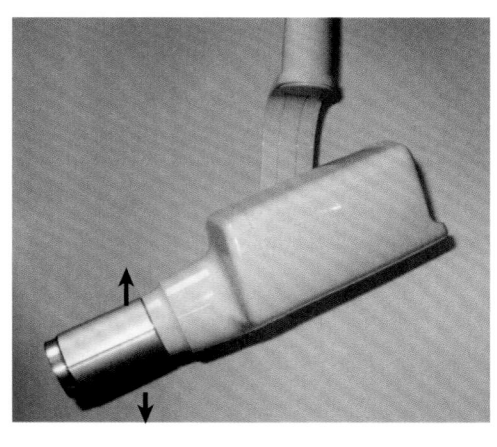

图 41-19 PID 的垂直成角是指其在上下（头脚）方向的位置

- 使用平行投照技术时,中心线束的垂直成角是垂直于图像接收器与牙齿长轴的。
- 使用分角线技术时,垂直成角取决于假想的角平分线,中心线束与假想的角平分线垂直。

表 41-1 分角线技术中推荐的垂直角度

牙位	上颌角度/°	下颌角度/°
尖牙	+45 ~ +55	−20 ~ −30
切牙	+40 ~ +50	−15 ~ −25
前磨牙	+30 ~ +40	−10 ~ −15
磨牙	+20 ~ +30	−5 ~ 0

From Iannucci J,Jansen Howerton L:Dental radiography:principles and technique,ed 4,St Louis,2012,Saunders.

- 在殆翼片中,垂直成角是提前决定的,中心线束与殆平面呈+10°的角度(见后文)。

正确的垂直成角。正确的垂直成角所拍摄的根尖片中的牙体长度与实际牙体长度一致(表 41-1)。

不正确的垂直成角。不正确的垂直成角可导致根尖片中的牙体长度与实际牙体长度不一致。影像中的牙体会略长或略短,拉长或缩短的影像无法用于诊断。

为了更好地理解这一概念,可以参考太阳与影子的关系。当太阳高高在上时,影子就很短,当太阳比较低时,影子就会拉长很多。

被缩短的影像。在被缩短的影像中,牙体会显得过短。缩短的影像都是由于垂直成角过大而导致的(图 41-20)。

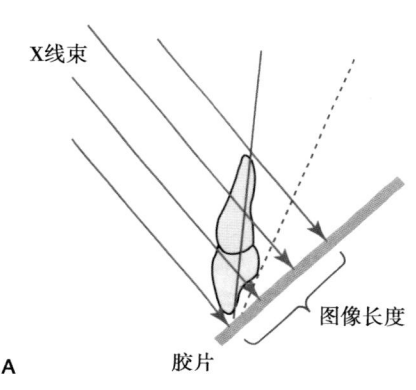

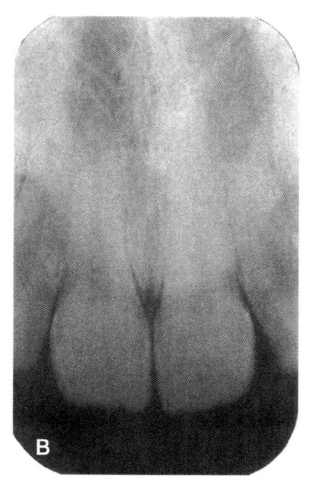

图 41-20 A,如果垂直角度过大,则图像中的牙体要比实际情况短。B,较短的牙体图像。(A. From Iannucci J,Jansen Howerton L:Dental radiography:principles and technique,ed 4,St Louis,2012,Saunders.)

被拉长的影像。在被拉长的影像中,牙体会显得过长。这是由于垂直角度不够而引起的。或者说垂直角度太"平"(图 41-21)。

图像接收器的尺寸与放置

在分角线技术中,图像接收器放置于靠近牙冠的位置,并向口底或腭部延伸成一定角度。图像接收器应超过牙切缘或合面 1/8inch 的距离。市场中可买到应用于分角线技术中的持片夹,其中一些带校准装置。

病人位置

病人的矢状面应与地面垂直。在拍摄上颌图像时,病人的头保持直立;在拍摄下颌图像时,病人可稍后仰。

2 号图像接收器可同时用于前牙区(垂直使用)和后牙区(水平使用)。当上牙弓过宽时,前牙区只需要 3 张根尖片,因为一般情况下 2 号胶片或传感器可以覆盖上颌的全部四颗切牙。如果病人牙弓过窄,必要时可使用 1 号胶片或传感器。

X 线束的校准

与平行投照技术一样的是,在水平方向上 X 线应能够穿过两个相邻牙互相接触的位置。在垂直角度中,应与假想的角平分线垂直。过大或过小的垂直角度会导致图像中牙体的过短或过长(图 41-20、图 41-21)。X 线束的中心应确保落在投照区中心以避免切空。见操作 41-4。

← 复习

6. 为什么在拍摄时不推荐让病人手持胶片或传感器?
7. 分角线技术中应使用哪种类型的胶片或传感器?
8. 水平角度不正确时将出现哪些错误?
9. 垂直角度不正确时将出现哪两种错误?
10. 在分角线技术中,胶片或传感器与牙体的位置关系如何?

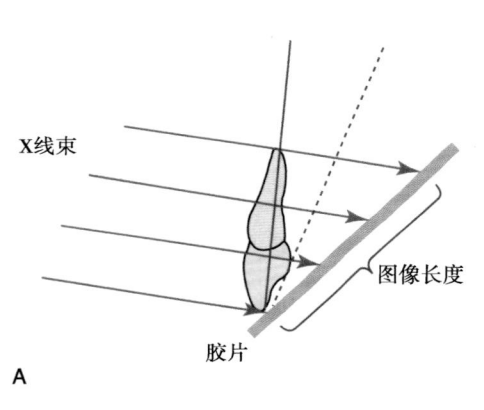

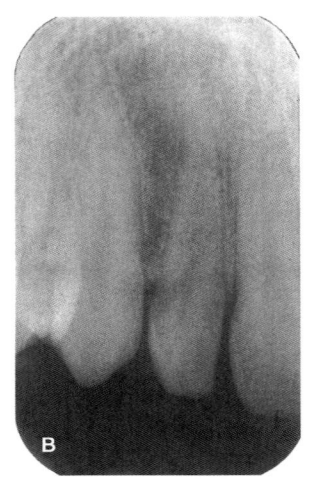

图 41-21　A,如果垂直角度过小,则图像中的牙体要比实际情况长。B,被拉长的牙体图像。(A. From Iannucci J, Jansen Howerton L: Dental radiography: principles and technique,ed 4,St Louis,2012,Saunders.)

殆翼片技术

殆翼片(bitewing)可以在一张图像上显示上下颌牙齿的牙冠及邻面与牙槽嵴顶(crestal bone)的情况。殆翼片常用来诊断邻面龋,特别是早期无临床症状的龋损。殆翼片也用于诊断相邻牙之间的牙槽嵴顶情况。

拍摄殆翼片的基本原则如下:
- 图像接收器放置于口内与上下牙冠平行。
- 当病人咬住图像接收器的环夹或持片夹时,图像接收器被固定。
- X 线中心线以 +10° 的垂直角度直接穿过两牙间接触区域(图 41-22)。

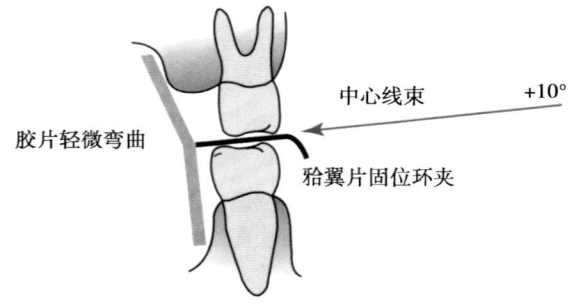

图 41-22　垂直角度为 +10° 是为了弥补胶片上部的轻微弯曲与上颌牙齿的倾斜。(From Iannucci J, Jansen Howerton L:Dental radiography:principles and techniques, ed 4,St Louis,2012,Saunders.)

持片夹与殆翼片环夹

在殆翼片拍摄时,通常用持片夹或殆翼片环夹固定图像接收器(图 41-23)。当使用 Rinn 的图像接收器时,用红色殆翼片持片夹。

PID 的角度

在殆翼片拍摄技术中,PID 的角度要求非常严格。持片夹

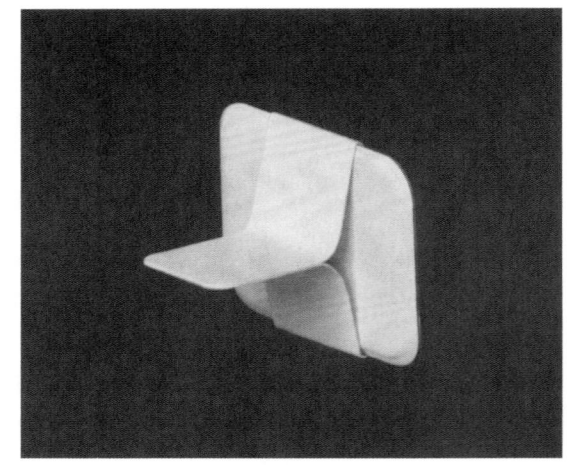

图 41-23　殆翼片的固位环夹及持片夹。(Courtesy DentsplyRinn,Elgin,IL)

与定位圈可使图像接收器达到合适的角度。当使用殆翼片环夹时,操作者应同时确认好水平角度与垂直角度。一个很小的误差就可能导致拍摄的图像无法应用于诊断。

图像接收器在口内的放置

不管拍摄根尖片时使用何种技术,殆翼片通常都是平行放置。殆翼片的曝光张数基于牙弓的弧度以及后牙区的存留牙齿数目。牙弓弧度的变化通常发生在前磨牙和磨牙区。如果牙弓弧度有变异,那将不可能在一张殆翼片中同时体现所有的后牙区接触面。一般情况下,每侧牙弓拍摄两张殆翼片。

大部分成年人牙弓弧度都会产生不一致的情况,所以一般一个病人拍摄殆翼片的数目为 4 张:1 张右侧前磨牙,1 张右侧磨牙,1 张左侧前磨牙,1 张左侧磨牙。图像接收器通过专用环夹或持片夹固定在与上下颌牙冠殆平面平行的位置,X 线束垂直于图像接收器平面。

前磨牙的殆翼片应包括尖牙牙冠的远中部分、上下颌全部前磨牙以及上下颌第一磨牙。磨牙区的殆翼片图像中第二磨牙应在中央。见操作 41-5。

← 复习

11. 殆翼片的拍摄目的?
12. 拍摄殆翼片时使用怎样的水平角度?

殆片

殆片(occlusal technique)用来检查上下颌骨的大部分区域,殆片的命名是由于需要病人咬住整张胶片进行拍摄。一般情况下,成人使用 4 号胶片,儿童使用 2 号胶片。当上下颌骨要进行大面积检查时使用殆片。见操作 41-6。

殆片可用于以下目的:

- 定位牙拔除后残留的牙根
- 定位多生牙、阻生牙及未萌牙
- 定位颌下腺导管内的结石
- 定位上下颌骨骨折
- 检查腭裂情况
- 测量上下颌骨形状和尺寸上的变化

殆片的拍摄应遵循以下几个基本原则:

- 胶片白色部分朝向所要检查的上/下颌牙弓
- 胶片置于上下颌咬合面之间
- 病人轻轻闭口咬在胶片上时,胶片即可固定

← 复习

13. 成人殆片使用几号胶片?
14. 从殆片中能看到什么?

有特殊医疗需求的病人

影像学检查通常要根据一些病人的特殊需要而进行调整。操作者必须随时视情况做出改变。

有生理缺陷(physical disability)的病人,也许会在视觉、听觉及行动上存在障碍。操作者在拍摄时应尽量照顾这类病人的个体需要。这类病人在就诊时通常由一名家属或者护理人员陪同,可以同他们进行病人病情的了解与交流。操作者应能够意识到这些问题并对相应的问题做出不同的应对。

残障人士牙科治疗指导意见

- 禁止询问与病人残障有关的私人问题。
- 做出相应的帮助,例如帮助行动障碍的病人推轮椅,或让失明病人通过扶住操作者的胳膊(比"抓住病人的胳膊"要好)而对其进行引导。
- 与病人直接进行交流,避开病人直接与病人的护理人员交流是一种不礼貌的行为。例如应直接询问 Jones 太太本人,而不是问护理人员"Jones 太太能走下轮椅么?"。

视觉障碍

如果病人为盲人或者存在视觉障碍,操作者必须用清楚的语言与其交流,在操作之前,要向病人解释清楚要做的事情和每一个步骤。当一个视觉障碍病人在场时,操作者一定不要用手势同他人交流。视觉障碍病人通常对此类行为非常敏感,他们会认为"你在背后议论他们"。

听觉障碍

如果病人患有听觉障碍,操作者可以通过询问护理人员或书写的方法与之交流,如果病人能读懂唇语,操作者应除去口罩面对病人,清晰且缓慢的与之交流。

行动障碍

当病人使用轮椅或无法控制下肢运动,操作者应让病人在轮椅上进行拍摄(见图 41-24)。

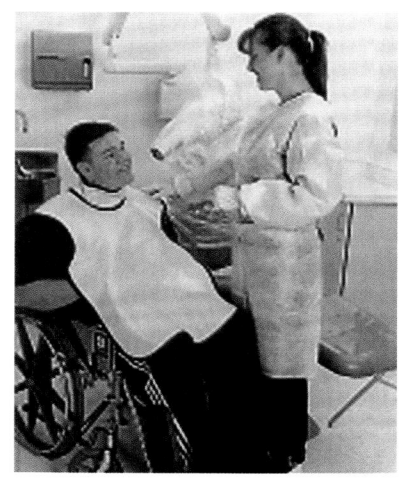

图 41-24　可让病人坐在轮椅上拍摄

如果病人无法控制上肢运动,且持片夹无法很好地固定图像接收器,操作者应让陪同人员帮助进行口内图像接收器的固定,陪同人员在进行曝光时应穿上铅衣与甲状腺铅领,操作者应向陪同人员解释清楚如何固定。

需要注意的是,在曝光时操作者禁止为病人固定图像接收器。

发育性残疾

发育性残疾(developmental disabilities)是一种发生于成年之前的心理与生理方面的永久的实质性损伤。例如自闭症、癫痫以及精神损伤等。操作者应尽可能地适应发育性残疾病人的需求。

发育性残疾的病人,一般在配合及理解操作者的说明时存在问题。因此,获取口内图像会变得困难。如果出现合作和理解困难,可以使用少量的镇静剂改善这一状况。

很重要的一点是,操作者应当识别出哪些病人无法忍受口内片的拍摄。对于这些病人,不应强求配合,否则将会导致

没有诊断效用的图像和病人遭受不必要的辐射。当病人无法拍摄口内片时,可以采用口外片诸如颌骨侧位片和曲面体层片。

通常操作者需要对 X 线拍摄技术作一些调整以适应其临床治疗需求。

← 复习

15. 哪些生理障碍会影响病人的牙科治疗?
16. 什么情况下操作者可以为病人固定胶片?

无牙颌病人

无牙颌病人指的是"没有牙"的病人。无牙颌病人需要拍摄口腔 X 线片的情况如下:

- 检查是否有存留的牙根,阻生牙及其他病损(囊肿,肿瘤等)。
- 检查植入骨内的物体。
- 观察骨质的质量及健康程度。

对于牙缺失的病人,需要拍摄的 X 线片一般包括曲面体层片(见第 42 章)、根尖片以及联合使用的𬌗片与根尖片(图 41-25)。

有特殊牙科需求的病人

牙科影像学检查一般可满足各种病人治疗的需要。对于一些特殊的病人,例如无牙颌病人、儿科病人以及牙髓病病人,

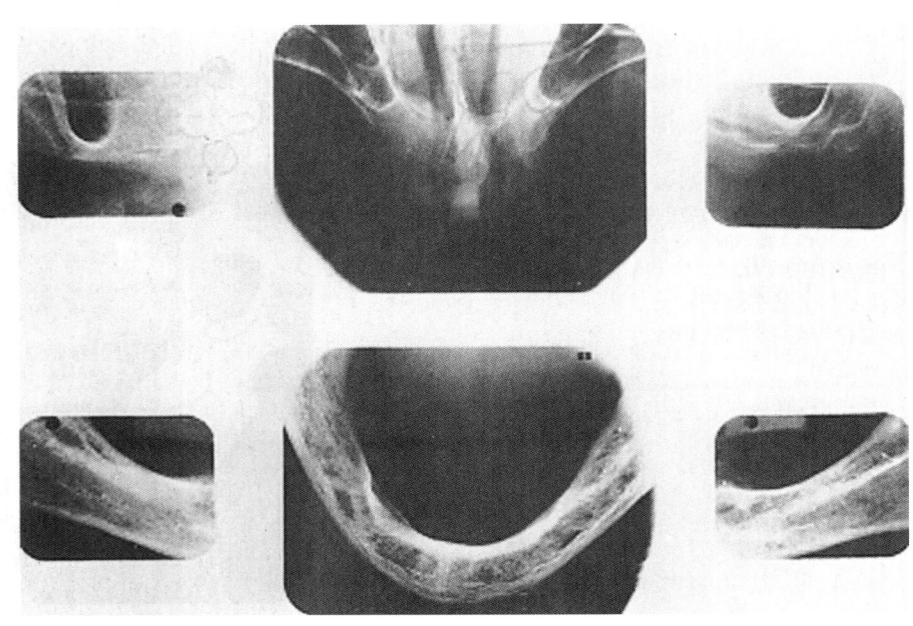

图 41-25　无牙颌病人的根尖片与𬌗翼片检查

无论牙齿存留与否,X 线影像应包括全部牙弓。牙缺失病人的拍摄中,分角线技术和平行投照技术都可使用。由于牙缺失,分角线技术所带来的图像失真也不影响对骨内状况的诊断。

牙部分缺失的病人拍摄时,可以用在缺牙处的持片夹𬌗垫上放置棉球的方式来固定,继而进行标准的曝光程序即可。

儿童病人

儿童病人,影像可用来:①检查牙体与骨质;②检查由龋齿与外伤带来的口内变化;③评估生长与发育(见第 57 章)。

操作者应采用儿童易懂的方式向其解释拍摄操作,例如将球管头称为"镜头",将铅衣称为"衣服",将 X 线片称为"照片"。

由于儿童病人身材较小,相应的曝光参数(电流、电压、曝光时间)应下调。较短的曝光时间可以防止曝光过程中儿童的移动。所有的曝光参数应按照制造商提供的推荐儿童使用的

参数进行设置(图 41-26)。

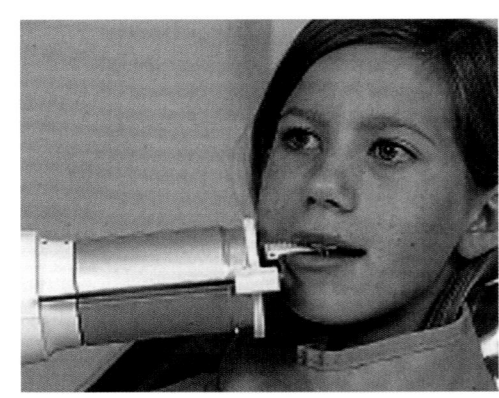

图 41-26　XCP 设备可用于儿童病人的口腔 X 线拍摄。儿童病人体格较小,故应减少曝光时间。具体参数根据制造商设置而定

在基本的拍摄中,如第 39 章描述:儿童口腔较小,故应使用 0 号或更小号的图像接收器。当儿童口内是混合牙列时,则可使用 1 号或 2 号胶片或传感器。

操作者应注意在拍摄儿童病人时应保持自信、耐心与理解。

拍摄儿童病人口腔 X 线片指导原则

- 展示与说明。大部分儿童都怀有好奇心,展示与说明的过程能使儿童更好的配合即将进行的拍摄过程。
- 要有自信。大部分儿童都会对一个自信的操作者反映较好。对儿童要耐心。
- 充分的解释。大部分儿童都对无知的事物感到恐惧,恐惧情绪下儿童很难较好的配合拍摄,所以操作者必须向儿童病人保证一切都是安全的。
- 表明行为。向儿童展示你需要他们配合的行为,例如需要他们张开嘴抬起舌头之前,操作者应先示范此动作,然后请他们重复同样的动作。
- 要求协助。当儿童病人无法很好地自己固定住胶片时,应请陪同家长在曝光时帮助儿童固定胶片,此过程中要确保儿童病人和家长都穿有铅衣及甲状腺铅领。
- 延期拍摄(视情况而定)。当儿童病人过分害怕或无法配合,且非急诊需要 X 线片时,可延期拍摄,在儿童病人第二次或第三次来就医时进行,这样可避免儿童对牙科治疗产生恐惧心理。

牙髓病病人

通常情况下根管治疗期间的牙体影像不够准确,这是因为橡皮障、牙体牙髓治疗工具或者超出牙体的充填材料都会产生影响。EndoRay 图像接收器持片夹(型号:DentsplyRinn)可用在根管治疗过程中辅助固定图像接收器(图 41-27)。持片夹与橡皮障夹匹配并为超出牙齿的牙髓治疗器械及填充材料提供空间。

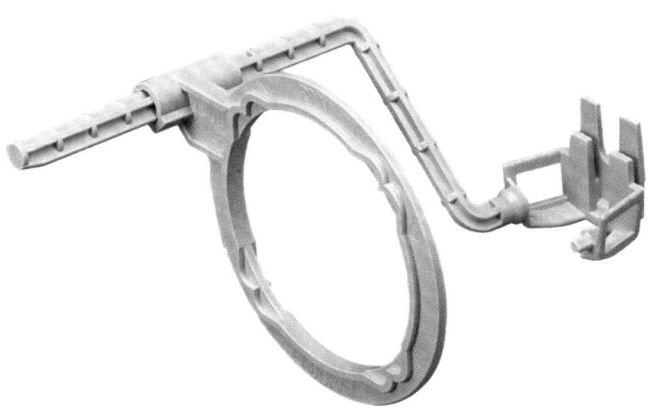

图 41-27　EndoRay Ⅱ型胶片固位器适用于根管内存在治疗器械的牙体牙髓病病人。(Courtesy DentsplyRinn, Elgin, IL)

一张具有诊断效能的牙体图像应具备以下特质:
- 牙体位于图像中央。
- 可以清楚显示根尖周围 5mm 的骨质情况。
- 图像的解剖结构越清晰越好。

治疗前与治疗后图像应使用标准的平行投照技术和图像接收器固位器。由于分角线技术会造成失真,因此不推荐在术后诊断影像中使用该技术。

咽反射病人

某些情况下,操作者会遇到具有强烈咽反射的病人。为了避免曝光时出现咽反射,操作者应多鼓励病人,传达自信。一些过度敏感的病人,心理上的刺激就能够导致咽反射。

另外,操作者对待病人应保持耐心、容忍以及理解。向病人解释所有过程,然后再进行曝光,在每次曝光完成后对病人进行致谢与表扬。当病人在曝光过程中变得自信,则可以减少咽反射的发生。

减少病人咽反射的指导意见

- 不要询问病人是否容易发生咽反射,这种怀疑会引起咽反射。
- 消除病人疑虑,如果病人开始发生咽反射,应迅速地移除图像接收器,并且告诉病人这种反应是正常的。病人可能会感到不好意思进而尽量保持冷静和控制。
- 呼吸建议。引导病人在放置图像接收器及拍摄时使用鼻腔进行深呼吸,因为咽反射发生时,呼吸动作是停止的,所以只要病人持续呼吸,咽反射就不会发生。
- 分散病人的注意力。在放置图像接收器时可以采取下列措施:①嘱咐病人紧咬持片夹;②嘱咐病人抬起一只胳膊或者腿,以达到分散病人注意力从而减少咽反射的效果。
- 减少触觉感受。在拍摄前,可让病人喝一杯冰水,或者在舌尖放少许食盐,这样可以降低神经末梢的敏感度,从而减少咽反射的发生。
- 可以考虑使用局麻药物。对于严重咽反射的病人,可以考虑使用局部麻醉药物。喷雾或胶状药物可以用来麻醉局部组织以达到减少咽反射的目的。操作者在使用局麻药物对病人的软腭及舌根部麻醉时应嘱病人呼气。

  提示:注意在使用局麻喷雾时要确保病人不是吸气状态,否则易发生肺部炎症。
- 局麻喷雾在使用后 1 分钟起效,麻醉效果可以持续 20 分钟左右。

  提示:局麻喷雾不能用于对苯佐卡因过敏的病人,不是所有的地区都能允许操作者对病人进行局麻,所以在使用局麻药物前,应查询当地的法律条文。

曝光顺序

如前文所说,曝光顺序在预防咽反射中起到了重要作用。

前牙图像的曝光过程中,病人一般较易适应,所以较少出现咽反射。在拍摄后牙区图像时,图像接收器的摆放位置偏后,容易引起咽反射,故操作者应在拍摄磨牙区图像前拍摄前磨牙区图像。

上颌磨牙区的曝光最容易引起病人咽反射。所以对于高度敏感的病人,应最后对上颌磨牙区进行曝光。

图像接收器的摆放

远离腭板。当曝光上颌磨牙区时,不要使图像接收器在腭部滑动,应将其放置在牙齿舌侧,并迅速敏捷地将接收器与腭部接触进行投照。

向病人描述图像接收器的摆放。在容易引起咽反射的区域,先戴上手套触摸该处附近的组织,并告知病人"这里将放置一个图像接收器",然后迅速的放好图像接收器。这种方法可以向病人显示摆放图像接收器的位置,以及使该处组织变得稍不敏感。

极端病例

有些情况,操作者会遇到一些咽反射无法有效控制的病人,这类病人无法拍摄口内片,操作者应为其拍摄口外片如曲面体层和颌骨侧位片等。

> **复习**
>
> 17. 对于局部无牙颌的病人,操作者应如何使用殆垫?
> 18. 当对儿童病人进行曝光时,操作者应如何向其解释球管头?
> 19. 在对儿童病人进行曝光时,有哪些曝光条件需要调整?
> 20. 在对乳牙列的儿童病人进行曝光时,应选用哪种尺寸的胶片?
> 21. 为什么曝光顺序对咽反射病人尤其重要?

口腔影像拍摄技术中的误差

牙科影像的拍摄是为了使病人获益,只有图像具有诊断效能(diagnostic quality)才是对病人有益的。具有诊断效能的图像是指被正确摆放、曝光及处理的图像;在以上3个方面中任何一方面出现错误就可能导致出现不具有诊断效能的图像,这样的图像一旦出现,意味着需要对病人进行重新曝光,会使病人接受额外的电离辐射。

操作者应能够识别出图像中的错误以及发生的原因,了解拍摄过程中哪个步骤导致的错误的出现,以求在拍摄中尽量避免错误的再次发生(见图41-28)。

原因：未曝光
纠正：保证机器正常运转,注意曝光时的声音

原因：胶片接触到了日常光
纠正：避免胶片在有光照的地方打开,操作应在暗室内进行

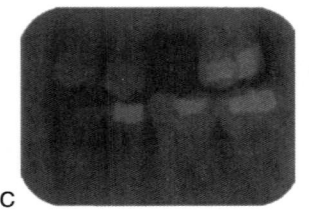

原因：过度曝光
纠正：检查曝光参数,对某些参数进行必要的降低

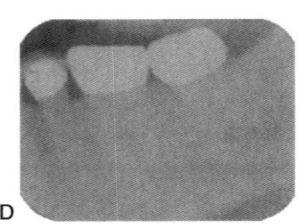

原因：曝光不足
纠正：检查曝光参数,对某些参数做必要的增加

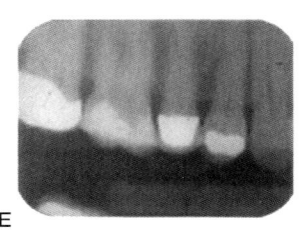

原因：图像接收器摆放不正确
纠正：胶片不能超过切缘或殆面1/8inch

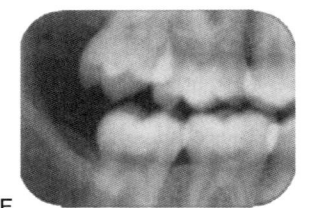

原因：不正确的X线水平角度
纠正：确保中心线束穿过邻面

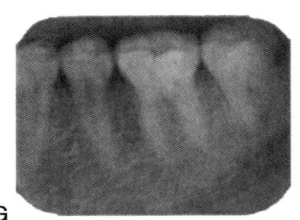

原因：垂直角度过大
纠正：使用XCP装置可以避免过大的角度

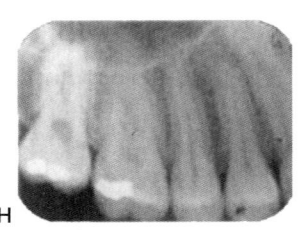

原因：垂直角度过小
纠正：使用XCP装置可以避免过小的角度

图 41-28　胶片曝光错误。A,透明。B,黑。C,图像较深。D,图像较浅。E,根尖图像缺失。F,牙冠邻面的重叠。G,牙体图像过短。H,牙体图像过长

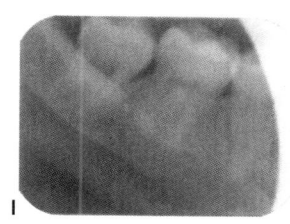

I

原因：固位器没有放好
纠正：在曝光前检查胶
　　　片的弯曲程度

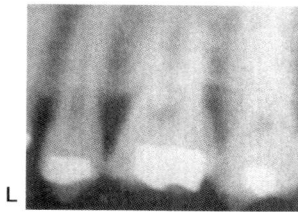

L

原因：病人的移动
纠正：曝光前固定病人头部，
　　　并嘱病人不要动

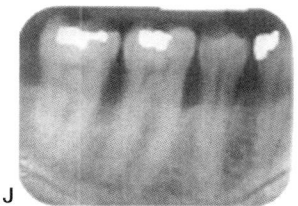

J

原因：胶片过度弯曲
纠正：拍摄前检查胶片弯曲程度

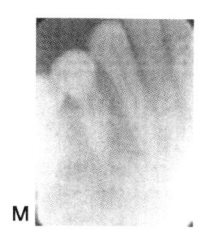

M

原因：胶片在病人口中放反
纠正：检查胶片的放置；白色
　　　面通常朝向固位器

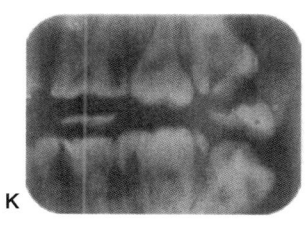

K

原因：胶片二次曝光
纠正：分开放置曝光的胶片
　　　与未曝光的胶片

图 41-28（续）　I，锥形切角。J，图像失真，出现黑色区域。K，重叠的图像。L，图像模糊。M，图像较淡且显示有鱼骨（人字形）纹路。（Radiographs from Iannucci J，Jansen Howerton L：Dental radiography：principles and technique，ed 4，St Louis，2012，Saunders.）

牙科影像的出片，即在片夹中的摆放

识别解剖标志点

为了将 X 线片正确排列，牙医助理应能识别病人口内 X 线片上的解剖标志（见图 41-29）。

处理过的图像按照解剖顺序呈现在片夹上，这样可以使牙科医生更简便地看到图像。片夹应标明病人的姓名和拍摄时间，同时也应标明医生的姓名及地址。使用数字化系统时，从电脑显示器上即可看到排好顺序的图像。

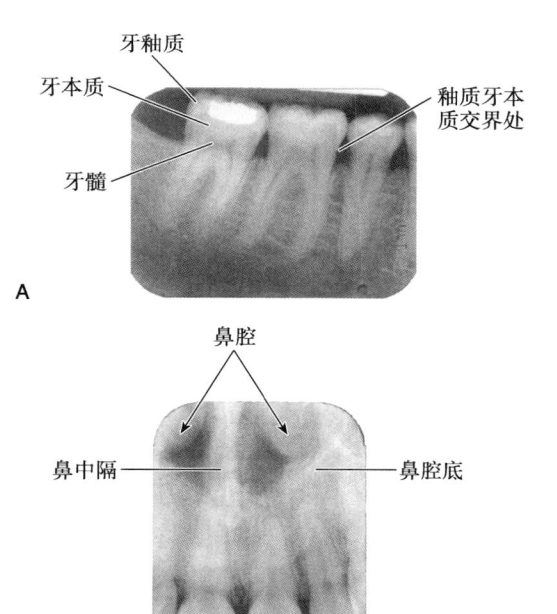

A

牙釉质
牙本质
釉质牙本质交界处
牙髓

B

鼻腔
鼻中隔
鼻腔底

C

切牙孔（透射部分）
腭中缝（透射部分）

D

在鼻腔底部中部可见一V形前鼻棘

图 41-29　X 线片中正常解剖标志点。A，牙体的正常结构。B～D，上颌结构。正常解剖结构的影像学标志点。

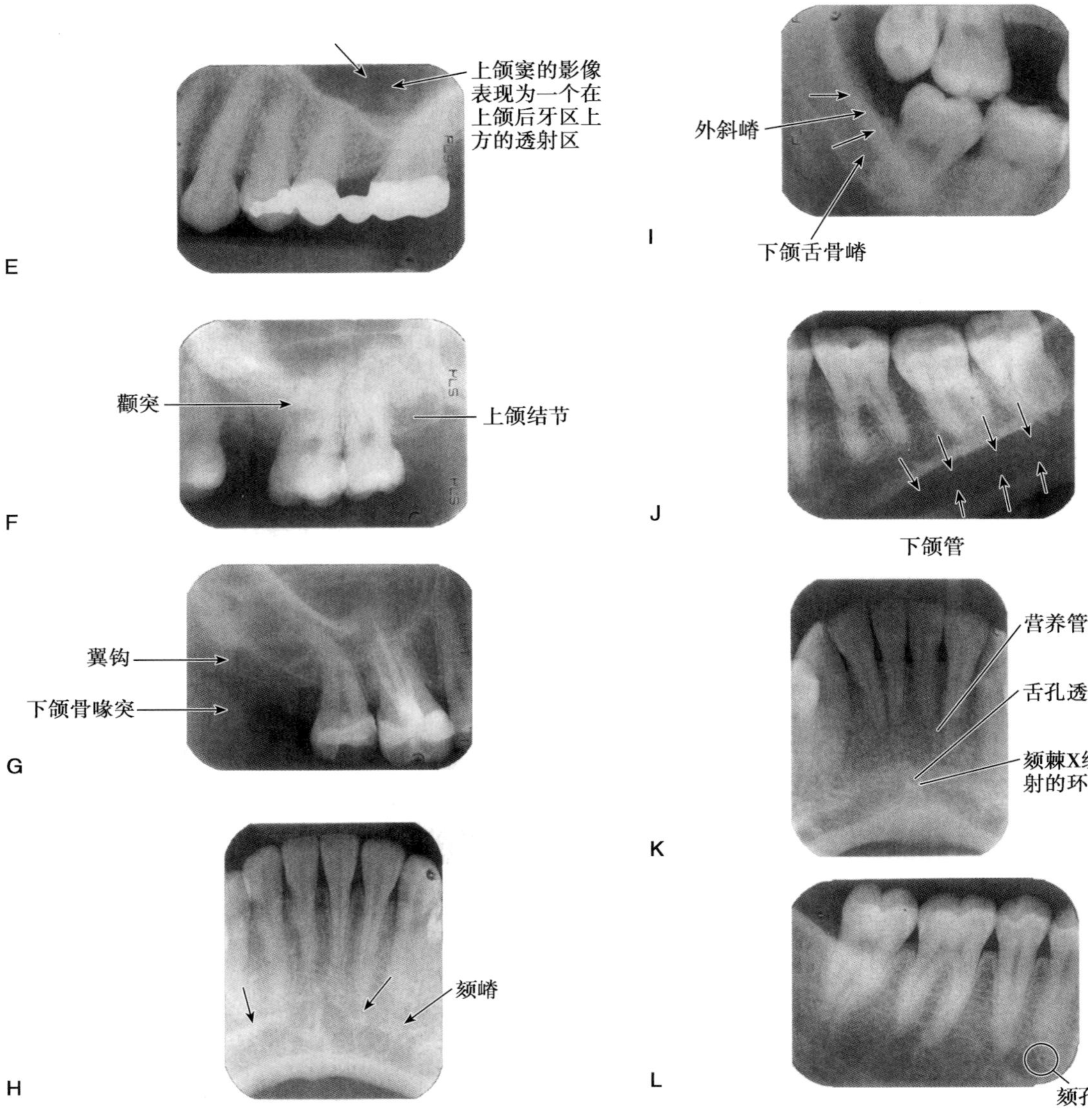

上颌窦的影像表现为一个在上颌后牙区上方的透射区

E

颧突　　上颌结节

F

翼钩
下颌骨喙突

G

颏嵴

H

外斜嵴

下颌舌骨嵴

I

下颌管

J

营养管
舌孔透射点
颏棘X线阻射的环形区

K

颏孔

L

图 41-29(续)　E~G,上颌结构。H~L,下颌结构

选择片夹

　　片夹有许多尺寸,配有不同数量与大小的窗口,这是为了适应病人 X 线片的数量与大小。通常由黑色、灰色或透明塑料制成。

出片的方法

　　有两种出片方法,均依靠胶片上的凸起小点辨识。

　　第一种方法是唇侧出片法,即胶片放在片夹上时小点向上,美国牙医协会推荐这种出片方法。这样读片者看图像时就像在直接看病人,即病人左侧的图像为医生右手边的图像,病人右侧的图像即为医生左手边的图像(图 41-30)。参见操作 41-7。

　　第二种方法是将胶片的小点朝下放入片夹内,这样出片方法得到的图像,相当于从病人口内的方向看出去。图像上显示的左右,与病人实际的左右是一致的。

　　提示:了解医生希望得到的牙科影像非常重要。出片时的差错直接影响牙科治疗过程。

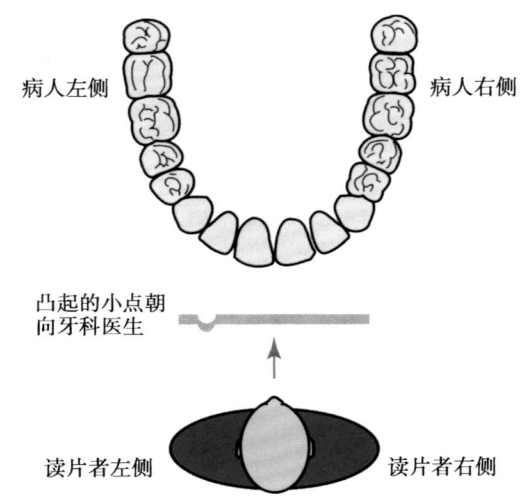

病人左侧　　　病人右侧

凸起的小点朝向牙科医生

读片者左侧　　　读片者右侧

图 41-30　使用唇侧出片的方法,读片者观察 X 线片时的方向,就如同直接面对病人一样。(From Iannucci J, Jansen Howerton L:Dental radiography:principles and technique,ed 4,St Louis,2012,Saunders.)

关于出片的指导意见

- 拿取胶片时只拿取边缘部分。
- 学习上下颌骨的解剖标志。
- 出片前要在片夹上标记病人的全名、拍摄时间以及医生的姓名。
- 曝光后尽快出片。
- 双手应干燥、洁净。
- 通过牙列来判断图像的左右。
- 使用相同的顺序出片,如先是上前牙根尖片,下前牙根尖片,继而殆翼片,最后是上下颌的根尖片。
- 殆翼片出片时保留 Spee 曲线,即远中方向较高。殆翼片图像整体结果呈现微笑状的曲线。

法律和伦理问题

随着越来越多的人意识到 X 射线对人体有损伤,病人逐渐开始质疑 X 线片的价值及必要性。操作者应向病人说明口腔颌面部 X 线的影响,在病人理解拍摄 X 线的需要之前,不应进行曝光操作。

为避免进行重新拍摄,应保证牙医助理有能力进行各种 X 线片的曝光操作。

展望

未来牙科影像的发展方向仍是在机械设备与方法上的改进,以减少病人辐射剂量,提供更高质量的图像。数字投照技术和 F 速胶片就朝这一方向踏出了有意义的一步。

牙科从业人员随时更新最新的牙科影像技术和知识。

评判性思维

1. Li Trung,男性,需要拍摄口内牙片,他的张口度很小且腭部较平,应使用什么影像拍摄技术? 为什么?

2. Jackson 太太带着 14 岁的儿子 Jamal 做牙科检查,牙科医生发现 Jamal 的上颌尖牙阻生。请问应为 Jamal 做什么 X 线拍摄项目以满足医生对诊断的需要? 为什么?

3. 当操作者使用数字 X 线投照设备时,在显示器上发现前磨牙的殆翼片影像有重叠部分,操作者应立即重新拍摄一张具有诊断效能的 X 线片,请问是什么原因导致这种错误的发生,以及怎样解决?

操作 41-1

拍摄牙片前病人的准备工作

目标
遵循口内片拍摄前病人准备的基本步骤

器械与物品
- 具有甲状腺铅领的铅围裙
- 盛装义齿的塑料容器
- 去除口红的纸巾等

步骤

1. 更新病历,向病人解释 X 线拍摄过程并解答病人的疑问。

2. 请病人移除口内所有异物,包括:义齿、保持器、口香糖以及所有舌头与唇上的装饰物,所有的异物应放入一个塑料容器中。
   目的:口内异物会导致拍摄图像的变形(造成 X 线片上的伪影)。

3. 确保曝光参数的正确。

4. 调整椅位以确保病人位置正确,椅位的高度应便于操作者的操作。

5. 调整椅位上的头托以固定病人头部。病人的头部应摆到正确的位置,以保证上牙弓与地面平行,矢状面与地面垂直。

6. 为病人穿上有甲状腺铅领的铅围裙。

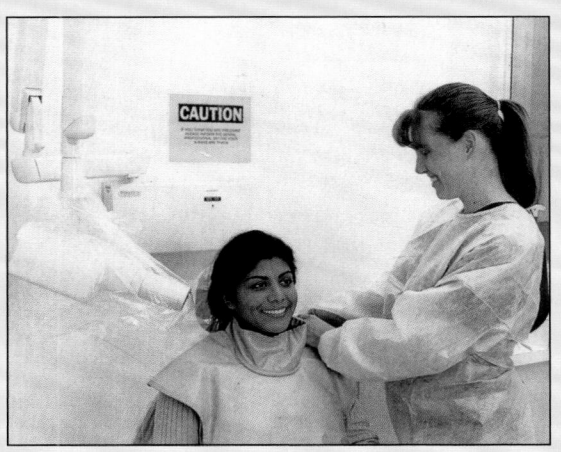

操作 41-2

组装 XCP 装置

目标

在进行 X 线检查前,为全口各部位组装 Rinn XCP 装置(型号: DentsplyRinn,Elgin,Illinois)

器械与物品

✔ 无菌 Rinn XCP 设备(胶片或特定品牌的持片夹)。

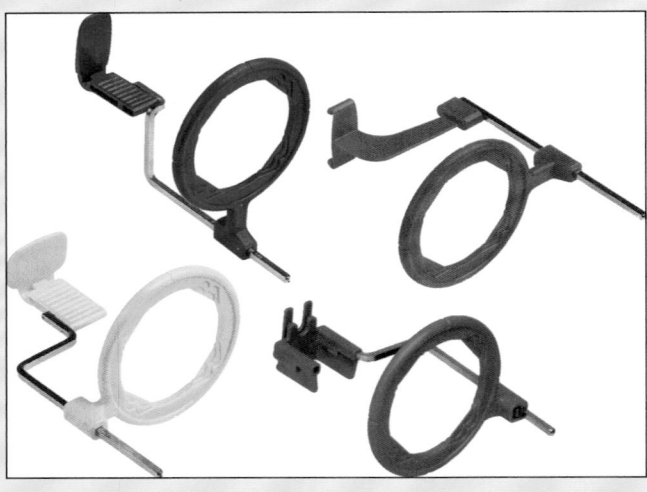

胶片的 XCP 装置(Courtesy DentsplyRinn,Elgin,IL.)

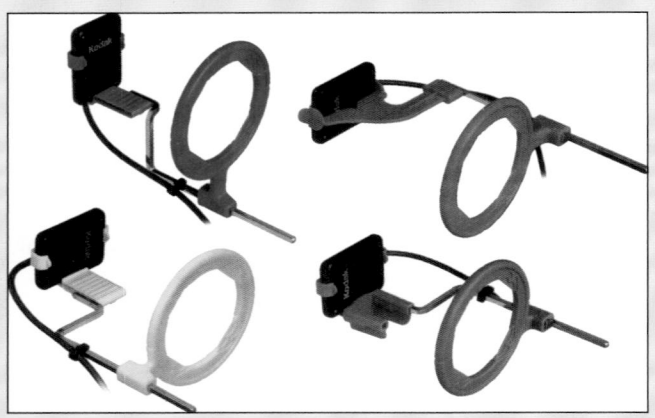

数字传感器的 XCP 装置(Courtesy DentsplyRinn,Elgin,IL.)
　注:不同制造商生产的数字传感器的大小和厚度会有差异,
　　有些品牌提供 2~3 个规格,有的品牌只有一种规格,故
　　每一品牌的数字传感器都有适用于自己的持片夹,而
　　PSPs 可使用胶片类的持片夹。

步骤

前牙装置

1. 显示出前牙 XCP 装置的蓝色部分。

目的:蓝色是通用的代表前牙胶片或传感器固位器的颜色。

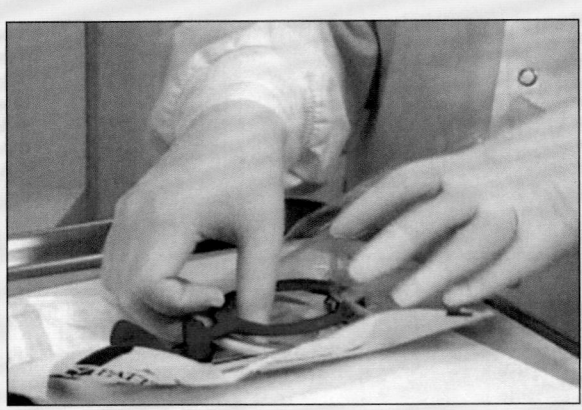

2. 组装前牙 XCP 装置:将两个伸长的蓝色前牙定位臂插入蓝色前牙𬌗垫的开口处。

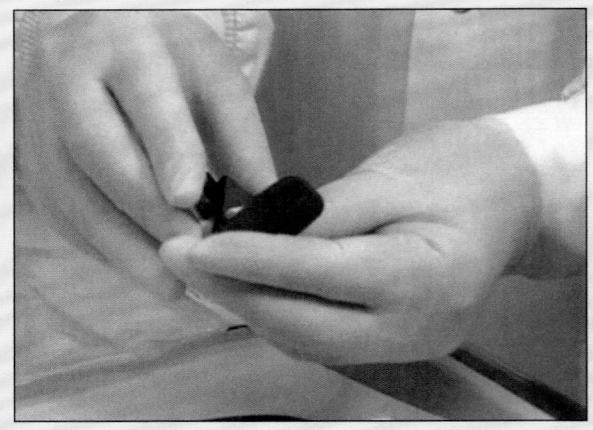

3. 将蓝色前牙定位臂插入蓝色前牙定位圈。

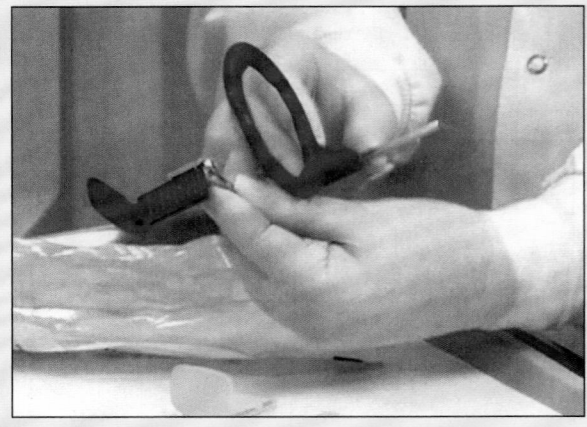

操作 41-2(续)

4. 对于胶片,弯曲蓝色衲垫的塑料基底部以打开胶片槽方便前牙胶片的插入,对于数字传感器,将传感器滑入其位置。

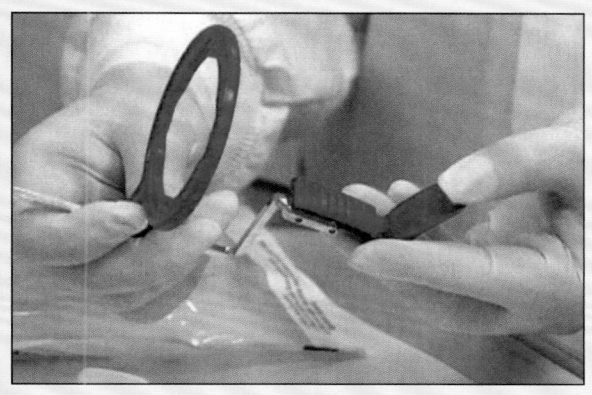

5. 当胶片或传感器位于定位圈中央时,蓝色的前牙 XCP 装置装配完成。

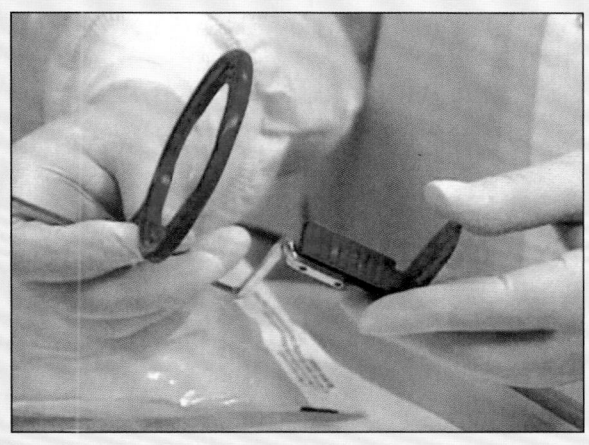

后牙装置

1. 显示出黄色的后牙 XCP 装置。
   目的:黄色是通用的代表后牙胶片或传感器固位器的颜色。
2. 组装后牙 XCP 装置:将两个伸长的黄色后牙定位臂插入黄色后牙衲垫的开口处。如图所示。

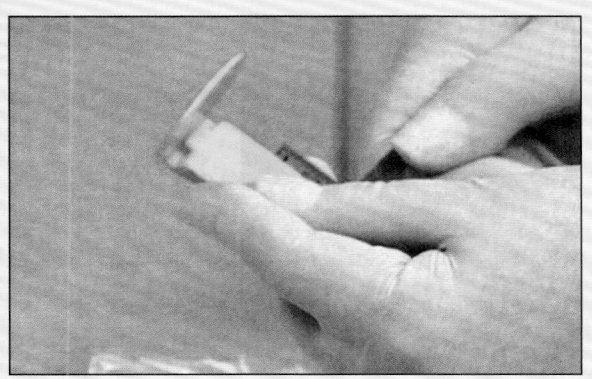

3. 将黄色后牙定位臂插入黄色后牙定位圈中。如图所示。

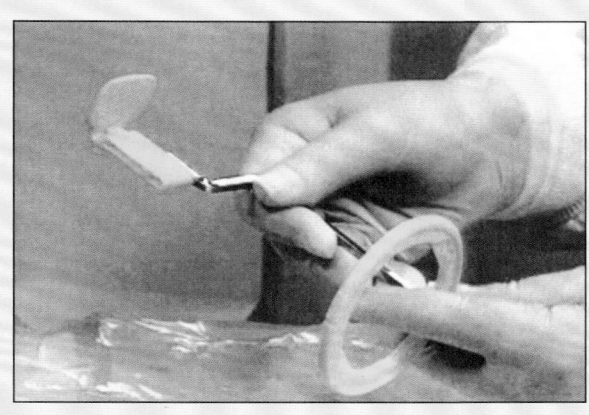

4. 对于胶片:弯曲黄色衲垫的塑料基底部以打开胶片槽方便后牙胶片的插入,对于数字传感器:将传感器滑入其位置。

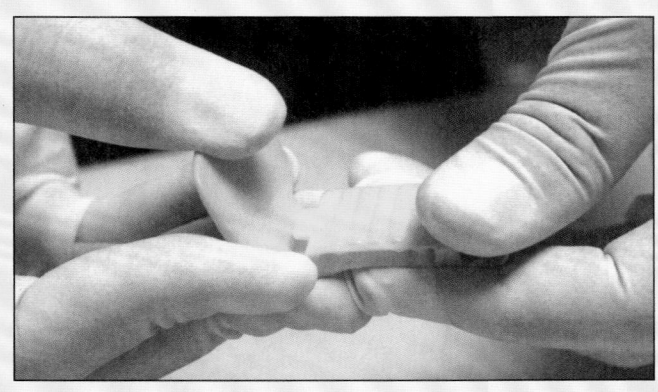

5. 当胶片或传感器位于定位圈中央时,后牙 XCP 装置装配完成。

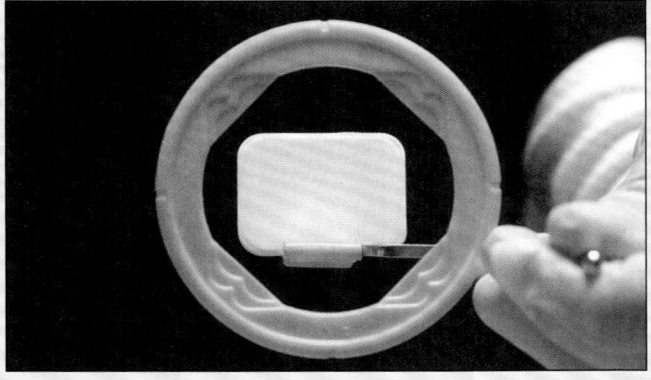

操作 41-3

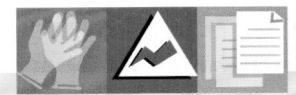

使用平行投照技术拍摄口内牙片

目标

使用传统胶片或数字技术,按照正确步骤采用平行投照技术拍摄口内牙片。

器械与物品

- ✔ 合适数量及尺寸的图像接收器(胶片、传感器及置于遮光套内的 PSPs)
- ✔ 合适的感染控制材料(纸杯、遮挡物、纸巾以及防渗漏的表面覆盖物)
- ✔ 铅衣及甲状腺铅领
- ✔ 无菌包装的 XCP 装置
- ✔ 棉卷
- ✔ 病人的图表病历

步骤

病人就坐前的准备工作

1. 投照间的感染控制准备。

   目的:病人接触到的所有无屏障物品都应在病人走后进行消毒。

2. 通过阅读病人的病历和/或医生的指示,确定拍摄 X 片的类型和数量。

3. 在即将进行拍摄的地方,用一个写有病人姓名及日期的纸杯来放置需要使用的胶片或 PSPs。

   目的:纸杯用来存储或移取胶片或 PSPs。

4. 打开 X 线设备并检查基本设置(管电压,管电流及曝光时间)。

5. 操作者清洁并擦干双手。

6. 分装所需数量的胶片或 PSPs,并放于将要进行拍摄的屋外。

   目的:避免散射线的干扰。

数字投照技术的准备

1. 打开电脑主机和显示器。

2. 在键盘、鼠标、传感器及电线上都放置遮盖物。

3. 登录并连接病人的病历。

   注:这一步骤由于使用软件的不同而有所不同。

4. 选择观察图像的布局。

   目的:显示在屏幕上的图像布局即为数字投照出片时的布局。

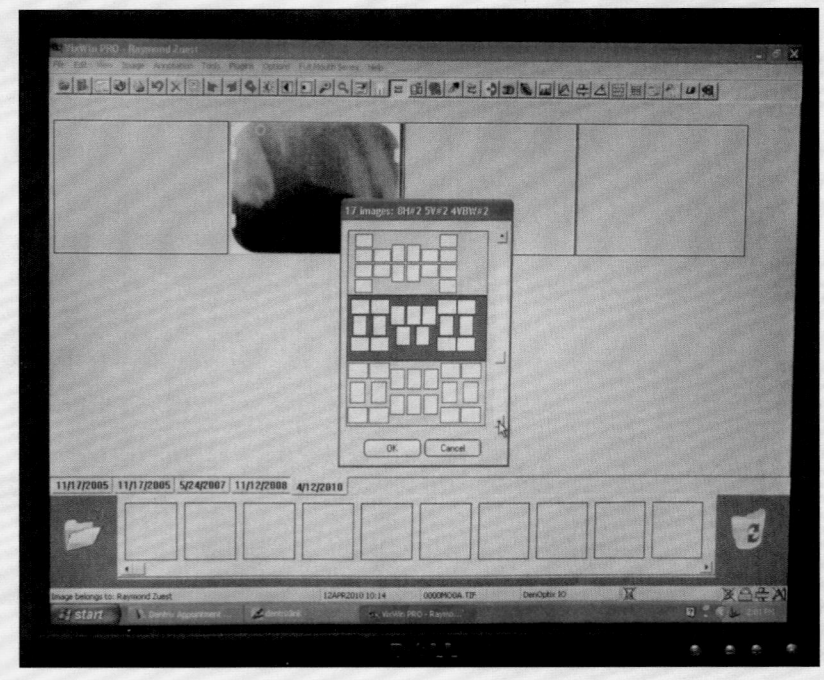

操作 41-3(续)

病人就位

1. 嘱病人坐于椅子上,后背达到正确直立位的位置,头靠于头托上。

2. 嘱病人除去眼镜、耳环等头部金属物。

    目的:这些物品在图像上显影,并会与图像中的解剖结构重叠。

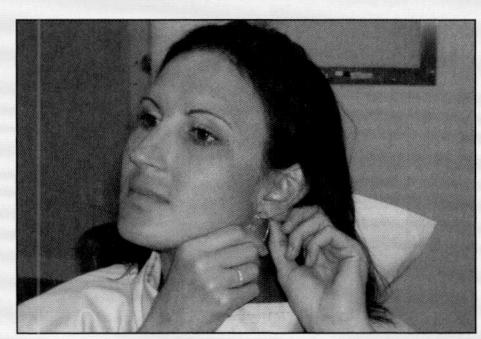

3. 嘱病人移除口内的修复体。

    注:当拿取病人的修复体时应戴有手套。

4. 摆放病人的位置,使将要被拍摄的颌骨的殆平面在张口时与地面平行。

5. 为病人穿上铅衣,佩戴甲状腺铅领。

6. 洗净并擦干双手,戴上检查用手套。

7. 打开包装,取出并组装无菌的胶片或传感器固位器。

    目的:让病人看到操作者洗手、戴手套及取出无菌装置的过程,让病人了解拍摄过程中良好的感染控制措施。

注:当使用胶片拍摄时,胶片白色部分朝向球管。当使用PSPs 板时,根据特定制造商的指示来确定哪一面朝向球管。

上颌尖牙区的曝光

1. 将 1 号图像接收器垂直插入前牙殆垫(咬合凹槽)中。

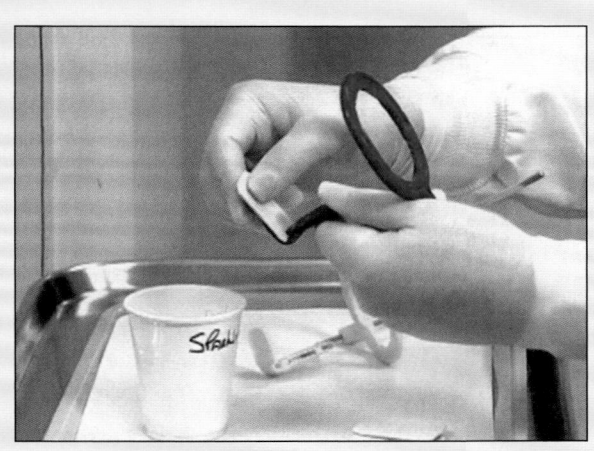

2. 摆放图像接收器,使尖牙与第一磨牙位于中央,使图像接收器尽可能位于口内中部。

3. 当胶片及固位器摆放好后,嘱病人慢慢闭嘴并咬紧。

操作 41-3(续)

4. 摆放定位圈及 PID,然后按下曝光按钮。

注:由于上颌牙弓的曲线,第一前磨牙的舌尖常与尖牙远中面图像重叠,这一接触区域在拍摄前磨牙区时应保持"打开"状态。

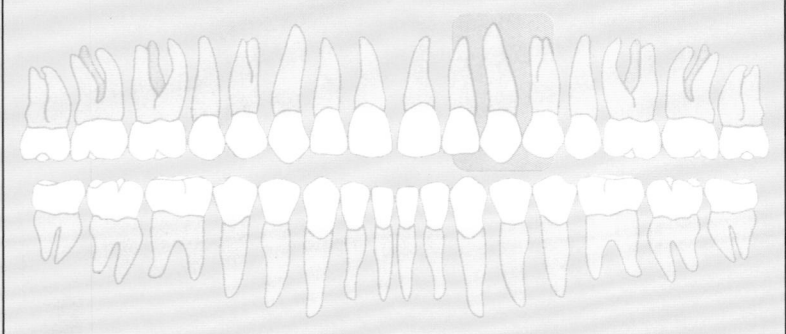
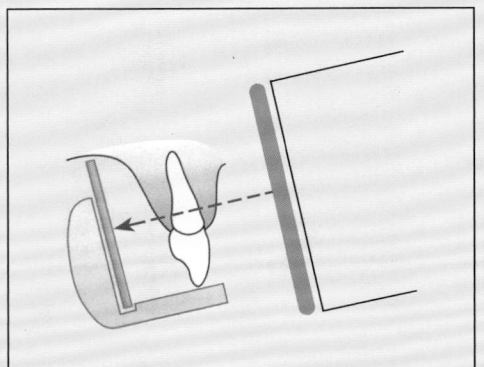

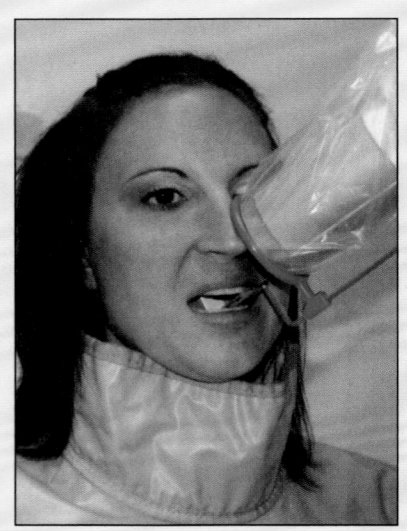
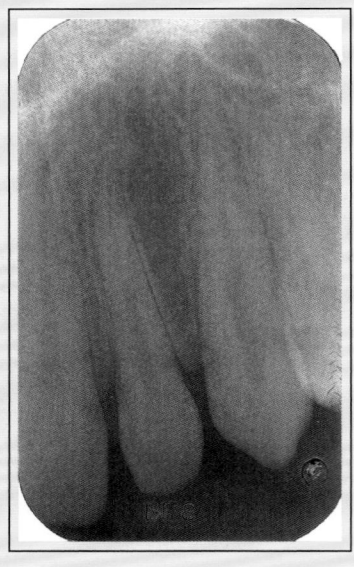

操作 41-3(续)

上颌中切牙、侧切牙的曝光

1. 将 1 号图像接收器垂直插入前牙殆垫中。
2. 将图像接收器的中央对准中切牙与侧切牙之间。使胶片传感器尽可能位于口腔中部。

3. 当胶片及固位器摆放好后,嘱病人慢慢闭嘴并咬紧。
4. 摆放定位圈及 PID,然后按下曝光按钮。

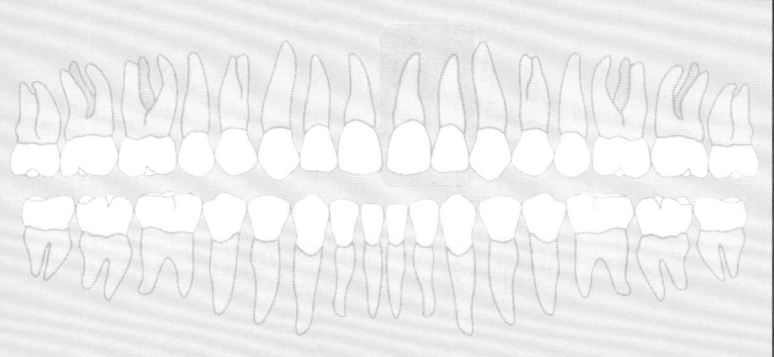
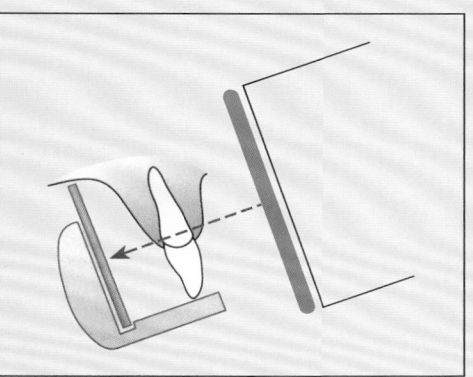
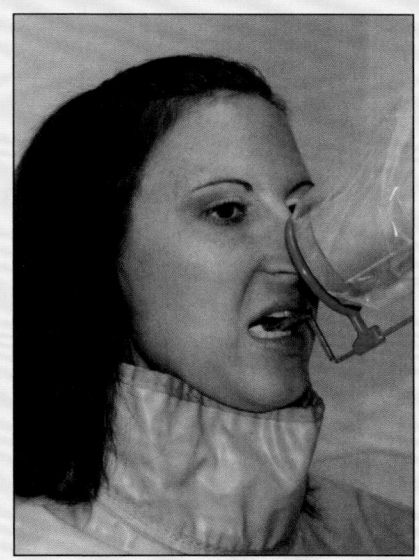
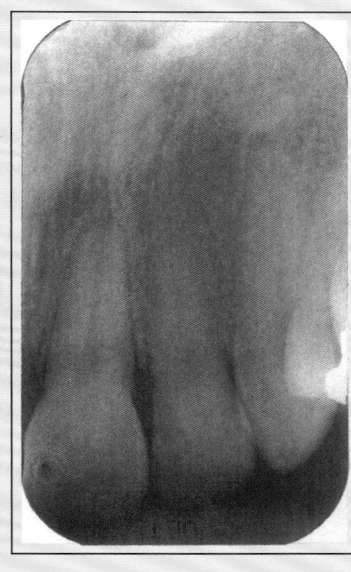

操作 41-3(续)

下颌尖牙区的曝光

1. 将 1 号图像接收器垂直插入前牙殆垫中。
2. 将图像接收器的中央对准下颌尖牙,根据病人的解剖特点,将胶片传感器尽量向舌侧放置。

    注:可在病人的上颌牙齿与持片夹咬合凹槽之间放一棉卷,防止投照尖牙时传感器晃动,也能提高病人舒适度。

3. 当固位器与图像接收器摆放好后,嘱病人慢慢闭上嘴并咬紧。
4. 摆放定位圈及 PID,然后按下曝光按钮。

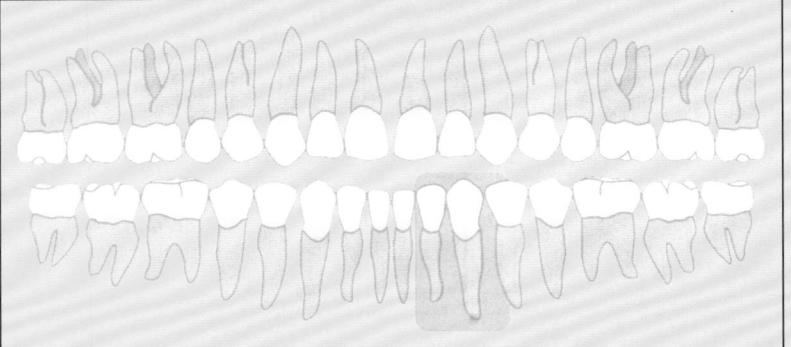

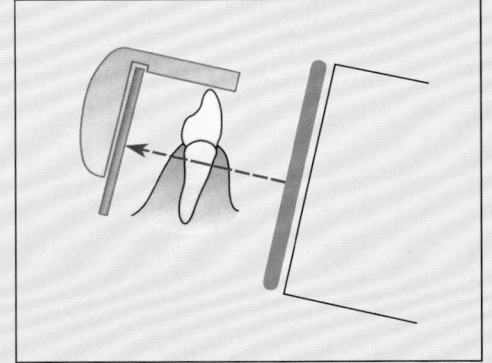

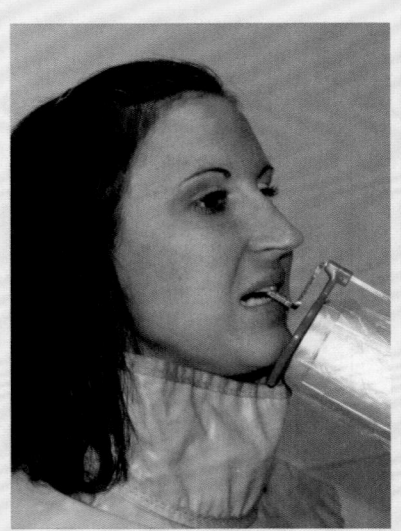

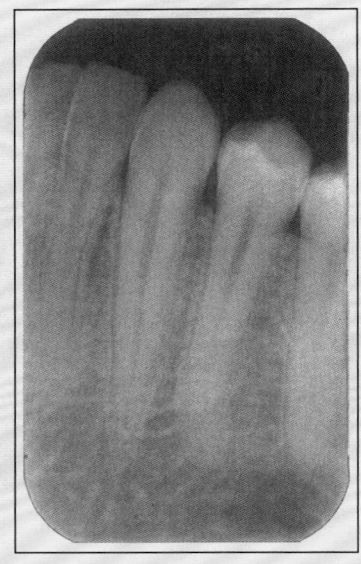

操作 41-3（续）

下颌切牙区的曝光

1. 将 1 号图像接收器垂直插入前牙殆垫中。

2. 将图像接收器的中央对准下颌两中切牙之间，根据病人的解剖特点，将胶片传感器尽量向舌侧放置。

3. 当固位器与图像接收器摆放好后，嘱病人慢慢闭上嘴并咬紧。

4. 将定位圈从指示杆移至病人皮肤表面。

5. 摆放定位圈及 PID，然后按下曝光按钮。

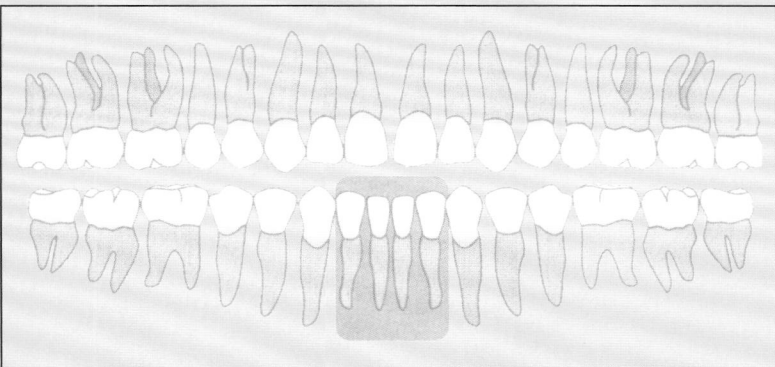
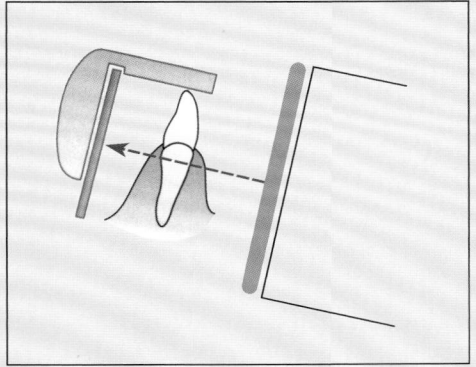

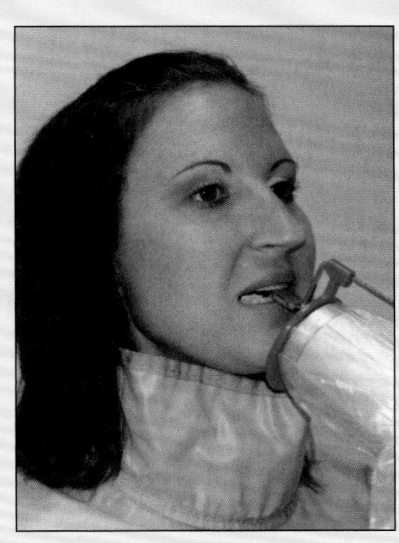
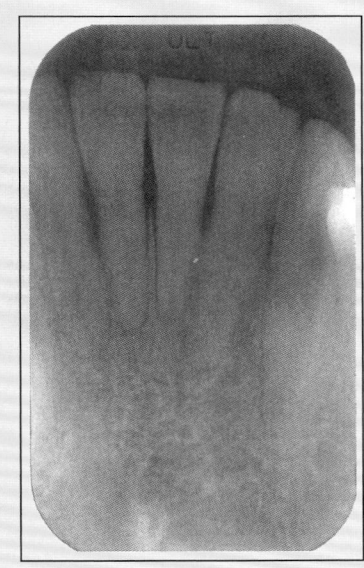

操作 41-3(续)

上颌前磨牙区的曝光

1. 将图像接收器水平插入后牙殆垫并推进凹槽中。

2. 将图像接收器的中央对准第二前磨牙。将胶片传感器放于腭中缝区域。

3. 当胶片及固位器摆放好后,嘱病人慢慢闭上嘴并咬紧。

4. 摆放定位圈及 PID,然后按下曝光按钮。

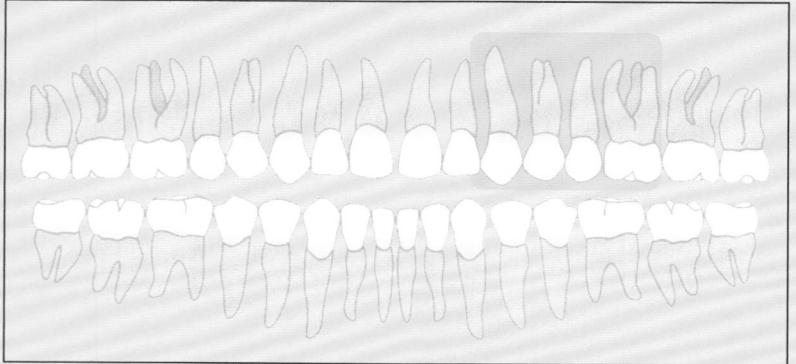
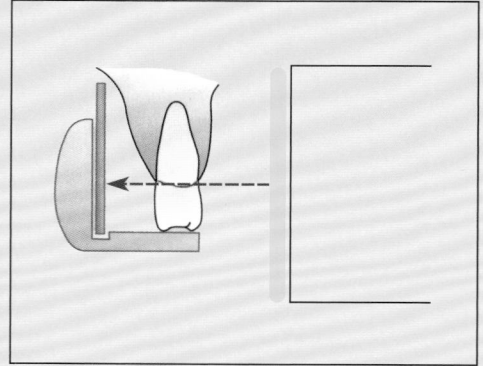

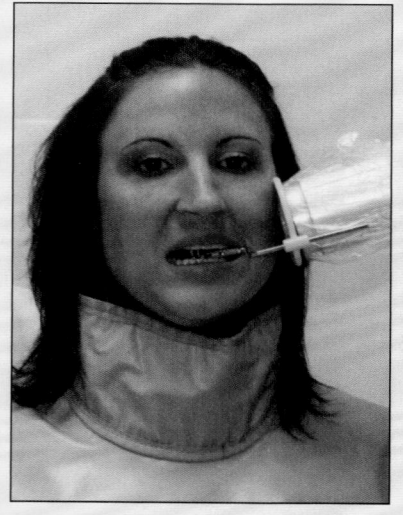
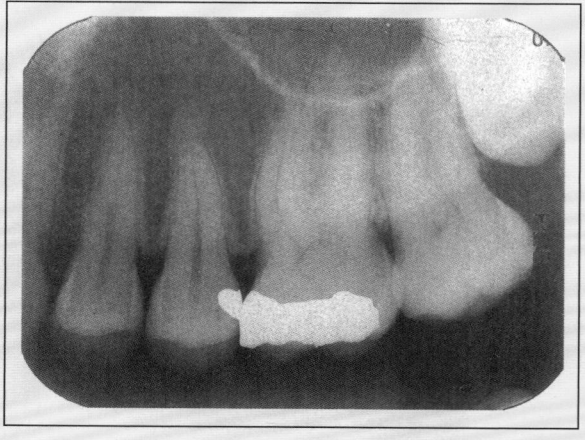

操作 41-3（续）

上颌磨牙区的曝光

1. 将 2 号图像接收器水平插入后牙𬌗垫中。
2. 将图像接收器的中央对准第二磨牙。将胶片传感器放于腭中缝区域。

3. 当胶片及固位器摆放好后，嘱病人慢慢闭上嘴并咬紧。
4. 摆放定位圈及 PID，然后按下曝光按钮。

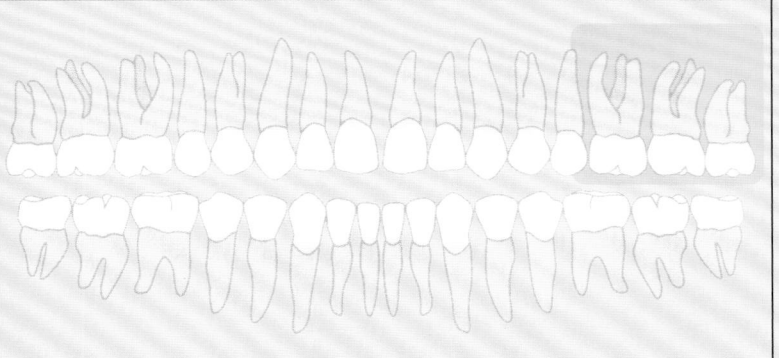
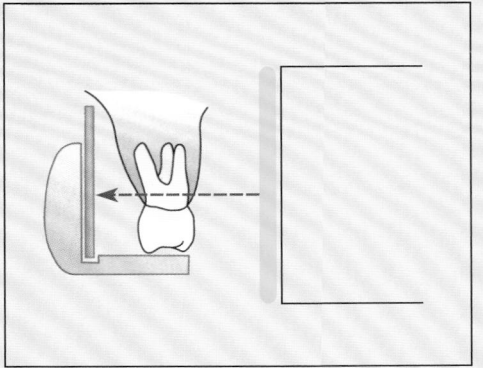
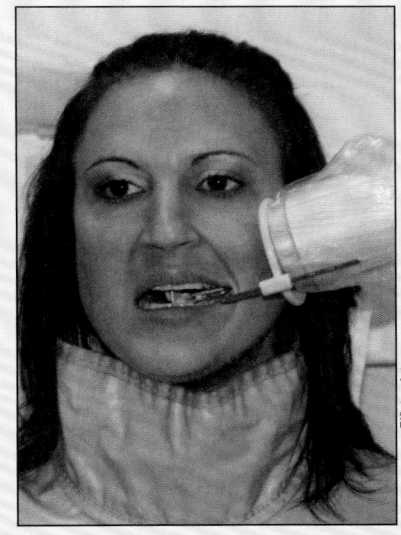
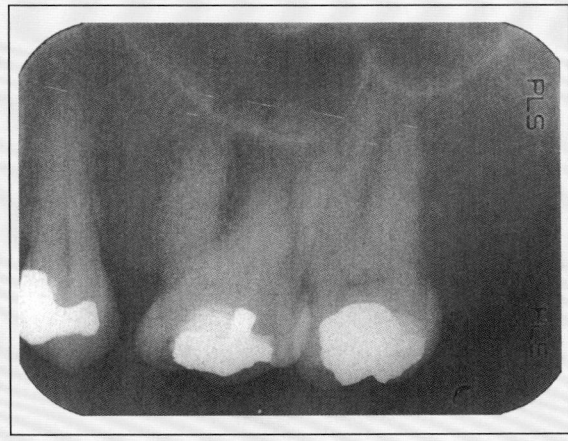

操作 41-3(续)

下颌前磨牙区的曝光

1. 将 2 号图像接收器垂直插入后牙殆垫中。

2. 将图像接收器的中央对准下颌第一前磨牙与第二前磨牙的邻面,根据病人的解剖特点,将胶片传感器尽量向舌侧放置。

3. 当胶片及固位器摆放好后,嘱病人慢慢闭上嘴并咬紧。

4. 将定位圈从指示杆移至病人皮肤表面。

5. 摆放定位圈及 PID,然后按下曝光按钮。

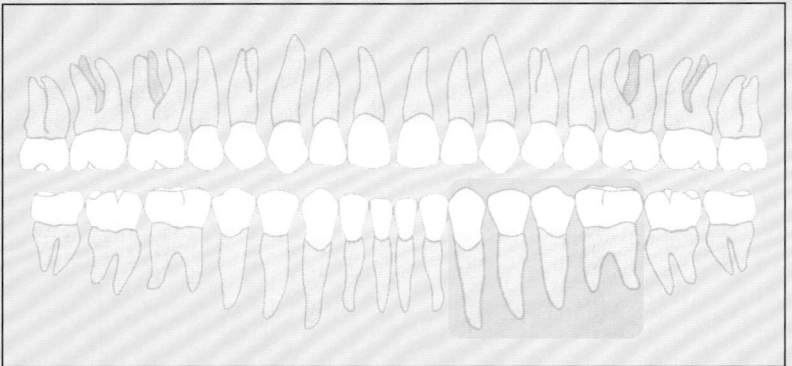
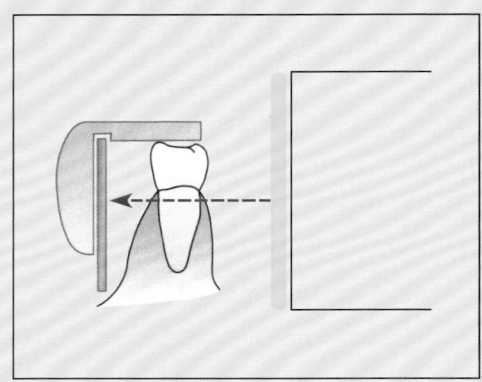

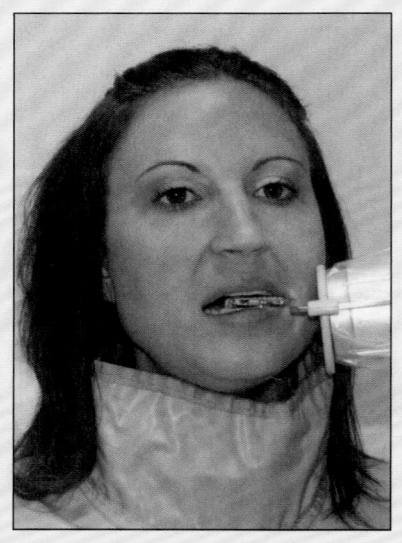
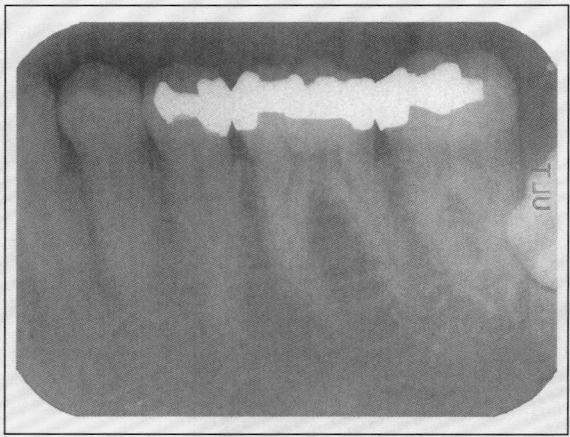

操作 41-3（续）

下颌磨牙区曝光

1. 将2号图像接收器水平插入后牙殆垫中。
2. 将图像接收器的中央对准第二磨牙。根据病人的解剖特点，将胶片传感器尽量向舌侧放置。
   注：这样图像接收器会比拍摄前牙区和前磨牙区时与牙体的距离更近一些。

3. 当胶片及固位器摆放好后，嘱病人慢慢闭上嘴并咬紧。
4. 将定位圈从指示杆移至病人皮肤表面。
5. 摆放定位圈及PID，然后按下曝光按钮。

记录

1. 操作后记录。

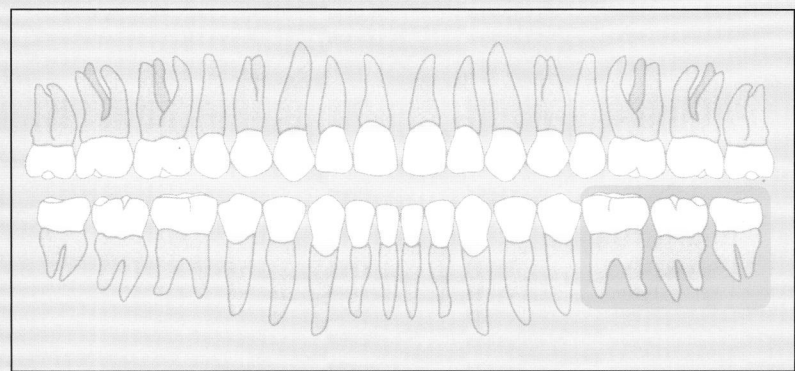

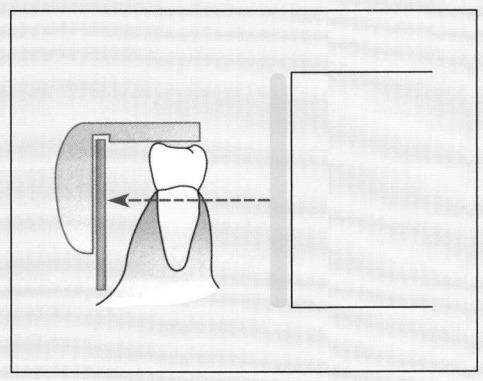

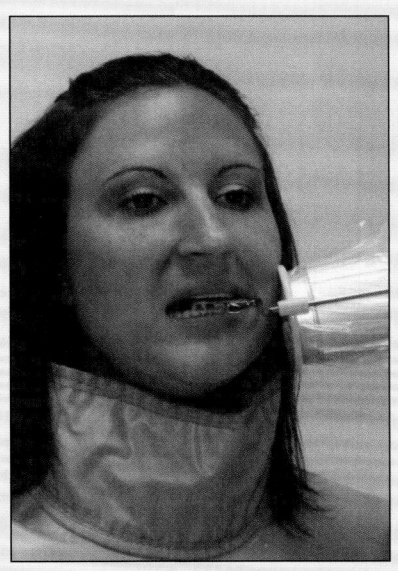

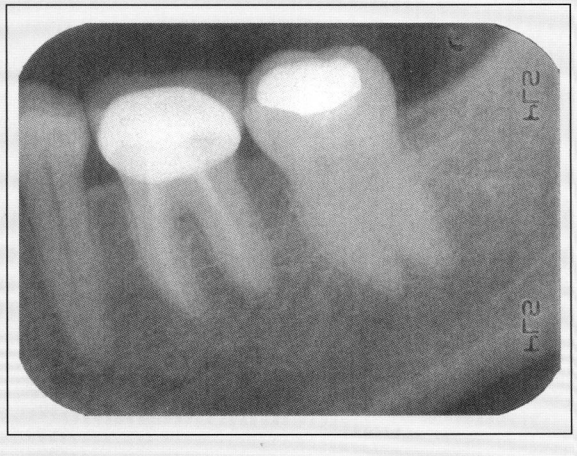

操作 41-4

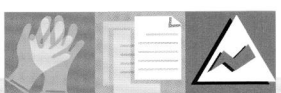

使用分角线技术拍摄口内牙片

目标

使用分角线技术拍摄口内牙片。

器械与物品

- ✔ 合适尺寸的图像接收器（胶片、传感器及置于遮光套内的PSPs）
- ✔ 合适的感染控制材料（纸杯、遮挡物、纸巾以及表面覆盖物）

操作 41-4(续)

✔ 铅衣与甲状腺铅领
✔ 无菌包装的 XCP 装置
✔ 棉卷
✔ 病人的图表病历

步骤

病人就坐前的准备工作

1. 控制感染的准备工作。
   目的:病人接触到的所有无屏障物品都应在病人走后进行消毒。

2. 通过阅读病人的病历和/或医生的指示,确定拍摄 X 片的类型和数量。

3. 胶片拍摄:在拍摄的地方,用一个写有病人姓名及日期的纸杯来放置需要使用的胶片。使用 PSPs 拍摄:在 PSPs 不需要立刻进行扫描时,应放置在标有病人姓名的转移盒中。
   目的:纸杯用来存储或移取胶片。

4. 打开 X 线设备并检查基本设置(管电压、管电流及曝光时间)。

5. 操作者清洁并擦干双手。

6. 分装所需数量的胶片或 PSPs,并放于将要进行拍摄的屋外。
   目的:避免散射线的干扰。

上颌尖牙区的曝光

1. 病人的位置应使𬌗平面与地面平行且矢状面与地面垂直。

2. 将图像接收器的中央对准尖牙。

3. 将持片夹下缘对准𬌗平面,这样可保证胶片超过切缘 1/8inch。

4. 嘱病人轻轻但稳固的向持片夹下缘施加压力。

5. 垂直角度约为+45°~+55°。

6. 使 X 线中心线对准尖牙与第一前磨牙的邻面以保证准确的水平角度。

7. 将 PID 对准图像接收器以避免图像切空。

8. 按下曝光按钮。

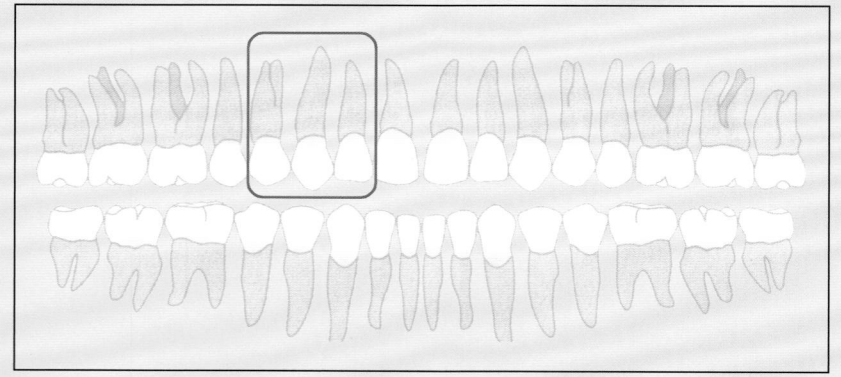

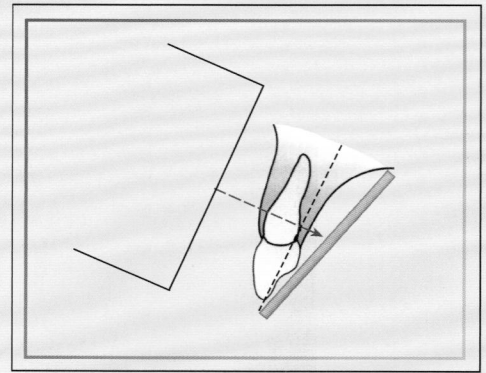

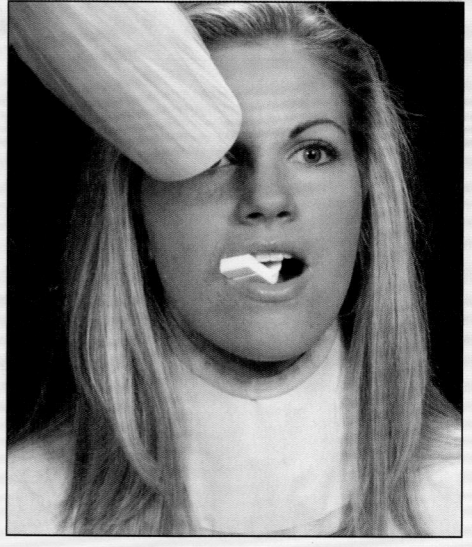

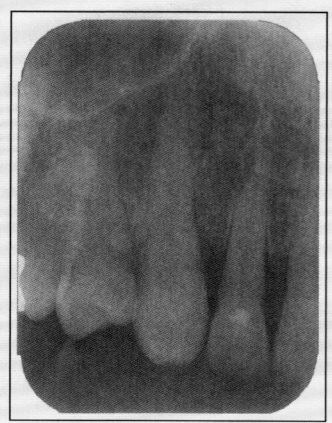

操作 41-4 (续)

上颌切牙区的曝光

1. 病人的位置应使𬌗平面与地面平行且矢状面与地面垂直。
2. 将图像接收器垂直放入固位器中。
3. 将图像接收器的边缘对准切缘,将其尽可能地靠近切牙舌侧面放置。
4. 嘱病人轻轻但稳固地咬住图像接收器边缘。

5. 垂直角度一般为+40°~+50°。
6. 使X线中心线对准两个中切牙的邻面以保证准确的水平角度。
7. 将PID对准图像接收器以避免图像切空。
8. 按下曝光按钮。

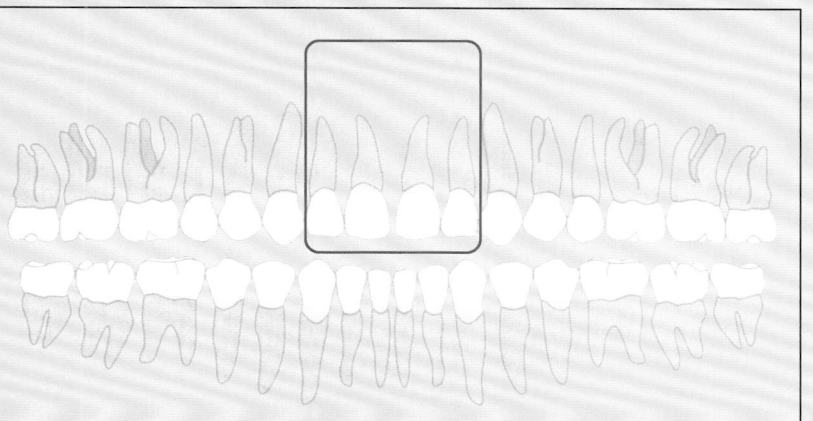

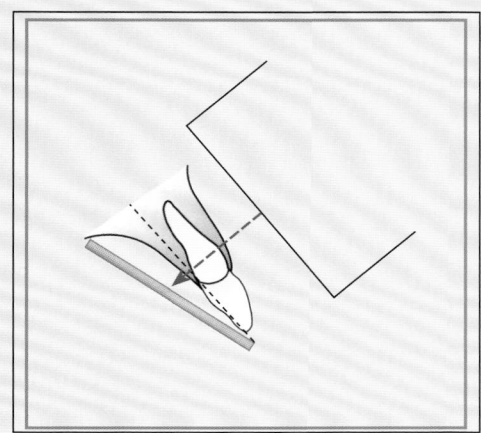

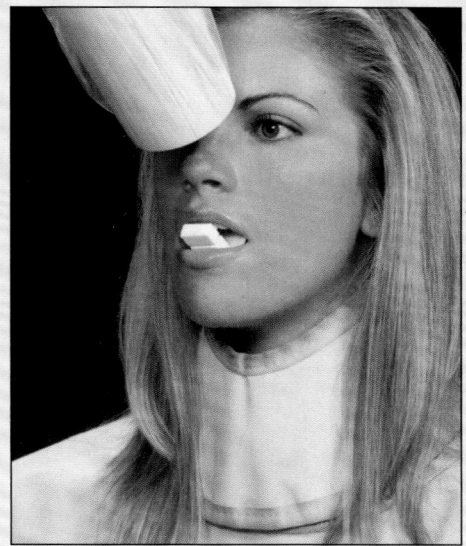

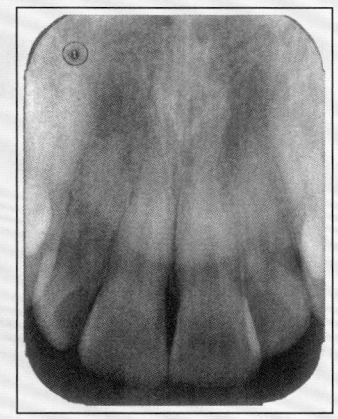

操作 41-4(续)

下颌尖牙区的曝光

1. 病人的位置应使张口时上颌粭翼片平面与地面平行且矢状面与地面垂直。

2. 将图像接收器垂直放入固位器中。

3. 将图像接收器的边缘对准尖牙的切缘。

4. 嘱病人轻轻但稳固地咬住图像接收器边缘。

5. 垂直角度一般为-20°~-30°。

6. 使 X 线中心线对准尖牙与第一前磨牙的邻面以保证准确的水平角度。

7. 将 PID 对准图像接收器以避免形成图像切空。

8. 按下曝光按钮。

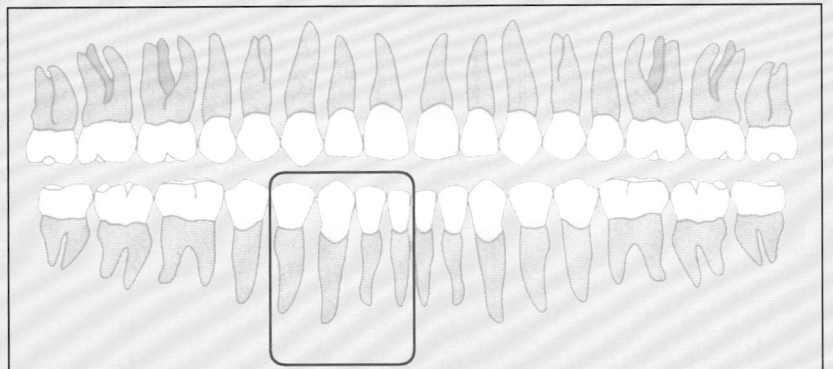

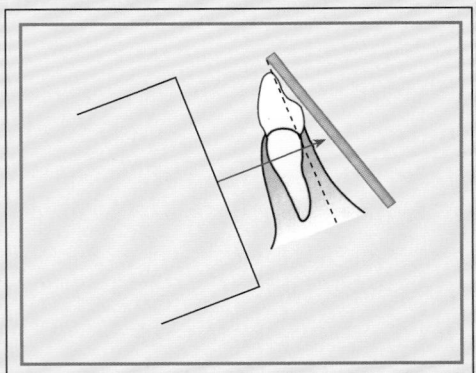

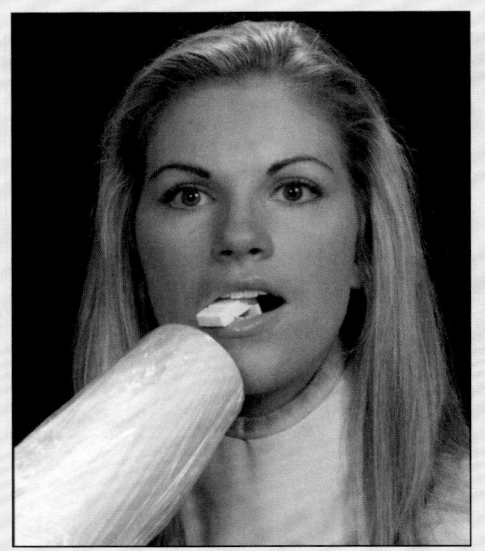

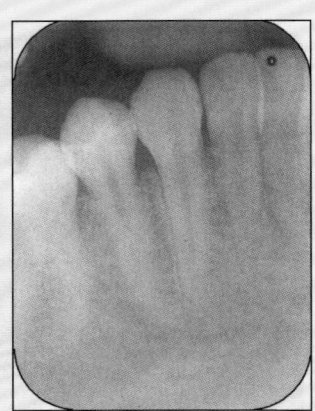

操作 41-4(续)

下颌切牙区的曝光

1. 病人的位置应使张口时下颌𬌗翼片平面与地面平行且矢状面与地面垂直。

2. 将图像接收器垂直放入固位器中。

3. 将图像接收器的中央对准两个中切牙邻面,与牙体的舌面相对。

4. 嘱病人轻轻但稳固地咬住图像接收器的边缘。

5. 垂直角度一般为−15°~−25°。

6. 使 X 线中心线对准两个中切牙的邻面以保证准确的水平角度。

7. 将 PID 对准图像接收器以避免图像切空。

8. 按下曝光按钮。

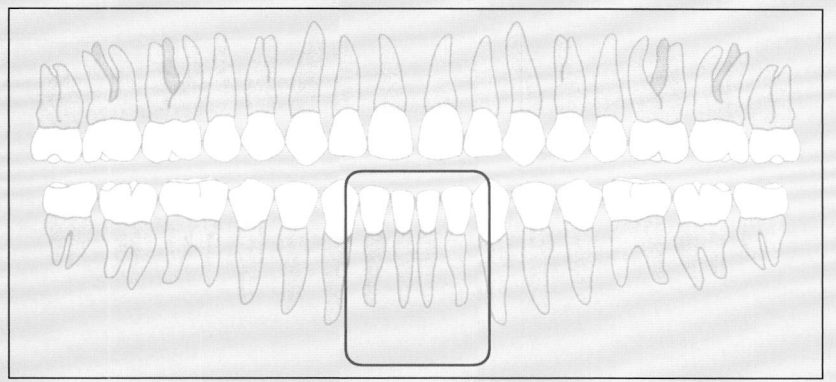

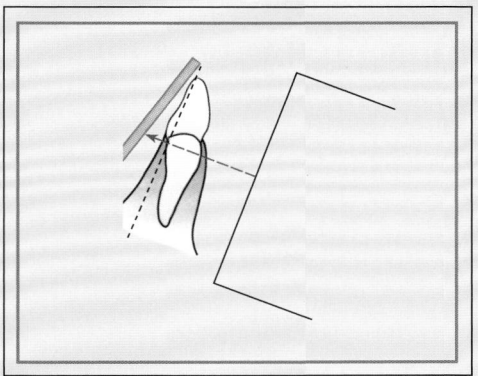

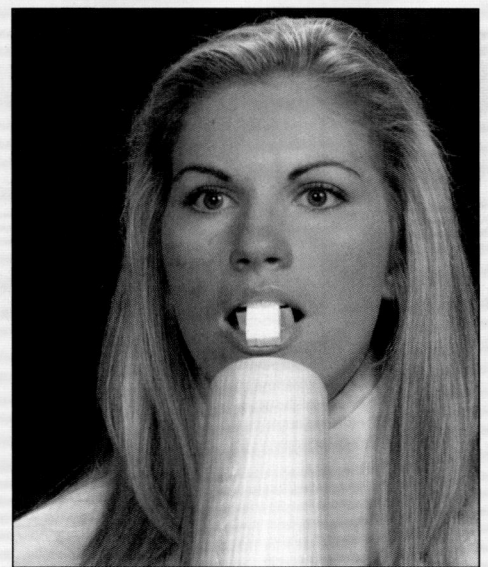

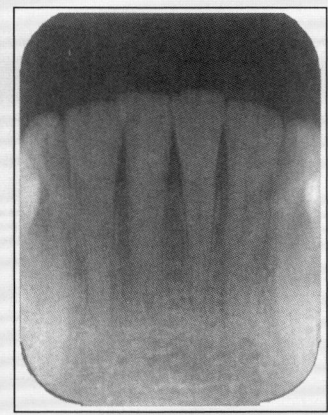

操作 41-4（续）

上颌前磨牙区

1. 病人的位置应使张口时上颌殆翼片平面与地面平行且矢状面与地面垂直。

2. 将图像接收器水平放入固位器中。

3. 将图像接收器的边缘对准第二磨牙，将其与牙体舌侧面相对放置，并避免牙弓对胶片和 PSP 的弯曲。

4. X线中心线对准颧骨前部，垂直角度一般为+30°~+40°。

5. 使 X 线中心线对准两个前磨牙的邻面以保证准确的水平角度。

6. 将固位器对准图像接收器以避免图像切空。

7. 按下曝光按钮。

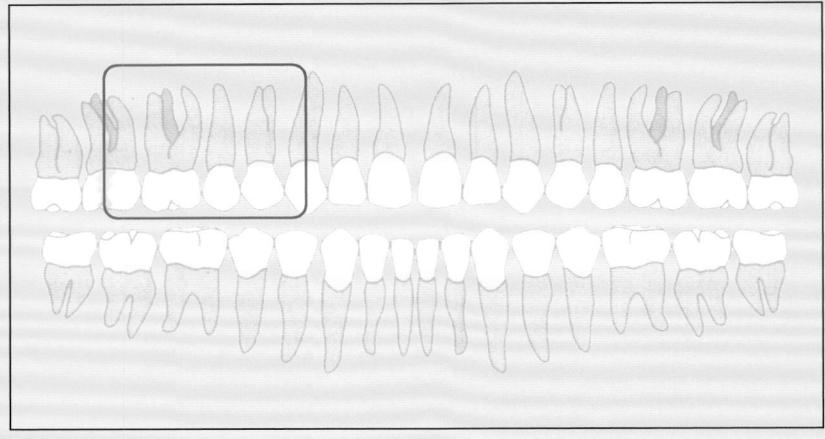

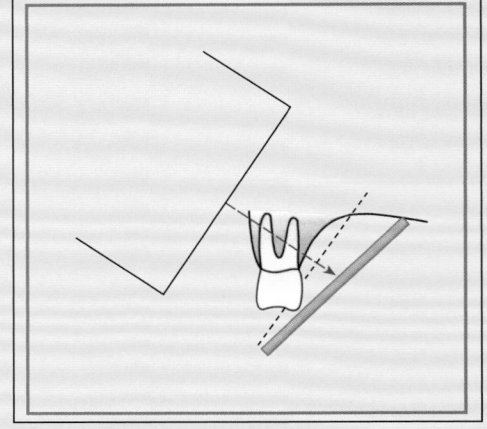

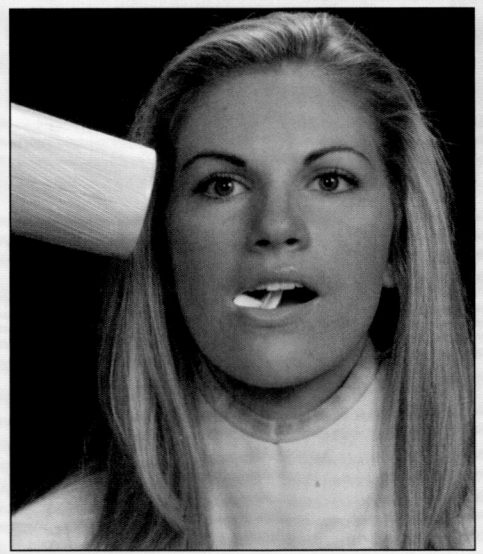

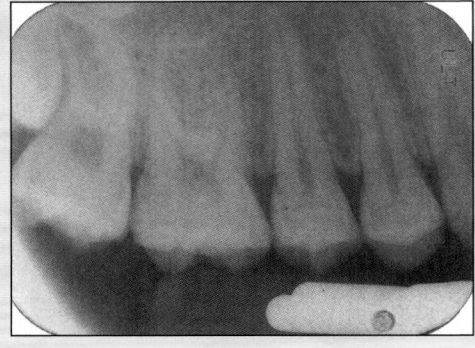

操作 41-4(续)

上颌磨牙区的曝光

1. 病人的位置应使病人张口时上颌的殆翼片平面与地面平行且矢状面与地面垂直。
2. 将图像接收器水平放入固位器中。
3. 将图像接收器对准第二磨牙,紧贴牙体舌侧面。
4. 使 X 线中心线穿过颧弓对准图像接收器,PID 的远中缘应在病人外眦的内侧,垂直角度一般为+20°~+30°。
5. 使 X 线中心线对准两个磨牙的邻面以保证准确的水平角度。
6. 将 PID 对准图像接收器以避免图像切空。
7. 按下曝光按钮。

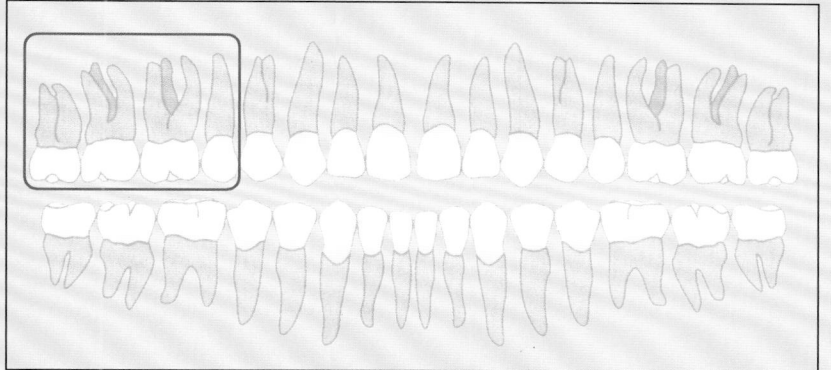

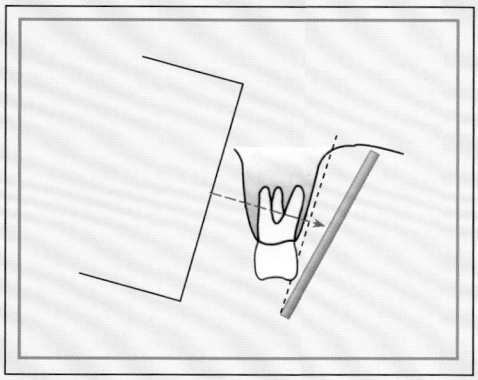

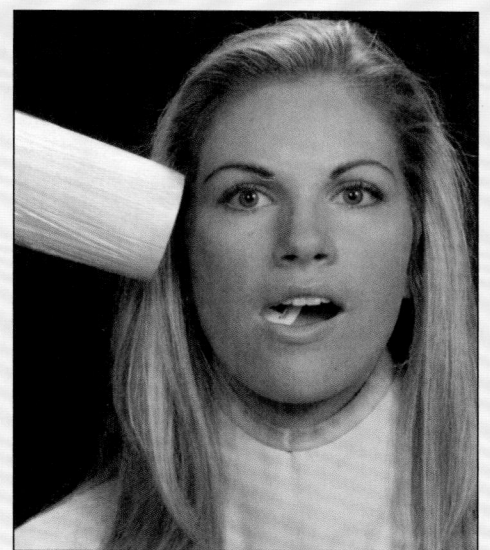

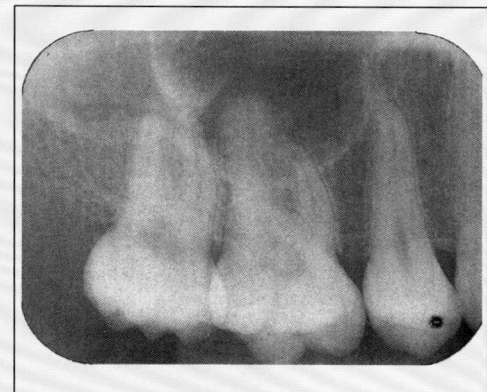

操作 41-4(续)

下颌前磨牙区的曝光

1. 病人的位置应使张口时下颌的𬌗翼片平面与地面平行且矢状面与地面垂直。
2. 将图像接收器水平放入固位器中。
3. 将图像接收器中央对准第二前磨牙,前缘与尖牙的中央尖对齐,图像接收器紧贴牙体舌侧面。
4. 嘱病人轻轻但稳固地咬住持片夹。

5. 使 X 线中心线穿过颏孔对准图像接收器,垂直角度一般为 -10°~-15°。
6. 使 X 线中心线对准两个前磨牙的邻面以保证准确的水平角度。
7. 将 PID 对准图像接收器以避免图像切空。
8. 按下曝光按钮。

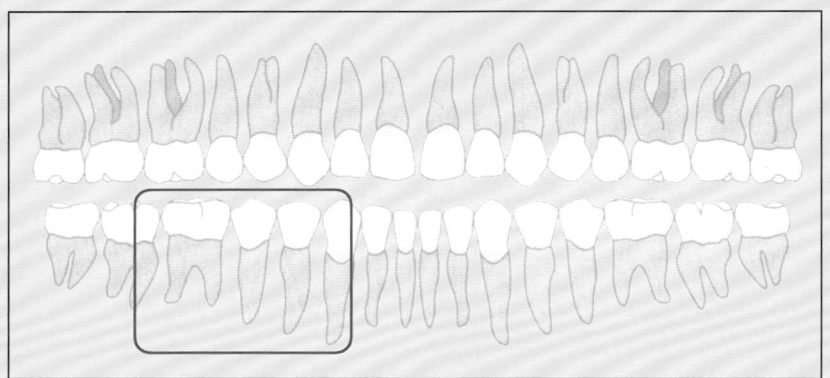

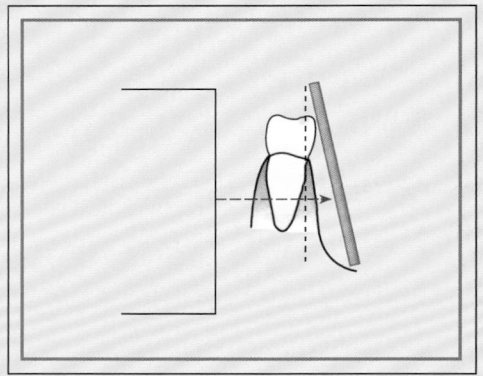

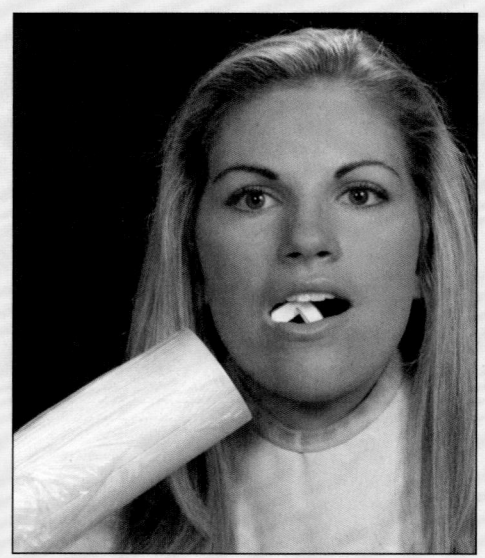

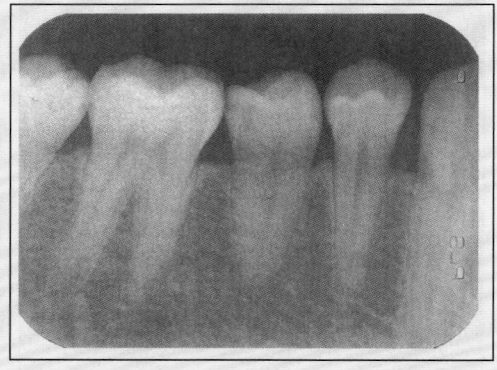

操作 41-4（续）

下颌磨牙区的曝光

1. 病人的位置应使张口时下颌的殆翼片平面与地面平行且矢状面与地面垂直。

2. 将图像接收器水平放入固位器中。

3. 将图像接收器中央对准第二磨牙，前缘与第二前磨牙中线对齐。

   注：由于解剖形态原因，图像接收器在下颌后牙区的放置角度基本处于与牙体长轴平行的状态，所以下颌后牙的分角线技术与平行投照技术基本一致。

4. 嘱病人轻轻但稳固的咬住持片夹。

   注：嘱病人咬住时可让病人稍抬起下颌，这样可使下颌殆翼片平面仍处于与地面平行的状态。

5. 使 X 线中心线对准根尖部，垂直角度一般为 -5°~-0°。

6. 使 X 线中心线对准两个磨牙的邻面以保证准确的水平角度。

7. 将 PID 对准图像接收器以避免图像切空。

8. 按下曝光按钮。

记录

   操作后记录。

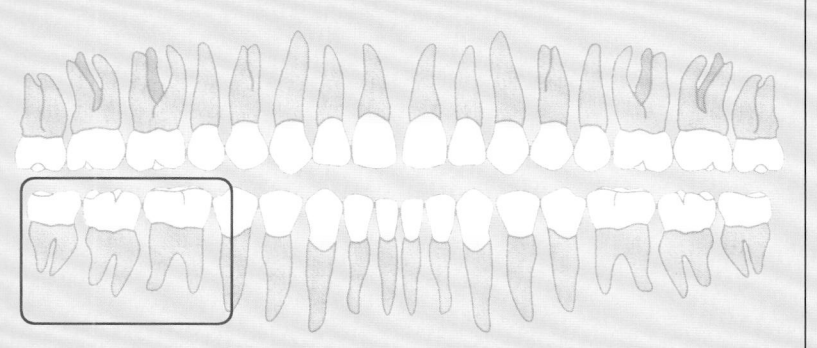

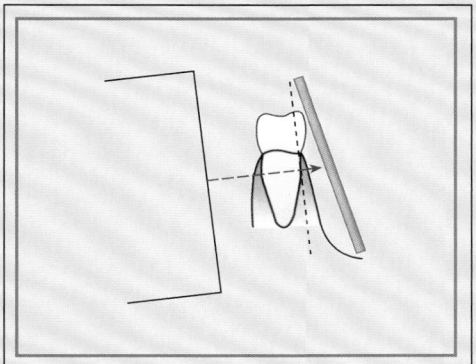

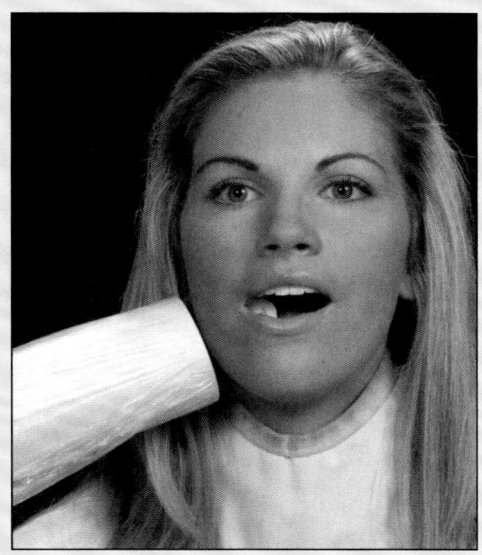

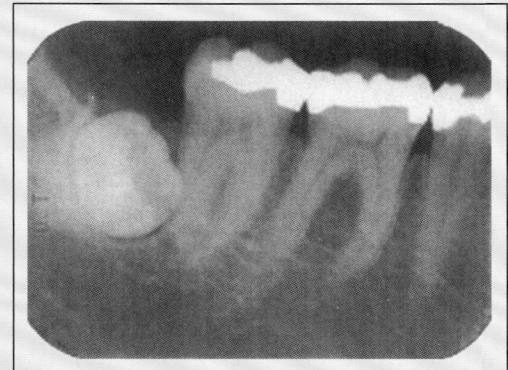

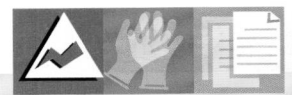

操作 41-5

使用殆翼片拍摄技术拍摄四个象限口腔 X 线图像

目标

拍摄四个象限的殆翼片

器械与物品

- 4 张 2 号胶片, 2 号 PSPs 或数字传感器
- 纸杯或转移用盒
- 铅衣及甲状腺铅领
- 殆翼片固位环夹或胶片传感器固位器

步骤

前磨牙区殆翼片曝光步骤

1. 将垂直角度设定为+10°。
   目的:向上的角度使固位器方向向下,这一角度使 X 线中心线与图像接收器的上半部分与下半部均垂直。
2. 使病人的殆平面与地面平行,如有需要,可嘱病人稍微低头或抬起下颌。
3. 将图像接收器放于病人口中,下半部分位于舌头与下颌牙之间,图像接收器的前缘位于尖牙中部。

4. 将殆翼片固位环夹加压于下颌功能尖上使之就位。
   目的:防止图像接收器从原有位置滑动。
5. 嘱病人轻轻咬牙,注意避免病人将操作者的手套尖端部分咬住。
6. 在病人闭嘴时,不要将图像接收器向下牙拉得过紧。
   目的:这样会使图像接收器紧贴上颌牙槽嵴顶舌侧,且向口底移动。
7. 操作者站在病人正对面以确定水平角度。为了显示牙弓曲线,操作者可将示指沿前磨牙区牙弓放置,将 PID 的开口端放于与操作者示指及前磨牙处牙弓曲线平行的位置。
8. 确定 PID 有足够的距离,以达到能覆盖上下颌尖牙且不会出现图像切空。
   目的:检查是否会存在图像切空时,可以从球管的正后方向图像接收器方向看,正常情况下,图像接收器不应被球管挡住。
9. X 线中心线应穿过前磨牙之间的相接区域。
10. 按下曝光按钮。
11. 操作后记录。

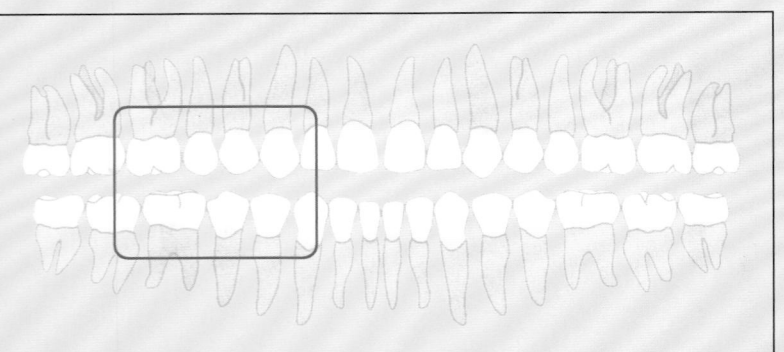

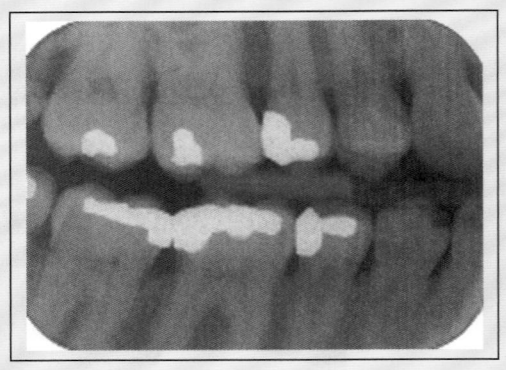

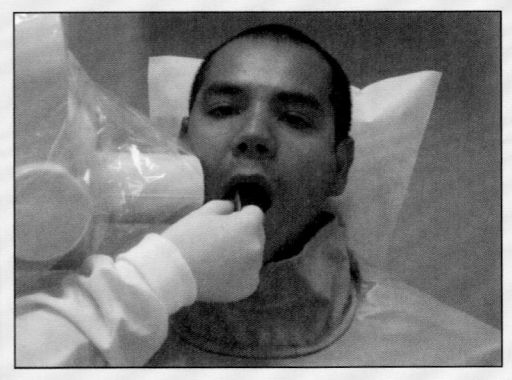

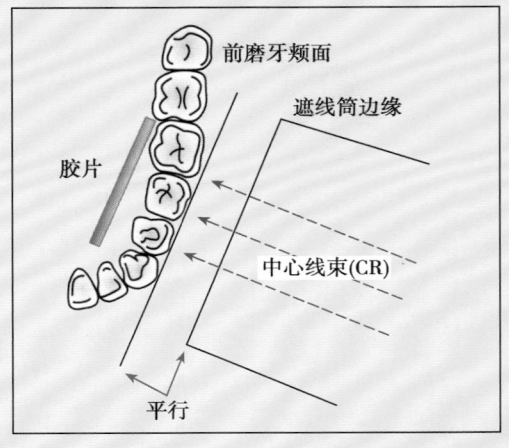

操作 41-5(续)

磨牙区殆翼片曝光步骤

1. 将垂直角度设定为+10°。
   目的:向上的角度使固位器方向向下,这一角度使 X 线中心线与图像接收器的上半部分与下半部分均垂直。

2. 使病人的殆平面与地面平行,如有需要,可嘱病人稍微低头或抬起下颌。

3. 将图像接收器放于病人口中,下半部分位于舌头与下颌牙之间,图像接收器的前缘位于第二前磨牙中部。

4. 将殆翼片的固位环夹加压于下颌功能尖上使之就位。
   目的:避免图像接收器从原有位置滑动。

5. 嘱病人轻轻咬牙,注意避免病人将操作者的手套尖端部分咬住。

6. 在病人闭嘴时,不要将图像接收器向下牙拽得过紧。
   目的:图像接收器过度靠近舌尖会使图像接收器向口底移动。

7. 操作者站在病人正对面以确定水平角度。为了显示牙弓曲线,操作者可将示指沿磨牙区牙弓放置,将 PID 的开口端放于与操作者示指及磨牙处牙弓曲线平行的位置。
   目的:需要设置不同的图像接收器位置及水平角度来打开邻面接触区。

8. 确定 PID 有足够的距离,以达到能覆盖上下颌尖牙且不会出现图像切空。
   目的:检查是否会存在图像切空时,可以从球管的正后方向图像接收器方向看,正常情况下,图像接收器应被球管完全挡住。

9. X 线中心线应穿过磨牙之间的相接区域。

10. 按下曝光按钮。

11. 操作后记录。

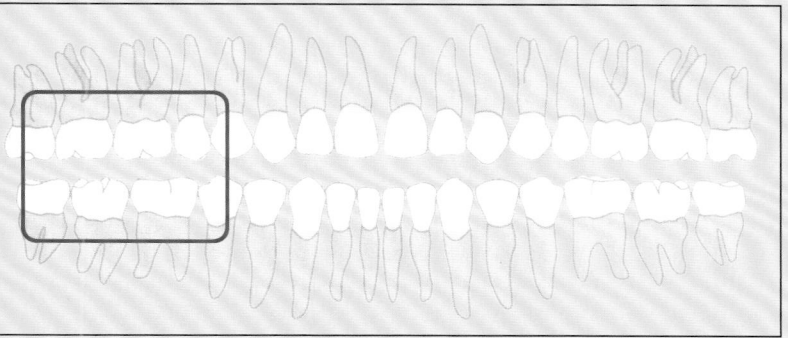

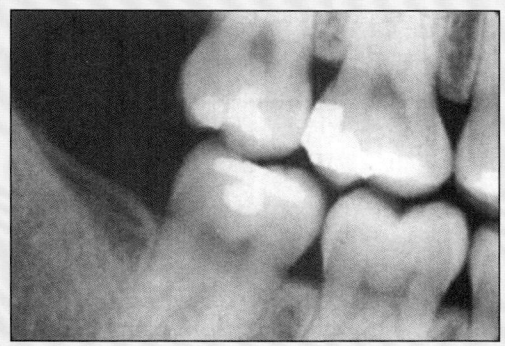

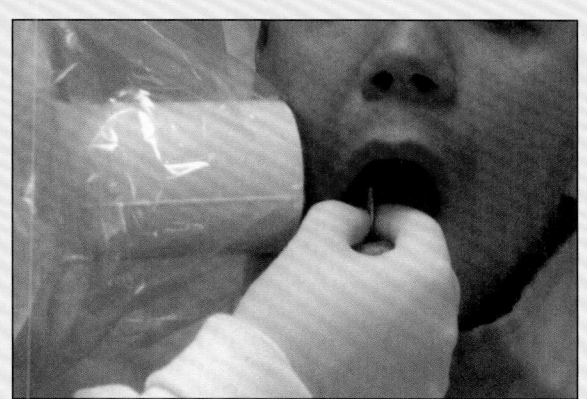

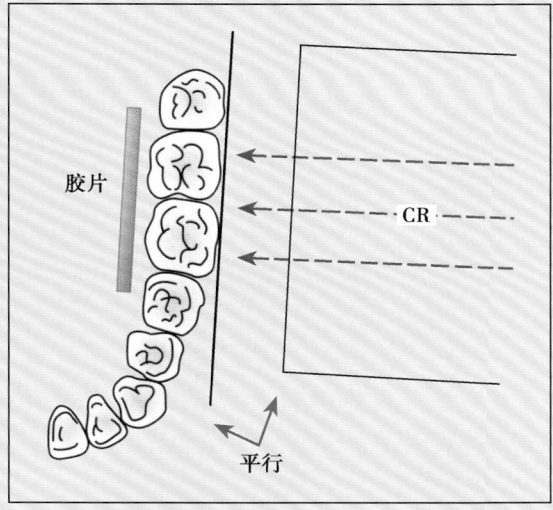

操作 41-6

拍摄上下颌的牙合翼片

目标

按照牙合翼片投照技术的步骤,拍摄出具有诊断效能的上下颌牙合翼片

器械与物品

- 2 张 4 号胶片
- 纸杯
- 铅衣及甲状腺铅领

步骤

上颌牙合翼片拍摄技术

1. 嘱病人除去口内义齿等可摘修复体及其他物品。
2. 为病人穿上铅衣,佩戴甲状腺铅领。
3. 使病人处于胶片平面与地面平行,矢状面与地面垂直的位置。
4. 将带有遮光包装的胶片放入病人口腔内,白色面朝向上颌合面,胶片的长边沿着两侧牙合翼片的边缘。
5. 尽量将胶片靠后放置。
6. 放置 PID,使 X 线中心线与胶片成+65°并穿过胶片中央。PID 的上缘应位于眉心与鼻根交汇处。

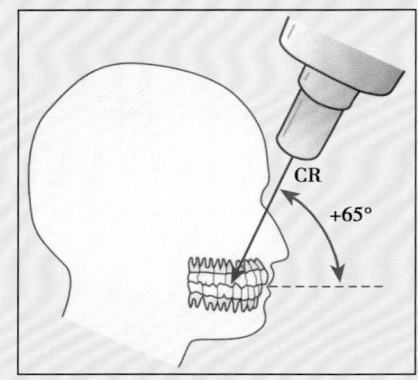

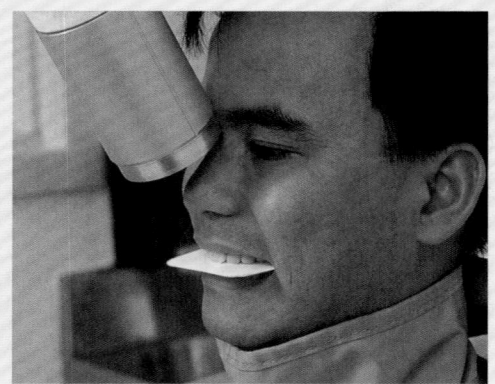

7. 按下曝光按钮。

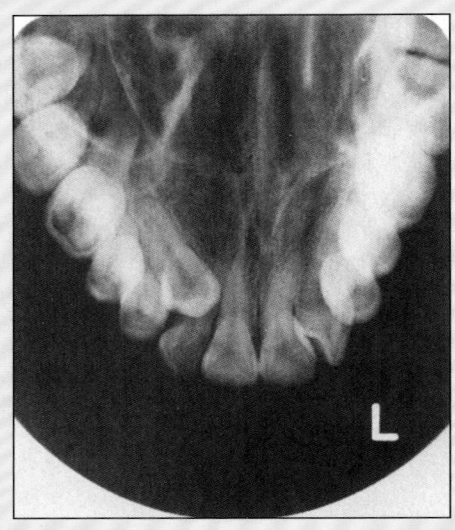

8. 记录曝光过程。

下颌牙合片拍摄

1. 使病人向后靠,处于矢状面与地面垂直的位置。
2. 将带有遮光包装的胶片放入病人口腔内,白色面朝向下颌的牙合面,胶片的长边沿着两侧牙合翼片面的边缘。
3. 尽量将胶片靠后放置。
4. 放置固位器,使 X 线束中心线与胶片成-90°并穿过胶片中央。固位器应在病人颏部下 1inch。

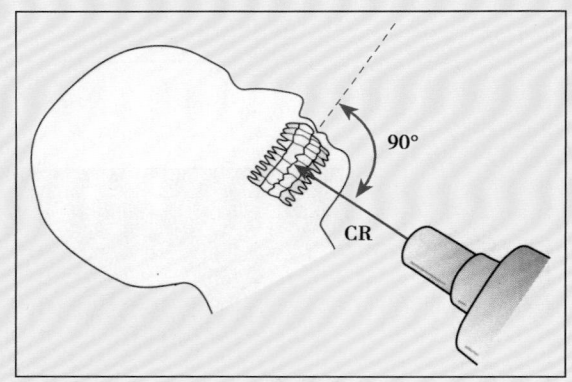

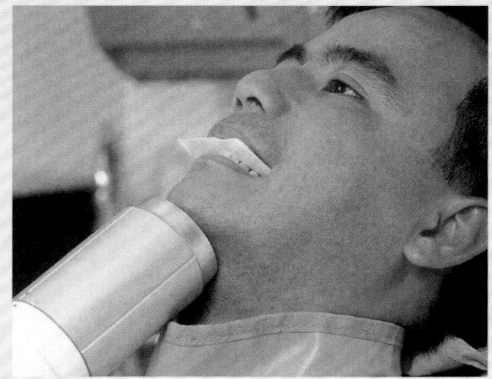

操作 41-6(续)

5. 按下曝光按钮。

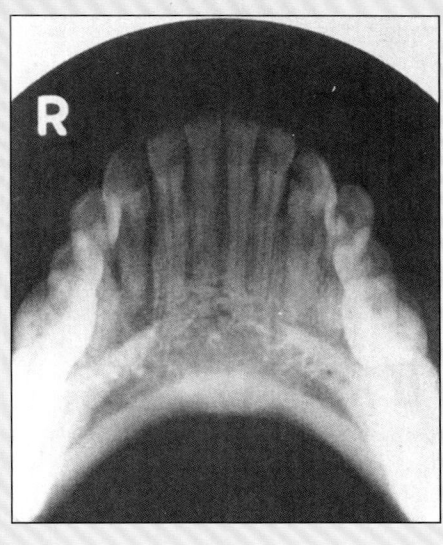

6. 记录曝光过程。

操作 41-7

口腔 X 线片出片

目标

对口内牙片进行出片

器械与物品

✔ 合适尺寸的胶片夹
✔ 铅笔
✔ 观片灯
✔ 纸巾
✔ 对口内牙片的处理

步骤

1. 观片前在桌面上放置一张干净的纸巾。
2. 打开观片灯。
3. 为胶片标上号码与日期。

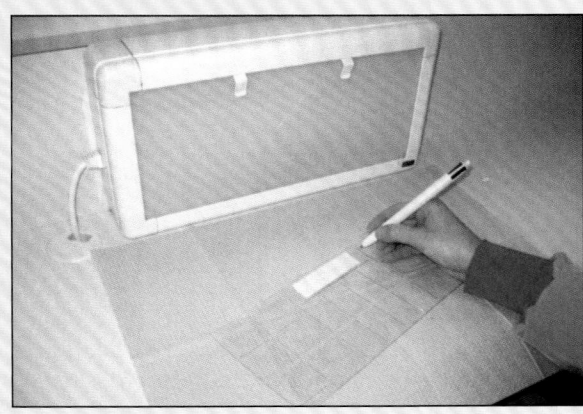

4. 清洁双手。
   目的:避免在胶片上留下手指痕迹。
5. 识别出每张胶片上突起的小点。将胶片放于工作台上,突起的小点朝上。
   目的:美国牙医协会推荐小点朝上。

操作 41-7(续)

6. 将所有胶片分为三类:殆翼片、前牙根尖片、后牙根尖片。
7. 按照解剖位置排列所有的胶片,利用已有解剖学知识识别出上颌胶片与下颌胶片。
8. 排列上颌胶片,使根尖朝上;排列下颌胶片使根尖朝下。
9. 将每张胶片放入对应的胶片夹中。以下为推荐的次序:
   a. 上颌前牙根尖片
   b. 下颌前牙根尖片
   c. 殆翼片
   d. 上颌后牙根尖片
   e. 下颌后牙根尖片

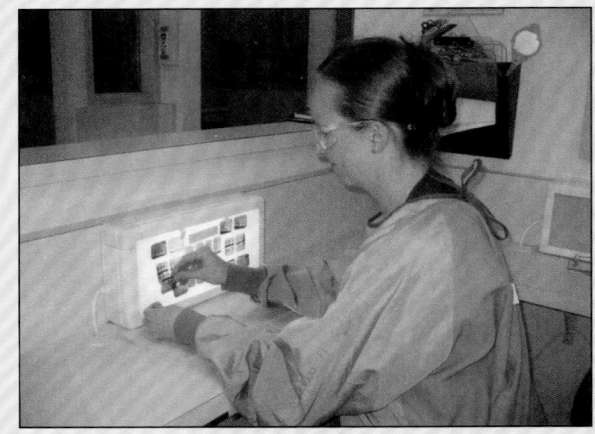

10. 检查所有胶片以保证突起的小点在正确的位置、所有胶片都是按解剖位置排列且所有胶片在胶片夹中位置稳固。

(李刚 译)

口外成像

关键术语

头部固定器(cephalostat):一种特殊装置,能够帮助操作者很好地固定
　胶片和病人体位。
计算机断层扫描(computed tomography,CT):一种投照技术,可以使
　受检者的某个层面或某个部位成像,而其他平面的结构成像模糊。
锥形束计算机断层扫描(cone beam computed tomography,CBCT):
　采用锥形束射线围绕受检者旋转投照的一种三维数字成像方式。
数字曲面体层机(digital panoramic units):曲面体层图像的采集不需
　要胶片,通过电子传感器和计算机处理和储存图像。
曝光控制(exposure controls):操作者可以调节电流和电压来控制投
　照条件。
口外片(extraoral images):需要检查头颅或者颌骨的大部分结构时选
　择口外片。
口外成像(extraoral imaging):将胶片或者暗盒放置于面部或者头部一
　侧,射线从相反方向进行投照所得到的牙齿和颌骨的影像。
视野(field of view):进行投照时的可见区域。
体层域(focal trough):进行曲面体层片投照时一个假想的三维马蹄形
　区域。
眶耳平面(frankfort plane):经过外耳道上缘和眶下缘的连线。
磁共振成像(magnetic resonance imaging,MRI):利用磁共振原理对
　人体成像。
正中矢状面(midsagittal plane):将面部分为左右两部分的一个假想
　平面。
颞下颌关节(temporomandibular joint):控制下颌骨运动的双侧关节。
三维数字成像(three-dimensional digital imaging):从三维空间展示解
　剖结构的图像。

学习目标

完成此章节的学习之后,学生将能够达到以下目标:
1. 掌握关键术语的发音、写法和定义。
2. 讨论曲面体层投照技术,包括:
   * 解释曲面体层投照的目的和用途。
   * 描述曲面体层投照的设备。
   * 描述曲面体层投照前病人准备的相关步骤。
   * 描述曲面体层投照中可能发生的病人准备和体位摆放的
     错误。
3. 讨论三维投照技术,包括:
   * 解释 CT 与 CBCT 的区别。
   * 解释锥形束 CT 投照的目的和用途。
   * 讨论 CBCT 的优缺点。
4. 解释每一种口外投照片的特定目的。

实践目标

完成此章节的学习之后,学生将能够达到以下技能水平:
* 掌握曲面体层片投照前的机器准备。
* 掌握曲面体层片投照前的病人准备。
* 掌握曲面体层片投照前的体位准备。

　　口外片(extraoral images)经常用于检查颅骨及颌骨大范围病变,或者在病人张口受限不能配合口内检查时拍摄。

口外片适用于评价大范围病变,不推荐用来检测细微病变,如龋病、早期牙周病等,原因在于口外片在显示细微结构方面不

如口内片。但是随着全功能数字曲面体层机（digital panoramic units）和其他程序软件的出现，这种情况也在发生改变。几乎所有的数字化口外片都比胶片有更好的分辨率。

本章节侧重于介绍曲面体层片和锥形束计算机断层扫描（cone beam computed tomography，CBCT），同时讨论其他口外成像（extraoral imaging）技术以及它们的优缺点。

←复习

1. 什么时候采用口外投照技术？

曲面体层片

曲面体层片可以在一张片子上显示全口牙列和相关结构

影像（图42-1）。口内片太小不能显示颞下颌关节、上颌窦及上下颌骨的大面积区域。过去，曲面体层片主要用于定位阻生牙、检查颌骨病变及观察牙齿萌出方式。

过去口外片使用胶片进行拍摄，因此图像细节没有口内片清晰。然而，如今的数字口外成像系统已经很好地解决了胶片的问题。在数字曲面体层机使用之前，并不推荐使用曲面体层片诊断龋病、牙周病或病损，原因在于后牙邻面结构的影像重叠，因此常采用殆翼片辅助诊断（图42-2）。随着带有特殊软件的全能曲面体层机的引入，这一情形已发生改变。用该技术形成的数字曲面体层片能够显示邻面的微小龋病。它们可以"打开"前磨牙区域的接触面，这些区域在传统的胶片式曲面体层片中通常是重叠在一起的（图42-3）。和其他摄影技术一样，曲面体层摄影具有其优势和不足（表42-1）。

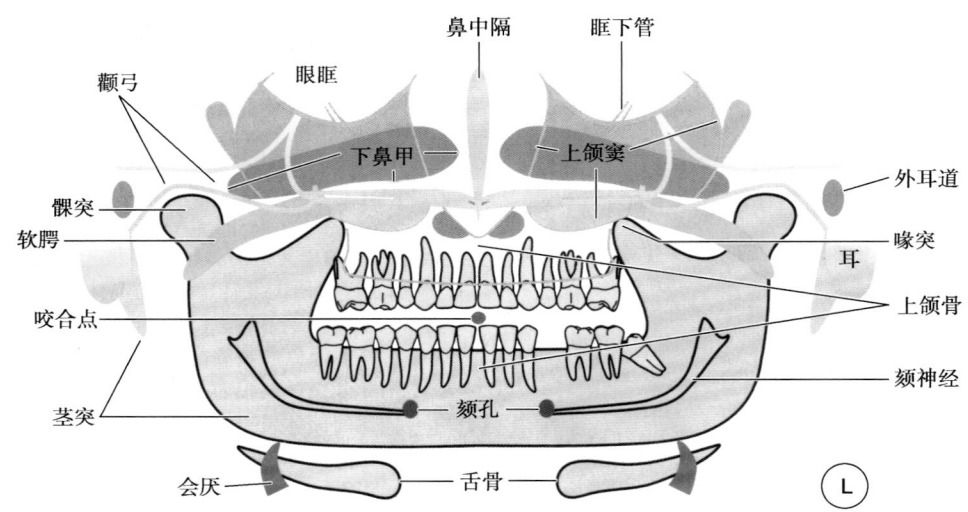

图 42-1　该示意图显示了曲面体层片可以看到的部分解剖结构。（From Miles DA，Van Dis ML，Williamson GF，et al：Radiographic imaging for the dental team，ed 4，ST Louis，2009，Sounders）

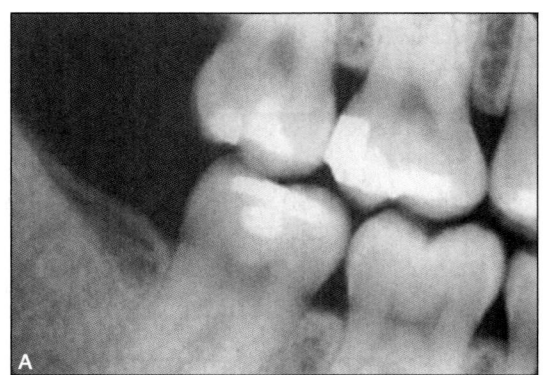
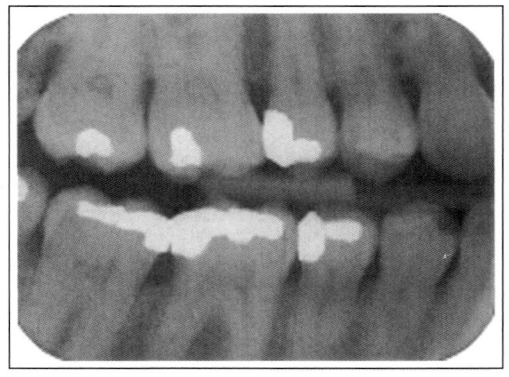

图 42-2　**A，**殆翼片中，邻牙之间的关系较疏松。

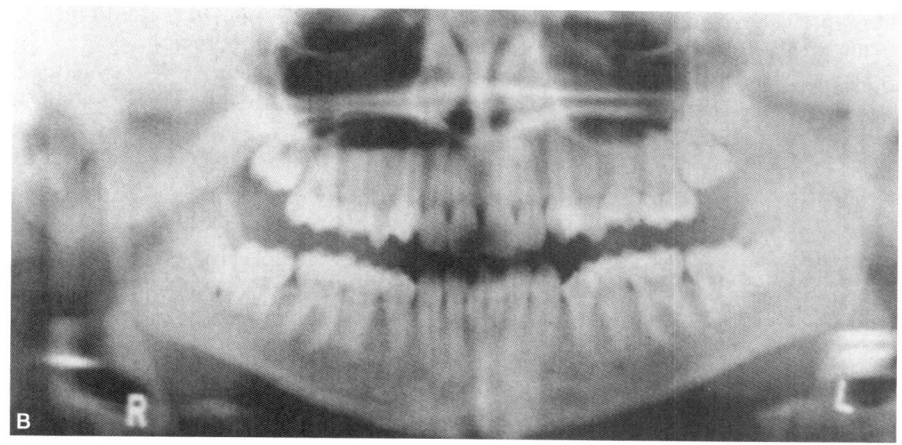

图 42-2(续) B,曲面体层胶片中,后牙的关系较紧密。(B,From Iannucci J,Jansen Howerton L:Dental radiography:principles and techniques,ed 4,ST Louis,2012,Sounders)

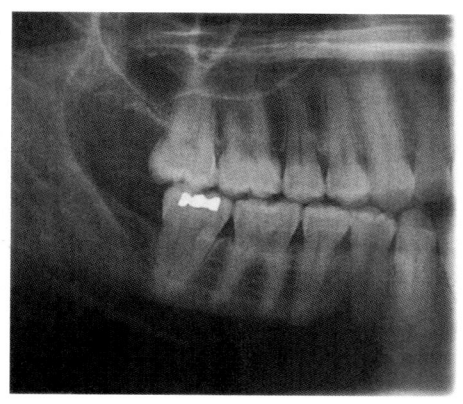 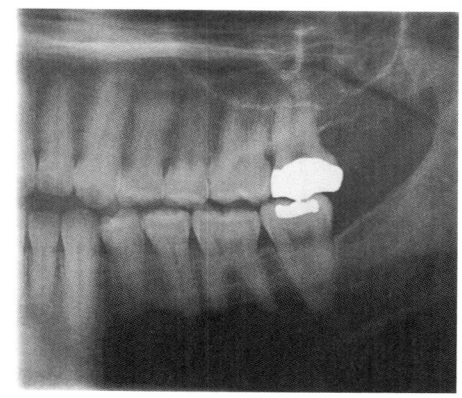

图 42-3 数字化软件中有一种专门的技术能够进行"曲面体层殆翼片"投照,如图,邻面接触区被"打开"。这种"殆翼片"的设置也能够显示所有后牙的根尖区域。(From Miles DA,Van Dis ML,Williamson GF,et al:Radiographic imaging for the dental team,ed 4,St Louis,2009,Sounders)

表 42-1 曲面体层投照的优缺点

优点	
投照视野	一张曲面体层片可以同时显示上下颌骨
容易掌握	投照曲面体层片相对来说比较简单易学
病人接受度	很多病人觉得胶片放入口内有不适感,宁愿选择曲面体层片
照射剂量小	相较于全口根尖片,曲面体层片的照射剂量更小
缺点	
图像清晰度	某些老的胶片式曲面体层机投照出来的图像不如口内片清晰,当然,这一问题随着数字化全能曲面体层机的出现也在改变。这些机器可以打开邻接区,检测小的龋损
体层域限制	要观察的结构必须位于体层域内,否则图像失真
图像变形失真	如果没有采用合适的体位和投照技术,常可看到牙齿的部分重叠和图像的变形
机器费用	与口内 X 线机相比,曲面体层机更贵

曲面体层机的类型

临床上使用的曲面体层机有两种类型:传统胶片成像和直接数字化成像,二者主要的区别在于图像接收器。不同于采用胶片接收图像并使图像直接呈现在胶片上的曲面体层机,数字曲面体层机采用阵列传感器接收图像,经过处理后将图像直接显示在计算机上(图 42-4)。

基本概念

在曲面体层成像中,图像接收器和 X 线机头围绕病人做相对运动,产生一系列单个图像,当这些图像组合在一张片子上时,上下颌骨的全部影像就可以显示出来(图 42-5)。

体层域

体层域(focal trough),又称做图层,是一个三维马蹄形区域(图 42-6)。拍摄时当病人颌骨位于此区域内时,能够得到清晰明确的图像,如果颌骨位于此区域外,得到的将会是模糊不清的图像,这一想象出来的区域即是体层域。

曲面体层机制造商不同,体层域的大小和形状也不尽相同。通常会根据颌骨的平均体积来设计曲面体层机,而最终得到的图像则取决于投照时病人的体位,以及病人颌骨大小是否与按照平均颌骨体积设计出来的体层域相接近。

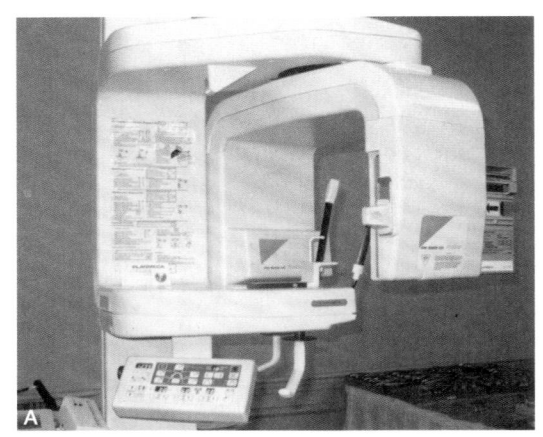

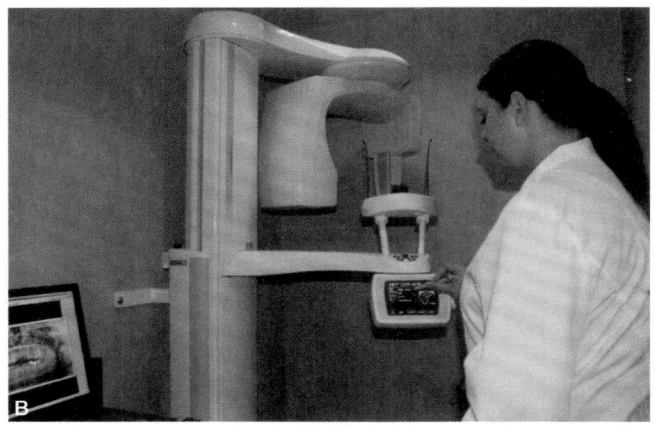

图 42-4 A,胶片式曲面体层机。B,数字化曲面体层机

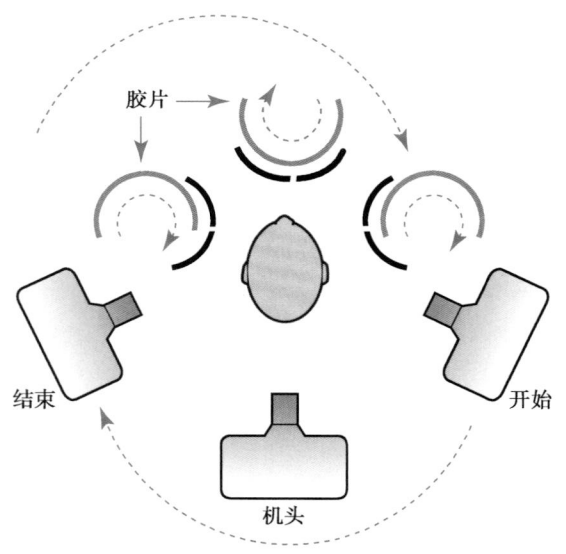

图 42-5 在曲面体层成像过程中,胶片和 X 线机头围绕病人做相对运动。(From Iannucci J,Jansen Howerton L:Dental radiography:principles and techniques,ed 4,St Louis,2012,Saunders)

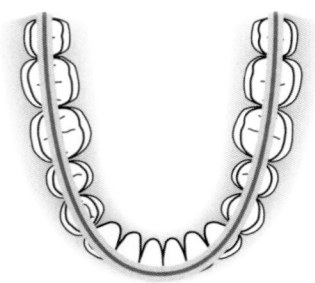

图 42-6 曲面体层机体层域原理图。体层域中央(黑色区域)的结构能够清晰显示;体层域中靠近边缘的结构能够较清晰显示;体层域外部的结构在图像上则会模糊放大。(From Miles DA,Van Dis ML,Williamson GF,et al:Radiographic imaging for the dental team,ed 4,ST Louis,2009,Sounders)

每个制造商都会提供关于投照时病人体位的详细说明,以保证投照牙齿位于体层域内。如果颌骨位于体层域外,得到的图像将会失真。了解可能的错误体位很重要,将会在后面的章节中讨论。

设备

胶片式曲面体层 X 线投照要求使用曲面体层机、增感型胶片、增感屏和暗盒(见第 39 节)。

可供选择的曲面体层机有很多种,尽管每个制造商生产的机器存在差别,但是这些机器有相似的组成部分。曲面体层机的主要组成部分包括 X 线机头、头颅固定装置和曝光控制系统(图 42-7)。

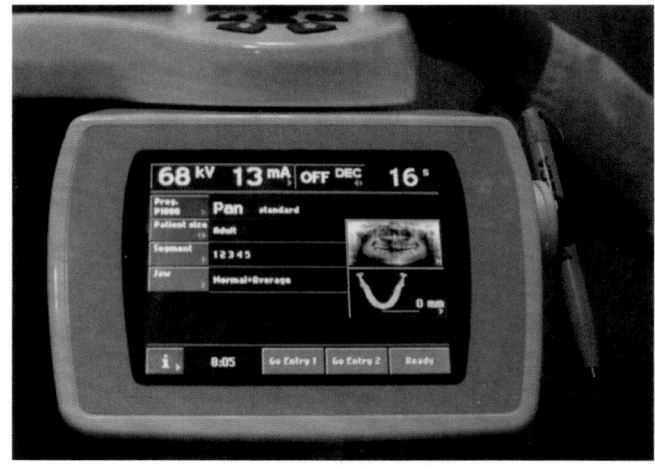

图 42-7 数字化曲面体层机的控制系统

X 线机头

曲面体层机头类似于口内 X 线机头,同样有一个灯丝加热变压器来产生热电子,有一个可以产生图像的靶区。曲面体层机的准直仪是一个带有垂直狭缝的铅板。

与口内 X 线机不同的是,曲面体层机 X 线机头的垂直角度不可调节;此外,在曲面体层片投照中,X 线机头经常在病人头部的后方旋转,与此同时,胶片在病人前方旋转。

头颅固定装置

每台曲面体层机都包含一个头颅固定装置,以尽可能准确地调整受检者体位。头颅固定装置包括额托、带有凹槽的咬合件、额托及头颅侧方的固定装置(图42-8)。每台机器都是不尽相同的,因此操作者应当按照制造商的说明书进行操作,以使投照区域正确地位于体层域中。

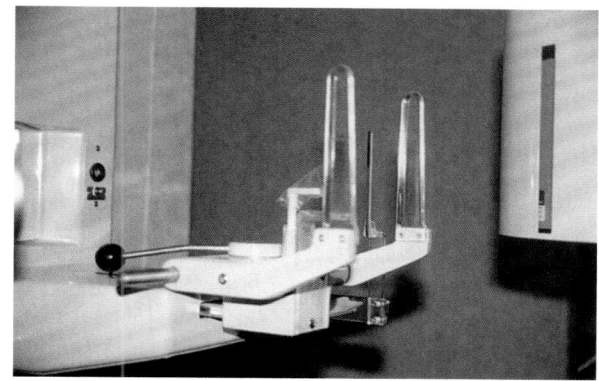

图42-8　头颅固定装置(带有凹槽的咬合件、额托、头颅侧方固定装置),用于将病人牙齿固定于体层域中

曝光控制

曝光控制(exposure controls)能够调整曝光电压及电流以适应不同体型的病人。然而,曝光时间是固定的,不能调整。

曲面体层片的曝光步骤包括:机器准备(操作42-1),病人准备(操作42-2),病人体位(操作42-3)。

胶片及增感屏

胶片式曲面体层机采用一种放置在持片架或者暗盒里的口外增感型胶片。这种类型的胶片对发射自增感屏的光线很敏感。具体内容参加第39章的相关内容。

常见问题

减小对病人放射量的同时得到一张具有诊断价值的X线片,为此我们必须尽量减少甚至避免错误。首先,我们应辨别下面这些常在病人准备和体位摆放方面的错误,并且知道如何避免此类错误的发生。

病人准备相关问题

伪影:所有的金属物品或者射线阻射性物体,包括眼镜、耳环、项链、穿刺饰品、可摘局部义齿、正畸装置和助听器,在曲面体层片投照前如果没有全部从病人身上去除,将会在X线片上产生伪影。伪影与实际物体影像相似,但是在X线片上它显示在与实际物体相对的另一侧。

例如,如果病人左侧的耳环没有去除,X线片上将会在右侧产生伪影,并且伪影的位置会较左侧物体的实际位置稍高。此外,耳环的伪影将会更加模糊和放大(图42-9)。

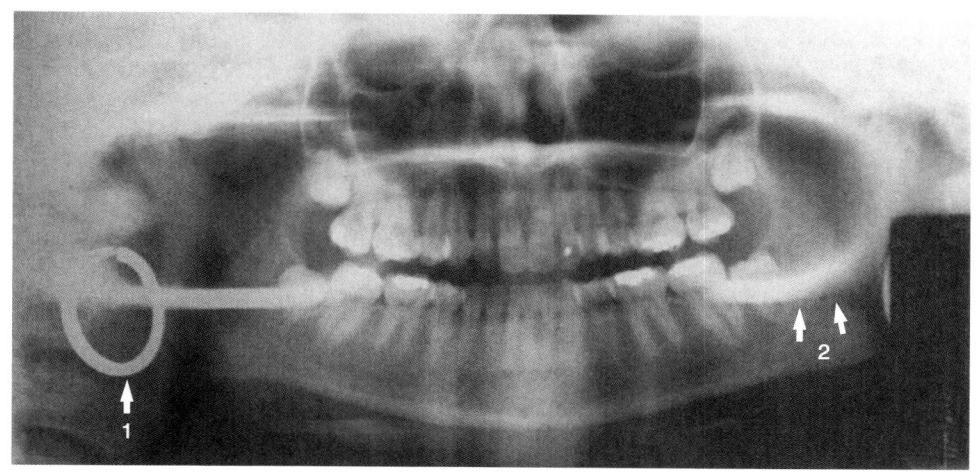

图42-9　大的耳环(1)和其伪影(2)。耳环的伪影放大变形,显示在曲面体层片的另一侧。
(From Iannucci J,Jansen Howerton L:Dental radiography:principles and techniques,ed 4,St Louis,2012,Saunders.)

解决方法:在准备行曲面体层投照前,让病人去除头颈部的所有射线阻射性物体。

铅围裙伪影:如果铅围裙穿戴不正确,或者在曲面体层投照中同时使用了铅围裙和甲状腺铅领,那么在X线片上有可能会产生一个锥形的阻射影,给诊断带来干扰(图42-10)。

解决方法:使用铅围裙的同时不戴甲状腺铅领,而且铅围裙穿戴要低于病人颈部,才不会阻挡射线。如果要用到特殊形式的铅围裙,应参照机器制造商的说明来使用。

病人体位相关问题

上下唇和舌的位置不当:曲面体层片投照时病人的上下唇应当闭合在咬合件上,如果没有做到,将会在前牙区产生一个黑色透明阴影,影响前牙区的观察。同样,投照时病人的舌头应置于口腔顶,与腭部接触,反之,在上颌牙的根尖区将会产生黑色投射影,阻碍观察(图42-11)。

解决方法:指导病人在投照时闭紧上下唇,指导病人吞咽,抬起舌头抵住腭部。

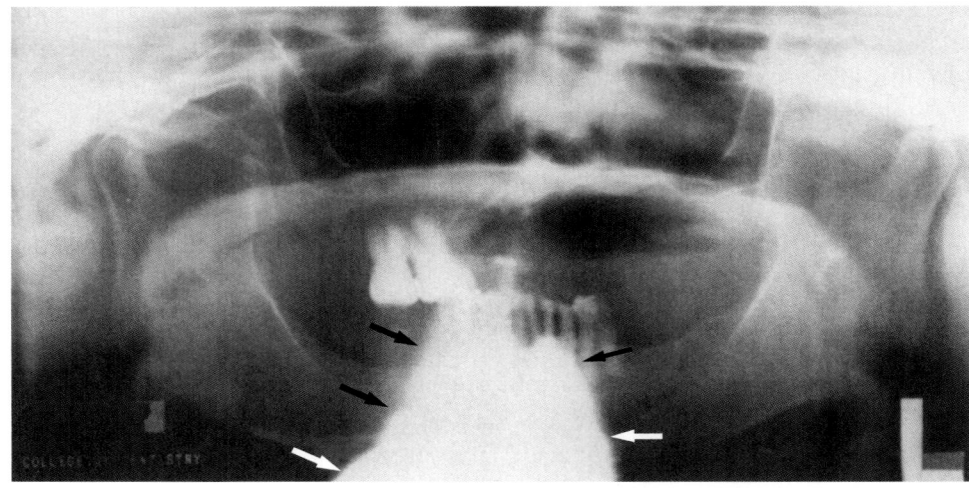

图 42-10　曲面体层片上,铅围裙的影像(箭头所示)显示为阻挡了下颌部的大的锥形阻射影。
(From Iannucci J,Jansen Howerton L:Dental radiography:principles and techniques,ed 4,St Louis, 2012,Saunders.)

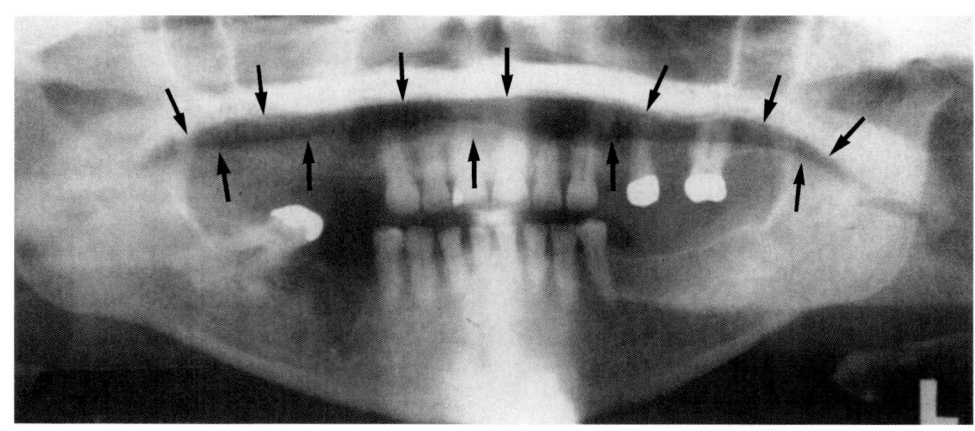

图 42-11　如果病人舌头没有置于口腔顶,在上颌牙根尖区将会显示一个透射阴影(箭头所示)。(From Iannucci J,Jansen Howerton L:Dental radiography:principles and techniques,ed 4,St Louis,2012,Saunders.)

颏部太高(眶耳平面的位置问题):如果眶耳平面(frankfort plane)位置欠佳,病人的颏部位置太高或者上仰,将会产生下述问题:

- 硬腭和鼻腔底将会重叠在上颌牙的根部。
- 上颌尖牙区影像丢失。
- 上颌尖牙影像模糊放大。
- X线片上可见明显的"反转微笑线"(向下的曲线)(图 42-12)。

解决方法:病人正确的体位应使眶耳平面与地面平行。

颏部太低:如果听眶线位置欠佳,病人颏部太低或者后缩,将会产生下述问题:

- 下颌尖牙影像模糊。
- 前牙根尖区影像丢失。
- 髁突在 X 线片上不能显示。
- X线片上可见明显的"夸张微笑线"(向上的曲线)(图 42-13)。

解决方法:病人正确的体位应当使听眶线与地面平行(图 42-14)。

受检区位于体层域后方:如果病人前牙区位于咬合件后方,或者位于体层域后方(图 42-15),则 X 线片上前牙比较"胖",并位于 X 线片上投照中心外。

解决方法:摆正病人体位,前牙以"尖对尖"咬于咬合件凹槽中(图 42-16)。

受检区位于体层域前方:如果病人前牙区没有位于咬合件的凹槽处而过度向前,或者位于体层域的前方,那么 X 线片上显示的牙齿比较"苗条",位于投照中心外(图 42-17)。

解决方法:摆正病人体位,前牙以"尖对尖"咬于咬合件凹槽中。

脊柱不直立:如果病人站立位或者坐位时脊柱挺不直,X 线片的中央将会显示阻射的颈椎影像,干扰诊断(图 42-18)。

解决方法:指导病人挺直背部"尽可能高的"站立或者坐位。

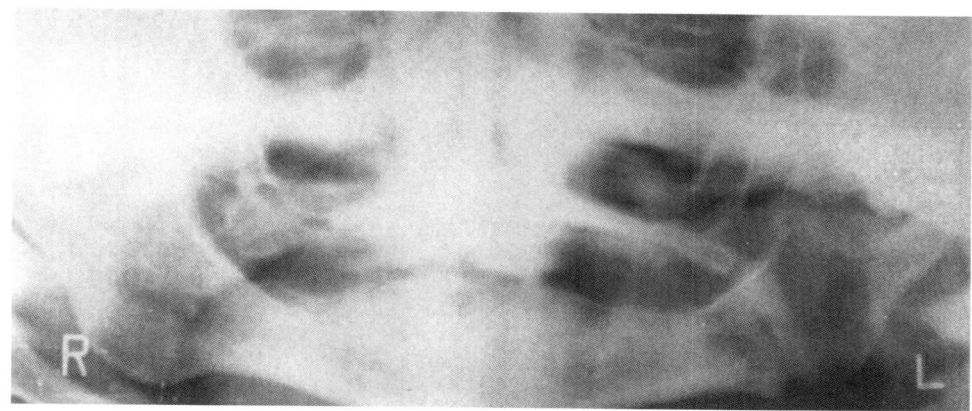

图 42-12 投照时病人颏部上仰,曲面体层片上会显示"反转微笑曲线"。(From Iannucci J, Jansen Howerton L:Dental radiography:principles and techniques,ed 4,St Louis,2012,Saunders.)

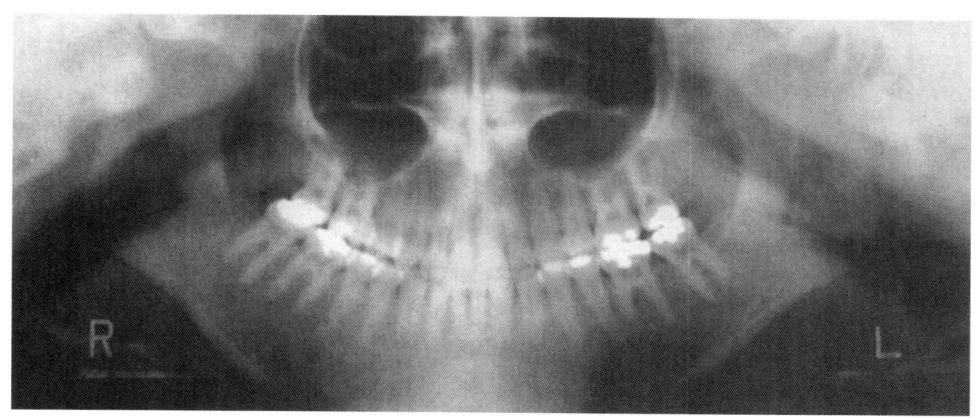

图 42-13 投照时病人颏部后缩,曲面体层片上显示"夸张的微笑曲线"。(From Iannucci J, Jansen Howerton L:Dental radiography:principles and techniques,ed 4,St Louis,2012,Saunders.)

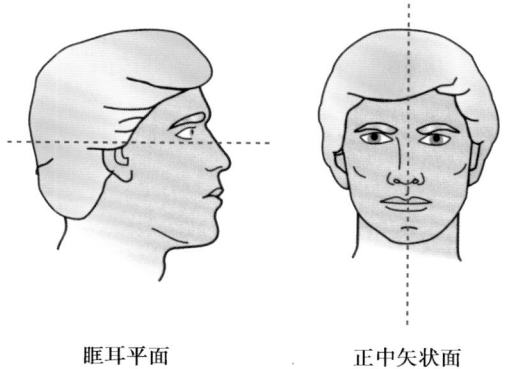

眶耳平面　　　正中矢状面

图 42-14 眶耳平面和正中矢状面。眶耳平面是经过眶底和外耳道上缘的连线;正中矢状面将面部分为左右两半。(From Iannucci J,Jansen Howerton L:Dental radiography:principles and techniques, ed 4, St Louis, 2012, Saunders.)

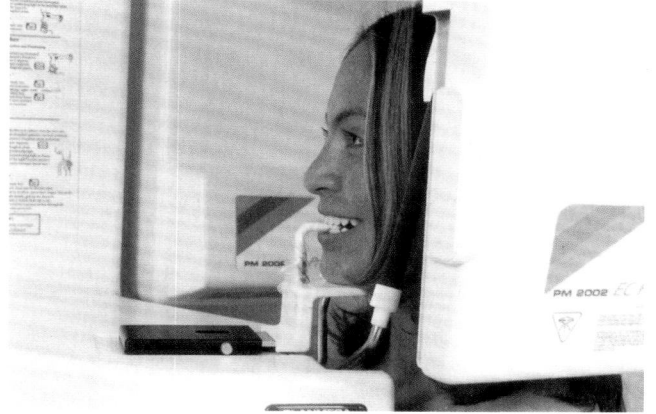

图 42-15 病人咬于咬合件的后方

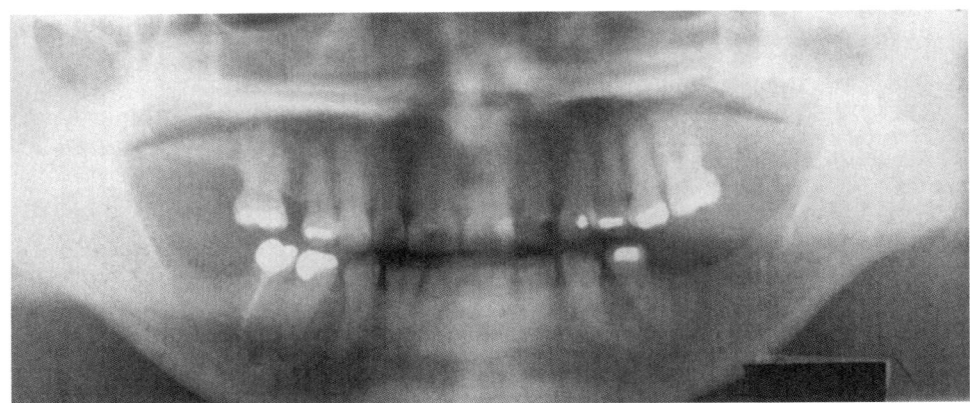

图 42-16   病人位于咬合件的后方,曲面体层片上前牙区宽大模糊。(From Iannucci J,Jansen Howerton L:Dental radiography:principles and techniques,ed 4,St Louis,2012,Saunders.)

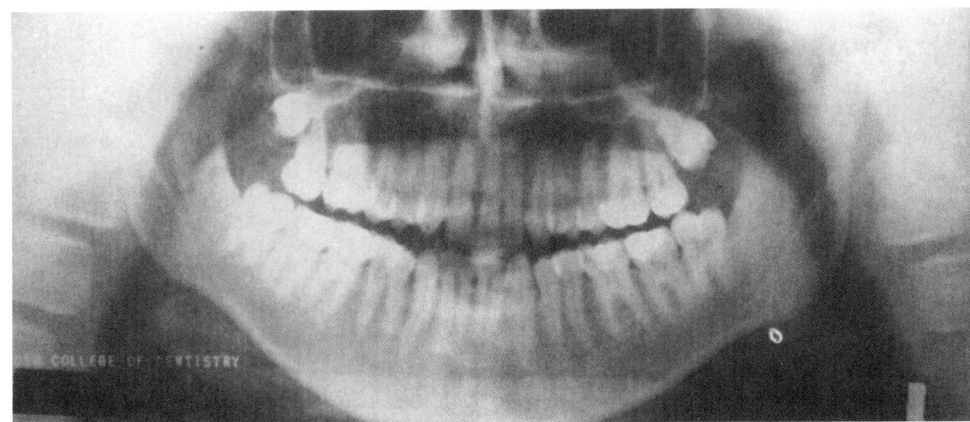

图 42-17   病人位于咬合件的前方,曲面体层片上前牙区变窄模糊。(From Iannucci J,Jansen Howerton L:Dental radiography:principles and techniques,ed 4,St Louis,2012,Saunders.)

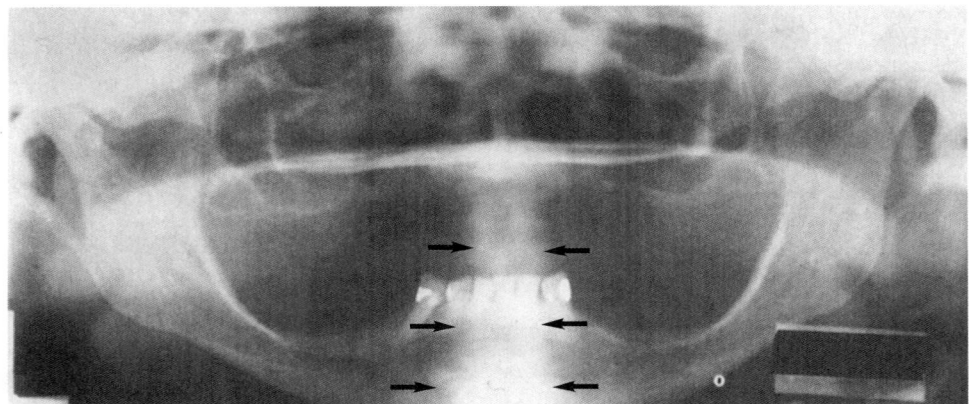

图 42-18   病人站立不直,曲面体层片中央可见颈椎影像(箭头所示)。(From Iannucci J,Jansen Howerton L:Dental radiography:principles and techniques,ed 4,St Louis,2012,Saunders.)

曲面体层片投照小建议

- 在咬合件上放置塑料隔离物。
- 按照制造商建议设置曝光参数。
- 向病人解释曝光程序。
- 选择合适的铅围裙。
- 嘱病人去除所有阻射物品。
- 嘱病人尽量站直或坐直。
- 嘱病人前牙咬于咬合件凹槽上。
- 病人正中矢状面与地面垂直。
- 病人眶耳平面与地面平行。
- 嘱病人嘴唇闭合在咬合件上,并吞咽使舌头置于口腔顶。
- 嘱病人曝光过程中保持不动。

三维数字成像

为了更好地理解锥形束技术,你首先需要理解什么是传统的计算机断层扫描(computed tomography,CT)。CT 成像,也称计算机轴位断层(computed axial tomography,CAT)扫描,产生的是二维图像。它将围绕头部旋转的 X 线装置和电脑连接,以获得身体特定部位的图像(断面)。CT 影像是数字成像,不需要胶片,但是它使用 X 射线来作为能量源。因为 CT 可以同时提供骨质、肌肉及血管清晰的图像,所以 CT 一直以来都在医学中得到广泛的应用。在口腔诊治中,CT 主要用于诊断病损及种植治疗计划的制定等。

锥形束计算机断层扫描

之前讨论的所有射线投照影像都是二维成像。锥形束计算机断层扫描(cone beam computed tomography,CBCT)这一新技术实现了对头颈部的三维观察。之所以命名为 CBCT 是因为它获得三维信息所使用的 X 线束是锥体形的。三维数字成像因能够提供详细的信息,在口腔医学领域已经变得非常重要。

CBCT 的工作原理

在 CBCT 检查过程中,C 形臂会围绕病人的头部进行 360°旋转。在这个过程中,软件将收集 200~600 幅二维影像,然后再把这些影像合并以建立可以提供给口腔医生及口腔外科医生有用信息的三维图像。CBCT 扫描机器的地面空间要求与曲面体层机大致相同。与传统 CT 相比,锥形束成像对病人的辐射剂量更低。研究表明,一次典型 CBCT 扫描的剂量与三到四套全口口内片的剂量相当。扫描时间从 7~30s 不等。较短的

曝光时间可以降低运动伪影的发生机会。运动伪影是投照过程中病人的移动造成的。这类伪影在二维和三维成像中都可能发生。为了尽可能减少病人的运动,CBCT 机器配备了可以固定病人头颈部的装置,同时仍然需要在投照时口头叮嘱病人(图 42-19)。

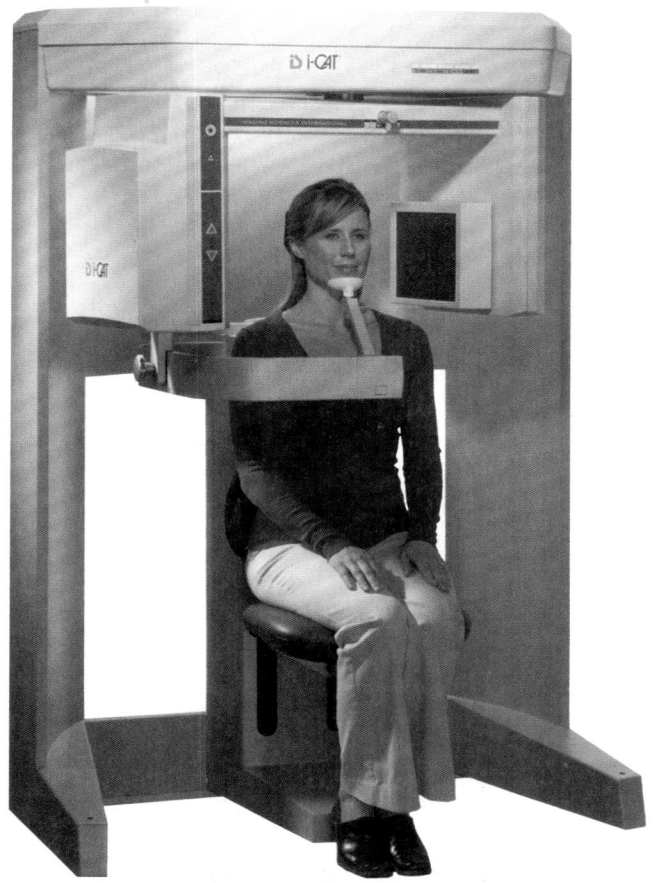

图 42-19 第二代 i-CAT 牙科影像系统。CBCT 机需要的空间较小,大小类似数字化曲面体层机 Panorex。病人可以舒适地坐在机器里,不会有传统 CT 扫描带来的幽闭恐惧感。(Courtesy Imaging Sciences International Inc, Hatfield, PA.)

当使用传统成像技术时,根尖片及𬌗翼片都是集中于特定牙齿。但是,当使用 CBCT 时,兴趣区则称为视野(field of view)。三维成像的操作者使用不同的尺寸为诊断目的选择合适的视野(图 42-20)。

与传统二维影像不同,该技术能够提供口腔、面部及颌骨任意方向的三维影像(图 42-21)。CBCT 机的制造商同时提供软件,可以帮助我们清楚地观察到包括软组织在内的所有解剖结构。部分软件甚至可以将病人的面部软组织形态重建叠加到所得的图像上(图 42-22)。

数字化影像在计算机上可以很容易调整、更改及调色(图 42-23)。因为影像是数字化的,因此它们可以很方便地通过计算机传送,有利于针对部分病例的合作与会诊。

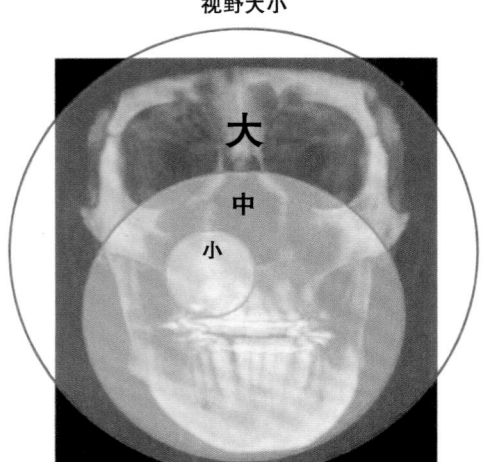

视野大小

图 42-20 不同视野大小的示例。(From Iannucci J, Jansen Howerton L：Dental radiography：principles and techniques，ed 4，St Louis，2012，Saunders.)

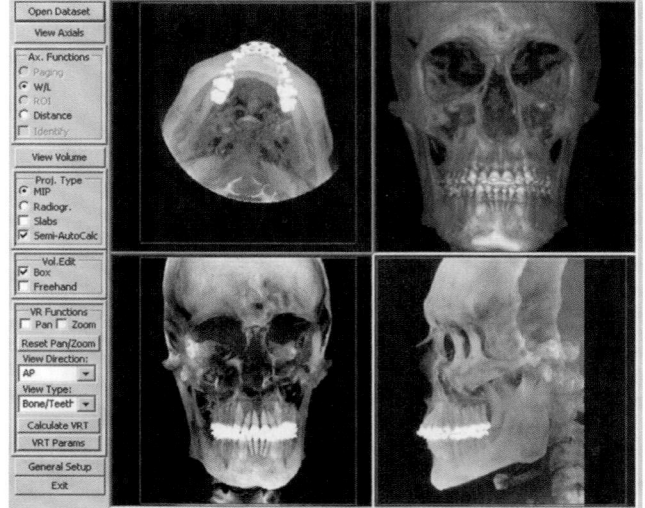

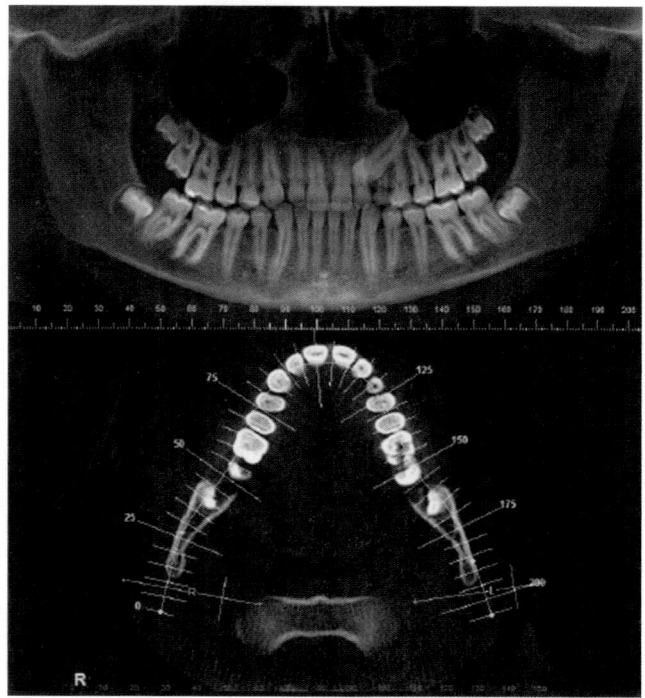

图 42-21 软件提供的图像。大部分软件能够调节对比度和选择兴趣区。(From Babbush CA，Hahn JA，Krauser JT，et al：Dental implants：the art and science，ed 2，St Louis，2011，Saunders. Courtesy Imaging Sciences International Inc. ，Hatfield，PA)

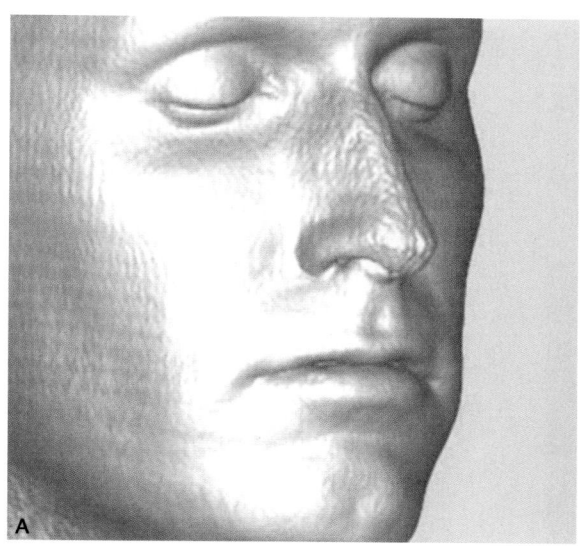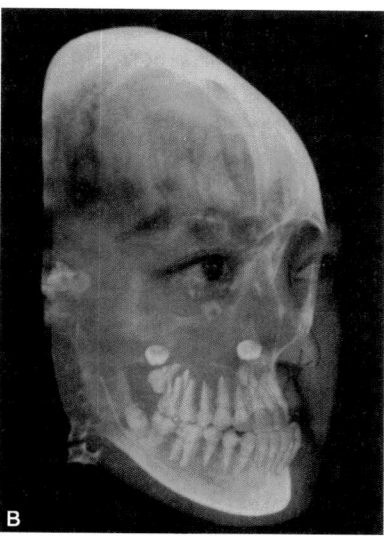

图42-22 **A**,CBCT获取的软组织解剖(i-CAT视觉软件)。**B**,CBCT获取的颌面部骨组织解剖数据叠加在软组织数字图像上(InVivo Dental 3-D Imaging Software),这使得操作者能够观察到牙齿和颌面部骨组织的改变是如何影响颌面部软组织的。(**A**. Courtesy Imaging Sciences International Inc. ,Hatfield,PA;**B**. Courtesy Anatomage,San Jose,CA)

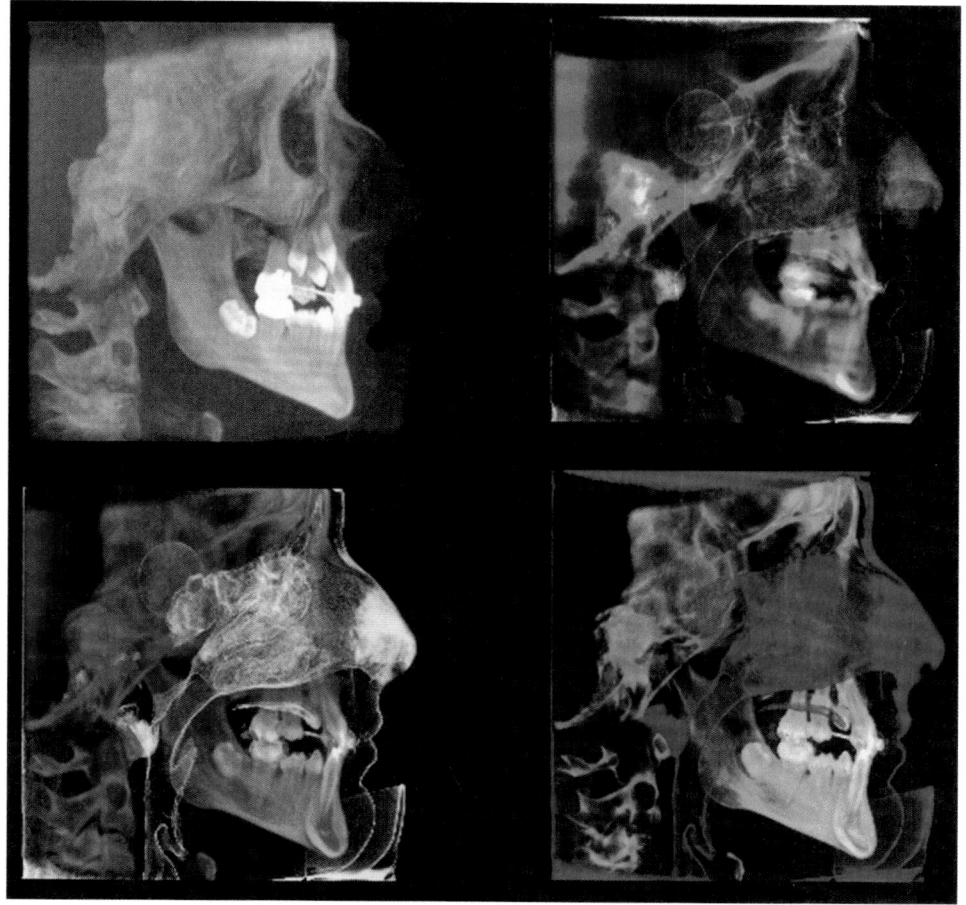

图42-23 数字图像允许对软组织的颜色进行自定义调节,可以更有利于观察气道和鼻旁窦的解剖形态观察(InVivo Dental 3-D Imaging Software)。锥形束CT提供了整个颌面部区域的影像信息。(From Babbush CA,Hahn JA,Krauser JT,et al:Dental implants:the art and science, ed 2,St Louis,2011,Saunders. Courtesy Anatomage,San Jose,CA)

三维影像的优势

曲面体层片是二维的图像,不能提供有关颊舌向宽度及定位的影像信息,也不能分辨软组织的类型。因为 CBCT 能提供三维的图像信息,比如显示种植体的精确位置、定位阻生齿的颊舌向位置、术前确定下牙槽神经管的确切位置和走形,故能够有效提高牙科医生的诊断能力(图 42-24)。

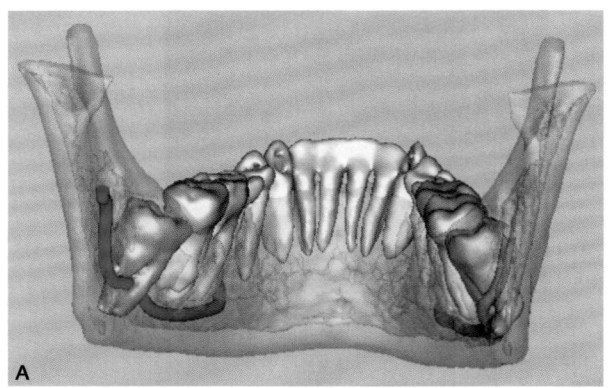

A

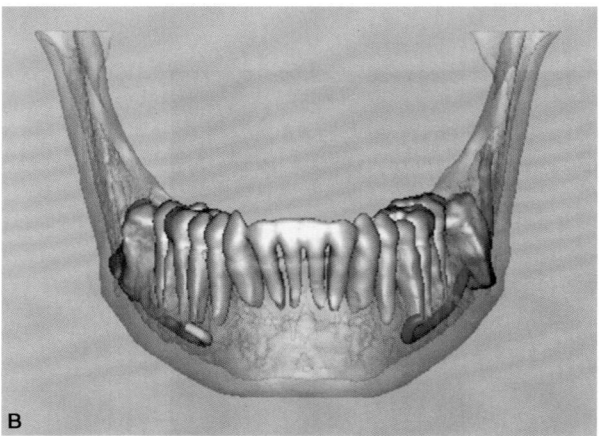

B

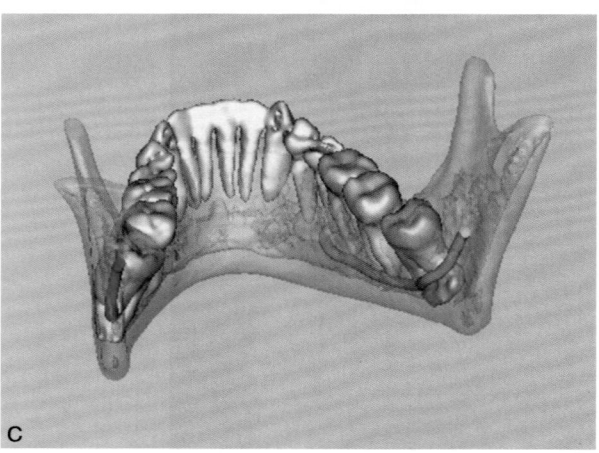

C

图 42-24　**A**,埋伏的下颌第三磨牙(#17 牙为绿色;#32 牙为粉色。对环绕下颌神经管的#17 牙牙根进行标记)。**B**,#17牙和#32 牙位于下颌神经管的表面。**C**,透明的下颌骨全面展示了下颌神经管的位置。(From Iannucci J,Jansen Howerton L: Dental radiography: principles and techniques, ed 4, St Louis, 2012, Sounders; Courtesy Carolina OMF Imaging, Dr. Bruce Howerton,Jr. ,Raleigh,NC.)

诊室内操作步骤

CBCT 的出现为口腔医学的实践带来了全面革新。三维成像常用于以下几个方面:种植定位、埋伏牙的拔出或暴露、牙髓评估、颞下颌关节紊乱病评估、正畸评估以及病理评估。

越来越多的口腔科医生,尤其是口腔专科医生(牙周科医生、正畸科医生、颌面外科医生和做种植的全科口腔医生)在他们的诊室购买了 CBCT 机(图 42-25)。如果一个病人需要行三维投照,那么没有 CBCT 机器的医生会推荐到有机器的同事那里行 CBCT 影像投照。

学会使用 CBCT 硬件并不难,但是需要时间进行训练,训练过程类似于曲面体层投照。除此之外,临床口腔医生还要学会看懂 CBCT 图像,因为图像是三维视角的,或者说是断层的。

三维数字成像在口腔医学领域已经变得愈发重要。因其提供的信息准确,相信很快将成为一项必需的检查技术。

⊖复习

4. 为什么 CBCT 图像优于二维图像?
5. 学会使用 CBCT 机器困难吗?

CBCT 的使用

- 制定埋伏牙手术计划
- 诊断颞下颌关节紊乱
- 准确定位口腔种植体
- 评估颌骨、鼻窦、神经管及鼻腔
- 诊断、测量和治疗颌骨肿瘤
- 评估骨质结构和牙齿方位
- 定位疼痛或病理来源
- 正畸头颅侧位分析
- 重建外科

CBCT 的优缺点

优点
- 更低的辐射剂量
- 扫描时间短
- 准确的解剖学图像
- 能够存储且易于传输图像

缺点
- 病人移动会导致伪影
- 视野的大小
- 设备的花费,且需要学习一门新的计算机语言
- 需要对图像数据的判读进行训练

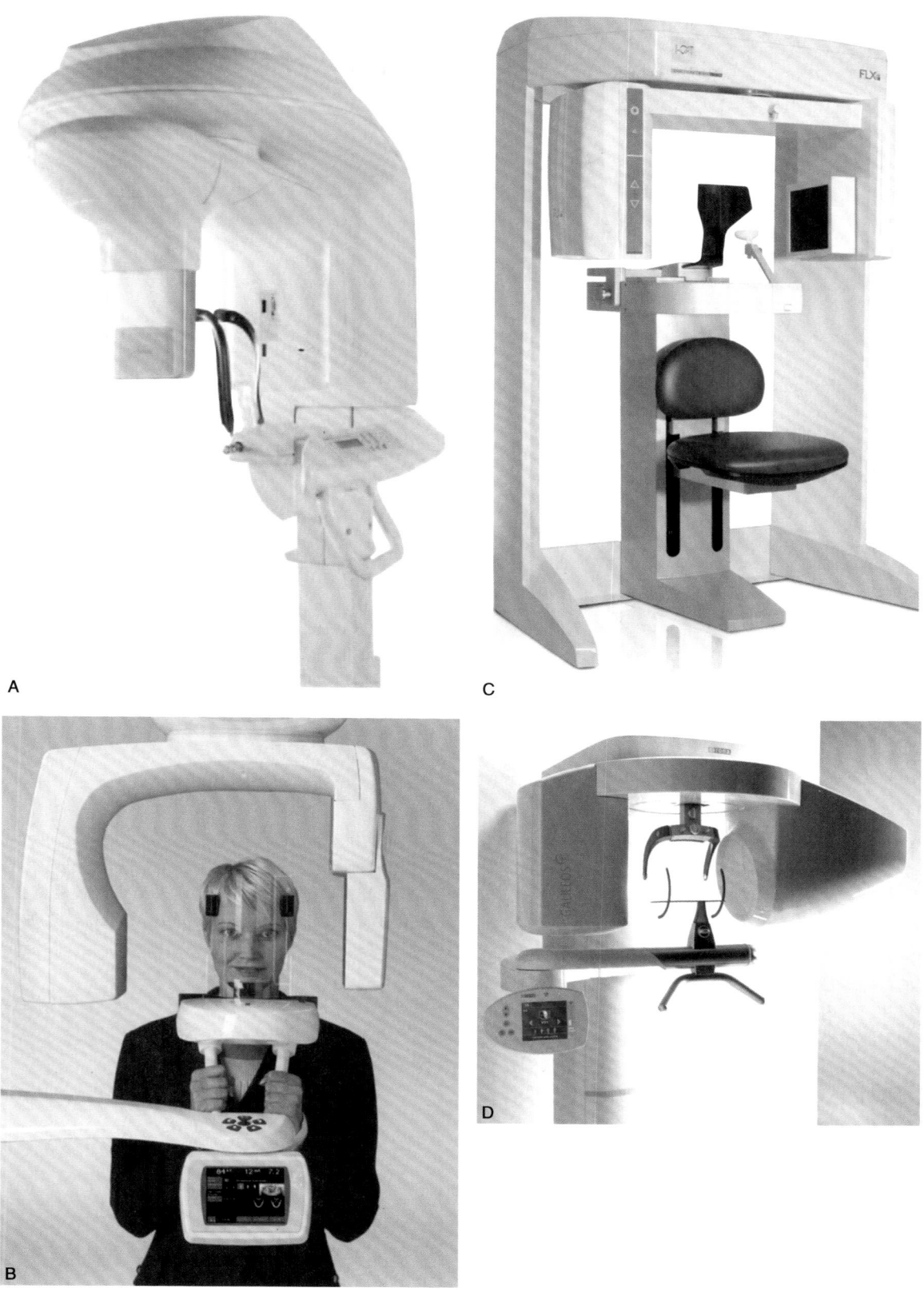

图 42-25 锥形束 CT 机示例。A,CS 9000D 3D 口外成像系统。B,Planmeca Promax 3D。C,i-CAT FLX 锥形束 3D 系统。D,Comfort 3D 成像系统。

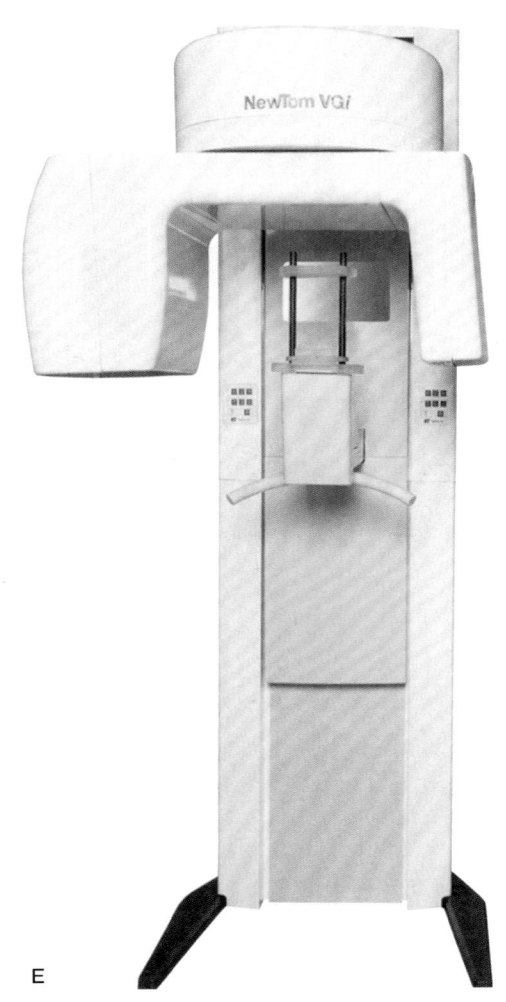

E

图 42-25（续）　E, NewTom VGi。（A, Courtesy Care-stream Health, Inc. , Rochester, NY；B, Courtesy Plan-meca USA , Inc. , Roselle , IL；C , Imaging Sciences Inter-national Inc. , Hatfield, PA；D, Courtesy Sirona Dental Systems , Charlotte , NC；E , Courtesy NewTom , Verona , It-aly.）

其他口外成像

设备

与口内片类似,口外片也通过胶片或者数字化系统获得。一个标准的口内 X 线机可用于多种口外片投照,包括许勒位和下颌骨侧位片。口内 X 线机用于病人颅骨投照时需要特殊的头颅定位和射线校准装置。有些曲面体层机也可以安装上头部固定器,头部固定器(cephalostat)包括持片架和头颅固定装置,它可以帮助操作者轻松掌握胶片和病人的位置(图 42-26)。

胶片和增感屏

大部分口外胶片曝光时,需要将增感型胶片置于内附增感屏的暗盒内。咬合胶片(4 号大小)可以用于某些口外片投照,比如颌骨侧位片、许勒位的投照。咬合片是非增感型胶片,不需要暗盒,然而,曝光量比增感型胶片多(见第 39 章)。

铅栅

铅栅是用于曝光过程中减少投照到胶片上的散射线量的装置(图 42-27)。正如第 39 章所讨论,散射线引起胶片影像模糊,降低了图像对比度。铅栅能够提高图像清晰度和对比度。

铅栅由一系列嵌入塑料中的薄铅条组成,可允许 X 线通过。铅栅置于病人头部和胶片之间。曝光过程中,铅栅允许铅条之间的射线通过。当射线与病人组织接触后就会产生散射线,散射线直接以某一角度到达铅条和胶片。之后,散射线被铅条吸收,并不会引起胶片图像模糊。

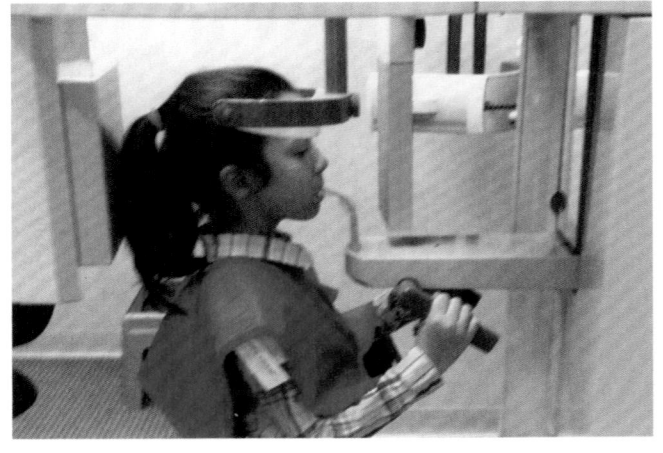

图 42-26　一位正在接受曲面体层片投照的病人。注意,已放置头部定位器

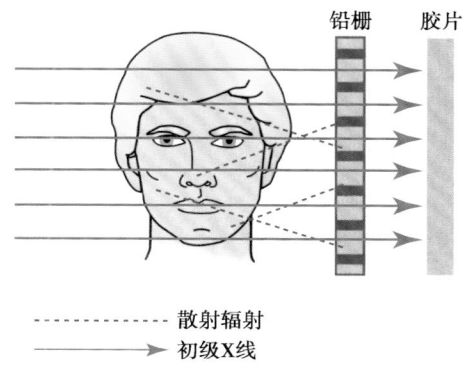

图 42-27　铅栅可以有效减少到达口外胶片的散射辐射的量。（From Iannucci J, Jansen Howerton L: Dental radiography: principles and techniques, ed 4, St Louis, 2012, Saunders.）

铅栅有其优点，但是曝光时间需要相应增加以补偿铅栅中铅条吸收的射线量。因此，为了减少病人接受的射线量，只有在需要提高图像质量和高对比度时才采用铅栅。

操作步骤

口外片投照的具体步骤类似曲面体层投照（参见操作 42-1~

操作 42-3），也包括机器准备、病人准备及体位准备。口外片投照前，应当完成感染控制程序（见第 40 章）。如果口外 X 线机带有头部固定装置，耳杆必须在下一位病人使用前用消毒剂消毒。

头颅 X 线片

头颅 X 线片常用于口外手术及正畸治疗中。尽管某些头颅片可以用标准口内 X 线机获得，大部分还是需要使用口外 X 线机和头部固定装置。

头颅 X 线片很难描述，因为该区域包含数目繁多的解剖结构，这些结构经常会彼此重叠，影响观察。很多情况下，多次投照可以得到兴趣区的清晰影像。口腔科最常用的头颅 X 线片包括如下：

- 头影测量侧位片
- 后前位片（头影测量正位片）
- 颞下颌关节投照

头影测量侧位片

头影测量侧位片用于评价面部生长发育、骨折、病变及发育性畸形。该片位可以显示颅颌面骨骼和软组织轮廓（图 42-28）。

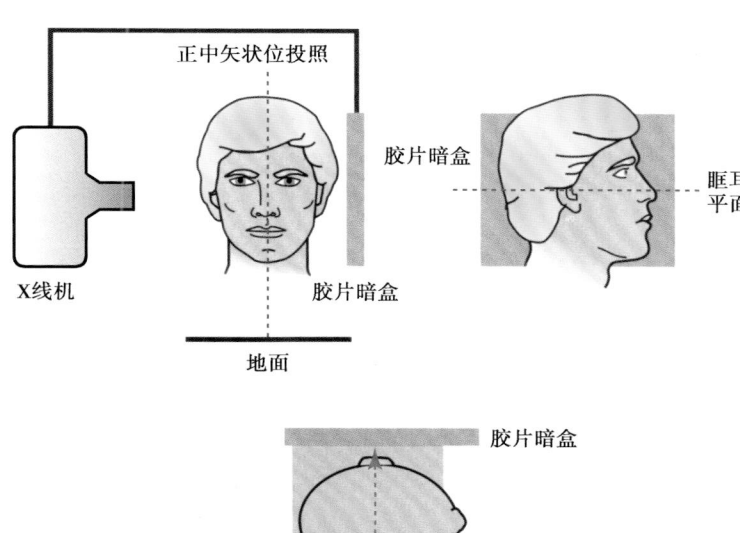

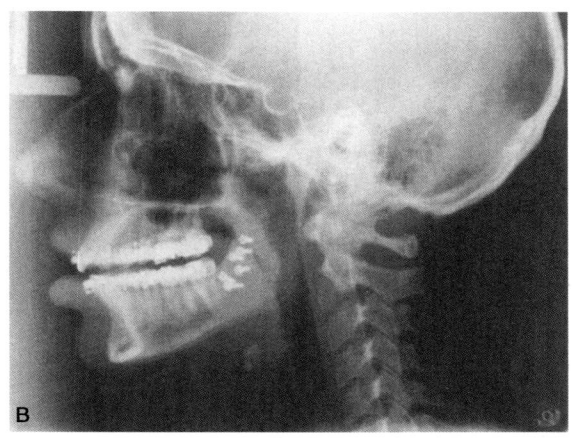

图 42-28　A，对于头影测量侧位片投照，上图从病人的正面观，侧面观和上面观显示了病人与胶片之间最合适的位置关系。CR，中心线束；FP，眶耳平面；MSP，正中矢状位投照。B，头影测量侧位片。（From Iannucci J, Jansen Howerton L: Dental radiography: principles and techniques, ed 4, St Louis, 2012, Saunders.）

后前位片（头影测量正位片）

后前位片用于评价面部生长发育、骨折、病变及发育性畸形。该片位可以显示额窦、筛窦、眼眶及鼻腔（图 42-29）。

颞下颌关节投照

颞下颌关节（temporomandibular joint, TMJ）是颌骨关节。

周围邻近的诸多骨质结构导致该区域的结构在 X 线片上很难显示。

X 线片不能用于检查 TMJ 关节盘和其他软组织，因此需要其他的影像辅助，比如关节造影和 CBCT。然而 TMJ 的 X 线片投照可以用来显示骨质和颌骨关节的关系，例如，通过颞下颌关节许勒位片可以观察骨质的改变（图 42-30）。

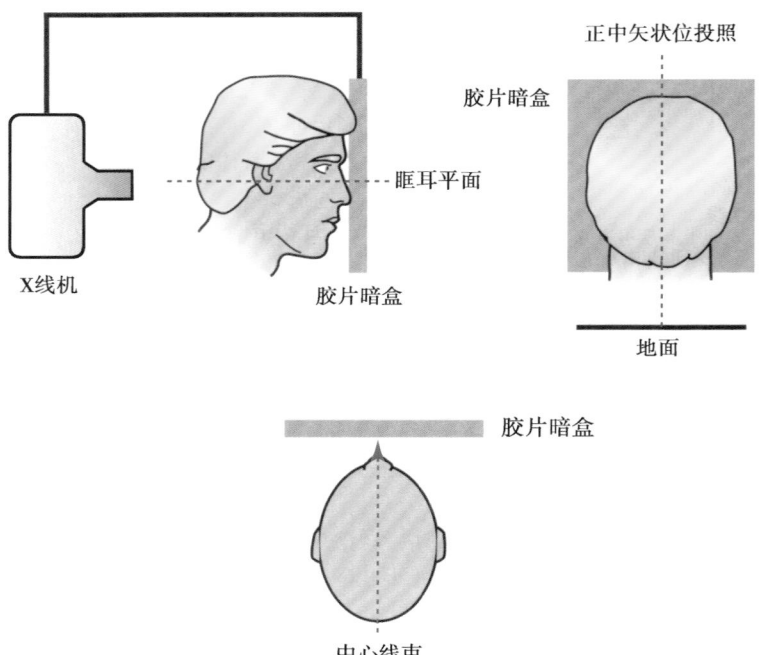

图 42-29　头影测量正位片投照，上图从病人的正面观，侧面观和上面观显示了病人与胶片之间最合适的位置关系。CR，中心线束；FP，眶耳平面；MSP，正中矢状位投照。（From Iannucci J，Jansen Howerton L：Dental radiography：principles and techniques，ed 4，St Louis，2012，Saunders.）

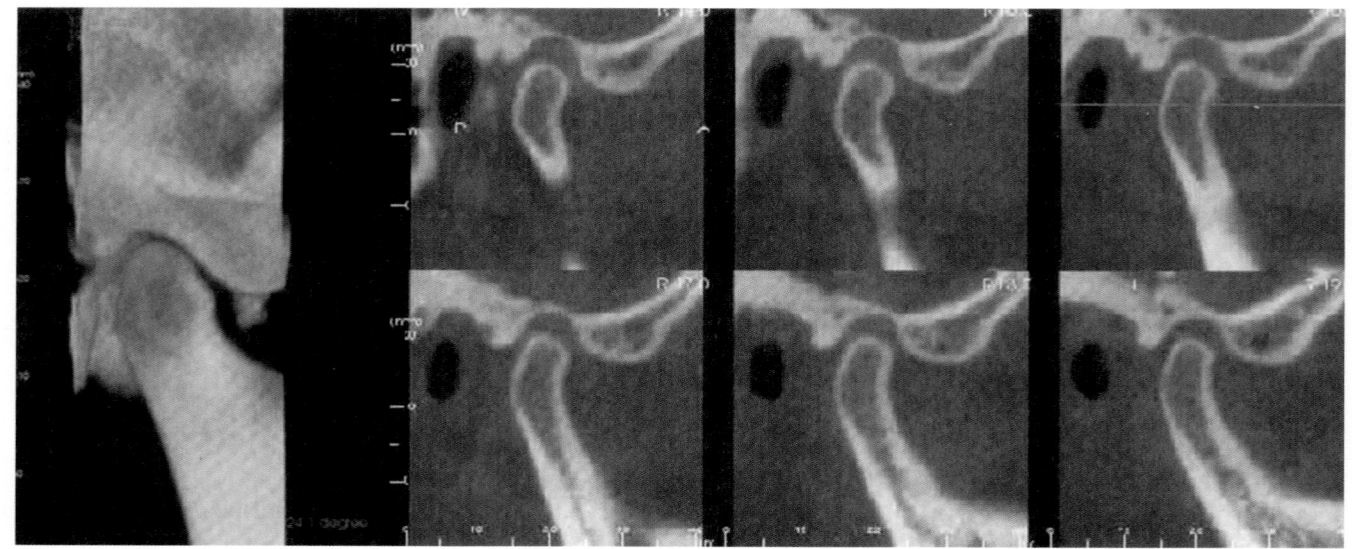

图 42-30　三维影像中对颞下颌关节的病理学观察。锥形束成像可以用来诊断颌面部各类疾病，包括颞下颌关节紊乱、呼吸道疾病、肿瘤和囊肿等。（Courtesy Imaging Sciences International Inc.，Hatfield，PA.）

复习

6. 口外片投照的目的是什么？
7. 使用曲面体层机时,可以帮助操作者正确定位胶片和病人位置的装置名称？
8. 铅栅的目的？
9. 观察 TMJ 软组织最好采用什么投照技术？

法律和伦理问题

牙科医生要对所有在其诊室进行投照的牙科影像诊断效能负责。大多数牙科诊所,通常由牙医助理进行胶片的曝光及处理。如果牙医助理拍摄了没有诊断效能的影像,就必须重新拍摄。不管何种原因,重拍都会为病人带来不必要的 X 线暴露。从伦理方面考虑,牙医助理也应掌握各种类型的牙科影像拍摄技术。■

展望

在不远的将来,对 CBCT 有较多了解的病人将会理解 CBCT 的好处,并会在牙科医生拔牙或行种植前主动要求拍摄 CBCT。家长也会希望孩子在正畸前拍摄 CBCT。牙科放射学、种植学、正畸学及法律方面的专家都坚信 CBCT 将来会成为牙科治疗常规。■

评判性思维

1. 当在一家时尚现代的牙科诊室开始一份新的工作时,遇到病人 McKenzie 先生,他需要进行曲面体层投照和牙科检查。根据以往的经验,通常会对此类病人拍曲面体层片和殆翼片。牙科医生提出不必拍殆翼片,为什么对于这个病例不用拍殆翼片？

2. Mckenzie 先生拍完曲面体层片后,你发现前牙区很宽,并且变形了。为什么会有这样的问题？该告诉 Mckenzie 先生什么？

3. 朋友将种植两颗牙,她的牙科医生推荐先拍 CBCT。她表示从没有听说过这种治疗,向你询问是否同意牙科医生的意见,该如何回答朋友的问题？■

操作 42-1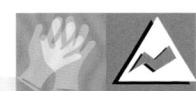

曲面体层片投照的机器准备

目标

为曲面体层片投照做必要的机器准备

器械与物品

- 口外胶片
- 暗盒(持片架)
- 感染控制表面屏障

步骤

1. 在暗室安全灯光条件下将胶片置于曲面体层胶片匣中。注意,手指夹住胶片的边缘部位,防止留下指印。
   目的:胶片对光线敏感,如果暴露于光线下,胶片盒里余下的胶片都将废弃。
2. 放置好所用的感染控制表面屏障和装置。
3. 将一次性塑料膜套于咬合件上。如果咬合件未隔离,应灭菌后才可用于下一位病人。
   目的:咬合件被视为中危物品,必须是一次性的或者无菌的。

4. 覆盖和/或消毒机器将会与病人接触的任何部分。
   目的:机器与病人接触但是并不与病人口内接触的部分不需严格消毒,但是要用消毒剂消毒。

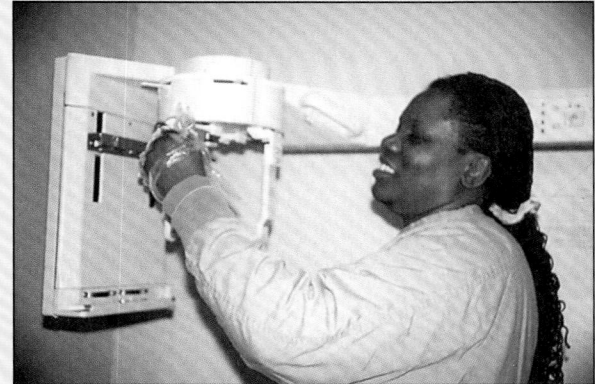

5. 根据制造商说明设置曝光参数(kV,mA)。
6. 调整机器与病人身高相适应,适当调整机器可动的部位。
7. 将暗盒放于曲面体层机的片架上。

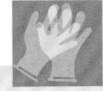

操作 42-2

曲面体层片投照的病人准备

目标

为拍摄曲面体层片的病人做准备。

器械与物品

- 双侧铅围裙(或者制造商推荐的铅围裙形式)
- 塑料容器

步骤

1. 向病人解释操作步骤,容许病人提问问题。
   目的:病人有权利知晓并同意相关的操作。
2. 提醒病人去除头颈部的所有物品,包括眼镜、耳环、唇环、舌环、项链、夹餐巾纸用链环,项链、助听器、发卡、全口义齿或者局部义齿。将这些物品放到容器里。
   目的:如果不去除,这些物品将会显示在 X 线片上,影响正确诊断。
3. 将双侧铅围裙(保护病人的前后)交予病人穿戴,或者采用制造商推荐的铅围裙形式。

注:铅围裙不能盖住病人的后颈部。

注:甲状腺铅领并不推荐用于所有的曲面体层机,因为它不仅能阻挡部分射线,而且会遮挡重要的解剖结构。参照选用的曲面体层机的说明书操作。

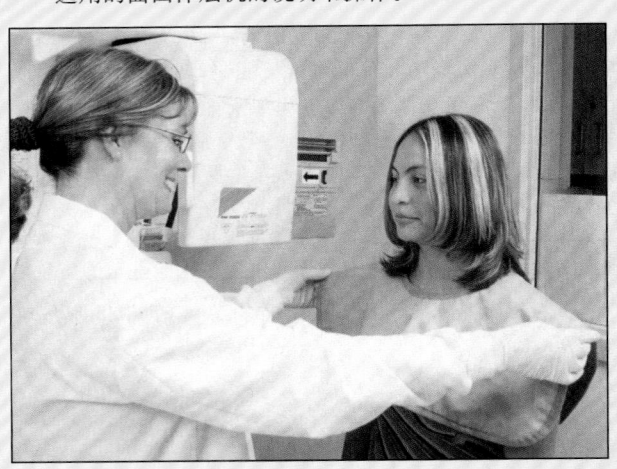

操作 42-3

曲面体层片投照的病人体位

目标

病人摆放至合适的体位行曲面体层片投照。

步骤

1. 指导病人挺直后背"尽可能高的"站立或坐着。
   目的:脊柱骨质致密,如果脊椎不挺直,在 X 线片的中央将会有一片白色影像,遮挡了诊断信息。
2. 指导病人咬在塑料咬合件上,然后将上下牙滑入咬合件末端的凹槽(沟槽)中。
   目的:沟槽可以引导病人牙齿进入到体层域中。

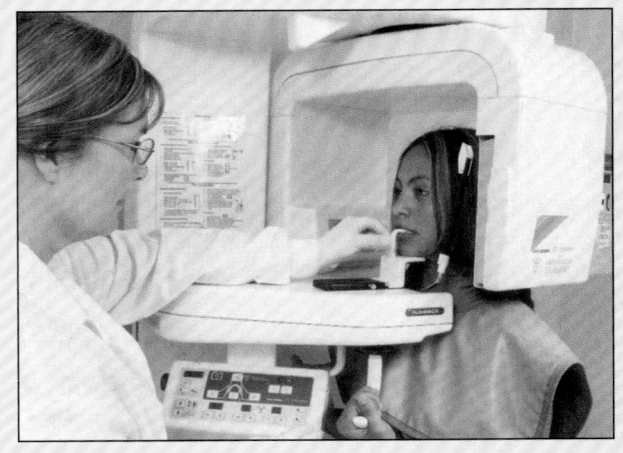

操作 42-3(续)

3. 调整病人正中矢状面(midsagittal plane)与地面垂直。

　目的:如果病人的头部偏向一侧,将会产生一个扭曲变形的图像。

4. 调整听眶线(眶耳平面:经过外耳道上缘和眶底壁的一个假想平面)与地面平行。

　目的:保证咬合平面正确的角度。

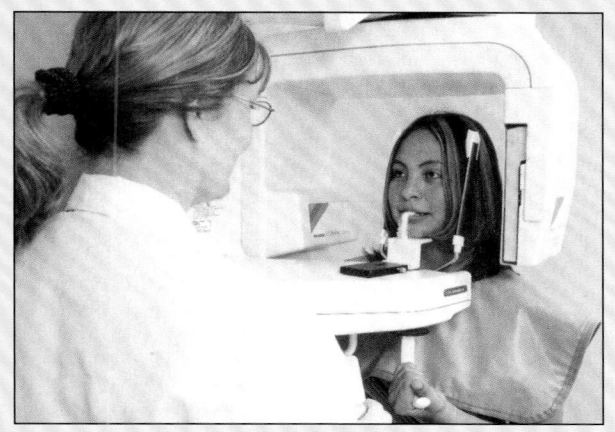

5. 指导病人调整舌头位于口腔顶,将上下唇在咬合件附近轻轻闭合。

　目的:如果舌头没有置于口腔顶,X线片上在上颌牙齿的根尖部位将会显示出一条X线投射的阴影。

6. 摆好病人体位后,告诉他(她)曝光期间机器转动时需要保持不动。

　目的:病人在曝光过程中的任何移动都会导致图片影像模糊不清。

7. 参照第39章曝光、处理胶片。

8. 记录。

时间	片位	操作人
1/25/14	曲面体层片	DLB

(李刚 译)

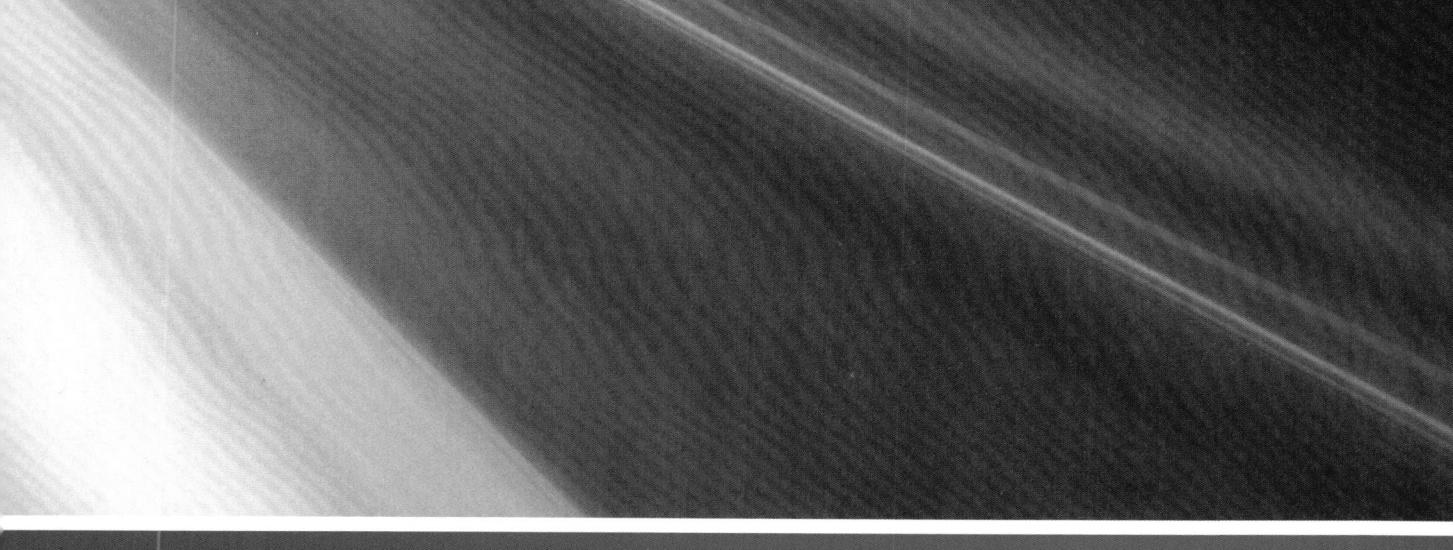

第九篇
口腔材料

大多数口腔疾病的治疗都需要口腔材料。而口腔材料的准备与使用离不开牙医助理的协助。

本章将讲述口腔材料的基础知识以及牙医助理的必备技能,有助于进一步提高牙医助理的专业水平。

43

口腔美学修复材料

关键术语

粘接(adhere):使两种物体粘接在一起。

合金(alloy):两种或以上的金属在液态下融合形成的混合物。

银汞合金(amalgam):含有汞的合金。

自固化(auto-cured):由两种材料通过化学反应引发或导致的硬化。

陶瓷(ceramic):硬而脆、耐热及耐腐蚀的材料,如粘土。

偶联剂(coupling agent):将填料粘接到树脂基质上从而增强树脂硬度的一种试剂。

固化(cured):材料通过化学或物理反应硬化的过程。

双重固化(dual-cured):材料同时通过化学和物理反应硬化的过程。

美学(esthetic):艺术上美观与漂亮的外表。

填料(filler):能够增加复合树脂强度及其他性能的无机材料。

力(force):通过能量引起的物理变化。

流电(galvanic):两种不同或不相似的金属接触时产生的电流。

金(gold):一种质软、耐腐蚀的黄色金属,用于制作间接修复体。

不规则形(irregular):非直、非均一或非对称。

展性(malleability):材料在压应力下耐永久形变的能力。

基质(matrix):将某种物质结合在一起的基础,复合树脂中将填料颗粒结合在一起的连续相(有机聚合物)。

微渗漏(microleakage):位于牙齿与封闭剂或修复体之间的微小缝隙。

钯(palladium):自然情况下与铂金伴随出现的白色、抗晦暗的软金属。

渗漏(percolation):液体流经多孔物质的过程。

杵(pestle):通过垂直运动捣碎或研磨材料的物体。

铂(platinum):一种在空气中不易腐蚀的银白色贵金属。

烤瓷(porcelain):一种烧制而成的白色、坚硬、半透明的陶瓷材料,上釉后与牙齿颜色相匹配。

修复(restorative):恢复或还原物体的天然外形。

固位(retention):通过粘接和/或机械锁闭保持物体在原位不动。

球形(spherical):圆形的。

应变(strain):应力导致的变形或改变。

应力(stress):对施加的外力产生的内部反应。

晦暗(tarnish):变色。

黏度(viscosity):液体流动的物理特性。

润湿性(wetting):物体表面被一种液体覆盖的能力。

学习目标

完成此章节的学习之后,学生将能够达到以下目标:

1. 掌握关键术语的发音、写法和定义。
2. 探讨口腔材料投放市场前应如何评价。
3. 探讨口腔材料的性能,包括:
   - 列出口腔材料的性能,以及这些性能通过何种方式影响其使用。
   - 描述哪些因素会影响口腔材料的应用性能。
4. 探讨直接修复与美学材料,包括:
   - 描述银汞合金的性能及其在牙齿修复中的应用。
   - 描述复合树脂的性能及其在牙齿修复中的应用。
   - 描述玻璃离子水门汀的性能及其在牙齿修复中的应用。
5. 描述暂时性修复材料的性能及其在牙齿修复中的应用。
6. 探讨牙齿美白产品的使用。
7. 探讨间接修复材料,包括:
   - 讨论直接修复材料与间接修复材料的区别。
   - 描述金合金的性能及其在牙齿修复中的应用。
   - 描述烤瓷的性能及其在牙齿修复中的应用。

实践目标

完成此章节的学习之后,学生将能够达到以下技能水平:

- 调和与输送银汞合金。
- 准备复合树脂材料。

- 调拌过渡性修复材料。
- 准备丙烯酸树脂制作临时冠。

口腔材料对口腔治疗十分重要。合适的口腔材料取决于以下几个因素:龋坏程度、缺牙类型、口腔情况、修复体的位置及费用支出等。

常用的口腔美学修复材料包括:
- 银汞合金
- 复合树脂
- 玻璃离子水门汀
- 暂时性修复材料
- 牙齿美白产品
- 金合金
- 陶瓷铸件

在牙科学中,修复(restoration)是指去除牙齿龋坏或病变部分并恢复其正常功能;美容(esthetic)是指重建牙齿的美观外形。

本章所介绍的是牙科医生经常使用的口腔材料。通过学习有助于理解各种治疗步骤。

牙医助理应注重学习:每种口腔材料的一般特点、选择标准以及准备步骤;还应该掌握制造商推荐的每一种材料的调拌比例和调拌技术。

口腔材料的标准

当一种新型口腔材料研制成功,必须经过严格的评价才能将其投放市场。口腔材料器械与设备委员会(Council on Dental Materials, Instruments and Equipment)作为美国牙医协会(American Dental Association, ADA)联合联邦机构的下属委员会,其职责是确保口腔材料制造商研制新材料时严格遵守标准与规范(图43-1)。

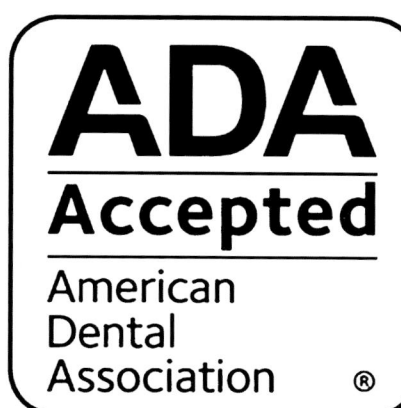

图43-1　受 ADA 认可的口腔材料印章

新型口腔材料的标准

- 对人体无毒无害;

- 对口腔组织无害、无刺激性;
- 有助于保护牙齿及口腔组织;
- 与天然牙列协调、一致,并且美观;
- 在口腔中易于成形和放置;
- 尽管口腔环境潮湿、医生视野较差且操作困难,口腔材料也必须有效发挥功能。

⬅ 复习

1. 哪个机构负责评价新型口腔材料?

口腔材料的性能

用于修复牙齿的口腔材料必须能够耐受口腔环境的各种因素。以下性能不仅能够提高口腔材料对口腔环境的耐受能力,而且使其便于临床使用。

机械性能

天然牙列后牙区的平均咬合与咀嚼力(force)约为170磅(1磅=0.45kg),相当于每颗磨牙的一个牙尖承受28 000磅/平方英寸(1磅/平方英寸=6.89kPa)的压力。因此,修复后牙区的材料必须有足够的强度以承受咀嚼力。

作用力是指对事物的推力或拉力。也就是说,作用力能够导致物体的应力和应变。应力(stress)是物体内部产生的抵抗其变形的力。应变(strain)是指在应力的作用下物体产生的形变。

应力与应变的种类

- 拉应力是指对物体的拉伸力。例如:拔河是拉应力(图43-2A)。
- 压应力是指对物体的压力。例如:咀嚼是压应力(图43-2B)。
- 剪切力是相邻的部分之间承受不同方向的力,可对材料产生破坏。例如:用剪刀切割是剪切力(图43-2C)。

延性和展性

延性和展性是衡量金属承受由拉应力或压应力引起的永久变形的能力。

延性用于衡量金属在未断裂的情况下被拉应力拉伸的程度。该性能有利于金属变为细线状。展性(malleability)用于衡量金属在压应力如碾压或捶打作用下向各个方向延展的能力。该性能有利于金属变为薄片状。

热变化

当人喝热咖啡后立即吃冰激凌,口腔温度可在几秒钟内从

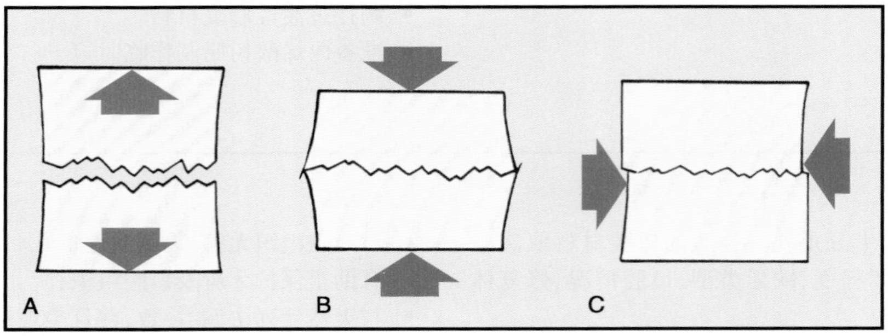

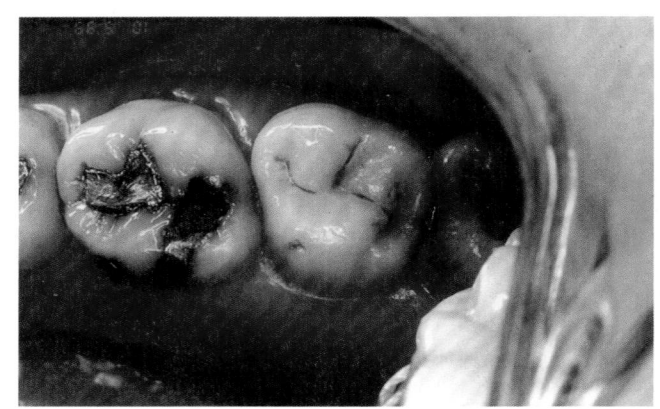

图 43-2　应力和应变的种类 A,拉应力。B,压应力。C,剪切力

150℉(1℉=1℃×1.8+32)降到 100℉(即 66℃降至 38℃)。关注温度变化主要因为:①口腔材料的收缩与膨胀;②保护牙髓免受温度骤变的刺激。

收缩与膨胀

温度变化时,每种口腔材料都会按其膨胀系数收缩或膨胀。因此,修复材料与牙齿的膨胀系数必须尽量接近,最好具有相同的热膨胀系数。如果两者相差较大,可能会引起材料与牙体分离,从而导致微渗漏(microleakage)或修复失败。这时,唾液、碎屑和微生物会进入材料与牙体之间的小缝隙,这个过程称为渗漏(percolation)。

电学性能

口腔内存在两种不同金属时,会产生电流(也称流电(galvanic)作用)(图 43-3)。导致电流发生的条件包括:

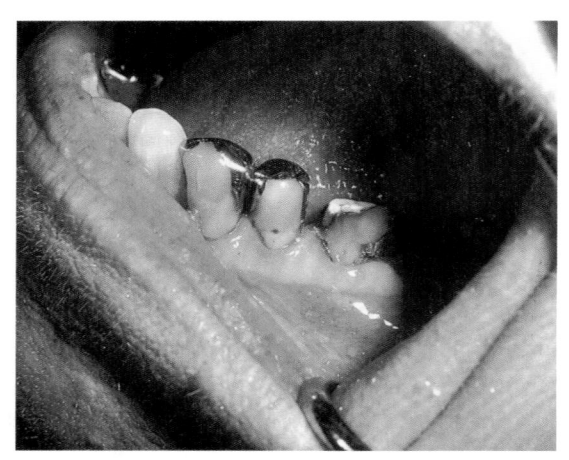

图 43-3　两种不同金属接触时产生流电作用

- 唾液中含有盐,是良好的电流导体。
- 不同成分的两个金属构件(两种修复材料或者口内放入一种金属物体,如叉子)可以作为电极。
- 以上两个条件同时存在时,就会产生流电作用。

腐蚀性能

腐蚀是指金属暴露于致腐蚀因素,如高温、潮湿以及盐水中时所发生的反应。某些含金属元素的食物也可引起口腔材料的腐蚀。口腔中旧银汞合金修复体表面变色的现象称为晦

暗(tarnish)(图 43-4)。然而,大多数腐蚀,包括表面变色,都可以使用抛光剂轻易去除。

图 43-4　某些金属会发生腐蚀

硬度

该性能是衡量金属抵抗压入、拉伸或磨损的能力,代表合金或金属的强度和耐磨性能。

溶解度

溶解度是指一种物质溶于一定量另一种物质中的程度。例如沙子溶解度较低,因为它不容易溶解;糖的溶解度较高,因为它很容易溶解。口腔材料的溶解度也是需要考虑的因素(图 43-5)。应尽量减少使用口腔中溶解度较高的材料,否则材料溶解会暴露牙体组织。

应用性能

为了使口腔材料具备特定的机械性能,使用时必须遵循固定的步骤。口腔材料的应用性能包括如下:

流动性

当去除龋坏、备好牙洞准备放置永久性充填材料时,足够柔软的口腔材料才能放置于牙洞中。口腔材料设计之初就应该具有一定程度的流动性以便放置。

粘接性

粘接性是将不同的材料粘接(adhere)在一起的强度。需

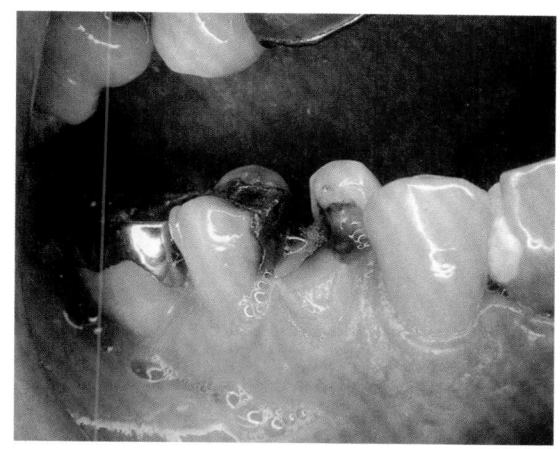

图 43-5 口腔材料必须耐受口腔中唾液的溶解作用

重点关注口腔材料与牙体组织之间的粘接性,如果没有适当的粘接性,会发生微渗漏及修复体脱落。影响粘接性能的因素包括口腔材料的润湿性、黏度、表面特性及薄膜厚度。

润湿性(wetting)是液体流过物体表面并与其表面的不规则结构接触的能力。例如水,由于它的流动性强,因此具有较高的润湿能力。

黏度(viscosity)是指阻止液体流动的一个性能。高黏度的液体不易流动,润湿性也不好,如糖浆。

材料的表面特性会影响其润湿性。液体更容易在粗糙的表面上流动,而不是光滑的表面。例如,水容易在砂纸上流动,但在蜡纸上,水形成水珠而不易流动。

欲在牙体组织和修复体之间形成持久的粘接力,就需要连接两者的粘接材料具有一定的薄膜厚度。薄膜厚度越薄,粘接力越大。例如永久修复体粘接时的理想薄膜厚度应小于 25μm。

固位

固位(retention)是指将两种无法自然附着在一起的物体固定在一起的能力。例如,银汞合金和铸造金属不会自然粘接在牙体组织上。固位在牙科学中是一个极其重要的概念,因为口腔修复体、铸造冠以及各种附件必须通过粘接材料或固位的方式固定在口腔中。

由于银汞合金与牙齿间没有粘附力,因此传统的牙体预备必须制备固位形。牙科医生使用钻针或手动器械制备固位形(在牙体上制备固位沟以便形成嵌合)。固位虽然能保持修复材料不脱落,但是不能完全封闭二者之间的间隙。如果不用粘接材料封闭缝隙,牙齿和修复材料间会产生微渗漏。

固化

固化是指口腔材料通过化学反应或在蓝光光谱固化灯引发下发生的聚合过程。多数口腔材料在其充填到窝洞之后会固化(cured)变硬。

自固化(auto-cured)型材料从调拌开始即发生化学反应并逐渐硬化。整个固化过程都是自发进行的。这种材料反应较快,所以自固化型材料必须在其固化时间内完成调拌及充填。

光固化材料只有暴露在固化灯下才开始固化(图 43-6),使得工作时间更为灵活。

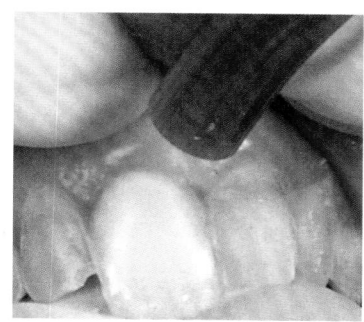

图 43-6 光固化复合树脂

对于双重固化(dual-cured)材料而言,从材料调拌开始即发生部分固化反应,但是最终还要经过固化灯光照才能完全固化。

⟳复习

2. 口腔材料变形是指口腔材料发生了哪些变化?
3. 当口腔材料暴露于高温和低温环境时会发生什么?
4. 流电作用产生的条件是什么?
5. 口腔材料的应用性能包括哪四种?
6. 自固化材料如何硬化?

直接修复材料和美学材料

直接修复材料和美学材料应具有一定的柔韧性、能够塑形、雕刻和修整。这类材料包括银汞合金、复合树脂、玻璃离子水门汀、暂时性修复材料和牙齿美白产品。

银汞合金

150 多年来,数亿龋坏牙齿采用银汞合金充填修复。银汞合金(sliver amalgam)是"银充填体"的专业术语(图 43-7)。实际上,银汞合金由几种不同的金属组成,银是其中最主要的成分。这些金属粉末与汞调和形成一种柔软且易成形的混合物。将其充填于预备好的窝洞中,加压、雕刻,硬化后即形成永久银汞合金修复体。

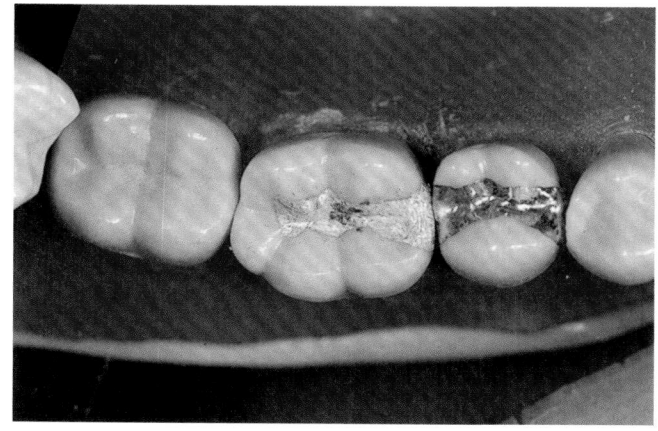

图 43-7 Ⅱ类洞银汞合金修复。(From Hatrick CD, Eakle WS, Bird WF: Dental materials: clinical application for dental assistants and dental hygienists, ed 2, St Louis, 2011, Saunders)

银汞合金是一种安全、耐用、价格低廉的材料,主要用于前磨牙和磨牙的修复。

使用银汞合金的适应证

- 乳牙及恒牙
- 口腔咀嚼受力区
- 后牙小至中等大小的窝洞
- 牙齿结构严重损坏
- 作为铸造金属全冠、金属烤瓷全冠及陶瓷冠修复体的基核
- 病人个人口腔卫生较差
- 隔湿较困难
- 病人考虑费用支出

使用银汞合金的禁忌证

- 美观问题突出时,比如容易外露的前牙或唇面
- 对汞或银汞合金中其他成分过敏者
- 修复较大的缺损,且无需考虑其他材料的费用

银汞合金的成分

银汞合金由约等量的汞(43%~54%)和合金(alloy)粉末(46%~57%)混合而成(图43-8)。合金粉末由不同金属组成。包括以下:

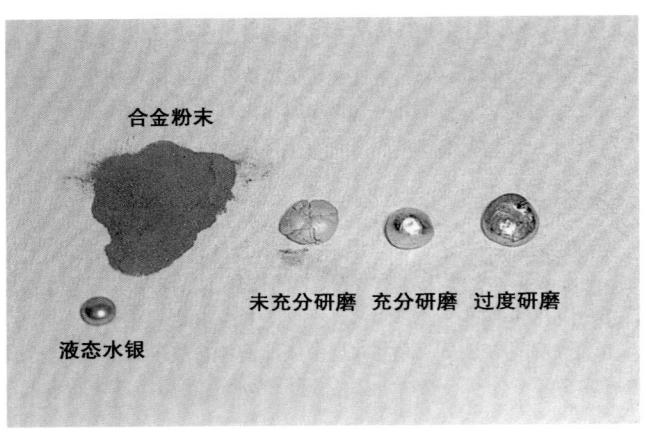

图43-8   研磨前汞与合金粉末是最纯净的形式。(From Hatrick CD,Eakle WS,Bird WF:Dental materials:clinical applications for dental assistants and dental hygienists,ed 2,St Louis,2011,Saunders)

- **银**,赋予材料强度
- **锡**,赋予材料可塑性和强度
- **铜**,赋予材料强度和耐腐蚀性
- **锌**,抗氧化作用

银汞合金粉末组成与分类的主要区别如下:①合金颗粒的形状和大小;②铜含量;③锌含量。

高铜银汞合金

口腔中经常使用**高铜银汞合金**,与之前的合金相比其铜含量较高,因此得名。高铜银汞合金按其颗粒形状可分为:球形(spherical)(圆形颗粒)或不规则形(irregular)(粗糙的切削颗

粒)(图43-9)。颗粒的形状影响银汞合金混合物的研磨和工作性能(充填与雕刻)。

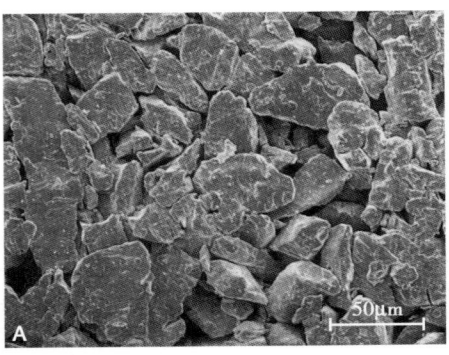

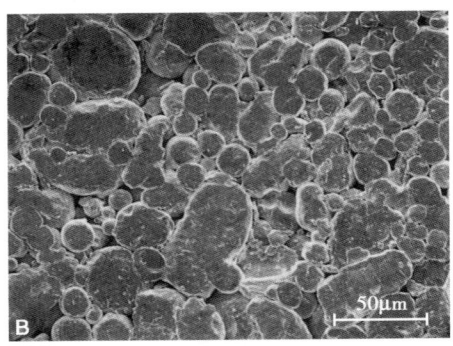

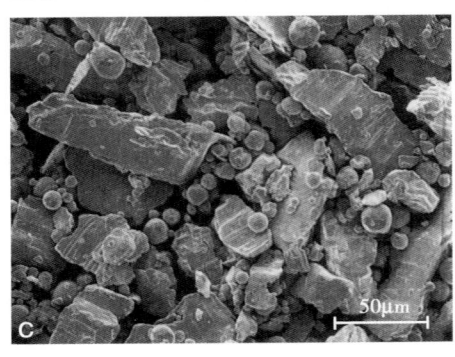

图43-9   银汞合金粉末颗粒的微观形貌。A,不规则形。B,球形。C,混合形。(From Roberson TM,Heymann HO,Swift EJ,et al:Sturdevant's art and science of operative dentistry,ed 5,St Louis,2006,Mosby)

高铜银汞合金是由40%~70%的银、8%~28%的铜、15%~30%的锡组成。表43-1介绍了银汞合金粉末的组成与分类。

汞与银合金粉的比例

恰当的汞与银合金粉的比例非常重要。也就是说,既要包含足够的汞以使混合可行但又不会含过量的汞。目前最广泛使用的是1:1(重量比)的汞与银合金粉比例,也称为Eames技术。

无银汞合金

无银汞合金又叫镓合金,是由镓、铟和锡组成,目前ADA已经批准使用。合金的基础成分镓,是一种柔软的银色金属,熔点为48℃。镓与铟、锡构成的合金强度高,封闭性好。但是镓合金对水分敏感,容易腐蚀膨胀。建议先用树脂洞衬后再用镓合金修复,最后再在修复体表面使用封闭剂。

表 43-1 银汞合金粉末的组成与分类

银汞合金	分类	颗粒种类	银	锡	铜	锌	汞	其他
New True Dentalloy	低铜	不规则形	70.8	25.8	2.4	1	0	
Micro II	低铜	不规则形	70.1	21	8.6	0.3	0	
Dispersity	高铜	混合形	69.5	17.7	11.9	0.9	0	
Tytin	高铜	球形	59.2	27.8	13	0	0	
Sybraloy	高铜	球形	41.5	30.2	28.3	0	0	
Cupralloy	高铜	混合形	62.2	15.1	22.7	0	0	
Aristalloy CR	高铜	球形	58.7	28.4	12.9	0	0	
Indiloy	高铜	不规则形	60.5	24	12.1	0	0	3.4In
Valiant	高铜	不规则形	49.5	30	20	0	0	0.5Pd
Valiant PhD	高铜	混合形	52.7	29.7	17.4	0	0	0.5Pd

From Heymann HO,Swift EJ,Ritter AV:Sturdevant's art and science of operative dentistry,ed 6,St Louis,2013,Mosby;data from Osborne JW,Gale EN,Chew CL,Clinical performance and physical properties of 12 amalgam alloys,J Dent Res 57:983-988,1978,and Vrijhoef MMA,et al:Dental amalgam,Chicago,1980.

有关汞的争议性问题

许多年来,口腔银汞合金材料中的汞一直饱受争议。争议的焦点主要集中在以下两个方面:①放置于患牙上的合金中的汞对人体有潜在危害;②汞蒸气的毒性水平对长期暴露于其中的口腔医务人员的影响。

当汞与银汞合金中的其他成分结合后,其化学性质发生变化,因此基本无害。在咀嚼和研磨的压力作用下,口腔中汞的释放量非常小,并未达到警戒水平。事实上,这个数量也小于病人日常接触的食品、空气和水中的汞含量。ADA 和美国国立卫生研究所(National Institute of Health-National Administration)提出,并没有证据表明银汞合金是显著的健康危害因素,因此,他们支持使用银汞合金做牙体的永久修复。同时,银汞合金也被认为是用于后牙修复的首选材料。

与病人相比,银汞合金对医护人员的危害更大(图 43-10)。随着银汞合金胶囊的使用,风险已经降低,但仍需十分小心,以避免银汞合金常规使用所带来的危害。必须严格遵循银汞合金操作程序。平常暴露在汞蒸气环境中的牙科医生及助理应该知晓其毒性。暴露的增加可导致震颤、肾功能障碍、抑郁以及中枢神经系统疾病(框 43-1)。

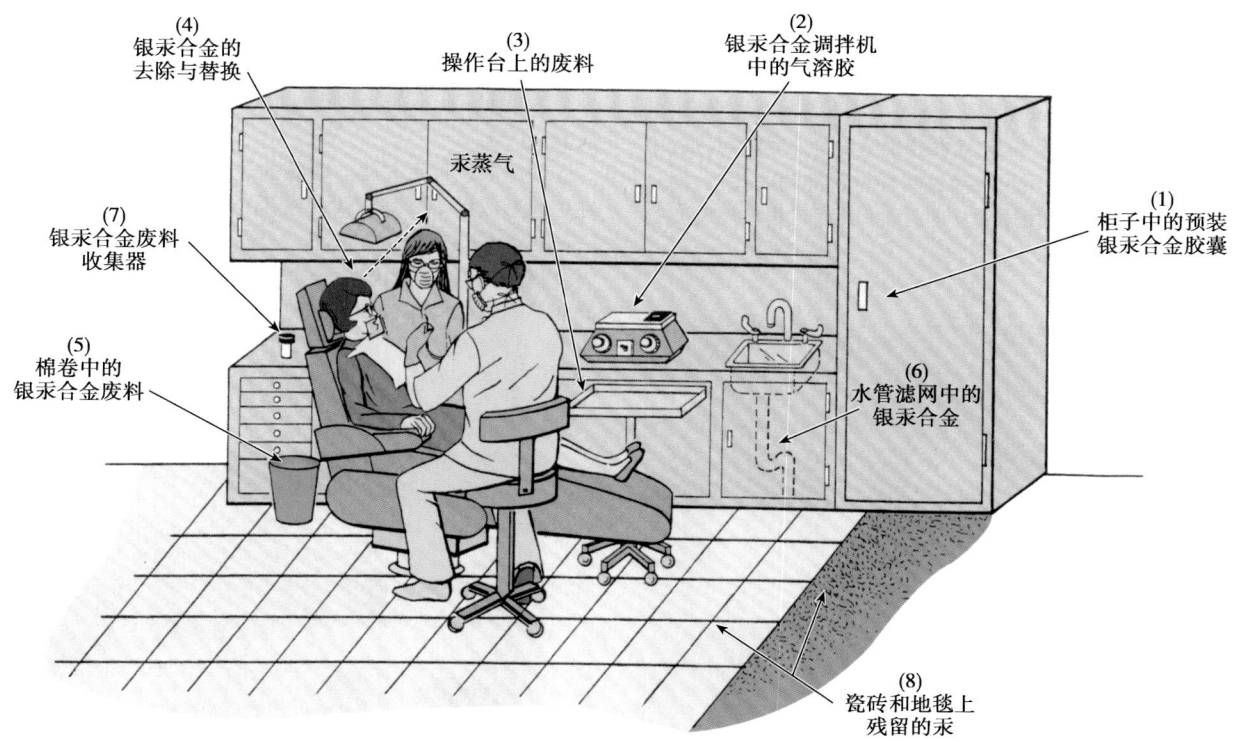

图 43-10 诊室中的汞污染源。(From Heymann HO,Swift EJ,Ritter AV:Sturdevant's art and science of operative dentistry,ed 6,St Louis,2013,Mosby)

框 43-1

银汞合金最佳操作管理条例

非接触(废料)银汞合金

将未接触的银汞合金废料放置于广口容器中,并标记"未接触的银汞合金废料供回收"。

确保容器盖密封完好

若容器已满,将其送至回收人员处

银汞合金胶囊

将银汞合金胶囊按不同的尺寸保存

银汞合金混合后,将空胶囊置于广口且密闭的容器中,并标明"银汞合金废料供回收"

未清空的银汞合金胶囊应置于广口且密闭的容器中,并标明"银汞合金废料供回收"

确保容器盖密封完好

若容器已满,将其送至回收人员处

一次性椅旁滤网

将椅旁滤网取出

转移滤网并将其放置于密闭的广口瓶中,并标明"接触的银汞合金废料供回收"

确保容器盖密封完好

若容器已满,将其送至回收人员处

从经过严格消毒的牙科综合治疗台取出的滤网可能会放到常用垃圾桶中

可重复使用的椅旁滤网

将椅旁滤网取出

转移滤网,将其内容物倾倒于密闭的广口瓶中,并标明"接触的银汞合金废料供回收"

确保容器盖密封完好

若容器已满,将其送至回收人员处

将滤网重新放回牙椅(不要在流动水下冲洗滤网,因为会将银汞合金带入废水中)

真空过滤器

根据制造商推荐的日期更换过滤器。注意:以下条例的前提是回收人员接收整个过滤器,但是某些回收人员需要对材料进行不同处理,因此,更换前先与回收人员确认

移除过滤器

将过滤器的盖子盖好,同时将该密闭容器置于原始配套的盒子中。盒子装满后,过滤器就应回收

银汞合金分离器

选择符合 ISO 11143 标准的银汞合金分离器

保养和回收要遵循制造商的推荐方法

清洁剂

使用非漂白,且不含氯的清洁剂,因为可以将银汞合金的溶解量降到最低

From Best Management Practices for Amalgam Waste, American Dental Association, October 2007, Accessed at www. ade. org May 9, 2013.

银汞合金的应用

准备。制造商提供的银汞合金粉末密封于一次性使用的胶囊中,比例恰当的合金粉末与汞分别分布于胶囊的两端,中间被一层薄膜隔开。这不仅能确保两种材料准确的比例,而且降低了暴露的可能性。使用后立即封上胶囊,与非常规废弃物一起丢弃。

600mg 的合金胶囊适用于小面积或单牙表面的修复,800mg 的合金胶囊,适用于大面积修复(图 43-11)。如果还需要更大的量,在准备与研磨过程中就需额外准备银汞合金胶囊。

研磨。也称**汞齐化**。**研磨**的过程是将汞与合金粉末混合在一起形成用于修复牙体的银汞合金。银汞合金胶囊中有杵(pestle),有助于混合粉末。

很多胶囊在放入银汞合金调拌机前,需要用激活器打开中间的分隔膜(图 43-12)。将开启后的胶囊放入银汞合金调拌机中,盖上盖子,防止研磨过程中溢出汞蒸气。

银汞合金调拌机运行的时间由制造商设置(表 43-2)。调

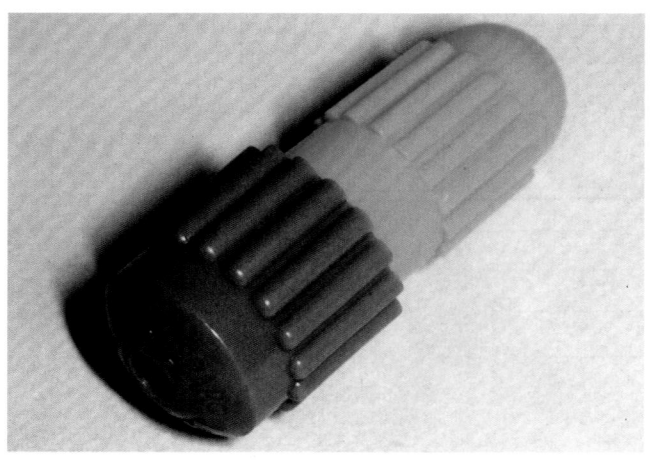

图 43-11 预装银汞合金胶囊

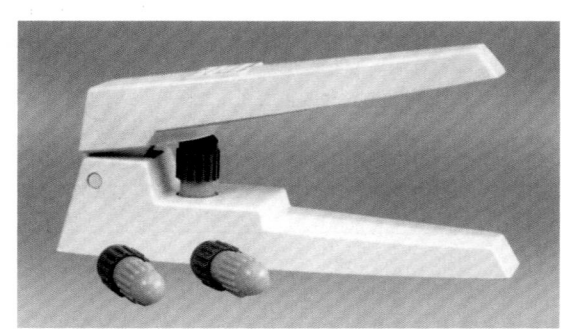

图 43-12 用来穿透胶囊中间分隔膜的激活器

表 43-2　银汞合金调拌时间

银汞合金种类	设置	时间/s
Dispersalloy	M-2	13
Tytin	M-2	4~5
Sybraloy	M-2	13
Spheralloy	M-2	15
Valiant	M-2	13
Valiant PhD	M-2	15
Velvalloy	M-2	20

拌后银汞合金形成整体,不含干的合金颗粒。将混合物从胶囊转移至银汞合金储藏器,去除调杵后置于银汞合金输送器。

首次调和时,银汞合金应呈柔软、易于成形的状态。牙科医生应在这个阶段将银汞合金加压充填到备好的窝洞内。硬化后,银汞合金会形成一个非常坚硬的修复体,足以满足修复材料机械性能的要求。见操作 43-1。

加压充填。用输送器将银汞合金转移到口内,分次充填到备好的窝洞内,每充填一层银汞合金材料需立刻用充填器加压,这样才能将银汞合金紧密的充填到窝洞的各个部位,并去除银汞合金中多余的汞(图 43-13)。

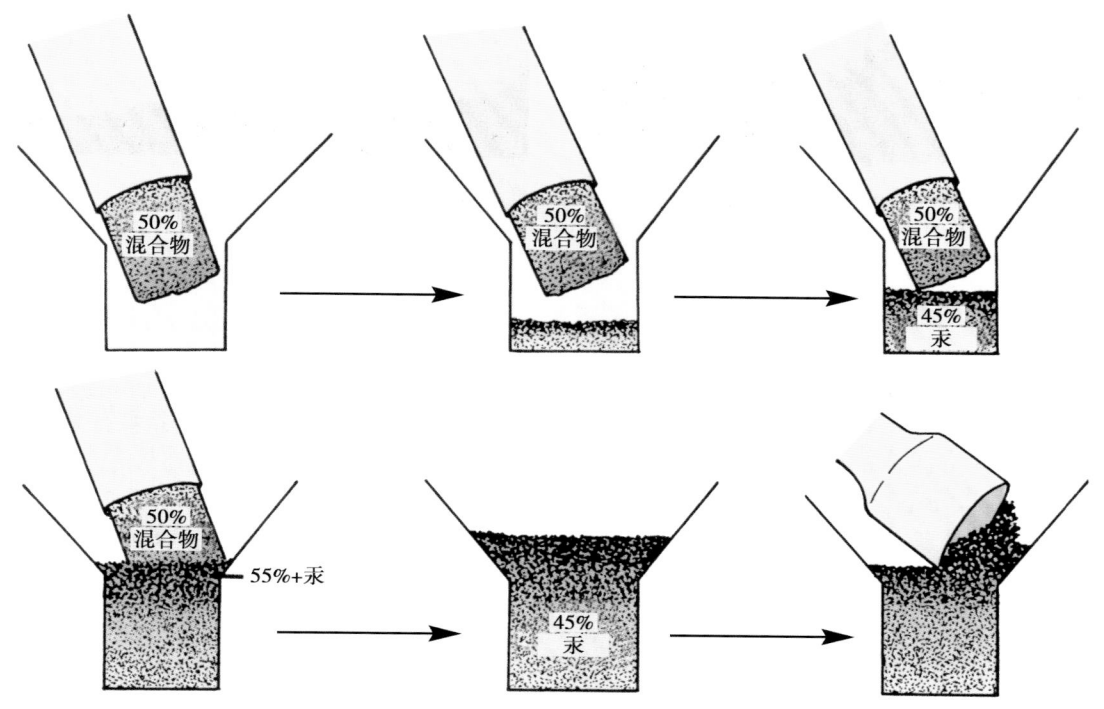

图 43-13　分次充填银汞合金。(From Baun L,Phillips RW,Lund MR:Textbook of operative dentistry,ed 3,Philadelphia,1995,Saunders.)

雕刻与修形。用手动雕刻器械修整充填的银汞合金以恢复牙齿正常解剖形态(图 43-14)。用光滑器去除所有不规则的棱角。牙科医生大体修整充填体后,让病人轻咬咬合纸,根据与对颌牙的咬合印记检查修复情况,并完成最后的精修。

↩ 复习

7. 银汞合金粉末由哪些金属组成?
8. 银汞合金用于前牙还是后牙?
9. 银汞合金修复体中铜的作用是什么?
10. 在哪里处理银汞合金的废料?
11. 银汞合金如何研磨?
12. Sybraloy 需要研磨多长时间?

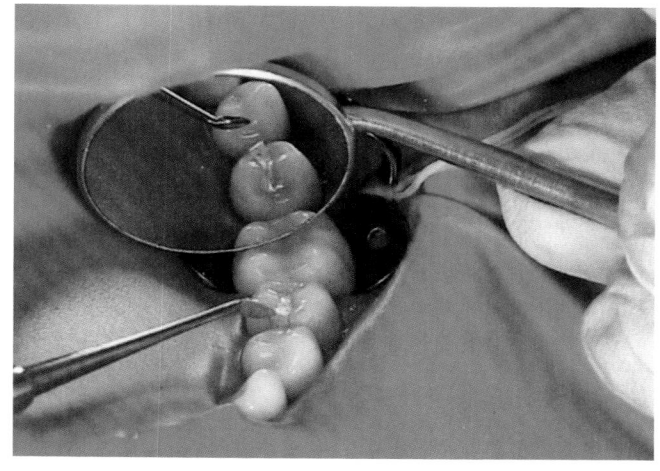

图 43-14　雕刻银汞合金修复体

复合树脂

复合树脂目前已成为病人和牙科医生普遍接受的材料（图43-15）。因其具有美观性，最初复合树脂多用于前牙修复，随着性能的改善，现在也逐渐用于后牙修复。

复合树脂没有银汞合金或者金合金修复体坚硬，但可以满足牙齿或口腔中特定区域的需要。这种接近牙齿颜色的材料有多种适应证。

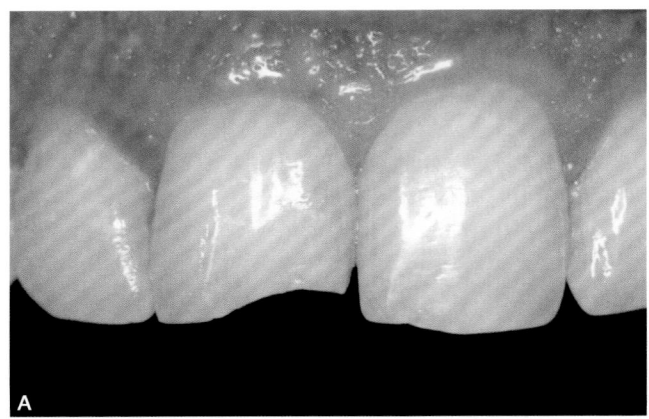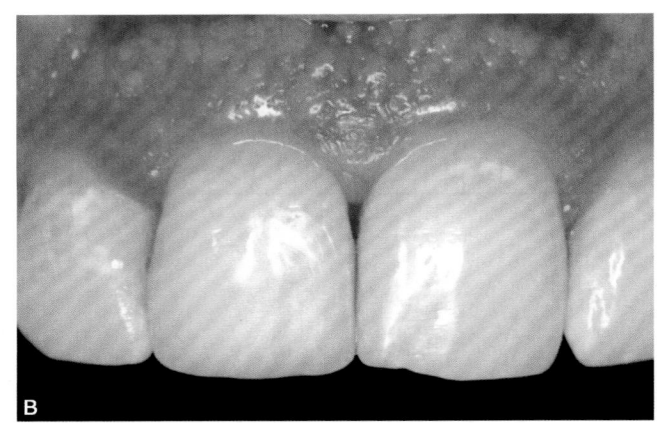

图43-15 使用3M ESPE Filter Supreme Ultra 通用型复合树脂修复前、后对比，修复前（A）修复后（B）。（From Heymann HO，Swift EJ，Ritter AV：Sturdevant's art and science of operative dentistry，ed 6，St Louis，2013，Mosby）

不同的复合树脂产品名称

- Aurafil
- Command
- Durafil
- Estilux
- Finesse
- Herculite
- Prisma-Fil
- Prodigy
- Profile
- Silar
- Silux
- Visar

复合树脂的适应证

- 修复 Ⅰ、Ⅱ、Ⅲ、Ⅳ、Ⅴ类洞
- 修复表面缺损，如钙化不良、过度磨耗、磨损及先天畸形
- 关闭牙间隙
- 牙齿的美学修复，如过小侧切牙

复合树脂的禁忌证

- 美观非重点考虑因素
- 病人没有正确的日常口腔卫生习惯，尤其是后牙区
- 修复材料的费用是治疗方案重点考虑因素

复合树脂的组成

复合树脂是一种化学混合物，包括：①有机树脂基质（matrix）；②无机填料（fillers）；③偶联剂（coupling agent）；④着色剂。

树脂基质。复合树脂基质是一种液态材料——双酚 A-二甲基丙烯酸缩水甘油酯，缩写为 BIS-GMA。这种液体是单体，用于合成树脂。BIS-GMA 作为树脂基质强度不足，不能单独作为口腔修复材料，故向其中添加填料和偶联剂使之发生聚合反应，此外还添加引发剂、促进剂、阻聚剂和紫外线（UV）稳定剂。

填料。树脂中添加的无机填料包括**石英**（一种坚硬的无机矿物质）、玻璃、**二氧化硅颗粒**（白色或无色晶体状化合物）、以及着色剂。这些填料增加了材料的强度和其他性能，满足了修复材料的要求。这些材料的光学性能使其在修复过程中产生良好的美学效果。填料的数量、颗粒大小、以及填料种类对材料的强度和耐磨性有很大影响（图43-16）。同时也影响着修复后的光滑度。根据填料大小，将复合树脂分为：超大颗粒填料型、大颗粒填料型、中等颗粒填料型、小颗粒填料型、微颗粒填料型和纳米填料型。复合树脂的填料由不同粒径大小的填料混合而成，又称为混合型（图43-17）。

大颗粒填料型复合树脂，也称传统型复合树脂，主要在20世纪60—70年代使用。这种树脂所含填料颗粒最大，强度最高，但是颜色灰暗，表面粗糙。大颗粒填料型复合树脂是自固化型，用于易断裂位置的修复。

超微填料型复合树脂，20世纪80年代面世，它与传统大颗粒填料的主要区别在于其填料颗粒粒径要小得多。超微填料树脂是光固化型树脂，抛光后表面光滑且美观性好，因此主要用于前牙修复。

混合填料型复合树脂，是现在应用最多的一种树脂。这种树脂含有粒径不同的填料颗粒。混合填料型复合树脂可在可见光照射下固化，抛光后比大颗粒填料树脂更为光滑，同时它的强度比超微填料树脂高。混合填料型复合树脂还有良好的耐磨性和遮色效果。

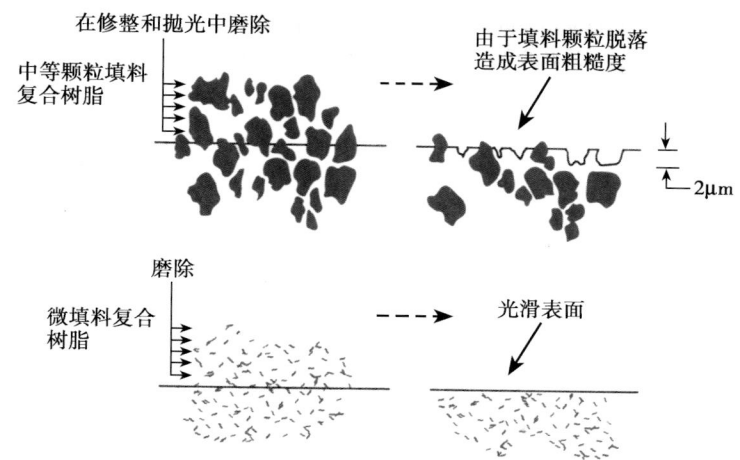

图 43-16 填料颗粒大小对复合树脂表面磨光修整效果的影响

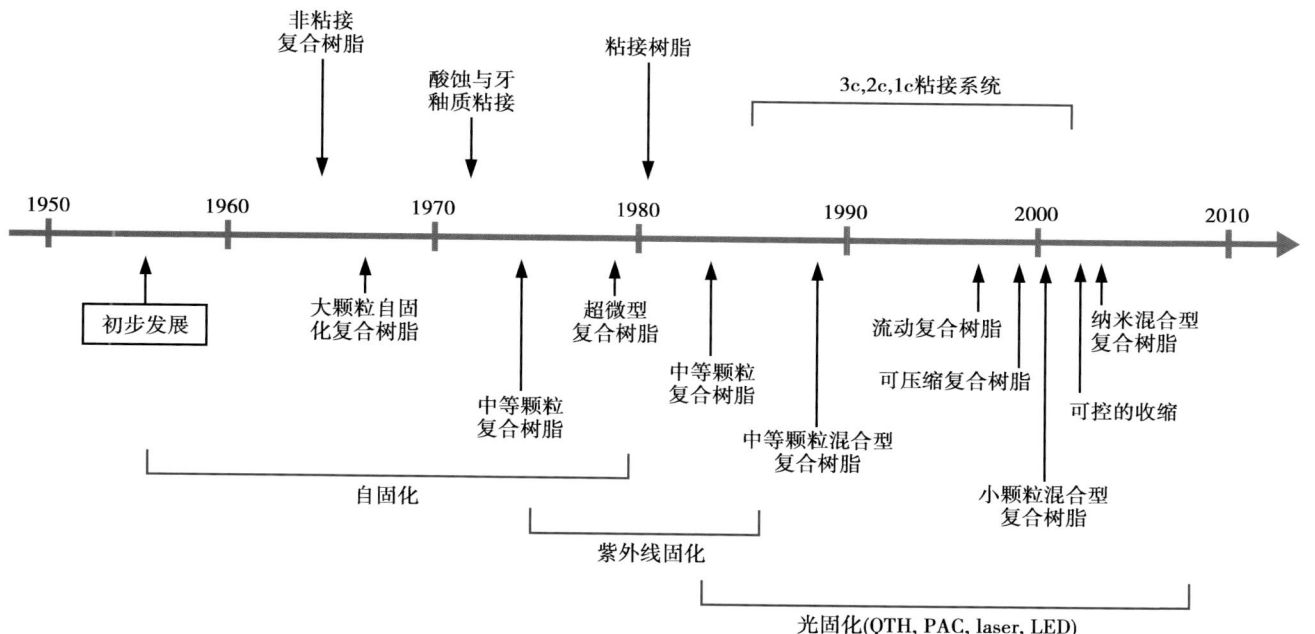

图 43-17 复合树脂、固化方式及粘接系统的历史变革演变总结。(From Heymann HO,Swift EJ,Ritter AV:Sturdevant's art and science of operative dentistry,ed 6,St Louis,2013,Mosby;courtesy SC Bayne)

流动复合树脂,是一种混合填料型或者纳米填料型树脂,含有足量的填料以保证其耐磨耗性能。流动是这类复合树脂的主要特征。这种材料更容易流入隐蔽的窝洞中。典型的例子就是由牙刷磨损引起的 V 类非龋性病变。将注射器尖端连接在这类注射型的材料上,能够将材料挤压到很小的窝洞中。

封闭型混合树脂,与流动树脂相似,但具有更大的黏性,能够流动到牙齿表面各个窝沟点隙。使用前不需要进行机械和手动的牙体预备,但是要进行酸蚀处理。

偶联剂。偶联剂非常重要,因为它能通过让填料与树脂基质发生化学结合而使树脂更加坚硬。为了达到此目的,填料粒子外表覆盖一层硅烷化合物。该化合物的硅烷部分与石英、玻璃和二氧化硅填料粒子结合在一起。有机部分与树脂基质结合,因此能将填料与基质结合在一起。

着色剂。为了使复合树脂颜色与牙齿的颜色相匹配,还需要添加颜色。通常情况下,颜色来自无机材料。

复合树脂修复注意事项:

- 复合树脂修复是通过粘接系统进行固位,因而窝洞预备时不需要制备机械固位型。
- 某些口腔材料不能与复合树脂同时使用。
- 不同复合树脂,基质体系不同
- 复合树脂需要分层充填,每充填一层都要进行光固化。

选色。使用复合树脂时,最关键的步骤之一是选择匹配的颜色。通常使用比色板选色(图 43-18)。

有些材料套装会配备比色板,但是大多数制造商都会参考

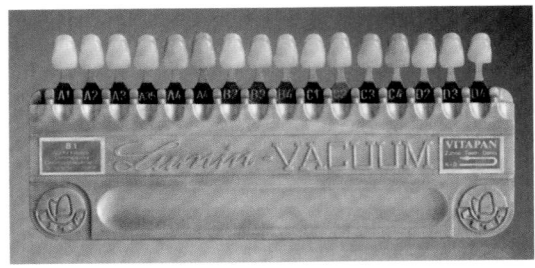
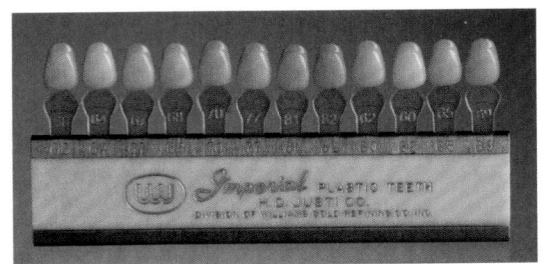
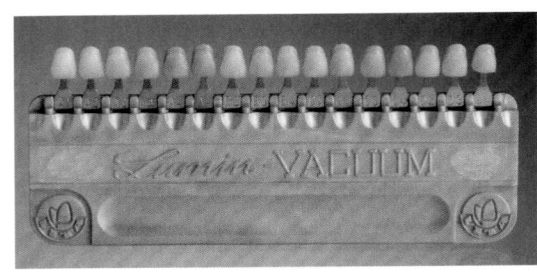

图 43-18 使用比色板选色。(From Boyd LRB：Dental instruments：a pocket guide，ed 5，St Lou-is，2015，Saunders)

通用的 VITA 比色板。

选色小技巧

- 在日光或标准日光灯下选色，切勿在一般光源下进行。
- 避免强光环境下选色。尽可能说服病人擦去口红等化妆品，遮盖颜色鲜艳的衣服。
- 比色时要快速作出决定，因为 5 到 7s 后眼睛开始出现疲劳，所以要相信第一感觉。

应用。树脂一般包装在避光管中。光固化复合树脂无需调和，在避光管尖端安装注射器头后可直接使用。复合树脂中包含光引发剂和胺活性剂，避光保存时不会发生聚合。套装中含有不同色泽的树脂，以及配套使用的酸蚀剂和粘接剂(图 43-19)。

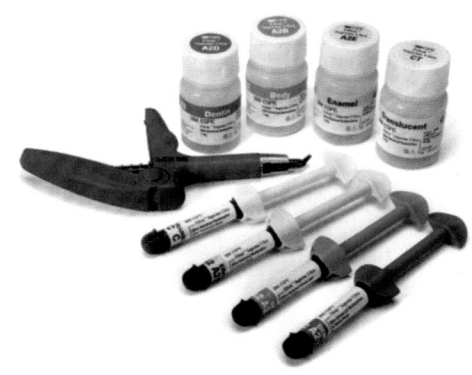

图 43-19 复合树脂配件套装。(Courtesy 3M ESPE，St Paul，MN)

聚合反应

聚合反应是复合树脂由可被塑形的柔软状态变为坚硬的修复体状态的过程。聚合反应可以自行发生或由光照射发生。

光固化是指通过高强度的蓝光光源照射进行固化。蓝光

光源同时应用了钨丝灯和卤素灯。具体的固化时间取决于以下因素：

- 树脂制造商提供的使用说明书(一般 20~60 秒)
- 修复体的厚度和大小(当使用大量树脂时，需要分层固化)
- 所用修复材料的颜色(颜色越深，固化时间越长)

修形与抛光

复合树脂的抛光与打磨跟银汞合金不同。由于复合树脂从柔软到完全硬化是通过聚合反应形成的，牙科医生不能用手持器械进行雕刻或调整。因此，最后要用抛光车针和金刚砂打磨修复体。

复合树脂的抛光步骤

- 用矽粒子或者金刚石车针磨除多余树脂。
- 先用碳化钨钻，再用金刚石车针进行精细修整。
- 先用中等粒度再用精细粒度抛光盘进行抛光。
- 邻面的抛光要辅助使用磨光带(译者注：又称邻面砂条)。
- 最后用抛光杯蘸抛光膏抛光。

见操作 43-2。

复习

13. 双酚 A-二甲基丙烯酸缩水甘油酯的常用术语是什么？
14. 什么类型的复合树脂填料强度最高，常用于后牙修复？
15. 如果是光固化复合树脂，在哪些情况下需要延长光固化时间？
16. 用什么来确定复合树脂的颜色？
17. 复合树脂修形的最后一步是什么？

玻璃离子

玻璃离子是最常用的口腔材料之一，在口腔环境中具有良好的生物相容性。通过改变玻璃离子的化学性能可使其有多

种用途。本节探讨的是用于修复的玻璃离子水门汀,如修复体、封闭剂、以及桩核材料。第44和45章中将介绍玻璃离子水门汀用于洞衬、粘接、粘固的情况。

由于玻璃离子水门汀与牙齿之间可通过化学作用粘接(非机械性),因此制备的窝洞不用像银汞合金或复合树脂充填时那么大。玻璃离子最独特的特征是充填后可释放氟。氟可以防龋。这种材料应用于以下几方面:

- 乳牙:玻璃离子水门汀是乳牙龋坏修复的首选材料,因为它不仅释放氟,而且符合最小窝洞制备原则。
- 非承力区的永久修复如Ⅴ类洞和根面龋:玻璃离子广泛用于牙体组织修复,如牙颈部磨损和龋坏导致的牙体缺损。
- 封闭剂:将材料调和成高流动性以便流到后牙窝沟间隙较深的位置。
- 桩核材料:由于玻璃离子水门汀比银汞合金更容易操作、粘接、并且具有氟释放和热稳定性,因此更受一些医生青睐。
- 临时性修复体(比暂时修复体使用时间长)
  玻璃离子,玻璃是指玻璃、陶瓷颗粒与玻璃基质的混合物。这些特定的物质混合后形成半透明状,可以长期释放氟。离子是指离子交联的聚合物,如丙烯酸、酒石酸和马来酸(均为口腔粘固剂常用材料)。这种聚合物及其分子量能确保玻璃离子良好的粘接性和耐酸蚀性。

树脂改良型玻璃离子水门汀

过去几年,通过向玻璃离子水门汀中填加树脂成分,其物理性能和美学性能得到了很大提高。树脂成分赋予了更高的强度、耐磨性以及美观性能,还可使材料的固化方式有光固化、自固化或者双重固化。

金属增强型玻璃离子水门汀

球形银锡合金与玻璃离子混合形成一种强度高、耐磨性好的口腔材料。玻璃成分有效控制工作时间和固化时间,兼具氟释放性能。丙烯酸聚合物颗粒赋予材料韧性和耐酸蚀性能。添加的金属成分产生理想的X射线阻射性。这种材料主要用于临床的以下情况:制作桩核,牙尖断裂,可用银汞合金充填修复的Ⅰ、Ⅱ、Ⅴ类洞,还可作为修复基底或覆盖义齿的基牙。

制备和应用

当玻璃离子水门汀是粉、液包装时,需在特定纸板上手动调和,调和时将粉末分次添加到液体中(图43-20)。材料必须在45秒内调和完成。

用于修复的玻璃离子水门汀装在避光管、暗盒、小瓶或者特制的胶囊中(图43-21),材料采用调和刀调和,充填器充填,或捣碎后放在充填器上进行充填固化。

放置玻璃离子的注意事项

- 避免水污染或接触材料
- 当材料的光泽消失,说明已经开始聚合
- 避免材料接触金属成形片;玻璃离子会粘在成型片上

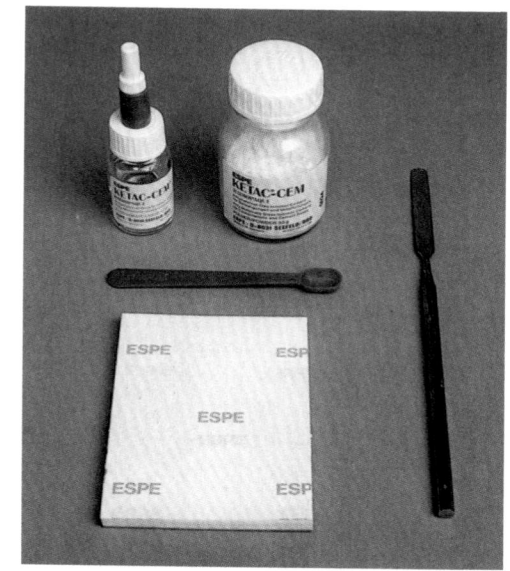

图43-20 调和玻璃离子粉和液的工具

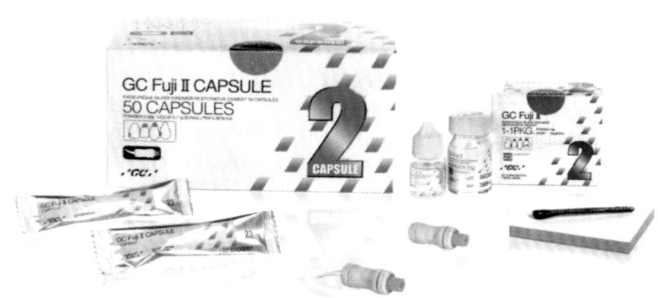

图43-21 玻璃离子盛放储存于管、暗盒或小瓶中。(Courtesy GC American Inc,Alsip,IL)

复习

18. 玻璃离子材料最常见的用途是什么?
19. 什么会影响玻璃离子固化?

暂时性修复材料

暂时性修复材料适用于多种情况。目的是在一定时间内,维持或者恢复牙齿功能,并保持一定的舒适度。主要用于:

- 降低牙齿的敏感性和其他不适,便于诊断
- 放入永久修复体之前暂时维持牙齿的功能和美观
- 牙齿预备后,保护预备体的边缘,便于后期进行永久的铸造修复
- 防止邻牙或对颌牙向缺隙移位

暂时性修复材料的选择取决于所修复牙齿的位置和数量。如果牙齿填充物脱落或者小的牙釉质缺损,就选择过渡性修复材料。如果牙尖缺失,或医生已按照铸造修复进行了牙体预备,且涉及龈缘时,应选择暂时性修复材料。

过渡性修复材料

牙科医生经常推荐过渡性修复体作为短期修复。最常选用的材料是过渡性修复材料（intermediate restorative material，IRM）（图43-22）。IRM是一种增强的氧化锌丁香酚复合物。其中的**丁香酚**对牙髓有镇静作用，填料用来提高材料的强度和耐磨性。

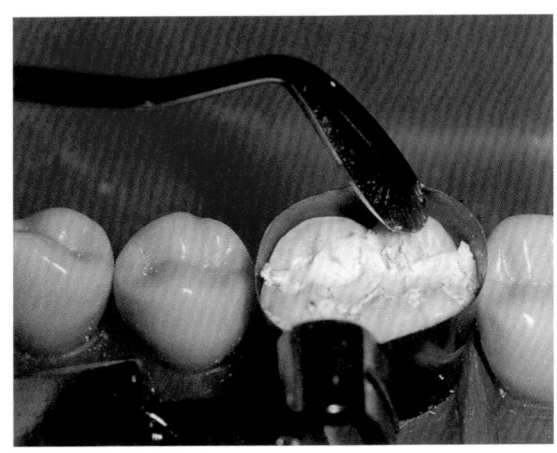

图43-22 过渡性修复材料充填入磨牙

通常在以下情况下使用IRM：

- 乳牙修复（恒牙将在两年内萌出）
- 急症修复
- 龋齿姑息治疗
- 垫底

IRM有两种包装形式，一种是粉、液型，使用时在调和纸板上手动调和；另一种是胶囊型，活化后进行调和。

过渡性修复并不是永久性修复，因此在美国大多数州通常是由职能拓展的牙医助理完成的。第48节中详述了具体的操作方法。IRM的调和见操作43-3。

临时性修复材料

临时性修复材料用于牙齿或牙列修复时，需要在相对长的一段时间内保护全部或大多数待修复牙齿。因此，这些材料必须能够承受咀嚼力和日常生活中的磨损（图43-23）。

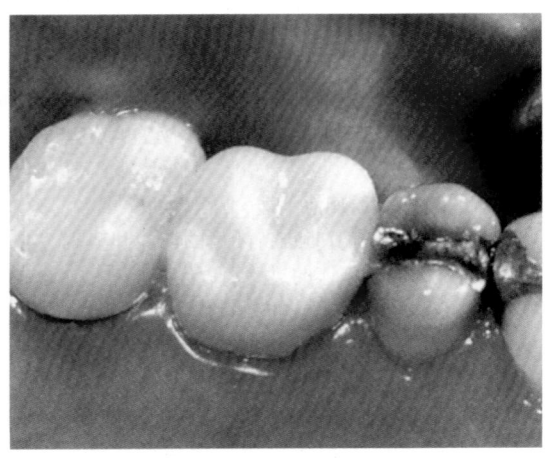

图43-23 临时冠材料举例

丙烯酸树脂有几种不同包装形式：粉/液型、管装和自动混合型。选择自固化丙烯酸（甲基丙烯酸甲酯）或光固化复合树脂（与修复用复合树脂性能不同）（图43-24）。将丙烯酸树脂填入藻酸盐印模上或真空成型的托盘上，然后覆盖牙齿预备体并固化。调拌、抛光后用暂时粘接用水门汀粘固。

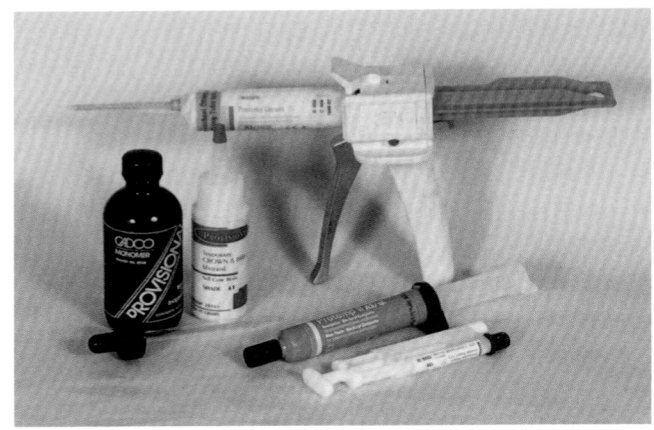

图43-24 不同包装形式的丙烯酸树脂，粉/液型、管装、自动混合型。（From Hatrick CD，Bird WF：Dental materials：clinical applications for dental assistants and dental hygienists，ed 2，St Louis，2011，Saunders）

由于临时性修复体不是永久的，因此在美国大多数州本操作通常由职能拓展的牙医助理完成。第51章详述了具体操作过程。丙烯酸树脂调拌见操作43-4。

复习

20. IRM是什么的缩写？
21. Ⅱ类窝洞应该选择什么暂时性修复材料？
22. 制作临时冠需要准备什么材料？
23. 当调拌丙烯酸树脂用于制作临时性修复体时，每颗牙推荐使用多少滴液体？

牙齿美白材料

牙齿美白，也称为漂白，是一种恢复牙齿美观的最受欢迎且成本低廉的方法。日常生活中有很多牙齿美白产品，如牙膏、氟化物、漱口水和口香糖。

美白材料的组成

大多数牙齿美白产品由过氧化物制成。市售不同产品的过氧化物浓度不同。过氧化物美白产品可渗入到牙釉质内，去除多年累积产生的色素着色和变色。牙齿着色和变色的原因很多，例如：最常见的老化；食用咖啡、茶、香烟等有色物质；创伤；使用四环素；过量的氟；神经变性；修复体老化等。

过氧化物与牙齿接触时，氧进入到牙釉质和牙本质内，从而漂白牙齿内沉积的色素。牙齿本身的结构并没有改变，只是颜色变浅变白了（图43-25）。

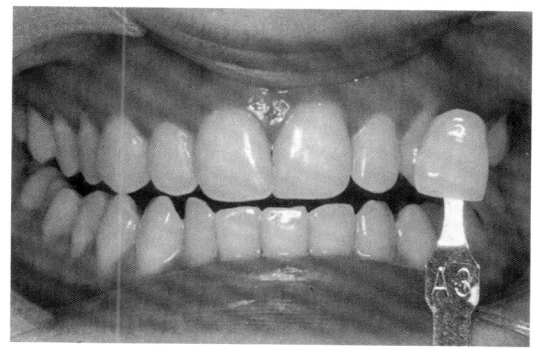

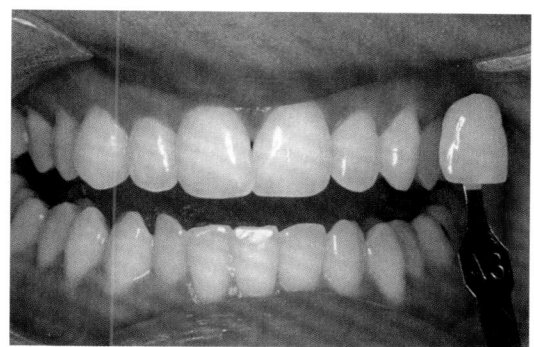

图 43-25 使用美白产品前后

牙齿美白的方法

病人可以在诊所或者自己家里美白牙齿。大多数诊室漂白都使用一种过氧化脲的漂白剂,这种漂白剂在口内分解形成过氧化氢。漂白凝胶一般含 10%~30% 的过氧化脲(推荐含量为 15%),大约相当于 3%~10% 的过氧化氢。

一种最新的诊室漂白方法是通过光能加速漂白,又称激光漂白。此方法采用光能加速漂白过程,而且在操作时可选用不同能量的光,应用最多的是卤素灯。光能漂白治疗一般包括以下步骤:用光固化树脂保护口腔软组织;使用专业的口腔过氧化氢美白凝胶(含 25%~38% 过氧化氢);光照 6~15 分钟。每次治疗时间约为 30 分钟~1 小时。

家庭牙齿美白通过使用高浓度的过氧化脲完成,费用比诊室内漂白低。操作方法是:短期内使用薄的塑料托盘将氧化剂应用到待漂白的牙齿上。通常在几天或一周内结束。理想情况下,薄的塑料托盘或塑料条应该非常贴合牙齿,以确保每颗牙都暴露于漂白剂中。一般来说,材料要在牙齿上停留 15~20 分钟,然后去除托盘或塑料条,重复几天。

美白产品的操作步骤介绍详见第 48 章。

美白产品的商品举例

- Contrast PM
- Dental Lite
- IIIumine
- Nite White

- Nupro Gold
- Opalescence
- Prestige
- Zaris

间接修复材料

间接修复体由牙科技师在口外制作而成,也称为铸件,涉及牙体预备、终印模、制作蜡型、包埋、铸造修复体、抛光打磨以及将修复体粘接就位一系列工艺流程。

间接修复材料包括金合金和陶瓷材料。这些材料制作的最终修复体需要粘接就位。

金-贵金属合金

当暴露于复杂的口腔环境时,纯金具有耐晦暗和耐腐蚀性能,但由于它质地太软无法作为铸造修复材料,因此金可以和其他金属形成合金。合金材料可以满足间接修复体对硬度和其他性能的要求(图 43-26)。一种区分间接修复体所使用合金的方法是贵金属与贱金属含量。

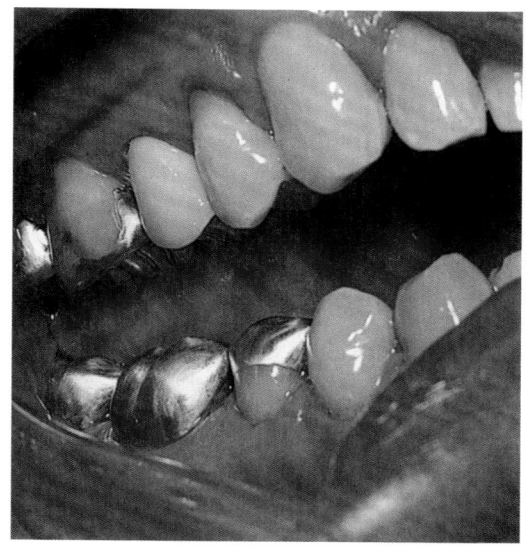

图 43-26 金冠。(From Hatrick CD, Eakle WS, Bird WF: Dental materials: clinical applications for dental assistants and dental hygenists, ed 2, St Louis, 2011, Saunders; Courtesy Dr. David Graham, San Francisco, CA)

铸造修复体所使用的贵金属包括金(gold/aurum, Au)、钯(palladium, Pd)和铂(platinum, Pt)。合金中没有归为贵金属的其他金属称为普通金属(译者注:又称贱金属)。普通金属相对便宜,耐腐蚀与抗晦暗的性能也较差。如铁、锡与锌就是普通金属。

一般用硬度、延展性和适用范围来描述金合金材料。根据不同性能,将金合金分为如下四型:

- Ⅰ型:质地软,贵金属含量 83%,一般用于铸造嵌体,咀嚼过程中承受较小的力。
- Ⅱ型:质地适中,贵金属含量 78%,可以用于大多数铸造嵌体和后牙固定桥的基牙。
- Ⅲ型:质地硬,贵金属含量 77%,用于嵌体、全冠、3/4 冠和前后牙固定桥。
- Ⅳ型:质地非常硬,贵金属含量 75%,也称为局部义齿合金,用于全冠、桥以及铸造可摘局部义齿。

陶瓷铸件

陶瓷（ceramic）是一种类似于家中餐具或陶器的材料，由金属元素和非金属元素组成。陶瓷铸件由黏土材料制成并在表面上釉，釉料中含有金属成分使其更耐用且耐温度变化。陶瓷材料可以黏附于金属铸件之上，从而兼顾了金属的强度和瓷的美观。金瓷修复体的金-瓷结合方式如下：

- 烤瓷熔附金属（PFM）
- 瓷粘接到金属（PBM）
- 陶瓷-金属（C/M）
- 烤瓷-金属（P/M）

烤瓷

烤瓷（porcelain）是口腔学中应用最多的一种陶瓷，它兼具强度、半透明性和天然牙的色泽（图 43-27）。由于在牙科技工室制作时采用了高温高压技术，这种修复体比复合树脂等直接修复体强度更高。将陶瓷熔附到金属基底冠表面，然后上釉、烧结，产生光滑、硬度高且与牙釉质相似的表面。

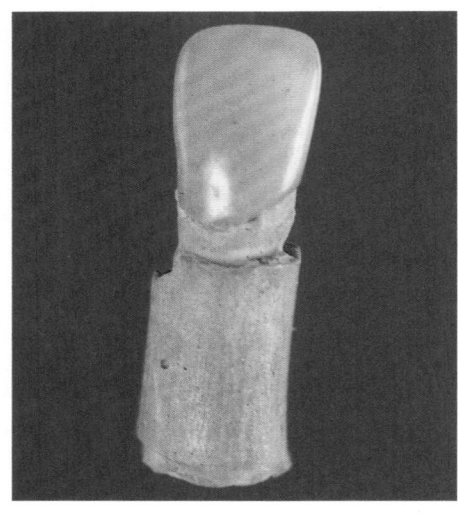

图 43-27 烤瓷冠

选择口腔烤瓷材料的理由如下：

- 色调与牙齿颜色一致
- 改善了前牙的美观性
- 具有金属的强度

- 良好的绝缘性。
- 热膨胀系数低。

↩复习

24. 铸造修复体常用的 3 种贵金属包括哪些？
25. 哪种修复体需要在牙科技工室制作？

■ 健康教育

大多数病人不仅关心牙齿的外观，还关心放置在口腔中材料的安全性与质量。进行暂时或永久修复前，一定要了解病人的需求，并解释为什么选择这种材料进行治疗。可以采用视觉辅助工具使病人了解不同种类的修复体，以减轻病人的紧张情绪。■

■ 法律和伦理问题

不管做何种治疗，一定要记录病人口腔修复治疗过程中所使用的材料。如果病人对某种材料有不良反应或发生了与修复体相关的症状，牙科医生保存的记录就可以解释问题发生的原因，这能够给病人一种安全感。■

■ 展望

在不久的将来，再生将是修复的一个新术语。龋坏或缺失的牙齿将能够很快在口内或实验室再生。科学家正通过刺激窝洞内牙本质的生长进行龋洞的再生治疗。这种新的治疗方法将辅助牙齿自我愈合。■

■ 评判性思维

1. 病人就医后主诉充填物脱落。医生检查#5 牙，要求行 X 线片检查，并预约制作新的修复体。此时，医生要求你为病人制作一个暂时修复体，请问应选择何种暂时修复材料？

2. 病人担心口内的大量银汞合金充填物中的汞可能损害身体健康，并预约了牙科医生进行咨询。如果你是牙科医生，应如何与病人沟通？

3. 哪种直接修复材料用途最广且最常用，为什么？

4. 牙齿美白是病人需求最多的治疗之一。为什么牙齿美白如此受欢迎？为什么在美白过程中最好有牙科医生的参与？

5. 复合树脂和陶瓷的区别是什么？■

操作 43-1

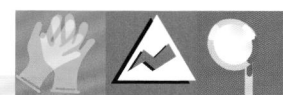

银汞合金的调和与输送

器械与物品

- ✔ 银汞合金胶囊
- ✔ 胶囊激活器
- ✔ 银汞合金调拌机
- ✔ 银汞合金储存器或布
- ✔ 银汞合金输送器

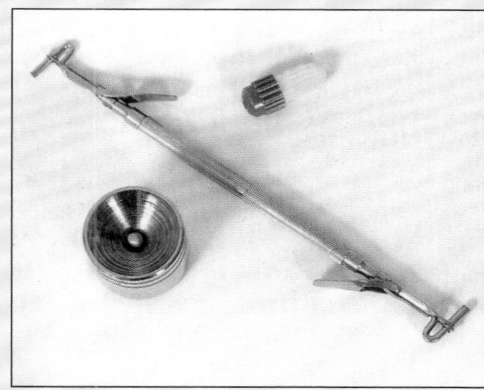

步骤

1. 根据需要,用激活器打开银汞合金胶囊内的分隔膜。
   目的:打开分隔膜,混合汞和合金粉末。

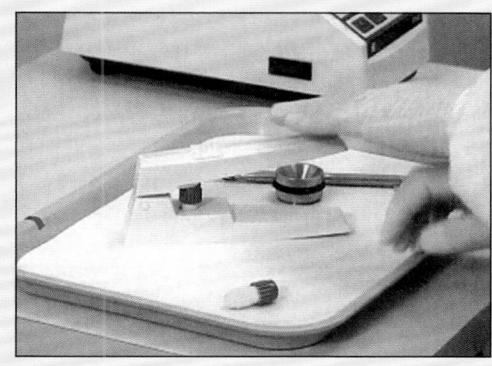

2. 将胶囊放入银汞合金调拌机中。

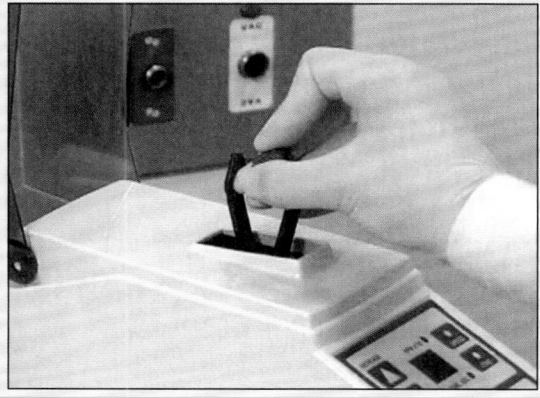

3. 根据银汞合金类型设置银汞合金调拌机的参数。

4. 盖上银汞合金调拌机,开始研磨。

5. 取出胶囊,旋开,将银汞合金放到储存器或布上。

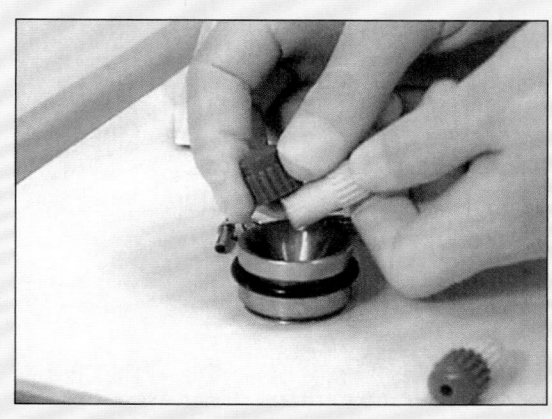

6. 将银汞合金装到输送器小头。

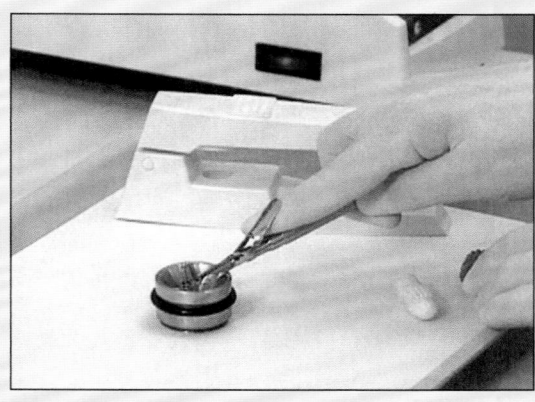

7. 传递银汞合金输送器,输送器小头朝着将要充填的牙齿。

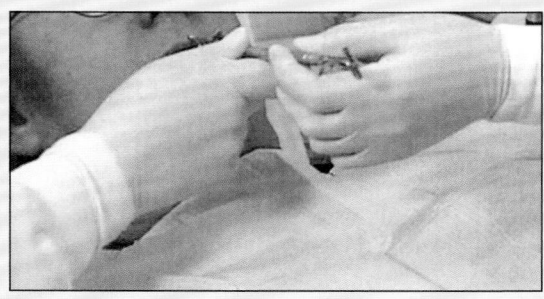

8. 重复充填过程,直到略超填。

操作 43-2

准备复合树脂材料

器械与物品

- ✔ 比色板
- ✔ 复合树脂材料
- ✔ 注射器针头
- ✔ 复合树脂器械
- ✔ 2inch×2inch（1inch ＝2.54cm）的酒精纱布块
- ✔ 固化灯

步骤

1. 选择牙齿颜色。
   目的：复合树脂有不同的颜色；通过比色板，选择与病人天然牙齿色泽最接近的颜色。
   注：本操作要求在自然光下进行。荧光会改变牙齿的天然外观。
2. 选定颜色后，更换新的注射器头以备使用。
   注：如使用膏状材料，在使用前先挤出一点到纸板上。
3. 将复合树脂及所用器械放置到医生操作区。
4. 充填过程中，医生可能用到液体粘接树脂或酒精纱布。

目的：辅助材料的传递。

5. 充填材料时准备好光固化灯。最好是每充填一层后立即光固化。
   目的：完成材料最终固化。

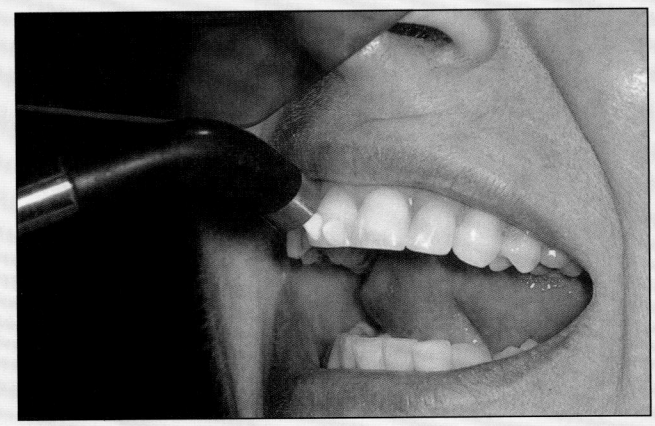

操作 43-3

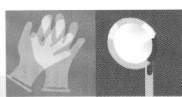

调拌过渡性修复材料

器械与物品

- ✔ 调拌纸板
- ✔ 调拌刀（不锈钢的）
- ✔ IRM 粉与量勺
- ✔ IRM 液与滴管
- ✔ 2inch×2inch 的酒精纱布块

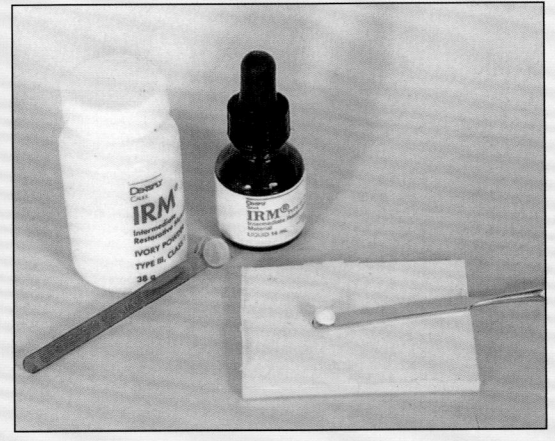

步骤

1. 量取前摇匀粉剂，量取后放在调和纸板上。

目的：摇匀后，粉剂成蓬松状态，确保与液剂充分混合。

2. 先取一半粉剂，推出一个小凹，将液剂滴入小凹中开始调和。盖好液剂的盖子。
   注：按 1：1 比例进行调和，即一勺粉剂配一滴液剂。
3. 将另一半粉分 2~3 次加入到混合物中，采用调拌刀充分混合。这一阶段混合物可能会很快变硬。

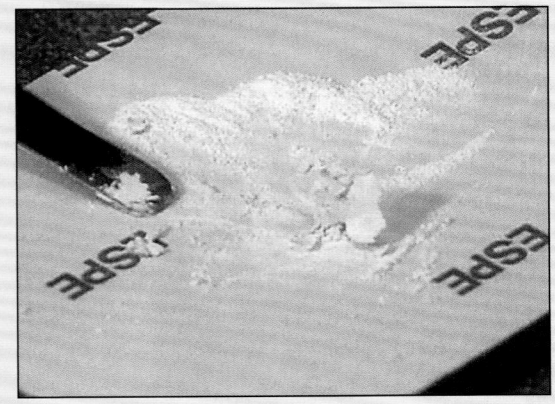

4. 在调拌纸上前后研磨混合物 5 到 10s，调好的混合物均匀光滑易充填，整个调和过程应在 1 分钟内完成。
5. 使用后立刻清洁和消毒调拌器械。

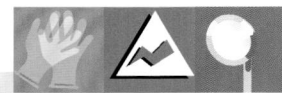

操作 43-4

准备丙烯酸树脂制作临时修复体

器械与物品

- ✔ 自固化丙烯酸树脂(液和粉)
- ✔ 滴管
- ✔ 调拌刀
- ✔ 调和碗

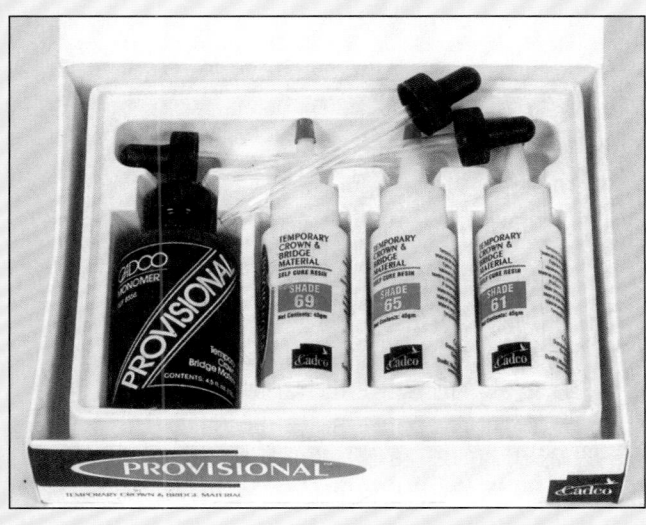

步骤

1. 用制造商提供的滴管,量取适量单体加入容器中。单体推荐用量 10 滴/牙。
   注:单体为挥发性物质,操作完成后立刻盖好容器。
2. 将选好色泽的自固化粉快速倒入单体中,直到液体稍漫过粉,立即将调和碗翻扣在纸巾上,去除多余的未被单体吸附的粉剂。
3. 用小的调拌刀将粉、液混合至均匀一致的状态。
4. 将材料静置,直至材料光泽减少呈面团状。
5. 此时可将材料放进印模或托盘中。

（韩建民 党芸 译,韩建民 校审）

44

洞衬、垫底和粘接系统

关键术语

干燥（desiccate）：去除或风干物品中的全部水分。

酸蚀剂（etchant）：使用口腔材料前用于处理牙齿表面的化学制剂。

酸蚀（etching）：酸蚀剂处理牙体表面的过程。

丁香酚（eugenol）：从丁香油中提取出的具有镇静作用的无色液体。

混合层（hybrid）：具有和原有组织相同效果的混合结构。

绝缘（insulating）：阻隔电和热的传导。

微机械化（micromechanical）：通过细小的组织把一种材料和结构锁入另一种材料的方式。

清除（obliterating）：彻底去除某物质。

聚合（polymerize）：通过一种材料将两种或更多物质粘接在一起的过程。

镇静的（sedative）：具有舒缓效果。

玷污层（smear layer）：在新预备的牙本质上很薄的牙垢层。

温度（thermal）：与热量相关。

学习目标

完成此章节的学习之后，学生将能够达到以下目标：

1. 掌握关键术语的发音、写法和定义。

2. 讨论牙体预备的方法。

3. 讨论牙齿的敏感度如何决定使用的口腔材料类型。

4. 讨论修复牙齿的过程中使用洞衬的原因和方法。

5. 讨论修复牙齿的过程中使用洞漆的原因和方法。

6. 讨论修复牙齿的过程中使用脱敏剂的原因和方法。

7. 讨论修复牙齿的过程中使用牙科垫底材料的原因和方法。

8. 描述牙齿酸蚀的过程及其在牙齿和修复材料粘接中的重要性。

9. 描述常用的粘接剂和提高口腔材料和牙体之间粘接性的方法。

实践目标

完成此章节的学习之后，学生将能够达到以下技能水平：

1. 将氢氧化钙放置于预备好的牙齿表面。

2. 将洞漆涂抹于预备好的牙齿表面。

3. 将脱敏剂涂抹于预备好的牙齿表面。

4. 分别混合三种牙科垫底材料并放置于预备好的牙齿表面。

5. 使用酸蚀剂。

6. 将粘接剂涂抹于预备好的牙齿表面。

口腔填充材料有修复牙齿、恢复牙齿外观、保持牙齿健康的作用。本章节介绍了口腔充填材料、洞衬、垫底、洞漆、脱敏剂、酸蚀剂和粘接材料的使用，也叙述了在修复牙髓和牙齿周围结构时的自我防护等内容。

牙齿预备时，牙科医生只有使用牙科钻针或手用挖匙等切削工具去除牙齿腐质后，才能完全确定龋齿累及的范围。如果龋坏延伸到牙本质或接近牙髓时，就需要对龋齿进行中等深度或深度的修复准备，并需放置额外的材料，如洞衬、垫底、洞漆、脱敏剂、粘接剂或上述 5 种材料的组合物等，直到彻底修复牙齿（表 44-1）。

预备后的牙体组织

修复牙齿所需的填充材料取决于牙体预备方式。窝洞的设计应便于固定牙齿内部的填充材料,同时也将决定牙齿修复的程度和所能承受正常咀嚼及咬合的力度。牙齿保留的结构越多,越容易将修复材料固定于牙内。如果残留牙齿结构薄弱,就必须依靠修复材料自身进行固位。

表 44-1　填充材料及其使用顺序

修复材料类型	浅层制备	中层深度制备	深层制备
银汞合金	1. 脱敏 2. 粘接	1. 垫底 2. 脱敏 3. 粘接	1. 洞衬 2. 垫底、脱敏、粘接
复合树脂	1. 粘接	1. 粘接	1. 洞衬、粘接
金嵌体		1. 垫底	1. 洞衬、垫底
烤瓷	1. 粘接	1. 粘接	1. 洞衬、粘接

牙髓反应

如果龋坏从牙釉质发展到牙本质,即使进行了永久修复,病人仍会感到敏感不适。这种不良反应可能在修复后即刻发生,也可能发生在 1 个月或者几年后。牙科医生在选择修复材料时应注重保护牙髓,降低牙髓反应。

牙髓刺激的类型

- **物理刺激**包括接触到牙齿的其他金属所产生的热和冷的温度(thermal)变化或电能刺激。
- **机械刺激**包括牙体充填时来自牙科手机的振动、创伤性咬合即不正常咬合时,额外的压力被释放到牙齿的特定区域时产生的刺激。
- **化学刺激**在酸性物质触碰到牙髓时发生。
- **生物刺激**在细菌通过唾液接触到牙髓或接触到未完全去除的龋坏组织时产生。

洞衬

一层放置在牙底部的薄薄的材料,其作用是保护牙髓或者诱导牙本质再生。洞衬能够保护牙髓组织免受物理、机械、化学、生物因素所造成的刺激。牙科医生会根据正在修复的牙齿的具体情况选择要使用的洞衬材料。

氢氧化钙

氢氧化钙是一种常见的窝洞洞衬材料:
- 具备良好的密封性,可以保护牙髓免受化学刺激。
- 刺激牙本质再生,进行自身修复。
- 兼容所有类型的修复材料。

常用的洞衬品牌

- Cavitec
- Dycal
- Hydex
- Life
- Pulprotex
- Temrex
- Timeline
- Ultrabend
- ZOE

应用

洞衬可以是组合剂(基底和催化剂),也可是光固化材料。洞衬只能放置在牙本质表面,不能放置在牙釉质或预备的固位沟内。

职能拓展的牙医助理(expanded-functions dental assistant,EFDA)或注册牙医助理(registered dental assistant,RDA),在其所在州的法律允许下,可放置洞衬。由于牙齿窝洞的多样性,牙医助理必须掌握洞衬放置的位置。该操作需要牙医助理具有丰富的牙髓解剖知识和窝洞制备知识(图 44-1)。见操作 44-1。

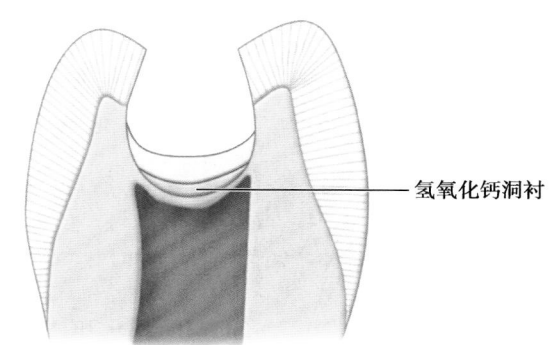

　　　　　　　　　　　　　　　　氢氧化钙洞衬

图 44-1　放置洞衬。(From Heymann HO,Swift EJ,Ritter AV:Sturdevant's art and science of operative dentistry,ed 6,St Louis,2013,Mosby.)

⊖复习

1. 洞衬的作用是什么?
2. 洞衬应放置在什么位置?
3. 氢氧化钙特有的三个作用包括哪些?

洞漆

正如涂漆可以保护木材一样,使用洞漆可以保护牙齿。洞漆是由一种或多种天然有机溶剂树脂材料构成的液体制剂,可在整个牙齿内使用。其作用包括:

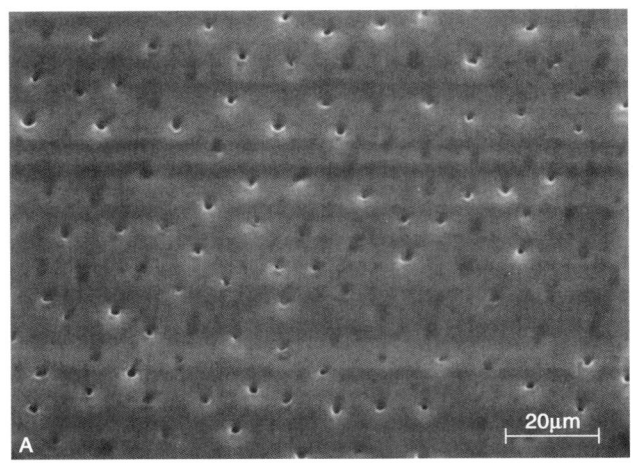
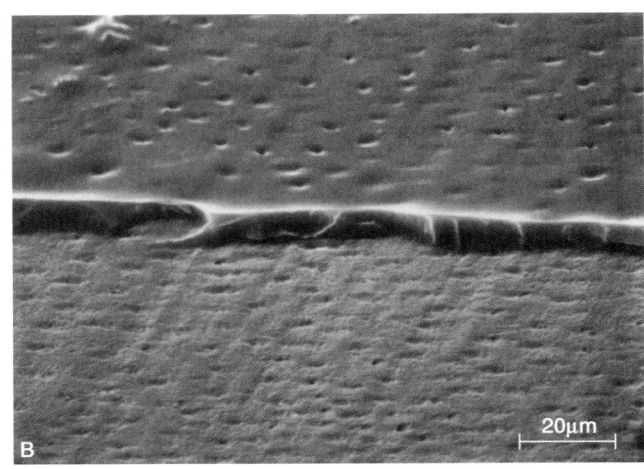

图 44-2 显微镜下开口的牙本质小管。A，一层洞漆涂层。B，两层洞漆封闭后的牙本质小管。(From HeymannHO,Swift EJ,Ritter AV:Sturdevant's art and science of operative dentistry,ed 6,St Louis,2013,Mosby.)

- 密封牙本质小管(图 44-2)
- 减少修复时的微渗漏
- 充当屏障,保护牙齿免受高浓度酸性腐蚀剂如磷酸锌的腐蚀

应用

放置洞衬后,使用一次性涂抹器涂抹洞漆(图 44-3)。

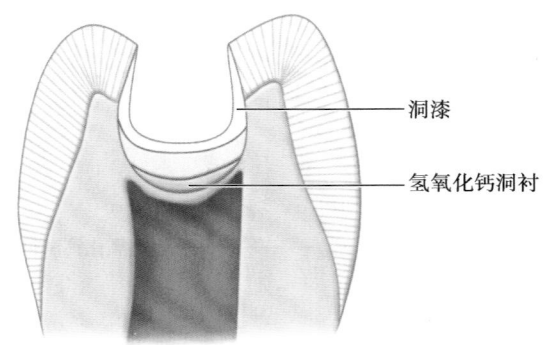

洞漆
氢氧化钙洞衬

图 44-3 放置洞漆的位置。(From Heymann HO,Swift EJ,Ritter AV:Sturdevant's art and science of operative dentistry,ed 6,St Louis,2013,Mosby.)

因为洞漆会干扰复合树脂和玻璃离子复合物修复体的粘接和固化反应,因此有使用禁忌证。后面的章节将介绍牙本质粘接剂,其具有保护暴露的牙齿表面的作用,可取代洞漆。

EFDA 或 RDA 在其所在州的法律允许下,可涂抹洞漆。见操作 44-2。

常用的洞漆品牌

- Caulk varnish
- Cavaseal
- Chembar
- Coplite
- Handiliner
- Hydroxyline
- Repelac
- Tubilitec
- Varnail

氟保护漆

氟保护漆的使用始于欧洲和加拿大,主要用于牙齿预防保健。目前,氟保护漆已在美国推广使用,是一种非常有效的窝洞涂料和脱敏剂(图 44-4),氟保护漆的主要优点是它的多效性。这种酷似凝胶的物质可以在牙釉质和牙本质中释放氟化物。氟保护漆使用的具体适应证如下:

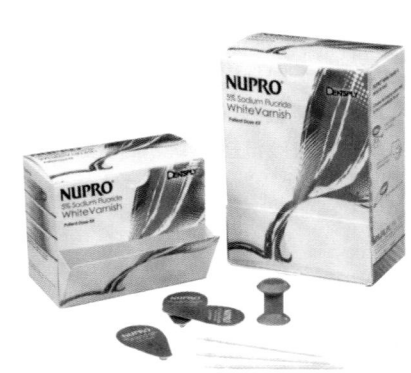

图 44-4 氟保护漆的产品实例。(Courtesy DENTSPLY Professional,York,PA.)

- 牙齿涂氟
- 治疗牙颈部的过敏反应
- 正畸病人
- 窝洞涂漆
- 牙本质密封腔涂漆
  氟保护漆的预防性应用详见第 13 章。

复习

4. 洞漆的主要成分是什么?
5. 洞漆适用于所有的修复材料吗? 如果不是,其禁忌证是什么?

脱敏剂

任何病人都有可能对新放置的直接或间接的牙齿修复体过敏。脱敏剂又称底层涂料，是一种用于预防和治疗牙体过敏的口腔材料，也可代替洞漆。脱敏剂能封闭牙本质小管，防止口腔内的液体渗入到牙齿和修复体之间的缝隙中诱发牙齿敏感。使用脱敏剂前，不需要对牙齿表面进行涂层保护，是适用于放置在所有直接和间接修复体下的理想材料。

应用

大多数脱敏剂包含甲基丙烯酸羟乙酯（hydroxyethyl methacrylate，HEMA）和戊二醛，因此脱敏剂不能频繁使用，且使用时不能让脱敏剂接触口腔软组织。

EFDA 或 RDA 在其所在州的法律允许下，可放置脱敏剂。见操作 44-3。

复习

6. 脱敏剂又名什么？
7. 脱敏剂的作用是什么？

垫底

当龋坏达到中等深度或深度时，牙科医生会在永久修复体下放置垫底。垫底是一种附加层，在牙体充填过程中用以保护牙髓。

放置垫底的目的是保护牙髓，主要包括以下 3 方面：

- **保护作用**。在修复前放置垫底可以防止可能对牙髓造成的敏感和损害，保护牙髓。
- **绝缘作用**。垫底放置在牙槽深部可以保护牙齿免受热冲击。（口腔温度突然发生变化时，会对牙齿造成热冲击。）
- **镇静作用**。放置垫底有助于舒缓龋坏牙髓的不适，或者缓解去除龋坏牙体组织过程中对牙髓的激惹。

材料类型

不同类型的粘接材料制成的垫底材料作用各异。

氧化锌-丁香酚（zinc oxide-eugenol，ZOE）可以起到绝缘（insulating）和镇静的（sedative）作用。从丁香中提取的丁香酚（eugenol）有缓解牙髓疼痛的作用。但是氧化锌-丁香酚不能用于复合树脂和玻璃离子材料或其它树脂材料的垫底，因为液态丁香酚会影响树脂材料的固化。

磷酸锌是很好的隔热基底材料，具有和牙本质相似的导热性。磷酸的成分会刺激牙髓，所以在使用此材料前，要在窝洞内先放置洞衬。

聚羧酸锌水门汀垫底材料具有保护性和绝缘性。它对牙髓不具有刺激性，可以直接置于直接修复体和间接修复体下面。

玻璃离子水门汀可以作为一种垫底材料，对牙釉质和牙本质都有很好的黏附性。使用光固化玻璃离子垫底有利于玻璃离子中氟元素的释放和后续的粘接。

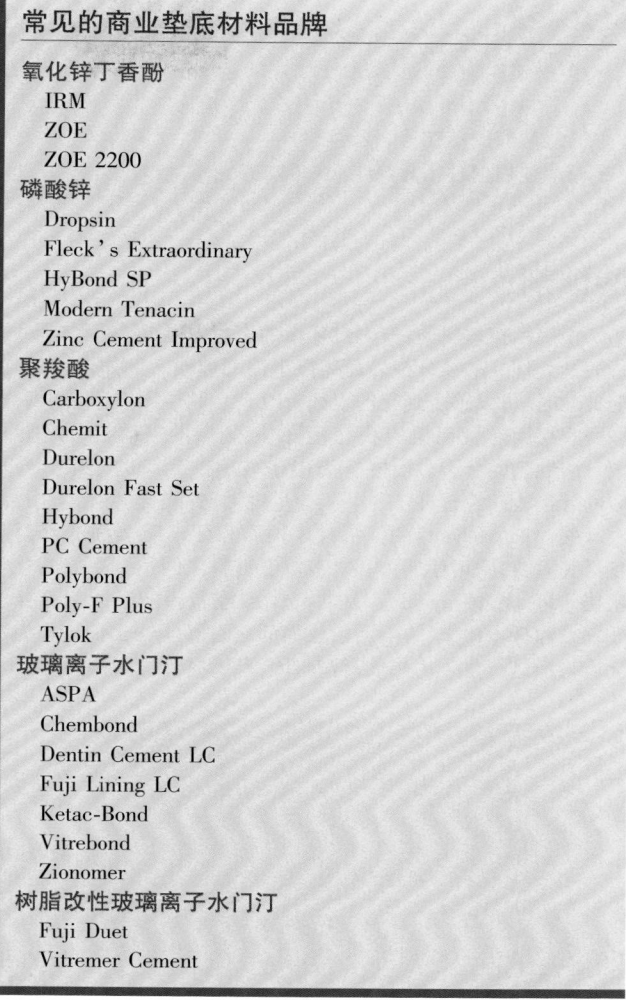

常见的商业垫底材料品牌

氧化锌丁香酚
  IRM
  ZOE
  ZOE 2200
磷酸锌
  Dropsin
  Fleck's Extraordinary
  HyBond SP
  Modern Tenacin
  Zinc Cement Improved
聚羧酸
  Carboxylon
  Chemit
  Durelon
  Durelon Fast Set
  Hybond
  PC Cement
  Polybond
  Poly-F Plus
  Tylok
玻璃离子水门汀
  ASPA
  Chembond
  Dentin Cement LC
  Fuji Lining LC
  Ketac-Bond
  Vitrebond
  Zionomer
树脂改性玻璃离子水门汀
  Fuji Duet
  Vitremer Cement

应用

垫底材料调拌后呈胶泥状，对于牙髓和修复体可以起到缓冲和衬垫的作用。保护牙髓的垫底厚度为 1~2mm（图 44-5）。EFDA 或 RDA 在其所在州的法律允许下可调拌垫底材料。见操作 44-4~操作 44-6。

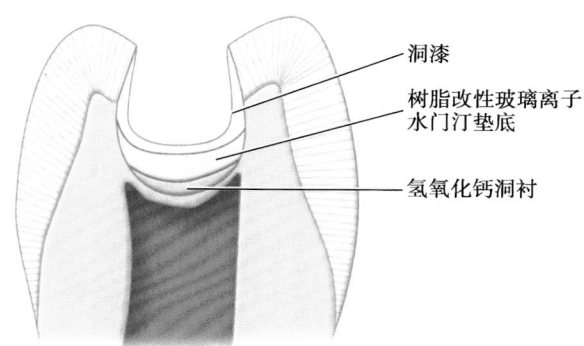

洞漆

树脂改性玻璃离子水门汀垫底

氢氧化钙洞衬

图 44-5 垫底的放置位置。（From Heymann HO，Swift EJ，Ritter AV：Sturdevant's art and science of operative dentistry，ed 6，St Louis，2013，Mosby.）

◆复习

8. 具有绝缘作用的垫底对于牙髓的作用是什么？
9. 丁香酚对于牙髓的作用是什么？
10. 垫底应涂抹在什么位置？
11. 应使用何种工具将垫底材料放置于窝洞内？

酸蚀剂

使用粘接材料前,应先对牙齿的表面(牙釉质和牙本质)进行酸蚀处理。酸蚀牙齿表面类似于蚀刻玻璃。例如,人在触摸毛玻璃时,可以感受到它的表面有纹理。其原因在于玻璃表面在微观层面上呈现粗糙状态,因此蚀刻后的玻璃具有磨砂外观。酸蚀后的牙齿表面便有类似于玻璃蚀刻后的效果。处理后的牙齿表面经过冲洗、吹干,会呈现类似"霜样"效果。

酸蚀剂(etchant)的使用对牙釉质和牙本质表面的窝洞制备至关重要,它可使牙体和永久修复材料之间达到更好的化学粘接效果。酸蚀(etching)是将马来酸或者磷酸酸蚀剂涂抹于牙釉质和牙本质上,去除牙齿表面的玷污层(smear layer),为在牙齿表面进行复合树脂或窝沟封闭剂的粘接做准备(图44-6)。

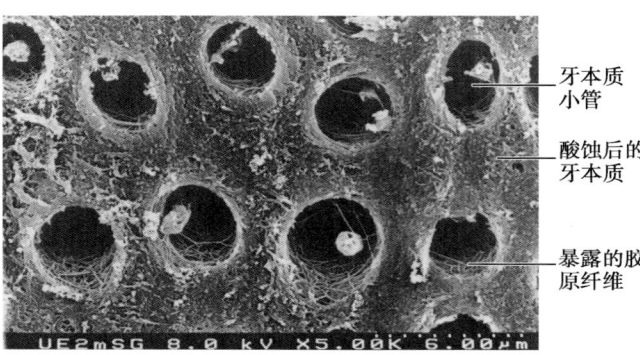

牙本质
小管

酸蚀后的
牙本质

暴露的胶
原纤维

图44-6 显微镜下酸蚀后的牙釉质。(From Hatrick CD, Eakle WS, Bird WF: Dental materials: clinical applications for dental assistants and dental hygienists, ed 2, St Louis, 2011, Saunders.)

应用

酸蚀剂一般呈液体或凝胶状,凝胶盛装在注射器型涂抹器中(图44-7)。安装上预弯针头,就能够将材料准确涂抹在所需位置。放置材料的时间长短取决于牙齿酸蚀的时间,常为15~20秒。

牙医助理应了解使用酸蚀剂的过程。EFDA或RDA在其所在州的法律允许下,可使用酸蚀剂和放置粘接剂材料。详见

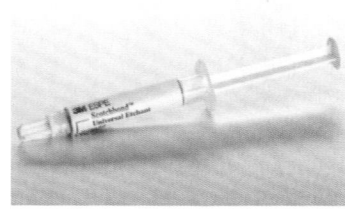

图44-7 酸蚀剂。(Courtesy 3M ESPE, St Paul, MN.)

操作44-7。

粘接剂

粘接剂的使用减少了与应用口腔材料相关的固位问题的发生。粘接也称为粘合,是一种固体和/或液体材料与另一种材料在单一平面实现接触的过程。通过在牙齿结构和修复体之间产生微机械化(micromechanical)固位,增强粘接系统的固位性。粘接剂的应用可使修复材料黏附于牙釉质和牙本质。

牙本质粘接剂

不同于牙釉质,牙本质由很多有机物质组成,因此对口腔材料的粘接造成了困难。决定牙本质粘接成功的一个主要因素是去除玷污层。玷污层为5~10μm(译者注:原著上为5~10mm,译者更正为5~10μm)的薄层,由液体和窝洞预备后残留的牙体成分组成(图44-8)。诊疗时,成千上万的牙本质小管被切断,液体和微生物通过这些小管的开口进入牙髓,从而导致术后牙齿敏感、疼痛或牙髓坏死。和牙釉质不同,牙本质不能进行过分干燥(desiccate),必须保持少量的水分。如果牙本质彻底干燥,牙体结构就会被破坏。

玷污层,又称"天然绷带"。可以通过封闭(obliterating)牙本质小管的开口保护牙齿,即在进行牙本质粘接时,先使用酸蚀剂去除玷污层,暴露牙本质小管开口,随后在粘接过程中,用粘接剂封闭牙本质小管。

牙釉质粘接剂

常见的牙釉质粘接剂有窝沟封闭剂、正畸托槽粘接剂以及树脂粘接桥等。其中大部分粘接剂都直接涂抹于完整的牙釉质表面。但是,在使用树脂粘接剂进行粘接时,需先去除一层釉质层,然后再进行酸蚀和粘接。

将窝沟封闭剂、树脂粘接剂或修复材料涂抹于酸蚀后的牙齿表面后,粘接剂会在牙釉质表面流动(图44-9)。粘接剂固化后,会在牙釉质表面形成强有力的粘接力。

应用

粘接方法分为固化、双固化和光固化3种。有些粘接方法单一,使用一种材料,而有些粘接方法则需要混合两种材料。不同粘接方法所使用的材料不可互换,且必须完全按照制造商的说明选择。

粘接反应:使用酸蚀剂去除牙齿的玷污层;然后将粘接剂涂抹于酸蚀后的牙齿上,粘接成分进入到部分被打开的牙本质小管内,形成如下反应:①固化形成混合层(hybrid);②保持液态,等修复体放置后,将修复体与牙齿相粘接。详见操作44-8。

粘接剂临床使用指南

- 严格按照粘接步骤操作。
- 防止粘接剂过期、污染和挥发。
- 操作前去除牙菌斑和碎屑。
- 避免过度干燥牙齿;牙体内保持少量的水分时,粘接剂使用效果最佳。
- 大剂量比小剂量涂抹粘接剂后的粘接效果更好;多层粘接时效果最佳。
- 确保将粘接剂涂抹于牙齿表面的每个部分。

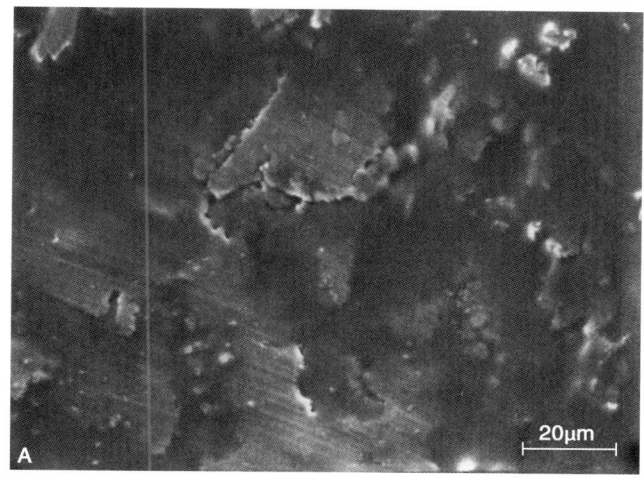
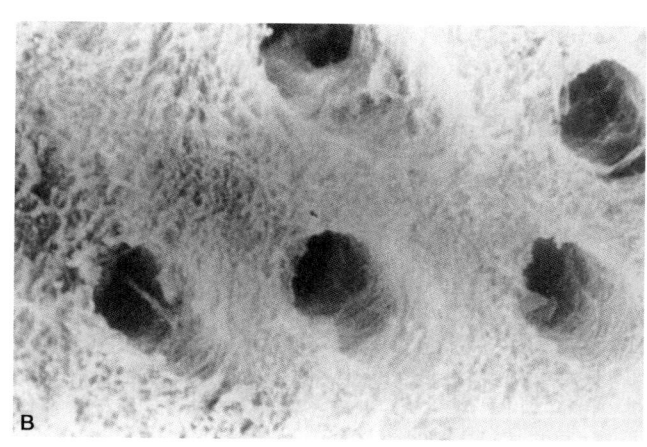

图 44-8　显微镜下酸蚀的不同阶段。**A,** 未酸蚀的牙本质玷污层。**B,** 过度酸蚀的牙本质。（From Heymann HO,Swift EJ,Ritter AV:Sturdevant's art and science of operative dentistry,ed 6,St Louis,2013,Mosby.）

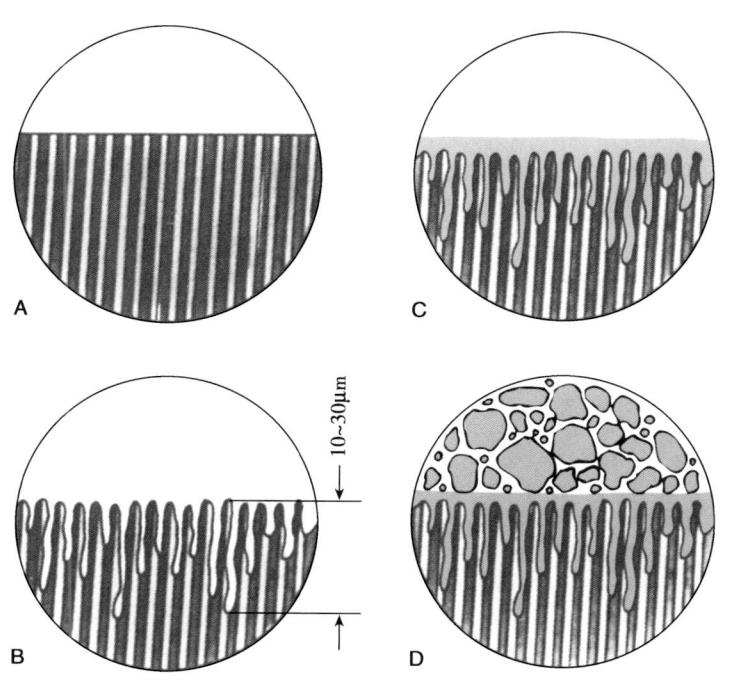

图 44-9　粘接步骤。**A,** 釉柱未酸蚀。**B,** 已酸蚀的釉柱。**C,** 粘接剂涂抹于牙齿。**D,** 树脂材料和粘接剂粘合。（From Heymann HO, Swift EJ, Ritter AV:Sturdevant's art and science of operative dentistry, ed 6, St Louis, 2013, Mosby.）

- 避免口内的唾液、血液和碎屑污染窝洞,否则整个粘接过程将重新进行。
- 去除隔湿棉球或橡皮障前,确保粘接已经牢固。

⊙ 复习

12. 粘接剂的作用是什么?
13. 举例说明什么是牙釉质粘接剂?
14. 进行牙本质粘接之前应除去牙齿上的何种物质?
15. 粘接剂和酸蚀剂,先使用哪一个?

■ 健康教育

病人在接受治疗的过程中可能会发生不同类型的敏感反

应。当病人因为牙齿敏感和不适来咨询时,牙医助理应通过询问了解病人出现的不适反应的性质,与病人讨论和解释。

- 牙齿不适困扰您多长时间了?
- 是不是每天都在固定的时间发作?
- 饮用过热或过冷的饮料时会痛吗?
- 咬东西时会痛吗?
- 用嘴吸气时会痛吗?

通过学习本章节内容,牙医助理将能更好地了解如何使用洞衬、牙科垫底及粘接材料,消除牙体充填给病人带来的敏感不适。■

■ 法律和伦理问题

如果牙科医生及其团队不认真对待病人的敏感不适,可能会造成法律纠纷。牙科医生应该在诊室内与病人充分交流,完成诊断和评估,确定产生不适的原因。牙科专业人士经常对病人说:"现在的不适感或敏感反应是正常的。"其实根据目前使用的口腔材料和修复技术,完成诊疗后的病人应该是无痛的。■

■ 展望

口腔材料的应用是一个不断变化的领域。和几年前相比,现行口腔材料采用如注射器、胶囊和涂抹器等包装形式,更容易混合和使用。修复材料和填充材料的便捷使用将简化修复流程,节省大量的修复时间。■

■ 评判性思维

1. 协助对#12牙进行Ⅱ类洞复合树脂修复操作时,牙体制备需达到中等深度,并已扩展至牙本质。牙科医生表示,她将使用额外的材料。办公室内有洞漆和粘接剂。在此过程中,应该用哪两个,为什么?

2. 本节讨论了3种垫底材料。协助牙科医生进行相关操作时,牙科医生需要一种无刺激性,并能够对牙髓有保护和绝缘作用的垫底。应选择哪一种?

3. 协助牙科医生进行#30牙4个表面的银汞合金修复时,发现牙体制备达到很深的程度,请说明还需使用哪些材料,并排序。

4. 在牙体充填修复中,需准备哪些材料?

5. EFDA是否可以进行本节中提及的口腔材料操作?如果是,那么对于操作者来说,哪项技术是重要的?■

操作 44-1

调拌氢氧化钙洞衬(拓展职能)

操作前准备

- ✔ 合适的操作者体位
- ✔ 窝洞的分类和牙体解剖学知识
- ✔ 操作技术知识
- ✔ 合适的口内器械
- ✔ 口镜使用方法

器械与物品

- ✔ 调拌纸板
- ✔ 调拌刀
- ✔ 氢氧化钙涂抹器
- ✔ 氢氧化钙洞衬和催化剂(来自同一品牌)
- ✔ 2inch×2inch(1inch =2.54cm)纱布垫

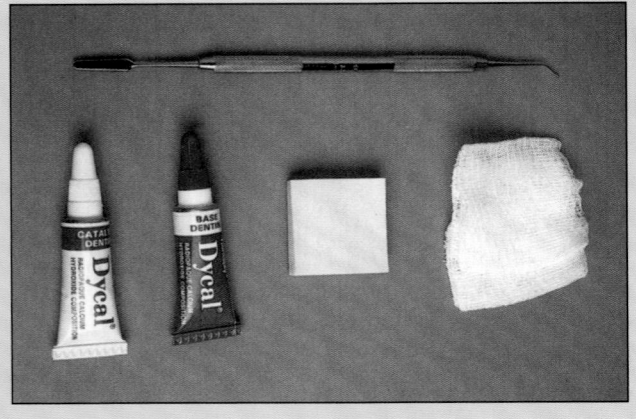

步骤

1. 操作者调整合适的体位。
2. 使用口镜和探针检查窝洞外形,决定洞衬的放置位置。
3. 冲洗吹干窝洞,使用棉球或者橡皮障隔湿。
4. 将等量的催化剂和洞衬放在调拌纸板上。

　　目的:窝洞被覆盖的区域为0.5~1mm,取决于需修复的窝洞大小。

5. 用调拌刀在调拌纸板上快速旋转混合材料(10~15秒)。

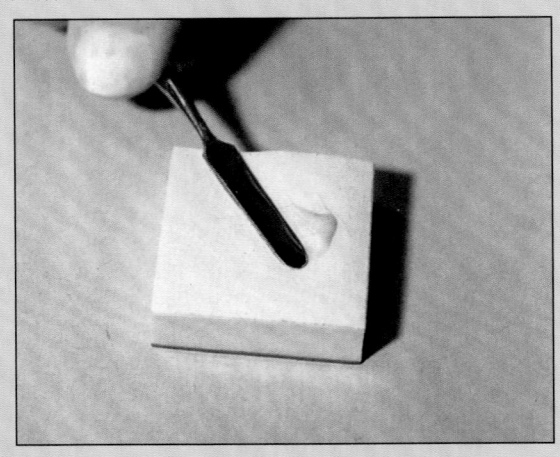

6. 使用纱布清洁调拌刀。
7. 使用涂抹器尖端蘸取少量材料,在窝洞底部涂抹上薄薄的一层。
8. 在固化前,用探针去除覆盖在牙釉质上的材料。

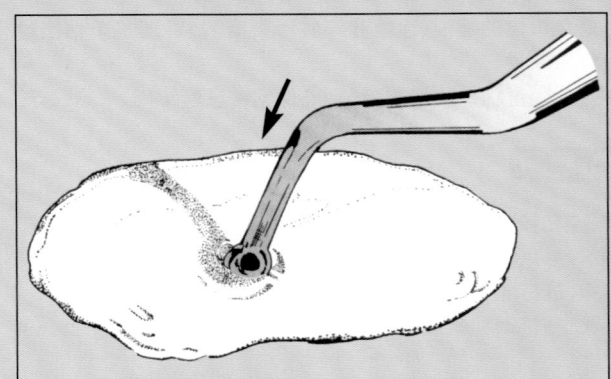

9. 牙科医生评估操作效果。
10. 记录。

操作 44-2

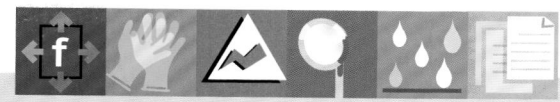

涂抹洞漆（拓展职能）

操作前准备

- ✔ 合适的操作者体位
- ✔ 窝洞的分类和牙体解剖学知识
- ✔ 操作技术知识
- ✔ 合适的口内器械
- ✔ 口镜使用方法

器械与物品

- ✔ 口镜和探针
- ✔ 带有小刷头的涂抹器 2 把
- ✔ 洞漆

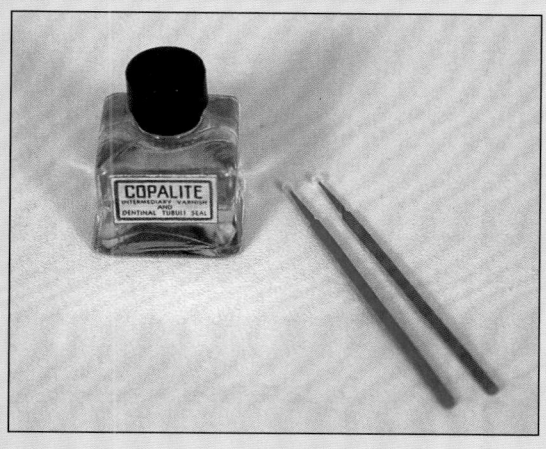

步骤

1. 操作者调整合适的体位。
2. 使用口镜和探针检查窝洞外形，决定洞漆的涂抹位置。

3. 冲洗、吹干窝洞，使用棉球或者橡皮障隔湿。
4. 打开一个新的涂抹器。
5. 打开洞漆瓶盖，用涂抹器蘸取少量液体。
6. 立即盖上瓶盖。

   目的：如果洞漆暴露在空气中，挥发后溶液会变稠，需要添加其他液体进行稀释。

7. 在窝洞的四壁和底层涂抹薄薄的一层洞漆，固化。

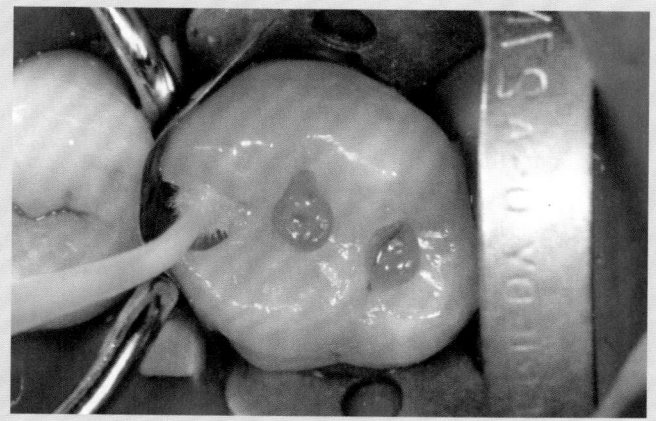

（From Heymann HO，Swift EJ，Ritter AV：Sturdevant's art and science of operative dentistry，ed 6，St Louis，2013，Mosby.）

8. 涂抹第二层洞漆。重复第 3~6 步。
9. 牙科医生评估操作效果。
10. 记录。

操作 44-3

涂抹脱敏剂（拓展职能）

操作前准备

- ✔ 合适的操作者体位
- ✔ 窝洞的分类和牙体解剖学知识
- ✔ 操作技术知识
- ✔ 合适的口内器械
- ✔ 口镜使用方法

器械与物品

- ✔ 常规用物
- ✔ 脱敏剂
- ✔ 带有小刷头的涂抹器
- ✔ 三用枪
- ✔ 口腔吸引系统

步骤

1. 操作者调整合适的体位。
2. 使用口镜和探针检查窝洞外形，决定脱敏剂的涂抹位置。
3. 冲洗、吹干窝洞，使用棉球或者橡皮障隔湿。
4. 使用涂抹器将脱敏剂涂抹在牙本质表面。
   目的：使得溶液进入牙本质小管。

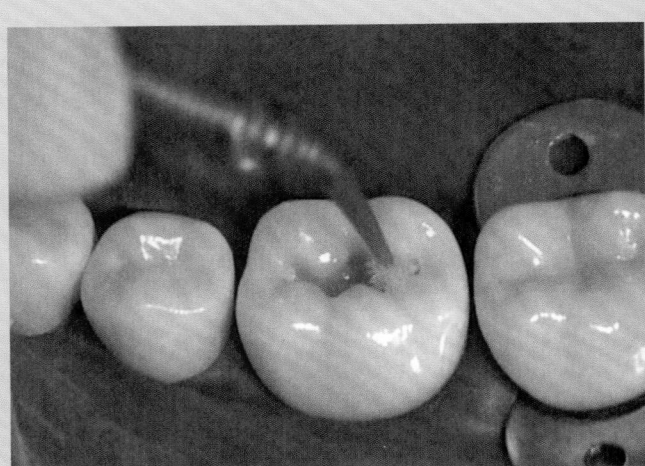

（From Heymann HO, Swift EJ, Ritter AV: Sturdevant's art and science of operative dentistry, ed 6, St Louis, 2013, Mosby.）

5. 等待 30 秒。然后吹干（不要冲洗）。
6. 如果病人敏感症状严重，请重复这个过程。
7. 牙科医生评估操作效果。
8. 记录。

操作 44-4

调拌氧化锌垫底材料（拓展职能）

操作前准备

- ✔ 合适的操作者体位
- ✔ 窝洞的分类和牙体解剖学知识
- ✔ 操作技术知识
- ✔ 合适的口内器械
- ✔ 口镜使用方法

器械与物品

- ✔ 常规用物
- ✔ 调拌纸板
- ✔ 不锈钢调拌刀
- ✔ 氧化锌粉末和量勺
- ✔ 丁香酚液体和滴管
- ✔ 塑料器具（放置材料）
- ✔ 水门汀充填器（充填加压）
- ✔ 2inch×2inch 纱布垫

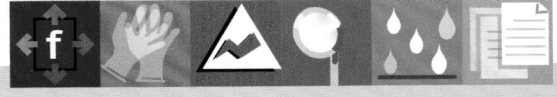

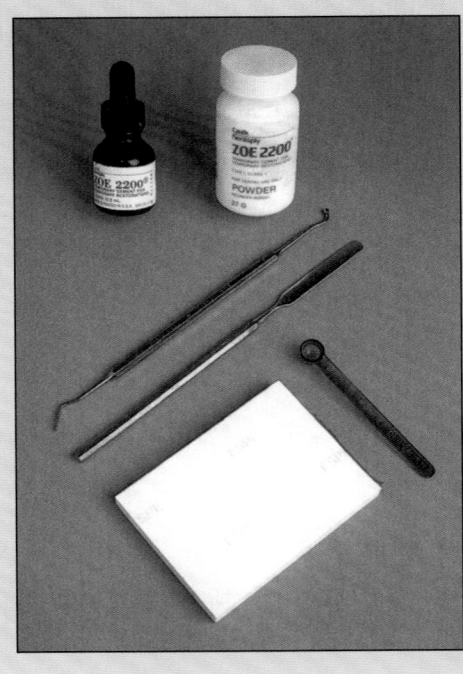

操作 44-4(续)

步骤

1. 操作者调整合适的体位。
2. 使用口镜和探针检查窝洞外形,决定垫底的放置位置。
3. 冲洗、吹干窝洞,使用棉球或者橡皮障隔湿。
4. 量勺取适量粉末置于调拌纸板上,立即旋紧瓶盖。
5. 滴适量液体于粉末旁边,旋紧瓶盖。
6. 将粉末平均分成两份,将其中一份加入液体中调拌 20~30 秒。
7. 将剩余粉末加入,继续调拌 20~30 秒,直至材料调成黏稠的胶泥状。
8. 调拌完成后,用调拌刀将一半的材料,塑形成球状,剩余的材料也这样做。
   目的:使用时便于放入窝洞内。
9. 使用水门汀充填器将材料置于窝洞内。
10. 使用充填器压实塑形。

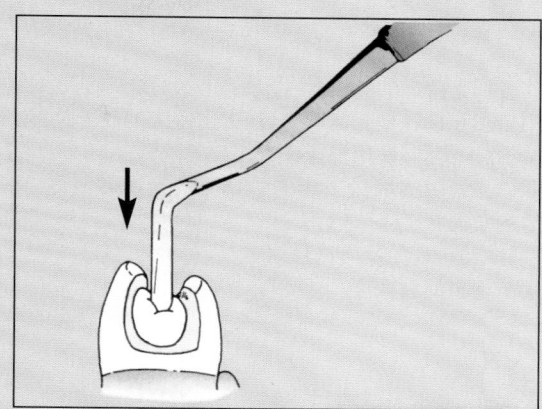

(From Baum L, Phillips RW, Lund MR: Textbook of operative dentistry, ed 3, Philadelphia, 1995, Saunders.)

11. 确保材料覆盖整个牙髓。
12. 牙科医生评价操作效果。
13. 记录。

操作 44-5

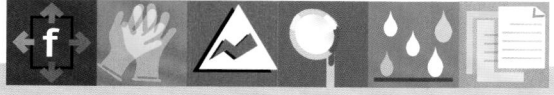

调拌磷酸锌垫底材料(拓展职能)

操作前准备

- ✔ 合适的操作者体位
- ✔ 窝洞的分类和牙体解剖学知识
- ✔ 操作技术知识
- ✔ 合适的口内器械
- ✔ 口镜使用方法

器械与物品

- ✔ 常规用物
- ✔ 玻璃调拌板(冷)
- ✔ 不锈钢调拌刀
- ✔ 磷酸锌粉末和量勺
- ✔ 磷酸锌液体和滴管
- ✔ 塑料器具(放置材料)
- ✔ 水门汀充填器(充填加压)
- ✔ 2inch×2inch 纱布垫

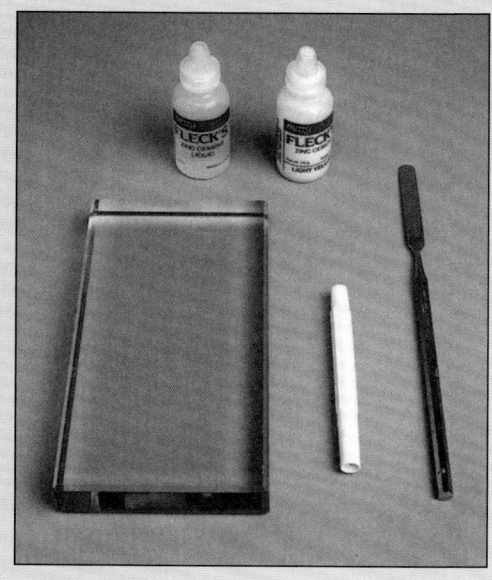

操作 44-5 (续)

步骤

1. 操作者调整合适的体位。
2. 使用口镜和探针检查窝洞外形,决定垫底的放置位置。
3. 冲洗、吹干窝洞,使用棉球或者橡皮障隔湿。
4. 按照商品说明书取适当比例的磷酸锌粉末和液体,调拌成合适的胶泥状。
   注:磷酸锌粉末的量应比液体多。
5. 调拌至理想的黏稠度。

6. 将材料塑形成球状。
7. 使用水门汀充填器将材料置于窝洞中。
8. 按压材料,塑形压实。
9. 确保材料将牙髓覆盖完全。
10. 准备一些多余的磷酸锌粉末,在塑形压实时使用。
    目的:避免工具上粘有磷酸锌。
11. 牙科医生评估操作效果。
12. 记录。

操作 44-6

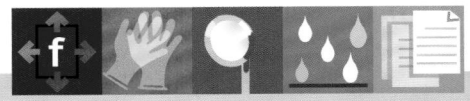

调拌水门汀垫底材料(拓展职能)

操作前准备

- ✔ 合适的操作者体位
- ✔ 窝洞的分类和牙体解剖学知识
- ✔ 操作技术知识
- ✔ 合适的口内器械
- ✔ 口镜使用方法

器械与物品

- ✔ 常规用物
- ✔ 调拌纸板
- ✔ 不锈钢调拌刀
- ✔ 聚羧酸粉末和量勺
- ✔ 聚羧酸液体(放在塑料滴瓶或校准注射器内)
- ✔ 塑料器具(放置材料)
- ✔ 水门汀充填器(充填加压)
- ✔ 2inch×2inch 纱布垫

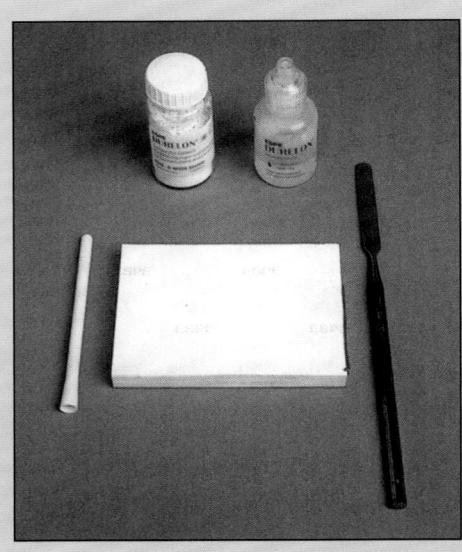

步骤

1. 操作者调整合适的体位。
2. 使用口镜和探针检查窝洞外形,决定垫底的放置位置。
3. 冲洗、吹干窝洞,使用棉球或者橡皮障隔湿。
4. 将适量粉末和液体置于调拌纸板上。
   注:若调拌成垫底,要减少液体,增加黏稠度。
5. 将所有的粉末都加入液体中,然后进行调拌,时间不超过 45 秒。
6. 将材料塑形成小球。
7. 用水门汀充填器将材料置于窝洞内。
8. 压实塑形。
9. 确保牙髓完全覆盖材料。
10. 立即清洗工具。
    注:水门汀放置 5 分钟后,才能再进行永久性修复体的操作。
11. 牙科医生评估操作效果。
12. 记录。

操作 44-7

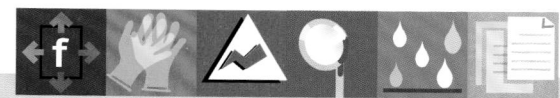

使用酸蚀剂（拓展职能）

操作前准备

- ✔ 合适的操作者体位
- ✔ 窝洞的分类和牙体解剖学知识
- ✔ 操作技术知识
- ✔ 合适的口内器械
- ✔ 口镜使用方法

器械与物品

- ✔ 常规用物
- ✔ 棉球或者橡皮障
- ✔ 涂抹器（液体酸蚀剂使用小棉球,胶状酸蚀剂使用注射器型涂抹器）
- ✔ 酸蚀剂
- ✔ 强力吸引器
- ✔ 三用枪
- ✔ 计时器

步骤

1. 操作者调整合适的体位。
2. 使用口镜和探针,检查窝洞轮廓,确定酸蚀剂的放置位置。
3. 使用酸蚀剂前,用棉球或者橡皮障隔离龋齿,免受污染。

   目的:隔离唾液防止污染。

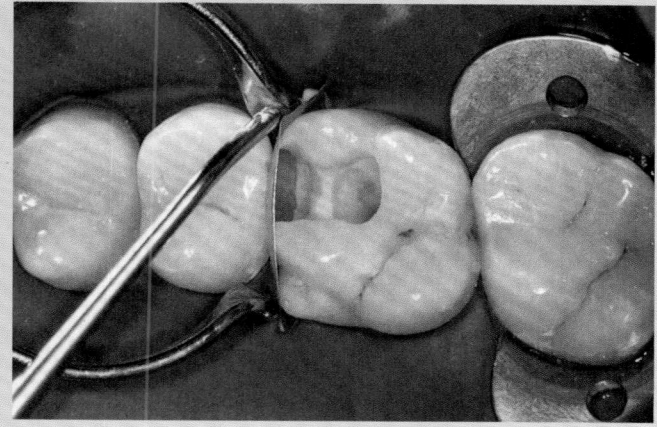

4. 使用酸蚀剂前,确保牙齿表面清洁,无碎屑、牙菌斑或牙石。

   目的:牙垢可能会干扰酸蚀过程。
5. 清洁后,小心干燥牙齿表面,但不要彻底干燥。

   目的:过度干燥会损害牙齿结构。
6. 选择酸蚀剂。大多数制造商提供的凝胶酸蚀剂注射器,可以应用到牙釉质或牙本质。

   目的:凝胶状酸蚀剂可以准确涂抹在需要的地方。
7. 依照制造商推荐的时间控制酸蚀时间,通常为 15～30 秒(译者注:上文中提到的是酸蚀 15～20 秒)。

   目的:酸蚀时间取决于材料和其使用目的。例如,涂抹窝沟封闭剂和粘接正畸托槽的酸蚀时间不一样。

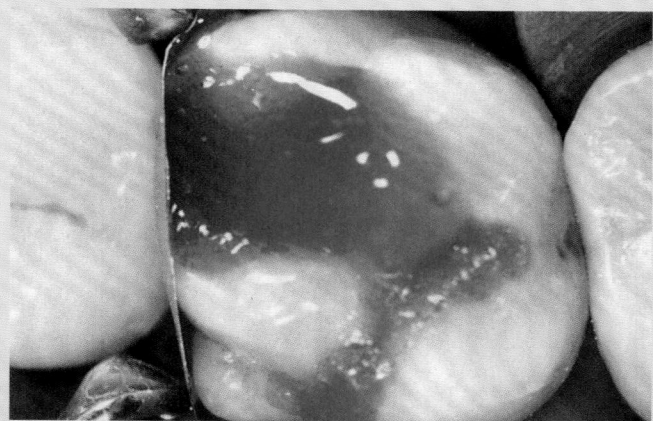

(Courtesy Dr. William Libenberg. From Hatrick CD, Eakle WS, Bird WF: Dental materials: clinical applications for dental assistants and dental hygienists, ed 2, St Louis, 2011, Saunders.)

8. 酸蚀后的牙齿表面,需彻底漂洗 15～30 秒。
9. 酸蚀后的牙齿呈白垩色。如果表面不具有白垩色,则可能是被唾液污染了。需要重复之前的操作,重新进行酸蚀。
10. 牙科医生评价操作效果。
11. 记录。

操作 44-8

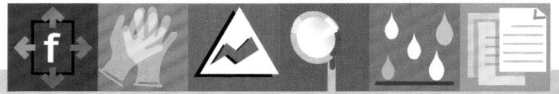

涂抹粘接剂(拓展职能)

操作前准备

- ✔ 合适的操作者体位
- ✔ 窝洞的分类和牙体解剖学知识
- ✔ 操作技术知识
- ✔ 合适的口内器械
- ✔ 口镜使用方法

器械与物品

- ✔ 粘接剂
- ✔ 涂抹工具或小刷子
- ✔ 三用枪
- ✔ 口腔吸引系统
- ✔ 2inch×2inch 纱布垫

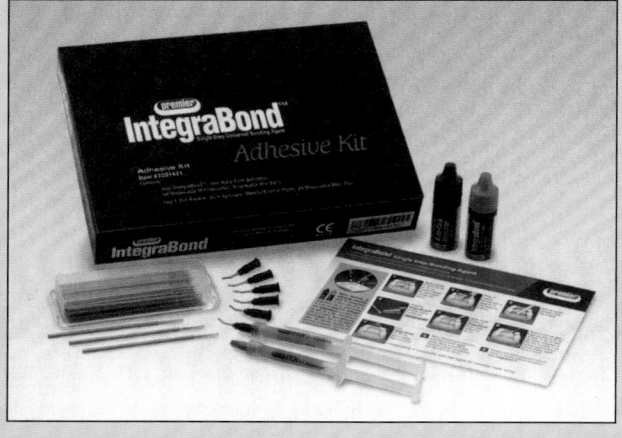

步骤

1. 操作者调整合适的体位。
2. 使用口镜和探针,检查窝洞轮廓,并确定粘接剂的放置位置。
3. 按照产品说明,酸蚀龋齿的牙釉质。
4. 若使用金属成形系统,应在成形片上先涂抹洞漆或者保护蜡,再放置于牙齿周围。

   目的:防止成形片粘接在牙齿上(见第49章)。

   注:洞漆不能和牙齿接触,否则会影响粘接过程。因此要保证洞漆或者保护蜡干了后,再将成形片放置在牙齿上。
5. 双固化的粘接性树脂应放置在整个窝洞中,然后轻轻吹薄。树脂应在未固化或半固化状态下放置。

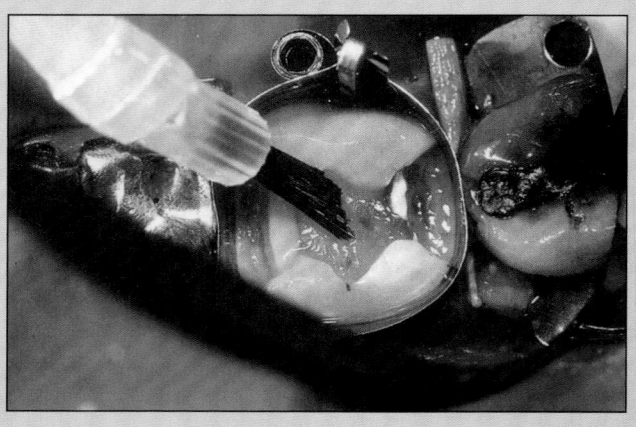

6. 混合修复材料,放置于窝洞中。

   目的:修复材料和粘接材料要在树脂固化之前在窝洞里聚合(polymerize)。
7. 牙科医生评估操作效果。
8. 记录。

(项娴静 译,阮洪 校审)

口腔粘接材料

关键术语

释放（dissipate）：消散或逐渐消失。

放热（exothermic）：化学反应中向外界释放热量的过程。

粘接剂（luting agent）：用于封闭表面的胶状物质。

临时修复体（provisional）：特指在牙体预备后至最终固定修复体完成前，病人不能自由取戴的暂时性修复体。

延缓（retard）：减缓反应的进程。

调拌（spatulate）：用调拌类器械将粉剂、液剂按照一定的比例混合均匀，用于粘接等口腔操作。

学习目标

完成此章节的学习之后，学生将能够达到以下目标：

1. 掌握关键术语的发音、写法和定义。
2. 讨论口腔粘接剂的分类。包括：
   - 描述 3 种粘接剂。
   - 比较永久粘接剂和暂时粘接剂的差异。
3. 讨论影响最终粘接效果的因素。
4. 列出本章节提到的 5 种粘接剂，分析它们的异同。
5. 讨论去除粘接剂的方法。

实践目标

完成此章节的学习之后，学生将能够达到以下技能水平：

- 调拌玻璃离子水门汀作为永久粘接剂。
- 调拌复合树脂作为永久粘接剂。
- 调拌氧化锌丁香酚作为暂时粘接剂。
- 调拌氧化锌丁香酚作为永久粘接剂。
- 调拌聚羧酸锌水门汀作为永久粘接剂。
- 调拌磷酸锌水门汀作为永久粘接剂。
- 去除多余的永久粘接剂或者暂时粘接剂。

口腔粘接剂的分类

口腔粘接剂是用途较为广泛的一类口腔材料，可作为永久粘接剂或暂时粘接剂使用。

美国牙医协会（American Dental Association, ADA）和国际标准化组织（International Standards Organization, ISO）根据粘接剂的性质及作用将其分为 3 类：

- **I 型**是用来间接修复牙齿结构的粘接剂（luting agent），也可用作正畸托槽的粘接。包括永久和暂时粘接剂。
- **II 型**可作为修复材料使用，如第 43 章中讨论的过渡性修复材料（Intermediate Restorative Material, IRM）及第 59 章中讨论的窝沟封闭剂。
- **III 型**包括放在备好的窝洞上洞衬和垫底。详见第 44 章。

永久粘接剂

永久粘接剂常用于固定修复体如嵌体、冠、桥、贴面及正畸附件的粘接固位。在第 43 章中讨论的永久性间接修复，即由牙科技师用黄金和陶瓷等材料设计和铸造的修复体，完成后交给牙科医生，将这些空壳状的间接修复体紧密贴合地粘接在预备完成的牙齿上。医生使用的粘接剂不能妨碍修复体的准确固位（图 45-1）。

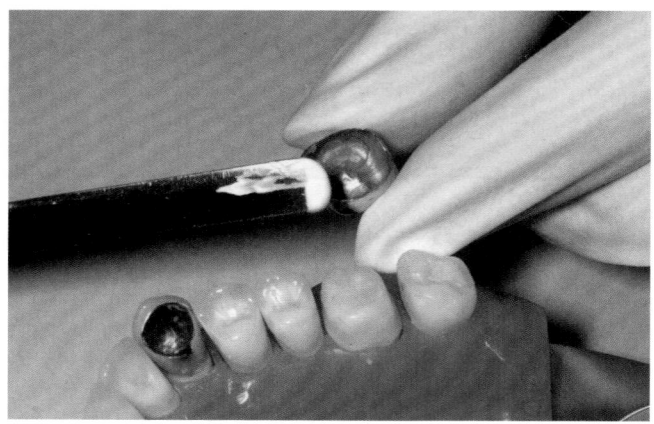

图 45-1　准备粘接铸造修复体

暂时粘接剂

如牙齿出现敏感或其他需要去除间接修复体的症状及对患牙做临时修复体保护时，牙科医生会选择使用暂时粘接剂进行间接修复。临时修复体（provisional crown）是牙体预备后至最终固定修复体完成前，病人不能自由取戴的暂时性修复体，用以保护牙齿（见第 51 章）。

影响最终粘接效果的因素

许多因素可以影响实际粘接效果，包括不恰当的调拌技术、时间、湿度或不适宜的玻璃调拌板温度。

调拌时间

粘接剂的调拌应遵循制造商说明书中推荐的调拌时间、工作时间和传递时间。如完成调拌和放置修复体的时间有任何延迟，将导致初始凝固过程中不正确的修复体固位。

调拌口腔粘接剂指南

- 调拌前仔细阅读并遵循制造商的操作说明。
- 根据使用粘接剂的目的（修复、衬垫、基底、粘接）和制造商说明，分别确定粉剂和液剂的量。
- 将粉剂置于调拌板的一端，液剂置于另一端。
- 划分粉剂。每个制造商采用不同方法划分粉剂。部分制造商要求将粉剂分成相等的份量，也有部分制造商则要求将粉剂分成不等的份量。当份量大小不等时，先用较小份的粉剂进行混合。
- 依次将每份粉剂加入液剂并调匀。根据材料的不同种类和用途，每份混合所需的时间会有所不同。

自动混合系统

现在许多类型的粘接剂包装在筒夹中，可以自动混合，直接涂在衬垫上或待处理的牙齿表面上。该系统的优点是能精确测量材料，容易混合和清洁。

湿度

如果临床环境的温度高，或者天气潮湿，会使液剂中的水分丢失或增加粉剂的湿度。所以要先量取出粉剂，再取出相应比例的液剂，将水分蒸发的损失降到最低。不要过早地将材料取出放在纸板上，应现用现配。

粉液比

过多或过少的粉剂，会改变粘接剂的黏稠度。一定要在量取出粉剂之前先摇散瓶中粉剂。挤出液剂时应始终保持液剂瓶身垂直于工作台面，确保液滴大小一致（图 45-2）。

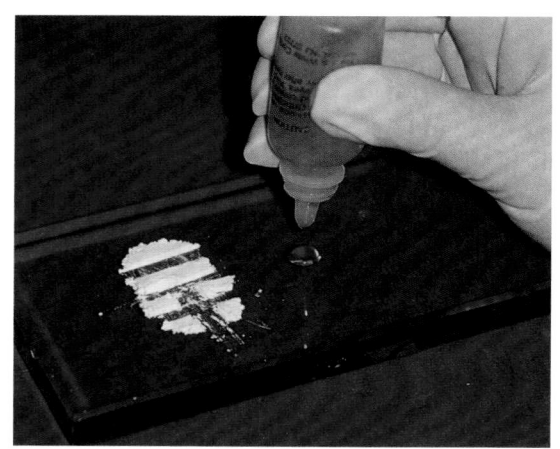

图 45-2　挤粘接剂时保持瓶子垂直于工作台面

温度

某些特定类型的粘接剂在凝固阶段会发生化学反应。例如磷酸锌在混合时会产生热量，称为放热（exothermic）反应。此时，最好提前将玻璃调拌板放在冰箱中冷却，并确保彻底擦干后再调拌材料，避免把多余的水分带入材料中。

⊙复习

1. 永久粘接剂又称什么？
2. 暂时粘接剂何时可以替代永久粘接剂？
3. 什么因素会影响口腔粘接剂的水分含量？

粘接剂的类型

本节中所描述的粘接剂在性质、用途和调拌技术方面各不相同。许多 20 世纪 90 年代的传统粘接剂目前也有了新的组成和混合技术。临床工作中需要根据其用途、化学和物理性质进行选择。

玻璃离子水门汀

玻璃离子水门汀是硅酸盐和聚羧酸水溶液的混合体,是用途最广的口腔粘接剂之一。这种类型的粘接剂可以粘接在牙釉质、牙本质及金属材料上。玻璃离子水门汀根据其用途不同,组成也不同。

- **类型 I** 用于粘接间接修复体。
- **类型 II** 用于 V 类窝洞的修复。
- **类型 III** 用于洞衬和垫底。
- **类型 IV** 用于窝沟封闭。
- **类型 V** 用于粘接正畸带环和托槽。
- **类型 VI** 用于桩核修复。

玻璃离子水门汀具有以下优点:

- 粉剂是一种可溶于酸的钙盐。其缓慢释放的氟离子可与紧邻的牙齿硬组织中的羟基磷灰石中的羟基进行交换,提高牙齿硬组织中的氟含量,有助于抑制龋齿的复发。
- 对牙髓刺激小。
- 在口腔中有较低的溶解度。
- 可粘接在稍潮湿的牙齿表面。
- 粘接用玻璃离子水门汀的薄膜厚度小,有利于铸造类修复体的粘接。
- 玻璃离子水门汀可用于牙体缺损的充填修复。

玻璃离子聚合物的化学组成

- 液剂:聚丙烯酸共聚物和水
- 粉剂:二氧化硅、氧化铝、氟化铝、氟化钙、氟化钠和磷酸铝

应用

玻璃离子聚合物有自固化型和光固化型。粘接剂以瓶装粉剂和液剂的形式包装,可以在纸板或冷且干燥的玻璃调拌板上手动混合。使用玻璃调拌板能够增加粘接剂的工作时间。玻璃离子聚合物的材料也可包装在预装胶囊中,并通过分配器(图45-3)调拌传递。预装胶囊具有以下优点:①方便使用;②需要较少的混合时间;③控制一致的粉液比,混合均匀。详见操作45-1。

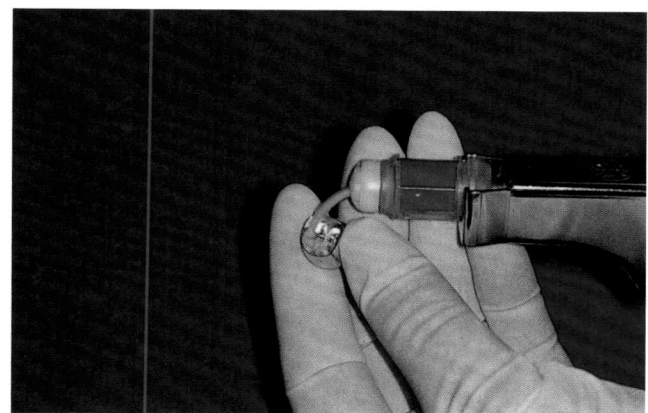

图 45-3 玻璃离子水门汀预装胶囊。(From Hatrick CD, Eakle WS, Bird WF: Dental materials: clinical applications for dental assistants and dental hygienists, ed 2, St Louis, 2011, Saunders.)

玻璃离子水门汀品牌

- Aspa
- Lonomer
- Fuji
- Ketac-cem
- Vitrebond
- Biobond
- Aquacem
- Rely-X
- Dyract
- Permacen

◆复习

4. 玻璃离子水门汀可用作修复材料吗?
5. 玻璃离子水门汀中的什么成分可防止龋病的继续发展?

复合树脂水门汀

复合树脂的使用范围包括:

- 陶瓷或瓷嵌体、高嵌体、冠和桥的粘接
- 瓷贴面的粘接
- 正畸带环的粘接
- 正畸托槽的粘接
- 金属冠和桥的粘接

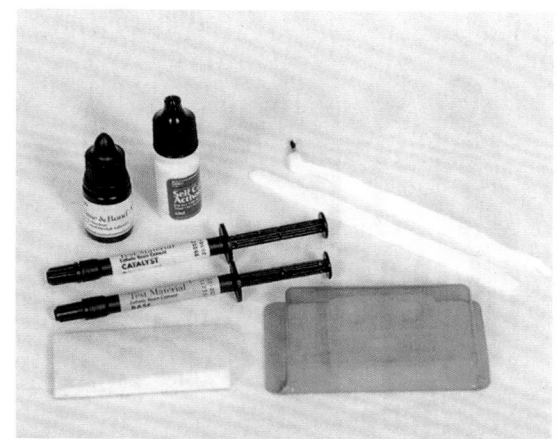

图 45-4 不同系统的复合树脂

复合树脂水门汀的化学组成

复合树脂水门汀与一些复合树脂的物理性质相似,即薄膜厚度、在口腔中的溶解度均很低。使用复合树脂水门汀粘接前应该先对牙齿表面进行酸蚀或粘接处理,使其没有菌斑及软垢。

应用

复合树脂水门汀的包装形式有:①粉剂和液剂;②注射器

型涂布器,可以作为基底和催化剂;③光固化或者双固化系统(图 45-3)。将推荐的剂量放到纸板上,用调拌刀迅速混合。见操作 45-2。

复合树脂品牌

- Comspan
- Panavia
- Enforce
- Opal luting
- Compolute
- Nexus

⊙ **复习**

6. 复合树脂粘接剂能用于金属铸造修复体的粘接吗?
7. 使用复合树脂前要先对牙齿表面做什么处理?

氧化锌丁香酚水门汀

氧化锌丁香酚(zinc oxide-eugenol,ZOE)粘接剂用途很多,可以用作近髓深洞的洞衬及垫底材料,ZOE 中的丁香酚对牙髓的刺激性很小,且对牙髓有安抚作用,可预防术后敏感。

ZOE Ⅰ 型缺乏强度和持久性,故仅用于暂时性粘接。ZOE Ⅰ 型(Tempbond)设计为双糊剂系统(图 45-5),两种糊剂取等量,根据制造商的指示时间进行混合。TempBond 目前提供含和不含丁香酚的两种规格。

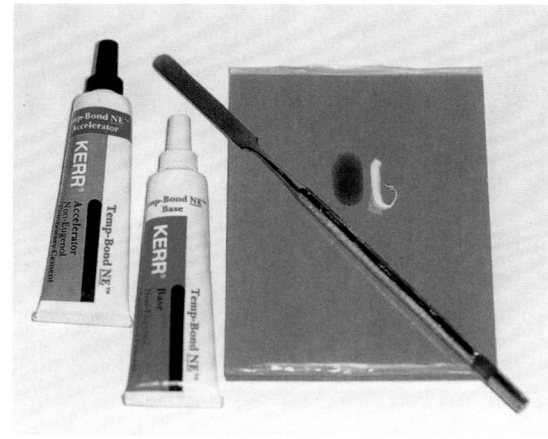

图 45-5 TempBondNE,Ⅰ型暂时粘接剂

ZOE Ⅱ 型已加入增强剂,因而可以用于铸造修复体的永久性粘接(图 45-6)。

氧化锌丁香酚的化学组成

- 液剂:丁香酚、水、乙酸、乙酸锌和氯化钙
- 粉剂:氧化锌、氧化镁及氧化硅

ZOE 的 pH 接近 7.0,比多数粘接剂的 pH 值高。ZOE 是对牙髓刺激性最小的粘接剂。但丁香酚有强烈的气味,可能会引

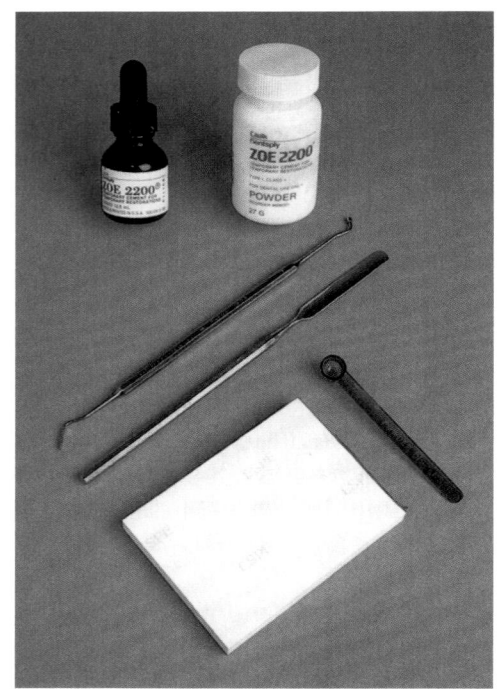

图 45-6 ZOE Ⅱ型永久粘接剂

起一些病人的不适。

应用

丁香酚是一种油状液体,应使用耐油纸板。使用丁香酚产品时尽量不要让液体直接接触到口腔黏膜组织,以避免刺激及过敏反应。

如需要减慢凝固时间,可以使用玻璃调拌板。粉-液比决定混合的稠度,应按照制造商的建议使用。当氧化锌丁香酚水门汀作为粘接剂使用时,应将材料调成较稀薄的糊状。正常调拌时间为 30~60 秒。在口腔中的正常凝固时间为 3~5 分钟。见操作 45-3 和操作 45-4。

氧化锌丁香酚水门汀品牌

- ZOE2200
- Zogenol
- TempBond
- Fynal

⊙ **复习**

8. 哪种类型的 ZOE 可以用作永久粘接剂?
9. ZOE 应在什么上面调拌?
10. TempBond 的产品包装形式是什么?

聚羧酸锌水门汀

聚羧酸锌水门汀起源于 20 世纪 60 年代,是第一种可以用于牙齿表面粘接的粘接剂。最早的羧酸聚合物是聚丙烯酸,目

前,聚羧酸水门汀已经改变其原有化学组成,含有两种或多种单体,所以理论上应称之为聚烯酸酯锌水门汀。这种粘接剂一般用于铸造修复体、正畸带环的永久性粘接,同时还可以作为复合树脂和银汞合金的无刺激性洞衬和垫底。

聚羧酸锌水门汀的化学组成

- 液剂:聚丙烯酸、衣康酸、马来酸、酒石酸和水
- 粉剂:氧化锌、氧化镁、三氧化二铝和其他增强剂

当粉剂、液剂适当地混合后,聚羧酸锌水门汀的溶解性和抗张强度与磷酸锌粘接剂类似。材料凝固后 pH 值急剧增大,24 小时后与磷酸锌水门汀相近。聚羧酸锌水门汀对牙髓的刺激性比磷酸锌小,类似于 ZOE。

应用

聚羧酸锌水门汀以粉剂和液剂形式包装。液剂用塑料挤压瓶或制造商提供的校准注射器型液体分配器盛装(图 45-7),黏稠度似糖浆,有保质期,因为液剂会随着水分的蒸发而变稠。实际混合前,牙医助理应认真阅读并严格遵循制造商的说明操作。建议在非吸收性纸板上调拌材料。但如果需要延长工作时间,可以使用干燥的冷玻璃调拌板。见操作 45-5。

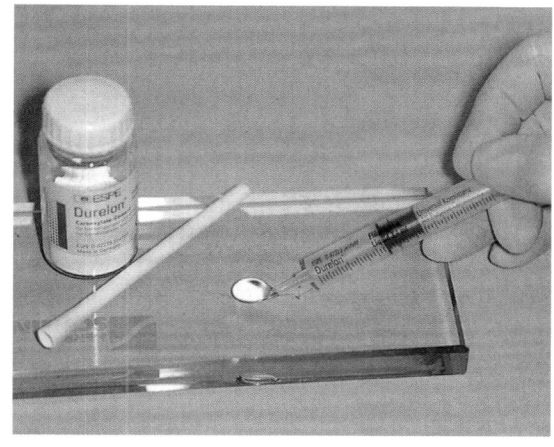

图 45-7 聚羧酸锌校准注射器和粉剂

⟳复习

11. 聚羧酸锌产品有哪两种形式?
12. 聚羧酸锌材料调拌完成后是什么状态?

聚羧酸锌水门汀品牌

- Tylok
- Durelon
- Chemit
- Carboxylon
- Poly-F

磷酸锌水门汀

磷酸锌是使用时间最久的口腔粘接剂之一,分为两种类型。

Ⅰ型(细颗粒) 磷酸锌水门汀用于铸造修复体如冠、嵌体、高嵌体和桥的永久粘接。这种材料形成的薄膜厚度很小,是粘接修复体的必要条件(图 45-8)。

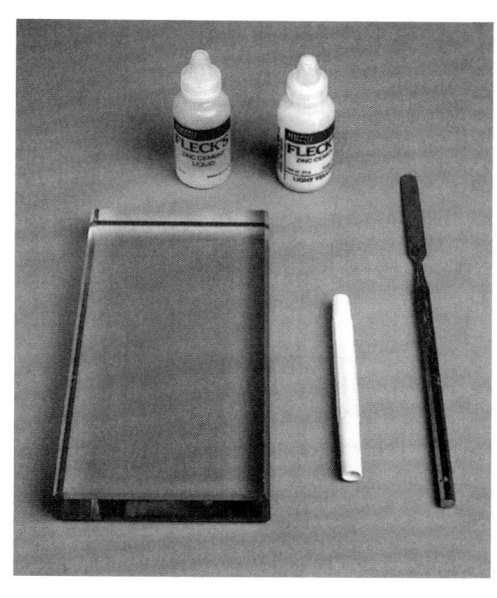

图 45-8 Ⅰ型磷酸锌水门汀

Ⅱ型(中颗粒) 磷酸锌水门汀是深、中龋洞垫底及洞衬的推荐材料(见第 44 节)。

磷酸锌水门汀的化学组成

- 液剂:50%磷酸水溶液,用磷酸铝和锌盐缓冲 pH
- 粉剂:90%的氧化锌和 10%的氧化镁

使用磷酸锌水门汀作为牙体缺损的充填修复时,磷酸的成分会刺激牙髓,应先放置洞衬、封闭剂或脱敏剂,减少牙齿对磷酸锌的敏感性。

应用

在调拌和凝固过程中,磷酸锌水门汀会产热,因而在材料充填入牙齿之前应预先释放(dissipate)热量。可以在阴凉、干燥、厚的玻璃调拌板上调拌(spatulated)材料。玻璃调拌板的温度是影响混合时间的重要因素。理想的温度应为 68°F(1°F = 1℃×1.8+32),此温度允许有较长的工作时间,且当大量粉剂加入到液剂中调拌时不会过稠。

将粉剂划分成大小不等的量,每一份材料都要慢慢调匀后才可加入另一份。每次少量添加粉剂,以利于散热并延缓(retards)粘接剂的凝固时间。见操作 45-6。

磷酸锌水门汀品牌

- Modern Tenacin
- Fleck's Extraordinary
- Smith's Zinc Cement
- Lang-C B
- Elite

13. 磷酸锌液剂中的成分是什么?
14. 在调拌过程中如何释放磷酸锌的热量?
15. 第一次加入磷酸锌液剂中的粉剂量是多少?
16. 是否可以使用永久性粘接材料对冠进行充填或者洞衬?

去除粘接剂

牙科医生完成粘接操作后,病人需咬棉球几分钟,等待粘接剂的初始凝固。不同的材料决定了去除多余粘接剂所需的时间。应及时去除牙龈缘和牙齿邻间隙处多余的粘接剂(图45-9),否则它会刺激局部黏膜组织,引起炎症和不适等并发症。

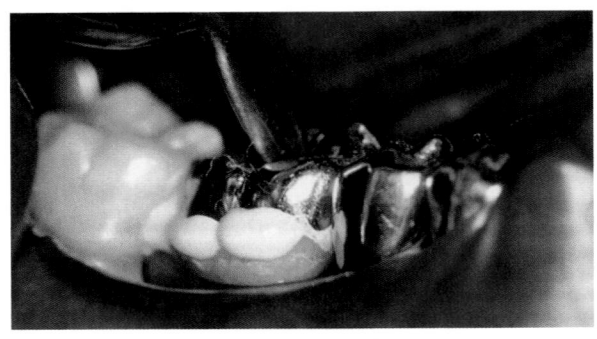

图45-9　凝固后必须清除多余粘接剂

去除粘接剂可能是牙医助理的拓展职能。作为操作者需了解以下相关知识:①器械的作用(探针、口镜、镊子);②正确寻找和使用支点进行操作的意义;③在牙间隙处使用牙线的方法。见操作45-7。

■ 健康教育

间接修复时,病人需充分表达他们"咬"间接修复体以及在口内的整体感觉。准备粘接时,提醒病人保持张口状态且确保操作区域干燥,向病人解释在凝固阶段材料将会发生什么变化尤为重要。

在调拌和传递粘接材料的过程中要精准把控时间,保证修复体准确就位。粘接完成后医生应向病人宣教,说明粘接剂需要24小时才能完成凝固,建议病人在此期间要避免咀嚼粘性大或较硬的食物。■

■ 法律和伦理问题

使用永久粘接剂粘接间接修复体完成最终修复后,并不意味着将来牙齿不再需要其他治疗。牙科医生还可进行根管治疗或种植等其他操作。病人需要了解即使完成冠、桥、嵌体等修复体的粘接后,牙齿未来仍可能需要其他治疗。如果病人没有意识到这些,那说明医生没有给予病人足够的口腔健康教育和预后说明。■

■ 展望

口腔粘接剂未来的发展方向包括由牙本质和牙釉质的干细胞制成人牙体组织的生物学研究。这些用作间接修复的材料将设计得更接近于真正的牙齿结构和性状,这样牙齿和修复体可随着时间的推移结合为一体。■

■ 评判性思维

1. 在调拌材料的过程中,发现材料变硬了,哪些因素会影响材料的凝固?

2. 作为一个临床正畸科的牙医助理,什么类型的粘接操作适用于正畸专业?本节中列出了哪三种正畸科经常使用的材料?

3. ZOE用作永久粘接剂和暂时粘接剂的准备工作有什么区别?

4. 调拌永久粘接剂粘接固定桥时,当把一半的粉剂加入液剂中,发现粘接剂开始变稠。此时应该:(a)停止搅拌和使用这种状态下的材料;(b)继续加入剩余的粉剂;(c)重新开始调。该选择什么?理由是什么?

5. 本节中介绍的一个材料在调拌步骤开始前和其他材料需要的步骤不一样。什么材料具有这个特点?为什么要采取这样的初步措施?■

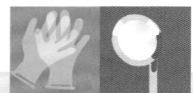

操作 45-1

调拌玻璃离子水门汀作为永久粘接剂

器械与物品

- 调拌纸板
- 不锈钢调拌刀
- 玻璃离子水门汀粉剂和量勺
- 玻璃离子水门汀液剂和滴管
- 2inch×2inch（1inch＝2.54cm）纱布垫

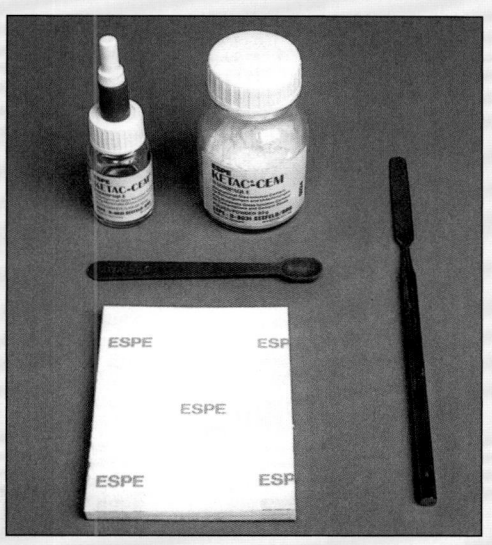

步骤

1. 量取制造商推荐的液剂比例置于纸板的一边。
2. 量取制造商建议比例的粉剂置于纸板的另一边，通常将粉剂划分为两个或三个等份。
3. 按照推荐的混合时间，逐一将粉剂加入液剂中。调拌后的材料外观应有光泽感。
4. 立即清洗和消毒调拌器械。

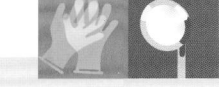

操作 45-2

调拌复合树脂作为永久粘接剂

器械与物品

- 常规用品
- 酸蚀系统
- 棉球
- 涂抹器
- 粘接系统
- 复合树脂
- 调拌纸板
- 调拌刀
- 2inch×2inch 纱布垫

步骤

1. 酸蚀牙本质 15 秒后冲洗。用棉球吸走多余的水分保持口腔湿润。
   目的：在这一步操作中，不需要将牙齿彻底吹干。
2. 涂布粘接剂于牙釉质和牙本质上，轻轻吹干。避免多余的粘接剂粘在整个牙齿上。
3. 光固化灯照每个表面 10 秒。
4. 牙科医生会用金刚砂钻针或者喷砂使铸造冠的内面粗糙。
5. 酸蚀陶瓷或者将金属表面粗糙化，干燥 5 秒。

操作 45-2（续）

6. 将粘接材料的粉剂、液剂按照 1∶1 的比例置于调拌纸板上，调拌 10 秒。取适量材料在修复体的粘接面涂布薄薄一层。

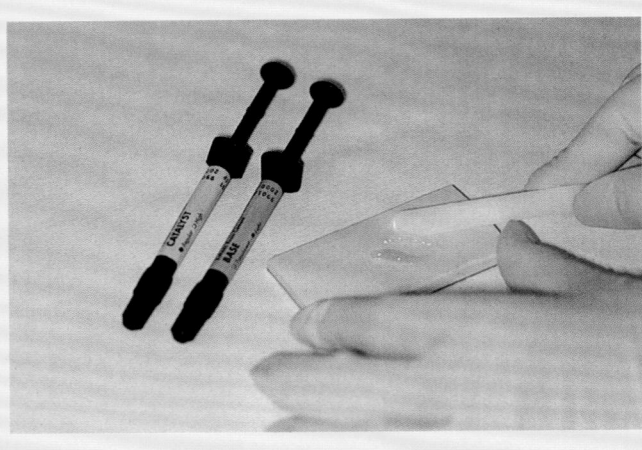

7. 放置牙冠。边缘要光照 40 秒。或从开始混合时间起自固化 10 分钟。

注：陶瓷冠和提前固化的树脂牙冠，边缘必须固化 40 秒。

操作 45-3

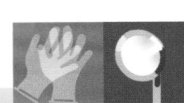

调拌氧化锌丁香酚作为暂时粘接剂

器械与物品

- ✔ 调拌纸板
- ✔ 不锈钢调拌刀
- ✔ ZOE 催化剂糊剂
- ✔ ZOE 增强剂糊剂
- ✔ 2inch×2inch 纱布垫

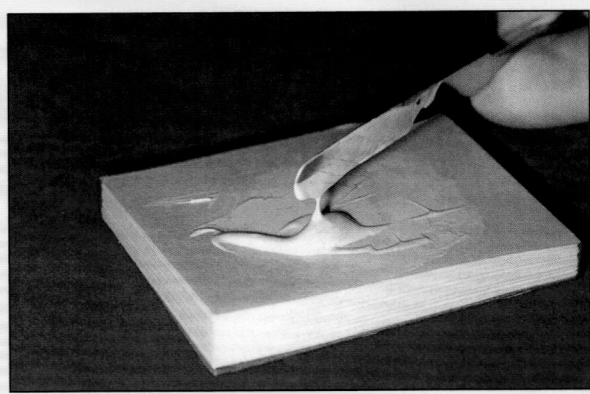

步骤

1. 分别取等量的两种糊剂置于调拌纸板上，每个修复体大约需要 1/2inch 单位长的糊剂。
2. 立即盖上糊剂盖子。
3. 混合两种糊剂。
4. 将两种糊剂在调拌纸板上研磨混合均匀。
5. 调拌时间是 20～30 秒，调拌完成后的材料应是细腻的奶油状。
6. 立即将材料用于临时修复体的粘接。

　　目的：由于该材料比永久粘接剂的性能弱，所以只能用作暂时粘接剂。

7. 立即清洁和消毒器械。

操作 45-4

调拌氧化锌丁香酚作为永久粘接剂

器械与物品

- ✔ 调拌纸板或玻璃调拌板
- ✔ 不锈钢调拌刀
- ✔ 氧化锌粉剂和量勺
- ✔ 丁香酚液剂和滴管
- ✔ 2inch×2inch 纱布垫

步骤

1. 量取粉剂,并将其放置到调拌板上。立即旋紧瓶盖。
2. 取适量液剂放置在调拌板另一边。立即旋紧瓶盖。

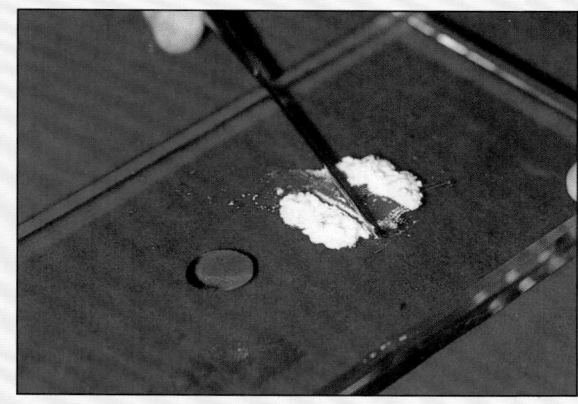

3. 将粉剂全部加入液剂中,持续调拌 30 秒。
4. 最初混合后是油泥状,再持续调拌 30 秒,它会变得更具有流动性,此时材料的状态适合充填。
5. 立即清洁和消毒器械。

操作 45-5

调拌聚羧酸锌水门汀作为永久粘接剂

器械与物品

- ✔ 调拌纸板或玻璃调拌板
- ✔ 不锈钢调拌刀
- ✔ 聚羧酸锌粉剂和量勺
- ✔ 聚羧酸锌液剂(塑料瓶或者带有刻度的注射器)
- ✔ 2inch×2inch 纱布垫

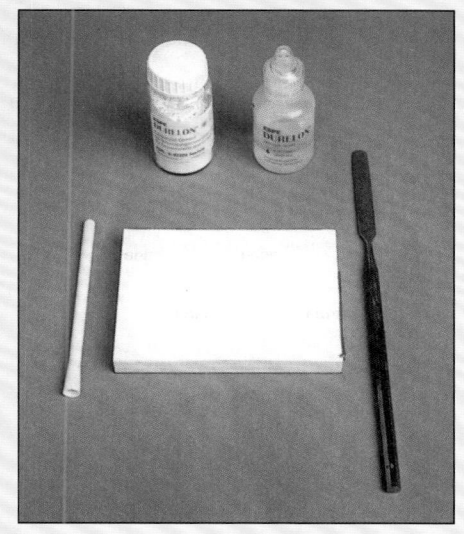

步骤

1. 轻轻摇晃瓶体使粉末变松散。量取粉剂置于纸板上,立即旋紧瓶盖。
2. 量取液剂,立即旋紧瓶盖。
3. 使用调拌刀迅速把所有的粉剂一次性加入液剂中。调拌必须在 30 秒内完成。
4. 调拌完成后的材料应稍稠、厚,表面光滑、有光泽。
   注:如果材料失去光泽或具有强粘性,表明已经进入了凝固阶段,不能使用。

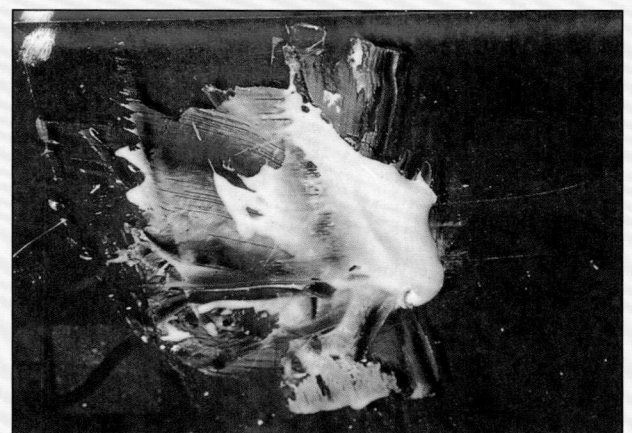

5. 立即清洁和消毒器械。

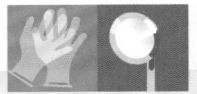

操作 45-6

调拌磷酸锌作为永久粘接剂

器械与物品

- ✔ 玻璃调拌板
- ✔ 不锈钢调拌刀
- ✔ 磷酸锌粉剂和量勺
- ✔ 磷酸锌液剂和滴管
- ✔ 2inch×2inch 纱布垫

步骤

调拌步骤

1. 取磷酸锌粉剂置于玻璃调拌板的一端,取适量液剂置于另一端。
2. 盖上瓶盖。

    目的:这些材料长时间暴露于空气中后会受到湿度的影响。

3. 按照制造商的说明,将粉剂划分成若干小的份量。
4. 将粉剂逐份加入液剂中。

    注:当份量大小各不相同时,先加入较小的份量。每份份量的混合时间也各不相同,大约是 15~20 秒。

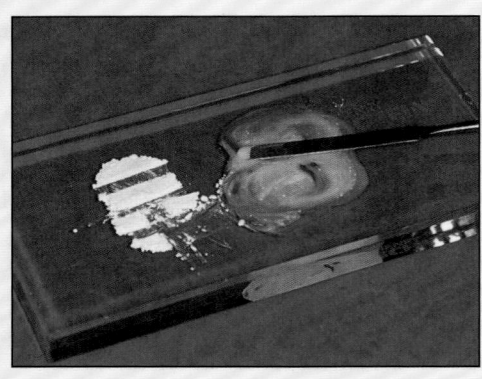

5. 充分混匀,使用大面积推拉法或 8 字法。

    目的:这有助于将混合过程中产生的热量散去。

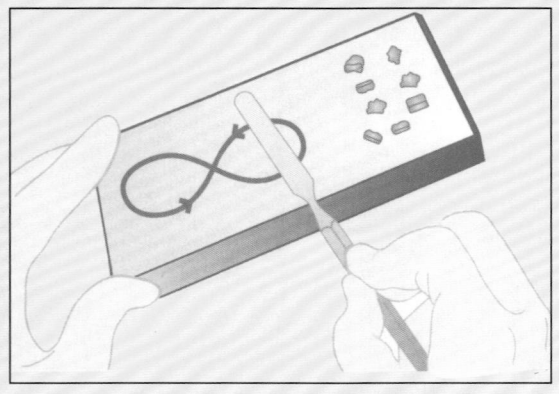

6. 测试材料的粘接力。材料可以拉高 1inch 为宜。总混合时间约 1~2 分钟。

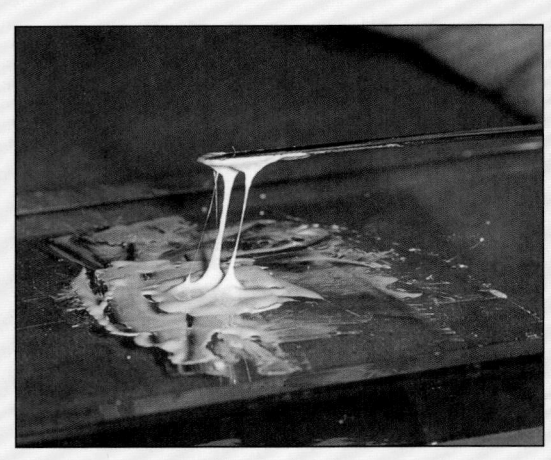

在铸件上涂布粘接剂

7. 保持修复体内部朝上。
8. 取适量材料在调拌刀上,沿修复体边缘将材料填入到修复体内部。
9. 使用调拌刀尖端或毕氏挖匙(black spoon)的前端将材料涂布在修复体内表面成一均匀薄层。

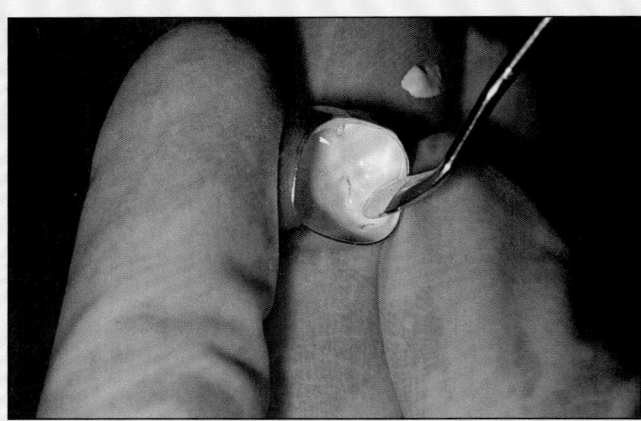

(From Hatrick CD, Eakle WS, Bird WF: Dental materials: clinical applications for dental assistants and dental hygienists, ed 2, St Louis, 2011, Saunders.)

10. 将修复体朝上放置在手掌上,传递给牙科医生。

    目的:将铸件的外表面朝上放在手掌上,牙科医生可以在牙医助理的手掌上安全旋转至正确的放置方向后再放入病人口内。

11. 传递棉卷,使病人用粘接后的修复体咬紧棉卷,有利于修复体的就位,并可以去除多余的粘接剂。
12. 立即清洁和消毒器械。

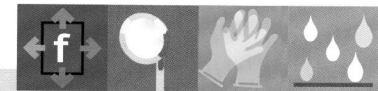

操作 45-7

去除多余的永久粘接剂或者暂时粘接剂

操作前准备

- ✔ 合适的操作者体位
- ✔ 窝洞的分类和牙体解剖学知识
- ✔ 支点的应用
- ✔ 合适的口内器械
- ✔ 口镜使用方法

器械与物品

- ✔ 常规器械
- ✔ 挖匙
- ✔ 牙线
- ✔ 2inch×2inch 纱布垫

步骤

1. 粘接剂完成了初始凝固后,去除病人口中的棉卷。
2. 用探针检查材料是否已经凝固。
3. 选择一个稳定的支点,小心的沿水平方向移动探针,去除牙齿边缘多余的材料。

    目的:如果直接从修复体上拉扯下材料,会拉展或削弱材料的边缘。

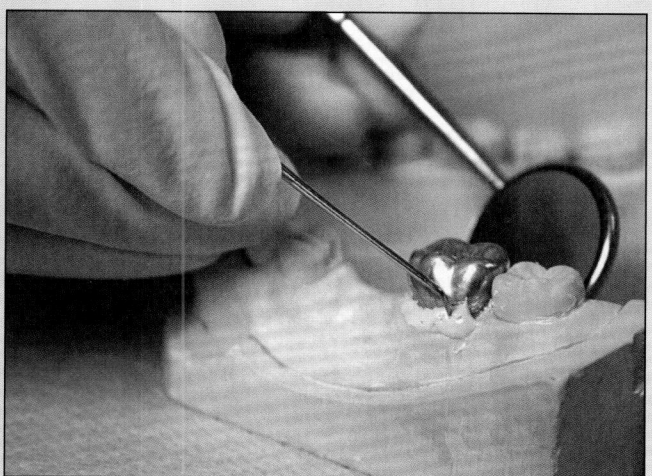

4. 在冠修复体的龈缘使用探针尖端重复水平移动去除多余的粘接剂。
5. 沿着牙龈缘继续去除小块粘接剂。
6. 在牙线中间打结,当牙线通过牙齿邻间隙时就可以去除牙齿邻面多余的粘接剂。

    目的:通过打结增加了通过牙齿邻间隙的牙线体积,有利于除去多余的粘接剂。

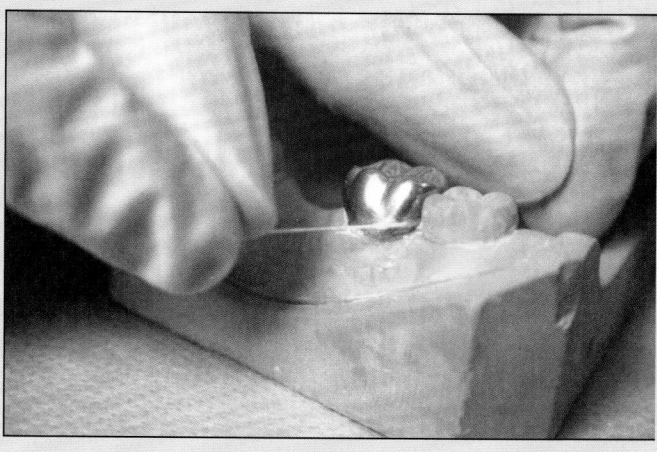

7. 去除多余的粘接剂后,彻底冲洗和干燥操作区域,评价操作过程。

(胡祥莹 译,阮洪 校审)

46

印模材料

关键术语

琼脂（agar）：从海藻中提取的亲水性胶体材料。

藻酸盐（alginate）：用来制取初印模的不可逆水胶体材料。

基底（base）：材料中最基础和必需的成分。

边缘整塑（border molding）：取印模时，用手指修整口内印模边缘的过程。

催化剂（catalyst）：改变或加速化学反应的物质。

正中咬合（centric）：即正中颌位，是上下颌牙齿尖、窝最广泛的接触位置，也是最重要的颌位关系。

胶体（colloid）：物质粒子在分散介质（如水）中悬浮形成的，包括溶胶和凝胶两种形态。

弹性体（印模材料）（elastomeric）：从橡胶中提取的具有弹性的材料。

水（hydro）：词的前缀，代表"水"。

湿滞回差（hysteresis）：用于形容由于温度的变化，具有可逆性的水状胶体物质从一种物理状态转换到另一种物理状态。

渗润（imbibition）：水分子经半透膜扩散的现象，可导致物体膨胀。

殆记录（occlusal registration）：用蜡片或橡胶材料记录病人的咬合关系。

凝溢（syneresis）：失水导致物体收缩。

保温（tempering）：使材料保持所需的温度（黏稠度）。

黏性（viscous）、黏度（viscosity）：阻止液体流动的物理特性。

学习目标

完成此章节的学习之后，学生将能够达到以下目标：

1. 掌握关键术语的发音、写法和定义。
2. 列出口腔医学中的 3 类印模。
3. 描述印模托盘的类型及各自的使用特点。
4. 讨论胶体印模材料的使用、调拌技术及应用。
5. 讨论橡胶印模材料的使用、调拌技术及应用。
6. 解释咬合记录的重要性并描述其用途。

实践目标

完成此章节的学习之后，学生将能够达到以下技能水平：

1. 正确调拌藻酸盐印模材料。
2. 制取上下颌初印模。
3. 正确调拌终印模。
4. 调拌自动混合印模材料。
5. 制取蜡咬合记录。
6. 使用聚硅氧烷材料和氧化锌丁香酚材料制取殆记录。

通过印模材料获取牙齿与周围口腔组织的形态及关系的过程需由一系列操作完成。印模是物体的**阴模**，而灌注印模形成的模型是**阳模**。临床中可根据不同用途选择相应的印模材料。

牙医助理应熟知制取印模过程中所需的正确材料、托盘和调拌方法。其角色是协助制取模型，或者成为一名职能拓展的牙医助理（expanded-functions dental assistant，EFDA），亲自制取模型。

印模分类

牙科治疗中会使用到 3 类印模：初印模、终印模和咬合记录(简称"𬌗记录")。牙科医生根据印模的具体用途选择相应的取模材料。本节介绍了牙科操作中常用的两种水胶体印模材料、弹性体(elastomeric)印模材料以及𬌗记录材料。

初印模

初印模由牙科医生或 EFDA 制取,用于复制牙齿及周围组织的形态。初印模用于制作:

- 诊断模型
- 个别托盘
- 临时修复体
- 矫治器
- 记存模型

终印模

终印模一般由牙科医生制取,用以精确复制牙齿及周围组织的结构。终印模为制作间接修复体、局部或全口义齿及种植义齿提供了必不可少的信息。

咬合记录

𬌗记录由牙科医生或 EFDA 制取。𬌗记录再现了上下颌骨正中咬合(centric occlusion)的位置关系。

⟵复习

1. 印模是阴模还是阳模?
2. 哪一种印模是法律允许 EFDA 制取的?
3. 哪一种印模可以用来记录咬合关系?

印模托盘

印模托盘是在口内用来盛装印模材料的承载工具,必须足够坚硬,足以:①支撑印模材料;②使材料贴近牙齿;③避免印模在取下时受到损坏;④防止印模扭曲变形。

印模托盘有两种类型:成品托盘和个别托盘。

成品托盘

成品托盘有不同的材质、大小和样式。图 46-1 为最常用的几种成品托盘。

选择

根据病人口腔情况选择大小合适的托盘。选择托盘的原则:

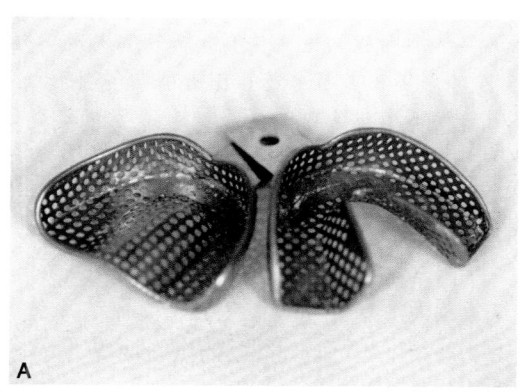
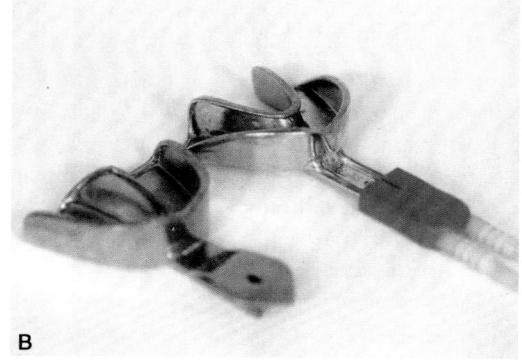
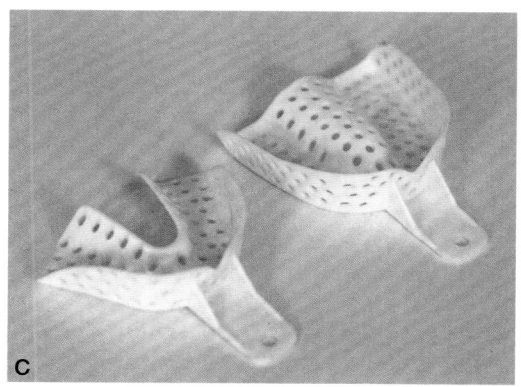
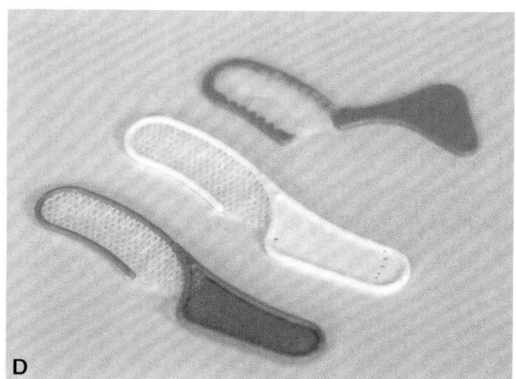

图 46-1 成品托盘的种类。**A**,用来制取初印模的有孔金属托盘。**B**,用来制取可逆水胶体印模的金属托盘。**C**,用来制取初印模的有孔塑料托盘。**D**,用来制取终印模或咬合记录的咬合托盘。

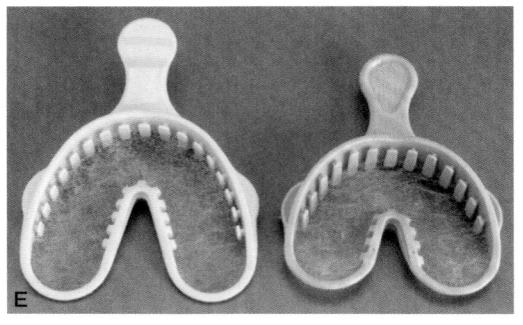

图 46-1(续) E,用来同时制取终印模和咬合记录的三合一托盘。(From Boyd LRB: Dental instruments: a proket guide, ed 5, St Louis, 2013, Saunder.)

- 病人无不适感。
- 周边略超出牙齿表面。
- 托盘末端超出第三磨牙约 2~3mm,托盘后缘盖过磨牙后垫或上颌结节。
- 有足够的深度,印模材料与牙齿切端或咬合边缘有 2~3mm 的距离。

分类

成品托盘有下面几种(图 46-2):

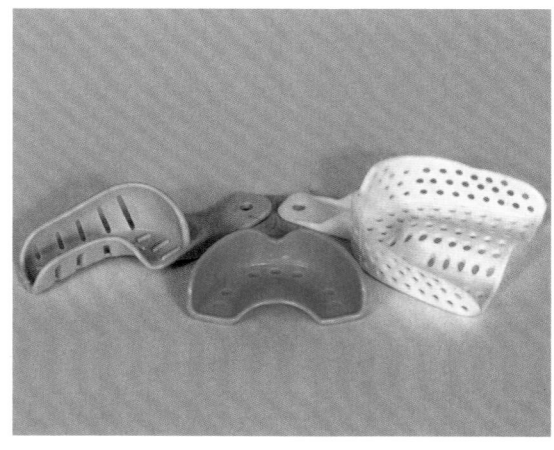

图 46-2 1/4、部分牙列及全牙列印模托盘

- 侧(1/4)托盘,覆盖上颌或下颌的一半
- 部分牙列托盘,用来制取前牙区印模
- 全牙列托盘,制取全口印模

印模托盘还可根据其表面是否有孔或光滑来分类。使用**有孔**托盘时,印模材料会渗出穿过圆孔,将托盘机械固位。**光滑**托盘不能机械固位,所以需在托盘内部喷涂粘接剂来固定印模材料。

调整

可以在托盘的边缘添加多用途蜡来改变托盘的深度或长度,特别是托盘没有完全覆盖后牙时(图 46-3)。对于腭部较高的病人,可以将软化蜡添加到印模托盘上腭区域。

个别托盘

个别托盘适用于特定的病人。牙医助理或牙科技师根据牙科医生制取的初印模在牙科技工室制作个别托盘。第 47 节

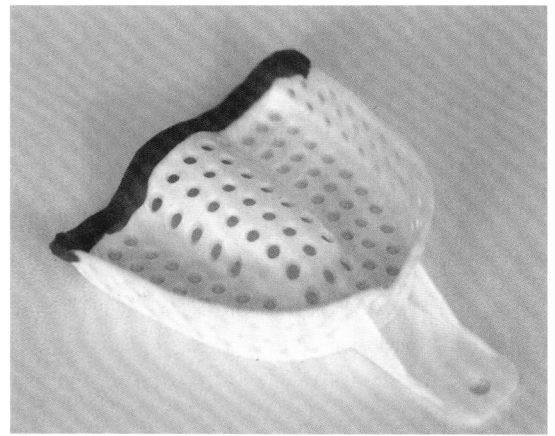

图 46-3 用蜡延长印模托盘

介绍了使用丙烯酸树脂、光固化树脂或热塑性树脂制作个别托盘的方法。

托盘粘接剂

喷涂粘接剂后至少等 15 分钟,待粘接剂干燥后再将印模材料装入托盘(图 46-4)。如果粘接剂未干前装入印模材料,印模材料和托盘密合性降低,取出时将产生形变。不同的印模材料需与对应的粘接剂搭配使用。如下:

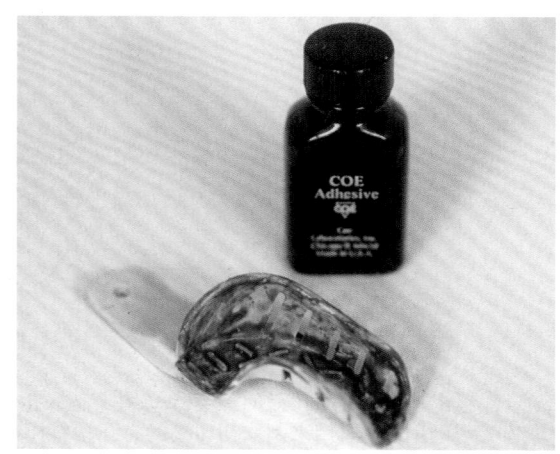

图 46-4 喷涂粘接剂的印模托盘

- **VPS 粘接剂**(蓝色)——聚硅氧烷和聚醚橡胶印模材料
- **橡胶基粘接剂**(棕色)——橡胶基底印模材料

- **有机硅粘接剂**(粉橙色)——缩合型硅橡胶印模材料

←复习

4. 可以覆盖上颌或下颌的一半的是哪种托盘?
5. 可机械固定印模材料的是哪种托盘?
6. 经常用来制作终印模的是哪种托盘?
7. 用来延长托盘的材料是什么?

水胶体材料

　　水胶体的英文"hydrocolloid"是由水(hydro-)和胶体(colloid)组成。此类材料可用来制取初印模和终印模。不同类别的胶体,其从溶胶(溶液)到凝胶(固体)的物理变化可分为不可逆的(通过化学因素改变)和可逆的(通过热因素改变)。

不可逆水胶体材料——藻酸盐

　　这类水胶体印模材料不能回到溶胶状态,称为不可逆**水胶体**。其物理状态是通过印模材料的化学反应改变的。类似于制作蛋糕,当在蛋糕混合粉中加入水时,发生了化学反应,不可能再去除水分返回到混合粉的状态。

　　藻酸盐(alginate)是最常用的不可逆水胶体材料,一般用来制取初印模。

化学组成

　　藻酸盐的主要化学组成如下:

- **海藻酸钾**,来源于海藻,作为增稠剂,某些冰激凌中也常使用。
- **硫酸钙**,与海藻酸钾发生反应,形成凝胶状。
- **磷酸三钠**,延迟反应时间。
- **硅藻土**,是一种填充物,增加材料量。
- **氧化锌**,增加材料量。
- **氟钛酸钾**,在制取模型时不影响产品的凝固和表面强度。

物理阶段

　　水胶体印模材料有两个物理阶段。首先,在溶胶相(液相),材料是液体或半液体形式。其次,在凝胶相(固相),材料是半固体,类似布丁甜食。水胶体的凝胶强度与弹性体印模材料不一样。水胶体不能抵抗拉伸应力和弹性应变。

强度

　　藻酸盐要具有足够的强度才能够抵抗从病人口腔中移除印模时的拉力。即使材料看似已经凝固,材料的强度也会继续增加。因此,按照制造商推荐的时间制取印模可以保证材料最大的强度。

包装与贮存

　　藻酸盐的包装形式多样。最常见的是类似盛装咖啡的容器。预先测量好剂量的独立型包装比其他类型的包装价位更高,但节省了量取粉剂的时间(图46-5)。藻酸盐暴露于较高的温度和湿度环境中会很快变质,导致材料难以凝固或凝固时间变短。其保质期约为1年。

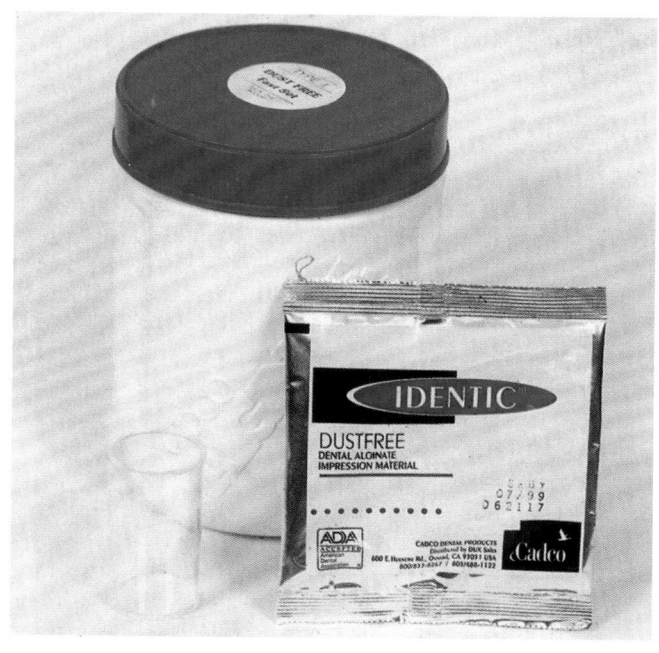

图46-5　藻酸盐印模材料的包装

　　大多数藻酸盐印模材料在取模后1小时内必须"灌注",因为藻酸盐印模的大部分成分是水,周围环境的微小变化将破坏印模材料,引起**尺寸**变化。

　　当藻酸盐印模储存在水中或包在水浸泡过的纸巾中时,会吸收更多的水,发生膨胀,即渗润(imbibition)。

　　当藻酸盐印模暴露在空气中时,水分会蒸发,发生收缩和扭曲,即凝溢(syneresis)。

　　将消毒的印模用微湿毛巾覆盖,装在专用塑料袋中,这样可以提供接近100%的相对湿度,使印模失真程度最低。

凝固类型

　　藻酸盐印模材料有两种凝固类型:**常规凝固**和**快速凝固**。种类不同,工作时间和凝固时间也不同。常规凝固的藻酸盐印模材料工作时间为2分钟,凝固时间为4分30秒。快速凝固的藻酸盐印模材料工作时间为1分15秒,凝固时间为1~2分钟。

　　工作时间是指调拌藻酸盐印模材料,装入托盘,托盘定位在病人口内所需的时间。

　　凝固时间是发生化学反应所需的时间。凝固后,可从病人口腔中移除印模。

　　通过两种方法制作完成的印模几乎无差别。主要根据时间因素决定使用哪种类型,例如:

- 印模托盘放入困难(常规凝固可允许更多的时间用于托盘就位)。
- 操作者单独工作(常规凝固可以让操作者有更多的时间来调拌材料、盛装托盘和将托盘放入病人口中)。
- 病人有严重的呕吐反射(快速凝固可以将托盘快速从病人

口中取出）。

改变凝固时间

温水（70℉，1℉ = 1℃×1.8 + 32）是调拌材料的最佳温度。如果需更多时间，可以用冷水延长凝固时间。相反，温水会缩短凝固时间。

水-粉比

调拌材料时要精确测量所需的藻酸盐印模材料和水。为了确保准确性，制造商提供了用于量取散装粉剂的塑料量勺和量水的塑料量杯，并标识度量（图46-6）。比例为1勺粉兑1份水。

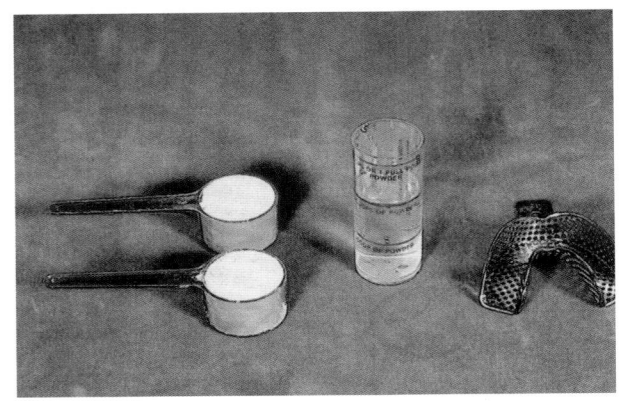

图 46-6　藻酸盐印模材料的量杯和量勺

- 一个成人的**下颌印模**大约需要2勺粉和2份水。
- 一个成人的**上颌印模**大约需要3勺粉和3份水。

调拌方法

最常用的调拌方法是使用橡胶碗和狸尾形宽调拌刀进行人工调拌。也可使用藻酸盐印模材料调拌机，其电子基座设备上配有一个橡胶碗，可以调节转速进行调拌（图46-7）。见操作46-1。

制取藻酸盐印模

在调拌、上托盘以及取印模时，EFDA/注册牙医助理（reg-

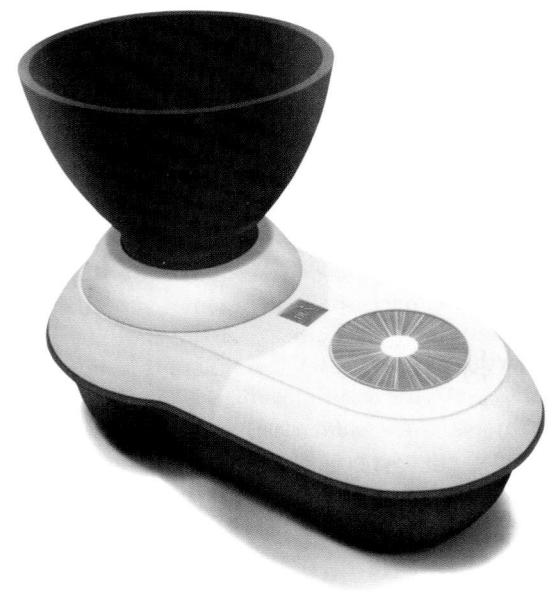

图 46-7　藻酸盐印模材料调拌机。（Courtesy DUX Dental，Oxnard，CA.）

istered dental assistant，RDA）一定要确保病人舒适。

健康宣教

取印模前，向病人做好解释，确保病人可以配合并感到舒适。包括以下内容：
- 材料放入口内会使病人感到凉爽，没有难闻的味道，很快会凝固。
- 通过鼻子深呼吸，有助于放松。
- 可以使用手势表达任何不适。

评估藻酸盐印模

精准的藻酸盐印模必须符合如下标准（图46-8）：
- 托盘中的印模应居中。
- 有一个完整的"外围圈"，其中包括所有的前庭区域。不可暴露印模托盘。
- 印模无裂痕无洞（无气泡）。

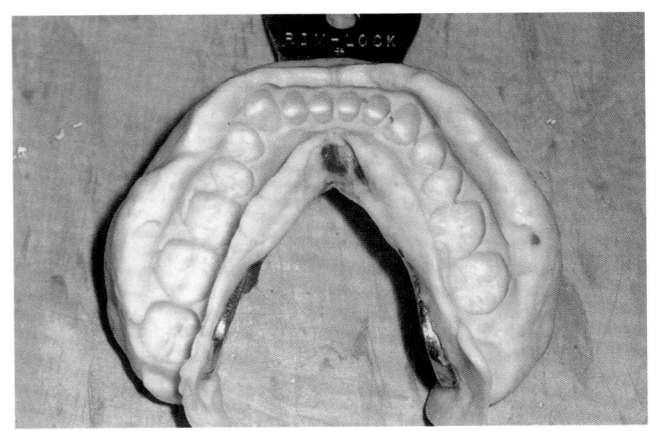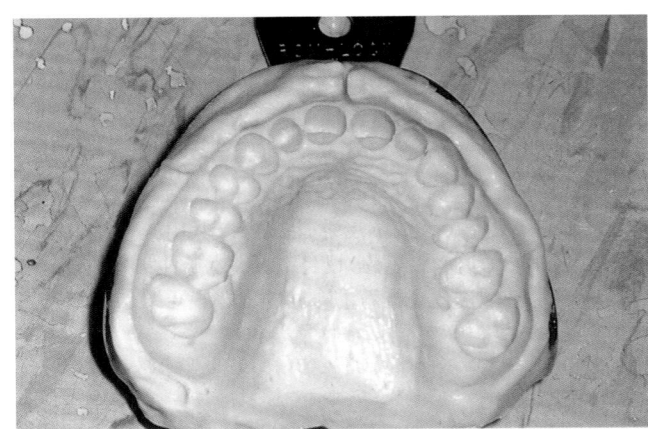

图 46-8　合格的藻酸盐印模

- 所有牙齿和软组织的解剖细节清晰。
- 磨牙后区、唇系带、舌头空间、下颌舌骨嵴都复现在下颌印模上。
- 硬腭和上颌结节记录在上颌印模上。
  见操作46-2和操作46-3。

无牙颌印模

和其他印模相比,制取无牙颌印模有两点不同之处:①没有牙齿高度;②精确复现更广泛的组织细节。所以使用无牙颌托盘制取,虽不及其他托盘的深度,但凭借粘蜡或类似材料粘接在托盘边缘,获取边缘整塑(bordermolding),也称为**肌功能修整**,可使材料与口腔组织密合度更高。

边缘整塑在托盘就位后就可以成型。牙科医生用手指轻轻按摩口腔边界区,整塑蜡覆盖的边缘,使得组织边缘与蜡更贴合。

⏎复习

8. 水胶体材料的有机成分是什么?
9. 在什么情况下应选择快速凝固的水胶体?
10. 调拌上颌印模要使用的水粉比?
11. 前缀"hydro-"是什么意思?

可逆水胶体材料

物理状态可以从溶胶转为凝胶,然后再转为溶胶的水胶体材料称为**可逆水胶体材料**。温度的变化导致可逆材料物理状态转变。

湿滞回差(hysteresis)指温度的变化导致可逆水胶体材料从一个物理状态变换到另一个状态。例如在室温下放置时,冰激凌融化,变成溶胶(溶液)状态;放回冰柜,冰激凌再次成为凝胶(固体)状态。

可逆水胶体材料大约含有85%的水和13%的琼脂(agar)。琼脂是从海藻中提取的有机物质,添加额外的化学改良剂后,可提高它的可操控性。

可逆水胶体材料需要使用水浴箱调节水温来改变胶体的温度。水浴箱有3个隔室,维持3个不同的温度(图46-9):

- 第一浴是使半固体材料**液化**。将放材料的塑料管浸入水浴,这个水浴称为胶体温度调节器,发生液化作用时水温是212℉。液化后,预设的恒温器会自动将温度冷却到150℉。
- 第二浴是存储浴,用来冷却材料,为印模做准备,此时的印模材料是待用状态。
- 第三浴是独立的温浴,温度保持在110℉,用来保温(tempering)托盘中的材料。

托盘材料

可逆的托盘水胶体材料封装在塑料管中。每管材料足以填充一个全牙列托盘(图46-10)。

这种材料需要有足够的黏度,以防止它在150℉调拌时从托盘流出。填充印模托盘后,浸在110℉水浴中几分钟,进一步提高黏度并降低温度到病人舒适的水平。

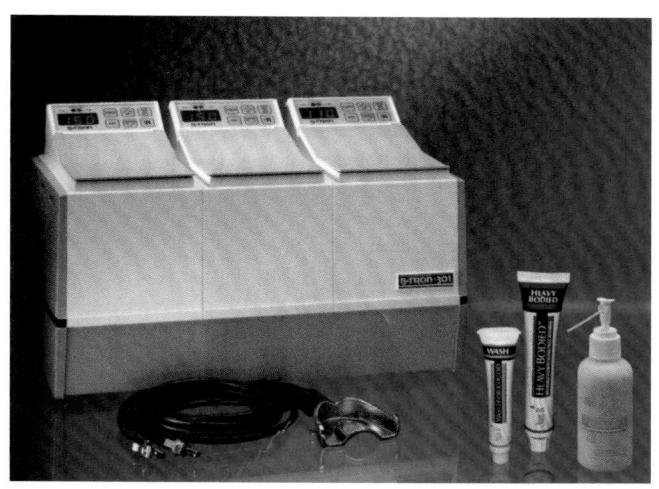

图46-9　可逆水胶体材料水浴箱

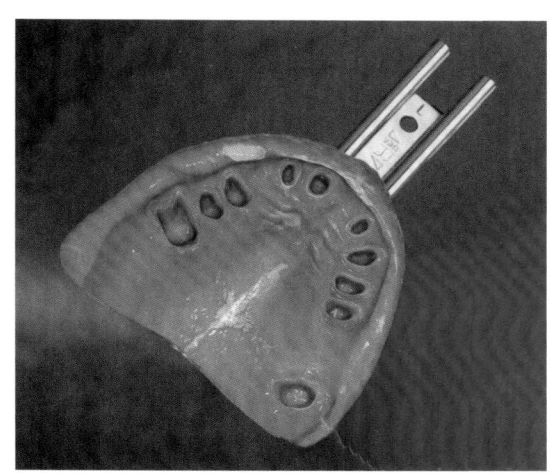

图46-10　可逆水胶体托盘材料。(Courtesy DUX Dental,Oxnard,CA.)

注射材料

传统的注射水胶体材料是直接涂布到备好的牙齿周围。与托盘材料相比,它是低黏性(viscous)材料,封装在塑料或玻璃盒中,然后预装在注射器或预装棒内。

将注射器材料放在和托盘材料相同的150℉水浴中可使其液化,材料流经针头,冷却到适宜的温度。如果温度过高,材料会过于粘稠,无法准确放置,也不利于清除口内污染液体和气泡。

可逆水胶体印模材料的应用

牙科医生和牙医助理必须遵守以下步骤,确保制取的印模尽可能准确:

- 选择成品托盘,确保托盘不触及口腔内任何牙齿或软组织。
- 塑料隔离套放在托盘上,防止托盘粘到牙齿上。
- 材料液化后,移到存储浴(第二浴)。
- 轻体材料放在注射器中,重体材料放在托盘上并移动到第三浴。
- 轻体材料涂布在备好的牙齿上后安放托盘。

弹性体印模材料

　　弹性体印模材料一般用于制取精密的印模(图46-11)。弹性指"有弹性或具有橡胶特性,"它可使已凝固的印模不易产生任何变形或撕裂。

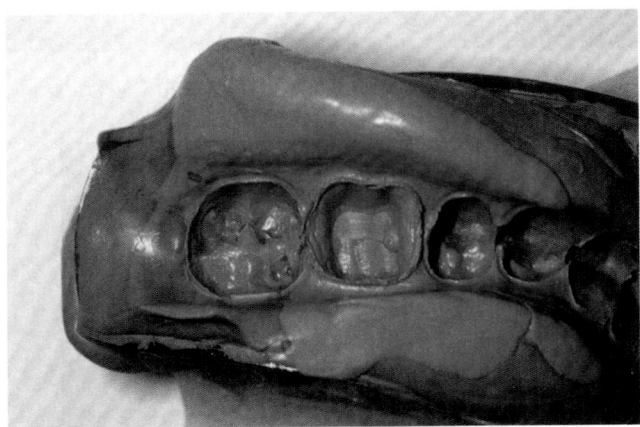

图 46-11　终印模。(From Hatrick CD, Eakle WS, Bird WF: Dental materials: Clinical applications for dental assistants and dental hygienists, ed 2, St Louis, 2011, Saunders.)

特性

　　弹性体印模材料自固化,配有基底(base)和催化剂(catalyst)。基底以糊剂形态包装在塑料管、带注射头的筒夹或以油泥形式储存于罐中。催化剂,也称**加速剂**,以糊剂形式包装在塑料管或盒中或以液体形式装在顶部有滴管的瓶中。

　　基底和催化剂需配套使用,否则会导致材料不易凝固或制取的印模不精确。

材料形式

　　弹性体印模材料一般有3种形式:轻体(高流体型)、常规(中流体型)和重体。

轻体材料

　　轻体材料,也称为**注射器型或水洗型**材料,能流入制备好的牙齿周围间隙中。常用特殊的注射器或**挤压分配机**来涂轻体材料。

常规(中流体型)和重体材料

　　常规(中流体型)和**重体**材料也称为**托盘式**材料,远厚于轻体印模材料,用于填充托盘。其硬度有助于使轻体材料与牙齿及周围组织密切接触,以确保印模更准确。

基本印模技术

- 选择材料,取决于牙科医生的偏好和治疗需要。
- 备牙。
- 准备轻体材料,装入注射器,并传递给牙科医生。
- 牙科医生将轻体材料注到预备的牙齿周围组织。
- 准备重体材料,装入托盘,并传递给牙科医生。
- 当印模材料凝固,取出托盘,检查印模的准确性。
- 消毒印模,放置在袋中,贴好标签,交给牙科技师。

固化阶段和类型

　　固化反应(聚合反应),是弹性材料从糊剂转变为橡胶状的过程。当基底和催化剂混合在一起时,固化反应开始,分为三个阶段:初凝固、终凝固和最终固化。

　　1. 初凝固是指糊剂变硬但还没有变为橡胶状。在这个阶段该材料具有可塑性。初凝固必须在制造商指定的工作时间内完成。

　　2. 终凝固是开始有橡胶状外观到变为固态。材料必须在发展到固态前就位。

　　3. 最终固化发生在1~24小时内。在这段时间内,只有轻微的尺寸变化。

材料混合

　　印模材料可有多种调拌技术,最常见的是先准备轻体材料,再准备重体材料。

糊剂系统

　　用糊剂系统调拌橡胶材料时,时机最重要。当牙科医生发出指令时,确保你已经将设备和合适份量的材料准备好,并可以立即混合。见操作46-4。

自动混合系统

　　自动混合系统的程序由制造商设计完成。独特的混合系统实现了均匀混合,用量适当且不浪费。使用挤压分配器自动混合和分配橡胶材料,该装置可装轻体或重体材料,用扳机状手柄进行操作。挤压分配机装有双筒夹,包括一管催化剂和一管基底材料。见操作46-5。

混合设备

　　牙科诊所需制取大量印模时,可使用台式或壁挂式混合设备节省时间(图46-12)。它主要有以下几个优点:
- 控制分配量——没有多余的材料遗留在调拌纸板上
- 感染控制——花费较少时间清洗消毒枪和筒夹
- 多功能性——可以混合和分配多种印模材料

油泥材料

　　油泥材料与重体材料相比,具有更高的黏稠度和更好的嵌入力。因为材料是在手掌里揉捏混合,在口腔就位时已经是温暖的,实际上加速了凝固时间且没有减少口腔内的工作时间。

弹性体印模材料的类型

　　牙科最常用的四类弹性印模材料是:聚硫橡胶、聚醚橡胶、

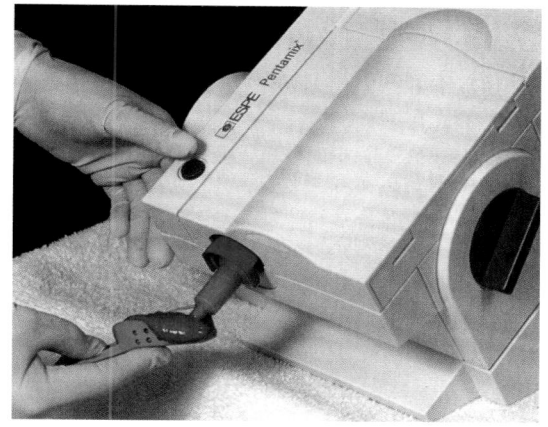

图 46-12 终印模材料混合设备。（From Hatrick CD，Eakle WS，Bird WF：Dental materials：Clinical applications for dental assistants and dental hygienists，ed 2，St Louis，2011，Saunders.）

缩合型硅橡胶和聚硅氧烷（表 46-1）。这些材料有相似点，也有各自的性质和特点。应重点注意它们的尺寸稳定性和永久变形性。

表 46-1　终印模材料的特性（举例）

类型	特点	工作时间
聚硫橡胶	糊剂材料，盛装在两个管子中，有气味和味道，硬度低，稳定性较差	较难混合，调拌时间 60 秒，凝固时间 10～20 分钟
聚醚橡胶	糊剂材料，盛装在管子或筒夹中，气味和味道可接受，硬度和稳定性较好	较易混合，调拌时间 30～45 秒，凝固时间 6～7 分钟
缩合型硅橡胶	糊剂或液体，气味和味道可接受，硬度和稳定性一般	相对较易混合，调拌时间 30～60 秒，凝固时间 6～10 分钟
加成型硅橡胶	糊剂材料或油泥材料，气味和味道可接受，硬度和稳定性非常好	较易混合，调拌时间 30～45 秒，凝固时间 6～8 分钟

From Robinson DS and Bird DL：Essentials of dental assisting，ed 5，St Louis，2013，Saunder.

- **尺寸稳定性**是指材料从病人口中取出后仍能保持原型的能力。
- **抗变形能力**是指抵抗从口中取出印模时引起的应力。
- **永久变形**意味着材料发生改变，不会恢复其先前的形状。

复习

15. 弹性体印模材料是用于初印模还是终印模？
16. 弹性体印模材料有哪 3 种形式？

聚硫橡胶

聚硫橡胶，也称为橡胶基底，多年来用作终印模材料（图 46-13），包括轻体（高流体型）、常规（中流体型）和重体 3 种形式。

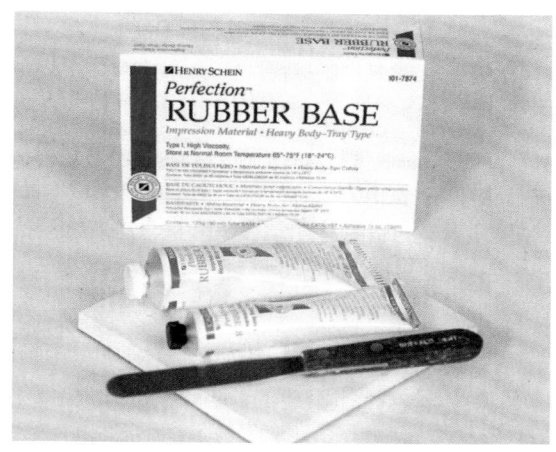

图 46-13　聚硫橡胶材料

该材料由两个糊剂系统组成：基底和催化剂。缺点是有强烈的气味，容易污染衣服。

聚硫橡胶材料有相对较长的工作时间和凝固时间，且硬度低，较易从口腔和石膏中取出。

聚硫橡胶印模材料的化学组成和调拌指南

化学组成
- 基底：硫醇聚硫
- 交联剂：硫或过氧化铅
- 催化剂：氢氧化铜、过氧化锌或有机过氧化物
- 填充物：硫酸锌、锌钡白或硫酸钙二水合物

调拌指南
- 将糊剂挤在调拌板上。
- 用调拌刀的尖端混合糊剂。
- 转移材料到调拌板上干净的地方。
- 参考剩余的混合材料确定凝固时间。
- 水、唾液和血液会影响聚硫橡胶材料。
- 印模凝固后尽快取出托盘，不要晃动托盘。
- 涂布在托盘上的粘接剂必须薄，待粘接剂晾干后再加印模材料。
- 等待 20～30 分钟，防止灌注前印模材料的应力松弛现象。
- 小心手套粉尘污染印模。

聚醚橡胶

聚醚橡胶印模材料比聚硫橡胶具有更好的机械性能，比硅橡胶具有更好的尺寸稳定性（图 46-14）。因为套装太硬，所以

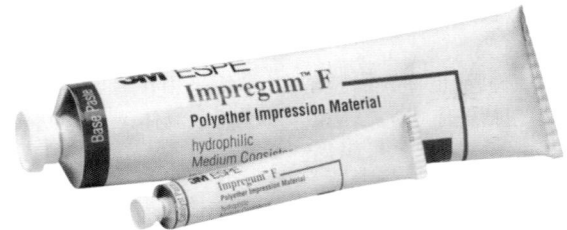

图 46-14   聚醚橡胶材料。（Courtesy 3M ESPE，St. Paul，MN.）

有额外的配套稀释剂。混合时添加稀释剂，可减少材料的硬度和厚度，同时提高终印模的性能。

聚醚橡胶材料包括两个糊剂（基底和催化剂）和筒夹。尽管筒夹的尺寸不同，但因使用相同长度的材料，可实现正确的配比。

聚醚橡胶印模材料的化学组成和调拌指南

化学组成

- 基底：聚醚
- 交联剂：硫酸
- 催化剂：二醇基增塑剂
- 填充物：二氧化硅

调拌指南

- 材料很硬，取出前需轻轻摇晃。
- 当要取出印模时，轻轻摇晃以打破密封状态，防止撕裂。
- 水、唾液和血液影响聚醚橡胶材料的凝固过程。
- 水分增多，会导致印模的边缘差异。
- 如果使用稀释剂，会使材料的吸水率增加。
- 印模材料可以从枪混型和机混型调拌机中挤出。

缩合型硅橡胶

缩合型硅橡胶是一种无异味、不易污染衣物、比较容易混合的材料（图 46-15）。与聚硫橡胶相比，它的变形性较差，但尺寸稳定性优越。

缩合型硅橡胶材料，由管装糊剂的基底、瓶装液体或管装糊剂的催化剂组成，其中催化剂也可以是弹筒或油泥包装。

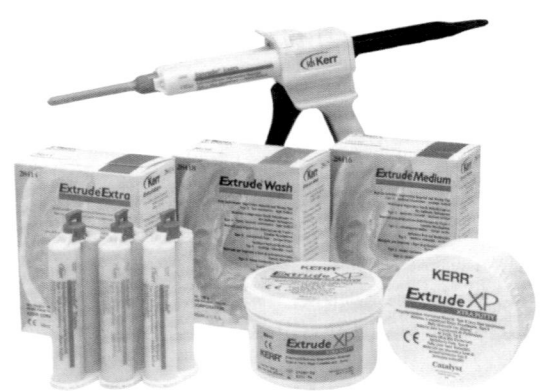

图 46-15   缩合型硅橡胶材料。（Courtesy Kerr Corp.，Orange，CA.）

缩合型硅橡胶印模材料的化学组成及调拌指南

化学组成

- 基底：聚二甲基硅氧烷
- 交联剂：正硅酸烷基或有机氢硅氧烷
- 催化剂：有机锡化合物
- 填充物：二氧化硅

调拌指南

- 材料保质期。
- 托盘需要特殊的托盘粘接剂。
- 该材料不会发生脱水或膨胀，但随着时间的推移会收缩。
- 该材料更灵活，在取出过程中变形机会更大。
- 灌注前等待 20~30 分钟，防止模型发生应力松弛。

聚硅氧烷

聚硅氧烷材料具有高稳定性和低抗撕裂性，在制取终印模时很容易操作（图 46-16）。该材料无味道，病人容易接受。

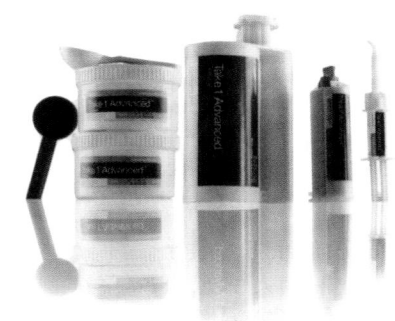

图 46-16   聚硅氧烷材料。（Courtesy Kerr Corp.，Orange，CA.）

聚硅氧烷印模材料有轻体（高流体型）、常规（中流体型）和重体 3 种形式。它装在筒夹和以油泥形式保存用来制取单印或双印。

聚硅氧烷印模材料化学组成及调拌指南

化学组成

- 基底：二氧化硅基底聚合物
- 催化剂：氯铂酸
- 填充物：二氧化硅

调拌指南

- 在尺寸稳定性方面，聚硅氧烷材料是最好的印模材料。
- 可以延迟 7~10 天再灌注模型。
- 材料较硬，取出托盘困难。
- 印模材料可以通过自动混合机和调拌机尖端传递。

咬合记录

除了备牙印模，牙科医生和牙科技师还必须获得准确的上下颌骨的**正中咬合关系**（图46-17），即**𬌗记录**（occlusal registration）。

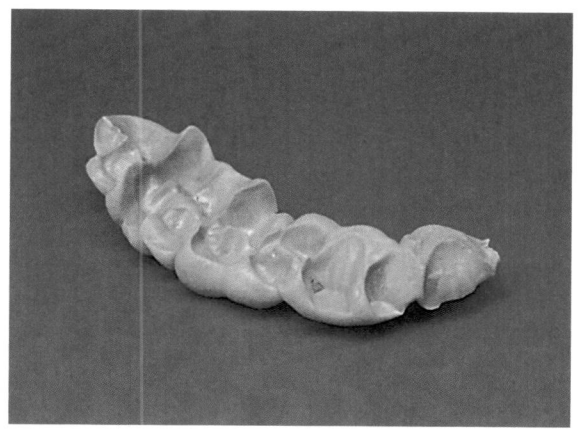

图46-17　𬌗记录。（Courtesy 3M ESPE, St. Paul, MN.）

蜡咬合记录

蜡咬合记录能记录上颌和下颌的咬合关系（图46-18），特别当诊断模型被修整后非常有用。最简单的是使用一种软化的底板蜡制作。见操作46-6。

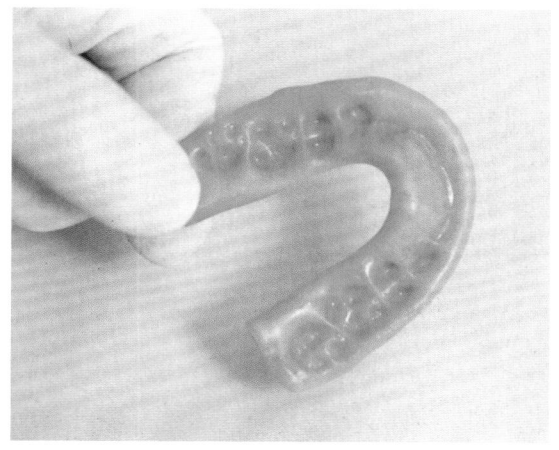

图46-18　蜡咬合记录。（Courtesy 3M ESPE, St. Paul, MN.）

聚硅氧烷咬合记录

最常用的咬合记录材料是聚硅氧烷，包装形式有糊剂或弹筒，具有以下优点：

- 快速凝固。
- 不抵抗咬合力。
- 没有气味或味道。
- 随着时间的推移可获得尺寸稳定性。
- 使用方便。
  见操作46-7。

氧化锌丁香酚咬合记录

氧化锌丁香酚（zinc oxide-eugenol, ZOE）材料的特点是耐用。ZOE糊剂不抵抗咬合力，是一种快速固化材料。调拌时将材料放在纸板上，混合后放在纱布托盘上，然后放到病人口内，嘱咐病人咬上牙齿。见操作46-8。

■ 健康教育

本节详细地介绍了印模的重要性和多种用途。制取印模时，经常可以听到病人诉说焦虑或不舒服。将印模材料托盘放入病人口内时，病人往往失去了控制感，如果病人不习惯用鼻呼吸，或咽反射敏感，印模的制取确实会增加其不适。

具备足够的自信和扎实的技能就可以更好地完成健康教育过程，从而使病人更好地配合。■

■ 法律和伦理问题

EFDA可制取初印模，因为这些印模不会永久地改变病人的牙列。终印模是用来制取间接修复体、义齿或者植入体。这些修复体会改变病人的牙列，由牙科医生负责制取。EFDA要根据国家相关法律确认制取初印模的合法资格。■

■ 展望

随着生物力学和计算机技术的进步，印模材料将很快成为"过去式"。牙科医生可以在牙科技工室使用电脑制作间接修复体、局部义齿和种植义齿。这样就可以省出时间和精力用于加强和提高对病人的照护水平。■

■ 评判性思维

1. 为一位8岁小女孩制取初印模，当托盘放入小女孩口腔时，孩子抓住托盘的把手，说"我不希望把它放在我的嘴里。"但此时必须制取这个印模作为医生的诊断模型。应该使用什么技巧来制取？

2. 终于说服8岁的小女孩同意制取印模。可是当上颌托盘放入她口腔，她开始打嗝。可以用什么样的方法来改善病人感受?

3. 协助使用自动混合系统制取病人下颌终印模的过程中,将注射器材料传递给牙科医生后,你去准备重体材料托盘。当准备托盘时,简夹材料未完全充满托盘就用光了。如何防止这种事情发生? 应该怎么做?

4. 牙科医生有"拖延症"。你与其一起工作 12 年,知道每一个正确的操作步骤。由于其总是落后于时间表,便要求你帮他制取这个病人的终印模,而他就可以为下一个病人做治疗。他提出由你将托盘放入病人口中,他将托盘取出来。你对这个操作有信心吗? 怎样看待其提出的这个要求?

5. 协助牙科医生制取终印模后,还要制取咬合记录。解释为什么牙科技师在设计间接修复体时需要复现咬合? ■

操作 46-1

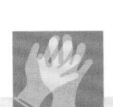

调拌藻酸盐印模材料

器械与物品

✔ 藻酸盐印模材料
✔ 粉剂量勺(由制造商提供)
✔ 水量杯(由制造商提供)
✔ 中等尺寸橡皮碗
✔ 狸尾形宽调拌刀

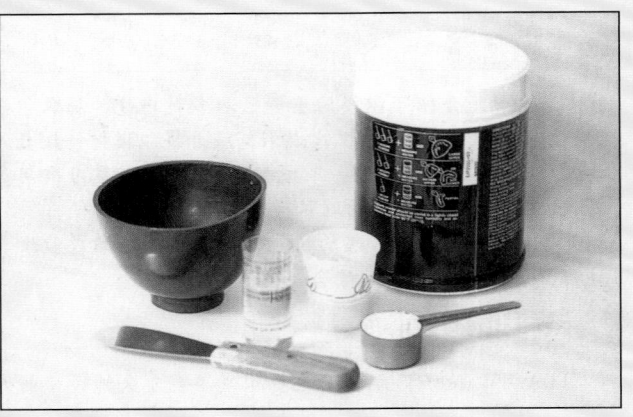

步骤

1. 取适量的水放入碗中。
2. 取一桶藻酸盐印模材料,摇一摇使盒内的粉剂蓬松,然后盖上盖子。防止颗粒散入空气中。

目的:藻酸盐印模材料容易在罐中结块,使得测量不准确。如果是按重量分包好的藻酸盐印模材料就不用摇散。

3. 将粉剂倒入碗中,用调拌刀混合搅拌,直至所有粉剂浸湿。
4. 转动调拌刀使藻酸盐印模材料在调拌刀与橡皮碗内壁之间紧紧接触,充分调匀。

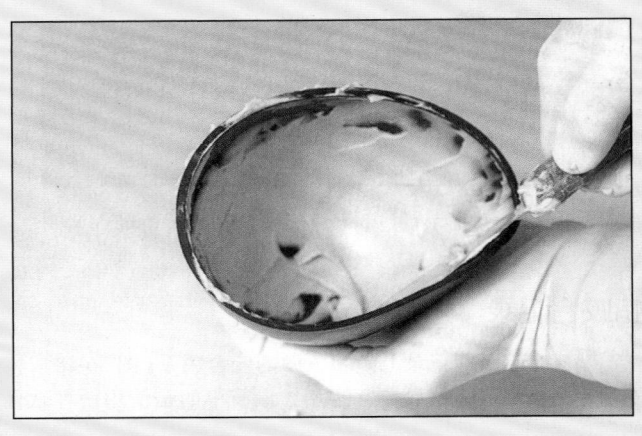

5. 调拌至适当的时间。调拌完成的藻酸盐印模材料应该是细腻的奶油状。

目的:调拌不充分使得藻酸盐胶体含有气泡和粒状纹理,可能会导致印模不理想。

6. 将橡皮碗中的藻酸盐印模材料用调拌刀聚拢到碗的内侧边缘。

操作 46-2

制取下颌初印模

操作前准备

- ✔ 操作者体位
- ✔ 口内器械

器械与物品

- ✔ 藻酸盐印模材料
- ✔ 粉剂量勺
- ✔ 水量杯
- ✔ 温水
- ✔ 橡胶碗
- ✔ 宽调拌刀
- ✔ 无菌印模托盘
- ✔ 托盘粘接剂（无孔托盘上使用）
- ✔ 多用途蜡（如果托盘需要扩展）
- ✔ 吸唾管
- ✔ 塑料袋

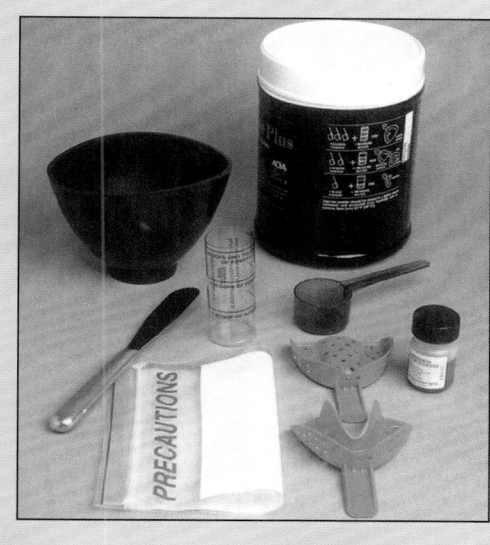

步骤

准备

1. 备齐物品。
2. 安置好病人。
3. 向病人解释操作过程。
4. 选择和准备下颌印模托盘。
5. 取两勺温水与两勺藻酸盐印模材料。混合步骤见操作 46-1。

盛装下颌托盘

6. 将橡皮碗中调拌好的一半材料收集到调拌刀上，装入托盘

的舌侧，迅速下压到托盘的基底部。
目的：除去托盘中的气泡。

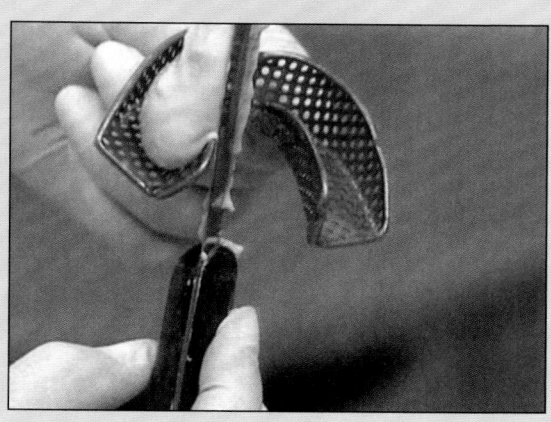

7. 收集碗中剩下的一半藻酸盐印模材料，以同样的方式盛装到托盘的另一侧。
8. 用湿润的手指修整托盘材料的表面。

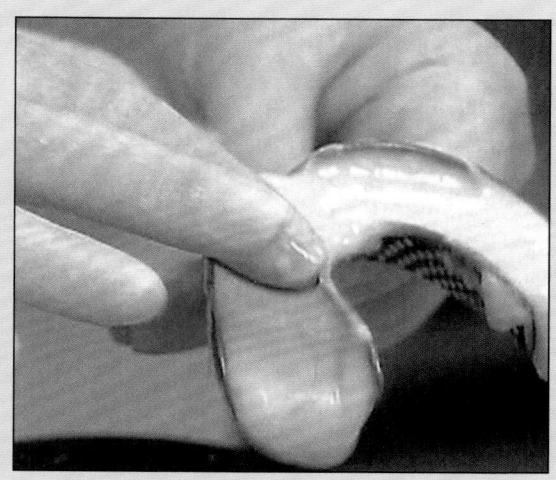

下颌托盘就位

9. 将额外的材料涂抹在下颌牙齿的咬合面。
   目的：将多余的材料涂在牙齿裂缝和邻面，减少印模的误差。
10. 用示指拉开病人一侧面颊的口角。
11. 轻轻旋转托盘，从病人的一侧口角放入。
12. 确保病人牙齿位于托盘的中央。
13. 先将托盘后缘向下压。
    目的：形成密封的环境。

操作 46-2(续)

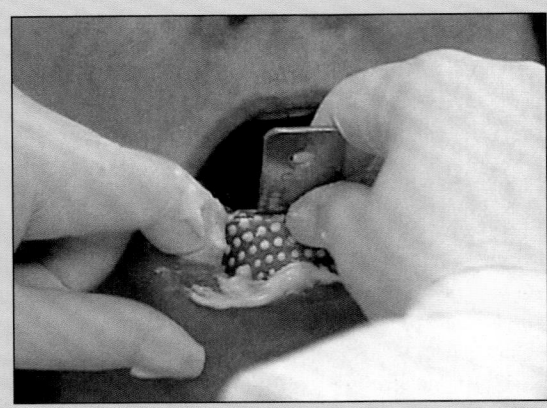

14. 嘱咐病人将舌头抬高,然后将前牙的托盘向下压。
    目的:复现清楚的舌侧牙槽。
15. 当托盘就位时指导病人用鼻呼吸。
16. 当印模凝固,观察托盘上的印模。
    注:当印模完成凝固,用手指按压,印模不会出现凹陷。

取出下颌印模托盘

17. 首先,把手指放在印模托盘的顶部。
    目的:为了保护上颌牙齿。
18. 用手指在面颊或嘴唇的内侧轻轻移动,打破印模和外周组

织之间的密封。
19. 用你的拇指和示指抓住托盘把手,上下移动托盘,打破密封状态。
20. 从牙列上取出托盘。
21. 嘱咐病人用清水漱口,除去口内残留的藻酸盐印模材料。
22. 评估印模的准确性。
23. 冲洗,消毒,用稍微沾湿的毛巾包装,在灌注模型前将印模托盘放在适宜的塑料袋内。

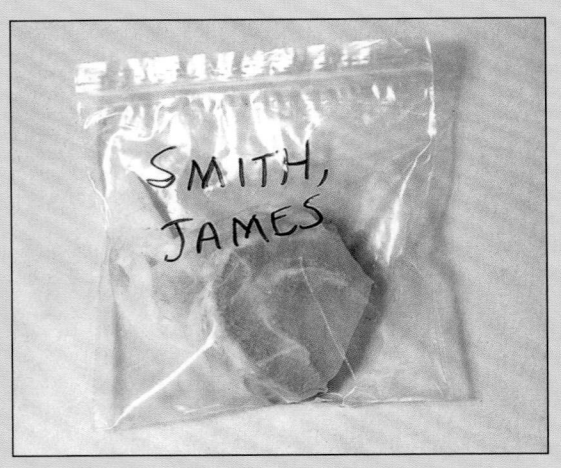

操作 46-3

制取上颌初印模

操作前准备

✔ 操作者体位
✔ 口内器械

器械与物品

✔ 上颌托盘
✔ 其他用具同下颌初印模(见操作 46-2)。如果要重复使用橡皮碗和调拌刀,确保它们在使用前已清洗干净,干燥备用。调拌上颌印模需要 3 勺粉剂和 3 份水。

步骤

准备
同操作 46-2。

盛装上颌托盘

1. 用调拌刀取大量的材料置于上颌托盘的后端,然后用调拌刀将材料向托盘前端平抹推开。
   目的:防止在材料中形成气泡。

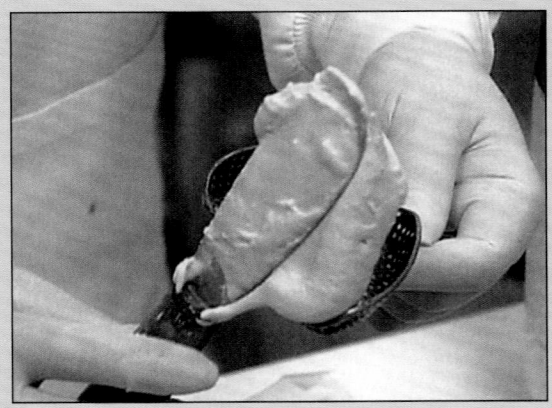

操作 46-3(续)

2. 将大部分的材料置于托盘相应的前腭区。
   目的:防止就位时材料溢出托盘流进喉咙。
3. 将手指浸湿,抹平抹匀托盘表面的材料。

放置上颌托盘
4. 用示指拉开病人一侧面颊的口角。
5. 轻轻旋转托盘从口腔一侧将托盘放入口内。

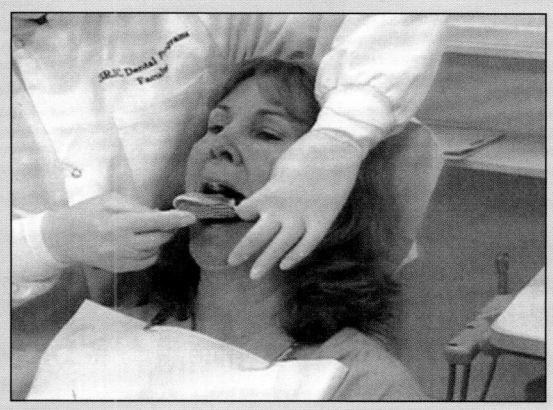

6. 将托盘放在病人的口腔正中。
7. 将托盘后部与硬腭后缘紧密贴合,形成一个密封的托盘。
   目的:防止多余的材料流到口腔后部。

8. 将托盘的前部顶在牙齿上。
9. 轻轻抬起病人的嘴唇包住托盘外缘。
   目的:使材料流入前庭区域。
10. 检查托盘后缘,确保没有任何材料流入病人的喉咙。如果有必要,用棉棒擦去多余的材料。
    目的:防止材料接触软腭区,触发咽反射。
11. 固定托盘,待藻酸盐印模材料完全凝固。

取出上颌托盘
12. 为了避免损伤印模和病人的牙齿,手指放在托盘边缘横向边界向下推,打破腭密封。
13. 垂直向下快速将托盘从牙齿上取下。
14. 指导病人用清水漱口,去除口内多余的藻酸盐印模材料。

藻酸盐印模处理
15. 自来水轻轻冲洗印模,清除血液或唾液。
    目的:生物负荷会干扰石膏制品的凝固。
16. 使用经批准的消毒剂喷洒印模。
17. 灌注前如果要存储印模,需将它包裹在湿纸巾中,与标有病人名字的标签一起储存在有盖容器或塑料袋中。

病人结束治疗前
18. 检查病人的口腔是否有残余的藻酸盐印模碎片,可以用探针和牙线剔除。
19. 使用湿面巾纸擦除病人脸和嘴唇上的藻酸盐印模材料。

操作 46-4

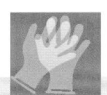

调拌双糊剂终印模材料

器械与物品

- 成品或个别托盘以及合适的粘接剂
- 大而宽的锥形调拌刀
- 调拌纸板
- 轻体基底和催化剂
- 配有消毒混合头的印模注射器
- 2inch×2inch(1inch=2.54cm)纱布垫

步骤

轻体注射器材料的准备
1. 挤出 1/2~2inch 等长的基底和催化剂置于纸板上端1/3,确保两种材料别靠得太近。

目的:有些糊剂会在纸板上扩散,所以要防止提前发生反应。
2. 用纱布擦干净管口,迅速拧紧盖子。
   目的:擦净管口和缝隙,防止盖子丢失或被材料污染。
3. 用调拌刀尖端混合催化剂和基底,然后按一个方向旋转约5秒。
4. 将材料收集到调拌刀的平坦部分,放在干净的纸板中心。
   目的:在一个干净的纸板上混合,可以更均匀。
5. 用调拌刀来回调拌,保证在混合过程中只使用调拌刀一个侧面。
   目的:使用调拌刀两侧容易损失材料。
6. 在纸板上充分研磨,使材料混合均匀。

操作 46-4(续)

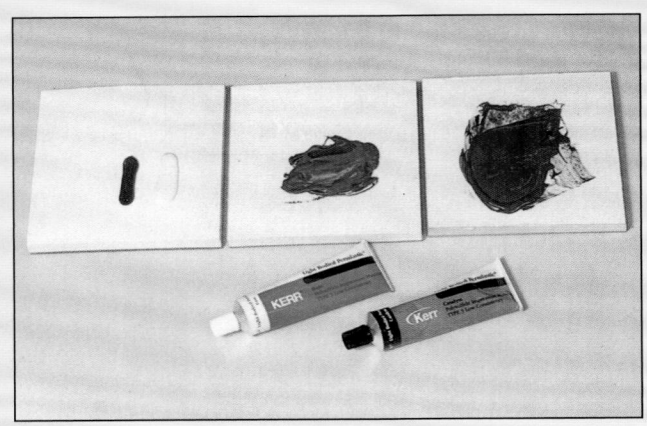

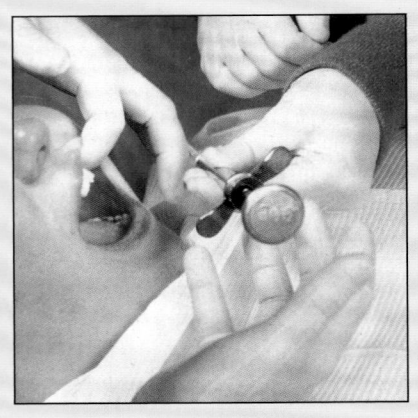

7. 使用注射器管收集材料,插上柱塞,挤出少量的材料从而确定材料的工作时间。

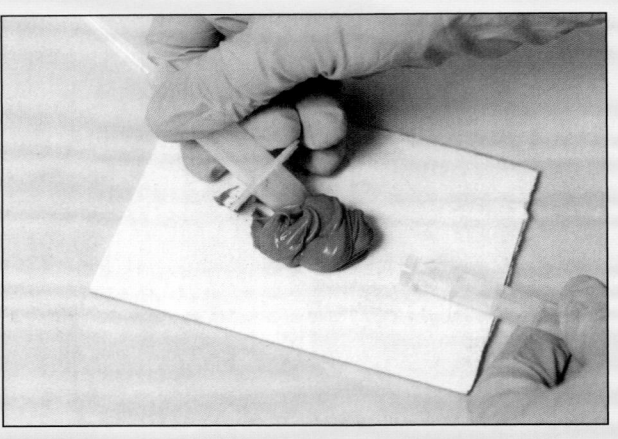

8. 传递注射器给牙科医生,并确保将注射器的前端朝向治疗牙齿。

重体注射器材料的准备

1. 挤出约 3~4inch 等长的重体材料的基底和催化剂置于纸板上端。这些材料的量大约是 1/4 托盘的量。
   注:放置材料的数量取决于你使用的是 1/4 托盘还是全牙列托盘。
2. 用调拌刀尖端混合催化剂和基底,然后按一个方向旋转约5 秒。
3. 将材料收集到调拌刀的平坦部分,放在干净的纸板中心。
   目的:在一个干净的纸板上混合,可以更均匀。
4. 用调拌刀来回调拌,并保证在混合过程中只使用调拌刀一个侧面。
   目的:使用调拌刀两侧会损失材料。
5. 在纸板上充分研磨,使材料混合均匀。
6. 用调拌刀收集材料将其装到托盘上。为了避免形成气泡,使用调拌刀扁平的一面,沿着托盘外面的边缘,将材料"擦"到托盘中。
7. 用调拌刀将材料均匀的从托盘一端推向另一侧。不要挑起材料。
   目的:向上方拉起材料,会使材料混入空气。
8. 从牙科医生手中接回注射器,然后传递托盘,确保牙科医生能够准确抓住托盘把柄。

操作 46-5

调拌自动混合终印模材料

器械与物品

- 成品或个别托盘以及合适的粘接剂
- 挤压分配器
- 分配器混合机头
- 轻体混合头
- 轻体材料筒夹
- 重体材料筒夹
- 2inch×2inch 纱布垫

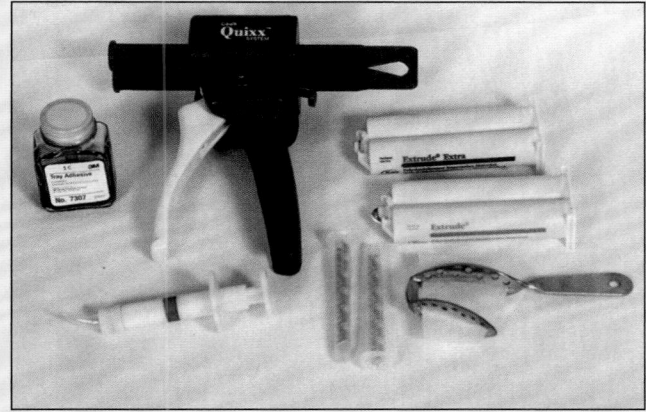

(From Hatrick CD, Eakle WS, Bird WF: Dental materials: clinical applications for dental assistants and dental hygienists, ed 2, St Louis, 2011, Saunders.)

步骤

1. 将轻体材料基底和催化剂筒夹装在挤压分配器上。
2. 取下材料管上的盖子,挤出前端的一些未混合的材料置于纱布上。
   目的:确定塑料管中没有空气混入;去除材料中变硬的部分。

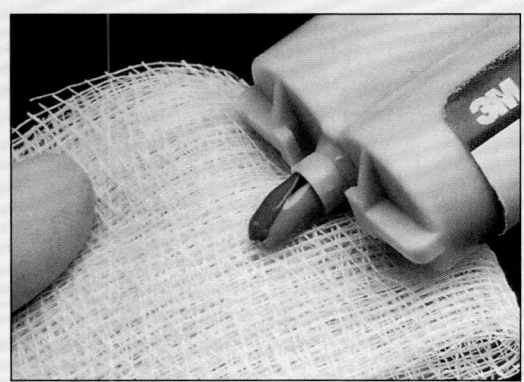

(Courtesy 3M ESPE, St Paul, MN.)

3. 给挤压分配器装上混合机头,给轻体材料装上注射器头。

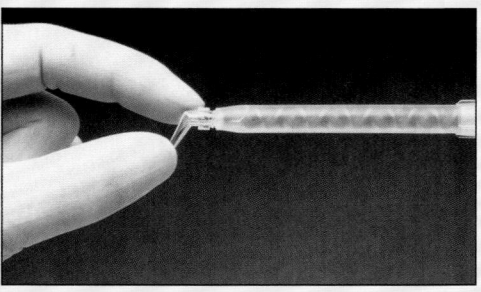

(Courtesy 3M ESPE, St Paul, MN.)

4. 当牙科医生示意准备好了,触动扳机直到材料到达头端。
5. 将挤压分配器头端方向朝向待取印模区传递给牙科医生。
6. 牙科医生将轻体材料涂布在备好的牙齿及其周围组织上。

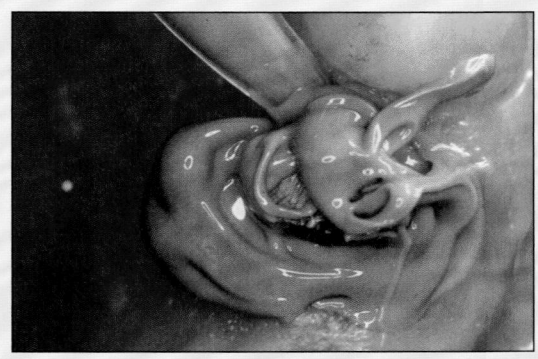

7. 将重体材料筒夹装入挤压分配器,先从混合筒夹前端挤出少量材料(同轻体材料),在筒夹上装上注射器头。
8. 牙科医生示意准备好,扣动扳机,混合重体材料。
9. 将重体材料装入印模托盘,确保材料内不混入空气。
   注:将材料从托盘的一端慢慢挤到另一端。
10. 传递托盘,确保牙科医生能够准确抓住托盘把柄。
11. 待印模材料完全凝固,取下托盘并检查印模的准确性。

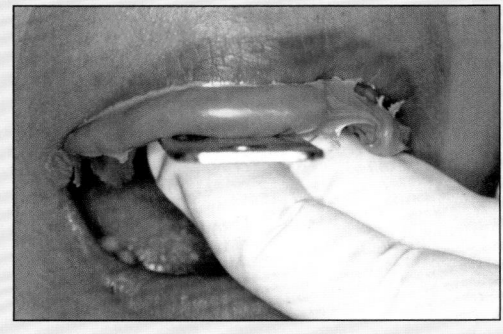

(Courtesy 3M ESPE, St Paul, MN.)

12. 将印模消毒后放入袋子中,标记病人的名字,然后送到牙科技工室。

操作 46-6

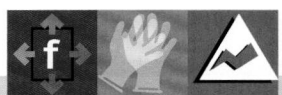

制取蜡咬合记录

操作前准备

- ✔ 操作者体位
- ✔ 窝洞的分类和牙体解剖学知识
- ✔ 口内器械

器械与物品

- ✔ 底板蜡
- ✔ 技工刀
- ✔ 热源(温水、本生灯或火枪)

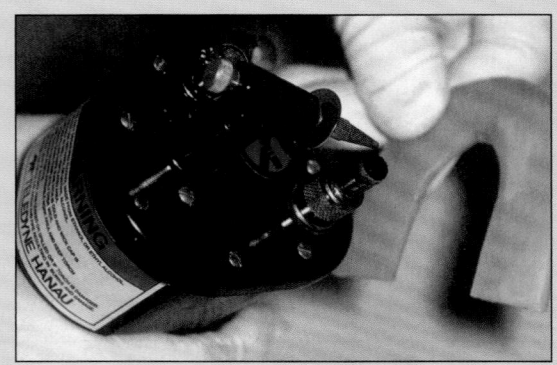

5. 将软化的蜡放在牙齿的咬合面上。
6. 嘱病人轻轻自然的咬上牙。

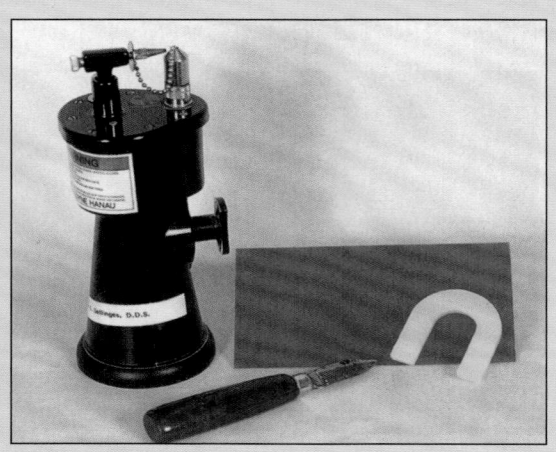

步骤

1. 向病人解释操作流程。告知病人蜡是温的,不烫嘴。
2. 指导病人做正常的开闭口动作。
   　目的:确保在蜡上记录正确的位置。因为当蜡放入口内时,
   　　　　病人可能会慢慢咬上牙,而不是直接咬下,这样会导
   　　　　致咬合记录不准确。
3. 将蜡放在牙齿咬合面,并检查长度。如果蜡的长度远超出
   最后一颗牙齿使病人感觉不舒服,可以用技工刀将蜡剪短。
4. 使用热源软化蜡。

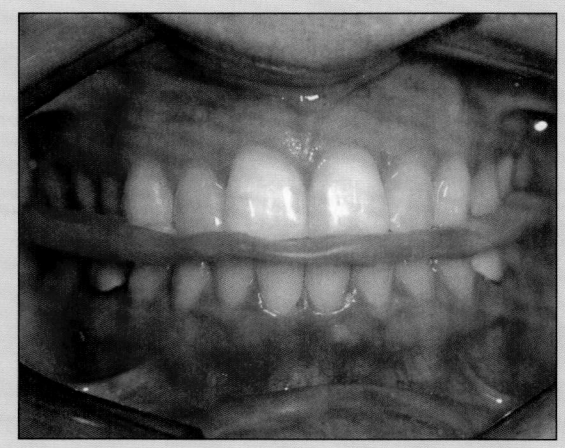

7. 等待蜡冷却。
   　注:蜡会迅速冷却,并在 1~2 分钟内可以从口中取出。
8. 小心地取出蜡咬合记录,避免失真。
9. 标记好病人的姓名和蜡咬合记录一同保存。
10. 将蜡咬合记录和印模一同保存,需要修整时再取用。

操作 46-7

混合聚硅氧烷材料咬合记录

器械与物品

- ✔ 挤压分配器
- ✔ 咬合记录材料筒夹(基底材料和催化剂)
- ✔ 混合头
- ✔ 托盘

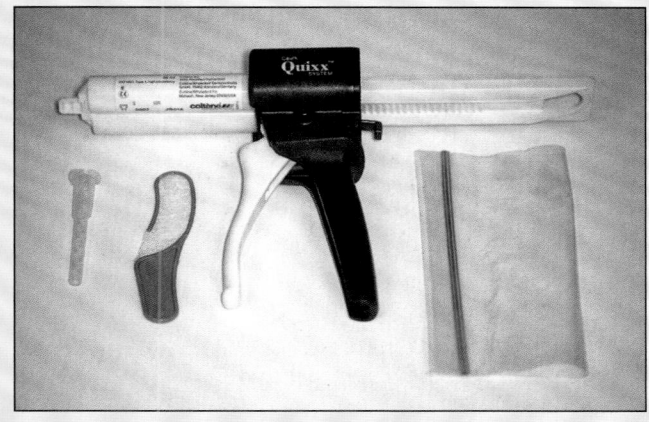

步骤

1. 混合材料。

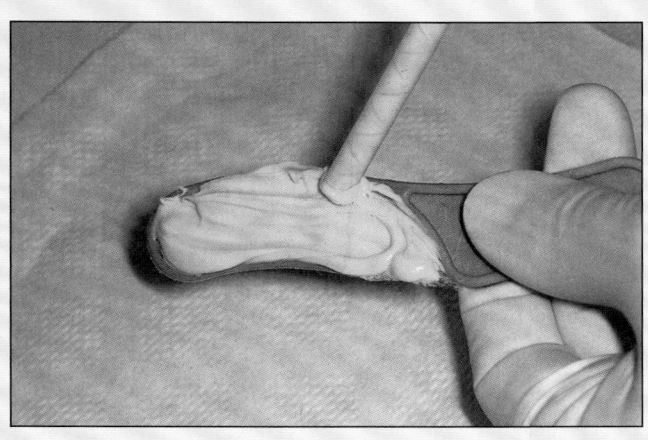

2. 使用挤压分配器将材料直接放在托盘上,确保托盘两侧都填满。
3. 指导病人做正确的咬合动作。
4. 待材料完全凝固(约1分钟),从口内取出咬合记录,并检查准确性。
5. 冲洗、消毒并晾干印模,注明标签后,同其他印模一起送到牙科技工室。

操作 46-8

混合 ZOE 咬合记录材料

器械与物品

- ✔ ZOE 咬合记录材料(基底和催化剂)
- ✔ 调拌纸板
- ✔ 调拌刀
- ✔ 咬合托盘
- ✔ 2inch×2inch 纱布垫

步骤

1. 将1~2inch 的基底和催化剂置于纸板上。

2. 将两种材料彻底混合45秒。
3. 收集一半材料于调拌刀上,将材料"擦"到托盘的一侧。收集剩下的一半材料,并"擦"到另一侧的托盘上。
   目的:两侧托盘上的材料可以准确记录病人的上下颌弓。
4. 将托盘放置在病人口内所需的区域,并指导病人进行咬合。材料在1分钟之内即可凝固。
5. 嘱病人张口,取出托盘。
6. 冲洗、消毒并晾干印模,注明标签后,同其他印模一起送到牙科技工室。

(胡祥莹 译,阮洪 校审)

47

技工室材料和操作程序

关键术语

解剖部分(anatomic portion):通过藻酸盐印模翻制出的牙科模型的部分。

𬌗架(articulator):当牙弓模型相互接触时,引发下颌骨和颞颌关节运动的牙科技工装置。

晶型转变(crystallization):晶体结构互相转变的化学过程。

代型(die):制造铸造修复体的过程中对预备基石的精确复制。

二水合物(dihydrate):本节特指石膏产品,一份硫酸钙包含了两份水($CaSO_4 \cdot 2H_2O$)。

尺寸稳定(dimensionally stable):对宽度、高度和长度改变的抵抗性。

面弓(face bow):𬌗架的一部分,用于测量上颌牙列与颞下颌关节的相对位置。

石膏(gypsum):用于形成熟石膏和人造石的矿物质。

半水合物(hemihydrate):移去水分子形成半水硫酸钙,从而形成熟石膏粉末。

同源性(homogenous):有同一特性并且自始至终连续。

磨光马达(lathe):用于切割或打磨义齿的装置。

模型(model):通过印模复制上、下颌牙弓。

单聚物(monomer):可以与其它分子形成高分子聚合物的分子。

多聚物(polymer):由多分子组合而成。

悬浮液(slurry):石膏与水混合用于模型的灌注。

挥发物(volatile):易挥发、易爆炸的物质。

学习目标

完成此章节的学习之后,学生将能够达到以下目标:

1. 掌握关键术语的发音、写法和定义。
2. 讨论牙科技工室可以采取的安全保护措施。
3. 列举牙科技工室的设备并描述其用途。
4. 讨论牙科模型,包括:
   - 解释牙科模型在牙科中的作用。
   - 讨论石膏制品和它们在制作石膏模型的作用。
   - 说出3种灌注牙科模型的方法。
5. 列举3种个别印模托盘并描述他们在牙科学中的作用。
6. 识别牙科蜡的种类并描述他们在牙科学中的作用。

实践目标

完成此章节的学习之后,学生将能够达到以下技能水平:

- 测量一个面弓记录。
- 混合牙科石膏。
- 用反转倾倒的方法灌注一套牙科模型。
- 修整和完成牙科模型。
- 制作丙烯酸个别托盘。
- 制作光固化个别托盘。
- 制作真空个别托盘。

牙科技工室在牙科诊所是一个独立的（远离病人治疗区）区域。牙科医生和临床工作人员会在技工室完成以下操作：

- 灌注初印；
- 修改和完成诊断模型；
- 准备个别托盘；
- 临时修复体、局部或全口义齿和间接修复体的抛光

牙科团队进行一些特殊的操作时，比如儿童牙科、正畸、固定和活动的口腔修复，将使用一个更大的技工室，因为他们有更多的工作要完成。大技工室提供了更多设备和更多的功能，并可将间接成本控制到最低。在技工室里如果有不能处理的情况，可以送到商业牙科技工室（图47-1）。

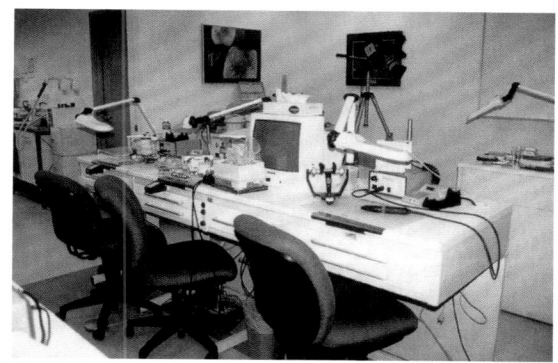

图 47-1 商业牙科技工室

牙科技工室安全

在牙科技工室工作时，安全是首要问题。工作时必须遵循安全预防措施和感染控制程序。谨记，从临床带到牙科技工室的物品是污染的。

牙科技工室规定

- 禁止携带食物、水、饮料进入技工室，禁止吸烟
- 禁止携带化妆品进入技工室
- 在技工室工作时，佩戴个人防护用品（personal protective equipment，PPE）
- 头发需要扎起来
- 发生事故，立即报告
- 按照制造商的指示操作设备
- 每项操作前后都要清洁工作区

物理安全

当工作的环境中存在高产热电气设备，你必须熟悉灭火器的位置和逃生通道。还应确保所有的设备保持在良好的工作状态，始终遵循制造商的指示操作设备。

化学安全

牙科技工室的口腔材料可能有腐蚀性、毒性或致癌性。应妥善处理和使用这些材料，并采取特殊的预防措施，避免直接接触、吸收或摄入可吸入的化学物质（见第23章危险化学品的泄露和保护内容）。

生物危害

生物危害物质常与治疗区域和消毒灭菌中心相关联。而印模和其他被带入牙科技工室的物品很有可能携带了感染的血液和唾液。故存在生物危害时，牙科技工室和污染物品在每一次使用前后都必须消毒。

> **复习**
> 1. 牙科诊所中如何为牙科技工室选址？
> 2. 哪些操作要求更精细的设备？
> 3. 举例说明牙科技工室中的污染物品。

牙科技工室设备

牙科技工室都配备台面和橱柜，既可提供充足的工作空间，又可安全放置物品和设备（图47-2）。

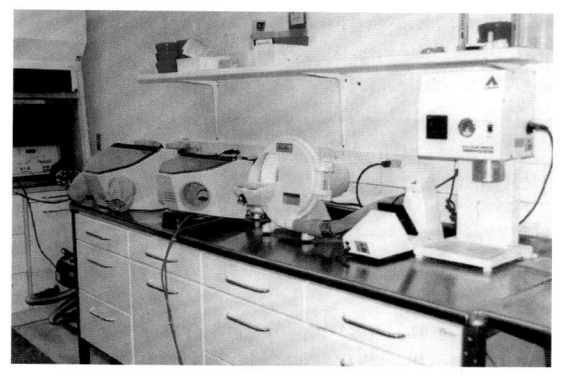

图 47-2 牙科诊所中的牙科技工室

壁挂式橱柜用来存储石膏、人造石和其他材料。这些橱柜既可以防止材料受潮，也可以很容易地移动石膏制品。取出物品后，应立即关闭柜门。

工作盘是开放的塑料容器，用来保存进展中的工作物品。工作盘用不同的颜色识别，用来表示要执行的操作类型。

热源

在牙科技工室需要热源用来加热蜡或其他材料，例如使用丙烷或丁烷火枪。如果在技工室安装了气体管道，橡胶软管一端连接本生灯，一端连接气体出口。使用时，要将手柄完全打开或完全关闭，否则会有气体逸出，非常危险。

模型修整机

模型修整机用来修整人造石或石膏模型（图47-3）。模型修整砂轮，用来磨去多余的石膏（plaster）或人造石（stone）。保持砂轮清洁，为使其更有效地工作，应防止石膏或者人造石堆积。模型需妥善固定，可放置在工作台上用手固定或者安置在固定的设备上。

为了控制扬尘，模型修整机切割时水会缓缓流在连续运行

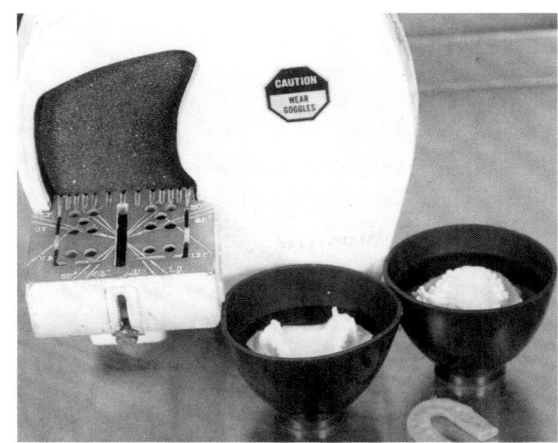

图 47-3 模型修整机

的车轮上,然后直接流入水槽,水槽应配有漏网防止石膏堵塞。

真空成型器

真空成型器是一个小型电子设备,用于制作牙齿漂白、口腔防护器和正畸保持器需要的个别托盘(图 47-4)。设备的上半部分是预热和软化热塑性树脂材料的加热元件,其工作表面有孔,有利于真空加热和热塑模型。

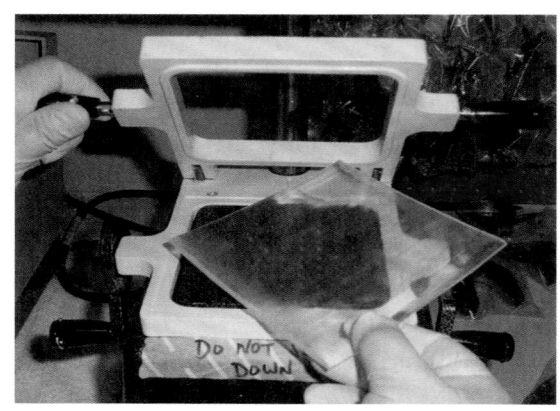

图 47-4 真空设备。(From Darby ML,Walsh MM:Dental hygiene:theory and practice,ed3 St Louis,2010,Saunders;courtesy Gwen Essex,UCSF School of Dentistry.)

振荡器

振荡器用于去除混合石膏或人造石过程中的空气,有利于灌注诊断模型材料的流动(图 47-5)。振荡器有一个平坦的振动碗/盘工作表面。为了保持振荡器清洁,在使用前可以用一次性薄膜盖在工作表面上,使用后再丢弃。

牙科技工手机

低速牙科技工手机有很多用途,如修整个别托盘、调整义齿、临时和间接修复和抛光,详见第 35 节。

喷砂抛光机

喷砂抛光机是一个手持设备。有较高喷砂速率,可以在金

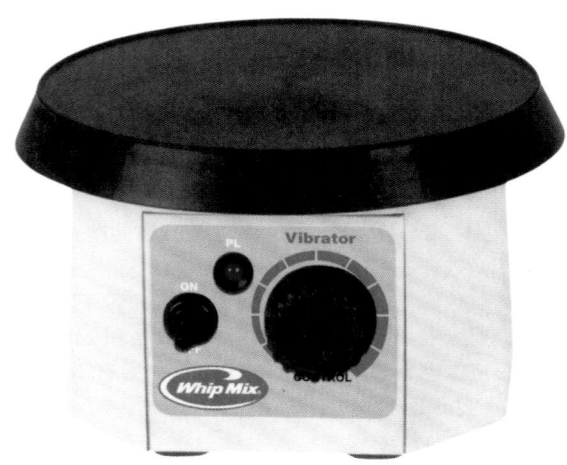

图 47-5 振荡器。(Courtesy Whip Mix Corp.,Louisville,KY)

属、瓷器或丙烯酸表面进行蚀刻(图 47-6)。通过在表面区域增加凹凸不平的粗糙感增大保持力。喷砂适用于冠修复、义齿、矫治器以及牙冠、桥体和嵌体的粘接。

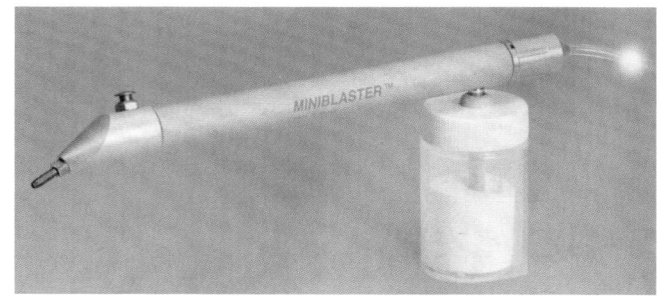

图 47-6 喷砂机。(Courtesy Johnson-Promident,Valley Cottage,NY)

𬌗架

𬌗架(articulator)是一种机械装置,保持上颌和下颌的牙齿模型(models)在某一个位置,以帮助再现上下颌骨关系。𬌗架帮助牙科医生和牙科技师制作可摘局部义齿(假牙)、固定修复的牙冠、桥体、嵌体、高嵌体和矫治器(图 47-7)。将牙齿模型准确安装在𬌗架上需要特殊的记录。

面弓

面弓(face bow),是牙科医生用来确定上颌弓和颞下颌关节位置关系的第一步。中心关系或咬合记录需要测量牙齿在关节正确对齐和实际咬合之前的位置。

在一些州,面弓测量是职能拓展的牙医助理(expanded-functions dental assistant,EFDA)或注册牙医助理(registered dental assistant,RDA)合法的拓展职能。见操作 47-1。

牙科磨光马达

牙科磨光马达(lathe),用来打磨或修整个别托盘、临时修复体、义齿和间接修复体。磨光马达工作区设计有保护性塑料

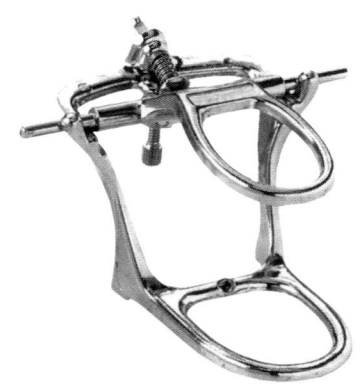

图 47-7　𬌗架。(Courtesy Patterson Dental Supply, Inc., St Paul, MN)

透视罩。电机两端有旋转的螺纹延伸,用作磨料砂轮或抛光轮的附件都装在这些延伸处。每次使用后,这些附件必须消毒后方可再次使用(图 47-8)。

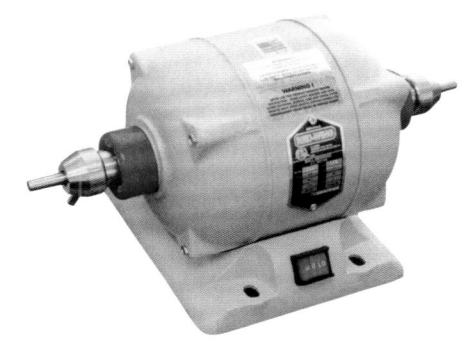

图 47-8　牙科磨光马达。(Courtesy Handler Red Wing Int'l., Westfield, NJ.)

在抛光过程中可使用磨石和其他抛光物件。安装在车轮下或后面的保护盘用来装磨石和阻挡飞溅物。

专用调拌刀和碗

在牙科技工室经常使用的专业工具。每次使用后必须进行消毒,且正确地储存。

蜡刀

蜡刀有两个工作端,用于部分或全口义齿蜡。在牙科技工室中最常使用的是#7 蜡刀(图 47-9)。

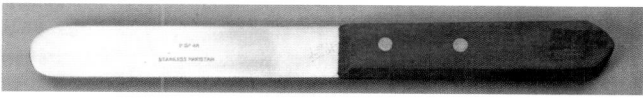

图 47-9　蜡刀(译者注:原著此处配图可能有误)。(From Boyd LB: Dental instruments: a pocket guide, ed 5, St Louis, 2015, Saunders.)

混合调拌刀

牙科技工室有几种类型的混合调拌刀。类型的选择取决于口腔材料的强度。

橡胶碗

橡胶碗,用于混合藻酸盐、石膏或人造石。(图 47-10)。

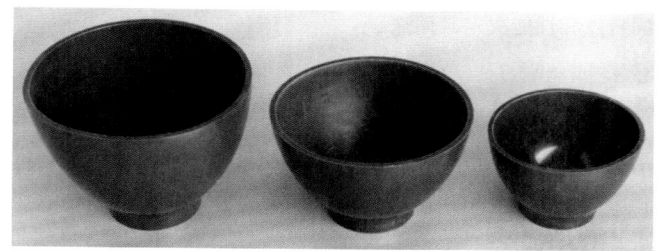

图 47-10　不同型号的橡胶弹性碗(From Boyd LB: Dental instruments: a pocket guide, ed 5, St Louis, 2015, Saunders.)

← 复习

4. 使用什么仪器可以磨去石膏或人造石?
5. 使用什么仪器诊断模型确定中心关系?
6. 牙科技工室中最常使用的蜡刀是什么型号?

牙科模型

牙科模型,简称研究铸件,是患者牙齿和周围软组织、上颌和下颌关系(图 47-11)精确的三维复现。牙科模型是在藻酸盐印模材料中倒入石膏来灌注完成的。

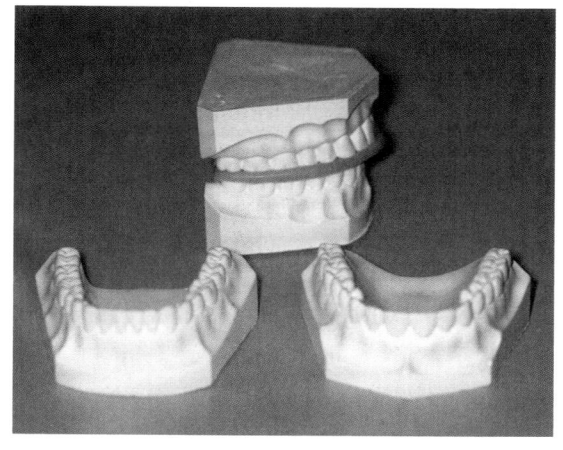

图 47-11　牙科模型

由于这些模型显示三维视图的效果,具有诊断价值。牙科医生可使用这些模型研究患者在临床检查时探查不到的口腔情况。牙科模型的用途:

- 固定修复或者活动义齿的诊断
- 正畸治疗的诊断
- 牙科治疗的可视化显示
- 个别托盘制作
- 制作正畸附件
- 制作临时修复体

● 制作口腔防护器

石膏制品

石膏(gypsum)制品广泛应用于牙科模型制作。石膏的不同特点和性能决定其用途。

化学性质

石膏是从地球上开采的矿物。未提纯的状态下,石膏是硫酸钙的二水合物(dihydrate)形式,表示每一个部分的硫酸钙包含两部分水。石膏在制造过程中被加热时,水被除去,成为粉末状的半水合物(hemihydrate)。

凝固反应

用水混合石膏粉时,半水合物晶体溶解在水中,形成结晶的原子核称为集群(nuclei of crystallization)。这些原子核十分接近,在石膏晶体凝固过程中相互结合。随着更多晶体的相互结合,最终增加了材料的强度、刚度和硬度。

类型

通常用于灌注研究模型的石膏制品有 3 种:熟石膏、普通人造石和高强度人造石。所有这些类型都包括半水合物晶体。三者之间的唯一的区别是半水合物的结晶大小、形状和孔隙率。半水合物的结晶之间的差异确定了每种类型的石膏制品的特性和水-粉比。

熟石膏

通常也称 Paris 石膏,为白色,主要灌注初印,用于诊断模型或者正畸。石膏晶体呈不规则形、多孔状,外观类似海绵。由于多孔和不规则晶体,石膏模型需要与大量水混合,所以是 3 种类型中硬度最弱的。

普通人造石

普通人造石呈黄色,常用于制取更加耐用的模型或用来制作义齿的工作模型。普通人造石晶体的形状相似、少孔。这使得模型更强硬和更密集。

高强度人造石

也称为高密度或改良人造石,因高硬度和尺寸精确的优势使其成为牙科技师用于制作蜡模冠、桥和间接修复的理想代型(die)。高强度人造石的晶体光滑、致密,混合时需要的水在三者中最少。

水粉比

水粉比显著影响石膏产品的凝固时间和强度。每种石膏材料按照制造商说明都有最佳比例。这些比率应细心观察,因为偏差可以改变材料的一贯性和性能的一致性。

推荐石膏产品水粉比如下:

熟石膏(100g),45～50ml 的水

普通人造石(100g),30～32ml 水

高强度人造石(100g),19～24ml 水

混合时如使用的水量较少,混合物是干燥的,将导致工作时间缩短。如果此时加入额外的水来稀释,晶型转变(crystallization)(凝固)过程受到干扰,该模型将不具有所要求的强度。

水量太多时,混合物是稀薄的,需要更长的凝固时间,模型质地过软。如果在开始调拌后,额外添加粉末继续搅拌,会破坏已经开始形成的晶体。其结果是模型质脆易碎。

每个组合中的粉末和水的测量必须是准确的。测量水的容器,可以使用注射器或标有刻度的水杯。粉末的测量可以使用天平秤量,在放置粉末前先将秤调节至所需重量。如果没有秤,可以测量粉末的容积。详见操作 47-2。

→复习

7. 牙科模型的另一种学术名称是什么?
8. 牙科模型使用什么材料制作?
9. 石膏有哪 3 种类型?
10. 什么是石膏的水 - 粉比(g/ml)?
11. 混合石膏材料时,是将水加入粉末中,还是将粉末加入水中?
12. 石膏材料在什么容器中进行混合?

灌注牙科模型

模型包括两部分:解剖部分(anatomic portion),来自藻酸盐印模;工艺部分,作为铸件的基托(图 47-12)。制取艺术的铸造部分时有 3 种不同的灌注方法(图 47-13)。

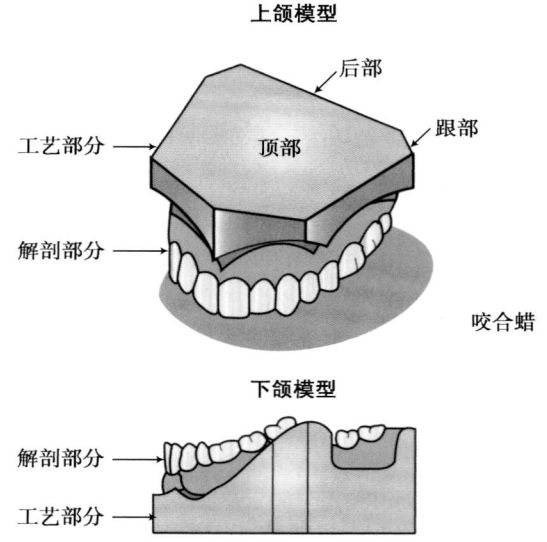

图 47-12　牙科模型的解剖和工艺部分

二次灌注法

先灌注解剖部分铸件,然后进行第二次混合石膏或人造石来制取工艺部分。可以手动制取自由形态的基底,或使用制造商提供的橡胶模具制取。

围模灌注法

印模周围是一个蜡制作的箱子。箱子要比上颌的腭区和下颌的舌区至少延长 1/2inch(1inch＝2.54cm)。

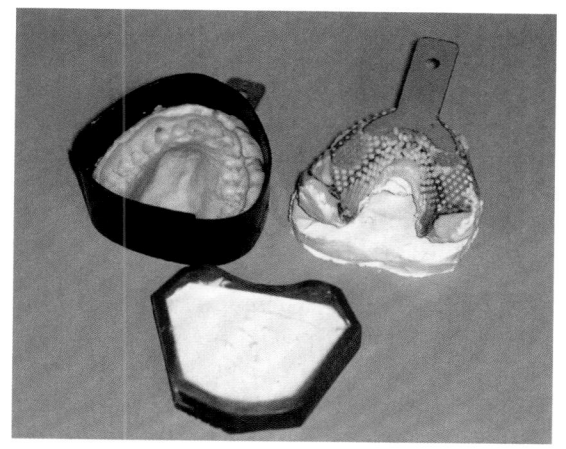

图 47-13 灌注方法的举例。左上，围模灌注法；右上，反转倾倒法；下中，二次灌注法

反转倾倒法

首先混合石膏/人造石材料，灌注印模，然后将印模一步反转，将基底材料置于瓷砖或者台面上。这是最常见的印模灌注方法。见操作 47-3。

复习

13. 牙科模型包括哪两部分？
14. 制取上颌骨模型时，需从哪里开始灌注石膏材料？
15. 等待多久可以分离模型和印模？

修整牙科模型

当模型是用于案例展示或作为病人的病程记录的一部分时，必须按照几何标准修整模型使其有一个专业的外观。在修整过程中，使用蜡咬合记录定位连接模型。

解剖和工艺部分

解剖部分的牙齿模型包括牙齿、口腔粘膜和附着肌肉。此部分构成的了模型整体的三分之二。工艺部分包括基底，占据三分之一。

抛光石膏模型

许多牙科诊所使用牙科模型来诊断和治疗。所以模型需要具有专业品质的外观。制作外观更加精致的石膏模型，需要将模型浸泡在皂液中 24 小时，然后晾干，用软布擦拭。也可使用模型光泽喷雾。见操作 47-4。

复习

16. 要从哪里先测量和修整上颌或下颌牙科模型？
17. 修整上颌和下颌模型的不同之处在哪里？
18. 修整模型时，应该在上下颌模型之间放置什么？

个别托盘

正如在第 46 章中讨论的，个别托盘是专为个别病人设计的。个别托盘通常是在牙科技工室内制作的，牙科技师可在病人下次复诊前制作完。

制作个别托盘的标准

- 托盘必须具有足够的强度，当托盘放置与取出时可以固定住材料。
- 托盘必须符合和适应患者的口腔，保持患者的舒适度。当下压托盘时口腔周围组织没有不适感。
- 托盘必须能够准确地适应无牙弓或部分无牙弓的患者。
- 托盘和牙齿之间必须均匀分布 3~4mm 的印模材料。
- 制作完成的上颌托盘必须覆盖牙齿和硬腭，稍微延伸超出龈缘（但不进入移行皱襞）。
- 制作完成的下颌托盘必须覆盖牙齿，超出龈缘（但不进入移行皱襞）。
- 用于制作个别托盘的主要材料包括自固化丙烯酸树脂、光固化树脂和热塑性材料。无论使用哪种材料制作托盘，都必须先制备一个诊断模型。

制作个别托盘的准则和术语

- **倒凹区**：制备的第一步是用蜡或其他模制材料填补石膏的倒凹。石膏模型上的气泡、拱和脊、龋损的牙和错位牙，都会导致倒凹。
- **托盘轮廓**：在石膏模型的边缘上用铅笔标记托盘的轮廓。托盘的边界是附着牙龈和黏膜的交界处，超出最后一颗牙齿 2~3mm。
- **垫片**：垫片放置在石膏上可以在托盘上为印模材料创造空间。在制作垫片时可能需要用到基托蜡、折叠湿纸巾或商用非沾模材料。切取适当长度基托蜡，加热，并将其放置在托盘区域内。可以使用加热的塑料仪器将蜡封在石膏上。
- **垫片挡板**：垫片挡板的作用是防止托盘陷入牙弓和象限太深。垫片挡板也让印模周围有足够数量的印模材料。垫片挡板呈三角形或圆形的孔，是用技工刀或蜡刀切出的。这些切口就会在托盘组织面（组织面就是托盘内表面）形成突起。无牙颌托盘至少需要 4 个垫片挡板：一个在两侧第一或第二磨牙牙槽嵴的顶端。额外的挡板可以放置在本区内的尖牙嵴顶端。托盘常用于制取关于冠或桥的牙模，需要将垫片挡板放置在备好的牙齿的附近，而不是牙齿上面。
- **分离剂**：制备的铸件、垫片和接触的附近区域都会涂上分离剂，使得完成的托盘可以容易地分离。
- **手柄**：安装了手柄的托盘可以方便地放入患者的口中和取出。手柄始终放置在托盘的前部，尽可能放置在中线附近，朝向外，平行咬合面。手柄材料取自剩余的托盘材料。手柄与托盘之间使用树脂粘接剂相接。
- **去除垫片**：托盘制作完成后，要清除垫片，清理托盘组织面。使用一个小而硬的刷子，如牙刷，除去大部分的蜡。
- **表面处理**：没有必要去除托盘内面粗糙的地方，因为之后印模材料会覆盖这些表面。如果托盘的外边缘是粗糙的，需要处理成光滑的,因为这些地方以后会接触到患者的口腔。将丙烯酸钻头安装在慢速直机头上,去除主要的粗糙区域。还可以使用牙科磨光马达磨平边缘。最后根据制造商的说明进行漂洗、消毒。

丙烯酸树脂托盘材料

自固化丙烯酸树脂具有强韧、强适应力的特点。所以可用于制作个别托盘。这种材料的主要缺点是具有危害的易挥发物(volatile)。单体挥发后高度易燃,吸入高浓度气体后会危害人体,刺激皮肤。这种材料必须非常小心处理。

当使用自固化树脂时,单聚物(monomer)和多聚物(polymer)混合在一起会发生聚合反应。材料在几分钟之内达到固化的初始阶段,在此期间,它变得坚硬一些,并放出热量,但它仍然有可塑性。当出现以下迹象时,表明该材料已达到最终阶段:①坚硬,不能再被塑形;②热量减少了。托盘的尺寸在24小时以内是不能达到尺寸稳定(dimensionally stable)的。因此,个别托盘应在病人来之前的24小时前制作完成。见操作47-5。

光固化树脂托盘材料

这种预先混合好的、预制的托盘材料是可见光固化材料,不包含甲基丙烯酸甲酯单体(与丙烯酸类树脂材料相关的有害物质)。光固化树脂具有非常低的收缩性和极好的适应性。这种材料可用于任何情况下的印模,包括有牙、无牙和部分缺牙的印模。

光固化灯作为光固化树脂催化剂,可以激发聚合反应,材料成型后经一定波长的光照射后固化,有充裕的操作时间。一旦经光照射,固化速度非常快。见操作47-6。

真空成型的热塑性树脂

真空成型器应用加热和真空将热塑性树脂材料加工成诊断模型。真空成型器是一种多功能机器。这项技术与丙烯酸类树脂和光固化树脂的差别主要是,模型的制备和树脂材料使用的重量和类型。

- 当制作**印模托盘**时,需要使用坚硬的,厚的塑料,还需要垫片和手柄。
- 制作**临时覆盖**时,需要使用薄的材料。不需要垫片或手柄。
- 当制作**漂白托盘**时,需要使用薄的材料。不需要垫片或手柄。
- 制作**口腔防护器**时,需要使用厚的柔韧性好的材料。不需要垫片,但要使用附件来约束。见操作47-7。

← 复习

19. 上述讨论的3种类型的个别托盘中,哪种技术使用了更危险的材料制造托盘?
20. 哪种类型的个别托盘可以制作漂白托盘?
21. 哪两种托盘的制作材料是丙烯酸树脂?
22. 哪种类型的材料用于真空技术制作个别托盘?
23. 垫片的作用是什么?
24. 制作个别托盘是如何填平倒凹的?

牙科蜡

牙科蜡在临床操作和牙科技工室有特殊用途。这些蜡可以来自天然物质,如自然产物、动物副产品,也可来自合成物质,这些物质具备某些特性,但无法从自然资源中获得。

- **石蜡**——源自矿产
- **地蜡**——源自矿产
- **蜂蜡**——源自动物
- **小烛树脂**——源自植物
- **棕榈蜡**——源自植物
- **达玛树脂**——源自植物
- **松香**——源自植物

蜡的分类

牙科蜡按种类可分为3种:模型蜡、工艺蜡和印模蜡。

模型蜡

模型蜡是一种特殊类型的蜡,用于金属铸件和义齿的制造,分为嵌体蜡、铸造蜡和基托蜡。

嵌体蜡

嵌体蜡是一种坚硬、脆性蜡,成分主要是石蜡、巴西棕榈蜡、树脂和蜂蜡(图47-14)。牙科技师使用这种蜡在牙模上制作间接修复体。

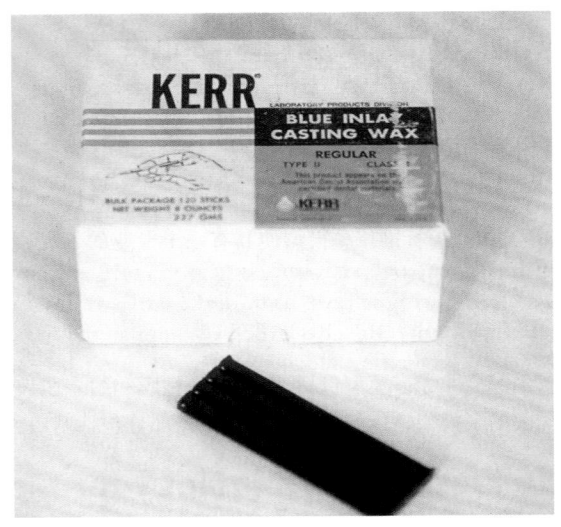

图47-14　嵌体蜡

根据嵌体蜡的流动性(硬度)可分为:

- A类,硬蜡,用于直接蜡型技术。
- B类,一种中等的嵌体蜡,间接使用于代型上(图47-15)。
- C类,一种软嵌蜡,在牙科技工室用于间接修复技术。

铸造蜡:类似嵌蜡,铸造蜡用于单牙间接修复、固定桥和铸造局部义齿的金属部分。铸造蜡的外形是片状,有各种厚度,由石蜡、地蜡、蜂蜡和树脂组成。

基托蜡:基托蜡用来记录咬合边缘的初始拱盖形状,制作义齿、义齿蜡。在室温下呈硬而脆的片状,由石蜡或地蜡、蜂蜡

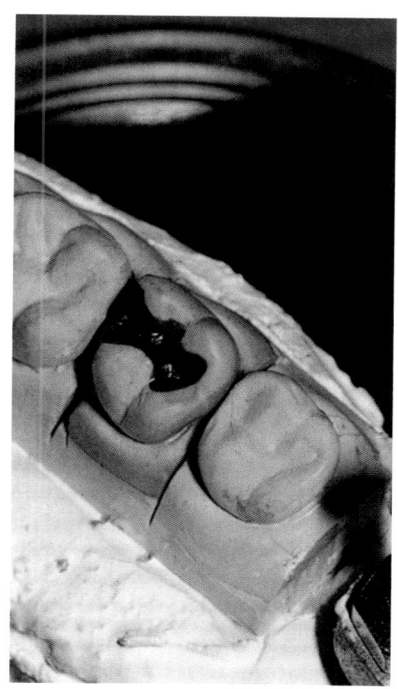

图 47-15　嵌体蜡用于患牙上。(From Hatrick CD, EakleWS, BridWF: Dentalmaterials: clinical applications for dental assistants and dental hygienists, ed 2, St Louis, 2011, Saunders.)

和棕榈蜡组成(图 47-16)。

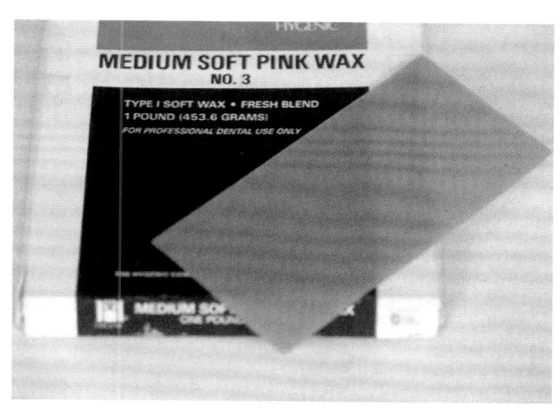

图 47-16　基托蜡

美国牙医协会(American Dental Association, ADA)将基托蜡分为以下 3 种类型:
- Ⅰ 型是柔软的,用于义齿制作。
- Ⅱ 型是中等硬度,在温和气候条件下使用。
- Ⅲ 型是一种在热带气候条件下使用的硬蜡。

工艺蜡

工艺蜡是牙科蜡的一种分类,用于临床或牙科技工室多个程序制作,包括型盒蜡、多用蜡和粘蜡。

型盒蜡

型盒蜡是一种光滑、有光泽且柔软的蜡。它是宽度为 1~1.5inch,长度为 12~18inch 的长条(图 47-17)。

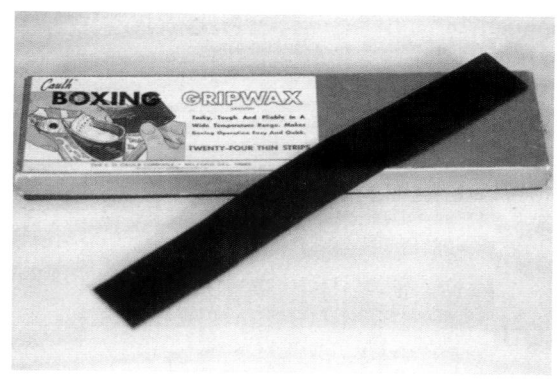

图 47-17　型盒蜡

它经常在灌注模型时被用来围绕包裹初印,而不需要修剪过多的材料。

多用途蜡

多用途蜡是一种柔软的、稍粘的蜡,根据其用途分为不同的种类。其外形呈条状、棍棒状或绳状(图 47-18)。多用蜡由蜂蜡、凡士林和其他软蜡组成。多用蜡的用途包括延长印模托盘的边界和覆盖正畸治疗中刺激颊部和嘴唇的托槽。

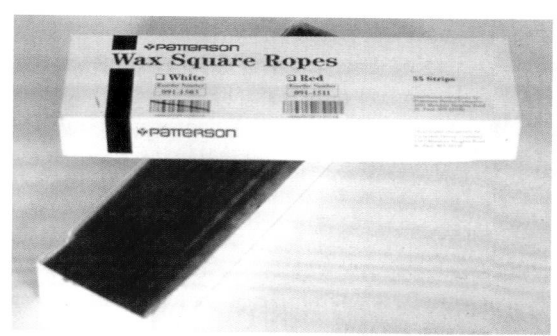

图 47-18　多用蜡

粘蜡

粘蜡是一种很脆的蜡。但是当它被加热时会变得非常粘,在制作蜡模或粘接丙烯酸类树脂材料时非常有用。它的形状呈蜡棒状或块状,主要成分是蜂蜡和树脂。

印模蜡

印模蜡是牙科蜡的一种,用于制取口腔内印模,包括矫正印模蜡和咬合记录蜡。

矫正印模蜡

矫正印模蜡常用于无牙颌的制取,这种类型的蜡在口腔温度下易流动,与其他印模材料可协同使用。

咬合记录蜡

咬合记录蜡质软,与铸造蜡相似。蜡在温水中软化后,牙科医生指导患者在蜡上记录牙齿印记。

咬晶片是咬合记录蜡的一种(图 47-19)。是预先形成的马蹄状薄片,其中间夹层是铝箔材料。

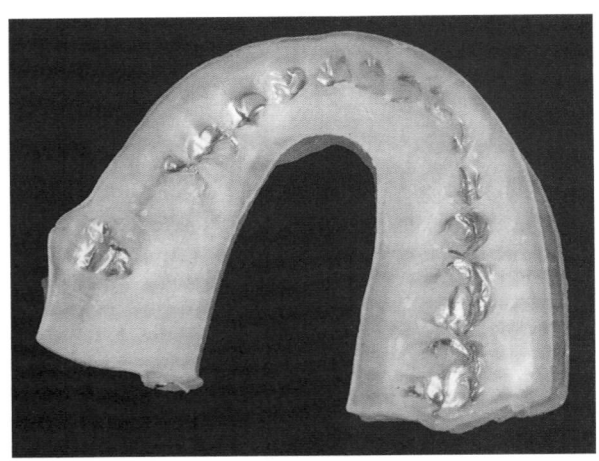

图 47-19　咬合记录蜡

⟳复习

25. 什么类型的蜡可用于浇灌围绕包裹初印？
26. 为了延长印模托盘，应该选择什么类型的蜡？
27. 应该用什么类型的蜡取患者的咬合记录？
28. 哪种蜡常用于制作间接修复体？

■ 健康教育

牙科团队向病人解释和宣教口腔情况时，牙科模型是最有效的工具之一。牙科医生在解释固定和活动义齿、儿科、口腔正畸、口腔种植的治疗计划和手术过程时可使用这些模型进行演示。

由于牙科模型的重要性，灌注、修整和抛光诊断模型的工作对病人来说很有意义。这类工作同时也反映了你及牙科医生的专业技能。■

■ 法律和伦理问题

作为临床牙医助理，艺术性和创造力可能会激发在牙科技工室动手操作的兴趣。对制作个别托盘、修整和完成牙科模型以及进行额外的技工室操作等工作更有兴趣的，可以考虑在这些领域参加继续教育课程。

当承担的技工室操作越多，就越应该意识到必须在国家法律的限制内执行有关牙医助理可以执行的操作。■

■ 展望

由于牙科学变得更加复杂，牙科医生会寻求更多牙科技工室操作技能好的牙医助理为病人提供最佳的治疗。牙科学校针对技工室技能的教学越来越少，使得牙科医生更依赖于牙医助理和牙科技师的技能和知识。牙医助理在牙科技工室操作和材料使用中具有积极且重要的作用。■

■ 评判性思维

1. 在准备用石膏灌注一个初步的印模时，该如何准备灌注前的印模？
2. 测量完制作上颌印模和基托所需的水和粉的量后开始搅拌，几秒钟后混合物变得非常干燥。在确定测量是正确的前提下，请分析发生这种情况可能的原因。
3. 灌注上颌骨的印模和基托 30 分钟后，从模型中分离印模时，模型的两颗前牙折断了，讨论发生这种情况可能的原因。
4. 请用自己的话描述上颌和下颌模型的修整处理过程。
5. 牙科医生要求准备一个重要的漂白托盘，应当如何来制作？■

操作 47-1

测量面弓记录（拓展职能）

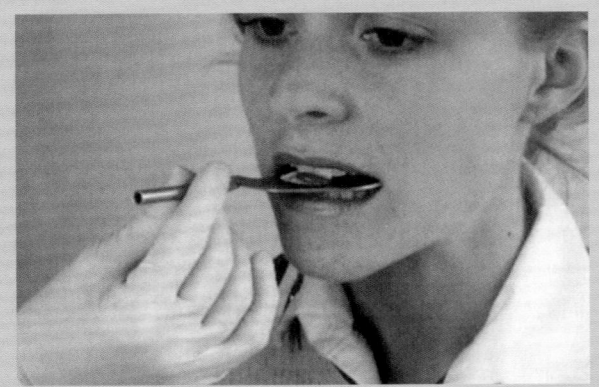

器械与物品

✔ 面弓
✔ 粘接剂或咬合板
✔ 温水（用来软化咬合板）

步骤

1. 将垂直指示杆放在分析仪弓上。
2. 将一次性指数托盘或𬌗叉放在分析仪弓上。
3. 准备一个𬌗叉放在一次性指数托盘或咬合板上。
　注：如果使用咬合板，需要提前将它们放置在温水中软化。
4. 当把𬌗叉放进患者口中，指导患者慢慢咬下去。

操作 47-1（续）

5. 将垂直指示杆对齐病人的面部中线。这样可以将牙齿中线记录在冠状面上。
6. 确保病人牙齿咬合面在殆叉上，打开定位仪弓直到侧翼水平。
   注：这步操作最好站在病人前面完成。
7. 卸下托盘或殆叉，这将成为永久咬合记录，用于牙科医生或牙科技师安装研究模型。

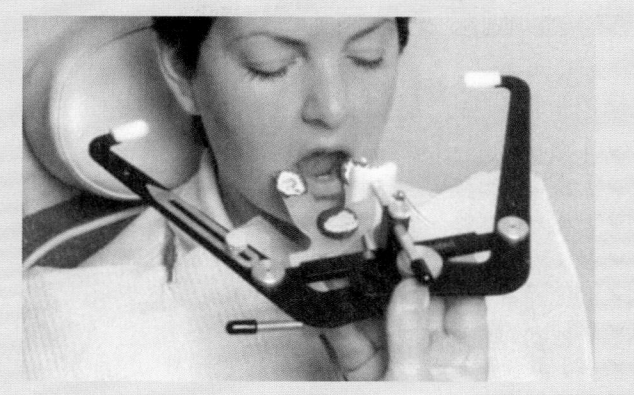

操作 47-2

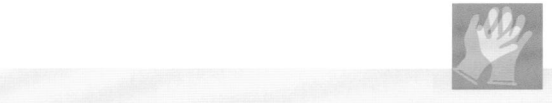

混合牙科石膏

器械与物品

✔ 橡胶调拌碗（清洁和干燥）
✔ 金属调拌刀（硬刀片末端圆钝）
✔ 天枰
✔ 石膏（100g）
✔ 水测量装置
✔ 室温水（70℉，1℉＝1℃×1.8+32）
✔ 振荡器（有一次性盖子）

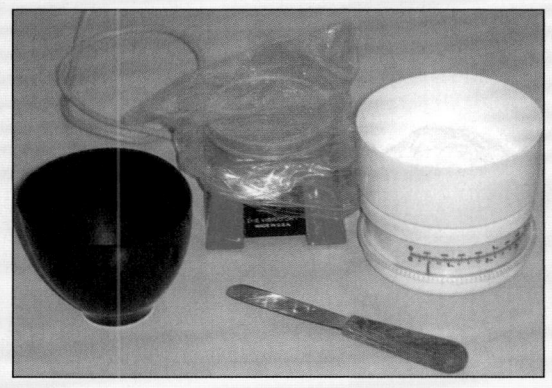

步骤

1. 测量 45ml 的常温水置于调拌碗中。
2. 将纸巾放在天枰上，并设置好重量。
3. 称出 100g 牙科石膏。

4. 将粉末一次性加入水中。静置约 30 秒。
   目的：这有助于防止混入空气气泡。
5. 用调拌刀慢慢搅拌粉末。混合约 20 秒后石膏呈光滑的奶油状。
   目的：有助于防止粉末溢出。

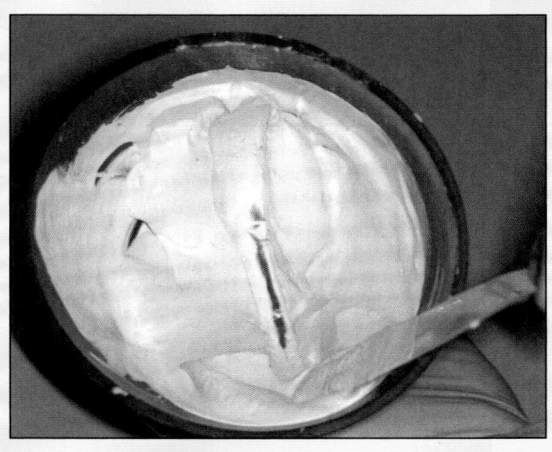

6. 开启振荡器，调至低或中等速度，并将橡胶碗放置在平台上。
   目的：振动迫使气泡上升到表面，从而降低了混合物中的气泡，使得混合物更加牢固。
7. 轻轻按压并旋转橡胶碗。
8. 混合振动石膏不要超过 2 分钟。

操作 47-3

反转倾倒灌注牙科石膏模型

器械与物品

- ✔ 上颌和下颌的印模
- ✔ 玻璃板或瓷砖
- ✔ 技工室调拌刀
- ✔ 技工刀
- ✔ 150g 石膏（需要额外的石膏用于基托）
- ✔ 60ml 水（需要额外的水用于基托）
- ✔ 橡胶碗
- ✔ 振荡器

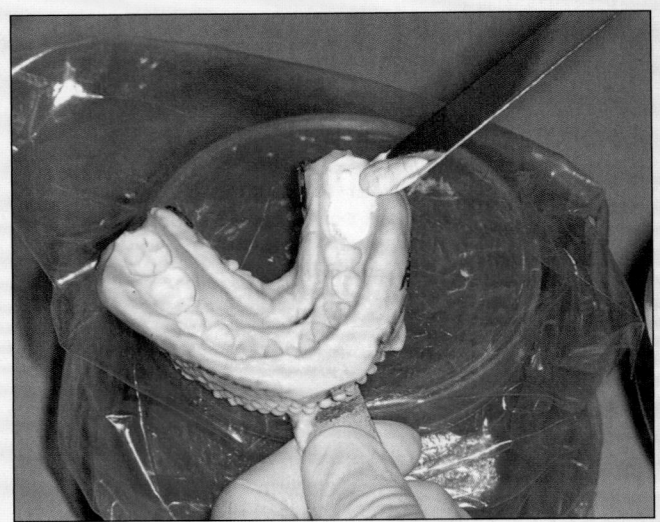

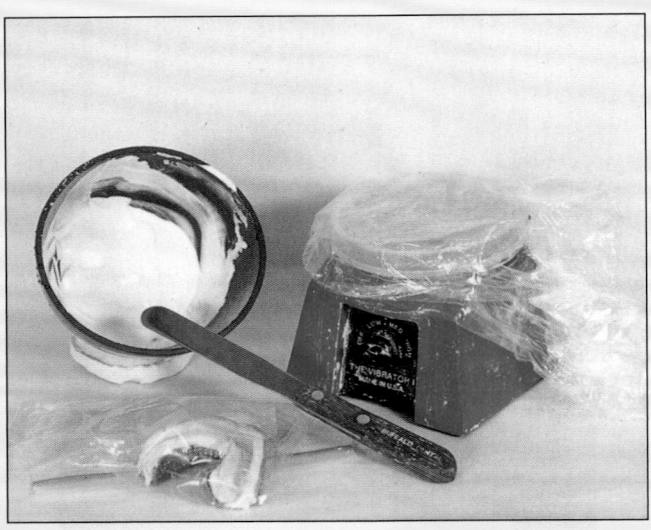

5. 继续取适量的石膏放置在后牙区，引导材料流向前牙区。
6. 旋转托盘到另一边，取适量石膏，确保每一颗牙齿都填满石膏材料。
7. 当所有牙齿都被材料覆盖，将大量的材料加到印模上，直至装满整个印模。

步骤

准备印模

1. 使用温和的气流去除印模上多余的水分。不要使印模过干。

   目的：过度干燥的材料可能导致失真。

2. 使用技工刀去除可能干扰模型灌注的多余印模材料。

灌注下颌骨模型和基托

1. 混合石膏，然后调节振荡器从低速到中速。

   注：上颌印模要单独混合调拌。

2. 握住托盘的手柄，然后将基托手柄的边缘放置在振荡器上。

3. 将调拌刀置于调拌好的石膏中，取适量石膏（约 1/2 茶匙）。

4. 将这些石膏放置在印模的后牙区域。引导材料向舌侧流动。

   目的：推动空气在它前面，消除气泡。

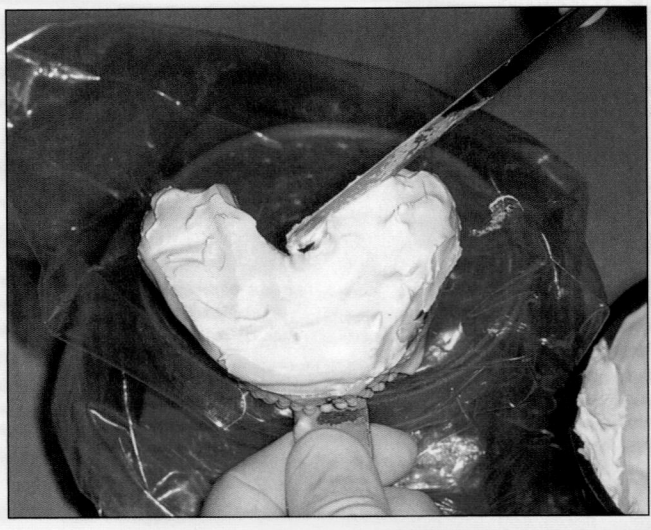

8. 将额外的材料放置在玻璃板（或瓷砖）上，制作一个约 2inch ×2inch×1inch 厚的基托。

   注：可以用商业橡胶模具来制造基托。这些对称的模具可以减少修整步骤。

操作 47-3(续)

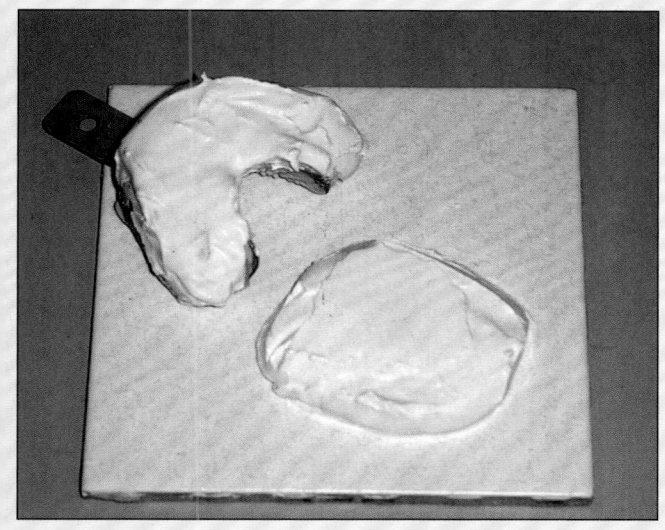

9. 倒置印模到新的调拌好的材料上。不要将印模压在基托上。

目的:当把印模倒置在新的材料中,可以使得新鲜的材料定向移动。这样做可以避免使基托变得又薄又大。

10. 紧紧地握住手柄,使用调拌刀磨平基托和第一次灌注模型的边缘。小心不要将材料抹在托盘上,否则很难将它们分离开。

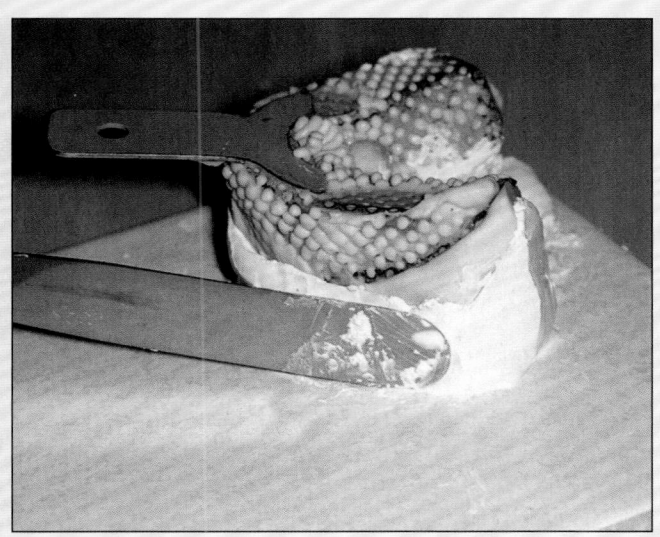

灌注上颌骨模型

1. 使用清洁设备,重复上述 3~5 步骤。

2. 将少量石膏放置在后牙区的印模中。将材料向下引导流动到后牙区。

3. 继续放置在同一地区的适量石膏,并引导材料流向前牙区。

4. 旋转托盘到另一侧,使材料流入每颗牙齿的印模中。

5. 一旦所有牙齿的印模都被石膏覆盖,开始增加石膏的量,直到整个印模充满石膏。

6. 将混合好的石膏放置到玻璃板(或瓷砖)上,制造一个约 2inch×2inch×1inch 厚的基托。

7. 倒置印模到新的调拌好的材料上。不要将印模压在基托上。

目的:当把印模倒置在新的材料中,可以使得新鲜的材料定向移动。这样做可以避免使基托变得又薄又大。

8. 紧紧地握住手柄,使用调拌刀磨平基托和第一次灌注模型的边缘。小心不要将材料抹在托盘上,否则很难将它们分离开。

9. 将印模托盘放置在基托上,手柄、石膏模型牙齿咬合平面能够平行于玻璃板(或瓷砖)表面。

目的:帮助形成一个厚度均匀的基托。

分离石膏模型与印模

1. 当基托灌注完成 45~60 分钟后,从模型中分离出之前的印模。

目的:材料需要完成初始凝固阶段,否则该模型将变得扭曲。

2. 使用技工刀轻轻分开托盘边缘。

3. 用稳定、平直的力,向上压托盘手柄,取出印模。

4. 如果托盘不容易分离,检查托盘是否仍连接在印模上。同样,使用技工刀分离托盘和模型。

5. 在模型上垂直向上拉托盘手柄。

注:不要从一侧到另一侧摆动托盘手柄。这可能会导致石膏上的牙齿断裂。

6. 准备修整和抛光。

操作 47-4

修整和完成牙科模型

器械与物品

- 灌注好的上下颌的牙齿石膏模型
- 咬合蜡记录
- 铅笔
- 尺子
- 实验刀
- 模型修整仪器

步骤

准备模型

在水中浸泡基托部分至少5分钟。

　　目的:有利于修整。

修整上颌模型

1. 将上颌骨模型放在平坦的工作台面上。
2. 用一把尺子,从台面向上测量1/4inch,在模型周围用铅笔画一条线。

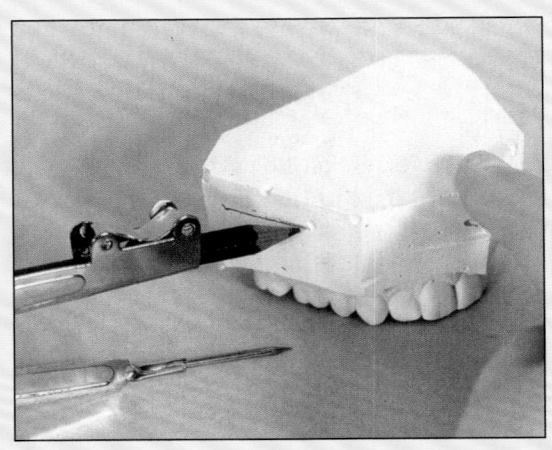

3. 打开修整器,握紧模型,修整标记线以下的部分。
4. 在上颌结节后面1/4inch处画一条线。修整基底,修整后牙区多余的石膏直到标记线。
5. 修整模型的侧面,在模型的一侧,通过牙槽嵴的中心画一条线。在距离这条线1/4inch处,画一条平行线。

　　注:若不想修整掉黏膜皱褶,则测量多于1/4inch的距离。

6. 重复这些步骤测量模型的另一侧。
7. 修整模型的两侧至所画直线。

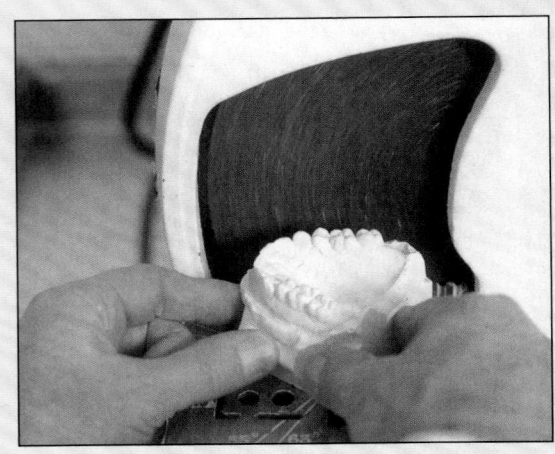

8. 在结节后面画一条垂直于对侧尖牙的直线,修整到这条线以完成上颌颊侧的修整。
9. 最后两侧均以一定的角度从尖牙到中线画一条线,并修整到这条线。

修整下颌模型

1. 用上颌模型和咬合蜡记录固定住下颌模型。
2. 把下颌基托放在修整器上,修平整下颌的后牙区直到它和上颌变得一样平。
3. 将模型向上放置(上颌基托接触台面)。以台面为基准,测量3inch的高度,围绕下颌基托做一个标记。

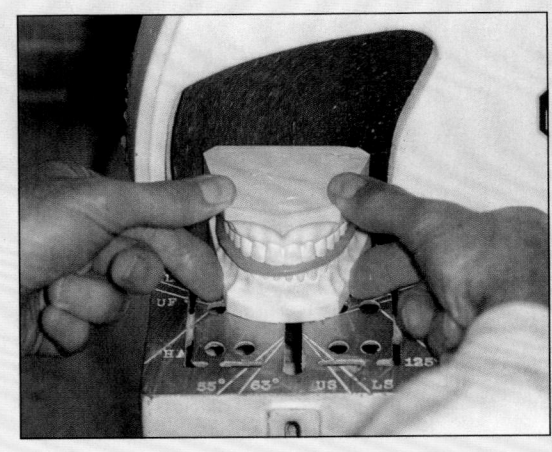

4. 修整下颌基托到绘制的此线条。
5. 保持上颌骨和蜡咬合记录在位,修整下颌骨模型侧边,保持和上颌骨修整的一样。
6. 修整背面和倾斜面保持与上颌模型一样。
7. 检查下颌前部,从右下颌尖牙至左下颌尖牙的修整是丰满圆润的。
8. 模型现在已基本修整完成。

完成模型

1. 调拌一些石膏浆,并填补空隙。
2. 使用技工刀,除去模型和咬合上多余的石膏气泡。

操作 47-5

制作丙烯酸个别托盘

器械与物品

✔ 诊断模型
✔ 铅笔
✔ 树脂托盘(单体和聚合物)
✔ 测量液体和粉末的器具
✔ 基托蜡
✔ 分离剂和刷子
✔ 热源
✔ 技工刀
✔ 技工室调拌刀
✔ 压舌板
✔ #7 蜡刀
✔ 带盖的玻璃罐或纸杯
✔ 凡士林

步骤

准备模型

1. 充填诊断模型的倒凹。
2. 用铅笔画出托盘轮廓。
3. 放置基托蜡板,修剪,将蜡封在石膏模型上。

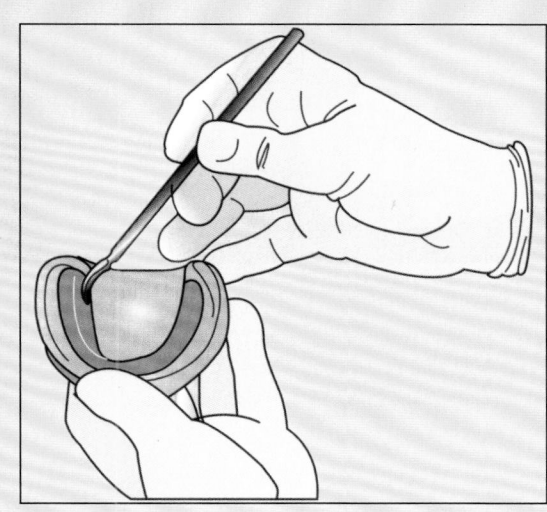

4. 裁剪出适当的垫片止动片。
5. 在垫片及周边区域涂上分离剂。

混合丙烯酸树脂

6. 使用制造商的测量装置量取适量粉末至搅拌容器中。然后加入等量的液体,立即盖上容器。

目的:烟尘是有毒的。

7. 使用压舌板混合粉末和液体。应在30秒内混合均匀(homogeneous)。混合物是稀薄黏稠的。

8. 放置2~3分钟,使混合物充分发生聚合反应。如果制造商指定是有盖的容器,则聚合反应需在有盖容器中进行。

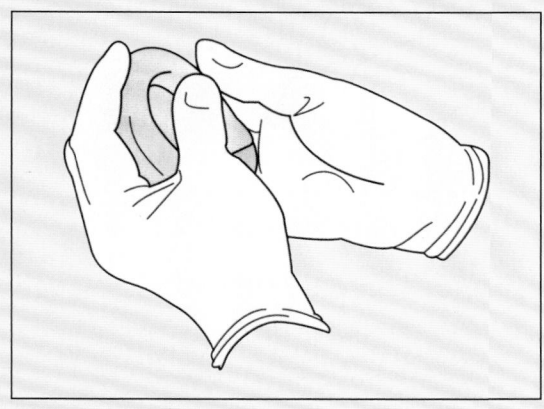

制作托盘

9. 当混合物已经达到了"面团"的状态,用调拌刀将其从容器中取出。

10. 用凡士林润滑手掌,揉捏材料使其形成平坦的饼状,塑形成蜡垫片的样子。

注:有些材料会和乳胶手套发生反应,影响凝固过程。使用任何材料时,请务必阅读制造商的说明。

11. 将材料覆盖蜡垫片,使其适应蜡垫片的形状,延长至边缘外1~1.5mm。

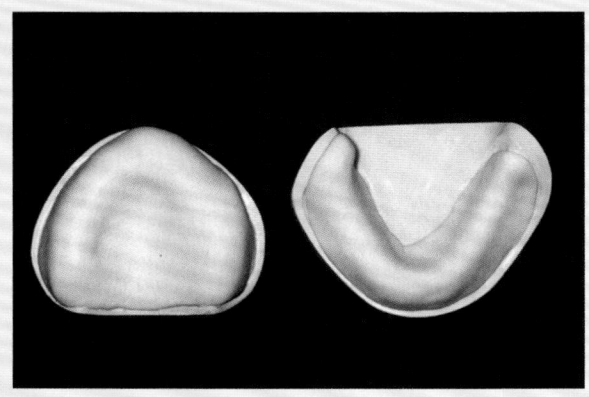

(From Hatrick CD, Eakle WS, Bird WF: Dental materials: clinical applications for dental assistants and dental hygienists, ed 2, St Louis, 2011, Saunders.)

操作 47-5（续）

12. 趁材料还柔软的时候,使用器械或技工刀快速修剪掉多余的部分。

  目的:该材料在此阶段容易修剪。

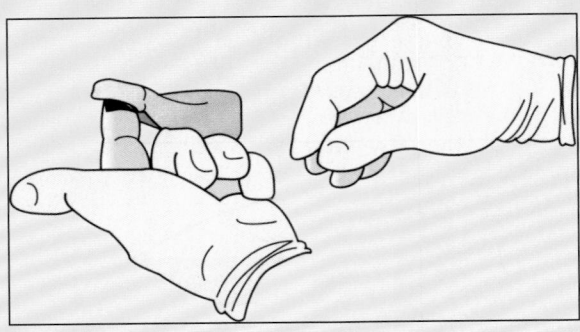

制作手柄

13. 使用多余的材料制作出手柄的外形。

14. 将一滴单体抹在托盘和把手的连接处。

15. 将手柄粘在托盘上,使其延伸出口腔,平行于牙齿的咬合面。

16. 握住手柄,直到它变硬变坚固的。

完成托盘

17. 结束初始凝固(7~10分钟)后,除去大部分垫片,然后将托盘放在模型上。

18. 当托盘树脂达到最终固化,彻底清洁托盘内的蜡。

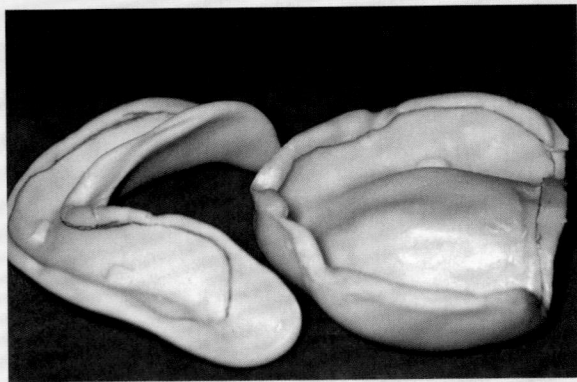

(From Hatrick CD, Eakle WS, Bird WF: Dental materials: clinical applications for dental assistants and dental hygienists, ed 2, St Louis, 2011, Saunders.)

19. 完成边缘整塑,清洗和消毒托盘。

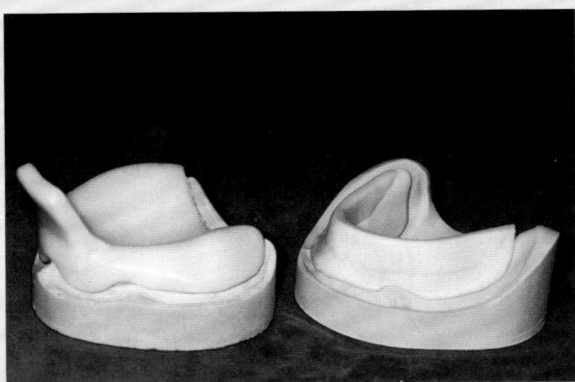

(From Hatrick CD, Eakle WS, Bird WF: Dental materials: clinical applications for dental assistants and dental hygienists, ed 2, St Louis, 2011, Saunders.)

操作 47-6

制作光固化个别托盘

器械与物品

- ✔ 诊断模型
- ✔ 铅笔
- ✔ 预制托盘材料
- ✔ 基托蜡
- ✔ 分离剂和刷子
- ✔ 技工刀
- ✔ 光固化系统
- ✔ 隔离涂层

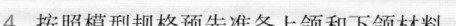

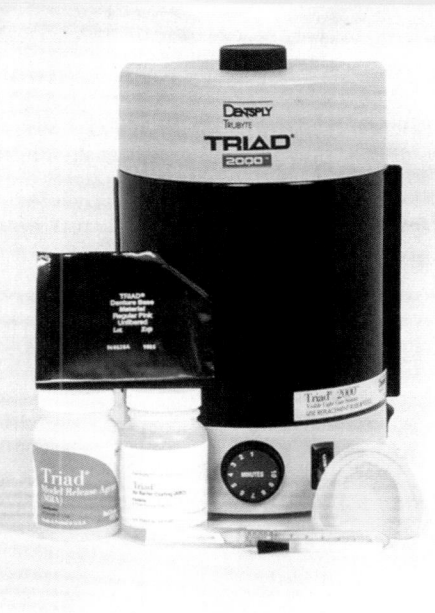

4. 按照模型规格预先准备上颌和下颌材料。
5. 用拇指和示指以最小的压力将材料覆盖在研究模型上。
   注:一定要使材料进入"殆挡"区域,使材料与咬合面接触。
6. 用技工刀修剪掉多余的托盘材料。
   注:如果需要,多余的材料可以用于制作托盘手柄。

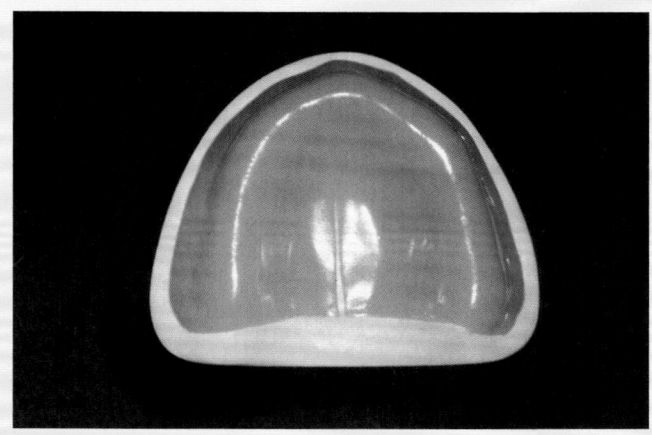

步骤

1. 在制作托盘前先制作完成模型。
2. 用铅笔在石膏模型上勾勒出前庭区、后区和托盘边缘。
3. 放置材料前先在石膏模型上涂分离剂。
   注:材料是均匀的预切割片材,并且存储在一个黑暗的容器中,以防止过早固化。

7. 将模型和托盘放入光固化装置。固化托盘 2 分钟。

操作 47-6(续)

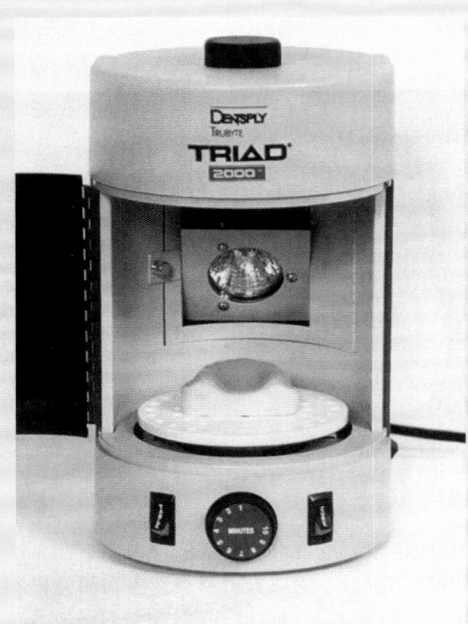

8. 将模型和托盘置于冷水中,以固化蜡垫片并促使托盘从模型中分离。
9. 利用从垫片孔挤出的丙烯酸,在托盘内侧形成殆挡。

10. 使用#7 蜡刀从托盘中取出蜡垫片。
11. 将托盘放在热水中,由内而外消除残余的蜡。
12. 使用丙烯酸车钻修整托盘边缘。

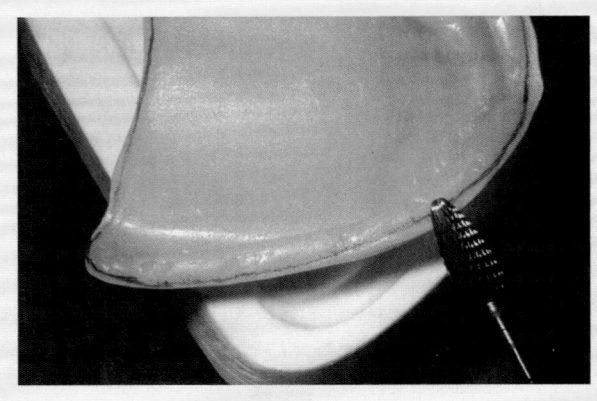

13. 如果需要的话,可以用薄的丙烯酸钻穿过个别托盘。
注:穿孔和托盘粘合剂确保了印模材料可以稳固在托盘中。
14. 使用丙烯酸钻,修剪无牙颌托盘边界使其比前庭短 2mm,以利于使用边界成型材料。

操作 47-7

制作真空个别托盘

器械与物品

- ✔ 诊断模型
- ✔ 热塑树脂材料
- ✔ 冠(桥)剪
- ✔ 真空成型机

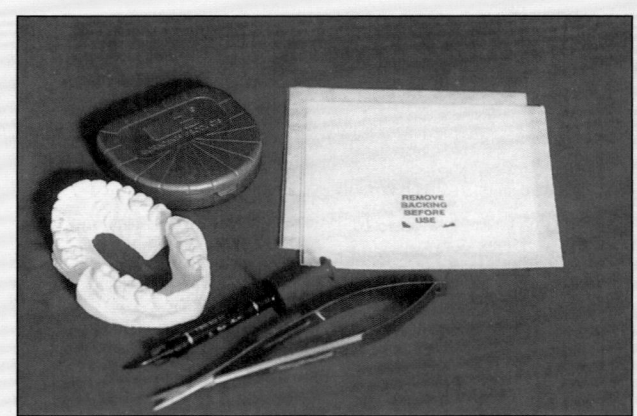

操作 47-7(续)

步骤

1. 修剪模型,使其延伸超过牙龈边缘 3~4mm。

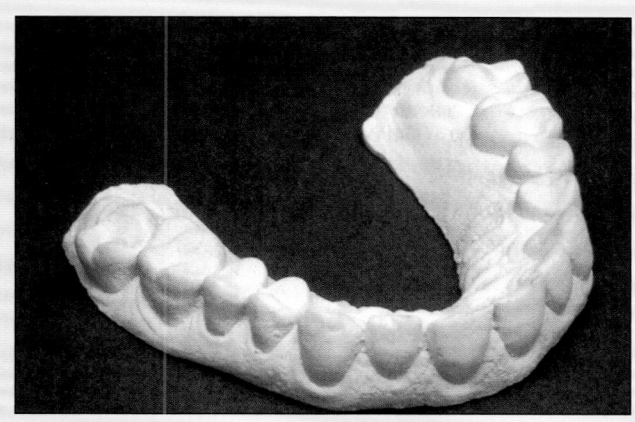

2. 延长托盘的目的是方便容纳漂白液,在模型的齿面上放置间隔材料。

   注:有些材料需要托盘被光固化。

3. 使用真空成型机,加热托盘材料,直到厚度下降 1/2~1inch。

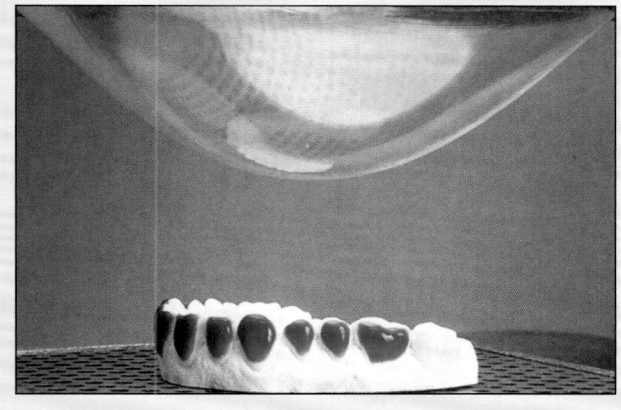

4. 将材料放在模型上,打开真空机 10 秒。
5. 等待它完全冷却后取出材料。
6. 使用剪刀,剪断多余的材料。
7. 使用锋利的小剪刀,修剪至距离牙龈边缘 0.5mm。

   目的:避免刺激患者的牙龈。

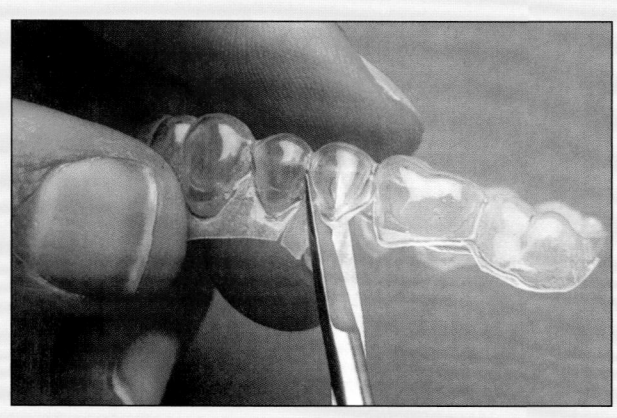

8. 将托盘放在初始牙模上,检查牙龈的延伸是否合适。
9. 如果有必要,在表面涂上薄薄一层凡士林。使用低火,微微加热和重新修改边缘,使全部牙齿被覆盖,避免重叠。
10. 重新调整边缘后,修剪多余的材料。如果任何区域过短,或者发生意外穿孔,只需再加热托盘,往需要的方向拉伸材料。
11. 将托盘放在模型上直到交给患者,在此之前应该使用冷皂液洗涤,并且低温消毒。

(黄茜 译,姚志清 校审)

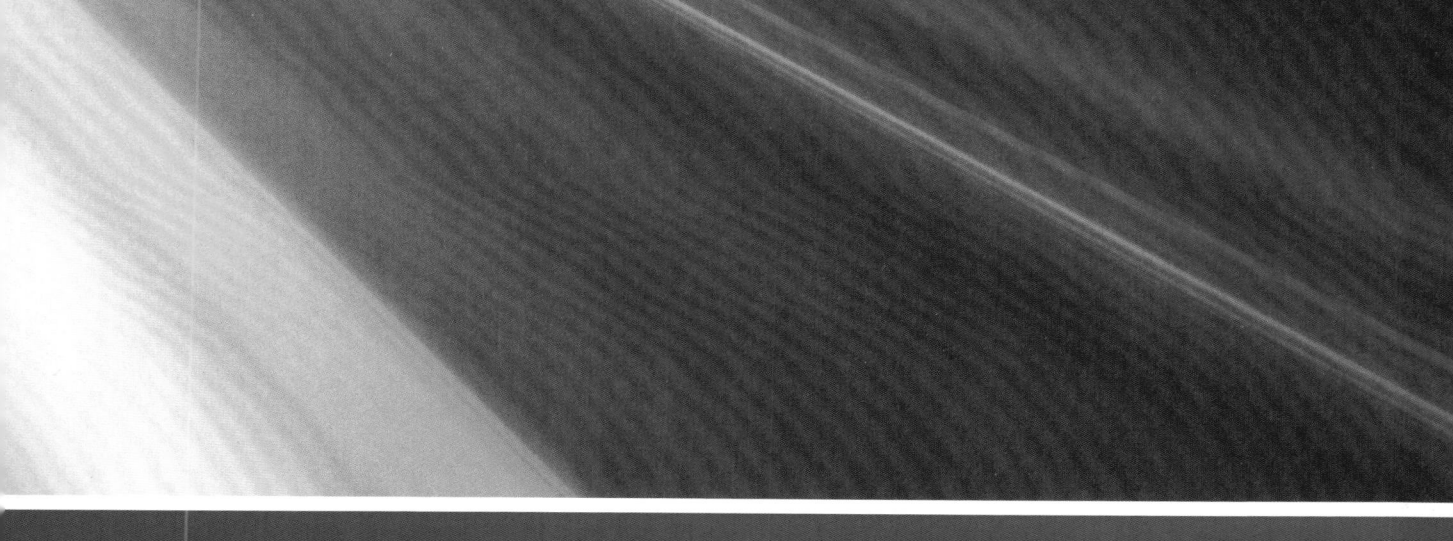

第十篇
牙科治疗的护理配合

牙医助理是个富有挑战性的职业,在全科和专科领域中承担着不同的职责。

本章旨在为准备从事临床牙科学的人提供一定程度的知识和技能,为从事牙医助理职业做准备。

48

全科牙科学

关键术语

轴壁（axial wall）：窝洞预备后沿根管垂直向的窝洞内表面。

窝洞（cavity）：龋坏造成的牙齿凹陷。

窝洞预备（cavity preparation）：牙体修复预备中去除龋坏及牙齿设计的过程。

洞壁（cavity wall）：窝洞预备的内表面。

便利形（convenience form）：牙科医生在牙齿预备和修复中形成的更易操作的形状。

牙间隙（diastema）：与邻牙之间的空隙。

美容牙科学（esthetic dentistry）：通过掩盖牙齿缺陷和美白牙齿来改善牙齿外观的一门科学。

线角（line angle）：窝洞预备中的两个壁的结合点。

牙体外科学（operative dentistry）：常用于描述牙体修复学和牙体美学的术语。

预备形（outline form）：牙体修复时，牙科医生对牙体结构进行详细的设计及制备。

髓壁（pulpal wall）：垂直于牙髓的预备窝洞的表面。

抗力形（resistance form）：牙齿预备中洞壁的形状和位置。

修复（restoration）：使用牙科材料进行单颗或多颗牙齿重建，使之成为具备恒定功能的单位。

牙体修复学（restorative dentistry）：一种通过去除腐质和重建缺损来修复牙齿的牙科学。

固位形（retention form）：是指为保证修复体获得固位力而制备的洞壁形状。

固位钉（retention（retentive）pin）：用于维持和支持牙齿修复、增强固位的基桩。

贴面（veneer）：粘接到预备牙面上的薄层复合树脂或瓷。

学习目标

完成此章节的学习之后，学生将能够达到以下目标：

1. 掌握关键术语的发音、写法和定义。
2. 描述窝洞预备的过程和原则。
3. 讨论不同类型永久修复护理配合的区别。
4. 讨论复杂修复操作中选择固位钉的原因。
5. 描述放置过渡性修复体的时机。
6. 描述粘接复合树脂贴面的操作流程。
7. 描述牙齿美白操作流程，并说明牙医助理的角色。

实践目标

完成此章节的学习之后，学生将能够达到以下技能水平：

- Ⅰ类洞修复的器械准备与护理配合。
- Ⅱ类洞修复的器械准备与护理配合。
- Ⅲ类洞修复的器械准备与护理配合。
- Ⅳ类洞修复的器械准备与护理配合。
- Ⅴ类洞修复的器械准备与护理配合。
- 准备过渡性修复所需器械，并进行充填与雕刻（拓展职能）。
- 贴面粘接的护理配合。

全科牙科学也称为牙体外科学（operative dentistry），是全科牙科医生的主要职责。本章节介绍了背景知识，并描述了临床牙医助理掌握修复和美学操作所需要的技能，如银汞合金修复、复合树脂修复、过渡性修复、树脂贴面和牙齿美白等。

牙体修复学（restorative dentistry）是指一门通过使用直接和间接修复材料，使牙齿恢复到原来的形态的科学。以下情况涉及牙体修复学：

- 初始或反复出现的龋坏[窝洞（cavity）]
- 失败修复体的更换
- 牙齿结构的磨耗
- 牙齿结构的腐蚀

美容牙科学（esthetic dentistry）主要通过使用直接和间接修复材料或美白技术来修复缺陷、美化牙齿。适用于以下情况：

- 外源性或内源性染色引起的变色
- 发育障碍所致的异常
- 牙齿间距异常
- 创伤

窝洞预备

为了恢复牙齿的正常功能、保持牙齿的美观，牙科医生必须掌握牙齿修复的各个步骤。永久修复（restoration）牙齿时，牙科医生应掌握的知识包括：釉柱的方向、釉质的厚度、牙本质主体、牙髓的长度和位置及牙冠的形态。

术语

理解窝洞预备的术语有助于职能拓展的牙医助理（expanded functions dental assistant，EFDA）掌握牙科仪器、配件、材料准备的内容和时机，提高应用牙科材料和拓展过渡性修复方面的能力。见框48-1中窝洞预备的术语。

窝洞预备（cavity preparation）是指去除病变，同时保留健康牙齿结构以容纳修复体的过程。窝洞预备原则上分为两个阶段，每一阶段包含几个步骤。

初期预备

窝洞预备包括：初步设计和扩展外壁至有限深度。下列步骤可帮助牙科医生去除腐质或缺陷并达到健康的牙齿结构。初期洞形预备的目标如下：

- 预备形（outline form）——牙科医生决定设计方案和健全组织的初始深度（图48-1）。
- 抗力形（resistance form）——牙科医生确定洞壁的初级形状和位置（图48-2）。
- 固位形（retention form）——牙科医生为保证修复体获得固位力而制备的修复窝洞的形状（图48-3）。
- 便利形（convenience form）——牙科医生在牙齿预备和修复中形成的更易操作的形状（图48-4）。

后期预备

初期洞形预备后，牙科医生将继续完成后期洞形预备步骤。包括以下几点：

窝洞预备的相关术语

牙齿预备壁

洞壁（cavity wall）：修复中牙齿预备的内表面

内壁：不能拓展到牙齿外面的窝洞内壁/面

外壁：拓展到牙齿外面的牙齿预备面；外壁根据所在牙面命名，远中壁、近中壁、颊壁、舌壁、龈壁

轴壁（axial wall）：与牙齿长轴平行的牙齿预备内壁/面。窝洞预备后沿根管垂直向的窝洞内表面

髓壁（pulpal wall）：与牙齿长轴垂直的牙齿预备内壁/面，又称为髓顶

牙釉质壁：由牙釉质构成的牙齿预备外壁的一部分

牙本质壁：由牙本质构成的牙齿预备外壁的一部分

牙齿预备洞角

线角（line angle）：窝洞预备的两洞壁/面相交形成洞角（洞角形成类似于房间两墙相交形成的拐角）。线角是以构成它的两壁/面联合命名。例如洞角由近中壁和舌壁构成可叫近中舌线角；英文此线角（mesiolingual line angle）的命名由"mesial"（"近中"）去掉后缀"al"再加上字母"o"形成。重要的是不要混淆这些洞角的名字，因为这些名字用于描述修复本身所包含的面

点角：不同方向的三洞壁/面相交

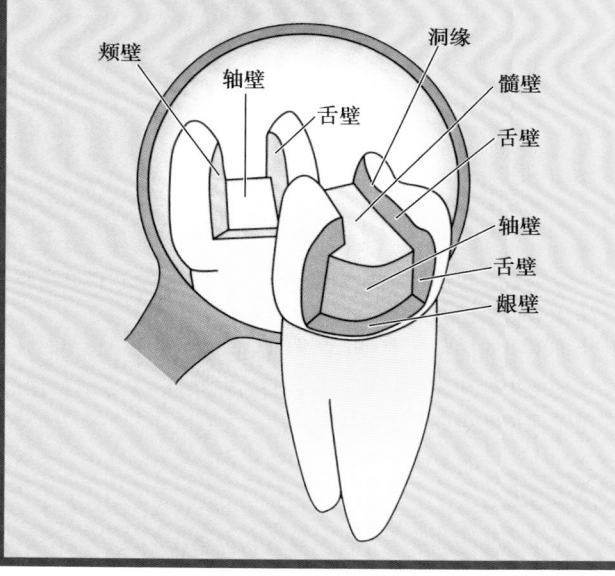

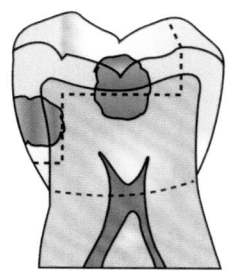

图 48-1　窝洞预备的外形

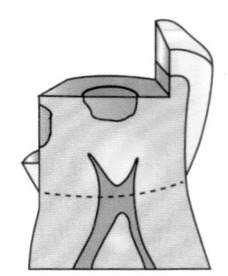

图 48-2　窝洞预备的抗力形

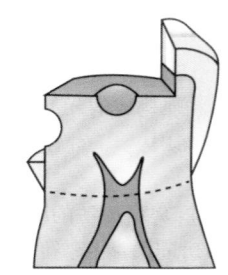

图 48-3　窝洞预备的固位形

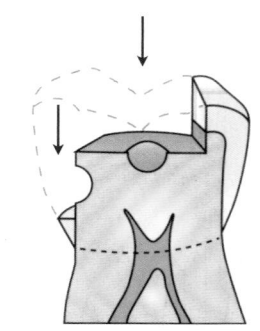

图 48-4　窝洞预备的便利形

- 去除预备过程中任何残留的牙釉质、腐蚀的牙本质或原有的修复材料(或结合物)。
- 增加抗力和固位沟,以加强修复体的强度。
- 放置保护性牙科材料,可包括洞衬剂、垫底、脱敏或粘接剂,用于保护和更好地保留牙髓。

⊖复习

1. 牙体修复学和美容牙科学通常指的是什么?
2. 描述龋坏的常用术语是什么?
3. 在初期预备时,牙科医生能够确定洞壁的初级形状和位置是在哪一步骤?
4. 窝洞预备时,与牙齿长轴垂直的内壁是哪部分?

修复诊疗的标准流程

- 与病人沟通治疗过程及预期。
- 根据牙科医生和修复操作类型正确安置病人体位(详见第33章)。
- 牙科医生评估需要修复的牙齿(详见第28章)。

- 牙科医生施行局部麻醉(详见第37章)。
- 为修复过程准备术区隔湿(棉卷、角形隔离垫、橡皮障,详见第36章)。
- 牙科医生进行牙齿修复预备(包括牙科器械和旋转式牙科手机,详见第34和第35章)。
- 牙科医生确定使用牙科材料的类型(详见第43和第44章)。
- 使用牙科材料,并细致打磨、雕刻或抛光。
- 检查修复的咬合。
- 修形、抛光。

在修复诊疗中牙医助理的作用

- 熟悉修复诊疗流程和预测牙科医生的需求。
- 准备修复诊疗物品。
- 利用强力吸引器和三用枪提供隔湿,保证清晰的视野。
- 传递牙科器械和配件。
- 提供合适的调拌材料,传递口腔材料。
- 执行必要且合理的拓展职能。
- 保持病人在整个过程中的舒适。
- 提供恰当的感染控制措施。

永久修复

　　永久修复包括Ⅰ类洞修复及Ⅱ类洞多面修复,除了使用额外的附件及牙科材料会增加步骤外,修复操作基本遵循标准化流程。

Ⅰ类洞修复

　　Ⅰ类洞或病变,是一种涉及牙齿窝沟的单面病变。因窝沟解剖特征所致,牙菌斑和碎屑容易在这些部位积聚,病人很难保持清洁。龋坏的好发部位如下:

- 前磨牙和磨牙咬合面窝沟(图48-5A)
- 下颌磨牙颊侧窝沟(图48-5B)
- 上颌磨牙舌侧窝沟(图48-5C)
- 上颌切牙舌侧窝,常接近舌隆突(图48-5D)

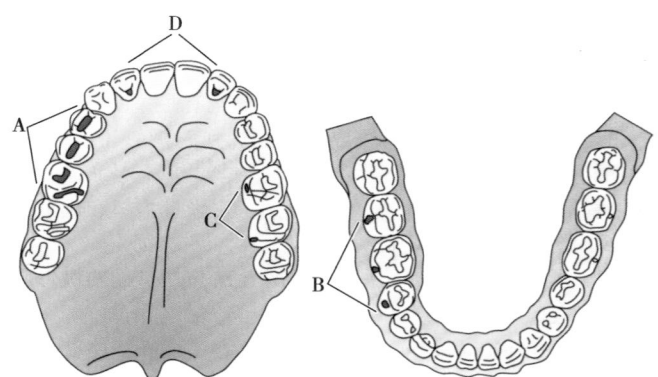

图 48-5　Ⅰ类洞修复。A,前磨牙/磨牙咬合面窝沟。B,下颌磨牙颊侧窝沟。C,上颌磨牙舌侧窝沟。D,上颌切牙舌侧窝

牙齿预备

　　对于牙科医生而言,咬合面或舌侧Ⅰ类洞的窝洞预备是一

个简单的操作。窝洞预备的外形涉及龋坏的点隙、沟、裂。牙科医生使用钻针打开牙釉质,注意不要在预备中产生任何棱角。预备后牙体内部结构应光滑(图48-6)。

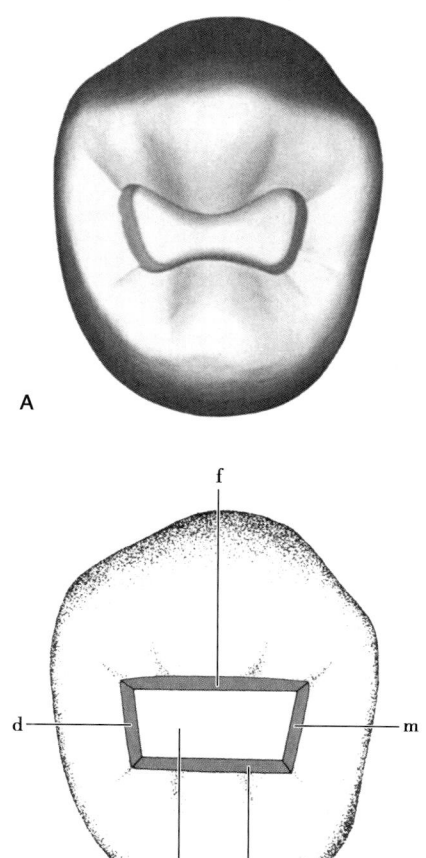

图48-6 A,上颌前磨牙银汞合金充填的Ⅰ类洞预备。B,示意图表示牙齿预备壁:颊壁(f)、近中壁(m)、远中壁(d)、髓壁(p)和舌壁(l)。(From Heymann HO,Swift EJ,Ritter AV: Sturdevant's art and science of operative dentistry,ed 6,St Louis,2013,Mosby.)

永久修复材料类型的选择取决于牙列上修复的位置。Ⅰ类洞修复范围小,最不可能影响咬合力量,经常选择**复合树脂**材料。

注意事项

因为Ⅰ类洞修复可能发生在咬合面,所以牙科医生必须评估牙齿结构修补后的咬合关系。检测牙齿与对颌牙咬合情况的简单方法是使用咬合纸,通过观察上面的咬合印记进行判断。见操作48-1。

Ⅱ类洞修复

Ⅱ类洞是Ⅰ类洞在前磨牙和磨牙相邻表面的一个延伸。如果病人没有日常使用牙线的习惯,那么相邻牙面很难避免龋坏。Ⅱ类洞好发部位如下:

- 后牙的两面修复(图48-7A)
- 后牙的三面修复(图48-7B)
- 后牙的多面修复(4个或更多的表面)(图48-7C)

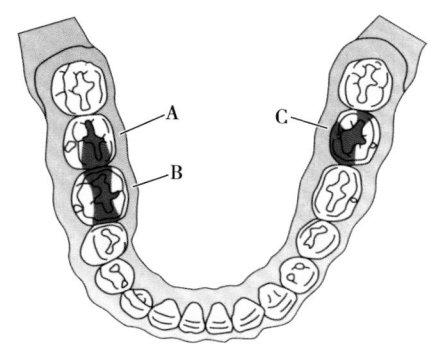

图48-7 Ⅱ类洞修复。A,两面修复。B,三面修复。C,多面修复

牙齿预备

因为牙科手机或手工器械很难进入邻面,所以牙科医生在牙体预备和修复中将扩展到牙齿的咬合面。Ⅱ类洞修复只涉及牙齿的两个面时,称为保守修复;去除牙尖过程中涉及四个或多个面时,称为复合面修复。龋坏可能从牙釉质扩展到牙本质,需要在窝洞预备和粘接材料时加大固位空间(图48-8)。

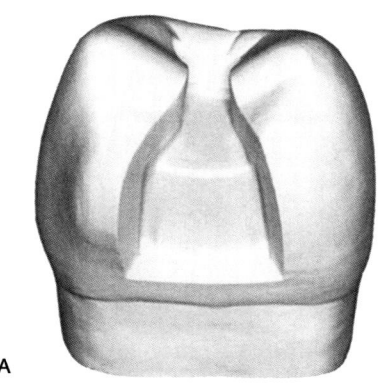

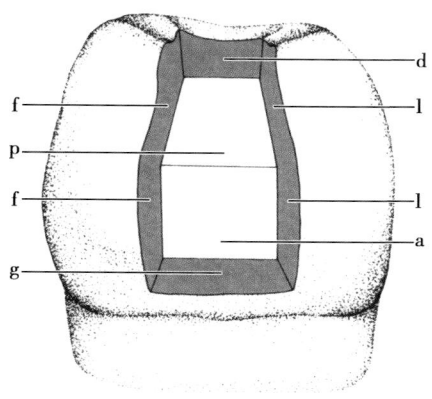

图48-8 A,上颌磨牙银汞合金充填的Ⅱ类洞近中𬌗面(MO)传统修复牙齿预备。B,示意图表示牙齿预备壁:轴壁(a)、颊侧(f)邻𬌗壁、龈壁(g)和舌侧(l)邻𬌗壁。(From Heymann HO,Swift EJ,Ritter AV: Sturdevant's art and science of operative dentistry,ed 6,St Louis,2013,Mosby.)

Ⅱ类洞修复材料可选择银汞合金或复合树脂。如果考虑强度,牙科医生会选择银汞合金,如果考虑美观,可选择复合树脂。

注意事项

Ⅱ类窝洞预备的外形包括去除一个邻面或双邻面。近中或远中(或两者)壁的缺失使得修复材料几乎没有支撑点,所以在此过程中必须使用成形系统。详见第49章后牙成形系统的描述和放置。见操作48-2。

Ⅲ类洞和Ⅳ类洞修复

Ⅲ类洞涉及切牙和尖牙的邻面(近中或远中)(图48-9)。Ⅳ类洞涉及的表面区域较大(近中或远中),包括切牙、尖牙的切缘和邻面(图48-10)。

牙齿预备

前牙的解剖特点使得牙齿预备时可以直接达到邻面而不影响其他牙面。牙科医生会尽可能从舌侧面进入牙齿而减少颊侧面修复。如果龋坏达到龈下,在修复过程中对此区域采取预防性隔湿。

切牙和尖牙修复美观是关键。在行Ⅲ类洞和Ⅳ类洞修复时,牙科医生会选择**复合树脂**(图48-11)。重要的是要特别注

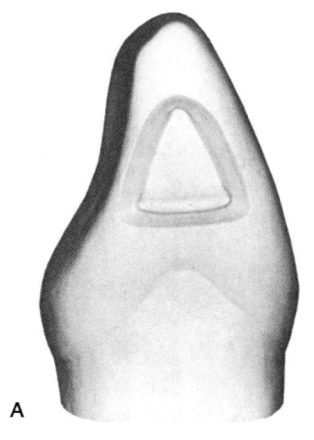

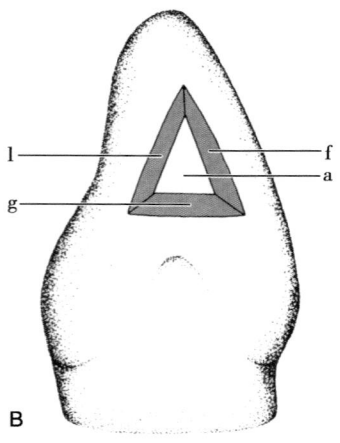

图 48-9 A,上颌中切牙Ⅲ类洞的常规牙齿预备。B,示意图表示牙齿预备壁:轴壁(a)、颊侧(f)邻切壁、龈壁(g)和舌侧(l)邻切壁。(From Heymann HO,Swift EJ,Ritter AV:Sturdevant's art and science of operative dentistry,ed 6,St Louis,2013,Mosby.)

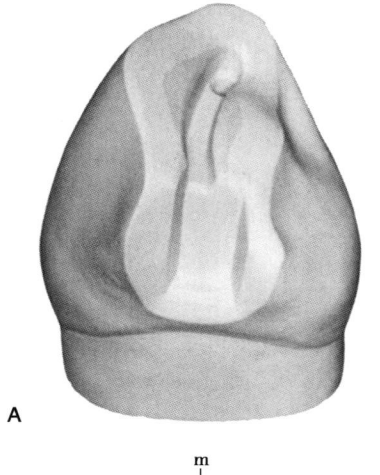

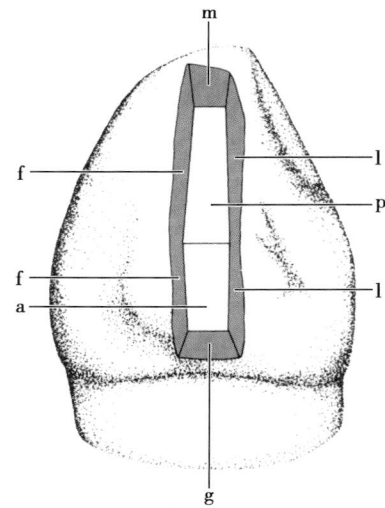

图 48-10 A,上颌尖牙Ⅳ类洞的常规牙齿预备。B,示意图表示牙齿预备壁:轴壁(a)、颊侧(f)邻切壁、龈壁(g)、舌侧(l)邻切壁和近中壁(m)。(From Heymann HO,Swift EJ,Ritter AV:Sturdevant's art and science of operative dentistry,ed 6,St Louis,2013,Mosby.)

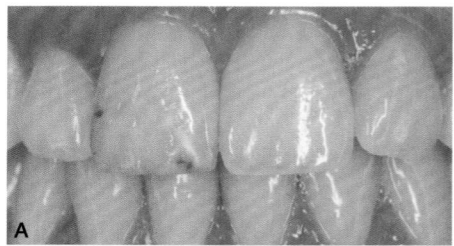

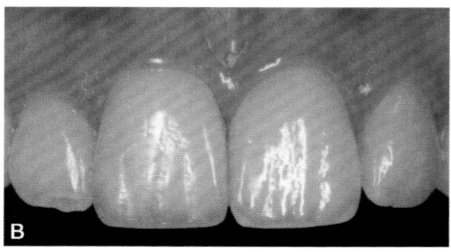

图 48-11 Ⅳ类洞的复合树脂修复。(From Heymann HO,Swift EJ,Ritter AV:Sturdevant's art and science of operative dentistry,ed 6,St Louis,2013,Mosby.)

意复合树脂材料比色,在自然光下进行选择,并且要求病人参与。

注意事项

在Ⅲ类洞和Ⅳ类洞预备和修复过程中建议使用橡皮障。橡皮障隔离有利于牙龈组织退缩,保持术区干燥。在修复过程中,应用聚酯薄膜成形系统来协助外形修整。详见第49章后牙成形系统的描述和放置。见操作48-3。

Ⅴ类洞修复

Ⅴ类洞修复属于**光滑表面修复**。这些龋坏病变发生在任何牙齿的颊侧或舌侧面近牙龈的三分之一处(图48-12)。在老年人群中,Ⅴ类洞也发生在靠近釉牙骨质界的牙根处。

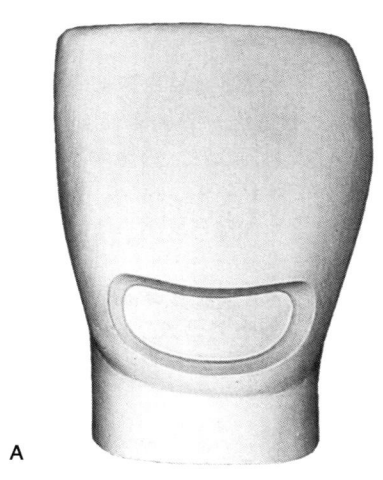

A

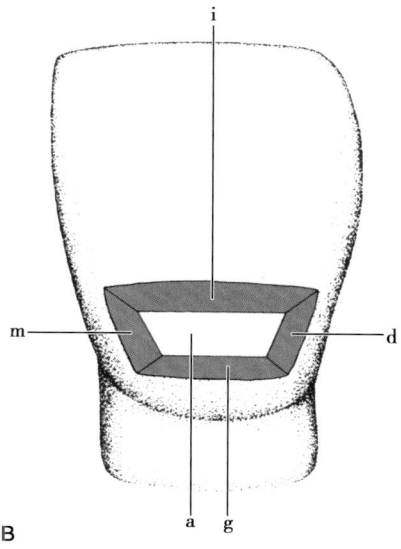

B

图48-12　A,上颌尖牙Ⅴ类洞的常规牙齿预备。B,示意图表示牙齿预备壁:轴壁(a)、颊壁(f)、远中壁(d)、龈壁(g)、切壁(i)和近中壁(m)。(From Heymann HO, Swift EJ, Ritter AV: Sturdevant's art and science of operative dentistry, ed 6, St Louis, 2013, Mosby.)

牙齿预备

Ⅴ类洞的位置决定材料种类的选择。为了满足美观,牙科医生更喜欢选择复合树脂材料。

注意事项

对于牙科医生而言,牙齿病变位置与牙龈的距离是修复此区域时最重要的考虑因素之一。重要的是在预备和修复过程中使牙龈远离病变部位,并保持术区尽可能的清洁和干燥。

橡皮障的应用可以使牙龈适当的退缩。在修复过程中使用橡皮障钳将橡皮障放置龈下。如果不放置橡皮障,可能选择放置排龈线以保证更好地视野,以及控制术区出血和隔湿。见操作48-4。

⊖复习

5. Ⅰ类洞好发部位?
6. Ⅱ类洞修复可能涉及多少个牙面?
7. Ⅱ类洞修复可能位于前牙还是后牙?
8. Ⅳ类洞修复使用什么修复材料?
9. Ⅲ类和Ⅳ类洞修复中推荐哪种隔湿方式?
10. 需要Ⅴ类洞修复的龋病发病率较高的是哪类群体?

复杂修复

在某些情况下,牙齿预备过程中缺失的牙齿结构要比余留的多。在这些情况下,牙科医生必须决定是否直接充填,还是改变治疗计划,建议病人采纳更合适的间接修复。如果牙科医生和病人同意继续直接充填,可以采用以下技术帮助修复到位。

固位钉

如果龋坏超过正常的大小或形状,牙科医生不能继续使用固位凹槽和粘接材料,而应该使用加强系统以保持和支撑修复,即使用固位钉(retention (retentive) pin)。例如,当牙齿龋坏已经扩展到远中舌侧尖端,破坏了牙釉质和牙本质,可能就需要使用固位钉。一般来说,一个缺失尖端放置一个固位钉(图48-13)。

固位钉有几种直径(宽度)和型号,当其螺旋拧入牙体结构时就深入固定于牙本质,另一端固定修复材料。固位钉非常小,很容易移位或掉落,所以在预备和安置固位钉的过程中应用橡皮障至关重要。

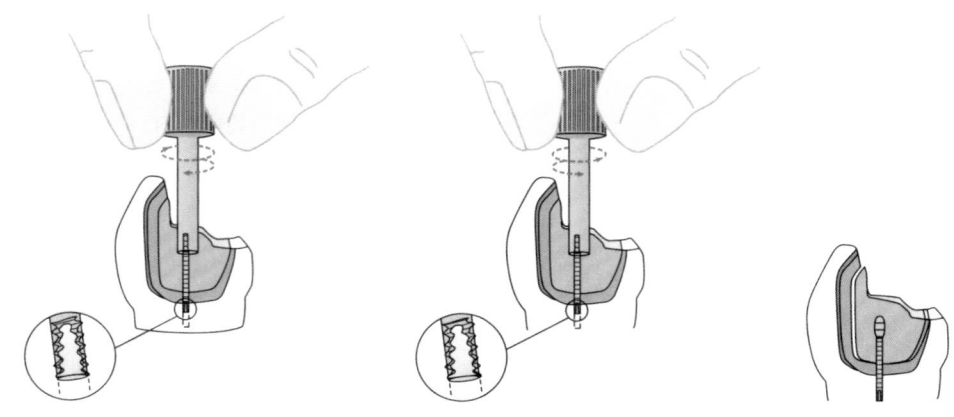

图 48-13　固位钉的安置

过渡性修复

过渡性修复是一个可以放置在任何牙齿或表面的短期临时修复。此种修复是为病人提供永久修复的初始步骤,过渡性修复的 3 个主要原因是:①等待并确定牙齿的康复;②等待获得永久的修复;③经济原因。

在第 43 章讨论了暂时性修复中常用的口腔材料种类。过渡性修复材料(intermediate restorative material, IRM)是在牙齿结构更换过程中最常用的材料。

因为这是一个短期而不是永久修复,所以很多国家已经批准这个过程由执业牙医助理完成,作为其**拓展职能**。见操作 48-5。

⟳复习

11. 应用过渡性修复的 3 个原因是什么?
12. 过渡性修复是牙医助理的拓展职能吗?

贴面

贴面(veneer)应用一层薄薄的与牙齿颜色相近的材料置于预备牙齿颊面,可以放置在一颗或多颗前牙上,用于美化外观。贴面用于改善轻微磨损、酸蚀、内源性着色或牙髓治疗后灰暗等牙齿的外观(图 48-14)。

贴面可以用于改善牙齿排列或缩小牙间隙(diastema)(图 48-15)。

放置贴面有两种技术。**直接技术**是使用复合树脂制作一个贴面,粘接在牙齿表面。**间接技术**是在牙科技工室制作一个瓷贴面,然后粘接在牙齿表面。详见第 50 章间接技术。放置贴面告知病人如下信息:

- 贴面寿命有限,必须关注可能出现的任何磨损、崩边和变色并进行更换。
- 良好的口腔卫生对保持表面清洁、清除斑块和食物残渣很重要。

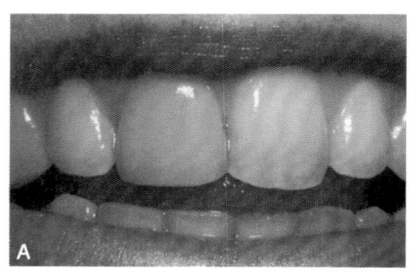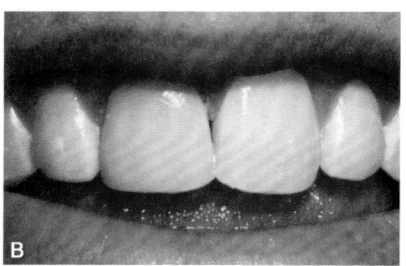

图 48-14　在#8 与#9 牙齿上放置贴面以减少变色、遮盖色斑。**A**,放置前;**B**,放置后。(From Heymann HO, Swift EJ, Ritter AV: Sturdevant's art and science of operative dentistry, ed 6, St Louis, 2013, Mosby.)

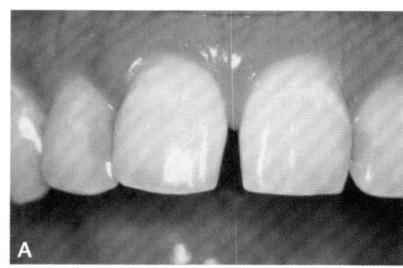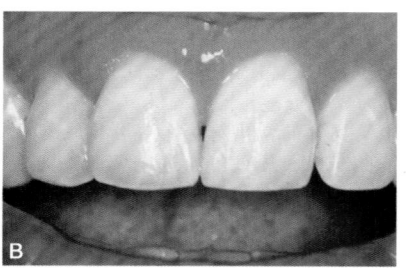

图 48-15　放置贴面以缩小牙间隙(From Heymann HO, Swift EJ, Ritter AV: Sturdevant's art and science of operative dentistry, ed 6, St Louis, 2013, Mosby.)

- 咬坚硬的物质可能使贴面破裂,如冰和硬糖等。

    见操作 48-6。

←**复习**

13. 贴面主要应用于哪些牙齿表面?
14. 直接贴面技术和间接贴面技术的区别是什么?

牙齿美白

牙齿美白,也称为**活髓牙漂白**,是一种减轻牙齿灰色或变色的非侵入性方法。包括诊室漂白和专业指导下的家庭漂白。牙齿美白治疗有 3 个主要适应证:①来源于食物、吸烟、咖啡或茶的外源性着色(图 48-16);②老化的牙齿;③内源性着色,如轻度四环素染色和轻度氟中毒(图 48-17)。

牙齿美白是病人经常要求的一种治疗。病人必须意识到不能保证效果,并且不是永久性的。大多数牙齿美白可持续 3~5 年。详见第 43 章美白产品成分的描述。

治疗选择

诊所漂白

在诊所漂白时需要牙科团队遵循具体的标准:

- 完全隔离所涉及的牙齿(包括使用橡皮障或光反射树脂屏障)
- 在牙齿的颊/唇面使用较高浓度的美白剂
- 使用光或激光加强效果

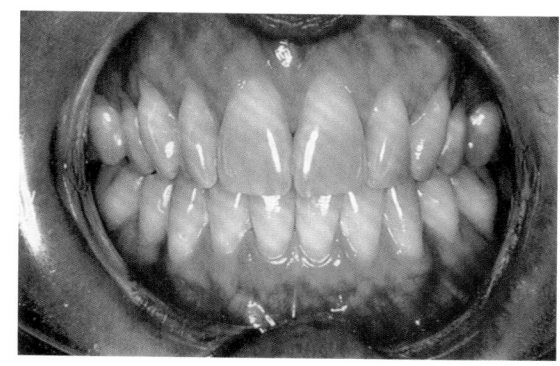
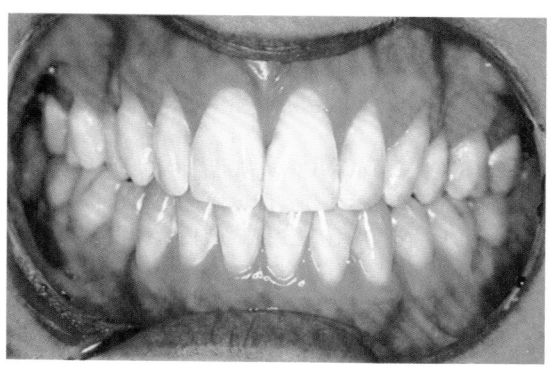

图 48-17　牙齿内源性着色美白前后对比照片。(From Heymann HO,Swift EJ,Ritter AV:Sturdevant's art and science of operative dentistry,ed 6,St Louis,2013,Mosby.)

家庭漂白

在牙科医生指导下,居家使用美白产品是病人的另一种治疗选择。病人必须遵循具体的应用标准操作:

- 有牙科诊所制作的个别托盘以容纳过氧化物凝胶(图 48-18)
- 在建议的时间段内使用过氧化物凝胶(图 48-19)
- 使用方案不同。一些产品使用 2 周,每日 2 次,其他产品可以使用 1~2 周,隔日 1 次。

非处方选择

现今有多种非处方牙齿美白产品。大多数产品由较大的口腔保健公司制造,安全、可靠、有效。但是,与在牙科医生指导下使用的家庭美白产品相比,非处方产品不会产生与其相同的效果。最常用的 3 类非处方牙齿美白产品包括:

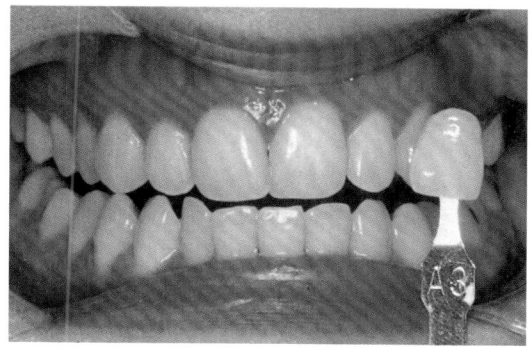
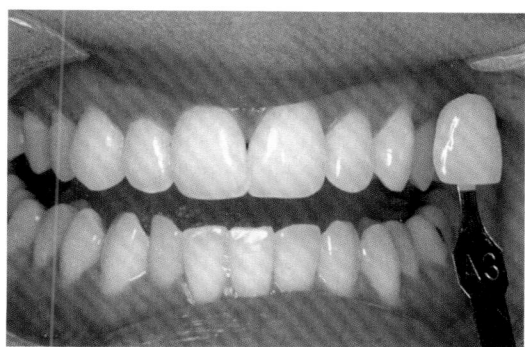

图 48-16　牙齿外源性着色美白前后对比照片

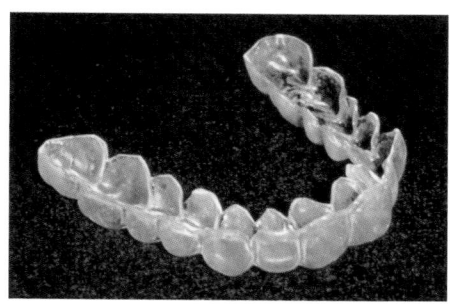

图 48-18　漂白过程的定制托盘

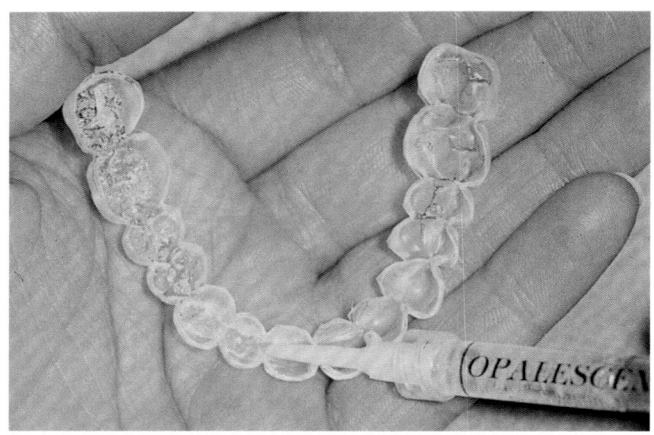

图 48-19   将过氧化物凝胶装入定制的个别托盘中。
(Courtesy Ultradent Products, Inc. , South Jordan, UT.)

美白刷。美白凝胶刷可在多数药店购买到。凝胶含有过氧化物,将其涂在牙齿颊/唇面,即可通过氧化过程美白牙齿表面的着色。重要的是要向病人解释,该技术美白效果甚微。其他方法更有效。因为使用该美白方法时,美白凝胶必须在牙齿上保持一段时间,但是唾液流动会抑制其有效性。如果使用不当,美白凝胶可能导致牙齿上产生斑点。

美白条。这些薄的易弯曲的美白条涂有过氧化氢美白凝胶粘附剂。病人剥离背部胶条,然后将其按压到前牙唇侧面,确保上缘到达龈缘。剩余部分折叠到舌侧面上。由于美白条中添加了新的高级漂白成分,并且粘附性更强,因此该美白技术非常受欢迎,病人在 7~10 天内可见效果。

漂白凝胶托盘。因价格较低、效果较好、持续时间较长且副作用较小,漂白凝胶托盘越来越受欢迎。漂白过程是在家里完成。最常用的是可塑形托盘,即将其在水中煮沸,稍微冷却后放置于口中,直到塑造成牙齿的形状。一旦托盘完全冷却就涂满过氧化物凝胶,并置于口中,通常保持约 30 分钟。

美白产品滥用

病人极有可能滥用家庭漂白产品和非处方美白产品,包括不遵照说明使用或者为追求美白效果而过度使用。滥用产生的副作用大多数是暂时的,但偶尔也会发生不可逆的牙齿损伤。

牙齿美白副作用

热敏感

病人去除托盘和材料后可能对冷、热敏感。牙齿美白过程结束后推荐病人使用"脱敏"牙膏。

组织刺激

由于托盘不合适,材料渗出到牙龈上,可能会导致牙龈组织暴露于多余凝胶中。建议病人托盘内不要过量填充材料,并提醒病人托盘就位后清除多余材料。

牙齿美白中牙医助理的角色

牙医助理在牙齿美白过程中的角色如下:

- 帮助记录医疗和牙科病史。
- 比色。
- 拍摄美白前、后口内照片。
- 制取并灌注初印模。
- 制作和修整托盘。
- 提供材料使用的术前指导。
- 协助每周或每 2 周一次的复诊。

对病人的指导

使用牙齿美白凝胶操作中对病人指导如下:
- 放置托盘前刷牙并用牙线清洁。
- 在托盘中放入等量的凝胶
- 放置托盘。
- 佩戴托盘时不要进食或饮水。
- 按照推荐的时间佩戴托盘。
- 如果发生不良反应,停止使用托盘。
- 与牙科医生讨论不良反应或其他问题。

← 复习

15. 牙齿美白的 3 个主要适应证是什么?
16. 美白过程中用什么容纳美白凝胶?
17. 美白条的主要成分是什么?
18. 病人在牙齿美白过程中可能发生哪些不良反应?

■ 健康教育

本节主要讨论恢复牙齿正常功能以及美观的治疗及操作。在当今社会,不管什么年龄,拥有健康、迷人的笑容是最重要的。指导病人改善微笑的方式,帮助他们提高自信。■

■ 法律和伦理问题

病人选择牙科诊所的一个重要原因是牙科治疗工作的类型。牙科医疗团队有责任和义务持续学习操作和材料的知识。

牙医助理获得认证后执行拓展职能是合法的,如垫底、涂布粘接剂、放置成形片、过渡性修复等操作,应确保接受过有关修复操作新技术和新材料的培训。■

■ 展望

随着牙科材料的增多,修复牙科学的前景也越来越好。正如美白条等非处方家用产品,今后将有更多的牙科产品可供使用。牙科医生将专注于更复杂的操作,这就需要牙医助理具备专业知识,并正确使用牙科设备。■

■ 评判性思维

1. 根据预约表,几分钟后需要配合 II 类洞修复操作。除了准备与其他修复类型相同的器械与物品外,还需额外准备什么?

2. Campbell 小姐今天将要更换# 10 牙的修复体。她为什么要更换?

3. 一位初诊病人的牙科史提示他对牙齿外观和颜色不满意。在首次检查并进一步讨论其个人习惯时发现他是咖啡爱好者。可以向他推荐何种治疗以去除着色、美白牙齿?

4. 配合#30牙的复杂修复过程中,在对银汞合金进行雕刻时,远中颊尖的一部分银汞合金脱落。在进行这类大面积修复时,牙科医生应该如何考虑以使银汞合金与牙齿之间形成良好的固位?

5. Stewart 医生正在隔壁手术间完成一个比预期时间长的手术。她要求你完成去腐、垫底并逐层添加复合树脂到Ⅰ类洞。这些操作中哪些是法律允许的? ■

操作 48-1

Ⅰ类洞修复的护理配合

器械与物品

✔ 治疗盘(基本器械、手持切削器械、复合树脂充填器、银汞合金输送器、充填器、磨光器、雕刻器,咬合纸夹)
✔ 局部麻醉设备
✔ 橡皮障
✔ 强力吸引器管(high-volume oral evacuator,HVE)
✔ 弱吸引器
✔ 高速和低速牙科手机
✔ 各种钻针(牙科医生自选)
✔ 棉球、棉卷、2inch×2inch(1inch=2.54cm)纱布
✔ 牙科洞衬剂、垫底、封闭剂、粘接剂
✔ 永久性修复材料(复合树脂或银汞合金)
✔ 牙线

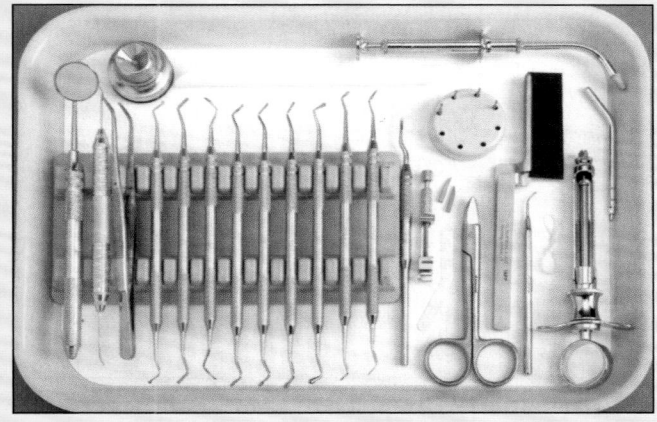

(From Boyd LR：Dental instruments：a pocket guide，ed 5，St Louis，2015，Saunders.)

步骤

牙齿预备

1. 将口镜和探针传递给牙科医生。
   目的:检查要预备的牙齿。
2. 协助局部麻醉给药。
3. 放置并固定棉卷或橡皮障。

窝洞预备

4. 将口镜和装有钻针的高速牙科手机传递给牙科医生。

5. 窝洞预备过程中,使用强力吸引器和三用枪,调整光线,必要时牵拉病人的颊部,协助牙科医生保持术野清晰。
   目的:通过有效地放置和使用强力吸引器和三用枪,能够为牙科医生提供干净、清洁的术区,并为病人提供舒适的感受。

6. 在窝洞预备过程中,需要时传递探针、吸引器、手持切削器械。

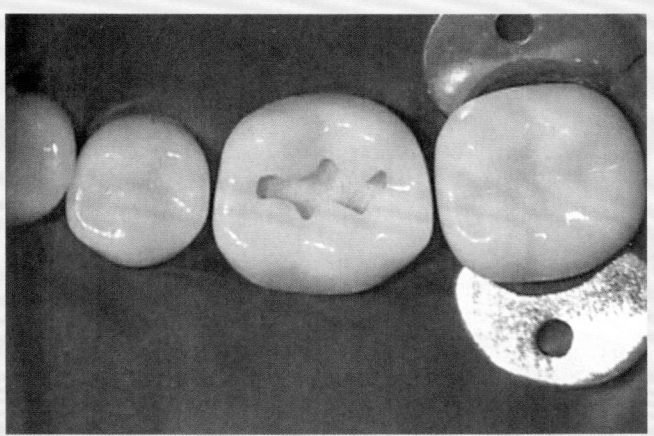

(From Heymann HO，Swift EJ，Ritter AV：Sturdevant's art and science of operative dentistry，ed 6，St Louis，2013，Mosby.)

牙科材料充填

7. 冲洗和干燥窝洞,以备医生评价。
8. 如需使用垫底、洞衬剂、封闭剂,按固定的顺序调拌、传递或使用。
9. 酸蚀和垫底之后,充填永久材料之前,准备、传递或使用粘接剂。
10. 如果使用银汞合金,将胶囊放入银汞合金调拌机,关闭盖子,根据推荐时间混合材料。
11. 如果使用复合树脂,在调拌板上放置少量常用颜色的树脂,避光,准备进行充填。

永久性材料充填

12. 银汞合金充填时,将银汞合金装到输送器头上,传递给牙科医生以备充填,同时以传递姿势持充填器备用。

操作 48-1(续)

13. 协助反复进行银汞合金材料的放置和充填,直至窝洞略超填。

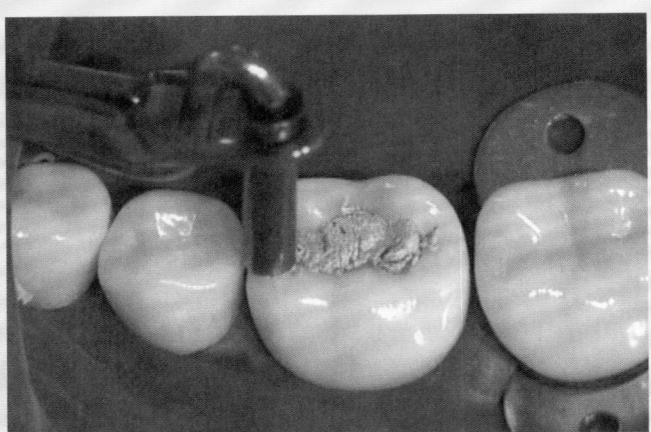

(From Heymann HO,Swift EJ,Ritter AV:Sturdevant's art and science of operative dentistry,ed 6,St Louis,2013,Mosby.)

14. 当窝洞略超填时,将银汞合金充填器更换为磨光器,以便牙科医生压实充填体表面及边缘。
    目的:通过挤压多余的汞,增加修复的强度。
15. 复合树脂充填时,用复合树脂充填器将材料送到传递区,牙科医生进行分层充填,每充填一层光固化一层。
    注:充填的深度将决定使用光固化的次数。

雕刻或修形

16. 对于银汞合金,传递雕刻器直至雕刻完成。

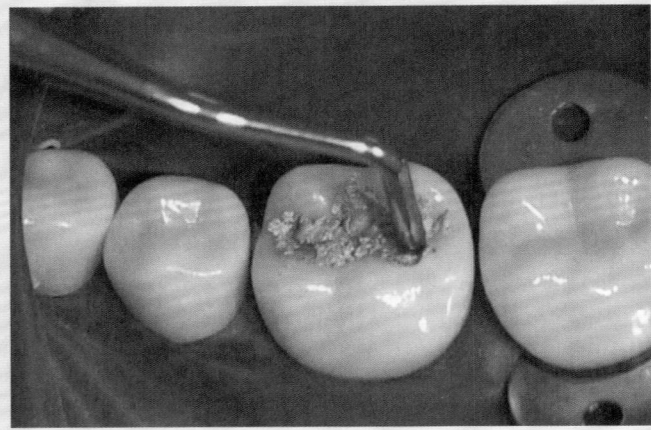

(From Heymann HO,Swift EJ,Ritter AV:Sturdevant's art and science of operative dentistry,ed 6,St Louis,2013,Mosby.)

17. 对于复合树脂,传递带有修整钻针的高速牙科手机。
18. 在雕刻和修形过程中,保持强力吸引器头靠近充填体。
    目的:尽快清除所有颗粒。不使用橡皮障时,这一步尤其重要。

调整咬合

19. 去除棉卷或橡皮障,冲洗、干燥术区。
20. 将咬合纸置于牙列上,指导病人轻轻地"敲打"牙齿,然后做一侧向另一侧的咬合运动。
    注:蓝色标记会出现在修复体的任何高点上。提醒病人不要咬太硬的食物,否则修复体可能断裂。
21. 必要时向牙科医生传递雕刻器或修整钻针以便去除残留的高点。
    注:按照需要重复这一步骤,直至病人咬合舒适。
22. 去除湿润的棉球或棉卷,轻轻清洁修复体表面。
    目的:去除任何残留在表面的小的不规则物质。

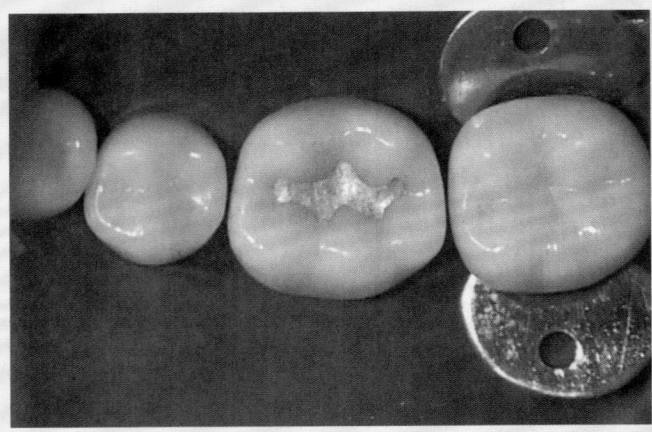

(From Heymann HO,Swift EJ,Ritter AV:Sturdevant's art and science of operative dentistry,ed 6,St Louis,2013,Mosby.)

术后指导

23. 提醒病人在数小时内不能使用新的银汞合金修复体进行咀嚼。
    目的:银汞合金材料需要数小时才能达到最大强度,此区域过早咬合或咀嚼可能导致修复体断裂。

记录

24. 记录过程。

日期	牙位	牙面	备注
7/20/14	#3	𬌗面(O)	1支不含肾上腺素的利多卡因、棉卷隔离、氢氧化钙、银汞合金。病人可耐受此过程。6个月复查。T. Clark,CDA/L,Stewart,DDS

操作 48-2

Ⅱ类洞银汞合金修复的护理配合

器械与物品

- ✔ 治疗盘（基本器械、手持切削器械、复合树脂充填器、银汞合金输送器、充填器、磨光器、雕刻器、咬合纸夹）
- ✔ 局部麻醉设备
- ✔ 橡皮障
- ✔ 强力吸引器管
- ✔ 弱吸引器
- ✔ 高速和低速牙科手机
- ✔ 各种钻针（牙科医生自选）
- ✔ 成形设备
- ✔ 牙科洞衬剂、垫底、封闭剂、粘接剂
- ✔ 预测所需量的银汞合金胶囊
- ✔ 牙线
- ✔ 咬合纸
- ✔ 棉球、棉卷、2inch×2inch 纱布
- ✔ 牙线

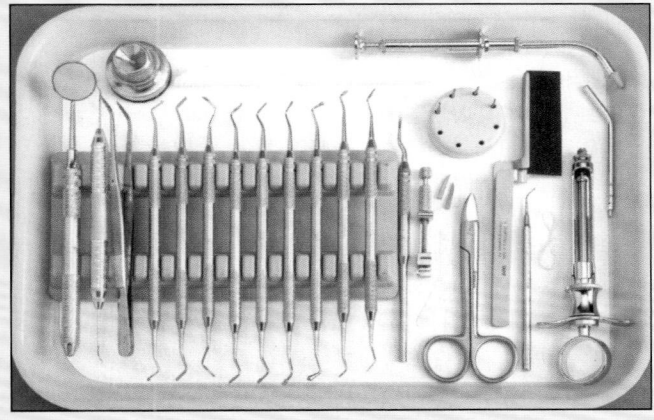

(From Boyd LRB：Dental instruments：a pocket guide，ed 5，St Louis，2015，Saunders.)

步骤

牙齿预备

1. 将口镜和探针传递给牙科医生。
   目的：牙科医生将检查要预备的牙齿。
2. 协助局部麻醉给药。
3. 放置并固定棉卷或橡皮障。

窝洞预备

4. 将口镜和装有钻针的高速牙科手机传递给牙科医生。
5. 窝洞预备过程中，使用强力吸引器和三用枪，调整光线，必要时牵拉病人的颊部，协助保持术野清晰。
   目的：通过有效地使用强力吸引器和三用枪，能够为牙科医生提供干净、清洁的术区，并为病人提供舒适的感受。

6. 在窝洞预备过程中，需要适时传递探针、吸引器、手持切削器械。

放置洞衬剂、垫底（拓展职能）

7. 检查之后，冲洗和干燥窝洞。调拌并放置洞衬剂或垫底。

放置成形片和楔子（拓展职能）

8. 协助或放置预先安装的成形片夹和成形片。
9. 使用敷料镊或钳子协助将楔子放入邻间隙。

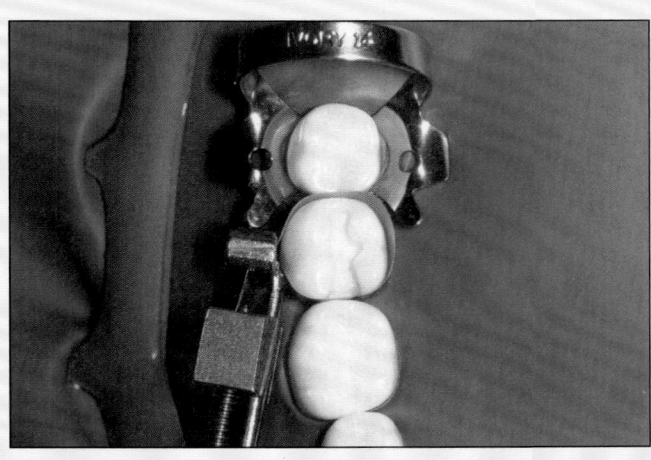

涂抹粘接剂（拓展职能）

10. 牙齿酸蚀和垫底后，协助牙科医生准备和涂抹粘接剂。

调拌银汞合金

11. 将胶囊放入银汞合金调拌机，关闭盖子，并根据推荐时间设定计时器。
12. 根据牙科医生的要求，启动混合器。
13. 打开胶囊，用敷料镊取出调拌好的银汞合金。
14. 将胶囊重新闭合并丢弃。
    目的：防止汞蒸汽泄漏到空气中。

放置并压实银汞合金

15. 将银汞合金装到输送器头上，并传递给牙科医生。
16. 收回输送器，传递充填器，使用充填器小头增量充填银汞合金材料。

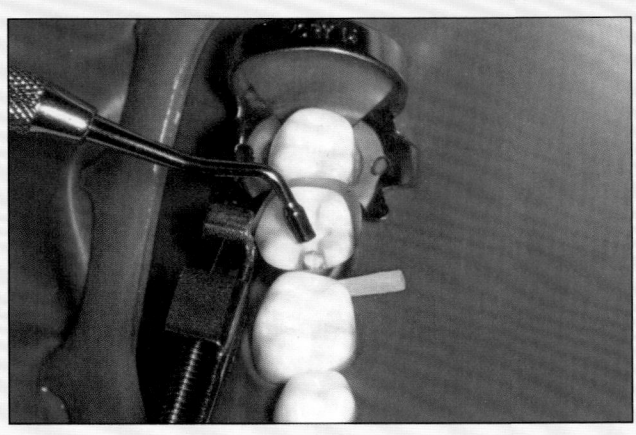

操作 48-2（续）

17. 协助反复进行银汞合金材料的放置和充填，直至窝洞略超填。

18. 当窝洞略超填时，将银汞合金充填器更换为磨光器，以便牙科医生压实充填体表面及边缘。

    目的：通过挤压多余的汞，增加修复的强度。

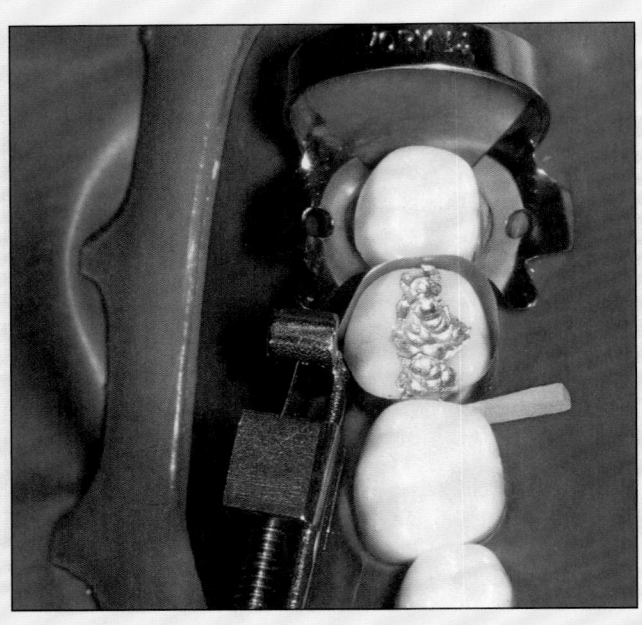

初步修形

19. 协助牙科医生使用探针和一个圆盘状/爪状雕刻器去除咬合面、成形片之间、牙边缘嵴处多余的银汞合金材料。

    目的：防止取下成形片修复体断裂。

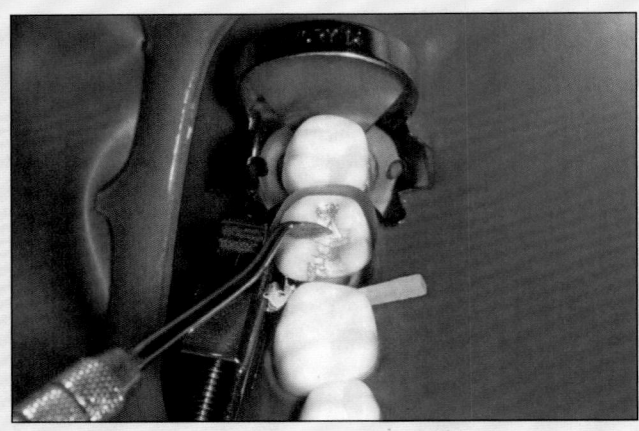

20. 协助取下成形片夹、成形片、楔子。

最后修形

21. 传递银汞合金雕刻器，直到雕刻完成。

22. 在雕刻过程中，保持强力吸引器头靠近修复体。

    目的：尽快清除所有颗粒。

    注：不使用橡皮障时，这一步尤其重要。

调整咬合

23. 去除隔湿材料（棉卷、橡皮障）。

24. 将咬合纸置于牙列上，指导病人轻轻地"敲打"牙齿，然后做一侧向另一侧的咬合运动。

    注：蓝色标记会出现在修复体的任何高点上。提醒病人不要咬太硬的食物，否则充填体可能断裂。

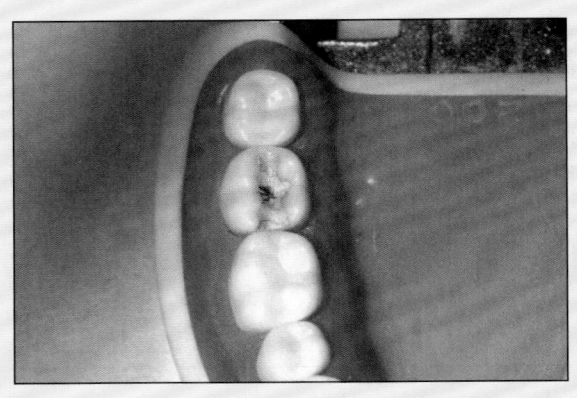

25. 向牙科医生传递雕刻器或是修整钻针去除残留的高点。

    注：按照需要重复这一步骤，直至咬合舒适。

26. 传递湿润的棉球或棉卷，轻轻清洁充填体表面。

    目的：去除任何残留在表面的小的不规则物质。

术后指导

27. 提醒病人在数小时内不能使用新的银汞合金充填体进行咀嚼。

    目的：银汞合金材料需要数小时才能达到最大强度，此区域过早咬合或咀嚼可能导致充填体断裂。

记录

28. 记录过程。

日期	牙位	牙面	备注
7/20/14	3	近中𬌗面（MO）	1 支不含肾上腺素的利多卡因、橡皮障隔离、氢氧化钙/酸蚀/粘接。2 个合金胶囊。病人可耐受此过程。6 个月复查。T. Clark，CDA/L，Stewart，DDS

操作 48-3

Ⅲ类洞和Ⅳ类洞修复的护理配合

器械与物品

- ✔ 治疗盘(基本器械、手持切削器械、复合树脂充填器、银汞合金输送器、充填器、磨光器、雕刻器、咬合纸夹)
- ✔ 复合树脂比色板
- ✔ 局部麻醉设备
- ✔ 橡皮障
- ✔ 强力吸引器管
- ✔ 弱吸引器
- ✔ 高速和低速牙科手机
- ✔ 各种钻针(牙科医生自选)
- ✔ 聚酯薄膜成形系统
- ✔ 牙科洞衬剂、垫底、封闭剂、粘接剂
- ✔ 复合树脂
- ✔ 带防护罩的光固化灯
- ✔ 修整钻和金刚砂钻针
- ✔ 牙线
- ✔ 咬合纸
- ✔ 棉球、棉卷、2inch×2inch 纱布
- ✔ 牙线
- ✔ 磨光条
- ✔ 咬合纸
- ✔ 抛光工具(抛光盘、抛光条)
- ✔ 抛光膏

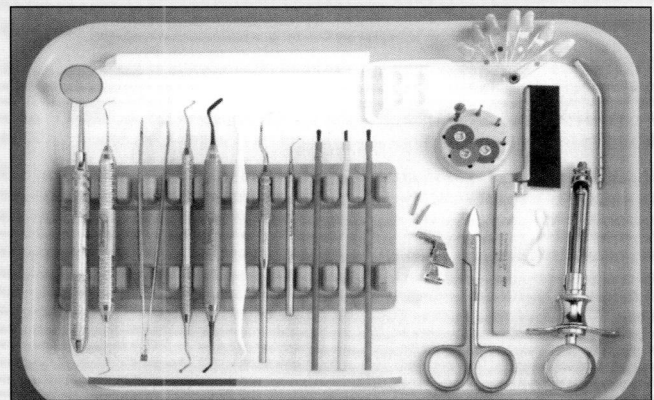

(From Boyd LR：Dental instruments：a pocket guide，ed 5，St Louis，2015，Saunders.)

步骤

牙齿预备

1. 将口镜和探针传递给牙科医生。
   目的：牙科医生将检查要预备的牙齿。
2. 协助局部麻醉给药。
3. 放置并固定隔湿用物(棉卷、橡皮障)。
4. 协助复合树脂比色。

窝洞预备

5. 传递高速牙科手机和手持切削器械去除牙齿龋坏。使用强力吸引器保持术野清晰。
6. 在整个过程中冲洗和干燥牙齿。如有需要,牙科医生将放置洞衬剂。

酸蚀、粘接、复合树脂充填

7. 牙齿预备后,牙科医生将根据制造商的说明进行酸蚀、冲洗和干燥。
8. 放置成形片,如有需要,也可放置楔子。
9. 协助放置垫底和粘接剂,并根据制造商的说明进行光固化。

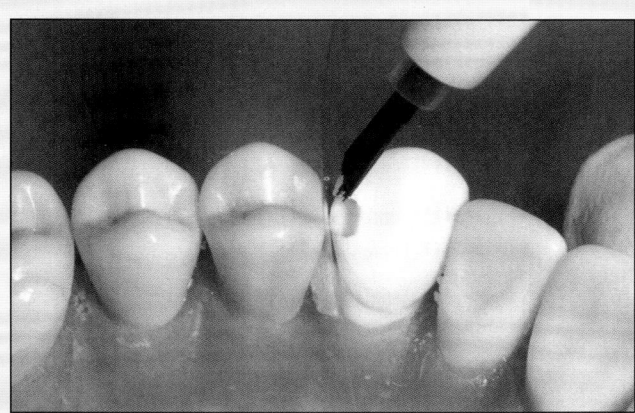

10. 将复合材料置于调拌板上,或把银汞合金装入银汞合金输送器,并连同复合树脂充填器一并传递置于预备区。

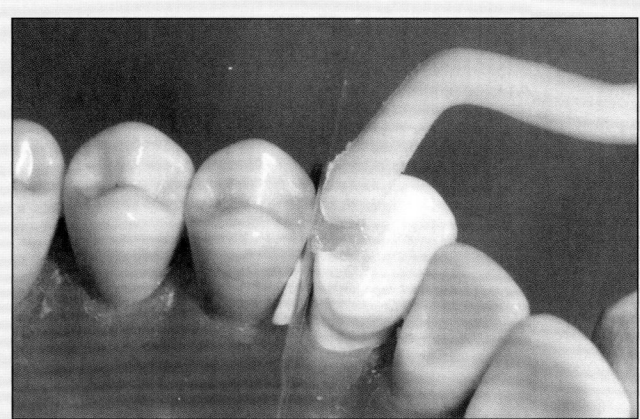

11. 在从舌侧和颊侧对复合树脂进行光固化时,协助拉紧成形片,使其保持紧密地围绕牙齿。

充填体修形

12. 协助取下成形片和楔子。
13. 牙科医生修整充填体轮廓时协助传递带有修整钻和金刚砂钻针的高速牙科手机。

操作 48-3（续）

14. 如果需要，传递磨光条以平滑邻面。
15. 去除隔湿用物，并使用咬合纸检查咬合，如有需要进行调整。

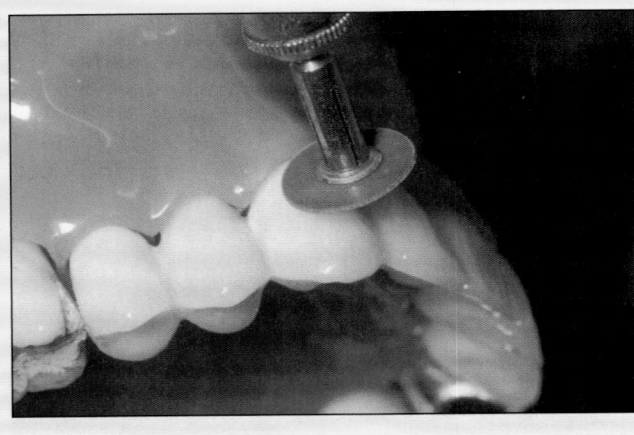

16. 协助牙科医生使用带有抛光盘、橡皮尖、橡皮杯的低速牙科手机来抛光充填体。

记录
17. 记录过程。

日期	牙位	牙面	备注
7/20/14	3	近中切面端（MI）	1 支不含肾上腺素的利多卡因、橡皮障隔离、酸蚀/粘接/Silux 复合树脂，比色 YL。病人可耐受此过程。6 个月复查。 T. Clark，CDA/L，Stewart，DDS

操作 48-4

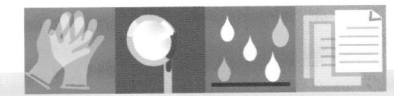

V 类洞修复的护理配合

器械与物品

- 治疗盘（基本器械、手持切削器械、复合树脂充填器、银汞合金输送器、充填器、磨光器、雕刻器、咬合纸夹）
- 局部麻醉设备
- 橡皮障设备（夹钳）
- 排龈线和排龈器
- 强力吸引器管
- 弱吸引器
- 高速和低速牙科手机
- 各种钻针（牙科医生自选）
- 牙科洞衬剂、垫底、封闭剂、粘接剂
- 棉球、棉卷、2inch×2inch 纱布
- 永久性修复材料（复合树脂或银汞合金）
- 牙线

步骤

牙齿预备
1. 将口镜和探针传递给牙科医生。
   目的：牙科医生将检查要预备的牙齿。
2. 协助局部麻醉给药。
3. 放置并固定棉卷、橡皮障。

窝洞预备
4. 将口镜和带有钻针的高速牙科手机传递给牙科医生。
5. 窝洞预备过程中，使用强力吸引器和三用枪，调整光线，必要时牵拉病人的颊部，保持术野清晰。
   目的：通过有效地放置并使用强力吸引器和三用枪，能够提供干净、清洁的术区，为病人提供舒适的感受。
6. 在窝洞预备过程中，需要时传递探针、吸引器、手持切削器械。

牙科材料充填
7. 冲洗和干燥窝洞，以备医生评价。如需垫底、洞衬剂、封闭剂，按固定的顺序调拌并传递。
8. 酸蚀和垫底之后，充填永久材料之前，准备、传递或使用粘接剂。
9. 如果使用银汞合金，将胶囊放入银汞合金调拌机，关闭盖子，并根据推荐时间混合材料。
10. 如果使用复合树脂，在调拌板上放置少量常用颜色的树脂，避光。

永久性材料充填
11. 银汞合金充填时，将银汞合金装到输送器头上，经输送器传递给牙科医生以备充填，同时以传递姿势持充填器备用。
12. 协助反复进行银汞合金材料的放置和充填，直至窝洞略超填。

操作 48-4(续)

13. 当窝洞略超填时,将银汞合金充填器更换为磨光器,以便牙科医生压实充填体表面及边缘。
    目的:通过挤压多余的汞,增加修复的强度。

14. 复合树脂充填时,用复合树脂充填器将材料送到传递区,牙科医生进行分层充填,每充填一层光固化一层。
    注:充填的深度将决定使用光固化的次数。

雕刻或修形

15. 对于银汞合金,传递雕刻器直至雕刻完成。

16. 对于复合树脂,传递带有修整钻针的高速牙科手机。

17. 在雕刻和修形过程中,保持强力吸引器头靠近充填体。
    目的:尽快清除所有颗粒。
    注:不使用橡皮障时,这一步尤其重要。

记录

18. 记录过程。

日期	牙位	牙面	备注
7/20/14	11	颊面(F)	1 支不含肾上腺素的利多卡因、橡皮障隔离、酸蚀/粘接/Silux 复合树脂,比色 Y。病人可耐受此过程。6 个月复查。 T. Clark,CDA/L,Stewart,DDS

操作 48-5

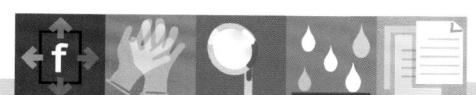

过渡性修复体的充填与雕刻(拓展职能)

操作前准备

- ✔ 口镜使用方法
- ✔ 操作者体位
- ✔ 牙体解剖学
- ✔ 器械使用

器械与物品

- ✔ 基本器械
- ✔ 成形夹(Ⅱ类洞)
- ✔ 成形片系统(Ⅱ、Ⅲ、Ⅳ类洞)
- ✔ 楔子(Ⅱ、Ⅲ、Ⅳ类洞)
- ✔ 修复材料套装(材料、调拌板、调刀)
- ✔ 塑料器械
- ✔ 充填器
- ✔ 圆盘状/爪状雕刻器
- ✔ Hollenback 雕刻器
- ✔ 棉球
- ✔ 咬合纸

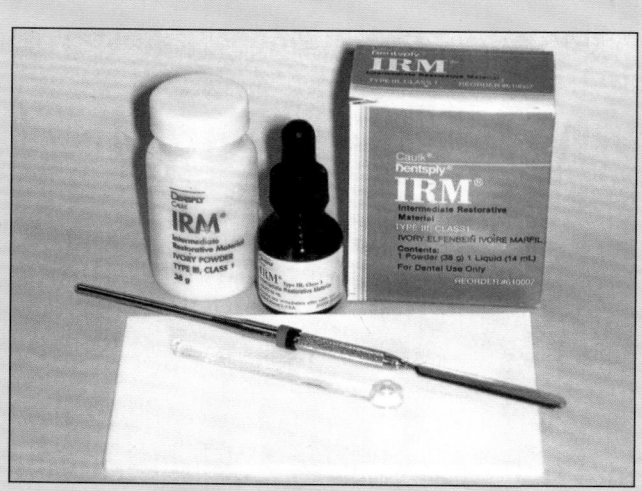

步骤

1. 用棉卷或橡皮障清洁、干燥以及隔离术区。

2. 检查牙齿和窝洞,确保清楚窝洞外形。
    目的:当开始雕刻时,需要知道牙齿结构要雕刻到什么程度。

操作 48-5(续)

3. 如果窝洞包含近侧壁,需要放置合适的成形片和楔子。(有关成形片的选择和应用,详见第49节)。
4. 将材料调拌至适当的黏稠度。
5. 使用充填器(FP-1)对窝洞进行增量充填。如果邻间隙存在窝洞,则首先开始填充该区域。
   目的:该区域较难看到,必须充满材料以保证牙齿恰当的轮廓。

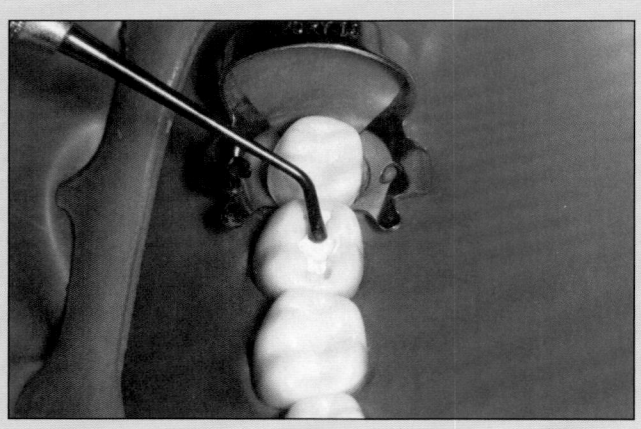

6. 每次充填后先使用充填器小头压实材料。
7. 继续充填直至略超填。
   目的:有足够的材料才能雕刻牙齿结构。

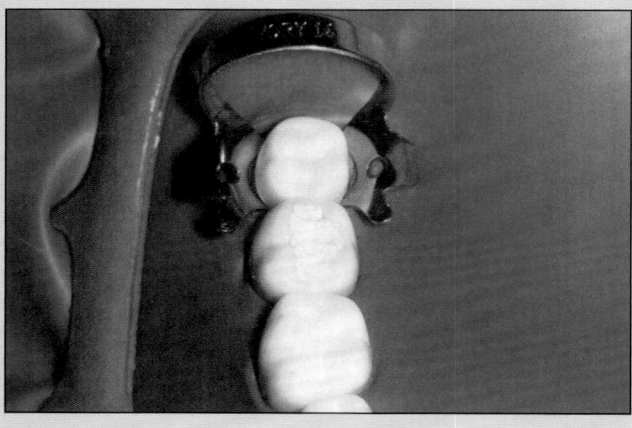

雕刻阶段
8. 如果使用成形系统,使用探针在成形片周围探行,去除边缘嵴和邻间隙多余的材料。此时取下成形片,保留楔子的位置。

9. 使用圆盘状/爪状雕刻器从咬合面上去除多余的材料。
   目的:保持邻间隙开放,以更易雕刻。
10. 用圆盘状/爪状雕刻器完成咬合面的最后雕刻,确保恢复正常的牙齿解剖结构。
    注:将牙弓对侧的同名牙视为解剖标志。

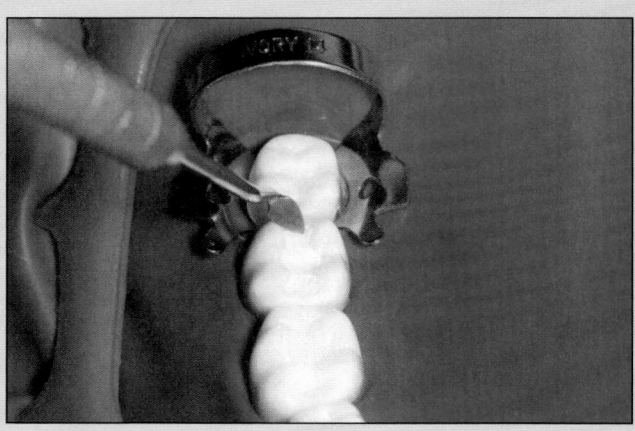

11. 如果涉及邻面,用邻面雕刻器去除邻间隙的多余材料,确保不要造成材料表面的凹凸不平。
12. 所有雕刻完成后取下楔子。
13. 检查咬合,指导病人轻轻咬在咬合纸上。
14. 完成最终雕刻后,用湿棉球擦拭充填体。
15. 告知病人该充填体是"临时的",不要用此侧咀嚼黏性食物。

记录
16. 记录过程。

日期	牙位	牙面	备注
7/20/14	3	殆舌面(OL)	咀嚼口香糖时充填体掉出,棉卷隔离,放置材料。预约做永久修复。 T. Clark, CDA/L, Stewart, DDS

操作 48-6

粘接贴面的护理配合

器械与物品

- ✔ 治疗盘(基本器械、手持切削器械、复合树脂充填器、咬合纸夹)
- ✔ 复合树脂比色板
- ✔ 局部麻醉设备
- ✔ 橡皮障
- ✔ 强力吸引器管
- ✔ 弱吸引器
- ✔ 高速和低速牙科手机
- ✔ 各种钻针(牙科医生自选)
- ✔ 聚酯薄膜成形设备
- ✔ 牙科洞衬剂、垫底、封闭剂、粘接剂
- ✔ 复合树脂材料
- ✔ 带防护罩的光固化灯
- ✔ 修整钻和金刚砂钻针
- ✔ 牙线
- ✔ 咬合纸
- ✔ 棉球、棉卷、2inch×2inch 纱布
- ✔ 磨光条
- ✔ 咬合纸
- ✔ 抛光工具(抛光盘、抛光条)
- ✔ 抛光膏

步骤

1. 本操作可能不需要局部麻醉剂。
   目的:因为只去掉小部分牙齿组织,此过程应该不会引起病人不适。
2. 比色。
3. 放置棉卷或橡皮障。
4. 测量牙齿以决定牙冠成型套的大小。必要时修整其形状以适应牙龈轮廓。

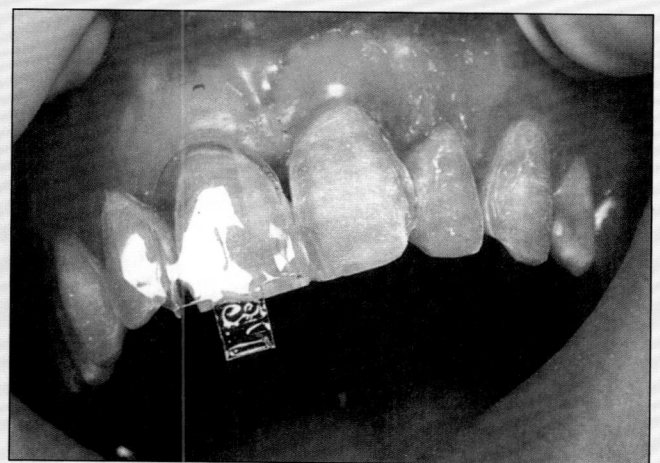

5. 使用金刚砂钻针去除一定厚度的牙釉质。
6. 在放置材料之前,在邻面放置透明成形片。
   目的:防止酸蚀剂、粘接剂和树脂材料影响相邻牙齿。
7. 酸蚀、冲洗并干燥牙齿,涂抹粘接剂。
8. 如果贴面是为了遮盖暗色污渍,则可以放置遮色剂遮挡污渍。
9. 复合树脂放置在牙冠成型套内表面,然后置于邻面有成形片的牙齿上。一只手将牙冠成型套缓慢就位,另一只手在牙齿舌侧将成型片捏在一起。

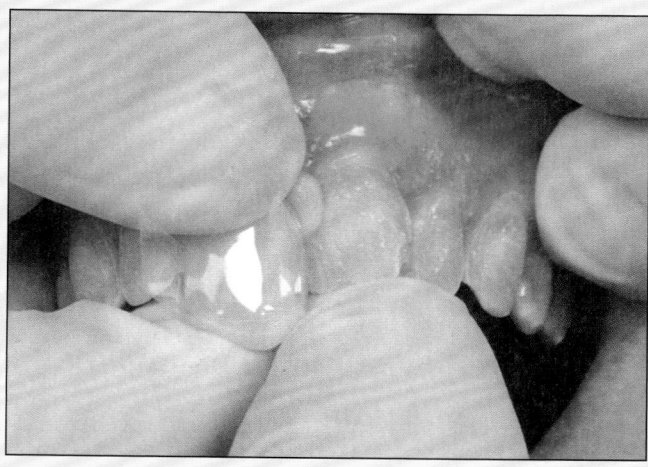

10. 用探针清除挤压到牙冠成型套外的复合树脂。
11. 当牙冠成型套就位,按照制造商推荐的时间进行光固化。当固化完成后,将牙冠成型套去除并丢弃。

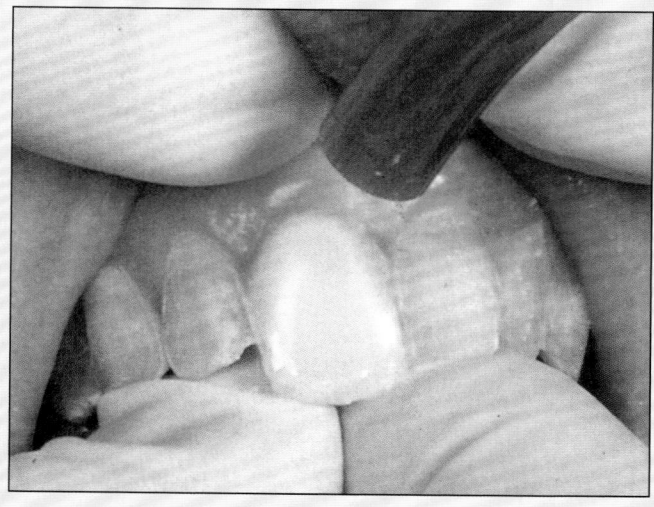

12. 牙科医生将使用一系列砂盘(粗到细)把牙齿调整到适当的长度。用修整钻修整和平滑贴面。

操作 48-6（续）

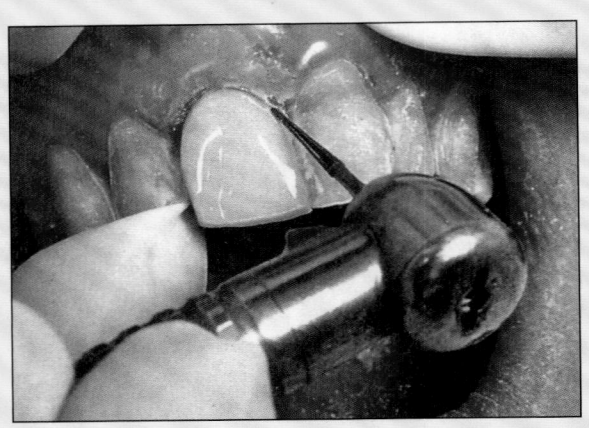

13. 根据需要,协助完成每颗牙齿的贴面操作。

记录

14. 记录过程。

日期	牙位	牙面	备注
7/20/14	#8、#9	颊面(F)	贴面,棉卷隔离,酸蚀/粘接/Silux 复合树脂比色后粘贴。病人可耐受此过程。6个月复查。T. Clark, CDA/L, Stewart, DDS

（刘东玲,葛翠翠 译,吴悠 校审）

牙科修复的邻面成形系统

关键术语

AutoMatrix 系统 (AutoMatrix) : 牙齿修复中用来临时形成牙齿邻面的成形系统。

赛璐珞条 (celluloid strip) : 透明条状聚脂薄膜,用于前牙修复时临时形成牙齿邻面。

欠填 (cupping) : 没有很好的整塑牙齿外形,牙体表面形成凹陷的情况。

成形 (matrix) : 修复过程协助牙科材料与牙齿粘接在一起的支持系统。

"迈拉" (mylar) : 聚酯薄膜,前牙修复时提供暂时性支撑的透明塑料成形片的商品名。

悬突 (overhang) : 超出窝洞边缘的多余修复材料。

Palodent 豆瓣形成形片 (palodent) : 由不锈钢制成的小椭圆形成形片,用于牙齿邻面修复。

通用型成形片夹 (universal retainer) : 在修复 Ⅱ 类洞时夹住牙科成形片的牙科器械。

楔子 (wedge) : Ⅱ 类洞修复时放置在牙间隙的木质或塑料的三角形装置,用来形成修复所需要的外形。

学习目标

完成此章节的学习之后,学生将能够达到以下目标:

1. 掌握关键术语的发音、写法和定义。
2. 描述在 Ⅱ 、Ⅲ 、Ⅳ 类洞修复中邻面成形系统的使用。
3. 描述用于后牙修复的邻面成形系统的种类,包括使用楔子的目的及方法。
4. 描述用于前牙修复的邻面成形系统的种类。
5. 讨论在牙科修复中用于替代邻面成形系统的方法。

实践目标

完成此章节的学习之后,学生将能够达到以下技能水平:

- 组装成形片和成形片夹。
- 在 Ⅱ 类洞修复中放置及移除邻面成形片和楔子。
- 在 Ⅲ 类洞修复中放置及移除邻面成形片和楔子。

当牙齿准备进行 Ⅱ 类、Ⅲ 类或者 Ⅳ 类洞修复时,至少牙齿的一个邻面壁已被去除。成形 (matrix) 系统可以为银汞合金、复合树脂或过渡性修复材料的放置提供暂时的邻面壁 (图 49-1)。除了作为一个暂时的邻面壁,邻面成形系统还有以下功能:

- 修复邻面的解剖轮廓以及牙齿表面的接触区。
- 为填塞的修复材料创造一个光滑的外表面。

放置和移除邻面成形系统在某些国家或州是合法的拓展职能。要特别注意牙齿预备的类型、需要准备放置的邻面成形系统类型以及放置和去除邻面成形系统的技巧。

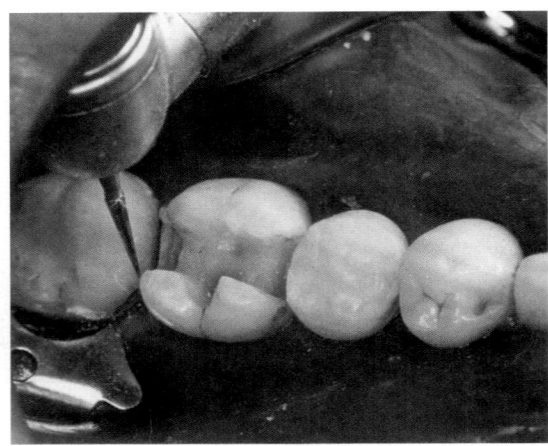

图 49-1　近远中邻面壁缺失的牙齿预备。（Courtesy Garrison Dental Solutions，Spring Lake，MI.）

后牙邻面成形系统

目前Ⅱ类洞修复最常用的成形系统是通用型成形片夹和成形片。助理需要在治疗开始时就把成形片夹和成形片组装好。

通用型成形片夹

通用型成形片夹（universal retainer），又称 Tofflemire 成形片，是一个将成形片紧紧地固定在正确位置的机械装置。这种成形片夹放置于正在修复牙齿的颊侧。

如果牙科医生正在为一颗前磨牙或者磨牙进行牙齿预备，并且邻面壁已经延伸到颊侧，此时可以使用设计为体部微弯的反角成形片夹从舌侧就位。

成形片

成形片由薄的可弯曲的不锈钢材料制成，最常用的两种设计是**通用型成形片**和**扩展成形片**（图 49-2）。通用型成形片用于邻面洞形的深度、宽度较小，牙尖尚完整的Ⅱ类洞修复。扩

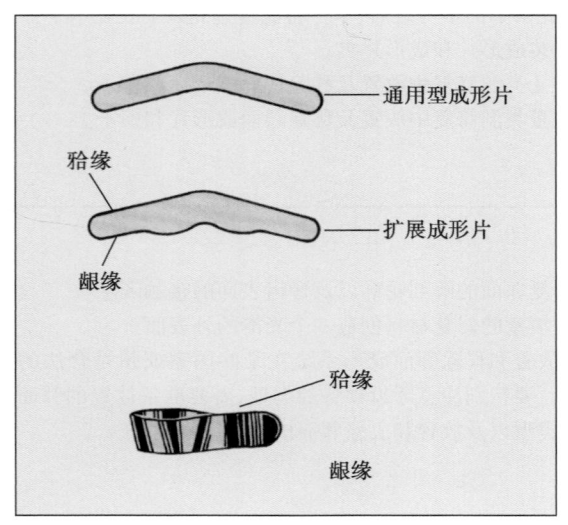

图 49-2　最常用的后牙邻面成形片

展成形片则适用于洞形深达龈下，需要向龈向扩展的情况，以弥补牙尖的缺失。因为通用型成形片高度不足，无法满足牙齿𬌗面的修复要求。

根据设计，当成形片的两端连在一起时，会成为一个圆环。圆环的一侧圆周（周长或外缘）小而另一侧大。这种圆周形态将引导操作者放置成形片：
- 成形片圆周较小的一侧是龈缘，常指向牙龈的方向。
- 成形片圆周较大的一侧是𬌗缘，常指向牙齿𬌗面的方向。

塑形

在使用之前，应将成形片的中部预塑成邻面接触区的外形，以保证最终的充填体与邻牙具有适当的接触关系。为了使成形片塑形，要将其放置在纸板上，用磨光器或口镜手柄的末端摩擦其内表面直到卷曲（图 49-3）。

参见操作 49-1。

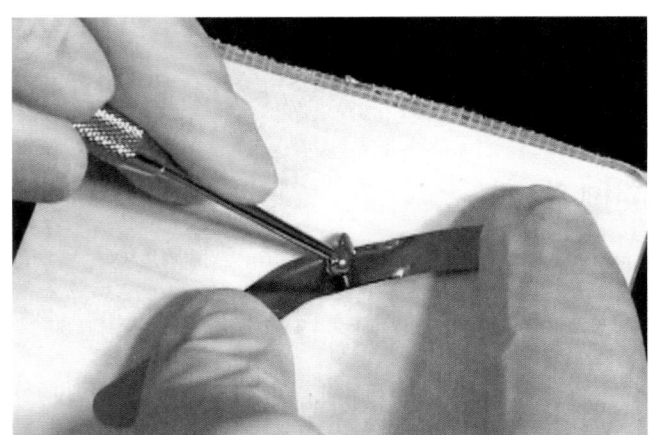

图 49-3　将成形片塑形以协助牙齿修复。（From Heymann HO，Swift EJ，Ritter AV：Sturdevant's art and science of operative dentistry，ed 6，St Louis，2013，Mosby.）

⟳复习

1. 什么类型的窝洞需要使用后牙邻面成形系统？
2. 在口内用什么固定成形片的位置？
3. 当成形片放置在牙齿上时，较小圆周的环应朝向哪一侧？
4. 通常用什么器械来预塑成形片？

楔子

Ⅱ类洞修复需要邻面成形片来充当牙齿的人工壁，但单纯有成形片还不能形成需要的邻面解剖外形。楔子（wedge）插入到牙齿的舌侧外展隙使成形片紧贴于预备窝洞的龈缘上（图 49-4）。施加的压力作用于成形片，使之紧贴牙齿邻面，使得充填体最终的轮廓能与天然牙的结构相匹配。

楔子有不同的大小、形状（三角形或圆形）及材料（木质和塑料）。最常用的是三角形或圆形的木楔子（图 49-5）。选择楔子时，应考虑以下几个方面：

通用型成形片夹的组成

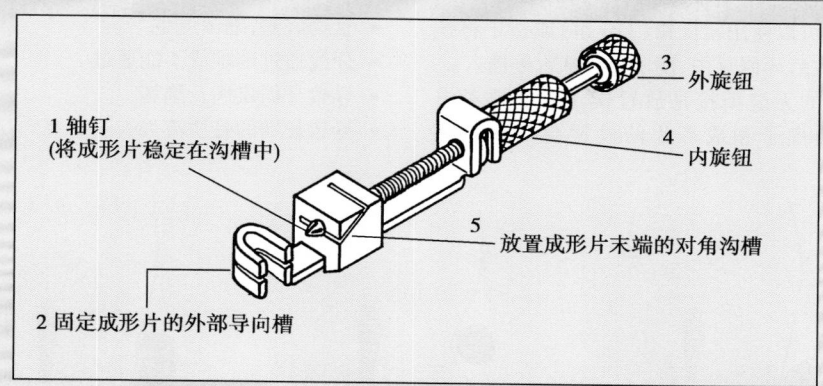

3　外旋钮

4　内旋钮

1　轴钉
(将成形片稳定在沟槽中)

5　放置成形片末端的对角沟槽

2　固定成形片的外部导向槽

1. 轴：中心具有螺纹的钉，与对角沟槽相吻合以稳固成形片的末端。组装成形片夹的过程中，当成形片卡入沟槽时，轴点必须与沟槽分开，然后再旋紧。

2. 外部导向槽：也称为外通道，位于成形片夹的末端，作为引导成形片圆环就位的通道。通道的选择根据治疗牙齿的象限来决定。

3. 外旋钮：用来旋紧或放松对角沟槽内的轴。这个可以使成形片牢固地固定在成形片夹上。如果要旋紧轴，朝远离操作者的方向旋转。如果要松开轴，朝操作者方向旋转。避免过度旋转，否则对角沟槽的夹钳可能会从轴上掉下来。若出现这种状况，将轴的末端插入对角沟槽的夹钳，并将外旋钮朝远离操作者的方向旋转。

4. 内旋钮：用来加大或减小成形片的圆环。环的大小取决于待修复的牙齿的大小。在放置成形片时，圆环的周长应该大于牙齿周长，放置好以后再把圆环收紧。

5. 对角沟槽：嵌入盒状结构内部的沟槽，用来将成形片的末端固定在夹钳内。成形片夹放置在口内，沟槽朝向龈缘方向。

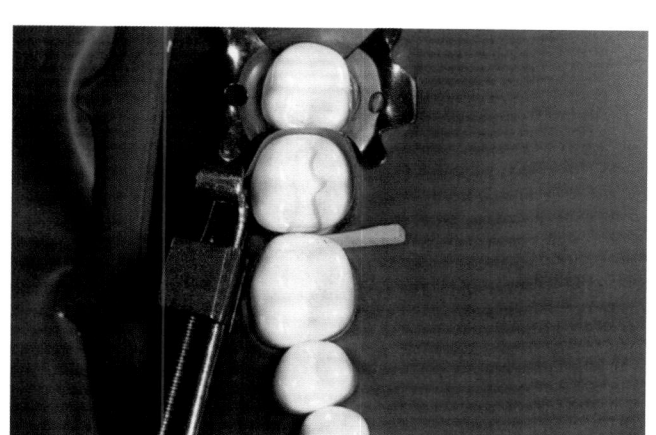

图 49-4　楔子正确地在邻面就位

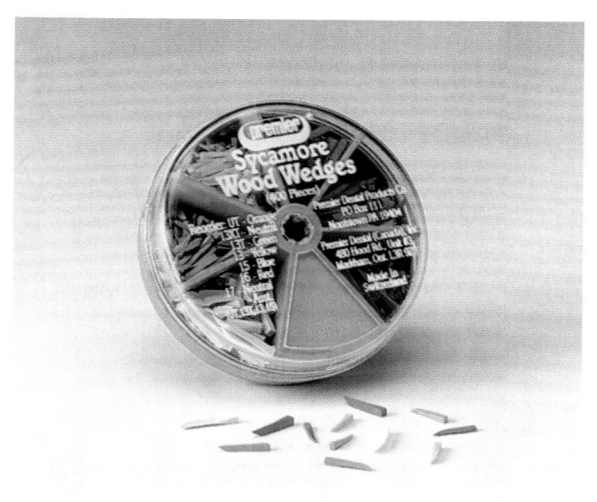

图 49-5　各类预成形的楔子。(Courtesy Premier Dental Products, Plymouth Meeting, PA.)

- 楔子必须具备足够宽度以保证足够的压力施加在预备体的龈壁上。
- 楔子将成形片挤向牙齿,使相邻牙齿之间产生少量的空隙。
- 楔子要稍宽于邻牙颈部之间的距离。

当楔子放置就位后,可以使用霍氏钳(110钳)或镊子将楔子紧紧插入到外展隙。在后牙修复中,楔子应该从舌侧插入。

牙齿和修复体之间的无缝衔接是放置楔子时需要考虑的关键标准。不合适的楔子和成形片的放置会导致悬突

(overhang)或欠填(cupping)(图49-6A和B)。如果与牙齿接触的修复材料过多,则会形成悬突;如果充填的修复材料过少则会形成欠填。任何一种情况都会给病人带来不舒适,例如:

- 食物嵌塞,细菌滋生
- 牙线通过困难或不能通过
- 导致牙周疾病及龋坏
- 导致长期的骨质流失

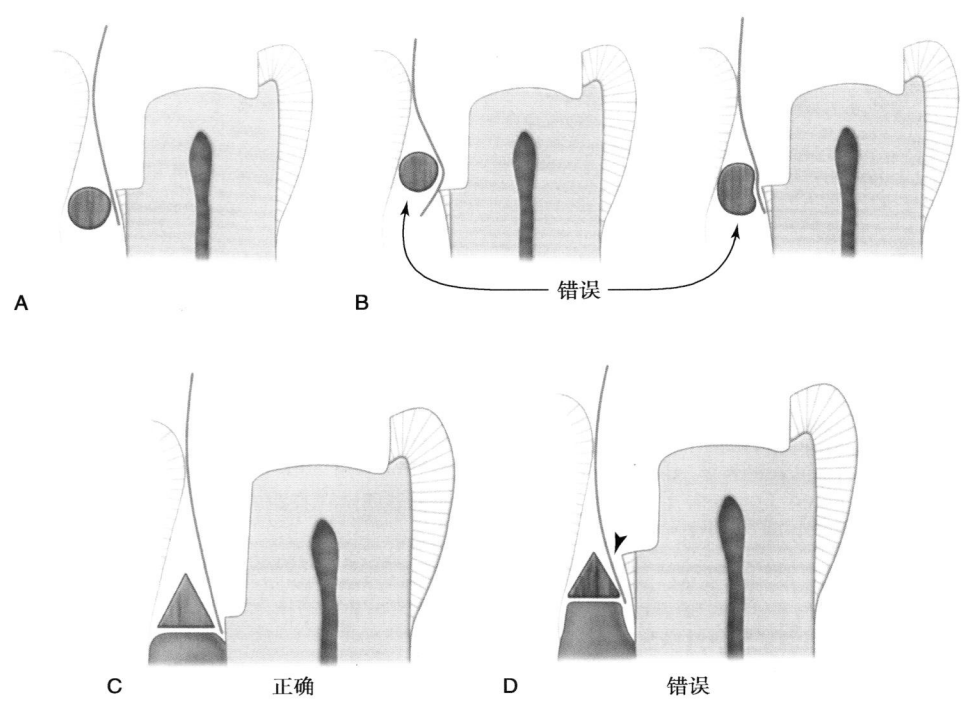

图49-6　A和B展示了使用圆形楔时正确和错误的放置位置。C和D展示了使用三角楔时正确和错误的放置位置。(From Heymann HO,Swift EJ,Ritter AV:Sturdevant's art and science of operative dentistry,ed 6,St Louis,2013,Mosby.)

放置后牙成形片夹及成形片的标准

- 成形片夹的对角沟槽面总是朝向牙龈的方向。
- 成形片夹从牙齿的颊侧就位。
- 成形片夹的手柄从口角处伸向口外。
- 就位后的成形片下缘应在预备体的龈缘下约1mm。
- 就位后的成形片上缘不应高出牙齿的𬌗面上1.5~2mm。
见操作49-2。

⟲复习

5. 在邻面成形系统中,为了和邻牙建立正确的接触关系还需要额外使用什么?
6. 楔子放置的位置不恰当会导致什么?

前牙邻面成形系统

由于前牙修复中所用的修复材料不同,修复治疗的方法也不一样,因此前牙修复需要使用一种不同的邻面成形系统。在

用复合树脂或玻璃离子水门汀时需要使用一种透明塑料成形系统(图49-7)。复合树脂含有非有机填料颗粒,这些颗粒会被不锈钢刮擦或染色。新型的粘接剂也会与不锈钢成形片相互影响,导致修复材料无法正确放置。

透明塑料成形系统包括赛璐珞条(celluloid strip)或迈拉(Mylar)条,用于前牙邻面壁缺失时的Ⅲ类洞或Ⅳ类洞修复。这种成形系统不需要使用成形片夹,因而应用更为简便。在修复过程中放置塑料成形片及楔子有以下3个目的:

1. 在酸蚀、预处理前将成形片放置于牙齿之间,防止邻牙受到这些材料的影响。

2. 放置好复合树脂材料后,将成形片包绕着牙齿拉紧以帮助恢复牙齿的自然外形。

3. 光固化灯灯光能够穿透透明塑料,从而完成光固化过程。

由于前牙的邻面有轻微的弯曲,放置前预塑成形片有助于使其保持在正确的位置。为了将塑料成形片塑形,用镊子或口镜手柄的圆形末端纵向牵拉成形片(图49-8)。在放置修复材料时,从舌侧固定成形片使其保持在原位。当放置的修复材料

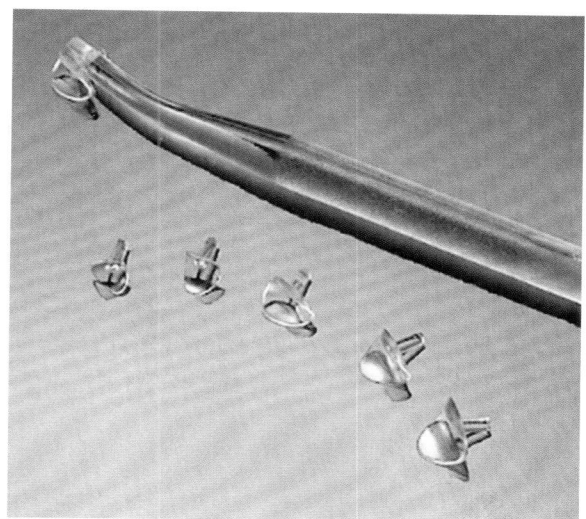

图 49-7　一种透明的成形系统。(Courtesy Premier Deatal Products, Plymouth Meeting, PA)

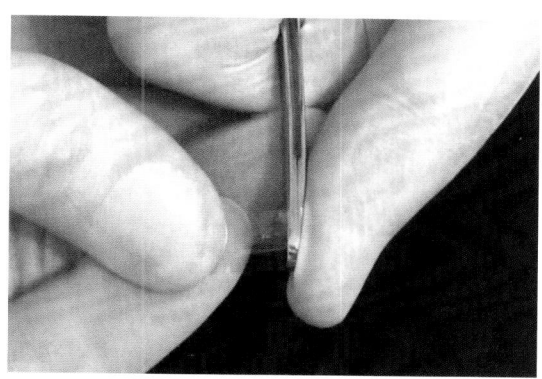

图 49-8　塑形塑料成形片。(From Heymann HO, Swift EJ, Ritter AV: Sturdevant's art and science of operative dentistry, ed 6, St Louis, 2013, Mosby.)

量合适后,取出成形片进入雕刻成形和抛光阶段。

见操作 49-3。

⬅ 复习

7. 为什么使用复合树脂修复牙齿时不能使用不锈钢成形片?

8. 透明塑料成形系统包括什么?

其他邻面成形系统

AutoMatrix 成形系统

　　AutoMatrix 系统(autoMatrix)是一种可以替代通用型成形片夹及成形片的邻面成形系统(图 49-9)。这个系统较通用型邻面成形系统有一个好处,即不需要成形片夹将成形片固位。塑料和金属成形片已塑成环状,有不同型号。每个成形片都有线圈样的自动锁环。将紧固扳手插入到线圈内,顺时针方向转

动就可以加紧成形片环,不需要额外的成形片夹,若有需要可以放置楔子。

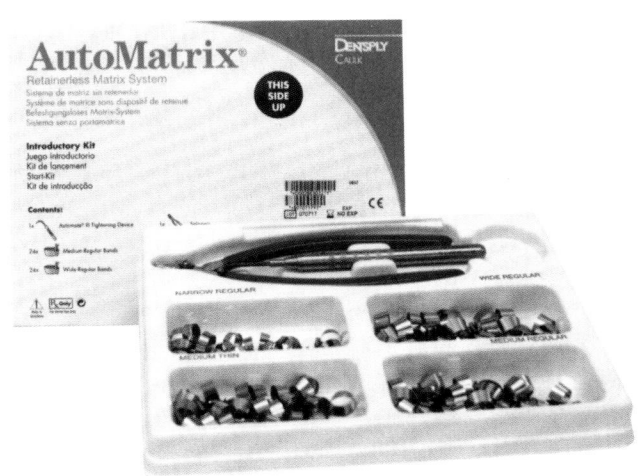

图 49-9　AutoMatrix 成形系统。(Courtesy Dentsply Caulk, Milford, DE.)

　　当修复完成后,将紧固扳手插入到线圈中,逆时针方向转动就可以松开成形片。使用去除钳切断成形片。将成形片取出弃于锐器盒内,随后将楔子取出。紧固扳手和去除钳按照制造商说明进行消毒或灭菌。

豆瓣成形系统

　　后牙复合树脂修复需要另外一种邻面成形系统,而非通用型成形片及成形片夹。该系统包括薄的、抛光的 Palodent 豆瓣形成形片(palodent)(小的、椭圆形的不锈钢成形片,分不同型号)和张力环,可以为复合树脂修复提供一个紧密的解剖接触(图 49-10)。

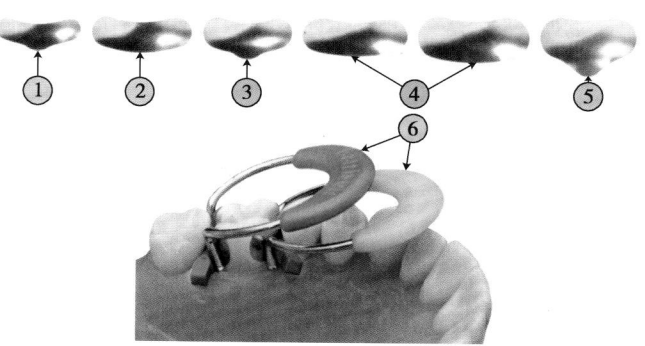

图 49-10　适用于复合树脂及银汞修复的不同尺寸和形状的豆瓣成形系统。1,儿科豆瓣形成形片。2,小号豆瓣形成形片。3,延展的小号豆瓣形成形片。4,标准豆瓣形成形片。5,大号豆瓣形成形片。6,张力环。(Courtesy Garrison Dental Solutions, Spring Lake, MI.)

　　当牙科医生对 Ⅱ 类洞采用复合树脂进行修复时,关键需要考虑恢复与邻牙的接触关系,使其功能正常。首先将豆瓣形成形片放置到牙齿邻面,再将楔子从颈缘牢固地插入。将张力环放置在成形片和楔子之间使窝洞封闭。

乳牙邻面成形系统

由于牙齿大小及形状的关系,通用型成形片及成形片夹不适用于乳磨牙。T型成形片及点焊成形片这两种邻面成形系统设计用来修复乳磨牙,具有合适的宽度及深度。

T型成形片

T型成形片是T形的铜制成形片(图49-11)。当放置成形片后,可以在其顶部调节环的大小以适合乳磨牙大小。T型成形片的准备包括以下步骤:

1. 将T型成形片的翼折弯形成一个U形槽。
2. 将成形片游离端松松地插入U形槽中。
3. 将翼夹紧,拉动游离端形成一个小的成形片环。
4. 使成形片的游离端固定在牙齿的颊侧,将成形片环放置在预备体上。

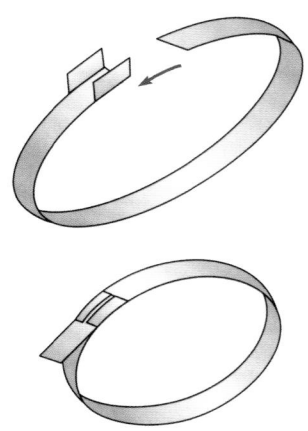

图49-11　铜制T型成形片,适用于乳磨牙

点焊成形片

点焊成形片是在霍氏钳(110钳)的辅助下制作的适应牙齿形态的成形片(图49-12)。取出成形片,将其放在点焊机焊接平台的小格子里,对连接处进行点焊从而制成个性化的成形片。点焊成形片的准备包括以下步骤:

1. 取0.75~1inch(1inch = 2.54cm)长的不锈钢成形片

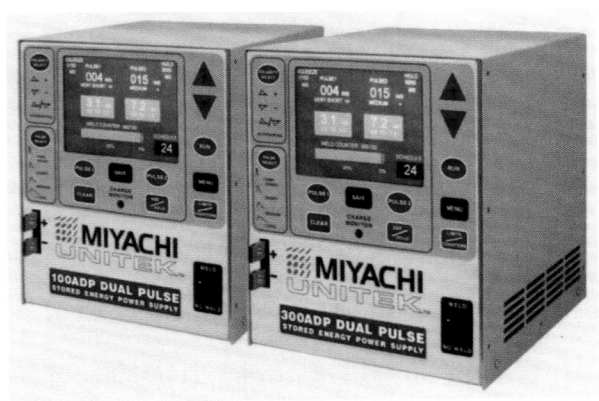

图49-12　用于乳磨牙的点焊机。(Courtesy Miyachi Unitek Corporation, Monrovia, CA.)

材料。
2. 将成形片材料绕在待治疗的牙齿上。
3. 用霍氏钳(110钳)使成形片与牙齿形态适应,确保成形片材料的游离端在牙齿的唇侧以便于观察及控制。
4. 紧紧地固定末端,朝𬌗向取出成形片。
5. 将成形片放在点焊机的焊接平台上。
6. 对成形片连接处进行三点点焊。

⊙复习

9. 替代通用型成形片夹的邻面成形系统是什么?
10. 哪种类型的邻面成形系统使用点焊机将末端焊接在一起?
11. 后牙复合树脂修复中使用的一种薄的经过抛光的成形片是什么?

■ 健康教育

在牙齿修复治疗过程中需用到许多器械和物品。病人可能从来没有见过邻面成形系统。牙医助理配合治疗时,应向病人介绍需要使用的牙科器械,如通用型成形片夹或自动邻面成形系统,确保病人知晓器械是如何使用的。通过交流会提高病人的治疗信心,也会增加他们到口腔诊所就诊的次数。■

■ 法律和伦理问题

在你所工作的国家或州,牙医助理放置邻面成形系统也许是合法的拓展职能。因此,有必要接受正确放置邻面成形片及楔子的培训。

每次完成这项操作都要请牙科医生评判你的工作并给出操作建议。这样可以促进科室内的交流并使你在牙科团队中成为一名更有价值的成员。■

■ 展望

用于后牙修复的新型复合树脂材料需要一种不同的邻面成形系统。成形片更薄,能够提供更精确的邻牙接触关系。要经常咨询销售代表有关这方面的问题,根据要放置的修复材料类型来选择所需的成形系统。■

■ 评判性思维

1. 在配合#13牙的近中、𬌗面、远中龋洞的银汞合金修复治疗过程中,需要使用多少个楔子?为了正确的塑形,每个楔子应该放置在什么位置?将楔子从哪个方向放入?

2. 为#29牙的修复治疗准备一个通用型成形片及成形片夹后,在将成形片组装到成形片夹上时,对角沟槽朝着操作者,成形片应该从哪个方向插入——右侧、直接或左侧?

3. 在组装成形片及成形片夹或放置迈拉条之前,需要对成形片进行什么处理以便形成更好的外形?

4. 牙科医生已经充填了#13牙,并且完成了初步雕刻,准备开始对𬌗面和邻面进行最终雕刻。描述取出成形片、成形片夹和楔子的顺序。■

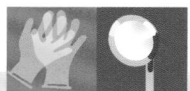

操作 49-1

组装成形片及通用型成形片夹

器械与物品

- ✔ 基本用物
- ✔ 通用型成形片夹
- ✔ 成形片
- ✔ 球形磨光器
- ✔ 纸板

步骤

1. 冲洗、吹干预备的窝洞。
2. 用口镜和探针检查预备窝洞的轮廓。
3. 确定在治疗中需要使用的邻面成形片。
   目的:根据牙齿的形状和窝洞的深度来选择成形片。
4. 将成形片中部放在纸板上,用磨光器打磨该区域。
   目的:形成一个薄的略有轮廓的区域,这就是邻面接触区的位置。
5. 使成形片夹的对角沟槽朝向操作者,逆时针旋转外旋钮直到可以看到轴的末端离开对角沟槽的夹钳。

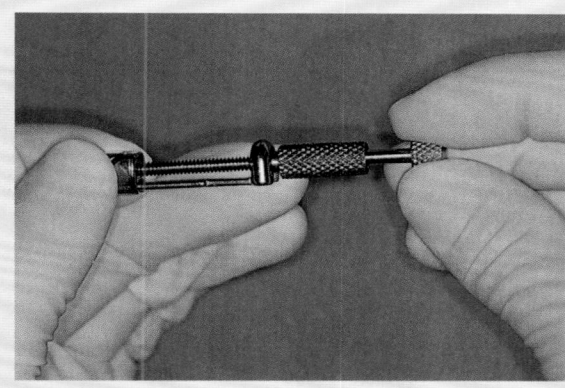

6. 转动内旋钮直到卡槽移动至导向槽旁边。
   目的:使成形片夹处于可以放置成形片的状态。

7. 将成形片的两端捏在一起,分辨龈缘和殆缘。殆缘环圆周较大,而龈缘环圆周较小。

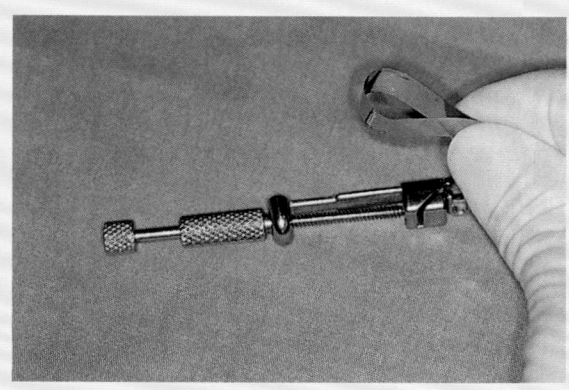

8. 使成形片夹的对角沟槽朝向自己,将捏在一起的成形片两末端插入对角沟槽的卡槽中,先放入殆缘。
9. 引导成形片进入正确的导向槽中。
   目的:成形片圆环在导向槽中的位置取决于修复牙齿的位置是在上颌还是下颌,左侧还是右侧。
10. 旋紧成形片夹的外旋钮以确保成形片固定牢固。

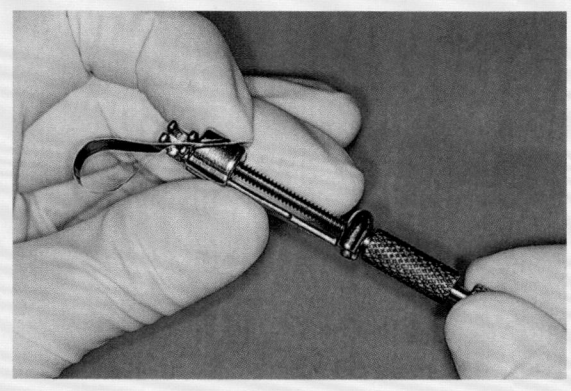

操作 49-2

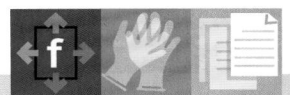

Ⅱ类洞修复中放置及去除成形片和楔子(拓展职能)

操作前准备

- ✔ 口镜使用方法
- ✔ 操作者体位
- ✔ 牙体解剖学
- ✔ 器械使用

器械与物品

- ✔ 基本用物
- ✔ 准备好的成形片及成形片夹
- ✔ 用于各种邻间隙的楔子
- ✔ 霍氏钳(110钳)

步骤

准备成形片的尺寸

1. 如果必要的话,可以使用口镜的手柄末端打开成形片圆环。
   目的:将成形片放置在成形片夹的过程中,成形片可能变平或变弯,可能不容易将其滑动到待治疗的牙齿上。

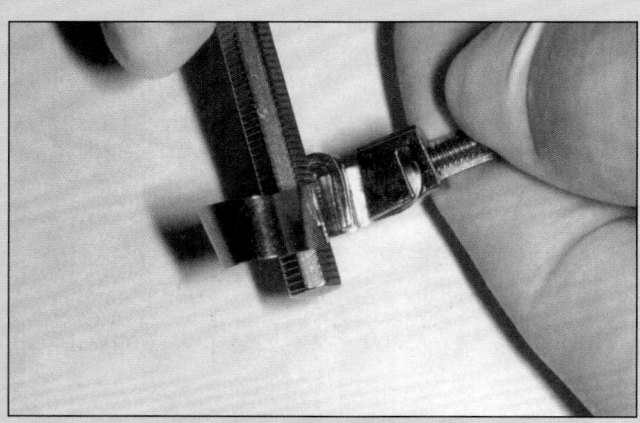

2. 如果必要的话,可以通过转动内旋钮来调节成形片圆环的大小(直径)使其能够包绕待治疗的牙齿。

放置成形片和通用型成形片夹

3. 将成形片的圆环放置在牙齿的𬌗面并套进牙齿,使成形片夹与牙齿的颊面平行。确保成形片上缘高出𬌗缘约1.0~1.5mm。

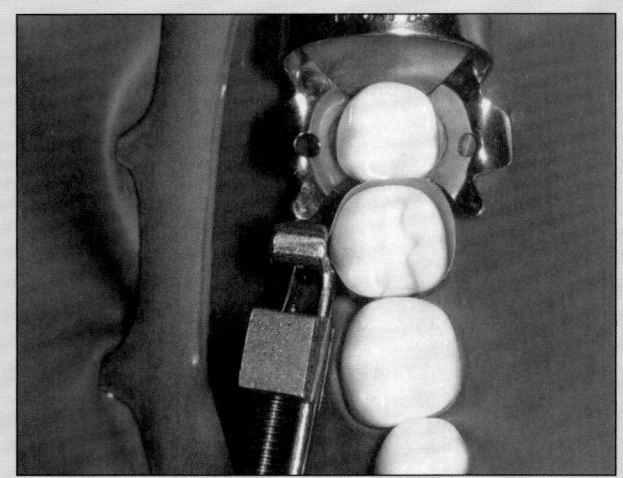

4. 用手指按压牙齿的𬌗面使成形片就位稳固。慢慢地以顺时针方向旋转内旋钮,使成形片紧贴牙齿。

5. 使用探针检测成形片的适应性。
   目的:牙龈组织或橡皮障布可能会堆积在成形片和窝洞之间。

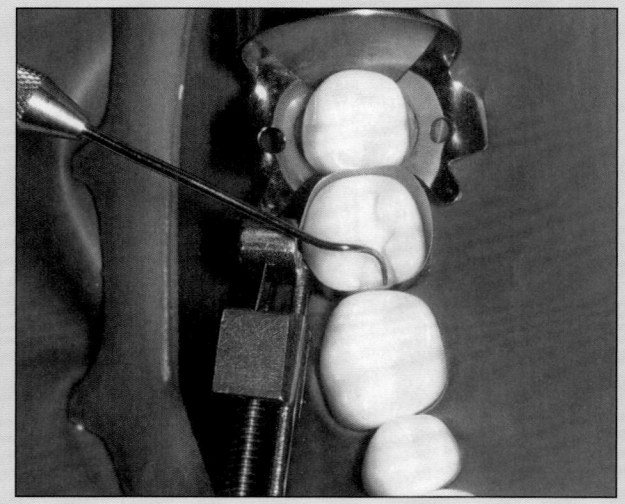

6. 使用磨光器对成形片的接触区进行打磨,形成一个微凹的面。

操作 49-2（续）

放置楔子

7. 选择大小、形状合适的楔子。

　　目的:外展隙的大小将决定楔子的大小及形状,合适的楔子能完全关闭成形片和预备窝洞之间的缝隙。

8. 用夹钳夹持楔子,使楔子较平、较宽的一侧朝向牙龈。

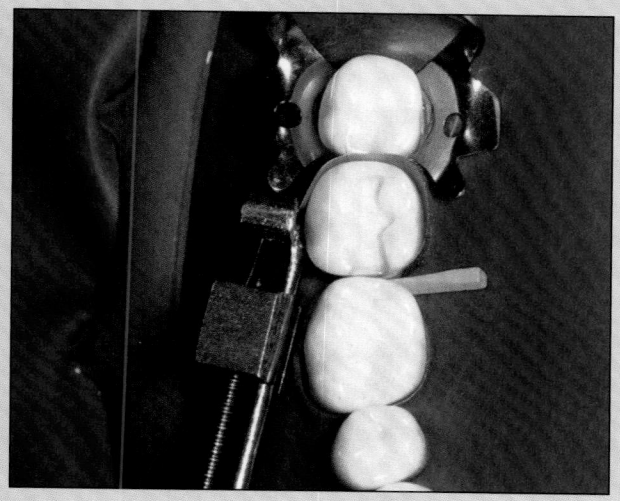

9. 从窝洞和成形片旁,将楔子插入舌侧外展隙中。

　　注:若两个邻面(近中和远中)均需要修复,每个接触区都需要插入楔子。

10. 检查邻面接触,确保预备体的龈缘封闭完好。

取出成形片夹、成形片及楔子

11. 完成修复材料的初步雕刻后,用一个手指轻轻按住成形片圆环的𬌗面,慢慢旋转外旋钮使成形片夹与成形片松开。

12. 将成形片夹小心地向𬌗面滑动,但成形片仍然包绕牙齿。

13. 以拉锯式动作轻轻地将成形片从𬌗面方向拿出。

　　目的:避免将刚放置的修复材料折断。

14. 将成形片放入锐器盒中。

15. 使用霍氏钳(110钳)夹住楔子的底部,将其从舌外展隙中取出。

　　目的:将楔子保留在原位是为了防止在取出成形片的过程中修复体折断。

16. 现在修复体可以进行最终雕刻。

操作 49-3

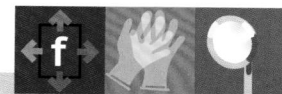

Ⅲ类洞和Ⅳ类洞修复中放置塑料成形片(拓展职能)

操作前准备

- ✔ 口镜使用方法
- ✔ 操作者体位
- ✔ 牙体解剖学
- ✔ 器械使用

器械与物品

- ✔ 基本用物
- ✔ 塑料成形片
- ✔ 楔子
- ✔ 霍氏钳(110钳)

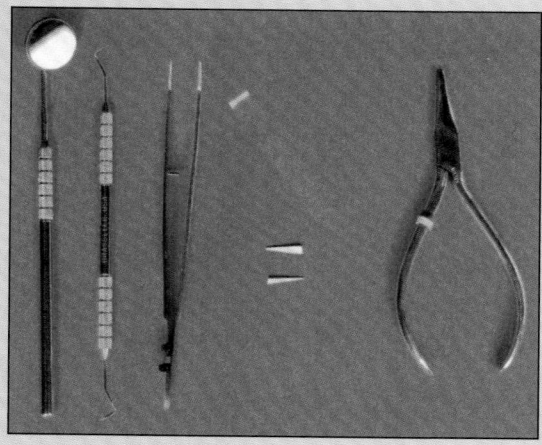

操作 49-3（续）

步骤

1. 检查牙齿及预备窝洞的外形,特别注意预备窝洞的轮廓。
2. 塑形成形片。
3. 将成形片插入邻间隙,确保成形片的龈缘盖过预备窝洞的边缘。
   目的:若成形片没有完全盖过窝洞边缘,则窝洞无法正确充填。
   注:若在酸蚀过程中放置成形片,确保在放置复合树脂材料时再更换一个新的成形片。

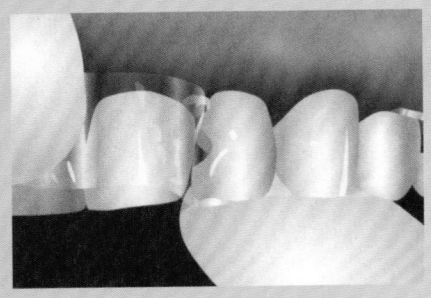

4. 用拇指及食指牵拉成形片使其紧贴于修复牙齿的唇侧和舌侧。
5. 使用夹钳将楔子插入龈外展隙。
   注:前牙修复时,楔子既可以从唇侧也可以从舌侧插入。
6. 当充填、光固化完成后,取出成形片。

（韩欣欣 严红 译,严红 校审）

固定义齿修复学

关键术语

基牙(abutment):可支持或固位固定及活动修复体的牙、牙根或种植体。

殆架(articulator):牙科技工室辅助工具,把牙弓模型置于其上时,可模拟上颌与颞下颌关节之间的运动和相互关系。

斜面(bevel):预备体釉质边缘形态。

桩核(cast post):在根管治疗后的牙根管内置入金属桩,以加强铸造修复体的固位。

凹面形(chamfer):预备体颈部的斜形终止线边缘。

核(core):延伸至牙体组织之上,属于桩的一部分。

代型(die):在牙科技工室制作桩核的过程中,用来准确复制预备体形态。

固定桥(fixed bridge):一种修复体,由天然牙提供固位,并由人工制作的桥体来修复缺失牙。

全冠(full crown):能够覆盖牙齿整个解剖冠的铸造修复体。

排龈(gingival retraction):分离牙和牙龈组织的方法。

增生(hypertrophied):指口腔组织过度增长。

注射器(infuser):指将止血剂注射到排龈线上的装置。

嵌体(inlay):为修复Ⅱ类洞设计的铸造修复体。

包埋材料(investment material):一种特殊的石膏,能够抗高温。

工作模型(master cast):由印模灌注而成,用于制作基牙、咬合蜡、修复体。

高嵌体(onlay):为后牙邻面以及殆面缺损设计的铸造修复体。

遮色剂(opaquer):烤瓷修复体下层用一层树脂材料来遮挡牙体组织着色。

桥体(pontic):用来修复缺失牙的人工牙。

烤瓷熔附金属全冠(porcelain-fused-to-metal crown,PFM):金属基底上饰一薄层烤瓷的修复体。

修复体(prosthesis):用以修复缺失牙的替代物。

树脂粘接桥(resin-bonded bridge):带翼的固定修复体,粘接在邻牙的舌侧,也称为"Maryland"桥。

比色板(shade guide):辅助牙科用物,包含牙齿的不同颜色,能使病人的牙色与牙科技工室所用的瓷的颜色匹配。

肩台(shoulder):预备体的边缘线。

3/4冠(three-quarter crown):能够包绕牙的解剖冠除唇/颊面以外所有面的铸造修复体。

单位(unit):固定桥的每个组成部分。

贴面(veneer):由树脂或瓷粘接在已预备的牙体组织唇侧的一薄层修复体。

学习目标

完成此章节的学习之后,学生将能够达到以下目标:

1. 掌握关键术语的发音、写法和定义。
2. 列出固定修复体的适应证和禁忌证。
3. 讨论间接修复体,包括:
   - 描述嵌体、高嵌体、贴面、冠及全冠的区别。
   - 描述固定修复体中烤瓷的使用。
   - 识别固定桥的组成部分。
4. 说出牙科技师的角色以及诊断蜡型的制作步骤。
5. 解释冠的制作过程。包括:
   - 描述铸造修复体的预备和戴冠过程。
   - 讨论堆核、针道以及桩在全冠固位中的作用。
   - 描述制取终印模前排龈线的作用。
   - 描述对于全冠或固定桥来说,临时冠/桥的功能。
6. 解释桥体的制作过程。包括永久固定修复体的戴牙指导。
7. 讨论CAD/CAM系统的步骤。

实践目标

完成此章节的学习之后,学生将能够达到以下技能水平:

- 能够说出放置和去除排龈线的方法
- 辅助全冠或桥体的预备。
- 辅助铸造修复体的制作和粘接过程。
- 辅助 CAD/CAM 系统操作。

固定修复体,也指**冠和桥**,是牙科学中的专科领域,主要包括用金属、烤瓷或陶瓷修复体(prosthesis)来修复缺失牙。"固定"是关键,说明该修复体为永久粘接且病人不能自行取下。本节将介绍嵌体、高嵌体、贴面、单冠及桥体的牙体预备、制作以及粘接过程。

修复科医生是用活动或固定义齿来修复病人口内缺失牙的口腔专科医生,需要在大学或医院接受 3 年的培训,培训项目均经过美国牙医协会(American Dental Association, ADA)认证,内容包括文献回顾、授课、病人的治疗以及在牙科技工室制作修复体。

治疗计划

牙科医生在修复治疗开始前,必须全面评估病人的口腔情况。牙科医生应知晓病人的一般病史和牙科病史、进行全面的口内检查、获取诊断模型以及全口放射线片,结合病人需求制定修复治疗计划。

进行固定修复应考虑的因素

适应证

- 同一个牙弓内 1~2 颗邻牙缺失。
- 牙周支持组织相对健康。
- 有合适的基牙。
- 病人身体健康且有固定修复意愿。
- 病人有维持口腔健康的能力和动力。

禁忌证

- 缺乏必要的支持组织。
- 没有合适的基牙。
- 病人全身情况较差且固定修复意愿不强烈。
- 口腔卫生较差。
- 无法负担治疗费用。

⊖复习

1. 描述固定修复体的常用术语是什么?
2. 如果病人口腔卫生习惯较差,是否适合进行固定修复?

间接修复体

间接修复体,也称为**铸造修复体**,可由牙科技师在牙科技工室制作或利用计算机辅助设计/计算机辅助制造(computer-aided design/computer-aided manufacturing, CAD/CAM)系统制作。

间接修复体也是永久性的。间接修复体从牙科技工室取出即为最终形态,可以准备就位后粘接。牙科医生要先进行牙体预备,以使嵌体、高嵌体、全冠或桥体经过少量调整便可戴入。

嵌体和高嵌体

嵌体和高嵌体为能够与预备后的牙体贴合良好的铸造修复体。嵌体(inlay)与Ⅱ类修复类似,覆盖𬌗面及邻面的一部分(图 50-1)。高嵌体(onlay)与多面修复类似,可以覆盖邻面及大部分𬌗面(图 50-2)。

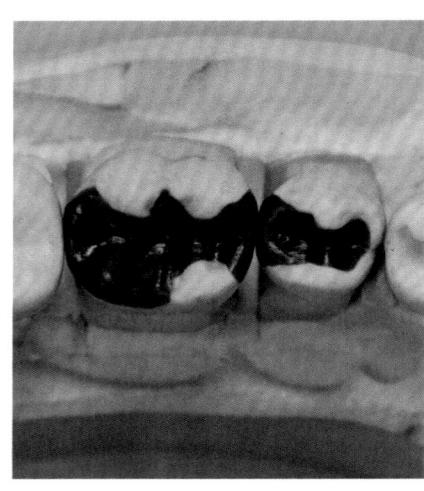

图 50-1　烤瓷嵌体。(From HeymannHO, Swift EJ Jr, Ritter AV: Sturdevant's art and science of operative dentistry, ed 6, St Louis, 2013, Mosby.)

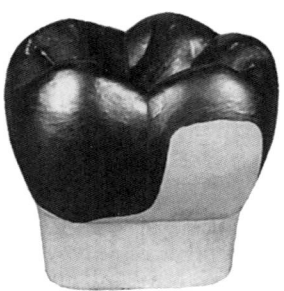

图 50-2　金高嵌体。(From HeymannHO, Swift EJ Jr, Ritter AV: Sturdevant's art and science of operative dentistry, ed 6, St Louis, 2013, Mosby.)

金是适合做嵌体的金属中强度最大的,但为了美观,更推荐与牙色匹配的烤瓷或全瓷修复体。

贴面

贴面(veneer)是一种薄壳状的与牙色相近的修复体。贴面分两种,一种是直接贴面,详见第 48 章,可直接在病人口内用复合树脂材料制作;另外一种是**间接贴面**,是在牙科技工室以预备后牙齿印模为基础制作,或使用 CAD/CAM 系统制作而成。

瓷贴面

瓷贴面可改善如磨损、酸蚀、内源性着色引起的牙齿变色以及**釉质发育异常**而导致的前牙美观问题(图 50-3)。

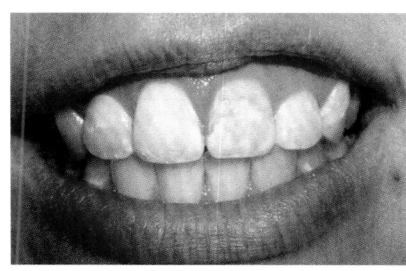
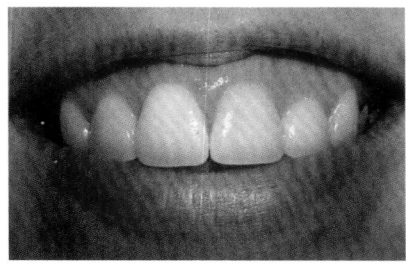

图 50-3　瓷贴面覆盖釉质发育不全的牙面。(From Heymann HO, Swift EJ Jr, Ritter AV: Sturdevant's art and science of operative dentistry, ed 6, St Louis, 2013, Mosby.)

比色是制作间接贴面的要点之一。由于材料的半透明性,已完成的贴面受下层的牙体组织及粘接剂的颜色影响,因此在选择贴面颜色时必须考虑这些因素。分光光度计是一种可用于瓷贴面比色的特殊仪器(图 50-4),能扫描牙齿修复过程中的所有面,并消除阴影和不同光源的影响,故能够反映最真实的色调。

在制取终印模前,牙科医生会用钻针预备牙齿唇侧。预备完成后,排龈并制取印模。因为仅磨除了一薄层釉质,因此不需要临时性修复体。

在粘接时,先试戴贴面,观察是否合适及颜色是否匹配。粘接前,先在牙面上放置遮色剂(opaquer)用来遮盖牙齿底色以及结构缺陷。粘接剂也应仔细比色以使贴面与牙齿颜色更匹配。酸蚀和粘接后,贴面就位。去除多余粘接剂,调𬌗。

冠

全冠(full crown)能够完整地覆盖牙齿的解剖结构(图 50-

5)。当牙齿严重龋坏或折裂,且很难用保守方法修复时,选择全冠修复。如果牙齿缺损严重,可用固位钉或桩核增加额外的固位。

3/4 冠(three-quarter crown)和全冠的区别在于 3/4 冠没有覆盖整个牙齿。其唇侧或颊侧没有预备。冠的唇侧放置在天然釉质上。

烤瓷熔附金属冠(porcelain-fused-to-matal(PFM)crown)是由金属基底外侧饰瓷制作而成。这种类型的铸造修复体具备金属基底的强度以及瓷层的美观,能呈现天然牙的颜色(图 50-6)。

瓷甲冠是在非常薄的金属基底上饰瓷来模拟天然牙釉质的色调及半透性。一般用于前牙,美观性较好但缺乏 PFM 的强度。

固定桥

当同一牙弓内一颗或多颗牙缺失时,推荐固定桥(fixed bridge)修复(图 50-7)。固定桥由一系列单位组成以保证强度(图 50-8)。一旦粘接到位,不能被病人自行取下。如果口腔卫生维持较好,可在较长时间内行使功能。

固定桥的组成

单位:固定桥的单位(units)数是按所涉及的牙数计算的。例如,只修复 1 颗缺失牙,基牙为两侧邻牙的固定桥称为一个三单位桥,因为它包含 3 部分(2 个基牙和 1 个桥体)。

桥体:桥体(pontic)指人工牙,或者指固定桥中用来修复缺失牙的部分。当多牙缺失时,每一颗缺失牙都可称为桥体。

基牙:基牙(abutment)是固定桥中为缺失牙提供支持的部分。桥体的一端至少有 1 个基牙。如果桥体很长,则每端需要两个基牙。基牙使用高嵌体或者铸造全冠进行修复。由于固定桥将作为一个整体戴入口内,因此基牙必须具有相同的就位道来保证固定桥顺利戴入。

树脂粘接桥

树脂粘接桥(resin-bonded bridge)也称为"Maryland 桥",由桥体(用来修复缺失牙)及两端组成,桥体两端像翼状从近中向远中伸展(图 50-9)。将两端与邻牙的舌侧面粘接来支持桥体。

在某种特定情况下,例如单颗前牙缺失或先天侧切牙缺失,树脂粘接桥比传统固定桥更适合。牙科医生需要决策病人适合该类桥体还是适合种植(详见第 53 章)。

邻牙舌侧面需要进行一定的预备来为桥体提供支持。一些树脂粘接桥有很薄的金属网状伸展端。还有一些要制作铸造或者 PFM 伸展端,需进行较多的牙体预备,因为此类固定桥粘接就位时,基牙需要展现出天然牙的形态。

◆复习

3. 哪种间接修复体能增加唇侧面的美观性?
4. 高嵌体和 3/4 冠的区别是什么?

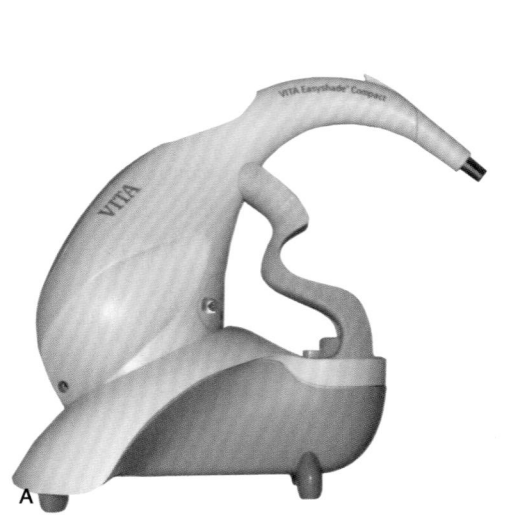

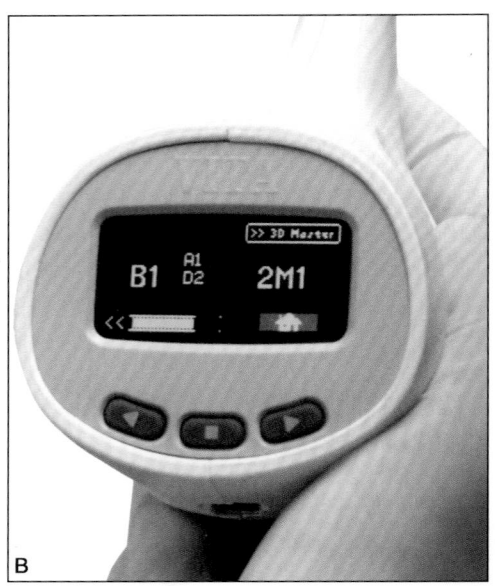

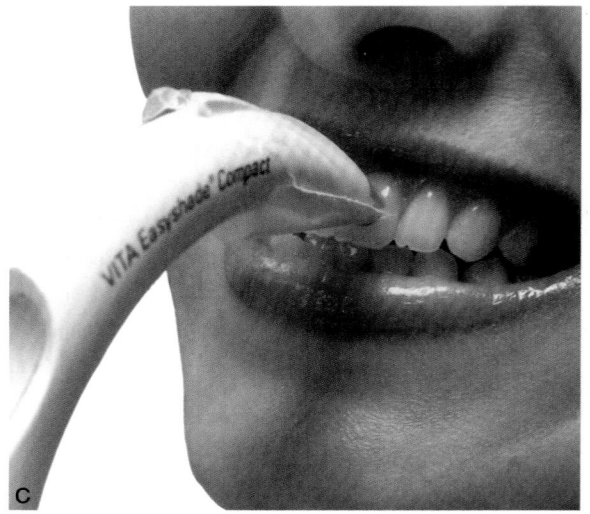

图 50-4 VITA Easyshade 比色设备。（Courtesy Vident, A VITA Company, Brea, CA.）

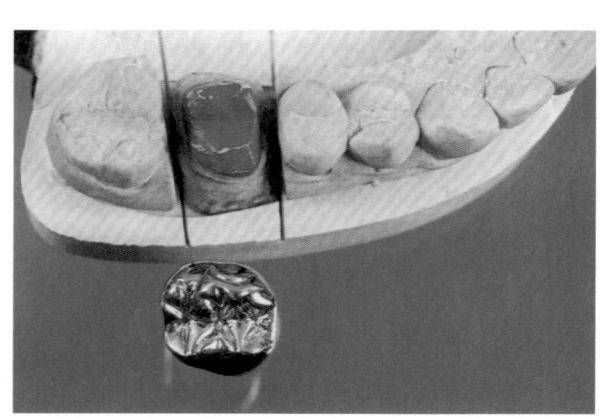

图 50-5 后牙金属冠

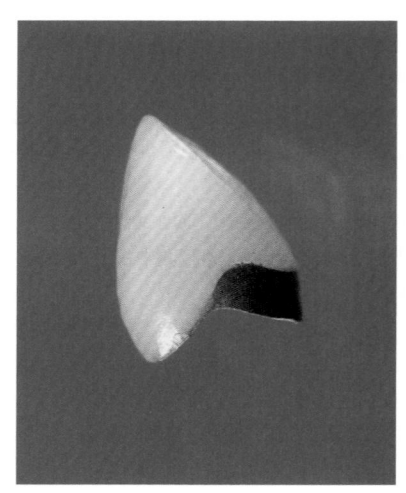

图 50-6 前牙 PFM

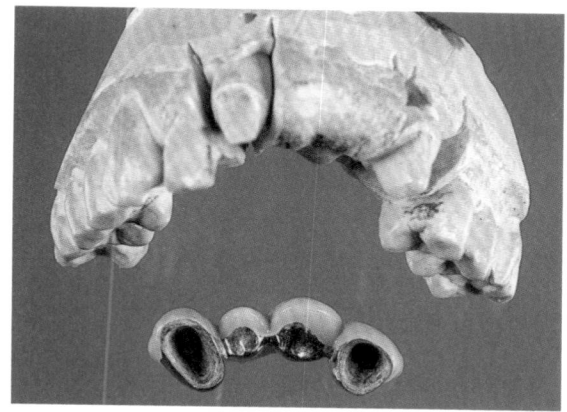

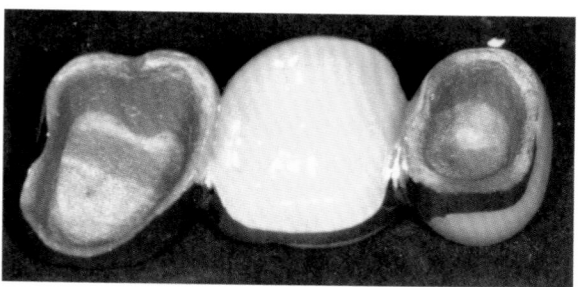

图 50-8　3 个单位的 PFM 固定桥。（In Powers JM，Wataha JC：Dental materials：properties and manipulation，ed 10，St Louis，2013，Mosby. Courtesy E. R. Schwedhelm，University of Washington，Department of Restorative Dentistry，Seattle，WA. ）

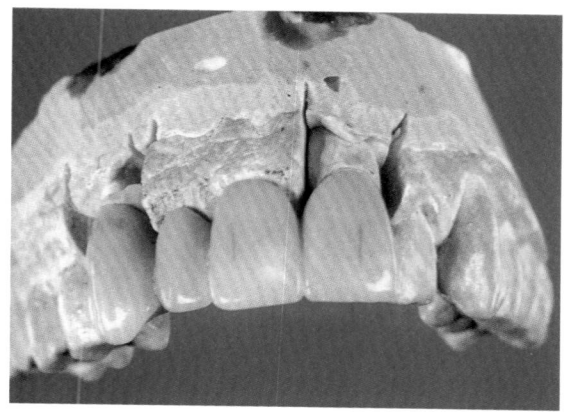

图 50-7　4 个单位的前牙 PFM 固定桥

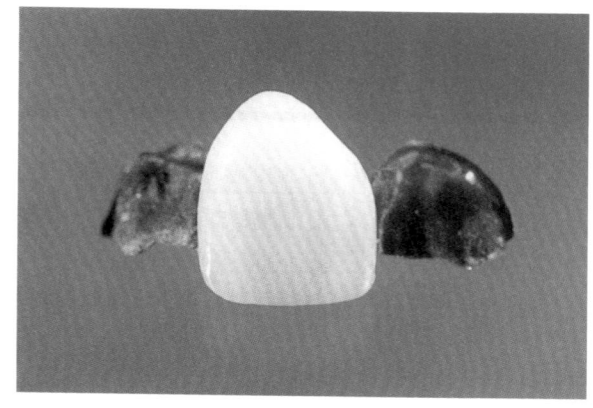

图 50-9　树脂粘接桥

牙科技师的职责和分工

铸造修复体非常精密，并且必须与预备体非常贴合。牙科技师需参照技工设计单的特殊要求进行铸造（框 50-1）。

框 50-1

间接修复体的牙科技工室制作步骤

1. 牙科技工室需要技工单、终印模和殆记录来制作间接修复体。

2. 终印模用来灌制工作模型（master casts），工作模型中的牙预备体制作为代型。代型（die）是对已预备的牙体组织进行精确的复制，可从工作模型上重复取出和回位。

3. 殆记录用于模拟病人的正常咬合，从而使殆模型在殆架（articulator）上正确对位。

4. 在代型上制作蜡型。

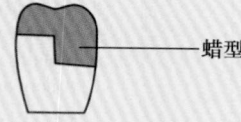

5. 制作完成的蜡型从代型上移开，在蜡型上安插蜡或者塑料铸道。在铸造过程中，铸道形成管道，熔化的合金可通过其流入铸模腔。

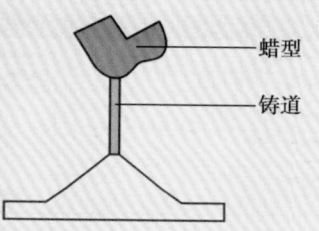

6. 将已完成的蜡型和铸道放在铸圈上，且被包埋在包埋材料（investment material）中。

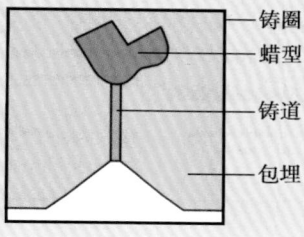

框 50-1

间接修复体的牙科技工室制作步骤（续）

7. 将铸圈放入烧结炉。在烧结过程中,蜡型和铸道会消失(融化),铸造蜡型的阴模留在包埋材料内。

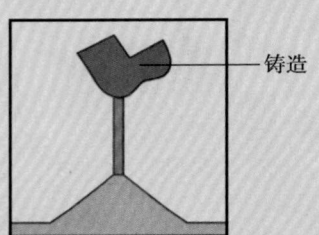

铸造

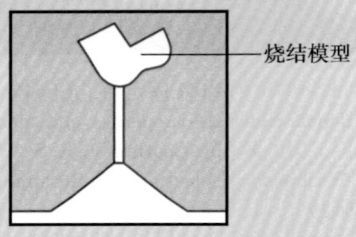

烧结模型

9. 将铸圈放在水中冷却以帮助其与包埋材料分离,留下铸件。

10. 去除倾注口(由融化的金属充满铸道的开口而形成),抛光铸件。

11. 为了使修复体的形态更自然,牙科医生可能会指示牙科技师在抛光后的表面增加一些个性化特征。这些特征线和小的着色区域能更好地模拟天然牙的一些裂纹和小斑点。

8. 金属合金加热至熔化;通过离心使熔化的金属沿着铸道流入铸模腔。该过程称为铸造。

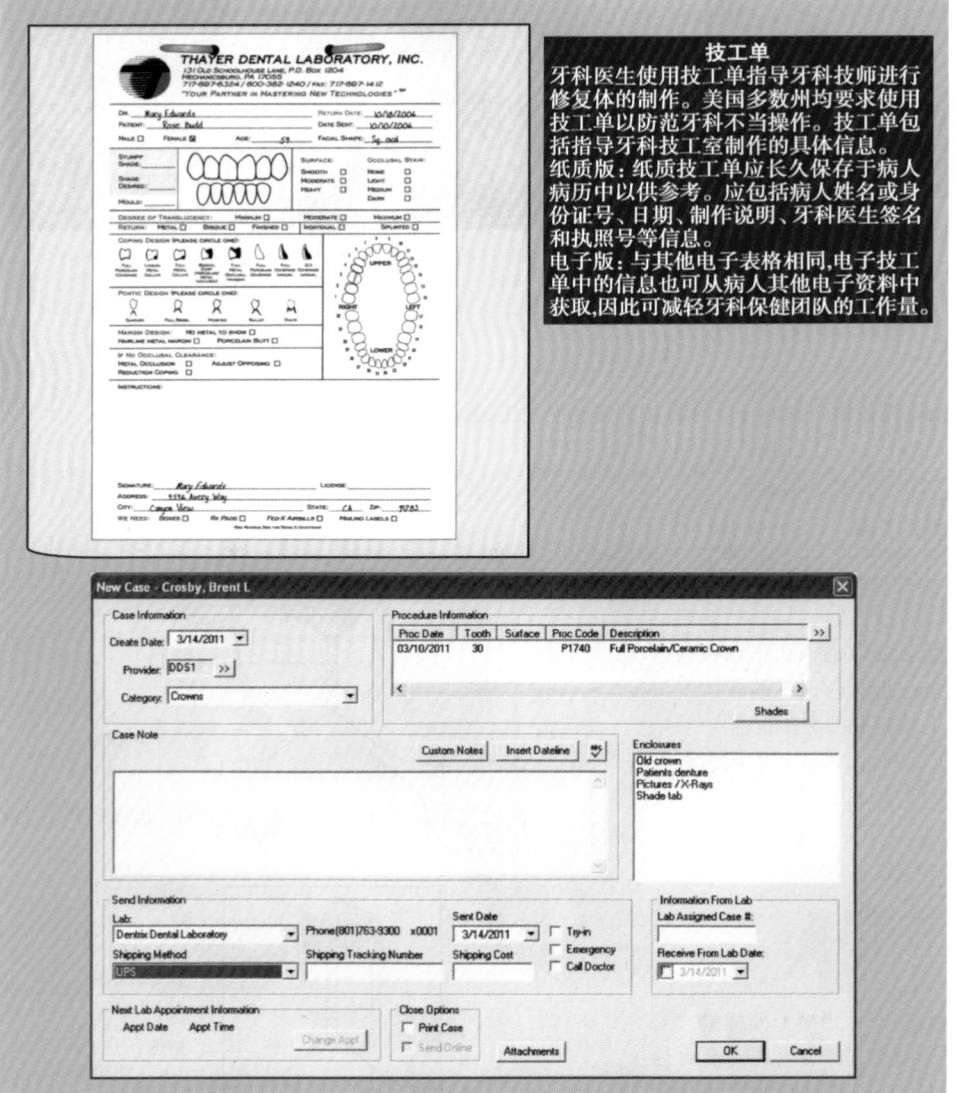

图 50-10　技工单。（Form courtesy The Dental Record, Wisconsin Dental Association, Milwaukee, WI. Dentrix screen shot courtesy Henry Schein practice Solutions, American Fork, UT. From Gaylor LJ: The administrative dental assistant, ed 3, st Louis, 2012, Saunders.)

技工设计单

牙科技师制作铸造修复体需要以牙科医生手写的技工单为依据(图 50-10)。技工单应详细准确地描述修复体及其制作要求。还应有技工单副本,也称为工作通知单或制作申请书,副本保存在病历中。

技工单应包含以下信息:

1. 牙科医生姓名、执照号、地址、电话和签名。
2. 病人身份信息(名字或病历号)。
3. 修复体类型。
4. 所需合金或者其他修复材料类型。
5. 准确的比色。
6. 如有必要,可注明所需修复体解剖形态。
7. 下次复诊时间。

牙科技工室工作时间

牙科技工室完成铸件需要一段时间。因此,为病人预约复诊应考虑这段时间。病人复诊前,助手需确认铸件是否返回诊所。如果未完成或未返回,应重新预约。

←复习

5. 牙科医生如何向牙科技师说明冠/桥的类型?
6. 由牙科技师制作的已预备牙的精确复制品,专业术语是什么?
7. 牙科技师应该用什么材料制作铸件的蜡型?

冠制作过程概述

完成铸造修复体至少需要两次就诊。第一次包括比色、制取初印模、𬌗记录、牙体预备、制取终印模、制作并粘接临时冠。第二次包括试戴、粘接和冠/桥刻形。

比色

如果需要做全瓷冠,颜色必须和天然牙匹配,且应在牙体预备完成前比色。比色板(shade guide)包括与天然牙色匹配的所有样色(图 50-11)。大多牙科医生倾向于在局麻起效的等待时间内比色。

比色板的样色可稍微润湿,比色时使其靠近天然牙。由于通常情况下牙是湿润的,润湿样色有助于比色更准确。比色应在光线好的地方进行。许多牙科医生倾向于选择朝向南的自然光。所选择的样色用色号表示,并在病人病历里和技工单上注明。

比色板是不耐高温消毒的器械。使用后,可使用在美国环境保护署(Environmental Protection Agency,EPA)注册过的高水平消毒剂消毒。

牙体预备

在牙体预备过程中,牙科医生需要用碳化钻针降低牙体组织高度和外形高点,以使铸件有必要的厚度和强度,但是不增加修复后牙齿整体的大小(图 50-12)。预备体要能使铸造修复

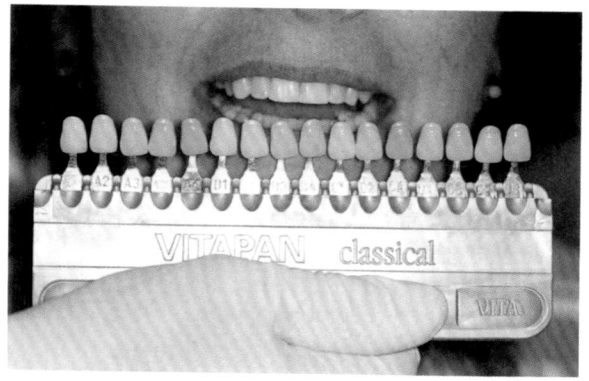

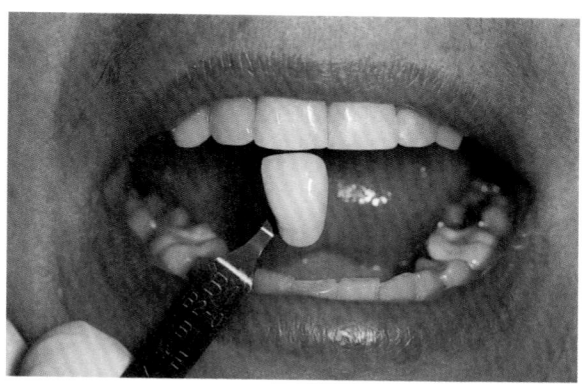

图 50-11　比色板,用于选取和牙面最贴近的颜色。(From Hatrick CD, Eakle WS, Bird WF: Dental materials: clinical applications for dental assistants and dental hygienist, ed 2, St Louis, 2011, Saunders.)

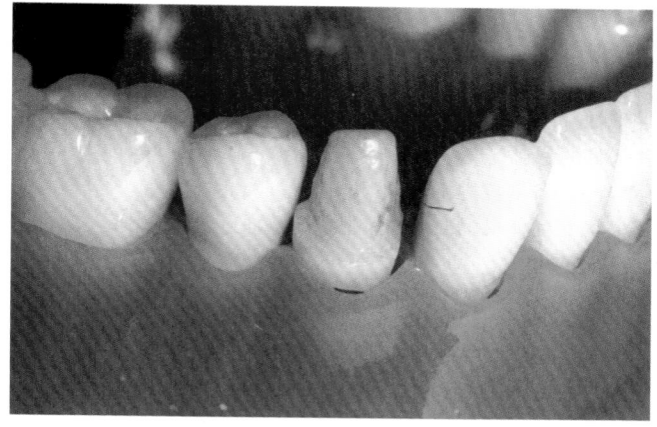

图 50-12　预备体的外形及高度

体被动就位,且能承受咬合力。

牙龈边缘的预备要光滑,这样才能为铸造冠的边缘提供连续的边缘形态。这些边缘形态包括斜面(bevel)、凹面形(chamfer)和肩台(shoulder)(图 50-13)。

增加冠固位的方法

当牙冠严重龋坏或缺损,或经过根管治疗,则需要提供必要的支持来增加冠的固位。

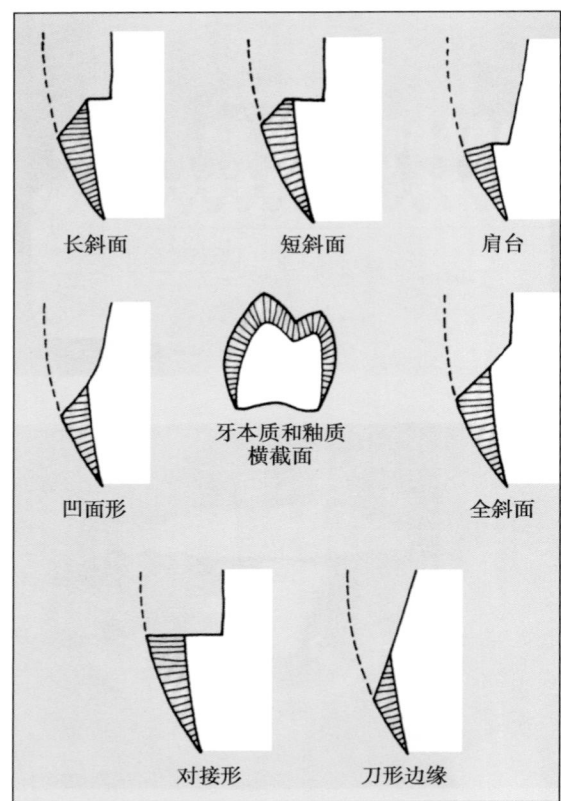

图 50-13　预备体不同的边缘形态。（From Baum L, Philips RW, Lund MR: Textbook of operative dentistry, ed 3, Philadelphia, 1995, Saunders.）

堆核

如果牙还有活力,可进行堆核(core)。堆核能够为铸造冠提供固位及更大的粘接面积。如果已有银汞充填体,需要将其预备成核的形态(与天然牙预备相同)(图 50-14)。如果没有充填体,可选择化学或光固化材料以及增强型玻璃离子水门汀作为核的材料。堆核有以下几个步骤:

1. 准备堆核材料。
2. 在牙体组织上将材料塑形成解剖冠的形态。

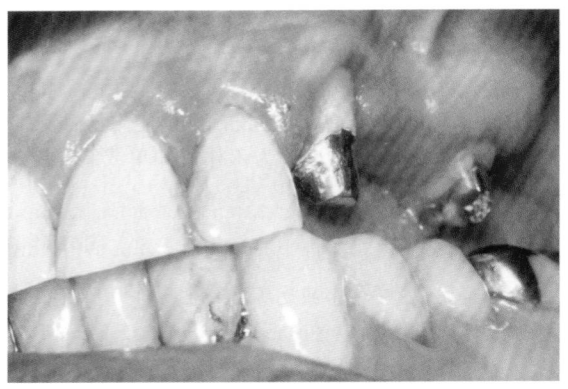

图 50-14　原有的银汞充填体可作为冠提供固位的核

3. 在材料初凝后,形成冠的形态。材料类型不同,初凝时间不同。
4. 最终凝固后(大约 10 分钟),预备成冠预备体形态。

固位钉

固位钉可增加核的强度,其具体位置由冠的类型和根管位置决定。应在堆核之前放置固位钉,然后和堆核材料融为一体。

使用固位钉时预备和放置的步骤与银汞修复体中固位钉的放置类似(详见第 48 章)。

桩与核

如果牙无活力或者进行了牙体治疗,可制作桩并将其粘接入根管。预成桩由钛和钛合金制作而成。如果试桩合适,便进行打桩。某些情况下,可使用桩核(cast post)代替预成桩。桩核要由牙科技师在牙科技工室通过蜡型制作。

为了使桩和冠获得足够的强度和稳定性,根管内的桩应有一定深度,延伸到根管外的部分应达到核的高度。粘完桩之后,要堆核来增加冠的支持。

扩大根管以形成桩道,桩道是粘接桩的入口。可在邻近的牙本质制作固位凹槽来加强桩的固位。可用牙科器械螺旋充填器向根管内导入粘接剂。一旦粘接完成,牙科医生就可以进行堆核及牙体预备(图 50-15)。

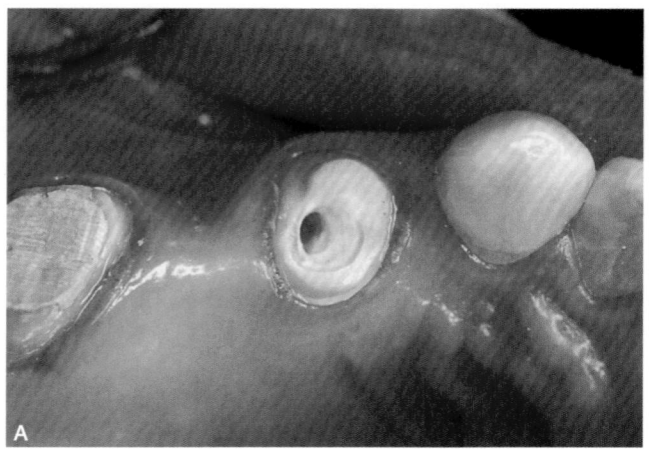
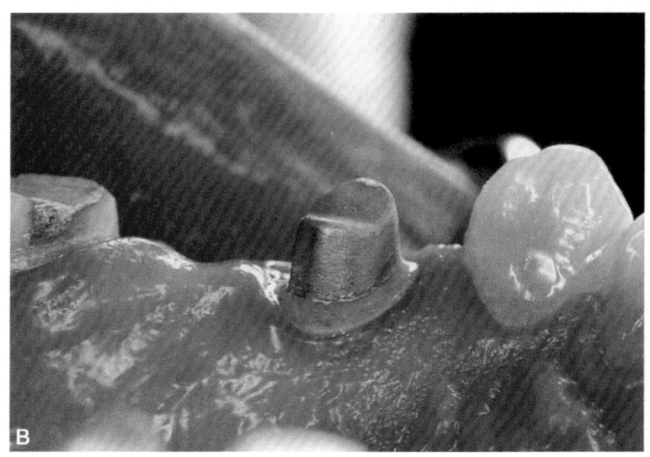

图 50-15　#5 牙桩核修复前后。A,预备体。B,已经粘接的金属桩核。（From Johnson W: Color altas of endodontics, St Louis, 2002, Saunders.）

排龈和牙周组织处理

制作冠或桥必须取终印模,终印模是预备体所有细节的复制品,且能展现预备体周围牙龈组织的形态。想获得预备体的所有细节必须进行排龈(gingival retraction)和牙周组织处理。排龈就是临时将牙龈组织排开,扩大龈沟间隙从而使印模材料能够流入而使预备体周围形态清晰。

排龈应在牙体预备完成之后和取模之前。用化学方法结合排龈线是最常用的办法。在某些特殊情况下,还需机械排龈或者外科手段辅助排龈。

排龈线

化学排龈包括放置排龈线(也叫填塞线)进入龈沟。排龈线上的化学物质能引起组织收缩,从而暂时增宽龈沟。

排龈线有单股线、绞股线和绒线。单股线放置前扭在一起。绞股线和绒线不需要把线扭在一起。排龈线有不同直径,牙科医生会决定使用哪种直径(图50-16)。

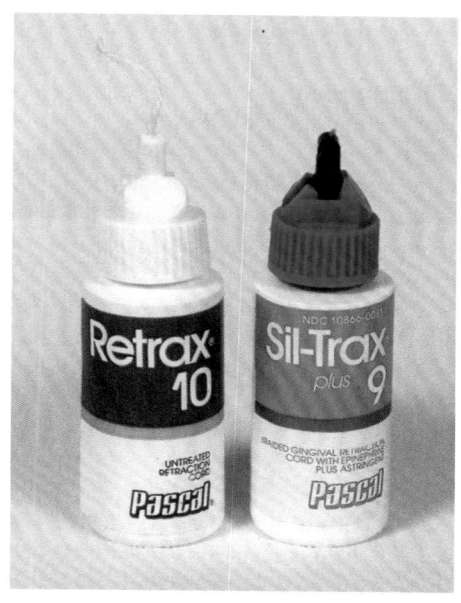

图 50-16 排龈线的种类

无药龈线不包含任何化学物质,仅用机械力排开组织。浸有药物的排龈线含10%的氯化铝缓冲液有助于止血,使组织暂时收缩。

排龈线浸有血管收缩剂,故有心血管疾病的病人禁止使用。所以,在使用浸有药物的排龈线前,必须清楚病人近期病史和服药史。如果不能使用肾上腺素,可用氯化铝代替。氯化铝是无机物止血剂,一般不会产生不良心血管反应。

止血剂可用于止血。将止血剂滴入碟中,用湿润的棉球点涂在出血区域。也可用注射器(infuser)注射到术区。止血剂一旦被污染,即使没有使用过也必须丢弃。

放置排龈线

排龈线可用较钝的排龈器放入。排龈器柄直、尖端圆钝,可将排龈线轻柔地放入龈沟(图50-17)。某些操作者使用有尖端的塑料器械排龈。放置排龈线时要注意不能损伤周围牙龈组织。

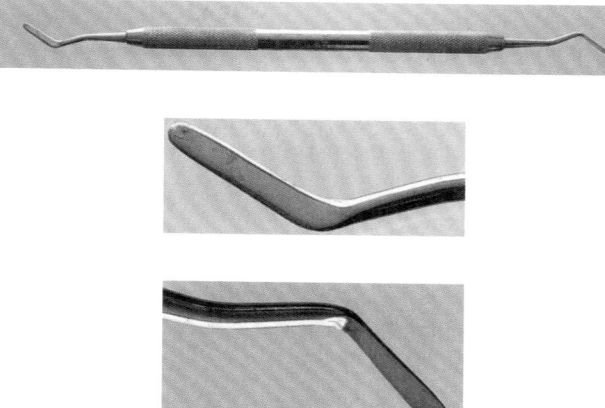

图 50-17 排龈工具。(From Boyd LRB:Dental instrument:a pocket guide,ed 5,St Louis,2015,Saunders.)

在取模材料放入之前即刻取出排龈线。通常,术者在助手准备注射型印模材料时取出排龈线。

见操作50-1。

手术排龈

如果牙龈组织增生(hypertrophied),干扰牙体预备和固定修复体戴入,就需要手术排龈。即使用手术刀将多余的牙龈组织去除。电外科是一种常用的手段,用一种特殊的电刀头快速烧去多余组织并止血。在使用电刀时,术者需要剪除多余牙龈组织并将其清理出术区。如果出血,可用压力法或止血剂来控制出血。

机械排龈

如果其他排龈方法都不适合,牙科医生可以使用机械排龈法来去除压在预备体上的牙龈组织。病人戴用一段时间延伸到龈沟中的临时冠也可用来排开牙龈。在取模前再把临时冠去掉。

使用机械排龈方法需要病人第二次复诊,复诊时再取终印模。复诊结束时给病人戴入正常的临时冠。

制取终印模和𬌗记录

终印模,又称**工作模型**,对于间接修复体来说必须精确,包含所有细节。如果印模有缺陷,铸造也会有缺陷。通常使用橡胶印模材料制作这种极度精确的印模。牙科医生会根据所需印模的质量来选择印模材料。此时获取𬌗记录和对颌的印模也非常必要。第46章描述了调拌以及制取终印模和𬌗记录的过程。

临时冠

临时冠是保护预备体的临时义齿,通常在制取终印模后制作。第51章介绍了目前临床用的临时冠种类,描述了职能拓展的牙医助理在制作临时冠操作中的角色。

临时冠有以下 4 个功能：
1. 降低预备体的敏感性和不舒适。
2. 维持预备体的功能和美观。
3. 保护预备体的边缘。
4. 防止邻牙和对颌牙过长移位。

临时冠/桥通常要戴几天到几周,临时冠/桥应能修复牙齿功能,并且可以使病人在从牙体预备到粘接期间保持舒适。有时病人需要长期佩戴临时冠以适应复杂的治疗计划。见操作 50-2。

复诊戴冠

在粘接永久修复体之前,应先去除临时冠。可用大挖匙、洁治器、Backhaus 巾钳进行此项操作。如果铸造修复体有问题,应再次戴用临时冠。仔细检查预备体,保证清洁干燥。

如果修复体合适且病人可接受,牙科医生应使用永久粘接剂粘接。粘接时必须十分小心,因为修复体一旦粘接便不能无损伤地将其取下。此外,如果修复体没有粘接到位,边缘会产生微渗漏、继发龋,冠还有可能脱粘接。

牙科医生选择粘接剂,牙医助理应按照操作规范正确调拌粘接剂,并放置于冠的内表面(详见第 45 章)。

永久修复体的临时粘接

一旦修复体永久粘接,就无法无损伤地去除。因此,在一些特殊情况下,如极度敏感的牙齿,牙科医生应选择先用临时粘接剂粘接。用临时粘接剂,一旦出现问题,还可将修复体取下。如果没有问题,可以在几周后使用永久粘接剂粘接。见操作 50-3。

⊙复习

8. 一般冠的制作需要几次复诊?
9. 全冠能覆盖牙齿的哪些部分?
10. 在牙体预备过程中,牙科医生用什么器械来降低牙的高度和外形高点?
11. 如果牙失去活力,应该做什么来增加冠固位?
12. 在冠和桥的预备过程中应该放置什么来排开牙龈组织?
13. 为控制出血可在排龈线上放置何种试剂?
14. "组织过度增长"的专业术语是什么?
15. 在牙冠预备过程中应该使用哪种类型的印模?
16. 在牙科技工室制作冠和桥时,已预备的牙上应放置什么?
17. 在牙科诊所中谁可以进行永久粘接冠和桥的操作?

固定桥制作过程概述

固定桥制作应进行两次复诊:牙体预备和试戴、粘接。

牙体预备

在初诊制作固定桥时,除了需要预备 2 颗或更多的牙齿以及治疗时间会更长外,其余操作与冠的制作过程相似。牙体预备情况应根据修复体的种类而定。

牙体预备完成后,制取终印模、验记录及对颌印模。同时戴入个性化的临时桥。临时桥的制作与单冠相同,详见第 51 章。

试戴和粘接

病人就诊前,牙医助理应确定牙科技工室已将固定桥转回。必要时给与患者局部麻醉,小心取下、清洁和保留临时桥。因为如果桥体返工,期间还可以继续戴用临时桥。

应仔细试戴,检查是否合适。如果不合适,再次制取终印模,和桥体一同返回牙科技工室进行调整。

如果修复体合适,做必要调整后,粘接就位(图 50-18)。

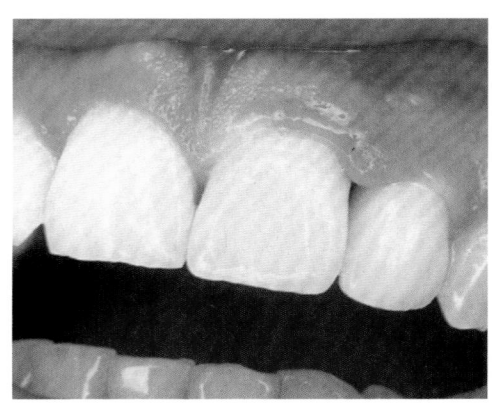

图 50-18　桥体粘接就位

病人注意事项

- 家庭口腔卫生保健对固定修复体的维护非常重要。
- 应该每天仔细清洁固定修复体和支持组织。
- 其他牙齿照常使用牙线。
- 应在桥体下使用桥间隙刷,并深入每个基牙进行龈沟清洁(详见第 15 章)。

⊙复习

18. 3 个单位固定桥的制作需要几次复诊?
19. 可以使用什么辅助清洁固定桥?
20. 固定桥的每个单位是如何连接在一起的?

计算机辅助制作修复体

CAD/CAM 是计算机辅助设计/计算机辅助制作(computer-aided design/computer-aided manufacturing)的缩写(图 50-19)。牙科医生和牙科技师应用 CAD/CAM 技术在计算机上设计修复体解剖外形、尺寸和形态。如今,CAD/CAM 技术广泛应用于贴面、嵌体、高嵌体、冠和桥制作。这项技术的优点包括:一次性操作、无印模、无临时冠、能够降低牙齿敏感性、无牙科技工室费用。

总的来说,应首先根据修复体类型进行牙体预备。牙科医生应特别注意牙龈边缘以及预备体的外形线,保证该区域完全形,如果设计通过,计算机将启用精密铣削技术(属于 CAM 部分)研磨由不同颜色和大小的瓷块制作形成的修复体(图 50-21)。一旦完成,间接修复体可直接试戴、修整外形、粘接以及抛光。见操作 50-4。

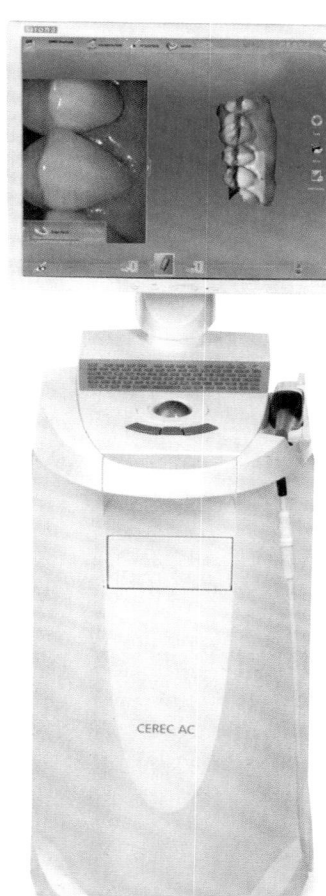

图 50-19　CEREC 的 CAD/CAM 系统。(Courtesy Sirona Dental Inc,Charlotte,NC.)

干燥、已经排龈并且已控制出血(图 50-20)。预备体经抛光砂抛光后,使用数码相机扫描该区域来制取光学印模。该过程将预备体和周围结构的三维记录导入计算机,使得牙科医生可以通过 CAD 环节来设计修复体。重新检查龈缘形态和修复体外

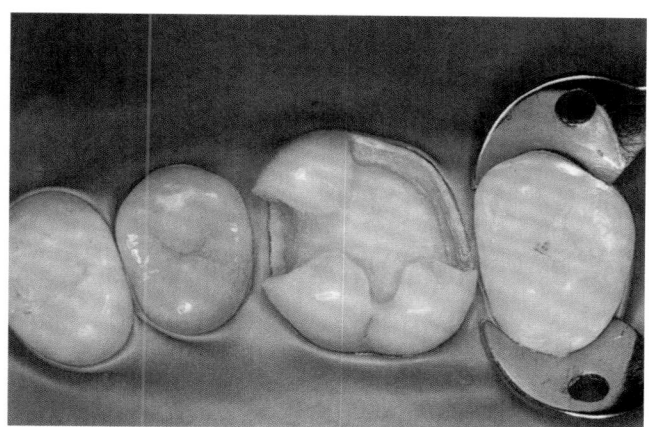

图 50-20　磨牙预备体,准备做口内扫描。(From Heymann HO,Swift EJ,Ritter AV:Sturdevant's art and science of operative dentistry,ed 6,St Louis,2013,Mosby.)

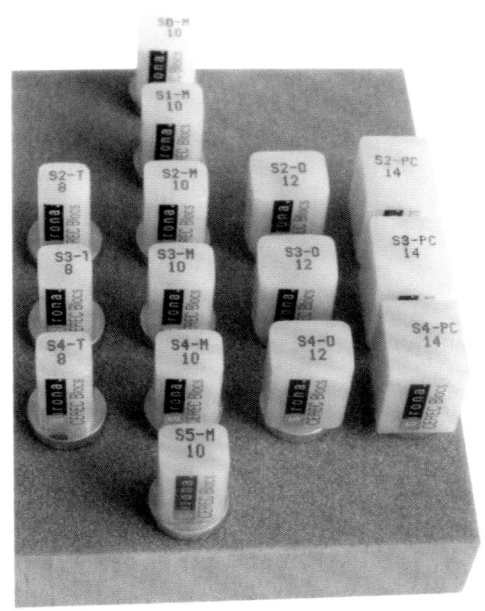

图 50-21　一系列不同大小和颜色的瓷块,用作间接修复体的材料。(Courtesy Sirona Dental Systems, LLC, Charlotte,NC.)

■ 健康教育

病人并不了解冠或桥的牙体预备、设计以及制作过程中所需的时间和精确度。制作铸造修复体的过程包含了整个团队的工作,该团队中有牙科医生、牙科技师、牙医助理及业务经理。

固定修复体对于病人来讲是一件昂贵的投资品。应向病人告知并宣教,使其积极做好口腔卫生维护。■

■ 法律和伦理问题

由于许多牙科专业人员都参与了修复体的制作,为了提供最好的照护,应与病人充分地沟通交流。职能拓展的牙医助理,需要积极参与其中,牙科医生可能会要求你制取初印模、放置排龈线、制作和暂时粘接临时冠以及辅助预约。

在提供治疗前认真翻阅病历。与牙科医生和牙科技师沟通,在所在州法律允许范围内实施操作。■

■ 展望

牙科技师在未来牙科的发展上将会有更重要的作用。至今,牙科医生还在牙科技工室接受拓展培训。牙科学校的课程在不断改变,与牙科技术相关的课程也越来越全面,这样就会减少一些牙科技工室手工工作课程。牙科技师也在逐渐普遍。■

■ 评判性思维

1. Cooper 太太今天来做 4 单位的固定桥,以代替缺失的

#12 牙和#13 牙。请问其中有多少基牙和多少桥体?

2. 将排龈线放置在#20 牙上时,线的末尾应在牙齿的哪个面? 从该位置起,应按照什么方向继续放置排龈线?

3. 牙科医生已完成了最终冠的放置和调整。在调拌和在冠内放置粘接剂后,牙科医生试戴时发现冠没有完全就位。这

是为什么?

4. 你的病人诊断为四环素牙,这种药物会给牙齿带来怎样的影响? 应该建议病人采用什么措施遮盖这种缺陷?

5. 家人的密友来向你咨询,"应该花很多钱来制作桥体还是拔牙后制作局部义齿呢?"你的建议是什么? ■

操作 50-1

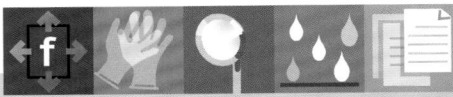

放置和去除排龈线(拓展职能)

操作前准备

- ✔ 口镜使用方法
- ✔ 操作者体位
- ✔ 牙体解剖学
- ✔ 器械使用
- ✔ 支点的应用

器械与物品

- ✔ 基本用物
- ✔ 棉卷
- ✔ 排龈器械
- ✔ 排龈线
- ✔ 浅碟
- ✔ 剪刀

步骤

准备

1. 冲洗和轻轻吹干预备体;用棉卷隔湿。
   目的:干燥的组织能够使牙龈的细节清晰可见,且便于放置排龈线。
2. 根据患牙的大小和牙位剪一段 1~1.5inch(1inch = 2.54cm)的排龈线。
   注:长度是由预备体的周长决定;应使用排龈器械。
3. 用镊子将排龈线形成一段松松的圈。
   目的:使线更容易贴紧牙,但是圈不能太紧或打结。

放置

4. 将成圈的排龈线,斜向滑入牙,将其环绕在预备体龈沟内。

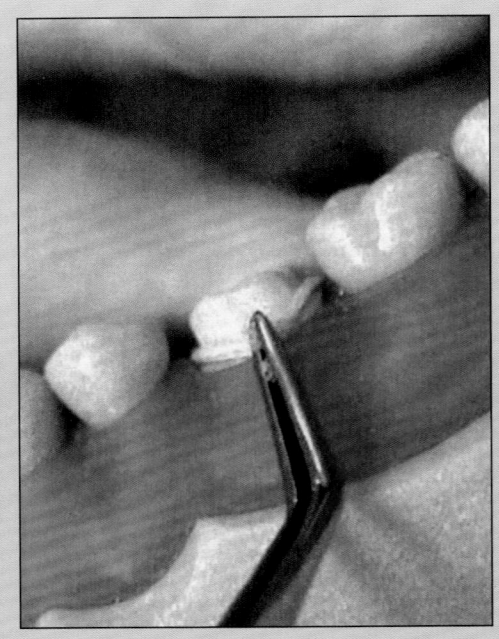

操作 50-1（续）

5. 用排龈器将排龈线顺时针轻轻放入龈沟,线的末尾在唇侧。
   目的:线头放在这个位置便于将线取出。

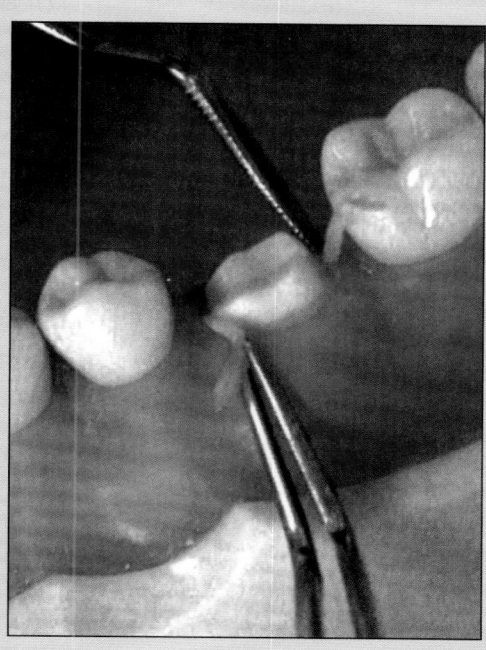

6. 用排龈器将一段段松的排龈线在龈沟内旋转,并用排龈器械将排龈线轻轻向后塞紧。重复这个动作,直到所有的排龈线都塞紧就位。

7. 将排龈线收尾稍作重叠。这样线的尾端便能挤入唇侧龈沟。
   注:也可以留一段排龈线在龈沟外以便快速抓住并取出排龈线。
   另:如果龈沟较深较宽,可上下重叠放入双线排龈。在取模之前,取出上层排龈线。印模制取完毕后取出第二条排龈线。

8. 排龈线最多留在牙龈 5~7 分钟。告诉病人保持不动,以便维持术区干燥。
   目的:这段时间能够使排龈线将组织推开,且保持在这个位置。
   注:具体时间应根据化学排龈试剂的成分来定。

去除

9. 用镊子夹住排龈线末端,逆时针将其去除(与塞紧的方向相反)。

10. 在印模材料放置之前去除排龈线。
    注:通常操作者在助手准备注射型印模材料时去除排龈线。

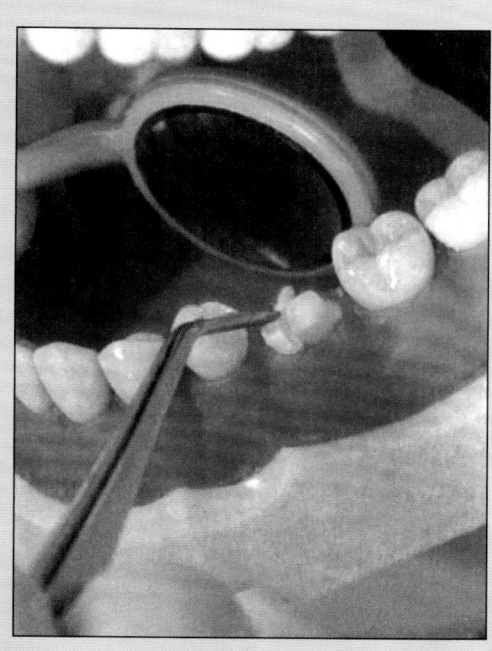

11. 轻轻干燥术区,放置新棉卷。
    注:应快速取模。

记录

12. 记录上述步骤。

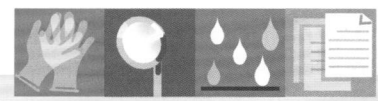

操作 50-2

协助冠桥制作的准备

器械与物品

- ✔ 局麻药
- ✔ 藻酸盐印模材料
- ✔ 比色板（用于与牙齿颜色相近的修复体）
- ✔ 去冠器（大挖匙）
- ✔ 其他手用器械（牙科医生决定）
- ✔ 钻针、金刚砂和砂轮（牙科医生决定）
- ✔ 排龈器械
- ✔ 棉卷和纱布
- ✔ 强力吸引器管
- ✔ 在这次诊疗中，还应准备：
  - ✔ 弹性印模材料，有可能还需要个别托盘
  - ✔ 𬌗记录
  - ✔ 临时冠的制作、调整和粘接

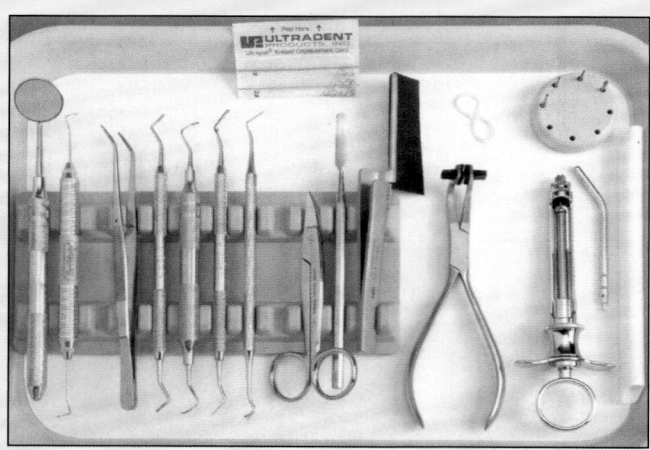

（From Boyd LRB：Dental instruments：a pocket guide，ed 5，St Louis，2015，Saunders.）

步骤

起始步骤

1. 协助准备注射用局麻药物。
2. 如果需要取藻酸盐印模来制作临时冠，可在该时间段取模。另外，对颌印模也应该用藻酸盐制取（详见第 46 章）。
3. 如果使用硅橡胶两步法取模，应该在该时间段制取初印。

4. 如果是与牙齿颜色相近的修复体，则在该时间段比色。

牙体预备

5. 在整个牙体预备过程中，保持清晰的术野，用开口器撑开嘴唇，挡住舌头，吸除唾液和碎屑。
6. 牙科医生应使用带金刚砂钻针的高速牙科手机去除龋坏或牙齿的折裂部分。
   目的：金刚砂钻针能高效去除牙体组织，可用于牙体预备。
7. 牙科医生使用不同形状的钻针磨牙和完成预备时，协助牙科医生更换钻针。
8. 完成预备后，放置排龈线。
9. 辅助准备终印模材料。
10. 在递给牙科医生轻体印模材料前，先将镊子递给牙科医生来去除排龈线。
    注：牙科医生有可能想在使用轻体印模材料之前先吹干龈沟。
11. 当牙科医生使用轻体印模材料，应在托盘上准备好重体印模材料。
12. 为牙科医生准备好三用枪头吹干预备体周围。
    目的：可将材料吹薄，使其在龈沟内和边缘处流动性更好。
13. 从牙科医生手中接回轻体注射枪，传递托盘，保证牙科医生能抓住手柄且正确放置托盘。
14. 当印模材料凝固时间到了之后，牙科医生可拿掉托盘。
15. 制取𬌗记录。
16. 制作临时冠，暂时粘接以保护预备体（见第 51 章）。
17. 为病人预约戴冠日期。
    注：在病人下次复诊前保证牙科技工室有足够时间来制作冠。
18. 牙科医生填写技工单后，将技工单、印模与𬌗记录一同送到牙科技工室。

记录

19. 记录过程。

日期	牙齿	表面	备注
8/15/15	4	PFM	预备，2 支含肾上腺素的利多卡因，制取终印模，制作和粘接临时冠，比色 C2。病人耐受操作。2 周后戴冠

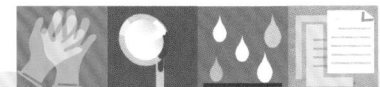

操作 50-3

辅助进行传递和粘接修复体

器械与物品

- ✔ 局麻用物(需要时)
- ✔ 修复体
- ✔ Backhaus 巾钳(去除临时冠)
- ✔ 大挖匙
- ✔ 洞漆/封闭剂及充填器(备选)
- ✔ 粘接用物(牙科医生决定)
- ✔ 粘固用物(牙科医生决定)
- ✔ 棉卷
- ✔ 吸唾管(备选)
- ✔ 咬棒
- ✔ 咬合纸和咬合纸夹
- ✔ 抛光石(牙科医生决定)
- ✔ 洁治器(去除多余粘接剂)
- ✔ 牙线

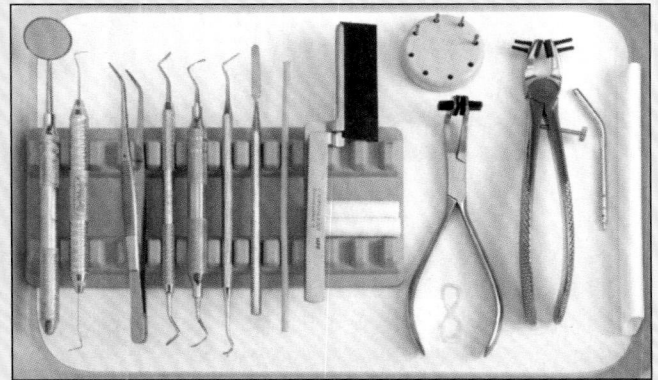

(From Boyd LR:Dental instruments:a pocket guide,ed 5,St Louis, 2015,Saunders.)

步骤

1. 传递修复体给牙科医生为病人试戴。递口镜和探针。
2. 按照牙科医生指示开始调拌粘接材料。
3. 迅速调好材料,将其涂抹于修复体内表面,递给牙科医生。

4. 牙科医生将冠放在预备体上,压入就位,然后让病人来咬紧木制的咬合棒或者 Burlew 轮来使修复体完全就位。

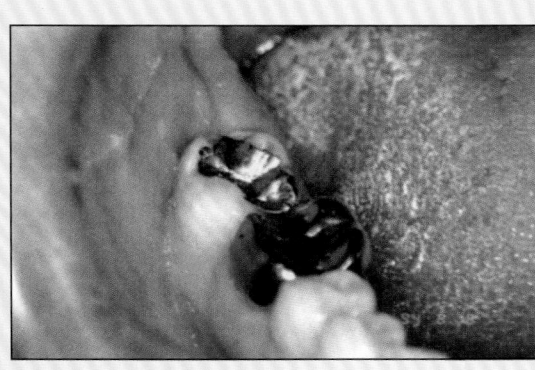

5. 指导病人持续咬合直至粘接剂初步固化,大约 8～10 分钟。
   另:一旦修复体粘接牢固,将吸唾管放于病人口底。
6. 粘接剂固化后,去除棉卷。
7. 用探针小心去除冠周围多余粘接剂。
   注:这一步必须非常小心,防止刮伤新粘接的冠或者伤及牙龈。
8. 一个有力的支点对于手握持器械很重要。
   目的:支点能够防止器械滑脱伤及牙龈。
9. 器械的尖端放置在牙龈边缘的粘接剂上,重复的垂直操作能够去除大块粘接剂。
10. 可使用较轻的侧方压力(向着牙的方向)来去除残留粘接剂。
11. 使用打结的牙线穿过牙之间来去除邻面区域粘接剂。
    目的:打结后的牙线在去除粘接剂时增加了面积。
12. 去除多余粘接剂后,牙科医生应用带抛光钻针的慢速牙科手机打磨抛光修复体。

记录

13. 步骤记录

时间	牙位	表面	备注
9/03/15	#4	—	递冠,玻璃离子水门汀粘接,病人满意冠外观和形态

操作 50-4

辅助 CAD/CAM（拓展职能）

操作前准备

- ✔ 局麻用物
- ✔ 比色板
- ✔ 手用器械（牙科医生决定）
- ✔ 钻针、金刚砂钻针、盘状钻针（牙科医生决定）
- ✔ 排龈器械
- ✔ 棉卷、角形隔离垫或橡皮障（根据术者习惯）
- ✔ 强力吸引器管
- ✔ 光学喷雾器
- ✔ 酸蚀材料
- ✔ 粘固材料

步骤

初始步骤

1. 比色。
2. 术区局部麻醉。
3. 使用棉卷、角形隔离垫或橡皮障隔湿。

牙体预备

4. 在去除牙体组织和修复材料之前，使用光学喷雾器将牙齿及其周围喷洒反光剂以便获取验记录的术前照片。
5. 使用碳化钨或金刚砂钻针以及手用刮匙去除龋洞和已存在的修复体。
   注：在备洞时不要留空或者任何倒凹，防止试戴时修复体卡住。
6. 一旦预备完成，将牙吹干，隔湿。
7. 必要时，排龈。
8. 预备体及周围软组织被反光剂覆盖，以便制取光学印模。
   目的：覆盖反光剂能够为镜头制造反光环境从而记录更多预备体的细节。

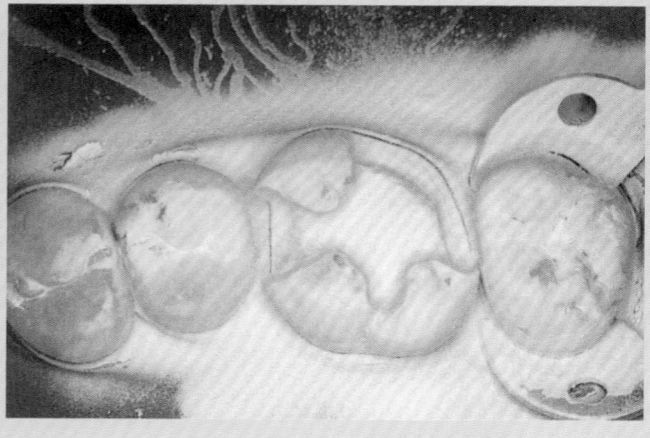

9. 用该系统的照相机制取数字化印模。
   注：图片可用来获取预备体和周围组织的形态。

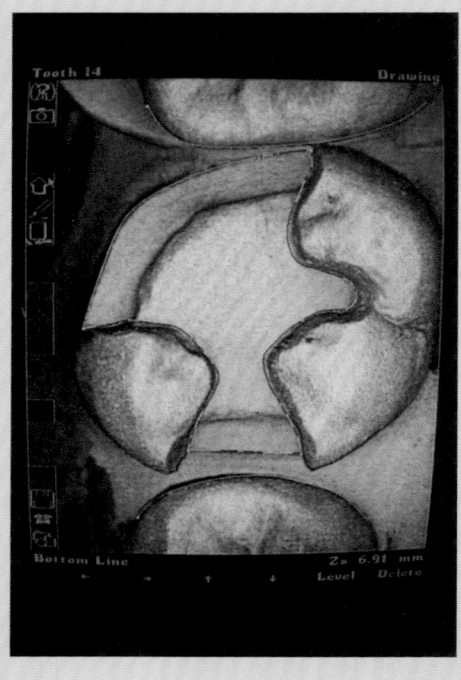

10. 通过以上照片，在屏幕上画出新修复体的边缘线。可拖动按钮观看修复体所有面来检查边缘。
11. 检查接触区和解剖形态以及任何需要改变的地方。
12. 使用计算机操作瓷块来制作修复体。

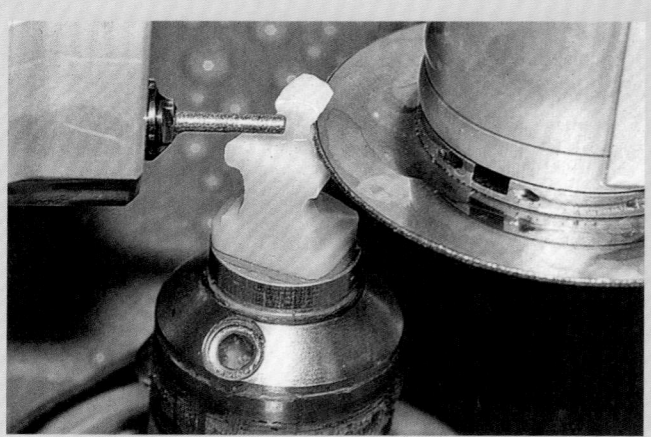

操作 50-4(续)

13. 试戴高嵌体,用盘状钻针调整至合适。

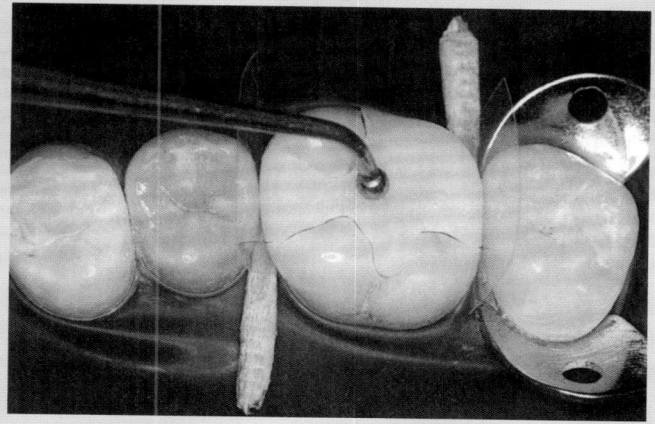

14. 酸蚀预备体,清洗,吹干,使用粘固剂。

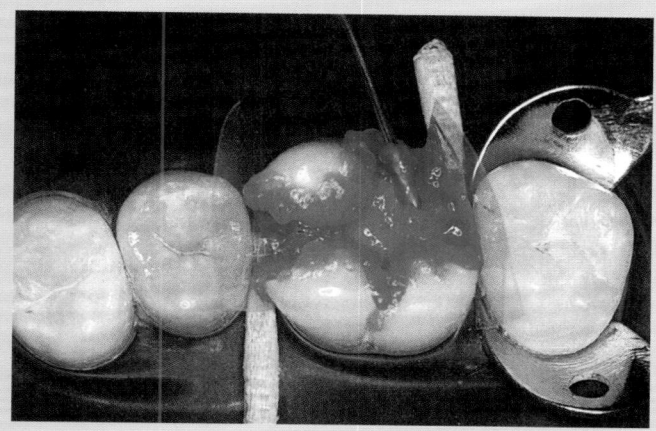

15. 准备好粘固剂,在修复体上涂抹一薄层。

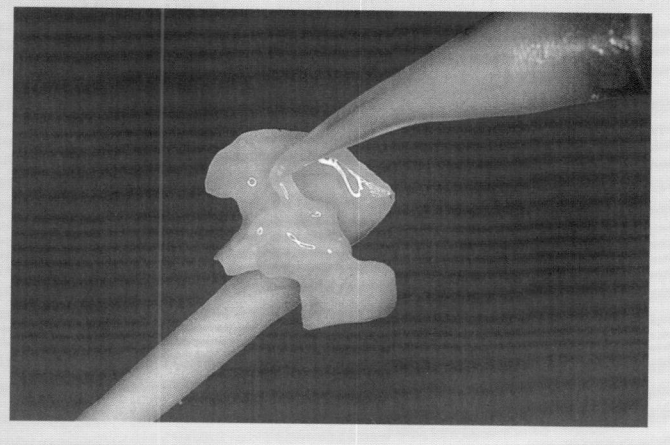

16. 修复体粘固就位,用咬合纸精确检查接触点和咬合。

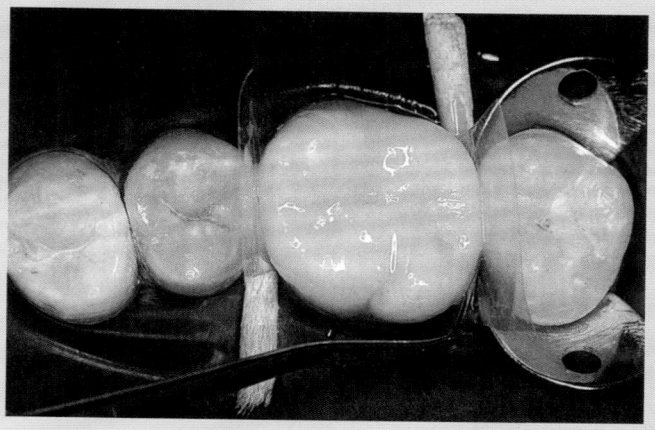

记录
17. 记录。

时间	牙位	表面	备注
8/15/15	14	近远中殆面(MODF)	通过 CAD/CAM 制作高嵌体,2 支含肾上腺素的利多卡因,比色 C2,制取光学印模,酸蚀牙,树脂粘接剂粘接

(李雅瑾　代丽　李峥 译,李峥 校审)

51

临时修复体

关键术语

个性化临时修复体(custom provisional)：根据初印模或者热塑性托盘翻制的预备体模型制作的牙冠。

聚碳酸酯冠(polycarbonate crown)：利用高硬度的牙色树脂材料制成的前牙临时冠。

高聚合冠(polymer crown)：壳状的临时修复体。

预成(preformed)：根据需要预先塑形的成品临时修复体。

临时修复体(provisional crown)：根据冠/桥预备体制作而成，在铸造修复体制作期间戴用。

不锈钢冠(stainless steel crown)：中等硬度、耐用性良好的薄铝冠。

学习目标

完成此章节的学习之后，学生将能够达到以下目标：

1. 掌握关键术语的发音、写法和定义。

2. 讨论临时修复体，包括：
   - 描述临时修复体的种类。
   - 描述冠/桥临时修复体的适应证。
3. 讨论临时修复体制作和粘接的标准，包括牙医助理在临时冠/桥制作以及解决问题时的角色。
4. 说出临时修复体如何进行家庭护理。
5. 解释拆除临时冠/桥的过程。

实践目标

完成此章节的学习之后，学生将能够达到以下技能水平：

- 制作并粘接个性化丙烯酸临时冠。
- 制作并粘接个性化丙烯酸临时桥。
- 制作并粘接预成高聚合冠。

临时修复体(provisional crown)是一个**暂时性的**保护性冠/桥，即暂时性地粘接在全冠修复预备体或者固定桥基牙上。在牙科技师制作固定修复体期间，病人临时佩戴。

临时修复体可在牙体预备以后至最终戴牙期间恢复和维持相应口腔区域的功能，并让病人保持舒适。一般情况下病人需要戴用2周到1个月不等。有时病人需要长时间佩戴临时修复体以便完成复杂的治疗计划，如种植或者牙周治疗。

临时修复体的适应证包括：

- 预防并降低预备体和周围组织的敏感及不适。

- 维持牙齿的功能和美观。
- 保护预备体的龈缘。
- 阻止邻牙和对颌牙的移位。

临时修复体的种类

常见的临时修复体有2种：个性化和预成型。牙科医生将根据不同的病例和口腔情况决定使用哪种类型的修复体。在某些州，临时修复体的制作和粘接是牙医助理的拓展职能。基于此,牙医助理也可能是该治疗的主要临床操作者。

个性化临时修复体

个性化临时修复体(custom provisional crown)是冠/桥预备体最常用的临时修复体类型(图 51-1)。个性化临时修复体制作过程最耗时间,但是有较好的舒适度及较自然的外观。该技术可用于制作后牙和前牙的临时冠/桥。

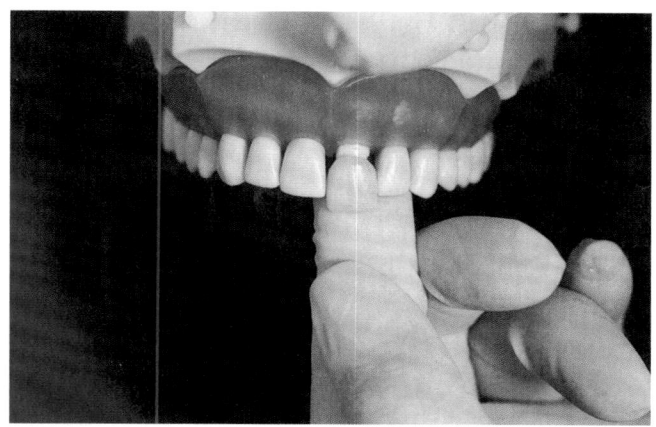

图 51-1　个性化临时冠。(From Hatrick CD,Eakle WS,Bird WF:Dental materials:clinical applications for dental assistants and dental hygients,ed 2,St Louis,2011,Saunders.)

预成冠

前牙和后牙都可以使用预成冠。这些壳状冠多用于单颗牙齿。临时冠的位置不同,预成冠的材质也不尽相同。

预成(preformed)高聚合冠(polymer crown)是一种使用高聚合物作外壳的临时冠,内层充填混合型复合树脂使其粘接于预备体上(图 51-2)。

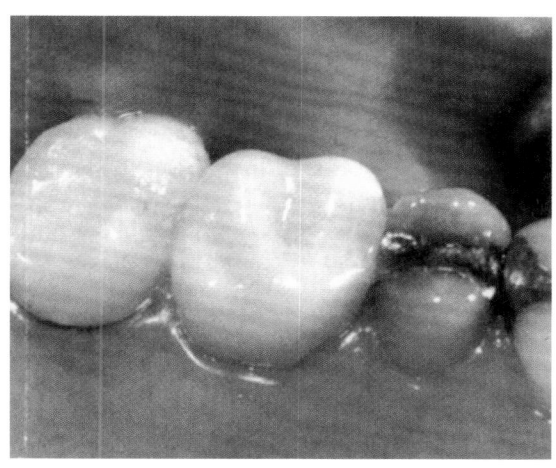

图 51-2　预成高聚合冠

预成聚碳酸酯冠(polycarbonate crown)由聚碳酸酯材料制成,因前牙大小不同而尺寸各异,在牙齿外观很重要的情况下使用(图 51-3)。

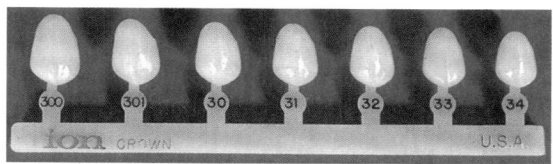

图 51-3　预成聚碳酸酯冠

不锈钢冠(stainless steel crown)是一种中等硬度和持久性良好的铝冠。在只考虑强度,而不在乎牙齿颜色的情况下使用(图 51-4)。详见第 57 章。

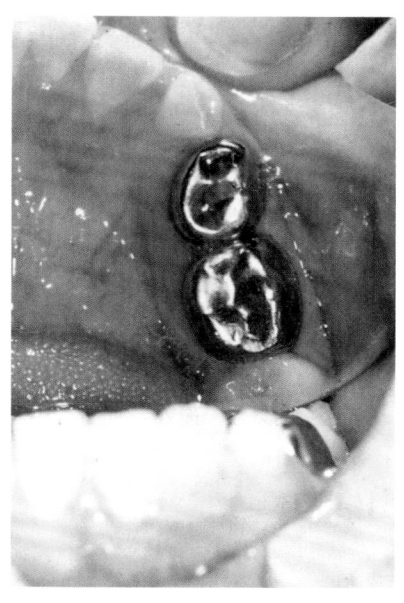

图 51-4　不锈钢冠

一般很少使用牙科技工室制作的临时修复体。当需要同时预备几颗牙齿,或准备制作多单位固定桥,牙科技工室可完成该类临时修复体。在病人预约就诊之前,将牙齿的初印和铸件送到牙科技工室加工,并确保临时修复体在就诊前返回诊室。

⏪ 复习

1. 描述冠/桥临时修复体的常用术语是什么?
2. 病人一般需要佩戴多长时间的临时修复体?
3. 为什么牙医助理可能需要制作和粘接临时修复体?
4. 哪种类型的临时冠有更自然的外观?
5. 哪种类型的临时冠可用于前牙?

临时修复体制作标准

每一种类型的临时冠都有其独特的制作方法。在诊治过程中,牙科医生会根据患者的具体情况选择制作临时冠的优选方案。

无论何种制作方法,制作临时冠和桥需要遵守以下特定的标准(图 51-5):

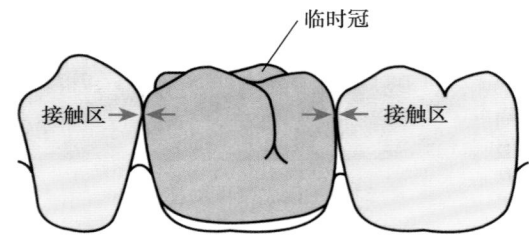

图 51-5　修复体的外观、轮廓、接触区及咬合关系应与天然牙相匹配。(From Hatrick CD, Eakle WS, Bird WF: Dental materials: clinical applications for dental assistants and dental hygients, ed 2, St Louis, 2011, Saunders.)

- 临时修复体的美学外观是可接受的。
- 临时修复体的直径类似于天然牙,有适当的接触区及牙弓曲线。
- 临时修复体的颈部边缘平滑、贴合紧密,冠边缘和预备体终止线间不超过 0.5mm 的间隙。
- 临时修复体不能延展到预备体边缘以下。
- 临时修复体的𬌗面和邻牙的𬌗曲线相一致。
  - 备选方案:为了避免预备体受到损伤,会有意降低临时冠的𬌗面至稍低于邻牙,脱离𬌗接触。
- 当暂时粘接时,临时修复体需稳固就位,并保持病人舒适。
- 临时修复体可在不损伤牙齿和邻近组织的情况下轻易摘除。

个性化临时修复体

制作个性化临时冠/桥时,将材料置于藻酸盐印模(详见第 46 章)或真空成型托盘(详见第 47 章),藻酸盐印模或真空成型托盘在牙科医生备牙制取终印之前已经制作备用。

最常用的 2 种用于制作临时修复体的材料一是**丙烯酸树脂**,以粉液混合注射的形式应用;二是**复合树脂**,以注射的形式应用,有自凝、光固化、双重固化三种固化方式(图 51-6)。这些材料有不同颜色供选择,以匹配邻牙的颜色。

见操作 51-1 和操作 51-2。

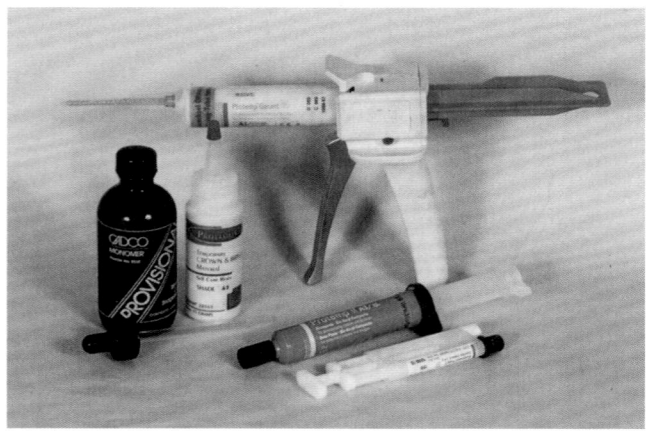

图 51-6　不同类型的丙烯酸树脂和复合树脂临时修复体材料。(From Hatrick CD, Eakle WS, Bird WF: Dental materials: clinical applications for dental assistants and dental hygients, ed 2, St Louis, 2011, Saunders.)

预成冠

所谓预成技术,即根据不同牙齿的形态来选择相匹配的壳状冠。这些壳状冠根据天然牙的解剖外形进行设计,由高聚合物或者聚碳酸酯材料制作而成。不需要制取初印或者热塑性托盘,因此可减少操作步骤。

在该技术中,预成高聚合冠使用的树脂是一种混合型复合树脂,固化时间为 90 秒。在需要临时修复体的时候,这些树脂和壳状冠能成为独立的粘接单位,为病人提供理想的强度和边缘。

与牙色相近的预成聚碳酸酯冠用于美观要求比较高的前牙。这些冠有不同的大小、形态及颜色,且在切端有一个识别标签,用以提示放置的位置(图 51-7)。在确定位置后,将其标签去除。作为临时修复体,预成聚碳酸酯冠有着良好的稳定性和外观。在制作个性化临时冠时,也可以用作丙烯酸树脂的模型。如果预成冠只是在口内试戴但并没有选用,可消毒后重复使用。详见操作 51-3。

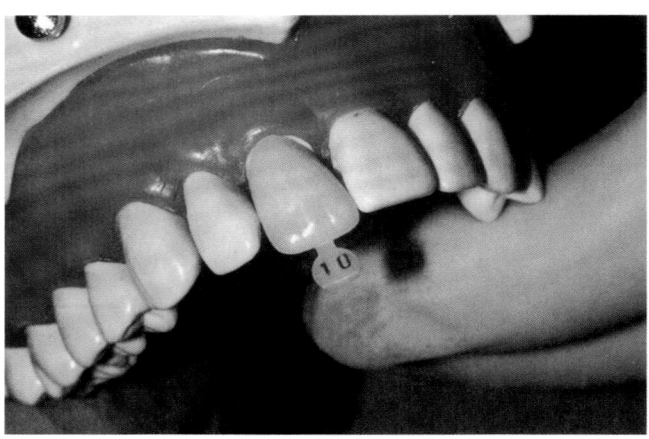

图 51-7　聚碳酸酯临时冠。(From Hatrick CD, Eakle WS, Bird WF: Dental materials: clinical applications for dental assistants and dental hygienists, ed 2, St Louis, 2011, Saunders.)

←复习

6. 制作个性化临时修复体时,牙体预备之前需要完成什么操作?
7. 哪种类型的牙科材料最常用于制作个性化临时修复体?
8. 如何将调拌好的丙烯酸树脂放置于预备体上?
9. 一般什么时候选用不锈钢冠作为短期临时修复体?
10. 聚碳酸酯冠可以放在预备体上吗,还是只能作为临时修复体的模型?

粘接剂的选择

暂时粘接剂应具有足够的强度来维持暂时修复体的固位,但是又要保证其粘接力大小适当,在永久修复体佩戴之前可以方便取下,不破坏或腐蚀预备体。

氧化锌丁香酚水门汀因其对敏感牙齿的安抚作用而广泛应用。但有研究表明丁香酚可穿透牙本质影响粘接强度。该材料有很好的抗菌作用。

聚羧酸水门汀含有羧酸基,羧酸基不影响粘接强度,因此可取代丁香酚。聚羧酸水门汀与树脂材料、永久树脂粘接剂相容。存留时间优于氧化锌丁香酚水门汀,但对牙髓无安抚作用。

树脂水门汀优点为粘接强度大,存留时间久,更美观,易清理。缺点表现为微渗漏风险较高,容易变色,并且有一定的刺激性气味。

临时修复体制作常见问题

在制作临时修复体时可能会遇到的问题:

- 问题:**错误咬合或低𬌗**。临时修复材料未完全充填印模,常导致咬合错误或者低𬌗。
  - 解决方法:在印模充填和再就位之前,用剪刀修剪邻面的边角。当使用注射式材料时,保持注射器尖端在材料中以防止气泡的产生。
- 问题:**临时修复体被卡住**。当材料流入邻牙邻面倒凹时,临时修复体可能会卡在预备体上。
  - 解决方法:当临时材料仍是软的且有弹性的时候,用手工器械去除龈间隙的材料。临时冠取下后,使用剪刀将多余的材料修剪掉,然后,冠重新就位一段时间以确保安放时不会卡住。
- 问题:**边缘不一致**。一般临时冠刚从预备体上取下的时候,边缘容易发生变形。
  - 解决方法:如果临时树脂冠的边缘不一致,最简单的解决方法是重衬,再重新就位。为了确保临时修复体就位良好,冠的边缘内表面要有足够的重衬材料,但不要将树脂充满整个冠。
- 问题:**临时修复体的摘除**。暂时粘接的临时修复体应较容易摘除。
  - 解决方法:为了方便摘除临时修复体,可将暂时粘接剂涂抹于边缘的内表面。同时可以使用等量的基质和催化剂,外加少量的改良剂或者石蜡油,来弱化粘接。

选择临时粘接剂时需考虑的问题

- 临时修复体将保留多长时间?暂时粘接剂应能保持边缘密封并抵御唾液侵蚀。维持时长达1~2周的粘接剂不能长期使用,比如不能在牙周手术中使用。
- 预备体固位形如何?冠或高嵌体预备体固位形较少时,使用固位较好的暂时粘接剂;预备体固位形较多时,可使用粘接强度稍弱的暂时粘接剂。
- 美学外观。某些前牙的临时修复体非常薄,暂时粘接剂会使其变色。例如透过贴面可见暂时粘接剂的颜色。在此情形下,应使用透明的暂时粘接剂以避免变色。

家庭护理须知

对于那些因等待冠/桥而佩戴临时修复体的病人,在他或她离开诊室之前,需要口头和书面告知以下注意事项:

- 佩戴临时修复体时要注意咬合及咀嚼,避免咬过硬的食物。
- 当使用牙线时,勿使其进入接触区。一旦牙线误入接触区

以下,从舌侧或者颊侧将其取出。

- 如果临时修复体松动或者脱落,立即联系诊室重新粘接。

摘除临时冠

固定修复体在制作和转送回口腔诊室期间需要佩戴临时冠。当病人复诊进行固定冠/桥的粘接时,临时冠需要在不损害预备体的情况下取下备用,以防止修复体需要重新送回牙科技工室进行调整和重做。

可以用手指的力量或者使用去冠器来取下临时冠,注意不要损坏其边缘(图51-8)。

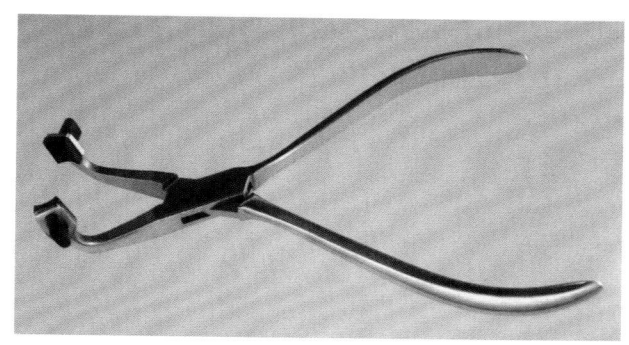

图 51-8　临时冠去冠器。(From Boyd LRB:Dental instruments:a pocket guide,ed 5,St Louis,2015,Saunders.)

■ 健康教育

病人已经知晓接下来的几周要佩戴临时冠,但是他们往往不能够认识到佩戴临时冠的真正意义。如果临时冠不能有效地保护龈缘,或者脱落后没有及时告知诊所,将会影响到预备体,造成最终的冠就位不稳固。牙科医生需要重新对预备体进行调整,或者重新制作修复体。

因此要告知病人临时修复体的重要性,为其讲解回家后该如何进行自我护理。■

■ 法律和伦理问题

职能拓展的牙科助理在制作和粘接临时冠/桥的过程中起到了重要作用。了解最新可用的临时冠材料和技术是牙科医生及牙医助理的职责。并非所有州法律均允许将制作和粘接临时冠/桥作为拓展职能。应及时查看所在州的规定及条例。■

■ 展望

如第50章所提及过的,牙科技师将会越来越多地参与到口腔治疗中。很多牙科诊所会配备有完整的牙科技工室并聘用牙科技师。随着牙科技师的聘用以及技术、材料的更新,也许临时修复体将会被取代。也就是说,牙科医生进行牙体预备与牙科技师制作冠和桥可能会同步进行。■

■ 评判性思维

1. 病人今天进行#29牙的预备。根据牙齿的位置,推荐使用何种临时冠?

2. 牙科医生已经给予局麻，并开始预备#29牙。预备时，发现还没取初印。此时，应该考虑采取什么方法制作临时冠？

3. 在预备体上试戴了临时冠后发现边缘太短。应如何调改临时冠以便获得良好的贴合效果？

4. 牙科医生要求你制作#8和#9牙的临时冠。你选择了聚碳酸酯冠。因为两颗牙齿位于上颌正中，请问为什么应用聚碳酸酯冠？

5. 临时冠最常用的2种粘接剂是什么？ ■

操作 51-1

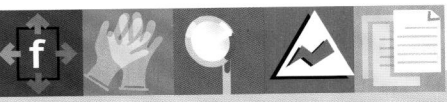

制作和粘接个性化丙烯酸临时冠(拓展职能)

操作前准备

- ✔ 操作者体位
- ✔ 窝洞的分类和牙体解剖学知识
- ✔ 操作技术知识
- ✔ 口内器械
- ✔ 慢速手机的口外应用
- ✔ 口镜使用方法
- ✔ 支点放置

器械与物品

- ✔ 基本用物
- ✔ 挖匙
- ✔ 藻酸盐印模(在牙体预备前制取)
- ✔ 分离剂
- ✔ 棉球
- ✔ 自凝丙烯酸树脂(粉和液)
- ✔ 调拌刀(小的,用于粘接剂调拌)
- ✔ 调和容器/浅碟
- ✔ 剪刀
- ✔ 手术刀(可选)
- ✔ 磨光器(磨光轮和磨光球)
- ✔ 直柄手机和芯轴
- ✔ 精修金刚砂车针/精修砂盘
- ✔ 抛光车针/抛光盘
- ✔ 咬合纸
- ✔ 抛光膏
- ✔ 磨光马达与无菌的白色布轮
- ✔ 暂时性粘接用物

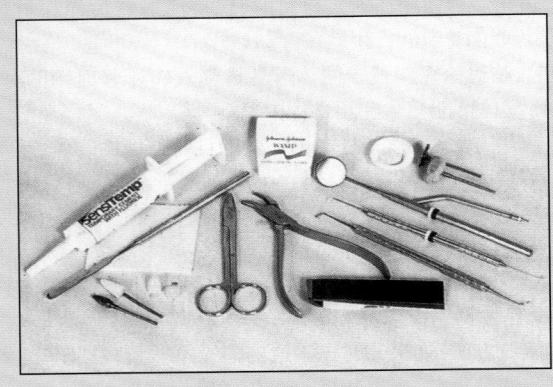

步骤

1. 在牙体预备之前,取藻酸盐印模。
   目的:在牙科医生备牙之前制取印模,是因为临时修复体应该与原来的牙齿相同。

2. 检查印膜,确定在制作临时冠/桥的相应区域没有碎屑与唾液。

3. 消毒印模,并使其在使用之前一直保持湿润状态。
   目的:干燥的印模容易变形,会导致做出的临时冠不够贴合。

4. 使用棉球隔湿。

5. 在预备体上少量涂抹一层石蜡油或者液体分离剂,使丙烯酸和预备体之间形成分离层。

6. 如果用粉液型的丙烯酸材料,将液体单体放于玻璃浅碟中。推荐每单位用10滴液。快速地将选好颜色的自凝粉末放入单体中直至粉末湿透。
   要点:迅速盖好单体容器,这种材料极具挥发性。
   注:如果使用注射型的丙烯酸材料,跳至第9条。

操作 51-1(续)

7. 使用小调拌刀将粉液调至均匀。
8. 将调好的材料置于一旁 1~2 分钟,直到达到面团期。
   要点:不要让树脂固化超过这个时期。
9. 打开藻酸盐印模,轻柔地吹干需要做临时冠的部分。
10. 用小调拌刀将树脂从调和容器中移出后立即置于印模上预备体的相应位置。
    或:用注射器直接将丙烯酸树脂注入印模。

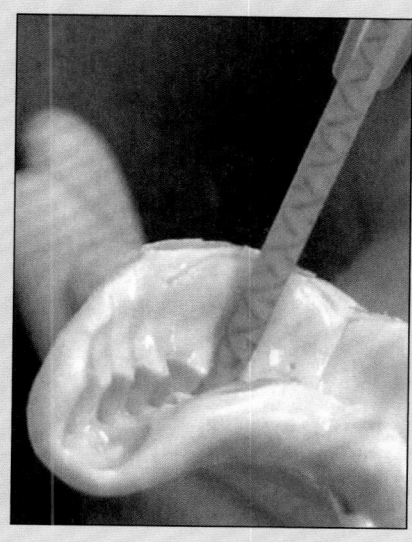

11. 将存有丙烯酸的印模放回病人口内的预备体上。
12. 约 3 分钟,材料达到初凝,从病人口内取出托盘。
13. 小心地从藻酸盐印模上取下临时冠,戴入病人口内。
    目的:避免最后凝固时的过度收缩。

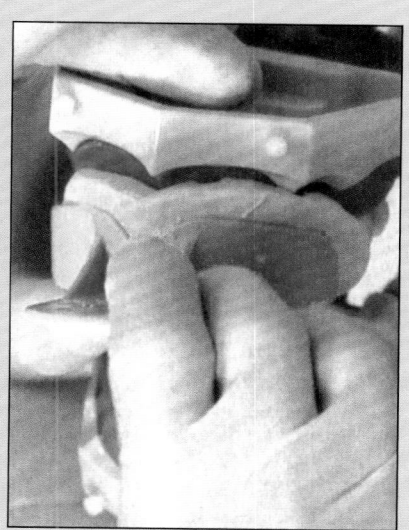

14. 用铅笔标记临时冠的边缘和接触区,提供更清晰的标记。

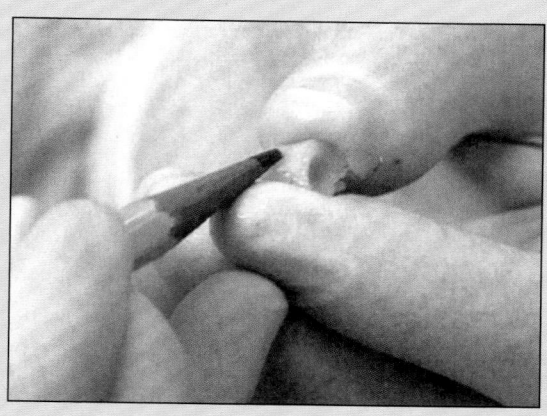

15. 用丙烯酸钻针将丙烯酸树脂对应预备体龈边缘的位置调整至 1mm 以内。
    注:职能拓展的牙医助理须在口外使用低速手机和丙烯酸钻针对临时冠进行调改。
16. 检查临时冠的咬合、精确性及完整性,必要时调整。将临时冠从预备体上取下,用丙烯酸钻针调改。
17. 取下临时冠,带到牙科技工室,使用已消毒的白色布轮和浮石粉进行抛光。
    注:在调改和抛光时,必须佩戴护目镜。另外,布轮可能去除大块的丙烯酸或产热引起临时冠的变形。
18. 用临时粘接剂如氧化锌丁香酚或过渡性修复材料暂时粘接临时冠。
19. 用咬合纸检查咬合,使用钻针进行调改。
20. 记录。

操作 51-2

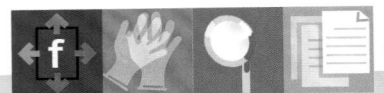

制作和粘接个性化丙烯酸临时桥(拓展职能)

操作前准备

- ✔ 操作者体位
- ✔ 窝洞的分类和牙体解剖学知识
- ✔ 操作技术知识
- ✔ 口内器械
- ✔ 慢速手机的口外应用
- ✔ 口镜使用方法
- ✔ 支点放置

器械与物品

- ✔ 基本用物
- ✔ 挖匙
- ✔ 藻酸盐印模(在牙体预备前制取)
- ✔ 分离剂
- ✔ 棉球
- ✔ 自凝丙烯酸树脂(粉和液)
- ✔ 调拌刀(小的,用于粘接剂调拌)
- ✔ 调和容器/浅碟
- ✔ 剪刀
- ✔ 手术刀(可选)
- ✔ 磨光器(磨光轮和磨光球)
- ✔ 直柄手机和芯轴
- ✔ 刻形钻针
- ✔ 抛光钻针
- ✔ 咬合纸
- ✔ 抛光膏
- ✔ 磨光马达和无菌的白色布轮
- ✔ 暂时性粘接用物

步骤

1. 在牙体预备之前,取藻酸盐印模。
   目的:在牙科医生备牙之前制取印模,是因为临时修复体应该与原来的牙齿相同。

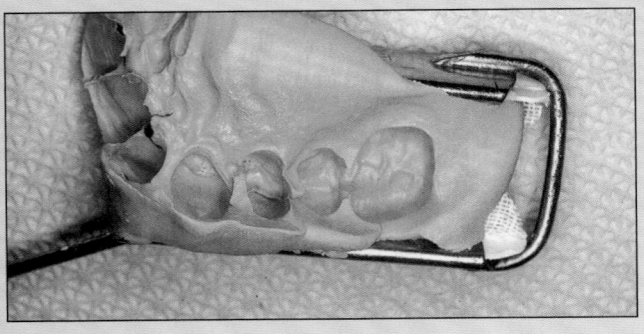

2. 检查印模,确定在制作临时修复体的相应区域没有碎屑和唾液。
3. 消毒印模,并使其在使用之前一直保持湿润状态。
   目的:干燥的印模容易变形,会导致做出的临时冠不够贴合。
4. 隔湿。

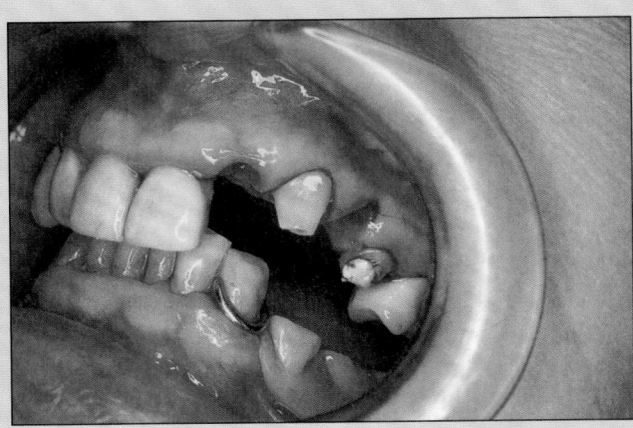

5. 在预备体上少量涂抹一层石蜡油或者液体分离剂,使丙烯酸和预备体之间形成分离层。
6. 如果用粉液型的丙烯酸材料,将液体单体放于玻璃浅碟中。推荐每单位用 10 滴液。快速地将选好颜色的自凝粉末放入单体中直至粉末湿透。
   要点:迅速盖好单体容器,这种材料极具挥发性。
7. 使用小调拌刀将粉液调至均匀。
8. 将调好的材料置于一旁 1~2 分钟,直到达到面团期。
   要点:不要让树脂固化超过这个时期。
9. 打开藻酸盐印模,轻柔地吹干需要做临时桥的部分。
10. 用小调拌刀将树脂从调和容器中移出后立即将其置于印模上预备体的相应位置。
    或:用注射器直接将丙烯酸树脂注入印模。
11. 将存有丙烯酸的印模放回病人口内的预备体上。
12. 约 3 分钟,材料达到初凝,从病人口内取出托盘。
13. 小心从藻酸盐印模上取下临时桥,戴入病人口内。
    目的:避免最后凝固时的过度收缩。
14. 用铅笔标记临时冠的边缘和接触区,提供更清晰的标记。
15. 用丙烯酸钻针将丙烯酸树脂对应预备体龈边缘的位置调整至 1mm 以内。
    注:职能拓展的牙医助理使用低速手机和丙烯酸钻针在口外对临时桥进行调改。
16. 检查临时桥的咬合、精确性及完整性,必要时调整。将临时桥从预备体上取下,用丙烯酸钻针调改。

操作 51-2(续)

17. 取下临时桥,带到牙科技工室,使用已消毒的白色布轮和浮石粉进行抛光。

    注:在调改和抛光时,必须佩戴护目镜。另外,布轮可能去除大块的丙烯酸或产热引起临时冠的变形。

18. 用临时粘接剂如氧化锌丁香酚或过渡性修复材料暂时粘接临时冠。

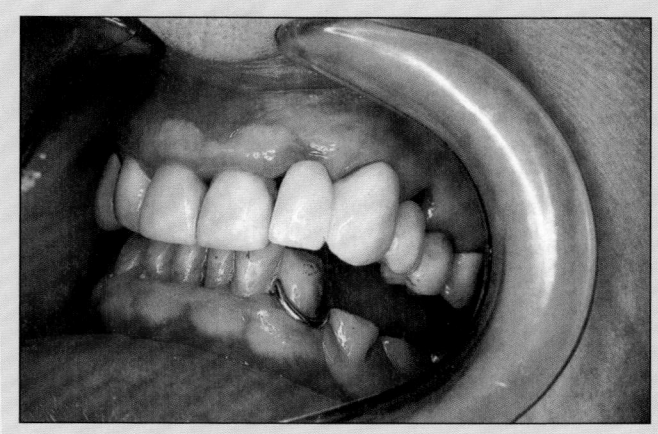

19. 用咬合纸检查咬合,使用钻针进行调改。
20. 记录。

操作 51-3

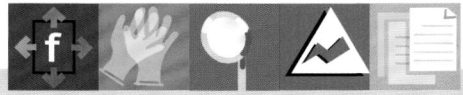

制作和粘接预成临时冠(拓展职能)

操作前准备

- 操作者体位
- 窝洞的分类和牙体解剖学知识
- 操作技术知识
- 口内器械
- 慢速手机的口外应用
- 口镜使用方法
- 支点放置

器械与物品

- 基本用物
- 预成冠或桥单位
- 复合树脂混合物
- 浅碟
- 技工室调拌刀
- 冠桥剪
- 慢速手机
- 咬合纸及纸夹
- 丙烯酸钻针
- 橡皮轮
- 暂时性粘接用物

步骤

1. 协助医生检查预备体的大小及形态。
2. 选择最适合相应区域的预成冠。
3. 试戴牙冠,检查大小和形态,在口外用慢速牙科手机做调改。
4. 按要求调拌树脂,并填入冠内,注意材料中勿混入气泡。

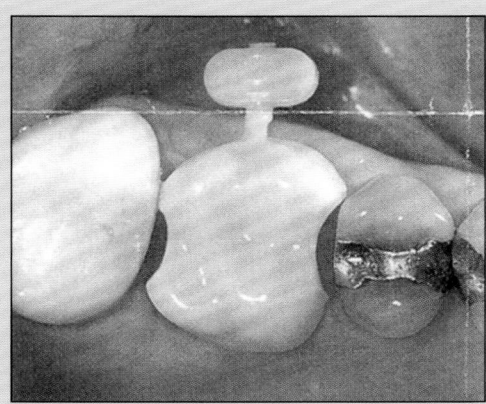

5. 使冠就位,嘱病人咬紧。

   注:多余的树脂从冠流入边缘和接触区。

操作 51-3(续)

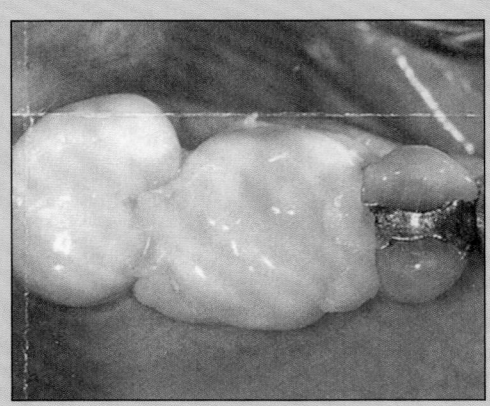

6. 用手指在颊舌侧给予冠压力。
7. 20~30秒后,去除边缘多余的树脂。
8. 在树脂变硬的过程中,在预备体上上下移动临时冠。这种
   材料的凝固时间大概是90秒。
   目的:防止牙冠卡在牙齿上。

9. 用咬合纸标记病人的咬合情况,然后用铅笔标记边缘和接
   触区,用丙烯酸钻针、砂轮及橡皮轮进行调整。

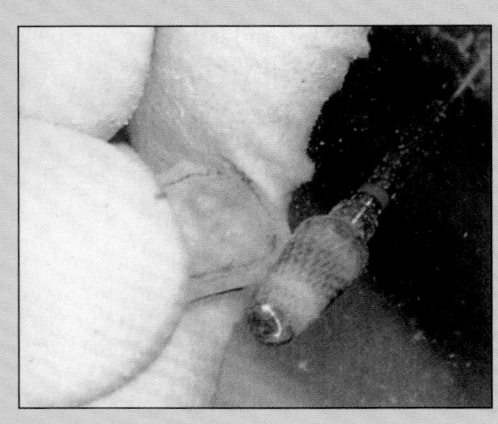

10. 修整临时冠或桥的外形。
11. 使用暂时性粘接剂粘接。
12. 记录。

（李硕   李雅瑾 译,杨静文 校审）

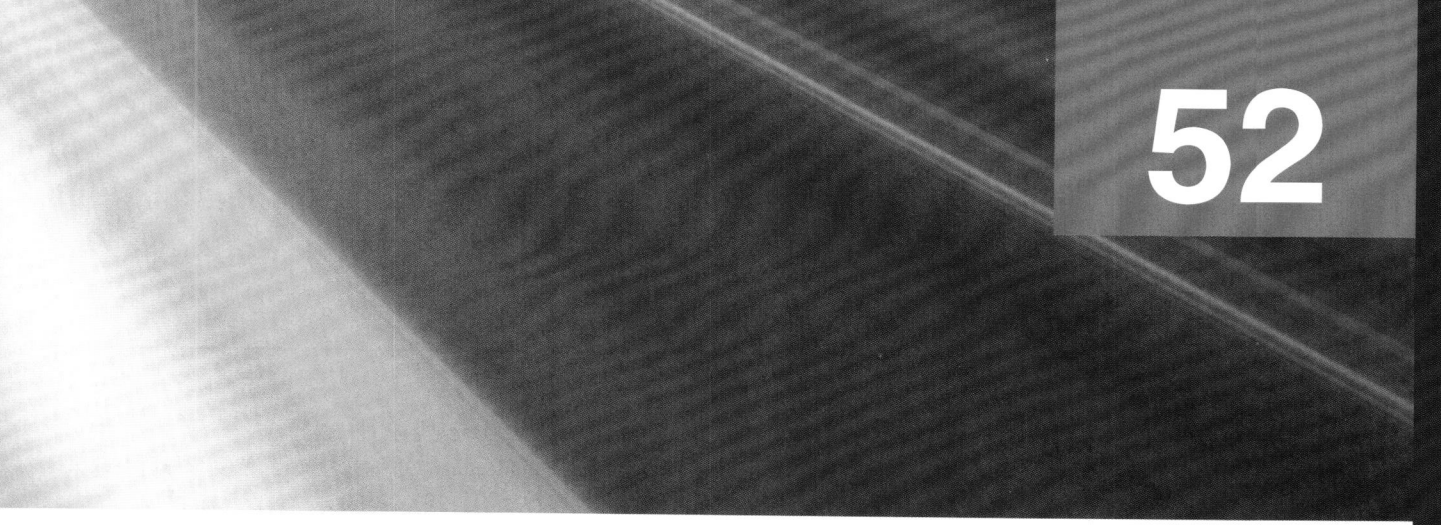

活动义齿修复学

关键术语

牙槽嵴修整术（alveoplasty）：牙拔除后通过外科手术对拔牙窝边缘进行修整和塑形，为戴入修复体做准备。

暂基托（baseplate）：用暂时性树脂制作成义齿基托的形状，用于确定颌骨关系和排牙。

边缘整塑（border molding）：取印模时，保持印模在口内稳定不动，借助手指塑形印模边缘使之与周围组织形态更适合的过程。

正中关系（centric relation）：下颌对应上颌的位置关系，可利用正中关系建立正中咬合。

连接体（connector）：将可摘局部义齿多个部分连接起来的金属结构，也称为杆。

罩冠（coping）：覆盖预备完牙齿的薄金属帽。

无牙颌（edentulous）：没有牙齿。

龈彩成型（festooning）：为模拟天然组织外形对义齿或义齿蜡型的基托材料进行雕刻成形的过程。

翼区（flange）：全口义齿或可摘局部义齿从人工牙延伸到义齿边缘的部分。

支架（framework）：可摘局部义齿的金属支架结构。

全口义齿（fulldenture）：修复牙弓内所有牙缺失的修复体。

即刻义齿（immediatedenture）：前牙拔除后戴入的临时义齿。

侧方运动（lateralexcursion）：下颌从正中颌位向左或向右滑动。

咀嚼（mastication）：嚼碎食物。

𬌗堤（occlusal rim）：暂基托上用来记录垂直距离和上下牙弓关系的蜡堤。

覆盖义齿（overdenture）：覆盖在两颗或多颗余留天然牙上的全口义齿。

可摘局部义齿（partialdenture）：修复牙弓内缺失牙的活动义齿。

后堤（postdam）：为全口义齿或可摘局部义齿提供固位的后缘封闭，也称后腭封闭。

压痛点（pressurepoints）：口内承受活动义齿较大压力或被磨损的特定区域。

前伸运动（protrusion）：下颌相对上颌向前运动。

基托重制（rebasing）：对已有义齿重新更换整个基托材料的过程。

重衬（relining）：为实现更准确的贴合，对可摘局部义齿或全口义齿基托重新形成组织面的过程。

骨吸收（resorption）：机体现有骨或硬组织减少的过程。

支托（rest）：支持于或靠近固位体的可摘局部义齿的金属支撑。

固位体（retainer）：活动义齿置于附着体或基牙上起固位作用的装置。

后退运动（retrusion）：下颌相对于上颌从正中颌位向后运动。

导板（template）：牙拔除后模拟理想牙槽骨形态的透明塑料模板。

上颌结节（tuberosity）：位于上颌最后一颗磨牙后方的圆形骨突。

学习目标

完成此章节的学习之后，学生将能够达到以下目标：

1. 掌握关键术语的发音、写法和定义。
2. 比较可摘局部义齿和全口义齿的不同。
3. 明确可摘局部义齿和全口义齿修复的影响因素。
4. 讨论可摘局部义齿以下内容：
   - 指出可摘局部义齿的组成；
   - 描述可摘局部义齿修复的就诊次序；
   - 明确可摘局部义齿戴牙指导。
5. 讨论全口义齿以下内容：
   - 指出全口义齿的组成；
   - 描述全口义齿修复的就诊次序；
   - 明确全口义齿戴牙指导；
   - 向病人说明初戴全口义齿第 1 个月内会出现哪些情况。
6. 讨论即刻义齿制作、手术导板使用和戴牙。
7. 讨论覆盖义齿制作过程。
8. 讨论义齿调整和重衬过程。
9. 讨论义齿修理和复制。

实践目标

完成此章节的学习之后,学生将能够达到以下技能水平:

- 配合可摘局部义齿戴牙。

- 配合全口义齿蜡型试戴。
- 配合全口义齿戴牙。
- 配合义齿修理。

活动义齿修复学是指用病人可以自行摘戴的义齿修复缺失牙的一类牙科专业,有以下两种主要类型:

- 可摘局部义齿(partialdenture),也称为局部义齿,修复同一

牙弓内一颗或多颗缺失牙(图 52-1)。

- 全口义齿(fulldenture),也称为总义齿,修复牙弓所有缺失牙(图 52-2)。

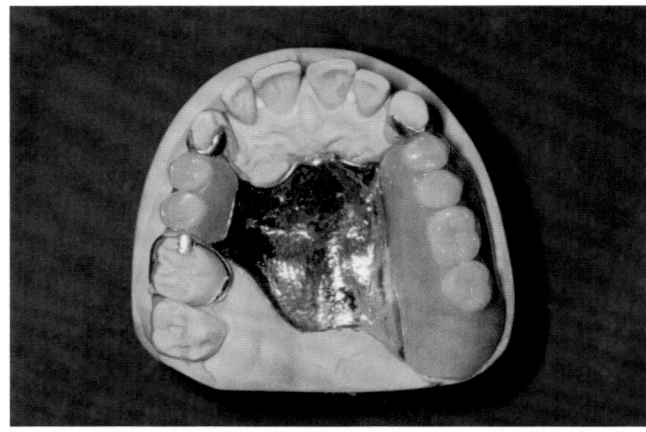

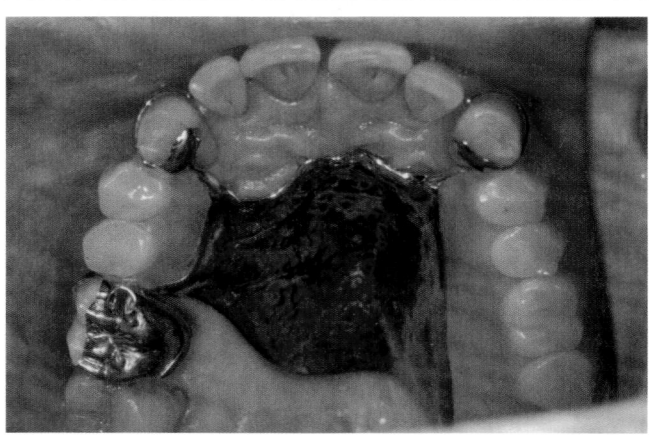

图 52-1 可摘局部义齿。(From Hatrick CD, Eakle WS,Bird WF:Dental materials:clinical applications for dental assistants and dental hygienists,ed 2,St Louis,2011,Saunders.)

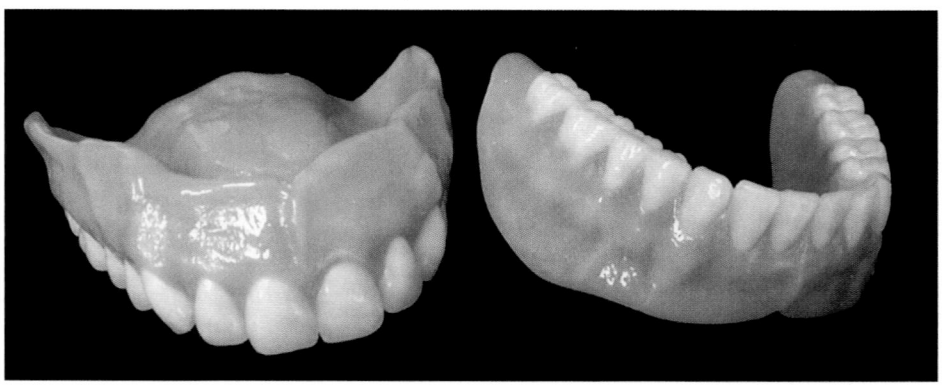

图 52-2 全口义齿。(Courtesy Ivoclar Vivadent Inc.,Amherst,NY.)

活动义齿修复的影响因素

牙科医生须告知考虑行活动义齿修复的病人,这类修复体即使制作精度和贴合度都理想,也不可能实现和天然牙一样的功能。牙科医生在推荐这种修复方案前应考虑以下口外因素及口内因素。

口外因素

虽然口外因素往往超出牙科医生能力范围,但绝不能忽视。这些因素包括病人身体及心理健康状况、动机、年龄、职业、饮食习惯以及社会经济因素。

身体健康状况

某些疾病,如糖尿病,会影响组织对活动义齿的耐受能力。全身状况差的病人可能无法承受制作新修复体的疗程,或无法适应新义齿。

心理健康状况

心理健康状况差的个体可能会对口内的义齿产生激惹,或者对义齿过度地关注。严重心理障碍或智力减退的病人可能无法戴用义齿或维护口腔卫生。

病人动机

有时候,病人希望拔牙进行修复的主要动机是美观因素,也就是仅仅希望改善外貌。牙科医生应该考虑周全是否存在其他可行的治疗方案,慎重对待。

年龄

青少年的义齿设计需考虑生长发育的需要,可以容纳新萌出的牙齿。如果病人非常好动或参加接触性运动,义齿的强度也是一个需要考虑的重要因素。有的老年人认为缺牙意味着变老,以至于预后极差的牙齿也希望保留,这种主观愿望是不切实际的,也是对牙科医生的挑战。

饮食习惯

健康的组织是保证活动义齿修复成功的重要因素。营养状况差的病人对义齿的组织反应也差,可能影响义齿的耐受和舒适感。

社会经济因素

修复缺失牙对病人而言重要性有多大? 病人自身对于口腔健康和外貌的态度决定了义齿对其是否重要。支付治疗费用的能力是重要经济因素。现实中总会存在一些"义齿诊所"或"邮寄诊所",他们通过提供快速、低廉的义齿修复服务专门满足低收入群体的需要。

职业

经常需要面对公众的病人会关注可摘局部义齿或全口义齿修复中及修复后外貌的改变。预约手术和戴牙的时间要注意尽可能不妨碍这些病人的社会职业活动。

口内因素

病人口内的组织条件是决定可否行可摘局部义齿或全口义齿修复的关键因素。

肌肉系统

面部肌肉辅助义齿固位和功能控制。有力的肌肉附着以及适当的肌张力很重要。相反,舌头过大或过度活动会给义齿佩戴和固位带来困难。有神经性面部肌肉运动异常的病人,在义齿固位和适应方面会遇到困难。

唾液分泌

口腔内存在异物,比如义齿,会促进唾液过量分泌。随着病人对义齿逐渐适应,唾液分泌反应会减弱和更可控。但是,对于卒中致面肌瘫痪的病人,义齿会导致唾液控制更加困难。

相反,唾液分泌少的病人佩戴义齿会非常困难,可能会极其不舒服。全身疾患、服用药物或放射治疗可能是导致唾液分泌不足的原因。

剩余牙槽嵴

成功的活动义齿修复主要取决于牙槽嵴的支持。如果牙槽嵴高度正常,形态平坦,则能提供良好的支持,使咀嚼(mastication)压力分布均匀。如果牙槽嵴某处有骨吸收(resorption),可导致病人出现压痛点。骨吸收会导致义齿上压力分布不均,义齿无法实现良好的贴合。

某些病例需要外科医生通过牙槽嵴修整术(alveoplasty)重塑牙槽嵴外形来减少这些问题(见第56章)。牙齿缺失后,牙槽嵴发生持续性吸收和改建。贴合性好的义齿可以减少这些变化,但贴合性差的义齿会加速这一过程。正因为这样,病人需要定期复查进行口腔检查,重新评估义齿贴合性。

口腔黏膜

当病人全身疾患使覆盖剩余牙槽嵴的口腔黏膜性质发生改变,义齿会容易引起摩擦和刺激,使病人难以佩戴。同时,贴合性不佳的义齿会导致口腔黏膜刺激,出现压痛点(pressure points)。病人应尽快就诊,以便牙科医生进行相应处理。

口腔习惯

口腔副功能比如夜磨牙和紧咬牙会导致牙槽嵴和余留牙承受过大压力,是选择活动义齿修复时须考虑的因素。口呼吸可能会影响义齿固位。

骨隆突

骨隆突是特定区域骨的异常生长。下颌或上颌骨隆突的存在会影响义齿佩戴(见第17章)。根据义齿类型,进行修复前可能需要手术修整去除骨隆突。

⊖复习

1. 哪类活动义齿修复 1 颗或多颗缺失牙？
2. 病人职业如何影响活动义齿的选择？
3. 义齿会如何影响唾液分泌？
4. 为什么牙槽嵴的平坦外形对于活动义齿特别重要？
5. 哪些口腔习惯会影响活动义齿修复？

可摘局部义齿

可摘局部义齿依靠承托区组织和作为基牙的余留牙提供支持和固位。这类义齿设计将咀嚼力分散到基牙和支持组织（框 52-1）。

框 52-1

可摘局部义齿修复的适应证和禁忌证

适应证

- 修复同一牙弓内同一象限或两个象限的几颗缺失牙
- 作为儿童缺失牙的临时修复（儿童正在生长发育，必要时，需重新制作义齿）
- 避免对儿童和青少年乳牙列或恒牙列进行过多地牙齿组织磨除
- 需要修复缺失牙，但不能承受种植修复较长的治疗时间，或固定桥修复需进行较多牙体预备的病人
- 能够让病人维护良好口腔卫生
- 作为牙周夹板支持患牙周病的牙齿

禁忌证

- 牙弓中缺少合适的牙齿用于支持、稳定和固位可摘局部义齿
- 牙弓中余留牙存在猖獗龋或严重牙周病
- 因为美观问题不能接受可摘局部义齿修复
- 口腔卫生差

局部义齿组成

可摘局部义齿基本组成部分是：支架、连接体、义齿基托、固位体、支托和人工牙（图 52-3）。

支架

支架（framework）是为其他义齿组成部分提供支持的铸造金属结构。牙科技师将缺牙区的局部义齿支架制作为筛网状，将其用丙烯酸树脂包裹模拟牙龈外形。

连接体

连接体（connectors），或者杆，将局部义齿各个部分连接起来的结构。大连接体是连接局部义齿左右象限支架的刚性金属结构。**大连接体**也起到支持余留牙，均分应力的作用。上颌局部义齿有**腭侧连接体**，下颌局部义齿有**舌侧连接体**。

应力中断是为了保护基牙免受咀嚼时过大的𬌗力而在局部义齿中设计的金属装置，适用于牙周支持有限的基牙。

小连接体将大连接体与基托和其他结构连接起来，比如支托和卡环。

固位体

固位体（retainer），也称为卡环，是通过部分环绕或支持于基牙上为局部义齿直接提供支持和稳定的支架部分。

杆形固位体，或 I 形卡环，从根方直线向上延伸至接触基牙（图 52-4A）。圆环型固位体，或 C 形卡环，起于基牙𬌗面向下延伸部分环绕基牙（图 52-4B）。

支托

支托（rest）是义齿戴入口内时控制其就位的金属支撑。支托可以阻止局部义齿龈向移位，避免基牙受到异常应力和磨损。支托有利于将局部义齿负荷分散到数颗牙齿，而不是集中于某颗牙齿。还可避免食物进入基牙和固位体之间。

支托应位于牙齿𬌗面或舌面预备出的凹形区域。为保护基牙避免磨损，可以在基牙上放置铸造冠，冠上预留支托窝。支托有两种类型：

- 𬌗支托，位于牙齿𬌗面，使应力沿牙长轴传导，减少对牙齿的创伤
- 舌支托，位于牙齿舌面舌隆突，有好的支持，且美观性好。

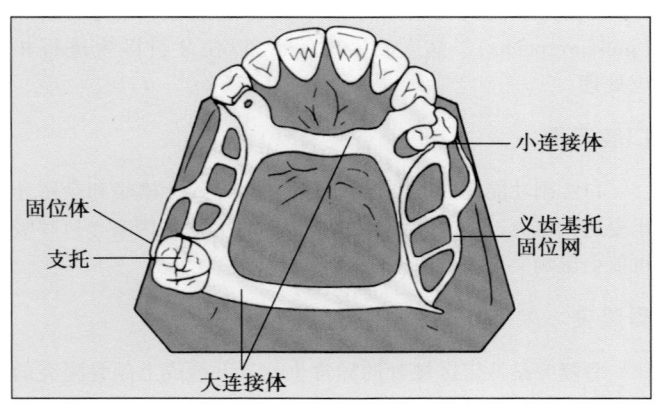
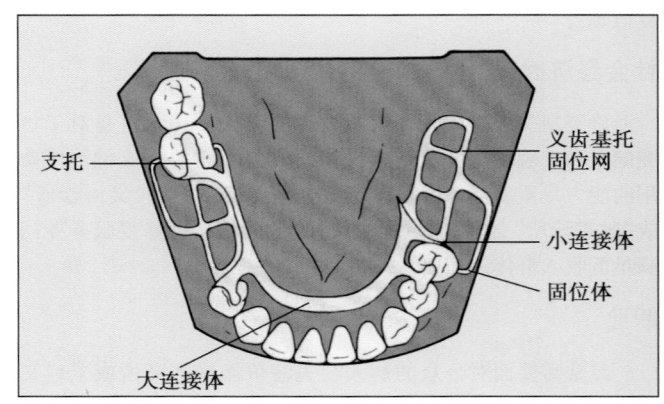

图 52-3　可摘局部义齿的组成。（Modified from Kratochvil FJ：Partial removable prosthodontics，Philadelphia，1988，Saunders. ）

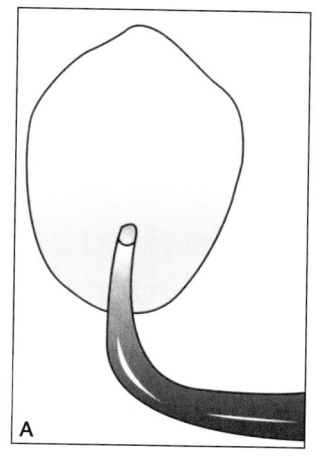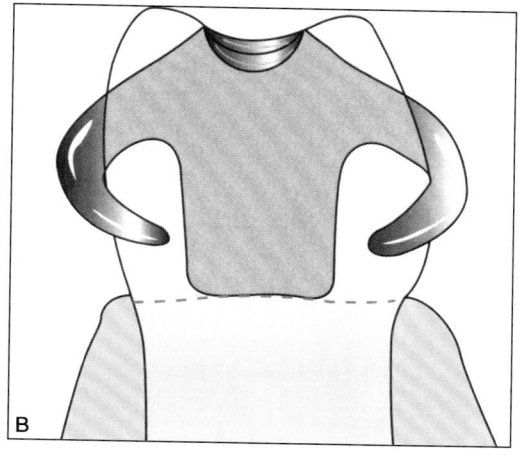

图 52-4　不同类型卡环。A,I 形卡环;B,C 形卡环

人工牙

人工牙可以用丙烯酸树脂或瓷制作(图 52-5)。较常用**丙烯酸树脂牙**,因为在咀嚼时不会产生撞击声音。但是丙烯酸树脂牙磨耗得更快,也更易变色。**瓷牙**则容易折裂,造成对颌牙磨损。对颌为天然牙或瓷牙时,常使用树脂人工牙,以达到较满意的效果。

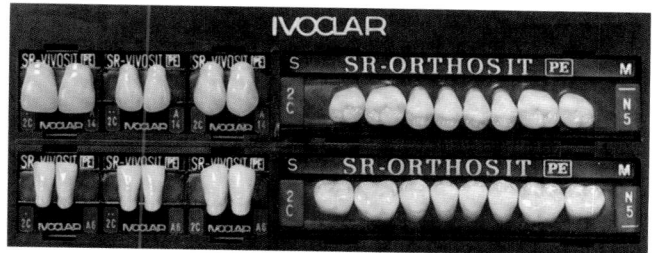

图 52-5　人工牙。(Courtesy Ivoclar Vivadent Inc. , Amherst,NY.)

局部义齿就诊流程

应充分告知考虑可摘局部义齿修复的病人完成修复所需治疗过程及时间、费用等情况。病人可能需要多次就诊才能完成该修复。

第 1 次就诊:病历记录

此次就诊完成牙科团队和牙科技师所需的诊断信息的采集。
- 收集一般病史和牙科病史。
- 由牙科卫生士完成预防治疗。
- 制取初印模。灌制石膏模型,送牙科技工室制作个别托盘。
- 影像检查。根尖片用于评估龋损、牙周病和其他不可见的问题。曲面体层片用于评估牙槽嵴和其他结构。
- 临床照片。获取口内和口外照片对于病例报告和修复效果展示很有意义。

第 2 次就诊:牙体预备

此次就诊进行牙体预备等操作。

- 牙体预备:支托类型设计决定基牙预备方法,可能涉及以下内容:
  - 牙齿结构少量调改;
  - 银汞充填体的调改(如有);
  - 进行铸造金属冠修复,预留凹形区域,以放置支托或精密附着体。
- 制取终印模。出于印模精确性考虑,使用弹性印模材。可以使用个别托盘制取终印模,为牙科技师提供更准确的周围组织形态。
- 制取咬合记录。需要制取颌位记录,确定上下牙弓关系。
- 选择人工牙颜色和型号。当选择人工牙颜色和型号时,牙科医生需考虑病人年龄、体型、唇长度、人工牙空间等。理想目标是与病人天然牙颜色、大小、形态尽可能接近。选好后将人工牙颜色和型号记录在病人表格中。
- 完成义齿设计单。模型送牙科技工室之前,牙科医生需完成书面的义齿设计单,包括制作修复体的所有细节(图 52-6)。牙科医生须签字,并在门诊保留复印件记录。

第 3 次就诊:试戴

此次就诊需在病人口内进行义齿初步试戴。此时修复体由铸造支架和排好人工牙的蜡型组成。

牙科医生评估义齿蜡型的贴合性、舒适性和功能。确保人工牙颜色、型号和排列符合病人对外观要求。如需要,牙科医生可在蜡型上调整人工牙排列。

在蜡型调改满足要求以后,可能需要再次制取咬合记录,以反映试戴时所做的调改。对义齿设计的任何改动需在设计单注明。将蜡型消毒,与设计单一起交付牙科技师。

第 4 次就诊:戴牙

可摘局部义齿戴牙一般需要 20~30 分钟。复诊前一天确认义齿已从牙科技工室返回。见操作 52-1。

第 5 次就诊:戴牙后复查

安排病人戴牙数日后复诊。此次复查一般需要 10~20 分钟。牙科医生会取下局部义齿,检查黏膜有无受压区和压痛点。如需要,进行少量调改。

图 52-6 义齿加工单。(Courtesy Precision Ceramics, Montclair, CA.)

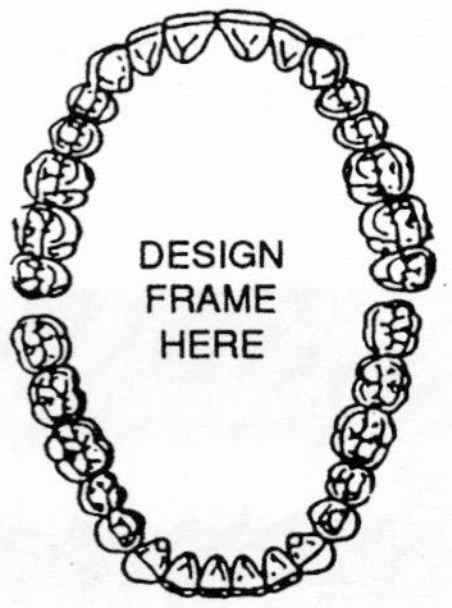

当牙科医生和病人均对义齿功能满意后,安排病人数月后复查。病人定期复查很重要,牙科医生可以评价义齿贴合性、口腔黏膜变化、义齿功能和病人口腔卫生维护的效果。

牙槽嵴和周围组织会随时间产生变化,可能需要对义齿进行重衬。

家庭护理须知

对可摘局部义齿修复的病人进行口腔卫生指导特别重要,应在诊室对病人进行口头戴牙指导,并给予书面家庭护理须知,以便病人离开诊室后在家学习,加强指导效果。

- 不佩戴义齿时,将义齿存放在水中,或湿润密闭的容器中。
- 进食后,取下义齿冲刷固位体、支托和整个修复体。
- 认真用牙刷和牙线清洁基牙和余留天然牙,以清除菌斑和食物残渣。
- 不要自行调改义齿,病人如遇到问题应联系牙科医生处理。

⊙复习

6. 可摘局部义齿金属结构的术语是什么?
7. 可摘局部义齿固位部分的术语是什么?
8. 可摘局部义齿哪个部分可以控制义齿就位?
9. 制取可摘局部义齿终印模一般使用哪种印模材料?
10. 进行蜡型试戴时人工牙排在什么上面?

全口义齿

全口义齿用于修复无牙颌,以恢复天然牙列的功能和美观。全口义齿依靠支持组织、牙槽嵴、软硬腭和周围口腔黏膜获得支持和固位(框 52-2)。

框 52-2

全口义齿修复的适应证和禁忌证

主要适应证
- 无牙颌(edentulous)病人
- 余留牙无法保留
- 余留牙无法支持可摘局部义齿,没有其他可接受方案
- 病人拒绝其他可行的治疗方案

禁忌证
- 存在其他可接受的方案
- 病人身心健康状况影响其配合义齿修复治疗的能力,以及对新义齿适应或佩戴的能力
- 病人对义齿材料过敏(可能需要使用低致敏性材料)
- 病人没有修复缺失牙的需求

全口义齿的组成

基本组成包括基托、翼区、后堤和人工牙(图 52-7)。

基托

基托用于放在剩余牙槽嵴和周围牙龈组织上。基托常规

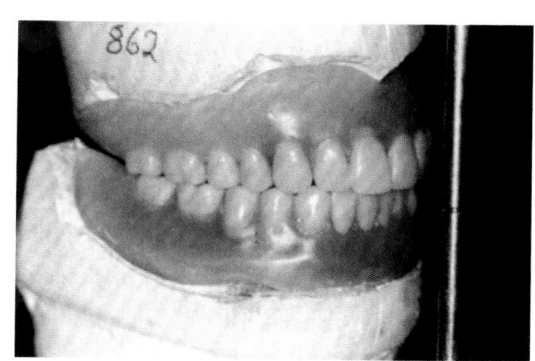

图 52-7　全口义齿组成:基托、翼区、后堤区和人工牙

用牙科丙烯酸树脂制作。但为了实现更好的强度,树脂内可以包埋金属网加固。

翼区

翼区(flange)是基托的一部分,从人工牙颈缘到义齿边缘伸展覆盖在附着黏膜上。下颌义齿翼区覆盖剩余牙槽嵴和附着黏膜,向下至外斜嵴和下颌舌骨嵴,到达颊结节和磨牙后垫上方。上颌义齿翼区覆盖剩余牙槽嵴和附着黏膜,伸展至上颌结节和软硬腭交界区。

后堤

上颌全口义齿固位依靠后堤(postdam)(或称为后腭封闭)的吸附封闭作用。上颌义齿基托覆盖整个硬腭,在组织交界处和义齿后缘形成封闭。后堤区跨越整个义齿后部区域,从一侧颊间隙,经过上颌结节(maxillary tuberosity)(上颌骨后部圆形区域)及上腭后部,至对侧颊间隙。

下颌全口义齿依靠剩余牙槽骨支持,依靠义齿与覆盖牙槽嵴组织间的吸附作用获得固位。下颌义齿很难实现良好固位。下颌义齿缺少上颌义齿那样宽的吸附区域,舌的持续活动也会使其移位。因此,需要利用基牙或种植体帮助义齿固位。

人工牙

人工牙用丙烯酸树脂或瓷制作,固定于义齿基托中。义齿不修复第三磨牙,以满足义齿后方空间需要,允许病人正常张口、咀嚼、吞咽和说话。全口义齿每个牙弓有 14 颗人工牙,每个牙弓作为一个功能单位,不像天然牙本身作为独立功能单位。

全口义齿的就诊流程

应充分告知考虑全口义齿修复的病人完成修复所需治疗过程及时间、费用等情况。病人可能需要 6 次就诊才能戴牙。

第 1 次就诊:病历记录

此次就诊完成牙科团队和牙科技师所需的诊断信息的采集。

- 收集一般病史和牙科病史。
- 制取初印模。无牙颌的藻酸盐印模与其他藻酸盐印模相比有以下两点不同:①牙齿高度丧失;②需要更多的组织细节。要使用无牙颌托盘制取印模。这种托盘不深,如果需

要调改以适应黏膜反折处的空间和深度,可以在托盘边缘加边缘整塑蜡。

- 调改托盘以便进行边缘整塑(bordermolding),或称为肌功能整塑,以使印模边缘与黏膜反折处组织更贴合。在印模托盘放入口内后进行边缘整塑。牙科医生用手指轻轻按摩覆盖于这些边缘部分之上的面颊区域,对边缘整塑蜡覆盖的边缘部分塑形,使其更接近组织形态。
- 影像检查。曲面体层片帮助牙科医生评估提供支持的骨组织结构,观察是否存在任何临床不可见的病损。
- 照片:获取口内和口外照片对于病例报告和修复效果展示很有意义。

第 2 次就诊:制取终印模

牙科技师需要用终印模制作义齿基托。取终印模前要制作个别托盘。由于无牙颌牙弓形态差异大,一般需要用个别托盘制取终印模。个别托盘在诊断模型上制作,在病人就诊取终印模前完成(见第 47 章)。无牙颌个别托盘边缘用边缘整塑蜡调整以完成边缘整塑。托盘边缘应伸展至距黏膜反折处 2mm。

考虑到精确性的要求,使用弹性印模材料取终印模,以制作暂基托和殆堤(occlusalrim)(图 52-8)。

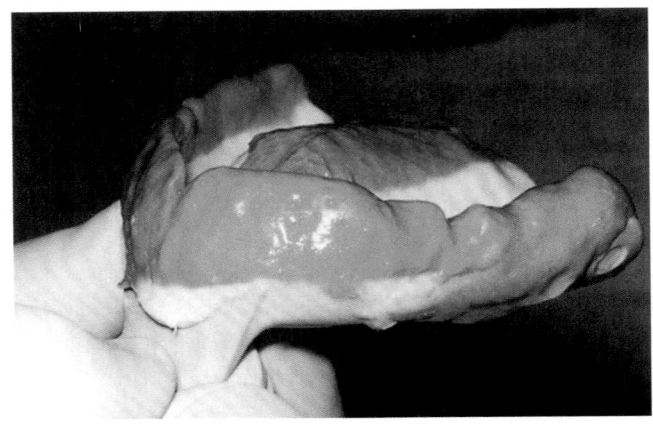

图 52-8　全口总义齿印模。(Courtesy Ivoclar Vivadent Inc.,Amherst,NY.)

暂基托(baseplate)在主模型上制作,材料为半刚性材料比如虫胶板、自凝或热凝树脂。如需要增加稳定性,树脂暂基托可以用钢丝或金属网加强,在处理时埋入材料中。

用蜡在暂基托牙槽嵴顶处制作殆堤,殆堤用于恢复缺失牙列空间所需的高度和宽度。

义齿终印模基本要求

- 印模材应无气泡,印模材均匀分布于托盘和边缘,准确复制牙弓解剖标志。
- 上颌印模应包括翼上颌切迹、后堤、上颌结节和系带附着。
- 下颌印模应包括磨牙后垫、外斜嵴、下颌舌骨嵴轮廓、颏结节及唇、颊、舌系带。

第 3 次就诊:试戴暂基托和殆堤

上好殆架的殆托(暂基托+殆堤)返回诊室(殆架是用于模拟下颌和颞下颌关节运动的装置)。在病人口内试戴之前,从殆架上取下殆托,消毒,冲洗。在殆堤上,牙科医生需记录以下内容:

- 垂直距离:正常咬合时牙列高度占据的空间。
- 咬合关系:正中、前伸(protrusion)、后退(retrusion)和侧方运动。
- 笑线:病人微笑时可露出牙齿部分的标志线。
- 尖牙标志线:标志尖牙位置的垂直线。

人工牙。此次就诊要确定义齿上的人工牙的型号、颜色和材料(图 52-9)。选牙的考虑因素同局部义齿一样。

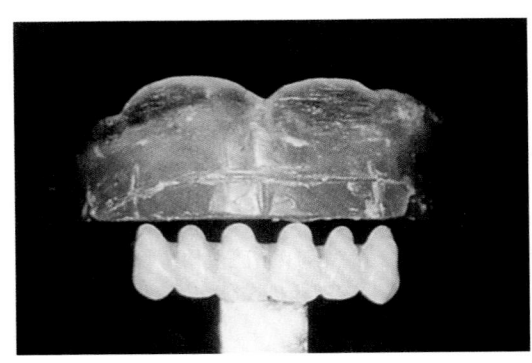

图 52-9　殆托记录的垂直距离、咬合关系、笑线和尖牙标志线

当排牙后,医师可以根据需要调整排牙以恢复病人更自然的外观,比如,上颌侧切牙近中切缘轻轻重叠于中切牙远中边缘。另外,牙科技师可以根据病人年龄模拟天然牙调整人工牙颈部暴露量。年轻病人颈部暴露更少,年长病人颈部暴露更多以模拟牙龈退缩效果。

咬合记录。全口义齿制作时,牙科技师须根据病人准确完整的咬合记录将模型上到殆架上,这样完成的修复体才能复制这些生理运动。

最常记录病人以下位置的咬合关系:

- 正中关系(centricrelation):下颌闭合,放松、舒适的位置。
- 前伸运动(protrusion):下颌从正中位置尽可能向前运动。
- 后退运动(retrusion):下颌从正中位置尽可能向后运动。
- 侧方运动(lateral excursion):下颌从正中位置向左或右滑动。

这些动作模拟下颌行使咀嚼、咬合、大张口、言语功能时的实际运动。可以使用多种方法完成这些记录。

功能性路径技术。功能性路径技术利用病人建立自己咬合关系的能力,用蜡记录下颌相对上颌的运动。完成功能性路径有以下步骤:

1. 将新修复体的暂基托和殆堤放入病人口内。
2. 准备双层基托蜡片形成马蹄形,放在下颌咬合面上。
3. 指导病人在蜡上咬合,尽可能准确地模拟咀嚼动作。
4. 在大约 20~30 秒后取下蜡殆记录。
5. 在诊室,冲洗和消毒蜡殆记录,放入袋内装好。

6. 在牙科技工室,尽快将蜡殆记录确定的关系用石膏固定。

第 4 次就诊:试牙

蜡型包括暂基托和排好的人工牙,人工牙排列在与牙龈组织形态相似的蜡上。用蜡模拟正常组织外形、沟隙和凸起的塑形过程称为龈彩成型(festooning)。蜡型根据病人咬合记录上殆架,比如通过功能性牙弓记录方法上殆架。

试戴牙科技师在殆架上用蜡制成全口义齿蜡型,在病人就诊前返回诊室。在口内试戴前,从殆架上取下蜡型,消毒(图52-10,操作 52-2)。

病人可能需要多次试戴才能达到满意的美观效果。牙科医生、牙科技师和病人必须共同合作才能实现病人的要求。

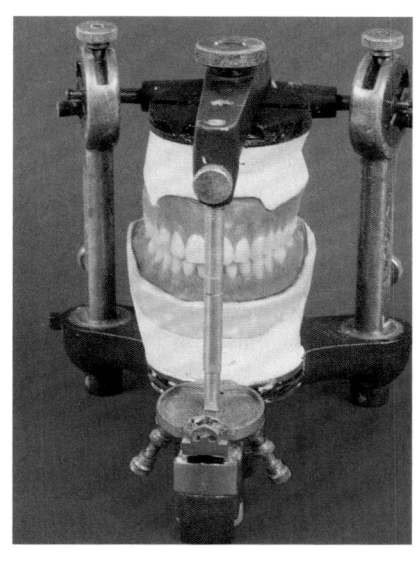
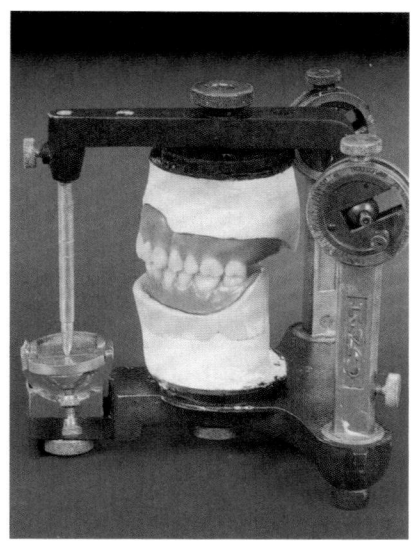

图 52-10   工作模型上殆架完成的义齿蜡型

第 5 次就诊:戴牙

全口义齿在密封湿润的容器中送到诊室。义齿在放入病人口内前必须消毒(见操作 52-3)。

第 6 次就诊:戴牙后复查

安排病人戴牙后 2~3 天回来复查。一般需要 10~20 分钟的就诊时间。

牙科医生取下义齿,检查黏膜有无受压区和压痛点。如需要,进行少量调改。病人往往戴牙后需要不止一次调改。当牙科医生和病人对义齿功能满意后,安排病人数月后进行复查。

家庭护理须知

像可摘局部义齿一样,应给予病人书面家庭护理须知,加强口头指导效果:

● 取下义齿,彻底冲洗口腔组织,至少每天一次。
● 取下义齿时,彻底清洁义齿所有表面;可以使用特殊义齿刷。避免使用粗糙的摩擦剂,如牙膏(图52-11)。
● 当清洁义齿时,要小心拿住义齿,在装有部分凉水的水槽上方清洁。
● 不要将义齿泡在热水、强酸或强碱溶液中,比如未稀释的漂白剂,以免损坏义齿。
● 不佩戴义齿时,将义齿存放于湿润密闭的容器中避免义齿干燥和折断。如果义齿没有放在安全的容器内,可能会不小心掉到地板上被踩坏或摔断。

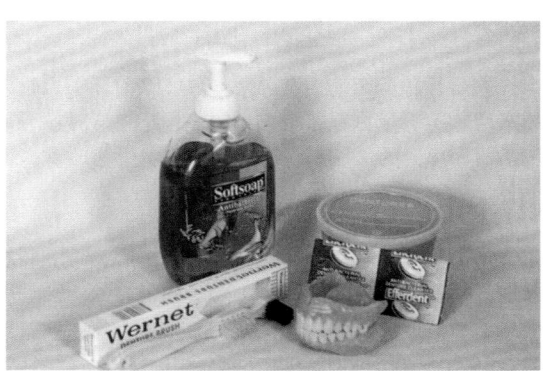

图 52-11   义齿和义齿清洁刷。(From Hatrick CD, Eakle WS, Bird WF: Dental materials: clinical applications for dental assistants and dental hygienists, ed 2, St Louis, 2011, Saunders.)

● 晚上勿佩戴义齿。

戴牙第 1 个月会出现哪些问题

第 1 天——开始适应义齿。即使对于有经验的义齿佩戴者,新义齿也会存在不适。许多初戴义齿的病人发现进食软的食物会更容易适应。

第 2~14 天——适应新义齿,可能会发现唾液分泌增多,感到义齿造成口内某处压痛。可用温盐水漱口。如果压痛持续,需要找牙科医生复诊调改。如果您最近拔过牙或佩戴全口义齿,则需要更长的调整和恢复期。

第 15~29 天——重新学习如何说话和进食,也在适应义齿在口内的异物感。唾液分泌增多和黏膜压痛有所缓解。推荐此时使用义齿稳固剂改善义齿贴合性和舒适感。注意按照使用说明操作！佩戴义齿频率越高，适应得越快。

第30天——坚持戴用义齿一个月了，可以选择喜欢的食物奖励自己！记得定期接受义齿检查。一般建议5~10年重新更换新义齿。

◆复习

11. 义齿和口腔黏膜之间的吸附性封闭称作什么？
12. 一套全口义齿包括多少牙齿？
13. 牙科医生使用什么方法调改印模边缘？
14. 什么是笑线？
15. 将义齿上殆架牙科医生需要记录哪4个颌位？

即刻义齿

即刻义齿（immediate denture）是病人余留前牙拔除后即刻戴入的修复体。在拔牙后的愈合期内，这种义齿起到压迫和止血作用，可以保护术区。虽然上下颌都可以行即刻义齿修复，但上颌即刻义齿修复更常见，可以恢复功能并避免缺牙的尴尬。

同意进行即刻义齿修复前，病人必须明白拔牙后牙槽骨会由于愈合和吸收而发生正常改变。因此，手术后即刻放入的义齿在3~6个月内必须重衬或更换新义齿。

义齿制作

当病人后牙拔除且愈合完成后，在拔除前牙前，试戴只排后牙的蜡型。人工牙排在殆堤内，检查是否能与对颌牙咬合。完成包括前牙部分的义齿制作后，消毒，准备手术时戴入。

手术导板

除了义齿，牙科技工室还要准备一个手术导板（template）。手术导板类似一个前牙区域的透明塑料印模托盘，模拟牙拔除后该区域需要呈现的形态。义齿和导板术前必须消毒。前牙拔除后，外科医生利用手术导板对剩余牙槽嵴进行修整塑形。

戴牙

当牙槽嵴塑形满意后，缝合组织。用盐水冲洗消毒过的义齿，戴入口内。告知病人术后注意事项和戴牙须知。

病人24小时后复诊进行术后复查。这段时间内除了取下冲洗，义齿应该持续佩戴。每天复诊直到开始初期愈合并拆除缝线，通常为术后48~72小时。每次复诊时，牙科医生医用弱抗菌液冲洗术区，检查软组织有无压痛点。

拆除缝线后，如牙科医生和病人均对修复体满意，安排病人数月后再进行复诊。

◆复习

16. 什么时候使用即刻义齿？
17. 即刻义齿正常戴用时间是多久？

覆盖义齿

当利用余留牙或种植体改善下颌义齿固位和稳定时，病人满意度会大大增加（见第53章）。覆盖义齿（overdenture）是由牙槽嵴和黏膜以及2个或更多天然牙或种植体支持的全口义齿。最常见余留牙为尖牙。

种植体与天然牙支持的覆盖义齿的制作和就位方式类似。天然牙要进行牙体预备，磨除大部分突起，这样义齿紧贴在牙上才不会过突。剩余牙齿结构应制作金属罩冠（coping）进行保护。长罩冠方法只磨除少量牙齿组织，牙长度几乎保持不变。短罩冠方法仅用于根管治疗后的牙齿，要大量去除和磨短牙齿组织。

种植体基台像天然牙一样从牙龈穿出，制作一个金属冠安放在基台上。行下颌义齿修复时，通过杆将这些冠连接起来保持稳定，形成了附着体的阳型部分。义齿前部留有凹型套管，作为受体部分，这是附着体的阴型部分。义齿卡在杆上，与对颌牙获得稳定的咬合。

制作这种特殊义齿的加工过程和正常义齿类似。

义齿调改和重衬

如果义齿对口腔局部某处施加过多压力，该区域会变得酸痛。可以在义齿整个组织面涂一层白色硅酮糊剂即压力指示糊剂，重新就位于病人口内，保持约2分钟后取下义齿，义齿组织面糊剂被挤开的区域就是压迫组织压力过大的位置。应用树脂打磨钻针在口外对义齿进行调改。

病人应每年复诊一次，评估义齿贴合性，检查口腔组织有没有潜在刺激或异常增生。重衬或基托重制（rebasing）的临床适应证如下：

- 义齿松动或贴合性差；
- 垂直距离丧失（有口角干裂表现）；
- 出现炎性增生；
- 舒适佩戴了一段时间后出现创伤性溃疡；

重衬（relining）是义齿组织面衬一层新的义齿树脂。基托重制（rebasing）是类似的操作，不改变牙齿咬合关系的前提下更换整个义齿的基托材料。重衬是更新义齿组织面，基托重制是更换整个基托。

组织调整剂

义齿重衬过程要保证准确性，以实现良好贴合。制取印模前病人的支持组织必须是健康的。为了促进不健康的支持组织康复，可以短期内应用组织调整剂，一般为3~4天。组织调整剂是由粉和液组成的软弹性材料，混合后放在义齿上，与支持组织和牙槽嵴形态相适应。

印模

当就诊发现需进行义齿重衬时，要告知病人义齿需送至牙科技工室处理至少8~24小时，期间无义齿佩戴。将松动的义齿作为托盘，牙科医生将氧化锌丁香油糊剂或其他弹性印模材料放于义齿组织面，将义齿放在牙槽嵴上，要求病人正常咬合，保持义齿就位直至印模材料硬固。取出义齿,消毒。将义齿和书面设计单送给牙科技师进行重衬。

戴牙

完成重衬的义齿从牙科技工室返回,消毒,放入密封袋内。取出义齿后,要用凉水冲洗后再交给病人。因为只在原义齿组织面增加了一些材料,重衬的义齿几乎不需要调改。

必要的少量调改可用直机头加树脂打磨钻针完成,并在牙科技工室用磨光马达、消毒抛光轮加浮石粉稍作抛光,但是不要抛光义齿组织面,以免影响义齿的贴合性。

建议病人按牙科医生的要求复诊,检查组织情况和义齿贴合性。

← 复习

18. 覆盖义齿如何在口内获得支持?
19. 在义齿组织面衬一层新树脂的术语是什么?

义齿修理

病人可能因为义齿折断、牙齿松动或缺失而就诊(图52-12)。这些情况可能是由于口腔组织的变化造成义齿特定区域的过度用力,或病人不小心所致。折断的树脂型义齿可以修理。简单的修理可以在诊室使用自凝或光固化树脂处理。更复杂的修理,特别是人工牙更换或支架折断,需送到牙科技工室由牙科技师处理。

大多数情况,病人本人需来诊室进行义齿修理。见操作52-4。

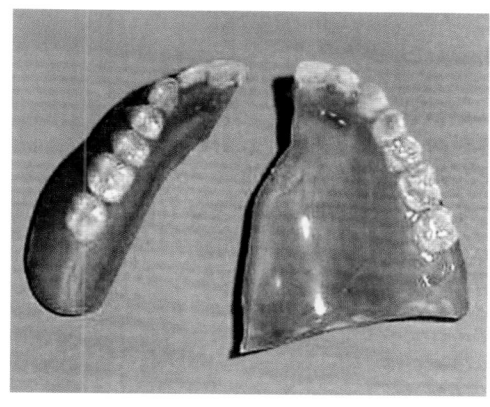

图 52-12 折断的义齿

→ 复习

20. 谁可以修理义齿?

义齿复制

义齿的功能对病人非常重要。由于义齿可能出现折断或需要时间重衬等情况,病人可以选择复制义齿,避免出现没有义齿的窘境。为了防止压坏,作为备用的义齿应该放在湿润密闭的容器内。

■ 健康教育

活动义齿修复可以切实改变病人的自我认识。一些病人从不关注自己的牙齿,或有过不愉快的牙科治疗史。活动义齿修复可使他们面貌一新。要告知病人认真维护义齿和定期复查的重要性。■

■ 法律和伦理问题

佩戴活动义齿可能是病人最糟糕的人生经历之一。活动义齿的舒适度和功能不可能等同于天然牙。有这些负性体验的病人由于贴合性差、不美观等原因往往不愿意佩戴义齿。如果病人表现出类似情绪,表明我们作为牙科团队的一员,并没有给予病人所期望的信息和服务。■

■ 展望

随着种植修复的发展,需要义齿修复的病人可以进行种植修复。这类修复体与活动义齿相比更易于维护,外观更自然,而且费用在将来也会大大下降,使其成为可选的治疗方案之一。全科牙科医生也会更多地接受种植培训,使种植修复惠及广大群众。■

■ 评判性思维

1. Smith 先生因下颌两侧磨牙缺失准备进行可摘局部义齿修复。请问此义齿由多少人工牙组成?哪些牙会成为局部义齿的基牙?

2. 回顾可摘局部义齿和全口义齿的就诊过程,全口义齿制作过程有哪些步骤是局部义齿没有的?

3. 描述活动义齿修复终印模需要包括哪些口腔解剖结构,并比较其与固定义齿修复需要的解剖结构有哪些不同。

4. 讨论即刻义齿的重要性。

5. 为什么全口义齿病人需要定期复诊,复诊时要完成哪些处理?■

操作 52-1

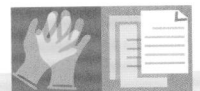

配合可摘局部义齿戴牙

器械与物品

- 基本用物
- 咬合纸和夹持器
- 压力指示糊剂
- 低速和高速牙科手机
- 树脂打磨钻针
- 抛光钻针
- 三尖钳

步骤

1. 从包装袋取出义齿,消毒、冲洗,准备试戴。
2. 让病人坐于牙椅。
3. 牙科医生将新义齿戴入病人口内。
4. 让病人咬牙。
5. 检查咬合时,协助将咬合纸放在下颌牙咬合面,嘱病人咀嚼。如果咬合高,准备装好球形钨钢钻针的牙科手机递予牙科医生。

6. 在义齿组织面涂布压力指示糊剂,将义齿戴入病人口内,检查可能造成病人不适的压痛点。必要时调改义齿上的高点。
7. 检查固位体对天然基牙施加的压力。将三尖钳递给牙科医生调整固位体固位力。
8. 调改完成后,在牙科技工室使用磨光马达、适合的抛光膏和消毒的抛光轮抛光局部义齿。
9. 用肥皂、水、刷子刷洗局部义齿,消毒和冲洗,返回诊室让病人戴牙。
10. 指导病人摘戴和清洁义齿。
11. 记录。

日期	牙齿	表面	备注
8/20/15	—		上颌可摘局部义齿戴牙,少量调改。病人对外观和舒适度满意。安排病人3天后复查 T. Clark,CDA/L,Stewart,DDS

操作 52-2

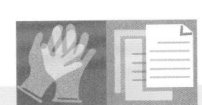

配合蜡型试戴

器械与物品

- 义齿蜡型
- 基本用物
- 咬合纸和夹持器
- 蜡刀
- 热源
- 低速牙科手机,装有树脂打磨钻针、切盘和石尖

步骤

1. 从包装袋取出义齿蜡型,消毒、冲洗,准备试戴。
2. 让病人坐于牙椅。
3. 协助戴入义齿蜡型,检查贴合性、舒适度和稳定性。
4. 协助确认义齿人工牙外观,包括颜色、大小和排列。
5. 协助评估义齿固位,让病人发f、v、s和th音;吞咽;大张口。

6. 协助检查咬合,将咬合纸放在下颌牙咬合面,让病人咀嚼。如果咬合高,准备装好球形钨钢钻针的牙科手机递给牙科医生。
7. 准备完成义齿制作的技工单。
8. 消毒,蜡型放回𬬭架上,包装好,返回牙科技工室。
9. 记录。

日期	牙齿	表面	备注
8/20/15	—		上颌全口义齿蜡型试戴,基托已成型并调改。病人对尖牙不满意。在技工单上写明要求整塑#6牙和#11牙。已检查正中咬合关系并调整。安排病人1周后戴牙 T. Clark,CDA/L,Stewart,DDS

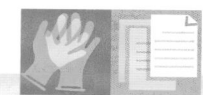

操作 52-3

配合全口义齿戴牙

器械与物品

- 基本用物
- 义齿
- 手持镜子
- 咬合纸和夹持器
- 低速和高速牙科手机
- 树脂打磨钻针
- 抛光钻针

步骤

1. 从包装袋取出义齿,消毒、冲洗,准备试戴。
2. 让病人坐于牙椅。
3. 协助牙科医生将新义齿戴入病人口内。
4. 递镜子予病人,评价人工牙颜色和型号是否满足外观要求。
5. 让病人做面部表情运动,以及吞咽、咀嚼运动及发 s 和 th 音。
   注:这些发音练习有助于病人适应配戴新义齿说话。
6. 协助检查咬合,协助将咬合纸放在下颌牙咬合面,让病人进行咀嚼动作。
   目的:过高的牙尖会标记有咬合纸的颜色。
7. 如果牙尖高,从口内取出义齿用装有石尖的直牙科手机进行调改。

8. 将义齿戴入口内,重复此步骤直至牙尖与对颌牙弓完成咬合。
   注:如果义齿需拿到牙科技工室调改,返回给病人前须再次消毒。
9. 当病人对义齿外观、功能和舒适度满意后,安排戴牙后的复查时间。
10. 调改完成后,在牙科技工室用磨光马达、合适的抛光膏和消毒的抛光轮抛光义齿。
11. 用肥皂、水、刷子刷洗义齿,消毒和冲洗,返回诊室让病人戴牙。
12. 指导病人摘戴和清洁义齿。
13. 告知病人练习戴用新义齿需要几天或几周时间。
14. 记录。

日期	牙齿	表面	备注
8/28/15			上颌全口义齿戴牙。病人对尖牙、其他牙齿及牙齿颜色均满意。对外观和舒适度满意。安排病人 3 天后复查
			T. Clark,CDA/L,Stewart,DDS

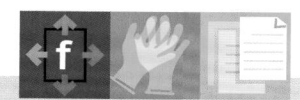

操作 52-4

修理折断义齿(拓展职能)

器械与物品

- 折断义齿
- 粘蜡
- 酒精灯
- 灌模型的石膏
- 低速牙科手机
- 树脂打磨钻针
- 自凝树脂和光固化树脂

步骤

1. 消毒义齿。

2. 将折断义齿对齐,在义齿外表面折断线处涂布粘蜡。
3. 检查义齿,在要接触石膏的内表面用倒凹蜡填倒凹。
   目的:填倒凹使你可以取下硬固后的石膏模型。
   注:不要沿折断线填倒凹。
4. 准备调拌石膏。
5. 慢慢将石膏灌入义齿内表面。石膏应覆盖折断线,但不是整个义齿。
   注:该步骤用手拿住义齿,轻轻靠在振荡器上。
6. 将义齿放正,让石膏硬固。
7. 石膏硬固后,轻轻从模型取下义齿。
8. 去除粘蜡和石膏粉。
9. 用树脂打磨钻针,加宽义齿折裂线,沿折裂线磨出固位沟。

操作 52-4(续)

10. 在折裂线上涂布薄层树脂单体,再放置少量树脂粉,调整粉液比例直至填满折裂线。
11. 材料硬固后,使用磨光马达平整和抛光该区域。
12. 清洁和消毒义齿,试戴检查贴合性。
13. 记录。

日期	牙齿	表面	备注
8/28/14			病人上颌义齿中线处折断。用树脂修理。消毒抛光。病人对外观和舒适度满意 T. Clark,CDA/L,Stewart,DDS

（李雅瑾　徐啸翔　译,徐啸翔　校审）

口腔种植学

关键术语

口周(circumoral):在口的周围。

骨内种植体(endosteal):以外科手术方式植入到骨内的种植体类型。

种植义齿(implant):一颗或多颗牙的永久替代物,通过固定在骨组织及周围结构中的种植体和基台,来支持全口义齿、桥体或者全冠。

骨结合(osseointegration):指特定金属(例如钛)植入有活性的骨组织并与之形成生物相容性结合的过程。

导板(stent):透明的丙烯酸模板,可放置在牙槽嵴上,为骨内钻孔和植入种植体指示正确的角度和轴向。

骨膜下种植体(subperiosteal):一种种植体类型,是通过手术方式植入骨膜之下、骨面之上的金属结构。

钛(titanium):一种用于制造种植体的金属。

穿骨种植体(transosteal):一种仅适用于下颌骨的种植体类型,是通过手术方式穿透下颌骨下缘植入到骨内的金属结构。

学习目标

完成此章节的学习之后,学生将能够达到以下目标:
1. 掌握关键术语的发音、写法和定义。
2. 讨论口腔种植的适应证。
3. 讨论口腔种植的禁忌证。
4. 描述如何选择合适的口腔种植病人。
5. 解释种植前的准备事项。
6. 识别口腔种植体的类型,描述种植手术过程。
7. 描述口腔种植后的病人所需的家庭维护步骤和后续随访。

实践目标

完成此章节的学习之后,学生将能够达到以下技能水平:
- 配合骨内种植手术。

天然牙缺失时,用局部可摘义齿或全口义齿去修复缺失牙的功能和外观非常具有挑战性。口腔种植为缺失牙提供了一个具有自然外观和功能的替代品,它通过锚定于颌骨的种植体实现了固定和活动的义齿修复。义齿与金属种植体连接在一起,而种植体则是永久地固定于颌骨内。这些种植体就像支持天然牙的牙根一样,牢牢地支持和固定着义齿。

口腔种植义齿(implants)是指通过外科手术植入骨内用以连接义齿的锚状物(类似于桩)(图53-1)。植入过程包含若干步骤,需要3~9个月不等。手术步骤因种植体类型的不同而有所区别。大多数口腔种植过程可以在牙科诊所进行,但也有一些需要在医院完成,这取决于病人的全身情况和植入的种植体类型。

口腔种植治疗包括外科手术和种植修复两个步骤。一些专科医生,包括口腔颌面外科医生、牙周医生、修复医生、种植医生(受过特殊专业训练的全科牙科医生),均可以进行治疗。

口腔种植医生的能力、经验和所受的专业教育,远比他/她是哪一类专家更重要。该临床医师必须在种植外科和修复方面有深入的知识储备。要想获得最佳种植效果,专科医生和全科医生间的协作不可或缺。

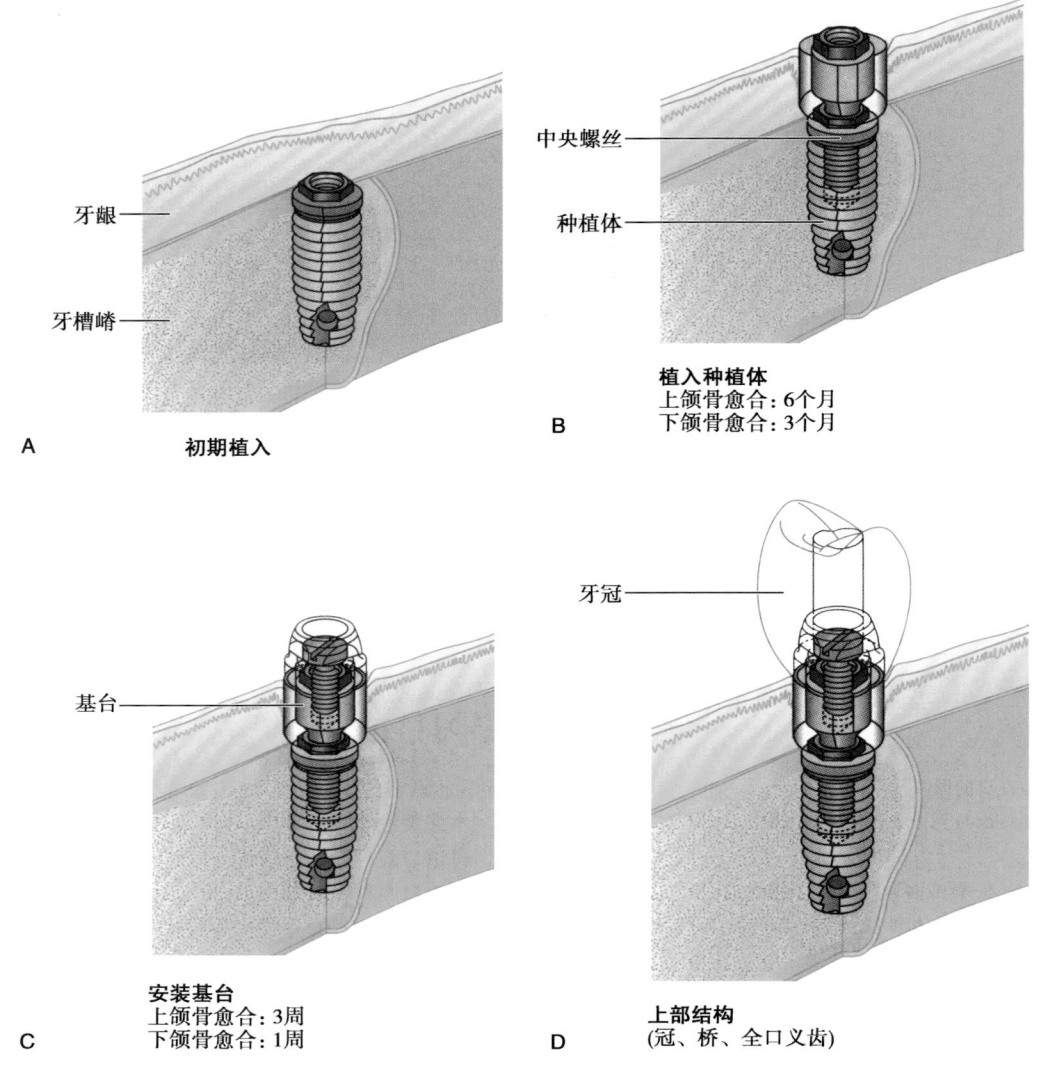

图 53-1   口腔种植。（Courtesy Nobel Biocare, Yorba Linda, CA.）

口腔种植的目的

口腔种植现已成为一种常规的治疗手段。例如，下颌牙槽骨重度吸收、义齿佩戴易脱落而固位力差的病人对总义齿佩戴满意度很低，而口腔种植技术则为解决与下颌义齿有关的问题提供了良好的契机。

口腔种植的成功率超过 90%。有效的家庭维护和定期复诊对于口腔种植的远期成功率非常重要，这一点应该在设计治疗计划阶段就告知病人。种植义齿的寿命可长达 20 年，有些病人甚至可以终生使用。口腔种植的目的如下：

- 修复一颗或者多颗牙齿。
- 支持桥体，无需可摘局部义齿。
- 为义齿提供支持，使其更加安全舒适。
- 避免桥体和义齿牙托经常出现的骨丧失和牙龈退缩问题。
- 增加了病人微笑和说话时的自信心。
- 改善了病人整体的心理健康状况。
- 提高了病人的牙齿和唇部的美学外观。

口腔种植应考虑的因素

和其他任何牙科治疗一样，口腔种植也包含了一些风险。因为每个病人的情况不尽相同，所以任何手术都不能够保证 100% 的成功率。病人必须经过适当的筛查，有些病人很可能不适合做种植手术。在讨论选择种植方案时需要考虑如下问题：

- 与传统固定桥或活动义齿相比，种植费用更高。
- 完成治疗需要几个月或者更长的时间。
- 和任何外科手术一样，种植会增加感染和其他并发症的风险。
- 种植体可能会松动，需要更换种植体。
- 在心理方面，患者可否接受种植手术创伤。
- 磨牙症是种植失败的一个重要原因。

患有某些医学并发症的病人并不适合进行口腔种植。可能成为种植禁忌证的全身状况包括心血管、呼吸道和胃肠道系统疾病；严重的免疫系统疾病；以及其他妨碍愈合的慢性疾病。

口腔种植病人

综合评估对于确定病人是否能够接受口腔种植至关重要。理想的种植病人应健康状况稳定,牙槽骨充足,愿意维护口腔卫生并进行定期的口腔复诊。

在制定治疗计划时,牙科医生应该同病人讨论其需求、愿望和所能承担的费用。评估这些问题并以此为依据制订治疗计划。牙列缺损和牙列缺失的病人可以选择不同的治疗方案,而选择固定或活动修复体取决于病人现存的口腔条件。

心理评估

心理评估在初诊时就已经开始了。牙科医生需要评估病人的态度、在复杂治疗过程中的配合能力和对牙科治疗的整体看法。同时,牙科医生需要确定病人对于种植义齿和最终效果的预期是否切合实际。

口腔检查

在口腔检查期间,牙科医生需要评估病人的牙齿、软组织、附着龈和游离龈、缺牙部位牙槽嵴的高度和宽度。这些信息对于确定最佳的种植体类型和种植体植入的位置而言必不可少。

病史及评估

病史评估旨在评价病人目前的身体状况。身体状况可能因种植手术的刺激而变得更糟糕。任何妨碍正常愈合的疾病都必须认真评估。可能影响种植体的特殊身体状况包括:糖尿病、免疫系统抑制和癌症的化疗。

X 线片和图像

在计划阶段和整个治疗过程中,均应通过口内或口外的影像学检查,评估和确定种植区域骨的高度、宽度、质量以及种植体的确切位置。

影像学图像包括根尖片、曲面断层片、头颅影像和 CT 片(见第 42 章)。这些放射片有助于解剖结构的精确定位,例如下牙槽神经、颏孔、上颌窦、鼻底和各种畸形。

诊断模型和外科导板

治疗开始时可灌注诊断模型,用于制作外科导板。外科导板(stent)采用透明的丙烯酸树脂制成,使用时置于牙槽嵴上,指示骨内备洞的角度、轴向以及植入种植体的正确位置(图 53-2)。导板使用前必须灭菌。

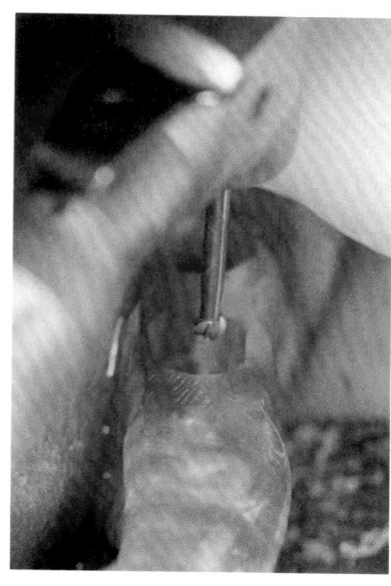

图 53-2 用于辅助牙科医生植入种植体的传统导板。(From Newman M,Takei T,Klokkevold P,Carranza F,editors;Carranza's clinical periodontology,ed 11,St Louis,2012,Saunders.)

种植手术的准备

知情同意

治疗开始之前需签署书面的病人知情同意书。同意书应该在以下方面建议和指导病人:①种植的背景信息;②种植手术的并发症;③预后;④疗程;⑤家庭维护;⑥预约随访。

术前准备

种植手术必须按无菌手术要求进行。病人口内应使用 0.1% 的洗必泰含漱。头部铺巾后,应用无菌手术大单覆盖口周(circumoral)区域,仅暴露口腔。

一个种植团队至少由 3 人组成:临床医生、牙外科医生助理和巡回助理。临床医生和牙外科医生助理应穿戴手术衣、口罩和无滑石粉灭菌手套。

种植体包裹在双层无菌包装中。只有到植入种植体这一步时才可以打开。在植入之前,打开包装里面的小瓶,在不触碰种植体的前提下将之放到一个无菌平台上。根据植入种植体种类的不同,外科技术可能略有不同。

种植体的类型

骨内种植体

骨内种植体(endosteal),也称为骨结合种植体,是以外科手术方式植入到骨内的种植体类型,也是最常见的种植体类型。种植体通过外科方法放入到颌骨内(图53-3)。每个种植体可支持一个或多个义齿。该种植体的类型通常用来替代病人的桥体或可摘义齿。

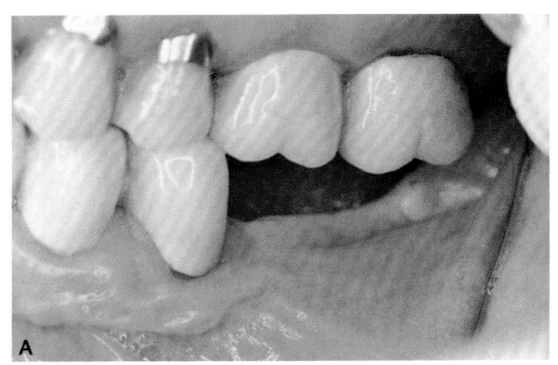

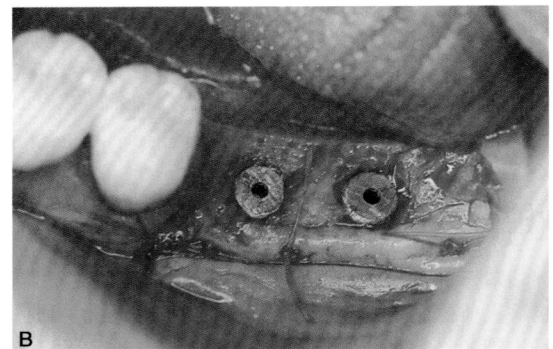

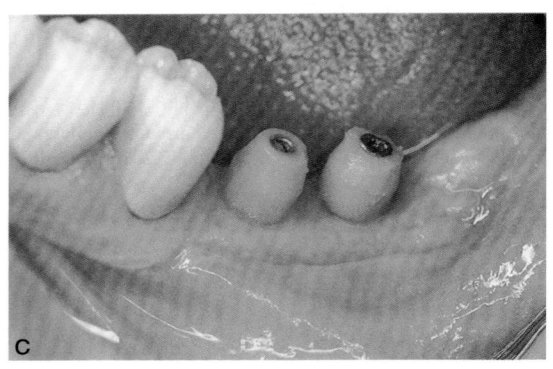

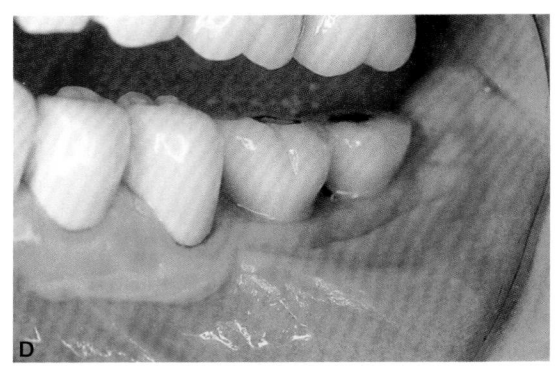

图 53-3　在#18 牙和#19 牙的位置进行二期手术的两颗骨内种植体。(From Newman M,Takei T,Klokkevold P,Carranza F,editors:Carranza's clinical periodontology,ed 11,St Louis,2012,Saunders.)

种植体和基台螺丝通常由钛(titanium)金属制成,钛与骨和口腔组织之间有良好的相容性。钛种植体表面可覆盖羟基磷灰石——一种促使种植体与骨迅速产生骨结合的陶瓷类物质。骨内种植体有 3 个组件:

1. 钛制种植体。在一期手术中以外科手术方式植入骨内。该种植体包括叶片状、柱状和螺纹状(图53-4)。

2. 钛制愈合基台。在种植体产生骨结合后,通过二期手术旋入种植体内。

3. 修复基台或基柱。用以连接义齿或牙托。

骨结合(osseointegration)是指有活性的颌骨细胞自然地长入到植入的种植体结构的过程(osseo-指"骨")。它是发生在有活性的骨组织和种植体表面的一种结合。骨内种植体用于支持、稳定和固位单牙种植、固定桥和可摘义齿。

对于骨内种植体,完成治疗需 3 次就诊。一期手术时,将种植体植入到颌骨受区的指定位置,在种植体上方缝合黏膜。1~2 周的愈合期后,可以将原义齿(恰当时)调磨和重衬来适应愈合的牙槽嵴。

种植体与骨整合或结合在一起需要 3~6 个月,这也是达到骨结合所需要的时间。在愈合过程中应避免损伤覆盖在种植位点上的黏膜。

二期手术时,暴露骨内种植体,将愈合基台连接在种植体上。这一部件穿过黏膜,用来连接种植体与修复体。

在两次手术完成及组织愈合好后,病人开始进入修复阶段,在该阶段制作完成最终的冠、桥、局部义齿或全口义齿。整个种植过程需要 3~9 个月。

操作 53-1 描述了标准骨内种植体系统修复单颗牙的两期外科手术的步骤。

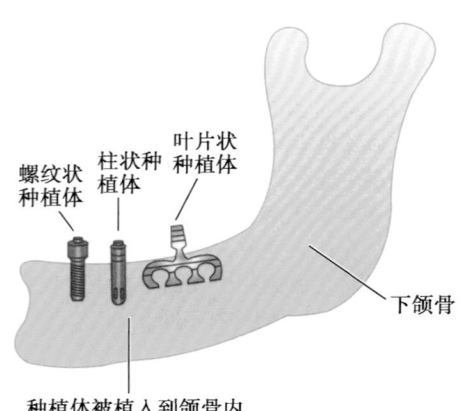

图 53-4　图片显示了骨内种植体的类型。(From Darby ML,Walsh MM:Dental hygiene:theory and practice,ed 3,St Louis,2010,Saunders.)

骨膜下种植体

骨膜下种植体(subperiosteal)是一种植入骨膜之下、骨面之上的金属结构(图53-5)。

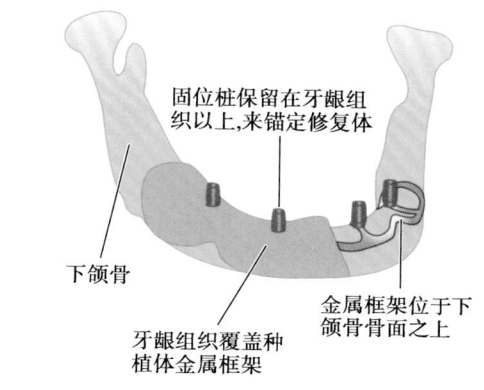

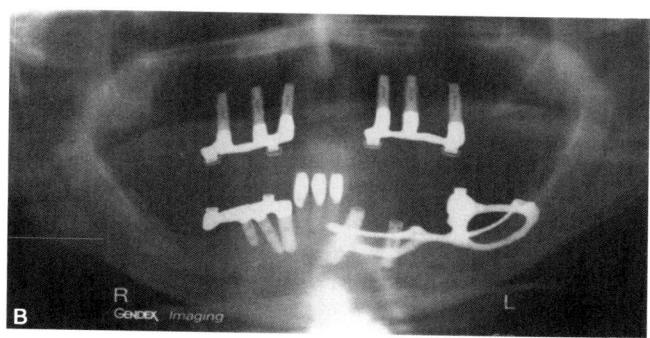

图 53-5 X 线片显示了骨膜下种植体的位置。(From Darby ML,Walsh MM:Dental hygiene:theory and practice,ed 3, St Louis,2010,Saunders.)

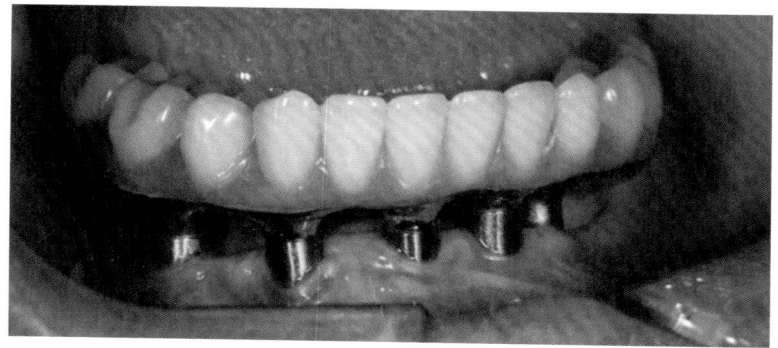

图 53-6 骨膜下种植体支撑的全牙弓义齿修复。(From Newman M,Takei T,Klokkevold P,Carranza F,editors:Carranza's clinical periodontology,ed 11, St Louis,2012,Saunders.)

骨膜下种植体适用于牙槽嵴骨量不足以支持骨内种植体的病人。这类种植体最常用于支持下颌总义齿(图 53-6)。

这类种植体的植入需要两个手术步骤。一期手术时,暴露牙槽嵴后制取牙槽嵴的印模。印模制取后,复位牙槽嵴上的软组织,原位缝合。将印模寄到牙科技工室制作带固位桩的金属框架。

金属框架做好以后,进行二期手术。再次手术暴露牙槽嵴,将金属框架安放在牙槽嵴表面。当框架就位后,复位软组织、原位缝合。

穿骨种植体

穿骨种植体(transosteal)是一种将金属支架通过手术的方式穿透下颌骨下缘植入到骨内的种植体。这种类型的种植体仅用于下颌骨。(图 53-7)。最常见的类型是穿过下颌骨的钉板型种植体或固定型种植体。这类种植体主要是用来治疗那些牙槽嵴严重吸收的病人。

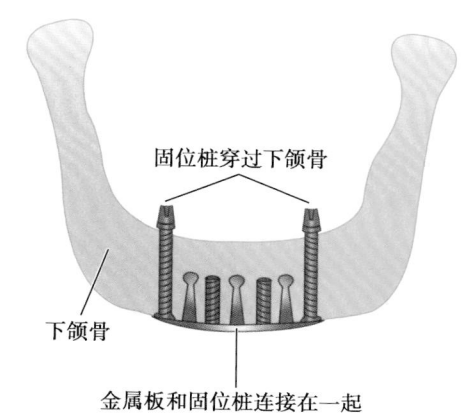

图 53-7 图片显示了穿骨种植体的位置。(From Darby ML,Walsh MM:Dental hygiene:theory and practice,ed 3, St Louis,2010,Saunders.)

↩复习

8. 一般用什么材料来制作种植体?
9. osseo-的是什么意思?
10. 用来连接义齿的骨内种植体是由什么组成的?
11. 什么情况下向病人推荐骨膜下种植体?

口腔种植体的维护

对于口腔种植的病人来说,长期的种植体维护是治疗中不可分割的一部分。这种长期维护包括两部分:病人自己的家庭维护和定期到牙科诊所的复查。

种植体周围组织的健康是口腔种植成功的关键因素。它类似于围绕在天然牙周围的龈沟。与天然牙周围的牙龈组织类似,种植体周围组织对菌斑的反应也是炎症和出血(图53-8)。

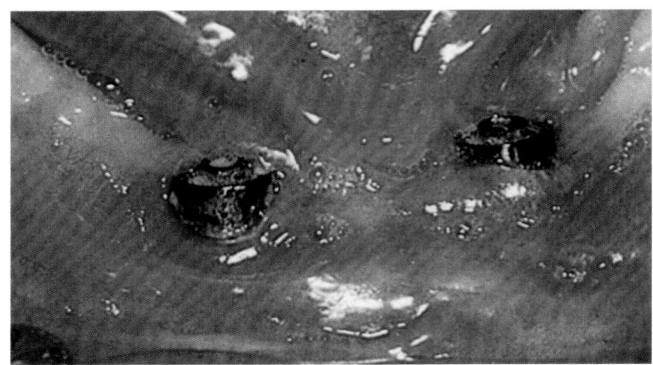

图53-8 种植体周围炎:显示菌斑引起的种植体周围组织发红和炎症。(From Darby ML, Walsh MM: Dental hygiene:theory and practice, ed 3, St Louis, 2010, Saunders;courtesy A. K. Lakha.)

多数种植病人是因为慢性牙周疾病而失去了天然牙,而慢性牙周疾病一定程度上是由不良的口腔卫生导致的。虽然教育和激励这些病人进行正确的家庭维护比较困难,但对于种植体长期的成功来说还是至关重要。

同天然牙一样,口腔种植体周围也会形成菌斑和结石。种植体表面非常光滑,因此相对于天然牙,种植体表面菌斑粘附较少,且更易去除。因为结石不能嵌入钛表面,所以种植体上的结石也更易去除。在去除菌斑和结石的同时,不应破坏种植体表面(图53-9)。

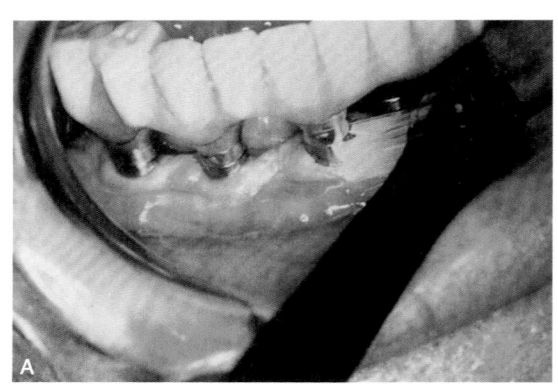

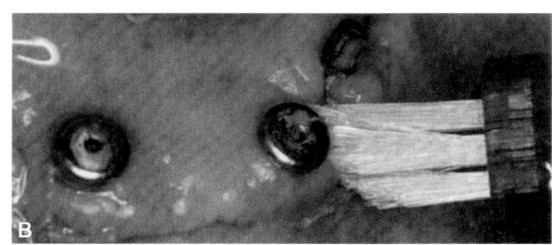

图53-9 种植部位需每天清理。(From Darby ML Walsh MM:Dental hygiene:theory and practice, ed 3 St Louis,2010,Saunders.)

家庭护理

指导病人使用家庭护理工具每天至少一次去除所有的菌斑和软垢,定期检查效果。下述工具有助于种植病人去除菌斑(见第15章):

- 手动或电动牙刷
- 单簇牙刷
- 局部义齿牙刷
- 牙间隙刷
- 牙线(粗的,细的或者有绒毛的)
- 种植体牙线,带有可弯曲硬质末端

定期复查

定期复查对于种植体的远期成功至关重要。病人应理解其种植体需要通过认真的家庭护理和常态化的专业复查来进行合理的菌斑控制。因此,病人应听从医生建议定期检查、拍片、维护、去除固定组件、更换组件、重衬和重新制作。

⟳ 复习

12. 为什么种植体上的菌斑和结石比天然牙上的更容易去除?
13. 用来清洁种植体的清洁工具有哪些?

■ 健康教育

在美国文化中,人们经常通过面部表情来判断一个人。笑容可以是能力、内心活动、思想、情绪的一种反映。越来越多的人通过媒体广告逐渐了解口腔种植操作。通过宣传册、宣教视频以及与病人的讨论来提供这些信息,增强他们的口腔保健知识。■

■ 法律和伦理问题

由于口腔种植疗程长、费用高,牙科团队向病人介绍各阶段治疗的完整计划非常重要。越来越多的牙科保险正覆盖特定的口腔种植治疗。牙科医生应对病人负责,不能因为某些看似合理的原因而放弃此项治疗。忽视正确治疗可能对病人造成不应有的伤害。■

■ 展望

现代种植技术的进步使得即刻种植成为可能。一旦牙齿被拔掉,缺牙区域下方的骨组织就开始迅速萎缩。如果种植体在拔牙同期、骨吸收开始之前即刻植入,用于支持的骨量就会最大限度地保留,而且也无须进行额外的手术,病人在麻醉状态下种植体就植入了。■

■ 评判性思维

1. 描述作为种植手术临床助理的角色。
2. 讨论种植体为什么使用钛金属而不是其他金属。
3. 你的病人正在考虑种植手术,而当你询问其一般病史及口腔诊疗病史时,发现病人正在服用氟西汀。什么情况下医生会开具氟西汀的处方,为什么在种植治疗开始之前知道这个信息对于牙科医生来说很重要?

4. 为什么在手术准备和手术进行的过程中控制感染非常

重要?

5. 实际上很多类型的专家都可以提供种植治疗,每一专业专家在口腔种植治疗中都发挥什么作用? ■

操作 53-1

骨内种植体植入手术的配合

器械与物品

- 基本用物
- 局部麻醉剂
- 无菌手术用手套
- 无菌钻孔装置
- 手术冲洗头
- 外科手术刀
- 骨膜分剥器
- 种植器械包
- 种植工具盒
- 无菌生理盐水
- 低速弯牙科手机
- 植入锤
- 缝合工具
- 外科用电刀及其工作尖(或组织环切刀)
- 抽吸 3% 过氧化氢的注射器
- 无菌棉球
- 2inch×2inch(1inch=2.54cm)的无菌纱布

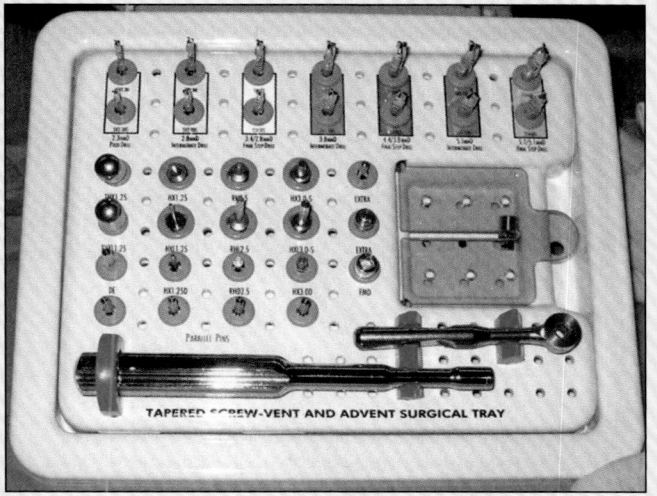

步骤

Ⅰ期手术:种植体的植入

1. 将手术导板(模板)置于病人口内就位。
2. 在获得充分的麻醉后,外科医生用一种"定点钻"(类似于pesso钻)穿过模板在牙槽嵴的软组织中钻孔,这样就会在植入位点的骨面上获得一个靶向点。

   注:骨内钻孔全过程应同时使用大量的无菌生理盐水冲洗。
3. 外科医生取下外科导板,在受植位点做切口。

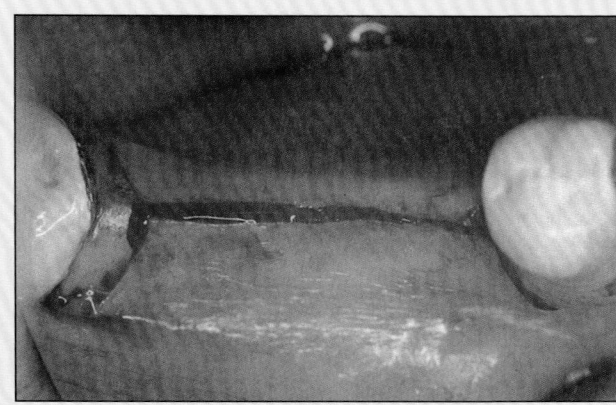

(From Newman M,Takei T,Klokkevold P,Carranza F,editors:Carranza's clinical periodontology,ed 11,St Louis,2012,Saunders.)

4. 翻开粘骨膜组织。

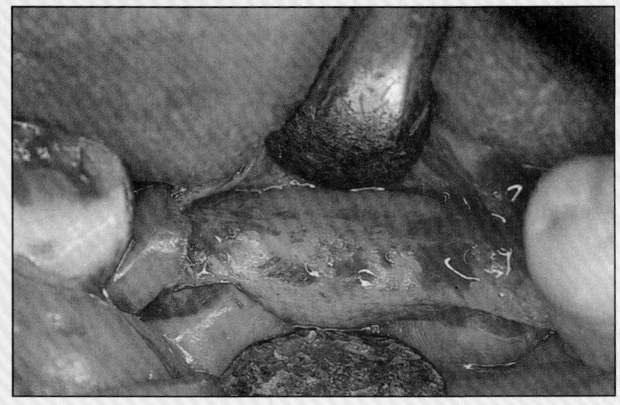

(From Newman M,Takei T,Klokkevold P,Carranza F,editors:Carranza's clinical periodontology,ed 11,St Louis,2012,Saunders.)

操作 53-1(续)

5. 外科医生磨平牙槽嵴顶所有的尖锐边缘。嵴顶应至少比需要植入的种植体宽 2mm。
6. 各种不同的钻针(类似于车针)用于受植位点的骨质预备。
7. 将柱状的种植体(顶部有塑料帽覆盖)部分植入受植位点的骨内。
8. 取下塑料帽,然后用植入锤将种植体轻敲入最终的位置。
9. 用反角螺丝刀将无菌的封闭螺丝放置在柱状的种植体内。最后用手持螺丝刀将封闭螺丝拧紧。

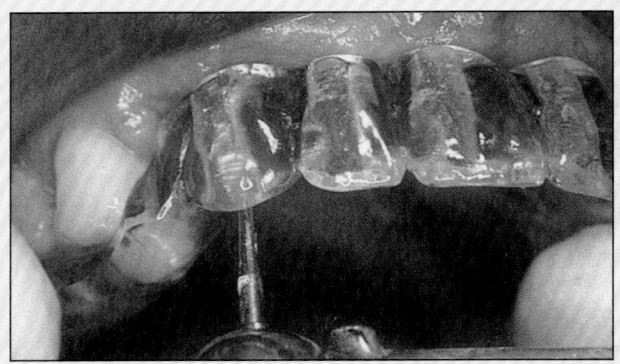

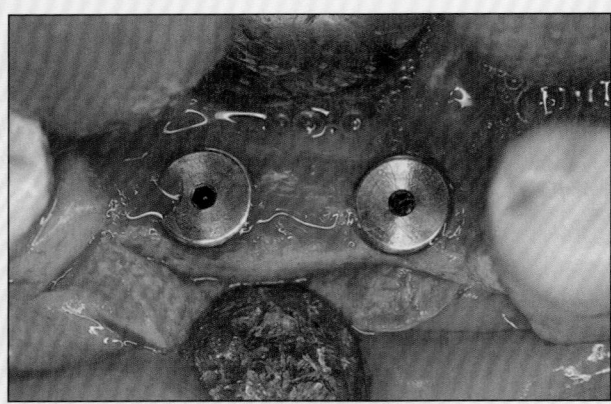

(From Newman M,Takei T,Klokkevold P,Carranza F,editors:Carranza's clinical periodontology,ed 11,St Louis,2012,Saunders.)

10. 去除牵拉缝线,将粘骨膜瓣复位,原位缝合。植入的种植体被组织覆盖,在口内是看不到的。

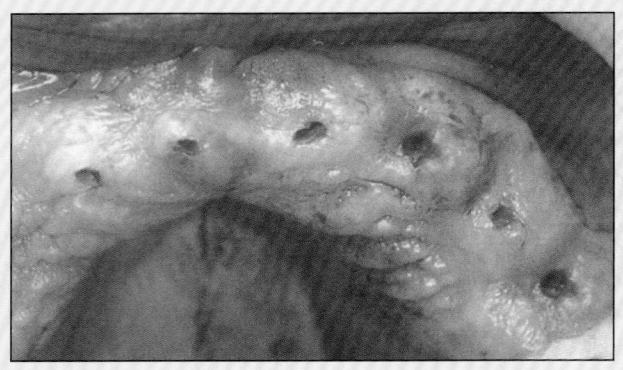

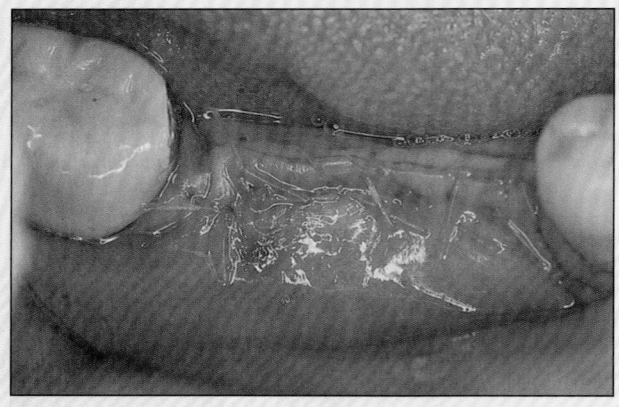

(From Newman M,Takei T,Klokkevold P,Carranza F,editors:Carranza's clinical periodontology,ed 11,St Louis,2012,Saunders.)

骨结合阶段

11. 固定装置与骨整合或结合在一起需要 3～6 个月的周期。在这期间,作为暂时的用途,可调改原有的牙托或临时义齿以适应愈合的牙槽嵴——而这个步骤通常由修复医生来完成。修复医生的目标是为病人提供漂亮的牙齿和美丽的笑容,让他们可以立即进行正常社交。

Ⅱ期手术:种植体的暴露

12. 局部麻醉后,将手术导板(模板)重新安装就位。
13. 使用尖锐的器械比如牙周探针,穿过导板上的孔来刺出出血点。

14. 取下模板后,软组织上的标记便显示出之前植入种植体的位置。
15. 用环切外科电刀去除种植位点上方的软组织,一次剥离一层组织直到找到钛制的封闭螺丝。也可以用一种特殊的组织环切刀去除种植体上方的组织。
16. 种植体暴露后,取下封闭螺丝。

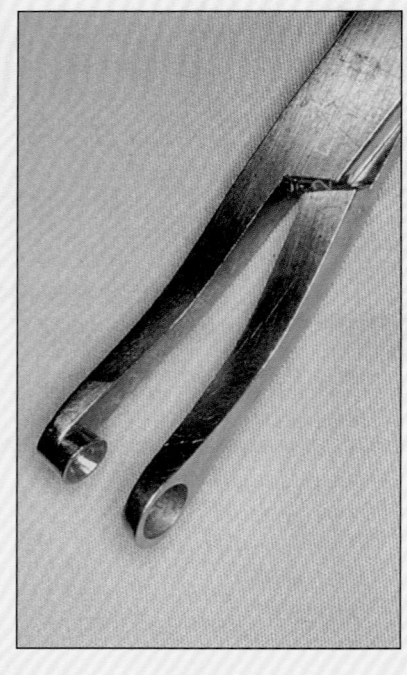

操作 53-1（续）

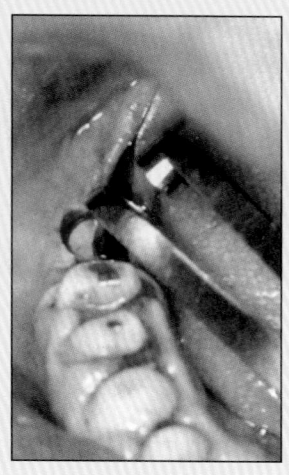

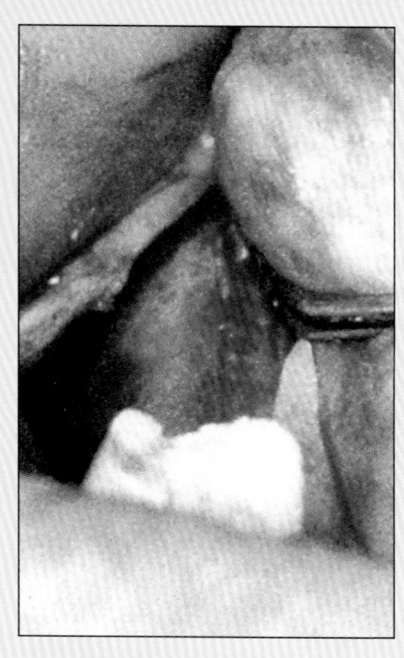

17. 用浸有过氧化氢的无菌棉球清洁柱状种植体的内腔。

18. 将愈合基台旋入种植体中，现在这个部件将会穿出黏膜之上。

19. 在永久牙冠做好之前，软组织的愈合需要 10~14 天。

（尹丽娜 陈杰 译，尹丽娜 校审）

54

牙髓病学

关键术语

脓肿(abscess):感染后形成的脓性分泌物积聚的区域。

急性(acute):(突发)相对严重的创伤、病理或生理现象/病程。

根尖搔刮术(apical):通过外科手术方法清除根尖周围感染物质。

根尖切除术(apicoectomy):通过外科手术方法打开附着骨膜及牙龈,暴露并切除根尖发炎组织。

慢性(chronic):疾病状态持续时间久。

对照牙(control tooth):牙髓活力测试中用于对比且大小形态相似的牙齿。

清创(debridement):去除或清理根管炎症组织。

盖髓术(direct pulp cap):将药物放在暴露或即将暴露的牙髓上方。

牙髓病学专家(endodontist):专门从事牙髓和根尖周疾病的预防、诊断和治疗的牙科医生。

牙胶(gutta-percha):牙髓治疗中应用的橡胶材料填充物。

半切除术(hemisection):将多根牙从分叉处行外科分离的手术方法。

间接盖髓术(indirect pulp cap):将药物放在部分暴露的牙髓上方。

不可复性牙髓炎(irreversible pulpitis):牙髓组织处于不可逆的感染状态,必须进行根管治疗。

失活(nonvital):牙齿没有活性。

根管充填(obturation):填充根管的过程。

扪诊(palpation):对软组织进行触摸按压以发现是否存在异常情况。

叩诊(percussion):敲击牙齿切面或咬合面以评估牙齿活力的检查方法。

(根尖)穿孔(perforation):穿破且超出根尖,形成洞。

牙周脓肿(peridontal abscess):牙周袋内感染细菌后发生炎性反应。

根尖周(periradicular):牙根周围分布的神经、血管以及组织。

根尖周脓肿(periradicular abscess):牙髓感染后的炎性反应。

根尖周囊肿(periradicular cyst):坏死牙根周围的囊肿。

牙髓摘除术(pulpectomy):从牙齿中完整地去除牙髓的手术方法。

牙髓炎(pulpitis):牙髓的炎症。

冠髓切断术(pulpotomy):从牙齿中去除有活力的冠部牙髓。

倒充填(物)(retrograde restoration):置于根尖的小修复体。

可复性牙髓炎(reversible pulpitis):有治愈可能的牙髓炎症。

截根术(root amputation):多根牙切除一个或多个牙根,同时保留牙冠的方法。

根管治疗(root canal therapy):去除牙髓并用材料充填根管。

学习目标

完成此章节的学习之后,学生将能够达到以下目标:

1. 掌握关键术语的发音、写法和定义。
2. 列出牙髓损伤的病因及症状。
3. 描述牙髓病学诊断试验方法。
4. 描述牙髓治疗的诊断性结论。
5. 列出牙髓治疗的种类。
6. 识别牙髓治疗中的器械与辅助用物。
7. 讨论用于牙髓治疗的药物和材料。
8. 概述根管治疗。
9. 描述牙髓手术及治疗效果。

实践目标

完成此章节的学习之后,学生将能够达到以下技能水平:

- 配合牙髓电活力测试。
- 配合根管治疗。

牙髓病学是由美国牙医协会(American Dental Association, ADA)于 1963 年颁授的牙科专业。该专业主要包括牙髓和根尖周(periradicular)组织相关疾病的预防、诊断和治疗。牙髓治疗,通常称为根管治疗(root canal therapy),为牙齿的保留提供了一个有效的方法。

尽管全科牙科医生具备完成牙髓治疗的资格和能力,但是他们会将需要这种治疗的病人推荐给牙髓病学专家(endodontist)。牙髓病学专家是在全科牙科医生的基础上,继续培训至少 3 年牙髓治疗临床技能与研究的医生。

牙髓损伤

病因

牙髓的神经损伤主要源自刺激和创伤两个因素。刺激通常是由细菌侵入牙髓导致广泛病变而引起的。当细菌入侵血液和神经后,引起的感染会导致局部脓肿(abscess)(图 54-1)。

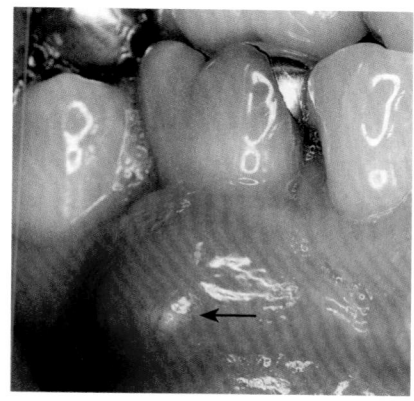

图 54-1　在下颌第一磨牙处的脓肿(箭头所指)造成了牙髓的广泛病变。(From Darby ML, Walsh MM. Dental hygiene: theory and practice, ed4, St. Louis, 2015, Saunders.)

创伤,如牙齿或下颌遭受外伤,会引起周围组织损伤。随着时间的推移,这种损伤会影响牙髓的神经组织和血管(图 54-2)。

症状

牙髓神经损伤的临床症状是牙齿敏感、不适和疼痛。尽管病人的临床症状因人而异,但其主要临床症状和表现如下:

- 嵌塞时疼痛
- 咀嚼过程疼痛
- 对冷或热的饮品敏感
- 面部明显肿胀

◑复习

1. 什么是根尖周组织?
2. 哪种专家实施根管治疗?
3. 当细菌侵入牙齿的神经和血管时会导致什么后果?

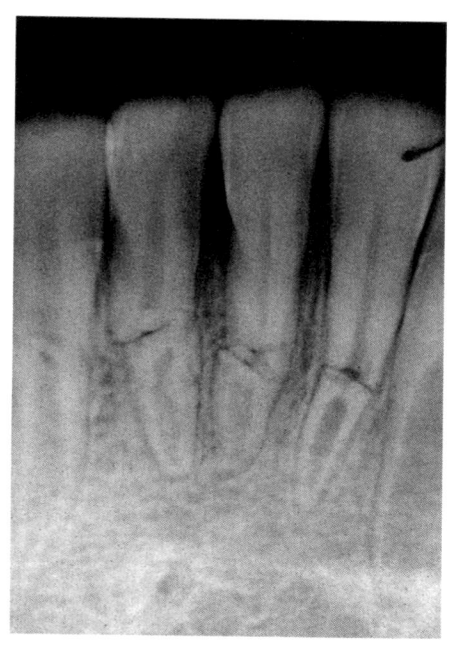

图 54-2　由创伤造成牙齿坏死的 X 线片。(From Johnson W. Color atlas of endodontics, St. Louis, 2002, saunders.)

牙髓病学诊断

需行牙髓治疗的牙齿可通过主观和客观的检测方法进行诊断。

主观检查包括病人的症状和描述的问题,主要有以下几点:

- 主诉
- 疼痛的特点和持续时间
- 疼痛的刺激物
- 对咬合和压迫敏感

客观检查由牙髓病学专家从以下几个方面对牙齿及周围组织进行评估:

- 病变程度
- 牙周状况
- 是否存在广泛的修复
- 牙齿松动度
- 肿胀或变色
- 露髓

需要牙髓活力检测判断是否需要行牙髓治疗,或牙髓是否有活力进行自我修复。检测可疑患牙活力的同时,还要检测对照牙(control tooth)的活力作为对比。通常选取同类型位于相反象限的健康牙齿作为对照牙。例如,右上颌第一磨牙为可疑患牙,则左上颌第一磨牙为对照牙。对照牙用于记录刺激下出现的正常反应。

叩诊和扪诊

叩诊(percussion)和扪诊(palpation)用于判断炎症是否已经发展至根尖周组织。如果检查结果为阳性说明炎症已至牙周膜,很有可能需要进行牙髓治疗。

　　牙科医生做叩诊检查时用口镜的末端叩击牙齿的侧面和
秴面(图54-3)。

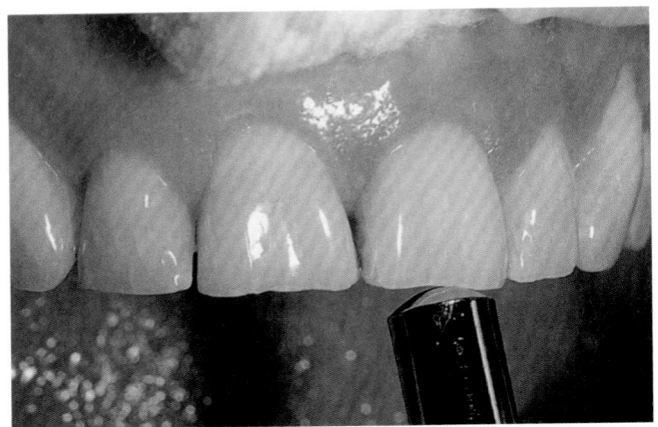

图 54-3　叩诊检查(From Johnson W. Color atlas of endo-
dontics,St. Louis,2002,Saunders.)

　　牙科医生的扣诊检查即触压根尖部黏膜(图54-4),并记录
敏感性和肿胀程度。

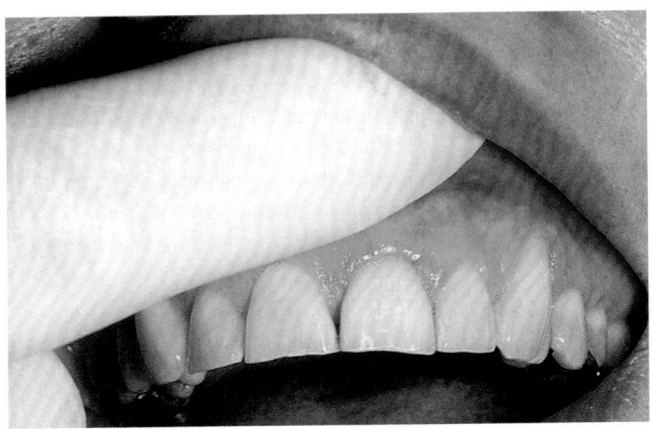

图 54-4　扣诊检查。(From Johnson W. Color atlas of en-
dodontics,St. Louis,2002,Saunders.)

牙髓温度测试法

　　该方法采用极端温度刺激的形式,为判断牙髓状况的另一
种检查方法。热刺激不能检测金属修复体或牙龈组织,否则将
会导致异常反应并很有可能损伤组织。

　　冷测法,牙科医生使用冰或干冰评估牙齿对冷刺激的反
应。首先,对照牙和可疑患牙应是独颗和干燥的。之后,将冷
源置于对照牙的牙颈部,再置于可疑患牙的牙颈部(图54-5)。

　　坏死的牙髓对冷刺激无感觉。怀疑不可复性牙髓炎时,冷
刺激可以缓解疼痛。但是不可复性牙髓炎受到冷刺激后也能
产生严重、持续的疼痛。

　　热测法是最常用的一种检测活力的方法,因为热刺激产生
的疼痛可以判断可复性牙髓炎或不可复性牙髓炎。坏死牙髓
对热刺激无感觉。将一小块(豌豆大小的)牙胶(gutta-percha)

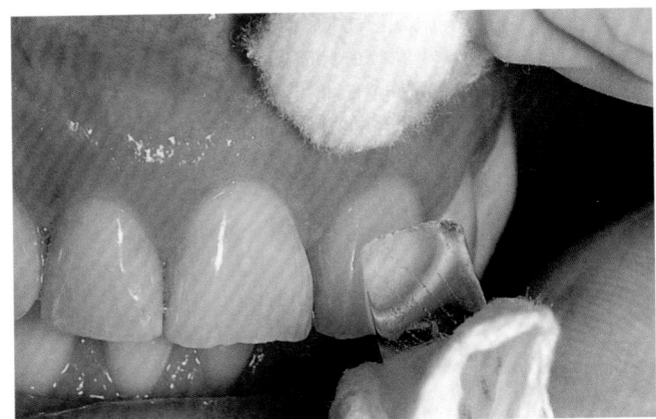

图 54-5　用冰做牙髓温度测试。(From Johnson W. Col-
or atlas of endodontics,St. Louis,2002,Saunders.)

棒在火焰上加热后置于牙齿的唇面或是加热器械的一端,置于
牙齿上。为防止材料粘于牙面,在检测前将凡士林涂于牙面。

牙髓电活力测试

　　牙髓病诊断时采用牙髓电活力测试来评估牙髓是否有活
力。与其他设备检测相同,牙髓电测仪可能得出假阳性或假阴
性结果(测试结果显示的阳性或阴性结果可能有误)。因此,测
试结果必须与其他检测结果相结合。

　　牙髓电测仪向牙髓释放少量电刺激(图54-6)。影响牙髓
电活力测试仪的因素包括以下几点:

* 有广泛修复体的牙齿。
* 有多个根管的牙齿包括一个重要的根管和其他无髓的根管。
* 有缺陷的牙髓会产生各种反应。
* 对照牙可能并没有产生预期的反应。
* 在检查过程中牙齿的湿度可能导致数据不正确。
* 随着时间的推移测试仪的电力会减弱。

　　见操作 54-1。

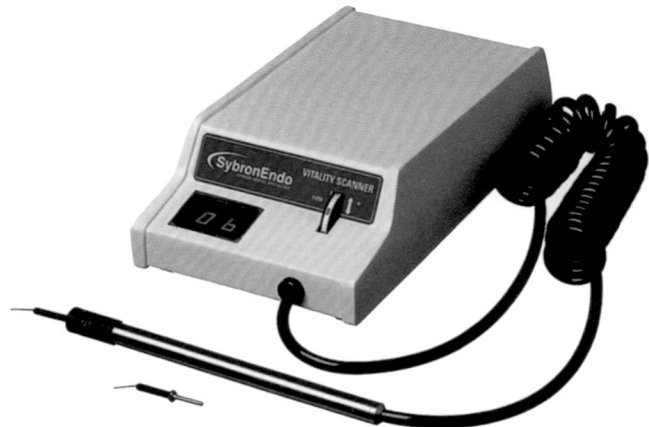

图 54-6　牙髓电活力测试仪。(Courtesy SybronEndo,
Orange,CA.)

放射成像

　　X 线片对诊断试验和根管治疗非常重要。质量高的影像

可以提供最全面的信息(图54-7)(见第40章和第42章),包括以下几种:

- **初诊的影像学检查**。治疗前的诊断阶段,进行X线根尖片检查。
- **工作长度的影像**。开髓时进行X线根尖片检查。该片用于确定根管的长度。以便使用根管锉来探测根管。
- **治疗中的影像**。为了检测根管治疗的效果,在该阶段拍摄X线根尖周片。
- **完成根管治疗后的影像学检查**。当移除牙齿的临时冠和橡皮障,牙齿完成填充后,拍摄最后的X线根尖周片。
- **复诊影像**。该影像学检查用于评价术后效果。

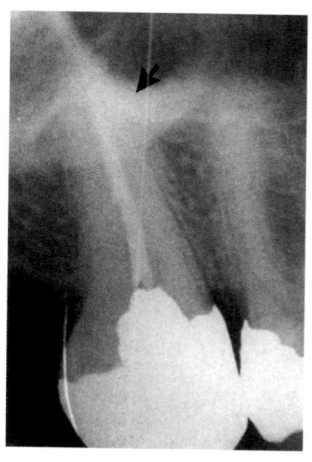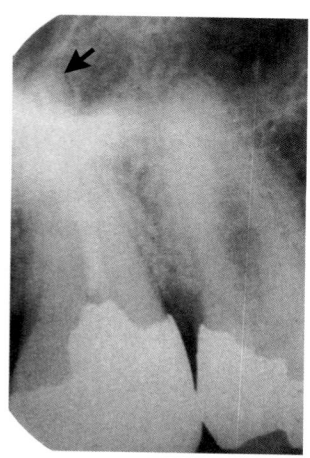

图54-7 高质量的X线片对评估牙髓病很有必要。左图根尖周围对比明显;右图,根尖周围对比不明显

牙髓病学影像的要求

显示超过牙根尖4~5mm,以及周围的骨质或病理状况。

当前牙齿的影像图片没有发现延长或缩短的情况。

表现出良好的对比度,识别度高。

⊙复习

4. 疼痛可以作为主观或客观的诊断要点吗?
5. 若怀疑#21牙患有牙髓炎,那么可将哪颗牙齿作为对照牙?
6. 当牙科医生在牙齿上轻敲时,他在做哪项诊断检查?
7. 在根管治疗中需要拍摄多少张X线片?

诊断结论

主观和客观测试结束后,可做出牙髓诊断结论。

正常的牙髓由健康的牙本质包绕,不会有主观症状和客观体征。牙齿对感官刺激能够做出正常反应。

牙髓炎(pulpitis)表明牙髓已经发炎。

- **可复性牙髓炎(reversible pulpitis)**。当牙髓发炎时,牙齿接受热刺激时出现疼痛。对于可复性牙髓炎,若能彻底除去作用于患牙上的病源刺激因素,给予病人适当的治疗,可能会挽救牙髓。
- **不可复性牙髓炎(irreversible pulpitis)**。表现出持续性疼痛。临床诊断结果显示牙髓无法愈合,根管治疗或摘除牙髓是唯一的治疗方法。

根尖周脓肿(periradicular abscess)是牙髓感染的炎症反应。慢性(chronic)根尖周脓肿的特点是存在窦道,可无明显症状,不伴随或伴随轻度不适,也可能会出现脓液的间歇性流出。急性(acute)根尖周脓肿表现为剧烈疼痛,牙齿对压力敏感,形成脓液,组织肿胀导致坏死。

牙周脓肿(periodontal abscess)是由菌斑在龈沟积聚而频繁引起的一种炎症反应。通常病人的病情进展迅速、疼痛,牙齿对压力敏感,形成脓液和肿胀。

根尖周囊肿(periradicular cyst)是在坏死的根管周围形成的由牙髓感染和坏死引起的炎性反应。

牙髓纤维性变。牙髓活细胞减少,纤维组织填充根管。牙髓纤维化可见于老年人和牙齿遭遇过创伤的病人。

坏死。即坏死的或失活(nonvital)的,用于描述对感官刺激无反应的牙齿。这些术语可能不太严谨,因为即使牙齿被视为"坏死",但是牙齿会继续被牙本质和牙周韧带这些仍然具有活性的组织附着。

⊙复习

8. 当牙髓组织发炎时,应给予什么诊断?
9. 坏死的另一近义词。

牙髓治疗

牙髓治疗的方案要依据诊断结果而定。首先治疗牙髓,即刺激牙髓的再生而保存活髓。当牙髓治疗没有效果,牙髓病学专家将采取更深入的治疗措施,包括根管治疗或手术。

盖髓术

尝试保存活髓,用氢氧化钙覆盖已经暴露或即将暴露的牙髓,促进修复性牙本质的形成。

间接盖髓术(indirect pulp cap)用于治疗大部分牙本质未去除的龋齿。先对患牙进行垫底和临时修复,一段时间后再打开髓腔,用挖匙去除腐质。这种治疗是为了在腐质下形成更多的牙本质,避免牙髓暴露。该治疗的主要目的是:①通过去除大部分腐质来保护牙髓;②通过放置氢氧化钙诱导形成修复性牙本质。

直接盖髓术(direct pulp cap)是当牙髓已经部分暴露时采取的治疗过程。直接盖髓后,牙齿仍具有活性。放置能够与牙髓组织自然兼容的氢氧化钙或黏合剂树脂。当完成直接盖髓术时,要告知病人之后可能出现的问题及定期检查的重要性。

冠髓切断术

冠髓切断术(pulpotomy)指去除已暴露活髓的冠髓部分。

该过程用于保留剩余的有活性的牙髓。冠髓切断术适用于有活性的乳牙、深龋及紧急情况时(见第 57 章)。

牙髓摘除术

牙髓摘除术(pulpectomy)也称为根管治疗,摘除全部牙髓(详见后文)。

◆复习

10. 盖髓术需要选择什么样的牙科材料?
11. 冠髓切断术需要切除哪部分牙髓?

器械和辅助用物

牙髓治疗器械和辅助用物设计灵活,适合牙髓根管的大小。

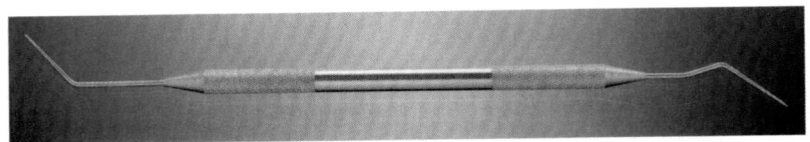

图 54-8　根管探针。(From Boyd LRB:Dental instruments:a pocket guide,ed 5,St Louis,2015,Saunders.)

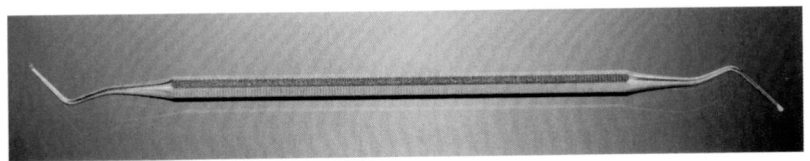

图 54-9　牙髓挖匙。(From Boyd LRB:Dental instruments:a pocket guide,ed 5,St Louis,2015,Saunders.)

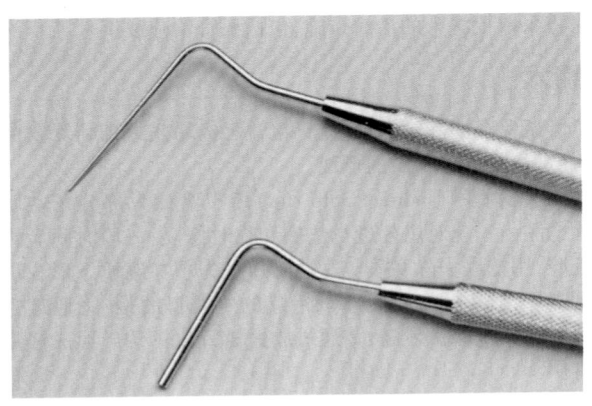

图 54-10　用于根管充填的侧方加压器(上)和垂直加压器(下)

Glick 1 号充填器

Glick 1 号充填器的桨形端用来放置临时充填材料,杆状端用于去除多余牙胶(图 54-11)。杆状端以 5mm 为增量标有刻度,可在加热后用于放置或去除牙胶。

手持式器械

探针

根管探针是一种长且直、有双工作端的器械。器械的工作端与手柄成一定角度,以便辅助定位根管口(图 54-8)。

牙髓挖匙

有双工作端的牙髓挖匙和其他挖匙相似。但牙髓挖匙的柄很长,便于去除根管深部的牙髓组织、腐质和临时粘接剂(图 54-9)。

侧方加压器和垂直加压器

这些器械主要用于根管充填(obturation)。通过压缩牙胶尖,使其适合填塞根管。垂直加压器和侧方加压器外形相似,但尖端处不同(图 54-10)。垂直加压器一端是平的,与充填器相似,而侧方加压器一端是尖的,与探针相似。

手用根管锉

根管锉主要用于清洁牙髓,根据尖端直径大小进行颜色编码(表 54-1)。不同根管锉在处理根管时发挥的作用不同。根管锉由不锈钢或镍钛合金(Ni-Ti)制成。尽管 Ni-Ti 锉比不锈钢锉昂贵,但 Ni-Ti 锉有以下优点:①灵活性大,可以更好地顺应根管的走形;②强度高,可防止器械在根管中发生损坏。

K 型根管锉

K 型根管锉由不锈钢丝控制而成,用于根管的前期清洁和后期成形。传统的 K 型根管锉比较"硬",这对直的根管有效(图 54-12)。对一些狭窄和弯曲的根管,牙科医生更愿意选择灵活的 K 型根管锉。

H 型根管锉

H 型根管锉可以提供更强的切削能力(图 54-13),在使用 G 型扩孔钻或 P 钻后扩张根管。这种螺旋刃部设计是为了便于在提拉时切入根管壁牙本质,使牙本质更光滑更容易填充。

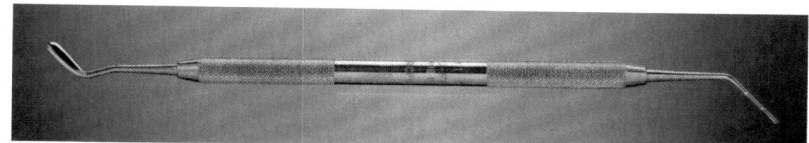

图 54-11 Glick 1 号充填器。(From Boyd LRB:Dental instruments:a pocket guide,ed 5,St Louis,2015,Saunders.)

表 54-1 手用根管锉的颜色编码和型号

编码颜色	型号	编码颜色	型号
灰色	08#	红色	25#-55#-110#
紫色	10#	蓝色	30#-60#-120#
白色	15#-45#-90#	绿色	35#-70#-130#
黄色	20#-50#-100#	黑色	40#-80#-140#

注:型号是以尖端直径×100 表示,例如:08#直径为 0.08mm。

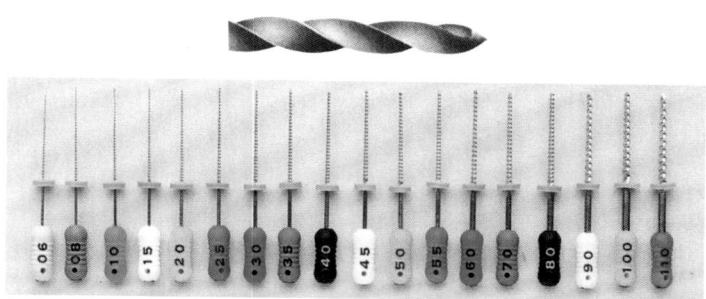

图 54-12 K 型根管锉。(Courtesy premier dental,Plymouth meeting,PA.)

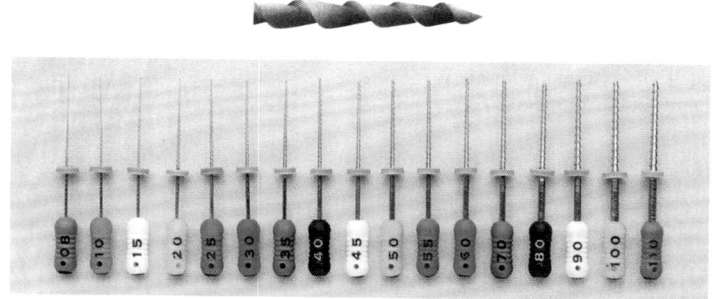

图 54-13 H 型根管锉。(Courtesy premier dental,Plymouth meeting,PA.)

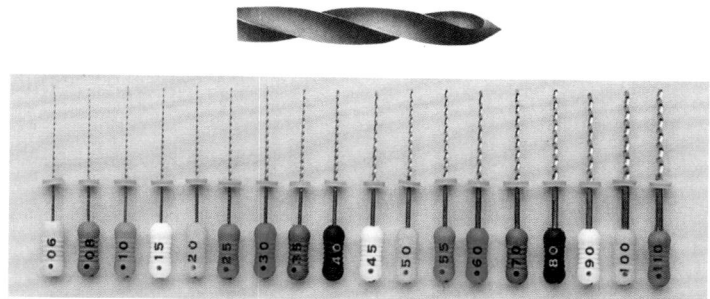

图 54-14 根管扩大锉。(Courtesy premier dental,Plymouth meeting,PA.)

根管扩大锉

根管扩大锉与 K 型根管锉的设计相似,但其切削刃距离更远。功能是去除牙本质结构,顺滑根管,增加根管尺寸(图 54-14)。

拔髓针

拔髓针是一种细而灵活的锥形手持器械。拔髓针上有鱼钩样倒刺,用来去除根管中有活力的、发炎出血的牙髓(图 54-15)。尽管拔髓针没有其他锉使用频率高,但是它可以用于去除根管内的纸尖和棉捻。由于拔髓针易于折断,所以在使用一次后丢弃。

旋转机用锉和钻

旋转机用锉与手用锉相似,但安装在为镍钛旋转器械设计的大转矩慢转速手机上(图 54-16)。与传统手用器械相比,这些器械的结构、易用性和有效性更受欢迎。

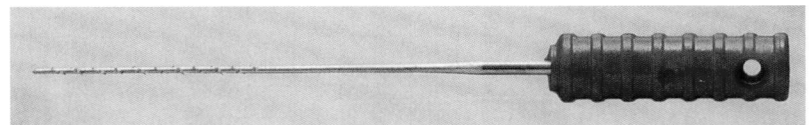

图 54-15 拔髓针。(From Boyd LRB:Dental instruments:a pocket guide,ed 5,St Louis,2015,Saunders.)

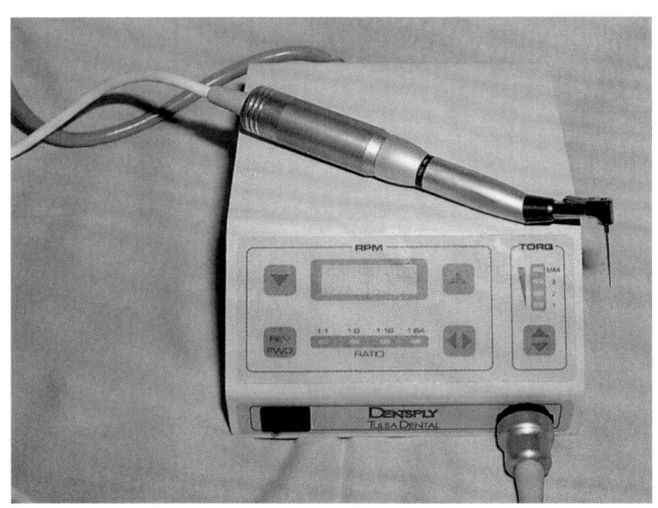

图 54-16 用于牙髓病的旋转手机。(From Johnson W:Color acts of endodontics,St Louis,2002,Saunders.)

除上文提到的传统根管锉预备根管外,还可使用一系列的扩孔钻来打开和扩大根管。

G 型扩孔钻,长长的柄部连接一个球形工作端(图 54-17)。这些钻在除尖端以外的两端有刃,用来扩大髓室。它们连入手机的卡槽后,顺时针进行操作。

P 钻与 G 型扩孔钻的工作方式相同,但是形状略有不同,它们的刃部较长,并且有安全头的设计(图 54-18)。当需要为牙齿的最后修复工作做准备时,首先使用 P 钻。

辅助用物

橡胶止动片

橡胶止动片是小的、有颜色编码的圆形橡胶、硅酮胶或塑料体,可以在手用锉工作端滑动以防止在使用时根尖穿孔(perforation)(图 54-19)。通过 X 线片准确测量根管长度,将止动片置于既定工作长度的根管锉上。

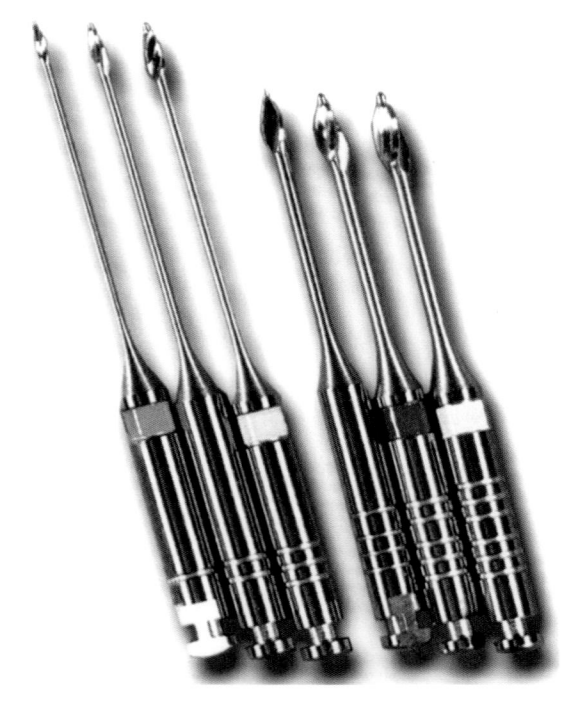

图 54-17 G 型扩孔钻。

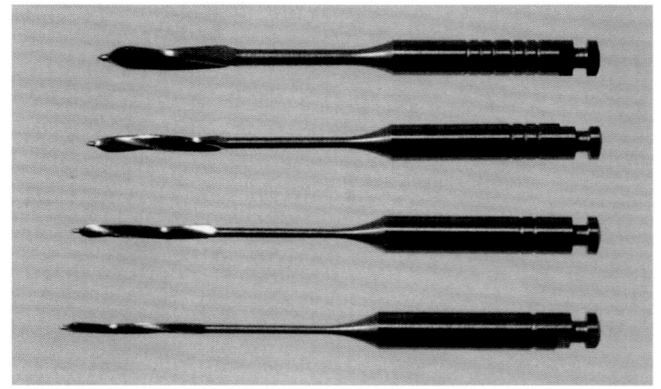

图 54-18 P 钻(From Boyd LRB:Dental instruments:a pocket guide,ed 5,St Louis,2015,Saunders.)

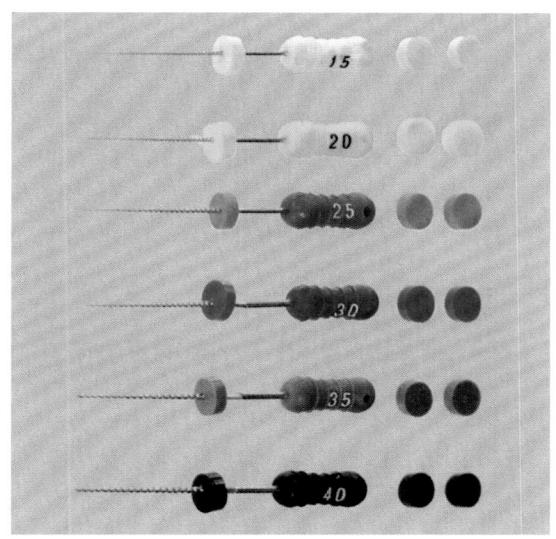

图 54-19　橡胶止动片。（From Boyd LRB：Dental instruments：a pocket guide，ed 5，St Louis，2015，Saunders.）

纸尖

纸尖用无菌吸水纸卷成，形态又长又窄且具有尖端（图 54-20）。用锁镊夹住纸尖，吸取冲洗液，保持根管干燥。这个过程需重复进行，直至纸尖进入根管后处于干燥状态。无菌纸尖由细到粗分为不同尺寸。

◆复习

12. 什么牙科器械有细小的倒刺，用来去除牙髓组织？
13. 可以将根管锉放置于牙科手机中进行使用吗？
14. 什么类型的锉适合塑造修复根管？
15. 为什么在锉上放置橡胶止动片？
16. "充填"是指什么？

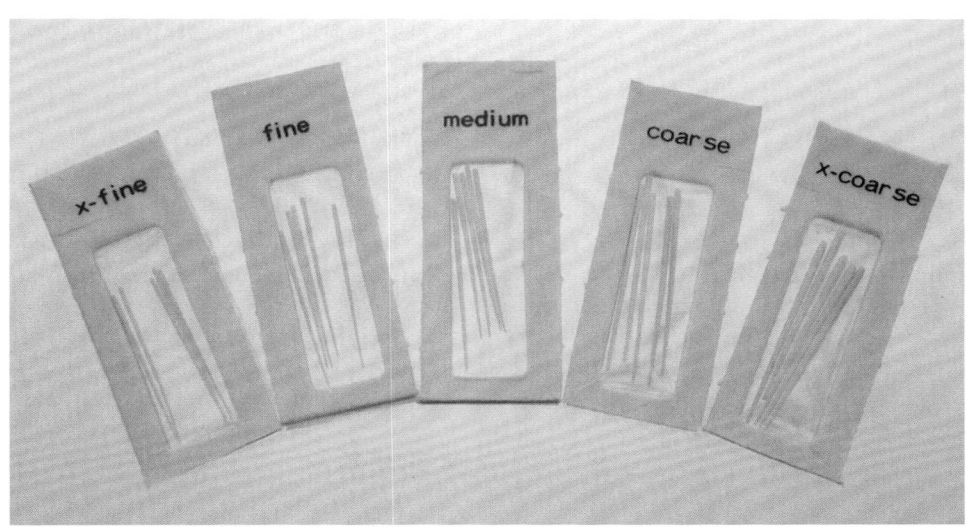

图 54-20　纸尖。（From Boyd LRB：Dental instruments：a pocket guide，ed 5，St Louis，2015，Saunders.）

牙髓治疗药物和材料

用于牙髓疾病治疗的药物和材料，包括冲洗液、根管填充材料和根管封闭材料（图 54-21）。

冲洗液

在牙髓治疗中，冲洗根管能去除根管内感染物质、溶解坏死组织、去臭和止血。常用的冲洗液如下：
- 次氯酸钠，俗称漂白剂。用等量无菌蒸馏水稀释作为冲洗液。使用 5~6ml 的注射器和 27# 针头进行冲洗。该方法是使用抗菌剂对坏死牙髓组织和残存物质进行溶解。必须谨慎使用漂白剂，因为它对皮肤有刺激，且液体滴溅会破坏病人的衣服。
- 过氧化氢是一种无色、透明的液体，可以消毒和漂白根管。
- 对氯苯酚是一种无色、晶状、有毒的酚类化合物，是用于消毒根管的抗菌剂。

根管填充材料

牙胶尖由橡胶材料制成，是一种在室温下为固体，加热后会变得柔软的有机体。牙胶尖用于治疗结束后填塞根管。这种不透射材料有各种尺寸，与封闭剂联合使用（图 54-22A）。

可以采用电子加热设备将牙胶加热到 140℉（60℃）以上或使用溶剂将其溶解，使其具有流动性，用来充填根管（图 54-22B）。

根管封闭剂

根管封闭剂是一种糊状黏性材料，用于在根管充填过程中充填间隙。氢氧化钙、氧化锌丁香酚和玻璃离子水门汀可用作

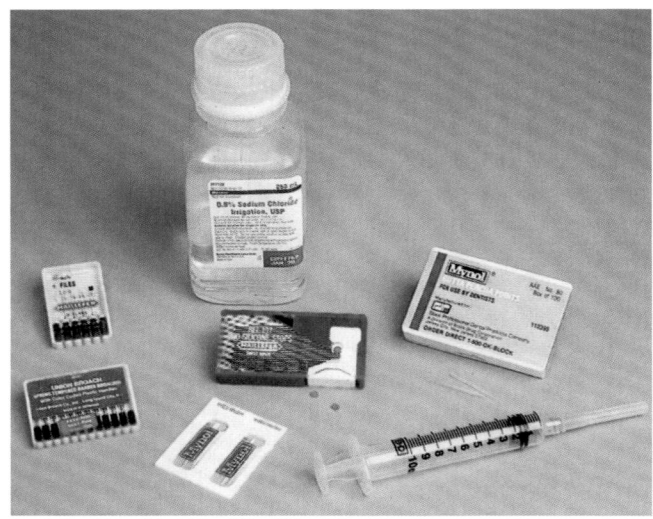

图 54-21　用于根管预备和充填的材料。上，无菌冲洗液。下，无菌纸尖和用于冲洗的注射器。左侧，锉。右侧，牙胶

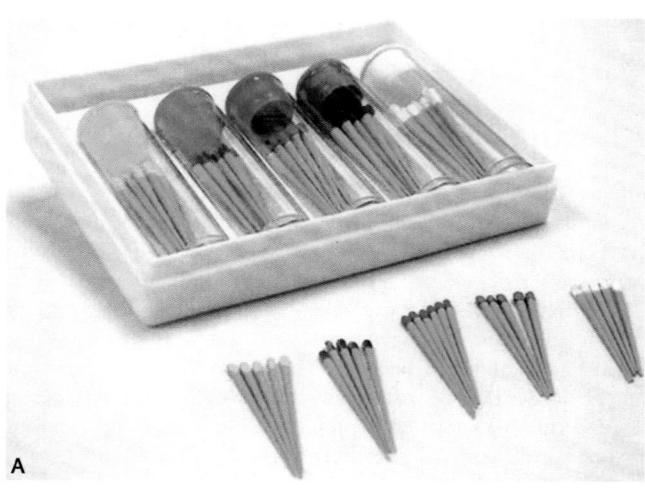

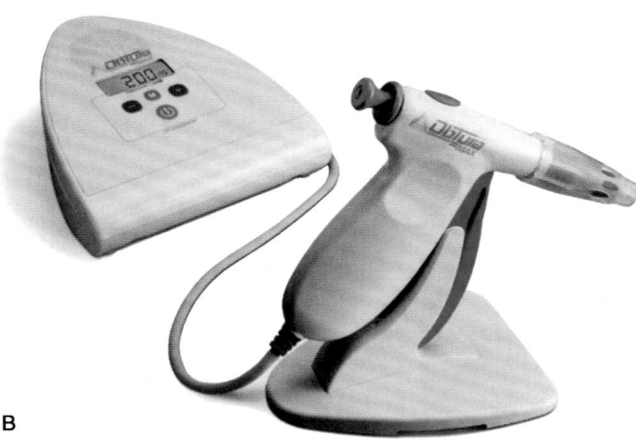

图 54-22　A，各种尺寸的牙胶尖。B，ObturaMax 是一种热牙胶的传送系统，用于向根管内注射热牙胶进行充填。（From Boyd LRB：Dental instruments：a pocket guide，ed 4，St Louis，2012，Saunders.）

根管封闭剂（见第 45 章）。这些材料应当不易收缩、容易放置、阻射 X 线、对牙齿不染色、抑菌、对根尖周组织温和以及隔离水分。

甲醛甲酚合剂是甲醛和甲酚的混合物。可在乳牙冠髓切断术后及恒牙根管治疗封药时使用。将浸泡过甲醛甲酚合剂的小棉球放在髓室，然后行临时充填。已证实在冠髓切断术后应用硫酸镁与应用甲醛甲酚合剂具有相同的临床效果。

← 复习

17. 什么类型的冲洗液可以用于根管治疗？

根管治疗的概述

根管治疗包括特定的治疗步骤。

麻醉和疼痛控制

根管治疗中的麻醉技术主要为上颌牙的浸润麻醉和下颌牙的神经阻滞麻醉（见第 37 节）。局部麻醉剂可以应用于牙齿治疗的各个阶段。如果牙齿已经失活，医生则不建议使用局部麻醉剂。

去除牙髓后是否使用局部麻醉剂主要根据病人的意愿。发炎和感染的组织很难达到麻醉效果。由于牙髓治疗包括发炎的牙髓、根尖周组织或两者皆有，如何有效麻醉是一个问题。直接在牙髓内注射局部麻醉剂也是有必要的，除此之外，较紧张的病人可以使用吸入性麻醉。

术野隔离和消毒

ADA 颁布的牙髓治疗标准中要求使用橡皮障。一旦放置橡皮障后，需要用碘溶液或次氯酸钠溶液消毒牙齿、橡皮障夹和橡皮障的周围。

术前准备

牙科医生将用高速牙科手机和球钻在牙齿冠部开放通路以便器械进入根管中。后牙是𬌗面开口，前牙在舌面开口。

测量工作长度

牙科医生必须知道完成根管预备和根管充填的工作长度。工作长度测量不准确时容易导致：①根尖穿孔；②器械到达根管的位置过深或过浅；③根管超填或欠填；④术后疼痛。

因为根尖位置多变，且在 X 线片中无法清晰显示，因此根管工作长度是估计的，称为工作长度估计值。工作长度估计值是根据牙齿切面或𬌗面的参考点而测得的。参考点通常为切面或𬌗面的最高点。在根尖周 X 线片中，用刻度为 1mm 的根管测量尺来测量根尖到参考点的距离。应尽可能保证 X 线片上牙齿长度是准确的，未出现扭曲（图 54-23）。

电子根尖定位仪

电子根尖定位仪是一种辅助定位根尖的工具（图 54-24），可以减少为测量工作长度而进行 X 线片拍摄的次数。研究表明当根尖定位仪和 X 线片联合使用来测量工作长度时，其根

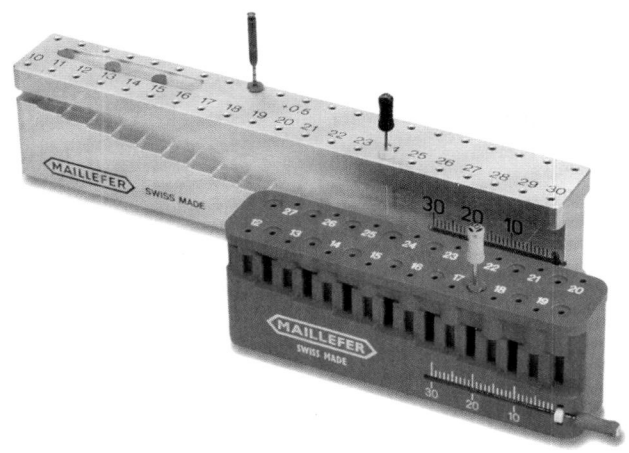

图 54-23 两种用于放置止动片和测量工作长度的工具。(From Johnson W: Color atlas of endodontics, St Louis, 2002, Saunders.)

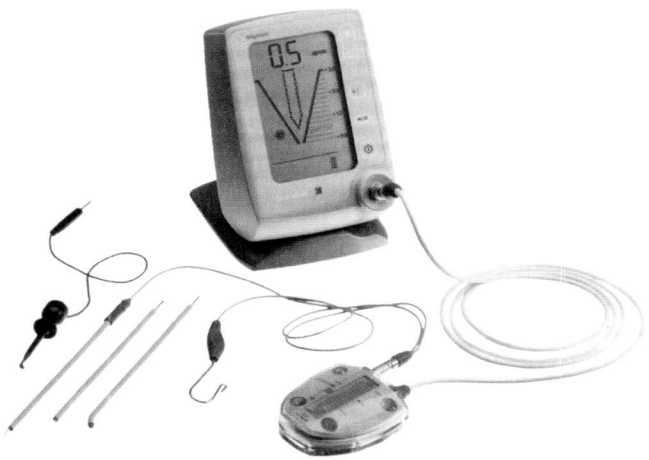

图 54-24 电子根尖定位仪。(Courtesy SybronEndo, Orange, CA.)

尖定位结果较单独使用 X 线片要更加精准。

根管的清创和成形

根管清创(debridement)和成形的目的是:①去除根管中的菌斑、坏死组织和残留有机物;②对根管进行顺滑和塑形,使根管材料能够适应根管壁。

充填

牙科医生可以将预备好的根管进行填充。目的是封闭根管,防止细菌再次进入根尖。如果牙齿有多个根管,需要使用牙胶尖单独填充每个根管。见操作 54-2。

复习

18. 用什么材料进行根管充填?
19. 哪种类型的隔湿方法可用于根管治疗?
20. 牙科医生在进行根管治疗时会选择前牙的哪个面进入根管?

牙髓手术治疗

根管治疗的成功率大概为 90% ~ 95%。在特殊情况下,需要进行手术治疗,适应证包括:

- **非手术治疗失败**。原因包括:持续的感染、根管严重弯曲、根管穿孔、根折、广泛的牙根吸收、牙髓钙化及无法治疗的副根管。
- **探查术**。探查术有助于发现根管治疗后未愈合的原因,可能为根管药物延伸到根尖之外,进入根尖周组织。
- **取活检**。需要活检组织标本(见第 56 章)。

根尖切除术和根尖搔刮术

根尖切除术(apicoectomy)包括手术中使用高速牙科手机和锥形裂钻去除根尖部(图 54-25)。方便牙科医生检查是否存在根管密封不足、副根管或根折的情况。

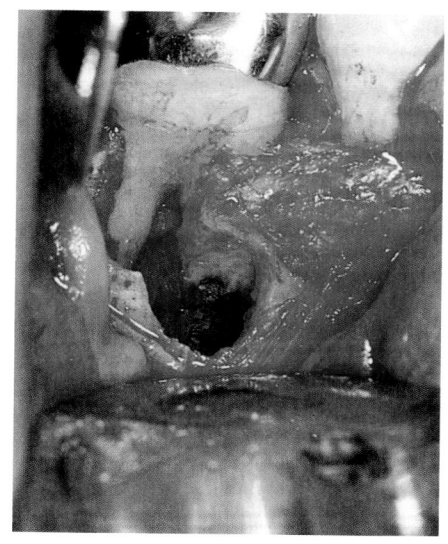

图 54-25 已手术切除近中颊侧根管的根尖。(From Johnson W: Color atlas of endodontics, St Louis, 2002, Saunders.)

牙科医生使用根尖搔刮术(apical curettage)以去除根尖周的病变软组织。搔刮术是指用刮匙刮除病变组织。

倒充填

倒充填(retrograde restoration)适用于根尖封闭不充分时,在根尖端稍做预备,然后封闭填充材料,如牙胶、银汞合金或复合树脂(图 54-26)。

截根术和半切除术

截根术(root amputation)是一种外科手术,用于去除多根牙的一个或多个牙根(图 54-27,A 和 B)。截断点在根冠部位。通常对上颌磨牙使用截根术。

半切除术(hemisection)是一个纵向切除根管和冠部的过程(图 54-27,C)。通常对下颌磨牙使用半切除术。

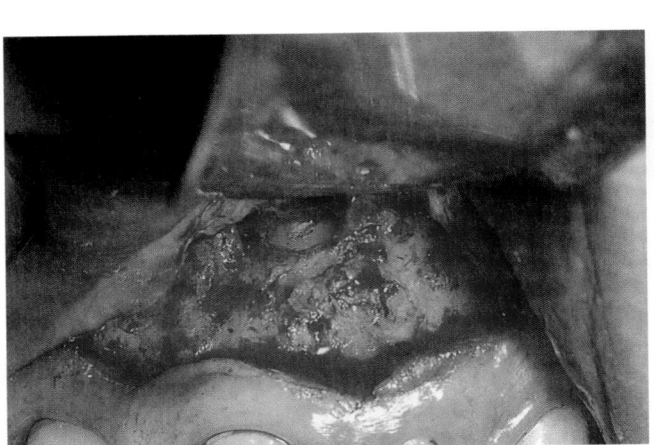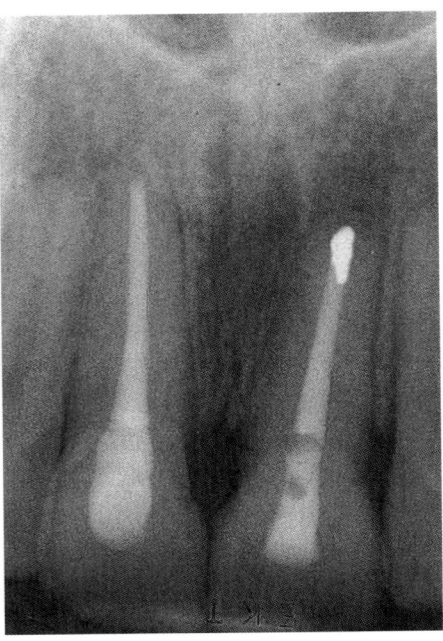

图 54-26   中切牙的根管倒充填。(From Johnson W：Color atlas of endodontics，Philadelphia，2002，Saunders.)

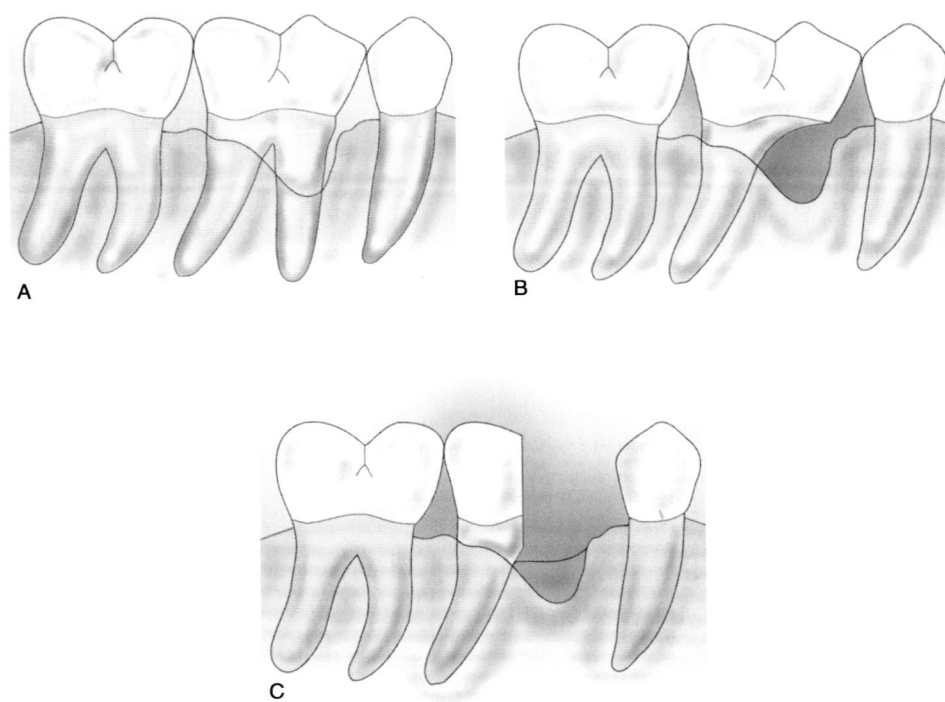

图 54-27   A，牙龈退缩至根管中央。B，截根术。C，半切除术。(From Johnson W：Color atlas of endodontics，St Louis，2002，Saunders.)

← 复习

21. 根管治疗的成功率是多少？
22. 什么外科手术需要去除根尖？

■ 健康教育

在牙髓病学领域中，病人通常伴有疼痛。很多病人对未知的牙髓治疗表示担心，良好的健康教育会帮助病人减少这种不安。牙科团队必须为病人提供充足的牙髓治疗相关信息，并获得病人对治疗的知情同意。当与病人讨论牙髓治疗时要保持积极心态，但不要有以下沟通内容：

"全部的根管治疗都很成功。"
"根管治疗时，是不会感到疼痛的。"
"一旦完成根管治疗，牙齿就会永久保存。"
"在进行根管治疗时可能会非常疼痛和肿胀。"■

■ 法律和伦理问题

根管治疗顺利完成离不开精确地诊断和拍摄X线片；在根管锉上放置橡胶止动片同样重要。牙髓科是牙科的"急诊室"，病人可能未完全理解获得的信息与讨论的内容。你应确认与病人一起核查了诊断结果、回顾了知情同意书后再行治疗。如果病人表现出迟疑，应停下来再次讲解确保其理解治疗。■

■ 展望

使用新技术如根尖探测仪、活力扫描仪和显微手术对病人进行诊断和治疗时会更加有效和精确。牙科激光成为了牙科领域一个标准仪器，它的下一个应用领域将是牙髓治疗。牙科激光将会成为去除牙髓病态组织的一个快速、无痛的方法。■

■ 评判性思维

1. 有一位需要进行根管治疗的病人。在讨论治疗过程时，她突然说不想拍X线片，因为她觉得"这是有害的，并且也没什么用途"。该如何向她解释根管治疗过程中X线片的重要性？
2. 讨论为什么牙科医生在根管治疗之前不进行麻醉？
3. 为什么在根管治疗中使用橡皮障？为什么必须让唾液和其他水分远离暴露的牙髓？
4. 协助牙科医生进行牙髓诊断的过程中，牙科医生将冰块放在可疑患牙上。当冰块在牙齿上时病人说"疼痛消失了"。牙科医生最可能得出的诊断结论是什么？
5. 协助牙科医生进行下颌第二磨牙的治疗时，病历显示所有的根管都需要治疗。下颌第二磨牙有多少根管？这些根管在X线片上如何显示？■

操作 54-1

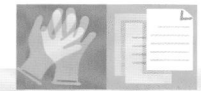

协助牙髓电活力测试

器械与物品

✔ 牙髓电活力测试仪
✔ 牙膏
✔ 测试工具

步骤

1. 向病人解释操作流程，及可能会出现刺痛或发热的感觉。
2. 确定被检测的牙齿（可疑患牙和对照牙），吹干并隔离。

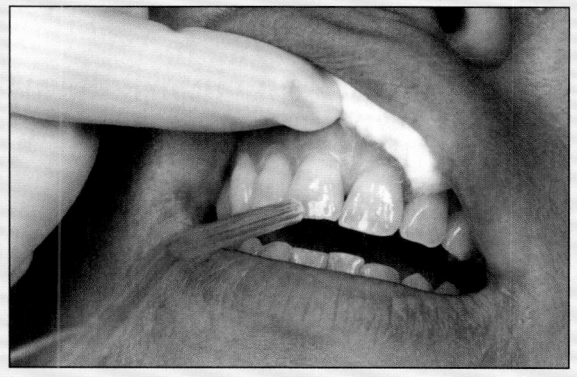

3. 将仪器的当前数据设置为零。
4. 在牙髓电活力测试仪的工作端涂上薄薄一层牙膏。
   目的：为牙髓电活力测试仪的前端与牙齿提供有效的导联。
5. 先测试对照牙。
6. 将工作端放于牙颈部的唇面。

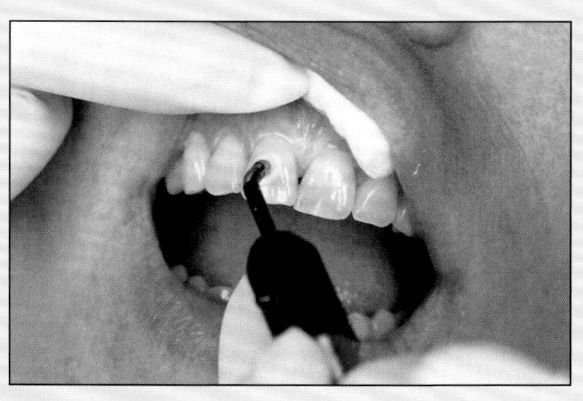

7. 不断增加仪器的电流水平直至病人示意有感觉。在病历中记录病人有感觉时仪器显示的数值。

操作 54-1（续）

8. 在可疑患牙上重复相同的步骤。
9. 记录。

日期	牙齿	表面	说明
8/12/14	#8	—	病人主诉牙齿喝热饮时敏感，咀嚼时疼痛。#9 牙作为对照牙。活力电测试结果显示牙齿仍有敏感的体验。X 线根尖周片显示损伤已经扩大至牙髓。T. Clark，CDA/L. Stewart，DDS

操作 54-2

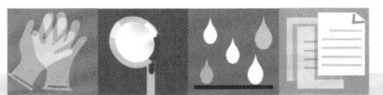

协助根管治疗

器械与物品

- ✔ 基本用物
- ✔ 局部麻醉剂（可选）
- ✔ 橡皮障
- ✔ 带钻针的高速手机（牙科医生决定）
- ✔ 低速弯牙科手机
- ✔ 5~6ml 的注射器和 27#针头
- ✔ 拔髓针和 H 型或 K 型根管锉（各级型号和长度）
- ✔ 橡胶止动片
- ✔ 纸尖
- ✔ 牙胶尖
- ✔ 根管封闭剂
- ✔ 牙髓挖匙
- ✔ 根管探针
- ✔ Glick1 号充填器
- ✔ 根管螺旋输送器
- ✔ 毫米测量尺
- ✔ 锁镊
- ✔ 次氯酸钠溶液
- ✔ 止血剂
- ✔ 强力吸引器管

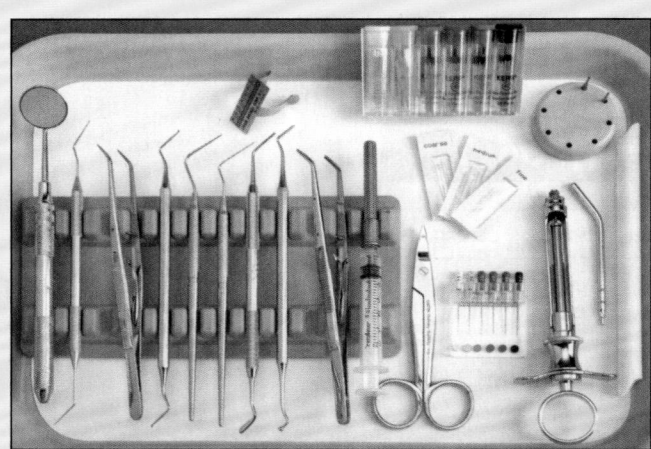

（From Boyd LRB：Dental instruments：a pocket guide，ed 5，St Louis，2015，Saunders. ）

步骤

术野的准备

1. 协助局部麻醉（如有需要）。
2. 协助准备和放置橡皮障（只暴露需要治疗的牙齿）。
3. 对暴露的牙齿、橡皮障夹和橡皮障周围使用消毒剂消毒。

操作 54-2(续)

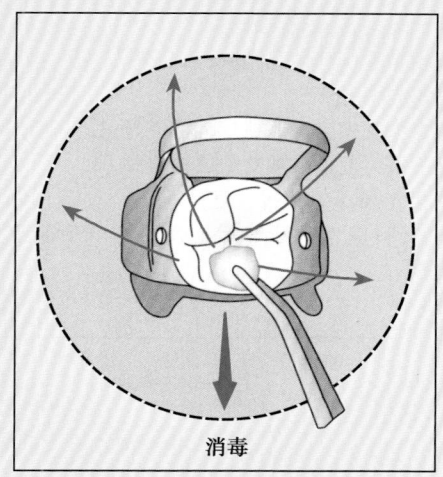

消毒

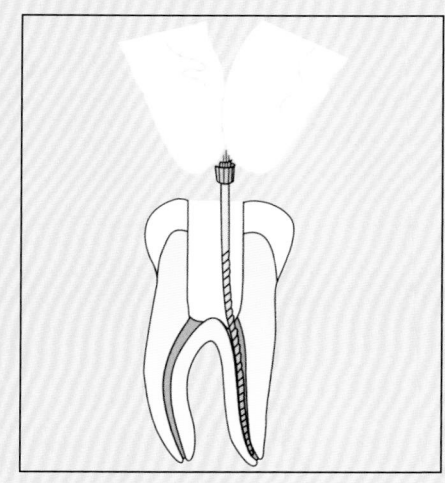

去除牙髓

4. 牙科医生用碳化钨球钻去除根管内腐烂和感染的牙齿结构。

5. 定位并打开根管壁后,牙科医生会用根管探针和根管内器械去除牙髓组织。

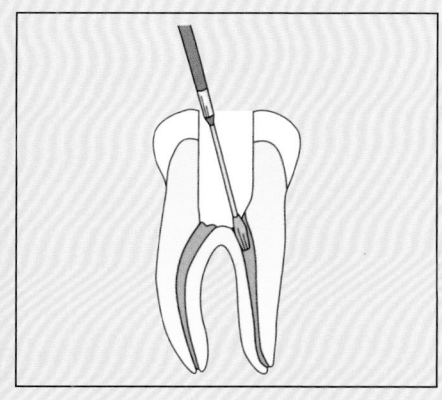

6. 用冲洗液轻柔地冲洗根管,并使用强力吸引器吸净冲洗液。

7. 牙科医生用小号根管锉摩擦已经冲洗过的根管壁和髓室。

目的:冲洗液有消毒作用,可杀死根管中的细菌和残留碎物。该步骤也称"生化清洁"。

根管的清洗和成形

8. 牙科医生将会使用一系列的锉,从最小号用到最大号。将锉置于根管中,进行短距离的上下移动。

目的:在这个过程中,锉刃将会去除根管壁的牙本质和残存的碎片。

9. 递送大号根管锉,进行根管清洗和成形。

目的:扩大根管的直径。

10. 橡胶止动片置于根管锉上与工作长度相对应的位置。

11. 在清洗和成形根管的过程中,频繁、彻底地冲洗根管。

目的:为了防止牙本质碎屑堵塞锉刃。

12. 不断地将纸尖放入根管直至根管干燥。

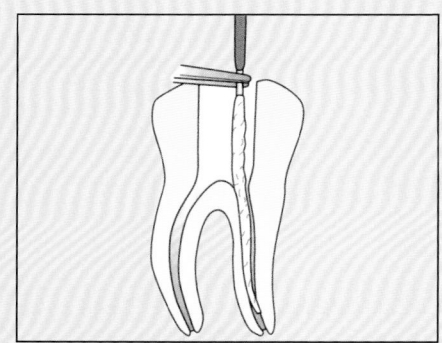

准备根管充填

13. 选择合适的牙胶尖,并将其剪成预定的长度。该过程称为试尖。

14. 对试尖的牙齿进行根尖周 X 线片拍摄。这称为工作长度 X 线片。

15. 如果 X 线片显示牙胶尖与根尖相距不到 1mm,则需要重新放置牙胶尖,并且拍摄 X 线片。

16. 根据牙科医生的指示,在无菌玻璃板上调制薄薄一层根管封闭剂。

目的:该封闭剂是用来保证根尖孔得到很好的封闭。

操作 54-2（续）

填充根管

17. 将主牙胶尖沾封闭剂,由牙科医生插入根管。

18. 牙科医生将侧方加压器置入根管内。逆时针旋转以扩散封闭剂,并为其他牙胶尖空出空隙。

19. 继续充填牙胶尖。

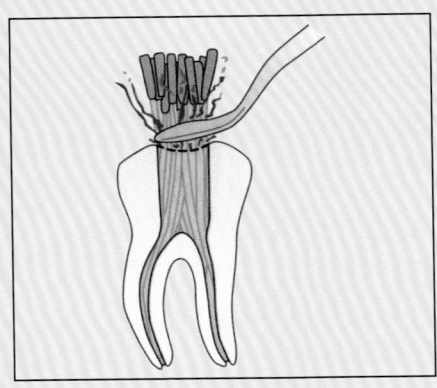

20. 传递 Glick 1 号充填器,加热其工作端,去除额外的牙胶尖。

21. 传递垂直加压器给牙科医生,将牙胶压实。

22. 不断重复以上操作直至根管被完全填充。

23. 牙科医生放置临时充填物。

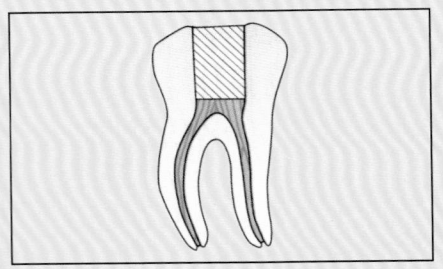

24. 拍摄治疗后的 X 线片

25. 牙科医生检查咬合情况,并按需调整。

治疗后的宣教与复诊

26. 指导病人如观察到肿胀或疼痛的问题时立即电话咨询。

27. 提醒病人按时复诊并放置最终修复体。

28. 要求病人 3~6 个月后进行复诊。

　　目的:让牙科医生判断治疗是否成功以及有无并发症的发生。

29. 记录。

日期	牙齿	表面	说明
8/14/14	#30		根管治疗,2 支含肾上腺素的利多卡因,橡皮障隔离,打开牙齿,最粗的根管锉用 70#,工作长度 24mm,冲洗液,充填牙胶,使用 Cavit 氧化锌暂封,治疗前、治疗中或治疗后的 X 线片。病人配合治疗。1 周后复查。 T. Clark,CDA/L. Stewart,DDS

（吴迪 译,严红 校,胡菁颖 审）

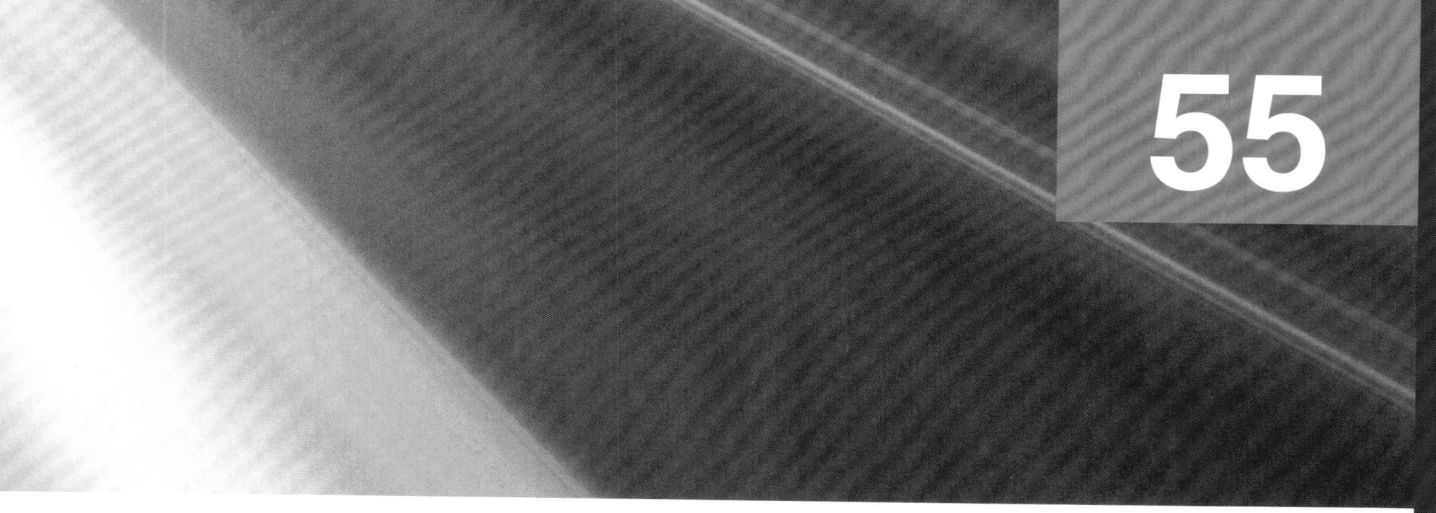

牙周病学

关键术语

出血指数（bleeding index）：出血程度评估方法。

骨量扩增（bone augmentation）：在手术部位置入天然或合成骨的方法。

凿形洁治器（chisel scaler）：用于去除前牙邻面龈上牙石的器械，其刀锋为弧线形。

牙冠延长术（crown lengthening）：用于暴露更多牙体组织的手术方法。

刮治器（curette）：用于去除牙周袋内组织的外科器械。

根面锉（file）：有不同型号和形状的金属器械，其切缘表面有许多波纹或锯齿。

根分叉探针（furcation probe）：用于探查多根牙的根分叉处水平方向和垂直方向牙周袋的深度。

牙龈切除术（gingivectomy）：去除患病牙龈组织的手术方法。

牙龈成形术（gingivoplasty）：将牙龈组织进行重新塑形及边缘修整的手术方法。

Gracey 刮治器（gracey curette）：有一侧刃的刮治器，具有位点特异性，使其能适用于特殊的牙齿表面（近中面或远中面）。

锄形洁治器（hoe scaler）：用于去除厚重的龈上牙石的洁治器，最适用于后牙颊侧和舌侧面。

Kirkland 刀（kirkland knife）：有两个工作端的肾形刀片，常用于牙周手术。

激光（laser）：高度集中的光束，是"light amplification by stimulated emission of radiation（受激辐射式光放大器）"的首字母缩写。

松动度（mobility）：移动的能力。

咬合创伤（occlusal trauma）：牙齿的不正常咬合关系引起的牙周组织损伤。

柳叶刀/斧形切龈刀（orban knife）：双侧有锋利刀刃的斧形刀，通常用于去除牙间隙区的组织（龈乳头）。

（牙周）骨手术（osseous surgery）：去除病变牙周骨的外科手术。

骨切除术（ostectomy）：切除骨的手术。

骨成形术（osteoplasty）：进行骨的填充、整形和再造的手术。

牙周检查记录表（periodontal charting）：使用符号在病历中记录病人牙齿的状况、位置及修复史的记录表。

牙周塞治剂（periodontal dressing）：用于保护手术区域的外科敷料，作用类似于绷带。

牙科探针（periodontal explorer）：用于探查牙石沉积的精细器械，适用于牙齿根面周围组织。

牙周翻瓣术（periodontal flap surgery）：不适合做牙龈切除的情况下可选择牙龈切开，术中不切除牙龈而是将其从牙根及牙槽骨处翻起推开。

牙周成形术（periodontal plastic surgery）：对膜龈组织实施的外科手术。

牙周袋（periodontal pocket）：龈沟深度超出正常范围，通常由牙周疾病导致。

牙周探针（periodontal probe）：用于定位及测量牙周袋深度的探针，圆钝的锥形末端能深入龈沟。

牙周病学（periodontics）：诊断和治疗牙周支持组织疾病的口腔医学专科。

牙周病学专家（periodontist）：在牙周病学领域受过高等教育的牙科医生。

牙龈分离器（periotome）：无创拔牙时用于切割牙周韧带的器械。

根面平整（root planing）：通过去除异常病变的牙骨质及布满结石的粗糙的牙本质，从而使牙根表面平整光滑的过程。

洁治（scaling）：用适合的器械从牙齿上去除沉积的牙石。

镰形洁治器（sickle scaler）：用来去除龈上顽固牙石的镰刀形器械，有多种型号和形状。

超声洁牙机（ultrasonic scaler）：使用高频率的超声波快速除去牙结石的装置。

通用型刮治器（universal curette）：治疗龈下根面结石的手用器械，前端有弧形的连续切缘，切缘平面与柄的下端成 90°。

学习目标

完成此章节的学习之后，学生将能够达到以下目标：

1. 掌握关键术语的发音、写法和定义。
2. 能描述牙周操作中牙医助理的角色任务。
3. 全面解释牙周检查的必要步骤：
   - 叙述牙周炎的早期临床表现。
   - 叙述放射线片在牙周治疗中的作用。
4. 辨识并描述牙周治疗时所用器械。
5. 描述手工洁治和超声洁治，包括：
   - 手工洁治和超声洁治的优点。
   - 超声洁治的适应证和禁忌证。
6. 描述牙周非手术治疗的类型。
7. 描述牙周手术治疗的类型：
   - 解释冠延长术的目的。
   - 描述软组织移植手术的目的。
   - 术后指导。

- 明确放置牙周塞治剂的适应证。
- 描述正确放置和去除牙周塞治剂的步骤。
- 描述牙周成形手术的类型。
8. 讨论激光在牙周手术中的应用。

实践目标

完成此章节的学习之后，学生将能够达到以下技能水平：
- 协助完成牙周刮治术。
- 协助完成牙龈切除术和牙龈成形术。
- 调拌及放置不含丁香酚的塞治剂（拓展职能）。
- 去除牙周塞治剂（拓展职能）。

牙周病学（periodontics）是诊断和治疗牙周支持组织疾病的专业。牙周专业的牙医助理必须对牙周疾病、相关器械和治疗程序有全面深入的理解。在牙周治疗过程中，助理要完成牙周检查表的填写、牙周手术的配合以及给病人进行疾病居家护理的指导。部分地方的牙科操作管理办法中，牙医助理还要完成放置及去除牙周塞治剂、拆线、冠抛光、取研究模型以及局部涂氟等治疗。

牙周病人主要是由全科牙科医生或牙科卫生士介绍至牙周诊所，并由具有专业知识与技能的牙科医生进行牙周的治疗，之后病人会回到全科牙科医生处进行常规的口腔诊疗。

与普通牙科诊疗相比，病人通常会更改牙周的预约治疗计划（洁治及复诊）。因此两个不同诊所的工作人员要协调保障牙周治疗的进行，为病人提供全面的诊疗服务。

本章节主要关注病人牙周疾病的治疗，还包括器械使用以及牙周诊室普通手术的配合。建议复习第 14 章中的牙周疾病类型、相关危险因素、影响牙周疾病进程的全身因素等知识。

牙周检查

除了全面的牙科检查（详见第 28 章），还需特殊的牙周检查以诊断牙周疾病并制定恰当的治疗方案。牙周检查包括病人的一般病史以及牙科诊疗病史、影像评估、牙齿检查、口内组织检查、牙周结构以及牙周检查记录表。

牙周检查记录表（periodontal charting）包括牙周袋检查、根分叉、牙齿松动度、溢脓以及牙龈退缩情况。牙周检查的临床所见要记录于牙周检查记录表（图 55-1）。可以使用软件程序打印数字化的牙周检查记录表（图 55-2）。

一般病史及牙科诊疗病史

牙周病学专家（periodontist）查看病人的病史以检查可能影响牙周治疗的全身情况。艾滋病（acquired immune deficiency syndrome，AIDS）、人类免疫缺陷病毒（human immunodefici-ency

virus，HIV）感染或糖尿病等全身疾病能降低组织对感染的抵抗能力。抵抗力降低可使牙周疾病恶化或增加治疗难度。

牙科疾病病史资料的收集可以提示牙周疾病的信息，如患牙周疾病的病人通常会主诉牙龈出血、牙齿松动或者食欲差，病人通常主诉进食后牙龈钝痛或牙龈烧灼感。

牙齿检查

牙齿检查主要是检查牙齿情况，以确定提示牙周疾病或有可能导致牙周疾病的因素（表 55-1）。

表 55-1   导致牙周疾病的口腔问题

问题	描述
病理性移位	因牙周支持组织的丧失导致的牙齿位置改变
磨牙症/锁𬌗	锁𬌗的存在给牙齿施加了额外的咬合力，可能加速骨吸收。
缺陷修复或桥体	牙齿美学的治疗可能会导致菌斑的固位并增加患牙周疾病的风险
牙齿松动	所有牙齿均有松动度（图 55-3）。松动度的分级为：0 度，正常；1 度，轻微松动；2 度，中度松动；3 度，重度松动
咬合干扰	牙齿的某些区域可以妨碍牙齿的正常咬合，这种干扰不会直接引起牙周病，但是可能造成牙齿的活动、移位以及颞下颌关节痛

松动度

由于牙周膜的缓冲作用，牙齿通常会有轻微的松动度（mobility）（牙齿松动）。但是过度的松动可能是牙周疾病的重要信号（图 55-3）。

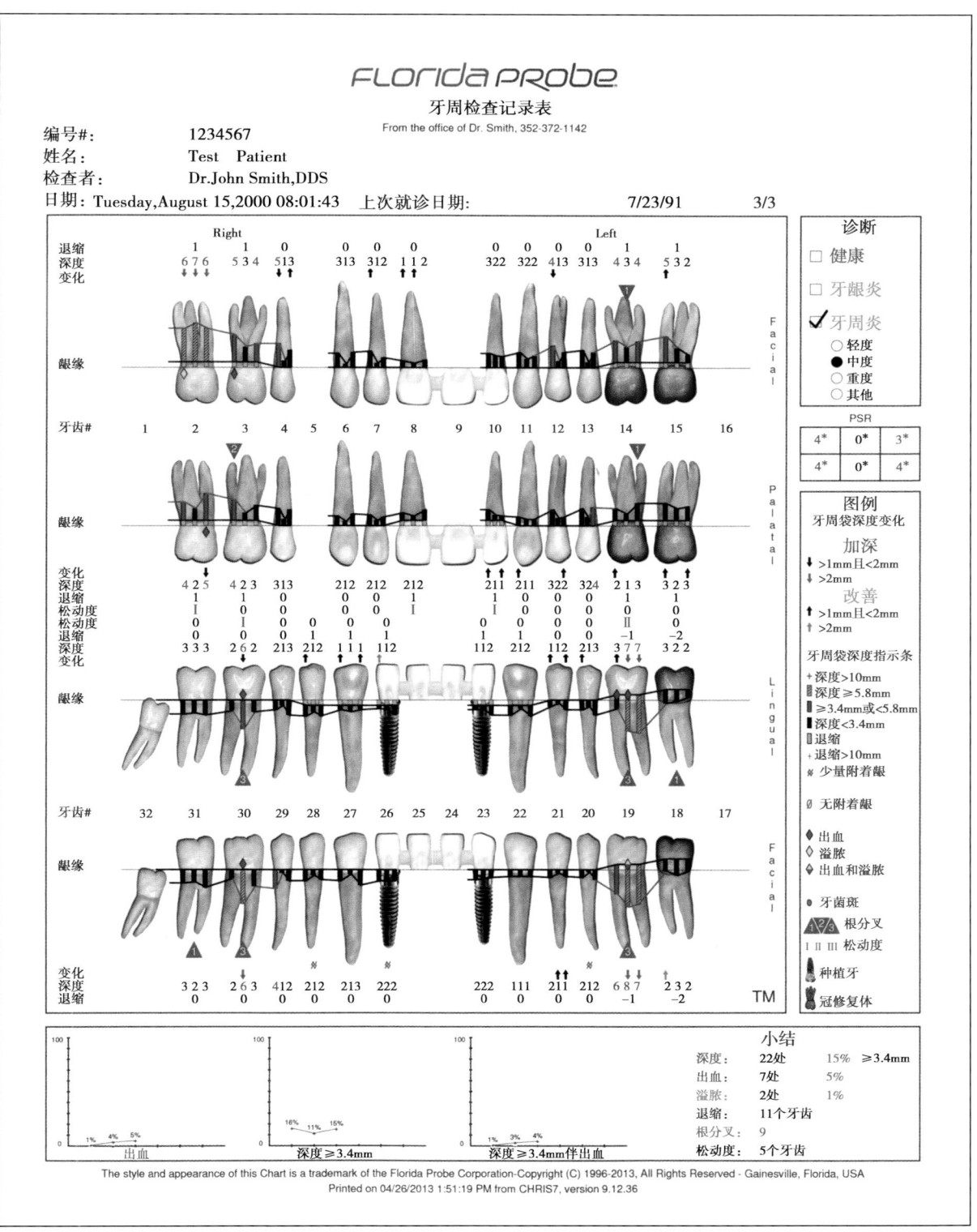

图 55-1　计算机生成的牙周记录表。（From Darbu ML and Walsh MM：Dental hygiene theory and practice，ed 4，St Louis，2015，Saunders；courtesy Florida Probe Corporation，Gainesville，Florida）

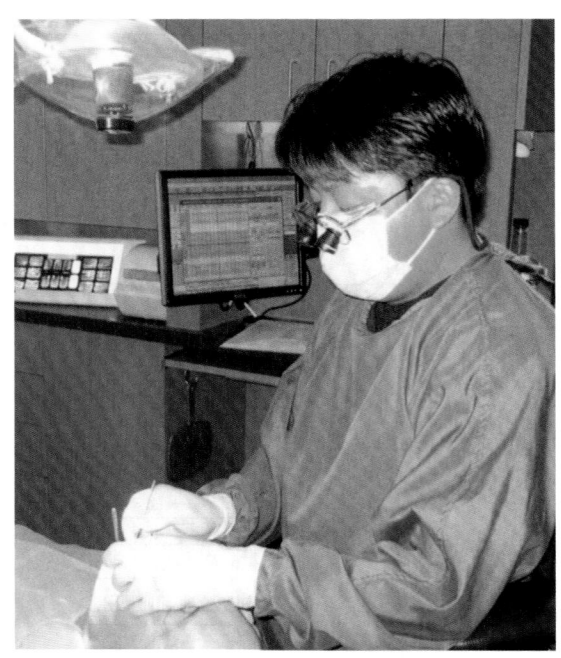

图55-2　电脑屏幕上显示牙周检查记录表。牙科医生可以很方便的在治疗病人时查看记录表

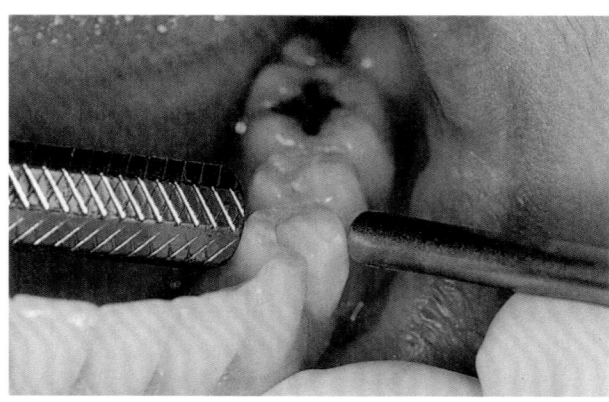

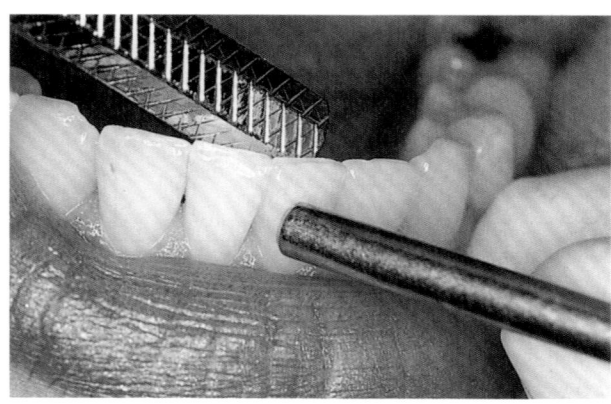

图55-3　使用两个器械的钝端检查牙齿松动度。（Daniel SJ，Harfst SA，Wilder R：Mosby's dental hygiene：concepts，cases，and competencies，ed 2，St Louis，2008，Mosby）

口内组织及牙周支持结构

牙周检查包括评估菌斑和结石的数量、牙龈健康状况的改变和出血、骨吸收的程度以及牙周袋探查（表55-2）。

表55-2　牙龈及牙周支持组织的检查

评估	描述
菌斑	菌斑是引起牙龈炎症及大多数牙周病的主要因素
结石	结石是矿化的牙菌斑。分为龈上结石（牙龈以上）和龈下结石（牙龈以下）。结石附着在天然牙、冠修复体、桥体以及义齿的表面。结石是牙周病的致病因素，因为结石表面覆盖有牙菌斑
牙龈退缩	随着牙周病的进展，牙龈可能会退缩或远离牙根部分，暴露釉牙骨质界。牙龈退缩水平可通过在牙周检查记录表中绘点并涂色连线来提示牙龈边缘（图55-1）
出血指数	牙周探诊时可以通过观察出血量测定牙龈炎症的严重程度。测量牙龈出血量的指数有多种方法，但任何方法均基于正常牙龈组织不会出血的理论
牙周袋的测量	龈沟深度超过正常时可形成牙周袋（正常龈沟深度小于3mm）
评估骨吸收程度	可使用放射检查和牙周探针测量评估病人骨吸收程度。也可以通过在牙周检查记录表中画出的彩色线条显示（图55-1）
放射检查	检查邻面骨吸收；显示牙周炎进展过程中骨的变化；定位根分叉病变；测量冠根比（临床牙冠的长度与牙根长度的比值）；显示咬合创伤

牙周探诊

牙周袋（periodontal pocket）是疾病引起龈沟加深而形成。正常的龈沟应小于或等于3mm（图55-4）。牙周探诊用来测量疾病导致的牙龈上皮附着消失。牙周袋越深说明上皮附着丧失越多，牙周疾病越严重（图55-5）。

当牙周袋出现以后，病人很难甚至不可能清除牙周袋内致病菌，且牙周袋更易被细菌和碎屑污染。牙周袋内的细菌会成倍增加，如果不治疗，疾病会继续进展直至最终发生牙周炎。

牙周病早期症状

- 牙龈的变化（颜色、位置、形状、纹理）
- 牙龈炎症
- 牙龈出血
- 溢脓
- 牙周袋形成

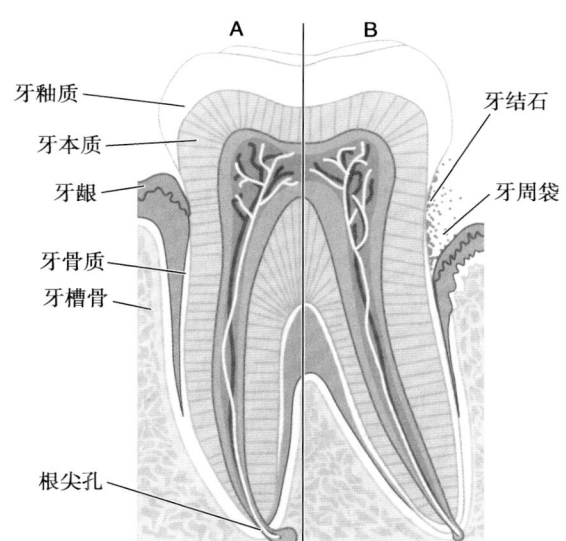

图 55-4 牙齿、牙龈及牙槽骨的截面图。A 侧显示正常的龈沟深度。B 侧显示出现牙周袋

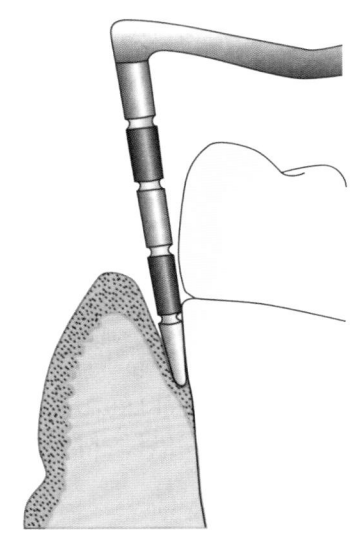

图 55-5 牙周袋深度探诊图。探诊的毫米数显示从龈缘至袋底的深度。(Perry DA, Beemsterboer PL: Periodontology for the dental hygienist, ed 3, St Louis, 2007, Saunders)

出血指数

通过出血指数(bleeding index)或探诊时出血量可判断牙龈炎的严重程度(图 55-6)。有多种方法判断牙龈出血评分,各种不同方法的理论基础相同,为健康牙龈不出血的理论。

咬合调整

通过不均等压力区评估病人的咬合状况。若特定区域显示咬合力过大,则可能产生咬合创伤(occlusal trauma)。调整或平衡咬合,是调整病人咬合状况以使咬合力平均分散至所有牙齿。可以用咬合纸、咬合蜡、石尖及钻针来调整咬合。将咬

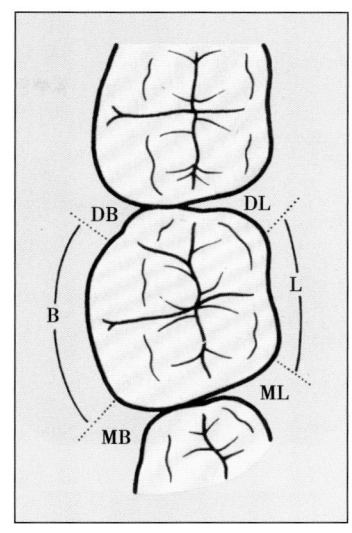

图 55-6 每颗牙都需要记录 6 处牙周袋探诊深度:B,颊侧;DB,远中颊侧;DL,远中舌侧;L,舌侧;MB,近中颊侧;ML,近中舌侧。(Perry DA, Beemsterboer PL, Carranza FA: Techniques and theory of periodontal instrumentation, Philadelphia, 1990, Saunders.)

合调整至恰当位置可能需要多次复诊。

咬合创伤不会引起牙周袋的形成,但是可能造成牙齿松动、骨破坏、牙齿移位以及颞下颌关节痛。

放射检查

影像学检查是评估牙周病的重要辅助措施。准确的放射影像在诊断牙周病的过程中非常重要,因为影像失真会导致错误的诊断(图 55-7)。

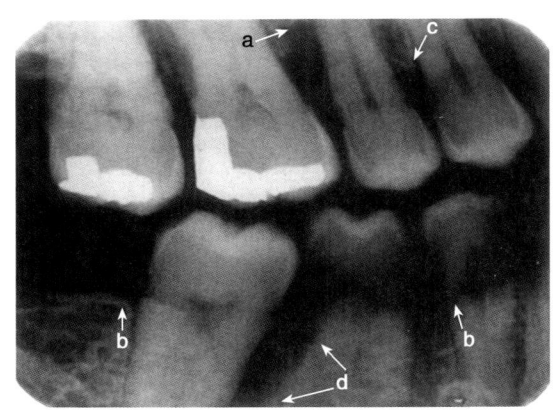

图 55-7 牙周疾病的骨吸收:a,垂直方向骨缺损;b,牙槽嵴边缘位于近正常高度;c,牙槽嵴;d,严重的垂直方向骨缺损。(Miles DA, Van Dis ML, Jensen CW, et, al: Radiographic imaging for auxiliaries, ed 3, Philadelphia, 1999, Saunders)

𬌗翼片有特殊的意义,因为可以准确地显示牙根表面骨的高度。垂直方向的𬌗翼片对确定牙槽嵴骨吸收的范围有重要意义(图 55-8)。

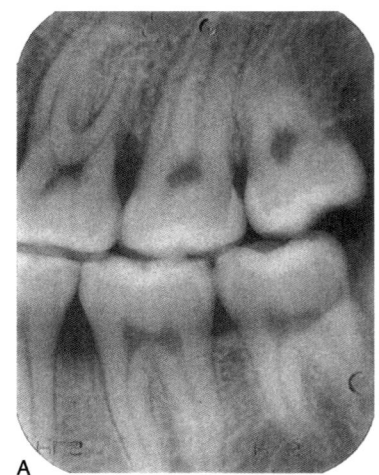

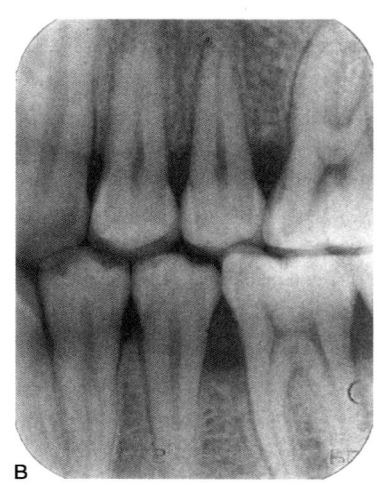

图 55-8　A,磨牙的垂直咬合。B,前磨牙的垂直咬合

←复习

1. 通常病人如何找牙周医生进行治疗?
2. 牙周检查记录表中包含哪些信息?
3. 牙齿会松动吗?
4. 正常龈沟深度是多少?
5. 牙周探诊时有哪些测量方法?
6. 哪种影像学检查在牙周科有特殊作用?

牙周科使用的器械

　　牙周治疗时需要专门的工具去除牙结石、进行根面平整、探查牙周袋深度以及实施牙周手术。实施牙周洁治、根面平整以及牙周手术的器械必须锐利。一般来说,由使用器械的牙科医生或注册牙科卫生士负责器械的保养,保持其锋利可用。

牙周探针

　　牙周探针(periodontal probe)上标有毫米刻度,用来定位及测量牙周袋的深度。有些探针的末端涂成彩色更容易判断牙周袋深度。牙周探针为锥形以符合龈沟的形态,末端圆钝或者呈圆形。每颗牙都要探诊 6 次并记录结果(图 55-9)。牙周探针有多种不同类型,选择使用何种探针依操作者个人习惯而定。

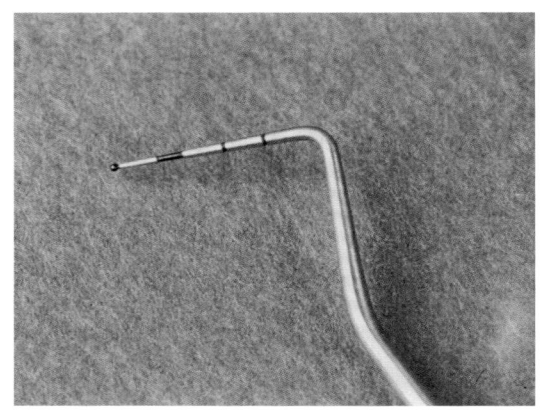

图 55-9　牙周探针的工作端

　　根分叉探针(furcation probe)用来测量多根牙根分叉处的水平方向或垂直方向牙周袋深度。末端扁平或圆形,有一个或两个工作端(图 55-10)。

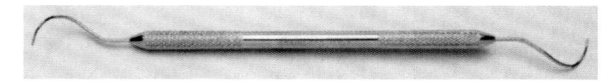

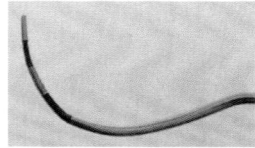

图 55-10　根分叉探针。(Boyd LRB:Dental instruments:a pocket guide,ed 4,St Louis,2012,Saunders)

牙科探针

　　牙周科使用牙科探针(periodontal explorer)探查结石沉积部位,确定为龈上或龈下结石。操作者也可用牙科探针感知牙根表面是粗糙还是光滑(图 55-11)。

　　牙周治疗中可能用到多种型号的探针。牙科探针比龋齿探针更长,弧度也更大(详见第 34 章)。

　　牙科探针的工作端薄而精巧,更易贴合牙根表面周围,其长度能探查深牙周袋和根分叉基底部。根分叉是多根牙的牙根分叉点。

洁治器和根面锉

- 镰形洁治器(sickle scaler)主要用于去除大块的龈上结石。镰形洁治器有一平直的长手柄以清洁前牙的结石。用于去除后牙结石的反角镰形洁治器的手柄是有角度的(图 55-12)。
- 凿形洁治器(chisel scaler)用于去除前牙邻面的龈上结石。洁治器上的刃有轻微的弧度以贴合牙齿表面。

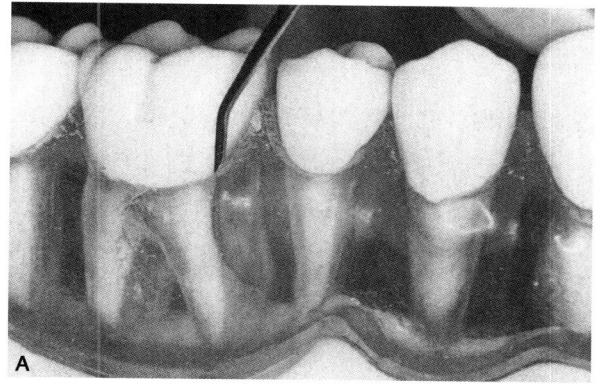

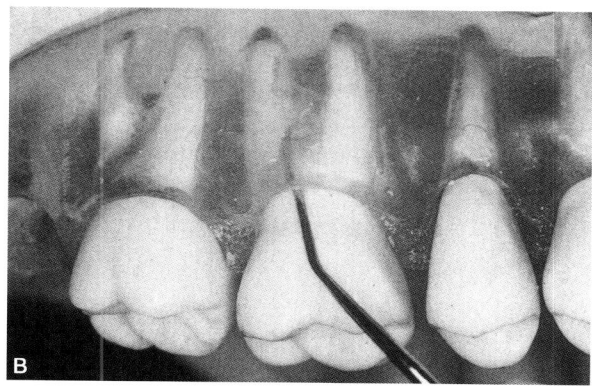

图 55-11 不同类型的牙科探针。**A,**EXC11/12 AF 探针能深入牙周袋内 5mm 以上以评估根面情况。**B,**Elongated 探针,用来探查根分叉。(Courtesy Hu-Friedy manufacturing,Chicago,IL)

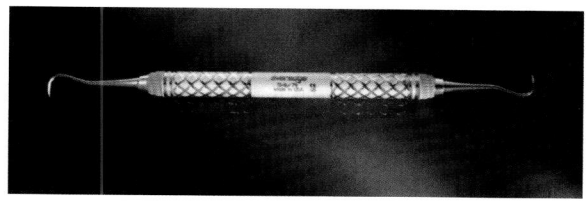

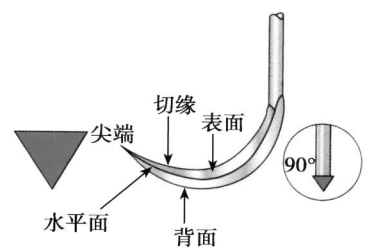

图 55-12 弯镰形洁治器。(Boyd LRB:Dental instruments:a pocket guide,ed 5,StLouis,2015,Saunders)

- 锄形洁治器(hoe scaler)用于去除厚的龈上结石。锄形洁治器更有效的应用于后牙颊侧及舌侧结石(图 55-13)。
- 根面锉(file)用于磨碎或劈裂坚实的牙石。断裂的牙石可以使用刮匙去除(图 55-14)。
  注:牙周治疗中凿形洁治器、锄形洁治器和根面锉的使用频率都少于镰形洁治器或刮治器。

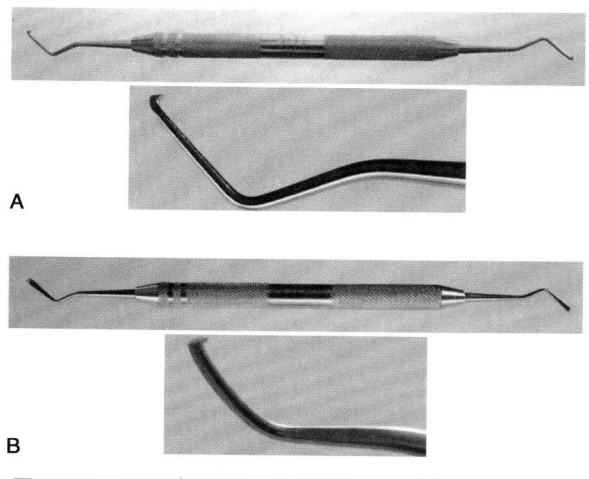

图 55-13 锄形洁治器。**A,**适用于近远中面。**B,**适用于颊舌侧。(Boyd LRB:Dental instruments:a pocket guide,ed 5,St Louis,2015,Saunders)

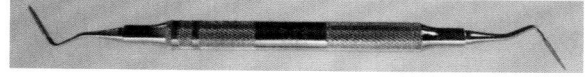

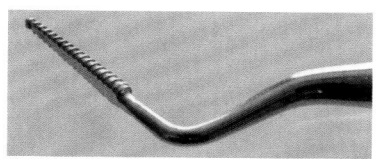

图 55-14 牙邻间锉。(Boyd LRB:Dental instruments:a pocket guide,ed 5,St Louis,2015,Saunders)

刮治器

刮治器(curette)适用于去除龈下结石和平整粗糙的根面(根面平整术),并能去除与牙周袋相连的病变软组织(软组织刮除)(图 55-15)。与有尖头的洁治器不同,刮治器的末端为圆头(图 55-16)。刮治器分为两种:

通用型刮治器(universal curette),其设计能适用于所有牙齿表面,刀刃两侧各有一个切缘。通用型刮治器类似于牙体修复专业用的挖匙(图 55-17)。

Gracey 刮治器(gracey curette),位点特异性的设计使其适用于各个特殊部位的牙面(近中面或远中面),此刮治器仅有一个切缘。全牙列的治疗通常需要多个 Gracey 刮治器(图 55-18)。

手术刀

Kirkland 刀(Kirkland knife)是牙周手术最常用的手术刀,Kirkland 刀通常有两个工作端,刀片呈肾形。柳叶刀(orban knife)是去除牙齿间隙组织的手术刀,呈矛形,刀刃两侧各有一切缘(图 55-19)。

牙龈分离器(periotome)用于无创拔牙时切断牙周膜,也用于口腔种植术。刀刃菲薄锋利,因此能最大程度的降低对牙周膜及周围牙槽骨的损伤(图 55-20)。

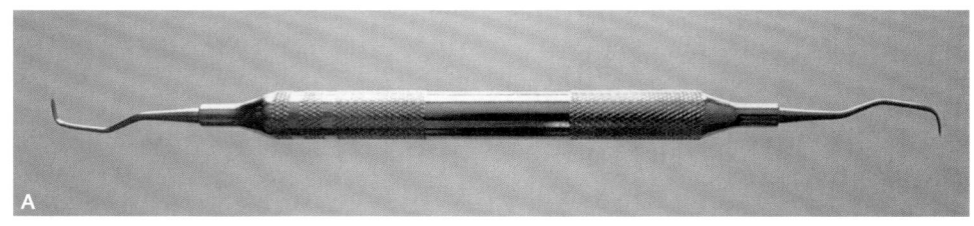

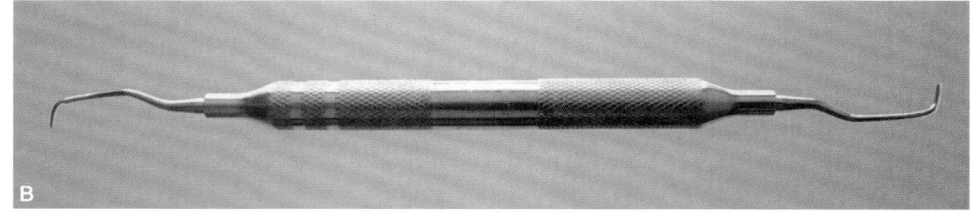

图 55-15 A,前牙刮治器。B,后牙刮治器。(Boyd LRB:Dental instruments:a pocket guide,ed 5,St Louis,2015,Saunders)

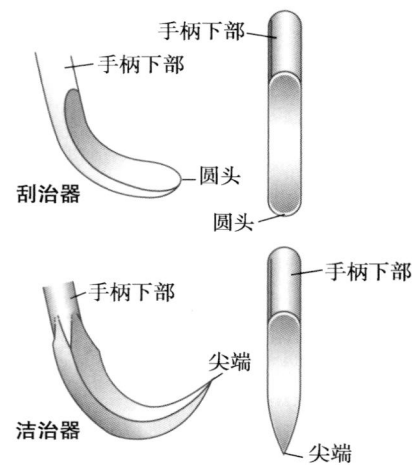

图 55-16 洁治器和刮治器的工作末端对比

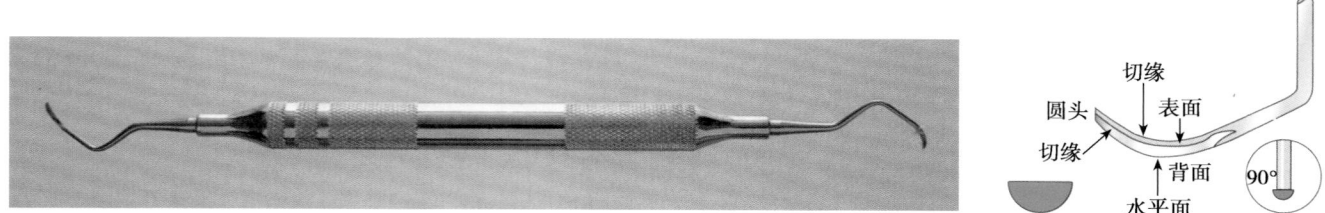

图 55-17 通用刮治器每个切缘都是工作刃。(Boyd LRB:Dental instruments:a pocket guide,ed 5,St Louis,2015,Saunders)

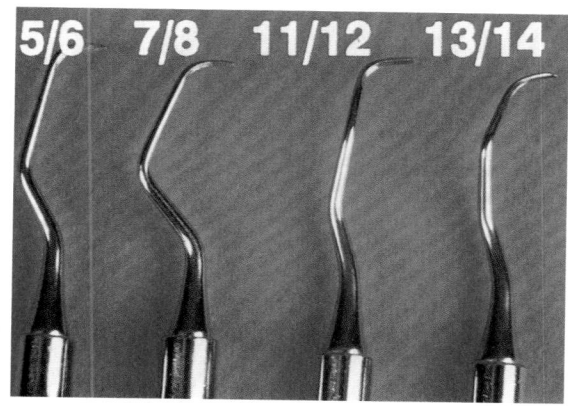

图 55-18　不同型号的 Gracey 刮治器。（Courtesy Hu-Friedy manufacturing, Chicago, IL）

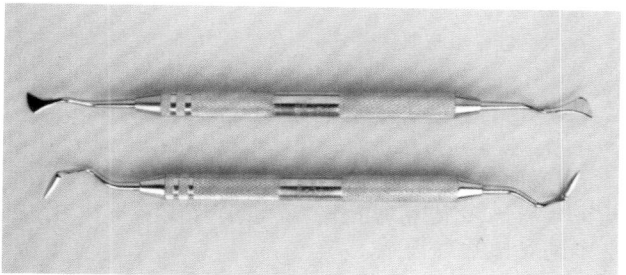

图 55-19　切龈刀。**A**, Kirkland 刀。**B**, 柳叶刀。（Newman MG, Takei H, Klokkevold PR, et al: Carranza's clinical periodontology, ed 11, St Louis, 2012, Saunders）

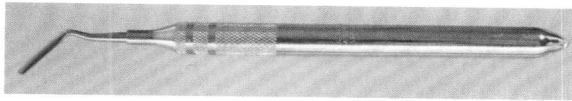

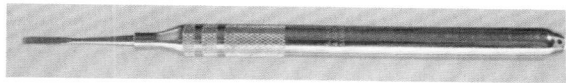

图 55-20　牙龈分离器。（Boyd LRB: Dental instruments: a pocket guide, ed 4, St Louis, 2012, Saunders）

印记镊

牙周袋印记镊外形似镊子；不过印记镊的一端光滑平直，另一端锋利并弯曲成直角，光滑的一端可置于袋底。用力时锋利的尖端可穿透牙龈，穿透处的出血点常作为牙龈切开的标记（图 55-21）。

⏴复习

7. 通常用哪种器械去除龈上结石？
8. 用哪种器械去除龈下结石？
9. 牙科探针在牙周治疗中的作用是什么？
10. 通用刮治器与 Gracey 刮治器的区别是什么？
11. 牙周袋印记镊的用途？

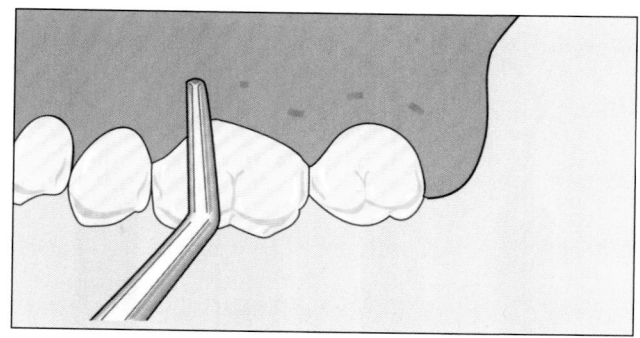

图 55-21　用牙周袋印记镊检查出血点，以确定手术切口

手工洁治和超声洁治

超声洁治和手工洁治均能达到有效地去除牙结石和牙菌斑的效果。目前医生更喜欢两种方法联合使用，病人也能从中受益。

手工洁治和超声洁治的优点

手工洁治的优点
- 较好的手感
- 更容易控制
- 用于不同位点的特殊设计能更好地清洁牙齿

超声洁治的优点
- 缩短愈合时间
- 水流的冲洗能保持工作面清洁
- 正确使用能减少重复动作
- 减少组织肿胀

超声洁牙机

超声洁牙机（ultrasonic scaler）能快速地去除牙结石，并减少操作者的手疲劳。较新的款式及细长的工作末端更易到达龈下牙周袋。目前牙周专业越来越多的使用超声洁牙机进行洁治（图 55-22）。

超声洁牙机的工作原理是将高频声波转化成使洁治器末端极速震荡（20 万~40 万周/秒）的机械能。工作端的水雾能降温并能持续冲洗袋底的碎屑和细菌（图 55-23）。

但是水雾也有可能排放出大量的气溶胶而污染诊室环境。因此在操作超声洁牙机时需有牙医助理使用强力吸引器以将气溶胶污染降到最低。

适应证

- 去除龈上结石和顽固的牙渍。
- 去除龈下结石、黏附菌斑以及根面的内毒素。
- 清洁根分叉部位。
- 牙周手术前去除牙面堆积的菌斑。
- 去除正畸用粘接剂，即脱胶。
- 去除悬突的边缘。

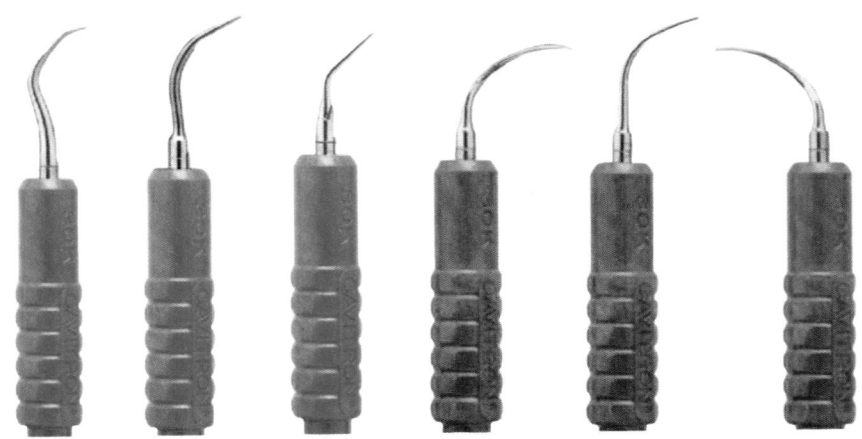

图 55-22   可达到口腔内任何区域的一系列超声工作尖。（Daniel SJ, Harfst SA, Wilder R: Mosby's dental hygiene: concepts, cases, and competencies, ed 2, St Louis, 2008, Mosby）

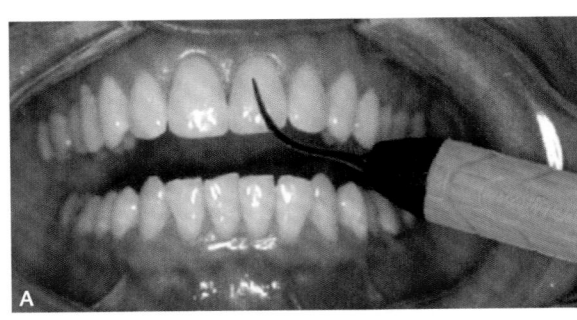

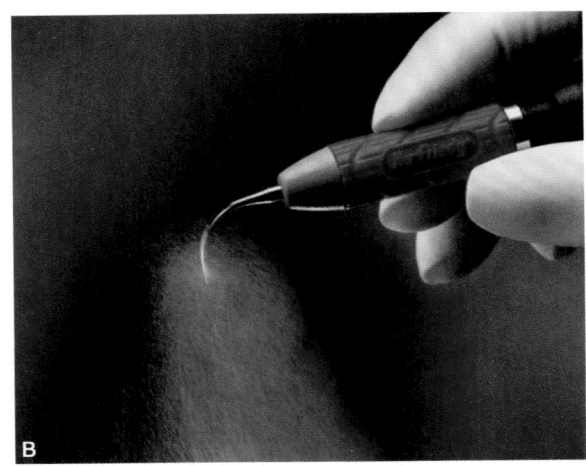

图 55-23   A, 超声洁治器的放置位置。B, 打开供水后的超声洁治器。（Courtesy Hu-Friedy manufacturing, Chicago, IL）

禁忌证

患有以下疾病的病人禁止使用超声洁牙机：

* 传染性疾病。已知病人患有传染性疾病（如结核）会传播污染性气溶胶，因此使用强力吸引器清除污染的气溶胶非常重要。
* 易感、抵抗力低的病人，如接受化疗的病人或 HIV 感染的病人、未控制的糖尿病、身体虚弱、器官移植的病人更容易受到感染。
* 呼吸道疾病。患有哮喘或其他呼吸性疾病，肺气肿以及肺囊性纤维化等慢性肺疾病的病人在治疗时，某些材料有可

能被病人吸入肺部。

* 吞咽困难。患有肌肉萎缩、多发性硬化症、瘫痪或肌萎缩侧索硬化（译者注：渐冻症）的病人会有吞咽问题或严重的呕吐反射。水流及水雾可能会使病人感到非常不适。
* 心脏起搏器。虽然目前尚没有此类病例报道，但使用超声洁牙机治疗前必须咨询病人的心血管医生，因为治疗用超声可能会干扰起搏器工作。新型超声洁牙器有保护涂层以预防对起搏器的干扰。

下列口腔问题也是超声洁牙的禁忌证：

* 脱矿部位。超声洁治器的震动可能会使脱矿部位的再矿化釉质脱落。
* 暴露的牙本质。牙齿硬组织的丧失可能引起牙齿敏感。
* 修复材料。超声洁治器可能会损伤瓷修复体、复合树脂以及瓷贴面等美学修复材料。
* 钛金属种植桥。超声洁治器的工作末端若无特殊塑料套管保护，可能会损坏钛金属表面。
* 狭窄的牙周袋。超声洁治器工作末端无法进入狭窄的龈下牙周袋，因为没有合适的角度而且视线受限。

儿童使用时的注意事项

幼嫩的组织对超声振动非常敏感。儿童牙髓腔较大，这种振动和产热可能会损害乳牙或年轻恒牙的牙髓组织。因此，乳牙和年轻恒牙禁止用超声洁牙机洁治。

⊖复习

12. 超声洁牙机如何工作？
13. 哪些口腔状况是使用超声洁牙机的禁忌证？
14. 患有传染性疾病的病人能否使用超声洁牙机？

牙周病的非手术治疗

口腔预防

口腔预防通常是指牙齿抛光和清洁，即彻底清除结石、软垢、菌斑以及龈上和龈下非附着牙面的污渍。口腔保健人员中

只有牙科医生和牙科卫生士有权实施口腔预防工作。见操作55-1。

预防性治疗作为一种预防措施适用于牙龈健康的病人,通常在病人复诊时进行。牙齿预防性治疗也是治疗牙龈炎的重要方法。

洁治、刮治和根面平整

洁治、刮治和根面平整是牙周洁治术的一部分。刮治的目标是去除牙面的堆积物及牙周袋内的生物负载,此操作能协助牙周组织恢复健康。刮治前通常需要局部麻醉。

洁治(scaling)是使用牙周洁治器清除龈上结石,刮治是去除龈上和龈下结石。结石清除后的牙面可能会变粗糙,这是因为牙骨质会发生坏死,也因为刮治在牙骨质上形成沟槽和刮痕(图55-24)。

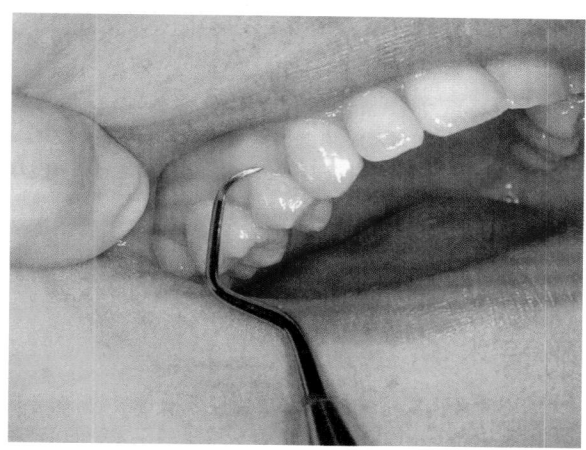

图 55-24　用 Gracey 刮治器进行洁治和根面平整。(Newman MG,Takei H,Klokkevold PR,et al:Carranza's clinical periodontology,ed 11,St Louis,2012,Saunders)

根面平整(root planing)是在刮治后去除残余结石和嵌入根面的坏死牙骨质的方法。根面平整后,牙齿根面会变得光滑且无细菌内毒素。光滑的牙面利于病人清洁。

龈刮除术

除了洁治和根面平整外,有些病人需要实施龈刮除术。龈刮除术包括使用锐利的刮治器搔刮或清理牙周袋内侧的牙龈,以去除袋壁上的坏死组织。龈刮除术也称为龈下刮治。

抗菌素和抗生素的使用

牙周治疗后医生可能会为病人使用抗菌素和抗生素(图55-25)。

四环素非常适用于治疗早发性牙周炎,也可以用于速发的破坏性牙周炎。四环素会影响避孕药的效果(如口服避孕药)。

青霉素对于治疗牙周疾病引起的感染效果稍差,因为多数牙周病的病原体对其产生耐药。

使用氟化物漱口能抑制牙周袋内细菌的生长,从而可减少牙周出血。

使用洗必泰漱口(每天两次)是抗微生物治疗的有效方法,可以减少菌斑及牙龈炎的发生。洗必泰可能造成牙齿、舌体及

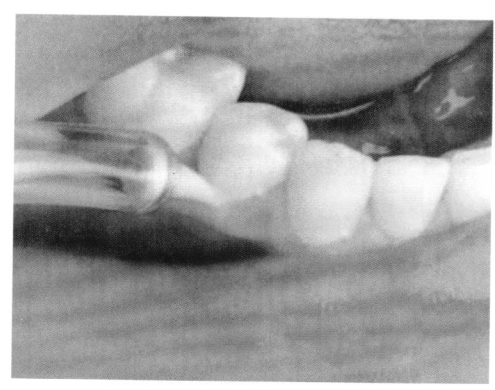

图 55-25　冲洗器末端能以较低的压力挤出抗生素,末端的软橡胶可进入龈缘下并能很好的清洁牙周袋和根分叉,且易于病人日常护理。(Courtesy Water Pik,Inc.,Fort Collins,CO.)

树脂修复体上产生暂时性的棕色污渍,这些污渍可以通过抛光去除。

局部上药

是指将抗生素直接置于牙周袋内。当其他治疗方法对牙周袋无效时,可将含四环素的纤维条置入牙周袋内。这种操作类似于在取印模之前置入排龈线。含四环素纤维条最适用于袋深大于7mm的牙周袋,且置入后能取出。

其他方法包括使用注射器将可溶解材料,如凝胶(含有类似四环素的抗生素)注入牙周袋内。当凝胶遇热并达到体温的温度时会变成半固体状。这种材料可释放抗生素,并且因为可溶解,所以无须去除。除此之外,还可将可溶解的洗必泰缓释薄片置入深的牙周袋内。

这些方法的优点是易于放置且无需取出。局部用药的方法特别适用于单个部位的复发牙周炎,也是对于不能耐受牙周系统治疗的病人的一种折中治疗方法。

←复习

15. 牙齿预防性治疗中最常用的术语有哪些?
16. 谁可以合法的实施牙齿预防性治疗?
17. 牙周非手术治疗有哪3种?
18. 在牙周治疗中如何使用四环素?

牙周病的手术治疗

当非手术疗法不能阻止疾病的进展时,可实行牙周手术以控制牙周的破坏和附着丧失。

手术的优缺点

牙周手术的主要优点是操作者能通过翻起或去除牙龈而清楚地看到牙齿根面。通过手术将牙根暴露后,更易于操作者进行彻底的刮治和根面平整,也利于病人清理平时难以触及的区域。

牙周手术的缺点和禁忌证即手术的局限性,是指手术受病人健康状况与年龄的影响。从病人方面来看,手术的缺点是时间与

费用的消耗、影响美观以及不适感。牙医助理要与病人进行良好的沟通,并以一种特定角色就病人关心的问题进行讨论。

保留骨

牙周留存的骨量是决定是否实施牙周手术的一个重要因素。当牙齿周围仍有大量骨存在时,牙科医生通常实施"等等看"的方法暂缓或避免进行手术。在此观察阶段,对病人来说做到良好的居家护理和日常口腔护理非常重要。若牙周骨量已经减少,延迟手术可能会极大的降低牙齿保留的机会(图55-26)。

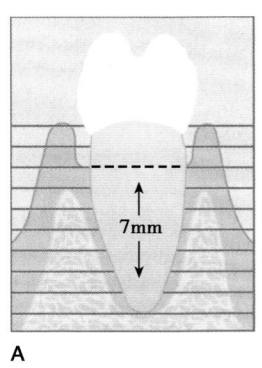 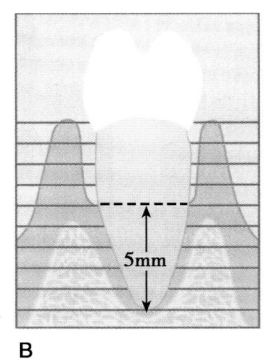 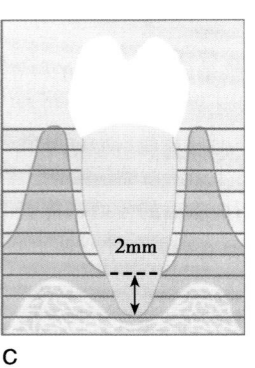

图 55-26　根据骨吸收的程度判断预后。**A,** 仍有大量骨存留时,延迟手术的方法是安全可行的。**B,** 显示骨吸收达一半,加之有 2mm 的龈退缩,可严重威胁牙齿的稳定,因此建议施行手术治疗。**C,** 严重的骨吸收,可实施手术以挽救牙齿,但是预后较差。(Perry DA, Beemsterboer PL: Periodontology for the dental hygienist, ed 4, St Louis, 2014, Saunders)

切除术

牙周切除术是去除牙周多余组织的手术,是缩小牙周袋最快的方法。牙龈切除术和牙龈成形术是最常见的牙周切除术。

牙龈切除术

牙龈切除术(gingivectomy)是去除患病牙龈组织的手术,当需要减少牙周袋深度、去除纤维化的牙龈组织时可实施牙龈切除术。手术时要先使用牙周袋印记镊标记出血点,然后用牙周手术刀及手术剪去除牙龈组织。近来口腔激光仪器越来越广泛地用于牙龈切除术中(见后内容)。伤口愈合后,牙周袋缩小,且易于病人清洁(图55-27)。

牙龈成形术

牙龈成形术(gingivoplasty)是重建和修整牙龈组织的手术。伴有纤维组织增生的深牙周袋是牙龈切除术和成形术的主要适应证,两种手术常同时使用。见操作55-2。

牙龈成形术中,使用牙周手术刀、金刚砂钻针、刮治器和手术剪对牙龈进行重新修整,使牙龈边缘变薄并塑形成锯齿状。

切开术

切开术即牙周翻瓣术(periodontal flap surgery)或翻瓣术(flap surgery),不适合牙龈切除术的病人可选择翻瓣术。翻瓣术并非将牙龈组织去除,而是将其从牙根和牙槽骨底部推开翻起,就像打开信封。

当提起牙龈瓣时,牙科医生将实施以下一种或多种操作:
- 彻底的刮治暴露牙面的结石并行根面平整
- 侧向移动龈瓣以充填邻近缺乏牙龈组织覆盖的牙齿根面(侧向滑动皮瓣)
- 重新修整(重塑)牙槽骨基底

手术完成后,龈瓣紧贴牙齿并缝合至固定位置,术后使用牙周塞治剂。

牙周骨手术

牙周炎时牙齿周围结缔组织减少且牙槽骨吸收,而牙周骨手术(osseous surgery)就是修整牙周支持骨的手术,可以消除牙周袋、去除缺损并恢复骨的正常外形。骨手术包括骨成形术和骨切除术。两种手术都需要暴露骨,使用金刚砂钻针或骨凿对其进行重新修整或去除(图55-28)。

骨成形术

骨成形术(osteoplasty),也称骨添加术,术中对骨进行重新修整和塑形。此外也可通过移植骨或植入人工骨替代品的方法增加骨量,这类手术称为骨量扩增(bone augmentation)术。手术适用于牙周疾病引起的骨缺失或没有足量支持骨而需要进行牙齿种植者的准备阶段。

骨切除术

骨切除术(ostectomy)也称减骨手术,就是用手术的方法去除骨,手术适合有外生骨增长的病人。例如,病人需要做全口义齿但是过长的牙槽骨可能会令病人产生不适并影响义齿就位,这种情况下需要做骨切除术。通常,骨切除术和骨成形术需要同时使用(图55-29)。

牙冠延长

牙冠延长(crown lengthening)是用手术的方法显露更多的牙面,以替代冠修复。牙冠延长是前牙美学修复中最常用的方法,包括去除软组织或去除牙槽骨及软组织。除了美观外,牙冠延长的适应证还包括近龈缘或牙槽嵴的牙齿断裂和龈下的龋坏(图55-30)。

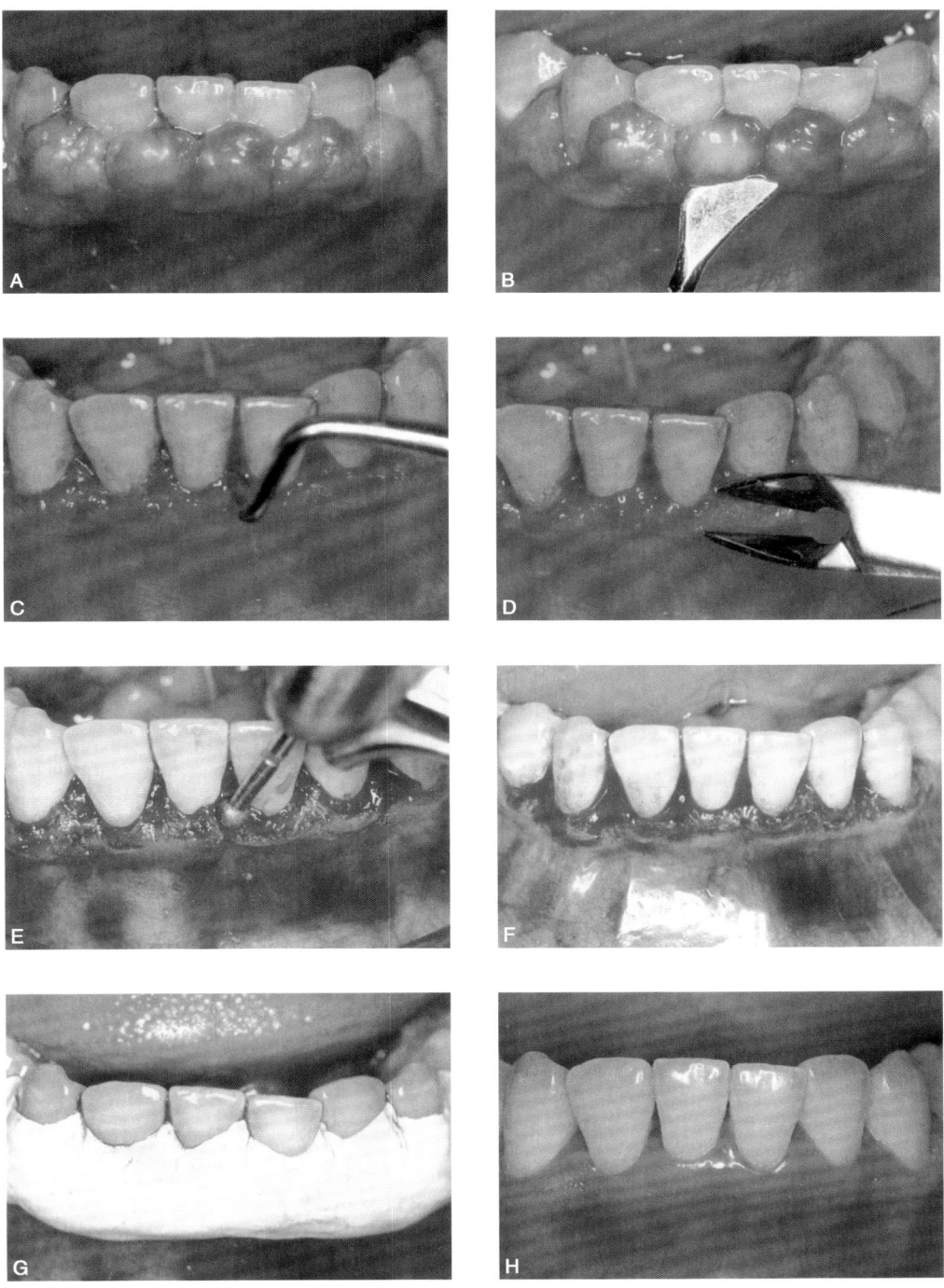

图 55-27　牙龈切除术治疗牙龈增生。A,增生的牙龈。B,使用 Kirkland 刀切开牙龈。C,使用柳叶刀切除邻间隙组织。D 和 E,用组织剪和圆形金刚砂钻针实施牙龈成形术。F,手术结束后。G,放置牙周塞治剂后。H,术后 3 个月。(Newman MG, Takei H, Klokkevold PR, et al: Carranza's clinical periodontology, ed 11, St Louis, 2012, Saunders)

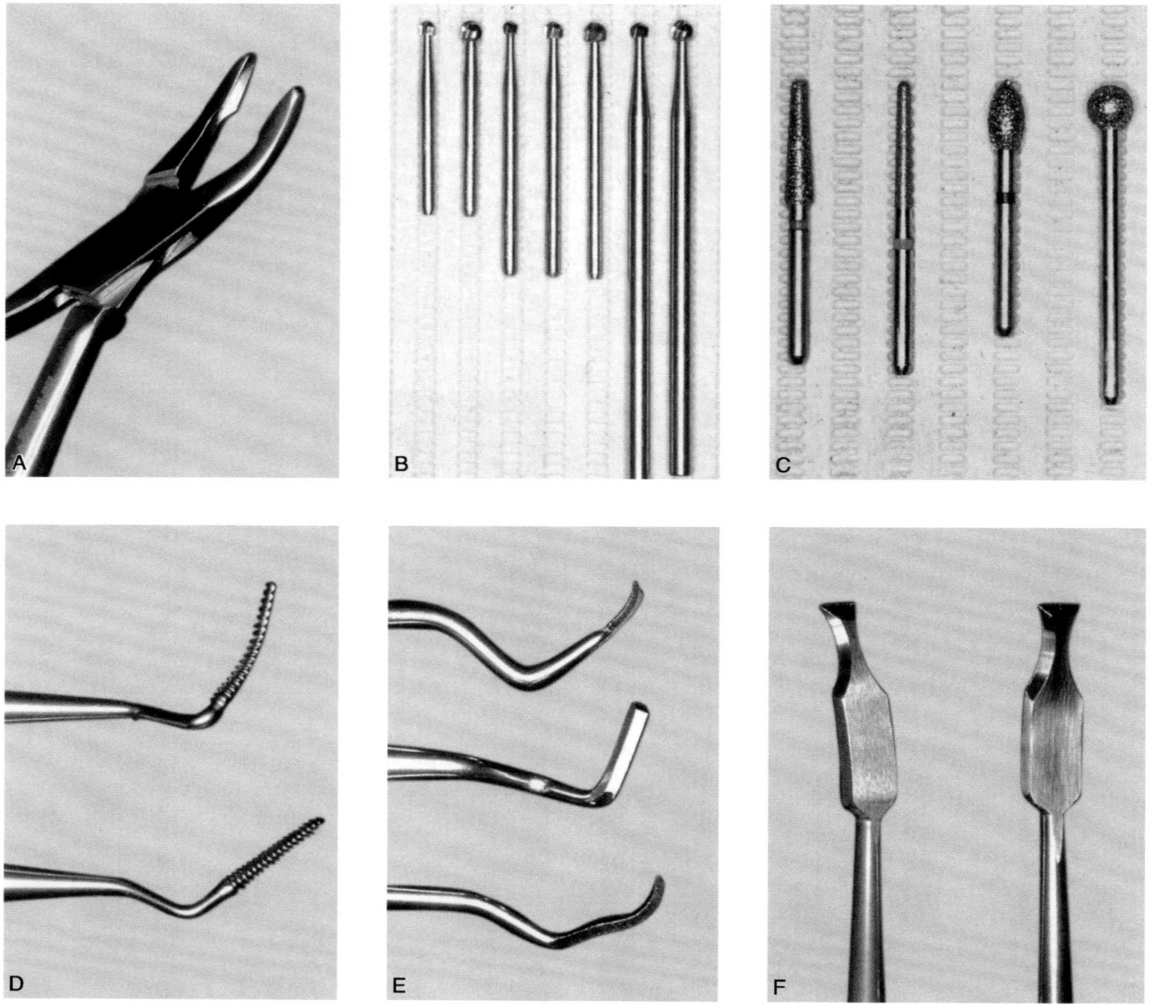

图 55-28   骨手术中常用的器械。**A**,咬骨钳。**B**,碳化钨钢球钻(从左至右为球钻、长柄球钻和低速手机球钻)。**C**,金刚砂钻针。**D**,牙间隙锉。**E**,反向凿。**F**,Ochsenbein 凿。(Newman MG,Takei H,Klokkevold PR,et al:Carranza's clinical periodontology,ed 11,St Louis,2012,Saunders)

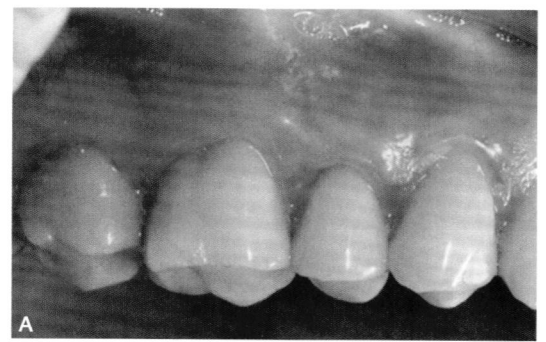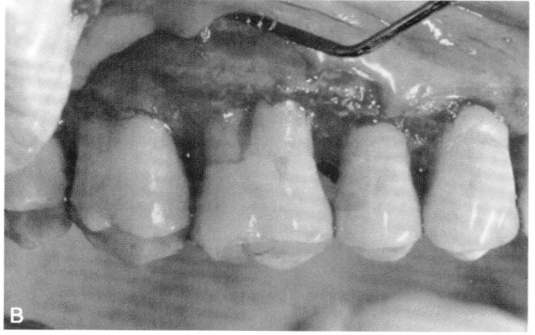

图 55-29   骨成形术修剪骨边缘。**A**,术前颊侧的照片显示两个牙冠上有外生骨。**B**,龈瓣回缩后显示表面的外生骨。

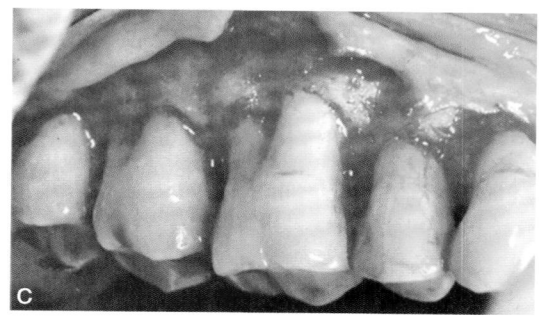
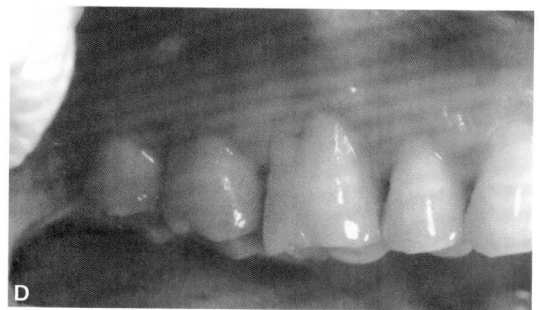

图 55-29（续）　C,骨手术后,通过骨成形术和轻度的骨切除术去除了两个磨牙间的多生大块骨。D,术后 6 周的照片。（Courtesy Dr. Joseph Schwatz,Portland,OR ；Newman MG,Takei H,Klokkevold PR,et al:Carranza's clinical periodontology,ed 11,St Louis,2012,Saunders）

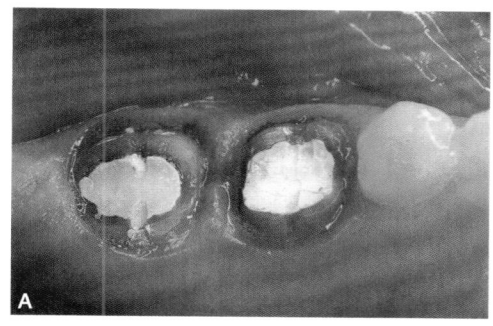
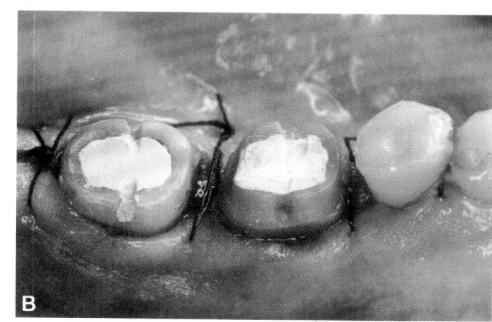
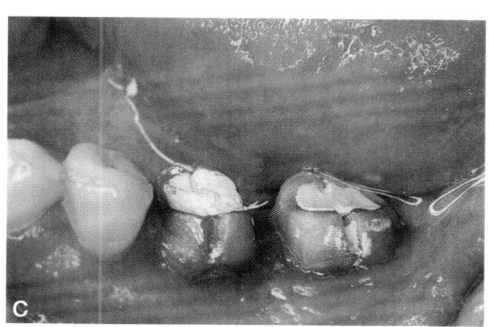
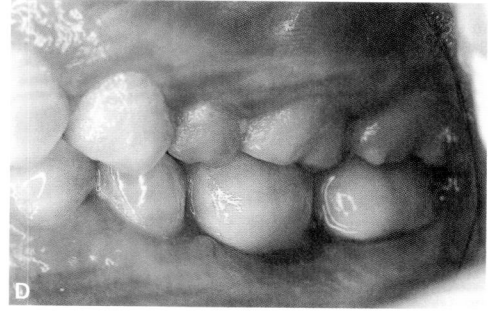

图 55-30　牙冠延长术通过改良的保留和修复技术,可使其他无法修复的下颌磨牙成功修复。A,牙冠延长术前。B,牙冠延长术后。C,术后的颊侧面。D,修复完成。（Newman MG,Takei H,Klokkevold PR,et al:Carranza's clinical periodontology, ed 11, St Louis,2012,Saunders）

软组织移植

带蒂移植

带蒂移植是将相邻牙或无牙区的牙龈瓣移向另一颗牙的受瓣区。带蒂牙龈三面游离,但仍保留一条边与组织相连以提供血液供应。带蒂移植最适用于单侧的牙龈退缩者,用移植龈瓣覆盖暴露的牙根,增加附着龈量。

游离龈瓣移植

游离龈瓣移植与带蒂移植不同,游离龈瓣移植的供龈区远离受龈区。移植龈瓣没有血液供应,要依靠受龈区供血。最常用的供龈区是上腭(图 55-31)。

病人的术后指导

牙周手术后,医生可能会为病人开具镇痛药或抗生素。多数医生建议病人每日两次使用抗菌漱口水以控制菌斑。在术后第一周,伤口愈合的初期使用氯己定漱口,以清新口腔并抑制菌斑形成。术后的指导能减轻病人的不适并促进愈合。

⊖ 复习

19. 牙周手术的主要目的是什么?
20. 病人认为牙周手术最大的缺点是什么?
21. 什么是牙龈切除术?
22. 骨手术的目的是什么?

牙周塞治剂

牙周塞治剂(periodontal dressing/periopak)像绷带一样覆盖伤口,有以下作用:

- 使龈瓣固定在位
- 保护新生组织
- 减轻术后疼痛,减少感染和出血
- 保护手术区免受进食、饮水过程中的创伤
- 固定松动的牙齿

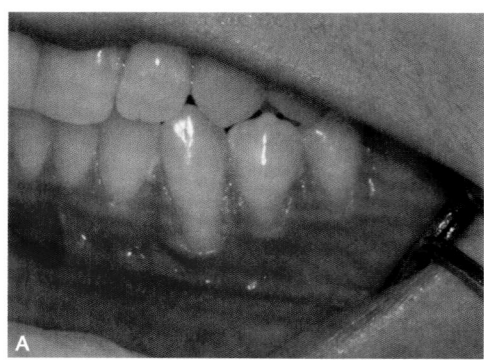

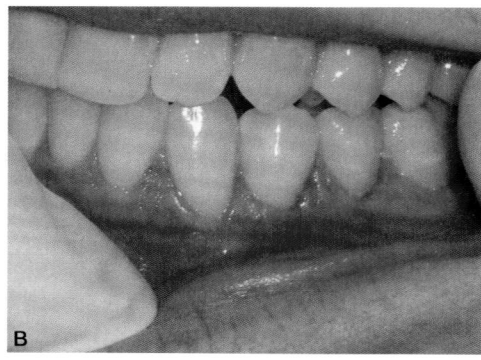

图 55-31　A,软组织移植前#22 牙龈退缩。B,软组织移植后(Courtesy Dr. Christine Ford,Santa Rosa,CA)

牙周手术后的病人指导

活动:术后几天限制活动。

漱口:术后 24 小时内不要漱口。

出血:术后 4~5 小时内可能有少量出血是正常的,若持续出血,可用纱布紧压 20 分钟,必要时继续按压,按压过程中不可将纱布掀开。不可用漱口的方法止血,若仍持续出血,请联系医生。

不适:麻醉作用消失后可能会有不适感,若有医嘱,可服用镇痛药。若用药后疼痛仍不缓解,请联系医生。

进食:术后进软食,避免用手术区咀嚼,术后第 1 天避免喝过热的饮料。感觉舒适后可进普食,浓的调味品或辛辣食物会刺激手术区。

塞治剂:牙齿周围可能放置塞治剂,塞治剂在 2 小时内变硬,因此在塞治剂变硬前避免外力使其变形。塞治剂一般在下次复诊时才拆除,但仍有小部分会碎裂脱落,若大片塞治剂脱落,请联系医生。

肿胀:多数手术后会出现肿胀,可在面部外敷冰袋,15 分钟后取下,间歇 15 分钟后再次冰敷,持续 4 小时。若肿胀延伸至颈部或下颌,联系医生。

居家护理:若有牙周塞治剂,用软牙刷轻刷塞治剂表面;若无牙周塞治剂,术后最初几日可用软牙刷轻柔地清理手术区域。术后第 2 天可用医嘱开具的药物漱口水或温盐水轻柔漱口。

若有任何问题及疑虑,联系医生。

市面上有多种材料制成的牙周塞治剂,通常使用的是氧化锌丁香酚(zinc oxide-eugenol,ZOE)和不含丁香酚的氧化锌塞治剂。

氧化锌丁香酚塞治剂

ZOE 塞治剂备有粉和液,混匀使用。塞治剂可以预先混合,用蜡纸包装然后放入冰箱冷冻保存备用(图 55-32)。

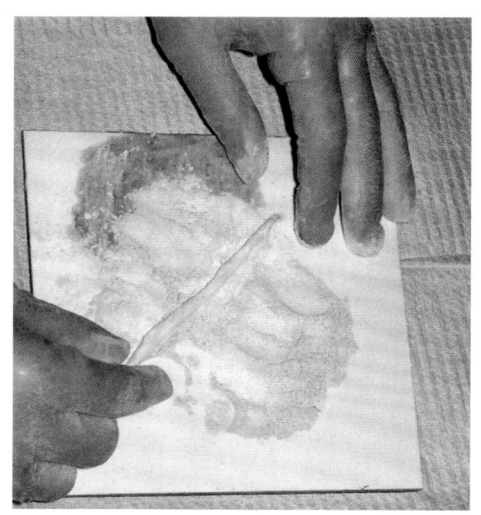

图 55-32　预调拌氧化锌粉剂和丁香酚液

ZOE 凝固缓慢,需较长时间凝固成坚硬结实的整块,并能很好地支撑和保护组织及龈瓣。对丁香酚过敏的病人,使用塞治剂的局部可能发红并有烧灼感。

不含丁香酚的塞治剂

不含丁香酚塞治剂是最广泛使用的牙周塞治剂,分装在两支管内,一支为基础材料,另一支为催化剂。

不含丁香酚塞治剂易混合,且易于放置,并且表面光滑,病人感觉舒适。此材料在温热的环境中凝固速度快,不能预混及储存(图 55-33)。见操作 55-3 和操作 55-4。

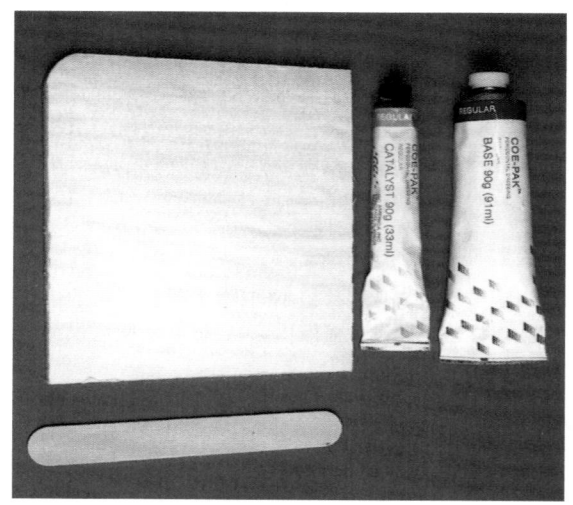

图 55-33　混合前的不含丁香酚的塞治剂

牙周成形术

目前,越来越多的全科牙科医生通过新的美容手术拓展职业范围,如树脂修复、陶瓷贴面和瓷冠及牙齿种植等。为改善病人的容貌,必须使牙齿和组织的外观自然健康,牙周的健康与牙齿修复之间的关系非常重要。为了实现修复体的功能和美观,牙周组织必须是健康的;若想保持牙周组织的健康,修复的牙齿必须设计合理、正常就位。全科牙科医生和牙周医生合作既能保持牙周的最佳健康状况,又能做到美观和功能的修复。牙周成形术(periodontal plastic surgery)能修整牙龈组织在外形、位置和数量上的缺陷(图 55-34)。

牙周成形手术的类型
牙冠延长术
牙槽嵴增宽术
美学手术
根面覆盖术
龈乳头重建术
种植体周围软组织缺损美学修复
埋伏阻生牙的外科开窗术(正畸治疗)
牙周-修复联合治疗

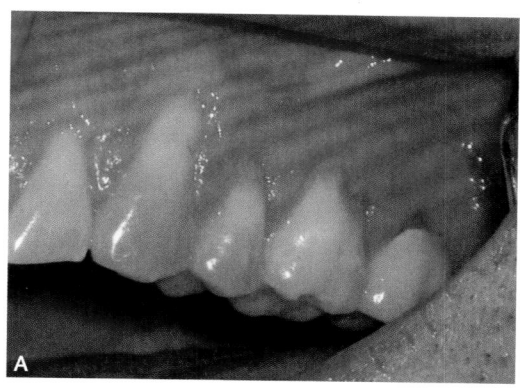 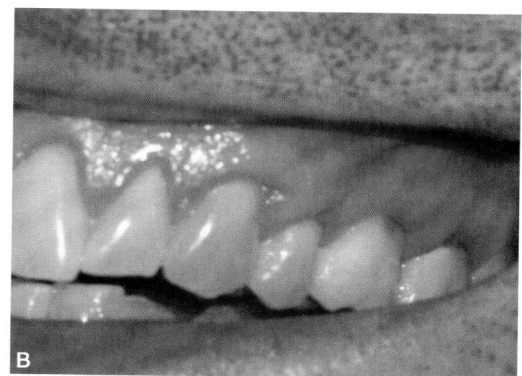

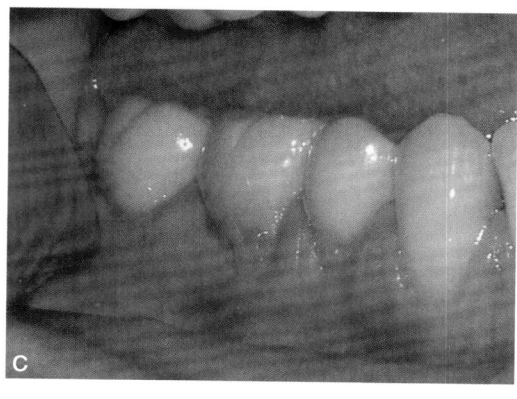 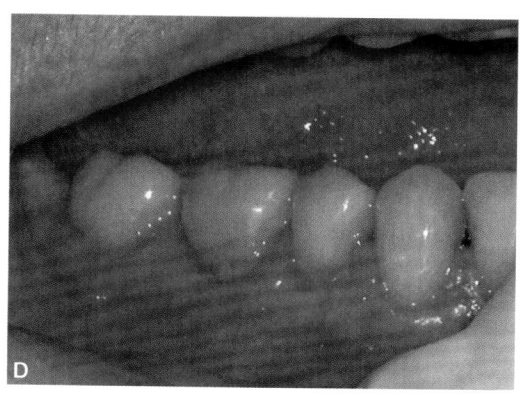

图 55-34　A 和 C,术前的龈退缩。B 和 D,牙龈移植术后以及愈合的牙龈。(Courtesy Dr. Christine Ford, Santa Rosa, CA)

激光在牙周中的应用

激光(laser)是英语 light amplification by stimulated emission of radiation 的缩写 LASER,意思是电子在外加光辐射受激下发射出被放大的光。激光束是高度集中的光束,此光束的能量经调整后可对组织进行切割、气化及烧灼(图 55-35)。

激光的使用为牙科医生提供了一个有前景的新技术,激光在牙科临床广泛应用的研究仍在进行中。激光在牙周科软组织方面的应用包括以下几个方面:

- 治疗肿瘤及皮肤病变
- 气化多余组织,如用于牙龈成形术(图 55-36)、牙龈切除术和系带切除术(图 55-37)
- 去除或减少增生组织(图 55-38)
- 血管病变时的止血(图 55-39)

激光治疗的优点

激光治疗在以下几个方面优于传统手术:

- 激光切口的愈合较电刀切口愈合的速度快(但是,手术刀片切口的愈合比激光切口愈合更快)。
- 止血快。

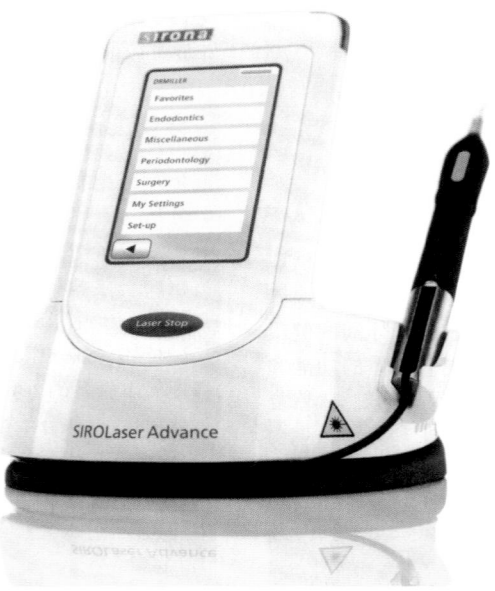

图 55-35　激光装置。(Courtesy Sirona Dental Inc.,Charlotte,NC.)

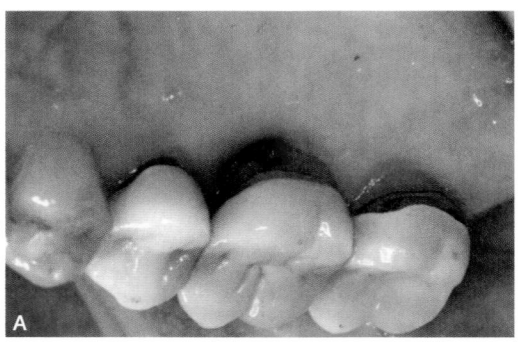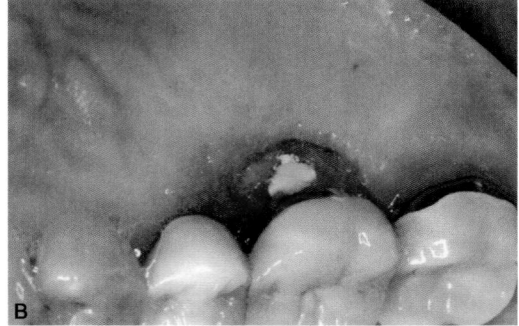

图 55-36　牙龈切除术前(A)和术后即刻(B),图片显示牙龈切除术改善了预后。(Convissar RA:Principles and practice of laser dentistry,St Louis,2011,Mosby)

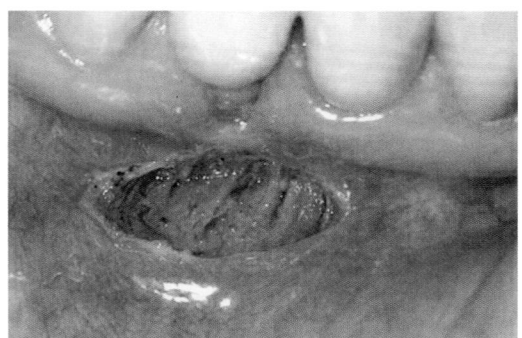

图 55-37　激光系带切除术后即刻几乎无出血。(Convissar RA:Principles and practice of laser dentistry,St Louis,2011,Mosby)

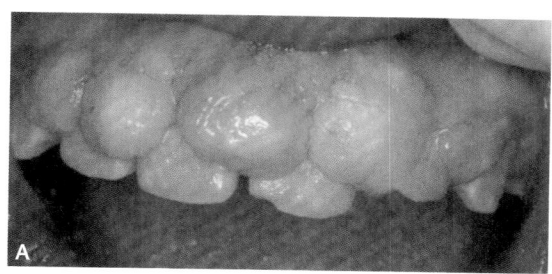

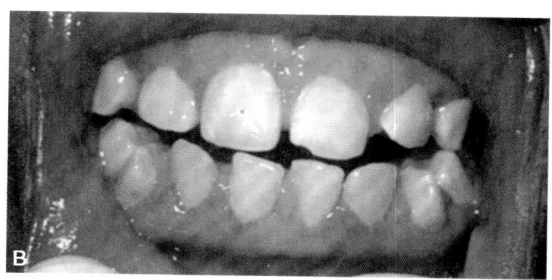

图 55-38　激光去除因服用环孢素引起过度增生的牙龈组织。（Convissar RA：Principles and practice of laser dentistry，St Louis，2011，Mosby）

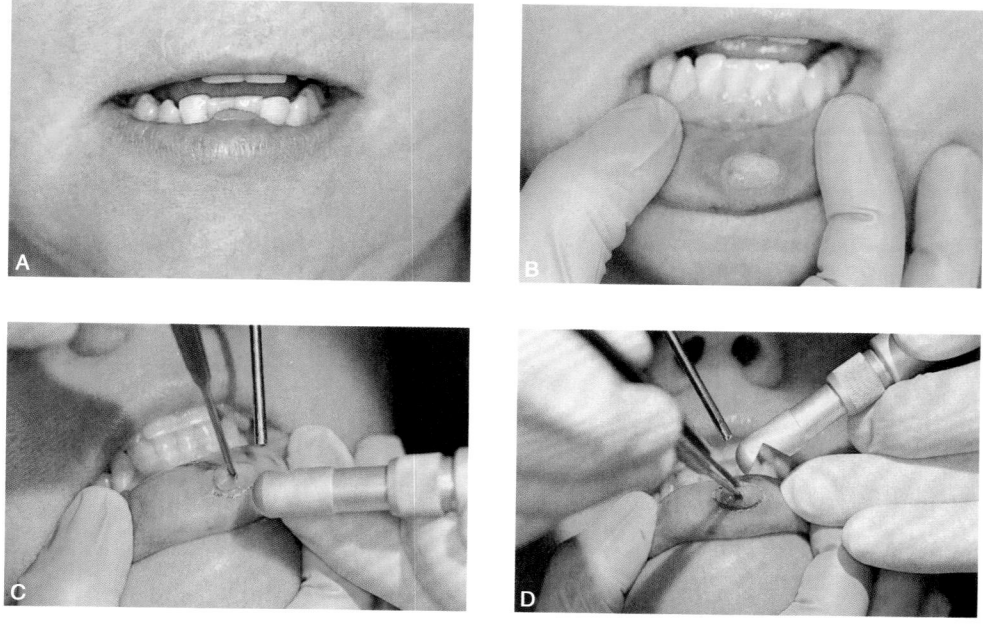

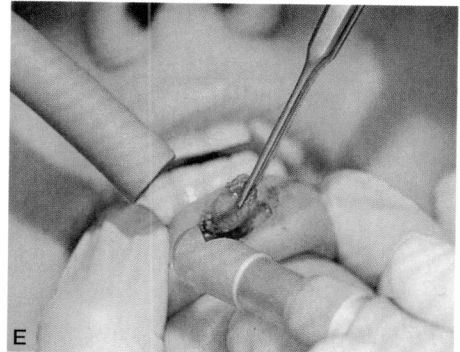

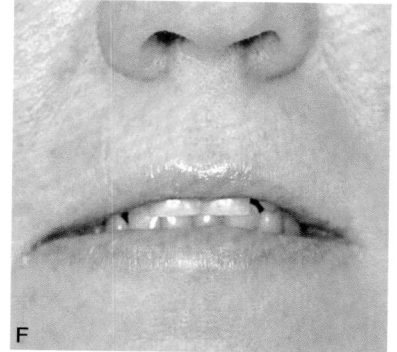

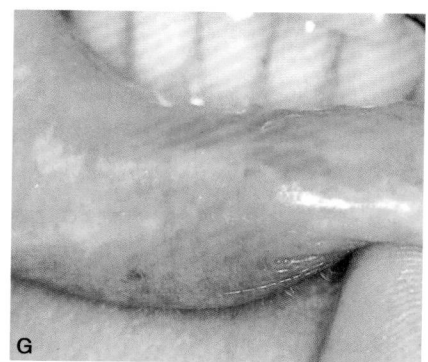

图 55-39　A 和 B，下唇的病变。C 和 D，用激光治疗病变。F 和 G，术后 10 天，拆线后的美学效果。（Convissar RA：Principles and practice of laser dentistry，St Louis，2011，Mosby）

- 术野相对清晰。
- 血源性污染的风险小。
- 对邻近组织创伤小。
- 术后的肿胀、疤痕和疼痛轻。
- 部分手术用时非常短。
- 惧怕外科手术的病人能接受激光治疗。

激光的安全问题

　　激光治疗过程中需要对病人及牙科工作人员进行防护,任何操作者或助理在使用时必须接受全面培训。

　　安全使用激光的操作指南包括以下的防护用具及防护方法:

- 防护眼镜:牙科工作人员和病人必须佩戴特殊的防护眼镜以保护眼睛(图55-40)。
- 哑光器械:器械、口镜甚至抛光修复体的反光面能反射激光的能量,因此建议使用哑光(不反光)器械以避免反射(图55-41)。
- 保护非靶区组织:非靶区的口内组织(不需要激光治疗的组织)要用湿纱布遮盖。
- 强力吸引器:用强力吸引器吸除组织气化时产生的烟雾,因为烟雾可能有传染性。

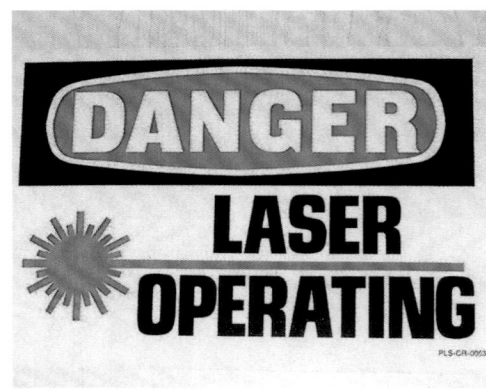

图55-40　为了防止不戴特制滤光镜人员的眼睛被伤害,必须在激光的作用范围内设置警示标识

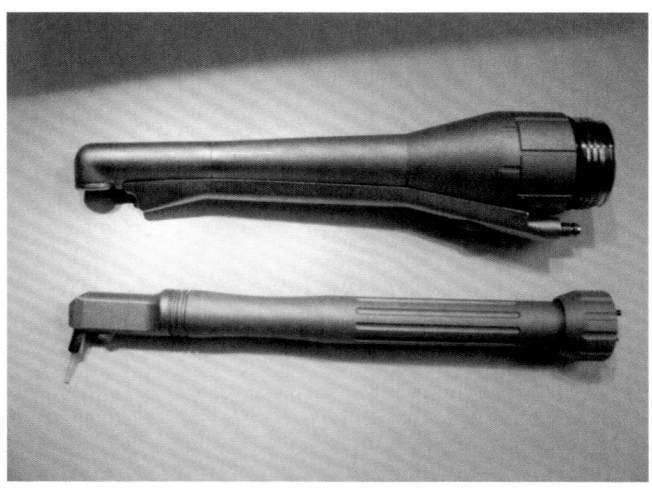

图55-41　哑光的激光器械。(Convissar RA:Principles and practice of laser dentistry,St Louis,2011,Mosby)

➡ 复习

　　25. 使用激光的工作人员需要培训吗?

■ 健康教育

　　牙医助理在牙周门诊中发挥着重要作用,要让病人了解疾病的病因及如何掌握新的口腔清洁技巧以达到良好的牙周健康(详见第14章和第15章)。

　　比起简单的刷牙和使用牙线,牙周病人需要更多更全面的居家护理方法,这些病人常伴有因疾病或牙周手术导致的附着丧失,因此对他们而言,清洁根分叉、牙周袋及根面暴露区域是个不小的难题。

　　由于疾病原因,大部分牙周病人的口腔卫生差,牙医助理可激励牙周病病人保持日常口腔卫生的积极性,并要鼓励他们一直坚持。口腔的全面居家护理每日可能需要15~30分钟,对于病人来说,改变日常习惯可能很难,因此牙医助理必须要耐心,并理解鼓励病人。■

■ 法律和伦理问题

　　最常见的两类失职的诉讼案件是未能诊断出牙周病及未能将病人及时转诊给牙周医生。

　　牙周病的正确诊断需要全面的临床检查,这些检查应包括口内、口外检查、口腔黏膜、口腔卫生状况及全面的牙周状况和牙列的评估,并将每项评估做记录。文字记录能提供病人的历史信息,是对病人进行教育的工具,对治疗计划的制定也有指导作用,诉讼时也是重要的法律依据。■

■ 展望

　　新的证据表明,牙周疾病是造成及影响全身性疾病的一个危险因素,尤其是牙周感染与心血管疾病的关系,牙周病也与早产低出生体重儿、细菌性肺炎有关。此外,伴有牙周炎的非胰岛素依赖型糖尿病病人更不容易控制血糖。

　　美国国立卫生研究院(National Institute of Health,NIH)的研究发现,40岁以上的人群中,牙周病与心脏病史有关系。牙周病的炎性反应可能影响动脉壁。对心脏病与牙周病关系的研究仍在继续,不过很显然,健康的口腔是全身健康的必要条件。■

■ 评判性思维

　　1. Camp,女性,是全科诊所一位20年的老病人,她曾爽约过一次定期牙齿清洁的复诊,她的居家口腔护理做得不太好,在最近的一次复诊中,牙科医生告诉Camp女士她的牙周袋深度为4~6mm,需要去看牙周科医生。但是Camp女士不希望去牙周诊所,并保证今后认真刷牙并使用牙线清洁牙齿。你认为医生会对她说些什么?为什么?

　　2. 为什么诊所的牙科卫生士在进行超声洁治时要求你协助吸引?

　　3. 对一个刚转诊入牙周科、需要进行牙龈切除术的非常紧张的病人,你会说些什么?■

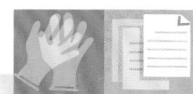

操作 55-1

协助完成牙齿洁治

目标

- ✔ 配合完成牙齿洁治

器械与物品

- ✔ 口镜
- ✔ 探针
- ✔ 前牙洁治器
- ✔ 通用刮治器
- ✔ 一次性抛光机头及抛光杯
- ✔ 一次性抛光机头及毛刷
- ✔ 抛光膏
- ✔ 弱吸引器和/或强力吸引器
- ✔ 纱布
- ✔ 牙线或洁牙带

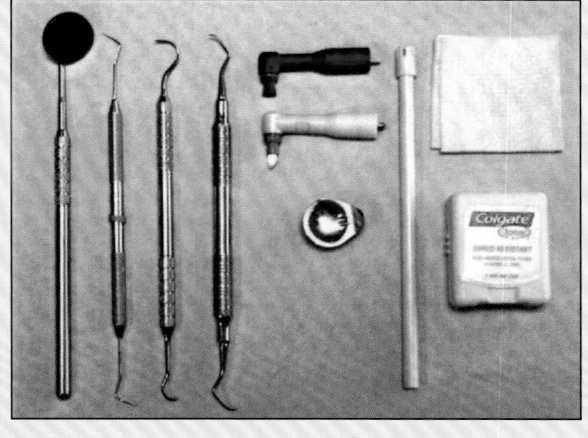

步骤

1. 传递探针给操作者以探查邻面和龈下结石。
   注:操作者在操作过程中要保持良好的视线和操作路径。
2. 必要时使用强力吸引器以牵拉唇、舌及颊部,使操作者在使用洁治器和刮治器时有良好的视线和入路,以去除所有的结石和菌斑。
3. 操作者检查并去除残留结石。
4. 操作者使用抛光膏、抛光杯及毛刷抛光牙齿。
5. 操作者使用牙线或洁牙带去除牙齿邻面的残留碎屑。
6. 根据需要对病人进行适合的口腔卫生宣教。
7. 记录操作过程。

操作 55-2

牙龈切除术和牙龈成形术的配合

目标

✔ 配合医生完成牙龈切除术和牙龈成形术

器械与物品

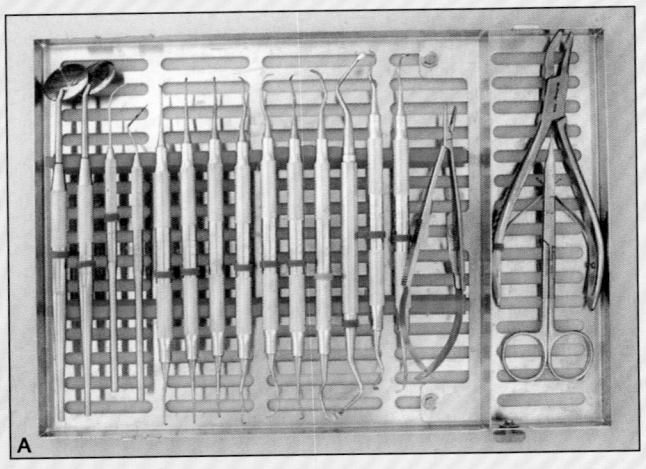

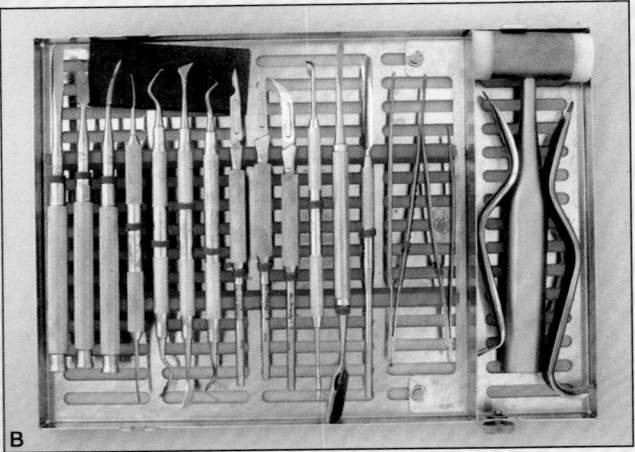

标准的牙周手术器械可分为两盒:A 盒从左至右为口镜、牙科探针、牙周探针、不同型号的刮治器、持针器、咬骨钳以及手术剪;B 盒从左至右依次为不同型号的凿子、Kirkland 刀、柳叶刀、刀柄及刀片(#15C、#15 和#12D)、骨膜剥离器、调拌刀、组织镊、颊牵开器、锤子和磨刀石。

步骤

牙医助理的任务

1. 准备病人的病史、影像资料和牙周检查记录表。
   目的:牙科医生要在手术前查看病历。

2. 协助完成局部麻醉。

3. 备齐医生所需物品,并随时准备传递及回收手术器械。
   目的:节约时间使手术顺畅。

4. 备纱布,以清洁器械上的污物。
   目的:牙周手术时会有大量的出血。

5. 准备口腔吸引器。
   目的:良好的视线和工作入路对牙科医生非常重要,也能令病人更舒适。

6. 用生理盐水冲洗。
   目的:保持手术区的清洁无碎屑。

7. 若需缝合,准备缝针及线,并用止血钳或持针器夹持,需要时传递予医生。
   目的:简化医生的操作步骤,使病人舒适。

8. 放置或协助放置牙周塞治剂。
   目的:塞治剂可像绷带一样保护手术区域。
   注:独自放置牙周塞治剂前注意查看当地的牙科实践法规。

9. 清洁病人面部血迹或碎屑,给予术后指导。
   目的:确保病人清楚理解术后指导的内容对其健康的必要性,并讲清法律相关问题。

10. 记录手术过程。

牙科医生的任务

1. 实施局部麻醉
   目的:除有镇痛作用外,局麻还可以收缩血管、减少手术部位的出血使术野清晰。

2. 医生使用印记镊在颊侧和舌侧牙龈标记牙周袋位置。
   目的:出血点可反映牙周袋深度,因此可作为第一切口的标记。

3. 医生使用解剖刀或牙周刀沿出血标记点以 45° 切开牙龈,倾斜的切面形成正常的牙龈轮廓及游离龈缘。

4. 医生使用手术刀沿切口线去除牙龈组织。

5. 医生将牙龈边缘修整为锥形,并将龈缘轮廓塑形为扇贝样。
   目的:可塑造出美观、健康的外观。

6. 医生使用牙间隙刀塑形龈乳头。
   目的:使牙齿间的凹槽平齐、等高。

7. 医生对牙根实施刮治和根面平整。
   目的:去除可能残留的结石,这些结石是术前无法处理的。

8. 必要时将伤口缝合。

9. 牙医助理冲洗手术部位并放置牙周塞治剂。
   目的:保护伤口。
   注:在某些地方,牙医助理有权放置和去除牙周塞治剂(拓展职能)。

操作 55-3

调拌和放置不含丁香酚的牙周塞治剂 *

目标

✔ 准备并协助医生放置牙周塞治剂

器械与物品

✔ 调拌纸板(制造商提供)
✔ 压舌板
✔ 不含丁香酚的塞治剂(基础材料和催化剂)
✔ 盛温水的纸杯
✔ 盐水
✔ 塑料填充器

步骤

材料调拌

1. 从两管材料中挤出相同长度的膏体置于调拌纸板上。
2. 用压舌板调拌两膏体,直至颜色混匀一致(2~3分钟)。
3. 当膏体粘着性降低后,将其放入盛有温水的纸杯中。
4. 将戴手套的手指蘸盐水润滑。
   目的:防止手套与膏体粘连。
5. 将膏体卷成与手术区长度相近的条状。

放置塞治剂

6. 先将塞治剂做成许多小的三角形紧压进牙间隙。

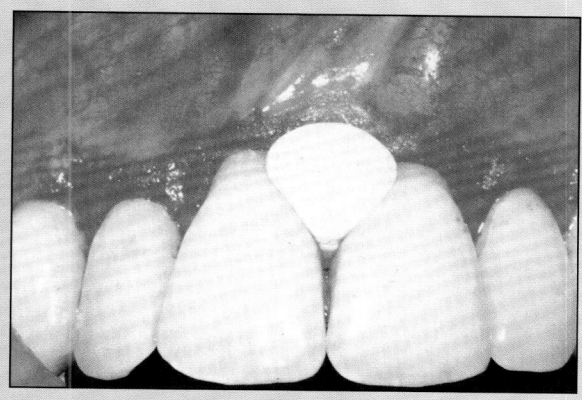

7. 将塞治条一端从术区最后一颗牙的远中面开始包绕。
8. 将其余部分塞治剂沿唇侧向前覆盖,并沿切开的龈缘轻柔按压。
9. 轻柔地将塞治剂按压入牙间隙区域。

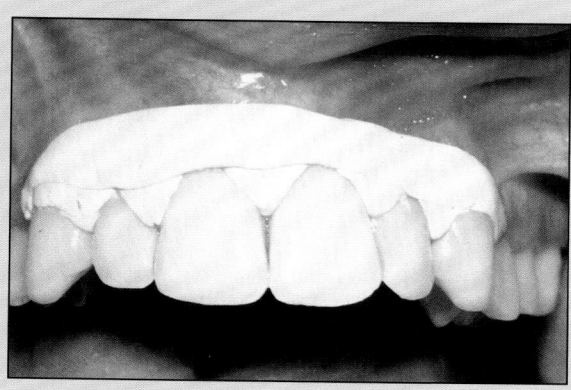

10. 按同样的方法用第二条塞治剂处理腭侧的手术区域。
11. 将腭侧和唇侧两条塞治剂在术区两端最后一颗牙的远中面捏合。
12. 轻轻按压腭侧和唇侧的塞治剂。
13. 检查塞治剂有无过度伸展,是否影响咬合。
    目的:过多的塞治剂会刺激移行皱襞及口底。
14. 去除多余的塞治剂,修整边缘避免粗糙。
    目的:若塞治剂不合适可能会脱落。

记录

15. 记录操作过程。

* 该操作可能不是牙医助理的拓展职能,请核查当地法规。

操作 55-4

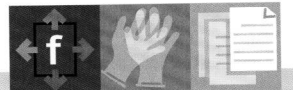

去除牙周塞治剂 *

目标

✔ 去除牙周塞治剂

器械与物品

✔ 挖匙
✔ 线剪(若有缝线时备用)
✔ 牙线
✔ 温盐水
✔ 冲洗液
✔ 强力吸引器或弱吸引器

步骤

1. 将挖匙置于塞治剂边缘底部。
2. 使用横向的力轻轻地将塞治剂撬离组织。
   目的:此时术区仍可能很敏感,新愈合组织较脆弱易受伤。

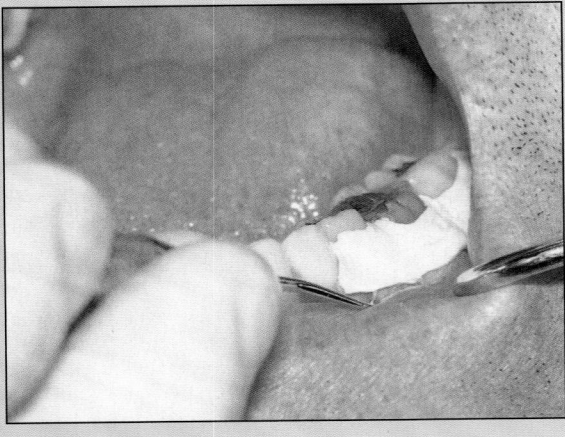

3. 若缝线与塞治剂粘连可先剪断缝线,然后拆除组织上的缝线。
   目的:若不小心牵拉缝线会引起病人疼痛,也有可能将伤口扯开。
4. 轻柔地用牙线去除牙齿邻面的小块塞治剂。
   目的:剩余的小块塞治剂碎屑会引起病人的不适,并刺激组织。
5. 用温盐水轻轻冲洗术区以清除表面的碎屑。

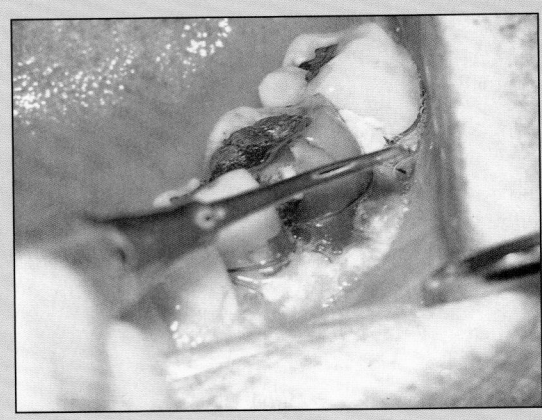

6. 用强力吸引器或弱吸引器吸除病人口中的液体。
7. 记录操作过程。

---

*该操作可能不是牙医助理拓展职能,请核查当地法规。

（李晓光 译,李秀娥 校审）

口腔颌面外科学

关键术语

干槽症(alveolitis):拔牙后血块形成障碍导致骨面暴露引起的疼痛和感染。

牙槽骨修整术(alveoplasty):拔牙后牙槽突的塑形和修整,一般为戴义齿做准备。

骨锉(bone file):用于磨平粗糙骨组织边缘的外科手术器械。

骨凿(chisel):用于切开和分离牙和骨组织的外科器械。

刮匙(curette):用于刮去牙槽窝内组织的外科器械。

戴上(donning):穿戴一件物品。

剥离器(elevator):用于离断牙周韧带和牙周膜的手术器械。

切除活检术(excisional biopsy):切除疑似口腔病变组织的手术操作。

脱落细胞活检术(exfoliative biopsy):从疑似口腔病变组织刮取部分细胞用于分析的诊断性操作。

牙钳(forceps):拔牙时用于夹持牙齿的外科手术器械。

硬组织埋伏阻生(hard tissue impaction):牙在口内被骨组织和牙龈组织完全覆盖。

止血钳(hemostat):用于夹持组织的外科器械。

阻生牙(impacted tooth):没有萌出的牙齿。

切取活检术(incisional biopsy):切取部分病变组织用于医学诊断。

脱位(luxate):牙齿脱位,例如牙从牙槽窝中脱出。

骨锤(mallet):和骨凿一起使用,用于分离牙或骨组织的外科器械。

持针器(needle holder):用于夹持手术缝合针的手术器械。

口腔颌面外科医生(oral and maxillofacial surgeon):专门完成头颈部手术的口腔医生。

口腔颌面外科学(oral and maxillofacial surgery):诊断及治疗口腔、面部、咽喉及相关区域疾病的口腔外科专业。

门诊(outpatient):医生诊治病人,治疗后离院回家康复。

牵开器(retractor):牵拉软组织,暴露手术区域的手术器械。

骨钳(rongeur):钳去、修剪牙槽骨组织的手术器械。

根尖挺(root tip picks):用于去除手术区域牙残根及碎片的外科器械。

手术刀(scalpel):外科手术刀。

软组织埋伏阻生(soft tissue impaction):牙被牙龈组织覆盖。

学习目标

完成此章节的学习之后,学生将能够达到以下目标:
1. 掌握关键术语的发音、写法和定义。
2. 描述口腔颌面外科手术和口腔外科医生和助理的角色。
3. 描述可能的手术设置。
4. 识别外科手术中的专用手术器械。
5. 解释外科手术中无菌的重要性。
6. 描述外科操作中的典型操作。
7. 描述伤口缝合和拆线的过程。
8. 描述手术后病人的护理。
9. 讨论手术可能引起的并发症。

实践目标

完成此章节的学习之后,学生将能够达到以下技能水平:
- 准备无菌区
- 完成外科刷手
- 戴无菌手套
- 协助简单切除手术
- 协助复杂牙拔除术和牙槽骨修整术
- 协助拔除阻生牙
- 协助伤口缝合
- 拆线
- 协助治疗干槽症

口腔颌面外科学（oral and maxillofacial surgery）包括头颈部疾病的诊断和治疗,涵盖创伤、软组织和骨组织缺损后继发畸形等领域。

口腔颌面外科适应证

- 拔除无法修补的坏牙
- 拔除阻生牙
- 拔除死髓牙
- 磨平修整牙槽嵴
- 正畸减数拔牙
- 拔除牙根
- 切除囊肿和肿瘤
- 活检
- 颌面部骨折的治疗
- 正颌外科手术
- 颞下颌关节手术
- 修复重建手术
- 唇腭裂修复手术
- 唾液腺手术
- 种植外科手术

口腔颌面外科团队成员

口腔颌面外科医生

口腔颌面外科医生（oral and maxillofacial surgeon, OMFS）,俗称口腔外科医生,是研究生毕业后接受4~6年学习的住院医生。口腔外科医生在培训完成前一年要学习内外科,重点学习外科技术、麻醉学和口腔医学,在行医前必须通过由美国口腔颌面外科委员会举办的国家标准考试。

全科牙科医生经过简单的口腔外科手术培训,可以在私人诊所行医。然而针对一些口腔专业领域和更复杂的手术,很多牙科医生会建议病人找专科医生就诊。

手术助理

手术助理是外科团队中非常重要的成员之一（框56-1）。外科手术具有创伤性,需要手术助理掌握先进的知识和技能,包括:①病人的评估和监护;②使用专科器械;③外科无菌技术;④外科手术操作;⑤疼痛控制技术。

牙医助理在完成一般培训后,可参加专门为外科牙医助理举办的继续教育和培训,或者参加在职培训。在外科诊所工作的牙医助理需要获得高级心脏复苏支持和应用辅助监护设备的资质（见第27章）。

框 56-1

手术助理在口腔外科手术中的角色

术前准备

核对病人信息及放射X线片

签署术前知情同意书

跟医生确认术前检查已完善

如果术中需要安放义齿,提前和牙科技工室确认核实

确认手术设备已消毒,处于备用状态

术前宣教,例如需要术前用药或是晚上十二点后禁食水

治疗室准备

治疗室准备是指给手术中可能用到的物品做一些防护措施

确保手术器械在无菌包内,如果需要打开放在托盘上,托盘上需要提前铺好无菌巾

备好合适的镇痛药物（局麻、吸入用N_2O/O_2、静脉镇静药物）

给病人一些必要的术后医嘱

病人准备

了解病人的病史和所有的化验报告

检查病人是否已应用术前用药,若没用,助理应立即提醒医生

将放射片放置于阅片框上

记录生命体征

准备好监护设备

给病人铺上手术单

调整牙椅使病人处于舒适卧位

术中

保证无菌技术

协助局麻

监护和吸入镇静（见第37章）

传递器械

必要时协助吸引和辅助牵拉

随时调整光源,使手术区域光线充足,保持手术视野清晰

监护病人的生命体征、血氧饱和度和心电信号（见第27章）

当使用骨凿和骨锤时,保护病人的头部和下颌

观察病人的病情,预判并协助医生

术后

和病人待在一起,直到病人完全恢复离开诊室

口头和书面告知病人及陪同人术后注意事项

确认牙科医生亲自做术后回访

更新病人诊疗信息卡,包括给病人新处方的复印件

把病人病案返还给业务助理

分类处理器械、消毒诊室

所有污染物品送去消毒室

手术场所

外科医生主要在两个场所进行手术:私人牙科诊所、医院的门诊（outpatient）或手术间。

手术准备

当在诊室或是手术室实施手术时,手术助理应了解无菌技术原则及所需物品,熟悉术中所用的器械。外科医生应遵守手

术常规。

　　为保障手术平稳高效进行,牙医助理准备每一台手术都要遵循专业标准,并做好计划和术前准备。

私人诊所

　　外科医生私人诊所的口腔外科诊室具有全科诊室相似的治疗区域,配备手术间,但规模较小。专业设备仅用于手术操作,有监护设备、疼痛控制设备、移动托盘及备用物品。

　　一般在诊所进行的口腔颌面外科手术都是小手术。牙科医生建议病人携同一名亲属就诊,术后病人需复苏一段时间,清醒后由亲属陪伴回家。

手术室

　　医院的手术间或者可移动设备与诊室不同(图 56-1)。口腔外科医生须向特定部门提交手术间使用申请,医院会综合考虑口腔颌面外科医生的年资、培训及经历,赋予他们使用权。

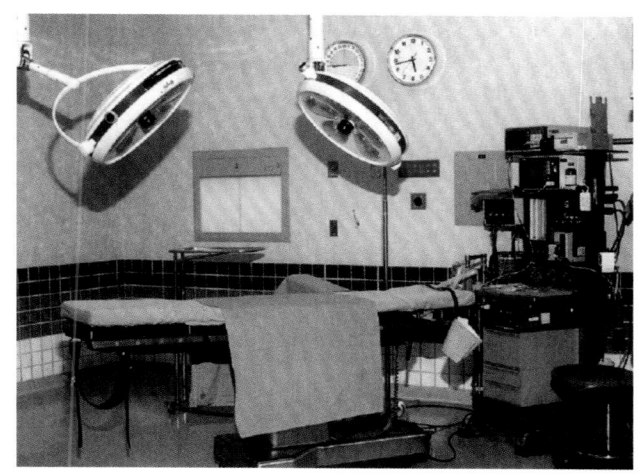

图 56-1　手术室。(Courtesy Fresno Surgery Center, Fresno, CA.)

　　手术间的环境要求空间足够大,以容纳手术台、麻醉机、移动托盘、夹持器械和物品、无影灯、监护仪、外科医生和助理、巡回护士和麻醉师。

专业器械及配件

　　对于手术助理而言,掌握操作知识和了解手术器械非常重要。包括无菌技术、外科设备、器械的准备。

　　手术器械用于分离牙与牙槽窝、分离牙周组织、挺松牙齿和拔牙。本章节介绍的器械是口腔外科常用器械,为高危器械,用后均要灭菌。

剥离器

　　骨膜剥离器(elevators)有多种设计,但基本功能相同(图 56-2):分离骨表面的骨膜。在用牙钳之前,牙科医生用骨膜剥离器分离牙颈部的牙龈组织。

　　直挺应用杠杆原理使牙齿松动,与牙周组织分离利于拔牙(图 56-3)。还可拔除牙根碎片、拔除由牙科手机钻针分块的牙。

　　根尖挺(root tip picks)用于取出拔牙中的根尖碎片(图 56-4)。

牙钳

　　由于牙冠形态、牙根形态及在口腔内的位置不同,牙钳(forceps)有不同的形态和设计,便于牙科医生能够完整地拔出牙冠和牙根。

　　牙钳的钳喙形态是为了更好地在牙颈或其下方夹持牙冠。拔牙时,锯齿状的钳喙内面能更有力地夹持牙齿。钳柄有水平和垂直之分。牙挺松动牙齿后,牙科医生握持钳柄,利用杠杆原理使牙齿脱位(luxate)从而拔出。

　　牙科医生可以使用通用拔牙钳拔除同颌的左右两侧牙齿。图 56-5 为口腔常用的牙钳。

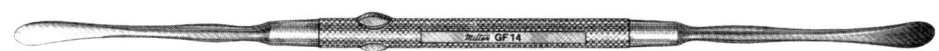

图 56-2　骨膜剥离器。(Courtesy Integra LifeSciences Corporation, Plainsboro, NJ.)

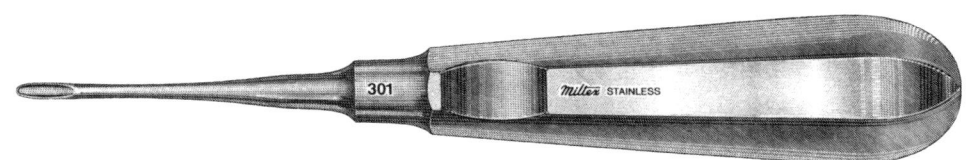

图 56-3　直挺。(Courtesy Integra LifeSciences Corporation, Plainsboro, NJ.)

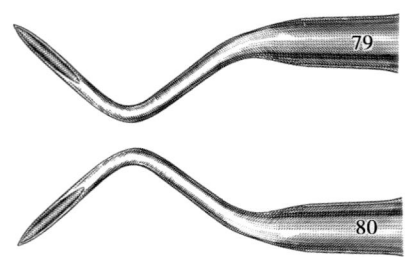

图 56-4 根尖挺。(Courtesy Integra LifeSciences Corporation, Plainsboro, NJ.)

A

B

C

D

E

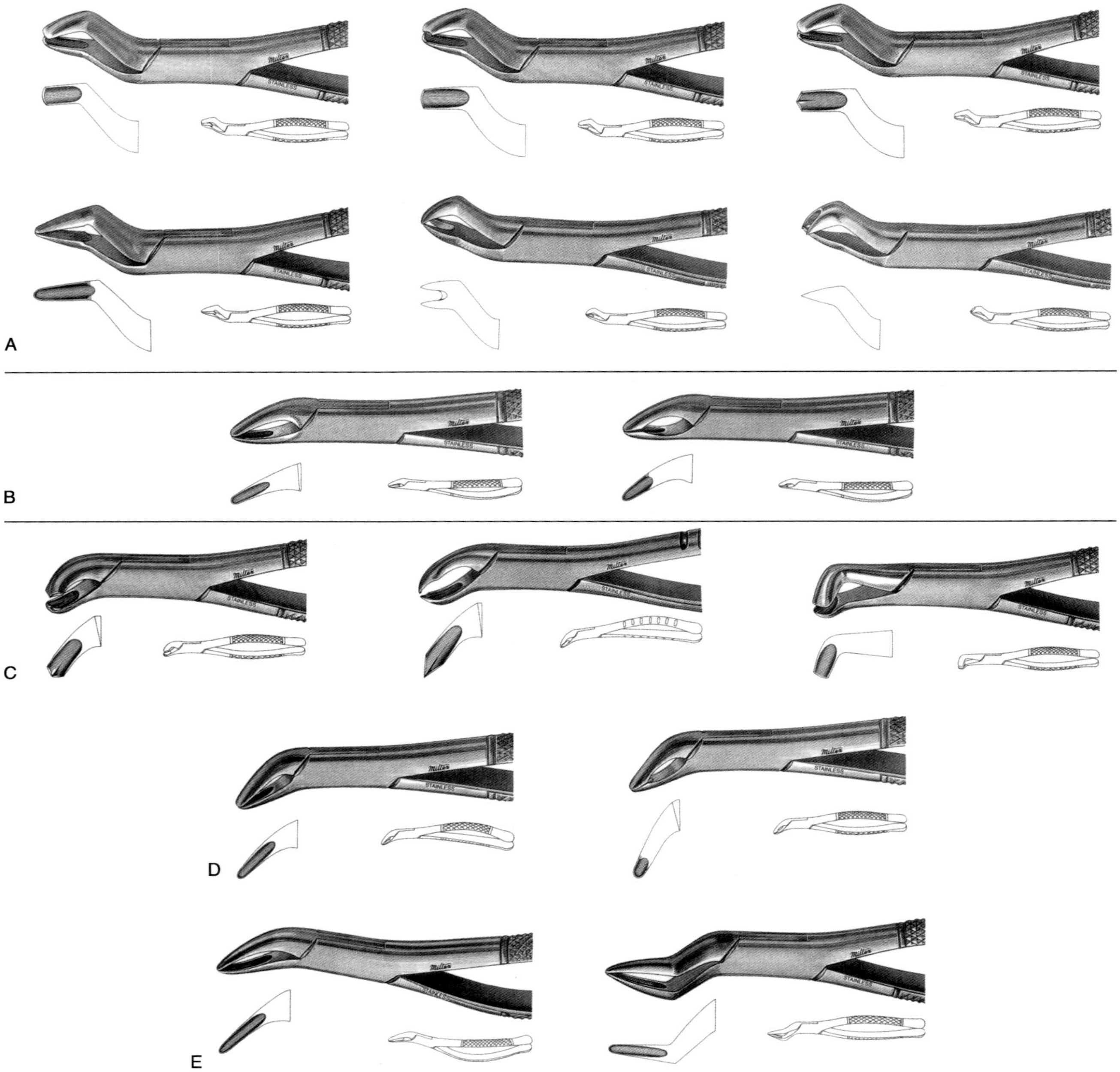

图 56-5 拔牙钳的类型。A,上磨牙拔牙钳。B,上前牙拔牙钳。C,下磨牙拔牙钳。D,下前牙拔牙钳。E,根尖钳。(Courtesy Integra LifeSciences Corporation, Plainsboro, NJ.)

外科刮匙

外科刮匙(curette)像一个大的勺状挖取器,有着锋利边缘能进行搔刮。刮匙用于拔牙后去除牙槽窝内的病变组织或脓肿。刮匙大小不同,分直柄和弯柄,方便在口内进行操作(图56-6)。

骨钳

骨钳(rongeur)与牙钳大小相似,像个大指甲剪,在柄与钳喙之间有弹簧。骨钳钳喙有末端切割和边缘切割两种设计(图56-7)。

骨钳用于复杂牙拔除术后修整牙槽骨,为义齿边缘塑形。牙科医生在术中应把张开钳喙的骨钳朝向牙医助理,方便其随

时用无菌纱布擦去钳喙的碎片,保持清洁。

骨锉

使用骨钳去除大部分不需要的骨组织后,再用骨锉(bone file)磨平骨表面。骨锉也用于拔牙后磨平粗糙的牙槽窝边缘。骨锉的工作端非常粗糙,形态和大小各异(图56-8)。

手术刀

手术刀(scalpel)用于精确地切除软组织,刀片的选择取决于手术类型和牙科医生的习惯(图56-9)。一次性无菌手术刀密封包装,包括塑料刀柄和金属刀片,用完后需使用刀片拆卸器卸除刀片,丢弃在锐器盒内,防止锐器伤。

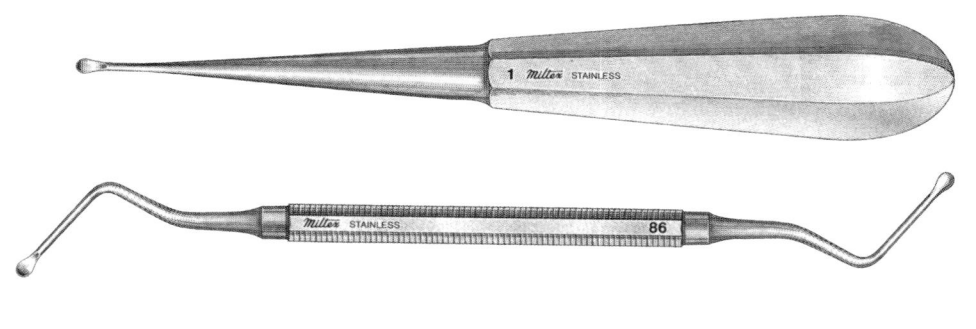

图56-6 外科刮匙。(Courtesy Integra LifeSciences Corporation, Plainsboro, NJ.)

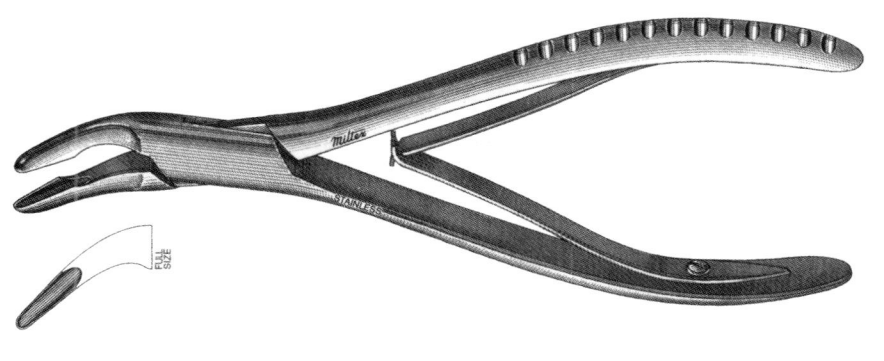

图56-7 骨钳。(Courtesy Integra LifeSciences Corporation, Plainsboro, NJ.)

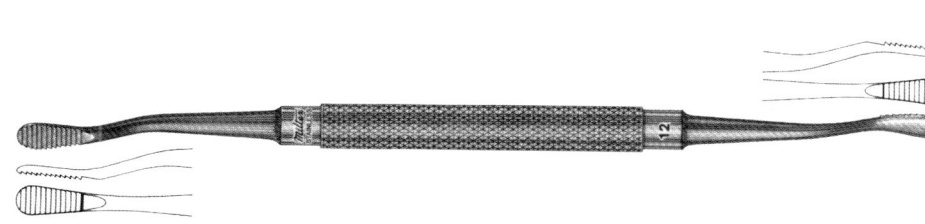

图56-8 骨锉。(Courtesy Integra LifeSciences Corporation, Plainsboro, NJ.)

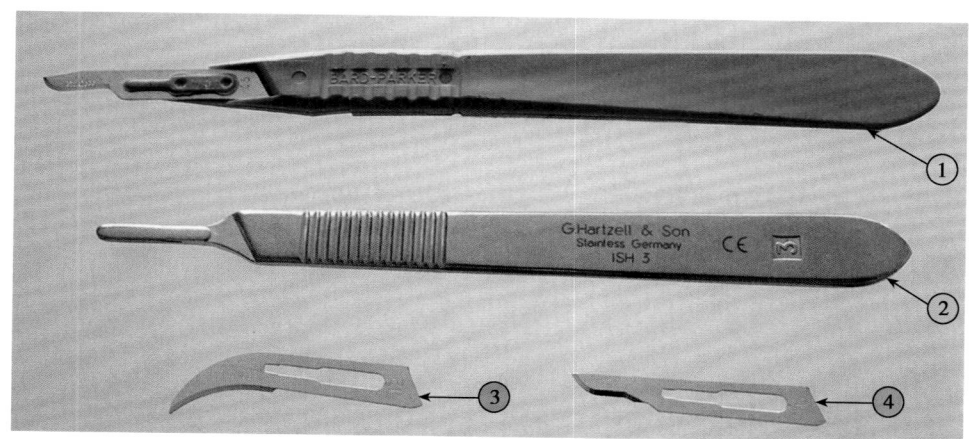

图56-9 刀柄和刀片。1,一次性刀柄。2,刀柄。3,12号刀片。4,15号刀片。(From Boyd LRB: Dental instruments: a pocket guide, ed 5, St Louis, 2015, Saunders.)

止血钳

止血钳(hemostat)是用于夹持组织的多用途器械。在口腔手术中,止血钳用于夹持手术中取出的软组织、骨组织和牙齿碎片。止血钳的钳喙(beak)有凹槽利于夹持,钳柄有锁扣,可以用钳喙安全地夹持物体或组织(图56-10)。这些器械有不同的大小,钳喙有直有弯,钳柄也有不同的长度。

持针器

持针器(needle holder)的外形和操作方法与止血钳非常相似。持针器喙是直的,表面有十字锯齿状纹路,便于外科医生紧紧地夹住缝合针(图56-11)。柄有锁扣,需要时打开,这种设计可以避免用持针器打结时对缝线的磨损。

组织剪和线剪

组织剪分直剪和弯剪,刃有平的或锯齿状的切面(图56-12)。柄的长度大约为3.50~6.25inch(1inch = 2.54cm)。组织剪只用于外科手术中修剪软组织,不能用于非外科手术,否则会使刃变钝。线剪与组织剪形状相似,只用于剪断缝线。

牵开器

组织牵开器(retractors)在外科手术中用于轻轻牵拉软组织,避免造成创伤(图56-13)。

颊舌牵开器在外科手术中用于牵拉颊部和舌体,是用金属或塑料制成的大而弯的器械。塑料的牵开器使用后不能高温灭菌(图56-14)。

开口器

在外科手术中,橡胶开口器也称牙垫,能够让病人口腔休息和放松肌肉(图56-15)。开口器放置于治疗对侧的磨牙区。在病人吸入N_2O/O_2、静脉镇静或是全麻后,使用开口器可以防止病人不自主闭口。

骨凿和骨锤

外科骨凿和骨锤用于移动和重塑骨组织(图56-16)。外科骨凿(chisels)有单斜面和双斜面之分,单斜面用于去骨,双斜面用于劈开牙齿。有时骨凿需要和骨锤(mallet)配合使用,还可通过电动外科手柄进行操作。

旋转式器械

在外科手术中,医生使用牙科手机和钻针分离牙齿和去骨,手术中用的牙科手机经过特殊设计,使用无菌生理盐水冷却机头,防止空气进入手术部位。配合外科牙科手机使用长柄钻针,可以深入手术区域(图56-17)。

↩复习

5. 骨膜剥离器用于分离什么?
6. 通用型拔牙钳有什么型号?
7. 像勺状挖匙的外科器械是什么?
8. 用于修剪和塑形骨的外科器械是什么?
9. 止血钳和持针器有什么不同?
10. 当使用骨凿时,还需配合使用哪种器械?

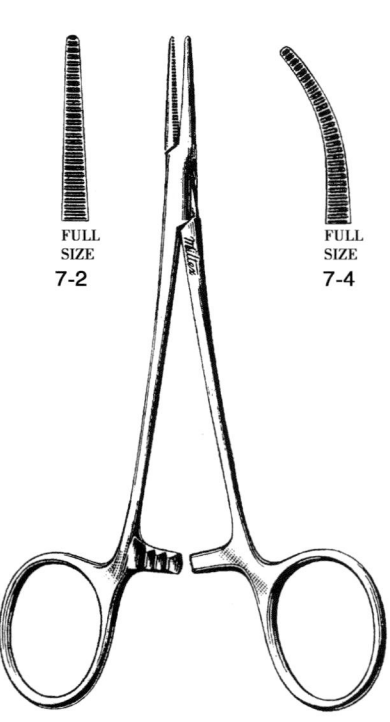

图56-10   止血钳。(Courtesy Integra LifeSciences Corporation,Plainsboro,NJ.)

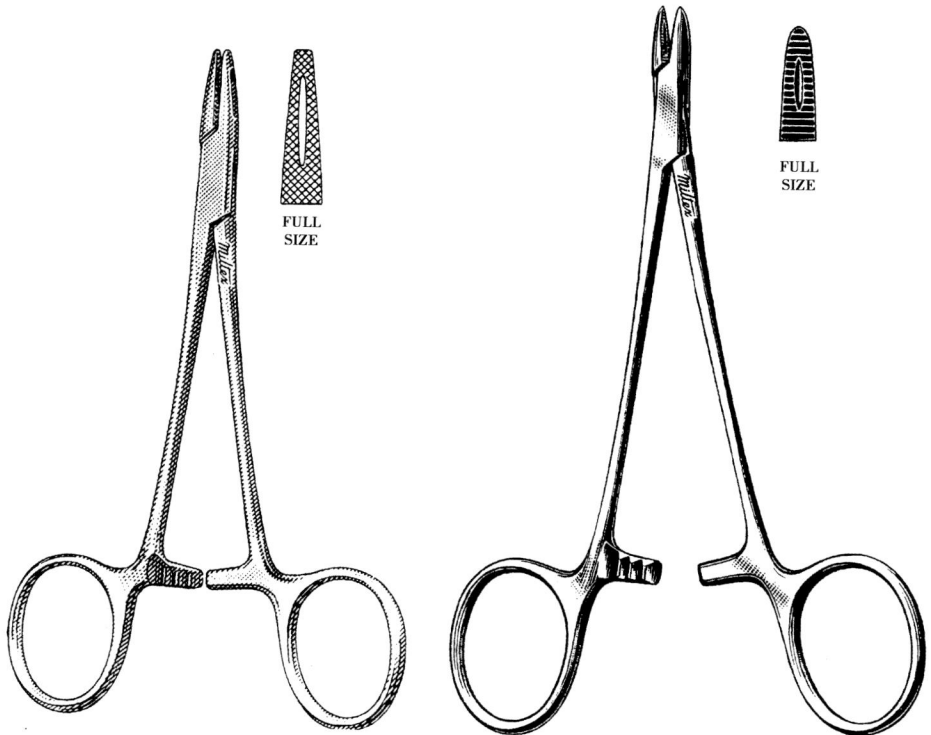

图 56-11　持针器。(Courtesy Integra LifeSciences Corporation, Plainsboro, NJ.)

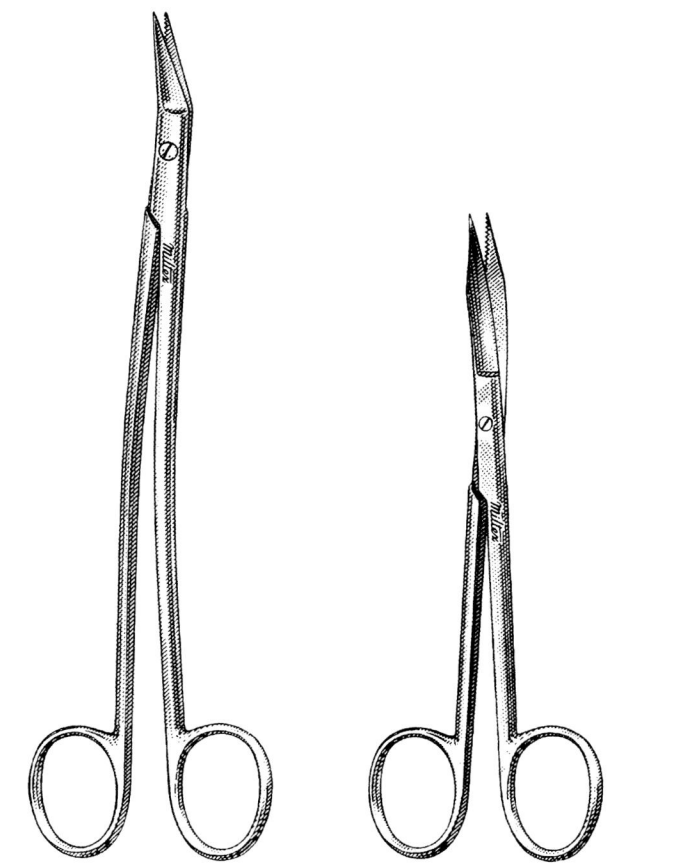

图 56-12　组织剪。(Courtesy Integra LifeSciences Corporation, Plainsboro, NJ.)

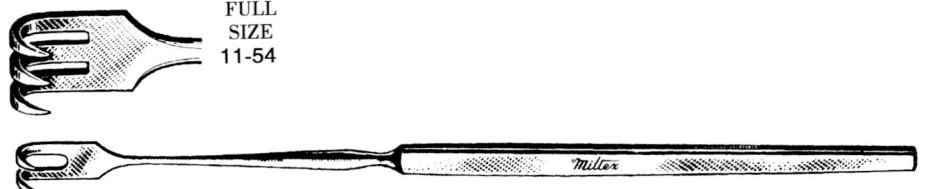

图 56-13　组织牵开器。（Courtesy Integra LifeSciences Corporation，Plainsboro，NJ.）

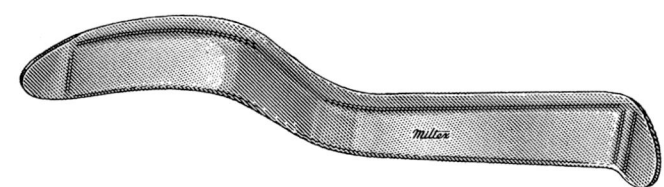

图 56-14　颊舌牵开器。（Courtesy Integra LifeSciences Corporation，Plainsboro，NJ.）

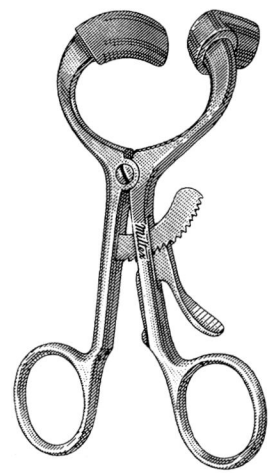

图 56-15　开口器。（Courtesy Integra LifeSciences Corporation，Plainsboro，NJ.）

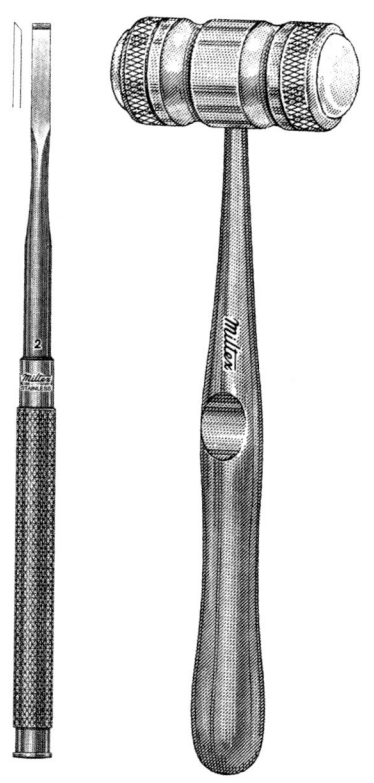

图 56-16 骨凿和骨锤。（Courtesy Integra LifeSciences Corporation, Plainsboro, NJ.）

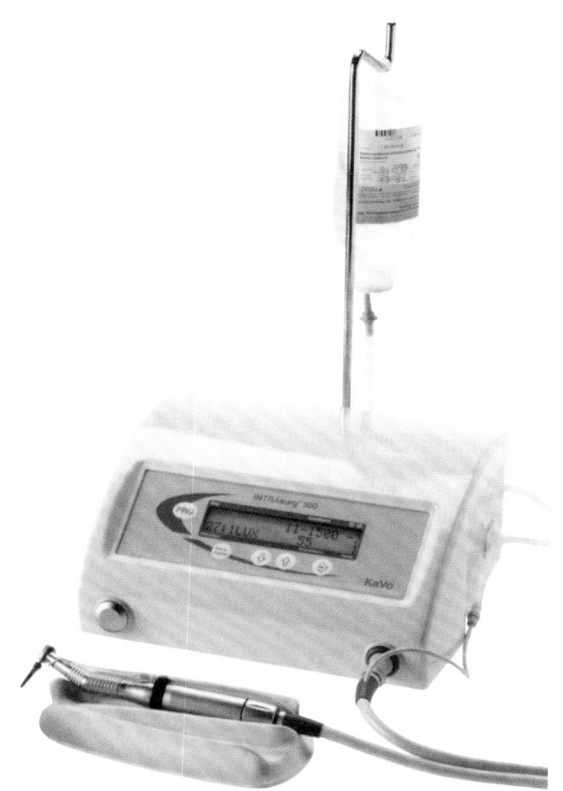

图 56-17 外科牙科手机。（Courtesy KaVo Dental, Charlotte, NC.）

外科无菌操作

外科手术涉及开放的组织,为减少微生物进入开放的伤口,外科医生必须遵守无菌技术。手术时需建立和维持无菌环境,手术器械、外科屏障物和外科手套必须保证无菌,若接触了有菌物体就会导致手术区域污染。

无菌区

无菌区用于存放术中使用的外科器械及配件。手术开始前,牙医助理先准备好无菌区,然后进行外科手消毒。若因故延迟或改变手术,无菌器械打开超过 1 小时,就被认为是有菌而不能再使用。见操作 56-1。

外科手消毒

虽然在外科手术中操作者始终穿戴无菌手套,术前手消毒(俗称刷手)仍是减少外科感染的必要措施(刷手可以减少操作者手上的微生物数量,降低术中无菌手套破洞或撕裂时对病人造成的危害。)见操作 56-2。

合适的手套

无菌手套都是包装好的,且有不同的型号。进行侵入性操作前必须戴上(donning)无菌手套。见操作 56-3。

复习

11. 外科手消毒时用什么设备?
12. 如何正确穿戴无菌手套?

外科手术

牙拔除术

牙拔除术是指用牙钳拔除有完整牙冠的牙。常规的牙拔除术不需要缝合。见操作 56-4。

多牙拔除术和牙槽骨修整术

当病人需要局部义齿、全口义齿或是种植牙修复时,需实施多次牙拔除术。即便牙齿完全拔出,仍然要修整牙槽骨。医生通过牙槽骨修整术(alveoplasty)对手术累及的区域进行塑形和修整。见操作 56-5。

阻生牙拔除术

阻生牙拔除术是复杂牙拔除术的一种。阻生牙(impacted tooth)是指没有完全萌出的牙。软组织埋伏阻生(soft tissue impaction)是指牙齿在牙龈组织下,硬组织埋伏阻生(hard tissue impaction)是指牙齿在骨组织下。见操作 56-6。

活检术

活检术是指切取部分组织用于检查是否癌变的方法。牙科医生最常用的三种活检术是:切取活检、切除活检、脱落细胞活检。

切取活检术

如果病变区域在手术后会影响其功能或面容,就要应用切取活检术(incisional biopsy)。此外,若病变范围超过 1cm,也建议使用切取活检术。医生会切取一块病变组织同时连着一些正常组织用于比较,并根据最终的病理结果来确定后续治疗方案。

切除活检术

切除活检术(excisional biopsy)是指切除整个病变组织和周围一些正常组织。对于一些小的病变,此种手术非常理想,因为完整切除并不会造成外观或是功能障碍。例如,一个唇部未愈合的小溃疡就可以在活检中完全被切除。

脱落细胞活检术

脱落细胞活检术(exfoliative biopsy)与涂片试验相比,是一种新的非侵入性的诊断口腔癌的技术。通过新的技术和设计,脱落细胞活检术可以穿透和去除口腔黏膜的三种上皮组织(图 56-18)。脱落细胞活检术不需要麻醉,病人出血量少、不适感轻微。具体方法是将刷子放置在病变组织表面旋转几次,将聚集在刷子上的细胞涂抹在封闭的玻璃片上固定,然后送到实验室进行分析。

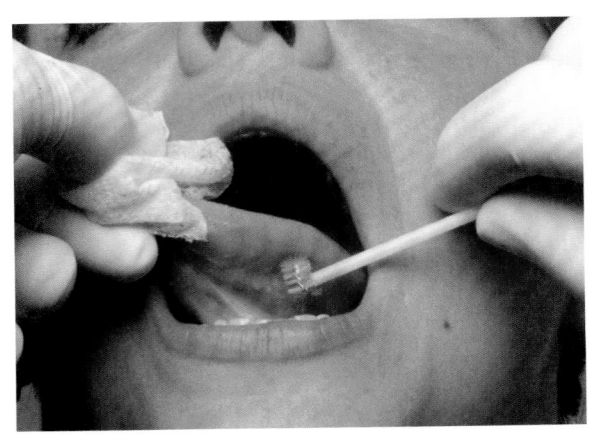

图 56-18　使用刷子收集表面细胞。(Courtesy CDx Laboratories,Suffern,NY.)

活检结果

病理报告会显示活检结果是良性还是恶性病变。如非恶性肿瘤和囊肿的大小或位置影响外貌和正常功能就需要切除,若不影响或位置对病人没有危险,可以延迟切除。但要定期复查,观察大小或形状是否有变化。

当病人病变为恶性时,牙科医生要采用合适的方式告知病情。一般情况下,不通过打电话告知病情,而是牙科医生亲自通知病人的亲属。恶性肿瘤应立即找有资质的专科医生治疗。

复习

13. 当同一象限进行复杂牙拔除术后,一般会做什么手术?
14. 若牙齿在牙龈组织下,这属于哪类阻生?
15. 获取表面病变的细胞,需要完成哪种活检术?

伤口缝合

在手术中一般通过实施缝合来控制出血和促进愈合。因此,当器械盘中有手术刀时,应同时放上缝合器械。

缝合用物

缝合针已经穿好线放在无菌包内(图 56-19)。缝合线分可吸收和不可吸收两种。

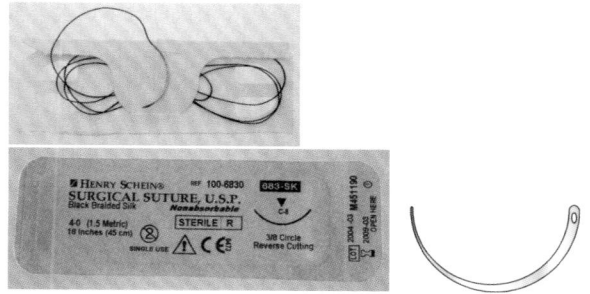

图 56-19 按照不同尺寸、类型、长度及针的类型标注的缝合材料。(From Boyd LRB: Dental instruments: a pocket guide, ed 5, St Louis, 2015, Saunders.)

可吸收材料能够在恢复过程中被人体降解吸收。常用的可吸收线包括:①白肠线,主要用于皮下组织和粘膜,能使其很快愈合;②铬肠线,主要用于深部组织,愈合过程较慢;③poly-glactin 910,是一种人造的可吸收材料。

不可吸收缝线的材料包括:①丝线,非常结实,常用;②聚酯纤维,强度最高的一种缝线;③尼龙线,既有强度又有弹性。根据缝合部位及病人体质,不可吸收线应在术后 5~7 天拆除。

医生选择的缝合方式取决于拔牙的术式,缝合单个牙槽窝时常用间断水平缝合,需要缝合两个或多个牙槽窝时常用褥式和八字缝合(图 56-20)。见操作 56-7。

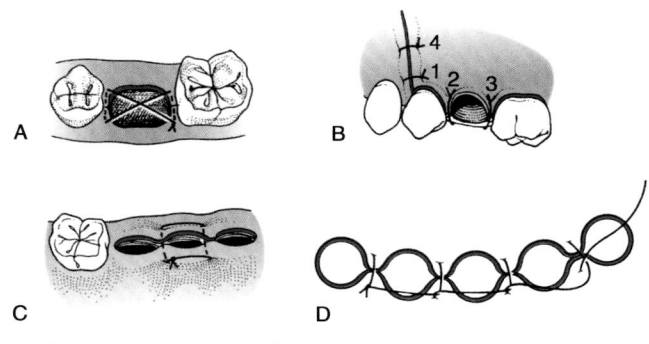

图 56-20 A,八字缝合。B,简单环缝合。C,水平/褥式缝合。D,连续锁边缝合。(From Hupp J, Ellis E, Tucker M: Contemporary oral and maxillofacial surgery, ed 6, St Louis, 2014, Mosby.)

拆线

若使用不可吸收线,病人应在 5~7 天返回诊室拆除缝线。拆线前需要消毒,用消毒棉签、过氧化物或其他消毒液清除缝线表面的碎块,线剪剪断后朝向切口方向取出线头。

拆线是操作训练的内容,具体规范步骤见操作 56-8。

◯→复习

16. 拆线是什么意思?
17. 三种不可吸收线材料分别是什么?
18. 不可吸收线需要多久拆除?

术后护理

术后病人需要去复苏室休息直至麻醉清醒。整个恢复阶段都要给予病人术后护理及宣教。

止血

拔牙后,立即在牙槽窝内放置棉卷以止血,促进血凝块的形成和拔牙创愈合。棉卷应放置在拔牙窝创面上,并对病人进行以下宣教:

- 咬棉卷至少 30~45 分钟,过早去掉棉卷会影响血凝块的形成而引起出血。
- 如果出血不止应给诊室打电话。
- 不要用舌头舔血凝块或用力漱口。
- 当天不要做剧烈运动。

控制肿胀

拔牙后,以下措施可以控制和防止肿胀:

- 牙科医生术前或术后口服布洛芬以预防和控制肿胀,同时缓解疼痛。
- 拔牙 24 小时内冷敷,间隔 20 分钟冷敷一次,每次 20 分钟。
- 拔牙 24 小时后热敷,提高血液循环、促进愈合。
- 拔牙 24 小时后,每 2 小时用温盐水轻轻漱口,促进愈合(6g 盐溶于 234ml 温水中)。

饮食

手术当天指导病人进流食或软食,注意饮食温度,避免过烫或过凉。第二天或当病人能舒适咀嚼时,可以用手术对侧咀嚼固体食物。若有恶心呕吐给诊室打电话。避免饮酒。

◯→复习

19. 拔牙后需要咬棉卷多长时间?
20. 医生常用什么止痛药控制肿胀?
21. 为了控制术后肿胀,需要给病人做哪些指导?

术后并发症

干槽症

拔牙后伤口即刻开始愈合,牙槽窝内的出血形成血凝块,血凝块能保护伤口,最终被肉芽组织及骨组织替代。

愈合失败会导致干槽症（alveolitis），常见症状为拔牙后 2~4 天出现剧烈疼痛。干槽症的产生有以下原因：

- 病人没有遵医嘱护理好拔牙区
- 病人没有遵守术后宣教
- 吸烟、打喷嚏、咳嗽、吐痰，或是在拔牙 24 小时内用吸管喝饮料
- 女性口服避孕药也是易感因素

为了治疗干槽症，医生常建议病人口服非甾体抗炎药（如阿司匹林或布洛芬），来缓解疼痛。如不能减轻疼痛，医生会建议病人使用更高效的药物，例如羟苯基乙酰胺-3 或扑热息痛。

病人需复诊清理牙槽窝，清除所有的组织碎片，用碘仿纱条或特殊的药膏填入拔牙创面以促进愈合，指导病人每日换药直止牙槽窝愈合和疼痛减轻。

为防止牙槽窝感染，牙科医生会使用抗菌药物，指导病人回家后每日用盐水漱口，并告知病人两周左右恢复。见操作 56-9。

健康教育

病人可能从朋友或亲人那里听到一些负面消息，所以病人拔牙时会感到害怕或恐惧。作为手术助理，需要和病人交谈，自信地回答病人的问题，帮助他们消除恐惧，并做好术后宣教。■

法律和伦理问题

无论在诊室还是在手术室，只要进行外科手术，牙科医生及其团队都要有充分的法律和责任意识。手术开始前，要和病人确认如下信息：

- 医生已经向病人解释手术并回答其疑问。
- 病人已签署知情同意书，并附有医生的亲笔签名和时间。
- 有人陪同回家。
- 做好术后宣教。■

展望

口腔颌面外科医生将成为头颈部疾病诊断和治疗的口腔医学专家，这样患有头颈部疾病的病人就医时就不需要单独找外科医生了。

因为口腔外科的发展，手术助理应扩充他们的知识和技能以适应工作需求，因此需要投入更多的时间在手术室，这将有利于手术助理获得额外的认证。■

评判性思维

1. 手术时，一个器械掉到地上，而治疗盘里没有其他器械可用，该怎么办？
2. 病人为了佩戴义齿，计划做复杂牙拔除术和牙槽骨修整术。术中病人担心什么？该如何缓解这种担心？
3. 列出牙拔除术配合需准备的手术器械。
4. 手术助理需要具备哪些个人品质？你是否具备合格手术助理所必备的品质？
5. 比较医院的手术室和私人诊所的外科治疗区域。■

操作 56-1

铺无菌台

步骤

1. 洗手并擦干。
2. 在牙椅后固定可移动手术推车，将无菌包放在治疗盘上。
3. 打开最外面的包布。

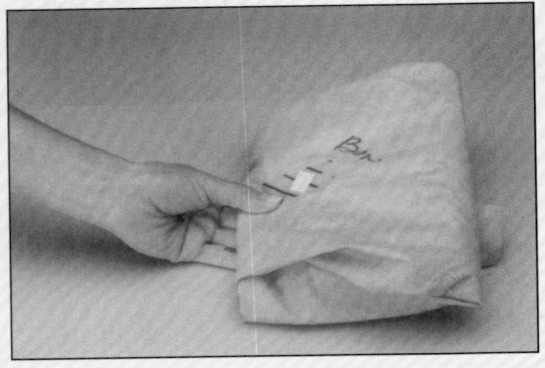

4. 完全打开包布，无菌面朝上。

5. 抓住里层包布的一侧，将无菌物品倒入无菌区域。

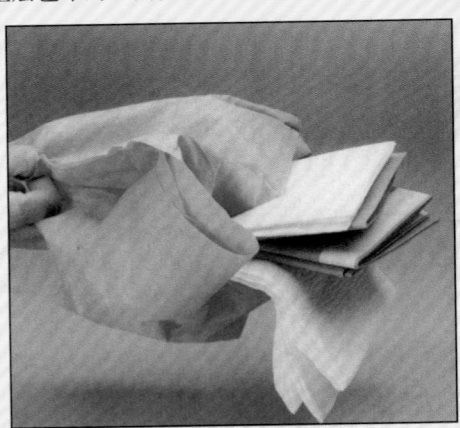

6. 将其他的手术物品放到无菌区，例如其他的手术器械、缝合物品等。

操作 56-2

外科手消毒

器械与物品

- ✔ 清洁指甲用的橙木签
- ✔ 抗菌肥皂(如含有葡萄糖酸洗必泰的肥皂)
- ✔ 刷手刷
- ✔ 一次性无菌毛巾

步骤

1. 外科手消毒前戴上帽子、护目镜、口罩。
   目的:手消毒后不能再碰任何物品。
2. 摘掉所有首饰。
3. 用橙木签清洁指甲缝,用后弃去;使用流动水洗手,不能接触水龙头或是水槽。

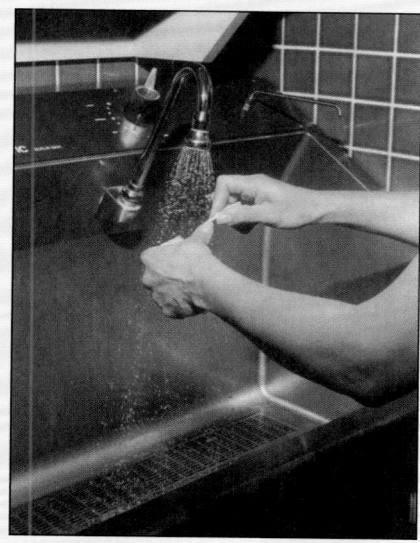

4. 用温水湿手、前臂直到肘部,取 5ml 消毒液至手掌。

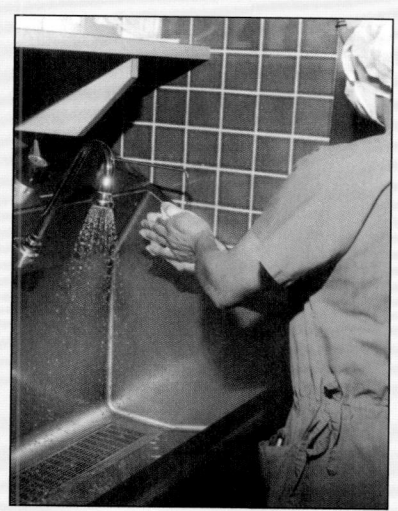

5. 用专用刷子刷洗手及前臂约 7 分钟。

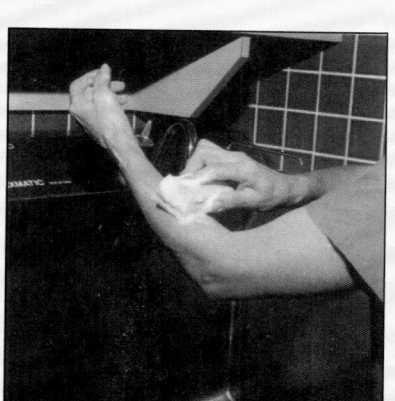

6. 用温水彻底冲洗,双手始终保持在腰部以上。
   目的:让水流通过重力作用流到到肘部,保持手部清洁。
7. 再取 5ml 消毒液至手掌。
8. 洗手 7 分钟,这时不用刷子,冲洗时使水流从前臂流到肘部。
9. 用无菌毛巾擦干手及手臂。轻轻拍干,同时保持前臂朝上。

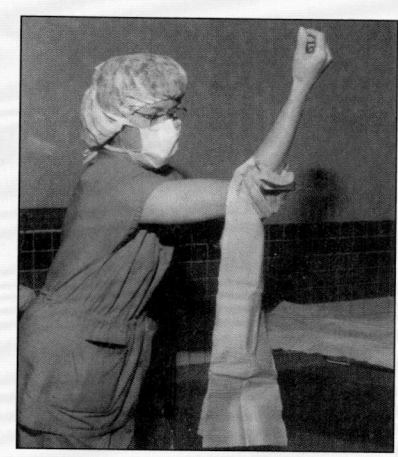

10. 穿无菌衣之前,始终保持手臂在腰部以上。

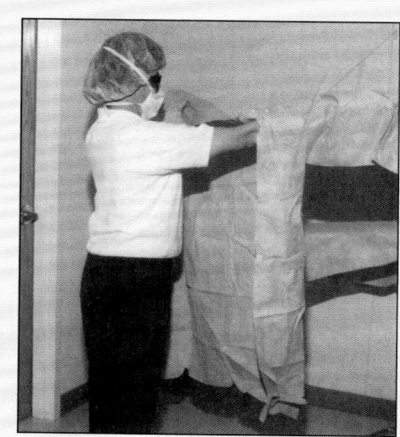

操作 56-3

戴无菌手套

步骤

1. 牙医助理在外科手消毒前打开无菌手套的外包装,手消毒后可以直接接触手套的内侧面。
   目的:打开的手套是无菌的。
2. 首先戴优势手。
   目的:因为戴第二只手套时更困难,而优势手可以更好地协助戴第二只手套。
3. 戴第一只手套时只接触反折的套口。
   目的:只能接触手套的里面。

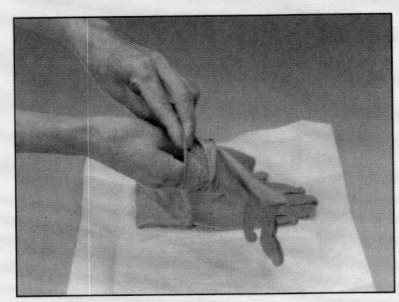

4. 戴上手套的手,除拇指外的四指放入另一只手套的套口内。
   目的:戴手套的手只能接触手套的无菌区。

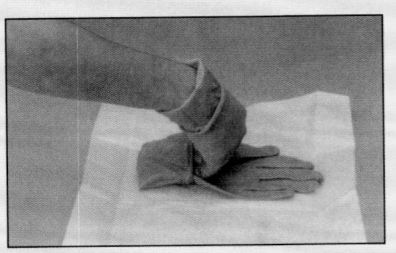

5. 戴上另一只手套。

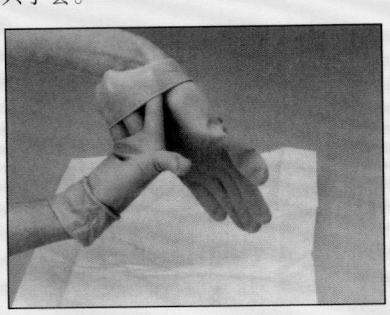

6. 打开反折的套口。

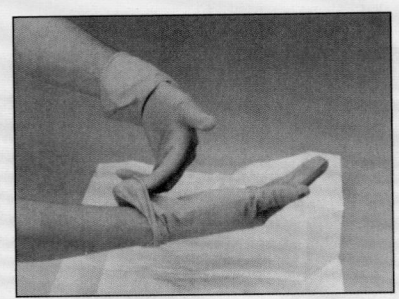

操作 56-4

牙拔除术的配合

器械与物品

- ✔ 局麻药
- ✔ 基本用物
- ✔ 骨膜剥离器
- ✔ 牙铤（牙科医生选择）
- ✔ 牙钳（牙科医生选择）
- ✔ 刮匙
- ✔ 无菌纱布
- ✔ 吸引器头

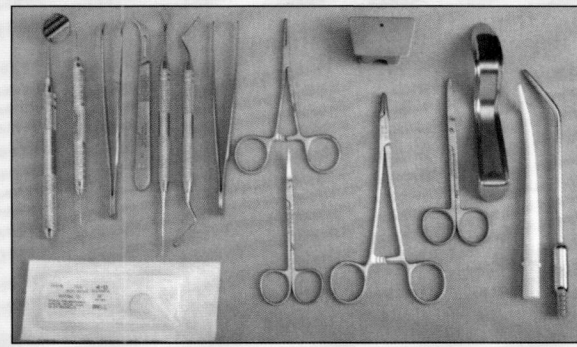

（From Boyd LRB：Dental instruments：a pocket guide，ed 5，St Louis，2015，Saunders.）

步骤

1. 局麻药物的准备。
2. 给牙科医生传递探针，探查麻醉深度。
3. 给牙科医生传递骨膜剥离器，分离牙龈组织直达牙颈周围的牙槽嵴。
4. 传递牙挺（通常是直挺），使牙齿松动。
5. 安放牙钳，将钳喙放在釉牙骨质界下并夹紧牙齿。

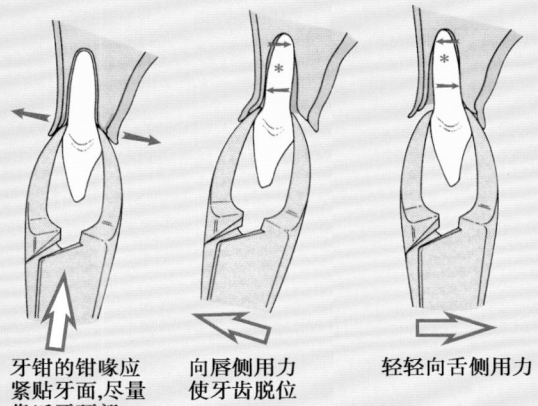

牙钳的钳喙应紧贴牙面，尽量靠近牙颈部　　向唇侧用力使牙齿脱位　　轻轻向舌侧用力

（From Hupp J，Ellis E，Tucker M：Contemporary oral and maxillofacial surgery，ed 6，St Louis，2014，Mosby）

6. 通过挤压牙槽突扩大牙槽窝使牙齿脱位，完全脱位后，可以轻松地将牙齿从牙槽窝内拔出。

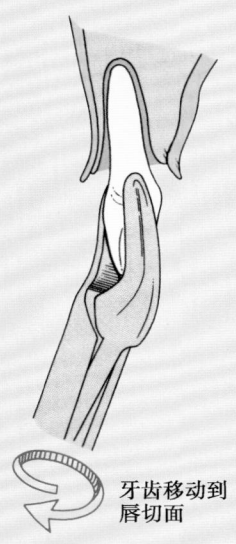

牙齿移动到唇切面

（From Hupp J，Ellis E，Tucker M：Contemporary oral and maxillofacial surgery，ed 6，St Louis，2014，Mosby）

7. 牙科医生检查牙齿确保牙根完整。
8. 拔完牙后用吸引器清理拔牙创。
9. 在拔牙创放置无菌棉卷。
10. 告知病人紧紧咬住棉卷至少 30 分钟。
    目的：咬紧棉卷目的是控制出血和形成血凝块。
11. 轻轻恢复牙椅。
12. 告知病人术后注意事项。
13. 记录。

日期	牙齿	表面	说明
8/26/14	#4	—	拔牙，2 支 1：50 000 利多卡因，病人无不适，术后宣教已告知，病人 1 周后复查。 T. Clark，CDA/L. Stewart，DDS

操作 56-5

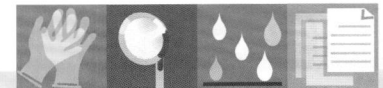

复杂牙拔除术和牙槽骨修整术的配合

器械与物品

- 拔牙钳
- 牙挺和牙钳（牙科医生选择）
- 骨钳
- 刮匙
- 骨锉
- 手术刀
- 缝合针线
- 持针器或止血钳
- 线剪
- 无菌生理盐水

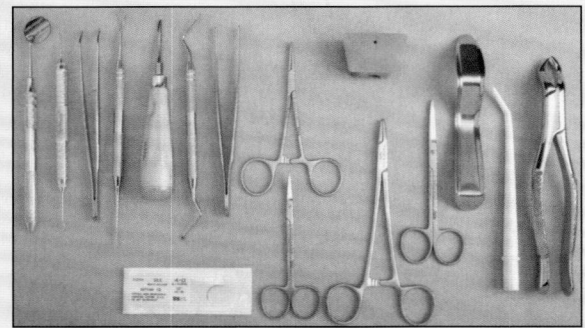

（From Boyd LRB：Dental instruments：a pocket guide，ed 5，St Louis，2015，Saunders.）

步骤

1. 参照牙钳拔牙的 1~9 步（参考操作 56-4）直至牙齿拔出。
2. 牙齿拔出后，牙科医生使用骨钳修整牙槽骨，修整完成后用无菌纱布仔细擦去取下的组织碎片。

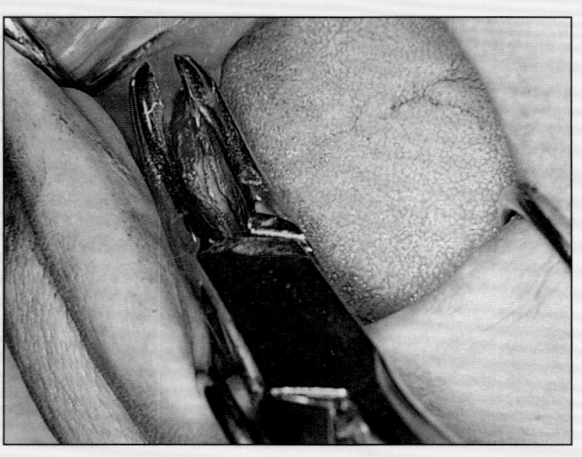

3. 传递骨锉，锉平粗糙的边缘，然后用无菌纱布移去牙槽窝内的组织碎片。

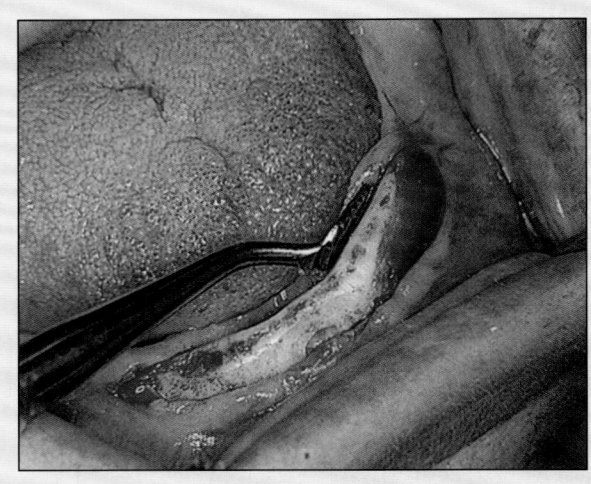

4. 用无菌生理盐水冲洗术区，洗净组织碎片。
5. 牙科医生重塑牙龈边缘，给予拉拢缝合。
6. 根据需要放置无菌纱布卷，给予病人口头或书面的术后宣教，整理用物。
7. 记录。

日期	牙齿	表面	说明
8/26/14	#22-#27	—	生命体征：脉搏 90，血压 140/90，复杂牙拔除术。6 颗牙拔除，2 支 1∶20 000 利多卡因，牙槽骨修整术，8 号尼龙缝合线，病人手术顺利，术后宣教已告知，1 周后复查拆线。
			T. Clark，CDA/L. Stewart，DDS

操作 56-6

阻生牙拔除术的配合

器械与物品

- ✔ 拔牙钳
- ✔ 手术刀 15#刀片和刀柄
- ✔ 牙挺和牙钳（牙科医生选择）
- ✔ 骨钳
- ✔ 骨锉
- ✔ 刮匙
- ✔ 根尖挺
- ✔ 手术剪
- ✔ 高速牙科手机和钻针或骨凿和骨锤
- ✔ 冲洗器
- ✔ 无菌生理盐水
- ✔ 无菌缝合针线
- ✔ 持针器或止血钳
- ✔ 线剪
- ✔ 无菌纱布

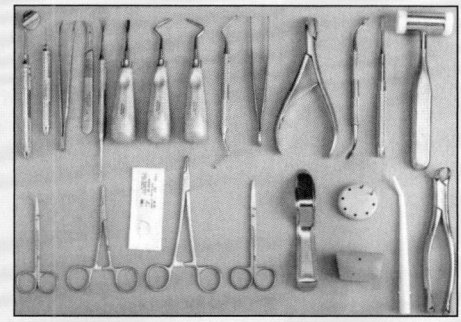

（From Boyd LRB：Dental instruments：a pocket guide，ed 5，St Louis，2015，Saunders.）

步骤

手术准备

1. 医生确保病人已达足够的麻醉深度。
2. 传递手术刀给医生，沿牙龈和骨膜做切口。

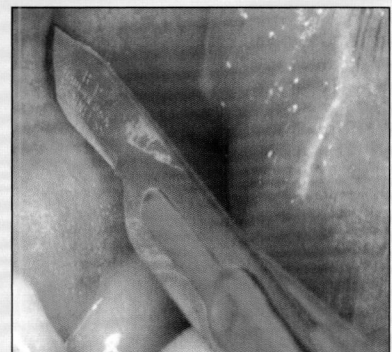

（From Gutmann JL，Lovdahl PE：Problem solving in engodontics：prevention，identification and management，ed 5，ST Louis，Mosby.）

3. 用骨膜剥离器分离骨上的软组织。
4. 医生在切开的同时，牙医助理要及时清除血液、碎片和唾液。
5. 使用外科骨凿和骨锤，或牙科手机和钻针去除覆盖阻生牙的骨组织。

拔除阻生牙

6. 阻生牙暴露后，可以用牙挺或拔牙钳把牙从牙槽窝中取出。

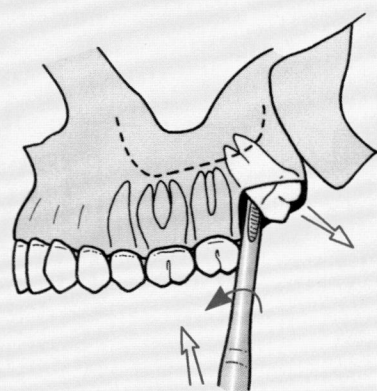

（From Hupp J，Ellis E，Tucker M：Contemporary oral and maxillofacial surgery，ed 6，St Louis，2014，Mosby.）

7. 若牙齿嵌在骨和另一颗牙之间，需要使用骨凿和骨锤或牙科手机和钻针分牙。
8. 牙拔出后，刮除并冲洗手术区域的碎片和污染物。
9. 彻底清创后，轻压牙周膜使其处于正常位置，缝合。
10. 让病人缓慢处于端坐位。
11. 做好术后指导。
12. 记录。

日期	牙齿	表面	说明
8/26/14	#16，#17	—	生命体征：脉搏 80，血压 130/82，拔牙。N₂O（笑气）镇静，4 支 1：20 000 利多卡因，12#刀片切开，牙齿分块取出，2 根肠线分别给予缝合，手术顺利，术后宣教已告知，病人 1 周后复查。 T. Clark，CDA/L. Stewart，DDS

操作 56-7

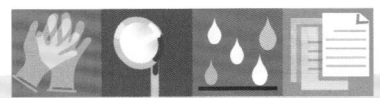

缝合技术的配合

器械与物品

- ✔ 缝合材料
- ✔ 止血钳
- ✔ 持针器
- ✔ 线剪
- ✔ 无菌纱布

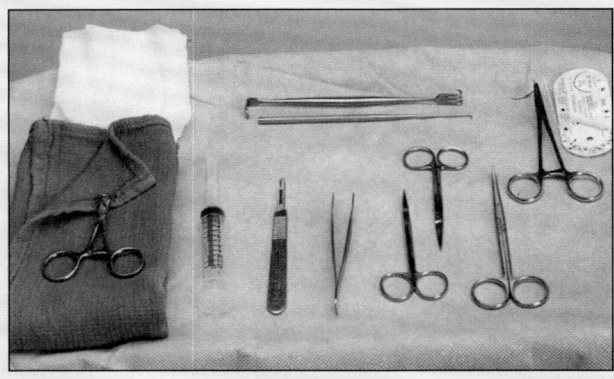

步骤

1. 从无菌包中拿出缝合材料。
2. 用持针器夹紧缝合针的后三分之一。

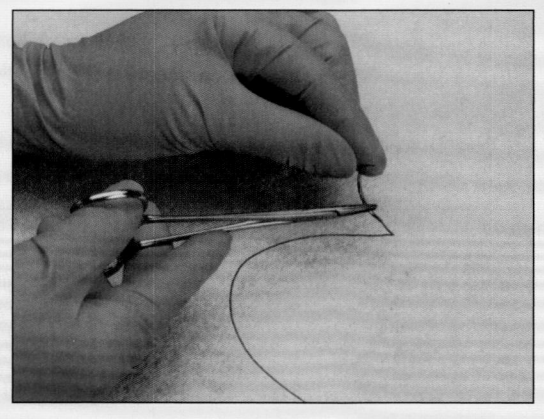

目的:持针器夹的部位若离线太近,缝线容易与针分离;若离针太近,又很容易损伤针尖。

3. 给医生传递持针器,牙医助理的手握在持针器的轴节处,让医生握住持针器的把手。

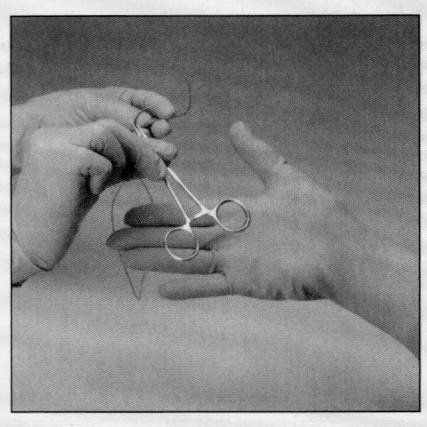

4. 医生缝合时,牙医助理应牵拉舌体或颊部,保证医生视野清楚。
5. 当医生缝合打结拉起缝线时,使用线剪剪断缝线,一般剪断的位置离线结 2～3mm。
6. 从医生处收回缝合器械放置在治疗盘上。
7. 在病历上记录缝线类型和针数。

操作 56-8

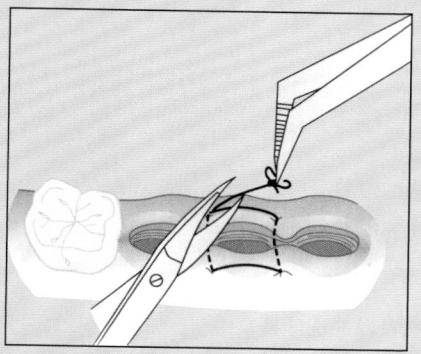

拆线

操作前准备

- ✔ 操作者体位
- ✔ 操作技术知识
- ✔ 口内器械
- ✔ 口镜使用方法
- ✔ 支点放置

器械与物品

- ✔ 基本设备
- ✔ 线剪
- ✔ 无菌纱布
- ✔ 棉签
- ✔ 消毒剂

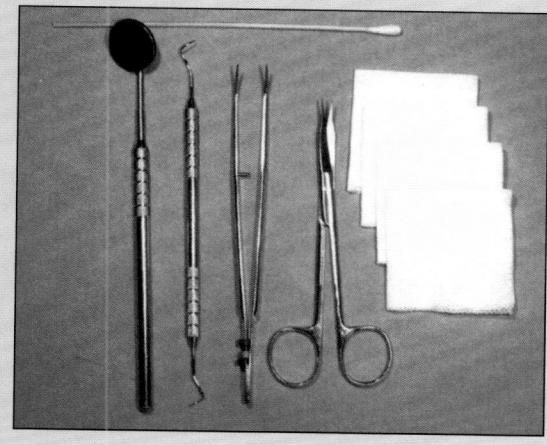

步骤

1. 医生检查手术区域评估恢复情况,若恢复良好应拆线。
2. 蘸取消毒液擦拭拆线区域。

3. 用镊子轻轻夹起缝线暴露线结。
4. 用线剪贴近组织剪断缝线。

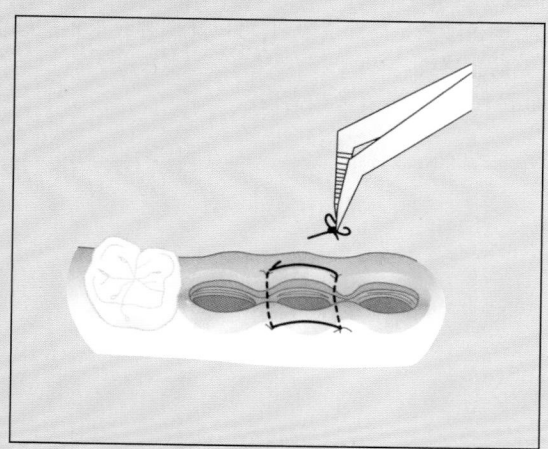

5. 用镊子轻轻夹住缝线,从组织内拉出缝线。

6. 如果发生出血,禁止使用消毒液或盐水接触伤口,应按压片刻促进血凝块形成。
7. 清点拆除缝线的针数,与之前的病历核对。

日期	牙齿	表面	说明
9/3/14	—	—	拆除 4 针尼龙缝线,病人恢复良好,无并发症。
			T. Clark, CDA/L. Stewart, DDS

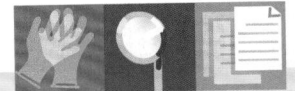

操作 56-9

治疗干槽症的配合

器械与物品

- ✔ 基本设备
- ✔ 剪刀
- ✔ 冲洗器
- ✔ 温盐水
- ✔ 碘仿纱条
- ✔ 蘸有药物的敷料
- ✔ 吸引器头

步骤

1. 用温盐水轻轻冲洗牙槽窝。
   目的：去除牙槽窝内的所有组织碎片。
2. 碘仿纱条填塞牙槽窝。
   目的：碘仿纱条是局部杀菌剂，可以降低神经末梢敏感度并防止感染。
3. 纱布蘸上药物轻放在牙槽窝内。

目的：药物能缓解伤口疼痛，牙槽窝内放置纱布能防止食物嵌入伤口。

4. 医生会开一些止痛药或/和抗菌药物，用于缓解疼痛和控制感染。
5. 病人要每天复查、换药，同时评估恢复情况。
6. 记录。

日期	牙齿	表面	说明
9/4/14	—	—	术后病人出现不适，诊断为干槽症。已给予温盐水冲洗，碘仿纱条填塞牙槽窝，开可待因镇痛，告知病人明日复查换药。 T. Clark, CDA/L. Stewart, DDS

（吴洪芸　杨悦 译，许向亮　校审）

儿童口腔医学

关键术语

类比 (analogy) : 指比较不同事物之间的相似之处。

手足徐动症 (athetosis) : 指躯干、面部和四肢的非自主运动。

自主性 (autonomy) : 指儿童逐渐独立的过程。

脱位 (avulsed) : 指强力脱开或移位。

脑瘫 (cerebral palsy) : 由于脑部损伤造成的中枢性运动功能障碍。

生理年龄 (chronologic age) : 儿童病人的实际年龄,以年和月计量。

修整 (contour) : 指将物体形状塑造、呈现出来。

唐氏综合征 (Down syndrome) : 指由于染色体畸变造成的异常生理特征和心理障碍,又称 21-三体综合征。

情感年龄 (emotional age) : 用于描述儿童的情感成熟度。

脱出 (extrusion) : 即由于牙齿外伤导致其脱出牙槽窝。

Frankl 量表 (Frankl scale) : 用于评价病人行为的量表。

智力障碍 (intellectual disability) : 指个体智力发育低下的异常状态。

挫入 (intrusion) : 由于外伤所导致的牙齿嵌入到牙槽窝中。

移位 (luxation) : 即位置发生改变。

心理年龄 (mental age) : 用于衡量儿童病人的心智发育水平。

神经 (neural) : 是指脑、神经系统和神经通路。

开放式空间 (open bay) : 指儿童口腔科临床实践中采用的开放式设计。

束缚板 (papoose board) : 指能固定儿童四肢保持不动的约束器具。

儿童口腔医学 (pediatric dentistry) : 为口腔专科之一,其诊疗范围从新生儿时期至青少年,也包括在这个年龄组内有特殊需求的病人。

出生后 (postnatal) : 指出生以后。

出生前 (prenatal) : 指出生以前。

冠髓切断术 (pulpotomy) : 指从活髓牙中去除冠髓部分而保留根髓的治疗方式。

强直/痉挛 (spasticity) : 通常指肌肉紧张导致四肢不协调或不受控制的运动。

t 型带环 (t-band) : 一种用于乳牙上的带环。

学习目标

完成此章节的学习之后,学生将能够达到以下目标:

1. 掌握关键术语的发音、写法和定义。
2. 熟悉儿童口腔科团队以及儿童口腔科诊室的外观与布局。
3. 熟悉儿童口腔科病人的特性,包括:
   - 列举从出生至青少年时期的各阶段儿童的特征。
   - 熟悉儿童治疗时使用的正强化的行为管理方法。
4. 了解为什么有特殊需求的儿童与成年人均在儿童口腔科完成治疗。
5. 描述儿童口腔科病人的诊断与治疗计划都包括哪些内容。
6. 熟悉口腔预防在儿童口腔科的重要性。
7. 列举和比较儿童病人与有恒牙病人或成人治疗过程的区别。
8. 熟悉儿童牙外伤的类型及治疗方式。
9. 熟悉应如何处理疑似儿童虐待。

实践目标

完成此章节的学习之后,学生将能够达到以下目标:

- 掌握乳牙冠髓切断术的操作配合。
- 掌握不锈钢冠修复术的操作配合。

儿童口腔医学（pediatric dentistry）是口腔医学专业的领域，重点是为婴儿、儿童、青少年和有特殊需求的人群提供口腔保健和治疗。儿童口腔的临床实践主要强调预防疾病以及对疾病的早发现、早诊断和早治疗。虽然儿童病人和成年病人的许多治疗过程比较接近，但在进行牙科治疗操作时应考虑儿童的特点（图 57-1）。

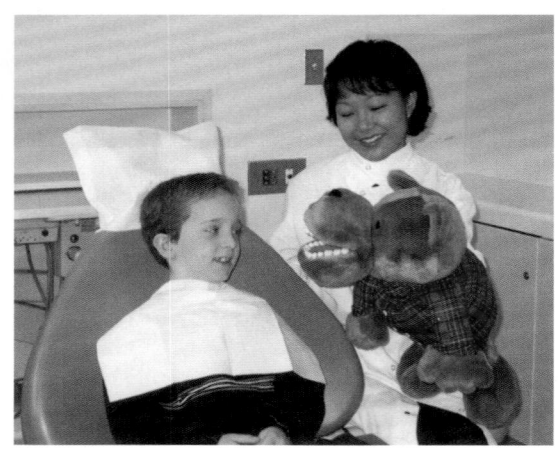

图 57-1　在儿童口腔科诊室内的病人

儿童口腔科治疗团队及诊室

儿童口腔科医生

从口腔医学院毕业后，口腔医生需要在经过认证的儿童口腔医学专业学习 2~3 年才能成为一名儿童口腔科医生。他们需要经过系统的学习和临床实践，才可以作为专科医生胜任对婴幼儿、儿童、青少年以及有特殊需求人群的口腔治疗。

儿童牙医助理

儿童牙医助理必须有足够的爱心和耐心对待儿童、青少年以及有特殊需求的病人，在儿童口腔保健中扮演着非常活跃的角色。很多儿童口腔诊所都会在其所在州法律所认可的范围内，安排经资质认证的儿童牙医助理去完成一些预防性的操作。在该州法律允许的情况下，牙医助理也会完成牙冠抛光、窝沟封闭以及制取初印模等拓展职能。

儿童口腔科诊室

儿童口腔科诊室的环境通常令人愉悦，不存在让人恐惧的装饰物。很多诊室的整体装饰是有主题的，比如热带雨林、外太空等，甚至还有著名的电影角色（图 57-2）。

进入儿童口腔科诊室的治疗区，你会发现治疗区并不是那种有隔断或是规整的，很多诊室都是开放式空间（open bay）设计，即在开阔的空间里摆放几把口腔综合治疗台。这种设计的优点是可以确保病人看到其他正在接受治疗的患儿，从而产生有效的心理学效应。因为有其他孩子在旁边的时候，患儿往往不会轻易表露自己的恐惧或不好的行为。

若必须为治疗安排一个独立的环境，大多数诊所会设计一个"安静房间"。这个房间与开放空间隔离开来，以避免某些患儿的不佳行为对其他患儿产生不利影响。

患儿和家长可以在治疗区看到各种各样的阅读材料，如杂志和教育宣传册等。一些诊室内会放置计算机和视频设备，便于对患儿进行教育和提供娱乐。

在许多儿科诊室内，工作人员不再穿着传统的牙科执业人员的服装。他们通常会穿上色彩亮丽、设计合理的"刷手服"（图 57-3），甚至可能把胸卡做成牙齿的形状，并刻上工作人员的姓名。

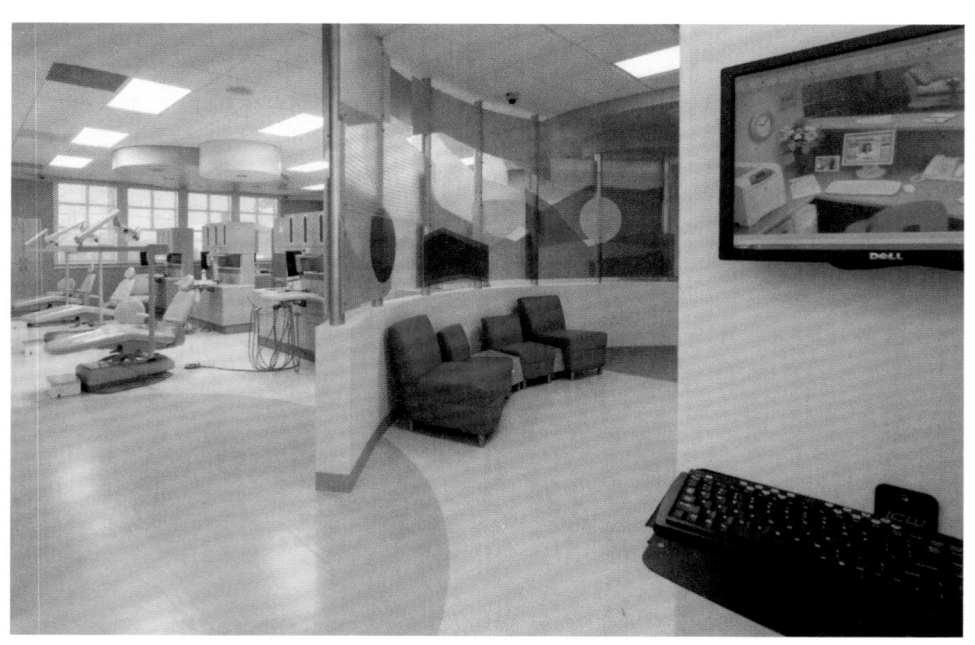

图 57-2　儿童口腔科诊室中明快、舒适的接诊区。（Courtesy Patterson Dental, St Paul, MN.）

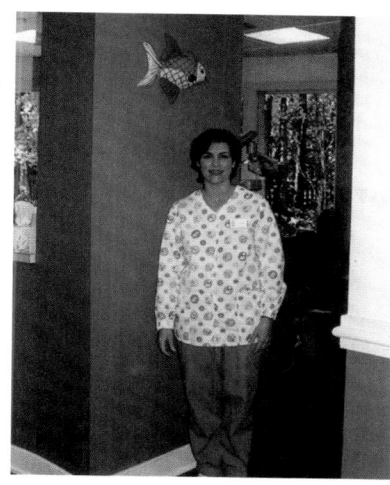

图 57-3　助理着装应体现专业性,同时避免给患儿带来恐惧

儿童病人

儿童构成了牙科治疗人群中的一个重要又特殊的部分。与成人相比,儿童有自己的喜好,也会有恐惧和复杂的个性特征。儿童病人治疗中,必须保证对其尊严和个性的尊重,这点和成年病人是一样的。对儿童的理解需要参考其生理、心理和情感年龄:

- 生理年龄(chronologic age)是儿童按年和月计算的实际年龄;
- 心理年龄(mental age)指儿童的心智水平和发展程度;
- 情感年龄(emotional age)指的是儿童的情感成熟度。

即使对于同一个儿童,这些年龄很可能都是不相同的。例如,一个生理年龄 6 岁的儿童可能具有 8 岁的心理年龄(即在心智上,该儿童的理解能力能达到 8 岁儿童的平均水平)和 4 岁的情感年龄(即情感上,他的反应像 4 岁儿童的水平)。

根据知名精神医学家埃里克·埃里克森(Erik Erikson)的观点,社会化的进程包含多个阶段,这些阶段可以明确地规划,进而理解儿童和少年阶段的社会和情感发育。可以用儿童平均发育状况的指南(标准)作为一个简单标准来评估特定年龄阶段儿童的预期行为水平。与这些标准差距较大的儿童可能会在生理上或情感上遇到问题。同时也需要注意,由于一些儿童可能在就诊时较为紧张,所以可能会暂时退回到一个更加不成熟的行为水平。

Erikson 发育阶段

学习信任期(译者注:婴儿期)

按照时间顺序,该时期为婴儿期,横贯出生后的第一年。营养良好、经过教育和备受爱护的孩子会产生信任感和安全感,同时具有基本的乐观主义精神。而如果处理得不好,婴儿会觉得没有保障,同时也会产生不信任感。

学习自主期(译者注:幼儿期)

在此阶段,儿童学习坐、立、行和跑。在语言方面,他们也从含糊不清地说话逐渐进步到能够使用简单的词句。在社会认知方面,他们学会分辨较为熟悉的面孔,同时也可以感知到陌生人对他们的友好或带来的恐惧。

大概到了 2 岁的时候,与父母分离,儿童会开始产生最基本的恐惧,同时也会有相应的对陌生人的恐惧。这些幼儿太小,因此不要期望他们能够配合口腔治疗。初诊检查时,应让家长陪伴在患儿身边。如果需要进一步治疗,患儿很有可能需要术前给药。

游戏期(译者注:学龄前期)

3~5 岁的儿童有两种主要但在某种程度上又有些冲突的需求(图 57-4)。首先,这些儿童经历了发展自主性(autonomy)和主动性的转变过程。其次,这些儿童需要在他的生长环境里给予管控和塑造。

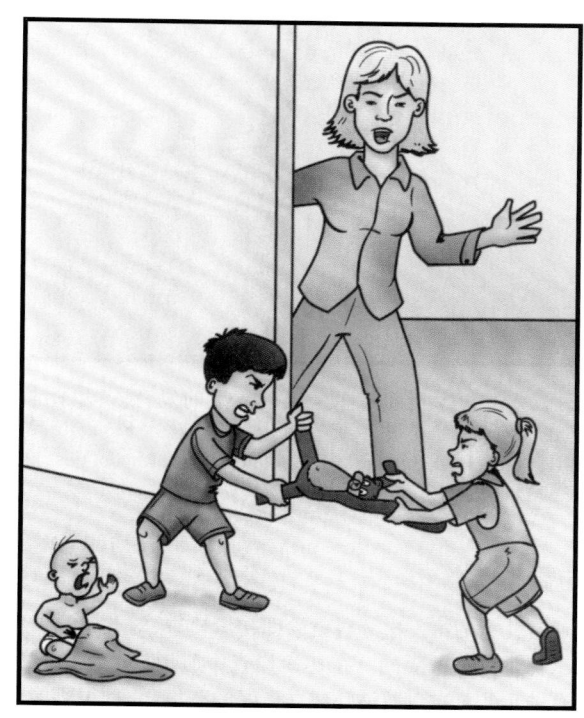

图 57-4　在儿童出现自主性的时期,会出现对兄弟姐妹、同龄人和家长的冲突,并且可能源源不断地出现。(From Proffit WR,Felds HW,Sarver DM:Contemporary orthodontics,ed 5,St Louis,2013,Mosby.)

在此阶段,儿童可以遵从简单的指令,同时他们也期望在治疗过程中扮演较为积极的角色。他们的角色在于遵从指引,会听从"坐好"、"请保持将手放在身体两侧"、"张大嘴巴"等指令。治疗团队应当更关注儿童在自主性和主动性方面的相应需求,允许儿童做出选择。

学龄期

6~11 岁的儿童处于一个社会化的阶段,包括学习如何与他人相处、学习社会的规则和条例以及学习接受社会的需求。通过与他人接触,这个阶段的儿童学会了克服那些曾经令他们害怕的事物和情景所带来的恐惧。他们意识到那些曾经觉得非常恐怖的情境实际上并没有那么可怕,也没必要害怕。

青少年时期

这一时期是人发育过程中生理和心理的过渡期,在此阶段孩子们从青春期向成人的阶段做出转变。从 12 岁到 20 岁,青少年们需要自我肯定(图 57-5)。他们也在尝试成为不同的角色。明确的性别特征在此阶段得以建立。青少年们会追随榜样(某个能激励他们的人),并且会逐渐形成一系列的自己的想法。

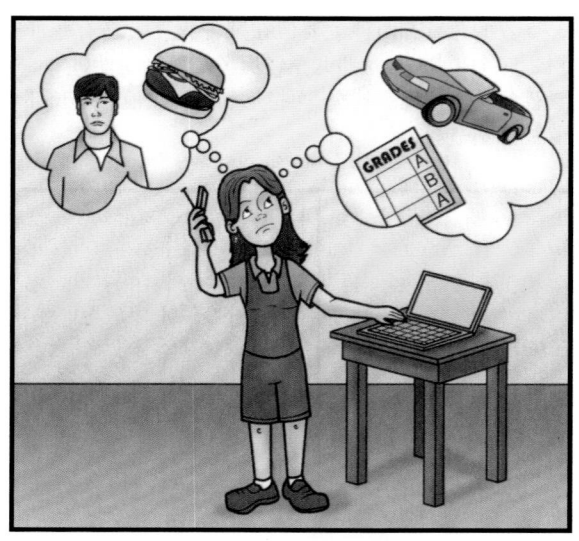

图 57-5　青少年期是一个极度复杂的发育阶段,此阶段的孩子面临着很多新的机遇和挑战。(From Proffit WR, Felds HW, Sarver DM: Contemporary orthodontics, ed 5, St Louis, 2013, Mosby.)

行为管理

通常儿童的第一次牙科就诊即初诊检查,对儿童和口腔治疗团队都是至关重要的。在初诊检查中所形成的融洽友好的关系有助于儿童对口腔治疗建立良好的态度,并且很可能会相伴他的一生。

很多牙科医生在患儿治疗早期会参考行为量表,从而对患儿在治疗过程中的行为进行评价和干预。Spencer Frankl 医生开发了一种最为广泛使用的量表,名叫 Frankl 量表(Frankl scale),以此来衡量患儿的行为(表 57-1)。

儿童行为指南

家长和患儿对医生建立信任感是口腔治疗得以高效完成的基础。如果牙科治疗团队遵循以下指南,那么牙科治疗操作可以在任何年龄的病人身上得以完成:

表 57-1　Frankl 量表

评级	定义	病人行为
1	绝对不配合	拒绝治疗;高声哭泣;恐惧;其他不配合的行为
2	不配合	勉强接受治疗;不配合;虽然有不配合的行为,但没有突发的反抗行为
3	配合	接受治疗;有些时候会谨慎;有配合的意愿,有时候会有些疑惑,但是会听从指令
4	绝对配合	很好地和牙科医生协作;对牙科治疗操作感兴趣;很高兴并且享受这种情境

Courtesy Dr. Spencer Frankl.

- **诚实**。请确保所说的话从儿童的认知角度来讲是真实的。
- **充分考虑儿童的观点**。尽量回避容易使儿童产生恐惧心理的词汇。同时,使用儿童可以听懂的词汇。例如,使用"捏"就比"叮咬"要好,尤其在儿童不是很清楚"叮咬"会产生痛痒感觉的情况下。
- **经常使用"讲解-演示-操作"的行为管理方法**。向患儿讲解即将要做的事情,给他演示一下,然后继续按照患儿期望的方式去进行操作。就算操作过程或者器械完全无害,牙科治疗团队也不应无视患儿的感受。
- **给予患儿正强化**。对适宜的行为给予强化和奖励;同时避免对不正当行为给予奖励。

为幼儿进行牙科治疗操作的方式示例

- 让儿童选择他今天想要佩戴的安全眼罩。
- 告诉儿童,"指一下今天想看哪颗牙?"
- 让儿童指一下"对着镜头微笑"的牙齿(拍摄放射影像)。
- 允许儿童选择氟化物的香味。
- 让儿童在治疗操作中握住吸唾器。

疑难病人

治疗焦虑、恐惧或者不配合的儿童对于牙科医生、助理、家长尤其是儿童本身都是一种挑战。在某些情境下牙科治疗团队采用了所有可能的方式,但儿童仍然可能会不配合牙科治疗。有时,儿童在治疗过程中需要更加强硬的行为管理方式,从而避免受到伤害。言语控制(用冷静且坚定的语气说话)通常可以避免采取其他步骤。

在某些情况下,可能需要采用约束方式保护患儿。约束方式可以是使用药物或者固定身体,以尽量减小患儿的移动或其他行为。牙科医生评估患儿需要束缚,在治疗之前可以提前给予患儿药物使之镇静放松。轻度镇静(例如一氧化二氮/氧气,或者镇静剂)对于焦虑的儿童较为有益。如果儿童极度恐惧或需要较多治疗,则推荐采用其他镇静技术或通过全身麻醉下牙科治疗来完成(见第 37 章)。

固定身体最简单的方式是由牙科医生或助理在治疗过程中握住患儿的手,从而防止产生对牙科医生和助理以及患儿自身的可能性损伤,例如在注射时患儿的手很迅速地碰触注射器,或牙科医生使用牙科手机操作时患儿的手快速地去碰触牙科医生的手臂。

对于幼儿和学龄前儿童,有时也需要一名家长陪伴以保持儿童冷静和便于交流。但这种情境的问题在于,如果家长对于儿童的治疗本身就是焦虑或者紧张的,让他/她陪伴患儿很可能会恶化当前的状况,并且可能会使氛围更为紧张。

使用束缚板(papoose board)可以进一步约束患儿的行为。这一装置在治疗中可以适度地包绕患儿的手臂、腿部和躯干。幼儿固定板使用扎带在患儿身体上扎紧,并且限制儿童手臂和腿部的运动(图57-6)。这一装置适用于镇静给药后年龄较小的儿童,或者是那些难以控制其活动,有着特殊需求的患儿。

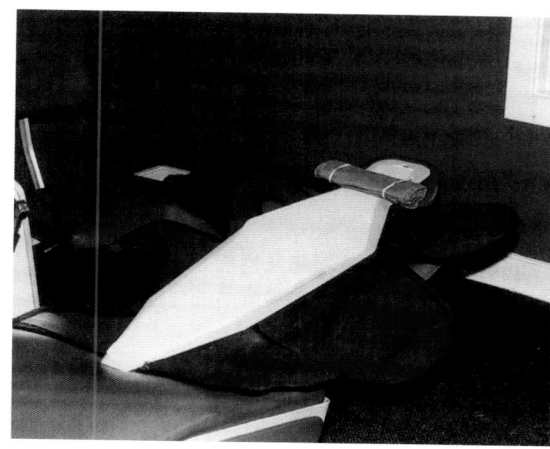

图 57-6　束缚板可以固定患儿的手臂和腿部,从而避免患儿伤及自身或他人

当牙科医生使用药物或束缚身体的方式来约束儿童的时候,家长必须知晓并且签署知情同意书。应当给家长充分解释,以说明采用此种方式的原因。儿童对此也应有适当的了解。

⟵ 复习

> 4. 是否存在儿童的行为像 7 岁,但实际已经 10 岁的情况?如果是这样,该如何描述他/她?
> 5. 儿童在哪个发育阶段最先需要生长环境的管控和塑造?
> 6. Frankl 医生如何描述"配合"儿童的行为?
> 7. 什么时候需要用到束缚板?

有特殊需求的病人

某些生理和精神疾患可以减慢或影响儿童的心理发育和社交发展。当儿童被诊断为智力障碍、唐氏综合征、自闭症或脑瘫等疾病的时候,父母及其他家庭成员的责任便更多的在于协助患儿,以满足其在日常身体及口腔健康方面的需求。

儿童口腔科诊室的环境通常会更加适合于这些有特殊需求的病人。每名病人的异常程度决定了治疗是需要在儿童口腔科诊室进行,还是住院治疗。对病人的既往史和社交史的评估可以明确是否需要变更治疗计划。

智力缺陷

智力障碍(intellectual disability)是一种脑部机能的特殊状态,从儿童期开始,通常伴有智力发育和适应性技能掌握障碍。这类缺陷的病人依照其智力受损的严重程度分为四组:轻度、中度、重度和极重度。

轻度智力障碍指个体智商(intelligence quotient, IQ)值为50~70。这些个体通常会在学龄前开始掌握社交和交流技能,感觉运动区受损较轻;他们常常很难在早期与其他正常儿童加以鉴别。他们可以在常规方式下接受牙科治疗。由于理解能力较低,此类病人可能需要更多的耐心、理解和安慰。在牙科治疗团队的帮助下,一个轻度智力障碍的病人可以成为表现良好的牙科病人。

在与轻度智力障碍的病人进行沟通的时候,请按以下方式来做:

- 避免分心
- 言简意赅
- 话语通俗易懂
- 花更多时间传递信息
- 避免解释事因
- 着重强调缺乏牙科卫生维护的后果
- 传授行为而不是理论
- 鼓励配合
- 运用讲解-演示-操作法
- 运用正强化方法
- 适当表扬

中度智力障碍是指 IQ 为 35~55 的个体。这些个体在学龄前期可以学会讲话或与人交流。他们在经受专业培训后,在监护下可以自己照顾自己;但他们不太可能接受小学二年级及以上水平的知识。他们能很好地适应社区内的生活,但是在面对外部社会的情况下需要监护和指导,通常会与监护人住在一起。一个中度智力障碍的患儿在接受牙科治疗时需要特殊处理,包括术前用药、束缚下治疗或全身麻醉下治疗。

重度智力障碍是指 IQ 为 20~40 的个体。在学龄前期,这些个体表现出运动发育迟缓,并且几乎无法用言语交流。他们成年以后,在密切监护下可能会做一些简单的事情,重度智力障碍病人经常需要在全身麻醉下进行专业的牙科治疗。

极重度智力障碍是指 IQ 低于 20~25 的个体。在这些儿童年龄较小时,就可以发现其感觉运动功能非常差。其一生都需要精心设计生活环境以及持续的辅助和监护。这些患儿需要专业机构提供的牙科维护治疗。

唐氏综合征

唐氏综合征(down syndrome),也称为21-三体综合征,通常由于 21 号染色体的缺陷导致某些异常体征和智力障碍。智力障碍表现为轻度至中度反应迟缓,但并不是所有唐氏综合征的患儿都会出现全部的体征。他们通常会表现为后脑扁平、斜视且眼睛呈杏仁状,鼻梁塌陷。唐氏综合征的患儿肌张力和肌强度通常会降低;有三分之一会伴有心脏疾患。

唐氏综合征患儿通常会出现牙齿发育异常。如牙齿迟萌、乳切牙一岁后才萌出;牙齿较小而且呈钉形,经常伴有错𬌗畸形。由于牙齿错位、口呼吸或在家中缺乏口腔卫生维护,常出现牙周疾病;下颌前移与鼻骨和上颌骨发育不足无法为舌提供充分的空间,可导致开𬌗和舌体前移,看起来如同舌体肥大一般。

唐氏综合征患儿的牙科治疗取决于其身心发展状态。对这些病人治疗方式的选择应当依据心理年龄和行为能力,而不是按他的实际年龄来进行。

自闭症

自闭症是由于脑部的神经细胞和突触的连接结构发生变异,使得信息在脑部的处理受到影响而导致的发育异常。这种疾病在儿童三岁前就会有明显的表现,患儿通常无法与人相处、社交能力极差、人际交往缺乏,并伴有异常的语言和音调。

对这类患儿进行行为管理可能会较为困难,包括行为矫正,正强化和脱敏;当牙科疾病较严重时可能需要采用镇静、束缚和全身麻醉下治疗的方法。

自闭症患儿爱吃甜食,而且普遍口腔卫生较差。因此,这些患儿患龋病和牙周病的风险也随之增加。由于自闭症患儿通常会采用精神药物进行治疗,因此可能会出现口干的表现。

脑瘫

脑瘫(cerebral palsy)是一个广义的概念,出生前(prenatal)或出生后(postnatal)的脑损伤引起的一组进行性神经(neural)疾病。由此导致的脑损伤表现为运动中枢受损,特征为麻痹、肌无力、缺乏协调以及其他一些运动机能的失常。

除了运动功能障碍,还有许多脑瘫患儿有其他脑损伤的症状,如癫痫、精神发育迟滞、感觉和学习障碍。行为障碍及情绪失常可能会使这种状况更为复杂。

脑瘫通常是根据运动功能紊乱的类型分类的,两种最常见的类型是强直/痉挛(spasticity)状态和手足徐动症(athetosis)。痉挛状态的特征是肌张力增强,表现为夸张的牵张反射。手足徐动症最明显的特征是无法控制、无意识、无目的且不协调的躯干、面部和四肢运动,此外还表现为做鬼脸、流口水、言语缺陷等。

术前用药常用于帮助控制脑瘫患儿,使之放松。以便完成常规的牙科治疗维护。而对于某些病人,全身麻醉下治疗是必需的。

大部分脑瘫患儿的口腔卫生很差,主要是由于他们疾病的特性和由此产生的生理功能受限。患儿和照顾者都应该接受全面的家庭护理相关指导,并根据患儿的特殊需求适当调整。一般来说,推荐使用电动牙刷,特制的电动牙刷手柄也有助于维护口腔卫生。

⏎ 复习

8. 智障(精神发育迟滞)的儿童哪些方面的技能受限?
9. 唐氏综合征的另一个名称是什么?
10. 脑瘫病人常常需要在轮椅上接受治疗吗?如果是,为什么?

诊断和治疗计划

美国儿童牙科学会(American Academy of Pediatric Dentistry,AAPD)提出,儿童出生后第一次就诊牙科应该在出生1年后,这次就诊将收集儿童的信息,使牙科医生和牙科工作人员了解这位儿童,并且帮助儿童适应诊所的环境。它也给牙科团队提供了一个教给儿童父母关于牙科预防方法和儿童口腔护理方面知识的机会。然后建议从儿童2岁起定期检查;一旦口腔维护启动,儿科病人将需要定期进行复查。

在给未满18岁的儿童提供任何口腔维护治疗之前,必须得到儿童父母或者是其他法定监护人的同意。向儿童及其家属进行自我介绍,并且对他们来到诊所表示欢迎。在与他们互动时应建立友好但不乏专业性的默契关系,这将有助于增进牙科团队成员们的信心。

全身和牙科病史

全身和牙科病史应该包括儿童的全身情况和牙科治疗信息,其细节需向父母和儿童共同获取。

在儿科记录的特殊信息:全身病史和牙科病史

全身病史
过去的全麻下住院治疗经历及过程
最近一次就诊资料以及当前采取的治疗
过去曾使用过的药物
平时服药状况
既往用药的不良反应
药物过敏史,包括使用的任何处方或者非处方药物
出生时的体重以及出生时出现的任何问题
父母的学历

牙科病史
开始关注儿童口腔卫生的时间
牙齿外观满意度
刷牙时牙龈是否有出血
吮指或叼奶嘴习惯
应用氟化物和刷牙的习惯
牙科方面的家族史

初步临床检查

根据儿童的年龄,牙科医生会进行影像学检查、口外检查、口内软组织检查,以及牙齿检查和记录。

影像学检查

一般来说,儿童们往往比成人更需要影像学检查。因为他们口腔的发育和变化较为迅速,因此更容易患龋。美国儿童牙科学会建议,具有患龋高风险的儿童应当每6个月进行一次影像学检查(对患龋低风险的儿童可降低检查的频率)。

若想做出完整的诊断,必须进行影像学检查。幼儿通常难以配合X线拍摄过程,因此可能需要推迟,直至儿童可以更好地耐受将胶片放置于口内的操作,同时避免胶卷任何的移动。

当儿童可以配合进行 X 射线检查以后,以下方法可有助于儿童了解投照过程:

- 使用"照相机"或者"拍张照片"这种语言,作为一个类比(analogy)来帮助解释该设备和拍摄过程;
- 使用讲解-演示-操作法,通过将胶片和 X 线片机摆放至合适位置来观察确定儿童是否可以正确接受拍摄,避免儿童遭受不必要的辐射;
- 根据儿童舒适程度选择合适的胶卷的尺寸。在某些情况下,弯曲前角可以使咬合翼片放置的更容易些;
- 首先拍摄最易操作的 X 线片,通常殆片对于儿童来说是最为舒服的。

口外检查

口外检查是用来评估病人外貌以确定骨性特征,任何面部的偏移或眼睛、耳朵或鼻子不对称的表现都可能是某种未确诊综合征的一个体征,此时应当转诊患儿至相应的专科医生以获得对其病情的全面评估。

口内软组织检查

对于牙科医生或者助理来说这是一项非常重要的检查,通过使用牙龈评分表和/或牙周菌斑评分表(见第 55 章)来评估儿童的牙周状况。

牙齿检查及记录

初步临床检查需要使用口镜和探针。低龄儿童可能会拒绝牙科医生或牙科卫生士将器械放入口内,他们可能只会允许其他人将手指放入口中进行检查。

对乳牙列或混合牙列需要检查咬合,以确定恒牙的间隙和拥挤状态。第 28 章中会提到乳牙列所用的记录表格。

> **复习**
>
> 11. 儿童应在什么年龄进行第一次牙科诊疗?
> 12. 如果患儿的龋病发病风险性较高,应该多久进行一次 X 线片检查?

儿童口腔疾病预防

预防是儿童口腔科临床最重要的环节之一。对患儿及家属的指导不仅包括整个牙科团队,还应包括社区和学校系统。儿童牙科医生需要针对牙科预防的相关领域,如牙科卫生维护、氟化物使用、饮食和预防措施进行适当的沟通和健康教育。

口腔卫生

口腔卫生指导的主要目的是改善儿童的刷牙方法,教会他们使用牙线,使其拥有更为清洁的牙齿和更健康的牙龈,从而预防龋病的发生。通过养成每天使用含氟牙膏进行两次有效刷牙和一天使用一次牙线的习惯,可以使儿童在以后的生活中一直保持良好的牙科卫生习惯(见第 15 章)。

AAPD 建议多数儿童应该每年做两次牙科检查(图 57-7)。

有些儿童可能需要更高频率的牙科检查,例如龋病发病风险较高、伴有发育异常或者牙科卫生维护较差的儿童。

氟化物

与第 15 章讨论的内容相似,使用适宜浓度的氟化物是安全和必要的。年龄在 6 个月到 16 岁之间的儿童应该保证每日氟化物的摄入量。需要通过儿童父母了解他们的饮用水中氟化物的含量。如果他们饮用的是井水或瓶装水,需要帮助他们分析确定其氟化物含量。在明确了儿童目前所摄入的氟化物含量之后,儿童口腔科医生可以决定儿童是否需要加大氟化物的给予量。

接下来需要指导家长监督儿童使用含氟牙膏。一粒豌豆大小的牙膏足以实现氟化物的保护作用。另外,还需教育儿童刷牙过程中不要将牙膏吞咽,应将其吐出。

氟保护漆

有些病人相对而言更容易发生龋病,对于这种人群,采用含氟漱口液可能作用不大。此时应将氟保护漆作为预防龋齿的一项常规措施。氟保护漆是一种凝胶状物质,它可以在釉质和根面释氟以发挥作用(详见第 15 章和第 44 章)。

饮食

健康的饮食应自然而平衡,且能提供儿童成长所需的所有营养素。第 16 章中描述了儿童生长发育过程中应该食用的食物种类,以及可能会增加龋病发病的食物种类。儿童口腔科团队应该充分发挥如下作用:

- 协助家长评估儿童的饮食。
- 指导父母购买食品时有所抉择! 告诉家长不要在食品柜里定期储藏含糖或淀粉类的零食。当然某些特殊时候也可以购买一些"有诱惑力的食物"。
- 应当建议家长限制儿童的零食摄入次数和摄入量,选择营养丰富的食品。
- 建议均衡饮食,在正餐时间减少含糖及淀粉类的食物。
- 建议父母不要让幼儿口含牛奶、婴儿食品或果汁睡觉。
- 询问儿童是否咀嚼口香糖或者用苏打水漱口,应告知其选择无糖型。

窝沟封闭

窝沟封闭剂能保护牙齿表面的窝沟点隙,尤其是后牙的咬合面,因为儿童的龋齿大部分都发生在这里。窝沟封闭剂常由透明的或者遮色的树脂材料构成,可应用于牙齿以预防龋病的发生(见第 59 章)。

颌面部发育

儿童口腔科医生应及时评估儿童的牙列与颌面部发育状况,也是最早发现患儿错𬌗畸形、牙齿拥挤或扭转弯曲,以及影响牙列正常发育的口腔卫生习惯。发现这些牙列问题后,应积极干预,或者建议病人正畸科就诊进行矫治。早期预防性矫治能够避免以后进行难度更大的治疗。

预防性矫治指牙科医生对颌面部发育不规则和错位进行治疗以阻止或消除它们的发生。预防性矫治包括以下方面:

牙科检查记录卡

姓名：_____　　　　　日期：_____

治疗设计

菌斑指数

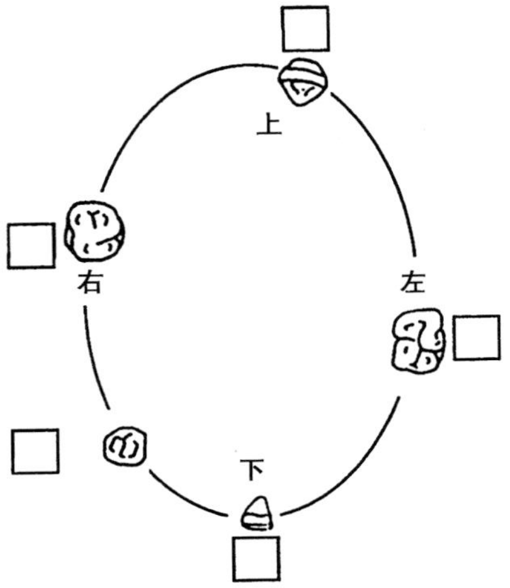

评分
2=无菌斑
1=可检测到菌斑
0=可见菌斑

上　右　左　下

结果 _____
9～10 非常好
7～8 良好
5～6 一般

□ 临床评价
• 评估牙颌的发育
• 牙科检查
• 矫治筛查
• 病变筛查
• 监测充填治疗
□ 口腔预防(洁治)
□ 局部氟化物治疗
• 氟泡沫：30分钟内勿饮食或漱口
• 氟保护漆：10分钟内勿饮食或漱口，12小时内勿刷牙。牙齿出现暂时的淡黄色是正常的。
必需的X线片拍摄：
□ 评估龋齿的咬合翼片
□ 评估"颌骨""牙齿发育"和"病变"的全口片
□ 评估"牙齿发育"和/或"病变"的根尖片

治疗建议及检查结果

当前状态

病人的口腔卫生评估：
□需要改善　□尚可　□很好
龋洞：□有　□无

牙龈与支持组织：
□健康正常
□发炎/牙龈炎
□牙龈组织薄 _____
□突出的系带 _____
□其他

牙齿发育：
□健康、正常　□釉质发育不全
□有釉质斑块　□牙齿缺失
□多生牙　□畸形牙
□其他 _____

牙齿萌出：
□正常□固连牙
□异位萌出 _____
□异常 _____

矫治评估

□ 目前注意的问题：
　□拥挤　□颌位关系(无咬合)
□ 备注 _____

建议：
□观察
□预防性/阻断性矫治
□系统治疗
病历记录费 _____
治疗费 _____
大概治疗时间 _____
其他 _____

治疗费与治疗时间是估算的。

专业牙科保健的建议

__ 窝沟封闭
__ 充填
__ 不锈钢全冠
__ 牙髓治疗
__ 拔除
__ 间隙保持
费用 _____
就诊次数 _____

改善家庭牙科保健的建议

__ 每天刷牙两次
　（早上一次睡前一次）
__ 每次刷牙3分钟
__ 刷牙龈缘
__ 刷切牙
__ 刷磨牙
__ 每晚使用牙线
__ 父母帮助刷牙与使用牙线
__ 含氟漱口水
　（在刷完牙与用完牙线后睡前使用）

图 57-7　复诊时使用的牙科检查记录卡示例。(Courtesy Dr. John Christensen.)

• 控制龋病的发生和进展，防止乳牙早失，因为这可能会导致恒牙萌出的间隙丧失。
• 使用间隙保持器来保持乳牙间隙以供恒牙萌出（图 57-8）。间隙保持器通常是与其他牙粘接，并且一直保留到恒牙萌出。
• 应用矫治器纠正一些可能会使恒牙列受影响的口腔不良习惯，如吮指（图 57-9）。

• 尽早检测出可能会影响牙齿发育的基因变异和先天异常。
• 观察乳牙的自然脱落状况。如果乳牙滞留太久，可能会导致恒牙异位萌出或阻生（图 57-10）。

阻断性矫治指牙科医生采取一定的治疗方法以调节或者纠正发育异常。主要包括以下方面：
• 拔除可能会导致恒牙列拥挤或者排列不齐的乳牙。
• 通过使用活动或固定矫治器来矫治反𬌗（图 57-11）。

- 通过使用活动或固定矫治器来矫治颌骨大小异常（图57-12）。

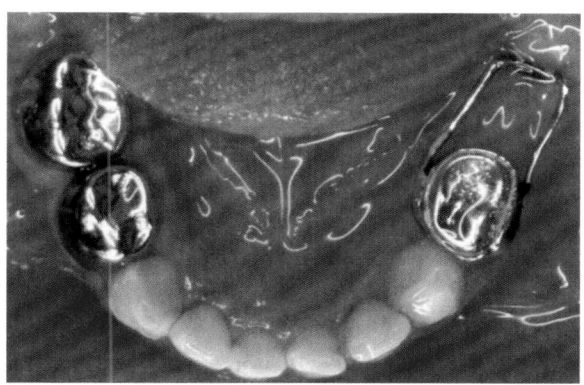

图 57-8 间隙保持器用来"保持"间隙直到恒牙萌出。（From Proffit WR，Fields HW，Sarver DM：Contemporary orthodontics，ed 5，St Louis，2013，Mosby.）

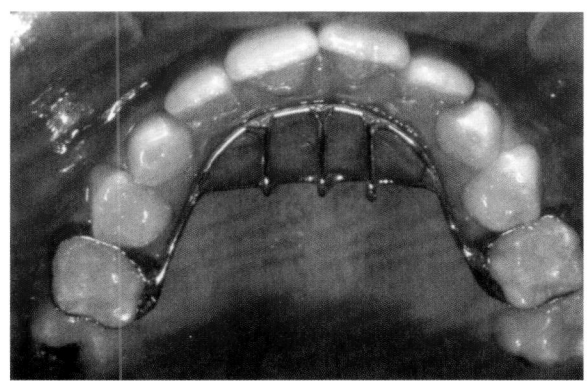

图 57-9 安置矫治器以干扰患儿吮拇指的习惯。（From Proffit WR，Fields HW，Sarver DM：Contemporary orthodontics，ed 5，St Louis，2013，Mosby.）

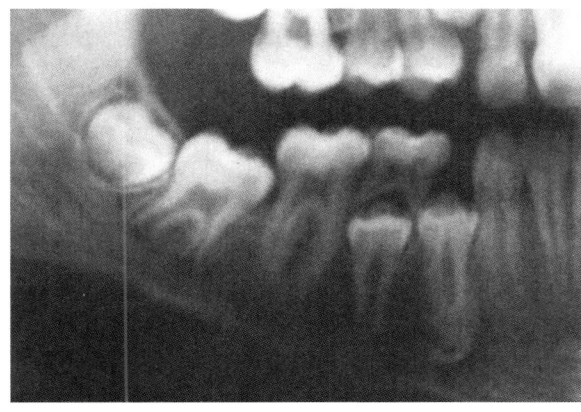

图 57-10 下颌恒前磨牙在对应乳牙的舌侧萌出。（From Proffit WR，Fields HW，Sarver DM：Contemporary orthodontics，ed 5，St Louis，2013，Mosby.）

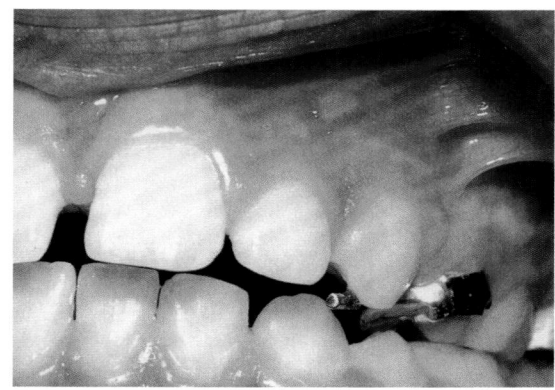

图 57-11 固定矫治器矫治反𬌗。（Courtesy Dr. Frank Hodges，Santa Rosa，CA.）

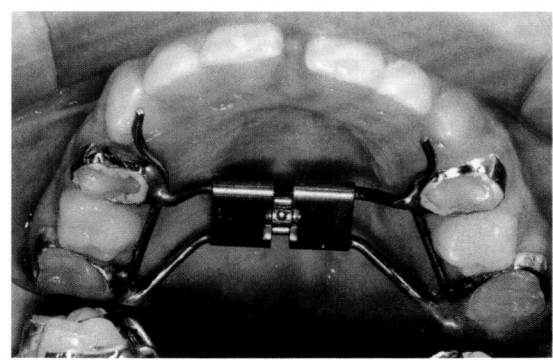

图 57-12 腭侧扩弓装置用来扩展上颌牙弓。（Courtesy Dr. Frank Hodges，Santa Rosa，CA.）

体育运动中的保护

据运动医学和运动牙医学报道，在从事可能会伤害到口腔周围组织的休闲体育运动时，佩戴颌面部保护装置是有益的。

口腔保护装置是面部保护装置很重要的一部分。很多州都规定在学校的体育活动中从事身体接触项目时，应给运动员佩戴防护牙托以预防牙外伤。专业运动员在从事可能引起牙科外伤的运动中，佩戴防护牙托是必须的。

目前使用的防护牙托有 3 种：成品防护牙托、口内成形防护牙托和定制的真空成形防护装置。在牙科诊所制造定制的防护牙托并不困难（图 57-13）。

建议使用防护牙托的运动：

篮球	橄榄球
拳击	滑板
橄榄球	滑雪
体操	足球
冰球	壁球
曲棍球	排球
武术	水球
回力网球	摔跤

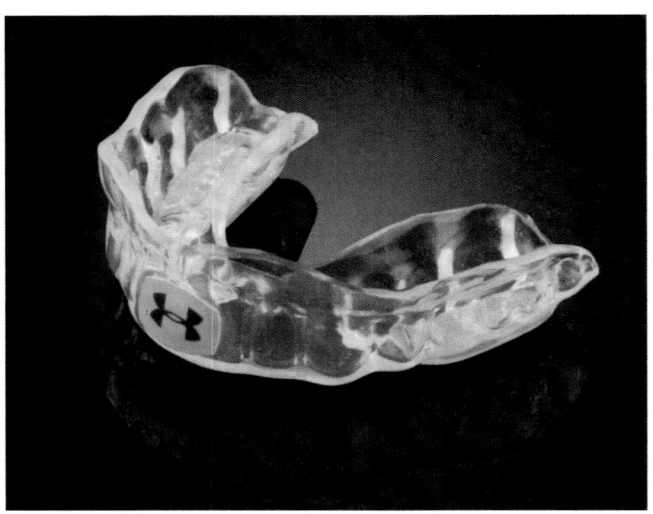

图 57-13　Under Armour 防护牙托。(Courtesy Under Armour, Inc. , Baltimore, MD.)

儿科治疗操作

在临床操作及充填/修复治疗方面,乳牙的基本原则同恒牙是一致的。乳牙与恒牙的分类方法相同,可应用银汞合金及复合树脂材料充填牙齿。唯一的不同是,儿童的牙齿较小,牙科医生应根据需要选择适应小牙列和口腔尺寸的特殊器械、配件和操作方法。

充填操作

器械尺寸

为了便于儿科病人使用,牙科器械、牙科手机和马达都要按比例缩小。由于儿童口腔科范围相对较小,牙科医生很容易用器械在口腔内相应治疗区域进行操作,而不需要儿童过大张口。

成形系统

乳牙充填时,有两种类型的成形片可以使用:t 型带环(t-band)和点焊型(见第 49 章)。这两种特殊的成形片都是为了更好地恢复乳牙牙冠的宽度和高度。

牙髓治疗操作

(间接)牙髓治疗

(间接)牙髓治疗是一种试图刺激乳牙牙髓再生、保存乳牙牙髓活力的方法。影响牙髓健康的最常见的两个因素是深龋

和牙外伤;深龋对后牙影响较大,而牙外伤对前牙影响较大。间接或直接盖髓同样可以用于年轻恒牙,可促进牙髓创伤的愈合和刺激修复性牙本质的形成(见第 54 章)。

冠髓切断术

冠髓切断术(pulpotomy)是指完整地切除牙齿的冠髓。该治疗的目标是去除感染的部分牙髓,保留根管内健康、有活力的牙髓组织。完成冠髓切断术可以使用两种不同的制剂药物:

- 甲醛甲酚冠髓切断术多用于乳牙。该制剂是由 19% 的甲醛和 35% 的甲酚以 50∶50 的配比溶入甘油水溶液中配制而成。
- 氢氧化钙冠髓切断术主要用于牙根没有发育完成的年轻恒牙(图 57-14)。折断的牙齿通常伴有牙髓的暴露。采用此类型的治疗可促进牙根的继续发育,发育完成后可改行根管治疗。

见操作 57-1。

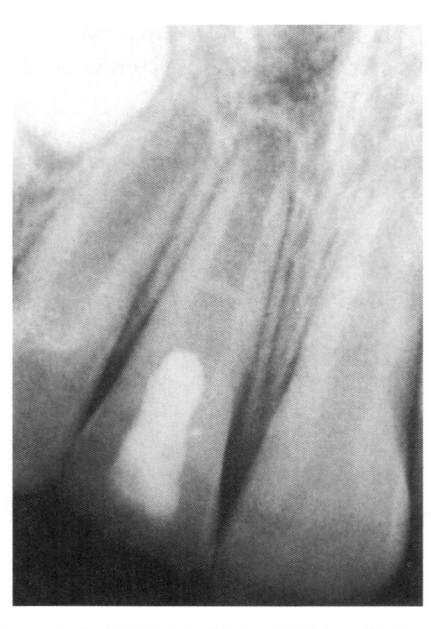

图 57-14　中切牙深层氢氧化钙冠髓切断术。(From Hargreaves KM, Cohen S: Cohen's pathways of the pulp, ed 10, St Louis, 2011, Mosby.)

修复操作

不锈钢全冠

由于儿童时期保存乳牙的重要性,严重龋坏和经过牙髓治疗的乳牙需要通过全冠系统来进行修复,这种治疗方式经济、快捷。不锈钢全冠被选为此时期的冠修复材料有以下几个原因:

- 不锈钢全冠可以在单次就诊时进行预备和戴冠。这对于低龄儿童、有行为问题及有特殊需求的病人尤其重要。
- 全冠是非常耐用的,足以维持到乳牙被恒牙替换。
- 大部分情况下,对于低龄儿童,全冠对牙龈损害较小。
- 不锈钢预成冠比金属铸造修复体价格便宜很多。

冠的类型

不锈钢冠有多种型号可供不同的乳牙及恒牙使用。儿科

常用的两种类型是预修整型和预成形不锈钢全冠。

- 预修整型全冠边缘平直,但经由与龈嵴平行线方向调磨过。应用此类型全冠必须经过修整外形和边缘来适应牙齿的形态。
- 预成形全冠在进入临床前已经调磨和修整(contour),可能需要针对具体情况适当地修整外形和边缘,但通常所需调磨的量较少。

见操作 57-2。

复习

17. 乳牙通常使用什么类型的成形片?
18. 乳牙最可能采用的牙髓治疗方法是什么?
19. 患儿佩戴不锈钢全冠时需要转诊到修复科医生处进行治疗吗?

牙外伤

儿童牙齿外伤会导致严重且长期的影响,包括牙齿变色甚至早失。许多乳牙外伤发生在 1~2 岁半——就是"学步"阶段。乳牙期通常最易受伤的牙齿是上颌中切牙(图 57-15)。

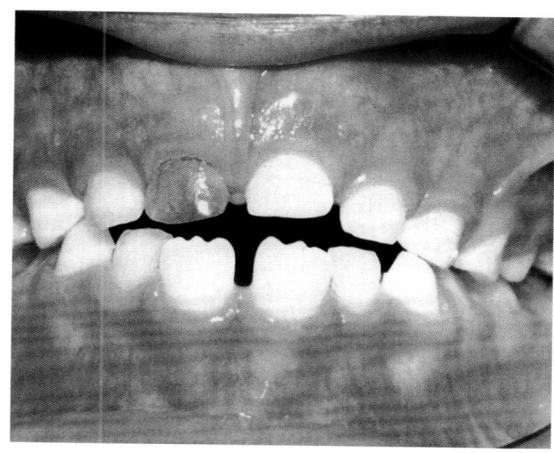

图 57-15 受外伤的上颌中切牙。(Courtesy Dr. Frank Hodges,Santa Rosa,CA.)

乳牙外伤需要注意的是由于外伤时乳牙下方的恒牙正在发育中,可能会因此而受损。导致儿童牙齿外伤的主要原因包括自行车事故、运动损伤、车祸和儿童虐待。指导儿童的父母与学校卫生员在急性牙外伤事件发生时,采取适宜的应对措施,是非常重要的(图 57-16)。

前牙折断

前牙折断是在儿童口腔科门诊最常见的急诊情况(图 57-17)。牙科医生应尽快诊治牙齿折断的患儿。记录详细的外伤经过、临床检查、牙髓活力测试和 X 线片检查是患儿就诊时必须进行的步骤。

为了避免对外伤牙的牙髓造成进一步的损伤,很多牙科医生会选择外伤后 3 到 6 周再对患牙进行充填和修复外形。这段时间如果患儿没有遭受其他外伤,可以给脆弱的牙髓提供一个恢复的机会。在恢复期间,牙科医生可以采用含氢氧化钙的安抚材料覆盖所有暴露的牙本质,以防止其对冷热刺激的敏感,并且采用树脂材料暂时封闭。在随后的复诊治疗中,需进行 X 线片检查与牙髓活力测试来确定外伤牙的状态。如果复诊时牙髓仍然有活力,则可进行外形修复操作。

外伤性牙齿挫入

外伤性牙齿挫入(intrusion)是受伤时牙齿被外力推入牙槽窝,而只显露出一部分临床冠的损伤。外伤性牙齿挫入在乳牙和恒牙均可发生。挫入的牙齿通常应先观察其自行萌出,这些牙齿后期常常需要做牙髓治疗。当乳牙挫入后,发育中的恒牙可能会受损。恒牙受损的程度直到其萌出后才可以得到确定。

部分脱出与侧向移位

部分脱出(extrusion)与侧向移位(luxation)是牙齿偏离原有位置时的损伤。此时牙周韧带通常会严重受损。牙科医生应当尽快使移位牙复位,并应用树脂夹板或结扎丝来固定复位后的牙齿。

此类型的外伤牙一般都需要随后进行牙髓治疗。此损伤后,乳牙牙根吸收更快,并且会越来越松动。此时应该观察是否有感染的征象,如果有明确证据,则应该及时拔除。

全脱位

恒牙全脱位(avulsed)后再植成功率不一而同(图 57-18),乳牙通常不需要再植。牙齿再植得越快,成功的概率越高。因此,当这种类型的损伤发生后,在场的成年人应该做到以下几点:

- 迅速找回牙齿
- 用湿纱布包裹牙齿
- 立即赶到牙科医院就诊

脱出牙齿的再植

在牙齿脱出后 30 分钟内再植的成功率最高。再植的程序如下:

- 进行局麻注射。
- 拍摄 X 线片,通常需拍摄根尖片和骀片以显示牙齿或牙槽骨是否有碎片残留。
- 用挖匙刮除牙槽窝中的血凝块。
- 用生理盐水清洗脱出牙,放入牙槽窝。
- 用结扎丝、树脂夹板或正畸夹板固定。
- 拍摄术后 X 线片。
- 再植后 6~8 周进行牙髓治疗。(译者注:目前指南建议全脱位牙齿的牙髓治疗应在再植后 7~10 天进行。)

复习

20. 外伤最易累及的牙位?
21. 牙齿脱出后会伴发什么症状?
22. 牙科医生如何固定外伤牙?

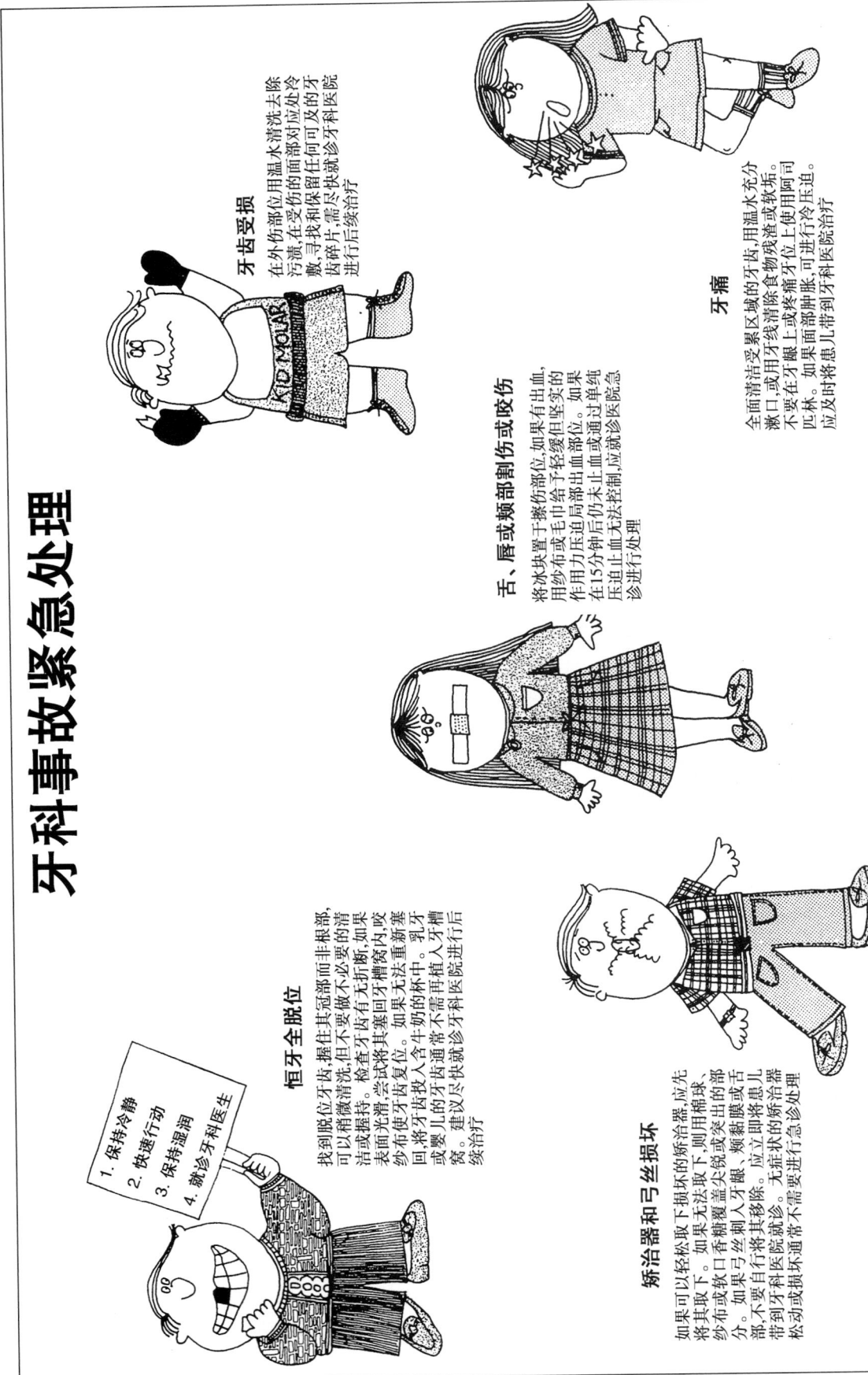

图 57-16 描述了配发给学生的在牙科紧急事故中应采取的行为宣传册。（Courtesy Dr. John Christensen）

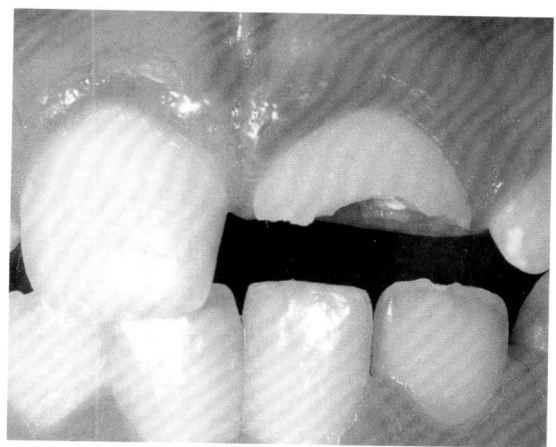

图 57-17　前牙折断。（Courtesy Dr. Frank Hodges, Santa Rosa, CA.）

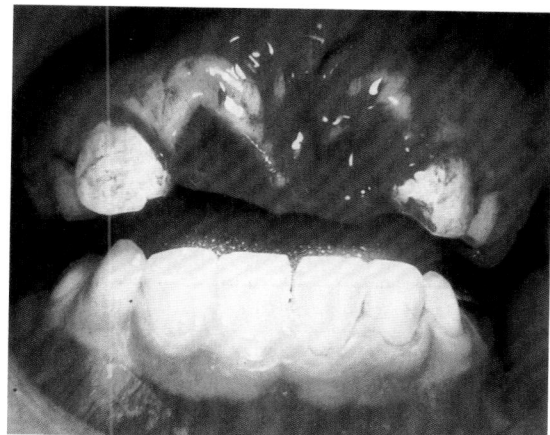

图 57-18　上颌中切牙全脱位。（Courtesy Dr. Frank Hodges, Santa Rosa, CA.）

儿童虐待

根据法律，在全美所有的 50 个州，各类健康维护从业者（内科医生、牙科医生、护士和社会工作者）都应当在发现或怀疑儿童被忽视或虐待时上交报告。报告应交至各州或国家政府的儿童保护服务机构。

儿童保护服务机构会对报告者的名字进行保密。尽管法律并未规定牙科医院的牙医助理和文书人员也有上报虐待的义务，但从道德上讲每一名牙科团队的成员都有责任向牙科医生报告已知的或者可疑的虐待状况。报告疑似虐童信息时可通过电话、检举或者写信等方式，报告中应写明确具体的信息。

由于尴尬、害怕失去儿童的抚养权，或者想要避免罚款或监禁等原因，虐待者的父母常常编造故事，关于他们的儿童怎样"跌倒"或受到其他的持续性头部外伤。当儿童出现以下几种现象且无法解释时应怀疑是儿童虐待：

- 在愈合的不同阶段出现新伤
- 反复受伤
- 牙齿有缺损或受伤

- 唇内侧或者舌头上的瘢痕
- 唇系带的瘢痕
- 头颈部的打击伤或其他损伤
- 面部擦伤、面部肿胀，或者乌青的眼睛
- 鼻部骨折
- 咬痕
- 损伤类型不符合父母做出的解释

报告儿童虐待需要包含的信息

- 儿童的姓名、地址、性别、年龄、身高和体重
- 儿童监护人的姓名和地址
- 目前可见对儿童生理和心理上的虐待或忽视的状况描述
- 以往受伤或忽视的证据
- 可能会辅助确定受伤原因的相关信息
- 可以反映受伤的性质及部位的图画或者照片

← 复习

23. 你是法律要求的儿童虐待报告者吗？
24. 骨折或鼻部破损可能是儿童虐待的结果吗？
25. 牙科医院的哪些成员应是儿童虐待的报告者？

■ 健康教育

儿童会像海绵吸水一样吸收并记住医生所说与所做的事情。当他们在牙椅上时，要留意他们的存在，让儿童们可以放心地询问问题。回答问题时，要综合考虑儿童的年龄、对概念的理解和如何可以让他们对维护好自己的口腔卫生更感兴趣。■

■ 法律和伦理问题

虽然临床牙医助理在儿童口腔科患儿的维护中扮演着很重要的角色，但在某些州由助理进行操作可能是不合法的，会承担法律责任。应当了解国家法律，并与牙科医生讨论在操作中应该扮演何种角色，构思出可以合法地发挥牙医助理最大潜能的相应计划。■

■ 展望

多年来，由于饮水的氟化和氟化物的应用，龋病的患病率已经出现了下降。然而，儿童口腔科医生及全科牙科医生均发现，儿童及青少年的猖獗龋患病率出现了增长。这是由于过多进食糖类、碳酸饮料、果汁饮料和运动饮料。青春期前的儿童以及十几岁的青少年都在摄入大量的含糖食品。邻面龋和牙颈部龋齿的患病率也随之增加。龋病目前已经成为流行性疾病，美国牙医协会和美国儿童牙科学会强调，关于儿童的饮食与营养，牙科专业从业者必须给予其父母一定的健康教育。■

■ 评判性思维

1. Katie，3 岁，是诊所的新病人，当出去呼叫 Katie 时，她跑

向了她的母亲并且紧贴在母亲的腿上。用什么方法来鼓励她就诊治疗？

2. 为一名 6 岁男孩的乳磨牙涂窝沟封闭剂的过程中，选择用棉卷进行隔湿。当将棉卷放在牙齿的舌侧时，患儿用舌头将棉卷推开，怎么做才能充分隔湿然后完成这项操作呢？

3. Lori，1 岁，因摔倒且右上乳中切牙受伤来急诊就诊。对

受伤区域拍摄根尖片时，该如何为这个小女孩选取所拍根尖片的视野？

4. Luke，男孩，10 岁，患有唐氏综合征。描述需如何为这位特殊的病人做准备，有什么方法可以让 Luke 在就诊时感觉更为舒适，获得较好的体验？

5. 解释为什么乳牙要使用不同类型的邻面成形系统，安置这个系统需要什么额外的器械？ ■

操作 57-1

乳牙冠髓切断术的配合

器械与物品

- 局部麻醉用物
- 基本用物
- 橡皮障用物
- 慢速牙科手机
- 球钻
- 挖匙（各种型号）
- 无菌小棉球
- 甲醛甲酚
- 氧化锌丁香酚垫底材料（zinc oxide-eugenol，ZOE）
- 永久性充填材料及充填器械

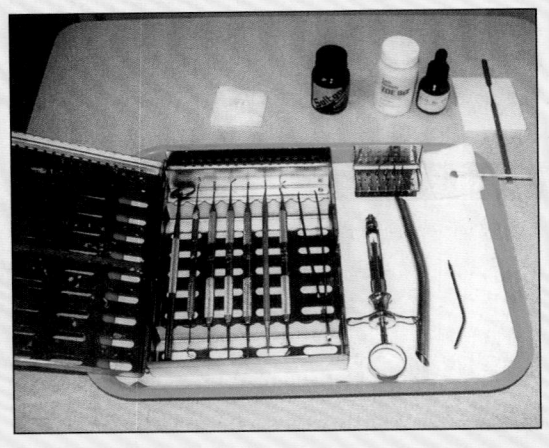

步骤

1. 进行局麻。

2. 安装橡皮障。
3. 安装球钻于低速牙科手机，去腐，暴露髓腔。
4. 传递挖匙给牙科医生，去除冠髓腔中的所有牙髓组织。
5. 传递沾有甲醛甲酚的无菌小棉球给牙科医生，放置于髓腔中约 5 分钟以控制出血。
6. 当出血控制住以后，滴加一滴甲醛甲酚，随后用氧化锌丁香酚糊剂填充髓腔。
7. 放置氧化锌丁香酚调拌的基底和永久性充填材料。
8. 记录操作过程。

日期	牙位	表面	记录
9/4/14	右上乳尖牙	—	冠髓切断术，1 支利多卡因，配以 1:10 万的肾上腺素。橡皮障隔湿，开髓，放置甲醛甲酚。ZOE 垫底，银汞合金充填。患儿配合良好。T. Clark，CDA/L. Stewart，DDS

操作 57-2

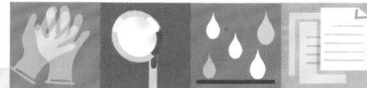

不锈钢冠修复术的配合

器械与物品

- 基本用物
- 局部麻醉用物
- 橡皮障用物
- 慢速与高速牙科手机
- 强力吸引器管
- 锥形金刚砂或碳化钨钢钻针
- 挖匙
- 不锈钢冠
- 全冠剪
- 缩边钳
- 修形和抛光盘
- 磨石
- 棉卷
- 粘接用物
- 牙线
- 咬合纸和咬合纸夹持器

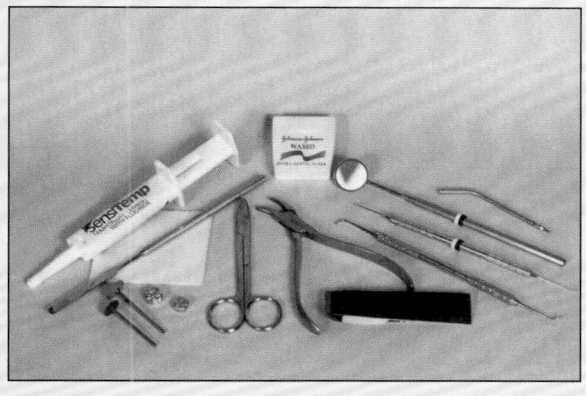

步骤

牙体预备

1. 进行局麻注射且麻药起效后，安置橡皮障，或使用棉卷隔湿。
2. 牙科医生应使用高速牙科手机和锥形金刚砂或碳化钨钢钻针来进行牙体预备，与铸造冠预备时相似（见第 50 章）。
3. 牙科医生需减少整个牙齿的周长，同时还有牙齿的高度。
4. 应使用手用器械和钻针去除所有的龋坏组织。

选择及测量不锈钢冠

5. 选择好冠并且在预备好的牙体上进行试戴，检查是否合适。
6. 当不锈钢冠在预备体上能够完全就位，同时近远中都有领面接触，此时不锈钢冠的大小较为合适。
7. 对所有在口内试戴过而最终未使用的全冠进行清洁和消毒，返回库内储存。

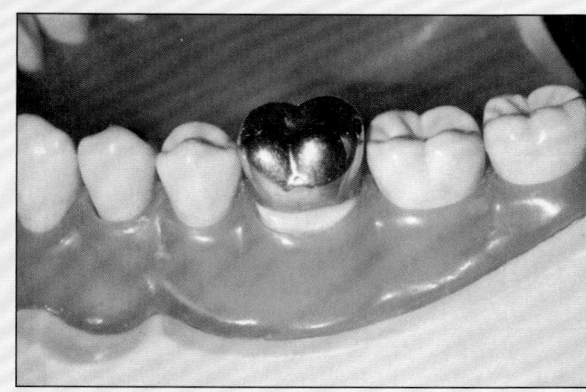

调磨和修整全冠

8. 牙科医生使用金冠剪降低全冠的高度，直到其高度与邻牙相同。

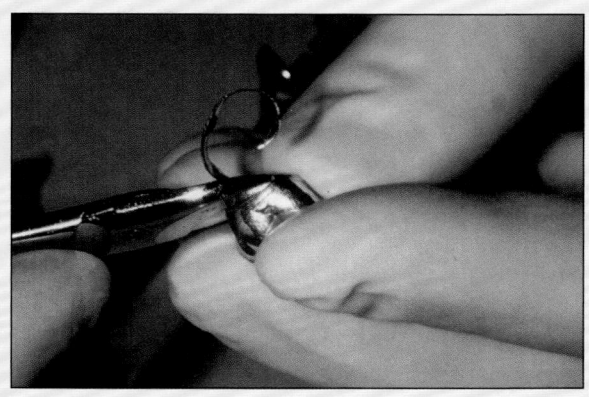

9. 牙科医生使用磨石沿颈部对全冠边缘的粗糙部分进行磨光。
10. 全冠的颈缘应用橡皮轮进行抛光。
11. 检查咬合，如有必要则做相应调磨。

操作 57-2（续）

12. 牙科医生使用缩边钳使冠边缘卷曲以适合基牙,使之结合紧密,颈部外形轮廓适宜。

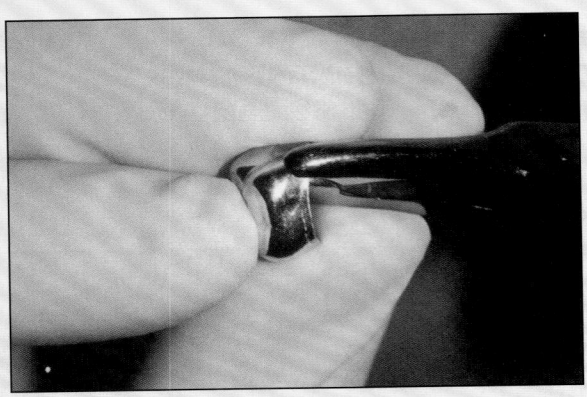

粘接

13. 全面冲洗和干燥基牙,使用棉卷隔湿。
14. 调粘接水门汀(通常选择聚羧酸锌水门汀)。
15. 将水门汀在冠内抹匀,交给牙科医生戴冠。

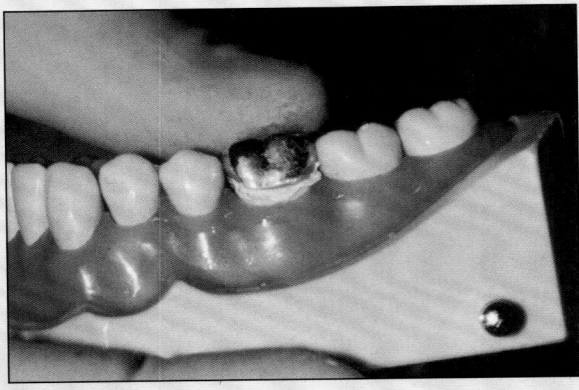

16. 将探针交给牙科医生以去除牙齿周围过多的水门汀。
17. 使用牙线清除邻间隙内残留的多余水门汀。

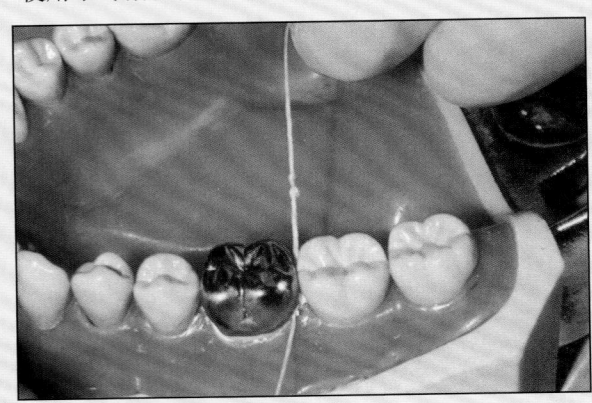

18. 在就诊结束前使用三用枪和强力吸引器管冲洗患儿的口腔。
19. 记录。

日期	牙位	表面	记录
9/5/14	右上第一乳磨牙	—	不锈钢全冠,1 支利多卡因配以 1:10 万的肾上腺素,棉卷隔湿,粘冠戴走。患儿配合良好。 T. Clark,CDA/L. Stewart, DDS

（陈郁　王春丽 译,王贵燕 校,姜玺军 审）

牙冠抛光

关键术语

牙石（calculus）：唾液中钙盐与磷酸盐矿化附着于牙齿表面形成的物质。

临床冠（clinical crown）：口内可见到的牙体部分。

牙冠抛光（coronal polishing）：一项清除牙冠表面菌斑和着色的技术。

内源性着色（endogenous stains）：牙齿自身结构产生的着色。

外源性着色（exogenous stains）：由于外部原因导致的牙齿着色。

外部着色（extrinsic stains）：牙齿外表面存在的着色，可通过抛光去除。

支点（fulcrum）：长时间使用某种器械或牙科手机时协助固定的手指支托。

固有着色（intrinsic stains）：牙齿内部结构存在的着色，可通过抛光去除。

Nasmyth 膜（Nasmyth's membrane）：新萌出牙冠上残留的上皮组织，可转变为外部着色。

口腔预防（oral prophylaxis）：彻底清除牙齿污渍、牙结石、碎屑和菌斑。

抛光膏（prophy paste）：用于抛光牙齿和修复体的市售预混合研磨膏。

橡皮杯抛光（rubber cup polishing）：用于去除牙冠表面菌斑和着色的技术。

学习目标

完成此章节的学习之后，学生将能够达到以下目标：

1. 掌握关键术语的发音、写法和定义。

2. 讨论牙冠抛光，包括：
   - 解释口腔预防与牙冠抛光的区别。
   - 解释牙冠抛光的禁忌证与适应证。
   - 解释选择性抛光的原则。

3. 描述外部着色的类型、两类固有着色以及去除菌斑与着色的方法。

4. 描述牙冠抛光用的牙科手机及附件。

5. 描述选择适宜抛光膏的重要性。

6. 讨论美学修复体的抛光，包括：
   - 说出美学修复体抛光时应避免使用的材料名称。
   - 描述美学修复体抛光技术。

7. 讨论抛光步骤，包括安全措施、正确的顺序、抛光后牙线的使用和抛光的效果评价。

实践目标

完成此章节的学习之后，学生将能够达到以下技能水平：

- 演示抛光机头安装与牙科手机握持方法。
- 演示牙冠抛光时支点或手指支托的放置。
- 演示牙冠抛光时操作者与助理正确的坐姿。
- 能够确定牙齿没有着色与菌斑。
- 完成牙冠抛光操作且不损伤口内组织。

牙冠抛光

牙冠抛光(coronal polishing)是一项去除牙冠表面菌斑和着色的技术(参见第15章牙菌斑相关内容)。牙冠抛光曾是一种美学治疗程序。光滑的牙面不容易积存菌斑、牙石及着色。

此外,病人喜欢牙齿抛光后光滑的感觉。牙冠抛光通常使用安装有抛光机头的牙科手机、橡皮杯、抛光用材料(研磨膏)来完成(图58-1)。牙冠抛光的适应证与禁忌证见框58-1。

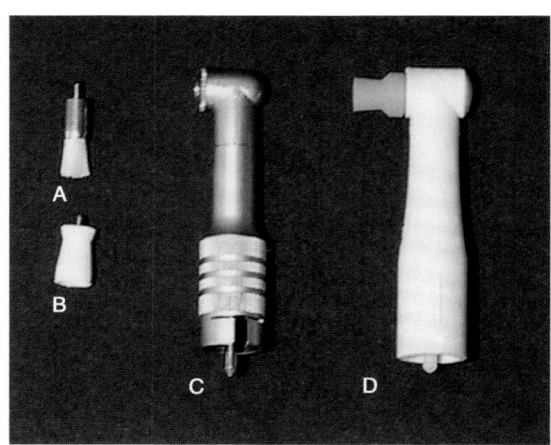

图58-1   A,毛刷。B,橡皮杯。C,可重复使用抛光机头。D,一次性抛光机头

牙冠抛光的好处

- 为牙齿置入封闭剂做准备。
- 光滑的牙面更利于病人保持牙齿清洁。
- 减缓牙面新沉淀物的形成。
- 病人喜欢牙面平滑的感觉和清洁的外观。
- 为牙齿放入正畸托槽和/或带环做好准备。

框 58-1

牙冠抛光的适应证与禁忌证

适应证

- 放置牙齿封闭剂之前
- 放置橡皮障之前
- 正畸治疗粘接带环之前
- 牙面酸蚀之前(以制造商说明书为准)
- 粘接冠桥之前

禁忌证

- 无菌斑附着
- 病人有较高的龋病患病风险,如奶瓶龋、根面龋或薄层釉质脱矿(因为抛光时会去除牙釉质表面薄层氟化物)
- 牙齿敏感(抛光膏会增加敏感性)
- 新萌出的牙齿(因为牙面矿化不完全)

应严格在临床冠范围内进行牙冠抛光。(临床冠(clinical crown)指口内可见到的牙齿部分。)在有的州,牙冠抛光由受过此方面训练的注册或职能拓展的牙医助理来完成。

理解口腔预防与牙冠抛光两者之间的区别非常重要。牙冠抛光不能代替口腔预防。口腔预防(oral prophylaxis),是将牙石、残渣、着色和菌斑彻底去除。(牙石(calculus)是粘附在牙齿上的坚硬矿化沉积物。)大多数州只有牙医和注册牙科卫生士能够实施口腔预防。

选择性抛光

选择性抛光是指仅抛光存在着色的牙齿。研究表明,牙冠抛光过程中使用的抛光膏确实会去除牙釉质表面少量富含氟化物的外层物质。选择性抛光是尽可能避免不必要的釉质氟化层损失。因此,当着色颜色很浅,且病人无外观需要时应考虑选择性抛光。选择性抛光的基本原则即除非必须否则不进行抛光。对于某些病人而言,去除着色意味着治疗过程中及治疗后的牙本质敏感。故去除着色前必须了解病人的需求。如果遇到没有明显着色但习惯并选择抛光治疗的病人,操作者应选择一种颗粒非常细小的抛光膏,如市售牙膏。

过去,牙齿在使用氟化物前,常通过抛光去除所有的软质沉积物和着色,因为人们认为这样做会增加牙齿釉质对氟化物的吸收。随着科学的发展,现已证实抛光并不会增加氟化物的吸收。因此,使用氟化物前不必进行抛光。

出于美学的考虑,牙冠抛光有一定的治疗价值。治疗性抛光指对牙周手术后暴露的牙根表面进行抛光(参见第55章牙周手术相关内容)。抛光可去除牙骨质上的细菌及内毒素。不论是出于美学考虑还是治疗目的,了解抛光程序及其对牙齿表面的作用仍十分重要(见框58-2)。

框 58-2

牙冠抛光可能对牙齿产生的损害

牙齿表面

- 新萌出牙齿矿化不完全,过多的抛光会去除牙釉质表层少量氟化物
- 避免抛光因牙龈退缩而暴露的牙骨质部分,因为牙骨质比牙釉质柔软,更容易被去除
- 避免抛光牙齿表面脱矿部位,因为更容易损伤牙釉质表层

牙龈组织

- 如果抛光杯高速运转和/或抛光时间过长,将会损伤牙龈组织
- 抛光时机头快速转动会使部分抛光材料进入龈沟,刺激牙龈

修复

- 抛光膏可使金合金修复体、树脂充填修复、丙烯酸贴面和瓷修复体表面留有划痕或变得粗糙

(From Robinson D, Bird D: Essential of dental assisting, ed 5, St Louis, 2013, Sauders.)

牙齿着色

着色最初属于美学问题。有些着色可以去除,有些则无法去掉。对牙医助理而言,应能够正确地分辨着色种类,告知病人产生着色的准确原因及去除着色的可选择的方法,这些技能非常重要。对于无法去除的着色,可选择其他方法。包括专业的居家牙齿漂白治疗、牙釉质微腐蚀和美学修复,如薄层瓷贴面和树脂充填修复。

着色类型

牙齿着色从本质上可分为内源性着色与外源性着色。

内源性着色(endogenous stains)是指机体发育性和系统性紊乱引起的牙齿内部着色。内部着色包括牙齿形成过程中摄入过量氟化物所致的着色;还包括母亲或儿童在牙齿发育期摄入某种药物所致的着色,如四环素。乳牙和恒牙都可发生内源性着色,无法通过抛光去除(图58-2至图58-7)。

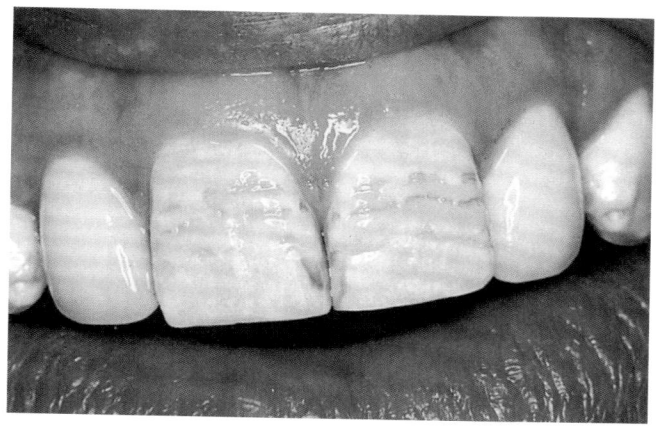

图58-4　内源性发育性着色:氟斑牙。(From Daniel SJ,Harfst SA,Wilder R:Mosby's dental hygiene:concepts,cases,and competencies,ed 2,St Louis,2008,Mosby;courtesy Dr. George Taybos,Jackson,MS.)

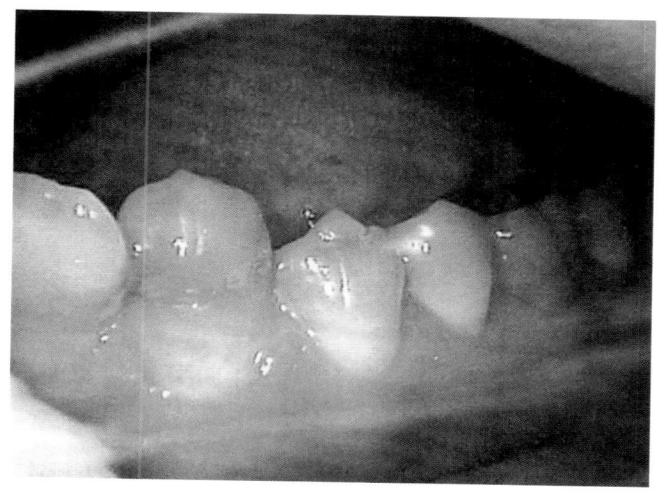

图58-2　内源性发育性着色:四环素牙。注意着色存在的位置与牙齿发育时期及摄入药物时间有关。(Courtesy Santa Rosa Junior College,Santa Rosa,CA.)

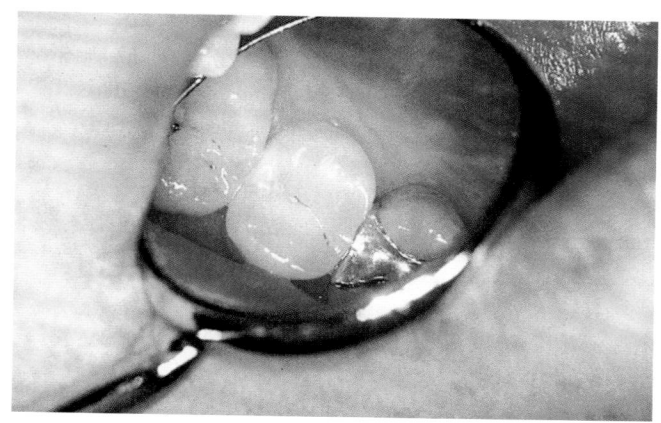

图58-5　内源性发育性着色:继发龋。(From Daniel SJ,Harfst SA,Wilder R:Mosby's dental hygiene:concepts,cases,and competencies,ed 2,St Louis,2008,Mosby;courtesy Dr. George Taybos,Jackson,MS.)

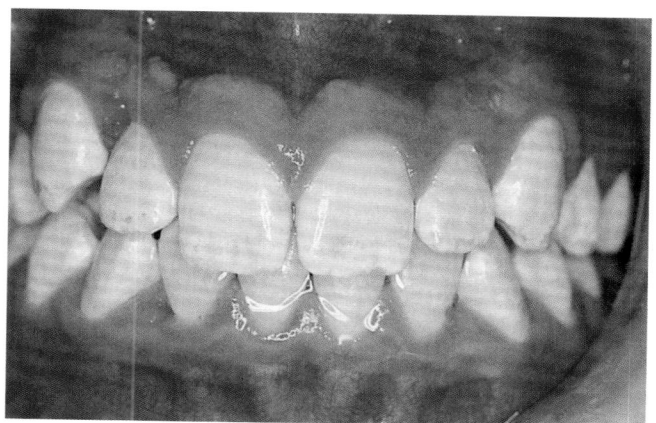

图58-3　内源性发育性着色:釉质发育不全。(From Daniel SJ,Harfst SA,Wilder R:Mosby's dental hygiene:concepts,cases,and competencies,ed 2,St Louis,2008,Mosby;courtesy Dr. George Taybos,Jackson,MS.)

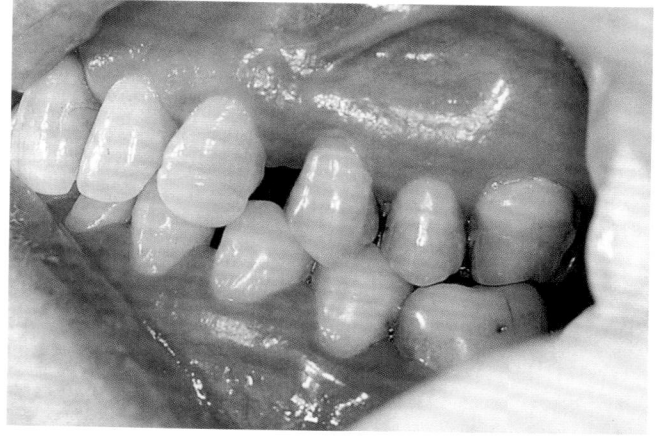

图58-6　外源性着色:银汞合金修复。(From Daniel SJ,Harfst SA,Wilder R:Mosby's dental hygiene:concepts,cases,and competencies,ed 2,St Louis,2008,Mosby;courtesy Dr. George Taybos,Jackson,MS.)

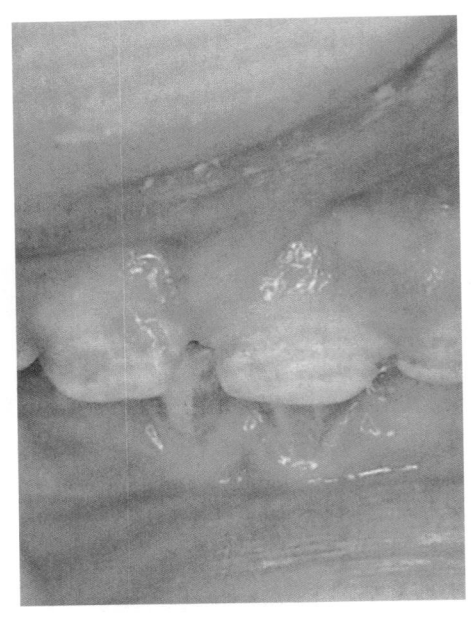

图 58-7 新萌出牙 Nasmyth 膜着色。累及牙冠下所有牙本质。（From Bath-Balogh M，Fehrenbach MJ：Illustrated dental embryology，histology，and anatomy，ed 3，St Louis，2011，Saunders.）

外源性着色（exogenous stains）是指由外环境物质而非牙齿本身导致的着色。外源性着色依据着色是否能够去除又可分为外部着色和固有着色。

外部着色（extrinsic stains）是指存在于牙齿外表面可除去的着色。如来自食物、饮料和烟草的着色。

有一种外部着色发生在牙齿萌出过程中。Nasmyth 膜（Nasmyth's membrane）是新萌出牙冠上残留的上皮组织。这层残留组织很容易被食物和饮料着色，且很难通过刷牙去除。但是可通过选择性抛光将其去掉（图 58-7）。

在此种情况下，着色来源于外部，可去除（表 58-1）。

固有着色（intrinsic stains）是指来自于外环境但不能去除的着色，因为此类着色已与牙齿结构结合在一起。如抽烟、咀嚼或浸渍烟草所致的烟斑及与牙齿结构结合的银汞合金充填物。由于此类着色无法通过抛光或刮治术去除，牙医助理必须能够分辨这些情况（表 58-2）。

牙齿着色

牙齿着色通过以下 3 种基本方式产生：
- 着色直接与牙齿表面粘附。
- 着色嵌入牙石与菌斑中。
- 着色与牙齿结构整合。

表 58-1 外部着色

着色类型	外观	原因
黑着色	牙齿近龈缘处薄层黑线。多见于女孩。常于清洁的口腔内见到。很难除去	自然形成
烟斑	粘固力很强的深棕色或黑色着色	源自烟草中的煤焦油产物和烟草汁对牙齿窝沟、釉质和本质的渗透。使用任何含烟草类产品都可导致牙齿和修复体产生烟斑
棕色或黄色着色	多见于上颌磨牙颊面，下颌切牙舌面	口腔卫生较差或使用清洁效力较差的牙膏所致
绿色着色	呈绿色或黄绿色，多见于上颌前牙唇面。儿童多见	口腔卫生较差，菌斑内细菌或真菌存留
菌斑染色剂	红棕色着色出现在牙齿邻面和颈部。也可见于修复体、菌斑及舌表面	使用含氯己定的漱口水所致（氯己定是一种广谱抗菌药物）
食物与饮料	浅棕色着色。保持良好的口腔卫生可使其变浅	茶、咖啡、可乐、酱油、草莓等引起
Nasmyth 膜	浅绿色或棕色着色，可用抛光去除	新萌出牙齿表面残留上皮组织被食物着色引起

Modified from Robinson D，Bird D：Essential of dental assisting，ed 5，St Louis，2013，Sauders.

表 58-2 固有着色

着色类型	外观	原因
无髓牙	有的无髓牙也有颜色。无髓牙颜色可有多种：浅黄色、灰色、红棕色、深棕色或黑色；有时可见桔色或绿色	牙齿髓腔出血或牙髓坏死导致血液与牙髓组织分解。血液与组织中的色素穿透牙本质，呈现于釉质表面
四环素	浅绿至深绿色，或灰棕色。用药剂量、用药时间及四环素种类决定牙齿颜色	母亲在孕后期或孩子在婴儿期或幼儿期服用四环素后，可使孩子牙齿着色
氟斑牙	又称斑釉；牙齿发育矿化期氟摄入过多所致	着色情况可为少量白色斑点，大片白斑或明显的棕色斑
牙齿发育不全	牙齿呈黄棕色或灰棕色；可为透明或乳白，颜色差异大	遗传基因异常或发育中受环境影响所致
银汞合金	修复体周围呈灰色或黑色	银汞合金中的金属离子渗透进牙本质与牙釉质
其他系统性原因	牙齿呈黄色或绿色	发育早期长时间黄疸或新生儿溶血（RH 血型不合）

From Robinson D，Bird D：Essential of dental assisting，ed 5，St Louis，2013，Sauders.

◆复习

1. 什么是牙冠抛光？
2. 牙冠抛光与口腔预防有哪些区别？
3. 选择性抛光的目的是什么？
4. 什么是外部着色？
5. 什么是固有着色？

去除菌斑与着色的方法

去除着色有两种方法，即气体抛光和橡皮杯抛光（rubber cup polishing）。

在实施去除着色和菌斑的任何操作中，操作者必须小心：①避免去除牙齿表面釉质表层；②避免损伤牙龈。

切记，对于有资质的牙医助理是否能够实施牙冠抛光，操作者须查阅所在州相关的法律规定进行确认；如能够实施，还应核实规定中允许实施哪项技术。

气体抛光

气体抛光可做为常规橡皮杯抛光的替代方法（框 58-3）。气-粉抛光（喷砂抛光）技术使用特制牙科手机，内设喷嘴，可通过高压将热水与碳酸氢钠喷出（图 58-8）。此种喷射可以去除牙齿表面的着色、菌斑及其他软质沉积物如牙齿间食物残渣。在高压下，粉与水快速高效地将菌斑去除。碳酸氢钠粉末的流速可调节以控制磨耗速率。

橡皮杯抛光

橡皮杯抛光是一项最常用的清洁技术，它将抛光机头连接低速马达，机头上装有橡皮杯，蘸取抛光膏后利用较慢转速小心抛光牙面，去除着色和菌斑。这也是本节将详细讲解的牙冠抛光内容。

框 58-3

气体抛光的适应证与禁忌证

适应证

- 放入封闭剂前清洁牙齿窝沟点隙。
- 去除临时充填物残渣。
- 口内清洁带环与托槽。
- 表面清洁（在使用比色板选择颜色前进行牙齿颜色准确选择）。
- 去除顽固着色。

禁忌证

- 须严格控制钠摄入的病人。
- 存在呼吸道、肾脏或代谢疾病的病人。
- 儿童。
- 牙骨质或牙本质暴露的区域。
- 根面抛光时间过长。

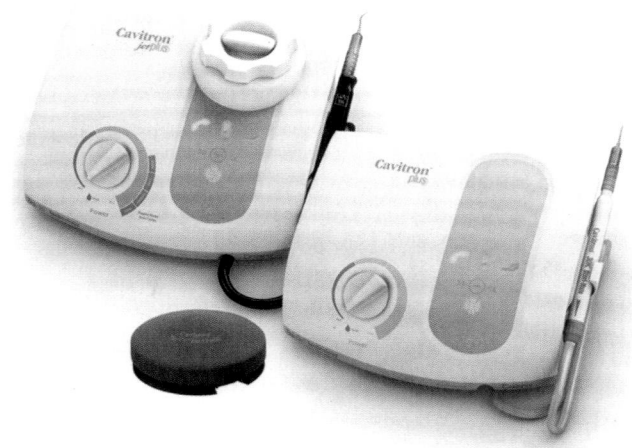

图 58-8 气体抛光（左图）和电磁粉尘刮治器（右图）。
（Courtesy Dentsply Professional Division, York, PA）

牙冠抛光的牙科手机及附件

抛光杯

柔软、网状的抛光杯用来清洁抛光牙齿表面。抛光杯通过可拆卸或螺口状附件连接至可重复使用的抛光机头上。

抛光杯由天然或合成橡胶制成。天然乳胶抛光杯弹性更强，不会使牙齿着色。合成橡胶抛光杯适用于乳胶过敏病人。

毛刷

毛刷由天然或合成材料制成，可用来去除牙釉质表面的深部窝沟点隙中的着色。毛刷可损伤牙龈，须小心使用。不推荐将毛刷用于出现牙骨质或牙本质暴露的病人，因为这些组织表面柔软，很容易被划出凹痕。

毛刷的抛光力度

- 如有必要，将硬毛刷浸入热水中使其变软。
- 用毛刷蘸取性质温和的抛光膏，使用轻扫的力度，将抛光膏布满整个杯面以便抛光。
- 非操作手及手指应保护面颊与舌，避开旋转的毛刷。
- 利用手指支托固定，在毛刷旋转之前使其接近牙齿表面。
- 使用低速旋转毛刷，轻轻接触牙齿杯面。避免毛刷接触牙龈。
- 使用较短促的刷洗动作，从牙齿斜面运动至牙尖。
- 在牙齿间快速移动毛刷，避免产生摩擦热。
- 及时补充抛光膏以减少摩擦热。

抛光机头与牙科手机

抛光机头连接于低速牙科手机（参见第 35 章）。

抛光机头分为可重复使用型和一次性使用型。前者须在每次使用后正确清洁并消毒（第 35 章讨论了牙科手机维护相关内容）。后者一用一弃。一次性使用机头生产时常自带有抛光杯或毛刷。

使用可重复利用的抛光机头时，须确保橡皮杯或毛刷安装牢固。如果抛光时橡皮杯或毛刷脱落,会引起病人误吞或误吸。

牙科手机握持方法

以执笔式握持手柄与机头,并将其固定于拇指与示指形成的 U 型区域(图 58-9)。

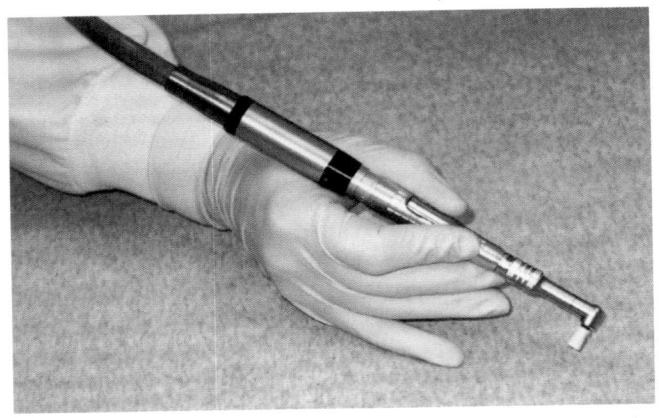

图 58-9   正确的牙科手机握持方法

适当的握持方法非常重要;如果握持不牢固、不舒适,会导致牙科手机重量与平衡失调,引起手和腕部的疲劳。

牙科手机操作方法

- 推荐低速牙科手机的操作转速为每分钟 20 000 转。低转速减少了抛光产生的摩擦热和牙龈损伤。
- 脚闸用来控制牙科手机转速。
- 脚趾用来控制脚闸。脚掌平踏于地面,与开车时脚与油门位置相似。
- 脚趾控制脚闸力度适宜,产生较平缓转速。牙科手机一旦离开牙齿,脚应迅速松开脚闸。这样做是为了避免抛光膏和唾液飞溅。
- 抛光时使用间断压力,以使产生的摩擦热散开。抛光杯与毛刷对牙齿长时间施加压力累积的摩擦热可引起病人不适及牙髓损伤。
- 在减少摩擦热和增加抛光效果方面,抛光杯的转速很重要。高速使用抛光杯可导致损伤,抛光效率减低。

支点与指支托

术语支点(fulcrum)与指支托在描述握持器械的第三手指或指环位置时可替换使用。

支点为操作者提供了固定力,须置于适宜位置以利于腕部与前臂的活动。支点可根据治疗需要不断更换固定位置,尽可能接近工作区域。支点可位于口内或口外,是由以下情况决定的:

- 牙齿是否存在缺失。
- 待治疗的口内区域。
- 病人张口度。

如果可能,首选口内支点。手与手指长时间处于不当位置增加了操作者疲劳,引起腕部韧带与神经疼痛和炎症。

抛光材料

选择合适抛光材料非常重要。推荐使用抛光效能高、磨耗水平低的抛光材料。所有抛光材料都是研磨料,通过研磨作用减少划痕、去除着色并使牙面光滑。

抛光材料(研磨材料)有多种粗细颗粒可供选择。(根据材料颗粒大小程度划分。)抛光材料可分为极粗、粗、中等粗、细和极细颗粒。抛光材料颗粒越粗,对牙齿表面磨耗程度就越大。

即使是细颗粒抛光材料也会磨去牙釉质表面薄层物质。因此,抛光的目标就是最小程度的磨损牙齿表面。

抛光材料也可选择市售预混膏,即抛光膏(prophy paste)或将抛光粉混合水或漱口水形成糊状混合物使用。混合物应尽可能湿润(质地如松软蛋糕)以最大程度减少摩擦热。而如果湿度过大,则容易溢出,很难使其局限在抛光杯内。市售预混抛光膏多包装为即时可用型(图 58-10 和表 58-3)。

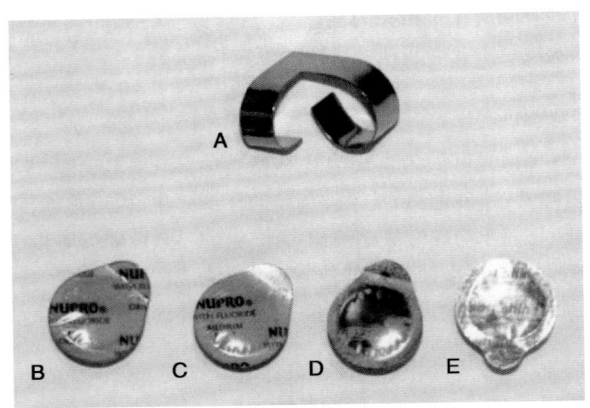

图 58-10   抛光膏和配套用品。A,指环,用以固定单个抛光膏盒。B,细颗粒。C,中粗颗粒。D,粗颗粒。E,美学修复用软质抛光膏

表 58-3   常用抛光材料

材料	作用
石英	磨耗力抛光力度中等;用来清洁牙齿表面较深着色
超细石英	用来去除牙齿釉质表面较浅着色
细浮石	抛光力度轻;用来去除顽固着色,如烟斑
硅酸锆	用来清洁抛光牙齿表面(该材料效果好,不损耗牙釉质)
白粉	也称白垩粉;由碳酸钙沉积而成(常含在牙膏和抛光膏内,增白牙齿)
市售预混抛光膏	含有磨耗物质、水、湿润剂(保持材料湿润)、调味剂和颜色。市售抛光膏盛装于小的塑料容器或单个小罐内。有多种粗细颗粒供选择;有些专为美学修复设计
氟化抛光膏	用以替代抛光过程中磨耗损失的牙面表层氟化物。该类材料不能替代常规用氟。使用封闭剂或其他粘接材料酸蚀牙面时不可使用此类材料

影响磨耗率的因素

- 抛光膏的使用量(材料用得越多磨耗程度就越大)。
- 使用抛光杯的力度(力度越小,磨耗越小)。
- 抛光杯旋转速度(转速越慢,磨耗越小)。

抛光小贴士

- 抛光1~2颗牙齿应使用约一满杯(抛光杯)抛光材料。空抛光杯会产生更多摩擦热。
- 使用中度间断力度以散热。力度过大会对牙齿产生较多摩擦热和磨耗。
- 使用的牙科手机转速尽可能低,避免橡皮杯或毛刷停转。牙科手机出现嘎嘎声或哨声提示速度过快。
- 通常空气压力为 20 磅力/平方英寸(psi)(137.90kPa, 1psi=6.89kPa)时足以去除着色。
- 抛光每颗牙齿用 3~5 秒。抛光时间越长,牙齿磨耗就越大。

抛光美学修复体

美容牙科学已成为当今牙科治疗中的重要组成部分并不断发展。许多病人进行了冠和桥体修复,也有许多病人正在选择美学树脂、复合树脂充填、粘接贴面来改善外形。确认美学修复体有一定难度,因为牙齿与修复体颜色很难区分。抛光前,牙医助理须能够通过探针认真检查牙齿表面与边缘,凭借触觉敏感性区分牙齿结构和修复体。X 线片和口镜反射也有助于判断修复体位置(图 58-11)。查阅病人就诊病历可找到美学修复体的位置。

较差的口腔卫生状况会很快毁坏此类修复体。使用橡皮杯抛光的牙医助理须明确美学修复要求的修复体维护。

对多数美学修复体不推荐使用常规抛光膏。低磨耗材料如精细蓝宝石或金刚石抛光膏以及氧化铝抛光膏可用于此类修复体。抛光材料须直接接触修复体,用橡皮杯全面抛光 30 秒。蓝宝石或金刚石仅用于抛光瓷修复体。氧化铝可用于化合物修复或树脂修复体。应依据生产商对于美学修复体抛光说明来使用。

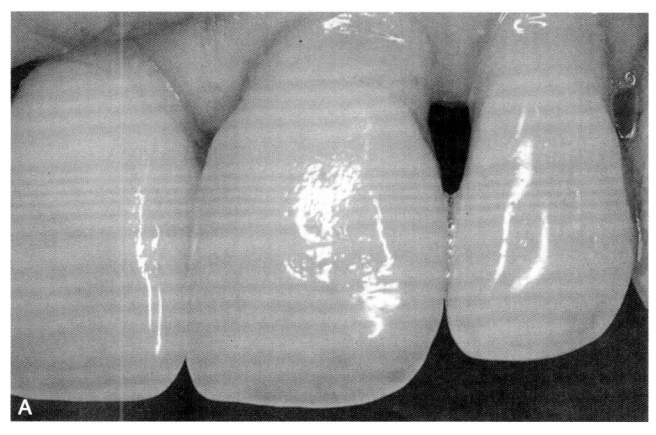
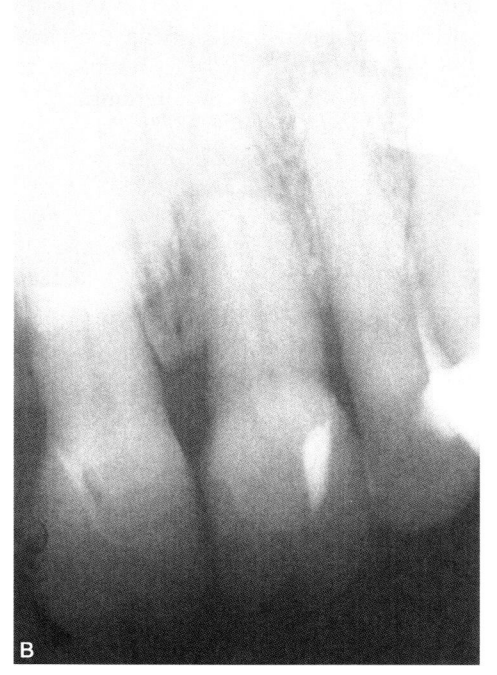

图 58-11　A,很难探查出美学修复体位置。图中有两颗牙为冠修复。B,注意#8 牙和#9 牙的牙本质上乳白色的线,它说明这些牙有瓷修复体。(Courtesy Dr. Peter Pang,Sonoma,CA.)

应首先抛光美学瓷修复体。然后使用适宜的方法抛光牙齿去除明显的着色。这样做是为了减少抛光美学修复体时残留粗颗粒材料的可能性。

⟶ 复习

6. 去除着色最常用的技术是什么?
7. 握持牙科手机的方法是什么?
8. 利用支点的目的是什么?
9. 抛光美学修复体时应注意哪些内容?

牙冠抛光步骤

抛光力度

- 从最后面牙齿的远中面开始,逐渐向前牙抛光。
- 抛光力度与范围应从牙齿近龈缘三分之一到牙齿切端三分之一(图 58-12)。
- 抛光材料充满抛光杯,并将其分布在待抛光的若干牙齿表面。
- 利用支点使抛光杯最大程度接触牙齿。

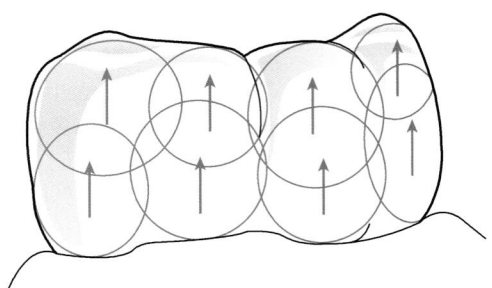

图 58-12　抛光面应重叠以确保全面覆盖牙齿

- 使用最低转速，间断力度，使旋转的抛光杯轻触牙齿表面，每次约 1~2 秒。目的：高速会产生摩擦热进而损伤牙齿、烫伤牙龈。间断力度有利于散热。
- 使用间断压力，使抛光杯边缘稍稍外倾。每颗牙完成抛光的时间约 3~5 秒（图 58-13）。

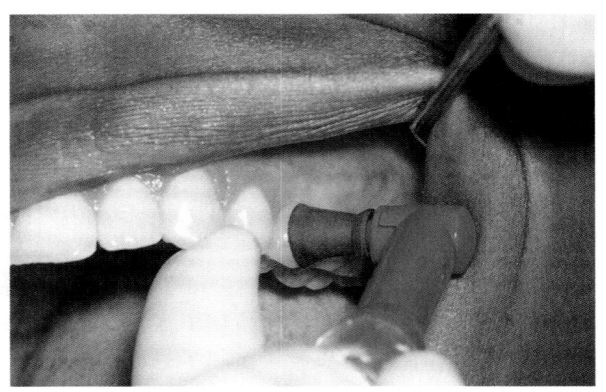

图 58-13　从龈缘三分之一用力，压力刚好使抛光杯斜倾

- 将抛光杯移至另一区域，使用轻触擦拭动作，重叠用力。目的：这样做可避免产热损伤牙齿。
- 根据需要再次使用抛光膏。
- 调整牙科手机使抛光杯接触牙冠各个区域。
    目的：这样做可确保抛光杯覆盖牙面所有区域。
    如果同时使用两种不同粗细颗粒的抛光膏，应分别用不同抛光杯蘸取。先用颗粒最粗的材料；最后用细颗粒材料。两种材料使用间隔应进行冲洗。目的：细颗粒抛光膏可去除由粗颗粒抛光膏产生的细小划痕。

病人与操作者体位

　　牙冠抛光时，操作者与病人采取适当的体位可最大程度增加舒适感、提高效率。

病人体位

- 调整牙椅使病人身体几乎与地面平行，椅背稍稍抬高。
- 调整头托，使病人舒适，保证操作者视野。
- 治疗下颌时，病人头部抬起，压低下颌。张口时下颌与地面平行（图 58-14）。
- 治疗上颌时，病人头部固定，抬起下颌（图 58-15）。

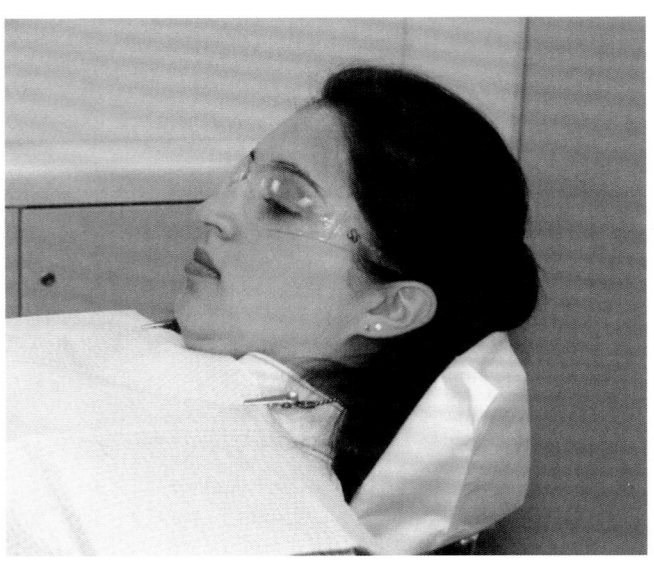

图 58-14　下颌治疗时，病人头部固定，使其张口时下颌与地面平行

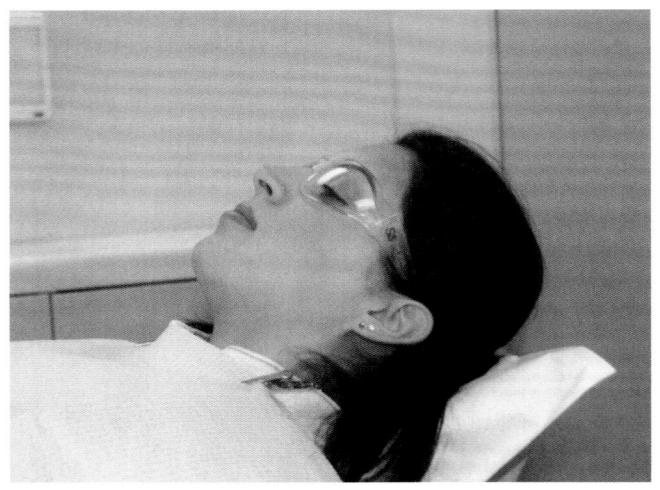

图 58-15　上颌治疗时，病人头部固定，下颌抬起

操作者体位

- 本章节描述操作者体位以时钟分区为参照（见第 33 章）。
- 操作者应舒适就座于病人椅旁，能够围绕牙椅转动，从而接触到口内所有区域。
- 坐位时操作者脚平放于地面，大腿与地面平行。
- 操作者上臂应处于腰部，与病人口腔同一水平。
- 牙冠抛光时，右利手操作者应坐在时钟分区 8 或 9 点位置（图 58-16）。
- 牙冠抛光时，左利手操作者应坐在时钟分区 3 或 4 点位置。
    小贴士：为最大程度提供支持力度，保障安全，应将支点保持在距离抛光区最近的区域，首选同一牙列。

抛光顺序

　　如果进行全口抛光，应先确定好顺序，避免遗漏。根据操作者习惯和病人需要确定最佳顺序。

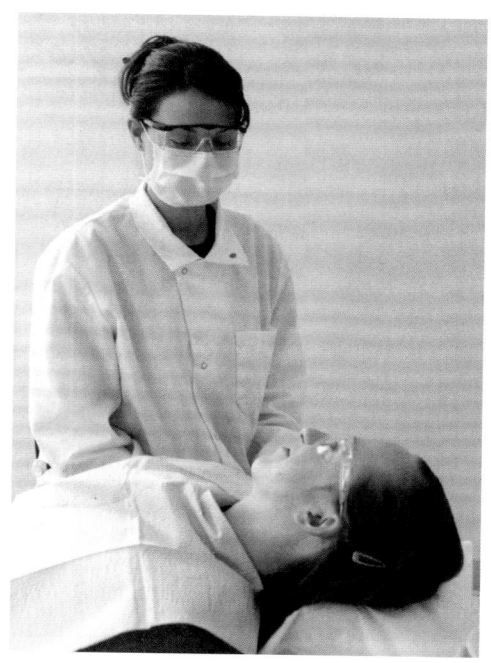

图 58-16　右手操作者坐在时钟 9 点位置

操作 58-1 介绍了一种很有效率的治疗顺序,即右手操作者的体位与支点。关于直接视野和间接视野相关内容,参见第 33 章。

为了使病人在治疗中保持舒适,根据需要及时用三用枪冲洗口内。同时使用强力吸引器清理口内多余水和碎屑。

◀ 复习

10. 抛光力度应沿哪个方向移动?
11. 高速运转的抛光杯可导致哪些损伤?
12. 抛光上下颌时病人头部应处于哪些位置?

抛光后牙线应用

牙冠抛光后可使用牙线或洁牙带清洁牙齿相邻表面,去除附着在接触区的抛光膏或残渣。

抛光膏置于牙齿间接触区域,使用牙线或洁牙带在该区来回运动以抛光此区域。由于操作者和病人对于牙线和洁牙带喜好不同,可选择不同种类。如果使用适当,牙线与洁牙带同样有效。

抛光邻面接触区后,用干净牙线或洁牙带去除牙齿间残留抛光材料。

如有必要,可使用穿线器将牙线置于固定桥托下穿过基牙。牙线使用技术参见第 15 节。

抛光效果评价

完成抛光与牙线使用后,应通过使用菌斑染色剂评估抛光效果,以下述标准进行检查:

- 空气吹干牙面后,没有菌斑染色剂存留。
- 牙齿光滑,可一致从口镜反射光线。
- 口内牙龈边缘或其他软组织无损伤。

■ 健康教育

多数病人感觉自己牙齿存在着色现象,会非常感谢牙医助理告诉他们如何尽可能保持牙齿洁白的方法。

可以向病人解释导致外部着色的原因常是可控制的因素,如咖啡、茶和烟草。病人可选择减少这类物质的摄入,或者为其演示保持口腔卫生的方法。病人能够理解自己牙齿着色的成因非常重要。如果着色是内部的,牙科医生可能需要牙医助理向病人提供美学牙齿护理,以满足病人对有吸引力的、无着色的牙齿的需要。■

■ 法律和伦理问题

关于牙医助理实施牙冠抛光的法律规定,各州之间存在较大差异。在有些州,牙医助理可通过认证或注册来执行此项职能。应理解并遵从所在州的法律规定。

注意区分牙冠抛光与口腔预防。牙医助理不能实施口腔预防,口腔预防有关操作须由牙科医生或牙科卫生士完成。■

■ 展望

每天病人都能看到和听到媒体发布的关于牙齿清洁、抛光、美白和去除着色的广告产品。有些产品是有效的,有些则无效。虽然消费者会对这些产品感兴趣,但是病人也会让专业人员协助其做出最明智的选择。口腔保健人员的角色有助于让病人认识到口腔健康并不仅仅是牙齿洁白。■

■ 评判性思维

1. 一个 16 岁女孩子 Michelle 要接受牙冠抛光治疗,注册牙医助理注意到 Michelle 的既往史中记录了该病人很小就使用了四环素。Michelle 自述自己小时候每隔几个月就会重复使用一次四环素。注册牙医助理将会看到 Michelle 的牙齿呈什么状态?

2. 牙科医生让注册牙医助理对一个带有正畸托槽的病人进行牙冠抛光。牙医助理发现病人前牙唇面有少量牙石形成。该如何处理?

3. 当对病人进行上颌右侧颊面的牙冠抛光时,你和你的病人应采取什么体位?■

操作 58-1

橡皮杯抛光（拓展职能）

操作前准备

- ✔ 口镜位置
- ✔ 操作者体位
- ✔ 牙体解剖学
- ✔ 支点放置
- ✔ 器械

器械与物品

- ✔ 灭菌或一次性抛光机头
- ✔ 安装抛光杯
- ✔ 安装毛刷
- ✔ 抛光膏或其他混合材料
- ✔ 强力吸引器或弱吸引器管
- ✔ 菌斑染色剂（片剂、胶状或液体）
- ✔ 夹棉球的镊子（使用显示剂时）
- ✔ 洁牙带
- ✔ 牙线
- ✔ 固定桥托穿线器
- ✔ 三用枪和无菌接头

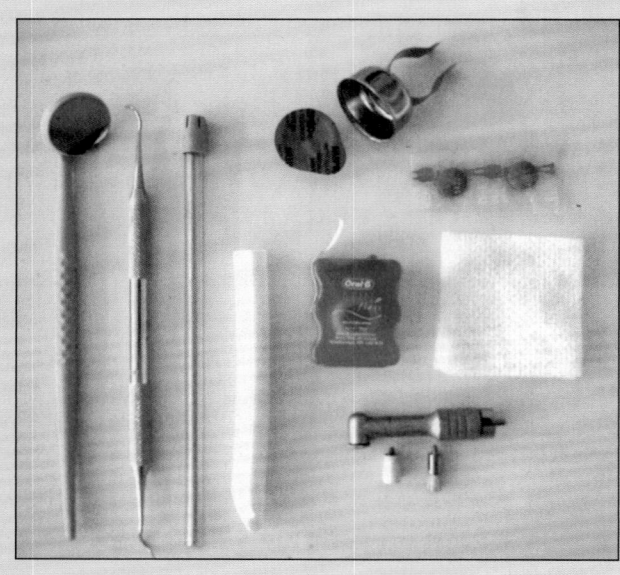

步骤

1. 查阅病人病历，确认有无牙冠抛光禁忌。
2. 使病人就座，系好防水胸巾。嘱病人去除所佩戴的任何活动修复体。嘱其带上防护镜。
3. 向病人解释治疗程序，解答相关疑问。
4. 检查口内是否存在伤口、缺失牙、隆突等等。
5. 使用染色剂确认菌斑区域。

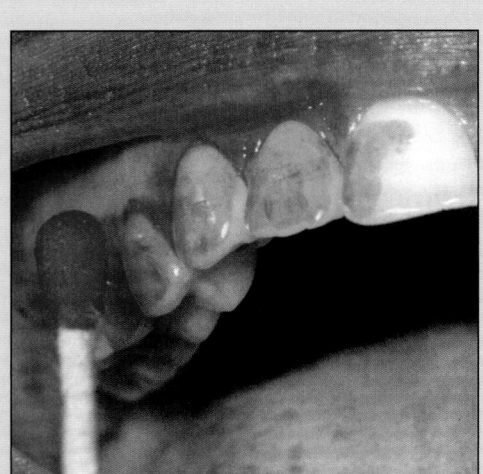

上颌右侧后方，颊侧（可使用时钟 11~12 点位置）

6. 就座于时钟 8~9 点位置。
7. 嘱病人抬头并略微转离操作者方向。
8. 操作者左手持口镜牵拉颊部或为后牙提供间接视野。

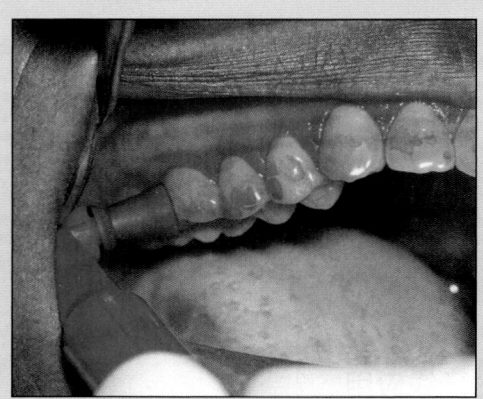

9. 以上颌右侧切牙为支点。

上颌右侧后方，腭侧（可使用时钟 11~12 点位置）

10. 仍就座于时钟 8~9 点位置。
11. 嘱病人抬头转向操作者。
12. 左手持口镜，此位置可提供牙齿远中面清晰的直接视野。
13. 以下颌切牙为支点，抛光牙齿舌面。

上颌前牙区，唇侧

14. 仍就座于时钟 8~9 点位置。
15. 嘱病人轻抬头部，面朝前方。适当调节病人头部位置转向或远离操作者。
16. 治疗该区可采取直接视野。
17. 以待抛光牙齿切端邻接位置为支点。

操作 58-1（续）

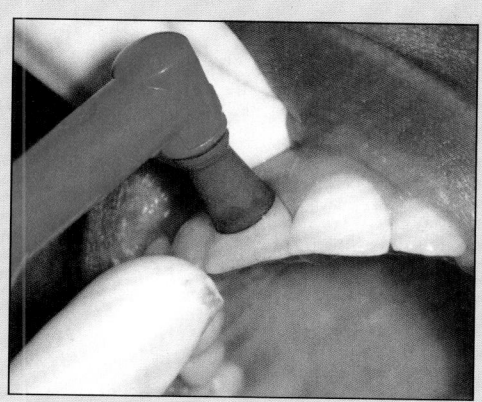

上颌前牙区,腭侧

18. 仍就座于时钟 8~9 点位置,或移动至 11~12 点位置。
19. 使病人头部稍稍抬起。
20. 使用口镜提供间接视野,在该区域反射光线。
21. 以待抛光牙齿切端邻接位置为支点。

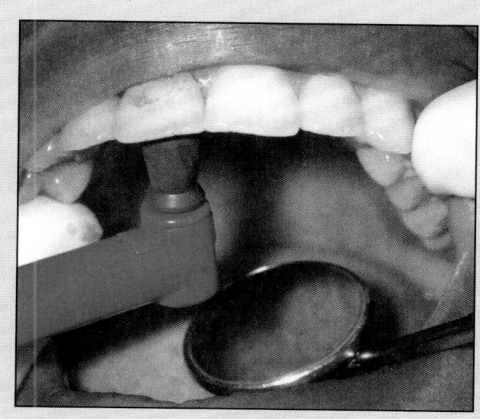

上颌左侧后方,颊侧

22. 就座于时钟 9 点位置。
23. 使病人稍抬头部,转向操作者以提供更好的视野。
24. 使用口镜牵拉颊部以提供间接视野。
25. 将口腔视为圆形等分为 6 个区,以位于前方区域的牙齿殆面为支点。
    替代方法:以下颌前磨牙为支点,治疗上颌后牙。

上颌左侧后方,腭侧

26. 仍就座于时钟 8~9 点位置。
27. 嘱病人头部转向操作者。
28. 此位置可使用直接视野。左手持口镜牵拉颊部,反射光线。
29. 以上颌左侧后牙颊面为支点,或以下颌左侧牙齿殆面为支点。

下颌左侧后方,颊侧(可选择时钟 11~12 点位置)

30. 就座于时钟 8~9 点位置。
31. 嘱病人头部稍稍转向操作者。
32. 持口镜牵拉颊部为牙齿远中和颊面提供间接视野。

33. 以下颌左侧前牙切端为支点,治疗后牙。

下颌左侧后方,舌侧

34. 仍就座于时钟 9 点位置。
35. 嘱病人头部稍稍转离操作者。
36. 持口镜牵拉舌体,为治疗区反射光线,以提供直接视野。
37. 以下颌前牙为支点治疗后牙。

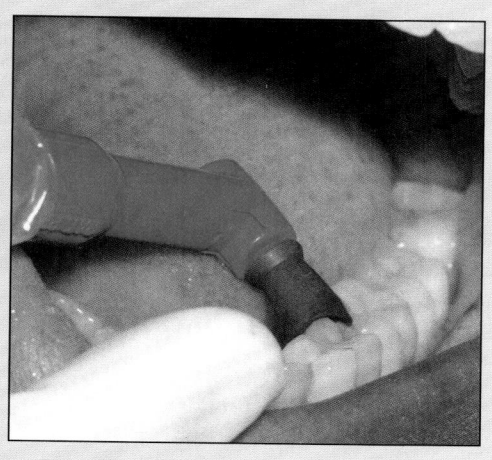

下颌前牙,唇侧

38. 就座于时钟 8~9 点位置,或时钟 11~12 点位置。
39. 必要时,嘱病人调整头部位置转向或远离操作者,适当抬高或降低。
40. 左手示指牵拉下嘴唇。此区域可使用直接和间接视野。
41. 以待抛光牙齿切端邻接位置为支点。

下颌前牙,舌侧

42. 就座于时钟 8~9 点位置,或时钟 11~12 点位置。
43. 必要时,嘱病人调整头部位置转向或远离操作者,适当抬高或降低。
44. 持口镜以提供间接视野。操作者就座于时钟 12 点位置时,也可使用直接视野,但间接视野更有帮助。
45. 以下颌尖牙切缘为支点。

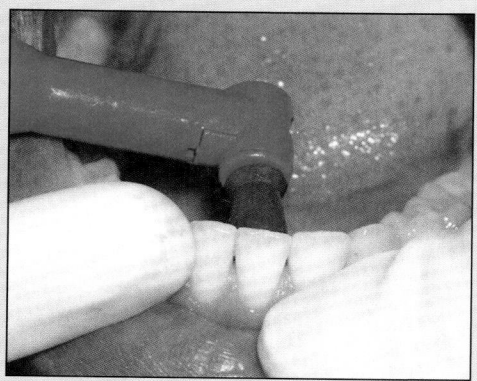

下颌右侧,颊侧

46. 就座于时钟 8 点位置。
47. 嘱病人稍抬头部远离操作者。

操作 58-1(续)

48. 持口镜牵拉组织,反射光线。此区域也可用口镜观察牙齿远中面。

49. 以下颌切牙为支点。

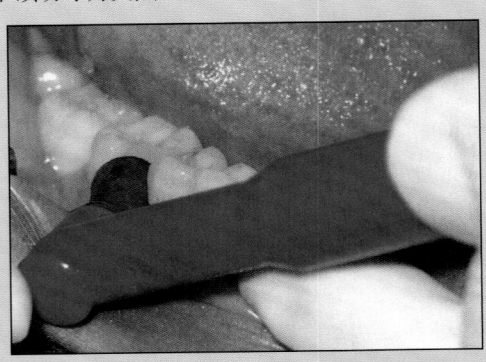

下颌右侧,舌侧

50. 就座于时钟 8 点位置。

51. 嘱病人稍抬头部转向操作者。

52. 持口镜牵拉舌体。

53. 以下颌切牙为支点。

下颌右侧,舌侧(可选择时钟 11~12 点位置)

54. 就座于时钟 8~9 点位置。

55. 嘱病人稍抬头部转向操作者。

56. 持口镜牵拉舌体。

57. 以下颌切牙为支点。

记录

58. 记录操作流程。

(张琳 译,李秀娥 校审)

窝沟封闭术

关键词

丙烯酸盐（acrylate）：一种含丙烯酸的盐或单脂。

窝沟封闭剂（dental sealant）：涂布覆盖牙齿𬌗面的窝沟点隙的材料。

有填料的树脂材料（filled resin）：含有树脂充填颗粒的封闭材料。

光固化（light-cured）：通过光照聚合的材料。

喷砂清洁（microabrasion）：涂布窝沟封闭剂前的喷砂清洁技术。

微渗漏（microleakage）：牙体表面结构与封闭或修复材料之间的微小渗漏。

固化（polymerization）：将单一化学结构转变成另一种含有相同元素化学结构的方法。

封闭剂的固位（sealant retention）：封闭剂稳固附着在牙齿表面。

自凝固化（self-cured）：通过化学反应固化的一种材料类型。

无填料的树脂材料（unfilled resin）：没有树脂充填颗粒的封闭材料。

学习目标

完成此章节的学习之后，学生将达到以下目标：

1. 掌握关键术语的发音、写法和定义。
2. 解释窝沟封闭剂阻止龋齿发生的方式。
3. 描述窝沟封闭的适应证和禁忌证。
4. 讨论封闭材料的种类，包括：
   - 描述两种聚合途径封闭材料的优缺点。
   - 讨论有填料和无填料树脂基封闭剂的工作原理。
   - 描述涂布窝沟封闭剂所要求的原则和技术。
5. 讨论妨碍窝沟封闭的问题。
6. 描述使用窝沟封闭剂时操作者和病人的防护措施。
7. 说明影响窝沟封闭保持力的重要因素。

实践目标

完成此章节的学习之后，学生将能够达到以下技能水平：
- 描述并演示涂布窝沟封闭剂的步骤和病人与操作者应有的防护措施。

窝沟封闭（dental sealing）是现代牙科学中非常先进的技术。遗憾的是许多儿童尤其是低收入家庭的儿童并没有获得窝沟封闭这项保护措施。窝沟封闭旨在保护牙齿的窝沟点隙不受龋病损害。窝沟封闭术操作简单易实施，封闭剂覆盖牙齿表面，阻止细菌和食物残渣进入牙齿窝沟点隙（详见第8章）。

氟化物可以降低患龋率，对牙釉质光滑面效果很好，但对牙齿窝沟点隙的效果不如光滑面。研究表明，适当地涂布窝沟封闭剂可100%阻止牙齿表面龋坏。

封闭剂的起效

牙齿𬌗面窄深的窝沟点隙易存留食物残渣和菌斑。唾液有助于自洁口腔内的食物残渣，但却不能清洁深的窝沟点隙。

牙釉质表面的窝沟点隙就像是窄深的通道,可以延伸接近釉牙本质界(图59-1)。窝沟底部的牙釉质比牙齿其他部位的釉质薄。这就意味着窄深的窝沟更容易发生龋坏

普通的牙刷太大,牙齿的窝沟点隙太细小,因而达不到清洁的目的(图59-2)。

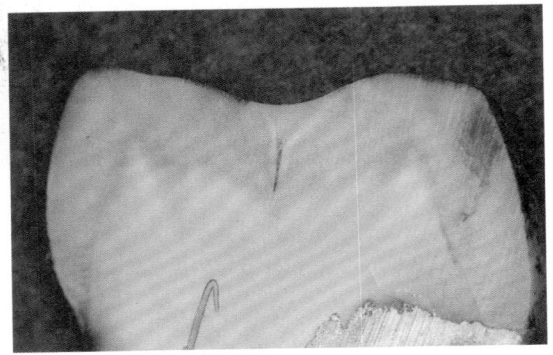

图 59-1　牙齿截面显示细窄的窝沟内留有食物残渣,封闭剂覆盖在已经扩展的窝沟内。(From Hatrick CD, Eakle WS, Bird WF: Dental materials: clinical applications for dental assistants and dental hygienists, St Louis, 2011, Saunders.)

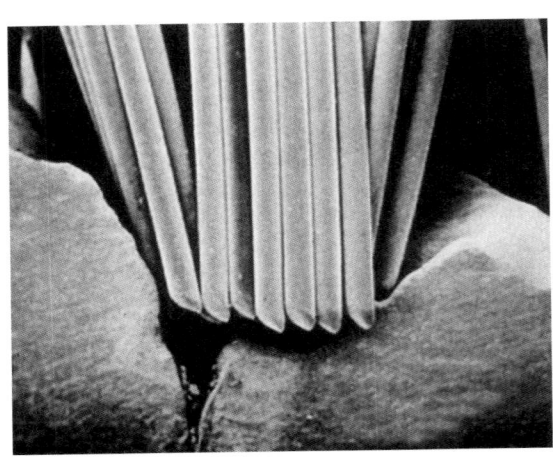

图 59-2　显微镜下显示沟槽上的牙刷刷毛

窝沟封闭通过物理方法预防龋齿(图59-3)。只要封闭剂完好无损,细小的食物残渣不会穿透封闭剂。作为高风险群体,低收入家庭的儿童中,封闭剂的使用并没有达到应有的范围(封闭率仅占30%)。

在美国部分州,受过专业教育的注册牙医助理有权进行窝沟封闭术(见操作59-1)。

⟲复习

1. 窝沟封闭的目的?
2. 为什么窝沟点隙易龋坏?

龋齿与封闭剂

牙齿上比较微小的龋坏很容易被疏忽,还有一些菌斑可

能存留在封闭剂下面。如果这种情况发生,龋坏可能会在封闭剂下面发展。然而大量数据表明这种情况尚未发生。研究显示,小的龋坏中的细菌数量在覆盖严密的封闭剂下会显著减少。

研究表明牙齿点隙窝沟的封闭在龋齿活跃期(如6~15岁)对于预防龋齿的发生非常有效,可减少除牙齿邻面修复外的殆面修复的龋坏。牙齿表面的较大龋洞不适合窝沟封闭。

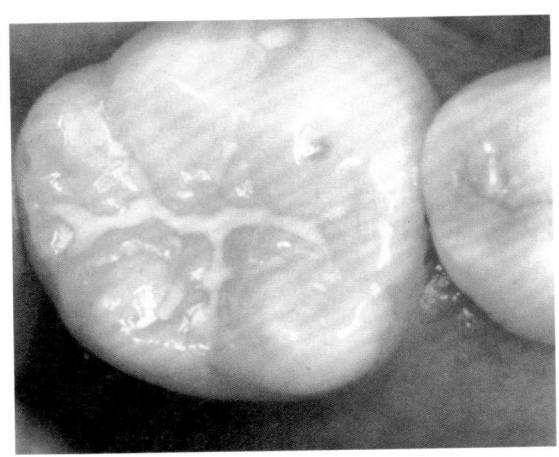

图 59-3　封闭完好的磨牙

窝沟封闭的适应证

儿童窝沟封闭较常见,但是成人一样可以受益。一些上颌中切牙、侧切牙的舌侧窝也可以使用封闭剂进行保护。牙科医生一定要选择合适的病人。窝沟封闭用于保护深窝沟,尤其是新萌出牙齿(萌出4年以内),牙尖融合较好的牙齿不适宜做窝沟封闭(图59-4)。窝沟封闭的主要目的是保护恒牙,但也可用于乳牙,以减少患龋率,防止乳牙早失。尽管乳牙殆面比恒牙光滑,仍然建议对发现的乳牙深窝沟使用封闭剂(见第12节)。

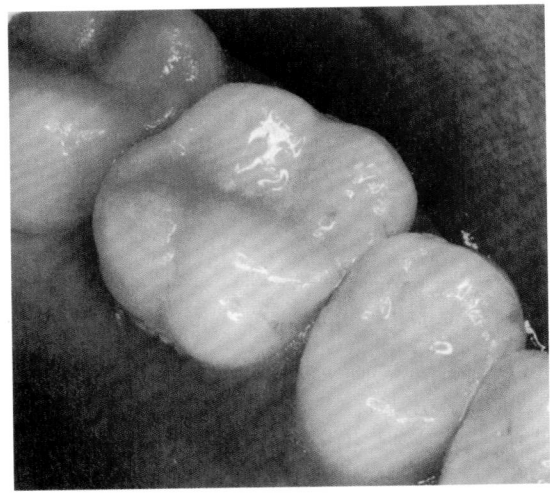

图 59-4　没有明显窝沟的牙釉质。(From Hatrick CD, Eakle WS, Bird WF: Dental materials: clinical applications for dental assistants and dental hygienists, St Louis, 2011, Saunders.)

窝沟封闭应作为诸如用氟、控制饮食、控制菌斑和常规口腔检查等预防项目的一部分(见第 15 节)。

窝沟封闭的使用条件

1. 口内相对应的牙齿有相似的窝沟,意味着相对应的牙齿也有相同的患龋风险。如果某侧牙齿已经患龋或已充填,那么对侧同名牙也有可能患龋或需要充填。
2. 相邻的磨牙已经或需要殆面修复。问题牙的邻牙有充填体或需要充填,该牙也可能会发展成龋齿。
3. 新萌出牙齿。牙齿萌出后的 3 年内是发生龋齿的高风险时期。
4. 要进行窝沟封闭的牙齿,其殆面要完全萌出。
5. 如果封闭后有邻面龋齿需要修复,那么封闭会遭到破坏。
6. 窝沟封闭和氟化物联合使用。因为氟化物可帮助降低龋齿发生风险,补充封闭剂的保护作用。

窝沟封闭的禁忌证

在操作过程中病人的配合很重要。因为严密封闭需要彻底隔湿。要告知病人及其家属窝沟封闭不能代替其他龋齿预防措施,只是方法之一。

窝沟封闭使用的禁忌证

1. 无深窝沟
2. 明显龋坏
3. 任何邻面龋坏
4. 未完全萌出牙齿
5. 将要替换的乳牙
6. 不合作病人

封闭材料的种类

封闭剂种类广泛(表 59-1),牙科医生要掌握封闭材料的类型和特点(图 59-5)。

表 59-1　窝沟封闭可能遇到的问题

问题	原因	解决方法
检查时封闭剂脱落	水分(唾液)污染	重新隔湿、酸蚀和涂布封闭剂
封闭剂流到牙间隙	封闭剂涂布过多	使用适量的封闭剂,厚度 1mm,固化之前去除多余材料
封闭剂表面有小孔	液状封闭剂里有气泡	仔细涂布封闭材料避免产生气泡,用刷子或探针末端缓慢将封闭剂填补到牙齿的窝沟内
有咬合高点	封闭剂放置过多	不要堆砌封闭剂,使用合适的剂量覆盖窝沟,封闭厚度 1mm 为宜

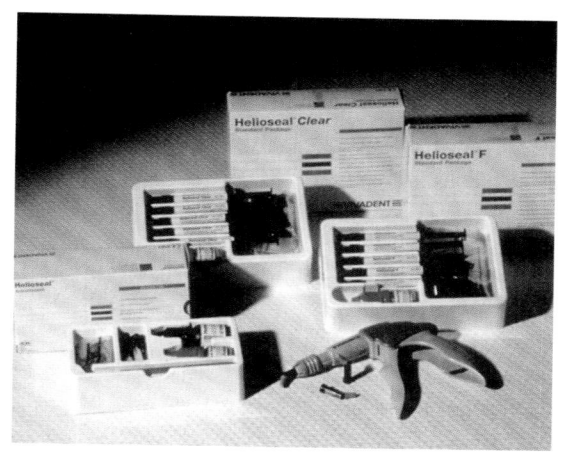

图 59-5　透明窝沟封闭剂材料(Courtesy Ivoclar Vivadent,Amherst,NY.)

固化方式

不同材料固化(polymeriration)方式有所不同(框 59-1)。一部分是自固化,一部分是光固化。这两种固化方式的粘接力和固位率相当。

自固化(self-cured):材料分为两部分(基质和催化剂),当两种成分混合后,将快速固化变硬,混合后必须在 1 分钟内放置。

光固化(light-cured):不需要混合,光固化封闭剂通过对可见光敏感材料中的光引发剂固化收缩。目前也有一次性避光注射器式包装,可直接将材料以推注方式涂布于牙齿上。材料置于牙齿后,再将蓝光源置于材料上。现今使用的封闭剂大部分是光固化方式。

颜色

封闭剂可以是透明的、有色的或不透明的(白色)。临床常用的是有色或不透明的封闭剂,在使用和检查时便于观察。一些封闭剂在使用时有颜色,固化后可变成无色。

填料

封闭剂可分有填料(filled)和无填料的树脂材料(unfilled resins)。封闭剂内的填料是为了使其更坚固耐磨。一些填料颗粒不透辐射,可在 X 线片上显影。有填料或无填料封闭剂封闭效果大致相同,在微渗漏(microleakage)和固位率方面无差别。

一些牙科医生认为有填料的封闭剂更好,因为其封闭后的牙齿殆面磨损率更小。另一些牙科医生则认为发生的殆面磨损是微不足道的,因为窝沟内的封闭剂可以形成一道屏障。

临床上使用这两种材料的区别是,无填料封闭剂放置后不需要调殆,因为自然磨损即足以建立咬合。而有填料封闭剂放置后还需检查殆关系,必要时使用石尖或钻针调殆。

操作时间

自固化封闭剂的两种成分从开始混合到固化大约 2 分钟。有经验的操作者可一次进行一至二个象限的后牙的涂布,所以当治疗相同数量牙齿时,自固化比光固化节约时间。

框 59-1

自固化和光固化封闭剂的优缺点

自固化封闭剂

优点：

- 不需要光源
- 没有光源带来的危害风险
- 封闭剂可以依次放置到几颗牙齿，不用再返回去逐颗用光源照射

缺点：

- 固化时间受室温影响，温度越高，固化越快
- 2 分钟的固化时间对于隔湿和控制多动儿童而言可能太长
- 两种液体成分混合时可能会产生气泡，使得形成的封闭层中存在空隙
- 混合后材料的粘性就在不断变强，依次放置于多颗牙齿时，流动性会随着时间增加受影响而无法很好地涂布入较深的点隙窝沟内

光固化封闭剂

优点：

- 涂布所需时间较短（20 秒），对于多动儿童和唾液较多的病人比较适用
- 操作时间没有限制
- 不需要混合，不容易产生气泡
- 在光照之前，粘接剂的粘性不高，方便调整

缺点：

- 若未注意防护，固化光源可能会引起视网膜损伤
- 固化光源和滤光器增加了治疗费用
- 仅能在有光源的情况下固化，完成多颗牙齿所需时间相对较长。并且对于上颌第二磨牙远侧的窄小窝沟封闭时，光源头部很难到达封闭材料表面

光固化封闭剂有以下优势：不需要混合（不容易产生气泡）；允许术者调整材料。

操作技术

放置窝沟封闭剂需要注意细节，见操作 59-1。待封闭的牙齿表面要用橡皮杯和磨石清洁，或者用气枪吹走表面可能干扰酸蚀的残渣。用 37% 磷酸蚀牙釉质，使表面变粗糙，开放牙釉质上的小孔以利于树脂基封闭剂的渗透，酸蚀后，冲洗并干燥牙釉质。干燥后隔湿非常重要。窝沟封闭用于封闭牙齿上的窝沟间隙和周围牙釉质。牙齿上的任何水分均有可能导致封闭失败。水分可能来自于唾液、三用枪管路甚至于病人的呼吸。潮湿状态下封闭剂会立即或缓慢地脱落，保留下来的部分封闭剂周围可能会发生渗漏，造成封闭剂下的龋坏。不使用橡皮障隔湿时，上下颌第二磨牙封闭剂就很容易脱落。要仔细检查封闭情况，一些制造商在封闭套装中增加了一种材料，能够加强粘接性并促使窝沟点隙中的水分蒸发。干燥酸蚀牙釉质后进行窝沟封闭。

预防封闭过程中可能出现的问题

酸蚀

放置酸蚀剂时应十分小心，可以通过在邻面间隙处放置聚酯薄膜成形片（mylar matrix strip）或是金属成形片来避免其接触到邻牙或是软组织。

酸蚀后未封闭牙釉质的再矿化

牙齿上被酸蚀后但未涂布封闭剂的部分会发生什么变化？研究表明，酸蚀后的牙釉质暴露于唾液里磷酸钙盐存在的环境中 24 小时后会发生再矿化。

封闭术造成的咬合干扰

如果封闭剂涂布过高，将影响病人的咬合。无填料的封闭剂如果太高可以在几天或是几周的自然磨损后建立相应咬合，而有填料的封闭剂较为耐磨，应将封闭剂导致的所有高点进行调整以形成最合适的咬合。过高的咬合可能造成牙齿或颌骨酸痛。可以使用咬合纸识别高点，并用合适的磨石或钻针进行调𬌗。

失败

窝沟封闭失败大多发生在 3~6 个月内，封闭剂部分或全部脱落。最严重的情况是封闭剂发生渗漏但又未脱落，渗漏的发生不知不觉，当封闭剂下发生明显龋坏时才可能被发现。

接触区阻塞

放置过多的封闭材料会导致多余的封闭剂流入与邻牙的接触区域中，使得病人无法使用牙线有效清洁邻间隙（图 59-6）。详见表 59-1 窝沟封闭可能遇到的问题。

↩复习

3. 窝沟封闭术是否是预防龋齿的唯一措施？
4. 两种固化方式是什么？
5. 为什么较少使用透明的封闭剂？
6. 有填料和无填料封闭剂在固位率上是否有区别？

释氟性能

一些封闭剂产品含有氟化物，在固化后会缓慢释氟。封闭剂中释放出的氟化物可以在窝沟底部形成富氟层，帮助初期釉质龋发生再矿化。如果封闭剂脱落，富氟层也可使窝沟点隙更好地抵御龋坏，临床研究正在比较这两种类型封闭剂的有效性。

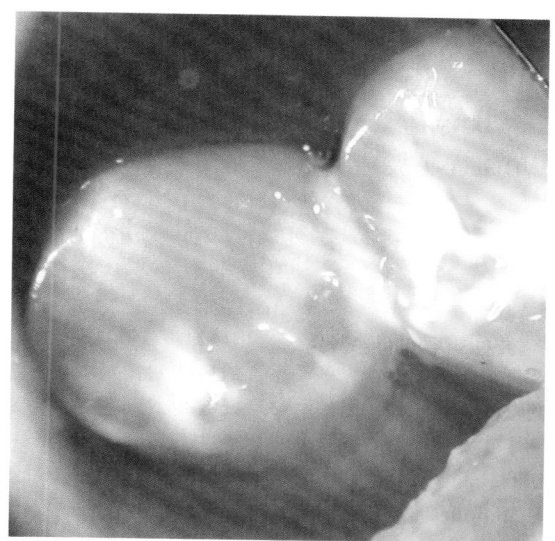

图 59-6　多余的封闭剂阻塞了相邻接触区。(From Hatrick CD，Eakle WS，Bird WF：Dental materials：clinical applications for dental assistants and dental hygienists，St Louis，2011，Saunders.)

一些制造商建议进行窝沟封闭前不应对釉质表面使用含氟抛光膏，有些则不认为含氟抛光膏是禁忌。所以在操作时，请遵照所使用封闭剂的说明书。

喷砂清洁

牙科医生在窝沟封闭之前可能会喷砂清洁(microabrasion)，扩大窝沟或去除细微的龋坏，给封闭剂提供合适位置。通过类似小牙科手机的装置喷出高压 α 氧化铝颗粒，喷砂切削牙齿结构的能力可以人为调整(图 59-7)。

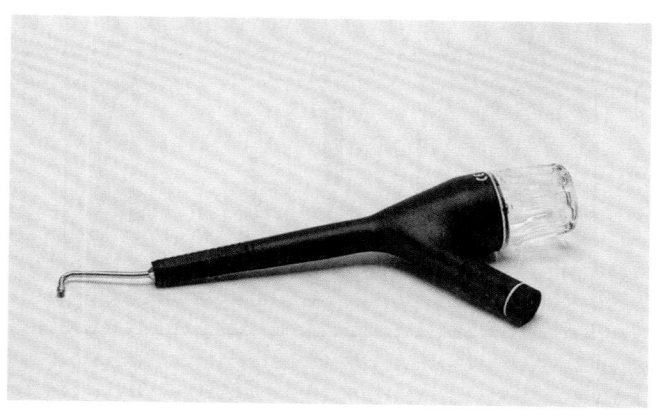

图 59-7　空气喷砂头。(From Hatrick CD，Eakle WA，Bird WF：dental materials：clinical applications for dental assistants and dental hygienists，St Louis，2011，Saunders.)

牙科医生及病人的防护措施

酸蚀剂使用的注意事项

由于酸蚀剂含有磷酸，所以在使用酸蚀剂时病人和医务人员应佩戴护目镜。避免口腔软组织、眼睛和皮肤接触到磷酸。如果不慎接触，立即使用大量清水冲洗。如果不慎进入眼睛，立即用生理盐水冲洗并及时就医。

窝沟封闭剂使用的注意事项

窝沟封闭材料含有丙烯酸盐(acrylate)树脂，若病人对丙烯酸盐过敏则勿使用。为了降低过敏反应的风险，尽量减少直接暴露于这种材料中，尤其是未固化时，建议使用保护手套和非接触技术。如果皮肤发生接触，立即使用肥皂水或清水冲洗。如果手套破损，立即脱去手套，并用肥皂水或清水冲洗后更换新手套。如果眼睛或口腔黏膜接触到，使用大量水冲洗，持续刺痛时及时找专科医生就诊。

使用光固化材料时医生应佩戴护目镜。窝沟封闭期间病人也应佩戴护目镜。

储存与使用

不同制造商的产品和建议不同，应仔细阅读所使用产品的说明书。以下是封闭材料的常见注意事项：

- 使用后立即更换注射头。
- 不要将材料暴露在空气或光源下。
- 不要让材料接近含有丁香酚成分的产品。
- 大多数酸蚀剂和窝沟封闭材料可在室温下储存，参看产品说明书。
- 大多数窝沟封闭材料室温下储存 18~36 个月。
- 某些封闭材料须储存在冰箱里。

> **产品说明**
>
> 使用窝沟封闭剂前仔细阅读产品说明书，使用方法和酸蚀要求可能不同。例如，一些制造商建议不应使用含氟抛光膏，有些则不认为含氟抛光膏是禁忌。

影响窝沟封闭剂固位的因素

窝沟封闭术的意义在于封闭剂与牙齿的粘接强度和保留时间。这就是前文提到的窝沟封闭剂的固位(sealant retention)。如果封闭剂完好覆盖于牙齿的点隙窝沟那么龋齿就很难发生。

窝沟封闭术失败的最主要因素是隔湿不彻底。不充分的酸蚀也可能导致失败。每次复查均应检查窝沟封闭剂的保留情况，是否有部分或全部脱落。固位良好的窝沟封闭剂一般可维持 5~10 年。

⟳复习

7. 在封闭剂中添加氟化物的原因是什么？
8. 封闭材料的储存时间一般是多长？
9. 当涂布封闭剂时，应注意病人哪两项安全防护措施？
10. 决定窝沟封闭有效性的因素是什么？

法律和伦理问题

　　牙齿窝沟封闭无毒副作用,是非常有效的预防措施,由美国牙科协会推荐使用了 20 年。尽管窝沟封闭可有效减少患龋率,但仅有较少儿童受益。一些牙科医生认为,因为公众缺少认知,家长并不知道这是可以保护儿童牙齿的有效方式。

　　在美国部分州及地区,窝沟封闭已作为牙医助理的拓展职能。而部分州牙医助理仅仅作为助手来配合完成此操作,应根据当地法规进行操作实践。牙医助理有义务告知病人窝沟封闭的重要性,解释操作流程并解答疑问。■

展望

　　窝沟封闭也可以保护牙齿充填材料的边缘。复合树脂充填材料边缘会有微渗漏,因为在可见光下发生的固化过程中,材料会有细小的收缩。这些小缝隙可能造成继发性龋坏和边缘变色。临床研究表明在银汞充填和树脂充填边缘放置无填料封闭剂可减少微渗漏、抑制龋病进展、保护现有充填体和维持牙齿功能。这种治疗方法可延长充填体寿命,封闭剂每隔 1 年就重新放置效果更好。■

评判性思维

　　1. Carol Tyler 是一位低收入的单身母亲。她的小儿子 Phillip 新萌出的第一颗磨牙上有较深的窝沟,她的牙科医生向她提及窝沟封闭。当医生离开诊室,Carol 向你解释她的经济状况,并询问为什么牙齿还没有龋坏就需要做封闭?该如何解释?

　　2. Emily Schmidt,8 岁,活泼好动的不能长时间待在牙椅上。大约 6 个月前,在做 2 颗牙齿的窝沟封闭时,她非常不配合。现在 6 个月后复查,其中一颗牙齿的封闭剂脱落了,是什么原因导致了封闭剂在这么短的时间内脱落。

　　3. Lorraine Yee 和朋友 Margaret Printz 正在谈论孩子们第一次去 McBride 医生的诊所看牙的经历。她们的孩子均为 5 岁,McBride 医生建议 Lorraine 的孩子做窝沟封闭,而并没有对 Margaret 的孩子提此建议。为什么 McBride 医生只建议其中一个孩子做窝沟封闭?■

操作 59-1

牙科封闭剂的应用(拓展职能)

操作前准备

- ✔ 口镜的位置
- ✔ 操作者体位
- ✔ 牙体解剖学
- ✔ 支点放置
- ✔ 器械

器械与物品

- ✔ 防护眼镜(医护人员以及病人)
- ✔ 接诊基本用物
- ✔ 棉卷或橡皮障
- ✔ 酸蚀剂
- ✔ 封闭剂
- ✔ 涂布用具
- ✔ 小毛刷
- ✔ 抛光膏和水
- ✔ 强力吸引器
- ✔ 光固化灯和防护用具
- ✔ 低速牙科手机或反角牙科手机
- ✔ 咬合纸及夹持用具
- ✔ 圆形白石尖
- ✔ 牙线
- ✔ 咬合调整用物(当使用有填料树脂基封闭剂时)

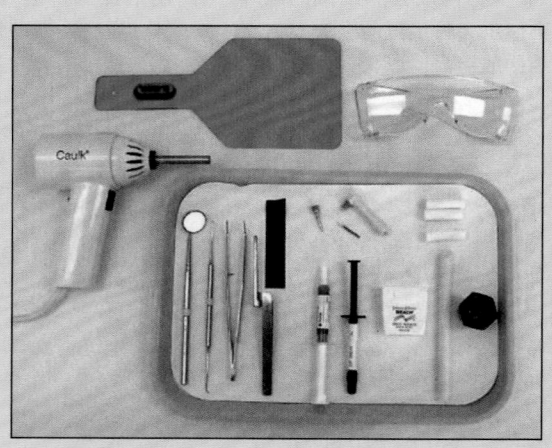

步骤

1. 选择牙齿。牙齿应存在较深的窝沟点隙,完全萌出以保证牙面在操作期间保持干燥。
   目的:牙齿完全萌出才能保证封闭剂的良好固位。
2. 检查三用枪。用三用枪在口镜或手套上吹一股气。如果吹出的气体中有小水滴,那么需要调整三用枪至只有气体吹出。
   目的:在窝沟封闭操作过程中出现任何液体污染都可能导致封闭剂脱落。

操作 59-1（续）

3. 清洁牙釉质。使用小毛刷和混合水的抛光膏彻底清洁并去除牙齿𬌗面的菌斑和食物残渣。再用水彻底冲洗干净。

   注：不要使用任何含油清洁剂。查看制造商说明书，确定含氟抛光膏是否可用于清洁牙釉质。如果清洁时使用的是碳酸氢钠空气抛光装置，那么后续的酸蚀应重复 2 次，或用 3% 的过氧化氢处理牙面 10 秒以中和碳酸氢钠后用水彻底冲洗牙面。

4. 隔离、干燥牙齿。橡皮障的隔湿效果是最好的，但棉卷也是可行的。

   注：当使用棉卷隔湿时，嘱病人用鼻子呼吸。口镜上有水雾说明病人正在用嘴呼吸。即使是呼出气体中少量的水分也会缩短封闭剂的固位时间。使用强或弱吸引器协助隔湿。

   目的：过多的唾液会让病人不舒适，也可能会污染进行操作的牙齿。

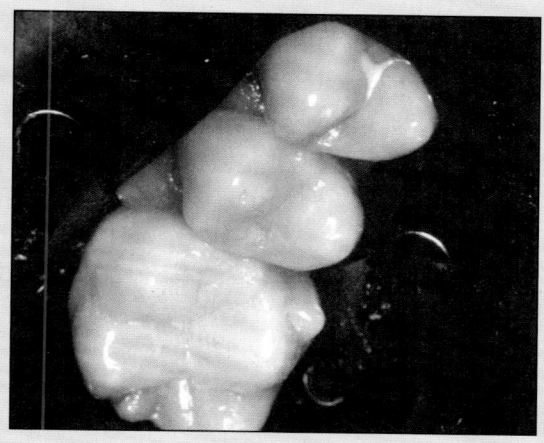

5. 酸蚀牙釉质。使用注射器尖端或其他用物在牙面涂布足量的酸蚀剂，涂布范围可稍稍大于需要封闭的牙面。酸蚀时间至少 15 秒，但不超过 60 秒。

   目的：牙面如果没有被完全酸蚀，那么封闭剂就不能很好的粘附在上面。

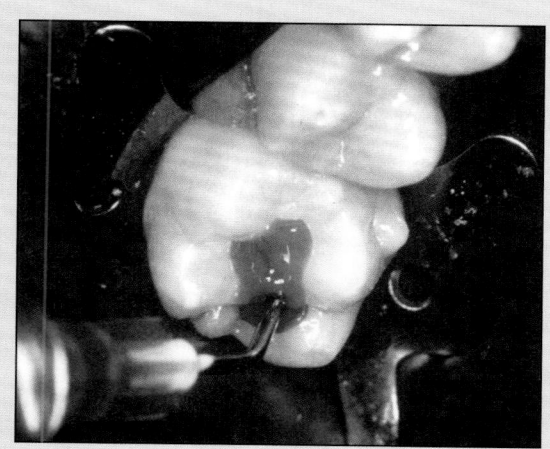

6. 在冲洗前吸走大部分酸蚀剂。

   目的：这样做是为了防止酸蚀剂飞溅，尤其是在没有使用橡皮障的情况下。

7. 冲洗酸蚀后的牙面。用三用枪彻底冲洗牙面，去除酸蚀剂。冲洗的同时使用吸引器吸走冲洗液。嘱病人不要吞咽或漱口。

   注：如果唾液接触了酸蚀后的牙面，重新酸蚀 5 秒并再次冲洗。

   目的：唾液污染酸蚀后的牙面会使封闭剂不能完全地粘附在牙面上。

8. 干燥牙面。用三用枪彻底干燥酸蚀后的牙面。三用枪吹出的空气必须干燥、无油无水。干燥后，酸蚀过的牙釉质应为哑光白垩状。如果不是这样，重复步骤 5 和 6，不要让酸蚀后的牙面被污染。

   目的：酸蚀后的牙面被液体污染是造成窝沟封闭失败的主要原因。

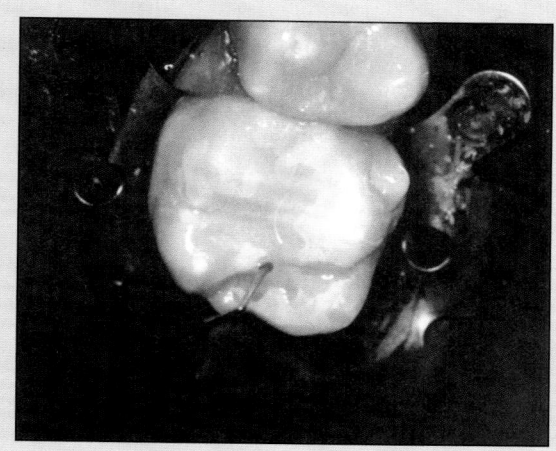

9. 涂布封闭剂。使用注射器尖端或小毛刷将封闭剂缓慢涂布在窝沟上。不要将封闭剂涂布超出酸蚀范围。在放置封闭剂时或之后，用注射器尖端或小毛刷轻轻搅动，可以消除潜在气泡，使封闭剂充分流入窝沟。有时也需要使用探针。注意查阅制造商建议的最为有效的放置封闭剂的技术。

10. 固化。在不接触封闭剂的情况下，尽可能地将光固化灯头部靠近牙面。每个面照射 20 秒。

操作 59-1(续)

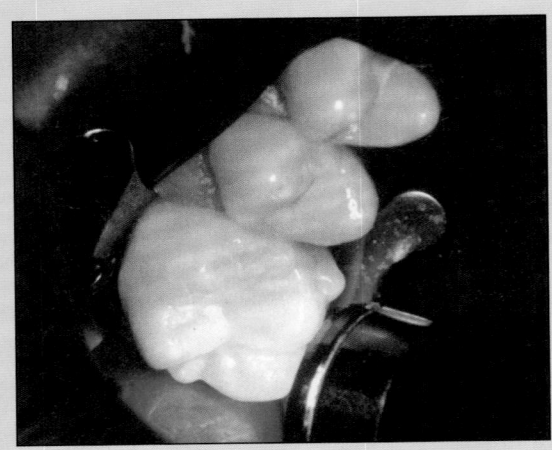
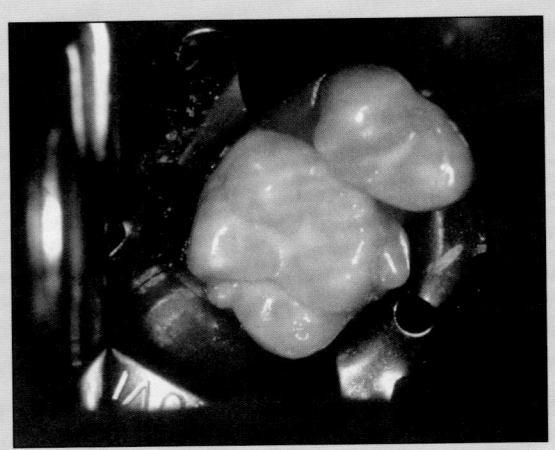

11. 使用口镜查看封闭剂涂布情况。用探针轻轻探查封闭剂是否完全覆盖酸蚀牙面、有无遗漏。探针有轻轻被卡住的感觉时,说明有遗漏的地方,需要补涂封闭剂并固化。如果此时牙面没有被污染,可直接补涂。如果牙面被污染,就需要重新酸蚀、干燥后再补涂。使用牙线检查邻面,确保没有封闭剂流入两颗牙之间。

12. 完成。用棉卷擦去牙齿表面稀薄粘稠的材料膜。用咬合纸检查咬合,必要时进行调整。

13. 向病人交待术后注意事项。

14. 将本次治疗措施记录在病人病历中。

日期	记录	签名
5/10/14	对#3、#14、#19 和#30 牙进行窝沟封闭	PJL

（陈云涛　李翠云　译,陈云涛　校审）

口腔正畸学

关键术语

弓丝（arch wire）：可预弯的金属丝，能为正畸中的牙齿移动提供力量。

附件（auxiliary）：安装在托槽或带环上、依附于弓丝或弹性材料的附加装置。

带环（band）：粘接于牙齿上的不锈钢金属环，用于固定正畸弓丝和附件。

牙箍（braces）：正畸固定矫治器的另一种术语。

托槽（bracket）：粘接于牙齿上的小型正畸装置，用以固定弓丝。

X线头影测量（cephalometric radiograph）：对牙殆、颅面软硬组织进行口外测量。

反殆（cross-bite）：上下对颌牙咬合错位。

拥挤（crowding）：牙齿在牙列中拥挤错位排列不齐。

牙颌面（dentofacial）：牙齿、颌骨以及周围颅面骨的总称。

远中错殆（distoclusion）：安氏Ⅱ类错殆畸形，上下颌骨及牙弓的近、远中关系不调，即上下第一恒磨牙的近中颊尖相对。

异位（ectopic）：牙齿萌出的方向异常。

胎儿畸形（fetal molding）：发育中的颌骨异常受力，从而产生畸形。

头帽（headgear）：用于控制颅面部生长发育和牙齿移动的口外正畸矫治器。

结扎丝（ligature tie）：用于将弓丝固定在托槽上的细丝。

近中错殆（mesioclusion）：安氏Ⅲ类错殆畸形的另一种术语，上下颌骨及牙弓的近、远中关系不调，下颌及下牙弓处于近中位置。

开殆（open bite）：上下牙弓及颌骨在垂直向的关系异常，导致上下牙在正中颌位及下颌功能位运动时无殆接触。

口腔正畸学（orthodontics）：是口腔医学的分支学科，研究错殆畸形的病因机制、诊断分级及其预防和治疗，通过矫治设计来阻止、干预并纠正骨骼及牙齿相关问题。

覆殆（overbite）：垂直方向上，上切牙盖下切牙超出了正常范围。

覆盖（overjet）：在水平方向上，上牙盖下牙的距离超出正常范围，从侧面看，上牙比下牙突出过多。上颌的切牙过度突出。

压膜保持器（positioner）：保持牙齿在理想位置上的透明工具。

保持器（retainer）：错殆畸形经过正畸治疗后，使牙齿或颌骨稳定于新的位置上的工具。

分牙附件（separator）：在放置正畸带环之前，置于磨牙之间，由金属丝或橡皮圈制成的用于分开磨牙的装置。

学习目标

完成此章节的学习之后，学生将能够达到以下目标：

1. 掌握关键术语的发音、写法和定义。
2. 列举正畸治疗的作用。
3. 解释正畸医生以及助理的作用，并描述正畸操作所需要的环境。
4. 列举影响咬合的原因及习惯。
5. 描述错殆畸形的分类。
6. 讨论正畸治疗的适应证。
7. 列出评估的正畸问题并写出治疗方案。
8. 讨论病例并知晓正畸治疗费用。
9. 说出正畸专用工具及附件。
10. 描述用于正畸治疗的器械。
11. 讨论正畸治疗的其他可行方案。
12. 解释复诊的重要性。
13. 描述在正畸治疗中需遵循的饮食习惯以及口腔卫生习惯。
14. 描述头帽的功能和使用方法。
15. 讨论正畸治疗完成的指征以及如何更好地保持。

实践目标

完成此章节的学习之后,学生将能够达到以下技能水平:

1. 放置并取出金属分牙簧。
2. 放置并取出弹性分牙圈。
3. 辅助并粘接合适的正畸带环。
4. 辅助正确粘接正畸托槽。
5. 放置弓丝。
6. 结扎并拆去金属结扎丝。
7. 放置并取下橡皮结扎圈。

口腔正畸学(orthodontics)是口腔医学的分支学科,研究错𬌗畸形的病因、发生机制、诊断及预防和治疗。正畸治疗包括牙颌面(dentofacial)整形,主要通过在病人口内或口外佩戴固定或活动矫治器来矫正牙齿,解除错𬌗畸形。

正畸治疗的适应证:

- 矫正倾斜的、扭转的或者咬合不稳定的牙齿
- 矫正拥挤或者间隙牙齿
- 纠正病人咬合问题
- 调整上下颌骨协调性

由于保险公司提高了正畸治疗方面的赔付额度,更多的人在任何年龄段、任何时间都可以进行正畸治疗。

正畸治疗的益处

正畸治疗能够消除或者减少以下几个方面的问题:心理问题、口腔功能障碍以及口腔疾病。

心理社会问题

严重的错𬌗畸形以及口腔颌面部畸形是一种社交缺陷,影响病人的自尊和积极的自我认知。

口腔功能障碍

错𬌗畸形会引起以下几个方面的口腔功能障碍:

- 影响咀嚼功能
- 造成吞咽异常
- 影响正常发音
- 咬牙时咬合存在的轻微缺陷可能引起颞下颌关节疼痛

口腔疾病

错𬌗畸形容易诱发龋齿和牙周病,原因是咬合异常时牙齿不易清洁,难以清除牙菌斑。

正畸团队与诊所

正畸医生

口腔正畸医生与儿童口腔医生以及全科牙科医生合作紧密,一起致力于改善病人的"笑容"。作为专科医生,正畸医生需要在牙科学校毕业后继续学习三年。学习内容主要包括口腔颌面部生长与发育、新技术、生物力学以及科研。在获得毕业证以及硕士学位之后,将有资格进入私人诊所工作或者继续在学术界做研究。

正畸牙医助理

如果你正在寻找牙科学中更为独立的工作领域,可以选择正畸专业。正畸牙医助理可以进行诊断记录、初步评估、病人预约就诊等方面的工作,执业范围取决于所在州对于拓展职能的法律规定。正畸牙医助理可通过接受正畸专业领域的培训,并参加国际正畸助理考试获得注册正畸助理资格证(certified orthodontic assistant,COA)。

正畸诊室

正畸诊室是为了能够同一时间接收大量病人而设计的治疗区,由于目前几乎没有为正畸操作专门设计的器械或设备,所以正畸借鉴儿童牙科学提出的"开放式"诊疗模式。诊室可设计满足 3 种功能:①获取临床资料,营造更隐私的环境;②拍摄 X 线片;③提供各个阶段的诊疗和护理。在临床操作中,一般情况下每天看 30 位病人。对于耗时长的病人,例如取资料和粘接托槽的病人安排在上午晚些时间或者下午早些时间。将需调改的复诊病人和需紧急处理的病人安排在上午早些时间和下午晚些时间。

正畸诊室中,可以进行更大范围实践操作的区域就是牙科技工室。正畸诊所的员工在技工室制作诊断模型、固定和可摘矫治器,可以降低间接成本。如果一位员工具有这方面的能力,这份工作将报酬颇丰。

错𬌗畸形的病因

多数错𬌗畸形源自遗传因素,影响病人的面型、牙齿及颌面部大小。

生长发育因素

口腔发育的异常可伴有主要的先天缺陷,但多数情况下,这些异常会单独出现。最常见的发育异常包括:

- 先天性缺失牙
- 畸形牙
- 多生牙
- 萌出障碍(例如:萌出受阻或者萌出位置不正确)。
- 异位(ectopic)萌出。

遗传因素

牙齿形态的大小和/或颌面骨形态的大小不协调,主要由家族基因引起。若孩子继承了母亲的小下颌和父亲的过大牙,

就容易出现牙齿过度拥挤。如果你有缺失牙,很可能你的父母或者祖父母的一方也有缺失牙。

环境因素

出生损伤

主要分为两类:胚胎发育中的畸形和出生时的外伤。

1. 胎儿畸形(fetal molding)。胎儿的臂膀或者腿部压住了身体其他部位,如臂膀压住了下颌骨,这种压力会引起迅速生长部位的畸形。

2. 出生时外伤,比如颌骨发生创伤,分娩过程中使用产钳助产可能导致该情况的发生。

创伤

牙齿外伤在人的一生中都有可能发生,可通过下列 3 种形式导致错𬌗畸形:

1. 乳牙期受伤使恒牙胚受损。
2. 乳牙或恒牙过早地脱落造成牙齿的移位。
3. 直接损伤恒牙。

不良习惯

正畸治疗期间需要纠正一些不良的口腔习惯。一般情况下,儿童在乳牙列期都有吸吮习惯,涉及大拇指、舌、唇或其他手指。儿童在 2 岁或 3 岁前有吮指习惯可视为正常的生理活动,对混合牙列期以后的颌面部发育几乎没有影响。然而,如果这些不良习惯在混合牙列期之后一直存在,就需要做出引导措施来进行纠正。

表 60-1 描述了不良习惯对牙列的影响。

表 60-1　影响牙列的习惯

舌习惯	舔牙习惯:舌尖经常舔上颌牙的腭侧面,易引起牙齿唇向倾斜
	吐舌习惯:舌吐在上下前牙之间,阻碍恒牙的萌出
	伸舌习惯:舌头伸出在咬合面
异常吞咽	异常吞咽使舌肌作用力向前,推动前牙唇向生长
吮指习惯	超过 5 岁,吮指习惯会影响面部结构,尤其影响上颌牙弓、腭部以及前牙
磨牙	无意识磨牙或者咬紧牙齿与咀嚼不同,这种现象多发生在睡眠中。磨牙使牙釉质磨损并且造成牙周组织过大受力
张口呼吸	易造成上颌狭窄,影响面容。长期口呼吸会造成儿童牙齿结构的改变

◆复习

1. 适合进行口腔正畸治疗的年龄段?
2. 举出一种造成错𬌗畸形的遗传因素。

错𬌗畸形

在第 11 章中介绍过,牙齿在上下牙咬合时尖窝关系正确,称为正常咬合。

病人的颌面部大小、牙齿异位或者拥挤都会影响牙齿的正常咬合。错𬌗畸形是指上下牙齿咬合时异常的咬合关系。

根据错𬌗畸形的不同咬合状态,提出安氏分类法。

安氏 I 类错𬌗

前牙不协调、牙齿错位、扭转,但磨牙咬合关系正常。

安氏 II 类错𬌗

也叫做远中错𬌗(distoclusion),即下颌及下牙弓处于远中位置。上颌第一恒磨牙的近中颊尖咬合于下颌第一恒磨牙近中尖与第二前磨牙之间,出现了上颌前牙比下颌前牙过多突出的外观,俗称"龅牙"。

安氏 III 类错𬌗

也叫近中错𬌗(mesioclusion),即下颌及下牙弓处于近中位置。上颌第一恒磨牙的近中颊尖咬合于下颌第一恒磨牙的远中尖与第二恒磨牙的近中尖之间,出现了下颌前牙比上颌前牙突出的外观,俗称"反𬌗"(图 60-1)。

排列不齐的牙齿

除了评估病人的咬合,正畸医生还要检查病人牙弓以及牙齿的标准化排列。常见的排列不齐问题包括:

- 拥挤(crowding)是引起错𬌗畸形最常见的原因,将引起一颗或者多颗牙齿错位(图 60-2)。
- 覆盖(overjet)即上颌前牙过多突出,使下颌切牙的唇侧面与上颌切牙的舌侧面有一段距离(图 60-3)。
- 覆𬌗(overbite)即上下切牙垂直向过多重叠。严重的深覆𬌗,完全看不到下切牙(图 60-4)。
- 开𬌗(open bite)即上下切牙在垂直向无牙接触(图 60-5)。
- 反𬌗(cross-bite)是指下牙咬合在上牙的外侧。例如当一个人咬上牙齿,正常的情况下,上牙比下牙牙弓略宽、略长。当上牙咬合在下牙的内侧,则出现了反𬌗(图 60-6)。

◆复习

3. 哪些情况称为异常咬合?
4. 哪颗牙齿可以评估病人的咬合状态?
5. 如果上下牙齿咬合不正确,称为什么?
6. 病人在咬合的状态下,看不到他的下切牙,属于哪种排列不齐的问题?

分类	图示	照片	牙弓关系	概述
正常𬌗	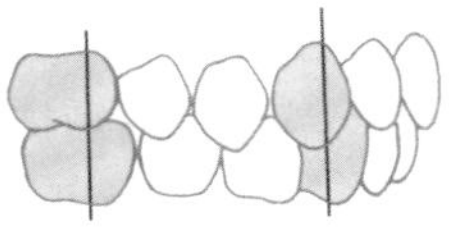	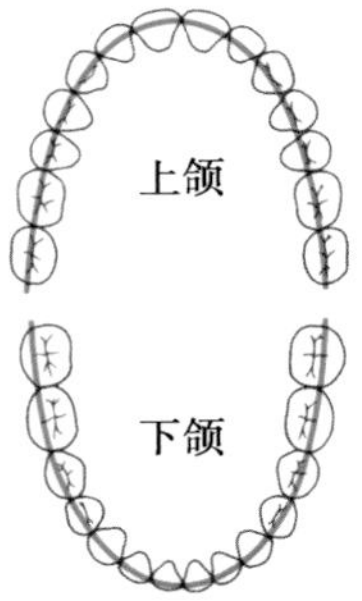 上颌 下颌 咬合线	磨牙：上颌第一恒磨牙的近中颊尖咬合于下颌第一恒磨牙的近中颊沟上 尖牙：上颌尖牙咬合于下颌尖牙与第一前磨牙之间	没有牙齿排列不齐的现象，比如拥挤或间隙
安氏Ⅰ类	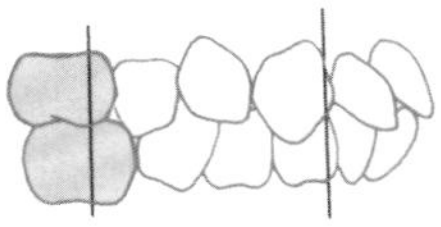	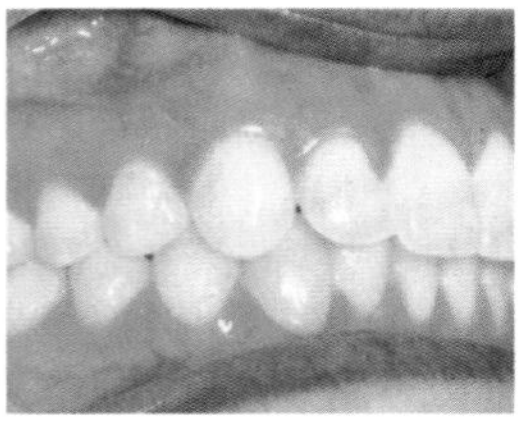	磨牙：上颌第一恒磨牙的近中颊尖咬合于下颌第一恒磨牙的近中颊沟上 尖牙：上颌尖牙咬合于下颌尖牙与第一前磨牙之间	如果有牙齿排列不齐的现象，主要是拥挤和间隙，称为第Ⅰ类错𬌗畸形
安氏Ⅱ类	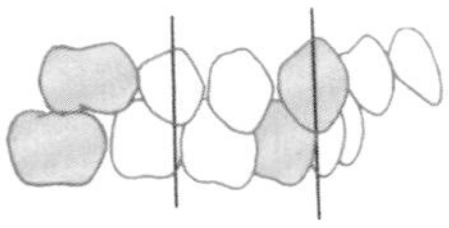 第1分类 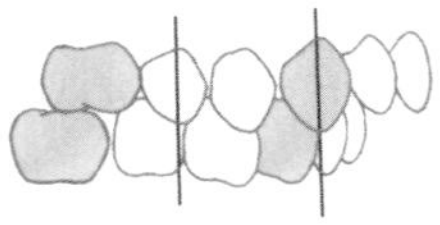 第2分类	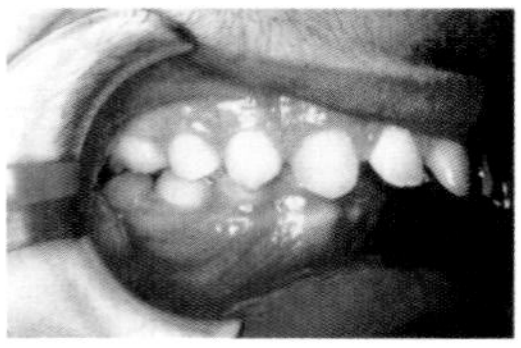	磨牙：上颌第一恒磨牙的近中颊尖咬合于下颌第一恒磨牙近中颊沟的近端，超过一个前磨牙的距离 尖牙：下颌尖牙位于上颌尖牙的远中，上颌尖牙的远中与下颌尖牙近中距离为一个前磨牙的宽度	第1分类：上颌前牙比下颌前牙过多突出形成深覆𬌗，下颌后缩 第2分类：上颌中切牙直立或内移，侧切牙向唇侧倾斜或与中切牙重叠形成深覆𬌗
安氏Ⅲ类	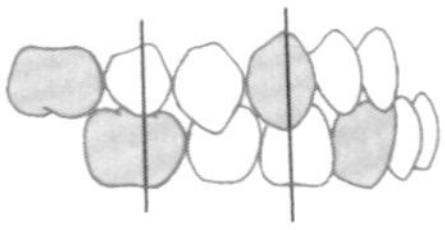	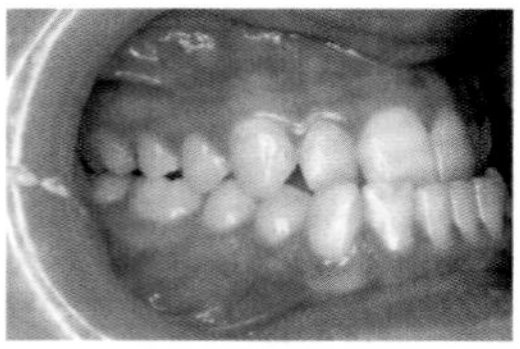	磨牙：上颌第一恒磨牙的近中颊尖咬合于下颌第一恒磨牙近中颊沟的远端，超过一个前磨牙的距离 尖牙：下颌尖牙位于上颌尖牙的近中，上颌尖牙的远中与下颌尖牙近中距离为一个前磨牙的宽度	下切牙完全反𬌗，下颌突出

Diagrams and format modified from Bath-Balogh M, Fehrenbach MF: Illustrated dental embryology, histology, and anatomy, ed 3, St Louis, Saunders, 2011; Darby ML and Walsh MM: Dental hygiene theory and practice, ed 4, St Louis, Saunders, 2015; Robinson DS and Bird DL: Essentials of dental assisting, ed 5, St Louis, Saunders, 2013. Photos from Proffit WR, Fields HW, Sarver DM: Contemporary orthodontics, ed 5, St Louis, Mosby, 2013. MB, Mesiobuccal.

注：此表格主要依据恒牙列进行分类。

图 60-1　错𬌗畸形安氏分类法

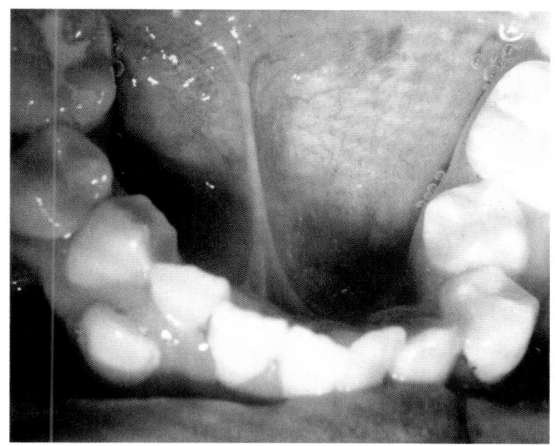

图 60-2 下颌牙齿拥挤

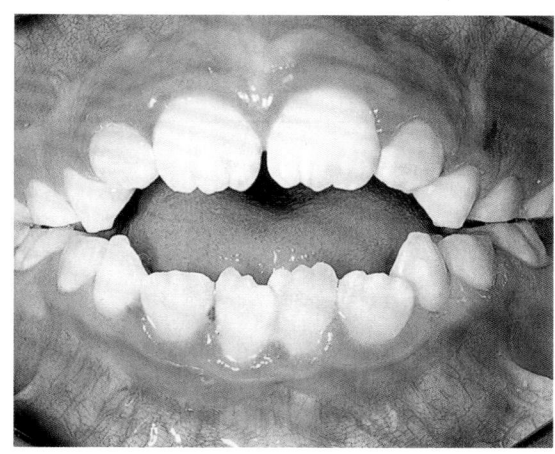

图 60-5 病人的前牙的开𬌗

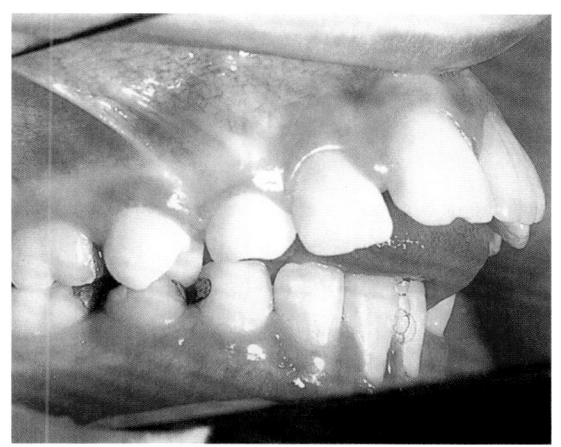

图 60-3 上颌切牙过度突出造成的覆盖

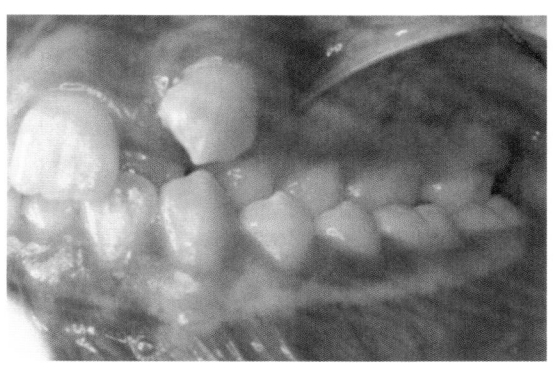

图 60-6 一例反𬌗病人的上下颌牙排列不齐。（From Proffit WR,Fields HW,Sarver DM:Contemporary orthodontics ed 5,St Louis,2013,Mosby.）

正畸相关问题的学习

虽然儿科医生和全科牙科医生接受识别和预防性干预正畸病人方面的培训（详见第 57 章），然而更多复杂病例仍需要正畸医生进行诊断和治疗。

正畸治疗

正畸治疗是通过矫治器使力作用在牙齿和颌骨上，或者通过功能性矫治器刺激和重新定向牙颌面结构，以完成牙齿的移动和畸形矫治。正畸治疗可适用于各类牙齿及周围颌面部的错𬌗畸形。治疗方法包括：

- 固定矫治器治疗
- 活动矫治器及保持器的使用
- 正畸及外科手术联合治疗

正畸病历及治疗方案

病人第一步需要医生确定是否可以正畸，第二步留取正畸相关资料，这些资料用于正畸医生进行诊断、设计治疗方案。

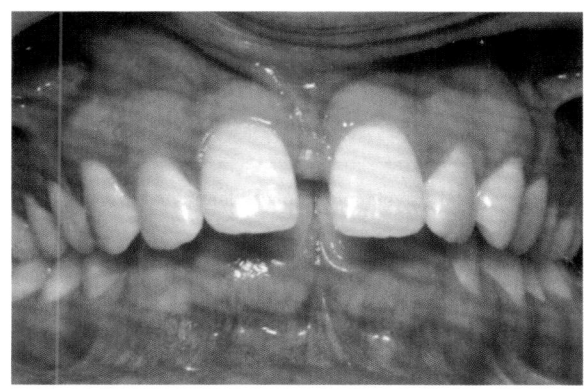

图 60-4 覆𬌗使下颌切牙被完全罩住。（From Proffit WR,Fields HW,Saver DM:Contemporary orthodontics,ed 5,St Louis,2013,Mosby.）

既往医疗史和牙科史

想要了解病人全身综合状况和正畸过程中的特别关注点,就需要了解病人的既往医疗史和牙科就诊史(图60-7)。

生长发育评估

由于正畸病人以青少年为主,正处于生长发育高峰期,因此需要了解孩子近期的生长速度以及性征发育情况。

病人姓名: 日期:

您对以下哪方面感兴趣:(请对感兴趣的选项打对勾)
[ ] 相关知识
[ ] 当前治疗
[ ] 早期干预的相关宣教

如果您孩子的牙齿在生长期,您希望他的牙齿有什么改变?
[ ] 上颌牙   向前/向后
[ ] 下颌牙   向前/向后
[ ] 由于牙龈露得多,想让上颌牙向上
[ ] 关闭间隙   上颌/下颌
[ ] 排齐拥挤牙齿   上颌/下颌
[ ] 改善缺牙的美观问题/缺损牙的美观问题/着色牙的美观问题/牙齿发黑的美观问题/牙齿太尖的美观问题。

您是否认为生长发育对正畸治疗的成功产生明显影响?
是_____ 否_____

您的女儿或儿子早熟还是晚熟?
早熟_____ 晚熟_____

您认为孩子的身高可以达到多少? ___ cm

您认为正畸治疗会改变容貌么?
会_____ 不会_____

如果能改变面部特征,您希望改变的是哪方面:
[ ] 上唇   向前/向后
[ ] 下唇   向前/向后
[ ] 上颌   向前/向后
[ ] 下颌   向前/向后
[ ] 下巴   变大/变小
[ ] 鼻子   变大/变小/不同形态

您是否希望在孩子面前不要谈论容貌问题?
是_____ 否_____

是否有颌骨或者牙齿问题的家族史?
是_____ 否_____

您现在对改善牙齿外观是否感兴趣,尽管可能需要很长的治疗时间?
是_____ 否_____

_____
签名: 与病人的关系:

图 60-7 病人牙齿相关信息表。(From Proffit WR, Fields HW, Sarver DM: Contemporary orthodontics ed 5, St Louis, 2013, Mosby.)

社会行为评估

了解正畸的治疗动机至关重要。病人期望的治疗结果是什么?治疗期间病人能否完全配合?孩子进行正畸治疗最主要的动机来自于父母想让孩子做正畸,其实孩子自身是否愿意以及能否配合才是正畸的基础。孩子自己主动接受正畸治疗,正畸才能顺利进行。

成人想做正畸治疗还有一些其他原因,比如想要改善容貌以及牙齿的功能。了解成人做正畸的原因至关重要。

临床检查

正畸临床检查的目的是记录、测量和评估病人的面貌、咬合关系及颌骨的功能性特征。初诊时,正畸医生一定要对病人做诊断性评估。

面部比例分析

正畸治疗的一个合理目标是使面部对称(图60-8)。

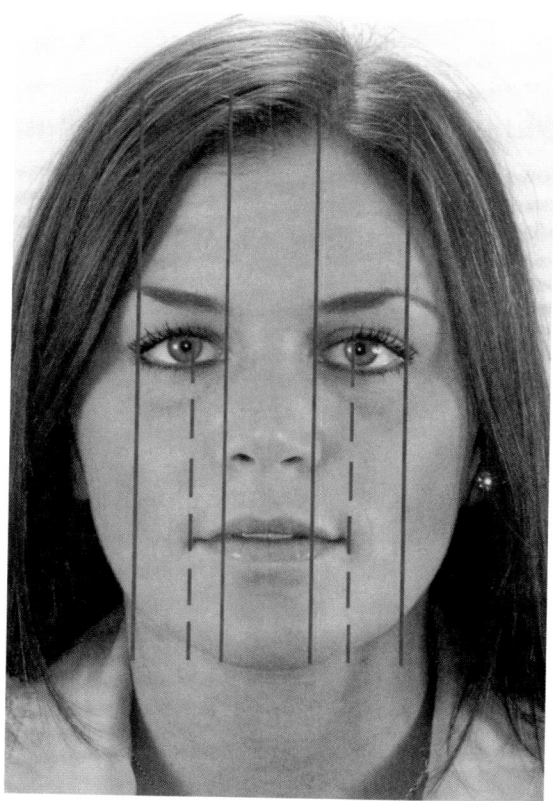

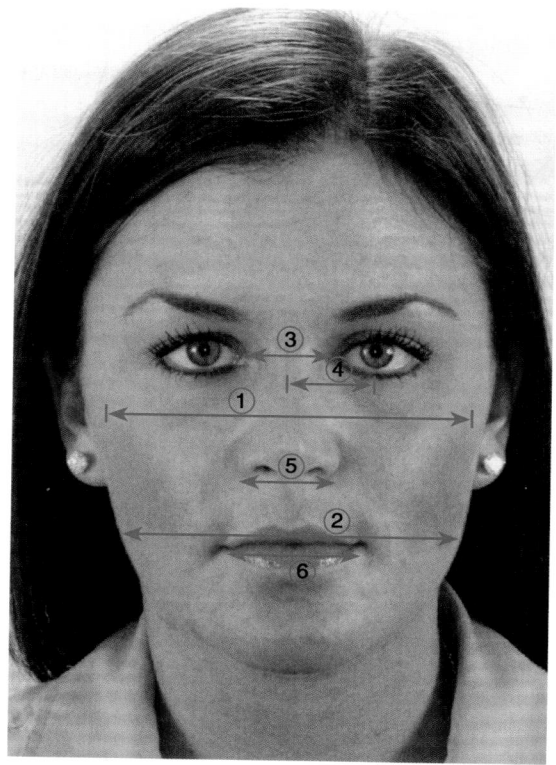
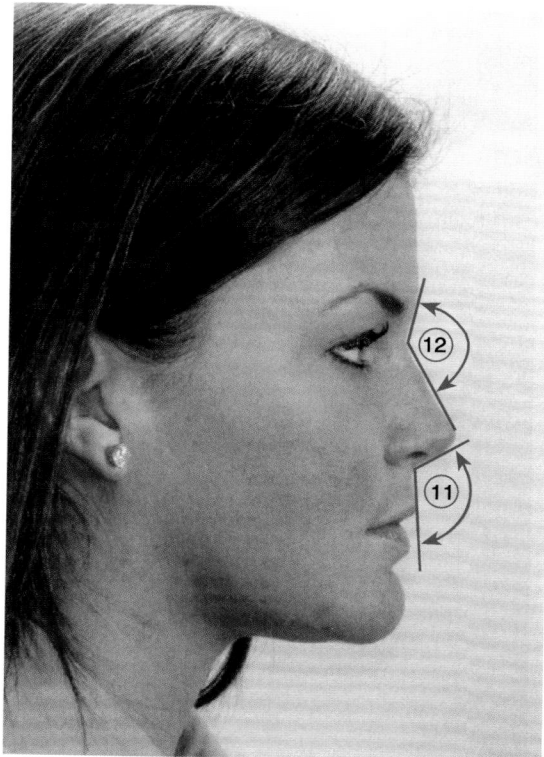

图 60-8 从正面和侧面分析面部特征。(From Proffit WR , Fields HW , Sarver DM : Contemporary orthodontics ed 5 , St Louis , 2013 , Mosby.)

面部正面分析,检查包括以下几项:
- 面部对称性
- 面部宽度
- 面部高度

面部侧面分析,面部侧面检查的重点是:
- 颌骨是否成比例
- 测量唇部的突度(切牙过多突出会引起唇部前突)
- 测量垂直面比例和下颌平面角

口腔卫生评估

在正畸治疗之前必须完成硬组织和软组织的检查、口腔卫

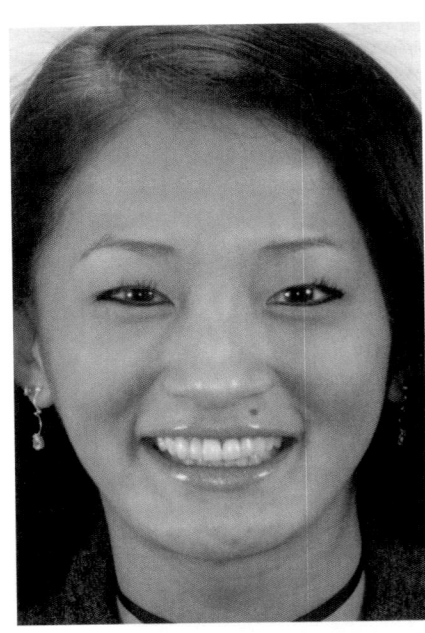

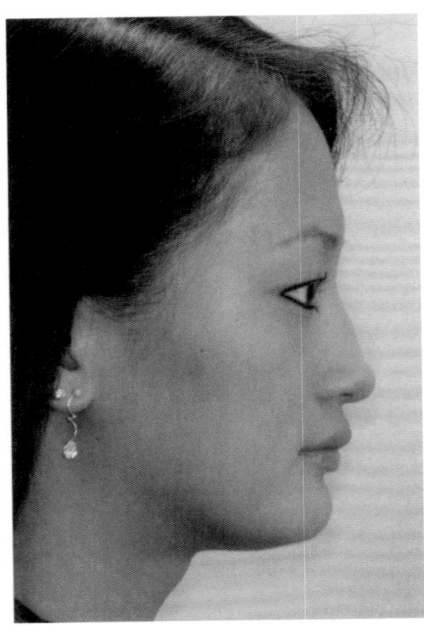

图 60-9　标准口外照片。(From Proffit WR,Fields HW,Sarver DM:Contemporary orthodontics ed 5,St Louis,2013,Mosby.)

生评价、牙周袋的检查记录。如果牙周不健康,需要在正畸开始之前治疗牙周疾病。

颌骨及咬合系统功能检查

正畸医生需要检查病人的咬合和颞下颌关节的功能,尤其注意检查病人下颌前移或后移时的功能。

诊断性记录

在临床检查完成之前,需要进行诊断性记录,如照面殆相、X 线片和模型。口内的检查也很重要,比如检查牙齿角度、牙齿拥挤程度、是否有未萌出的牙。

照片

通过照片可以看到牙齿的颜色、形态、质地以及口内外的结构特征。照片对于病人身份的识别以及治疗方案、病例展示、病历记录和健康宣教都很重要。

标准的两张口外照片包括(图 60-9):
- 唇部自然放松下的正面像
- 唇部自然放松下的右侧面像

标准的三张口内照片包括(图 60-10):
- 正面殆像,包括咬合位的所有牙齿。
- 上颌殆像,包括腭部和上颌殆面
- 右侧殆像,从尖牙的远端到最后一颗磨牙的远端。

照口内照片时,颊部和唇部应充分暴露。

X 线片

正畸需要两种 X 线片。一种是曲面断层片,显示乳、恒牙的萌出,以及评估牙齿的空间状况(图 60-11)。

另一种是 X 线头影测量(cephalometric radiograph),是错殆畸形、颅面、颌骨和软组织分析的基础(图 60-12,A)。在治疗前、中、后拍摄 X 线头影测量片来评估颌骨以及牙齿位置的改变(详见第 42 节)。

X 线头影测量分析

X 线头影测量片是 X 线片中的一种,可以电脑录入图片并追踪,在测量片中标记一些点,辅助医生在电脑中精确测量颅骨的位置(图 60-12,B 和 C)。通过这些测量,正畸医生可以分析病人的生长趋势。利用这些信息为病人提供治疗方案。

X 线头影测量的标记点和平面
前鼻棘(ANS):前鼻孔下缘上颌正中骨突
颏顶点(Gn):颏前点与颏下点之中点
下颌角点(Go):下颌角的后下点
颏下点(Me):颏部的最下点(下巴底部)
鼻根点(Na):鼻额缝的最前点
眶点(Or):眶下缘的最低点
颏前点(Pog):颏部的最前点
上齿槽座点:前鼻棘与上齿槽缘点之间骨部最凹点
下齿槽座点:下齿槽突缘点与颏部点之间骨部最凹点
后鼻棘(PNS):腭骨后棘尖端,硬腭和软腭的连接处

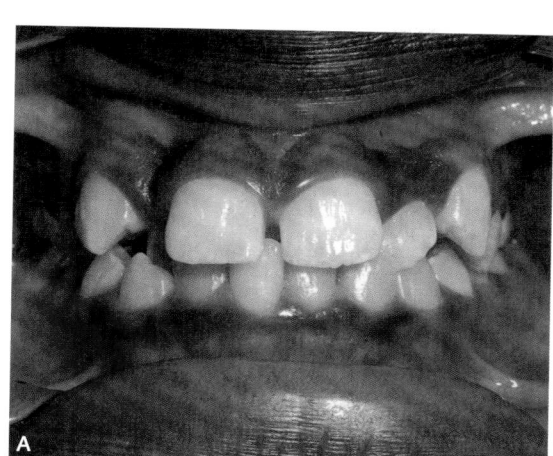
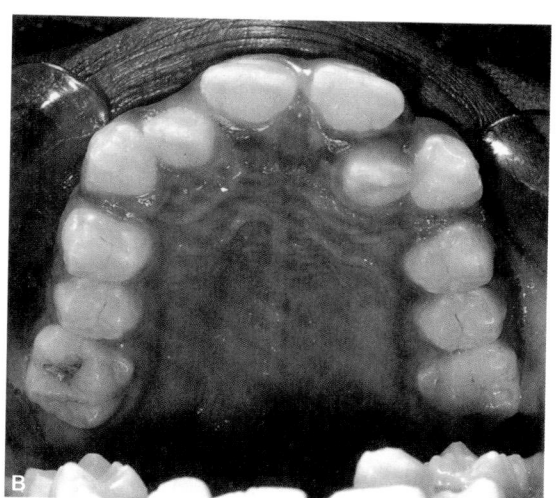
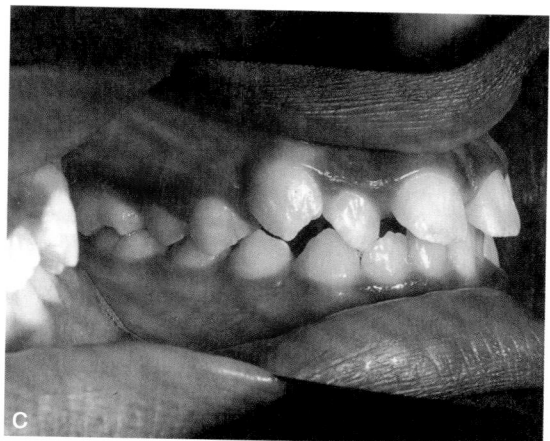

图 60-10 A,病人咬合时的口内正面殆像。B,上颌殆像。C,右侧殆像

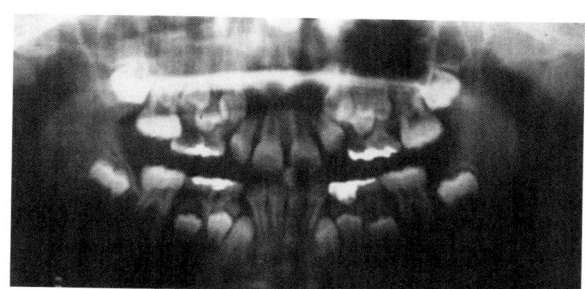

图 60-11 全口曲面断层片,观察全口牙齿发育情况。(From Proffit WR,Fields HW,Sarver DM: Contemporary orthodontics,ed 5,St Louis,2013, Mosby.)

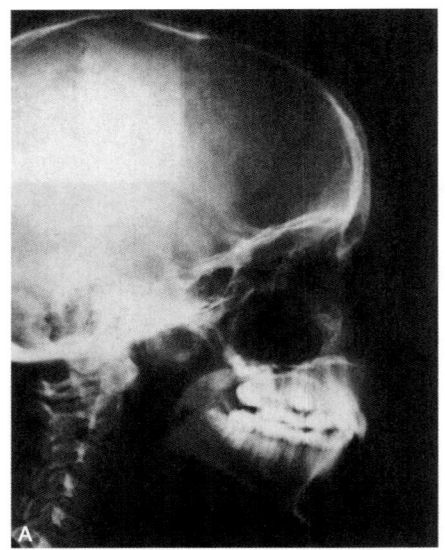

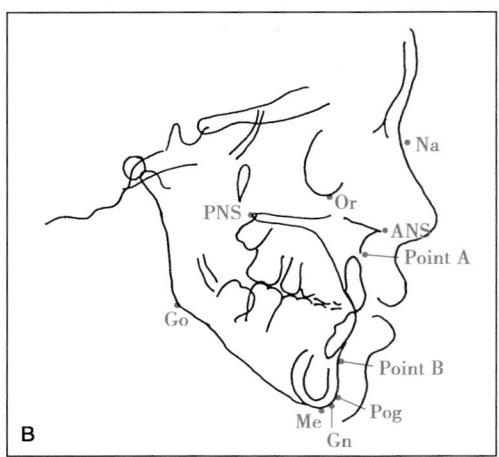

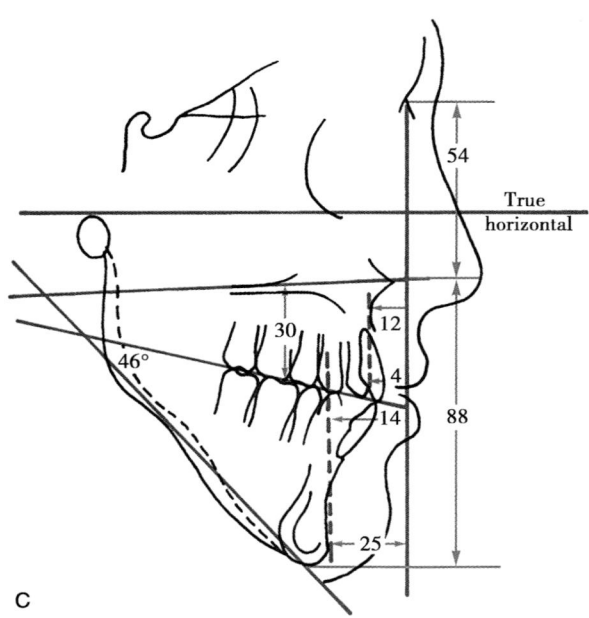

图 60-12　A，X 线头影测量片。B，X 线头影测量标记点。C，X 线头影测量分析。(C，From Proffit WR，Fields HW，Sarver DM：Contemporary orthodontics ed 5，St Louis，2013，Mosby.)

诊断模型

诊断模型用于病人的诊断、沟通治疗方案以及对牙列间距的判断(图 60-13)。模型一般由石膏通过准确的制取和灌注而成。第 47 节详细介绍了初诊和制取模型。

复习

7. 医生分析面部对称性需要测量哪两个部位？
8. 哪种 X 线片可以看错𬌗畸形的解剖结构？
9. 留取资料时需要拍多少张照片？
10. 记存模型需要用哪种石膏灌注？

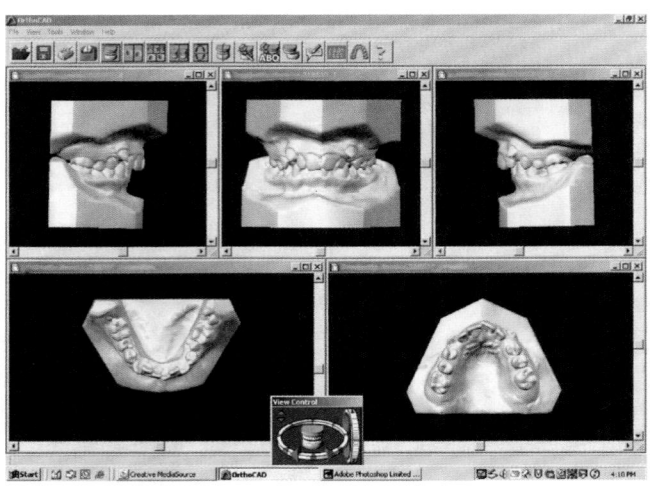

图 60-13　激光扫描的数字化模型用于空间分析。(From Proffit WR，Fields HW，Sarver DM：Contemporary orthodontics ed，5，St Louis，2013，Mosby.)

沟通正畸设计方案

正畸医生在与病人沟通设计方案前要回顾病人信息、治疗计划等。交谈时间大约 1 小时，病人若是未成年，需要家长陪伴。交谈中，正畸医生需要使用面𬌗照片、X 线片、记存模型以及其他用来诊断分析和设计治疗计划所需资料，谈论内容包括治疗时长以及治疗过程。

如果接受了治疗方案，病人及监护人需要签署知情同意书，该文件清楚地记录了方案沟通的所有信息。

收费安排

除了向病人交代治疗方案、治疗同意书，还需要告知病人治疗费用。常用的付费方式为分期付费，一旦病人同意了治疗方案，应根据相应法规按期缴费。

一些牙科保险包含了正畸治疗的费用，当保险覆盖正畸治疗时，通常由投保人提交阶段性账单，而不是由正畸诊所所提交。

专用器械和附件

常用的器械和钳子类型见表 60-2 和表 60-3。

表 60-2 口内器械

正畸洁治器

协助托槽粘接、去除分牙圈,去除多余的水门汀粘接材料

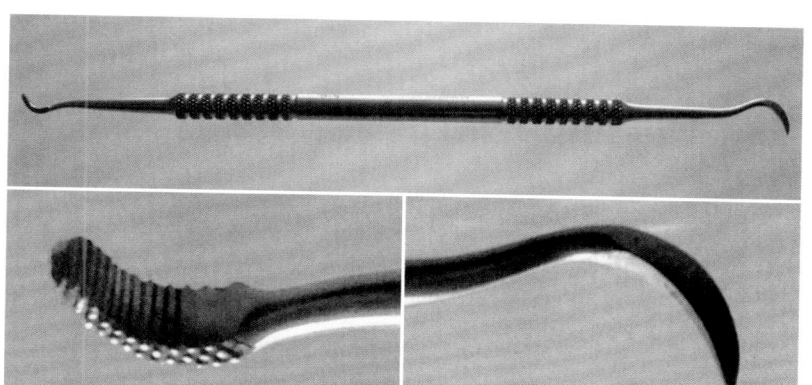

钢丝结扎钳

引导结扎圈或结扎丝结扎托槽。另外,操作者可旋转和切断弓丝下的结扎丝

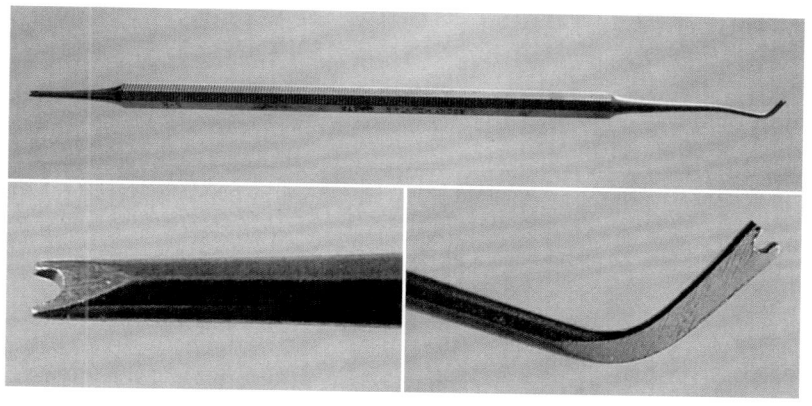

带环就位器

圆头帮助固定矫治器中的带环就位

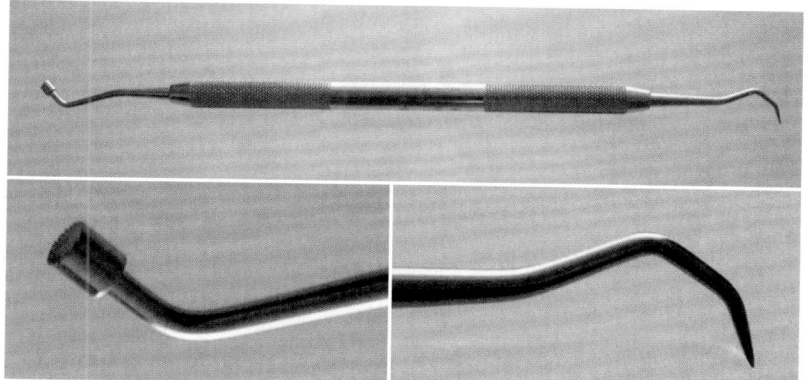

咬合板

包括一个塑胶把手和三角形的不锈钢锯齿状的工作端。用来辅助放置带环,粘接固定矫治器

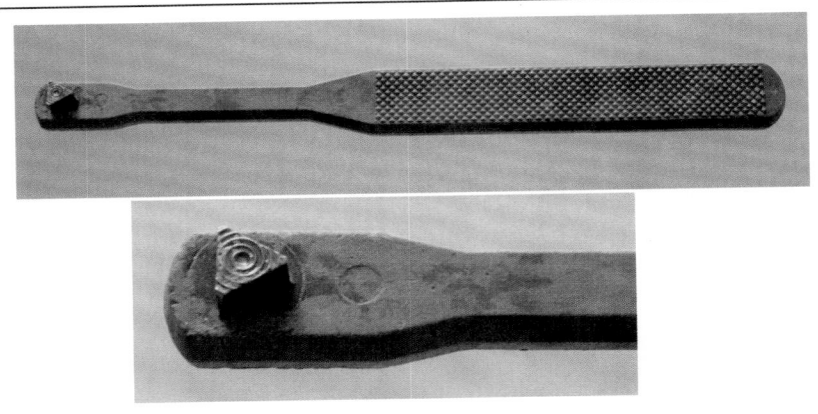

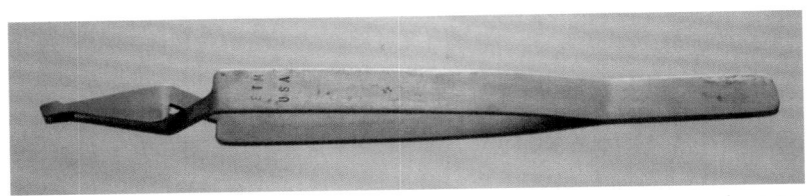

反向颊管镊　　　　　　　　　　　　　　　　　　这种有锯齿状喙的镊子用来夹取带粘接剂的
　　　　　　　　　　　　　　　　　　　　　　　托槽放置在牙齿上

表 60-3　钳子

细丝弯制钳 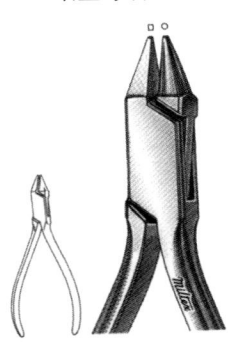	用来使活动矫治器成型或弯制钢丝	Weingart 钳 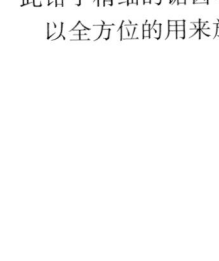	此钳子精细的锯齿状末端可以全方位的用来放置弓丝
成型(鹰嘴)钳 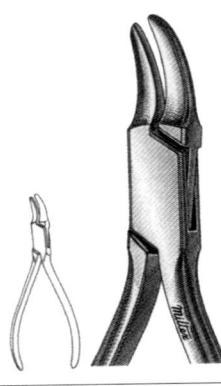	用来为固定矫治器修整带环外形使之与牙更贴合	三叉钳 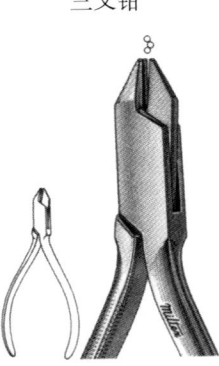	用来放置和调整牵引钩

续表

去带环钳	去除带环且不给牙齿施加压力	外丝（成型）钳	用来固定、弯制和调整弓丝

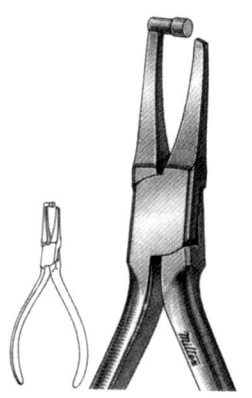

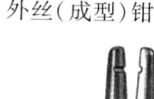

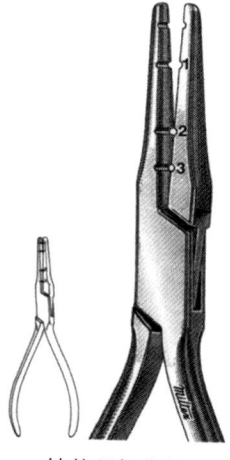

细丝切断钳	用来剪断结扎在托槽周围的结扎丝	结扎丝捆绑钳	精细的锯齿状末端可以很轻松地结扎弓丝

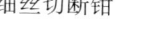

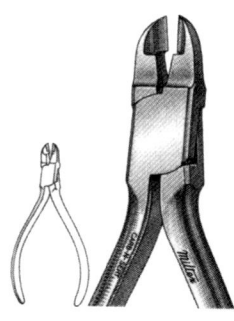

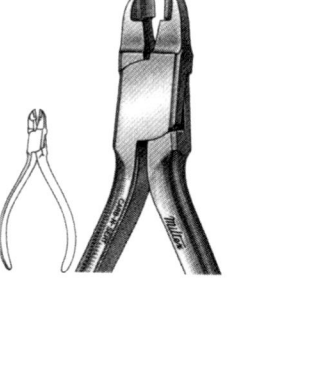

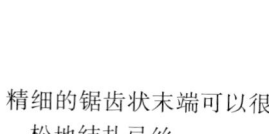

霍氏钳（110钳）	平而圆的锯齿状尖端，用来放置、移除和制作弓丝上的调整曲

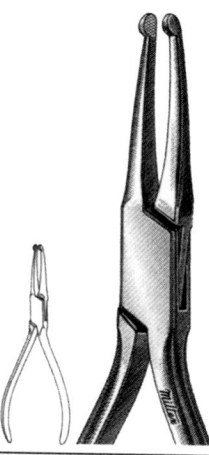

⊖ 复习

11. 哪类器械能使磨牙带环就位?
12. 正畸洁治器可以用作去除固定矫治器周围的牙石吗?
13. 110钳的另一个名称是什么?

正畸治疗

正畸治疗是指用固定或者可摘戴矫治器，或两者结合的方式来机械地移动牙齿及颌骨。

固定矫治器

固定矫治器,又叫牙箍(braces),由托槽、带环、弓丝和其他附件组成,这些附件能从以下6个方向移动牙齿:近中、远中、舌侧、唇侧、根方和冠方(图60-14)。

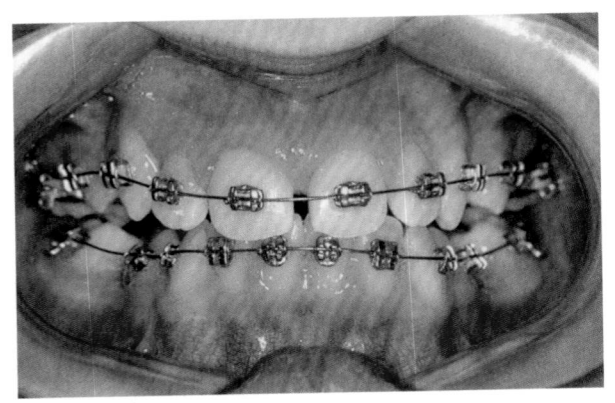

图60-14　全口托槽。(From Graber LW,Vanarsdall RL,Vig KWL:Orthodontics:current principles and techniques,ed 5,St Louis,2011,Mosby.)

正畸病人治疗流程

1. 分牙
2. 粘接带环
3. 粘接托槽
4. 放入弓丝并绑上结扎丝或结扎圈
5. 复诊加力
6. 拆除矫治器
7. 牙齿的保持

分牙附件

邻牙间距紧密时不可以直接放置带环,需要先使用分牙钳分牙,分牙钳的用法是向牙齿间隙中推进或挤入附件来分离牙齿。在预约安装带环前,分牙附件(separator)可以轻微使牙齿出现间隙便于放置带环。分牙后指导病人若分牙附件出现脱落,及时打电话预约复诊,放置新的分牙附件。

后牙分牙附件有分牙簧或弹性分牙圈。

详见操作60-1和操作60-2。

正畸带环

正畸带环(band)是预成的不锈钢环,在它的内侧涂抹粘接剂粘在牙齿上,通常情况下,带环放置在第一、第二磨牙上。它分为上颌带环和下颌带环、左侧带环和右侧带环,用以匹配不同的牙齿。带环殆面端边缘有一定弧度,而龈端的边缘是平直的,舌侧扣、颊管等附件都可以放置在带环上辅助弓丝产生力量牵引牙齿(图60-15)。

应用无菌镊从托盘中夹出合适的带环。椅旁操作时,可以靠目测和估算牙齿尺寸选择带环,或者也可以在模型上试带环。如果带环不合适,可以在椅旁进行细微的调整。

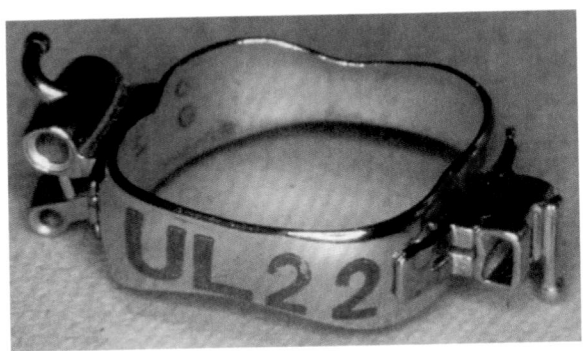

图60-15　磨牙带环通过附着的附件和颊管来固定弓丝和头帽。(From Proffit WR,Fields HW,Sarver DM:Contemporary orthodontics,ed 5,St Louis,2013,Mosby.)

试戴磨牙带环

上颌磨牙带环用手指在近远中按压就位,使带环靠近边缘嵴。用带环推子在近中颊侧和远中腭侧加力使带环就位(图60-16)。下颌带环用手指按压邻面就位。将咬合板沿颊侧边缘放置,依靠病人的咬合力使带环就位。

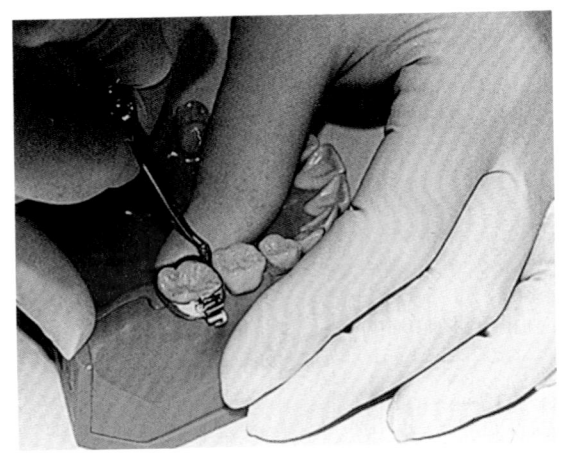

图60-16　带环推子用来使带环就位

粘接带环

粘接带环与粘接修复体类似,不同的是,粘接带环时,仅与釉质发生粘接。通常选用玻璃离子水门汀粘接,这种材料的强度有助于保护牙釉质,能长期释放氟离子防止带环下的牙齿龋坏。通常由正畸医生选择粘接剂的种类,并且应严格按照材料说明书对粘接剂进行调拌。

见操作60-3。

粘接托槽

粘接托槽(bracket)是固定矫治中最重要的操作(图60-17)。托槽可以由不锈钢、钛、陶瓷或以上3种材料的混合物制成。通常情况下,前牙和前磨牙需要粘接托槽。托槽有底板,粘接在牙齿的釉质上。托槽有不同的类型和用途。方丝托槽有四个结扎翼,弓丝水平就位后结扎入槽。牢固的结扎使得力量能很好地由弓丝传递到牙齿上实现移动。

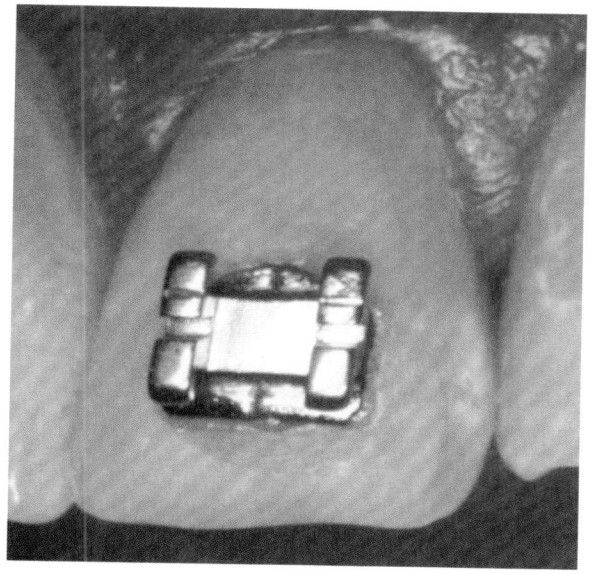

图 60-17 粘接在#9 牙齿上的托槽。（From Proffit WR, Fields HW, Sarver DM: Contemporary orthodontics, ed 5, St Louis, 2013, Mosby.）

见操作 60-4。

附件

现代方丝矫治技术的一个重要部分是附件（auxiliary）。它们能附着在带环或托槽上（图 60-18）。

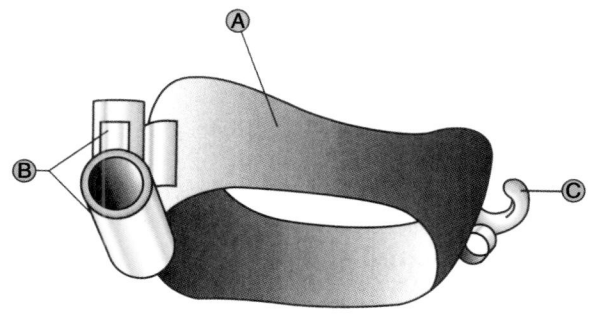

图 60-18 磨牙带环的附件组成。A, 带环。B, 颊管。C, 托槽。（From Boyd LRB: Dental instruments: a pocket guide, ed 5, St Louis, 2015, Saunders.）

- 口外弓管,是个圆管,常规放置于上颌第一磨牙带环上,用于放置口外弓的内弓。
- 方丝弓管,位于主弓丝平面的龈方,上下第一磨牙的颊面上,弓丝插入该管。
- 唇面钩,位于上下第一二磨牙的唇面,用于挂住橡皮圈。
- 舌侧附件,位于带环舌侧的扣或托槽,稳定弓丝、加强支抗、方便牙齿移动。

弓丝

弓丝（arch wire）是固定矫治器的重要组成部分。它决定

了牙列最终的排列形状。当弓丝入槽并用结扎丝或结扎圈结扎后,便能传递力量使牙齿移动。

弓丝分不同的形状和不同的材料,每一种类型都有各自的用途（图 60-19）。

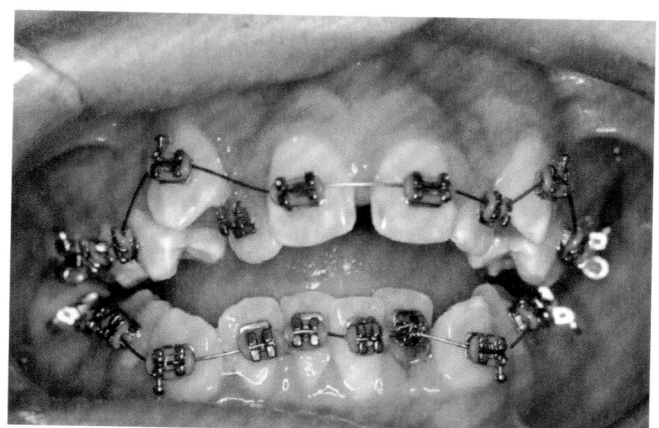

图 60-19 弓丝的结扎方式（From Proffit WR, Fields HW, Sarver DM: Contemporary orthodontics, ed 5, St Louis, 2013, Mosby.）

弓丝的类型

镍钛丝 该弓丝弹性好,利于牙齿移动。用于拥挤牙列最初的排齐阶段。

不锈钢丝 比其他类型的弓丝硬,力量大,更稳定,它能承受更大力量,便于更好地控制牙齿移动,也称为移动弓丝。

β 钛丝（TMA） 兼备硬度、弹性和记忆性。当需要用到多枚带环时,使用这种弓丝。

Optiflex 新型美学弓丝,表面有一层光学玻璃纤维,相对美观。可用于最初排牙阶段。

弓丝的形状

圆丝 在治疗初期和中期使用。主要作用是排齐整个牙列。也能用于打开咬合和滑动关闭间隙。

方丝 用于治疗最终阶段调整牙冠牙根位置,形成良好的上下颌关系。这些方丝能够使牙齿的位置更稳定。

见操作 60-5。

结扎弓丝

一旦弓丝入槽,就需要结扎保持该状态。包括结扎丝结扎和结扎圈结扎（图 60-20）。结扎丝是极细的金属丝,通过扭股结扎使弓丝就位。结扎圈是用一种类似橡胶的材料,牵拉后绕过托槽使弓丝入槽。

结扎丝（ligature tie）是直径 0.2mm 的不锈钢丝,有两种结扎法,一种是单个托槽结扎,另一种是多颗牙或一个象限的牙进行成组结扎,结扎后结扎丝成 8 字链状。无论哪种方法,都是后牙往前结扎。这样操作更方便、更规范。

牵引钩结扎丝 是一种通过焊接预先形成小圈的结扎丝,小圈上能挂橡皮圈。这种结扎丝结扎在托槽上形成附件,用于挂橡皮圈。见操作 60-6 和操作 60-7。

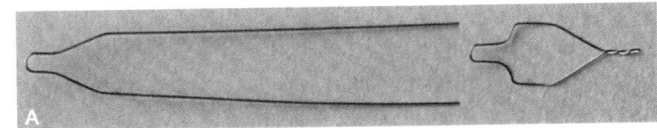

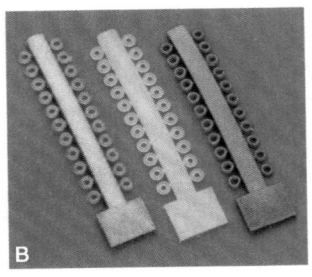

图 60-20　结扎丝种类。A，金属结扎丝。B，结扎圈。
（Courtesy DynaFlex，St Louis，MO.）

力学附件

力学附件是由弹性材料制成，辅助牙齿移动（图 60-21）。

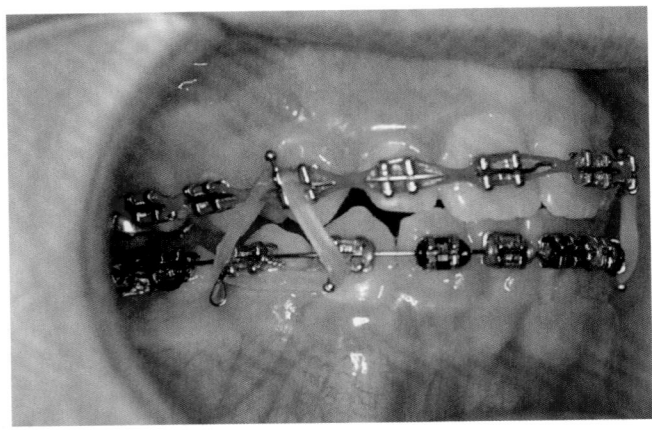

图 60-21　不同的力学附件。（From Proffit WR，Fields HW，Sarver DM：Contemporary orthodontics ed，5，St Louis，2013，Mosby.）

链状圈由一系列圈状弹力材料连接而成。用于关闭牙齿间隙或纠正扭转牙。

橡皮圈用于颌内、颌间两牙间牵引，也可用于关闭间隙或纠正咬合关系，放置的位置由正畸医生设计的特定运动方向决定。

弹力线一种管状材料，用来关闭间隙或帮助阻生牙牵出。

套管套在可能会引起不适的弓丝上，提高病人的舒适度。

正畸新疗法

最新技术中应用了一种非传统固定矫治器的方式去调整牙齿。

目前有一种新的正畸矫正技术用来完成简单的牙齿排齐，即压膜式隐形矫治器（类似设计适合的热塑真空成形托盘）。Invisalign（隐适美）是这种技术的其中一个品牌。成套的矫治器由电脑设计。定制个性化的压膜式隐形矫治器，间隔两周佩

戴一副。隐形矫治器的作用力使牙齿逐步移动，直到达到预期效果。当牙齿移动达到这副矫治器的最大效果时，就可以佩戴下一副矫治器。

这种类型的矫治器并不适合所有错殆畸形病例。

这种矫治器的优点是无痛、可以在进食和口腔清洁时摘下。

缺点是不能用于严重错殆畸形的病例、医生不能像控制固定矫治器一样控制隐形矫治器，可能需花费更长的时间达到正畸效果，也可能需要二次治疗来达到预期效果。

←复习

14. 在准备放置正畸带环时，要使用什么分开牙间隙？
15. 当粘接带环时，能用什么来防止粘接剂进入颊管或附件？
16. 托槽是被粘接在牙齿上的吗？
17. 大多数附件会被放置在矫治器的哪些位置？
18. 什么类型的弓丝适用于调整错位牙？
19. 在弓丝没有放置在病人口内时，能用哪两种方式去测量？
20. 除了结扎丝外，还能用什么来固定弓丝？

复诊

在有效的正畸治疗中，病人必须定期复诊。在复诊时，正畸医生检查病人的牙齿矫正进展并进行必要的调整。

检查矫治器

在每次调整时，牙医助理应检查病人的矫治器，确认是否存在以下问题：

- 弓丝损坏或缺失
- 矫治器和带环松动
- 结扎丝松动、损坏或缺失
- 结扎圈松动、损坏或缺失

口腔卫生和饮食指导

正畸矫正装置容易蓄积食物和菌斑，使得刷牙更加困难。在正畸治疗期间，必须保持良好的口腔卫生。如果病人不注意维护口腔卫生，可能会导致猖獗龋、脱矿和牙周疾病。

正畸治疗中要关注病人的不良饮食习惯。病人应该坚持正确选择食物，避免吃任何可能使带环松动、托槽脱落或弓丝弯曲的食物。表 60-4 提供了矫正治疗期间应遵循的简单饮示指导。

刷牙指导：

- 使用牙线牵引器
- 饭后刷牙
- 刷牙后，含漱以去除口内残垢。
- 仔细检查牙齿和矫治器，确保清洁。

表 60-4　饮食习惯与正畸

避免选择的食物种类	原因	举例
含糖食物	削弱带环的粘接效果,导致带环松动。附着在牙釉质,造成龋齿	糖果、饼干、蛋糕、馅饼、冰激凌、汽水、果仁糖、甜苹果
黏性食物	导致带环松动、结扎丝脱落、使弓丝弯曲	焦糖、焦糖玉米、太妃糖、甘草、小熊橡皮糖、耐嚼的水果零食
坚硬食物	导致带环松动、弓丝弯曲	冰块、硬面包、硬壳的玉米饼、大块硬糖、花生糖、薯片、冰冻的糖果
带壳食物	可能会嵌入带环内和弓丝下,刺激牙龈组织	花生、爆米花、老玉米、肉骨头
口香糖	导致带环松动、黏掉结扎丝、使弓丝弯曲	口香糖

头帽

固定矫治器治疗阶段中可能用到头帽(headgear)。这是一种用来控制生长和牙齿移动的颌骨装置。头帽由两部分组成:面弓和牵引器。

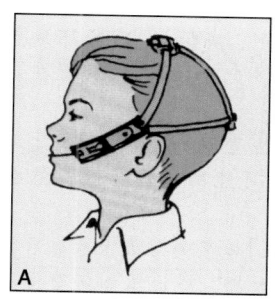
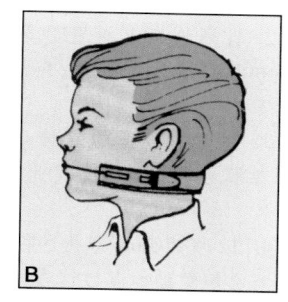
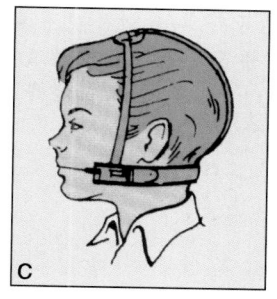
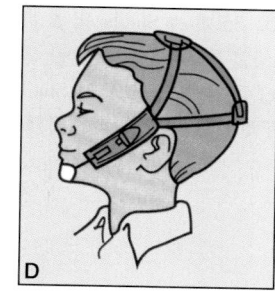

图 60-22　**A,高位牵引头帽。**高位牵引装置是一种类似帽子的装置,佩戴在病人头顶周围,垂直牵引在咬合平面。用来控制上颌生长或前牙回收。**B,颈牵引。**颈牵引装置佩戴在病人颈部。施加的力平行于病人的咬合平面。上颌第一磨牙牢固或偏远中时使用此装置。**C,联合头帽。**结合了高位牵引头帽和颈牵引装置。沿着咬合平面施力。**D,颏托。**此装置由高位牵引头帽和佩戴在下颌骨的颏兜组成。用来控制安氏Ⅲ类错殆畸形病人的下颌骨生长

面弓

面弓用来稳定或移动上颌第一磨牙远中,产生更多的空间。面弓的口内部分置于上颌第一磨牙颊管内,口外部分连接在牵引器上。

牵引器

牵引器需用必要的口外力以达到预期的治疗效果。图 60-22 阐述了四种牵引类型。

> ⟲ **复习**
>
> 21. 正畸医生可能会使用什么附加装置来控制生长和牙齿移动?
> 22. 硬的食物如何对托槽造成损坏?
> 23. 戴托槽的病人如何使用牙线?

治疗完成

病人完成正畸治疗后,拆除带环和附件。使用去带环钳拆除带环并去除牙齿表面的粘接剂。

去除粘接剂拆除托槽时需谨慎,防止破坏牙釉质表面,可使用洁治器或超声洁治器去除粘接剂和树脂。

保持器

拆除矫治器并不意味着完成治疗,而是要进入正畸治疗的下一重要阶段——佩戴保持器,以达到良好的长期治疗效果。长期保持是必要的,原因如下:

- 牙龈和牙周组织重建需要时间
- 对处于不稳定位置上的牙齿提供支撑,避免颊侧和舌侧的力量引起复发
- 控制生长带来的变化

压膜保持器

压膜保持器(positioner)是正畸治疗后病人佩戴的契合牙列的保持装置,由橡胶或柔韧树脂制成(图 60-23)。使用目的的如下:

- 保持牙齿在所需位置
- 在佩戴保持器(retainer)前,确保牙槽骨环绕牙齿重建支撑

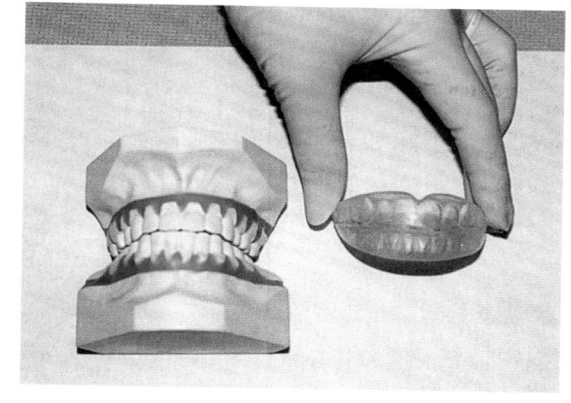

图 60-23　压膜保持器

● 按摩牙龈

Hawley 保持器

Hawley 保持器是最常用的可摘除保持器,通过让牙齿移动以关闭带环间隙和控制前牙(图 60-24),由自凝树脂和卡在磨牙上的卡环组成。上颌保持器的基托置于上腭。下颌保持器的基托置于舌侧前壁。

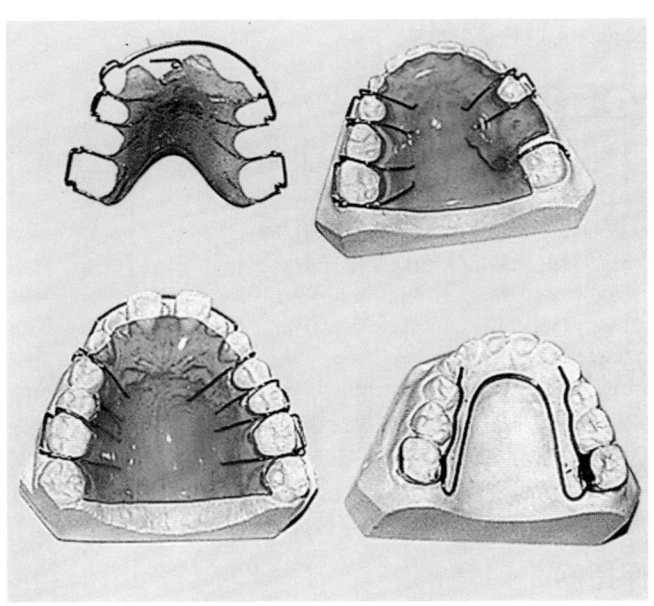

图 60-24 Hawley 保持器

上颌保持器的钢丝需轻轻置于前牙唇侧面的中间部位,下颌保持器的钢丝置于前牙舌侧面。在尖牙和第一前磨牙接触区之间的钢丝应松紧适宜。

舌侧保持器

舌侧保持器是一种粘接在"尖牙-尖牙"舌侧面的保持器(图 60-25)。它为下切牙在后期的生长提供间隙。这种保持器由弯曲的轻钢丝制成,粘接在前牙的舌侧面和尖牙的舌侧隆突上。

← 复习

24. 当病人矫治器摘除时,是不是意味着治疗结束了?
25. 举一个保持器的例子。

■ 健康教育

大部分戴"牙套"的病人希望通过正畸解除痛苦。因此,大部分情况下病人是积极配合治疗的。但如果病人被动接受正畸治疗,在口腔卫生保健和饮食方面的依从性可能会差。■

■ 法律和伦理问题

病人在接受正畸治疗的几年内,每个月复诊。由于与病人频繁接触,牙医助理需要更多的参与治疗和关爱病人。■

■ 展望

口腔正畸学的最新发展之一是使用种植钉支抗(temporary anchorage devices,TADs)。这些类似植入物一样的种植钉,尺寸为 3~4mm,植入皮层或骨骼内,能够为牙齿的移动提供支抗力。TADs 在正畸治疗末期取出。■

■ 评判性思维

1. 作为一名注册正畸助理,在进行预约时,你的拓展职能是什么?
2. 计划给病人放置分牙附件。病历指出,带环放置在第一和第二磨牙。那么,应放置多少分牙附件,放置在什么位置?
3. 当为一名预约复诊病人检查时,病人的 #18 牙颊管侧的黏膜红肿发炎,造成此情况可能的原因什么?怎么去缓解?
4. 12 岁的 Amy 即将进行矫正,她很关心戴上牙套后的外观。怎么能帮助她渡过这段矫正时期?矫治器如何变得更个性化?
5. 35 岁的 Sheila 因其拥挤的牙列,一直对外观不满意。由于经济原因,儿童时她没有进行矫正,但是现在通过工作她拥有了牙科保险。因为 Sheila 是一个成年病人,在她的治疗中,有哪些区别于儿童的问题需要关注?■

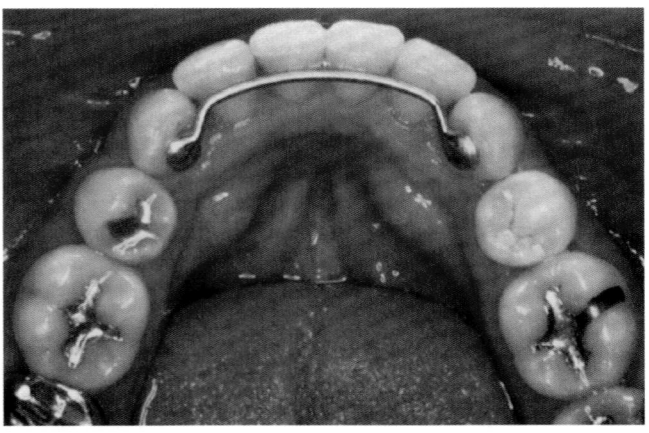

图 60-25 舌侧保持器粘接位置。(From Proffit WR, Fields HW, Sarver DM: Contemporary orthodontics ed 5, St Louis, 2013, Mosby.)

操作 60-1

放置和拆除不锈钢分牙簧(拓展职能)

操作前准备

- ✔ 口镜使用方法
- ✔ 操作者体位
- ✔ 牙体解剖学
- ✔ 器械
- ✔ 支点放置

器械与物品

- ✔ 分牙簧
- ✔ 细丝弯制钳
- ✔ 正畸洁治器

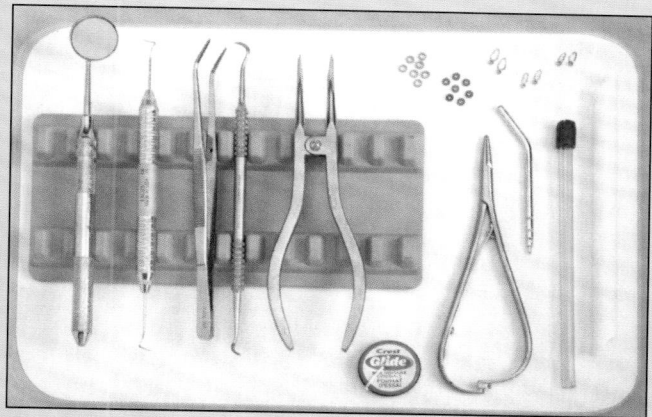

步骤

放置不锈钢分牙簧

1. 用细丝弯制钳夹住弹簧一侧。

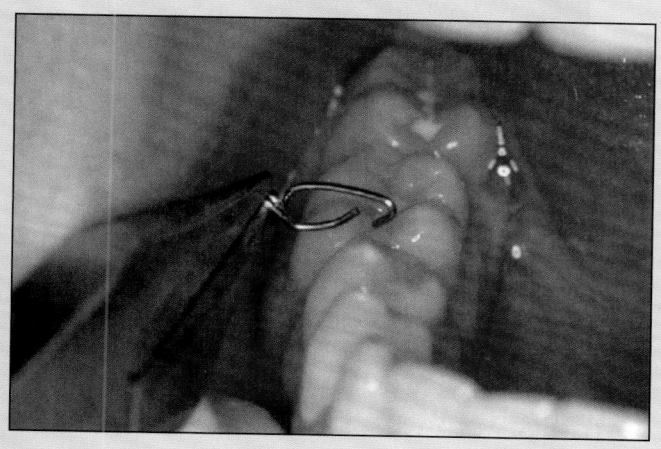

2. 将弯曲的分牙簧的长侧放到舌侧。拉开弹簧,使弹簧的短侧从颊舌侧的接触部位滑过。

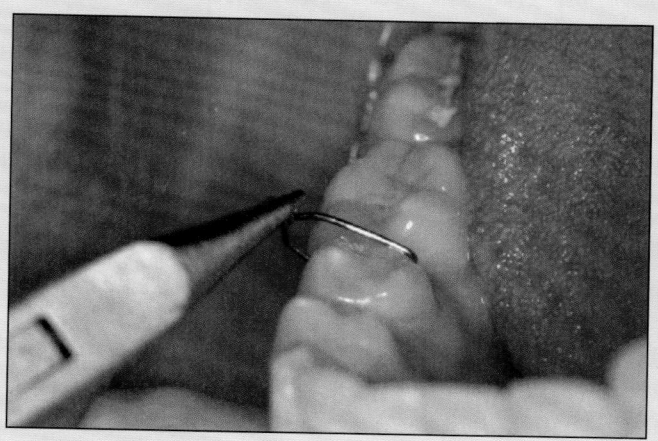

3. 将弹簧放置到位,带有螺旋圈的一头位于颊侧。

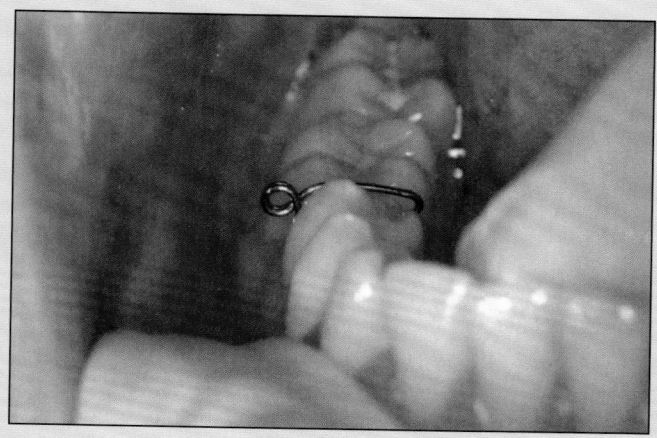

4. 这种类型的分牙附件一般放置3~5天。

操作 60-1（续）

拆除不锈钢分牙簧

1. 在拆除过程中,一只手按住分牙附件,以免其意外脱落。
2. 使用正畸洁治器勾住分牙附件螺旋部位。向上提起,直到上臂和边缘嵴之间的空隙明显。
3. 用示指支撑螺旋部位,位于舌侧的上臂抬起,将分牙附件划向颊侧面。

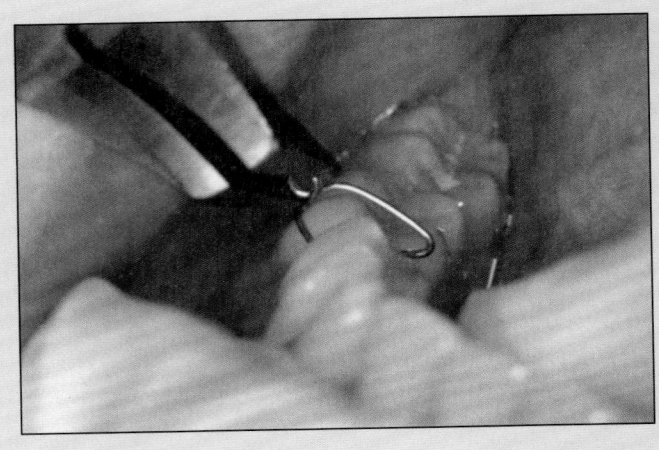

操作 60-2

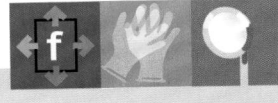

放置和拆除弹性分牙圈(拓展职能)

操作前准备

- ✔口镜使用方法
- ✔操作者体位
- ✔牙体解剖学
- ✔器械
- ✔支点放置

器械与物品

- ✔弹性分牙圈
- ✔分牙钳
- ✔牙线
- ✔正畸洁治器

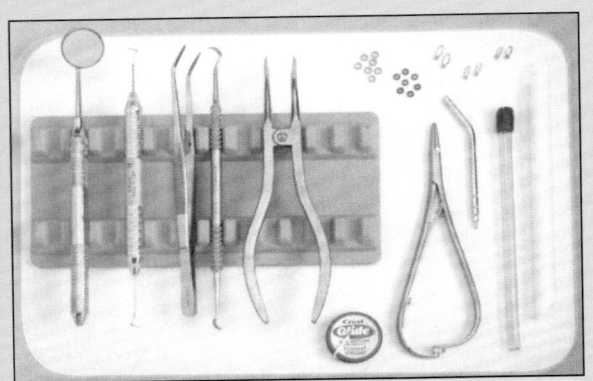

步骤

放置弹性分牙圈

1. 将弹性分牙圈套在分牙钳的喙部。
2. 用分牙钳将分牙圈撑开,采用拉锯动作使其通过两颗牙的接触点。

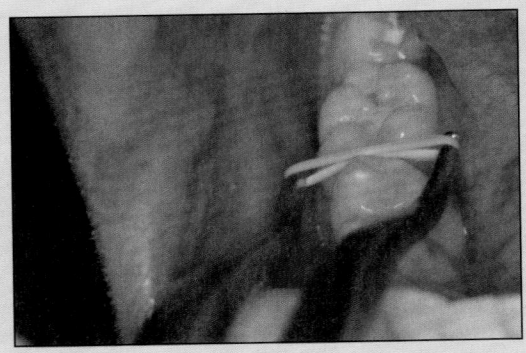

操作 60-2(续)

3. 还可以利用两根牙线,拉着分牙圈,引导其就位。

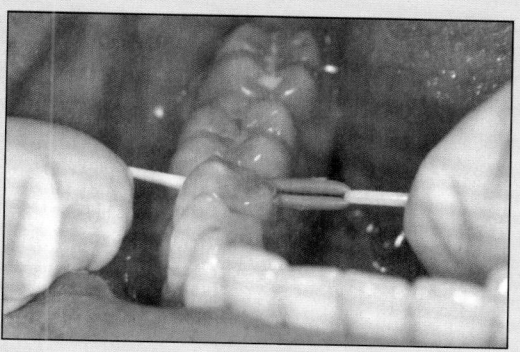

4. 这种类型的分牙附件放置时间长达2周。

去除弹性分牙圈

1. 将正畸洁治器滑进弹性分牙圈内。
2. 从两个牙齿的接触面下轻轻去除分牙圈。

操作 60-3

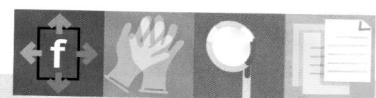

协助放置和粘接正畸带环(拓展职能)

器械与物品

- 常规用物
- 提前选好的正畸带环
- 钢化玻璃板或纸板
- 不锈钢金属调拌刀
- 纱布
- 带环推子
- 带环就位器
- 洁治器
- 去带环钳
- 成型钳
- 异丙醇
- 纱布
- 唇膏或医用蜡
- 水门汀粘接剂

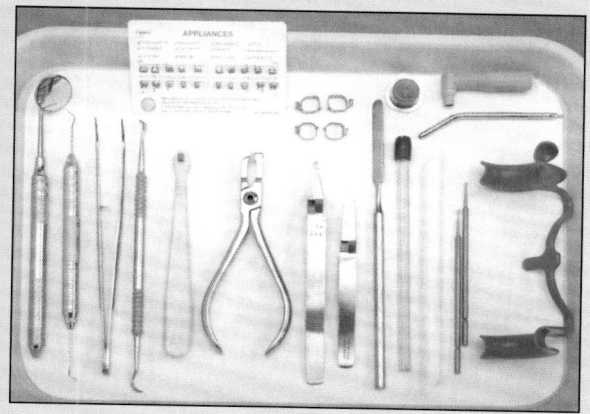

步骤

准备

1. 将预先选好的正畸带环放在一小块正方形的纱布上,带环的咬合面接触纱布,同时带环的龈缘向上。

   目的:这样可以按一定顺序摆放带环,防止水门汀从带环的另一侧流出。

2. 用无色唇膏或者医用蜡涂抹颊管和附件。

   目的:防止水门汀进入这些区域。

调拌和放置水门汀

3. 隔湿牙齿并吹干。
4. 当医生准备粘接时,根据说明书取出适量的水门汀,快速将其混合,直到水门汀调拌均匀。
5. 用纱布拿起正畸带环。龈缘向上,调拌刀放在带环的边缘。
6. 用调拌刀将水门汀涂抹在带环边缘。

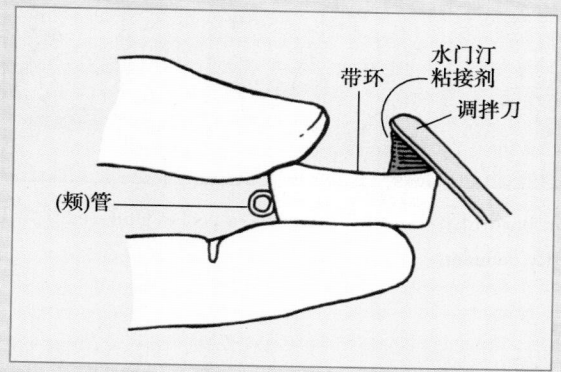

操作 60-3（续）

7. 将涂抹了水门汀的带环传递给正畸医生，由其将带环反转放到牙齿上。
8. 传递带环就位器。医生将其放在带环的颊侧缘。
9. 医生指导病人轻轻咬牙。这个动作会使带环就位。
10. 多余的水门汀从龈缘处和咬合面处挤出来，待带环固化。
11. 重复以上步骤，直到所有的带环就位。

清除多余的水门汀
12. 当水门汀最终固化后，用洁治器去除釉质表面多余的水门汀。
13. 冲洗病人的口腔，使用牙线，检查确保多余的水门汀都被去除干净。

14. 记录操作过程。

日期	牙位	表面	记录
9/6/14	—	—	使用玻璃离子水门汀对上下4个第一磨牙粘接带环，右上-22，左上-24，左下-21，右下-22，下一步计划粘接托槽。
			T. Clark，CDA/L. Stewart，DDS

操作 60-4

协助粘接正畸托槽（拓展职能）

器械与物品

- 托槽（类型由正畸医生决定）
- 棉卷或开口器
- 抛光杯
- 抛光膏
- 粘接装置
- 托槽镊子
- 正畸洁治器

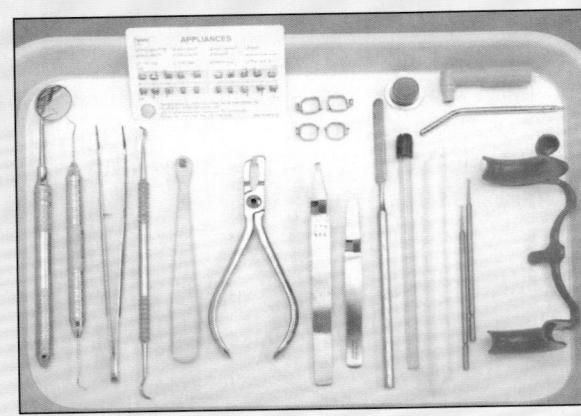

（From Boyd LRB：Dental instruments：a pocket guide，ed 5，St Louis，2015，Saunders.）

步骤

牙齿预备
1. 用抛光杯和抛光膏清洁牙齿表面，冲洗并吹干。
2. 用棉卷或开口器暴露牙齿。

3. 在牙齿表面放置酸蚀剂，便于粘接。酸蚀剂在牙面停留一定时间后，冲洗并吹干。

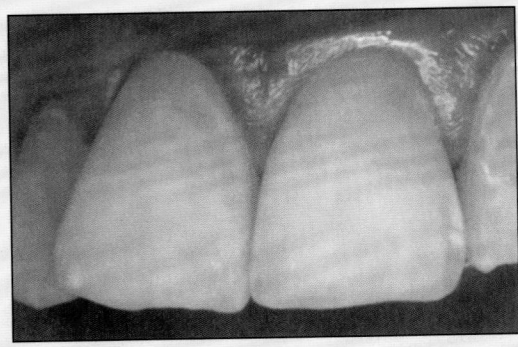

粘接托槽
4. 正畸医生将处理液涂抹在牙齿表面。
5. 挤出少量粘接剂放到托槽上。用托槽镊将涂有粘接材料的托槽传递给正畸医生。

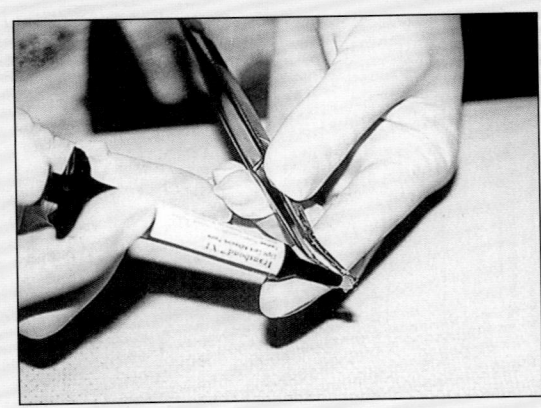

操作 60-4(续)

6. 传递正畸洁治器。正畸医生来放置托槽,并用正畸洁治器来将其移动到合适的位置。

7. 医生在光固化之前用正畸洁治器将多余的粘接材料去除。

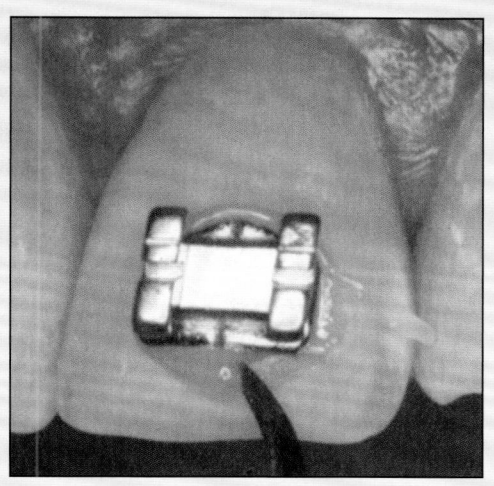

8. 记录操作过程。

日期	牙位	表面	记录
9/7/14	—	—	上颌右第二前磨牙到左第二前磨牙,下颌右第一前磨牙到左第一前磨牙粘接方丝弓托槽,放置轻型弓丝。

T. Clark,CDA/L. Stewart,DDS

操作 60-5

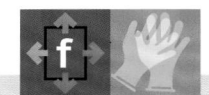

放置弓丝(拓展职能)

操作前准备

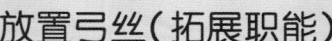

- ✔ 口镜使用方法
- ✔ 操作者体位
- ✔ 牙体解剖学
- ✔ 器械
- ✔ 支点放置

器械与物品

- ✔ 预成弓丝
- ✔ 病人的记存模型(或以前用过的弓丝)
- ✔ Weingart 钳
- ✔ 细丝弯制钳
- ✔ 转矩
- ✔ 末端切断钳

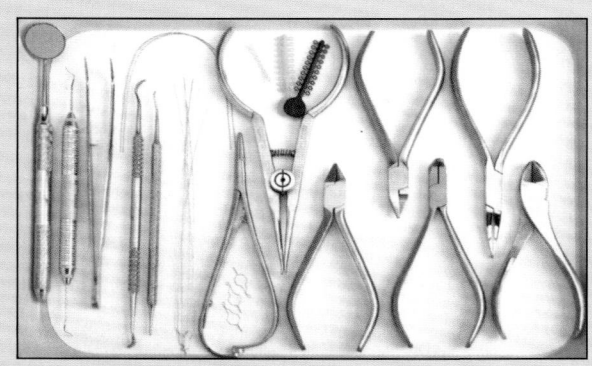

步骤

测量弓丝

1. 将预成弓丝放进口内前先进行测量。弓丝要有足够的长度能通过磨牙带环上的颊管,同时又不能因为过长而伤及病人的口内黏膜。

操作 60-5(续)

2. 通过病人的记存模型或上一根弓丝来测量即将安装的弓丝长度。

3. 如果正畸医生要放置一些阻挡曲,弓丝要更长。

弓丝定位

4. 在弓丝的中点定位标记。

　　目的:这样可以标明弓丝的中心。

5. 将弓丝放进口内,标记点要在两个中切牙中间。

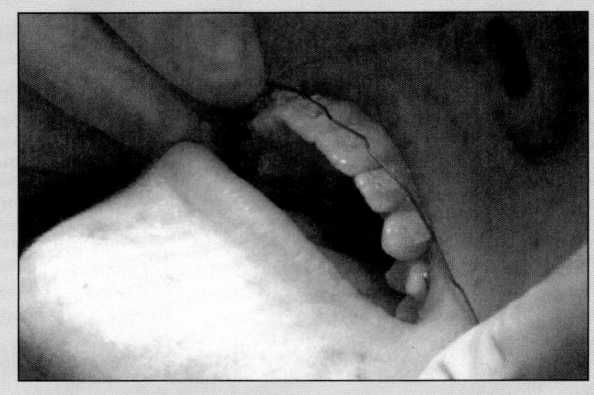

6. 将弓丝放进主颊面管的弓丝槽里。

7. 利用 Weingart 钳将弓丝放进口内弓的托槽里。

8. 检查远端查看弓丝长度是否合适,避免过长或过短。

操作 60-6

放置和拆除结扎丝(拓展职能)

操作前准备

- ✔ 口镜使用方法
- ✔ 操作者体位
- ✔ 牙体解剖学
- ✔ 器械
- ✔ 支点放置

器械与物品

- ✔ 结扎丝
- ✔ 结扎丝就位器
- ✔ 针持
- ✔ 细丝切断钳

步骤

放置结扎丝

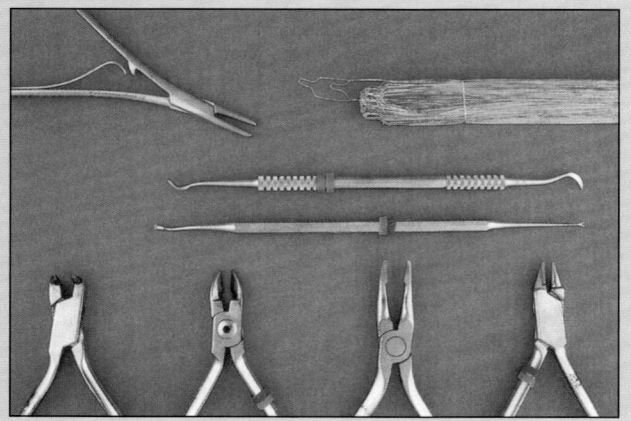

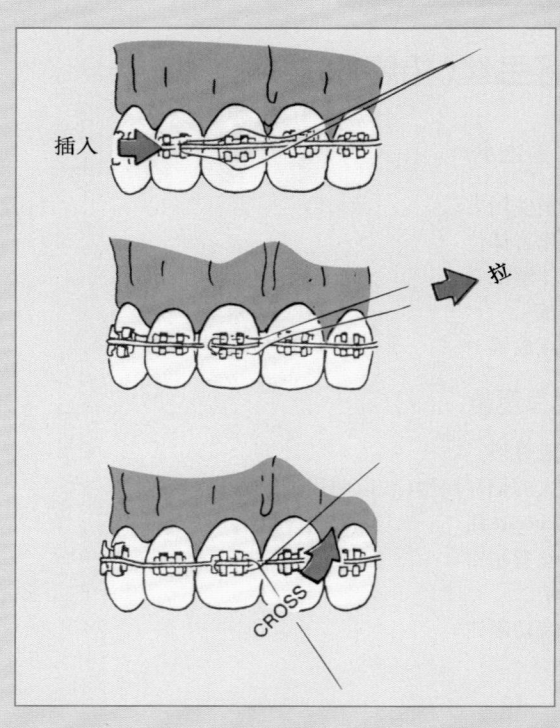

操作 60-6(续)

1. 拇指和示指持结扎丝,暴露将要包绕托槽的那部分,确保该部分处于中间位置。
2. 将结扎丝包绕托槽,并使用结扎丝就位器将结扎丝推至结扎翼下。
3. 将结扎丝的末端缠绕几圈,然后用持针器在距离托槽3~5mm处,再拧紧。
4. 结扎完毕后,用细丝切断钳减去多余部分,留4~5mm长。
5. 使用结扎丝定位器将上述剩余末端向龈方推至牙间隙处的弓丝下方。
6. 重复上述步骤直至所有结扎丝均剪断并藏好末端。
7. 手指沿弓丝滑动以确保没有突出的末端损伤病人。

拆除结扎丝
1. 使用细丝切断钳,将钳喙放在结扎丝缠绕处的最下端,然后剪断并夹持剪下部分。
2. 小心移除剪断的结扎丝。
3. 当剪断并去除结扎丝时切忌再缠绕或者牵拉。

操作 60-7

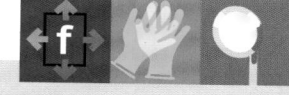

放置和移除结扎圈(拓展职能)

操作前准备

- ✔口镜使用方法
- ✔操作者体位
- ✔牙体解剖学
- ✔器械
- ✔支点放置

器械与物品

- ✔结扎圈
- ✔持针器
- ✔正畸洁治器

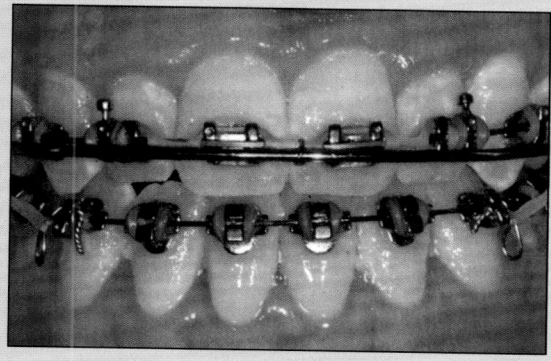

步骤

放置结扎圈
1. 针持钳喙夹住结扎圈。
2. 不要夹持结扎圈过多而靠近结扎圈的中心,这样在结扎托槽时会很困难。
3. 将结扎圈先放在结扎翼的龉方,然后沿托槽边缘结扎。
4. 结扎开始时,用手指按住结扎圈。
5. 牵拉结扎圈并使其逐一套住每个结扎翼。
6. 松开持针器。

拆除结扎圈
1. 执笔式持正畸洁治器。
2. 将正畸洁治器尖端置于托槽结扎翼之间,以一旋转的动作从龉方提起结扎圈。
3. 逐渐向龈方拆除结扎圈。

(黄慧萍 党维婧 刘洋 译,黄慧萍 校审)

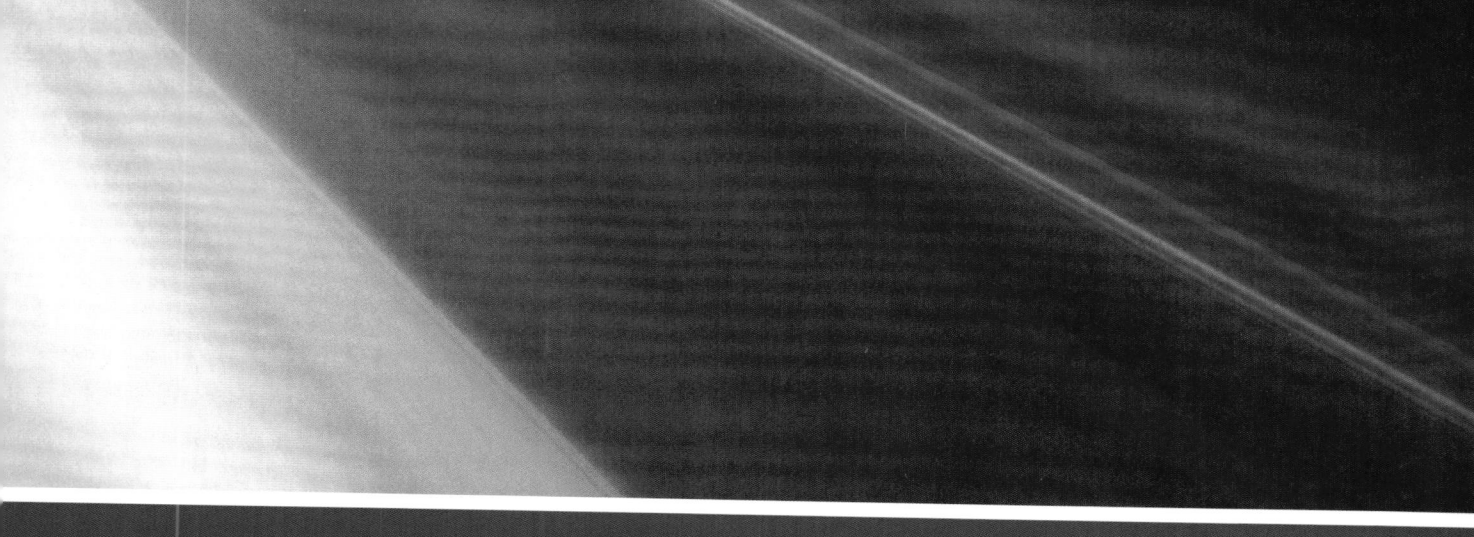

第十一篇
牙科管理和沟通技巧

牙科诊所的成功运营离不开对牙科诊所的有效管理和经营。从事牙科商业助理能够使你在牙科领域工作的同时得到锻炼、提高商业技能的机会。

本章节将简要概述人际关系在与同事、病人间的工作交流中扮演的重要角色。通过理解、掌握牙科诊所使用的沟通方法,学习牙科实践技能、管理财务方面的业务和掌握终生学习营销的个人技能,你将获得牙科行业的认可和病人的拥护。

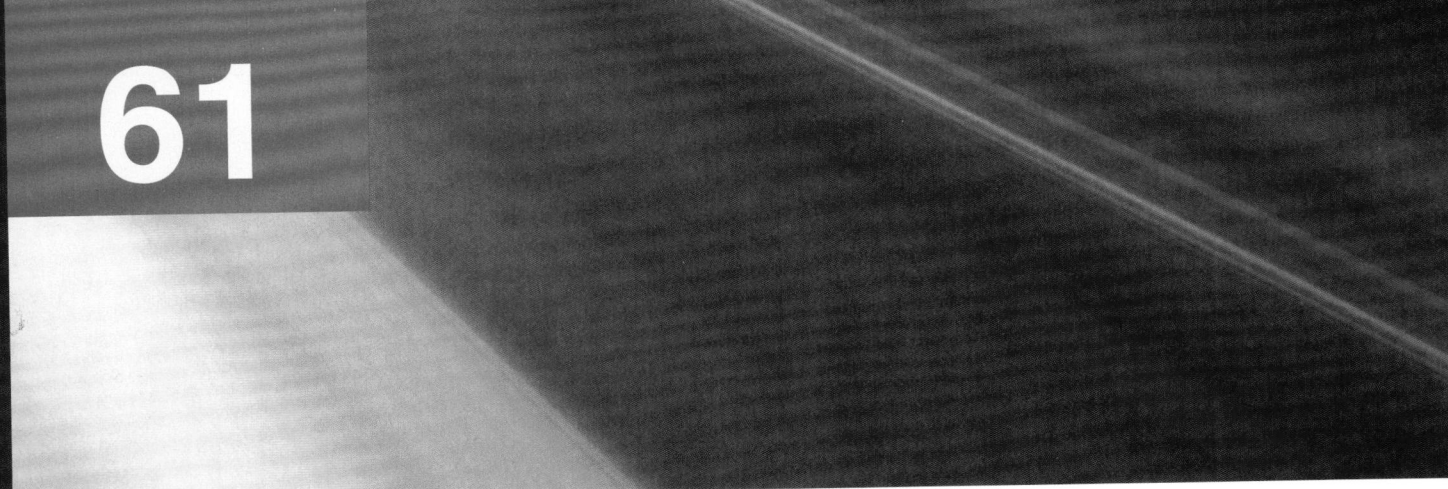

牙科诊所的沟通

关键术语

复印机(copier):能复制原始文件的商业机器。

传真机(fax machine):连接于电话系统的商业机器,通过电信号的传送,接收信息(手写或机打)。

人类行为(human behavior):是人类各种行为方式的集合,这些行为受到个人的文化、心态、情感、价值观、道德观以及权位的影响。

信头(letterhead):信的一部分,包含发信者姓名、地址。

营销(marketing):指企业发现或发掘准消费者需求,让消费者了解该产品进而购买该产品的过程。

非语言沟通(nonverbal communication):用肢体语言作为一种沟通表达的方式。

称呼(salutation):信的一部分,包含打招呼性的问候。

社会化(socialization):社会影响个人的过程。

语言沟通(verbal communication):使用文字语言的沟通方式。

文字处理软件(word processing software):用于创建大多数类型商业文档的电脑程序。

学习目标

完成此章节的学习之后,学生将能够达到以下目标:
1. 掌握关键术语的发音、写法和定义。

2. 解释为什么理解人类行为很重要。
3. 描述文化的多样性。
4. 讨论多种沟通方式,区别语言沟通和非语言沟通。
5. 描述和同事有效沟通的重要性。
6. 描述和病人沟通,包括了解和满足病人需求。
7. 讨论电话沟通技巧,包括:
   - 描述良好的电话礼仪。
   - 描述并比较不同类型电话内容的处理方法。
   - 描述可获得的电话信息系统的类型。
   - 描述电话设备。
8. 讨论书面沟通,包括:
   - 描述商务信件的不同格式。
   - 描述商务信件的各组成部分。
9. 讨论牙科诊所如何营销,包括内部和外部营销。

实践目标

完成此章节的学习之后,学生将能够达到以下技能水平:
- 在与病人进行电话交谈时,使用正确的沟通技巧。
- 完成一封内容格式完整的商务信函。

有效沟通,能够支撑机构的良好运营。有效的沟通技巧能够改善人际关系、建立新的人际关系、解决实际问题和创造更多的可能性。人际沟通能够使你学会如何去交流,理解其他人说了什么做了什么。其重要性不仅仅体现在日常社交中,也表现在商业和学术交流中。

本节描述了理解人类行为的重要性,特别是与牙科实践相关的口语和书面沟通技巧。

理解人类行为

人类行为(human behavior)是人类各种行为方式的集合，这些行为受个人文化、心态、情感、价值观、道德观以及社会地位的影响。人类的行为可以分为正常、普通、可接受的、不正常的、无法接受的。

心理学中的重要人物

- 在探索如何理解个人在工作与生活中的行为方式的过程中，有几位心理学家做出了贡献。根据 Sigmund Freud (1856—1939)的观点，人类具有"有意识的思维"和"无意识的思维"，而日常生活中我们所要达到的目的，就是控制自己的本能以及其所产生的力量。
- Erik Erikson(1902—1994)认为，个人身份是独特的，它源自人们过去的经历以及遗传因素。包括文化，宗教以及社会地位。
- Carl Rogers(1902—1987)认为人类本质上是善良友好的，并且是与生俱来的品质。但社会及周围的环境会逐渐削弱这些品质。
- B. F. Skinner(1904—1990)认为人类的行为是通过学习而获得的。通过学习解决问题，那些具有威胁性的行为得以改正，而积极的行为通过强化得到承认。
- Abraham Maslow(1908—1970)是社会学习心理学的奠基者。他认为人类因需求而得以生存。他按照不同的等级将这些需求分成不同的层次，并命名为"马斯洛需求层次理论"(图 61-1)。

社会态度

随着人的成长和发展，社会态度开始影响着人的行为和思考方式。我们常将周围其他人的态度转化为我们自己的态度。

这种社会影响个人的过程称为社会化(socialization)。

同伴压力

我们常常会调整自己的行为从而使自己能够适应某一特定的团体。一个人遵守某个团体中的普遍行为方式从而能够融入这个团体时，同伴压力也就体现出来了。同伴压力能够产生消极的作用，也可能产生积极的作用。

⟲ 复习

1. 哪位心理学家认为人类本质上是善良友好的？
2. 根据马斯洛需求层次理论，人最初的基本需求是什么？
3. 什么心理学术语是用于描述社会影响个体的过程？

文化差异

有效理解和沟通中的另一个重要方面就是尊重社会中的差异性。社会差异是专业人员需要考虑的一个重要因素。口腔临床中，与病人、同事及其他专业人员打交道时，诸如性别、种族、文化遗产、年龄、体能及精神信仰之间的差异都需要得到尊重与理解。

口语和书面语在不同的文化中是有所差异的。当与不同种族人一起工作时，例如在美国，能够有双语能力，就是一个优势所在。如果办公室内没有任何人能够讲另一种语言，那么手头最好有一本多语词典。要鼓励团队中的成员学习不同的文化传统，并且在为病人提供服务时，对待不同的文化传统要显示出充分的尊重。

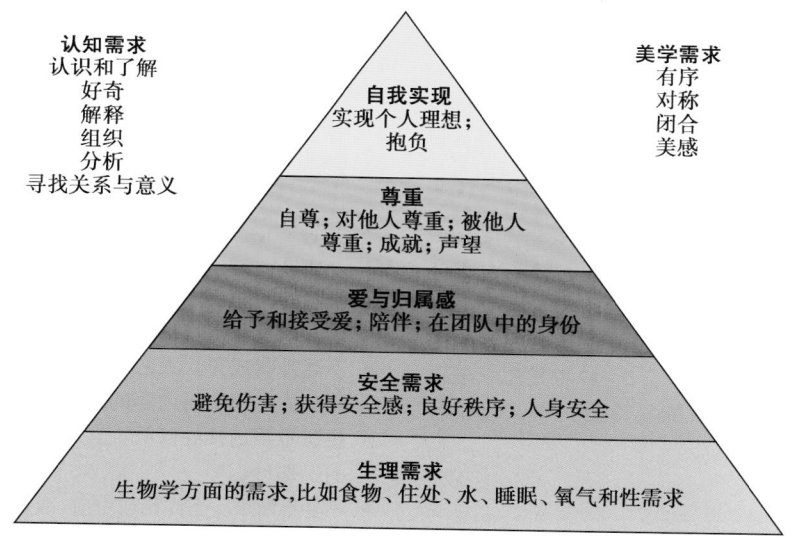

图 61-1　马斯洛需求层次理论。(From Gaylor LJ: The administrative dental assistant, ed 3, St Louis, 2012, Saunders.)

沟通途径

有效沟通是牙医助理工作中最重要的一部分。牙医助理日常工作中大部分时间都花在与他人的沟通上。

沟通是一个人传达出某种信息，另一个人接收此信息的过程。传达的每个信息都需要在两方面保持一致：

(1) 陈述部分，或者说是指"这就是我告诉你的事情"，这部分由所使用的文字构成。

（2）解释部分，是信息中所要传递的部分，指"现在，这就是我希望你如何来理解这段话"。信息中的这一部分是非语言来传递的。

我们通过文字、面部表情、外貌、手势、行为习惯、倾听、声调变化、态度以及行为来进行沟通交流。上文提到的两部分信息构成了沟通的两大分类，即语言沟通和非语言沟通。

语言沟通

语言沟通（verbal communication）是由所使用的文字组成的。多数的语言沟通是通过"听"来理解的。

文字很重要

文字是语言的特征，它用于表达一个目的或者一个含义。但人们在使用它们代指事物时往往不会加以检查确认，因此通常会造成困惑、曲解或误解。

记住，对不同的人、在不同的场景下相同的词语有不同的含义。良好的语言沟通建立在共同的语言基础之上，就是说传达者与接收者对于他们所使用的词语具有相同的理解。

当与牙科病人进行沟通时，要注意选择对方能够理解的词语，而不是使人更加困惑的专业名词。注意用词，不要使患者产生恐惧感或沮丧感。

音质

在总信息量产生的影响中，音质占到了 1/3 以上，并且能反映出个人的很多内涵。试着让自己的音质（音调）更优雅，语速慢一些，讲话声音适当大一些，能够让其他人听得清，而不是很刺耳或者声音特别大。

在牙科诊室内发生紧急事件时，保持声音平静尤其重要，因为你讲话的方式，可能会使病人或者周围的人感到惊慌。

提出问题

提出问题的方法有利于收集信息。通常，询问问题的方式决定了会得到什么样的回答。注意到这一点，在收集信息方面就可以更高效，并为病人创造一个轻松愉悦的氛围。

封闭式问题是指可以用"是"或"否"来回答的问题。这种问题能够有效统一回答，限制会话内容，或者结束一段会话。例如"Thomas 先生，下周一上午 9 点对您来说，是否方便？"就是一个可以简单使用"是"或"否"来回答的封闭式问题。

开放式问题是指除了"是"或"否"还需要其他内容的回答。这些问题能够有效收集信息，掌控会话，或者是建立融洽的关系。例如"Jackson 夫人，您下次的复诊约到哪天比较合适？"就是一个开放式问题。

非语言沟通

非语言沟通（nonverbal communication）是在潜意识水平上通过各种感觉来理解的一种沟通方式。非语言沟通由肢体语言传递。肢体语言是由传达的信息以及表达的方式组成的。

手势、动作以及态度都传递着主要信息。比如一个压抑的人常常以受约束的步伐缓慢行走，这能够反映他的内心。健康、幸福、拥有积极观点的人常常是步履轻盈，能够反映出他良好的心态。手握椅子把手及不停地变换姿势都能够有效反映

出病人内心的紧张与不安。快速的浅呼吸也是紧张与压抑的象征，可以通过引导病人缓慢深呼吸来放松。表 61-1 描述了非语言沟通中能够观察到的特殊行为。

表 61-1　非语言沟通

信息内容	低等级行为	高等级行为
移情	由于不理解产生皱眉	积极地点头，由于对会话内容比较满意而产生相关面部表情
尊重	喃喃自语，高人一等的语调	全神贯注
热情	冷漠、烦躁不安、希望离开的一些表现	微笑，身体上的接触
真诚	躲避眼神接触	语言行为及非语言行为表现一致
自我表现	炫耀的姿态	减少对自我关注的表现
对抗	比出一根手指或者举起拳头，大声讲话	用比较自然的语调讲话

面部表情能够显示出很多语言无法表达的情感状态。眼睛是心灵之窗，能够表现出病人的内心状态。

尽管很多病人能够隐藏起他们的真实情感，但是牙医助理还是要注意观察病人诸如紧张、压力、疼痛、烦躁、厌烦或者焦虑情绪的特征。椅旁操作时，注意不要对操作或者手术过程表现出慌张的表情，因为这些反应会引起病人不必要的恐慌。

倾听技巧

据估计，对话中 90% 的文字都会被忽略。实际上，倾听是沟通中最大的一门艺术，并且也是最难掌握的一部分。良好的倾听需要将注意力全部放在病人身上。一名优秀的倾听者，需要注意以下几点：

- **不要让思绪分散**。病人在讲述时将个人事务放到一边。
- **不要将注意力放在回答问题上**。认真倾听能让病人感觉你在意他讲的内容。
- **倾听的同时要注视对方**。这样能够同时收集到病人表述的语言以及非语言信息。
- **不要带有成见**。人的外表、文化背景、种族或是宗教不应该影响你对他所讲内容的反应。
- **注意不要选择性倾听**。有时我们仅仅听到别人所讲内容中的一部分。
- **不要不耐烦**。当你比较着急，或是想要得到某个特定答案时，就会很容易变得对病人不耐烦，特别是对儿童和老年病人。

⇥ 复习

4. 哪种类型的沟通传递了肢体语言？
5. 对话中多大比例的文字会被忽略？
6. 焦虑的情绪能通过面部传达出来吗？

与同事的沟通

美国人与同事相处的时间要比与家人相处的时间更多。每个人都想在一个积极、有挑战性而没有压力的环境中工作。你与同事之间的交流相处方式，会影响到病人对你临床操作的感受（图61-2）。病人能够快速地判断出牙科诊室内的和谐程度。

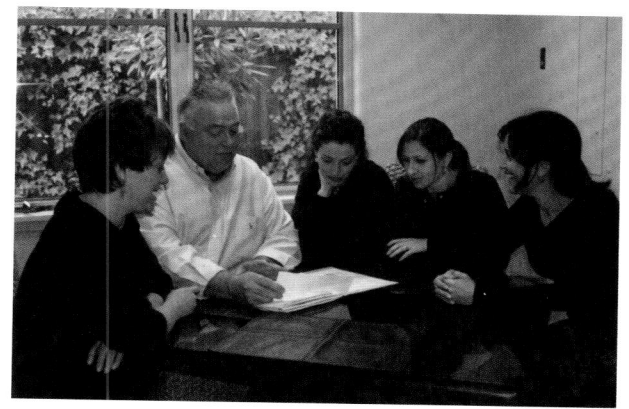

图 61-2　团队会议

创建良好工作环境的关键是团队协作。当每个人都感觉到需要他（她）且被尊重，在特定的环境中有与其他人一起完成自己角色的机会时，团队协作就发挥了应有的作用。

成为团队中的一员

- 灵活接受变更的工作职责。
- 当需要完成某些事情时，应该自信并且发挥自我主动性，而不是等着别人告诉你应该做什么。
- 对同事要表现出欣赏，不要利用他们。
- 说话前先思考。
- 不要感情用事。
- 第一印象并不总是准确。
- 与人分享每天的苦与乐。
- 自己认为正确的并不一定是正确的。

牙科诊室中的压力

良好沟通的一个重要方面就在于如何处理个人生活及工作生活中的压力。牙科诊室内的工作氛围有时会处于高度压力状态，这会影响到你与病人和同事之间的沟通方式。

原因

工作环境中的压力是很常见的。很多牙科诊室团队中的成员偶尔都会感受到压力，并且需要情感的宣泄。下面列出牙科诊室中压力产生的常见原因：

- 员工配置不够
- 患者人数过多
- 要求同时完成多项任务
- 缺乏良好的沟通
- 感到缺少工作晋升机会

减小压力的方法

保持良好的生活方式有助于减小压力，包括有规律的锻炼、给自己留一些时间、下班后不要再想工作中的事情、健康饮食、设定符合实际的期望。学会控制压力有助于更好地管理病人、护理病人并与病人建立良好的关系。

同事间的矛盾

如果是因为同事间的矛盾与冲突而产生压力，那么要学会通过参与有利于团队建设的对话来解决这些矛盾。对于有效解决问题以及维持良好的人际关系来说，矛盾是不可避免的。如果没有得到解决，那么冲突或矛盾就会升级。框61-1列出了解决矛盾的一些建议，有助于减小工作环境中的压力，并更具有创造力。

框 61-1

矛盾的解决

明确你的矛盾。 比如，"推销员来的时候完全没我的事儿"的想法，不如"我相信我能对正在使用的新牙科材料提供一些看法"有效。

避免卷入无直接关系的冲突中。 即使别人明明是错的，也还是让他按自己选的方法解决。

客观对待矛盾。 与其处于一个"我与你对抗"的思想状态，倒不如把矛盾想像成"我们共同对抗的问题"。这不仅是一个更加专业的态度，还能提高工作效率，并体现诊室的最大利益。

听取他人的意见。 想想别人怎么对待矛盾。这个重要的技巧能减少对他人的误解。

不要总是将医生或领导卷入矛盾。 这样会显得你连最小的困难都解决不了。

避免让矛盾与喜欢生事的同事有任何牵扯。

你的抱怨仅限于对那些直接卷入矛盾的人。 你要维护的是工作关系而不是私人关系，即你对同事的偏见是与此无关的。

弄清楚什么情况下矛盾已经升级。 如果矛盾是因性别、种族、民族问题产生，或者有人行为失当，这就不是矛盾而是骚扰。

如果局面失控或者感性认识已经占上风而无法互相协商，就需要考虑找调解人。 此时，就应该找领导或者医生。

事情并不是完全针对你。 你可能认为这是一种人身攻击，但是你的同事只是这一天过得很糟糕。

⟶ **复习**

7. 成功工作环境的关键是什么？
8. 说说牙科诊所的压力因素。

与病人沟通

扎实的诊疗护理基础和巧妙的沟通技巧对牙科诊所实现他们的目标以及满足各个阶层病人的需求是必不可少的。想要让病人满意，良好的沟通十分重要。那些与他们的牙科医生及其他工作人员关系好的病人更愿意接受后续治疗，及时支付医疗费用，并且推荐其他病人来此就诊（图61-3）。

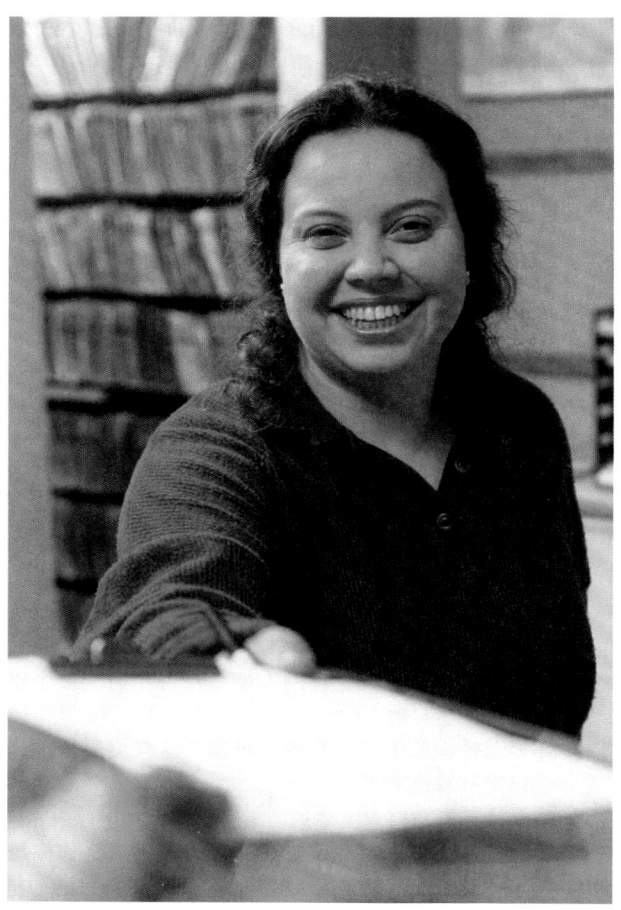

图61-3　沟通是诊疗过程中最重要的工具。（From Adams AP，Proctor DB：Kinn's the medical assistant：an applied learning approach，ed 11，St Louis，2011，Saunders.）

病人的需求

病人与他们的牙科医生及工作人员通过信心和信任建立关系。病人对诊所的看法是由以下因素决定的：

- 在电话里怎么接待他们
- 怎么问候他们
- 在诊室里的感受
- 工作人员的办事效率

了解病人的需求是建立和谐医患关系不可或缺的一部分。作为牙科工作者，要意识到不同的病人有不同的需求。

心理需求

当病人对治疗方案表现出紧张、怀疑、忧虑、抵触情绪时，他们的心理反应将更加明显。即使病人看起来自信、舒适和认同，也必须考虑其情感需求。至关重要的因素如：病人的生活现状，这包括生活中可能会出现的压力、紧张、矛盾和焦虑。

另外一些影响病人反应的重要因素包括曾经的口腔治疗经历以及病人对待自己牙齿的态度和观念。这些态度和观念深受病人的社会经济地位和文化背景的影响，同时也受亲朋好友态度的影响。例如，病人在一个有牙科恐惧症经历的家庭中长大，那么他将很难克服这种情绪。

对疼痛的焦虑和恐惧

在牙科治疗中，通常认为对疼痛的恐惧是导致焦虑的原因。但是对很多病人来说，他们感受到的疼痛是由想象导致，而非实际感受到的。不幸的是，病人越是惧怕和焦虑，他们对疼痛就越敏感。

主观性恐惧，也称获得性恐惧。是从同事、兄弟姐妹、父母或其他人的暗示中形成的感觉、态度和忧虑。这些恐惧基于一些轶事证据（听到的故事或看到的影视作品中描述的牙科诊疗）。主观性恐惧对牙科就诊过程中病人的镇静和行为造成很大的影响。对未知充满强烈恐惧的儿童尤其如此。不管病人是儿童或是成人，我们都应该用一种积极的方式告诉他牙科治疗的程序、器械的使用和后续的治疗过程。

客观性恐惧，也称习得性恐惧。是与病人的经历以及他们对这些经历的记忆相关的。如果经历是创伤性的，那么病人会惧怕以后的治疗。如果经历是积极的，那么病人就不会害怕。避免客观性恐惧最好的方式就是如实告诉病人。例如，说"这只会疼痛一会儿"比"这一点儿也不疼"更合适。

尽管病人会感到担忧与不适，但大部分还是能够寻求帮助并且接受治疗。牙科医生团队能通过理解病人的行为帮助病人，并让病人以积极的方式解决问题。

牙科恐惧症病人

仅仅是提出常规牙科治疗建议，有些病人都会产生巨大的恐慌和害怕。这些病人被称为牙科恐惧症病人，严重者会完全抗拒常规牙科治疗，只有在出现最严重的牙科症状时才会寻求紧急治疗。

病人的反应

病人对牙科治疗和牙科团队的认识并不局限于他当时接受的谈话和医疗行为，也受病人的性格和经历影响。与病人接触时，记住以下几点尤其重要：

- 当前的情况并非是病人产生反应的全部原因
- 牙科医生团队也很可能没有意识到病人未完全理解这些情况
- 病人对治疗的焦虑可能导致敌对、不理智和不当的行为
- 这种敌意是病人焦虑的表现，这并不是牙科工作人员个人导致的

生理和心理需求

维持高标准的护理，需要对病人生理和心理需求保持敏感。病人的登记表和牙科治疗史应包括病人的牙科治疗和医疗卫生相关的问题，有了这些信息就能更容易地判断病人是否因特定的生理需求而需要额外注意。生理或心理受到损伤的

病人会有复杂和特殊的需求,这些在牙科治疗前及治疗过程中都必须考虑在内。

经济需求

治疗费用经常是病人接受治疗的一个主要障碍。病人可能会觉得费用太高,他们无力承担或者认为无需接受此治疗。病人的职业、收入和保险都与诊疗护理有关,许多人并不把牙科诊疗护理和人的基本需求比如住所、食物等同起来。让病人理解适当治疗的益处和优点需要良好的沟通技巧。

满足病人的需求

以下描述了有助于整个牙科团队满足病人需求的方法。

积极的氛围

为了让病人感觉受欢迎,可以营造温馨、友好的氛围。必要时应该清理或者替换掉破旧的地板,摆放植物和鲜花。并维护好接待区的植物、杂志和其他装饰物,让这些地方像家里的客厅一样舒适。

真诚

诊室里的一言一行反映出牙科诊所的和谐程度。病人对一些可能引起误解的语气和谈论尤其敏感(例如,幽默的言辞可能会被误认为是严肃的批评)。牙科团队中的每位成员在说话做事之前都必须仔细思考清楚。

表示尊重

病人喜欢受到像日常朋友一样的对待。要尽力让病人觉得自己很重要并受欢迎,初次问候称呼成年病人应该叫"先生"或"女士"。之后,如果病人希望叫他的名字或昵称,那就遵照病人的意愿称呼(在病人的表格上做好记录以便将来查阅)。

尊重病人的时间

病人期望他们的时间得到尊重而不是浪费在不必要的等待上。约定时间和准时赴约是让病人感到受欢迎的重要的两点。

解决抱怨和误解

研究显示,95%的不开心或不满意的病人从不说出来,他们会直接离开。因此,对于少数试图表达不满的病人,我们要仔细倾听。让愤怒的病人冷静下来的最好方式之一就是静静地倾听,使用眼神接触,并时不时地点点头,不要打断,让病人说完。这通常会让病人慢慢地冷静下来,然后在合适的时机与病人进行沟通,例如"如果我没理解错的话,Harris先生,您对上个月受到的指控感到很心烦,对吧?"这会让病人感到局面得到了控制。

要确保快速、专业、愉快地解决所有的误解和担忧。如果病人坚持要和牙科医生交谈,就告知病人医生会选一个时间联系他(最好是当天晚一点的时候),只能在满足特定的前提条件下,才能打断牙科医生的操作让他去接电话。

其他办法

许多病人可能看上去像"哑巴"一样沉默,因为害怕接触牙科专业人员或问一些他们害怕的问题。最可行的沟通技巧之一就是让工作人员平易近人的,鼓励病人提问,真诚地回复病人。如果牙科医生每天有"接听电话"或"电话回访"的时间,那么这些时间应该用于解决病人的问题。大部分病人都想感受到牙科工作人员在关心他们。

尊重病人的隐私

在诉讼越来越多的时代,确保谈话内容和病人档案的保密性变得前所未有的重要。如果病人认为他们所关心的问题没有被认真对待,或者他们觉察到自己的隐私权没有得到很好的保护,那么医患关系可能遭受无法挽回的伤害(见第4、5章)。

> ### ⊖复习
>
> 9. 别人的态度会如何影响病人的心理?
> 10. 客观性恐惧是获得的还是习得的?
> 11. 描述一些安抚生气病人的技巧。

电话技巧

电话是处理公共社会关系的重要工具。大部分病人第一次通过电话联系牙科诊所。基于这一次联系,病人对牙科诊所就形成了一种认识。这种认识包含对牙科医生和其他工作人员,甚至是医疗质量——尽管实际上还没有开始治疗。

业务助理负责接听电话并确保所有的病人有一个愉快的经历(图61-4)。

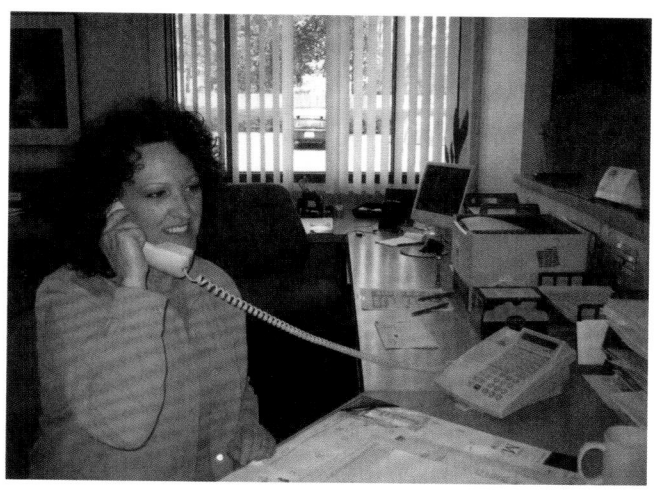

图61-4　业务助理正在接听电话

礼仪

电话也同样遵循面对面交流的礼仪,这种礼仪即从开始直到通话结束均应该保持迅速和愉快的回复。接电话的时候,你的声音应该透露出喜悦,病人接收到的消息应该是"我很高兴您打来电话!"。不能让病人感到他的来电是打扰别人,或者感到你很疲惫、生气、脱不开身、很匆忙等等。记住下述内容:

- 保持微笑。它能在你的声音中体现出来
- 打电话的时候不要嚼口香糖、吃喝或者嘴里叼支笔

- 直接对着话筒说话,嘴巴与话筒保持 2.5～5cm 的距离
- 询问对方的姓名,表现出是病人说话而不是和电话机说话
- 说话清晰而缓慢,说话不要太轻声或太大声
- 打电话时不要和办公室其他人说话
- 避免背景杂音
- 交谈时用对方的名字并全神投入
- 结束通话时让发起通话的一方先挂断

来电

- 接电话要迅速,最好是第一声铃响后就接
- 向病人愉快的致意
- 介绍诊所和你自己(最好在谈话开始就表明自己的身份,这能促使来电者表明身份)
- 询问能为来电者提供什么帮助

处理遇到困难的来电者

有时候来电者会在遇到困难的时候打电话,最常见的是疼痛或支付账单有疑惑。首先,记住打电话的是病人,所以你的处理会让他感到是否愿意继续在本诊所诊疗。你应该做的是:

- 倾听,不要打断
- 收集实情并做笔记
- 记录详细情况,这样才能转给合适的人
- 同情他们并尽快予以行动
- 保持冷静,即使来电者很生气地谩骂

放置来电

在放置来电之前先征得他/她的同意:"Johnson 先生,我能把电话先搁一会儿吗?"然后等来电者的回复,再按下"hold"或"mute"按钮。要时刻保持礼貌,不要期望来电者会等候比几分钟更久的时间。必要时,可以询问你能否在稍后的某具体时间回电话。

等待通话系统

等待通话系统由工作人员录制的消息或音乐组成,在"等待"时间内让来电者接受宣教并感到较为愉快,而不是浪费时间。可以向病人解释现有的各种各样的治疗和服务,同时插入一些由专业人员录制的致歉消息并感谢他们等待的语音。

来电者想与牙科医生通话

牙科医生在椅旁操作时不应该被打断去接电话。电话的干扰会:①降低工作效率,导致治疗延迟;②没有考虑牙椅上病人的感受;③让牙科工作人员难以控制感染。

牙科医生去接电话最常见的情况是去和另一个牙科医生、牙科技师或者病人的直系家属交谈。了解牙科医生的想法和妥善处理其他来电是助理的职责。

注意措辞。如果来电者想与牙科医生通话的要求不符合牙科医生制定的标准,请礼貌回复,可这样回答:"Garcia 医生正在治疗病人,我可以为您提供什么帮助吗?"

记录留言

用笔记录下所有的来电,尤其是需要处理的。许多诊所采用

印制的表格或者电话日志来整理这些信息(图 61-5),许多表格有复写功能,能为你写的留言留下副本,因此原始留言可以撕下来传递。谈话开始时,记录来电人的姓名,然后询问相关的问题。确保将信息完整准确的记录下来并及时、准确地传递。

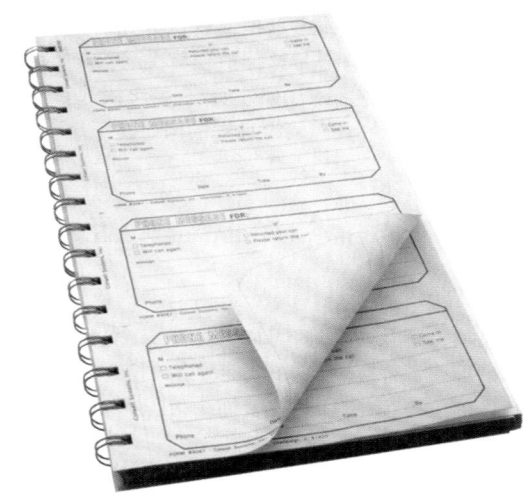

图 61-5　用于记录信息的表格。(Courtesy Patterson Office Supplies,Champaign,IL.)

如果是你个人承诺要进行电话随访,那么打电话者只能是你。不要向病人承诺牙科医生会在一定时间电话随访,除非你确定牙科医生会这么做。如果牙科医生准备对病人进行电话随访,你应为牙科医生准备好病历信息。详见操作 61-1。

电话信息系统

应答服务

牙科诊所下班后,还必须要提供电话应答服务。如果使用转接应答服务,就需要了解如何有效地提供该服务。应告知提供服务的接线员如下信息:

- 牙科诊所开诊的时间
- 紧急情况下的联系人和联系方式

当诊所开诊后,立即与接线员交接工作,并尽早回复留言的病人。

应答机

牙科诊所里电话应答机可以用来记录信息(图 61-6)。诊所关门后业务助理会在机器里留下一段重要信息,提供如下内容:

- 牙科诊所的名称
- 开启电话录音应答服务的原因(如诊所下班)
- 诊所上班的具体时间
- 紧急情况下的联系人和联系方式
- 提示对方如何留言(例如,请在提示音后留下您的姓名、简要信息及联系电话)

当完成提示语音后,应回放并检查其准确性及清晰度。切记即便是录制语音提示,也要言语得体,为对方留下一个好印象。检查好提示语音后打开应答机,即可回应和记录所有的来电。当再次回到诊所时,记录听到的信息并立即采取必要的后续行动。

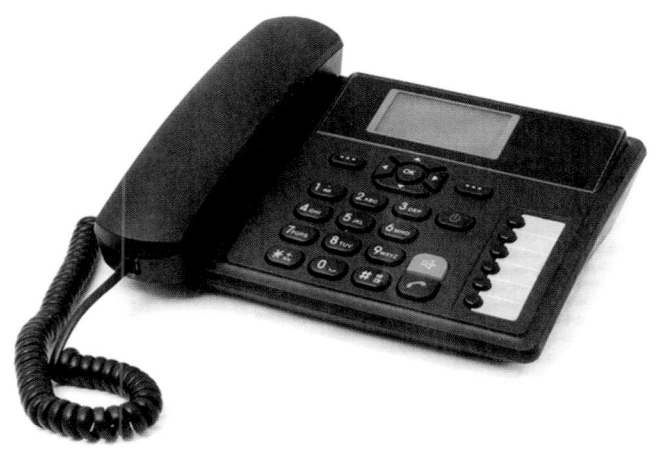

图 61-6　多线连接和应答机为一体的多功能电话。
（BigStockPhoto.com.）

语音邮件

许多牙科诊所喜欢使用语音留言服务为对方提供不同的方案以供选择。这类业务通常是与能提供诊所本地电话服务的合作公司达成协议。条规之一就是来电可直接转接到可以解答问题的相关部门，或者对方可以给牙科医生或牙医助理留言。语音邮件服务允许你录制一段提示语，与使用应答机相似。然而有些牙科诊所并没有应答机，所以信息的接收需要拨打固定电话并输入一串安全代码。跟其他信息系统一样，把听到的信息记录下来并立即做出后续回应。

电子邮件

如今电子邮件已是技术时代必不可少的工具之一。电子邮件的使用提高了生产力，降低了成本，并纳入到牙科诊所开发市场的新途径中。

鉴于你的合作商提供了很多关于你和牙科诊所的信息，你更应该注意一些基本的电子邮件礼数。

注意说话方式。注意基本礼仪，例如说"请"和"谢谢"。邮件抬头应称呼对方为先生、女士或医生，仅在得到别人同意的情况下才能直呼其名。

注意语气。语气二字的书面定义是"情绪或感情抑扬顿挫的表达"。在文书里面表达语气是非常难的，你要体现出尊重、友善和亲切感，而不是敷衍了事或有所强求。

语言简明。写电子邮件时应尽可能直接进入主题。不要遗漏那些能够帮助对方回复你的咨询的重要信息。

体现专业性。工作中的商务邮件不能包含缩写和表情符号（一些小笑脸）。并且不要使用逗趣的或有暗示性的邮件地址。

正确的拼写和语法。使用字典和拼写检查软件更加高效。当你用对话语气写信时（可以用缩写），应该注意基本的语法规则。

发送附件前征求对方同意。为了预防电脑病毒，很多人都不会打开陌生人发送的附件。即使这样，有些病毒也会附在已知发件人的邮件信息中，进入对方电脑。所以如果要发送附件需要先征求收件人的同意。

最后填写"发送"的电子邮件地址。在完全校对了邮件内容并非常确定需要使用邮件交流后，才能填写发送地址，这样做可以避免误发邮件。

自动拨号服务

自动预约提示服务可以帮助诊所减少失约次数，同时增加收益。在预约电话提示服务中，有专人联系病人并提醒他们下次的预约时间。预录信息会在应答机里播放或直接告知病人下次的预约时间。不同的内容可通过按下不同的电话按键进行转接。

如果一个病人需要取消预约，则可能转接到一个工作人员那里或者另外一个提供诊所应答服务的第三方。

文本信息

短信是非常好用的快速交流工具，当在"牙科诊所"中应用短信时，应该注重"快速提示""提醒""预约确认"等功能。这可以告知病人诊所的各种公告，例如推迟营业等。

服务于病人的沟通方式

一种沟通方式并不能满足所有人的需求。有些病人喜欢语音信息或电子邮件，有些喜欢传统的明信片，有些喜欢接收短信，所以你需要寻找适合不同病人的沟通方式。良好的沟通交流不仅体现了优质的服务，而且能展现出诊所的先进技术。

电话设备

头戴式耳机

对于同时处理多项任务的业务助理，头戴式耳机是非常有帮助的。它是很轻便的话筒耳机一体机，戴在头上，助理便可以在行走时打电话（图 61-7），也可腾出双手去处理其他事务。

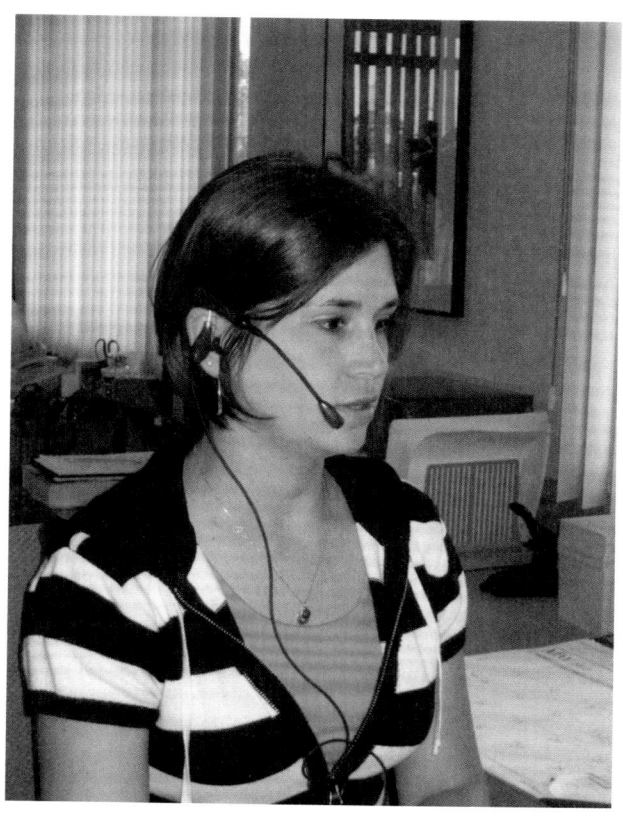

图 61-7　诊所助理正在使用头戴式电话系统

对于许多使用者来说,头戴式耳机还可以减少传统电话带来的颈部和肘部疲劳。

寻呼机

很多牙科医生需要在周末或不在诊所时随时"待命"。寻呼机是一个移动系统,它可以通过应答服务或拨打应答机预留的电话号码联系牙科医生。

传真机

传真机(fax machine)是诊所里增进沟通的优选设备(图61-8)。许多牙科诊所在与专科诊所进行合作时,需要将病人的信息传递给其他医务人员,传真能节省人力物力。传真机连接于电话系统,通过电信号的传送,接收信息(手写或机打)。

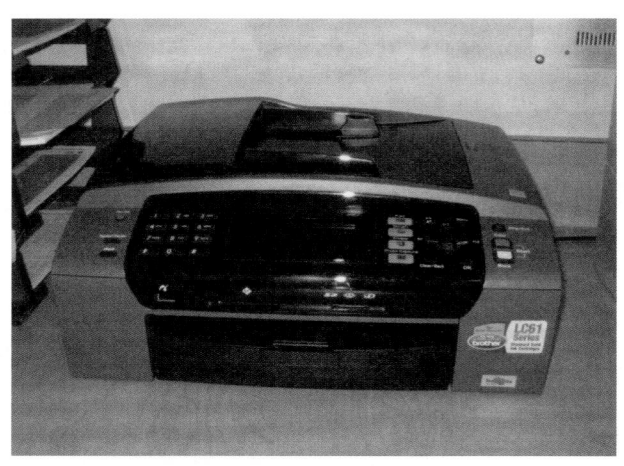

图 61-8　传真机

牙科诊所中传真机的用途包括以下:与供应商订购物品、交换病人信息及向保险公司发送信息。发送传真也要保持语言严谨和书面整洁(与其他书面沟通方式类似)。

⬅复习

12. 用于公众联系的诊所设备中,最重要的部分是什么?
13. 听到第几声时需要接听电话?
14. 牙科诊所关门后,该如何接收信息?
15. 哪个设备可以帮助传送书面信息复印件?

书面沟通/文书

除电话沟通外,书面交流也是与病人交流的重要方式。文书的质量和种类在相当大程度上影响到诊所的形象。

设备

如果你在牙科诊所里的职责之一是使用文书进行回复,你需要学习如何使用诊所里的一些设备(图61-9)。

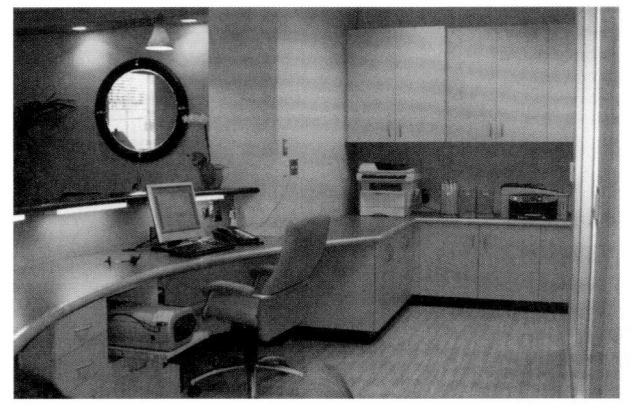

图 61-9　置于诊所管理区域的商务设备

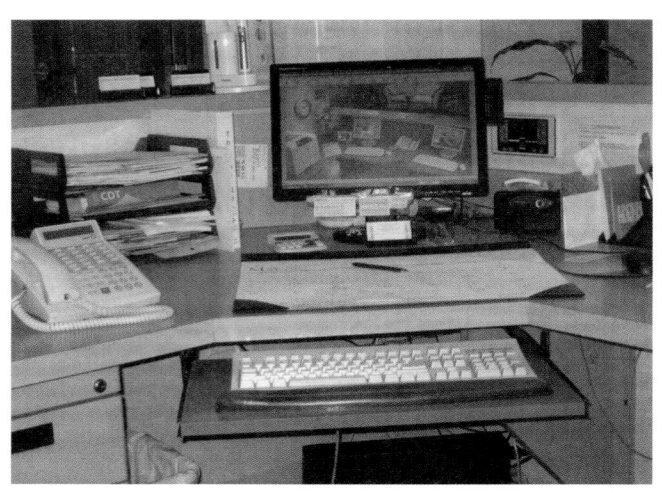

图 61-10　用于牙科诊所的台式电脑

如今电脑广泛应用于文书书写(图61-10)。业务助理可以使用电脑处理各式文书。许多牙科软件公司也受邀为牙科诊所设计定制程序。此外,想要高效地打字需要先学会基本的键盘输入法。

你可以使用复印机(copier)复印资料,寄给病人、牙科医生、牙科技工室或供应商(图61-11)。

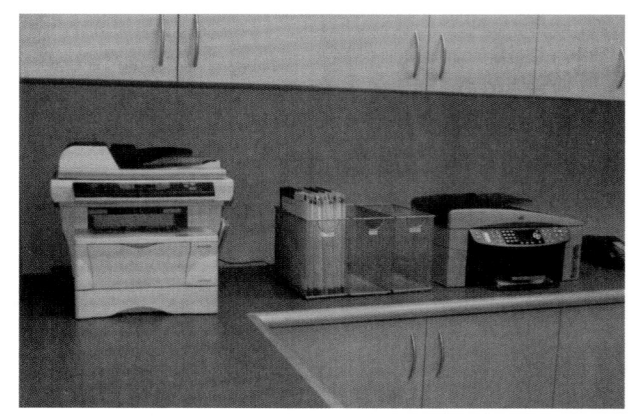

图 61-11　复印、打印、扫描、传真一体机

商务信函

一封适当的商务信函可以彰显专业形象。每封从牙科诊所寄出的信件或信函都必须是高质量、专业设计的。信件必须简明、准确、整洁，并经过校对纠正拼写和语法错误。否则，拼写和语法错误会让病人和相关牙科医生认为该诊所不专业、治疗水平欠佳。

商务信函种类

诊所给病人寄信有如下原因：
- 欢迎信
- 恭贺信
- 转诊确认函
- 大病例的完善
- 后续治疗（回复）
- 失约通知
- 治疗方案
- 费用收取（见第 63 章）

为了节省时间，很多诊所会将书信模板分类保存在有特定标题的文件中。商业性质的书信模板有两种形式，一种是手册（"复印件"格式），另一种是文字处理软件（word processing software）程序中的电子格式（磁盘、碟片或可下载文件）。使用者可以用文字处理软件快速创建信件格式、调取病人档案、填入相关信息来完善这些信件。

重要的文件打印在空白纸上会缺少严肃性。所以不论内容如何，信头（letterhead）显得尤为重要。简单地设计和排版牙科诊所的名称、标志和其他重要信息并将其作为信头置于页眉。

同行交流

牙科医生常通过书信与同行交流。牙医助理需要保证这些交流信件的有效性和专业性。信件内容可以包括检验结果或给专科医生的转诊单。在寄出信件之前，需要再次核实书写的准确性和连贯性。

与保险公司沟通

在写给保险公司的信件中，需要包括下列内容：
- 病人身份信息：病人姓名、地址、联系电话或身份证号（备注：不要提供病人的社会保险号）
- 病案信息：病情的性质和发生的部位、任何异常的情况和费用详情

- X 线片：必要时附上 X 线片

商务信函的格式

选用合适的商务信函格式能让你的业务显得更专业。你可以用文字处理程序来简化整个写信过程。进入"工具"栏下的信件向导程序，选择"信件 & 邮件"并点击信件向导程序，该程序可提示你进入各个板块并选择格式。

- **齐头信函格式**：常见的齐头信函格式是将所有内容都靠左页边线对齐。段间距为双倍空行，行间距为单倍空行，页边距为标准设置：2.5cm（图 61-12）。
- **半齐头信函格式**：与齐头信函格式不同，半齐头信函格式每段的第一行缩进，不需要所有内容都左对齐（图 61-13）。
- **其他齐头信函格式**：该格式将回信地址、日期、结尾词、姓名、称呼及签名移至信函左边。
- **简化信函格式**：与齐头信函格式相似，但没有问候语或称呼（salutation）。当你不知道对方性别及婚姻状况时，可以使用这种格式。

商务信函的剖析

商务信函包括很多重要部分。图 61-14 提供了一封信件的直观展示，还附带了每个部分的解说，见操作 61-2。

准备信封

美国邮政服务用自助设备分拣信件，将信件安全、快捷地投递到指定信箱。

将正确的姓名和地址置于信封正中的位置，并写上邮编。如果你不知道邮编，可在 USPS.com 网站上查找。地址使用大写字母书写，勿用草书或程式化的字体。自助机器也很难识别手写体或非标准体，还可能导致延误。此外，也不要使用逗号和句号。

确定你的回信地址写在信封正面最靠左上角的位置。可用邮票、邮标或电子邮资来付足邮费。邮费应置于信封的最右上角。如果你不确定邮费是多少，你可以在 USPS.com 网站上查找实时费率，或把信带到最近的邮局称重后再付足邮资。

> ↩ **复习**
>
> 16. 请举例说明书信中称呼语有哪些。
> 17. 除了病人外，是否需要给其他人寄商务信。

Canyon View Orthodontic Center

April 28, 2011

TYPE:	Full blocked
PURPOSE:	Pretreatment
PUNCTUATION:	Standard

Jo Ann Grant
27 South 3rd Street
Canyon View, CA 91783

Dear Ms. Grant:

We look forward to seeing you again on May 21st at 10:30 a.m.

Enclosed is the information you requested on orthodontic treatment. If you have any additional questions, I will be happy to answer them before we begin orthodontic treatment.

At this appointment, we will review your treatment plan. You should expect to spend at least 30 minutes with us.

We will then set up other convenient times for you to complete banding. This process will take one or two additional appointments.

Sincerely yours,
Canyon View Orthodontic Center

Martha James
Treatment Coordinator

MJ
Enclosure
CC: Mary A Edwards, D.D.S.

4546 North Avery Way • Canyon View, C:

Canyon View Dental Associates

4546 North Avery Way
Canyon View, CA 91783
Telephone (987) 654-3210

June 8, 2011

Gary Thompson, D.D.S.
2134 South Marshall Canyon
Canyon View, CA 91783

Dear Dr. Thompson:

On May 24 I completed an oral-dental examination without radiographs on Marcie Lynn. Radiographs taken within the past year are being forwarded to our office from her previous general dentist.

Marcie's dental status was within normal limits, except for her primary orthodontic condition. Specifically, she has a severe Class II skeletal malocclusion and anterior open bite, resulting from an underdeveloped mandible, exacerbated by a nocturnal finger-sucking habit. At her young age, this malocclusion could very likely inhibit her speech pattern development.

I have recommended to her parents that they consult with you for further orthodontic advice, as well as a speech pathologist.

It is always a pleasure to consult with you.

Yours truly,

Mary A. Edwards, D.D.S.
MAE/lg

TYPE:	Full blocked
PURPOSE:	Referral
PUNCTUATION:	Standard

图 61-12 一封全齐头商务信函。(From Gaylor LJ: The administrative dental assistant, ed 3, St Louis, 2012, Saunders; modified from Smart Practice: The complete dental letter handbook: your fingertip resource for practice communication, Phoenix, 1989, Semant-odontics)

Canyon View Dental Associates

April 28, 2011

Mr. and Mrs. Fred Collins
35901 E. 10th Street
Flora, CA 91782

Dear New Neighbors:

WELCOME GIFT

We have a gift for each member of your family. We would be delighted to have you stop by our office between 9:00 a.m. and 5:00 p.m., Monday through Thursday to pick up your complimentary dental kits.

All of us at Canyon View Dental Associates really take pride in our friendly, gentle atmosphere. We listen and are sensitive to your dental needs. If you have any dental need or emergency, we'll be available to help.

Welcome to the community! It will be great to meet you and your family.

Sincerely yours,
Canyon View Dental Associates

MAE/lg
Enclosure

4546 North Avery Way • Canyon View,

TYPE:	Semi-blocked/Modified block
PURPOSE:	Welcome to the Community (Direct Mail)
PUNCTUATION:	Standard

Canyon View Dental Associates

September 7, 2011

Blue Cross of California
P.O. Box 3254
Flora, CA 91783

To Whom It May Concern:

Re: Rose Budd, Group 8476, ID# 123-45-6789

Ms. Rose Budd's tooth #3 was extracted on 7-23-98 because of prior unsuccessful endodontic treatment, which caused chronic periapical and intraradicular infection. The endodontic procedure was not done in my office and I have no prior radiograph of the tooth.

To prevent mesial drift and occlusal trauma, I am recommending a permanent three-unit porcelain bridge from tooth #2 to #4 for Ms. Budd. I am enclosing a preextraction periapical radiograph and a post-extraction panograph for your review.

Thank you.

Sincerely yours,
Canyon View Dental Associates

MAE/lg
Enc. 2

TYPE:	Blocked (dateline and attention line options)
PURPOSE:	Insurance correspondence
PUNCTUATION:	Standard

4546 North Avery Way • Canyon View, California 91783 • Telephone (987) 654-3210

图 61-13 一封半齐头商务信函。(From Gaylor LJ: The administrative dental assistant, ed 3, St Louis, 2012, Saunders; modified from Smart Practice: The complete dental letter handbook: your fingertip resource for practice communication, Phoenix, 1989, Semantodontics)

商务信函剖析图

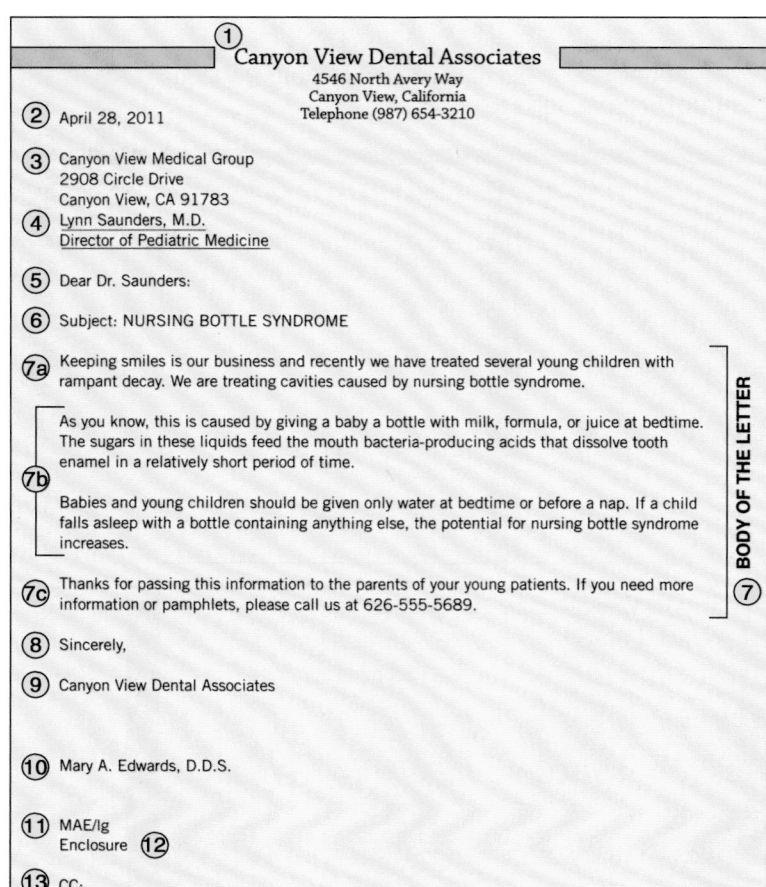

① 信头
可识别寄发信件的公司或者牙科诊所。信头的样式从颜色、字体和大小都会不同。它必须包括公司或牙科诊所的名字及地址,但电话传真号码、邮箱地址、网址或公司标志则可有可无。

② 日期
写信的日期是放在信头下隔几行内的(如果该信头是在页面的最上部)。日期与上下间隔没有硬性规定,只要匀称有吸引力即可。

④ 下划线
用来引起该收信人注意。输入时应写成带下划线的全名或都写成大写字母。不要把多余的头衔或职称包括在内。例如:Dr. Mary A.Edwards, DDS。但个人的行政职称可以紧接在第二行写。例如:
LynnSaunders.M.D.
Director of Pediatric Medicine
2908 Circle Drive
Canyon View, CA91783

③ 信内地址
与信封上的地址一致,当寄信给个人时,可以用以下两种格式:
1) 先写收信人的名字,再写公司的全称和地址;
2) 先写公司全称及地址,再写收信人的名字,并用下划线标明。
以上格式可因电脑软件的不同而各异,大部分软件可打印有信内地址信息的信封。

⑤ 称呼
问候收信人。当知道收信人的名字时,最好把名字写上:尊敬的Jones女士,尊敬的Tom Smith先生。如果对方跟你很熟,而且这封信没那么正式,可以写成"亲爱的Tom"就较为合适。如果不知道对方信息,则可写一般称谓:尊敬的先生/女士。

⑥ 主题
让人注意信件的主要内容。它的作用可有可无,可用下划线标明或全大写。

⑦ 信的正文
信的正文有3个部分:引言、正文、结语。

⑦a 引言在第一段,陈述你写信的原因,该部分仅占一段,对正文内容进行简要的描述。

⑦b 正文细述了引言的内容,该部分会根据引言提到的要点,并对应要点简明的分一到两段来展开。

⑦c 结尾段描述了后续治疗或期望的结果。细述了将采取的行动。例如,如果你写信是将一位病人转诊给专科医生,就应告知专科医生该病人的后续治疗。结尾段应让对方知道下一步应该做什么。

⑧ 结尾敬语
有礼貌地结尾。典型的结尾敬语有:此致敬礼。应根据信的总体意图来选定。你不应用"祝好"作为催账信的结尾敬语。

⑨ 公司签章
它明确了寄信人所属的公司,当寄信人是代表公司的时候用的。

⑩ 签字者署名
与上一项(结尾敬语或公司签章)之间空四排,以留出空间签字。必要时输入签字者的名字及头衔。

⑪ 相关人员姓名缩写
用来辨认寄信者和打字员。输入寄信者姓名大写首字母,及斜杠(/)或冒号(:),接着输入打字员名字首字母的小写,其目的是区分两者。

⑫ 附件提示
提醒对方有附件,当有附件时可用下划线作提示。

⑬ 抄送
告知对方该信同时也会寄给第三方。用"CC"来标记。它是"Carbon Copy"或"Computer Copy"的缩写。说明该信也寄给了其他人,而他们的名字会在CC:后列出来。

图 61-14　商务信函剖析图。(From Gaylor LJ:The administrative dental assistant, ed 3, St Louis, 2012, Saunders;modified from Smart Practice:The complete dental letter handbook:your fingertip resource for practice communication, Phoenix, 1989, Semantodontics)

牙科诊所的营销

营销(marketing)一词通常给人的印象是大型广告,然而这一词在牙科行业的诠释是不同的。在牙科行业里,营销包括吸引新病人并留住老病人的所有活动。沟通技巧是牙科诊所营销中最重要的部分。

营销计划的初始和发展是牙科医生的职责,然而,为了营销计划的成功,牙科团队的所有成员都必须积极地投入到设计、实施和掌控该计划中。

尽管这是一个团队的努力,其中一人(常为诊所经理或业务助理)会肩负起确保整个营销过程顺利运转的责任。

诊所营销的目标

任何营销计划的首要目标是为诊所树立一个良好的形象,即诊所是让病人在关怀的气氛中接受优质治疗的地方。所有的工作人员都有积极、团队协作的态度是成功树立这种形象的关键。业务助理尤为重要,因为他/她经常与病人建立初次联系。第二个目标是让病人在诊所建档。从而了解新病人的需求并寻求满足这些需求的方法。

营销逻辑

大多营销成功的诊所将成功归因于好的规划、细节的专注、预算的抉择及结果追踪。

计划

为取得营销计划成功必须建立明确目标及日期,专注细节也很重要。

营销预算

牙科医生为了诊所营销计划会预算出一笔投资资金,它的平均范围是上年总收入的3%~5%。

追踪反馈

追踪决定了营销计划的成功,还对每次营销活动提供了反馈。追踪的完成可能是营销后对新病人转诊量的统计。举一个追踪的例子:"在一场特别的营销干预后,30名新病人前来就诊"。这就是一个成功的量化反馈。

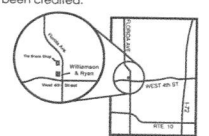
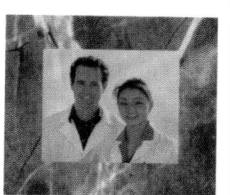

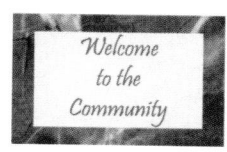

图 61-15 一个关于牙科营销活动的小册子的例子。(Courtesy Office Suppiles,Champaign,IL)

诊所营销的类型

外部营销活动发生在诊所外,针对非病人的人群。这些活动包括健康宣传展会和对在校学生或老年人的演讲课堂。外部营销活动可能需要工作人员走进社区,提供热情、专业的服务。内部营销策略是针对诊所老病人的一些活动和推广。这也需要员工的参与。这些活动可以包括但不限于以下几点(图61-15):

- 出版诊所简报
- 月报表中插入更新升级的促销内容
- 给介绍新病人到本诊所的人送花或适当的"感谢"礼物
- 给病人寄生日卡或特殊纪念日贺卡
- 提供赠品、诊所对外开放参观及其他推广活动

诊所简报

简报是诊所有效的沟通工具。病人们很喜欢通过看简报去了解诊所提供的最新高科技及人性化关怀。制作诊所简报的目的包括如下内容:

- 不断地让病人了解新技术和治疗进展
- 让病人保持与牙科团队成员之间的联系
- 列出参加问答比赛胜出者的姓名以供他人参考(注:只有病人同意后才能列出姓名)
- 公告诊所内发生的其他变化

大多诊所每季度发表简报,一些专业简报制备机构可做出各式简报,其内容可包括牙科医生头衔和诊所介绍信息。

病人宣教资料

印刷册、宣传单和公告书是文字沟通工具,能成功地用于许多牙科诊所中。发放出去的资料每张都必须包含牙科医生名字、诊所地址和电话号码。另一个有效营销途径是在宣教资料上填写病人姓名,因为这会让病人更可能去认真阅读并参考运用资料里的内容。

➡ 复习

18. 诊所营销会涉及牙科诊所团队里的哪些成员?
19. 在营销方面的投资应占诊所收入总额的比例是多少?
20. 请举例说明对外营销活动有哪些。

▪ 健康教育

牙科团队提供的服务是从始至终的,作为团队的一员,你的言语和行为都代表着牙科医生和诊所。全部员工都应齐心协力为病人营造一个有信心和互相信任的氛围,并提供各种信息,包括约诊、如何记账、保险服务、电话服务、开诊时间和急诊范围。有关费用和诊所政策制度的信息也应随时提供给病人。给病人提供的信息越多,他们越能从牙科诊所里获得治疗的信心。▪

▪ 展望

现代化科技让人们更容易沟通交流。例如,牙科诊所可以通过官网来介绍工作人员,展现诊所理念,描述诊所的专长。网络运作可以让未来许多信息通过电子邮件来传达。当病人更新注册信息表时,要求填写电子邮箱。业务助理则可电子邮寄预约提醒、回复通知、登记病人保险信息和记账问题。▪

▪ 法律和伦理问题

切记与病人任何形式的沟通都是保密的,不论是通过电话、信件或档案。在美国,1996年颁布的健康流通保险与责任法案(Health Insurance Portability and Accountability of 1996, HIPAA)提高了我们对病人交流时保护隐私的意识。确保你在谈及具体治疗或相关费用时是谨慎的。每种沟通方式都应展现出一个很专业的形象。▪

▪ 评判性思维

1. 查看邮箱中的"垃圾邮件",选几个能吸引你注意力的销售技巧。
2. 写一段在牙科诊所接电话时的具体实用性对话。
3. 回想一下你上次去看牙科医生的情景,并讨论诊所就医看病的流程是怎样的,描述接待区如何运作以及工作人员如何对待他人的。
4. 列出病人看牙科医生时可能感到忧虑的原因,并讲述可以帮助病人减轻压力的做法。
5. 你是否碰到过"歧视"场景?如果是,请描述当时的情况给你的感受,并提出防止这种问题出现的办法。▪

操作 61-1

接电话

器械与物品

- ✔ 电话
- ✔ 留言板
- ✔ 铅笔和签字笔
- ✔ 预约本

步骤

1. 第一时间接听电话。

    目的:体现诊所接待病人是及时和快速有效的。

2. 嘴唇与话筒的距离为 2.5cm。

3. 报出诊所全称和自己名字。

    目的:让对方知道这个来电是否正确。

4. 确认对方姓名。

    目的:表明对来电的关注,建立良好的初步关系。

5. 按照对方的要求逐一回答具体问题,包括新病人信息、约诊或费用问题。

6. 适当时可留对方信息。

7. 用专业礼貌的方式结束对话,在对方挂断后才能挂机。

操作 61-2

写一封商务信件

器械与物品

- ✔ 电脑
- ✔ 有信头的纸
- ✔ 签字笔

步骤

1. 使用"WORD"软件来处理文档,设置页边距、字体大小、行间距以及字母顺序(如果这是特定软件的一个功能)。

2. 先在电脑上打个草稿,再让同行从头到尾看一遍并做好批注。

    目的:这不仅提供了书写方面的锻炼还在别人的帮助下提高了语言和非语言技能。

3. 检查草稿,确认信息、语法、拼写和标点都正确。

4. 修改过的草稿形成正式信件。

5. 最后输入名字并亲笔签名(或者,如果是帮某人写信,就要输入此人的名字并附上亲笔签名)。

(徐佑兰 译,周毅 校审)

62

业务经营系统

关键术语

现有病历(active files):在过去2~3年内就诊过的病人的病历。

预留时间(buffer time):在预约表上为急诊病人保留的时间。

通话清单(call list):短时间内可来就诊的病人名单。

时间顺序归档(chronologic file):将材料按月(或天)区分的文件归档系统。

交叉引用文件(cross-reference file):按照文件名的字母顺序排列并设置文件编号的一类文件。

日程表(daily schedule):供员工参照和查看的病人预约实况表。

空闲期(downtime):病人治疗过程中的等待时间。

文件索引插页(file guides):为查找方便而建立的放在病历之间写有字母或数字的插页。

归档(filing):为需要时易于查找而对病历进行分类和排列。

过去病历(inactive files):超过3年未来就诊的病人的病历。

交付周期(lead time):从订货到收货的预估时间,该时间允许有一定延迟。

收支总账(ledger):记录所有账户交易的财务报表。

归档指示卡(outguide):归档系统使用的一种卡片,与书签类似。

现档病人(patient of record):经牙科医生检查、诊断并制定治疗计划的病人。

订购单(purchase order):授权从供应商处购买产品的表格。

使用率(rate of use):在既定时间内使用产品的次数。

订购标签(reorder tags):当某件物品供应减少需要再订购时使用的标记系统。

申请书(requisition):用物的正式申请。

保质期(shelf life):产品使用前能够储存的时间。

时间单位(units of time):安排预约时使用的时间增量。

缺货清单(want list):订购物品的清单及想要询问销售代表的问题清单。

保修单(warranty):描述制造商更换与维修指定产品的书面声明。

学习目标

完成此章节的学习之后,学生将能够达到以下目标:

1. 掌握关键术语的发音、写法和定义。
2. 讨论经营管理手册的组成部分。
3. 讨论计算机在牙科诊所中的使用。
4. 讨论文件保存,包括诊室里不同种类的病历和文件。
5. 讨论有效归档的指南,并描述如何使用这些归档系统:字母的、颜色编码的、数字的(交叉引用)、时间顺序的和电子的。
6. 描述为使创收率最大化的预约安排。
7. 识别预防性复查系统的类型并说明每个系统的好处。
8. 讨论库存系统的管理。
9. 解释牙科供给预算的组成部分。
10. 讨论维修和维护牙科设备需要留存的记录。

业务厅,又称前台,是牙科诊所经营业务的重要组成部分。成功的牙科诊所需要通过有效的管理来实现组织目标、提高员工满意度和获取经济回报。本节介绍的业务经营系统对牙科诊所的日常运营至关重要。有效、实用的业务系统,可以提高工作效率、减少压力,同时最大限度地增强病人的信心。

负责诊所业务的人员通常称为行政或业务助理。根据诊所规模不同,行政职责划分也不同。若诊所规模较小,可由一个人承担所有职责;若诊所规模较大,可按职责分为接待员、会计、预约管理员、文件管理员、保险管理员及秘书。这些职责包括但不限于以下内容:

- 接待病人和接听电话
- 预约病人
- 管理病历
- 管理应收账款和应付账款
- 管理病人复查系统和库存系统
- 监督并监控诊所的市场营销活动,管理工资总支出
- 向病人说明收费情况并进行财务安排

经营管理手册

为了保证牙科诊所顺利运行,必须制定经营管理手册。手册中包括员工在诊所应该遵循的规章制度与工作流程,以及前台人员与临床人员的工作职责。具体如下:

- 手册的目标或目的
- 如何沟通工作
- 人事制度
- 工作制度
- 办公记录
- 健康保险流通与责任法案(Health Insurance Portability and Accountability Act,HIPAA)的规定
- 职业安全与保健管理局(Occupational Safety and Health Administration,OSHA)和感染控制政策
- 临床治疗操作
- 专业机构

美国牙医协会(American Dental Association,ADA)提供了有助于牙科诊所制定工作手册的实践指南。该指南由ADA专业人员组成的团队撰写和审阅,包含各类工作事宜、样表、清单以及规章制度等。文件以word格式存在光盘里,便于牙科诊所根据需要使用和修改。具体包括:最新的工作描述范例及面试询问的问题;上下班时使用手机、电子通信及社交媒体的规章制度;病人管理;HIPAA和OSHA的规章制度;员工表现评价表及预防自然灾害等内容。

HIPAA 合规性

为了保护患者权利,1996年美国出台HIPAA。

ADA在HIPAA的实施中起着非常重要的作用。通过ADA的参与,牙科诊所可以依据规模和需求灵活制定自己的规章制度。

将HIPAA法案运用到实际工作中需遵照特定的形式。牙科工作人员必须了解具体的安全和保密事项。牙科诊所不仅应持续加强在职人员的法案相关知识培训,而且也应尽快培训新员工。

HIPAA 隐私权循规清单

手册中应包含以下内容:

- **熟悉法律**。熟悉HIPAA相关规定。熟悉所在州的隐私权条例。
- **采用或创建必要的表格**,以便于在工作中实施隐私权条例。
- **培训员工**有关隐私权政策和制度的内容,并指派一名隐私权专员和一名联系人接受投诉。同时确保培训有书面记录。
- **让病人知晓新政策**,可张贴或分发《隐私权条例须知》,同时要拿到病人签字的《隐私权条例须知确认单》。
- **确保充分执行并及时更新政策和制度**。如果有任何改变,应有书面记录。

人事手册

人事问题会在业务管理手册的就业部分或在一本单独的人事手册中提及。主题包括:每位员工的工作描述;工资结算期和工作时间说明;员工福利信息如带薪假期。也包括临时聘用、产假、纪律、性骚扰及解聘方面的制度。

一些诊所使用商业人事手册,也有一些诊所制定自己的人事手册。不论使用哪种类型的手册,推荐使用活页夹以便及时增加最新的政策或者删减过时的信息。为避免员工之间的错误传达,要确保每位新员工在入职第一周学习办公手册,并要求所有现有员工要持续学习手册中添加的任何新信息。若有不懂之处及时提出。

牙科诊所的计算机应用

计算机在牙科诊所的使用不断替代许多由业务助理手工完成的工作。计算机可以接收、存储、处理及发送信息,几乎能够处理诊所各方面的工作(图62-1)。具体包括:

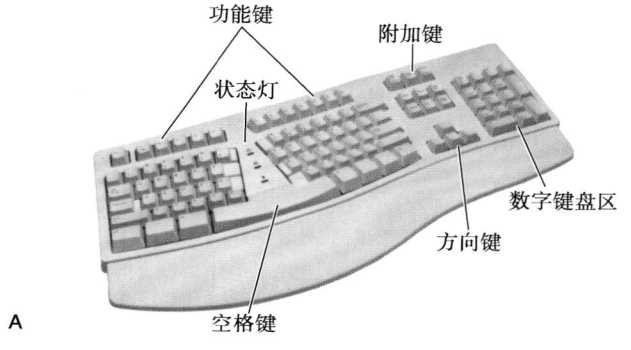

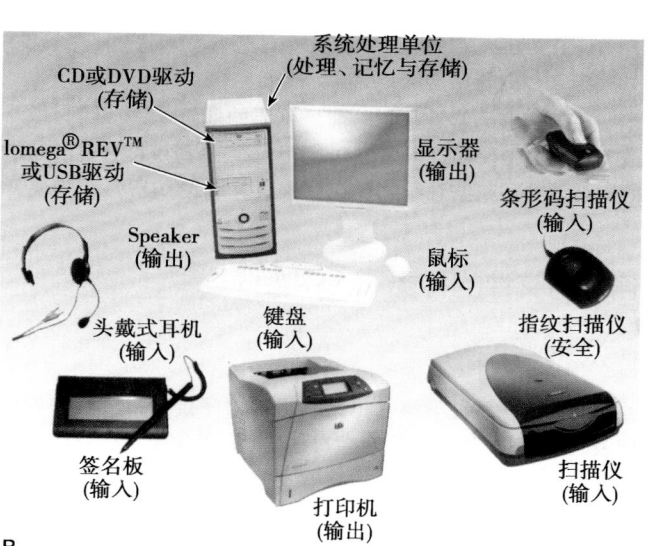

图62-1　A,计算机键盘。B,计算机系统。(A,From Finkbeiner BL,Finkbeiner CA:Practice management for the dental team,ed 7,St Louis,2011,Mosby. B,Courtesy Patterson Dental,St paul,MN.)

- 安排预约
- 电子病历
- 文字处理
- 网络及业务处理
- 会计工作
- 数据库管理
- 计费和收费
- 病人收支总账
- 保险赔付的处理

计算机的特征

　　计算机是可编程的机器,由两部分组成:①**硬件**:装有电线、晶体管和电路,可以执行一系列功能;②**软件**:为硬件输入数据以执行一系列指令。

　　通用计算机需要以下硬件:

- **存储器**:为计算机存储临时数据和程序。
- **中央处理单元(CPU)**:也称为计算机的核心。是执行指令的部分。
- **大容量存储设备**:允许计算机永久保留大量数据。如磁盘驱动器。
- **输入设备**:包括键盘和鼠标。输入设备是数据和指令进入计算机的一个通道。
- **输出设备**:包括显示器和打印机,能看到计算机完成的工作。

⊖复习

1. 监督财务情况是牙医助理还是业务助理的职责?
2. 新员工了解办公手册的最佳方式是什么?
3. 在处理业务时,是什么在不断取代"手写"的操作程序?

信息保存

　　保存信息记录是业务助理最重要的职责之一。因为纸质或电子文件中保存着很多信息,诊所必须找到最符合自己需求的记录类型和归档系统。保存精确且完整的病历是医疗质量的标志。

信息与文件的种类

病人牙科病历

　　病历包括多种表格。每张表格按顺序排列,包括:病人登记表、一般病史及牙科诊疗病史、检查结果、诊断及治疗计划、治疗记录、沟通记录、知情同意书及放射线片(第 26 章详细说明了病历中的各个表格)。

病人的财务记录

　　病人账户的财务信息作为诊所业务记录的一部分单独保存。该信息不该与病人病历放在一起。

　　病人的结算单或收支总账(ledger),包含着每位病人或每个家庭的财务信息(图 62-2)。电子收支总账与纸质收支总账相似(图 62-3)。你可以从一个终端输入付款、赔付信息并打印账单和提醒信函。当你输入付款信息的时候,保险收益会自动更新,并且系统会精确计算出每次治疗由保险公司承担的费用。如果有两个保险赔付存在,系统会自动报警。

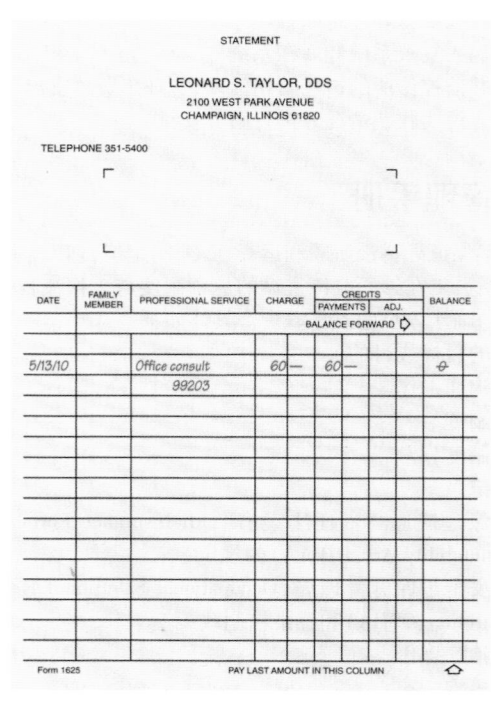

图 62-2　病人收支总账。(Courtesy office supplies,Champaign,IL.)

诊所业务记录

　　精确的业务和财务记录能够让业务助理以组织严密并且类似商业的方式管理诊室业务。这些记录存储于特定区域(如应收账款和办公用品)下的主题文件中,或者以电子形式储存。业务记录包括但不限于以下内容(图 62-4):

- 应收账款记录
- 待支付费用
- 消费记录(收据和账单)
- 工资记录
- 业务往来记录
- 作废的支票和银行账单
- 收入和支出记录
- 财务报表、纳税记录及公司记录
- 打印版的诊所报告
- 人事记录

⊖复习

4. 病人的结算单又称为什么?

电子收支总账解析

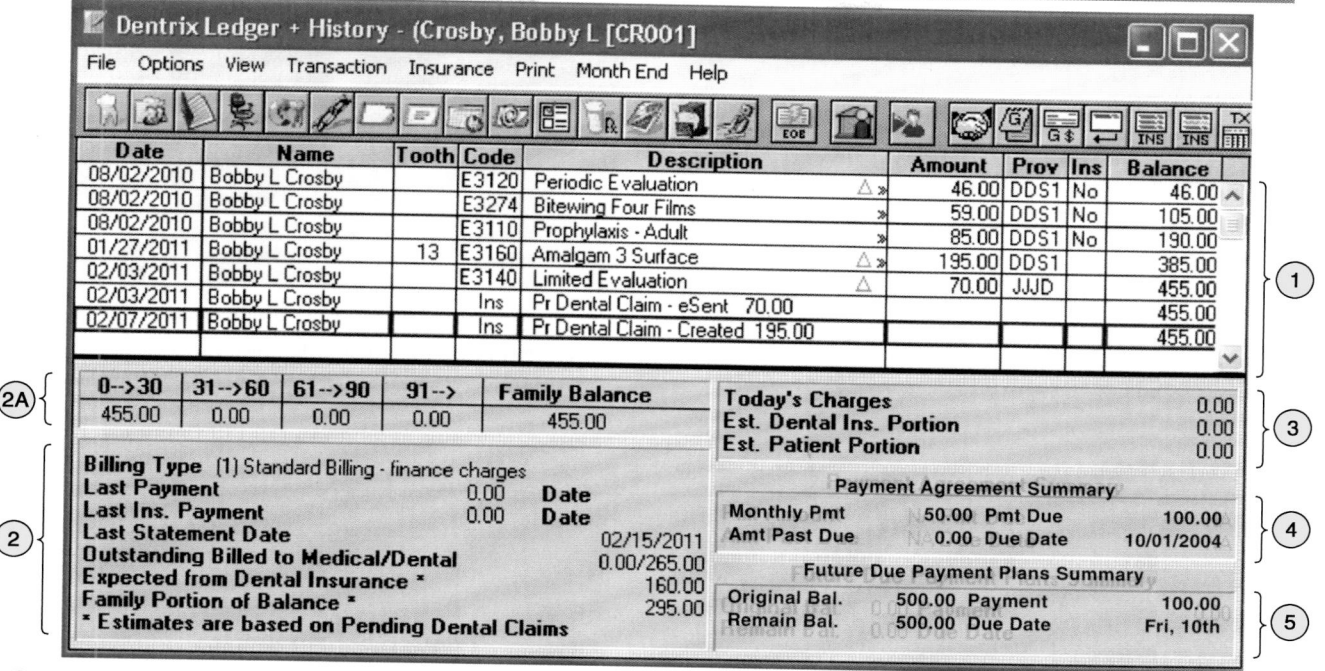

① 交易记录罗列了病人/家庭账户的所有交易。对于每一笔交易,收支总账上列出日期、病人或监护人姓名、牙位、治疗代码或类型、描述、交易金额以及提供服务的人员。同时也会注明是否向保险公司送了索赔报单。描述一栏出现的几种其他符号表示这笔交易含有其他信息。

② 账户信息包括计费类型、最后一次账户保证人付款的金额和日期,以及最后一次保险付款的金额和日期。最后结算日是指打印该账户未付账单的最后时间。保险未付账单是指保险将为未索赔的牙科治疗支付的金额。家庭余差额部分是指保险金支付后病人所欠的金额。

②A 账户余差额显示在对应的年龄分段下。总账户余差额显示在家庭余差额下。

③ 今天的费用是指今天所有交易的费用。估算牙科保险部分是指根据家庭保险条款的赔付范围预估的牙科保险支付金额。估算病人部分是指根据家庭保险条款的规定预估的病人自己承担的金额。

④ 如果账户有支付协议,该协议的当前状态会显示在此。

⑤ 如果账户有未来支付计划,支付计划的当前状态会显示于此。

图 62-3　电子收支总账解析。(From Gaylor LJ:The administrative dental assistant,ed 3,St Louis,2012,Saunders.)

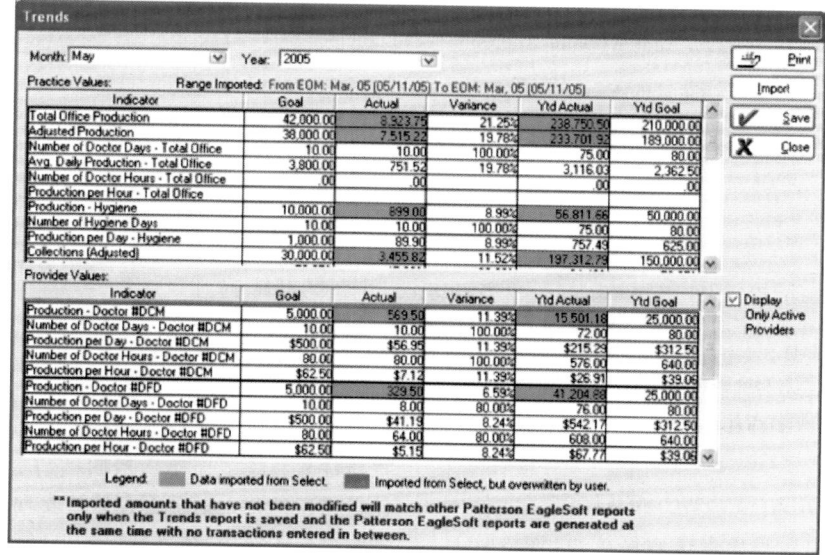

图 62-4　诊所业务软件示例。(Courtesy Patterson Dental,St Paul,MN.)

归档系统

即使牙科诊所更换电子系统,依然有一些特殊的记录需要继续使用传统的归档系统。归档(filing)是将记录分类整理的方法,以便于安全保存,并在需要的时候快速获取。

基本的归档方法

牙科诊所使用的基本归档方法有姓氏字母、颜色编码、数字和时间顺序。

字母

字母归档系统是目前用来归档病历及收支总账卡的最简单且最常用的系统。在该系统中,所有条目按照字母顺序(A-B-C)归类,该顺序必须与基本的索引规则一致(图62-5)。表62-1展示了字母归档的规则。

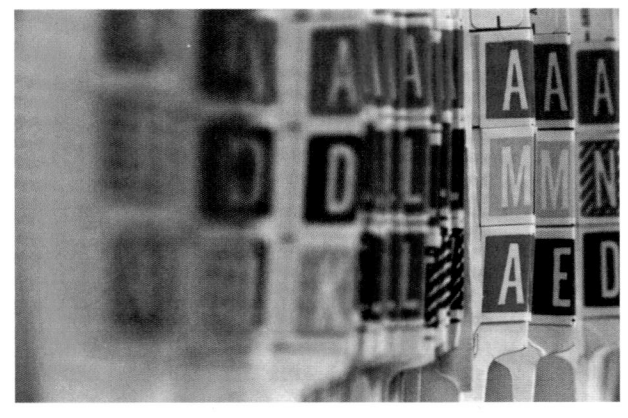

图 62-5　通过归档系统保存文件的示例。(From Adams AP,Proctor DB:Kinn's the medical assistant:an applied learning approach,ed 11,St Louis,2011,Saunders.)

表 62-1　字母**归档检索*规则

索引规则	字段1***(标题****)	字段2	字段3	字段4
姓名	Brown(姓)	John(名)	William(中名)	中级(术语,指资历)
已婚女性	Brown(姓)	Marry(名)	Harris(中名或婚前姓)	Mrs. John W.(只是信息,不是检索字段)
不含前缀及缩写前缀	Brown			
	Brown	J.		
	Brown	John		
	Brown	John	W.	
	Brown	John	William	
	Brown	John	William	中级
前缀是姓的一部分,不是一个独立的字段	Macdonald	Peter		
	McDonald	Paul		
缩写前缀(拼写出来检索)	St. Andrew(Saint Andrew)	Francis	Lee	
带有连字符号的姓名(作为一个检索单位)	Vaughan-Eames	Henry	David	
不是检索字段的标题	Douglass	James	Richard	Ph. D.(只是信息,不是检索字段)

* 索引是指选择一个标题的过程,文件归档在该标题下。也是决定组成该标题的字段顺序的过程。

** 按字母顺序是指标题和索引字段严格按照 A-B-C 的字母顺序排列。

*** 一个字段是姓名或主题中一个单独的重要部分。需要检索的文件是按照字段管理的。用于索引的姓名可能不是正常的顺序,但是一旦分配了字段号以后,字段就按照字段号的顺序排列了。

**** 标题是文件归档的题名或者短语。组成第一个索引字段。

颜色编码

颜色编码让病历的归档与检索更容易更快(图62-6)。通过颜色编码,将颜色和病人姓氏的前两个字母组合起来形成标签。除了加快病历归档与寻找的速度,颜色编码也使得错误的归档记录更容易被发现。颜色编码也可以与数字归档一起使用,在这种情况下,颜色标签用病历号的最后两个数字标记。

颜色编码归档剖析

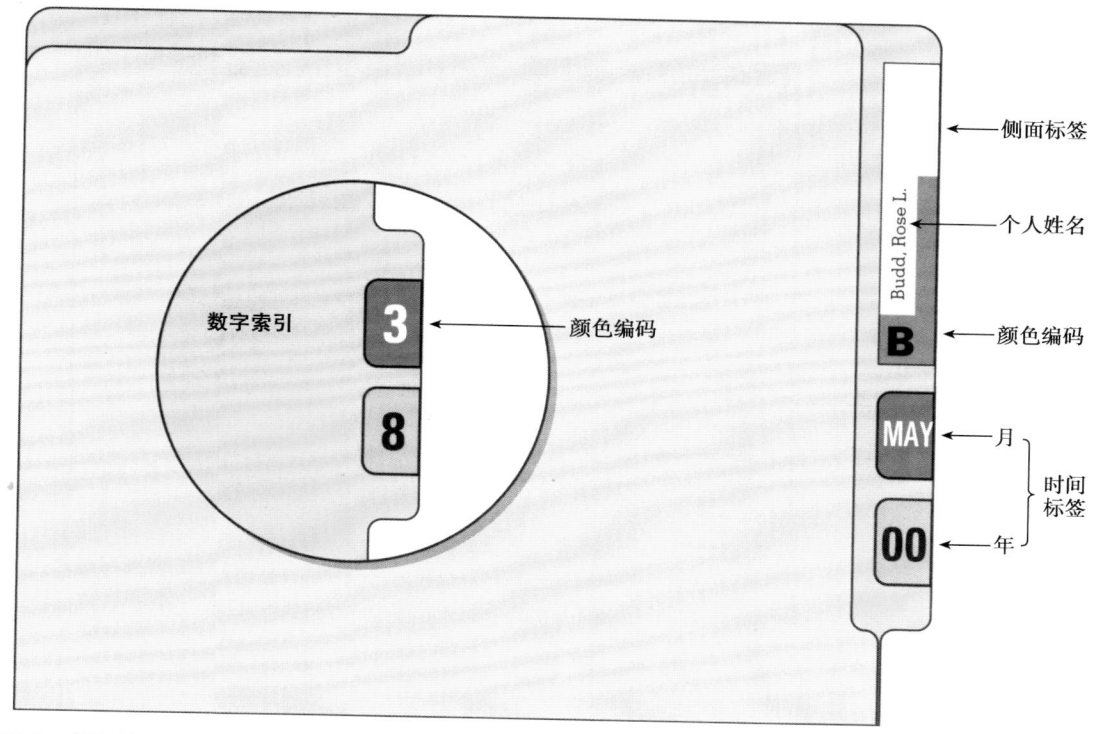

图 62-6 颜色编码归档示例。(From Gaylor LJ：The administrative dental assistant，ed 3，St Louis，2012，Saunders.)

数字

在数字归档系统中，每个病人的病历或文件都有一个编号。在直接数字归档系统中，所有文件都按照严格的 1-2-3 顺序归档。较大诊所的病历经常使用数字归档。在该系统中，要想确认文件的位置，你得有一份交叉引用文件（cross-reference file），该文件会将文件名按照字母顺序罗列，在其后附有文件编号。

时间顺序

时间顺序归档（chronologic file）可分为按月归档、按季度归档和按年归档。这种归档方法通常用于处理复查系统或"提醒"系统中的各种任务，如必须在每年特定时间执行的日常维护。其他文件如交叉引用文件、库存管理文件及即刻预约名单也可以按照不同的目的使用该归档方法保存（图 62-7）。

电子

在工作中，通常会使用至少一种电子归档或存储系统。电子文件存储于计算机的硬盘驱动器中，另外还应备份在压缩磁盘驱动器或 CD 中。为便于寻找这些文件，每份文件都应有主题名或数字标签（图 62-8）。

有效归档指南

归档系统要简单。系统越简单，越容易操作。

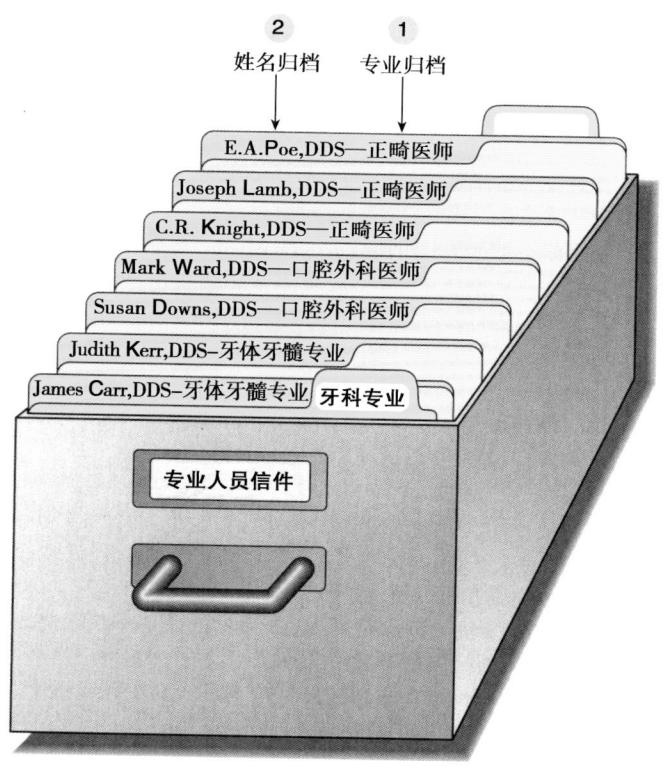

图 62-7 时间顺序归档。(From Gaylor LJ：The administrative dental assistant，ed 3，St Louis，2012，Saunders.)

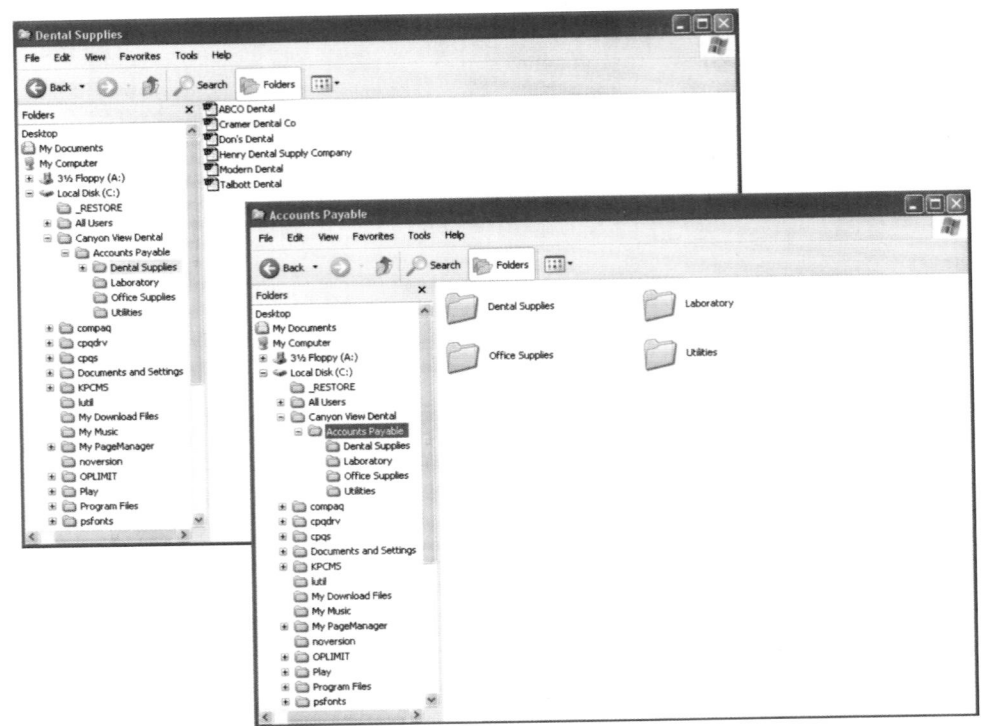

图 62-8　电子归档。（From Gaylor LJ：The administrative dental assistant，ed 3，St Louis，2012，Saunders）

文件夹标签要清楚。每个文件夹应该有一个清晰的标签，标有病人的全名或文件夹的主题。这样可以节省时间，避免为寻找某个文件而浏览全部。适量使用文件索引插页（file guides），根据文件夹大小，基本每 5 到 10 份文件夹需要一份文件索引插页。

每份文件之间留有足够的空间。如果每份文件空间不足，纸张就紧紧地挤在一起，会让归档进程减慢、病历更难找到并且可能破坏归档材料。每个架子或每个抽屉要留有 4inch（1inch＝2.54cm）的空间。

为书架或抽屉贴标签。所有文件应清晰、整齐、准确地标明其内容或其他适当的称谓。

使用归档指示卡。归档指示卡（outguide）像归档系统的书签。当文件夹从系统中取出，放置一张归档指示卡标记其位置。当病历归还时，将更容易指出缺失病历的位置，提高工作效率（图 62-9）。

预分类。在开始归档前将文件夹按照合适的顺序预分类以加快归档进程。

现有病历和过去病历

病历是牙科诊所的永久记录，没有牙科医生的特殊指示不能丢弃或损毁。为减少每天必须分类的病历表格数量，许多诊所将病历分为现有病历和过去病历。

现有病历（active files）是最近（通常为过去 2~3 年）就诊病人的病历。保存在容易拿到的区域。

过去病历（inactive files）是过去 3 年未来就诊的病人病历。保存在不太方便拿到的区域，需要时拿取。

清除标签

颜色编码清除标签，也称为**时间陈化标签**，使得现有病历

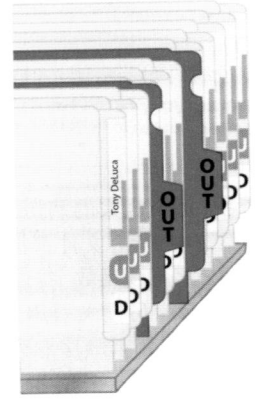

图 62-9　使用归档指示卡

和过去病历更容易区分。例如，2014 年病人初次就诊时，文件夹上会贴一个红色 2014 标签。2015 年病人初次就诊，先前的标签上会贴一个绿色 2015 标签。当选择从 2014 年后未来就诊的所有病人病历时，就能够非常容易地快速找到只有红色 2014 标签的病历。

病历保护与保密

丢失、烧毁或其他灾害造成病历的损坏可能严重妨碍牙科治疗。因此，随时保护病历是非常重要的。病历和所有其他执业信息都是保密的，应妥善处理。

HIPAA 电子防护措施

防护措施必须到位，以确保电子文件的安全与保密。HIPAA 附加的特殊协议指出，牙科诊所必须有实物的和技术上

的防护措施以确保病人个人信息的安全和保密。工作中应使用密码并经常更换，并且维护计算机系统上的防病毒软件也很重要。如果使用网络，还应该构建防火墙。同时，前台的计算机屏幕不能让病人看到。即使确定计算机屏幕不在公众视线范围内，除非正在使用病历，否则屏幕上病历不要为打开状态，应该使用完就立刻关闭。

保护电子文件

如果诊所是电子系统，最好在每天下班前备份（及复制）所有文件。万一系统出现问题，就可以用备份文件。许多诊所都保留两套备份文件，一套在办公室，另外一套在诊所以外安全的地方。这样，即使发生火灾或者其他灾难事件，仍然有一套可用的文件。

保护纸质文件

永远不要把纸质病历放在其对应的文件区之外。如果使用完就归还到正确的地方。每天下班前，确保所有病历都保存在档案柜并关门。当病历由治疗区返还到前台时要注意采取预防交叉感染的防护措施。

复习

5. 档案柜每个架子应该留多少剩余空间？
6. 取走病历后用什么标记其位置？
7. 哪种归档系统使用起来最简单？
8. 如果病人过去三年没来就诊，其病历为现有病历还是过去病历？

预约安排

有效的预约安排对于整个牙科诊所的顺利运转非常重要。应安排专人负责管理预约系统。通常由业务助理担任，规模较大的诊所由预约专员进行预约。

预约安排遵循的原则

接诊病人要准时。 不应该让病人等待，等待是不尊重病人时间的表现。

有效衡量每天的接诊量。 有利于匀速接诊，不用过度紧张或仓促。

牙科医生和员工要充分利用时间。 能在提高效率的同时为病人提供优质的护理。

电子化或手动预约

可以使用电子预约系统或者使用传统的预约本手动预约。不管使用何种系统，基本的原则都是相同的。选择恰当的预约本格式、列出日期及有效预约病人都能确保时间合理利用。

预约本

如果使用手动预约本，必须要在每个约诊记录区留有足够的空间，以写下必要的治疗信息。最有效的预约本格式为所谓的"周预约本"。这样业务助理可以一次看到一周内每天的预约情况。预约本最好用活页夹，这样全打开的时候两边可以平放在桌面上（图62-10）。

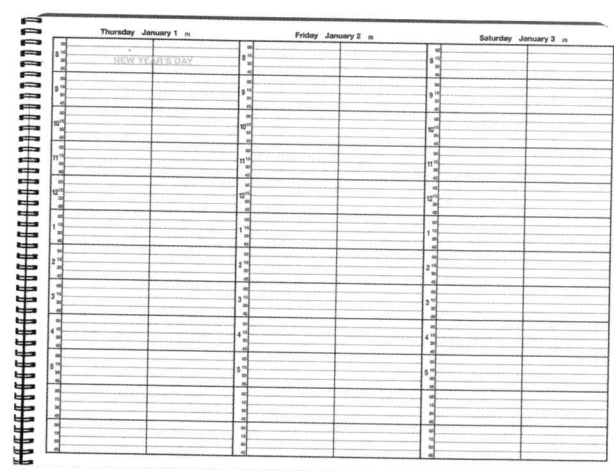

图62-10　预约本示例。（Courtesy Patterson Office Supplies, Champaign, Il.）

如果是电子预约系统，应选择让业务助理方便进行"预约、删除、再预约及更改预约"等操作的软件。电子预约系统还应能够通过控制何时何地进行何种治疗来设置工作目标（图62-11及图62-12）。此外，还包括以下功能：

- **自动调度程序，** 可以快速搜索现有的预约空缺。
- **病历，** 可以查看病人人口统计学资料及其他信息。
- **每日预约屏幕，** 可以用颜色标记与病人治疗相关的部分。

预约指南

时间单位

在计划预约时基本的时间增量称为时间单位（units of time）。根据牙科医生的喜好不同，一个时间单位可能是10、15或30分钟。如果是10分钟，1小时由6个单位组成。如果是15分钟，1小时由4个时间单位组成。如果是30分钟，1小时由2个时间单位组成。大多数牙科诊所使用15分钟的时间单位，因为15分钟能够在预约时提供最大的灵活性，从而提高工作效率。

高效预约的关键在于根据病人治疗完成的时间进行预约，而不是既定的30分钟或1小时。如果诊所使用15分钟为1个时间单位，病人的治疗需要将近40分钟才能完成，牙科医生应该为该病人预留3个单位的治疗时间。

每天分几列

每天的预约安排为每一位操作者空出了单独一列，每一列代表一个治疗室或者治疗区。操作者可以是牙科医生、牙科卫生士或职能拓展的牙医助理。例如，在典型的个人经营的牙科诊所，应当在一天中预留一列为牙科医生预约，一列为牙科卫生士预约。如果诊所也雇用了职能拓展的牙医助理，也应为其预留单独的一列。

预约本解析

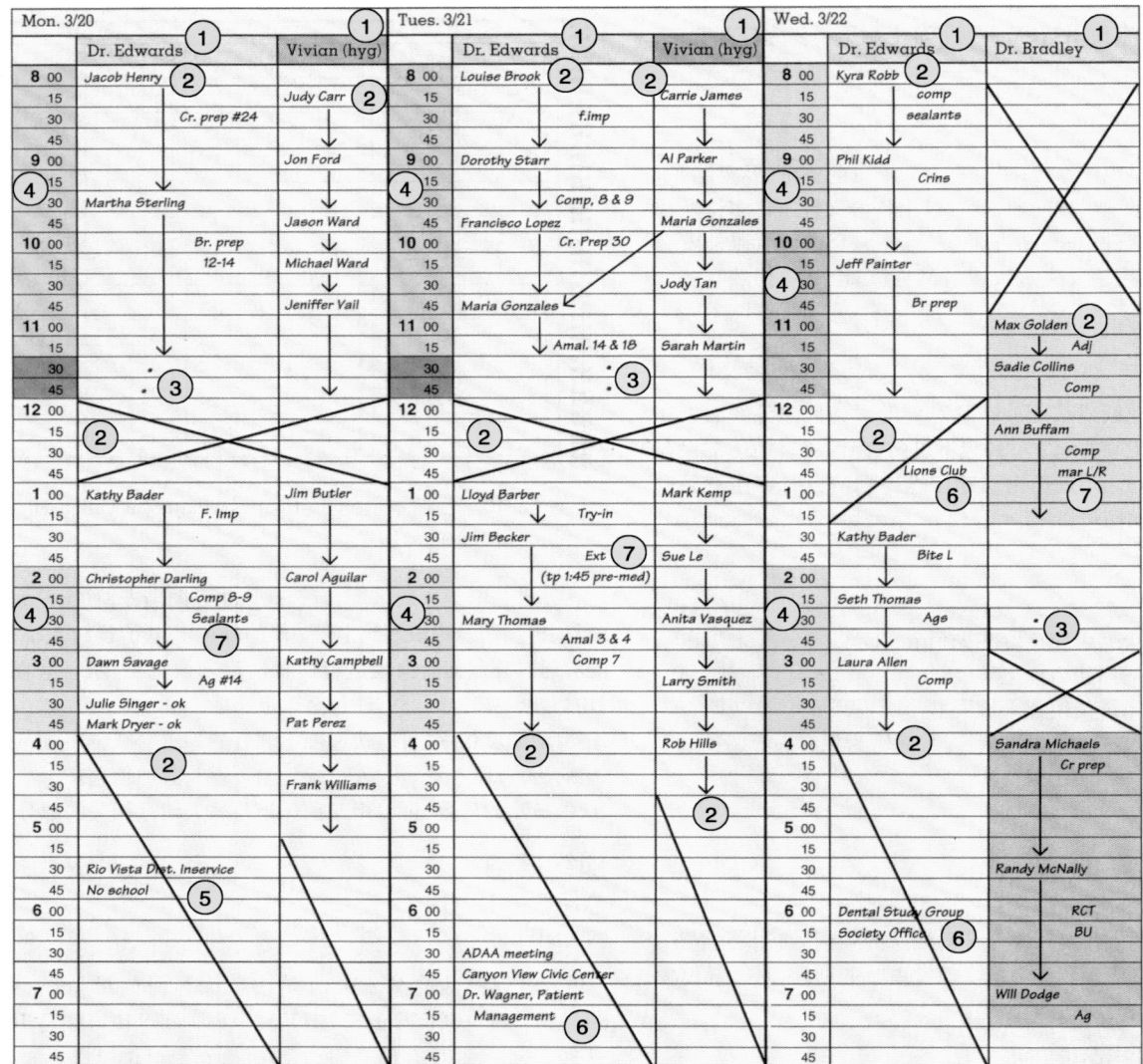

预约本模板

一旦选定了预约本类型，下一步就是自行设计每一页，即设计预约本模板。电子预约在计算机最初设计功能的时候就已经设置好模板了。程序会按照牙科诊所的指示自行设计预约本。

设计预约本模板的步骤

① 为每一列分配一位工作人员并能清晰辨认。如果是治疗室形式的预约本，那就标明每一列的治疗室。

② 在每一列上做标记，使得浏览预约本的人员能够轻易判断出第一项治疗开始、午饭或晚饭以及最后一项治疗结束的时间。

③ 为急诊病人预留时间非常重要。预约本上应该每天预留一段时间接急诊。可以通过"衔接法"为即刻预约和急诊病人预留治疗时间。例如：实施麻醉后牙科医生要等待10~20分钟，这段时间可以检查另一位病人。

④ 通过认真计划以及细节把控，预约本上可以看到何时何地预约何种治疗。荧光笔、彩色贴纸或者彩色书签(彩色贴纸和书签可以重复利用)有助于分辨预约的时间段及治疗。使用电子预约系统的时候，可设置该项功能。

⑤ 了解本地学校放学或休假时间。该信息非常有用，因为老师和学生能够在该时间段按时就诊而不用耽误上课。

⑥ 除病人预约信息外的其他信息也可以登记在预约本上，有助于诊所开展工作。包括：牙科医生和牙科助理的学术会议，例如牙医协会会议、牙医助理及牙科卫生士协会会议、学习沙龙及继续教育课程、休假，还有重要的截止日期，例如季度税收、工资存款或者牙科诊所的其他重要日期。

图 62-11　预约本解析。(From Gaylor LJ: The administrative dental assistant, ed 3, St Louis, 2012, Saunders.)

⑦在预约本记录时,一定要小心地用铅笔写,并要容易辨认。要记录如下信息: 病人姓名(姓和名都要写)、治疗所需时间(用箭头表示)以及治疗名称代码。还应该记录联系电话(尤其是新病人)、治疗中是否需要牙科技工室工作以及牙科技工室工作是否返回的代码。还有病人是否需要术前用药及其他重要信息。

一些通用代码:
C=需要确认的预约
∅=确认
cr=牙冠
ag=银汞合金充填
comp=复合树脂充填
ext=牙拔除术
prophy=洁治
RP=根面平整

rc=根管治疗（rct）
fl=氟化物治疗
p.o.=术后复查
br=桥
prep=预备(冠、桥、嵌体或高嵌体)
ins=植入(冠、桥、嵌体或高嵌体)
tp=告知病人
L=牙科技工室工作
Ⓛ=牙科技工室工作已返回

图 62-11(续)

ANATOMY OF AN ELECTRONIC APPOINTMENT BOOK

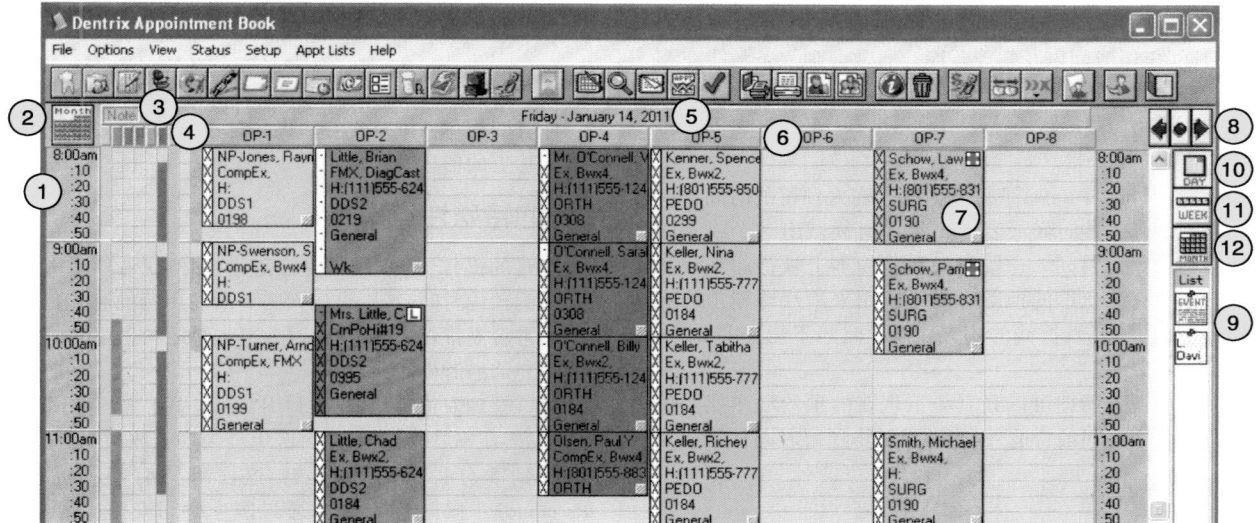

① 预约本左侧和右侧的时间栏将时间间隔分成可选择的时间块。

② 点击日历按钮会展开月历。进入日历对话框,可以看到工作目标、预约的治疗以及正在进行的治疗,这样就可以快速评估目前的进程是否达到工作目标。除此之外,点击某一天就可以看到那一天的预约情况。

③ 点击备注按钮进入当天的备注页。如果有备注录入,备注按钮就会变成黄色以提醒员工。打印预约一览表的时候,可以选择是否打印预约备注。

④ 诊所的每位牙科医生都可以使用一种特定的颜色。可以用来标记预约,这样就可以知道病人正在见的是哪位牙科医生。同样,预约本左侧也有每位牙科医生的颜色栏。在那一栏的色块表示在那段时间牙科医生要接诊某一位病人。

⑤ 日期栏展示正在查看的日期。

⑥ 系统中每个诊室都以一列展示。诊室用数字或字母表示,按照诊室编号进行排列。

⑦ 每次有预约的时候,对应的诊室栏就会出现与时间相当的由牙科医生自己设定的色块。根据预约的时间长度,最多会出现九行可以自定义的信息展示处,包括姓名、就诊原因、家庭电话、工作电话、牙科医生、工作量、预约类型、工作人员、病历号和社保号等。除此之外,预约本上的红十字表示病人有医学提醒。与此类似,蓝色的音符表示病人有与预约相关的注意事项。

⑧ 指示按钮可以用于预约本翻页。点击左侧的箭头向前移动一天。点击右侧的箭头向后移动一天。点击圆形按钮返回当天。

⑨ 预约本上的插针板可以用来暂时存储预约信息,直到找到合适的预约时间。快速更改预约到另外一天可以首先将预约信息移到插针板上。选择另外一个日期。然后将预约信息拖回新日期处。通过点击和拖拉预约到新的时间、新的诊室或者新的日期可以将预约修改到预约本上的任何位置(使用插针板)。

⑩ 将预约本以一天的形式展示可以看到当天的详细信息及预约。双击一个合适的时间就可以进行预约。

⑪ 周视图选项可以看到一周的预约情况。在周视图中,工作日每一天以一大列形式出现。每一天又按诊室细分并显示牙科医生的颜色,表示已经有预约,这样就可以看到哪些时间还可以预约。

⑫ 点击"月"按钮可以看到每位牙科医生一整月的预约情况。在预约本的左侧,当月的每一天上列出了每位牙科医生的ID号。在预约本的顶部显示日期。如果要看某一天的预约情况,点击那一天就跳转到那一天的视图。

图 62-12 电子预约系统解析。(From Gaylor LJ:The administrative dental assistant,ed 3,St Louis,2012,Saunders. Dentrix screen capture and associated text courtesy Henry Schein Practice Solutions,AmericanFork,Utah.)

为了充分利用大家的时间,许多牙科医生喜欢同时用几个治疗区。当每一列代表一个治疗室的时候,就可以在预约本上体现这种情况。但在有许多牙科医生的较大的诊所,就需要使用电子预约系统或者多个预约本。

规划预约

业务助理应该提前几个月浏览预约表并列出基本信息。业务助理通过电子预约系统为治疗空出诊室和时间,以便于诊所为实现工作目标自行安排预约。规划预约的四个基本要素如下:

- 工作时间
- 预留时间
- 会议
- 假期

工作时间

工作时间是指诊所开诊进行治疗的时间。不包括开门和关门的时间、午饭时间以及常规假期。通常会画一条斜线在非工作时间段以表示不能在这段时间预约病人。

预留时间

预留时间(buffer time)是每天为急诊病人预留的时间。许多诊所会在上午晚些时候或者下午早些时候留出一个或者两个时间单位的预留时间。这段时间在预约本上被括起来或者高亮标记。没有接急诊的预留时间可以用来治疗即刻预约病人,例如义齿调整或者拆线的病人。该段时间**不能**提前24小时预约。

有经验的业务助理可以只看一下现在的预约顺序就知道将病人约在什么时间最合适,因此不需要将预留时间标记在预约本上。

会议

在工作日召开的常规会议,和那些需要牙科医生离开诊所的会议,要明确地标记出来。

假期

诊所关闭的假期应该被划掉。其他假期或者学校假期即学校放假但诊所营业的时间应该标明。这段时间会便于预约学生或者其他平日上班的职工。

预约本和预约卡记录的书写

- 所有预约本记录必须准确、易读、完整,并且用铅笔书写。
- 记录必须书写清楚以便阅读。
- 手写记录必须用铅笔书写,在必要的时候可以直接擦掉。
- 记录必须完整准确,可以清楚看到谁有预约及谁在进行治疗。

记录应该是完整的,但应该只包括与预约直接相关的信息。一般情况下,预约本上的记录应该包括病人姓名、工作及家庭电话、治疗的缩写代码、预约时间长短以及特殊标记如病人是否是新病人或是否需要术前用药。

记录的正确顺序如下:

- 在预约本上做完整记录。
- 为病人写预约卡。
- 再次检查预约本与病人预约卡信息是否相同。

当预约本信息记录完整以后,病人会拿到一张标有日期及时间的预约卡(图62-13)。

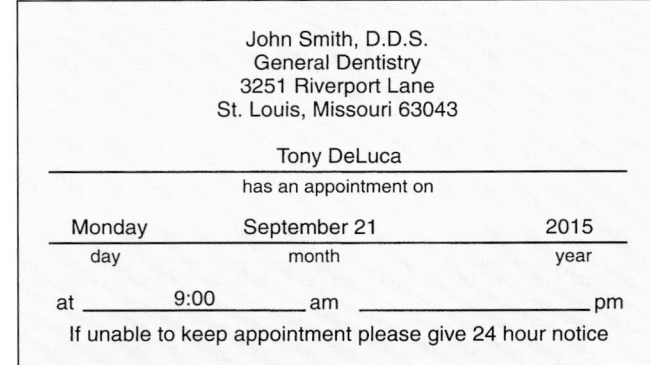

图 62-13　完整填写的预约卡

业务助理将该卡片交给病人的时候,应口头确认病人是否理解卡片上的信息。

预约的特殊注意事项

较难的操作,例如冠或桥的备牙、种植或外科手术等需要有合适的预约时间,特别是病人需要术前用药的时候。这几类操作通常会安排在上午进行,因为上午是牙科医生和其他员工精力最充沛的时候。

应该合理安排预约,充分利用"空闲时间"以使工作效率更高。例如,在修复操作中,牙科医生会为病人注射局麻药,然后会停3到5分钟等药物起效。这段等待时间称为空闲期(downtime)。在空闲期,如果牙科医生时间安排得很好,可以检查一位复诊洁牙病人的口腔情况、做义齿调整、接急诊病人、回电话或者见一位销售代表。

日常预约规则

- 不要将较难的操作安排的很近。这会为牙科医生及工作人员带来额外的压力。
- 留出打扫治疗区的时间。要记得在病人就坐前收拾用物、分拣用物及消毒治疗区。
- 告知并提醒病人治疗次数。
- 避免让其他人看到预约本,因为预约本有病人的隐私信息。

新病人

若有新病人打电话预约,即使他们不是急诊病人,也应该尽快为他们安排预约。一些诊所通过每天预留一个"新病人时间"实现了这一目标。应该要求新病人在就诊前至少15分钟来到牙科诊所,因为要填写一些病人登记表。有些诊所还会在就诊前寄给病人相关的介绍信息,如:

- 欢迎信
- 诊所信息例如牙科医生的教育及执业文凭
- 到诊所的地图或者打印好的路线图(包括停车场信息)

- 病人登记表（这样病人在就诊前就可以填写好）

预约牙科卫生士

　　牙科卫生士也应有高效的预约安排。业务助理要密切注意治疗所需时间。建议牙科卫生士和业务助理一起拟定各种治疗所需时间一览表。以下几类需要预约牙科卫生士治疗：

- 成人初次就诊
- 儿童初次就诊
- 成人预防治疗
- 儿童预防治疗
- 氟化物治疗
- 窝沟封闭术

　　一览表应涵盖牙科卫生士经常进行的几类操作并包括检查病人的时间。在此基础上，业务助理才能为病人安排恰当的时间，这样牙科卫生士既不会匆忙，也不会浪费时间等待下一位病人来就诊。

复查病人

　　病人不定期的复查例如预防检查、家庭护理复查以及定期拍片要与牙科卫生士预约。该类预约也应涵盖牙科医生治疗前与病人沟通的时间，牙科医生需要询问复查病人健康史、地址或保险信息有何变化以及是否服用其他药物。

儿童

　　低龄儿童通常上午状态最好，因此大多数牙科医生会将他们约在上午。时间允许的话，家长则倾向于为大龄儿童预约在放学后或者假期。因此，校历复印件有助于这类预约的安排。有时牙科治疗会让儿童误课。所以，为了不耽误上学，最好将儿童约在早上（上学前）或者接近放学的时候。如果儿童缺课，要为其打印一张请假条作为缺课凭证（图 62-14）。

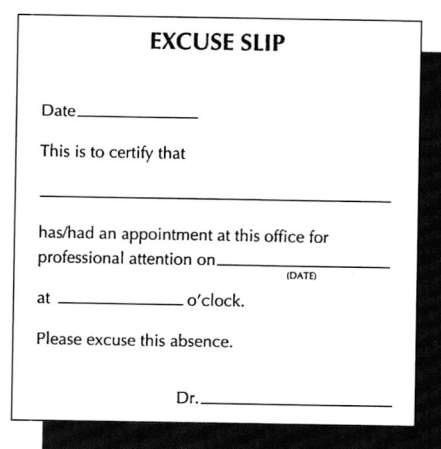

EXCUSE SLIP

Date _____

This is to certify that

_____

has/had an appointment at this office for professional attention on _____
(DATE)

at _____ o'clock.

Please excuse this absence.

Dr. _____

图 62-14　学生请假条。（From Finkbeiner BL, Finkbeiner CA: Practice management for the dental team, ed 7, St Louis, 2011, Mosby; Courtesy Patterson office supplies, Champaign, IL.）

急诊病人

　　遇到急诊病人一定要尽快接诊。预约本上的预留时间用于接急诊。但无论是否有预留时间，非常紧急的病人一定要立刻接诊。接急诊会推迟已经预约病人的治疗。如果发生这种情况，一定要向病人解释并请求他们合作。必要的话，应该为他们重新安排预约时间。

　　若近期就诊的病人出现疼痛症状，也应为其尽快安排预约。该类病人称为现档病人（patient of record），未及时为其提供治疗可能会让牙科医生面临遗弃罪指控。未就诊过的急诊病人接受治疗后也会成为诊所的固定病人。基于此原因，许多诊所会积极为有疼痛症状的病人提供治疗。如果牙科医生不在或者有治疗不能接急诊病人，应该请二线牙科医生相助。

　　当你接到有疼痛症状病人的电话时，尽可能多收集相关信息，这些信息有助于牙科医生诊断病人病情。可以询问以下问题：

- 哪里疼？
- 持续多长时间？
- 有发烧或者肿胀吗？
- 疼痛是持续的还是间断的？
- 何种原因引起的疼痛，发烧、感冒、甜食、咀嚼还是压力因素？
- 最近疼痛区域是否接受过治疗或者有过外伤？

　　真正的急诊病人是需要在第一时间接受治疗的。如果病人想要选择一个自己方便的时间，那他可能并没有急症。业务助理需要会判断真正的急症。

多次预约的安排

　　有些治疗操作，例如义齿的制作及多牙修复可能需要多次预约。在治疗开始时全部预约好会更高效。预约时业务助理必须知晓以下方面：

- 需要预约几次
- 每次治疗需要多长时间（时间单位数量）
- 每次预约之间需要留出多少个工作日

　　当安排多次预约的时候，为了便于病人记忆，最好给病人约到每周的同一天并且在一天的同一时间。除义齿制作外，不建议提前预约两次以上。否则，牙科医生就没有多余的时间预约新病人及接急诊病人。另外，如果提前太久预约，病人错过预约的可能性更大。

为职能拓展的牙医助理预约

　　当为职能拓展的牙医助理预约时，预约本上是按椅位记录的，即要为每个诊室单独留出一列。一定要规划好预约，以确保每位病人有一个椅位和一个牙医助理。在预约前，业务助理必须确定以下内容：

- 要进行何种治疗
- 整个就诊过程需要预留多长时间
- 哪些操作要牙科医生完成
- 哪些操作可以在牙科医生进入诊室前或离开诊室后由牙医助理单独完成

　　例如，戴桥的病人牙体预备前，首先要取藻酸盐印模制作诊断模型以便于后续做临时冠。所以就诊前 10 分钟可以安排在法律上能进行此操作的牙医助理取印模。

确认预约

良好预约的最大障碍是病人未及时就诊。有时,爽约是不可避免的。然而,如果预约时间前一天跟病人打电话、发邮件或者发短信确认是否能来,就可以高效地减少病人爽约率。将病人的电话号码或邮箱地址标注在预约本的病人姓名旁边以便于跟病人确认。

病人的各种状况

迟到的病人

如果诊所总是推迟开诊,就是不尊重病人的时间。相应的,牙科医生会发现病人也开始迟到并且让牙科医生一直等着。如果牙科医生能够准时接诊病人,就会希望病人也能够准时就诊。对于总是迟到的病人,应该适当提醒他们,总是拖延时间会耽误自己以及其他病人的治疗。

取消预约

如果病人在预约时间 10 分钟后还没有出现,就应该立刻联系病人,希望他/她能够在预约时间的剩余时间段来就诊。如果病人来不了,就要改约,同时要通知另一位病人看是否可以在该时间段就诊。

当病人爽约时,应该在病历上对应的日期记录"BA(broken appointment)"代表爽约,并注明原因。这些都是重要的临床证据,因为一旦发生医疗事故诉讼,重复爽约就会认定是病人的过失。

即刻预约

虽然即刻预约没有提前预约高效,但诊所最好还是保留一份能够即刻就诊的病人名单。这些病人的信息会写在文件卡上或者保存为通话清单(call list)。通话清单应该包括病人姓名、工作及家庭电话、治疗情况以及病人能够就诊的时间。

清单应及时更新,当病人不需要再预约的时候,就将其姓名去除。能够及时来就诊的病人应该得到感谢,因为他/她为了牙科诊所的方便改变了自己原本的计划。

治疗区日程表

一般预约本上第二天的信息会呈现在日程表(daily schedule)上(图 62-15)。打印多份或者通过电子信箱发送以便于各治疗区、牙科技工室及牙科医生私人办公室都能看到。在该表格上,预约时间附近要写明病人姓名以及治疗代码。但是,要切记 HIPAA 隐私权条例,不要让其他病人看到。当信息有变动时,要及时更新。预约确认后,就在病人姓名左侧贴一个确认标记。在时间上画圈表示预约未确认。

预约准备

在下班前,业务助理要为第二天预约的病人做必要的准备工作。

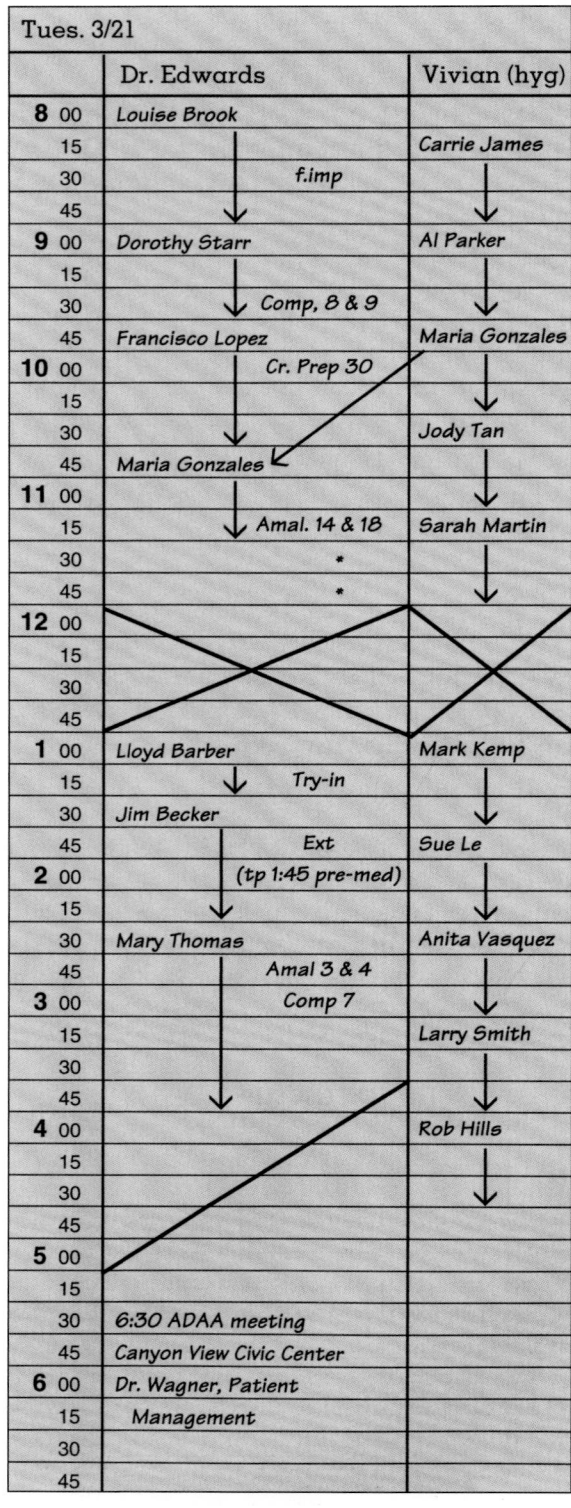

图 62-15 日程表。(From Gaylor LJ: The administrative dental assistant, ed 3, St Louis, 2012, Saunders.)

日常会议

许多诊所会以团队会议开始一天的工作,通常为 5~10 分钟。会议上牙科医生以及员工会看一下日程表,确认要完成哪些治疗并强调病人的情况。

复习

9. 牙科诊所中通常预约时间的一个时间单位是多长？
10. 规划预约本的四要素是什么？
11. 如果病人爽约，应该将该信息记录在哪里？

预防性复查项目

定期预约进行预防性检查对于病人的口腔健康非常重要。复查系统，也称为长期护理计划，目的是帮助病人按时返回接受治疗。业务助理应及时通知并确保病人复查。

当牙科治疗结束或牙科医生解释完术后注意事项时，应该马上和病人预约复诊。框62-1可以用来计算病人何时来复查。通常是隔6个月来复查，但是需要多次定期就诊的病人可以安排3~4个月复查1次。在病人的治疗未到保险结算阶段之前，就应该完成病人复查的所有步骤。这样做有助于确保病人信息进入复查系统。

框62-1

计算6周复查时间

1月(1) 2月(2) 3月(3) 4月(4) 5月(5) 6月(6)
7月(7) 8月(8) 9月(9) 10月(10) 11月(11) 12月(12)
如果是上半年，当月月份数字加6就是复查月份。
如果是下半年，当月月份数字减6就是复查月份。

复查系统类型

持续预约系统

这种方法也称为**预约复查系统**(图62-16)。在最后一次就诊时，会为病人预约复查，复查时间和日期会标记在预约本或电子预约系统上，然后给病人一张预约卡。病人在预约时间2周前会收到提醒。最后要提前一天通过电话确认。

书面复查通知单

许多诊所会寄送复查卡或者信件提醒病人复查(图62-17和图62-18)。如果是电子复查系统，每个月系统会迅速准备好复查卡。如果是人工通知，最后一次就诊时，会要求病人在复查卡上填写更新的邮寄地址。接着会将该卡归档到复查的月份后面。在月初，业务助理会从文件夹中拿出当月的复查卡然后邮寄给病人。

电话通知复查

另外一种方法是保存一份每月应该复查的病人的姓名及电话号码。时间允许的话，业务助理应该给每一位病人打电话并试着安排复查。在病人姓名旁写下沟通结果，联系过就将病人姓名划掉。虽然电话通知复查耗费时间，但是却比重复发送书面提醒要更有效。

复习

12. 复查最常见的时间间隔是多久？
13. 如果病人上次是3月份就诊，下次复查是几月？

病人复诊情况追踪系统解析表

该追踪系统的目的是确保在复查系统中的每一位病人都能够返回诊所复查。它能够让牙科团队的每一位成员都可以很轻易地与到期未复查的病人联系。每位成员都应该从系统上看出病人是否完成复查。无论是人工系统还是电子系统，都设置为能够看出是第几次提醒病人直到其就诊或者从系统中移除。当系统上的内容已经填完的时候，通常已经知晓病人是否就诊，不会遗失该病人。

① Monthly Recall Tracking Form													
RECALLS FOR THE MONTH OF APRIL, 2000													
Patient	type of recall	unit time	x-rays	telephone #	prescheduled appointment	call patient	pt will call	recall completed	other work	appt Dr./Hyg.	1st notice	2nd notice	3rd notice
②	③	④	⑤	⑥	⑦	⑧	⑨	⑩	⑪	⑫	⑬	⑭	⑭
Rose Budd	prophy	3	no	555-1233(H)	4/4/99			4/4/99	bridge	hyg	####		
Bill Frank	endo	1	yes	555-4987(W)		x		4/22/99	crown	doctor	####		
Jose Gomez	prophy	3	bw/2	555-6794(VM)			x	4/18/99		doctor	####		
Sam Jones	prophy	3	FMX	555-0908(W)			x			hyg	####		

图62-16 电子复查追踪系统解析。(From Gaylor LJ: The administrative dental assistant, ed 3, St Louis, 2012, Saunders. Dentrix screen capture and associated text courtesy Henry Schein Practice Solutions, American Fork, Utah.)

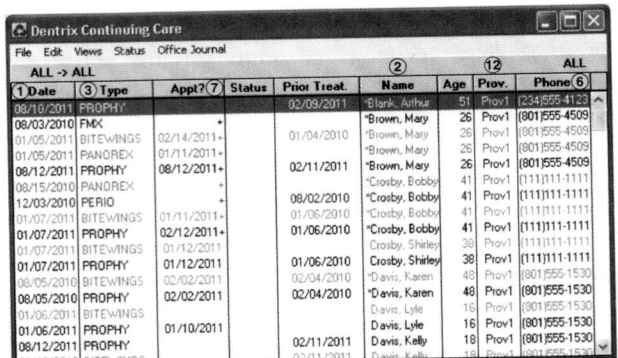

① **日期**
说明病人应该来复查的月份和年份。

② **病人姓名**
病人姓名以字母顺序列出。添加病人账号有助于确认该病人在计算机文件中的位置,如果使用数字归档系统就添加病人编号。

③ **复查类型**
说明复查所需治疗种类。

④ **时间单位**
描述完成治疗所需时间。

⑤ **X线片**
写明是否需要拍X线片及其类型。

⑥ **电话号码**
即病人的电话号码。标明电话是家庭、工作、语音信箱还是消息中心。

⑦ **提前预约**
预约复查的一种方法,即在病人上一次复查时就预约好下一次复查时间。在该系统修改后的版本中,病人还可以选择下次预约在一星期的哪一天及具体时间。当业务助理集中处理某个月的复查卡时,可以直接为病人预约好,然后通过电子邮件提醒病人,病人可以选择在既定的时间来复查也可以电话通知诊所改约。

⑧ **电话通知病人**
预约复查的一种方法。病人希望在复查预约时间前几周收到电话提醒。

⑨ **病人打电话预约**
预约复查的一种方法。病人表明他/她会在收到邮件提醒后打电话预约。

⑩ **复查完成**
病人来诊所复查的时间。这是该系统中最重要的组成部分。如果该部分未完成,就不可能确认病人是否按照预约时间返回复查。必须花时间重新检查临床记录或者计算机系统。

⑪ **其他治疗**
在复查时要检查病人是否需要其他治疗。这也是临床治疗的一个良好的追踪工具。病人可能会因为许多其他的原因推迟治疗。

⑫ **跟谁预约**
表明需要接诊病人的是哪位口腔专业人员。

⑬ **第一次提醒**
记录第一次寄出预约卡或第一次电话提醒病人的时间。

⑭ **第二次提醒,第三次提醒**
根据预约时间,后续与病人联系的日期。牙科诊所设计该系统是为了提醒病人(通过明信片、信件或私人电话)需要预约复查。例如,如果病人在复查月份后3个月内未返回诊所复查,就要给他发第二次提醒。6个月时,发第三次提醒,可以结合提醒卡或信与电话一起提醒病人。在这时,应该6个月复查的病人已经1年没有检查或洁牙了。

图 62-16(续)

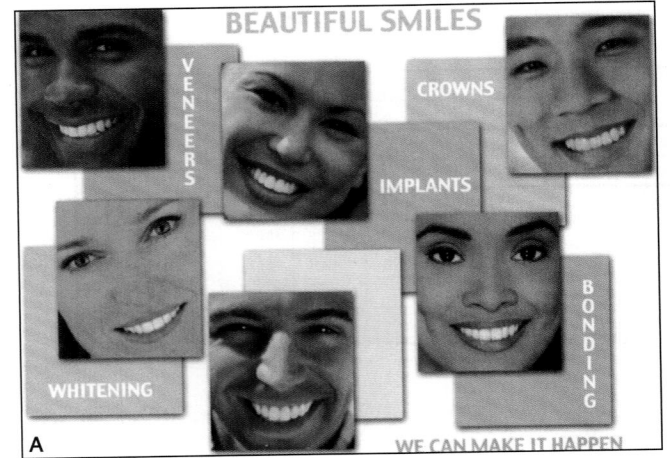

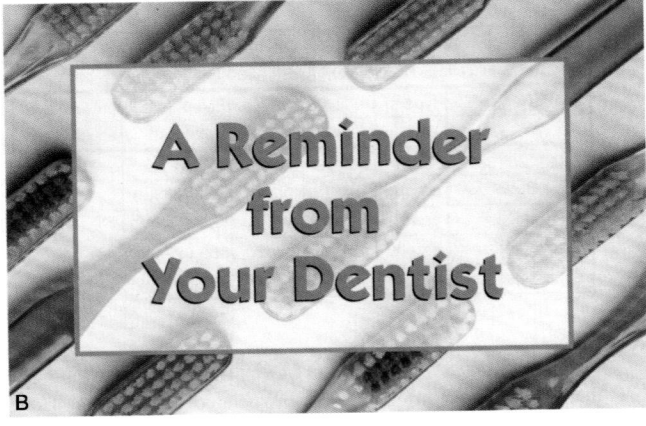

图 62-17　A 与 B,复查/记录卡的两种类型。(Courtesy Patterson Office Supplies,Champaign,IL.)

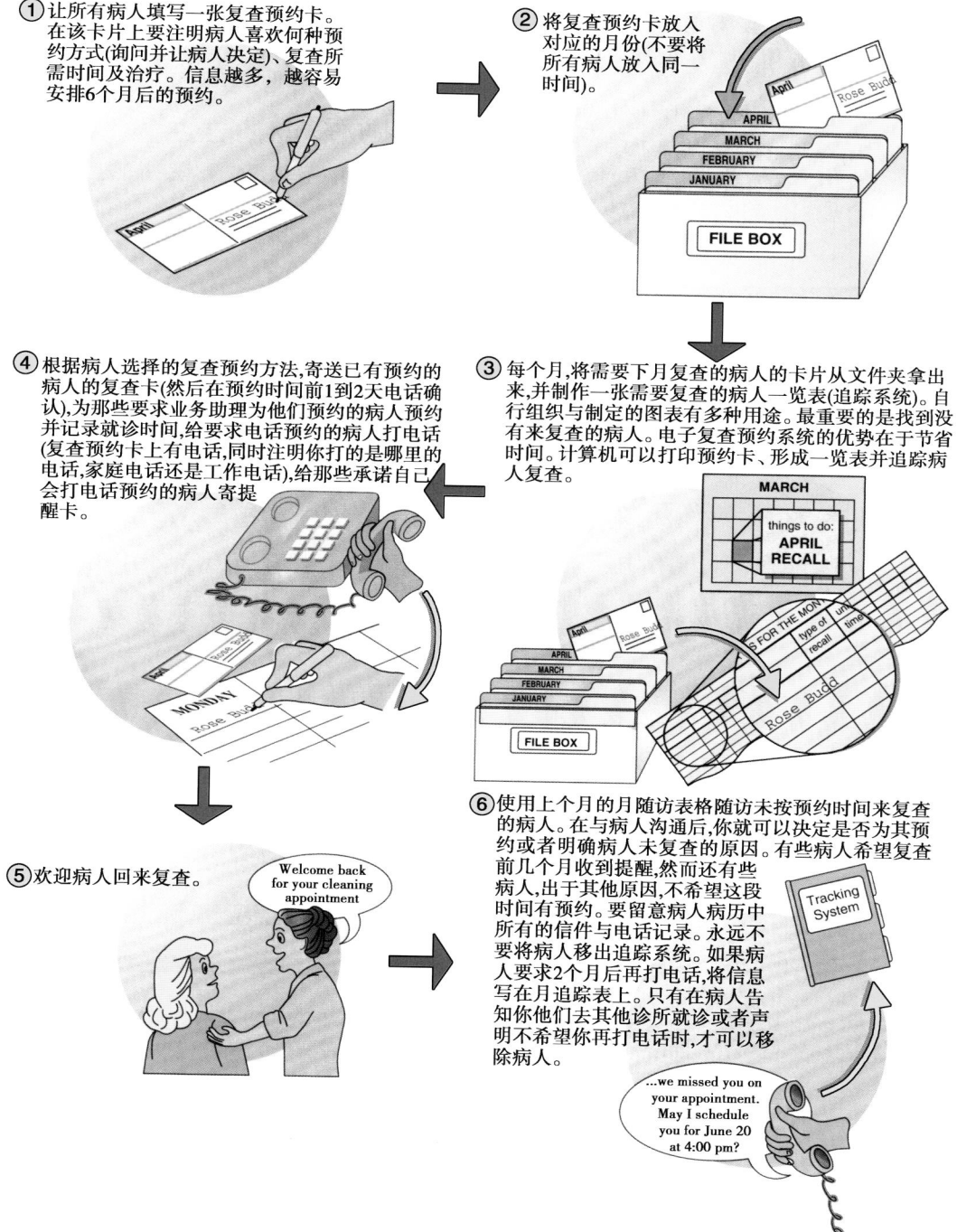

图 62-18　人工复查预约系统解析。（From Gaylor LJ：The administrative dental assistant，ed 3，St Louis，2012，Saunders.）

库存管理

　　物品不足会导致牙科诊所窘迫的处境以及不必要的危机。储备足够数量的牙科必需物品对于诊所的顺利运转十分重要。

　　库存系统应简单、方便并及时更新，建议由一人专职负责管理库存及订货。但是，库存系统的运行也离不开所有员工的合作。通常指派协调助理或者临床助理管理治疗区物品库存，指派业务助理管理前台物品库存。

　　在构建库存系统时要认真考虑一次性消耗物品，因为它们短时间内就会用完，需要经常记录，包括：修复和印模材料、一次性针头、局麻药、X线胶片、实验室物品、纸制品以及前台物品。应该制作一个简单的系统，包含以下订货信息：

- 产品的商标全称

- 所有可用的描述性信息，例如制造商名称、尺寸、直径、颜色、长度、柄式、快速或慢速设定以及容积
- 产品的订货点
- 购买资源，包括姓名和电话，有必要的话还应该包括产品供货商的地址（记住经常处理订单的联系人姓名也很有帮助）
- 产品目录号
- 批量购买率以及再订购量

计算机库存系统

　　计算机库存系统是监测库存并能生成自动补货订单的计算机软件程序（图62-19）。该软件可以让员工录入诊所所有可扩充物品并每月保留一份库存报告。

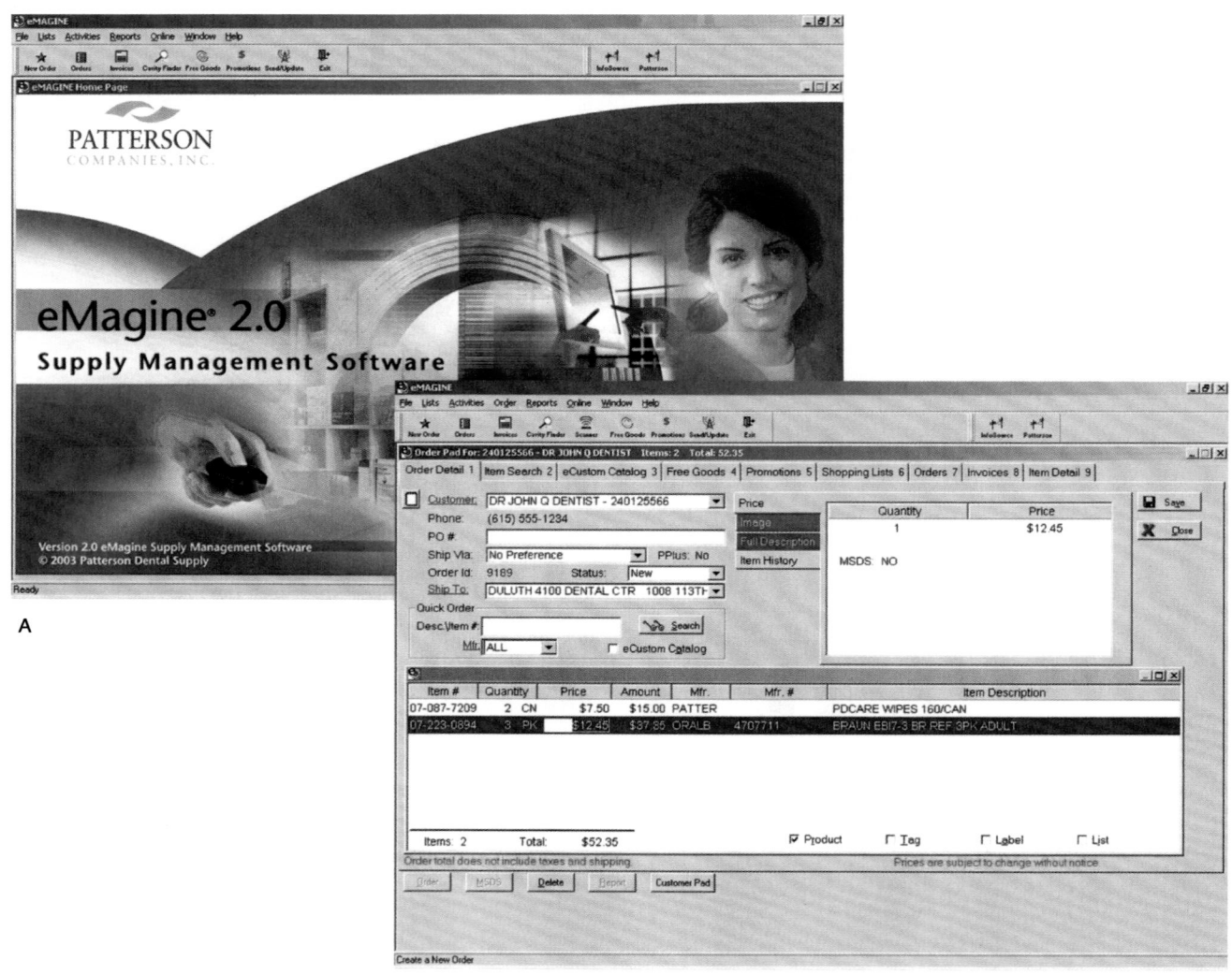

图 62-19　计算机库存管理系统示例。（From Gaylor LJ：The administrative dental assistant，ed 3，St Louis，2012，Saunders.）

　　当从库存中移出一件物品时，助理通过条形码扫描仪读取产品及再订购信息，然后电子传输给供货商。

牙科物品订购指南

　　物品可以通过以下渠道订购：通过牙科商品销售代表；使用电话、传真、邮件、扫描仪从商品目录中选择；通过网络。负责管理与订购牙科物品时，应将所有物品集中保管于一个储存空间。这样可以消除为找一件物品而在诊所不同位置寻找的麻烦，也能够更有效的让诊室补充物品及准备治疗盘。用按字母顺序标记和排列的储存箱来保存物品可让诊所整洁有序。

牙科医生应该指出对于购买货源、质量以及商标信息有何要求。

通过浏览杂志和目录看哪些信息能够满足诊所需要。助理应该经常与销售代表沟通,并且重视了解牙科会议上的新产品和新信息。

订购物品时

- **有准备。**在销售代表打电话之前准备好缺货清单(want list)并与牙科医生沟通。
- **有重点。**知道所需物品的种类及数量。确保提供所有必要的信息,包括正确的目录或货号、描述信息以及所需数量。
- **有头脑。**注意寻找需要用到的特价商品和真正省钱的物品。助理应该提前计划购买季节性促销商品和会议特价商品。
- **有了解。**正如牙科医生想要了解产品信息的最新进展一样,助理也应该知晓能够给让诊所便于管理的新产品和新思路。

订货点

某类物品的订货点是指能够代表物品充足储备的最小数量。诊所的每一类需要补充的物品都应该有订货点或者最小数量。订货点能够确保准备新订单时物品仍有足够的供应,该订货点由以下两个要素决定:

1. 每天、每周或每月的使用率(rate of use)。
2. 从订货到收货的交付周期(lead time),该时间还应该包括在订购、运输或者延期未交订货时在允许范围内的时间延迟。

标记订货点

每件物品的订货点都应该清楚地标记在该物品上。可以使用订购标签(reorder tags)完成该项工作(图 62-20),也称为红色标签或领带标签,因为订购标签通常是亮红色的。订购标签用橡皮圈缠在或者胶带贴在最少的物品上,或者放在一摞外表平坦的物品上(例如一摞账卡)。上面可能只有物品的名字或者还包含全部的订购信息。当达到订购点时,就将标签拿走同时立即准备订购。

自动发货

许多供应商会给牙科医生提供批量订购的便利,总订单的一部分可以自动发货。这样就可以保证某一必备物品的持续供应以满足诊所需要,也可以避免许多库存问题,还可以按照每月或每季度付款的方式传送账单。

批量购买价

批量购买价是指大量购买某类物品可以获得较为便宜的价格。价格突破是能有效节省开支的价格点。虽然对于业务经理来说利用批量购买的价格优势是非常明智之举,但也要考虑诊所的储存空间以及产品的利用率。

再订购数量

再订购数量是指一次性订购产品的最大数量。这个指标要定期检测并根据某些决定性因素按需增减。再订购数量由以下因素决定:

- 使用率
- 产品的保质期(shelf life)和储存问题
- 储存空间(考虑需占据大空间的庞大物品,例如病人的胸巾)
- 适宜的储存环境(考虑对热和光特别敏感的物品,例如放射胶片)
- 最便宜的批量购买价
- 涉及的投入(例如大量购买产品可能阻碍诊所的资金流动)

延期未交订货

当某类物品不能和订单上的其他物品一起送达时,就列在延期未交订货单上,在可以送货的时候尽快送达。延期未交订货通知经常会送给牙科医生并告知具体情况。如果有足够的交付周期,就不会造成很大的问题。但是,如果物品严重短缺,可能就需要从其他地方购买。在这种情况下,为避免重复,延期未交订货单必须删除。

订购变更、退回或者替换

有时候有必要变更、退回或者替换订购物品。这些情况可能由以下因素造成:
- 物品订错
- 物品订对,但是发来了错误的物品
- 大小、颜色或者数量有错误
- 产品在运输过程中被破坏或损毁

需要更正订货单时,业务经理必须与供应商沟通有关订单及更换原因,或者要求退款。直到供应商处理完要求,才应该保存记录以便追踪,并且必要时追踪交易进程。

申请书及购买清单

在较大的诊所、机构或者有中心供应室的门诊部,要使用申请书(requisition)领取牙科物品。申请书通常是一式两份。一份上交用来取物品,另一份申请物品的人保留。在集中购买的机构,申请书要交给采购员,采购员会形成一个订购单(purchase order)。订购单是有编号的,下单以后,供应商可能会参照订购单编号(图 62-21)。

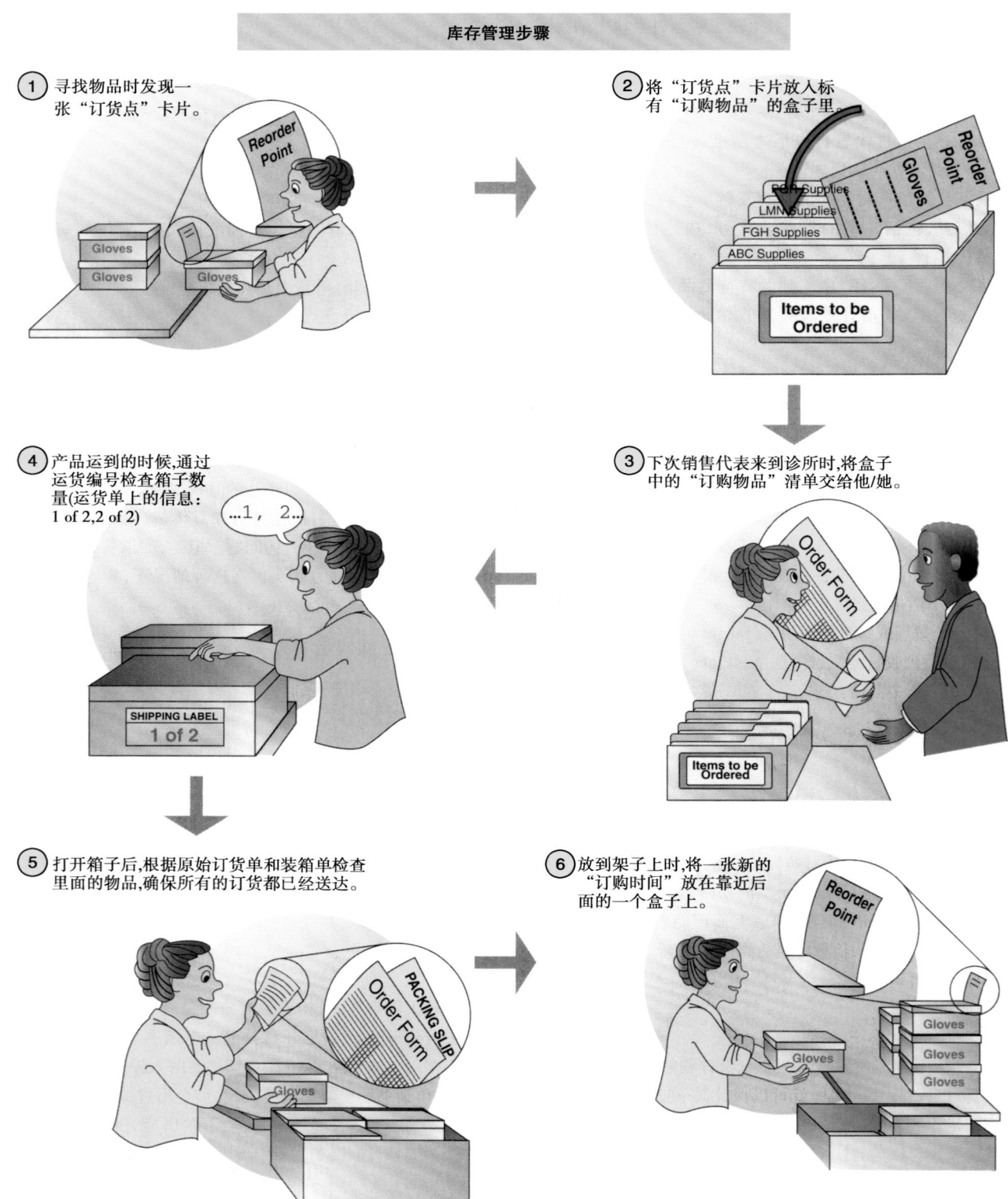

图 62-20 库存管理步骤。(From Gaylor LJ：The administrative dental assistant，ed 3，St Louis，2012，Saunders.)

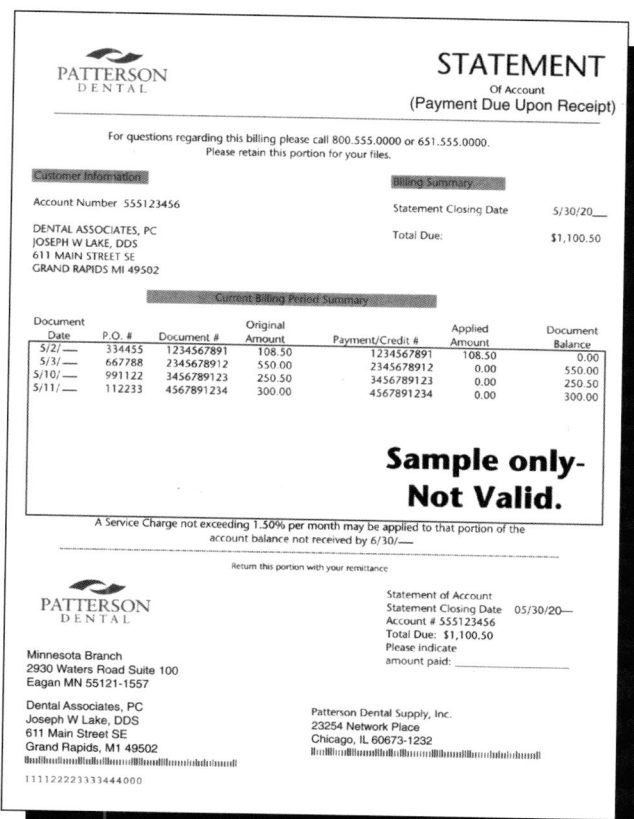

图 62-21　订购单示例。（Courtesy Patterson Dental, St Paul, MN）

牙科供给预算

某些机构和管理良好的诊所会制定预算。牙科物品的预算申请基于以下要素:前一年的花销、使用率增加的预估以及通货膨胀。

耗材和一次性物品

耗材按字面意思理解是指会用完的物品,例如修复和印模材料。一次性物品是只使用一次然后就丢弃的物品,例如局麻药、针头、吸唾管和棉签。

消耗品

消耗品是指短期内可以用完且花费较低的材料。牙科小器械就是消耗品,例如口镜和钻针。出于预算考虑,少于某一特定金额(如 50 美元)的消耗品可以经常采购。某些机构将耗材、一次性物品以及消费品统一称为"消耗品"。

非消耗品

非消耗品是指设备或器械上的小部件,当其磨损或者毁坏的时候会更换,例如计算器或者光固化灯。

大型设备

该部分包括需要购买的昂贵的大型设备,并且 5～10 年之

后才会贬值。在治疗区,这些设备包括牙椅、影像仪和气泵。在前台,包括电脑和打印机。

← 复习

14. 订货点由哪两个因素决定?
15. 如何标记订货点?
16. 讲出订购产品的 3 种渠道。
17. 如果订购的产品现在不能送到,需要将该产品列在哪里?
18. 手机是消费品吗? 为什么?

设备维修

牙科设备损坏会导致大额的维修开支、工作人员收入减少以及牙科医护人员和病人的不便。控制该状况的最好方法是完善的预防性维护计划。

设备记录

当购买新设备以后,该设备的有关信息要输入服务记录中,包括:

- 购买日期
- 供应商姓名
- 制造商保修单有效期
- 型号和序列号

保修单(warranty)是描述制造商负责在规定时间内替换和/或维修设备的书面声明。保修卡通常附在说明书上。如果设备需要维修,应该填写信息后将保修卡尽快寄出。设备的使用、维护与清洁说明应该系统归类以备查阅。负责设备预防性维护的人员应该仔细阅读说明以及维护手册,并将该设备添加到预防性维护表中。

服务合同

某些牙科设备受服务合同保护。在该合同条款中,紧急维修与定期维护是有固定收费的。例如电脑系统的服务合同就能够确保特定时间段内的紧急维修服务。

维修服务

维修服务收费很高是因为该花费包括了技术人员的路程、时间和专业知识以及维修所需的材料和部件。一般情况下,应该避免请人上门维修。如果设备突然停止工作,在通知维修服务之前应该检查以下要点:

- 该设备是否插上插头并打开电源?
- 是否有重置按钮?
- 检查设备是否是保险丝熔断?
- 是否有人检查保险箱或者断路器以确保电路畅通?

如果检查完以后还是需要通知维修服务,一定要准备好完整的信息以便于技术人员可以充分利用自己的时间一次完成维修。必要的信息包括以下:

- 设备的商标

- 设备的型号及大概使用年限或者安装时间
- 问题的简单描述

法律和伦理问题

　　当我们谈到病人的牙科信息或财务信息时,一定要理解文件的所有权。也就是说病历和财务说明属于牙科医生,但文件中的信息属于病人。确保文件夹中的每张纸上都标有日期、病人姓名以及信息录入人员的姓名。■

展望

　　越来越多的牙科诊所的业务处理和日常顺利运行是靠电脑完成的。将来,这些功能会完全电子化。这些改变均要求业务助理具备更高水平的知识和技能。有牙医助理或牙科卫生士工作经历的业务助理有很大的优势,因为其知识更丰富,能够回答有关病人牙科治疗需求的问题。但是,将来业务助理也需要有信息技术的背景知识,这样才能够操作新设备。■

评判性思维

　　1. 描述颜色编码是如何加快病历的归档及检索过程的。

　　2. 在准备治疗区的日程表时,除病人姓名外,还应该包含哪两项?

　　3. 说出病人爽约常见的 3 项原因,并讨论遇到这类情况时业务助理该如何处理。

　　4. 讨论预留时间的重要性。在日程表中最好预留哪段时间?

　　5. 讨论为什么牙科诊所的病人数量决定最好使用哪种归档方法。■

（陈华　党芸 译,陈华 校审）

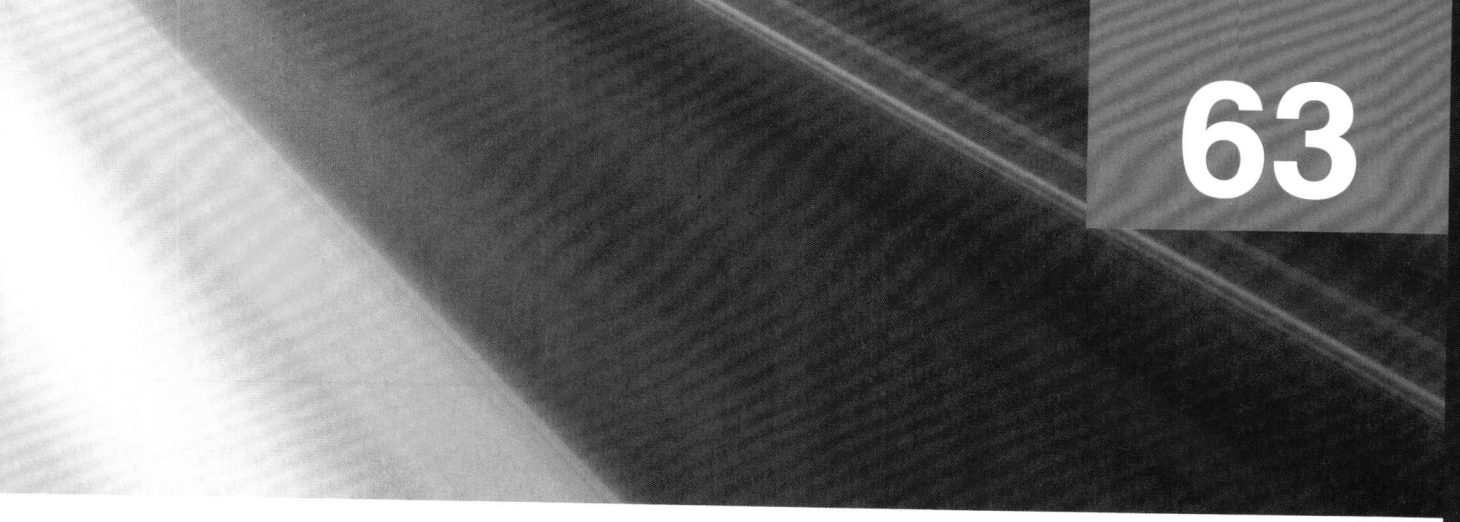

牙科诊所的财务管理

关键术语

会计(accounting):用来管理财务记录的一种经济管理工作。

应付账款(accounts payable):业务中应支付的费用。

审计轨迹(audit trail):追踪账务记录准确性和完整性的方法。

保证保险(bonding):一种保险形式,向雇主赔偿因雇员盗窃而导致的财务损失。

记账(bookkeeping):一套管理财务账目的方法。

承保公司(carrier):支付赔偿金以及收取保费的保险公司。

找零备用金(change fund):小数量的零用现金账户。

支票(check):对银行账户开汇票或汇款单,用来支付指定金额的费用。

支票登记簿(check register):所有支票签发和特定账户的记录。

保险给付协调(coordination of benefits,COB):协调两个承保保险公司的保障范围。

牙科服务代码(current dental terminology,CDT):为了牙科医疗保险而编制的各项牙科服务的代码。

例行费用(customary fee):在例常收费金额范围之内的费用。

存款单(deposit slip):将存入银行中的资金以条目化形式记录的备忘录。

支付款(disbursements):支付未偿付的应付款。

支出(expenses):保证业务正常运转的消费。

固定经费(fixed overhead):连续产生的业务开支。

总收入(gross income):所有员工收入的总和。

费用清单(invoice):以条目化形式列出售出商品种类和价格的清单。

收支总账(ledger):用来记录各个账户交易情况的财务报表。

纯收益(net income):总收入减去支出。

装箱单(packing slip):运送货物的清单。

收款人(payee):支票上显示的收款人(或单位)的名称。

手工记账系统(pegboard system):一种手工的记账系统。

零用现金基金(petty cash fund):用来支付日常小额支出的现金储备。

上账(posted):描述一项业务中现金交易的文件记录。

提供者(provider):为病人进行治疗的牙科医生。

合理费用(reasonable fee):针对大量或复杂治疗的合理收费。

责任方(responsible party):同意支付服务或结算账目的人。

结算单(statement):一个月中所有的收费、支付、贷款以及借贷的总结。

业务明细(transaction):任何收费、支付以及财务账目的报表。

常规费用(usual fee):牙科医生针对特定服务收取的费用。

可变性支出(variable overhead):根据所需服务类型变化而变动的业务开支。

治疗结束结算单(walkout statement):在治疗结束时,向病人提供的关于账户当期应付款的书面说明。

学习目标

完成此章节的学习之后,学生将能够达到以下目标:

1. 掌握关键术语的发音、写法和定义。

2. 讨论账目管理,包括收集财务信息。

3. 讨论应收款项,包括系统类型和支付记录。

4. 描述牙科诊所中收款的重要性及其管理,论证为病人制定财务协议的方法。

5. 讨论应付款项管理,包括间接成本、支付款以及经费记录。

6. 讨论牙科诊所如何开支票,包括业务总结的目的。

7. 讨论工资总额,包括:

 • 讨论雇主的财务义务。

 • 识别扣税后的常规工资总额。

8. 讨论牙科保险,包括:

 • 解释牙科保险的目的。

- 识别牙科保险中的利益各方。
- 识别可获得的预付牙科项目的类型。
- 定义管理式医疗。
- 讨论和定义基本牙科保险术语。
- 解释双重覆盖。

- 识别牙科操作及代码。
- 详细说明理赔单处理。
- 描述理赔单跟进的步骤和目的。
- 识别保险欺诈。

牙科诊疗的业务记录是牙科诊所财务管理的基础。业务助理有责任在以下几个领域保证财务记录的完整、准确和更新及时：

- 计费和收款程序
- 财务计划
- 向联邦及州相关部门申报收入

账户管理

账户管理的基础是由牙科医生制定的、清晰明确的财务管理准则。一旦这些准则确定，贯彻执行便是业务助理的职责。基本诊疗财务管理方法应包括财务信息表、收费表、财务协议表和逾期账缴纳表。

收集财务信息

当新病人打电话预约诊疗时，应询问其牙科保险，并告知病人就诊时应携带身份证和福利手册。这些材料是用来确定其保险覆盖范围的适用性及可用性。登记表单收集了所有的基础财务信息，以进行账户管理，并完成保险理赔单上病人身份识别部分（图 63-1）。

表格信息包括以下内容：
- 账户持有者的姓名、地址、电话号码及工作单位
- 牙科保险方案中，病人保险覆盖范围的相关信息
- 该账户中所有人员的身份信息

信用报告

目前，牙科治疗费较为昂贵，特别是在一些特定专业中，例如种植、正畸。因此，诊所需要有责任方的信用报告。如果牙科诊所中确有相关规定，那么应在向消费者信用报告管理机构申请信用报告前，告知相关责任方。消费者信用报告管理机构通常是指信用局或信用处，该机构可提供病人的财务简况。信用报告可提供消费者消费习惯以及托收账户相关信息，此外还有一些其他信息，例如诉讼、审判和破产。

费用报告

跟病人讨论治疗之前，治疗方案中应有一部分是对费用的预估。该预估费用应一式两份：一份给病人，另一份留在诊疗记录中。

诊疗收费是牙科医生提供专业治疗应得的公平回报。在牙科医生完成病人的病例书写时，业务助理应与病人进行相关费用的沟通。这就要求助理向病人介绍费用相关信息，为病人进行财务安排，以达到让牙科医生和病人双方都满意的结果。

达成财务协议

当病人接受专业诊疗时，应与其商讨财务协议。除了急诊等特殊情况，财务协议应在治疗开始之前，以一种从容不迫的方式进行。财务协议涉及到病人隐私，最好选择一个无他人打扰、私密性好的房间。

商讨财务协议时，应考虑牙科医生制定的财务计划，以及诊疗管理中例行的业务准则。同时，也有必要考虑病人的支付能力。最终的协议应是对于病人和牙科医生双方都是合理的。必须让病人了解到，一旦财务协议确定了，他就有义务遵守。所有的财务协议都应记录在账户收支总账（ledger）中。（收支总账相关信息详见第 62 章）。病人将对其所同意的财务计划签知情同意书。知情同意书的原件将保存在牙科诊所记录中，同时会向病人提供一份复印件。

TIME 8:55 AM

DATE 4/22/20__

PATIENT REGISTRATION

ID: _____ Chart ID: _____

First Name: John _____ Last Name: Doe _____ Middle Initial: _____

Patient Is: [X] Policy Holder
[X] Responsible Party Preferred Name: _____

── Responsible Party (if someone other than the patient) ──

First Name: _____ Last Name: _____ Middle Initial: _____

Address: _____ Address 2: _____

City, State, Zip: _____ Pager: _____

Home Phone: _____ Work Phone: _____ Ext: _____ Cellular: _____

Birth Date: _____ Soc. Sec: _____ Drivers Lic: _____

○ Responsible Party is also a Policy Holder for Patient   ○ Primary Insurance Policy Holder   ○ Secondary Insurance Policy Holder

── Patient Information ──

Address: 200 N Main St _____ Address 2: _____

City: Effingham _____ State / Zip: IL   62401 _____ Pager: _____

Home Phone: (555) 555-5555 _____ Work Phone: _____ Ext: _____ Cellular: _____

Sex: ○ Male ● Female   Marital Status: ○ Married ○ Single ○ Divorced ○ Separated ○ Widowed

Birth Date: _____ Age: _____ Soc. Sec: 111-11-1111 _____ Drivers Lic: _____

E-mail: _____ □ I would like to receive correspondences via e-mail.

Section 2

Section 3

Employment Status: ○ Full Time ○ Part Time ○ Retired   Emergency contact: _____

Student Status: ○ Full Time ○ Part Time

Medicaid ID: _____ Pref. Dentist: Fred Flintstone _____

Employer ID: _____ Pref. Pharmacy: _____

Carrier ID: _____ Pref. Hyg.: Fred Flintstone _____

── Primary Insurance Information ──

Name of Insured: _____ Relationship to Patient: ● Self ○ Spouse ○ Child ○ Other

Insured Soc. Sec: _____ Insured Birth Date: _____

Employer: ACME Corp _____ Ins. Company: Acordia _____

Address: _____ Address: P. O. Box 18197 _____

Address 2: _____ Address 2: _____

City,State,Zip: _____ City,State,Zip: Columbus,OH 43218 _____

Rem. Benefits: _____ 1,000.00 Rem. Deduct: _____ .00

── Secondary Insurance Information ──

Name of Insured: _____ Relationship to Patient: ○ Self ○ Spouse ○ Child ○ Other

Insured Soc. Sec: _____ Insured Birth Date: _____

Employer: _____ Ins. Company: _____

Address: _____ Address: _____

Address 2: _____ Address 2: _____

City,State,Zip: _____ City,State,Zip: _____

Rem. Benefits: _____ .00 Rem. Deduct: _____ .00

图 63-1　电子化注册表格。(Courtesy Patterson Dental, St Paul, MN.)

会计

会计(accounting)是指记录、分类和总结财务交易的方法或过程。记账(bookkeeping)是指账务记录的过程。为了管理好牙科诊疗账户，业务助理每天都要记账。牙科诊疗中常用的两种记账体系分别是应收账款和应付账款。

⊕ 复习

1. 在牙科诊疗中常用的两种记账体系是什么？
2. 收集病人财务信息的表格是什么？
3. 在牙科诊疗中，业务助理与病人商讨财务协议的最佳场所是哪里？

应收账款

应收账款系统管理所有治疗应收的费用。应收账款管理，通常也称为记账，包括与诊疗收费有关的所有业务明细(transaction)相关财务记录的维护。相关信息必须进行系统的安排，从而使其在任何时候都是准确无误的，并且能为财务高效管理提供所需数据。应收款项业务并不难，然而，在处理相关业务时，业务助理承担着处理他人钱财的责任。因此，他应竭尽全力保证钱财的安全，准确地记录，并且保护其所持有信息的隐私。

对于负责病人治疗费收款和存储、签发支票(check)的工作人员，牙科医生可能会选择为其投保证保险(bonding)。

应收账款的类型

在牙科诊所中最常用的应收账款记账系统有的两种类型，分别是计算机系统和手工记账系统(pegboard system)。计算机系统可以实现技术和会计的结合，因此越来越多牙科诊所开始采用计算机系统。

手工记账应收款项管理

手工记账，通常也称为一次性写入系统，是指一种手工记录的记账系统,其所有记录均一次性登记完成。通过合理收纳和排列每日记录页面、收支总账卡以及复写收据,每个病人的所有财务记录均手写一次性完成(图63-2)。新记录的登记,例如每日总额及月度总结,应手写完成。总额必须准确计算,并进行验算。

计算机应收款项管理

应用计算机应收款项系统,系统中的数据可用来管理账户历史以及诊疗记录(图63-3)。系统中的数据必须是准确无误的,因为这些数据将用来计算账目总额以及每天和每月的账务

ANATOMY OF A PEGBOARD ACCOUNTS RECEIVABLE SYSTEM

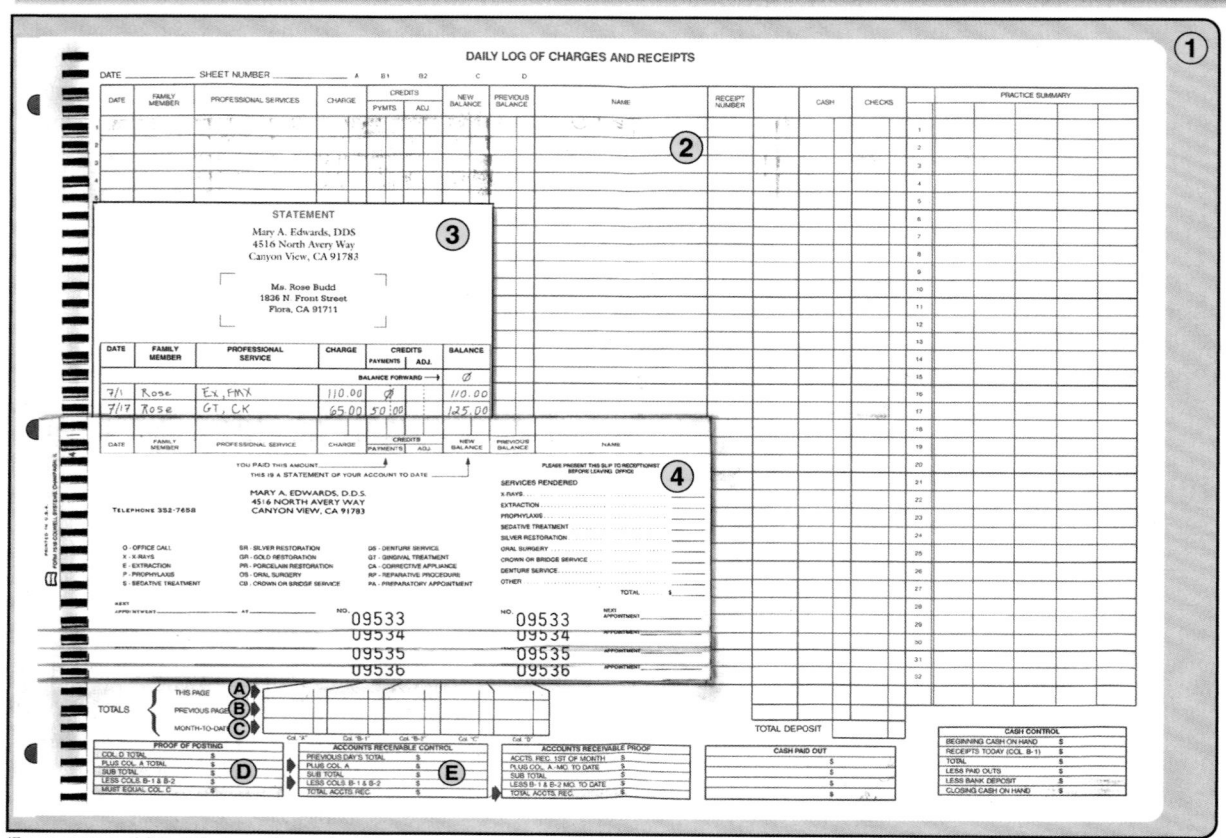

(Forms courtesy of Colwell Systems, Champaign, IL.)

① PEGBOARD
The pegboard is a flat board with a series of pegs on the left-hand side of the board. The pegs align and hold the forms in place. The alignment facilitates the "one write" concept.

② DAILY JOURNAL
The daily journal (day sheet, daily log of charges and receipts) is a large sheet that is placed over the pegs. The daily journal contains information that identifies all financial transactions that have taken place during the day (or other identified period of time). At the end of the recording period (day), columns are totaled, balanced, and placed in a journal for storage. Information stated in the journal becomes an important document and must be safeguarded against loss or damage.

③ ACCOUNT RECORD
Ledger cards contain individual account information. Information listed on the ledger card identifies the patient, treatment, payment information, and account balance.

Ledger cards are placed alphabetically in trays (Fig. 14-4). The information on the ledger card is considered confidential and is important documentation. The cards are stored in metal boxes which can be tightly closed at the end of the day to protect them from fire and damage.

④ RECEIPT AND CHARGE SLIPS
This portion of the system is used as a communication and audit tool. The clinical assistant or administrative assistant enters transaction information onto the charge slip (communicating with the front office). The information is used to post transactions. The receipt portion of the slip is used to communicate transactions with the patient. Control numbers are printed on each slip, providing a tracking system to ensure that all transactions are posted.

Superbills are used in the same way as receipts. With the addition of insurance coding (CDT Procedure Codes), they can also be used for insurance billing. The completed superbill is given to the patient and it becomes the responsibility of the patient to submit the form to the insurance carrier.

ANATOMY OF DAILY JOURNAL CALCULATIONS

Ⓐ Add each column vertically and place the totals in the corresponding boxes.

Ⓑ Bring previous page totals forward (found in the corresponding box on the previous day's journal).

Ⓒ Add the columns, enter the total in the corresponding box.

Ⓓ Complete "Proof of Posting".

Ⓔ Complete "Accounts Receivable Control".

图63-2 手工应收款项记账系统解析。(Modified from Gaylor LJ:The administrative dental assistant,ed3,St Louis,2012,Saunders.)

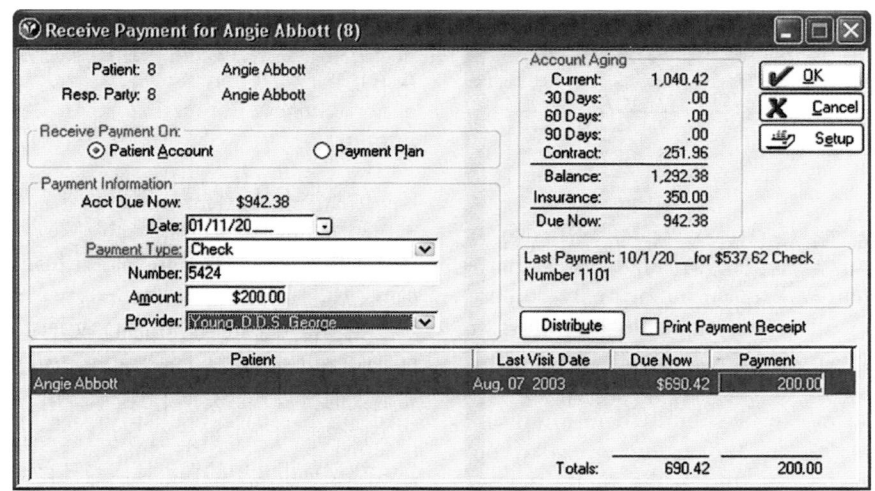

图 63-3　计算机应收款项管理系统。(Courtesy Patterson Dental, St Paul, MN.)

总结。这些以及其他所有的管理报告都是计算机自动计算和生成的。非常重要的一点是,为了安全,储存在计算机硬盘中的数据应每天备份。储存备份文件的外接储存装置(ZIP 驱动器和闪存驱动器)应在诊室之外的安全位置予以保管。这些备份记录在盗窃、火灾或者其他意外事件中有着非常关键的作用,它可用来恢复系统中因意外事件而丢失的数据。

应收款项管理的基本技术

手工记账系统和计算机系统的数据要求及组织形式都是一致的,了解相关知识非常必要。学习使用任意一种系统,都先要理解应收款项记录的基本技术。记录应收款项在病人结束治疗时进行。

收费单

收费单,又称为传递表单或超级账单,用于诊疗区和职能部门之间财务信息的传递。该表格包含了病人姓名、账号、欠款、现有收费及付费等信息。该表格应包含牙科诊所可提供的所有服务项目,以及各项目的牙科服务代码。该表格还应留有空间以便牙科医生或牙医助理记录治疗情况。该表格由三种颜色的页面组成(白色是病人的永久性记录,黄色是牙科诊所或病人提交给保险公司的材料,粉色是提供给病人的复印件)(图 63-4)。

填写完成的收费单将返给业务办公室,在应收款项系统中上账(posted)。收费单是审计轨迹(audit trail)的一部分。应为每个病人制作自己的收费单。在每天下班之前,每张收费单都必须有一个编号。这种方式有助于确认所有病人都已进入账务系统。

每日记录页面

每日记录页面是病人每天的交易详细记录;该记录包括病人的姓名以及所有的收费、缴费和费用调整。一整天所有的业务处理都将记录在记账系统中。除了维护病人的账户记录之外,这一记录还将生成每日记录页面。计算机系统将自动核计该表格数据,并用数据生成其他业务报告。

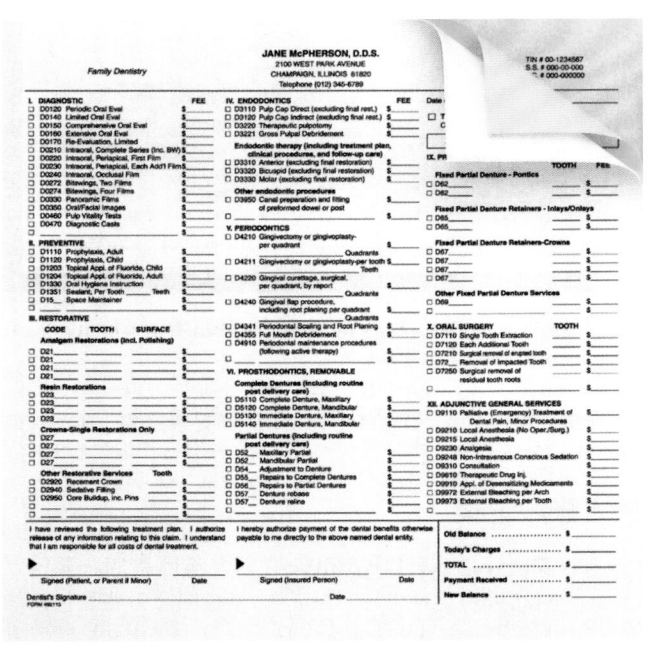

图 63-4　一个简单的超级账单表格,用于诊疗区和职能部门之间传递财务信息。(Courtesy Patterson Office Supplies, Champaign, IL.)

收据及治疗结束结算单

治疗结束结算单(walkout statement)类似于收据,不同的是治疗结束结算单可显示出流动账目平衡。治疗结束结算单提供给没有付清治疗费的病人(图 63-5)。治疗结束结算单应同时附加已付邮资的信封一并给病人,从而督促病人尽快邮寄出拖欠款项。治疗结束结算单加速了付款的速度,从而增加了资金流动。同时它也减少了月底需准备及邮寄的单据数量。

付款记录

所有的付款记录均必须立即录入记账系统,从而使付款记录能够存储在账户历史中,显示在每日记录页面上。汇款录入系统的方式,与当面付款的录入方式是一样的。为了安全起

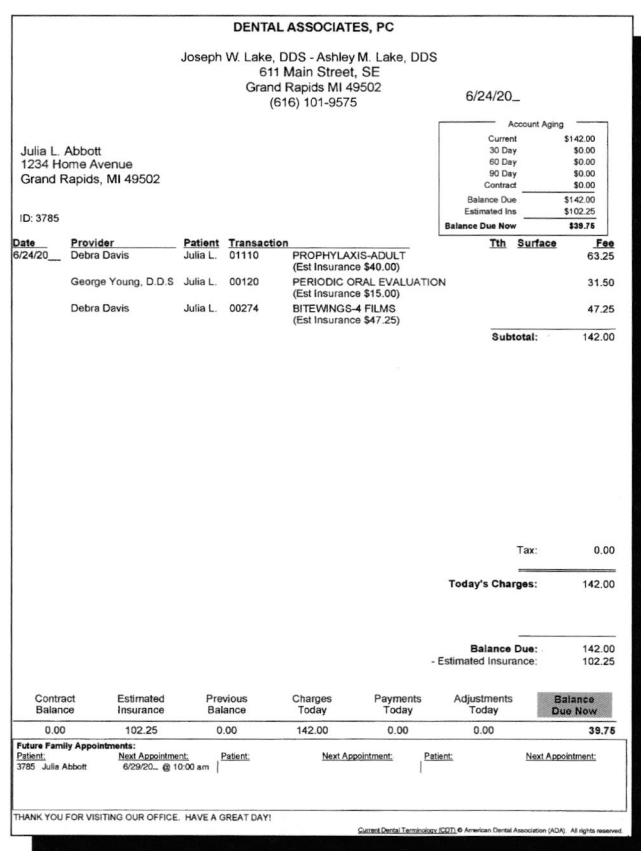

图 63-5 提供给病人的治疗结束结算。(Courtesy Patterson Dental, St Paul, MN.)

见,支票应立即标记为限制性背书,以防支票遭窃、他人取出现金。

病人账户记录

病人账户记录以责任方相关信息为基础形成。责任方(responsible party)通常也称为保证人,是指同意为账目付款的人,这个人并不一定是病人本人。病人账目记录用来追踪所有的账目业务处理。流动账目平衡应持续维护,其所含信息可用来生成结算单、保险理赔以及其他的收费工作。在手工登记系统中,病人账户记录采用收支总账卡片。在计算机系统中,病人账户记录以账户历史或收支总账形式呈现。

缴费

病人的付款可以有多种方式,例如当次治疗缴费、月度结算单缴费以及分期付款。牙科保险也是缴费的一种方式,但需要强调的是,保险未覆盖的治疗费应由病人自付。为了减轻病人的担忧,应提交给承保公司治疗前的费用预估表。通过这种方式,可以帮助病人明确,哪些费用是医保覆盖,哪些费用是自付,以及哪些费用是医保和自付共同支付。

当次治疗缴费

根据缴费规定,病人的治疗费用应当次缴清。这样能有效增加资金流动、降低结算单发放成本、提供更多可选择的收费方法,从而帮助控制诊所开销。初次电话咨询时,应告知病人缴费方案的类型,以及可采用的缴费方式有现金、支票以及信用卡。

现金

尽管很少有病人使用现金支付牙科治疗费,也应该留意现金缴费病人的需求。处理现金缴费时,应确保收费处有现金找零。工作人员应为现金缴费的病人提供手写的(或电脑生成的)收据。

找零备用金(change fund)或者零用现金基金(petty cash fund)中有少量的现金(通常不超过 50 美元),它将用于现金缴费病人的找零。每天早上,找零备用金都将放入现金抽屉中,当天按需取用。下班之前,应将找零备用金放回到安全的位置。找零备用金中的钱不计入当日存款中,下班前找零备用金金额应与上班时放入金额相等。

支票

病人可使用个人支票向牙科医生或诊所支付牙科治疗费。在一些治疗中,诊所规定记录缴费者的驾驶证号,并填写身份登记表。诊所将为支票缴费的病人提供收据。

信用卡

缴纳治疗费的另一选择为信用卡缴费。信用卡交易是缴费方式之一,但其过账规则与现金或支票缴费有所不同。如今,通过电子化技术,信用卡系统能够立即验证信用卡是否有效,以及是否超过可用额度限制。如果同意成为信用卡商户,那么银行会为你解释具体使用方法。

信用卡缴费时,应填写信用卡缴费单,并向病人提供副本。信用卡收费不是常规银行存款中的一部分,而是要根据发卡银行的指导进行处理。银行也将收取一定比率的金额,作为处理交易的手续费。这一过程指的是贴现,因为在月底,银行将从收缴费用中扣除手续费。因此应将扣除的手续费作为成本的一部分,在支票簿录入时进行调整。这一差额不会从病人账户中扣除。

专业优惠和折扣

牙科医生偶尔会以折扣的形式为其同事或亲属提供专业优惠。在当天治疗结束后,如果牙科医生决定给病人折扣,他将在表单上进行标记。例如,某项治疗的常规收费是 50 美元,而牙科医生提供 10 美元的专业优惠,那么病人应缴纳费用为 40 美元。

如果在治疗开始之前,病人一次性缴清治疗费,那么可能会给一个折扣。例如,如果病人要以 1 400 美元的费用进行一个全口义齿修复,牙科医生可能会提供一个 5%(70 美元)的折扣。那么,病人只需缴纳 1 330 美元。

将此类折扣录入记账系统时,应登记总费用为 1 400 美元,然后所给折扣 70 美元以调整参数形式录入。该调整参数作用类似于赊购,使账目余额中应付款为 1 330 美元。

每日过账证明

每天下班之前,每日工作页面上的登记信息应与预约本上的信息进行核对，以确保所有前来治疗的病人都登记在册。计算机系统可以自动合计总额，并生成应留存的各种报告。收据总额必须与收银款总数减去找赎金金额相匹配。如果这两个数额没有匹配，即“有差额”，那么应该回溯并找出错误。

银行存款

所有的收入均应当天存入银行。当收入金额与存款数额完全相等时，账目算是通过了审计员验证记账准确性的决定性考验。存款单(deposit slip)是以条目化形式呈现的备忘录，用来记录已存入银行并记入病人账目的现金和支票(图 63-6)。当所有账单信息录入计算机系统后，存款单将由电脑生成。存款完成后，日期和存款金额应登记在诊所支票登记簿上，遵循要点如下：

- 存款单应标注诊所名称、地点及账号
- 存款单上的信息必须是合法的
- 所有的现金(纸币和硬币)，都一起列在“货币”中
- 支票应分别列出开支票者的姓氏及名字首字母。当支票上传到电脑系统中时，电脑系统会自动识别出开支票者的姓氏及名字首字母
- 在一些诊所中，会同时生成两份存款单，那么就将一份副本留在病例中

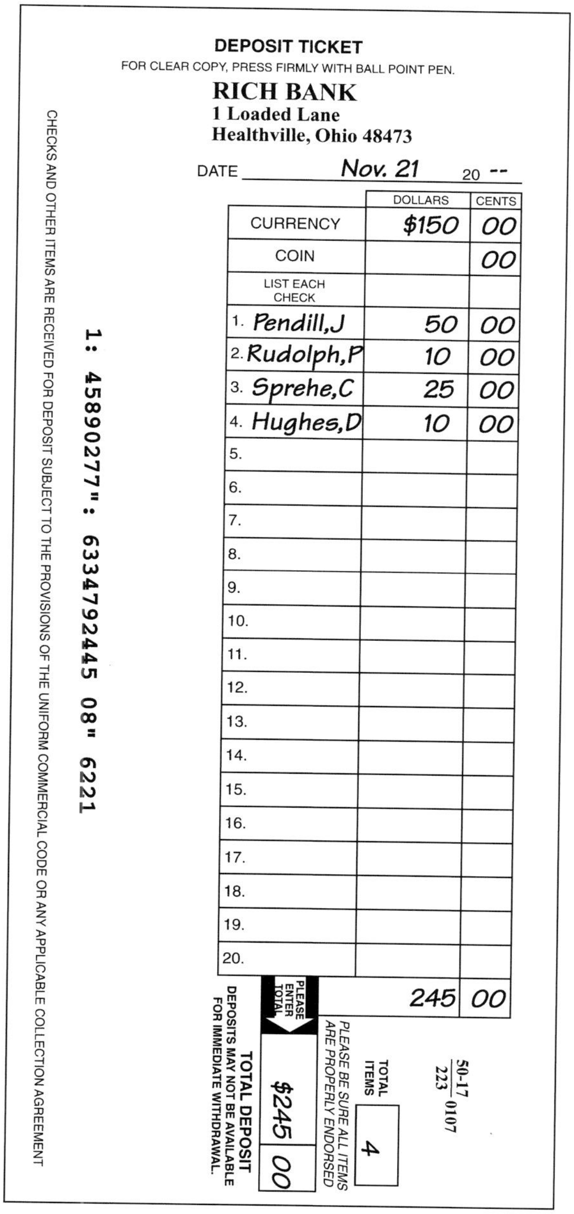

DEPOSIT TICKET

FOR CLEAR COPY, PRESS FIRMLY WITH BALL POINT PEN.

RICH BANK
1 Loaded Lane
Healthville, Ohio 48473

DATE Nov. 21 20 --

	DOLLARS	CENTS
CURRENCY	$150	00
COIN		00
LIST EACH CHECK		
1. Pendill,J	50	00
2. Rudolph,P	10	00
3. Sprehe,C	25	00
4. Hughes,D	10	00
5.		
6.		
7.		
8.		
9.		
10.		
11.		
12.		
13.		
14.		
15.		
16.		
17.		
18.		
19.		
20.		
PLEASE ENTER TOTAL	245	00

CHECKS AND OTHER ITEMS ARE RECEIVED FOR DEPOSIT SUBJECT TO THE PROVISIONS OF THE UNIFORM COMMERCIAL CODE OR ANY APPLICABLE COLLECTION AGREEMENT

1: 45890277": 6334792445 08" 6221

50-17/223 0107

TOTAL ITEMS 4

PLEASE BE SURE ALL ITEMS ARE PROPERLY ENDORSED

TOTAL DEPOSIT $245 00

DEPOSITS MAY NOT BE AVAILABLE FOR IMMEDIATE WITHDRAWAL.

图 63-6 存款单

月度结算单

月度结算单的作用是，要求病人缴纳应收账款中已到付款期限而尚未缴纳的余款。按照计划，病人应在收到结算单后一次性缴清费用。在手工记账系统中，该结算单通常是收支总账卡片的影印本，上面显示着治疗费、付款记录以及账目调整等信息。计算机生成的结算单显示了以上信息，以及账目未缴余额的账龄分析。财务协议也可以印在计算机生成的结算单上。在收到月度结算单 30 天内仍未缴费的话，个别诊所会加收财务手续费(通常为 1%)。

当账目中增加这种财务手续费时，或者分期付款超过四期时，应用诚实信贷表格提前告知病人相关政策(图 63-7)。

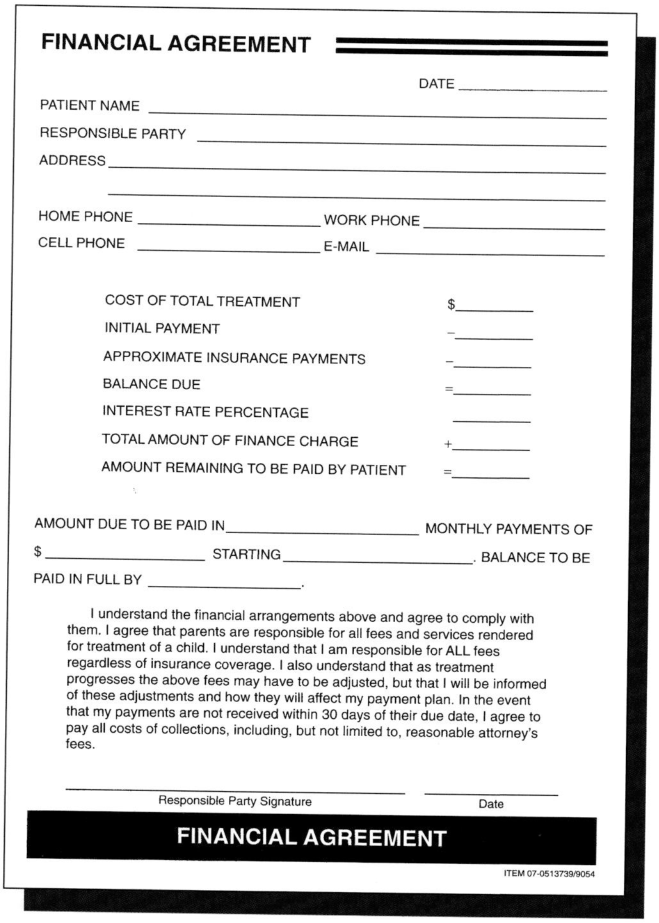

FINANCIAL AGREEMENT

DATE ____________

PATIENT NAME ____________

RESPONSIBLE PARTY ____________

ADDRESS ____________

HOME PHONE ____________ WORK PHONE ____________

CELL PHONE ____________ E-MAIL ____________

COST OF TOTAL TREATMENT $________

INITIAL PAYMENT –________

APPROXIMATE INSURANCE PAYMENTS –________

BALANCE DUE =________

INTEREST RATE PERCENTAGE ________

TOTAL AMOUNT OF FINANCE CHARGE +________

AMOUNT REMAINING TO BE PAID BY PATIENT =________

AMOUNT DUE TO BE PAID IN ____________ MONTHLY PAYMENTS OF $ ____________ STARTING ____________. BALANCE TO BE PAID IN FULL BY ____________.

I understand the financial arrangements above and agree to comply with them. I agree that parents are responsible for all fees and services rendered for treatment of a child. I understand that I am responsible for ALL fees regardless of insurance coverage. I also understand that as treatment progresses the above fees may have to be adjusted, but that I will be informed of these adjustments and how they will affect my payment plan. In the event that my payments are not received within 30 days of their due date, I agree to pay all costs of collections, including, but not limited to, reasonable attorney's fees.

Responsible Party Signature ____________ Date ____________

FINANCIAL AGREEMENT

ITEM 07-0513739/9054

图 63-7 诚实信贷表格范例。(Redrawn from a form courtesy Patterson Office Supplies, Champaign, IL.)

循环报单

结算单应常规在每月同一时间点邮寄。如果一次有太多结算单需要邮寄,可采用循环报单。循环报单是指,将病人姓氏按照字母表分为几组,在一个月中几个固定时间点,按照病人所在组分批次邮寄结算单。

分期付款方案

分期付款方案是指病人定期缴纳定额治疗费。例如,正畸治疗通常都是分期付款的。这类财务计划一般是在讨论治疗方案时确定的。当病人接受牙科医生建议的治疗方案后,业务助理将和病人一起制定一个分期付款方案。分期付款方案确定时,以下基本信息也将确定下来:

- 治疗总费用
- 扣除预付定金后所剩余款,最终应负担的治疗费
- 信贷费(若有)的年度百分比率
- 分期次数
- 每期应缴费用
- 每期缴费日期

一旦收集全这些信息,缴费方案协议也就达成了,病人和牙科医生都应签字确认该协议。协议原件放入病人病例中,同时提供复印件给病人。

⬅ 复习

4. 欠诊所的费用是应付账款的一部分吗?
5. 没有计算机应收账款系统的牙科诊所,应使用哪种系统?
6. 将病人缴纳费用信息从诊疗部门传递给职能部门,应使用什么表格?
7. 病人缴费时可采用哪些付款方式?
8. 银行存款多久进行一次?

收费

对于业务助理来说,具有管理治疗费的能力,并且能够及时、有条理的收费,是非常关键的。

应收账款报告

应收账款报告是一种非常有价值的管理报告,它可以显示出每个病人账目的总余款,以及账龄分析。它也可以显示有多少余款是最近的(最近的收费而尚未开结算单),有多少是30天内的,有多少是31~60天的,有多少是61~90天的,有多少是超过90天的。这些信息有助于针对过期未缴账目进行追踪并采取措施。

计算机系统可自动进行账龄统计分析并生成报告。虽然手工记账系统无法自动生成该报告,但可以手工制作。

收款工作管理

所有的收款工作都必须巧妙地处理,并时刻与牙科医生意

愿以及相关规定保持一致,因为牙科医生是对诊疗及其员工最终负责的人。牙科医生不愿因为低劣的收费手段而失去在病人中的声誉。按照联邦公平债务催收实务法的要求,以下行为是不合法的:

- 在不适当时段(晚八点之前是可接受的)电话联系债务人
- 暴力威胁或说脏话
- 以欺诈手段获取信息
- 联系债务人的雇主,除非是确认其工作单位或住址

电话通知收费

电话沟通比信件通知更加高效,因为电话可以直接与债务人交流,因此很难被置之不理。当电话通知收费时,要确保仅与账目责任人沟通。一定不要留口信,这样不仅容易被误解,还容易暴露病人的隐私,甚至会造成损害。

在拿起电话前,你一定要确保自己了解该债务的所有细节。提前了解相关情况有助于控制局面。你一定不想被无法解答的问题扰乱了谈话,很多债务人很擅长这么做。他们可能突然表示,不能继续与你讨论缴费,因为有一些细节你不了解,而他们也不了解。于是,这通电话就结束了。

如果你说出"我只能稍后再答复您这个问题"时,就给了这个债务人推迟应允缴费的机会,而你再次联系他时,一切沟通又要从头开始了。因此,打电话之前,保证至少了解以下信息:

- 精确的应缴款额
- 付款截止日期
- 之前沟通的记录

一旦联系上要联系的人时,业务助理应确认其身份,然后等待。被电话联系的人是清楚为什么联系他的,最好让他先发起对话。债务人可能会愤怒并充满敌意。一定要记住,这只是自我防御机制的一部分,并不是人身攻击。无论债务人说什么、做什么,不要与其争论,或表现出戒备状态。试着理解对方,但是无论对方如何挑衅,坚决不能允许自己出言不逊。将电话中达成的任何协议都记录在收支总账中。病人做出的允诺要及时跟进,如果没有履行,应采取收费过程的下一步(框63-1)。

框 63-1

电话通知缴费时特定答复语

病人:支票在信件中。
收费员:太好了!能否麻烦您告诉我支票号、金额以及邮寄时间?这样我就能确保邮寄成功了。
病人:我现在资金周转有困难。
收费员:经济状况不好我能理解。我是否能跟您签一份付款计划,或者今天您能否至少付一部分钱?
病人:我没有拿到费用清单的副本。
收银员:我立刻传真(或邮寄)给您。那您今天能把支票邮过来吗?

费用催缴信

所有的收费通知信都应措词严谨、积极、商务化,从而尽量鼓励病人缴纳拖欠费用并避免尴尬(图63-8和框63-2)。

Canyon View Dental Associates
4546 North Avery Way
Canyon View, California 91783

April 11, 2011

Ms. Jennifer Lyons
1256 Roanoke Avenue
Canyon View, CA 91787

Dear Ms. Lyons:

Two months ago you agreed to pay your account by the 15th of April. Our contract was based on two things: (1) your word that you would pay as agreed and (2) your ability to pay the total bill of $456.00.

You'll have to agree that we have kept our part of the agreement. Now, please keep your part by sending a check for the full amount of $456.00 within the next week.

We have enclosed a self-addressed, postage-paid envelope for your convenience.

Yours truly,

Diana Blangsted
Business Manager, Canyon View Dental Associates

DLG: sw
Enclosure

A

Canyon View Dental Associates
4546 North Avery Way
Canyon View, California 91783

April 11, 2011

Mr. James Spencer
1198 Berry Drive
Canyon View, CA 91787

Dear Mr. Spencer:

We recently reviewed your financial status and were surprised by your lack of response to our numerous attempts to collect final payment for treatment you received November 11, 1998.

According to our records, your remaining balance of $221.00 has now accumulated interest of $25.00. Please check your records and contact us immediately if they do not match ours, so we can correct any discrepancy.

If your records agree with ours, we regard this as a very serious situation. We certainly do not wish to be forced to seek other recourse to collect the money owed. We want to communicate with you. But if we do not hear from you within 10 days, we will turn your account over to a collection agency.

Sincerely yours,

Diana Blangsted
Business Manager, Canyon View Dental Associates

DLG: sw

B

图 63-8　展示措辞语气的两封费用催缴信。（From Gaylor LJ：The administrative dental assistant，ed3，St Louis，2012，Saunders.）

框 63-2

费用催缴信书写建议

- 您一直缴费及时,所以此次未缴费一定是个疏忽。请将这个通知视作善意的提醒,您的应缴费用是 $_____ 。
- 由于您 3 月份在本诊所接受了治疗,关于您治疗后的体验及账目缴费情况,我们尚未收到您的反馈。如果现在您能付清应缴治疗费,请您在 6 月 15 号之前与我们诊所电话联系,这样诊疗方案就能以一种令人满意的方式完成。
- 您在接受医疗服务时需缴纳相关治疗费用,除非您做了特殊的信贷安排。请在 20XX 年 6 月 30 日之前,将您的支票寄给我们,或者与我们电话联系。
- 如果您对您的账单有任何疑问,我们非常乐意为您解答。如果没有疑问,您是否能在本月底缴纳治疗费?
- 除非有明确安排减少您 _____ 的余款,否则我们无法继续为您记账。在本月 25 号,拖欠的款项将移交给我们的收费机构处理。
- 收到第一次汇款后,向病人致信感谢。通过这种方式,有助于后续缴费方案的顺利进行:
  - 感谢您本次账户缴费 $_____ 。我们非常荣幸在本财务计划中与您合作理清您的账目。我们期待在下月同一时间收到您的支票,以及随后的每一个月都能按时收到您的缴费,直到缴费完成。
- 当财务计划通过电话方式进行安排时,应再通过信件进行确认:按照您今天在电话中的允诺,我们期待分别于 2 月 10 日和 3 月 10 日收到您两次 50 美元治疗费的汇款,并在 4 月 10 日收到余款。如果有紧急事件让您无法按时汇款,请您立即与我们电话联系。

可做与不可做

可做

- 贴合实际情况的个性化信件。
- 提前向病人发信件通知,作为还款提示。
- 始终相信病人有良好的缴费意识,除非在一段时间内一直收不到回应,证明并非如此。
- 在已经寄送 1 到 2 封友好的提示而仍未收到回应后,可寄送一封语气较严肃的费用催缴信。

不可做

- 对于缴费习惯良好的病人,和总是忽视缴费的病人,采用同一封费用催缴信。
- 将任何催缴提示放在明信片或信封外面,这是对病人隐私的侵犯。

最终收费选择

最终必须由牙科医生决定是否要为了收费而将病人的账目转交出去。没有牙科医生的特殊批准决不允许转交病人账目。

收费机构

收费机构可代为收缴账目拖欠余款。这类机构的服务费是按照代收缴款额的一定百分比计算的,其交给牙科诊所的代收缴治疗费即已扣除服务费。

小额索偿法院

另外一个选择就是将债务人移交给小额索偿法院。通常是由业务助理出席庭审,而不是牙科医生。寻求小额索偿法院裁决的一个缺点就是,即使法院裁定了债务人必须缴费,判决金额依然是由诊室去收缴。

←复习

9. 牙科诊所收费工作开始时机是什么时候?
10. 收费可采用哪 4 种方法?

收费工作的跟进

以下内容是收费中的工作跟进时间表

- 30 天:于月底寄送的 30 天内常规结算单,或者治疗完成印有财务安排的结算单。
- 60 天:第二张结算单,再加上亲切的书面收费信息或者电话通知。
- 75 天:电话联系与亲切的收费通知信。
- 90 天:第三张结算单,更强势的口头或信件告知;通常,在这封信中要告知其如果 10 天内还不缴费,那么账目将转交给收费机构处理。
- 105 天:电话联系;在这次通话中,要传达的信息是:"如果在限定时间内尚未缴费,我们有必要将账目转交给收费机构处理。"
- 120 天:如果没有缴纳费用或者允诺缴费,则将账目转交给收费机构处理。

应付账款管理

应付账款(accounts payable)系统管理着牙科诊所应支付的所有款项。支出(expenses)和支付款(disbursements)决定了牙科诊所运营的成本。开支也称为经费,是业务运营的实际成本。当这些开支产生时,它们将转化为应付账款。支付款是对于应付账款的支付。在诊疗中以及每日开支与支付款管理中,诊所管理者或业务助理有责任确保所有应付账款交易的准确性。

牙科诊所经费

牙科诊所经费包括了牙科诊所运营中所有的开支。这些开支可分为固定经费和可变性支出。收费表中必须同时反映出这两种经费以及牙科医生的合理收益。

固定经费

固定经费(fixed overhead)是指持续不变的业务成本。无论牙科医生是否出诊,或者有无开展诊疗活动,这些成本(例如租金或抵押借款、水电费、保险以及薪酬)都会产生。注意:并不是所有薪酬都属于固定经费。独立合约员工、佣金制员工或者按需雇佣以小时计费的兼职员工等，其薪酬都不属于固定经费范畴。

可变性支出

可变性支出（variable overhead）是指随着提供服务类型变化而变化的开支。例如，牙科及行政办公用品、独立合约员工薪酬、牙科实验室费用以及设备修理费。

总收入与纯收益

牙科专业服务费的收取是以总收入（业务收入的总额）计算的。总收入（gross income）减去诊室相关费用后，是牙科医生诊疗所得的纯收益（net income）。牙科医生需挣够一定量的纯收益，否则就没有足够资金维持诊所运营。

牙科诊所常年雇用注册会计师（certified public accountant, CPA）。注册会计师的责任是处理主要财务记录，例如年利润、损益表、纳税申报表以及其他政府报表。这些报表以牙科诊所的财务信息为基础。财务信息必须是准确的、最新的、完整的，而且以标准格式呈现。业务助理可通过及时、有序获得和记录信息，协助会计师工作。

支付款

对账单系统性处理和及时支付，是牙科诊所的高效管理的必要条件。大额费用的支付应使用支票，并且持续做到及时更新和结算记录。小额费用可以使用现金处理。所有的费用都需要通过账单、收据或者付讫支票，尽可能全面地进行管理。

装箱单、费用清单以及结算单

装箱单（packing slip）是仓库运营中常用的表格，上面列出

了要运送出的货物及其接收方。装箱单也包括信贷订购的账目、运输和处理费以及发货管理标号。装箱单随货物一起运输，在目的地用来确认货物是否齐全。在付款前，装箱单与出货单是相匹配的。接收物品时，接受者应按照装箱单认真核对以确保所有订购物品都已收到，并且性能良好。不符合之处或损坏之处要立即报告给货物供应者。

费用清单（invoice）可能在运输的货物之中，也可能是单独邮寄。费用清单是一个运送货物或提供服务的详细清单，并分条列出所有价格（图 63-9）。

结算单（statement）是当月所有费用清单（收费单）、付款、信贷以及债务的汇总（图 63-10）。

支出记录系统化

尚未支付的账单和费用清单放在应付账款文件夹里。作为支出记录系统化管理的一部分，支出梳理为几大类别，常见类别有专业耗材、牙科技工室费用、薪酬、租金及物业费、水电费以及职能部门办公用品。类别标题由牙科医生决定，放在文件夹上，从而以一种系统化的方式储存支出记录。在年末，这些支出记录文件同当年其他业务记录一起按类别进行归档。

这些类别也可用于系统化管理支票登记簿中的支付款，以及做预算。如果用计算机系统处理支付款，支出记录可用同样的类别标题在计算机中归档，用于支付以及管理诊所财务记录中。

账目付款

在牙科诊所中，应付账款通常每月付一次到两次。在开支票付款之前，业务助理从应付账款文件夹中拿走所有的费用清单和结算单。核对某时间段内所有供应商提供费用清单的号码和金额，并与月度结算单进行比对，从而核验这些结算单和

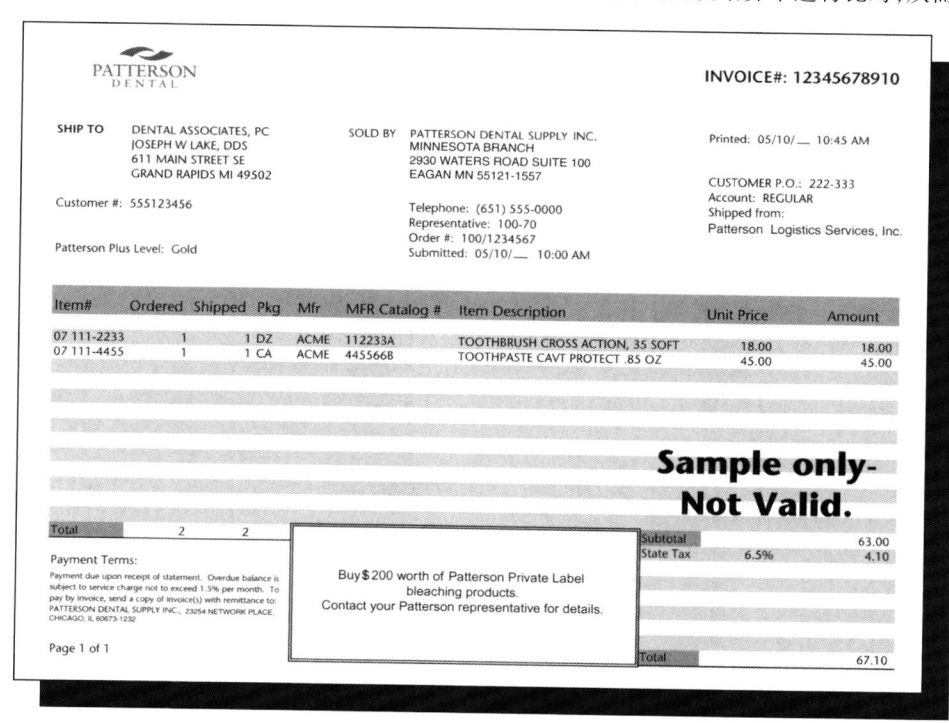

图 63-9　费用清单范例。（Courtesy Patterson Dental, St Paul, MN.）

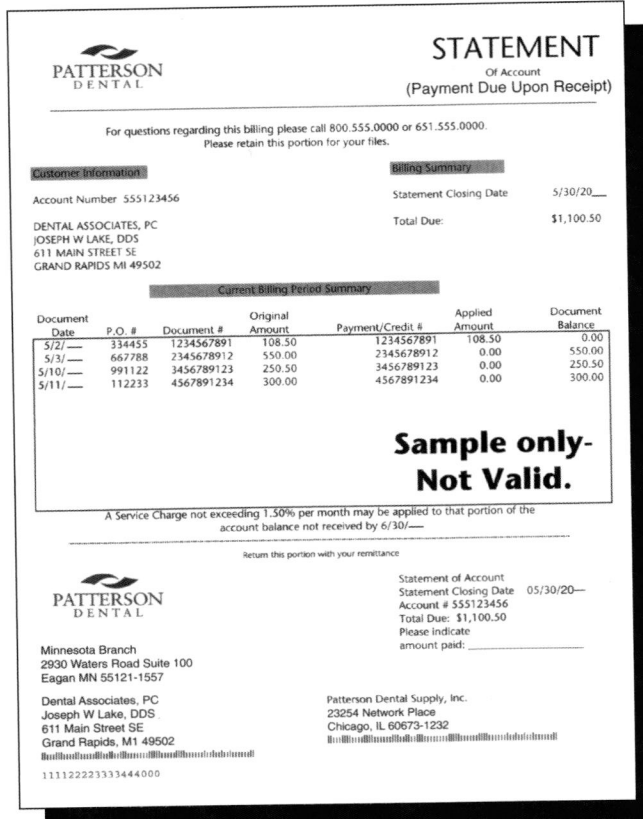

图 63-10　牙科供应公司结算单范例。(Courtesy Patterson Dental, St Paul, MN.)

费用清单。同时,也非常重要的是,确认所有支付记录、借款情况以及收益均已准确地录入系统。为了方便处理和储存记录,可将结算单及其所包含账目的费用清单用订书机钉在一起。

付款之前,所有的账单都需要牙科医生过目并取得其同意。牙科医生同意支付某些账目后,业务助理开出相应支票。支付每张结算单时,支票号及支付日期都应记录在结算单上。通常情况下,业务助理开支票,但不签支票,准备好的支票应交由牙科医生签名。如果诊所管理者被牙科医生授予了有限代理权,或者有正式银行授权文件,那么他可以签支票。

货到付款

有时货物是货到付款(Cash On Delivery, C. O. D.)的,这意味着在交货时,收货人要同时支付商品费用以及货到付款手续费。一些负责运送到付款商品的物流公司能接受支票付款,另外一些只接受现金付款。如果能使用支票付款,收款人应写供货商,而不是物流公司。

如果货到付款包裹里并不是我们订购的物品,那么业务助理一定不要接收。当向物流公司付款时,业务助理应索要已签名的支付收据。

零用现金基金

正如本节前面所述,零用现金基金是指常规储备一定金额的现金,用来支付日常小额支出。它也可用于支付一些需立即现金支付的频繁小额支出(例如欠资)。零用现金基金的金额

要足以满足整周小额支付需求,但又不能过多而致失窃。在大多数的诊所中,零用现金基金的金额一般不超过 50 美元。如果每周需要量大于 50 美元,那么很可能是对于零用现金基金概念理解有误,或者滥用现金。

所有由零用现金基金支付的项目都必须上交凭单。每张凭单必须包括日期、付款金额、收款方、购买项目以及付款人,同时还应附有收据(图 63-11)。

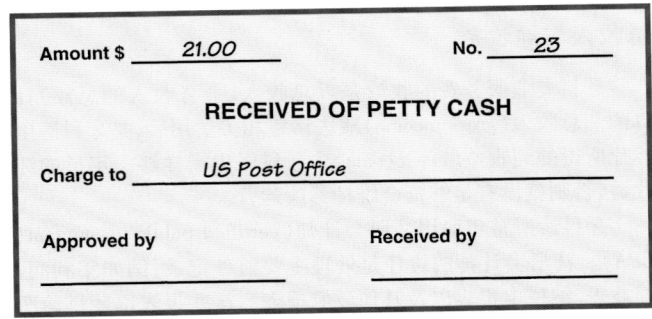

图 63-11　零用现金凭单

补充零用现金基金。零用现金应常规进行结算和补充。由于每次零用现金基金支付都有一张凭单,所有凭单总额加剩余现金应始终与零用现金基金金额相等。结算后应开支票对零用现金基金进行补充。如果零用现金基金账户处于平衡状态,那么签发支票(用来将零用现金基金补充至原有金额)金额应与上月凭单总额相等。凭单与相应数据应用订书机钉在一起,并记录日期和总额。这些都归档于"职能部门"支出类目中。

← 复习

11. 举例说明固定经费。
12. 牙科诊所在支付了所有与诊室有关的费用后剩下的是哪种收入?
13. 附在运送材料中的商品条目式清单又称什么?
14. C. O. D. 是什么意思?

签发支票

一些诊所已经将支票签发功能电子化了。电子支票签发的优势是节省时间、降低错误概率、方便信息的储存和追溯。也有一些诊所使用手工记账的支票签发系统或商品支票簿。

支票术语

支票是一张汇票,或者一个命令,从而能够使用某个特定银行账户向收款者或持票人支付指定金额。支票为按需支付,当支票提供给银行时,应保证银行账户中有足够的钱完成支付。

收款人(payee)是支票上账目指定接收人的名字,通常写在"付给指定人"后面。付款人的姓名必须是全名,不过,先生、女士、小姐这种称谓最好省略。比起将支票收款人写为"约翰

"琼斯夫人",写为"玛丽琼斯"更可取。

支票开票人是指从其账户中扣支票金额的那个人。支票开票人,或者他的授权机构,必须在支票的签名栏中签名。支票登记簿(check register)是账户发出和收入的所有支票的记录。支票登记簿应该在支票签发之前进行登记,应包含以下内容:

- 日期(支票登记的日期应是支票签发的当日,不能提前或后补登记)
- 支票号
- 收款人姓名
- 支票金额及用途

无论是用手工系统还是计算机系统开具支票,支票金额不管是用数字表达还是用文字表达,都要极其谨慎。并且,要确定在以下三个地方,支票金额的设定都是一致的(图63-12)。

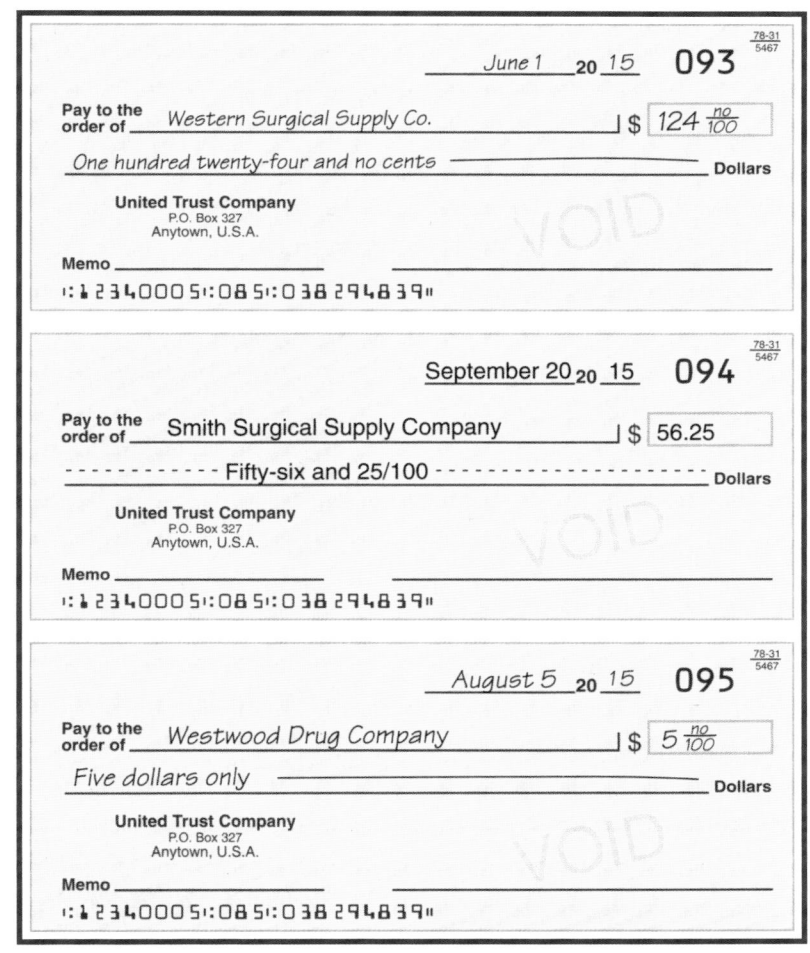

图 63-12　支票填写的正确方式

- 在支票登记簿上
- 在支票的右侧,紧接货币符号,用数字表示的金额
- 在"美元"前方的横线上,用文字表示的金额。美分应用分数表示,这样就不会在写小数点时犯错了。

支票填写不仔细,或者有自相矛盾的地方,就可能被"提高金额"或者更改。一张经非法涂改的增额支票是指另增加了数额在支票上,例如,将支票的金额从100美元改成1000美元。确保金额的文字表达和数字表达均正确,是预防该类事件发生的一种方法。

支票背书

在收款人兑换支票之前,他必须在支票背面签字。背书通常签在支票背面左侧,并且必须与支票正面显示的收款人姓名一致。有一种支票为不记名背书,拿到这种支票的任何人都可以兑换(包括偷支票的人)。

限制性背书可理解为"仅存入[收款人姓名]的账户中",这类支票仅可存入指定个体的账户中。这类背书使支票不可转让,也就是说,仅可存入指定账户,即使被盗,也无法兑换。

可用刻有合适限制性短语以及收款人姓名的橡皮章,来代替收款人的签名。为了安全起见,所有的支票一经收到,就应标记为限制性背书。

停止支付通知

如果支票开票人因为各种原因不想让银行兑换其所开出的支票,那么开票人可要求银行对该支票发出停止支付通知。停止支付通知必须给出所有相关信息,例如支票号、开票日期、收款人姓名、支票金额以及停止支付原因。

写好的停止支付通知必须在支票兑换前交给银行记账员。

停止支付通知通常在 90 天内生效,银行会为此收取一定手续费。

存款不足

开具支票金额如果超过账户内资金,这种支票是无法兑换的。这种支票将被标记为 N. S. F. (nonsufficient funds) (存款不足),这是指,用来支付支票的账户里没有足够的钱,收款人无法对应收项进行收款。因该类原因被退回的支票称为空头支票;不过,这通常指已经"被退回"。对开具存款不足支票的公司和个体,银行将收取额外的手续费;不过,对于收款人不会收取手续费。

当病人的支票被退回时,支票金额必须在收支总账上进行登记,并标注好退回日期,然后对病人的账目进行调整,一方面再次对病人进行收费,另一方面将退回支票的金额加入账户欠款中,从而使该金额重新记入该病人的账目中。同时,也有必要在支票登记簿上进行登记,从支票账户余额中减去退回支票金额。

通常与开票人进行电话沟通就能解决该类问题,开票人会给支票所属账户再次存入足够金额。这类再次存款的支票将被列在一个特定的存款单上,并且被清楚标注以免记为两次收入。支票再次存款通常会记在账目历史上,再次存入的支票金额应从账户余额中减去。

如果退回支票不能被再次存入,那么该尚待解决的账目欠款需要及时关注。

业务汇总表

所有的支票必须在一个特定的经费类别中说明其用途。在计算机系统中,将其显示在应属类别中,这是开具支票程序的一部分。在手工记账系统中,在支票开具时就应将其归于其所属经费类别中。月度汇总表的总额将结转生成年度汇总表。通过这种持续的记录,牙科医生和会计人员在任何时候都能掌握目前的诊所财务状况,这对管理、预算以及报税都非常重要。

⬅️复习

15. 在支票簿中,从某一个账户开具以及存入的支票应记录在何处?
16. 没有足够资金支付所开支票,描述这一情况的专业术语是什么?

工资总额

工资总额是指薪金、工资(通常指按周领的)、奖金以及扣款等所有财务记录的总汇。从会计学的角度来看,工资总额指的是为雇员在某段时间内提供的服务而支付的金额。会计学的观点认为,工资总额至关重要,因为工资总额及工薪税很大程度上影响着牙科诊所的纯收益,而且也必须遵从法律法规。

联邦法规要求,雇主必须从员工的薪酬中扣除一定金额以支付工薪税。相关条款的详细解释可参阅国税局发行的《E 手册》。大多数州也发布了类似的手册,用来解释说明本州所得税的相关法规。

负责处理工资总额相关工作的业务助理应该认真学习这种手册,有不明白的地方要及时询问。比起代价昂贵、改正困难的错误来说,提前询问的做法更可取。政府要求,所有雇主都要留存工作时数、支付薪酬以及扣税款额相关的记录。必须始终留有完整准确的员工记录,备份记录应与其他重要财务文件一起储存。每个员工都应有一个自己独立的工资总额单(图 63-13)。该表单最上方应写有员工的全名(书写无误)、社保号、地址以及申报免税数额。

每个工资结算周期的所有总收入(税前)、每笔扣款以及纯收益(总收入减去所有扣款),都应登记在工资总额单上。纯收益加上扣款应等于所挣得的总收入。所得税扣缴凭证应与工资支票一起交给员工,从而为员工提供总收入以及每笔扣款额和原因的详细信息。

工薪扣款

所得税代扣

所有员工均必须在每年的 4 月 15 日之前填写一份联邦税表。预估税额的一部分将直接从该年每张工资支票中直接扣除。年末,扣除额度应接近员工实际应缴税额。扣除税额根据通告 E 手册中的明细表确定,一般以收入及申报免税数额为基础。雇主有责任扣除这部分税款,并汇款给官方指定的银行或者直接给国税局。

每个员工都应在以下几个时间节点,填写员工扣税豁免申请(W-4 表格):①刚被雇佣时;②个人情况发生变化后 10 天之内(例如结婚);③在 12 月 1 号之前填写下一年表格。该表格批准雇主扣除税款,并标示出员工申报的免税数额。填写完整的表格应与其他工资总额记录一起留存。

联邦保险法案

在联邦保险法案(Federal Insurance Contributions Act, FI-CA)中最为人们熟知的就是社会保险,这部分应由雇主从员工的总收入中扣除。无论免税数额如何,这部分金额都是固定不变的。同时,也要求雇主为员工缴纳相等金额的社会保险。因此,每从员工工资中扣除一美元的社会保险,相应的,雇主也要配搭缴纳一美元。雇主和员工缴纳的社保都将按季度上交给联邦政府,从而记入员工的账户中。

为了 FICA 收入能够准确记入账户,非常重要的一点就是保证社会保障总署及时获知员工人事变动。每年员工们都会收到来自社会保障总署的收入报告,这是一份记入员工账户金额的书面记录。万一该收入报告中存在错误,必须报告给社会保障总署并作出修正。

其他扣款

其他的联邦税款、州税款以及地方税款都有可能从员工的收入中扣除。负责薪资核算的工作人员,应知晓税款扣除的相关规章制度。个人税款扣除,例如医疗保险或人身保险的扣款、自动个人储蓄计划或者养老保险金,都应直接从员工收入中扣除。

雇主还必须支付一些其他的工薪税,例如工人补偿金、联

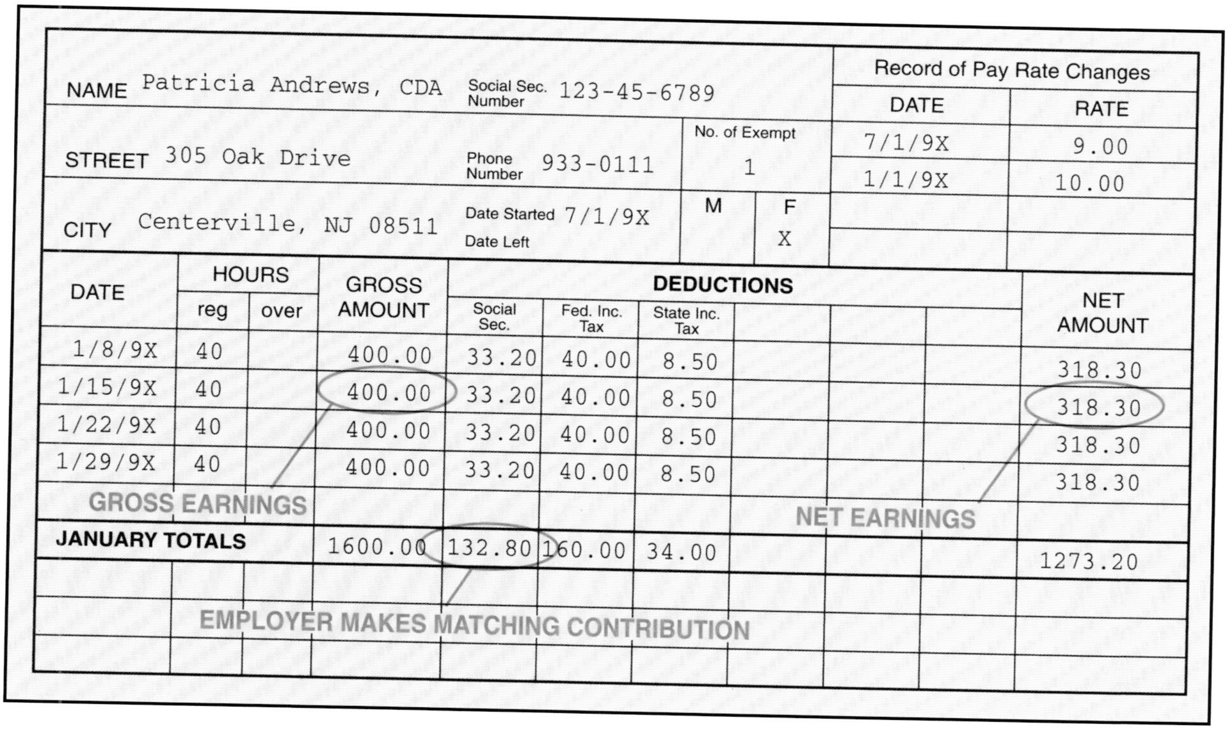

NAME Patricia Andrews, CDA　Social Sec. Number 123-45-6789

STREET 305 Oak Drive　Phone Number 933-0111　No. of Exempt 1

CITY Centerville, NJ 08511　Date Started 7/1/9X　Date Left　M　F X

Record of Pay Rate Changes	
DATE	RATE
7/1/9X	9.00
1/1/9X	10.00

DATE	HOURS reg	HOURS over	GROSS AMOUNT	DEDUCTIONS Social Sec.	Fed. Inc. Tax	State Inc. Tax				NET AMOUNT
1/8/9X	40		400.00	33.20	40.00	8.50				318.30
1/15/9X	40		400.00	33.20	40.00	8.50				318.30
1/22/9X	40		400.00	33.20	40.00	8.50				318.30
1/29/9X	40		400.00	33.20	40.00	8.50				318.30
JANUARY TOTALS			1600.00	132.80	160.00	34.00				1273.20

图 63-13　简单的工资总支出报告

邦失业税以及州失业保险金。这些税款不从员工收入中扣除，除非在一些州，部分州失业保险金由员工个人支付。

纳税申报

所有的政府报告都必须准确整洁的填写（最好使用打字机打印或电脑自动生成），并及时归档。迟交报告将会受到严厉的处罚。所有的雇主都应提交"雇主季度联邦纳税申报表"。这是该季度所有应纳税工资的报告。税款及联邦保险金的扣除应规律进行，频率由应缴纳款额决定。

日历年的最后 30 天内，或者在雇佣终止前，雇主应向员工提供该年度所有收入及扣款的报表（W-2 表格）。很多计算机系统可以自动处理工资及税款，自动生成个性化的报告以及业务总结。

牙科保险

牙科保险是一个辅助性项目，用来帮助病人或其家庭支付牙科保健费用。在美国，有多种形式的牙科保险项目，包括传统牙科保险方案、管理式医疗牙科保险以及政府项目，它们均是用来支付必要牙科保健费用。

传统保险方案

传统保险方案，也指偿付方案，为病人牙科诊疗提供保险金。传统保险方案为按服务付费，并且有额度限制，可以选择共同付费。这意味着，病人应为牙科就诊支付固定费用，但是每年传统保险方案报销的牙科医疗费用是有限额的，个人牙科诊疗有一个具体的报销额度限制。根据政策规定，报销总额度往往受限于免赔额和最高保险金。

管理式医疗牙科保险

随着医疗及牙科保险费用不断上升，医疗保险系统受到一定影响，为将个体医疗保健报销费用控制在低至中水平，管理式医疗应运而生。在管理式医疗牙科保险中，诊疗的类型、水平以及频率都将受到限制，并且鼓励进行疾病的预防。该保险同时也在设法控制服务的报销水平。

按人头包干方案（牙科健康维护组织）

按人头包干方案（牙科健康维护组织，Dental Health Maintenance Organization，Dental HMO）中有一个协议，根据该协议，牙科医生（牙科诊所、多个牙科诊所、牙医组织）为人头包干方案内成员提供牙科诊疗服务。根据牙科医生团队人数，向其支付固定额度的费用（通常按月支付）。作为回报，该牙科医生有义务在协议规定时间内，为所有成员提供他们所需的所有牙科诊疗服务（按照方案指定的情况）。

牙科优选医疗机构

从专业上讲，牙科优选医疗机构（Dental Preferred Provider Organizations，Dental PPO）是"封闭式诊疗群"形式的方案，是按服务付费的变形。为了吸引更多的病人就诊，或者留住已加入 PPO 的现有病人，牙科医院可能会选择加入 PPO。加入 PPO 的病人可在加入 PPO 的牙科诊所里就诊。同时牙科医生也可以接诊按服务付费的非 PPO 病人，这些病人按照诊所自定价收费。

指定医疗服务机构

指定医疗服务机构（Exclusive Provider Organizations，EPO）

是另一种形式的"封闭式诊疗群"牙科保险。本质上,它与dental PPO 是类似的,但加入 EPO 的病人只能选择保险公司指定医疗服务网内的牙科医生就诊。

直接偿付方案

直接偿付方案是一种自筹资金的项目,是由雇主为员工偿付一定比例的牙科诊疗费用。该类方案允许受益者自己选择牙科医生。在直接偿付方案中,没有承保公司的参与,而是由员工自己支付牙科诊疗费用,然后由其雇主偿付一定比例的治疗费。偿付金额取决于雇主制定的福利政策。

个体从业牙医协会

个体从业牙医协会(Individual Practice Association,IPA)是一个由一群牙科医生或者牙科协会成立的组织,主要目的是集体与客户签订合同,并一起为合同内客户提供牙科服务。通常情况下,根据均摊原则提供服务,牙科医生在自己的诊所内开展诊疗。除了为 IPA 的病人提供诊疗服务,牙科医生也可接诊非 IPA 的病人,非 IPA 病人根据按服务付费原则收费。

平价医疗法案

在 2010 年 3 月 23 日,奥巴马总统签署生效一项全面医疗改革,"病人保护与平价医疗法案"。该法案旨在扩大医疗保险覆盖范围,控制医疗支出以及改进医疗卫生系统。美国牙科协会声明:"一些条款将直接影响到牙科行业,医疗卫生系统中的变化很可能会在未来给牙科行业带来一系列连环反应。"

详情参加 http://www.ada.org/to see what changes will affect dental care in the private sector。

政府项目

很多人由于没有医疗保险,或者收入过低无法承担任何类型的医疗或牙科费用,从而无法获得医疗和牙科诊疗。

老年及残障健康保险由联邦政府出资,但其条款及覆盖范围由各州自行决定。该医疗保险项目主要对象是 65 岁及以上老年人,或者患有某种残障或有特殊医疗需求的人。

医疗补助牙科保险主要对象是低收入家庭的儿童、孕妇、残疾人以及贫困老人。医疗补助是联邦政府和各州之间的自愿合作项目。

医疗补助主张各州的医疗援助项目至少覆盖 50% 的医疗费用。然而,由于融资危机,对一些重要健康项目的医疗费用援助,可能会减少甚至取消,往往牙科诊疗费是首当其冲的。自 2009 年 1 月,不到一半的州提供全面牙科医疗保健援助。针对儿童的医疗补助牙科保险是法律要求的,可提供全面的保障范围(包括早期筛查、诊断及治疗)。

牙科保险各利益方

有关牙科保险各利益方的工作知识,对于理解基本保险概念而言至关重要。在大多数情况下,相关利益方包括:接受牙科诊疗的病人,应为牙科保险方案的投保人或相关者(例如配偶或子女);组织或单位,与保险公司进行商议,将牙科保险作为福利待遇的一部分;承保公司(carrier)(通常是保险公司),支付偿付款并收取保费;提供者(provider),指为病人提供诊疗的牙科医生。

如何计算保险金

按服务付费的保险金常用计算方法有:①常规的、例行的、合理的费用;②保险给付项目范围;③固定收费表。

常规例行合理费用

术语常规费用(usual fee)是指牙科医生因向病人提供专业服务而向其收取的费用。该费用由牙科医生决定,并且通常根据治疗项目收费。牙科医生与承保公司一起将所有费用归档成一个机密清单。该清单称为预归档费用,承保公司用其来决定该领域的例行费用。

例行费用(customary fee)的制定,是参照同一区域内(例如一个城市或国家),牙科医生对同种治疗方法的同一项目常规收费的范围。根据预归档费用中的信息,承保公司以该地区牙科医生收费的一个百分位数为基础,来确定例行费用。

在特殊情景下,不得不进行大量或复杂的治疗,当这种治疗被论证为合理必要时,其收费即为合理费用(reasonable fee)。合理费用适用于那些由于治疗程度的影响,收费高于常规费用的非常规病例,即使是自费病人也适用。例如,一个难度特别高的拔牙可能会为非常规费用。在这种情况下,牙科医生可以自行决定适于该病例的应收费用;然而,承保公司会要求牙科医生写一个文件来说明非常规收费的必要性。

在常规例行合理费用(Usual,Customary,and Reasonable,UCR)费用系统里,保险支付额度仍会较低,对于牙科医生收费与保险支付之间的差额,病人要自行解决。政策的限制也会影响到牙科医生从承保公司获得的款额以及病人必须支付的费用数额。

福利清单

福利清单也称为津贴表或津贴清单。福利清单是承保公司针对保障范围内服务的具体支付额度清单。福利清单与牙科医生的实际收费没有任何直接联系。在大多数的福利清单方案中,牙科医生实际收费与承保公司支付金额之间的差额,应由病人自付。

固定收费表

固定收费表是对所有诊疗项目设定好的收费标准。在政府项目中,例如医疗补助,牙科医生必须接受承保公司一次性支付的款额,不能让病人再自付差额部分。

资格审查

对于没有获取保险金资格的病人,牙科保险不予支付。如果投保人更换了新工作,通常 30~60 天后,保险才会重新生效。如果投保人辞职、被解雇或者退休,那么通常他的保险会在 30天内终止。但是,根据 1985 年的统一综合预算协调法案,投保人可以选择继续享有保险。该法案赋予了雇员继续享有医疗保险的权利,但必须自付保费。如果存在保险资格相关问题,承保公司应在常规治疗开始之前与相关人员联系。

政府项目的覆盖范围,例如医疗补助和军属医疗健康计划,相差甚大。老年和残障保险覆盖范围不包括牙科治疗。

如果病人的保险为政府项目时，你必须对保险证件的具体形式非常熟悉（通常是身份证或者资格证明标签），以进行保险支付的资格审查。由于病人的保险支付资格每个月都可能发生变化，因此病人每次就诊都有必要进行验证。

保险金审查

雇主给员工购买保险作为福利时，应协商报单的覆盖范围和保险支付额度。承保公司仅需支付保险覆盖的治疗项目。保险覆盖范围的具体信息，员工们可在福利手册中查到。病人初次就诊时应携带福利手册，以在诊疗开始之前查阅和沟通保险覆盖范围。

影响承保公司支付多少、病人自付多少的两个主要因素，分别是保险方案中所规定的支付方式及限制。

限制

除了不同的支付方式，还有其他一些因素影响保险方案中受益人可获保险金水平，以及其自付的数额。

最便宜的备选治疗。 最便宜的备选治疗（Least Expensive Alternative Treatment，LEAT），也称为备选福利政策，是牙科保险方案的一种限制，即保险金只能支付最便宜的治疗。例如，病人需要牙齿缺失的修复治疗，治疗方案有两种，一种是治疗费 3 000 美元的固定桥，一种是治疗费 1 200 美元的可摘义齿。根据 LEAT，承保公司仅支付局部义齿的保险金。或许病人会选择固定桥，但是承保公司仅支付 1 200 美元（同局部义齿的费用），差额需病人自付。

双重覆盖。 指病人不只享有一个覆盖牙科治疗的保险。在这种情况下，有必要采取措施来确保支付合理数额的保险金。

第一及第二承保公司审查。 在双重覆盖的情况下，应确认谁是第一承保公司（应优先支付），谁是第二承保公司（应至少支付剩余款额的一部分）。应使用理赔单上具体的问题采集相关信息。当病人有保险时，其承保公司往往是第一承保公司，其配偶的承保公司为第二承保公司。当病人同时享有自己的保险以及其配偶的保险时，其自己的保险应先支付治疗费，如果还有未缴清的余款，其配偶保险的承保公司将收到理赔单。

生日规则。 有些孩子，其父母双方均有保险覆盖其医疗费用，生日规则可用来确认谁的保险是第一承保保险。该规则规定当孩子同时享有父母双方的保险时，父母中谁的生日靠前（月日，而不是年），那么谁的保险即为第一承保保险。该规则仅适用于没有离异的父母。当父母离异或分居，或者继父母加入家庭时，其他相关因素要加以考虑。非常重要的一点是，通过明确定义诊所的收费规定，牙医助理与家长一同确定承保保险的合适顺位。

保险给付协调。 根据保险给付协调（coordination of benefits，COB），父母双方均可获得承保公司的医疗费用支付，但总额不超过实际费用的 100%。例如，治疗费是 250 美元，第一承保公司支付 175 美元，无论通常情况下第二承保公司支付多少，根据保险给付协调，第二承保公司支付金额将不超过实际医疗费用与第一承保公司支付保险金的差额，即 75 美元，这样父母就得到了医疗费用 100% 的偿付。

不重复给付

保险中主张不重复给付，也称为较少保险金给付，该条款适用于同时含有两种及以上保险均可覆盖的一项治疗时。在保险方案中，给付最高限制为两个保险方案中较高的给付标准，而不是共同支付 100% 的医疗费。例如，医疗费是 250 美元，第一承保公司针对该治疗的给付为 175 美元，第二承保公司给付金额为 190 美元。在这种情况下，第一承保公司支付 175 美元，第二承保公司仅需支付 15 美元，即其给付标准总额（190 美元）减已给付的金额（175 美元）。如果第一承保公司的给付标准高于第二承保公司，那么第二承保公司将不再给付。这样的结果就是，父母获得两种保险方案中最高标准的给付，而不是医疗费用的 100% 给付。

很多父母不了解不重复给付条款，这样就会导致他们对保险金存在疑问。因此，一定要在他们预想给付结果之前，就向他们解释该条款。

牙科操作代码

牙科操作与术语代码由美国牙医协会（American Dental Association，ADA）制定，以迅速简明的报告牙科操作。这些代码可在 ADA 出版并定期更新的牙科服务代码（Current Dental Terminology，CDT）中查阅。代码是根据服务类型分类，且非常具体。应在编码某项具体牙科治疗之前，仔细查阅 CDT。

在很多诊所中，转单（也称为收费单或传递表单）上会提前印上牙科服务代码。在牙科医生接诊病人之前，在病例最外面夹上一张转单，以方便牙科医生治疗结束后查看服务代码，方便收费和记录。这可减少牙医助理或前台工作人员错误编码的可能性。

理赔单

理赔单准备

牙科治疗的理赔单有两种提交方式：将理赔单（纸质表格）邮寄给承保公司；互联网线上填写和提交理赔单（电子表格）。两种提交方式都需要三部分基本信息：病人及投保人身份信息，牙科医生身份信息以及治疗相关详细信息。

纸质理赔单

牙科保险纸质理赔单用于提交治疗计划的保险金预估，或者要求偿付已接受治疗的费用。ADA 提供了一个标准化纸质理赔单，现已得到大多数承保公司的认可（图 63-14）。

填写好的理赔单应一式两份，一份递交给承保公司，另一份存留在病例中。理赔单中有两个框，与信息发布及保险金转让有关，要求病人在里面签名。

信息发布是指病人的治疗信息均是保密的，只有病人签字同意才能发布。病人在"信息发布"方框中签字，表示同意牙科医生将病人的牙科治疗信息告诉承保公司。

保险金转让是指投保人授权承保公司直接向牙科医生支付保险金的程序。如果没有保险金转让，那么支票将直接给病人。要转让保险金，投保人就要在保险理赔单的相应方框中签字。如果不进行保险金转让，那么收费将直接定为治疗费总

ADA. Dental Claim Form

HEADER INFORMATION

1. Type of Transaction (Mark all applicable boxes)
- [ ] Statement of Actual Services
- [ ] Request for Predetermination/Preauthorization
- [ ] EPSDT/Title XIX

2. Predetermination/Preauthorization Number

INSURANCE COMPANY/DENTAL BENEFIT PLAN INFORMATION

3. Company/Plan Name, Address, City, State, Zip Code

OTHER COVERAGE

4. Other Dental or Medical Coverage? [ ] No (Skip 5-11) [ ] Yes (Complete 5-11)

5. Name of Policyholder/Subscriber in #4 (Last, First, Middle Initial, Suffix)

6. Date of Birth (MM/DD/CCYY)

7. Gender [ ] M [ ] F

8. Policyholder/Subscriber ID (SSN or ID#)

9. Plan/Group Number

10. Patient's Relationship to Person Named in #5 [ ] Self [ ] Spouse [ ] Dependent [ ] Other

11. Other Insurance Company/Dental Benefit Plan Name, Address, City, State, Zip Code

POLICYHOLDER/SUBSCRIBER INFORMATION (For Insurance Company Named in #3)

12. Policyholder/Subscriber Name (Last, First, Middle Initial, Suffix), Address, City, State, Zip Code

13. Date of Birth (MM/DD/CCYY)

14. Gender [ ] M [ ] F

15. Policyholder/Subscriber ID (SSN or ID#)

16. Plan/Group Number

17. Employer Name

PATIENT INFORMATION

18. Relationship to Policyholder/Subscriber in #12 Above [ ] Self [ ] Spouse [ ] Dependent Child [ ] Other

19. Student Status [ ] FTS [ ] PTS

20. Name (Last, First, Middle Initial, Suffix), Address, City, State, Zip Code

21. Date of Birth (MM/DD/CCYY)

22. Gender [ ] M [ ] F

23. Patient ID/Account # (Assigned by Dentist)

RECORD OF SERVICES PROVIDED

	24. Procedure Date (MM/DD/CCYY)	25. Area of Oral Cavity	26. Tooth System	27. Tooth Number(s) or Letter(s)	28. Tooth Surface	29. Procedure Code	30. Description	31. Fee
1								
2								
3								
4								
5								
6								
7								
8								
9								
10								

MISSING TEETH INFORMATION

34. (Place an 'X' on each missing tooth)

Permanent: 1 2 3 4 5 6 7 8 9 10 11 12 13 14 15 16 / 32 31 30 29 28 27 26 25 24 23 22 21 20 19 18 17

Primary: A B C D E F G H I J / T S R Q P O N M L K

32. Other Fee(s)

33. Total Fee

35. Remarks

AUTHORIZATIONS

36. I have been informed of the treatment plan and associated fees. I agree to be responsible for all charges for dental services and materials not paid by my dental benefit plan, unless prohibited by law, or the treating dentist or dental practice has a contractual agreement with my plan prohibiting all or a portion of such charges. To the extent permitted by law, I consent to your use and disclosure of my protected health information to carry out payment activities in connection with this claim.

X _____
Patient/Guardian signature　Date

37. I hereby authorize and direct payment of the dental benefits otherwise payable to me, directly to the below named dentist or dental entity.

X _____
Subscriber signature　Date

BILLING DENTIST OR DENTAL ENTITY (Leave blank if dentist or dental entity is not submitting claim on behalf of the patient or insured/subscriber)

48. Name, Address, City, State, Zip Code

49. NPI

50. License Number

51. SSN or TIN

52. Phone Number (　) –

52A. Additional Provider ID

ANCILLARY CLAIM/TREATMENT INFORMATION

38. Place of Treatment [ ] Provider's Office [ ] Hospital [ ] ECF [ ] Other

39. Number of Enclosures (00 to 99) Radiograph(s) Oral Image(s) Model(s)

40. Is Treatment for Orthodontics? [ ] No (Skip 41-42) [ ] Yes (Complete 41-42)

41. Date Appliance Placed (MM/DD/CCYY)

42. Months of Treatment Remaining

43. Replacement of Prosthesis? [ ] No [ ] Yes (Complete 44)

44. Date Prior Placement (MM/DD/CCYY)

45. Treatment Resulting from [ ] Occupational illness/injury [ ] Auto accident [ ] Other accident

46. Date of Accident (MM/DD/CCYY)

47. Auto Accident State

TREATING DENTIST AND TREATMENT LOCATION INFORMATION

53. I hereby certify that the procedures as indicated by date are in progress (for procedures that require multiple visits) or have been completed.

X _____
Signed (Treating Dentist)　Date

54. NPI

55. License Number

56. Address, City, State, Zip Code

56A. Provider Specialty Code

57. Phone Number (　) –

58. Additional Provider ID

To Reorder, call 1-800-947-4746 or go online at www.adacatalog.org

A

图 63-14　ADA 标准理赔单，第一页（A）和第二页（B）。（Courtesy American Dental Association, Chicago, IL.）

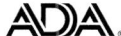

American Dental Association
www.ada.org

Comprehensive completion instructions for the ADA Dental Claim Form are found in Section 4 of the ADA Publication titled *CDT-2007/2008*. Five relevant extracts from that section follow:

GENERAL INSTRUCTIONS

A. The form is designed so that the name and address (Item 3) of the third-party payer receiving the claim (insurance company/dental benefit plan) is visible in a standard #10 window envelope. Please fold the form using the 'tick-marks' printed in the margin.

B. In the upper-right of the form, a blank space is provided for the convenience of the payer or insurance company, to allow the assignment of a claim or control number.

C. All Items in the form must be completed unless it is noted on the form or in the following instructions that completion is not required.

D. When a name and address field is required, the full name of an individual or a full business name, address and zip code must be entered.

E. All dates must include the four-digit year.

F. If the number of procedures reported exceeds the number of lines available on one claim form, the remaining procedures must be listed on a separate, fully completed claim form.

COORDINATION OF BENEFITS (COB)

When a claim is being submitted to the secondary payer, complete the form in its entirety and attach the primary payer's Explanation of Benefits (EOB) showing the amount paid by the primary payer. You may indicate the amount the primary carrier paid in the "Remarks" field (Item # 35).

NATIONAL PROVIDER IDENTIFIER (NPI)

49 and 54   NPI (National Provider Indentifier): This is an identifier assigned by the Federal government to all providers considered to be HIPAA covered entities. Dentists who are not covered entities may elect to obtain an NPI at their discretion, or may be enumerated if required by a participating provider agreement with a third-party payer or applicable state law/regulation. An NPI is unique to an individual dentist (Type 1 NPI) or dental entity (Type 2 NPI), and has no intrinsic meaning. Additional information on NPI and enumeration can be obtained from the ADA's Internet Web Site: **www.ada.org/goto/npi**

ADDITIONAL PROVIDER IDENTIFIER

52A and 58   Additional Provider ID: This is an identifier assigned to the billing dentist or dental entity other than a Social Security Number (SSN) or Tax Identification Number (TIN). It is not the provider's NPI. The additional identifier is sometimes referred to as a Legacy Identifier (LID). LIDs may not be unique as they are assigned by different entities (e.g., third-party payer; Federal government). Some Legacy IDs have an intrinsic meaning.

PROVIDER SPECIALTY CODES

56A   Provider Specialty Code: Enter the code that indicates the type of dental professional who delivered the treatment. Available codes describing treating dentists are listed below. The general code listed as 'Dentist' may be used instead of any other dental practitioner code.

Category / Description Code	Code
Dentist A dentist is a person qualified by a doctorate in dental surgery (D.D.S.) or dental medicine (D.M.D.) licensed by the state to practice dentistry, and practicing within the scope of that license.	122300000X
General Practice	1223G0001X
Dental Specialty (see following list)	Various
Dental Public Health	1223D0001X
Endodontics	1223E0200X
Orthodontics	1223X0400X
Pediatric Dentistry	1223P0221X
Periodontics	1223P0300X
Prosthodontics	1223P0700X
Oral & Maxillofacial Pathology	1223P0106X
Oral & Maxillofacial Radiology	1223D0008X
Oral & Maxillofacial Surgery	1223S0112X

Dental provider taxonomy codes listed above are a subset of the full code set that is posted at:
www.wpc-edi.com/codes/taxonomy

Should there be any updates to ADA Dental Claim Form completion instructions, the updates will be posted on the ADA's web site at:
www.ada.org/goto/dentalcode

B

图 63-14（续）

额,就如同病人没有牙科保险一样。

文件签字。病人注册表格上有签字框,和理赔单上的签字框类似,也可使用具体的签字授权表格。当病人填写完这些表格后,应签字确认。这些签字将被保存在文件中,当理赔单准备好后,"文件签字"就能使用了。当理赔单是线上填写和提交时,是无法签名的。"文件签字"可以作为病人同意信息发布的依据。

电子理赔单

当进行网上理赔时,数据将保存在进行操作的电脑中,在操作的电脑中生成理赔单,并传送到承保公司的电脑中去(图 63-15)。这为加快提交和支付速度创造了便利条件,并且可以减少纸质工作、降低错误概率。在电脑上填写理赔单时,系统可在提交之前自动检查每张理赔单上有无漏填信息。当理赔单经检查填写完整后,将通过调制解调器传送。理赔单可能直接传送到承保公司的电脑中;然而,由于有的理赔可能由多个承保公司参与处理,理赔单通常会通过个人工作软件中的信息交换中心进行传送。软件供应商会协助完成该过程。

日接诊量大的牙科诊所应该每天传送理赔单。如果日接诊量小,则可能会每周传送一次理赔单。虽然不再有纸质理赔单生成,但每张提交的理赔单都应记录在案。电子理赔单提交过程中,可能时不时会发生传送问题。因此,当理赔单因丢失或受到质疑而必须重新提交时,记录就发挥了至关重要的作用。同时,追踪理赔单的支付也非常重要。每天或每周,信息交换中心都将线上发送一份理赔单情况报告,用来与你的记录进行核对。

HIPAA 与电子业务

根据 1996 年的健康保险流通和责任法案(Health Insurance Portability and Accountability Act, HIPAA),美国健康与公众服务部已经落实业务标准来保证电子理赔单提交的可靠性,并促进理赔标准化。该项目的目标是每项具体业务都采用一种标准化格式,使用一套标准化操作代码。如果该项目落实,电子数据提交将提高效率,这可为医疗机构节省开支。对于牙科医学来说,CDT 代码的应用可简化业务流程。

未采用电子业务的牙科诊所不受该条款约束,但必须遵守隐私法,也要遵守安全标准简化管理的其他要求。医疗补助仅接受电子化理赔单,因此任何接受医疗补助的诊所都必须在线提交保险理赔单。

> ### HIPAA 电子传送
> 根据 HIPAA,电子理赔单提交必须是标准化的。对于牙科诊所而言,应在标准化提交过程中使用 CDT。

理赔处理

病人治疗结束后,所有的收费都录入病人的账户历史或收支总账中(无论有没有保险)。然后,将理赔单提交给保险公司。如果这是病人第一次就诊,额外治疗计划的费用预估也有

必要加以归档,并将预估用一个单独的理赔单进行提交。为了明确病人自付的费用部分,可为其制定一个明确的财务计划。

追踪处理中的理赔单

保险理赔单是应收账款的一种形式,即已经挣到而且现在必须收款的钱。用业务性方式进行理赔单处理非常重要。大多数计算机程序可自动生成追踪理赔单所需的报告,包括以下几个方面:

- 已提交但尚未反馈的预估理赔单
- 已提交但尚未支付的待支付理赔单
- 已生成但尚未提交的理赔单
- 由于各种原因被退回但尚未再次提交的理赔单

这些报告应被打印出来,并定期查看。非常重要的是,应及时跟进未在常规时间内完成的理赔。

承保保险公司支付

承保保险公司寄送支票时,应附有一份保险金的解释说明书,该解释说明书要讲清支付了哪些费用,以及哪些费用被拒绝支付。保险金的解释说明书中分析了赔付是如何确定的,包括以下信息:

- 病人姓名及保险号码
- 服务提供者
- 服务日期
- 操作
- 服务提供者计费金额
- 承保保险公司同意赔付金额
- 驳回或不符合赔付条件的金额
- 扣除的自付额
- 共付额或父母双方保险共同覆盖
- 承保保险公司支付总额
- 拒绝赔付的原因说明,要求有更详细的信息,或者具体说明保险给付协调

该报告应仔细阅读从而决定是否有必要采取进一步措施。每张支票都应录入记账系统的病人账户中,并标记支付来源。保险公司支付后,如果还有差额未结,应通知病人,保险公司已经支付其应赔付的部分,现未结余额需要病人自付。

有时,需要对记账系统进行调整,勾销(减去)不可收款的账目金额。账户调整会减少病人账户中的应付余款。

多付款额处理

如果病人已经付治疗费,同时保险公司也寄来了支票,那么应遵循以下步骤来处理多付款额:

1. 将来自于保险公司的支票登记入病人账户中,并与账户中其他支付款一起存储。把支票记入病人账户将增加存款数额;保险公司应将其支付给牙科医生的金额报告给美国国税局,诊所的记录应显示出接受了这笔资金。

2. 诊所开一张支票给病人,以返还多付款额。该支票应从应付账款系统中开出,作为诊所支出的一部分。

3. 在收支总账上记录支票已经寄出,以平衡账目。

由于收到资金与退还支票金额相等,因此诊所应缴税额是不增加的。

ADA Dental Claim Form

HEADER INFORMATION

1. Type of Transaction (Check all applicable boxes)

[X] Statement of Actual Sevices [ ] Request for Predetermination/Preauthorization

[ ] EPSDT/Title XIX

2. Predetermination/Preauthorization Number

PRIMARY PAYER INFORMATION

3. Name, Address, City, State, Zip Code

Dental Support
P.O. Box 313
Denver, CO 39720

OTHER COVERAGE

4. Other Dental or Medical Coverage? [X] No (Skip 5-11) [ ] Yes (Complete 5-11)

5. Other Insured's Name (Last, First, Middle Initial, Suffix)

6. Date of Birth (MM/DD/CCYY) 04/25/1960

7. Gender [X] M [ ] F

8. Subscriber Identifier (SSN or ID#) 543-20-9765

9. Plan/Group Number FBOC

10. Patient's Relationship to Other Insured (Check applicable box) [X] Self [ ] Spouse [ ] Dependent [ ] Other

11. Other Carrier Name, Address, City, State, Zip Code

PRIMARY INSURED INFORMATION

12. Name (Last, First, Middle Initial, Suffix), Address, City, State, Zip Code

Ralph Henderson
287 Oak Drive
Centerville, IL 61822

13. Date of Birth (MM/DD/CCYY) 04/25/1960

14. Gender [X] M [ ] F

15. Subscriber Identifier (SSN or ID#) 543-20-9765

16. Plan/Group Number FBOC

17. Employer Name First Bank of Centerville

PATIENT INFORMATION

18. Relationship to Primary Insured (Check applicable box) [X] Self [ ] Spouse [ ] Dependent Child [ ] Other

19. Student Status [ ] FTS [ ] PTS

20. Name (Last, First, Middle Initial, Suffix), Address, City, State, Zip Code

Ralph Henderson
287 Oak Drive
Centerville, IL 61822

21. Date of Birth (MM/DD/CCYY) 04/25/1960

22. Gender [X] M [ ] F

23. Patient ID/Account # (Assigned by Dentist) 543-20-9765

RECORD OF SERVICES PROVIDED

	24. Procedure Date (MM/DD/CCYY)	25. Area of Oral Cavity	26. Tooth System	27. Tooth Number(s) or Letter(s)	28. Tooth Surface	29. Procedure Code	30. Description	31. Fee	
1	01/10/20xx					D0150	Comprehensive oral evaluation	70	00
2	01/10/20xx					D0210	Intraoral FMS - Complete Series	80	00
3	01/10/20xx					D1330	Oral Hygiene Instructions	35	00
4	01/10/20xx					D1110	Prophylaxis - adult	80	00
5	01/10/20xx					D0470	Diagnostic Casts	75	00
6									
7									
8									
9									
10									

MISSING TEETH INFORMATION

34. (Place an 'X' on each missing tooth)

Permanent: 1 2 3 4 5 6 7 8 9 10 11 12 13 14 15 16 / 32 31 30 29 28 27 26 25 24 23 22 21 20 19 18 17

Primary: A B C D E F G H I J / T S R Q P O N M L K

32. Other Fee(s)

33. Total Fee 340 00

35. Remarks

AUTHORIZATIONS

36. I have been informed of the treatment plan and associated fees. I agree to be responsible for all charges for dental services and materials not paid by my dental benefit plan, unless prohibited by law, or the treating dentist or dental practice has a contractual agreement with my plan prohibiting all or a portion of such charges. To the extent permitted by law, I consent to your use and disclosure of my protected health information to carry out payment activities in connection with this claim.

X Signature on File 2/1/XX

Patient/Guardian signature   Date

37. I hereby authorize and direct payment of the dental benefits otherwise payable to me, directly to the below named dentist or dental entity.

X Signature on File 2/1/XX

Subscriber signature   Date

BILLING DENTIST OR DENTAL ENTITY (Leave blank if dentist or dental entity is not submitting claim on behalf of the patient or insured/subscriber)

48. Name, Address, City, State, Zip Code

Leonard S Taylor
2100 W. Park Avenue
Champaign, IL 61820

49. Provider ID

50. License Number IL-3456

51. SSN or TIN 203-55-9278

52. Phone Number (217) 351-5400

ANCILLARY CLAIM/TREATMENT INFORMATION

38. Place of Treatment (Check applicable box) [ ] Provider's Office [ ] Hospital [ ] ECF [ ] Other

39. Number of Enclosures (00 to 99) Radiograph(s) Oral Image(s) Model(s)

40. Is Treatment for Orthodontics? [ ] No (Skip 41-42) [ ] Yes (Complete 41-42)

41. Date Appliance Placed (MM/DD/CCYY)

42. Months of Treatment Remaining

43. Replacement Prosthesis? [ ] No [ ] Yes (Complete 44)

44. Date Prior Placement (MM/DD/CCYY)

45. Treatment Resulting from (Check applicable box) [ ] Occupational illness/injury [ ] Auto accident [ ] Other accident

46. Date of Accident (MM/DD/CCYY)

47. Auto Accident State

TREATING DENTIST AND TREATMENT LOCATION INFORMATION

53. I hereby certify that the procedures as indicated by date are in progress (for procedures that require multiple visits) or have been completed and that the fees submitted are the actual fees I have charged and intend to collect for those procedures.

X
Signed (Treating Dentist)   Date

54. Provider ID

55. Liscense Number

56. Address, City, State, Zip Code

57. Phone Number ( )

58. Treating Provider Specialty

© 2006 American Dental Association

J400 (Same as ADA Dental Claim Form – J401, J402, J403, J404)

To Reorder, call 1-800-947-4746 or go online at www.adacatalog.org

图 63-15 为了获得付款而提交的电子理赔单。(Courtesy American Dental Association, Chicago, IL.)

保险欺诈

业务助理对理赔单的准确、诚信提交负有责任。非常重要的一点是，业务助理应理解欺诈性理赔的后果。即便是牙科医生的主意，业务助理也不可能因为声称不知情就逃脱法律制裁。因此，业务助理必须理解什么是欺诈。欺诈行为是指为了不合法收入欺骗他人。有关牙科保险欺诈的例子如下：

- 为没有提供的治疗计费
- 为了获得更高的支付，提高理赔单上的费用
- 无视共付额和自付额，仅接受保险支付，并注销差价。

◀ 复习

17. 按服务付费保险金的 3 种最常见计算方法是什么？
18. 保险生效前受保人必须支付的费用是什么？
19. 投保人的孩子和配偶被称为什么？
20. 有被两种保险的保单同时覆盖的可能吗？
21. 如何提交保单？

■ 健康教育

诊所管理者或业务助理非常重要的一个任务就是与病人沟通财务责任。财务沟通是最费时间和最具有压力的工作之一。因为财务沟通涉及病人的私人情况，所以，要因为他是你的病人而尊重他，而不是在于他拥有什么。在诊疗开始前，尽可能多的提供信息，例如，询问保险覆盖范围，解释什么是病人自付的，并讨论付款方式应如何处理。■

■ 法律和伦理问题

业务助理有责任保证财务记录现时有效并及时更新，这意味着诊所对他的极大信任。再者，保证所有应收账款和应付账款系统的准确完整非常重要。在牙科诊所日常工作中，针对所有业务，应保证牙科医生和会计之间有开放性交流渠道。■

■ 展望

在财务处理区域，商店或百货商场中可能有自动化自助结账系统，但永远不可能在医疗及牙科机构中见到这些装置。牙科和医疗服务是个性化的，需要更加尊重的、个性化的财务处理方式。即使如此，随着借记卡使用率的增高，传统的纸质支票在将来某一天会成为过去式，未来将可以直接从病人账户中扣款。■

■ 评判性思维

1. 病人用支票来支付今天的治疗费（76 美元），以及一大笔账目欠款（320 美元）。该病人开了一张 400 美元的支票。你应该如何将该笔支付款录入管理系统？

2. 向病人收款需要巨大的决心和勇气。审视自己对于收款的想法和感受，试想如果你要向一位最近失业的病人，要求支付过去 6 个月的治疗费共计 700 美元，描述你的处理方式。

3. 对于调查病人的信用背景这件事，详述你的观点。在牙科诊所中，什么时候没必要调查信用背景，什么时候应该调查信用背景？

4. 作为诊所的业务助理，工作职责之一就是制作员工工资单。你认为这应该是业务助理的工作吗？为什么？如果是，保密员工的工资情况重要吗？

5. 一位女士今天因为紧急情况来诊所就诊，但她以前并不是该诊所的病人。当付治疗费时，她交给你一张牙科保险卡。你所在的牙科诊所并不接受该类保险支付，而她也没有其他支付方式。这种情况如何避免，现在你应该怎么做？■

（陈华　马晓雯 译，陈华 校审）

求职技能

关键术语

职业(career):需要特定教育或者培训的工作。

就业(employment):人们所从事的为获取报酬而进行的活动。

面试(interview):通过面对面的正式会见来评估一个应聘者的资格条件。

专业人员(professional):符合专业标准的人员。

简历(resume):一个对个人的专业、工作经验以及资历的简短描述。

终止(termination):雇主与雇员关系的终结,可由雇主或雇员提出。

学习目标

完成此章节的学习之后,学生将能够达到以下目标:

1. 掌握关键术语的发音、写法和定义。
2. 讨论职业生涯的各方面,包括:
   - 决定职业目标并形成个人理念。
   - 列出求职时需要遵循的8个步骤。
   - 识别潜在的就业机会。
3. 列出潜在的就业机会。
4. 讨论求职和准备简历的策略,包括:
   - 描述职业面试中需要的准备工作和行为举止。
   - 准备一封感谢信。
5. 讨论在薪金谈判中应该考虑的因素。
6. 讨论一份雇佣合同的要素。
7. 解释美国残疾人法案的重要性。
8. 描述工作终止的步骤。
9. 描述实现职业目标所需要的特质。

实践目标

完成此章节的学习之后,学生将能够达到以下技能水平:

- 准备一份专业简历。

毕业后,你将开始考虑所寻求的职业种类。你的知识、技能及态度将决定所选择的职业,这份职业应当满足你的需求及能力,并使你成为一位有价值的员工。

职业生涯

你有很多资源可以提供给潜在的雇主。分析资质和事业方向很重要。通过分析,可以明确你期望的工作类型及工作环境。

目标及理念

要对个人及职业发展负责。这意味着需要问自己想要在工作和个人生活中成就什么。根据自己的才能和成就树立具体的职业目标。你的人生观将反映你的承诺、价值以及关注点,这些均与将来的职业有关。

营销自己

毕业了,准备好简历(resume)后还需要些什么呢? 你需要脱颖而出,变得与众不同,变成未来雇主不可或缺的雇员。了解未来雇主正在寻找什么样的雇员,然后恰当地营销自己。诀窍是努力使自己的能力和技能超越其他人。你的职责是确定你可以为"雇主"提供什么样的能力。

营销自己的过程可能类似于一种为产品或服务开发的计划。在找工作时需要遵循 8 个步骤:

1. **正确评估自己**。从自我认知开始:能力、兴趣、个性、价值观和牙科协助的具体技能。考虑什么类型的工作最适合你:全科医生或专科医生或两者的结合;牙科的临床方面或商业方面。问问你自己:"我可以提供什么"?

2. **设置营销目标**。你想要实现什么? 让目标变得具体、可衡量、现实化,并建立一个有最后期限的时间表。

3. **设计表现评估标准**。哪些可观察到的客观指标可以表明你正在或已经实现目标?

4. **收集、分析和解释自身相关信息**。确定个人优势和劣势,思考如何与竞争对手较量。识别外部机会和威胁,例如什么趋势可能会对你和你的事业产生积极或消极的影响?

5. **确定目标市场**。明确谁需要你、你的能力及职业目标,也就是根据目标向关键管理者、导师或人力资源工作人员展示你的才能,或者通过加入专业组织开阔眼界。

6. **制定针对目标市场的营销策略和活动**。做志愿者、在专业组织中担任领导或委员等,以及参加一些哪怕需要支付费用的会议和继续教育活动。

7. **确定实施策略**。你会做什么? 什么时候做? 需要什么资源? 需要克服哪些障碍?

8. **适时调整努力的方向**。哪些是起作用的? 需要做哪些不同的努力? 需要继续做更多还是缩减你的努力?

一旦你致力于个人营销计划,请至少与 3 个你尊重的人讨论,如辅导员、导师或家庭成员。结合他们的反馈和建议再开始实施你的计划。在你取得进展时,评估结果并相应地调整计划。

职业机会

众多的牙科辅助领域将产生很多就业机会,结合你的教育背景将面临丰富多样的职业(career)选择。

求职时需谨记的因素

在工作环境中,获得身体上、心理上及社交上的舒适。

选择你尊重的雇主,此雇主的职业人生观与你的信念一致。

工作环境富有激励性、有趣并且能获益,有助于专业及个人成长。

能够与牙科保健团队的其他成员和谐共处、相互尊重并享有共同价值观。

私人诊所

传统上讲,在美国独立的私人执业医师一直在提供牙科服务。这些执业医师为他们的病人提供广泛的专业服务。私人诊所可以是一个执业医师的诊所,也可以是多个执业医师的诊所。多个执业医师的诊所有其他的牙科医生作为助理、合伙人或者团队成员。美国牙医协会(American Dental Association,ADA)的定义指出多个执业医师的诊所是"诊所中至少有两位牙科医生,这些牙科医生可能是受雇于某一位牙科医生,他是诊所的所有者"。

多个执业医师的诊所可以由任意数量和多种专业的全科执业医师和专科医师组成,共同在一个诊所工作。受雇于较大的机构的优势如下:

- 有机会发展更加专业的技能
- 与其他辅助人员工作时会获得更多的专业启发和交流
- 更多的晋升机会
- 相对于一个执业医师的诊所,能提供更大型的员工福利项目

保险

牙科保险公司一直在寻找有技能的牙医助理供职于其公司。根据你的专业及兴趣,你可以考虑在业务和管理岗位选择一个具有挑战性的职位,这些职位需要整合你的牙科学、保险索赔处理及客户服务的知识。

销售

很多牙科产品制造企业正在寻找具有牙科背景的人。如果你性格外向、容易接触陌生人、具有牙科辅助工作的经验、喜欢出差,你可能发现销售是一个报酬不错的职业。

科研

设有牙科诊所的学校及医院为他们的牙科诊所或科研实验室雇佣牙医助理。这些职位通常需要你在一项研究中负责协调病人、书写报告以及录入数据。

管理咨询

具有管理和临床背景的有经验的牙医助理通过咨询公司把专业技能带入牙科诊所。很多助理会加入一个现存的咨询公司或者经营自己的咨询公司。这些咨询公司旨在为那些愿意提高员工满意度、提高经济效益以及提升沟通和管理技能的牙科诊所提供个性化的实践管理咨询服务。

教学

对于那些有进取心的牙医助理来说,成为牙医助理培训教师是一项具有挑战性并有成就感的职业选择。每一个学校和州都具有教师认证的相关要求。一般包括完成指定的大学课程、获得学士及以上学位或者是注册牙医助理。

喜欢教学的牙医助理应该考虑在牙科诊所获取宝贵工作经验的同时,在业余时间选修一些关于科学和教育的大学课程。

牙科学校

合格且有经验的牙医助理可以受雇于牙科学校,在临床环境下指导牙科学生进行四手操作。在牙科学校就业(employment）可以同时接触教师、学生和病人。

医院

　　设有牙科诊所的医院会聘请有资质的牙医助理来接待一些特殊的病人,这些病人可能同时具有另一种疾病,或者这些病人需要在特殊的场所进行治疗,如那些携带人类免疫缺陷病毒（human immunodeficiency virus,HIV）或者其他免疫异常的病人。

公共健康和政府项目

　　公共健康和其他政府支持的牙科机构会在联邦、州和地区各级政府发挥作用。牙科公共健康项目通过有序的社区工作来提高居民的牙齿健康。牙医助理可以受雇于这些项目,这些项目会为那些有资格接受照顾的病人提供免费或者最少收费的牙科服务。公共健康诊所几乎总会涉及与其他专业人员的团队合作,如内科医生、护士、社会工作者以及营养师。

　　在这些机构中工作的专业人员通常也会收集数据并报告特定公共健康问题以及服务的结果,比如饮用水氟化、获得性免疫缺陷综合征（acquired immunodeficiency syndrome,AIDS）的发病率以及老年人或特殊人群的牙科保健情况,特殊人群可能包括土著印第安人和移民。

复习

1. 列出牙医助理可以选择的就业种类。

寻找就业机会

　　一旦决定了潜在的就业领域,知晓就业来源就很重要。以下辅助方式可以帮助你找到所寻求的岗位和雇主。

报纸广告

　　报纸广告是一种极佳的就业信息来源。牙科医生经常会登出不同分类的广告,描述可提供的职位以及要求。如果雇主想要和你直接通话就会留下电话号码,或者要求你发送一封求职信和简历到信箱或电子邮箱。这为雇主提供了机会,能在安排面试（interview）之前就筛选出有意向的雇员。

校园就业指导

　　如果你正在参与一个牙医助理的培训项目,学校通常会提供就业指导服务或一个就业机会,以及该地区执业的牙科医生列表。牙科医生会经常联系牙医助理学校招募新的员工。

职业介绍所

　　职业介绍所位于美国的各个地区,而且大多数州都会免费提供就业服务和就业信息。私人的职业介绍所会收取费用帮助你寻找职位,但是在过去十年里,职业介绍所已经改变了收费政策,从雇员付费改为雇主付费。这些介绍所参照风险代理费进行收费,即就业费是按照求职者的预计每月或者每年入职薪酬的百分比计算的。

临时代理机构

　　临时就业可能是一种寻找最终职业的理想方式。仅仅根据一份简历和一次面试就确保雇佣双方彼此满意往往不现实。通过在一些场所临时工作,你就有机会直接评估所提供的职位涉及的职责和挑战。

　　很多牙医助理倾向于临时工作,因为工作通常是短期的或者兼职的,对于那些照顾孩子的雇员而言比较理想。然而,如果需要的话,临时代理机构可以提供从临时工作转向永久工作的服务。

牙科供应公司

　　销售代表会频繁地拜访该地区的牙科诊所,因此他们会知道牙科医生何时在寻找一名合格的助理。当你在求职时,可以向销售人员咨询你所倾向的就业类型。

专业机构

　　当地牙科协会以及牙医助理机构经常会作为非正式的就业信息中心。很多当地的牙科协会每月会发表通讯,可能会刊登在分类广告栏或招聘列表里。专业期刊也会有一个版块提供可能的工作机会。

互联网

　　我们每天都可以在互联网上发现许多新工作岗位。互联网会提供大量全面的工作搜索引擎。例如 dentalworkers.com,它是一个全面的在线就业资源,能指导你搜索"理想工作"。在这个网站上,你可以发布简历,比较工资,寻找职业建议并且完成继续教育。

复习

2. 牙科医生可能会在哪里为牙科职位登广告?

求职

　　以下给出的特殊方法可以在找工作时为你提供帮助。

电话联系

　　与未来雇主的第一次联系通常是打电话。打电话时,先自报身份并解释打电话的原因。通过电话传达的第一印象非常重要,因为如果在这里没有留下好的印象,可能就不会有面试机会证明自己。在面试前雇主可能会让你提交一份完整的求职申请或者简历。

简历

　　简历是一份重要的营销工具,目的是引起未来雇主的兴趣（图64-1）。简历中应该用积极并且专业的方式展示你的技能和资格（见操作64-1）。简历的主要目的是说服未来雇主让他认为你是一个有资格胜任工作的求职者,而且值得花费时间面试。可以考虑不同的简历风格,但是所选风格应该适合想要的工作类型、你的资历以及实际工作。简历的外观尤其重要,因为它可能代表你与未来雇主的第一次接触。因此,一份结构清晰、简练、整洁的简历是非常必要的。简历中需要包括以下信息:

简历剖析

<table>
<tr><td></td><td colspan="2" style="text-align:right">1234 Valley Boulevard
Canyon View,CA 12345
手机: (123)555-7890
imagraduate@comcast.com</td></tr>
<tr><td>Ima Graduate</td><td></td><td></td></tr>
<tr><td>专业目标:</td><td colspan="2">有兴趣获得一个业务助理职位。在病人沟通、预约安排和计算机应用方面拥有出色的能力。很开心成为专业医疗团队中的一员。</td></tr>
<tr><td>教育经历:</td><td>2010—2011</td><td>Canyon View 大专,Canyon View,CA
业务助理
获得毕业证书</td></tr>
<tr><td></td><td>2006—2010</td><td>Canyon View 高中,Canyon View,CA
获得中学文凭</td></tr>
<tr><td>工作经历:</td><td>2011.1—2011.9</td><td>Canyon View Dentistry
Canyon View, CA</td></tr>
<tr><td></td><td colspan="2">业务助理
•病人的预约
•电脑数据录入和管理
•与病人联系</td></tr>
<tr><td>技能和能力:</td><td colspan="2">•电脑技能
•电话程序
•病人沟通
•充满热情
•组织能力
•自律能力</td></tr>
<tr><td>专业机构及证书:</td><td colspan="2">•美国牙医助理协会(American dental assistants association, ADAA)
•牙科诊所管理助理证书
•美国心脏病协会急救医疗服务提供者
•放射学证书</td></tr>
<tr><td>介绍人:</td><td colspan="2">可应要求提供</td></tr>
</table>

图 64-1　专业简历的图例。(Modified from Gaylor LJ: The administrative dental assistant, ed 3, St Louis, 2012, Saunders.)

标题:包括 3 个条目——姓名、地址和电话号码。此信息通常写在此页的上端。

专业目标:这是对所寻求工作类型的清晰阐述,但不应该写得太局限以免减少受聘机会。

教育:列举最近获得的教育水平。你可以列出所有完成的学位项目,但是如果有大学学位,就不需要列举高中,如果获得过一些潜在雇主可能会感兴趣的特殊课程或荣誉,可以进行标注。

专业经验:从最近开始,按顺序列出工作经历。对每一份工作,提供就业的日期(月份和年份)、职位和头衔、雇主的名字和地址,以及你的职责和所取得的成就。

技能:为了脱颖而出或抓住雇主的眼球,需要展示特定领域的专长,使你比其他人更具应聘优势。列出特定领域的专长,例如高级技能、商业技能或人际交往能力。

证书:列举执照、心肺复苏术证书以及任何其他相符合的认证信息。要强调其与职业的关系。

联邦政府《同等就业机会法规》规定,除非与职业资格有关,否则雇主不可以询问关于种族、肤色、宗教、性别、出生国家、婚姻状况以及育儿计划等问题。但是,也可能会要求提交公民身份或者合理的外国人身份的证明。

志愿者经历:如果做了一些志愿者的工作,即使和牙科学不相关,也要列出来。这将向雇主表明你是一个富有爱心并且关心他人的人。

奖项/奖学金:列举出任何在高中或者大学里获得的奖学金或奖项。

介绍人:没有要求简历上必须包含介绍人,但是如果未来雇主要求有介绍人,你可能要有一份介绍人的名单。

电子简历

许多公司通过使用电子扫描仪和计算机来处理收到的简

历。了解如何发布电子简历是有益处的,因为越来越多的牙科诊所在互联网上寻找潜在的求职人员。

求职信

　　一封写得很好的求职信,不仅会将你介绍给未来雇主,同时有助于展示技能和资历,激发阅读者查看简历的兴趣。求职信有很多各具风格的格式(图64-2)。

完成工作申请表

　　在面试之前,可能会要求你完成一份申请表。这份表格会作为和面试者谈话的基础。需要严格按照要求填写完成此表格,并提供准确、直接而且完整的信息。

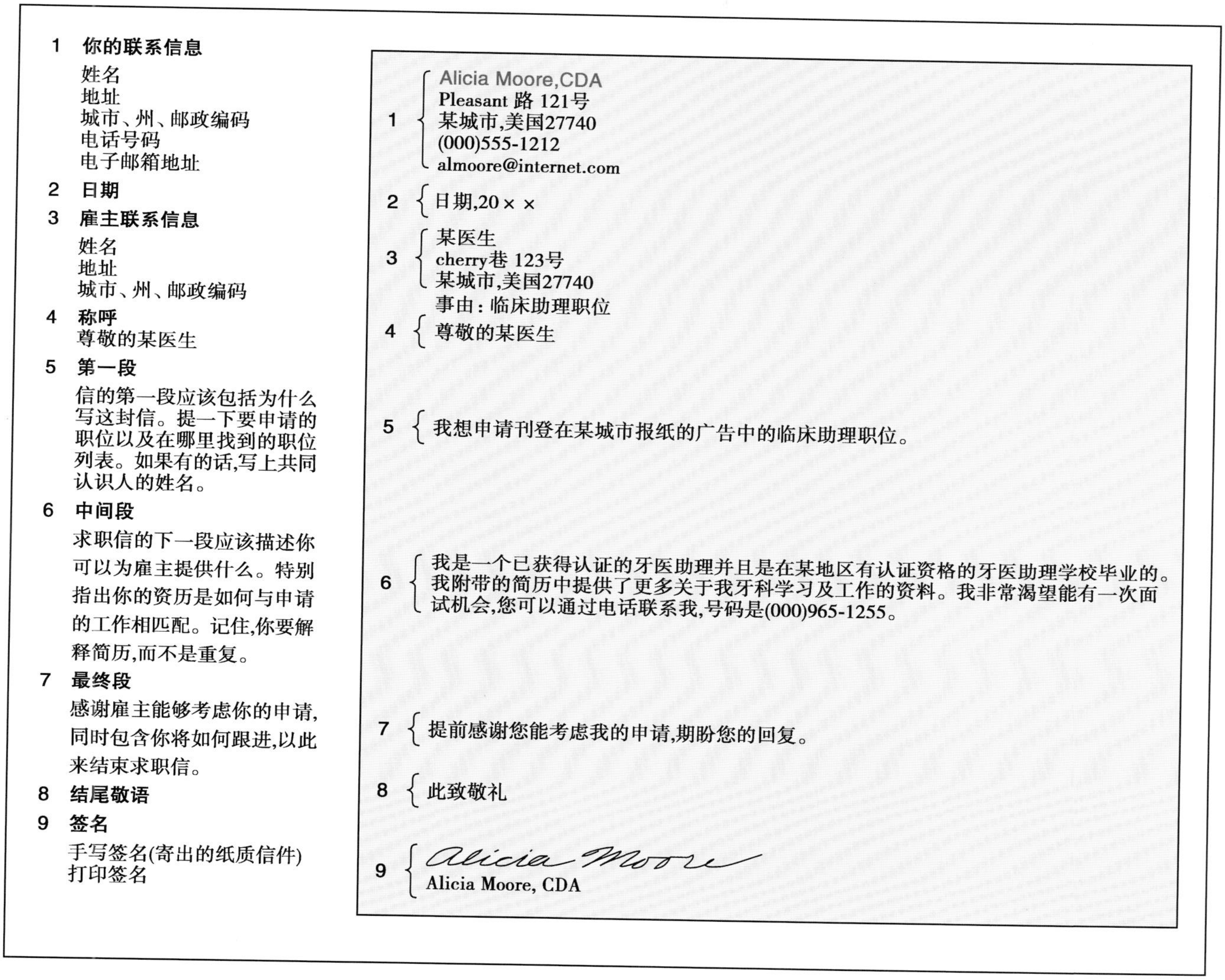

1	你的联系信息
	姓名
	地址
	城市、州、邮政编码
	电话号码
	电子邮箱地址
2	日期
3	雇主联系信息
	姓名
	地址
	城市、州、邮政编码
4	称呼
	尊敬的某医生
5	第一段
	信的第一段应该包括为什么写这封信。提一下要申请的职位以及在哪里找到的职位列表。如果有的话,写上共同认识人的姓名。
6	中间段
	求职信的下一段应该描述你可以为雇主提供什么。特别指出你的资历是如何与申请的工作相匹配。记住,你要解释简历,而不是重复。
7	最终段
	感谢雇主能够考虑您的申请,同时包含你将如何跟进,以此来结束求职信。
8	结尾敬语
9	签名
	手写签名(寄出的纸质信件)
	打印签名

信件右侧内容:

1. Alicia Moore,CDA
Pleasant 路 121号
某城市,美国27740
(000)555-1212
almoore@internet.com

2. 日期,20××

3. 某医生
cherry巷 123号
某城市,美国27740
事由:临床助理职位

4. 尊敬的某医生

5. 我想申请刊登在某城市报纸的广告中的临床助理职位。

6. 我是一个已获得认证的牙医助理并且是在某地区有认证资格的牙医助理学校毕业的。我附带的简历中提供了更多关于我牙科学习及工作的资料。我非常渴望能有一次面试机会,您可以通过电话联系我,号码是(000)965-1255。

7. 提前感谢您能考虑我的申请,期盼您的回复。

8. 此致敬礼

9. *Alicia Moore*
Alicia Moore, CDA

图 64-2　感谢信的图例

面试

　　即使是最优秀的人才也要为面试做一些准备。第一印象非常重要也很难改变。求职面试是一个非常重要的信息与印象交换的过程。在你收集信息以帮助判断是否愿意在这个诊所与其他员工一起为此牙科医生工作的同时,牙科医生也在考察你是不是适合此岗位的最佳人选。如果没有事先递交简历,则需要在面试时带上一份求职信与简历并留给面试者。

守时

　　比预定的面试时间早到10~15分钟。如果面试安排在不熟悉的地方,最好在面试前提前熟悉一下路线并找到面试地点。另外,最好自己一个人,也许你需要一个精神支持,但这样会显得不够专业。

仪表

　　仪表很重要。着装的选择取决于对方公司的要求和拟应聘的职业。在选择服装时,要让仪表显示出你是一个整洁、严谨并且能胜任工作的专业人员。不要穿牙医助理制服。最好穿保守的职业装,少戴首饰、化淡妆。

专业地进行面试

　　面试的前10分钟至关重要,因为在这段时间内,面试官和你都形成了第一印象。你可能会紧张,但要尽量放松和自然。

可以用微笑、直接眼神沟通、坚定但温柔的握手为自己创造一种积极和专业的印象,以及使用类似"你好,我叫……,很荣幸见到你!"的话(图 64-3)。

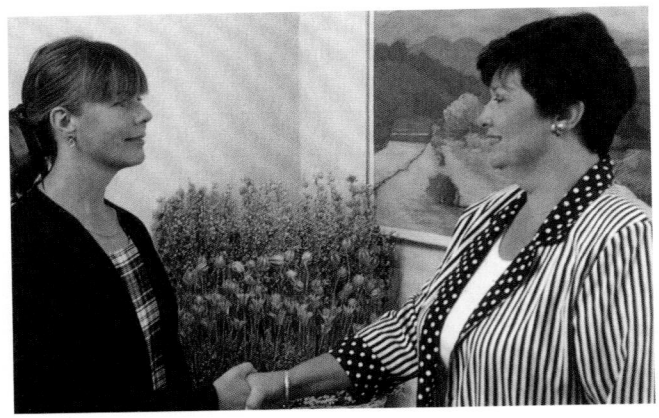

图 64-3 第一印象非常重要

面试过程中,双方都会询问并回答很多问题。争取礼貌、完整并诚实的回答每一个问题。准备好回答各种面试问题,并在恰当的时候提问。记住,面试过程中态度及动机是很重要的。要传达积极的态度而不是过分吹嘘自己。

倾听

从面试开始,面试官就在直接或间接地给予信息。如果没有倾听就会错过很多机会。优秀的交流技巧包括倾听和使面试者知道你在听。

不要说太多

告诉面试官过多的、他不需要的信息可能是个重大的错误。如果你没有事先充分准备,回答问题时可能会夸夸其谈,有时只顾谈及自己,而内容与工作完全无关。事先阅读招聘信息,确保自己的技能与职位要求相配,然后只谈与之相关的信息。

不要太亲近

面试是一个谈论事业的职业会面,并不是交友会。应该根据面试官的举止来表现相应的亲近度。面试和提问时活力和激情很重要,但不要逾越作为应聘人员的身份。

使用合适的语言

在面试中应该使用职业语言。注意避免使用任何俚语或提到有关年龄、种族、宗教、政治和性取向的话题,这些话题很可能让你很快被扫地出门。

不要傲慢

态度在面试中很关键。在自信、专业和谦虚间有一个微妙的平衡。即使你在绘声绘色的展示自己的能力,但过度自信可能和过于内向一样糟糕,甚至更糟。

小心回答问题

当面试官要求你举例说明在某个时期做的事情,他们是在询问有关处事行为方面的问题,这些问题可以反映你的行事风格。如果你不能叙述一个明确的例子,不仅回答不好这个问题,还会失去一次证明能力、展示技能的机会。

提问

如果被问及是否还有问题,不能回答"没有"。如果了解如何面试的话,就应该询问诊所运营方面的问题。问问题能让你有机会知道该诊所是否适合你。最好的问题源于面试中被问及的内容并询问额外的信息。

不要表现得太渴望

当你面试时带着"求求你们,雇佣我吧"的态度,就可能给人以不自信的印象。你知道自己可以胜任这个工作,那么就该让面试官相信你可以。

面试结束

请未来的雇主结束面试。如果你认为面试已经结束,就可以说,"你们还有其他问题想问我吗?"通常,面试官起立表明面试结束。记得同面试官握手,直视双眼,就好像你在说,"我期待得到您的消息。"面试后的第一周内,对面试的结果、该诊所是否是理想的工作单位,你都会先有一个自己的判断。

跟进邮件

面试后追发一封感谢信是跟进面试的一个非常好的办法。在信中重申你的资质和对该职位的兴趣,可以使面试官想起对你的面试,让你从众多面试者中脱颖而出。一封有深度的、真诚的跟进邮件应该在面试后 48 小时内发送(图 64-4)。

← 复习

3. 与未来的雇主第一次接触时最常用的沟通方式是什么?
4. 求职信的作用是什么?
5. 简历上应该写明你的性别、种族、宗教信仰以及婚姻状态吗?
6. 简历应该有几页?
7. 面试中最重要的部分是什么?

Alicia Moore,CDA
Pleasant 路 121号
某城市,美国27740
(000)555-1212
almoore@internet.com

日期,20××

(姓名)医生
cherry巷 123号
任何城市,美国27740

尊敬的某医生及其职工,

非常感谢您百忙之中抽出时间在上周二(10月25日)面试我。我非常高兴能与您交谈,并满怀激情地期待能与您和您的职工一起工作。

我知道我的临床和沟通技巧对您的诊所来说很有价值。如果您有任何其他问题,烦请联系我。

再次感谢您能考虑我的应聘。我非常期待您的答复,希望您作出对我们双方都有利的决定。

此致
敬礼

Alicia Moore
Alicia, Moore,CDA

图 64-4　感谢信的图例

薪资商谈

尽管薪水和福利并不是接受一份工作时唯一考虑的因素,但是面试时也必须阐明相关问题。面试者可能会问:"你期望的薪水是多少?"如果你有明确、实际的想法,一定要提出来。给予合理的薪水和福利时需要考虑的重要因素有:教育水平、经验以及技术。

当和牙科医生商谈薪资时,你应当认识到福利计入薪水时的总美元价值、工作小时数和将面临的工作条件。同时,此时也应该问清楚考核与加薪的频率,以及工作年限增长后晋升的机会。询问的一些福利包含以下:

- 健康保险
- 自身及家人的牙科护理
- 退休计划
- 工作服津贴
- 向专业组织缴纳的会费
- 专业会议的交通费用
- 奖金

雇佣合同

在你接受职位前,最好与牙科医生或者办公室经理探讨一些问题,对其有一个清晰的认识和深刻的理解。这样可以避免在以后的工作中出现问题。

这个过程可以通过雇佣合同来很好地管理。雇佣合同一式两份,由雇主和雇员共同签字(图64-5)。一份保存在人事档案里,一份交由雇员自行保管。合同应该包含以下内容:

工作描述:具体阐述你的工作职责和责任。

工作日程表:一份常规列表,明确你需要工作的小时数和天数。如果时间表有变更,应提前通知。

报酬:此部分包括薪水、福利以及绩效考核和薪水增长的规定,也涵盖例如要求的注册费、会员费以及继续教育费用等其他多项内容。

职业服装:由雇主提供并维护的个人防护用品。如果需要其他工作服,你需要清楚谁负责提供和维护。

试用期:通常情况下,很多雇主会将最初几个星期至90天作为试用期,在此期间任何一方均可在不事先通知的情况下进行解约。试用期结束后,新雇员应该接受工作表现

即时解雇：即时解雇就是不事先通知或者不支付解雇金的合同终止。即时解雇的原因很多，包括偷窃、非法使用药品和其他非专业行为等。

离职通知：合同里应该写明如果你决定辞职，你应该提前多久通知雇主。同时，合同里也应该写明如果牙科医生辞退你应该有哪些条款。通常的做法是提前两个星期收到通知或者解雇金。

雇佣合同
(此合同一式两份：雇主执一份，雇员执一份)

雇员姓名：Debbie Quigley，CDA

日期：××年11月08日　　　　　　　　**全职/兼职：全职**

职位名称：Hernandey医生的椅旁牙医助理
具体工作职责参见附表。

诊所工作时间：
(你的工作时间将按以下时间段安排)

每周的工作日：周日＿＿＿＿周一＿√＿＿周二＿√＿＿周三＿1/2＿周四＿√＿＿周五＿√＿＿周六＿1/2＿

工作时间：＿08:30＿＿至＿5:30＿；午饭时间＿1小时＿；中间休息＿＿＿＿＿＿＿。

工作安排通知：提前两周，具体时间可能变更

工资与福利：

发薪日：＿＿＿每隔一周的周五＿＿＿　　　起始薪资：＿＿每小时××美元＿＿

调薪频率：＿最初6个月，以后每年＿＿＿

假日：＿5＿；病假：＿5＿；个人假期：＿2＿。

其他福利：
＿＿＿团体保险；＿＿＿
＿＿＿3年后享受退休计划＿＿＿

合同终止条款：

对于每个新雇员，最初的＿6＿周是试用期。
在此时期内，新雇员可随时离职，雇主也可以随时解聘，而无需事先通知。

试用期结束后，雇员辞职需提前＿2＿周通知。
如果被解聘，雇员将提前＿2＿周得到通知或者得到等值的解聘金。

如果存在欺骗、盗窃、非法使用毒品或其他不专业的行为，雇员将被无通知解聘或者无解聘金。

Debbie Quigley, CDA　　　　　　_J. Hernanday, DDS_
　　　雇员签字　　　　　　　　　　　　　雇主签字

图 64-5　一份雇佣协议的图例

复习

8. 通常试用期是多长时间？
9. 在什么情况下不需要提前通知或者不支付解聘金就可以解除合同？

美国残疾人法案

　　1992 年的美国残疾人法案通常被认为只适用于寻求获得公共设施和卫生保健的残疾人，其实它也同样适用于求职者及现有的雇员。

该法案的第一章明确指出雇主因残疾而歧视潜在的应聘者是非法行为。在不会对雇主的经营造成"过度重负"的前提下，雇主必须为已知残疾的合格应聘者或雇员提供便利设施。"过度重负"是指在雇主的规模、财务资源和业务属性及结构等方面，存在极大困难或者开销。雇主不可因此降低产品质量和标准，也无需提供员工个人用品，如眼镜或助听器。

第一章同样指出雇主歧视工作中致残的雇员是非法的。如果一个牙科员工在雇佣过程中致残，法律规定雇主必须提供合理的设施（即在合理的范围内采取行动）以使该残疾人继续工作并获得相同的报酬。牙科医生如果没有征得雇员本人的同意不得因残疾而解聘该雇员。

该法案适用于 15 名雇员以上的企业，因此可能不适用于你供职的诊所。然而，法律和经济现实正在促使微小企业重视残疾但有能力的员工。

工作终止

如果必须终止（terminate）雇佣关系，需遵照雇佣合同的条款进行。一般是提前 2 周通知。如果有必要，可以帮助选拔并培训替代者。同样，要一封推荐信也是合理的，因为这对寻找另一份工作也很有帮助。

如果你被解雇，你的离职应该按照雇佣合同的条款执行。如果你被通知即时解雇，雇主必须支付通知期等值薪水的解雇金，通常是在最后一笔工资中发放。雇佣合同中也必须有福利终止的条款。

实现职业目标

实现和保持职业目标和就业是两种情况。团队成员承担雇员的责任，而牙科医生（或另外的团体）承担雇主的责任。在接受职位前，通过观察和与其他雇员交谈来了解牙科医生是否很好地履行了他的雇主职责。如果牙科医生很明显没有做到，或许你应该另寻职位。

积极的态度

在我们生活、工作中，积极的态度是很重要的。在决定职业成功和实现职业目标方面，没有其他单一因素比自己的态度更重要。作为团队成员，积极的态度益处颇多，可以帮助牙科团队减轻压力，并提高你与病人沟通的技巧。

专业职责

作为牙科诊所的雇员，牙医助理有很多专业职责。下面是真正的专业雇员的职责列表：

- 遵守牙科诊所所在地区的地方、州及联邦管理牙科执业的法律法规。
- 取得所有要求的专业证书并使其在有效期，例如心肺复苏术证书和合格的州注册证书。
- 保持高标准的个人及职业道德，与病人和同事进行愉快和专业的互动。
- 诚实、合作、负责。
- 在所有指定的时间准时到岗（如果有不可避免的缺席，雇员需提前安排确保工作有人完成）。
- 认真执行工作指令，并尽自己最大努力完成。
- 需认识到监督、反馈、批评都是必要的，应尽可能以建设性的方式作出反应。
- 如果需要另寻他职，需给雇主合理的提前通知。

同样，牙科医生也有作为牙科诊所雇主的责任。下面是专业的雇主应尽的职责：

- 雇主必须遵守牙科诊所所在地区的法律法规。
- 雇主必须尊重所有雇员，并创造一种能激励他们尽最大努力工作的环境。
- 雇主必须建立并保持公平的雇佣政策和规范，以保证为所有人提供一个安全和愉快的工作环境。
- 雇主或者办公室经理必须至少每年一次对雇员的工作表现进行考核。考核需保持私密性，对雇员的工作技能、态度、对诊所的贡献以及优缺点进行讨论。考核报告需以书面形式交由雇员一份，另一份保存在人事档案里。

健康的体魄

健康的体魄表现在生活的各个方面。维持健康的生活方式是职业成功的重要方面。作为牙科专业人士，需要关注能让你长久拥有良好身心健康生活的各方面。保持健康的方式包括经常性锻炼、合理选择食物、充足的睡眠、保持朋友关系以及多种多样的兴趣。

职业形象很重要。应该始终保持健康的皮肤、整洁干净的头发（不要掉到自己或者病人脸上）以及穿着合适的服装。医护人员需遵守职业安全与保健管理局（Occupational Safety and Health Administration, OSHA）的法规，非临床的业务人员应着专业、商务式的服装。作为一个专业的健康保健人士，应该充分体现诊所良好的诊疗护理质量。

⊖ 复习

10. 在决定职业成功方面，哪些因素是最重要的？

■ 健康教育

作为专业的健康护理提供者，应该对病人进行健康教育。病人并不知道你的教育背景、资历或者在诊所里的角色。当病人初次来到诊所时，首先要介绍你的资质、描述你在他的健康照护中的角色，并在使用新技术时向他们介绍。病人越了解他所处的环境，对提供的服务越有信心。■

■ 法律和伦理问题

作为一名雇员，要了解所有的规章制度，比如如何专业地展示你自己、遵守工作时间、实施业务或者卫生职能、以及代表牙科医生和他/她的诊所。如果你所在的州有类似的法规或者规范，要了解它们的界限，这样就不会做出违规的事情。■

■ 展望

技术、程序、新材料和研究的发展会对牙科诊所产生持续的挑战。牙医助理的角色会变得更加复杂和高效。研究表明，雇佣合格的牙医助理和牙科卫生士会极大地提高工作效率，增加收益。应该鼓励州政府为牙医助理提供更宽泛的职能和更具挑战性的就业机会。■

■ 评判性思维

1. 阅读当地报纸，选择吸引你的牙医助理工作机会。讨论为什么这些广告吸引了你。

2. 列出以前工作地方的优缺点。在此基础上，描述你理想工作环境的标准。

3. 你的老师提到当地有一家牙科诊所在招聘。为了得到这个职位，你的行动计划是什么？

4. 在新公司工作两个星期后，你对职位不是很满意。应该怎么做？

5. 某天下班前，牙科医生把你叫到办公室里，告知你并没有像他/她期望的那样做得好，所以本周五将是你的最后一个工作日。对此评价，你感到十分震惊，并不知道为什么会这样。该如何处理此种情形？■

操作 64-1

准备一份职业简历

目标

❤ 准备一份求职简历

步骤

1. 简历以一页为宜。
2. 使用 8.5inch × 11inch（1inch = 2.54cm）的白色或象牙白色纸。
3. 使用常见字体。
4. 两边留 1inch 边缘。
5. 字体大小为 12 号。
6. 确保简历整洁精炼，准确无误。
7. 语言通俗易懂。

（徐佑兰 译，周毅 校审）

参考文献

Abrahams PH, Boon JM, Spratt JD: McMinn's color atlas of human anatomy, ed 6, St Louis, 2008, Mosby.

American Association of Dental Schools: Function, aging, oral health for professionals, San Antonio, Texas, 1989, AADS.

American Dental Association: Meth mouth: overview, Chicago, ADA. Accessed December 8, 2013 from: http://www.ada.org/2386.aspx.

American Heart Association: 2010 American Heart Association guidelines for cardiopulmonary resuscitation and emergency cardiovascular care. Circulation 18(suppl 3):S640, 2010.

Bath-Balogh MJ, Fehrenbach MB: Illustrated dental embryology, histology, and anatomy, ed 3, St Louis, 2011, Saunders.

Bernie M: Get the facts on tooth whitening, ADHA Factsheet, Chicago, 2004, American Dental Hygienists Association.

Berthold M: Anesthesia color codes: new system helps recognition, increases safety, Chicago, 2003, American Dental Association.

Best Practice for Sealants, Dimensions of Dental Hygiene, 2004.

Boyd LRB: Dental instruments: a pocket guide, ed 5, St Louis, 2015, Saunders.

Budenz A: Local anesthetics and medically complex patients. J Calif Dent Assoc 2000.

CDA: Waste management guide for dental offices, Sacramento, California, 2004, California Dental Association.

Centers for Disease Control and Prevention: Retention of natural teeth among older adults. MMWR Morb Mortal Wkly Rep 52(50):1226, 2003.

Chobanian AV, Bakris GL, Black HR, et al: The seventh report of the Joint National Committee on Prevention, Detection, Evaluation, and Treatment of High Blood Pressure: the JNC 7 report. JAMA 289:2560, 2003.

Daniel SJ, Harfst SA, Wilder R: Mosby's dental hygiene: concepts, cases, and competencies, ed 2, St Louis, 2008, Mosby.

Darby M, Walsh M: Dental hygiene: theory and practice, ed 3, St Louis, 2010, Saunders.

Featherstone JBD: The caries balance: contributing factors and early detection. J Calif Dent Assoc 31:129, 2003.

Fehrenbach MJ, Herring SW: Illustrated anatomy of the head and neck, ed 4, St Louis, 2012, Saunders.

Finkbeiner BL: Four handed dentistry revisited. J Contemp Dent Pract 1(4), 2000.

Finkbeiner BL, Finkbeiner CA: Practice management for the dental team, ed 7, St Louis, 2011, Mosby.

Gaylor LJ: The administrative dental assistant, ed 3, St Louis, 2012, Saunders.

Heyman HO, Swift EJ, et al: Sturdevant's art and science of operative dentistry, ed 6, St Louis, 2013, Mosby.

Hupp JR, Ellis E, Tucker MR: Contemporary oral and maxillofacial surgery, ed 6, St Louis, 2014, Mosby.

Iannucci JM, Jansen Howerton L: Dental radiography: principles and techniques, ed 4, St Louis, 2012, Saunders.

Ibsen O, Phelan J: Oral pathology for the dental hygienist, ed 6, St Louis, 2014, Saunders.

Johnson WT: Color atlas of endodontics, St Louis, 2002, Saunders.

Lynch H, Milgrom P: Xylitol and dental caries: an overview for clinicians. J Calif Dent Assoc 2003.

Malamed SF: Handbook of local anesthesia, ed 6, St Louis, 2013, Mosby.

Miller C, Palenik C: Infection control and management of hazardous materials for the dental team, ed 4, St Louis, 2010, Mosby.

Mosby: Spanish terminology for the dental team, ed 2, St Louis, 2011, Mosby.

National Institutes of Health Consensus Statement: Diagnosis and management of dental caries throughout life. NIH Consens Statement 18(1):24, 2001.

Neville B, Damm DD, Allen CM, et al: Oral and maxillofacial pathology, ed 3, St Louis, 2009, Saunders.

Organization for Safety, Asepsis and Prevention (OSAP): From policy to practice: OSAP's Guide to the Guidelines, Anapolis, MD, 2003, OSAP.

Proffit W, Fields HW, Sarver DM: Contemporary orthodontics, ed 5, St Louis, 2013, Mosby.

Ring ME: Dentistry: an illustrated history, St Louis, 1985, Abradale Press, Mosby.

Samaranayake LP: Essential microbiology for dentistry, ed 4, St Louis, 2012, Churchill Livingstone.

Spolarich A: Adverse drug effects, 1995.

Spolarich A: Drugs used to manage medical emergencies, Access, 2000.

Spolarich A: Managing emergencies, 2002.

Sultanov D: Full denture relining using Tokuso rebase, Dental Products Report, 2001.

Wilson W, Taubert KA, Gewitz M, et al: Prevention of infective endocarditis: guidelines from the American Heart Association. A guideline from the American Heart Association. Circulation 10:1161, 2007.